协和呼吸病学

PUMC RESPIROLOGY

（第2版）

上　册

蔡柏蔷　李龙芸　主编

中国协和医科大学出版社

图书在版编目（CIP）数据

协和呼吸病学 / 蔡柏蔷，李龙芸主编. － 2 版. － 北京：中国协和医科大学出版社，2010. 12（2025. 2 重印）.

ISBN 978 - 7 - 81136 - 398 - 2

Ⅰ. ①协⋯ Ⅱ. ①蔡⋯ ②李⋯ Ⅲ. ①呼吸系统疾病 - 诊疗 Ⅳ. ①R56

中国版本图书馆 CIP 数据核字（2010）第 158205 号

协和呼吸病学（第 2 版）

主　　编：蔡柏蔷　李龙芸
责任编辑：戴申倩　孙　逾　姜淑惠

出版发行：中国协和医科大学出版社
　　　　　（北京东单三条九号　邮编 100730　电话 65260431）
网　　址：www. pumcp. com
经　　销：新华书店总店北京发行所
印　　刷：北京中科印刷有限公司

开　　本：889 × 1194　1/16
印　　张：168. 5
字　　数：4000 千字
版　　次：2011 年 2 月第 2 版
印　　次：2025 年 2 月第 9 次印刷
定　　价：560. 00 元

ISBN 978 - 7 - 81136 - 398 - 2/01

再版内容简介

　　《协和呼吸病学》一书是由蔡柏蔷、李龙芸教授主编,以北京协和医院为主的90位有丰富临床经验的专家与教授共同精心编写而成,内容包括16篇、162章,400多万字。其主要章节有:呼吸系统的基础理论和诊断、呼吸系统疾病治疗学、肺部感染、系统性疾病的肺部表现、弥漫性肺部疾病、慢性阻塞性肺疾病、支气管哮喘、胸膜疾病、纵隔疾病、肺栓塞、通气调节功能障碍性疾病、急性呼吸窘迫综合征、机械通气、呼吸监护、肺癌、全身疾病的肺部表现和其他肺部疾病等。本书第2版选稿秉承第1版的宗旨和特色,主要以呼吸内科临床为重点,但不同于一般临床教科书,编写过程中既认真总结北京协和医院呼吸内科的临床经验,又尽量注意与国际医学接轨,新增加"指南解读篇",解读了近年来国际医学界发表的系列重要临床指南。本书力求反映21世纪国内外呼吸内科的最新进展,也注重临床的实用性。全书资料翔实、内容新颖、系统全面、信息量大,是一部相当实用的呼吸病学专著。

主　　编　蔡柏蔷　李龙芸
主编助理　徐　凌

编　者（按汉语拼音顺序排序）

白春学	复旦大学附属中山医院肺科	李　飞	中国医学科学院北京协和医院呼吸内科
白　彦	中国医学科学院北京协和医院呼吸内科	李　强	上海第二军医大学附属长海医院呼吸内科
蔡柏蔷	中国医学科学院北京协和医院呼吸内科		
曹　彬	首都医科大学附属北京朝阳医院　北京市呼吸疾病研究所　感染和临床微生物科	李国安	中国医学科学院北京协和医院呼吸内科
		李　宏	中国医学科学院北京协和医院变态反应科
柴晶晶	中国医学科学院北京协和医院呼吸内科	李龙芸	中国医学科学院北京协和医院呼吸内科
陈静瑜	南京医科大学附属无锡市人民医院	李　燕	中国医学科学院阜外心血管病医院
邓国华	中国医学科学院北京协和医院感染内科	林江涛	中日友好医院呼吸内科
范洪伟	中国医学科学院北京协和医院感染内科	林耀广	中国医学科学院北京协和医院呼吸内科
冯瑞娥	中国医学科学院北京协和医院病理科	刘春萍	中国医学科学院北京协和医院呼吸内科
高金明	中国医学科学院北京协和医院呼吸内科	刘春涛	四川大学华西医院呼吸内科
高瑞通	中国医学科学院北京协和医院肾内科	刘国梁	中日友好医院呼吸内科
高元明	首都医科大学附属北京安贞医院呼吸内科	留永健	中国医学科学院北京协和医院呼吸内科
		刘长庭	中国人民解放军总医院南楼呼吸内科
谷　丽	首都医科大学附属北京朝阳医院　北京市呼吸疾病研究所　感染和临床微生物科	刘正印	中国医学科学院北京协和医院感染内科
		柳　涛	中国医学科学院北京协和医院呼吸内科
		柳志红	中国医学科学院阜外心血管病医院
郭兮恒	首都医科大学附属北京朝阳医院　北京市呼吸疾病研究所	陆慰萱	中国医学科学院北京协和医院呼吸内科
		罗慰慈	中国医学科学院北京协和医院呼吸内科
郭子健	中国医学科学院北京协和医院呼吸内科	马小军	中国医学科学院北京协和医院感染内科
韩江娜	中国医学科学院北京协和医院呼吸内科	马　玙	北京结核病胸部肿瘤研究所
黄　蓉	中国医学科学院北京协和医院呼吸内科	倪安平	中国医学科学院北京协和医院检验科
黄　慧	中国医学科学院北京协和医院呼吸内科	彭　敏	中国医学科学院北京协和医院呼吸内科
黄克武	首都医科大学附属北京朝阳医院　北京市呼吸疾病研究所	钱　骏	中国医学科学院北京协和医院呼吸内科
		瞿跃进	厦门市第一医院
黄　亮	中国医学科学院北京协和医院胸外科	任冠军	中国医学科学院北京协和医院呼吸内科
黄席珍	中国医学科学院北京协和医院呼吸内科	任　华	中国医学科学院北京协和医院胸外科
胡晓文	安徽医科大学附属安徽省立医院呼吸科	施举红	中国医学科学院北京协和医院呼吸内科
贾　宁	中国医学科学院北京协和医院内科	宋　勇	南京军区南京总医院　南京大学医学院临床学院
姜玉新	中国医学科学院北京协和医院超声诊断科		
		孙永昌	首都医科大学附属北京同仁医院呼吸内

科

田欣伦 中国医学科学院北京协和医院呼吸内科
童朝辉 首都医科大学附属北京朝阳医院 北京市呼吸疾病研究所
王焕玲 中国医学科学院北京协和医院感染内科
王景岚 中国医学科学院北京协和医院呼吸内科
王 岚 中国医学科学院北京协和医院呼吸内科
王孟昭 中国医学科学院北京协和医院呼吸内科
王毓洲 中国医学科学院北京协和医院血液科
文昭明 中国医学科学院北京协和医院变态反应科
肖 毅 中国医学科学院北京协和医院胸外科
谢广顺 中国医学科学院北京协和医院呼吸内科
徐凯峰 中国医学科学院北京协和医院呼吸内科
徐 凌 上海交通大学附属第六人民医院肺内科
徐晓辉 中国医学科学院北京协和医院胸外科
徐兴祥 中国医学科学院北京协和医院呼吸内科
徐作军 中国医学科学院北京协和医院呼吸内科
许文兵 中国医学科学院北京协和医院呼吸内科
严洪珍 中国医学科学院北京协和医院放射科
杨 萌 中国医学科学院北京协和医院超声诊断

科

于海建 中国医学科学院北京协和医院呼吸内科
俞森洋 中国人民解放军总医院南楼呼吸内科
于学忠 中国医学科学院北京协和医院急诊科
原永平 北京航天总医院呼吸内科
张 弘 中国医学科学院北京协和医院呼吸内科
张 卉 中国医学科学院北京协和医院病理科
张 力 中国医学科学院北京协和医院呼吸内科
张 恒 中国医学科学院北京协和医院胸外科
张宏誉 中国医学科学院北京协和医院变态反应科
张 稷 南京医科大学附属无锡市人民医院
张晓彤 中国医学科学院北京协和医院呼吸内科
张志庸 中国医学科学院北京协和医院胸外科
赵 蕾 新疆乌鲁木齐市友谊医院呼吸内科
赵秀梅 中国医学科学院北京协和医院呼吸内科
赵智慧 中国医学科学院阜外心血管病医院
钟 巍 中国医学科学院北京协和医院呼吸内科
钟 旭 中国医学科学院北京协和医院呼吸内科
周宝桐 中国医学科学院北京协和医院感染内科
朱元珏 中国医学科学院北京协和医院呼吸内科

再 版 前 言

——献给北京协和医院建院 90 周年

《协和呼吸病学》自 2005 年出版至今已经有 6 年了，6 年来本书经受了呼吸内科同行的检验和临床实践的考核。感到欣慰的是，本书得到了呼吸内科同道们普遍赞许，深受广大临床医师的欢迎和好评，这多少出乎我们的意料，也使我们深受鼓舞。近来，我们每次外出参加学术会议，同道们总是问起《协和呼吸病学》什么时候会再版，并催促重新撰写本书，希望本书能够像国外的医学书籍一样定时更新、增补新内容和新进展、并定期再版。这充分表明广大临床医师认可本书、需要本书。

确实，这 6 年来呼吸病学领域内取得了长足进展。无论是临床诊断技术及其相关知识、临床治疗药物、呼吸支持技术，还是各种临床疾病的基础理论和诊治实践方面，均发生了深刻的变化。对慢性阻塞性肺疾病、支气管哮喘和社区获得性肺炎的诊治的概念已经有相当大的更新。近来关于肺真菌病的诊断和治疗已得到普遍关注和重视，肺栓塞和肺动脉高压等肺血管疾病的临床认识有了深入进展，肺癌的临床治疗出现了日新月异的改观。尤其是肺部介入治疗技术已经在临床上飞速发展，呼吸内科新的诊断技术也在不断涌现。为了更新观念、紧跟呼吸病学的临床新进展、努力接轨国际新学说和介绍新理论，在 21 世纪第二个 10 年和北京协和医院建院 90 周年到来之际，在同行们的催促和鼓励下，决定对第 1 版《协和呼吸病学》进行修订并再版。

本书第 2 版选稿秉承第一版的宗旨和特色，紧密联系临床实际，力求创新，尽量作到理论结合实践，力求达到实用的目的，努力以临床为重点，突出论述当今呼吸内科的新进展、新理论和新学说，并且把呼吸内科的新技术、新治疗方法作为介绍的重点。第 2 版《协和呼吸病学》由于内容的增加，全书字数从 300 万增加到 400 余万，新增加 "指南解读篇"，解读了近年来国际医学界发表的系列重要临床指南。此外，还新增 32 章，重新修改 40 章，本书的作者人数也增加到 90 位。

当然，限于主编的学术水平和临床经验，本书中难免有疏漏和不当之处，衷心希望呼吸内科的同道们不吝赐教，惠予纠正，敬请各位专家、学者和广大读者批评指正。在编写过程中得到各位作者在百忙中辛勤撰著和中国协和医科大学出版社的大力支持，使本书第 2 版能顺利地完稿和出版。在此，谨致以诚挚的感谢。

北京协和医院呼吸内科

蔡柏蔷　李龙芸

2011 年 1 月

第 1 版序言

临床医学是一门不断发展的科学，新的研究和临床实践正在不断地丰富着医学知识，诊断和治疗技术也在不断地发生革命性的变化。在过去的一个世纪中，尤其是在近 10 年，临床医学取得了突飞猛进的发展，呼吸内科也不例外。随着临床医学科学的发展，对呼吸系统疾病的认识和研究也跃上了一个新的台阶。例如，对急性呼吸窘迫综合征的新认识和机械通气治疗新进展，支气管哮喘发病机制的新理论，对咳嗽和胸腔积液发生机制的新见解，慢性阻塞性肺疾病（COPD）的新指南，间质性肺疾病的新分类，睡眠呼吸暂停综合征研究的新观念，社区和医院内获得性肺炎诊治指南和肺癌化疗新方案等等，这一切改变了既往对这些疾病（症状）诊断和治疗的认识和观念。此外，由于当代科学技术的迅猛发展，也使呼吸内科诊断和治疗技术发生了革命性的进展。例如，现代影像学技术已成为呼吸系统疾病诊断的重要方法，机械通气的新技术与新模式、无创通气的临床应用，现代化呼吸重症监护病房（RICU）或内科重症监护病房（MICU）的建立和监护技术的新发展等，大大提高了呼吸系统危重症患者的救治成功率。

当前，呼吸内科医师也面临着巨大的任务和严重的挑战。尤其在 2003 年春季，重症急性呼吸综合征（SARS）的突如其来，广大呼吸内科医师义无反顾地走向抗击 SARS 一线，为战胜 SARS 作出了巨大贡献。本书认真总结了诊断和治疗 SARS 的临床经验，在现有的基础上详细论述了 SARS 的临床进展。目前，COPD 仍是危害人民健康的最重要的呼吸系统疾病，近年来 COPD 已受到世界各国的普遍重视，包括我国在内的许多国家先后制订了 COPD 诊断和治疗指南。进一步加深对 COPD 的认识，在治疗上发展新的支气管扩张剂或应用新型的抗炎药物等，还需要作长期、深入的研究。支气管哮喘研究是当今国内外学者的热点，这是因为哮喘的发病率仍呈增长趋势，哮喘的治疗方面还存在困难。对于呼吸道感染性疾病，临床上虽然应用的抗菌药物种类和新药越来越多，但是，细菌对抗菌药物的耐药也越来越为临床医师所忧虑。间质性肺疾病的临床分类目前已有了新的认识，但其发病机制还需作进一步研究，尤其治疗目前仍是一个大难题。近 50 年来支气管肺癌的发病率也不断在增加，已成为一种多发病和常见病。我国在 20 世纪 90 年代城市居民中罹患癌症的顺序中，肺癌已占首位。因此，肺癌已成为呼吸内科中的重点医学课题之一。除此之外，睡眠呼吸暂停综合征、肺血栓栓塞、急性呼吸窘迫综合征和结核病的防治也都是呼吸内科医师关切的重大问题。本书对呼吸内科学中的这些热点问题逐一作了详尽论述，并注意着重介绍相关问题的最新进展。

当前，随着改革开放的不断深入发展，我国的医药卫生事业与经济建设一样，不断取得飞速发展。临床医学的诊断和治疗水平、科研和教学成果，有的已达到国际先进水平。但是，不少方面与国际一流标准还存在相当大的差距。21世纪内呼吸内科医师既面临机遇，又任重道远。为了反映当代呼吸内科学的最新进展，认识当代国际上呼吸病学的新理论和新学说，我们北京协和医院呼吸内科全体临床医师、历届已毕业和在读的博士和硕士研究生作为主体，联合国内著名呼吸病专家共同编著了这本反映当代呼吸内科最新进展的"协和呼吸病学"。本书在"高级医师案头丛书·呼吸内科学"的基础上进一步扩充内容，以呼吸内科临床为重点，总结了历年来北京协和医院呼吸内科的宝贵临床经验，并力求反映21世纪初期国内外有关呼吸内科诊断和治疗的最新进展，也注重临床的实用性。试图将一些已经成熟的呼吸内科新理论、新技术和新疗法作简明扼要的阐述。相信本书对呼吸内科同道们有所帮助，对医学生、研究生等也有参考价值。

罗慰慈

2005 年 1 月 1 日

第 1 版前言

　　呼吸系统疾病是危害人民健康的常见病和多发病，人类进入 21 世纪之后，其发病率仍呈不断上升的趋势，病死率甚高，据统计，城市中因呼吸系统疾病死亡者居总死亡率的第 3 位，农村中则高居第 1 位。尤其是在 2003 年春季，重症急性呼吸综合征（SARS）突如其来，使大家更认识到呼吸系统疾病的危害性和严重性。因此，加强对呼吸系统疾病的防治，提高对呼吸系统疾病的诊疗技术水平是当前呼吸内科医师的迫切任务。

　　近 10 年来，呼吸系统疾病的诊治技术发展迅速。从临床角度来看，既往呼吸系统疾病的病种较为单纯，临床上以感染性疾病如细菌性肺炎和肺结核占主要地位。现在由于新抗菌药物的不断问世，呼吸系统感染性疾病曾一度得到满意的疗效，但是，近来由于产酶耐药菌株不断增多，许多条件致病菌如真菌、卡氏肺囊虫和军团菌等已成为临床上常见的致病病原体，使难治性支气管 - 肺感染的病例日益增加，肺结核的发病率亦有回升趋势。另一方面，由于环境污染，吸烟人群不断增加以及其他职业性因素等，慢性阻塞性肺疾病、支气管哮喘、肺癌、间质性肺疾病、肺栓塞、结节病、结缔组织疾病引起的肺损害以及免疫功能障碍导致的肺疾病亦日益增多。此外，通气功能调节障碍性疾病如睡眠呼吸暂停综合征、全身性疾病引起肺部损害、弥漫性肺间质纤维化、急性呼吸窘迫综合征等重危和复杂疾病的诊断和治疗，仍然面临着重重困难。尤其近来 SARS 的出现，使呼吸内科医师面临着更为严重的挑战。因此，必须提高对呼吸系统疾病的诊疗技术水平，才能使这些病因繁多、病情复杂、病情严重的疾病得到合理的诊治。

　　从诊断角度来看，既往仅有一些简单的肺功能和普通的 X 线检查应用于呼吸系统疾病的临床诊断，而当今呼吸内科的发展突飞猛进，许多新的诊疗技术应运而生，如病原学、细胞学、血清学、生物化学、免疫学、分子生物学、肺功能测定、血气分析和酸碱度测定、睡眠呼吸监测、胸腔镜检查、纤维（电子）支气管镜检查、支气管肺泡灌洗液分析及经支气管肺活检、放射性核素检查、计算机体层扫描和磁共振显像技术已广泛地应用于呼吸内科领域疾病的诊断，并取得了划时代的进展。各种有效的抗菌药物、氧气疗法和介入治疗亦普遍在呼吸内科临床上开展和使用，使呼吸系统疾病的诊疗技术日新月异，大幅度地提高了诊疗水平，收到了满意的效果。此外，机械通气的新技术与新模式、无创通气的临床应用，现代化呼吸重症监护病房（RICU）的建立和监护技术的新发展等，大大提高了呼吸系统危重症患者的救治成功率。

　　北京协和医院呼吸内科在长期的临床实践中，积累了大量宝贵的临床经验，也造就了一大批呼吸内科临床学者。为了适应呼吸内科诊疗水平的迅猛发展，总结经验，发扬广大，进一步提高从事本专业医师的诊疗技术水平，我们组织了呼吸内科全体医师、博士和硕士研究生，并且邀请了从事呼吸内科专业，特别是对诊疗技术具有丰富经验的著名专家，共同编写了这部《协和呼吸病学》，试图将国内外有关呼吸系统各种诊疗技术的基础理论和操作技能的目的、适应证、方法步骤和临床意义等结合起来进行全面阐述，尽量作到理论结合实践，力求达到实用的目的，以供同道们参阅借鉴。本书编写过程中，得到北京协和医院感染内科、急诊科、胸外科和临床各辅助科室大力协助，我们深表感谢。

本书编写过程中，力求创新，避免重复其他教科书的模式，努力以临床为重点，突出论述当今呼吸内科的新进展、新理论和新学说，并且把呼吸内科的新技术、新治疗方法作为介绍的重点。对于新出现的疾病，例如SARS，本书作为重点章节作了详尽描述。在呼吸系统疾病的诊断一章中，着重论述了胸部影像学、支气管镜和肺功能临床应用。在"全身疾病的肺部表现"一章中，详细介绍了全身各系统疾病时的呼吸系统表现和治疗原则。

各章节的分工主要结合编者的专业特长和经验而定，文中论点尽量尊重编者的意见，一般不予更动，但在编写格式方面力求作到统一。限于主编者的学术水平和经验，书中不周、错漏之处在所难免，衷心希望呼吸内科的同道们不吝赐教，惠予纠正。对于书中存在的谬误和不当之处，敬请各位专家、学者和广大读者批评指正。在编写过程中得到各编者在百忙中辛勤撰著和中国协和医科大学出版社的大力支持，使本书能顺利地完稿和出版。在此，谨致以诚挚的感谢。

北京协和医院呼吸内科

蔡柏蔷　李龙芸

2004 年 10 月 1 日

说　明

　　本书中介绍的各种诊断技术、治疗方案以及药物剂量是各位作者根据当前医学理论和临床经验，并参考相关文献慎重制订的，编校人员也尽了很大努力以保证书中所荐药物剂量的准确性。但现代医药学是一门不断发展的科学，新理论、新技术和新的治疗药物不断推出，随着今后临床实践经验的不断积累和认识的深化，诊断技术、治疗方法和药物剂量可能发生变化。因此我们主张，临床医师在决定治疗方案和药物剂量时，应该了解当今的最新相关知识，认真阅读和仔细核对药物说明书中所规定的应用指征、用药方法和剂量，特别是当医生采用不熟悉的药物或新药时尤有必要。编著者和出版者郑重说明，对因使用本书资料而引起的任何事故和医疗纠纷概不负责。也不能以本书中的内容作为法律依据。

中国协和医科大学出版社

目 录

上 册

下　册

第 一 篇

呼吸内科学基础理论

第一章　呼吸系统的临床解剖和生理功能

呼吸系统由鼻、咽、喉、气道和肺等器官组成。其主要功能为呼吸，也就是吸入 O_2 和呼出 CO_2，使人体能在自然环境中得以生存。上、下呼吸道和肺等组成了一个完善的"呼吸泵"，将空气通过呼吸道吸入肺内，肺脏提供了巨大的肺泡表面使血液得以和外环境中的 O_2 和 CO_2 进行气体交换，摄取 O_2 和排出 CO_2。要理解呼吸系统的正常生理功能，首先应了解呼吸系统的结构。本章主要介绍与呼吸内科临床有关的呼吸系统的解剖、结构和功能。

第一节　呼吸系统的正常解剖和结构

呼吸道以环状软骨下缘为界，分为上、下呼吸道两大部分。上呼吸道是由鼻、鼻窦、咽和喉构成，除能输送气体外，还有加温、湿化和过滤空气等作用。而气管以下部分则称为下呼吸道。临床上通常将鼻、咽、气管、支气管、段支气管、细支气管至终末细支气管通称为传导气道（conducting airway）；而将呼吸性支气管、肺泡管和肺泡囊称为呼吸区（respiratory zones）。

【上呼吸道】

上呼吸道是气体进入肺脏的门户。在呼吸道解剖死腔中，上呼吸道约占一半；呼吸道的阻力约45%来自鼻与喉。上呼吸道对吸入的气体加温、加湿和过滤等方面起重要作用，使进入肺部的气体适合人体的生理需要。

成人的鼻腔容积约20ml，鼻腔有两侧上、中、下三个鼻甲，曲折的黏膜使表面积约160cm^2，由于鼻甲呈不规则形状，吸入气在鼻腔内产生紊乱，大大增加气体与黏膜表面接触机会。黏膜下有丰富的毛细血管并且分泌黏液，因而鼻腔有加温，增湿等功能。吸入的冷空气经过上呼吸道后温度接近体温，到达咽部的气体相对湿度为80%以上。鼻腔还有截留吸入气体内异物的作用，由于紊乱形成，增加其沉落机会，直径在15μm以上微粒的95%~98%，可在鼻腔内被清除。

咽是气体进入下呼吸道的门户，也是食物通过的必经之路，咽功能的正常对保证食物及口腔分泌物不流入呼吸道起重要作用。气管切开的患者由于吞咽功能的障碍，常使咽部分泌物流入气管内，成为院内获得性肺炎的一个重要原因。

应用呼吸机的患者常常需要气管插管或气管切开，外界气体不经过上呼吸道而直接进入下呼吸道，上呼吸道的正常加温、加湿和过滤等功能完全丧失，所进入气体如没有经过适当地处理，那么干冷的气体可损伤气管黏膜的防御功能，极易发生肺部感染。

【下呼吸道】

从气管向下逐级分支，通常是一分为二，每分一级其总面积比上一级大20%左右，从总气管到末梢，通常分为23级（图1-1-1）。随着远端支气管数目的增加，其总截面积迅速增加。根据功能的不同，下呼吸道可分为传导气道和呼吸区，每区各有其不同的结构特点。临床上，气管位于胸腔外部分称为胸外气道，胸内的气管和肺外部分主支气管又称为中心气道，因其组织硬韧和软骨支撑，其管径受呼吸影响较小。在吸气状态下，管径大于2mm的气道称为大气道，包括叶、段支气管。小于2mm者则称为小气道。

（一）传导气道　由气管分支的前16级组成，包括气管，支气管、细支气管和终末细支气管。此区所占路径长，其功能为气体的传导，并对吸入气进一步加温、加湿。气体在进入气管和最初二级支气管时被加温到37℃，吸入气体约3/4的水分是上呼吸道加入的，另外1/4的水分在气管及支气管内被加入。

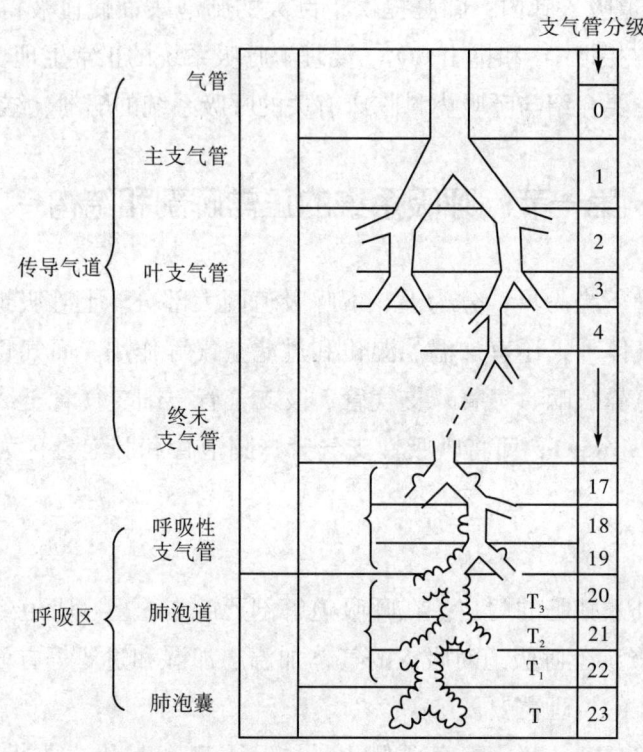

图1-1-1　支气管分支示意图（引自本章文献7）

1. 组织结构

（1）黏膜　黏膜上皮为假复层柱状纤毛上皮，包括大量杯状细胞，与支气管腺一起分泌黏液。炎症时，杯状细胞数目增多，黏液分泌增加。在细支气管变为单层立方上皮，分泌黏液的细胞亦减少。到终末细支气管，纤毛和杯状细胞均消失。近年来发现支气管上皮包括有内分泌功能的细胞，可能参与了对气道和血管口径的调节作用。

黏膜下层为疏松的结缔组织层。黏膜下层中紧附于基底膜处有一毛细血管网，还有弹力纤维纵行成束沿黏膜皱襞分布，并与黏膜以纤维软骨层中的软骨和环形弹力纤维相连接。在细支气管与肺泡的弹力纤维相连。

（2）软骨　在气管，主支气管及下叶支气管为"C"字形；缺口位于背面，由平滑肌束和结缔组织连接，构成膜壁。上叶，舌叶及肺段支气管为不完全软骨环，越往下软骨环越不完全，到细支气管则消失。

（3）平滑肌　气管及主支气管平滑肌仅在软骨缺口部，随着气管逐渐分支，在软骨减少的过程中，平滑肌也随着增多，到细支气管时平滑肌呈螺旋网状围绕之，细支气管的平滑肌纤维最多。平滑肌的功能是通过支气管口径的改变，进行气量的调节，使肺泡开放的程度和血流相适应。当平滑肌收缩时，支气管管腔变窄。

（4）支气管腺体 黏膜腺位于气管和支气管的黏膜下层，以中等大小的支气管中的腺体数目最多。腺体导管横行并开口于管腔，排出其分泌物于黏膜表面。腺体的分泌物主要有酸性和中性多糖，此外还有白蛋白和球蛋白，以及某些特异的抗体等。黏液腺的分泌除源于直接刺激外，还可由迷走神经反射诱发。乙酰胆碱可使黏液腺分泌，但对杯状细胞无影响。阿托品能减少黏液腺体分泌。

（5）支气管的纤毛 纤毛从黏膜纤毛细胞上长出，纤毛在的连续摆动形成波浪运动，可将颗粒、病原体等排出呼吸道。黏膜干燥可影响纤毛运动。黏液分泌过量也使纤毛运动失效。

2. 气管及各级支气管的结构特点

（1）气管 气管的上端固定于喉部，下端与主支气管相连接，通过斜行的结缔组织纤维进入心包的背侧面并固定于纵隔内，气管的位置相当于第六颈椎到第五六胸椎之间。其长度为 10～12cm，前后径 1.5～2.0cm，左右径 2.0～2.5cm。气管为一扁圆形的管子，部分在颈部，部分在胸腔内。躯体的位置和活动影响气管的位置和长度。气管上端平第六颈椎下部，气管上段居颈前正中。女性的气管口径和长度较男性略小。气管自第 10 软骨环以下，渐向右偏并稍向右下，进入纵隔。气管下端分叉处为隆突，多位于第五胸椎上部水平，在前胸骨角或其稍下，隆突形成气管腔内与气管分叉水平面相垂直的中隔，便于气体分流入两肺。对气管长度及分叉位置的了解。有助于判断气管插管进入的深度。气管软骨环通常有 14～16 个（12～19 个），气管切开一般在第 2～4 软骨环进行。软骨的完整面向前，后面的缺口占圆周的 1/3，为平滑肌与纤维膜组成的膜部，有伸缩余地，以适应食物在气管后食管内的下行。

（2）主支气管、肺叶与肺段支气管（1～4 级） 右主支气管较短而宽，与轴线偏斜较小，为 30°～36°，长度为 1～2.5cm。左主支气管者偏斜较大，为 45°～60°，较右支气管细而长。气管插管与异物多易滑入右侧。

左、右支气管在肺门处分为肺叶支气管（2 级支气管）。左肺分上、下叶支气管，右肺则分为上、中、下三支叶支气管。叶支气管再分为肺段支气管（3 级支气管）。肺段支气管再依次分支为细支气管、终末支气管。

主支气管与肺叶支气管软骨环比较坚固，向下分支逐渐变得不规则，呈螺旋状，软骨减少，同时，平滑肌渐取而代之。胸内压对支气管内径有明显影响，尤其在肺气肿患者。用力呼气，当胸内压超过 5kPa（50cmH_2O）时，一些支气管可被压闭。下呼吸道的主要阻力在肺段支气管。

（3）小支气管（5～11 级） 共 7 级，直径 1～3.5mm。因肺泡与小支气管间阻力并不大，小支气管受胸内压影响而被压闭的可能较小。

（4）细支气管（12～16 级） 支气管的结构在 11 级以后有明显改变。直径 <1mm 的细支气管，由于管壁软骨的消失，其本身结构的坚固程度不是维持气道通畅的主要因素。基底膜下疏松结缔组织与毛细血管间的弹性支架及肺泡间隔的弹性回缩，对保持气道通畅起重要作用，气道口径主要受肺容量影响。

由细支气管向下，分支数目明显增多，一个细支气管可分成 18 个最后一级终末细支气管，因此总截面积大增，气管截面积约 5cm^2，而呼吸道末端总截面积达 1000cm^2，较气管面积增加 200 倍。直径 <2mm 的小气道的阻力，仅占呼吸道阻力的 1/10。由于气道结构上的这些特点，气流速度在通过各级支气管时，流速逐渐变慢，气体分布在肺泡内基本达到均匀；另一方面小气道管腔狭窄，管壁菲薄，又无软骨支撑，易扭曲陷闭。发生炎症后，也易产生

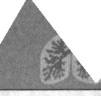

黏液阻塞，常常是慢性支气管炎及肺气肿等疾病的发病部位。

（二）呼吸区

1. 呼吸性细支气管（17～19级）　是细支气管向肺泡过度的阶段。从第一级呼吸性细支气管起，管壁开始有部分肺泡，有部分气体交换功能。黏膜分别由立方上皮与肺泡上皮组成，经过逐渐分支，呼吸性细支气管上皮由立方渐变扁平，到肺泡管则全为扁平上皮，整个表面均有气体交换功能。

呼吸性细支气管继续分支，管径无大变化。总共数万终末细支气管可分出数十万最后一级呼吸性细支气管，总截面积大增，因此吸入气到此流速大减，气体的运输改为主要靠弥散作用进行。从功能观点讲，此区也是吸入气与肺泡气的分界。

2. 肺泡管（20～22级）　从终末呼吸性细支气管分出，一个终末呼吸性细支气管，至少有40个肺泡管和囊。每个肺泡管壁约有20个肺泡，不再有黏膜结构。成人肺泡的直径约300μm，肺泡间有间隔，包含平滑肌组织，收缩时使肺泡管变窄，肺泡总数约一半来自肺泡管。

3. 肺泡囊（23级）　是呼吸道分支的最后一级，其结构与肺泡管相同。但为盲端，不再继续分支。每个肺泡囊约有17个肺泡。

4. 腺泡　是终末细支气管以下肺的功能单位，由移行区与呼吸区肺组织构成，平均直径7.4mm。一个腺泡可包括400个肺泡管和肺泡囊。由于平滑肌的收缩，在平时某些终末细支气管关闭，使部分腺泡处于不工作状态。

【呼吸道的生理功能】

（一）呼吸道分泌液和纤毛运动　呼吸道黏膜上皮细胞间隙中有杯状细胞分泌黏液，黏膜下有黏膜腺分泌液和浆液。分泌液中含有免疫球蛋白，主要来自黏膜下浆细胞。呼吸道分泌物的功能为：减少呼吸道水分的丢失；在吸入刺激物时，与黏膜细胞之间形成一道物理屏障；分泌物组成一黏液毯，通过纤毛作用将颗粒物质排出体外；对病原体通过抗体或某些特异性免疫因子而起到抗感染作用。但在病理状态下，如慢性支气管炎时黏液腺分泌过多，黏液不能排出，过量的黏液还可能阻塞细支气管，因而加重感染。

吸气时，外环境中的空气由鼻孔进入呼吸道，空气中所含较大的粉尘颗粒首先被鼻毛所阻挡，剩下较小的颗粒也将被上，下呼吸道黏膜表面的黏液所粘着，故到达肺泡的气体比较洁净。气道管壁特别是上呼吸道鼻黏膜的血管极为丰富，血流量较多，因此吸入气经过鼻腔中弯曲的道路时可加温加湿，达到体温和饱和水蒸气，适宜于保持下呼吸道及肺泡的正常结构与功能。

除鼻、咽后壁及声带黏膜外，呼吸性小支气管以上的气道（以及鼻窦，耳咽管）上皮是纤毛上皮，每一上皮细胞有约200条纤毛，纤毛长度为6～7μm，浸浴于黏膜表面的浆液中，经常进行协同性的纤毛运动。纤毛向前运动时，挺直坚硬，动作有力，向后运动时弯曲柔软。纤毛运动能将纤毛顶部约5μm厚的黏液层连同附着在黏液中的小颗粒异物朝着一个方向推送，下呼吸道纤毛运动向上，鼻黏膜纤毛运动向后，都朝向咽部，或被吞下，或被吐出。故呼吸道的分泌液以及纤毛运动对呼吸器官有保护作用。

纤毛运动需要适当的生理条件。假如黏膜太干燥或黏液分泌过多，纤毛运动即不能有效地进行。吸入有害气体（如氨、二氧化硫）、吸烟过多或病毒感染都抑制纤毛运动，甚至引起上皮细胞脱落，保护作用受到损害。呼吸道黏膜下有丰富的传入神经纤维末梢，是机械和化学感受器，受到机械或化学刺激时，引起喷嚏和咳嗽反射，以高速度的气流将异物排出口鼻外，是呼吸道黏膜保护作用的另一种表现。

（二）呼吸道的口径和平滑肌　影响呼吸道口径的因素大致如下：

1. 机械因素　①肺内各级支气管的外侧有弹性纤维与肺组织相联系，弹性纤维牵引支气管壁向外扩张，特别是在吸气时牵引力较大，故吸气时呼吸道扩张，呼气时缩小；②肺内与肺外胸膜腔之间有压力差，呼吸道容量也随之缩小。在病理情况下例如支气管发炎时，黏膜肿胀、水肿、充血，黏液腺胀大，黏液分泌增多，以及异物等等因素可缩小呼吸道内腔的空间，增加阻力。

2. 生理因素　呼吸道平滑肌的舒缩活动是影响呼吸道口径和气流阻力的重要因素。在气管和大的支气管，半环状软骨的缺口部分借平滑肌互相连接。平滑肌收缩时软骨两端互相接近，其内侧的黏膜层皱缩内陷，使管道口径缩小。较小的支气管软骨片内侧有环状平滑肌层，特别是细支气管的平滑肌层相对丰富，终末细支气管平滑肌纤维作螺旋式排列。

呼吸道平滑肌通称支气管平滑肌，其紧张性受神经体液因素的调节。迷走神经和乙酰胆碱引起支气管平滑肌收缩，交感神经和肾上腺素引起支气管平滑肌舒张。呼吸周期中呼吸道口径在吸气时较大，呼气时较小。除前述机械因素外，平滑肌紧张性的变化可能是另一原因。呼吸道黏膜受到强烈的化学刺激时，可通过反射作用引起细支气管平滑肌的痉挛性收缩。

组胺、5-羟色胺、缓激肽和内皮素（endothelin）以及由抗原抗体反应所产生的"慢反应物质"，对支气管平滑肌有强烈的收缩作用。

【肺泡】

（一）肺泡的结构和功能　肺泡是气体交换的场所，肺泡为半球状囊泡，直径为 0.1 ~ 0.25mm，大小可因呼吸深度而异。全肺有约 3 亿个肺泡，总肺泡面积约为 70m²。肺泡的内壁由单层上皮细胞所构成。肺泡上皮细胞有两种，大多数为扁平上皮细胞（Ⅰ型细胞），少数为较大的分泌上皮细胞（Ⅱ型细胞）。肺泡与相邻肺泡之间为肺泡隔，隔内有毛细血管网以及少量胶原纤维、弹性纤维和平滑肌纤维，故呼吸道、肺泡管和肺泡囊都有扩张性与弹性。

组成肺泡壁的上皮细胞和组成毛细血管壁的内皮细胞都极薄，两层细胞之间的基膜与间质也极窄。这三层组织合称为肺泡-毛细血管膜（简称"肺泡膜"或"呼吸膜"），其总厚度不到 1μm，有很大的通透性，故肺泡气与血液之间的气体交换极为方便。

在肺水肿、肺炎等情况下，肺泡壁与毛细血管壁之间的液量增加，肺泡膜的总厚度加厚。如肺泡内也渗出液体，则肺泡内气体与毛细血管内血液之间的距离更增加，使气体交换速度减慢。

肺泡隔毛细血管网间隙中有直径为 10 ~ 15μm 的圆形或椭圆行小孔，故肺泡中气体有可能通过小孔与相邻肺泡的气体建立有限的联系。肺气肿患者，肺泡隔组织损毁，小孔扩大，直至许多肺泡互相融合成为少数大肺泡，可供气体交换的肺泡膜面积大大缩小，严重损害气体交换功能。如果肺泡膜的面积小于健康人的 1/4 时，气体交换速度甚至不能满足静息时机体新陈代谢的需要。

肺泡隔有巨噬细胞，可以吞噬进入肺泡中的极小颗粒粉尘，称为尘细胞。进入肺泡的病菌则被中性颗粒细胞消灭。

（二）肺泡细胞

1. Ⅰ型肺泡细胞　根据其特点亦称模样细胞或肺上皮细胞，为直径 50 ~ 60μm 的扁平细胞，胞质甚薄，它们覆盖大约96%的肺泡表面，组成肺泡的最外层，约0.1μm厚。上皮下有一层基底膜，可与邻近的毛细血管内皮基底膜融合为一。此处即为肺泡腔与毛细血管血流内气体交换的场所，也称为血流空气屏障，只允许气体通过，液体则不能由血管内向肺泡腔内渗出。

2. Ⅱ型肺泡细胞　亦称分泌细胞或颗粒细胞，直径10μm，位于多面行肺泡的成角处，立方行，形体小，只占肺泡壁小部分，但在数目上占肺泡细胞总数的60%，与表面活性物质的生成有关。

3. 毛细血管内皮细胞　组成肺毛细血管床，厚度约0.1μm，除气体交换外尚有重要代谢功能。

4. 肺泡巨噬细胞　在肺泡液内，数量多，细胞内含有多种酶，可吞噬进入肺泡的微生物和尘粒。肺泡巨噬细胞是由血液内单核细胞迁移至肺泡间隔后演变而来。现认为肺泡巨噬细胞有相当多的生物活性，能生成和释放多种细胞因子，如白介素-1、血小板衍生生长因子（PDGF）等，这些因子在肺部疾病的发病过程中起重要作用。

5. 肥大细胞　主要在胸膜下区域，可分泌多种代谢活性物质。

（三）肺泡的表面张力和表面活性物质　肺泡是半球形小囊泡，肺泡中是气体，肺泡内壁有一层液体，所以液体与气体的交界面上就具有表面张力。肺泡表面张力的作用是使囊泡的表面面积缩至极小，故肺泡表面张力和肺泡隔的弹性纤维都是使肺泡回缩的力量。

肺泡壁分泌上皮细胞能分泌一种表面活性物质（surfactant），其化学成分为二软脂酰卵磷脂，涂敷于肺泡及呼吸道的内壁，其作用为降低肺泡的表面张力。如取肺组织的浸出液或肺水肿液，测定其表面张力，可发现它的表面张力小于纯粹血清的表面张力，就因为肺组织浸出液中除血清的成分外还含有表面活性物质。

当肺泡在扩张状态时，活性物质只是肺泡内壁液体表面上一层单分子薄膜，降低表面张力的作用较小；肺泡容积缩小时，肺泡内壁的面积缩小，表面活性物质的厚度增加，所以它降低表面张力的作用加大。故肺泡在扩张时，表面张力较大，肺泡在缩小时，表面张力较小。因此在吸气时，肺泡扩大，表面张力增加，回缩力量增加；在呼气时，肺泡缩小，表面张力减少，回缩力量减少。由此可见，表面活性物质的特殊生理功能是在呼气时肺泡容量缩小时，减少和延缓其缩小趋势，避免完全萎缩。

因此，虽然体内亿万肺泡大小并不一致，有些肺泡较大，有些肺泡较小。但由于有了表面活性物质和随肺泡容积大小改变表面张力的特性，故可防止小肺泡的陷缩和大肺泡的扩张，保持大小肺泡容积的相对稳定。

肺泡表面活性物质是肺泡壁分泌上皮细胞的氧化代谢所产生的，不断产生，也不断消失。如肺组织缺血或结扎肺动脉，都能损害肺泡壁分泌上皮细胞的分泌功能。故失血性休克或体外循环手术后肺泡表面活性物质生成减少，有可能出现肺不张。

第二节　呼吸运动

【胸廓的机械运动】

胸廓由胸椎、胸骨、肋骨、肋间肌和膈肌等组成。在神经的支配下胸廓可随意而有规律地进行呼吸活动。胸廓的形状类似于中空的圆锥体，上小下大。由上到下，肋骨逐渐加长。

并且逐渐自后向前下斜，故肋骨和胸骨上举时，可以增大胸廓的前后径和左右径。膈肌是胸廓的底部，收缩时穹隆顶向下移动（安静吸气时下降约1.5cm，深吸气时可达7cm），可增大胸廓的上下直径。胸廓的前后、左右和上下直径增大，则胸腔与肺容积扩大，构成吸气动作。肋骨与胸骨下降，膈肌松弛，穹隆顶又向上回位，则胸廓的前后、左右和上下直径减少，胸腔与肺缩小，构成呼气动作。

肋骨之间有肋间肌，肋间外肌纤维的走向是从后上到前下，肋间内肌纤维则从前上到后下，故外肌缩短则肋骨上举，内肌缩短则肋骨下垂。吸气时肋间内肌松弛，外肌收缩；平静呼气时肋间外肌松弛，内肌并不收缩；用力呼气时则肋间内肌发生收缩，使肋骨更下垂，胸廓横径更缩小，故膈肌和肋间外肌是吸气肌肉，肋间内肌是呼气肌肉。膈肌和肋间肌共同参与了呼吸活动。

当膈肌收缩产生吸气时，腹腔脏器下移，腹内压升高，腹壁向外凸出；膈肌舒张产生呼气时，腹腔脏器上移回位，腹壁收敛，故膈肌运动总是伴随着腹壁的运动。平静呼吸时膈肌移动度约为1.0cm，深呼吸时膈肌可上移2～3cm、下移3.0～4.0cm。如呼吸运动主要由于膈肌活动，则腹壁的起落动作将更显著，称为腹式呼吸。反之，在妊娠后期，肥胖，胃肠道胀气及腹膜炎症等情况下膈肌运动受阻碍，则主要依靠肋间肌进行呼吸运动，称为胸式呼吸。通常的呼吸运动均不是纯粹的腹式或胸式呼吸。

用力吸气时，除加强肋间外肌和膈肌的收缩强度外，其他辅助吸气肌也参加收缩。控制第一对肋骨和胸骨运动的胸锁乳突肌及斜角肌是辅助吸气肌，在平静呼吸时它们的作用仅是固定第一对肋骨和胸骨柄的位置，使肋间外肌收缩时不向下移动。用力吸气时，胸锁乳突肌及斜角肌参加收缩，可使胸骨柄及第一对肋骨向上向外提起以扩展胸廓上部。用力呼气时肋间内肌和腹壁肌肉参加收缩，使胸腔容量进一步缩小，此时的呼气已不再是被动动作而是主动动作了，故腹壁肌也属于呼气肌。呼吸困难时，呼吸肌的收缩更强烈，躯干许多其他肌肉也参加活动。

【胸内压和肺内压变化】

（一）胸膜腔　肺密闭在胸腔内，肺泡内气体则通过呼吸道与体外空气相连通，故在呼吸暂停时，呼吸道畅通无阻时，肺泡内的气压与体外大气压力相等。脏层胸膜与壁层胸膜之间除膈肋窦内有少量液体外，彼此贴紧，中间仅有一薄层浆液起润滑作用，减少呼吸运动中两层胸膜的摩擦阻力。

1. 胸内负压　平均为$-6.7cmH_2O$，胸内负压随呼吸周期而变化。安静吸气时负压约为$-10.6cmH_2O$，安静呼气末约为$-2.7cmH_2O$。用力呼吸时变化更大。在直立时，由于肺的重力作用，胸膜腔顶端的负压大于胸膜腔底部，差距约为$-5.3cmH_2O$。胸内负压对胸腔内各个柔软器官如静脉、淋巴管等都产生影响，食管内的压力也随胸膜腔内压力的变化而变化，在临床上即用食管内压力代表胸内压。

2. 胸内负压的来源及其生理意义　胸内负压是出生以后发展起来的。胎儿出生后胸廓由于弹性而舒展开来，肺也被动扩张，肺组织有弹性，在被动扩张时产生弹性回缩力，进入肺泡内的空气也使肺泡壁具有表面张力。这两种向内牵引的力量都倾向于使脏层胸膜与壁层胸膜相分离。由于胸膜腔是一密闭腔，空气不能进入，肺的回缩力量仅造成胸膜腔负压，两层胸膜由于浆液的吸附力，仍互相贴附，不能分离。胸膜腔负压的生理意义是使肺维持扩张状态，不致由于回缩力而完全萎缩。婴儿时期胸内负压很小，随着胸壁和肺组织的长大发育，胸内负压逐渐加大。

在每一呼吸周期中，胸内负压随胸腔和肺的容量变化而发生相应变化。吸气时胸廓扩大，肺组织被动扩张，回缩力加大，胸内负压也加大；呼气时胸廓和肺缩小，肺的回缩力减少，负压也减少。

胸内负压不但作用于肺组织，也作用于胸廓。胸廓有一定的自然容量，其大小主要由胸廓本身的解剖结构所决定。肋骨关节韧带和肋软骨具有弹性。当胸廓容量被外力所张大时，弹性回缩力量趋向于使胸廓回缩到自然容量；反之，如胸廓容量被外力所压缩时，胸廓容量并不是本身自然的容量，而是被胸内负压所吸引，向内收敛。此时胸廓和肺的弹性力量是相反的：肺的弹性要使肺回缩，胸廓的弹性要使胸廓扩大。胸内负压反应这两种对抗力量的动态平衡。

胸内负压也作用于胸腔内的心脏和大静脉，降低中心静脉压，有助于静脉回流和右心充盈。开放性气胸不但损害呼吸功能，也阻碍静脉和淋巴液回流，增加心脏的工作负担。

（二）肺内压　正常人在呼吸暂停、声带开放、气道畅通时，肺内压（即肺泡内压）与大气压相等，此时呼吸道气体停止流动。吸气时，胸内负压增加，牵引肺脏向外扩张伸展，肺的容量扩大，肺内压降低，造成肺泡内压与呼吸道开口（鼻）之间的压力差，体外空气仍按压力差由呼吸道进入肺泡，直至肺泡内压力上升到与呼吸道开口的气压相等方始停止流动。呼气时，胸内负压减少，肺脏回缩，肺泡内压升高，高于呼吸道开口的气压，肺泡内空气乃按压力差由呼吸道呼出体外，直至压力差消失方始停止流动。故吸气时肺内压低于大气压，呼气时高于大气压。

呼吸时胸内与肺内压力变化的大小与呼吸道是否畅通以及呼吸运动的强度有直接关系。如紧闭声门或紧闭呼吸道的开口，然后用力吸气，胸内压与肺内压可低到 $-40 \sim -106$ cmH$_2$O；在同样条件下用力呼气，胸内压与肺内压可高到 $80 \sim 133$ cmH$_2$O。咳嗽或打喷嚏的压力有时可超过 133cmH$_2$O。

【肺容量变化】

在呼吸运动中，吸入和呼出的气体容积可用肺量计（spirometer）加以定量和描记，称为肺量图（spirogram）。从肺量图可直接读出人体在进行各种不同深浅的呼吸运动时肺容量或容积的变化（图 1-1-2）。

（一）潮气量（tidal volume，V$_T$）　平静呼吸中每次吸入或呼出的气量为潮气量。一般为500ml。潮气量与年龄、性别、体表面积、呼吸习惯、运动量、情绪等都有关系，并有较大的个体差异。平静状态下约25%的潮气量来自胸廓肋间外肌的收缩，75%则来自膈肌的活动。潮气量与每分钟呼吸频率的乘积为每分通气量。

肺量图上每次平静呼气终点的连线称为平静呼气基线，其位置反映了呼吸肌弛缓时肺的容量。在正常健康人即使反复做深呼吸运动亦不能改变基线位置。平静呼气基线的上下移动反映胸廓和肺组织之间平衡力量的消长。呼气阻力增加亦可使基线上升。

（二）肺活量（vital capacity，VC）　是在最大深吸气后作深呼气时所能呼出的最大气量。肺活量除有较大个体差异外还受体力、呼吸肌强弱、肺组织和胸廓弹性、呼吸道通畅程度等的影响。但是同一人的肺活量可重复测定多次，误差一般不超过5%。所以如果以个人肺活量为标准，定期进行动态观察，肺活量的改变可作为反映肺组织或呼吸器官病理变化或呼吸肌力量强弱的指标。肺总量（TLC）则是最大吸气后肺内所含的气量，由肺活量与残气量组成。

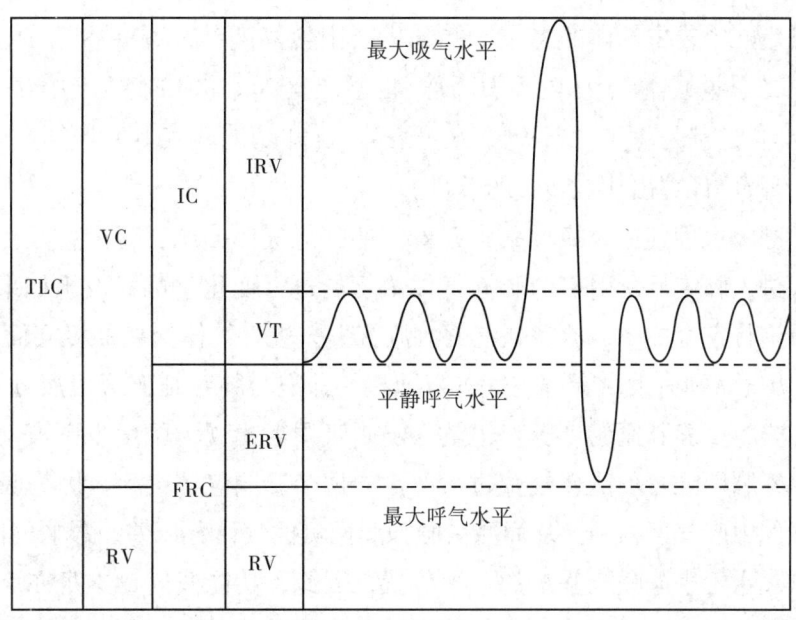

图 1-1-2　肺容积及其组成（引自本章文献 7）

　　肺活量的减少见于：①肺内肿瘤、胸腔积液、肺部感染或肺纤维化，这与肺组织受压、萎陷或正常肺组织被病变组织所代替有关；②肺内气体潴留，如支气管引流不畅的肺囊肿、严重的支气管哮喘以及阻塞性肺气肿；③胸廓活动障碍，如脊髓灰质炎、类风湿性脊柱炎或脊柱畸形等影响胸廓扩张或收缩的疾病。

　　肺总量的减少可见于广泛的肺部疾患，如肺水肿、肺充血、肺不张、肺肿瘤以及限制性通气功能障碍。也可见于气胸或胸腔积液而引起的肺组织压迫，因而影响了胸廓的扩张。

　　（三）用力肺活量（forced vital capacity，FVC）　是最大深吸气后用力作最大速度呼气，在一定时间内所能呼出的气量。用力肺活量的意义与肺活量不同。肺活量只是深呼吸的气量，与呼吸的速度与时间无关，所以仅代表最大呼吸幅度。而用力肺活量要求以极大的速度呼出气体，所以是动态功能，更能反映呼吸器官的工作能力。健康男性成人用力肺活量 1 秒为肺活量的 82.14%，2 秒为 95.21%，3 秒为 99%。健康女性成人用力肺活量 1 秒为肺活量的 84.11%，2 秒为 96.73%，3 秒为 99.28%。

　　（四）补吸气量（inspiratory reserve volume，IRV）与补呼气量（expiratory reserve volume，ERV）　补吸气量是平静吸气后所能吸入的最大气量。当生理或病理情况要求增加通气量时，潮气量或呼吸频率就会增加或两者都增加，但主要是增加潮气量，也就是说主要增加吸气的深度。故补吸气量是决定最大通气量潜力的一个重要因素，在胸廓畸形、胸膜增厚、胸膜腔积液、肺组织广泛纤维化病变、呼吸肌麻痹或废用、体力衰弱等情况下补吸气量减少。

　　补呼气量为平静呼气后所能呼出的最大气量。补呼气量的大小受到呼气时膈肌上升的幅度、胸廓收缩阻力、小气道陷闭阻塞倾向等因素的影响。在肥胖者、孕妇、腹腔积液、肺气肿、支气管痉挛以致呼气阻力增加等等患者，补呼气量多会有不同程度的减少。

　　（五）残气量（residual volume，RV）与功能残气量（functional residual capacity，FRC）用最大力量呼气以后，肺内还有一些残留的气体，称为残气。残气量加肺活量为肺总量。在平静呼气之后存留在肺中的气体量为功能残气量。残气量不可能用肺量计直接测定，一般均在测得功能残气量后再减去补呼气量求得。功能残气量的求法是在平静呼气末，开始吸入纯

O_2，呼出气则收集于贮气袋中。如此继续吸纯 O_2 大约 7 分钟后，此时肺内所有的残气都被冲洗出来，然后测定贮气袋中气体的总量，并分析袋中含氮（N_2）浓度和计算袋中 N_2 的总量（即功能残气 N_2 的总量）。由于体内不消耗 N_2 也不产生 N_2，故功能残气中含 N_2 的百分比与空气 N_2 百分比一样，都是 79%（不包括水蒸气）。已知功能残气 N_2 的总量，又已知功能残气 N_2 的百分比，故可计算出功能残气的总量。

功能残气在呼吸生理气体交换过程中起着缓冲肺泡气体分压变化的作用。它防止了每次吸气时新鲜空气进入肺泡后所引起的肺泡气体浓度的过大变化。可以设想如果没有功能残气量，呼气末期肺泡将完全陷闭，流经肺泡的血流就失去进行气体交换的机会而产生静-动脉短路或"分流"；吸气时则有大量新鲜空气进入肺泡，肺泡与肺毛细血管血液分压差突然增加，导致短暂的气体交换，静脉血的动脉化也就会随呼吸周期出现大幅度上下波动，对于内呼吸的气体交换产生不利影响。功能残气量过大，也同样会影响气体交换，因为吸入的新鲜空气将被大量功能残气中废气所稀释，从而减少肺泡膜两侧的气体分压差，影响气体交换的效率。

功能残气量决定于平静呼气基线的水平位置，因此，功能残气量本身亦反映了胸廓和肺脏组织弹性的平衡关系。肺弹性减退（如肺气肿）时，功能残气量增加；肺纤维化时，功能残气量减少。功能残气量也与呼气阻力有关，阻力大，气流速度低，没有等到潮气全部排出以前下一次吸气已开始，功能残气就增加。在支气管哮喘病例，发作期功能残气明显增加，当症状缓解，支气管痉挛消失后，功能残气就逐渐减少或恢复正常。功能残气量是否正常，临床上以残气量占肺总量的百分比作为衡量的指标。这一相对数值受年龄影响，青年人的残气量占肺总量的 20%～25%，功能残气量约占肺总量 40%，老年人两者都增加。

【肺的通气】

（一）肺通气量　肺扩张时吸空气入肺，肺缩小时，肺内一部分气体呼出体外。每一次吸入或呼出的气量称潮气量，故潮气量乘以呼吸频率即为每分通气量。

每分通气量取决于体内新陈代谢的速度。成年人在安静时每分通气量为 6～8L。在强烈的体力劳动中，每分通气量可增加到数十升。人体以极大的呼吸幅度和速度所达到的每分钟通气量称为最大通气量。测定最大通气量也是检查肺通气动态功能的常用方法之一。最大通气量数值取决于下列各因素：①胸廓的完整及呼吸肌的健全；②气道的通畅；③肺组织的健全，弹性良好。凡能影响以上这些因素者均能降低最大通气量。健康成人的最大通气量男性约为 100L，女性约为 80L。

（二）解剖无效腔　正常人平静呼吸时潮气量为 500ml，但潮气量并不能全部进入肺泡与血液进行有效的气体交换，每次吸气时最后一部分气体总要留在气道内，下次呼出时又先要把气道内的气体呼出，然后肺泡内气体才能排出。从口、鼻、咽、喉到气管、支气管的传导气体部分称解剖无效腔。正常成年人约 150ml，或相当 2ml/kg 体重。解剖无效腔在潮气量或功能残气量增大时略有增加，应用支气管扩张剂后解剖无效腔亦可增大，气管切开后可使解剖无效腔减少一半。

（三）肺泡无效腔　每次呼吸出入肺泡但未进行气体交换的部分为肺泡无效腔，肺泡无效腔与解剖无效腔之和为生理无效腔（V_D）。正常人由于肺泡无效腔甚小，生理无效腔与解剖无效腔几近相等。肺泡无效腔的大小与肺血流分布有关，立位时由于肺尖血流灌注不足，肺泡无效腔增加。肺疾患时由于气体分布不均匀，出入某些肺泡的气体超过流经该肺泡血流的交换能力，或该肺泡根本无血流（如肺栓塞），可使肺泡无效腔增加 100～200ml，休克时由于肺动脉压下降，肺上部血流减少亦可有肺泡无效腔的增加。

（四）生理无效腔/潮气量（V_D/V_T）　为表示呼吸效率的重要指标，正常人 V_D/V_T 在 30% 以下。计算方法：

$$V_D/V_T = （PaCO_2 - P_ECO_2）/PaCO_2$$

P_ECO_2 为呼出气的 CO_2 分压。

肺疾患时由于呼吸变浅和肺泡无效腔的增加，V_D/V_T 可增大至 70%，此时为了维持有效通气量，要大为增加每分通气量，因此呼吸负担增加。ARDS 的预后与 V_D/V_T 的变化密切相关，如 V_D/V_T 逐渐增加，并大于 0.5 的患者，预后较差。

（五）肺泡通气量　每分通气量（V_E）包括死腔呼吸在内，并非真正进行气体交换的有效通气量，肺泡通气量（V_A）是指每分钟肺通气量（V_E）减去死腔呼吸量（V_D）后的呼吸量，即有效通气量，三者关系如下：

$$V_E = f（呼吸频率）× V_T（潮气量）$$

$$V_E = V_A + V_D$$

肺泡通气量是反映肺通气功能的一项基本指标，是维持正常 PaO_2 和 $PaCO_2$ 的基本条件之一。临床上胸廓畸形、胸膜增厚、肺组织病变、肺淤血、支气管炎症、细支气管痉挛和分泌物阻塞等都是引起通气严重不均的常见原因。

（六）气道闭合的产生与闭合气量　正常人吸气时各部分肺泡均扩张，呼气时肺容量减小，当肺容量为肺总量的 30% 左右时，小气道有闭合倾向，这是由于肺底部胸腔负压较小，在深呼气后可变为正压，小气道因此被压闭，肺底部的肺泡也将被压缩。在小气道开始闭合时的肺容量称闭合气量（closing volume，CV）。

1. 闭合气量的影响因素

（1）年龄　闭合气量与年龄密切相关，儿童时闭合气量较高，随年龄增长逐渐减低，16～19 岁时为最低点。正常青年人气道关闭只在肺容量很低时发生，闭合气量很小，在功能残气量以下，近于残气量。20～70 岁，闭合气量随年龄增加而增高。老年人由于肺组织弹性减弱，胸腔负压减小，气道闭合气量可在较高肺容量时发生，在 65 岁时，闭合气量可超过功能气量。

（2）体位　仰卧位功能残气比直立位减少 20%，而闭合气量不变，因此在大约 45 岁时卧位闭合气量即可超过功能残气量。

（3）肥胖　单纯肥胖者呼吸肌力量下降，腹压上升，横膈升高，运动受限，肺下部的小气道于呼气相提早闭合。

（4）妊娠　妊娠最后一个月，肺下部气道提前闭合。

（5）吸烟　吸烟后可使小气道提前闭合。

（6）其他　肺水肿及炎症可引起支气管周围及间质组织的肿胀，慢性支气管炎和哮喘等为引起早期气道闭合的常见原因。任何减低肺容量的疾患，如腹腔积液、呼吸抑制、呼吸肌麻痹、胸腹部手术后呼吸表浅均易导致气道闭合。

2. 闭合气量的临床意义　小气道在低肺容量时闭合有重要临床意义。早期气道闭合的结果，轻度者使下部肺组织只是在吸气时间断地扩张，气道闭合使气体滞留在肺泡内，造成气体在肺内分布不均匀，通气/血流比例失调，影响肺泡与血液内的气体交换，使 PaO_2 下降，老年人 PaO_2 偏低即与此有关。特别当闭合气量超过功能残气量与潮气量之和时，在整个呼吸周期气道均将处于闭合状态，使肺泡完全失去功能，后果将甚严重。长期滞留在肺泡内气体可被吸收，引起肺不张，此时若血流继续，将产生静动脉混合的结果。

急性呼吸衰竭时由于肺内渗出物的影响和肺泡弹性减弱等因素，肺总量减少。补呼气是在肺泡回缩基础上，呼气肌在呼气后期继续用力而排出的气量。呼吸衰竭患者安静时呼气已需呼气肌的参与，不再有额外的潜力在平静呼气末呼出更多气量，故补呼气甚小，可近于零，肺活量与平静时的呼吸量（潮气量）相近。

呼吸衰竭时功能残气量减小，严重者减少一半，甚至可在残气量的预计值之下，若同时气道早期闭合，可使闭合气量远在功能残气之上，严重影响肺的氧合作用。慢性阻塞性肺疾病（COPD）患者的残气量增加，但发生呼吸衰竭时闭合气量增加的幅度可超过残气量的增加。

（七）通气功能障碍　通气功能障碍分为阻塞性和限制性两种类型，但有的病例属于混合型。

1. 限制性通气功能障碍是指肺扩张受限所引起的通气障碍。常见原因有：

（1）肺间质疾患　如间质性肺炎、肺纤维化、矽肺、肺肉芽肿和肺水肿等。

（2）肺占位性病变　如肺肿瘤、肺囊肿。

（3）胸膜疾病　气胸、血胸、胸腔积液。

（4）胸腔外疾患　腹膜炎、腹腔积液、妊娠。

（5）胸壁疾患　神经肌肉疾患、脊柱后侧凸、外伤等。

限制性通气功能障碍的肺功能改变包括：①肺活量、深吸气量和肺总量减少，残气量可正常或因肺纤维化收缩而减少，残气量/肺总量可以正常、增加或减少；②通气功能可正常或增加，但当以克服进行性缩窄所需增加呼吸功，通气功能则减低，呼吸频率常常增加。

2. 阻塞性通气功能障碍　是指气道阻塞引起的通气障碍。常见原因有：

（1）上呼吸道疾患　咽部和喉部肿瘤，水肿和感染，异物。

（2）气管和周围气道疾患　气管肿瘤，狭窄和塌陷，支气管炎，支气管扩张，细支气管炎，支气管哮喘。

（3）慢性阻塞性肺疾病（COPD）　肺气肿。

阻塞性通气功能障碍的肺功能改变包括：①通气功能减低，表现为 FEV_1/FVC 的减低、最大通气量和用力呼气中期流速的减低，吸入气体分布不均；②残气量、功能残气量和肺总量增加，残气量/肺总量可明显增加，肺活量可正常或降低。

【呼吸力学】

呼吸运动引起胸内压的变化，胸内压的变化引起肺内压的变化，肺内压变化引起肺泡的通气。因此肺通气是通过呼吸气管内压力的变化过程所产生的。从物理力学观点研究呼吸的运动过程，不但能更全面地了解呼吸生理，而且也为呼吸器官疾患病理生理的探索提供了新的途径。

吸气时，吸气肌肉收缩的力量用于克服两种阻力以使肺的容量扩大：第一是胸廓壁和肺组织的弹性阻力；第二是以呼吸道气流摩擦阻力为主的肺弹性阻力。如阻力增大，则实现一定的肺泡通气量所需要的肌肉收缩力量相应加大。相反，如阻力减少，则所需要的收缩力量亦可减少。呼吸系统疾病往往导致弹性或非弹性阻力增加，加重呼吸肌肉的工作量，成为呼吸困难的原因之一。

平静呼气末，呼吸肌肉完全静息时，肺并不完全萎缩，仍存有大约相当于肺总量 40% 的功能残气量。此时肺组织的向内弹性力量与胸廓壁的向外弹性力量相等，两种力量造成胸膜腔负压，保持肺的一定容量。在此基础上要吸入空气，就必须用吸气肌肉的收缩力量扩张胸廓，在胸膜腔内造成更大的负压。这是负压吸气式的呼吸。在呼吸肌麻痹时则用口对口人工呼吸方法或人工呼吸机将空气压入肺内，使肺扩张，吸入空气。吸气后除去压力，借胸廓和肺脏弹性力量又使肺内空气流出体外，造成呼气。这是间歇性正压吸气式呼吸。正压吸气与负压吸气的原理是一致的，都是增加肺内外的压力差：正压吸气时是肺内压高于肺外（胸廓外）大气压，负压吸气时是肺外（胸膜腔）压低于肺内压。

（一）呼吸器官的压力-容量曲线 肺内压力（应当称为跨肺压，指肺内压高于肺外压的压力差）的变化与肺的容量变化之间有依从关系，压力越高，肺容量越大。代表两者之间的数量关系的曲线称为压力-容量曲线（图 1-1-3）。

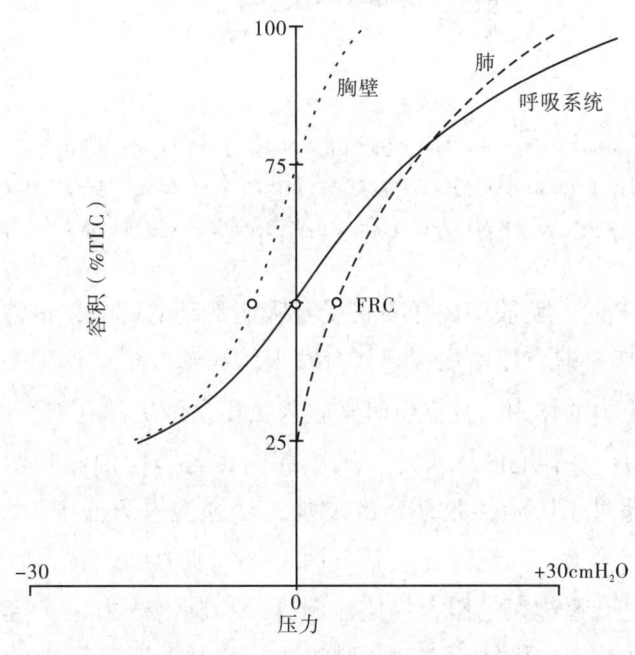

图 1-1-3 呼吸系统压力-容积曲线（引自本章文献 7）

从呼吸器官（肺＋胸廓）的压力-容量曲线可以看到，在肺容量为功能残气量（大约等于肺总量的 40%）时，肺内压为"零"，即肺内压与大气压相等。这时，肺脏向内缩回的弹性力量数值与胸廓向外张开的弹性力量数值相等，方向相反，互相抵消（同时也造成此时的胸膜腔负压）。在肺容量大约等于肺总量的 67% 时，胸廓是在它的天然位置上，不表现弹性力量（此时的胸内负压仅反映肺脏的回缩力）在肺容量超过肺总量的 67% 以上时，胸廓与肺脏的弹性回缩力都向内，方向相同，共同构成肺扩张的阻力。在功能残气基础上用力呼气，使肺容量小于肺总量的 40% 以下时，呼气肌肉的收缩力量完全用于克服胸廓向外张开的弹性力量。

（二）呼吸系统的压力梯度 肺脏是一个"相对"被动运动的器官，当呼吸系统内有一定压力梯度（Pao-Ppl）存在时，肺脏就扩张。胸膜腔负压的存在，使气体进入肺脏，正压机械通气时气道内压高于大气压，能把气体送入肺部，故胸膜腔、肺泡和呼吸道内所产生的压力变化，成为呼吸运动时影响和促进通气的动力因素（图1-1-4）。

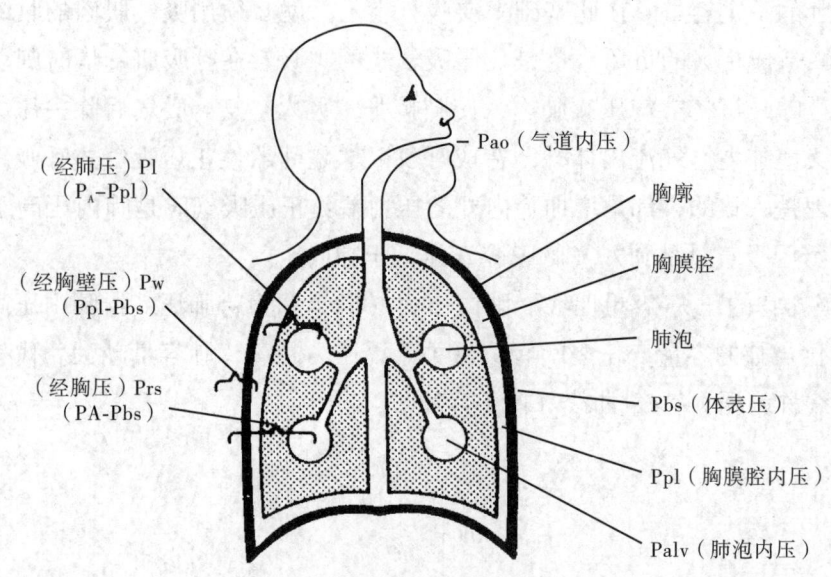

图 1-1-4　呼吸系统的压力

气道内压（Pao）与体表压（Pbs）之间的压力差决定呼吸系统的流量和容量扩张。肺泡内压（Palv）和气道内压（Pao）之间的压力梯度影响气道内的流量。当胸膜-肺泡间存在压力梯度时，肺脏产生扩张。胸壁运动受胸膜腔和体表压之间的压力梯度所支配（Ppl-Pbs）（引自本章文献2）

1. 胸膜腔内压（Ppl）　胸膜腔内压直接受呼吸肌活动的影响，正常时功能残气位的胸膜腔内压为 $-5cmH_2O$，吸气时负压增加，呼气时减少。胸膜腔负压作用于胸腔内大静脉，有利于静脉血液回流。因重力的作用，直立位时胸膜腔负压从肺尖部到肺底部逐渐减少。

2. 肺泡内压（Palv）　肺泡内压决定于胸膜腔内压与肺向内收缩压力之差。吸气时，因胸膜腔负压的增加，超过了肺弹性收缩压的增加，使肺泡内压低于大气压，气体进入肺内，直至肺泡压与大气压相平衡，气流停止。呼气时，吸气肌松弛，胸膜腔内负压减少至低于肺弹性收缩压，肺泡压上升超过大气压，气体流向肺外。肺泡压力也直接作用于肺泡周围毛细血管，引起局部血流的改变。机械通气时，肺泡内压直接受吸气压力的影响，应注意避免通气压力过高而造成的肺损伤及对循环功能的影响。

3. 气道内压（Pao）　当吸气或呼气末，气流停止时，从肺泡到鼻、口腔，气道各处的压力相等。吸气时从口、鼻腔到肺泡的压力递减，呼气时则递增。在呼吸运动中，气道内任意两点间的压力差，决定于其间气道阻力的大小及气流的速度。

4. 经胸压（Prs）　相当于肺泡与胸廓外大气压之差（PA-Pbs），是扩张或压缩胸廓、肺脏的总压力。机械通气时的经胸压为呼吸机驱动呼吸的压力。

5. 经肺压（Pl）　相当于肺泡内压与胸膜腔内压之差（PA-Ppl），是扩张或收缩肺的压力。经肺压的大小，主要与肺顺应性有关，肺顺应性减低时经肺压增大。

6. 经胸壁压（Pw）　相当于胸膜腔内压与胸廓外大气压之差（Ppl-Pbs），是扩张或压缩胸壁的压力，其大小决定于胸壁的顺应性。

7. 经气道压　相当于气道内外压力之差，胸腔内气道的经气道压，也是胸膜腔内压与气道内压之差。机械通气时，有时可通过增加呼气阻力或呼气末压力的方法，来增加呼气时或呼气末的气道内压，减少经气道压以防止气道陷闭。

（三）顺应性（compliance）

1. 基本概念　顺应性是一个物理学概念，是弹性物体的共同特性，指单位压力改变时所引起的肺容积的变化。呼吸系统顺应性的研究是呼吸力学中的一个重要问题。肺脏是一个具有弹性的器官，肺顺应性与肺脏的物理学特性密切相关。肺弹性除与肺的弹性组织有关外，还受表面张力的影响。此外，肺血容积等因素也影响肺组织的弹性。

在呼吸生理中表达肺的弹性（E）和压力（P）、体积（V）的关系时，则肺的弹性可用下列方程式来表示：

$$E = \triangle P / \triangle V$$

呼吸器官的弹性阻力在呼吸功能测定中以顺应性（C）表示，顺应性为弹性阻力的倒数，二者的关系是：

$$C = 1/E$$

顺应性通常以单位压力改变所产生的体积改变来表示：

$$肺顺应性(CL) = 潮气量(L)/压力差(cmH_2O)$$

顺应性必须在静力条件下，即无气流条件下测定，以排除气道阻力的影响。压力差系指胸腔与呼吸道通口压差，通常以食管压力代替。正常时肺的顺应性甚好，就是说较小的压力可引起较大的体积改变。

呼吸器官的总顺应性约 1.1L/kPa（0.11L/cmH_2O），它包括胸廓的顺应性与肺组织的顺应性，三者关系是：

$$1/总顺应性 = 1/肺顺应性 + 1/胸廓顺应性$$

胸廓顺应性与肋骨骨架、肋间肌和胸壁组织有关，肺顺应性部分与表面张力有关（低肺容量时），部分与肺组织（肺泡、呼吸道、血管、肺间质等）有关。

总顺应性受胸廓和呼吸肌的影响，只能在一定程度上反映肺病变情况，但由于测定方法比较简单（压力差为作用于胸廓的压力改变，应用呼吸机的患者可用气道压代替），便于在应用呼吸机的患者测量，在呼吸衰竭监测中有一定实用价值。

临床上，总顺应性有三种不同表示方法：

（1）静态顺应性　指气体进入肺内后气流暂时阻断，即在流速为零的间歇内，肺内不同部分压力趋于相对平衡时测得的顺应性，它反映肺和胸廓的弹性。

（2）有效动态顺应性　在应用呼吸机过程中测得的顺应性，由于测定不是在流速为零时进行的，除了反映肺和胸廓弹性外，还包括克服气道阻力成分，通常有效动态顺应性比静态顺应性小 10%~20%。

（3）比顺应性（specific compliance）　Marshall 首先提出肺的顺应性与肺容量大小有关，在肺容量不变时，同样压力改变引起肺体积变化较小，即肺顺应性较差。同样的压力改变对成人肺引起的体积变化要比婴儿大，这显然是由于婴儿肺脏较小所致。同理，肺叶切除后肺顺应性减小。为确切了解肺的弹性特点，顺应性的改变要以单位肺容量表示。测量时潮气量的水平亦应控制。为校正肺容量大小对顺应性的影响，用单位功能残气量来表示顺应性称比顺应性，即 CL/FRC。此值在不同性别与不同年龄之间基本相同。

2. 顺应性的影响因素

（1）生理因素　①肺容积：肺顺应性与肺容积相关（见前）；②性别：肺顺应性的测定显示男性比女性高40%，但男性的肺总量、功能残气量等也较女性高30%~40%，因此，实质上不同性别之间肺组织的弹性无内在的差异；③年龄：自儿童至成人期，肺顺应性逐渐增加，这与肺弹性纤维网的增加有关，另外，胸廓与肺脏生长的不平行，胸廓增长较肺脏快，因此对肺组织的牵拉作用也增加；④身高：动态、静态肺顺应性与身高呈明显的正相关关系，肺顺应性随身高增长而增加；⑤体位：肺顺应性在坐位最高，俯卧位次之，仰卧位最低；⑥运动：运动时较平静呼吸时，肺顺应性有明显的增加。

（2）病理因素　肺弹性阻力减低时顺应性增加，如肺气肿；肺弹性阻力增加时顺应性减小，如肺水肿、炎症、肺不张及间质纤维化等。①肺气肿：肺气肿患者的静态肺顺应性增加，这与肺弹性阻力下降有关，肺弹性阻力的异常是由于肺胶原纤维和弹力纤维排列和结构的变化，另与肺泡气腔体积的增大相关；②支气管哮喘：支气管哮喘患者也可发生上述类似改变；③肢端肥大症：因有肺容积的增加，静态肺顺应性成比例的增加，而肺弹性阻力正常；④弥漫性肺间质纤维化：动态和静态肺顺应性均减低，最大静态肺弹性阻力通常是增加的，这与肺容积的减少和肺泡的"硬化"有关；⑤肺外疾患：肺外的许多疾病，如脊髓灰质炎、胸廓成形术、胸膜疾病、膈肌抬高、肥胖和胸壁肌肉疾病等，肺和胸壁的顺应性均可降低；⑥心脏疾病：许多心脏疾病如二尖瓣狭窄、间隔缺损等，均有肺顺应性的下降，这与心脏扩大、胸腔积液和肝脏大所致的功能肺单元的数量减少有关，间质性肺水肿可影响肺组织的弹性，肺动脉高压也参与了作用；⑦ARDS、肺水肿和肺炎等，正常肺泡气腔的减少，使肺顺应性下降。

3. 顺应性下降对患者的影响　①肺顺应性下降后，为了维持原有的潮气量，就必须增加跨肺压，因而使吸气力增加，呼吸肌作功也增加，严重时可导致呼吸衰竭；②由于肺部疾病所致的顺应性下降，在肺内各部分的变化并不一致，不同的顺应性可影响肺内气体分布，造成 V/Q 失调，引起低氧血症；③肺水肿时，肺顺应性下降，吸气时血管周围组织的压力变负，致使流体自血管内流向血管周围组织；④顺应性下降后，肺泡扩张受限，为了维持每分通气量，患者的呼吸表现为浅而快。

4. 顺应性增加对患者的影响　顺应性增加后，患者在潮气量呼吸时所需的跨肺压较小，呼吸功也较小。由于跨肺压对维持小气道的通畅具有重要作用，跨肺压的下降可使小气道狭窄闭锁，增加气道阻力导致肺内气体分布不均，严重限制呼气流速。如肺气肿患者的肺顺应性增加，功能残气量也增加，患者在肺过度充气的情况下进行呼吸。残气量和肺总量之比为正常的2倍，严重影响肺功能，最后可导致呼吸衰竭。

5. 顺应性在机械通气和呼吸监护中的应用　①确定最佳 PEEP 水平：产生最大顺应性的 PEEP 压力为最佳 PEEP 压力，并与心肺功能相一致，也就是产生最大的氧运输和最小的死腔，肺顺应性可作为选择产生最佳气体交换的 PEEP 水平的指标；②判断 PEEP 的治疗反应和 ARDS 的时期；③辅助诊断机械通气的并发症，肺顺应性的变化可发现机械通气的患者临床情况的突然恶化，并提供某些支持性依据；④客观评价胸部物理治疗的效果，胸部物理治疗后肺顺应性的增加，这与小气道分泌物的清除与功能肺单元的增加有关。

（四）气道阻力（airway resistance，Raw）　是非弹性阻力的主要成分，占呼吸功的30%，次要成分为组织阻力，占5%。在胸廓畸形、肺内肿物、胸膜炎、大量腹腔积液等情况下组织阻力增加。呼吸道阻力是气体在流动过程中与呼吸道内壁之间发生摩擦所造成。流速愈快，管径愈细，阻力愈大。呼吸道阻力通常以每秒（s）内1L通气量所产生的压力差来表示：

$$气道阻力（Raw）= 压力差（kPa）/流速（L/s）$$

（注：压力差为口腔与肺泡的压差）

在机械呼吸机的流速仪上，可测定气体流量，从而计算出 Raw = 峰压力 - 平台压力/气体流量。

上述可知，当呼吸道阻力增大时，为了维持流速不变，需要更大的压力差，在自主呼吸患者需增加吸气力量，应用呼吸机时要加大驱动压力。呼吸道阻力的正常值在成人吸气时为0.17kPa/（L·s）[1.7cmH_2O/（L·s）]，呼气时为0.19kPa/（L·s）[1.9cmH_2O/（L·s）]，支气管阻塞时可增至1kPa/（L·s）[10cmH_2O/（L·s）]，支气管平滑肌痉挛、黏膜水肿、充血和分泌物的充塞，导致管径变窄，产生紊流，可使气道阻力明显增加。

肺容量对呼吸道阻力有重要影响，肺容量减少时，由于气道内径偏小，阻力增大，在很低肺容量时，特别是在肺底，由于肺扩张不够，呼气时小气道可完全闭合，使部分气体滞留于肺泡内，影响气体交换。高肺容量时，由于肺扩张，支气管内径增加，阻力减小，故 COPD 患者，残气量增加，在较高肺容量进行呼吸，以节省体力。

下列情况时气道阻力可增加：

（1）支气管哮喘　哮喘发作时气道阻力增加，而且在缓解期气道阻力也较正常人高2~3倍。呼气时气道阻力较吸气时为高。支气管哮喘时的阻力增加可被支气管扩张剂所缓解。

（2）肺气肿　气道阻力常常增加，但受支气管扩张剂的影响并不明显。肺气肿时气道阻力的增加主要是呼气时气道萎陷所致；其次，用力呼气时胸腔内形成正压，增加了对支气管的压迫；第三，由于肺气肿时肺泡排空并不一致，增大的肺泡可压迫周围肺泡管，引起肺泡管阻塞。

（3）其他阻塞性通气障碍　由于慢性支气管炎、肿瘤、瘢痕组织等原因引起的阻塞性通气障碍，均可引起气道阻力的增加。

（4）医源性气道阻力的增加　气管插管或气管切开管过长或过细，或管道内有阻塞，均可引起气道阻力的增加。

（五）等压点与气体陷闭

1. 等压点理论　等压点理论（equal pressure point）是由 Mead 和 Turner 所提出的，为一项解释某些肺部病变的有用工具。其基本概念可用模拟肺来表示（图1-1-5）。在暂停呼吸并使气道开放的情况下，肺泡压力大于胸膜腔压力（Ppl），其数值等于肺泡弹性回缩力。由于此时没有气流进入或流出，肺泡和所有气道的压力都相等。肺实质和肺实质外的胸内气道可受胸膜腔压力的影响。如果胸膜腔压力增加，肺泡压力也增加，其增加值相等，则在肺泡和气道开口之间产生了一定的压力差，因而产生了呼出气流。在气流呼出过程中，因气道中的摩擦力和气体传送中压力的消耗，压力逐渐降低，于是在肺泡压力至气道开口压力之间产生了一个气道内压力梯度。随着气道内压力降低，跨壁压力也降低，气道的横截面积也随着弹性压力曲线下降。胸膜腔内压力的增加，更进一步增加了呼气流速，气道压力随气道呈现递减趋势，直至产生最大的流速。此时胸腔内气道可划分为两部分：①上游气道（upstream airway），此区内气道压力超过胸膜腔内压力，气道内压力随流速方向而逐渐降低；②下游气道（downstream airway）：气道内的压力逐渐小于胸膜腔内的压力，气道易受到压力的作用。这两个区域的交界点为等压点。在此点上，气道内的压力等于胸膜腔内的压力。一般认为，在等压点所产生的流量为最大流量。一旦达到最大流量，如在进一步增加胸膜腔压力将使肺泡内压力产生相等的增加。由于流量是固定的，压力随着气道逐渐降低，因而在等压点的上游气道的跨壁压和几何形态仍保持不变。相反，等压点的下游气道受到增加的跨壁压力所压迫。塌陷气道内摩擦力的增加，消耗了胸膜腔内所增加的压力。

等压点可比作瀑布。河流中的水流是由水源和瀑布上游河床的坡度所决定，而不受瀑布下的河流情况的影响。

根据定义：上游气道压力梯度的下降数值等于肺的弹性回缩力，肺的弹性回缩力是产生最大呼气流量的驱动压力。上游气道的阻力决定了最大流量的数值，如果阻力增加，肺弹性回缩力所产生的流量将下降。同样，由于气道阻力是固定的，肺的回缩力下降，可使最大呼气流量也下降。

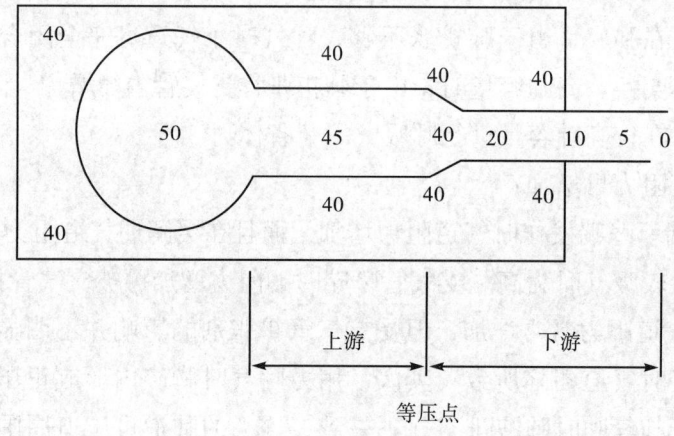

图 1-1-5　等压点模式

此模式中，肺泡压 = 50cmH$_2$O；胸膜压 = 40cmH$_2$O。肺泡与胸膜

压之差 = 10cmH$_2$O。此压力差相当于肺的弹性回缩力，同时也是上游

段的驱动压力（引自本章文献9）。

2. 等压点的位置　综上所述，决定等压点位置的因素是肺弹性回缩力和气道阻力。而肺弹性回缩力的大小则取决于肺容积和肺泡弹力纤维的性能。实际上，对正常人而言，则主要是肺容积水平。在高肺容积阶段，肺弹性回缩力大；而在低肺容积阶段，肺弹性回缩力减小。气道阻力主要取决于气道口径的大小，但是气道口径又与肺容积有关。高肺容积时气道口径大，阻力小；低肺容积时气道口径变小，阻力增大。因此，对正常人来说，等压点的位置主要取决于肺容积。也就是，在一定肺容积水平，某一气道的等压点是固定不变的，然而在整个呼气过程中，随着肺容积减小，等压点逐渐移动。

一般来说，在70%～80%肺活量的肺容积水平时，等压点处于肺叶支气管，从此水平到40%肺活量时，等压点逐渐向肺周围缓慢移动。<40%肺活量的肺容积水平后等压点迅速向上游气道移动。在25%肺活量水平时，等压点位于细支气管水平。在高肺容积阶段，由于肺

弹性回缩力较大，气道口径大，气流阻力低，等压点处于大气道水平，加上大气道有完整的软骨环支撑管壁，因而有较强的能力来抵抗气道收缩。因此，如果等压点移动到大气道的某一处，只要其下游段气道仍属于大气道，则这段气道就处于扩张状态。在此阶段内，由于气道内压力迅速升高（主要是胸膜腔压力升高），但气道阻力变化较小，故最大呼气流量迅速升高达到峰流量。

在低肺容积阶段，由于肺弹性回缩力逐渐降低，气道口径也变小，阻力增加，等压点迅速向外周移动。当等压点移动到小气道水平时，由于小气道管壁内无软骨支撑，易被压缩，因此下游气道可出现气道动态压缩，使气道口径进一步变小，阻力增大。此外，越接近呼气末，肺容积越低，气道口径越小，阻力也越大。总之，等压点越移向外周，下游气道被压缩的长度就越长，气道阻力也越大，最大呼气流量也就越低。

3. 气体陷闭（gas trapping） 正常人在平静呼吸时，呼气主要靠肺泡弹性回缩力，不需要呼气肌工作。当呼气流速增加或支气管阻塞时，则需要呼气肌用力，以增加气道两端的压力差，达到一定的流速。最大呼气流速是由呼气肌的收缩力（表现为胸膜腔内压）、肺泡弹性回缩力与气道阻力三者决定的，其中前二者之和为肺泡内压力，即驱动气体外流之力。

安静呼气末期，正常人的胸膜腔内仍有 $-2.7cmH_2O$ 的轻微负压，胸膜腔和气道内压差小于吸气时，气道内径较吸气时略窄，但仍保持开放。用力呼气或气道阻塞时，胸膜腔内压增大为正值，在呼气过程中气道内压力由于阻力的消耗也逐渐下降。当呼气到一定程度，气道内压从大于胸膜腔内压到等于胸膜腔内压时，即在等压点，就不再可能有气体自肺泡外流，当气道内压再继续减小时，视腔内外压差大小及管壁坚固程度，气道可被压闭，在肺泡内形成气体陷闭。

等压点决定最大呼气流速。在等压点以外，由于气道已经陷闭，气流大小不受用力的影响。呼吸道阻塞时，如哮喘患者，气道阻力增大，易于发生气体滞留。

第三节 肺 循 环

【肺血管】

肺由双重循环系统供应血液，一为肺循环，全身回心的静脉血均流经肺循环，在肺内进行气体交换。肺循环由肺动脉干及其分支、毛细血管和肺静脉所组成。肺循环的血管具有管壁薄、长度短、口径粗等特点。由于肺循环只供应肺组织血液，小于 0.1mm 的动脉无平滑肌，肺循环是一个低阻、低压的系统。肺动脉开始与支气管伴行，到小叶中心的终末细支气管以后则沿肺泡壁组成毛细血管床。另一为支气管循环，包括支气管动脉和静脉，是肺、气道和胸膜的营养血管。肺循环与支气管循环之间通过动脉-动脉和静脉-静脉吻合支互相交通，因此当肺动脉分支阻塞时，其所支配的区域则可由支气管动脉供血。

（一）肺循环系统

1. 肺动脉 起自右心室圆锥部，肺动脉干随后分为左右肺动脉。右肺动脉在右上叶支气管的前下方行进，而左肺动脉则在左上叶支气管的上方。当右肺动脉分出肺动脉前干时，左肺动脉分出上叶动脉后即称右、左中间动脉。肺动脉与支气管相对应逐渐分支，直到终末小动脉为终端动脉，分为肺毛细血管在肺泡间隔内形成毛细血管网。

2. 毛细血管 肺泡间隔内毛细血管网由两部分所组成：①流入毛细血管，其直径约

$40\mu m$，在动脉和静脉之间形成粗网；②毛细血管网，直径约 $10\mu m$，在肺泡周围形成细网，当每分钟心排血量增加时，该血管网容纳增加的循环量。

肺泡的毛细血管网是全身最密的，且多吻合枝与静动脉短路。毛细血管间的距离甚近，常小于毛细血管本身。肺毛细血管内的血容量为 $60\sim80ml$，由于肺泡的面积有 $70m^2$，肺毛细血管内的血流是极薄的，这有利于气体的交换。在肺循环血量下降，肺毛细血管灌注不足时，通过自主神经反射引起肺毛细血管后括约肌的收缩，有利于肺毛细血管的充盈。

3. 肺静脉　最小的肺静脉血管从肺泡管的远端起，为毛细血管后支，再会合成小叶间静脉，直径为 $20\sim30\mu m$。最后逐渐汇合在肺门部。两侧上、下静脉干各以两支肺静脉注入左房。

（二）支气管循环

1. 支气管动脉　一般从胸主动脉腹侧相当于气管分叉部位分出，支气管动脉在支气管周围的结缔组织中伴随支气管而不断分支，直到终末细支气管远端。

2. 支气管动脉丛　支气管动脉在支气管壁外膜组织中形成动脉丛，并由此分出分支穿透肌层进入黏膜下层，再分支形成细的毛细血管丛，以营养黏膜。

3. 支气管静脉　支气管静脉分深、浅两种。深支气管静脉起源于肺内的细支气管、肺泡管的毛细血管网，并同肺静脉相吻合，最后注入肺静脉或左心房。右侧支气管静脉注入奇静脉，左侧支气管静脉通常注入副奇静脉或左最上肋间静脉。来自支气管动脉的血液只有一部分经由支气管静脉流入体循环的静脉而进入右心房。另一部分则经由肺静脉入左心房。终末小动脉之间不相交通，但可能与肺静脉间有相当大的交通支。正常时，通过肺毛细血管血压的侧支分流，也就是不通过气体交换的血流量一般很小。当肺纤维化、支气管扩张等疾病时，肺动脉和静脉之间的毛细血管前交通支和支气管、肺动脉间的交通支较正常时明显增多。在肝肺综合征时，上述交通支也明显增多。支气管扩张时，由于扩张的支气管动脉受体循环支配而压力高，一旦咯血常常量大且严重。

（三）肺毛细血管网和终末肺单位　终末肺单位包括由呼吸细支气管分出的肺泡管和肺泡。在功能上，终末肺单位与毛细血管网紧密相邻，氧分子由气相弥散入血循环，CO_2 分子由血循环中透入气相就在终末肺单位中进行。理论上，气血屏障病理学结构上的增厚影响气体分子的弥散虽有可能，但是事实上临床上表现的肺泡-毛细血管弥散障碍乃是因毛细血管血流量灌注和通气的不均衡的结果。

肺血管内膜表面的内皮细胞与血液接触，具有多种重要的生理功能，如物质交换，抗凝促凝作用，抗血栓形成等。又通过代谢，转运和分泌体液因子在维持内环境稳定中起着重要作用。内皮细胞通过产生和释放内皮依赖性因子参与血管平滑肌舒缩活动的调节，分泌促进平滑肌细胞增殖的物质使血管结构发生变化。肺血管内皮细胞的损伤在缺氧性和原发性肺动脉高压，ARDS 等疾病的发生，发展有着重要的作用。

【肺循环的功能特点】

1. 肺血容量与分布　在成人，肺血容量为 $204\sim314$（271）ml/m^2，约为体循环的 10%。在静态下，毛细血管床含量 $60\sim100ml$，运动时可增至 $250ml$。肺血流量与分布，受重力、胸内压与肺容积等因素的影响。立位时，因重力关系，肺尖部和肺底部血流量有差异，分别为 $0.6L/min$ 和 $3.4L/min$，相差约 5 倍。平卧位时，这种差异则不存在。运动时，无论上肺部或下肺部，血流量均增大，局部差异减小。胸内压和肺容积的改变，亦可影响肺血流量。吸气时，由于胸内负压增大，较大的肺动脉和肺静脉均扩张，而在呼气时，胸内负压减少，两者均缩小。毛细血管与肺泡组织密切接触。在吸气时，由于肺泡增大，可以受到压缩，导致血管内阻力增加，血量减少。由于同时发生的较大动脉在吸气时的扩张和肺泡表面张力的限制作用，在一定程度上，毛细血管血流受限较小。

2. 双重血源　如前所述，肺脏具有肺动脉和支气管动脉双重血源。支气管动脉分支分布于终末细支气管以上各级支气管、淋巴组织和脏层胸膜。在终末细支气管末端，分出毛细血管网，与位于呼吸性支气管周围的、由肺动脉灌注的肺泡毛细血管相结合。支气管动脉血量，虽仅为心排出量的 $1\% \sim 2\%$，但肺脏的双重血源，有重要的生理意义。两者可以相互调节、相互补充，支气管树亦可以由肺动脉循环而保持完整。

3. 气体交换　肺血液循环，在结构上，保证了非常有效的气体交换的进行。在终末肺单元，亿万毛细血管紧密地依附在肺泡周围。为了满足充分氧化的生理需要，静脉血流经仅容一个红细胞通过的纤细的毛细血管，扩散到面积达 $70m^2$ 的广阔区域内，在 0.75 秒的流经时间内，气体交换在短短 0.3 秒中即可达到平衡。

4. 低压、低阻　平静呼吸时，肺动脉压约为 $3.07/1.07kPa$（$23/8mmHg$），为体循环压力的 $1/6$。在运动过程中，因肺血管阻力低，扩张能力强，即使在心排血量急剧增加的情况下，肺循环压力一般并不明显增高。肺循环阻力远较大循环阻力低。从毛细血管末端到左房的压力下降的梯度仅为 $0.13kPa$（$1mmHg$），说明肺静脉系统阻力也很小。

5. 非呼吸功能　肺循环的主要功能是输送血液完成气体交换，除气体交换外，还具有其他功能。

（1）滤过功能　肺毛细血管可以滤过悬浮在回心静脉血内的癌细胞或其他微粒，而使脑、肾等重要器官免受损伤。肺脏尚可滞留血中白细胞。

（2）代谢功能　肺脏可以合成、储存、释放、激活或灭活多种具有生物活性的化学物质。这些过程大部分在肺血管内皮内或在肺血管内皮上进行，一氧化氮、内皮素、胺类、前列腺素类、血管紧张素转换酶等是其中较为重要的活性物质。

（3）贮血功能　通过肺内毛细血管的开张和扩张，在肺内血量增加、血压增高的过程中，肺血管阻力不增高或增高甚微。这种情况可见于激烈运动时，或由立位转换为平卧位，血液从肢体灌流入肺。因此，除脾脏外，肺脏也具有贮血功能。

6. 液体转运　正常情况下，肺内液体不断逸出、不断引流，保持着动态平衡。病理状态下，特别是在毛细血管流体静水压增加，或毛细血管内皮细胞通透性增高的情况下，肺内液体的逸出和引流的动态平衡遭到破坏，在临床上出现肺水肿。影响液体转运有关的各种因素如下：

（1）毛细血管内皮细胞通透性　诸如内皮细胞间裂隙、饮泡等。液体可以通过这些裂隙或饮泡而外溢，亦可直接通过细胞膜而渗出。在病理状态下，例如，在缺氧，吸入高浓度氧或有毒气体时，内皮细胞胞质突起可以回缩，裂隙因而扩大，或由于血液容量增加，毛细血管内流体静水压增高，裂隙也可以扩大。这些均可导致毛细血管内皮的通透性增高。

（2）毛细血管流体静水压和胶体渗透压　在正常情况下，毛细血管流体静水压约为 $1.33kPa$（$13cmH_2O$），胶体渗透压约为 $3.3kPa$（$33cmH_2O$）。

（3）间质流体静水压和胶体渗透压　间质流体静水压为负压，为 $-0.40 \sim -0.67kPa$（$-4 \sim -6.7cmH_2O$）。因此毛细血管的透壁压为 $[1.33 - (-0.40 \sim -0.67)]kPa$ 或 $1.73 \sim$

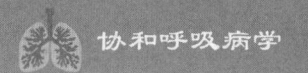

2.00kPa。间质的胶体渗透压约2.53kPa（25cmH₂O），较血液渗透压为低。

（4）淋巴引流　淋巴循环分布于胸膜表面和支气管-血管周围，最后流向肺门。位于肺泡附近的淋巴组织称"邻近肺泡淋巴管"（juxta-alveolar lymphatics）。后者可以抽吸附近的间质积液，转送到深层淋巴循环。

肺水肿发生机制主要有四个方面：①肺毛细血管内皮细胞通透性增强；②肺毛细血管流体静水压增高；③肺毛细血管胶体渗透压降低；④肺淋巴引流障碍。

四种因素中，任何一种发生障碍，均可导致间质水肿或肺泡水肿。

通过内皮细胞的液体流量（Qv）可用Starling方程式来表示：

$$Qv = kf(Pmv – Ppmv) – Jpd(\pi mv – \pi pmc)$$

Qv：单位时间内滤过的液体容量，即液体净流入；

kf：过滤系数；

Pmv：肺毛细血管内的静水压；

Ppmv：毛细血管周围的静水压力；

Jpd：血浆蛋白的渗透反射系数，此外为毛细血管膜对蛋白的渗透指数：

πmv：血浆所产生的胶体渗透压；

πpmc：间质液体所产生的胶体渗透压。

如同方程式所示，液体净流入（Qv）为跨膜净水压（P），跨膜胶体压差（π）和过滤系数的相互作用所决定，而过滤系数则与滤过膜的多孔性及其表面有关（kf）。正常情况下，跨膜静水压和胶体压之间的关系如下：任何流进肺间质的液体都由淋巴管来处理。但是当膜过滤系数改变之后，膜的漏出增加，而淋巴管的"排泄"功能不能及时处理漏出液时，则可发生原发性肺水肿。而当跨膜胶体压（π）或静水压（P）改变后，以致使大量液体从肺毛细血管和小静脉流向肺间质时，可产生继发性肺水肿。通常原发性和继发性肺水肿常混合在一起。

7. 肺的水平衡　在肺泡约0.5μm的薄层将肺毛细血管的血液与肺泡气体隔开，使肺泡不被液体充满，这对正常气体交换很重要。根据Starling定律的计算，在肺内液体是从毛细血管流向间质，在正常成人大约每小时20ml，这些肺泡周围间质内的液体去向通常是经血管周围和支气管周围的淋巴被送到肺门淋巴结，病理情况下则积聚为间质肺水肿，进而穿过肺泡上皮进入肺泡。

任何原因，凡能使将液体排出到肺毛细血管外的力增加，或将液体"吸入"到肺毛细血管内的力减少，均可促使液体进入间质和肺泡，进一步则发展为肺水肿。如过量输液、左心衰竭时肺静脉压增加、先天性心脏病患者肺血流量过高、气管切开患者吸痰时负压过大（使肺泡压下降）均可导致肺水肿。此外，血浆蛋白下降、肺毛细血管通透性增加（感染因素、胃内容物误吸、氧中毒、呼吸窘迫综合征等）均是肺水肿的原因。近来的研究表明，肺表面活性物质减少也是导致肺水肿的一个重要因素。

运动或体力劳动时，肺循环（包括肺毛细血管）压力增加，将液体"吸入"肺毛细血管内的力将减少，在心功能本已不正常的患者，易招致肺水肿。临床上中枢神经系统病变如颅脑损伤、脑水肿等亦可产生急性肺水肿，可能是脑缺氧使交感神经中枢活动亢进，反射性地造成肺小静脉痉挛的结果。

【肺循环的压力】

（一）血管内压力　肺循环压力甚低，正常人主肺动脉平均压力仅2kPa（15mmHg），而主动脉的平均压力为 13.3kPa（100mmHg），后者比前者高 6 倍，但左、右房的压力差别并不大，分别为 0.27kPa 与 0.67kPa（2 与 5mmHg）。据此，肺循环的驱动压力为 1.33kPa（10mmHg），体循环的驱动压力为 13kPa（98mmHg）。

肺循环的低压是由其功能决定的。从减轻右心负担角度言，肺动脉压只要能克服重力，将血液推向肺的不同部位（包括肺尖），即可满足气体交换的要求。

（二）跨壁压力（transmural pressure）　跨壁压力即血管周围的压差，与体循环不同，肺循环受血管周围压力影响甚大。肺毛细血管被气体所包围，易受肺泡压的影响而被压缩。正压呼吸对循环系统的影响之一，就是由于跨壁压力增大，影响了肺循环血流之故。

（三）肺动脉高压　在吸入低浓度氧时肺动脉压增高，当动脉氧饱和度降至 77% 时，肺动脉压增加 0.67kPa（5mmHg），但血流增加较少，表明同时肺血管阻力增加。肺组织局部缺氧时有上述同样表现，其临床意义在于将血液引离缺氧的局部，以减少 V/Q 比例失调的程度。此外肺血量增加（如室间隔缺损）、肺换气总面积减少（因肺气肿破坏）、肺循环阻力加大（如肺小动脉栓塞）和呼吸性酸中毒时均可使肺动脉压增高。较严重的肺动脉高压，对右心是重大负担，可引起心力衰竭，慢性的长时间的肺动脉高压，可形成慢性肺源性心脏病（肺心病）。

【肺血流的分布特点】

（一）肺血流的分布　肺血管有较大的扩张性，重力作用对肺各部血流有明显影响，肺不同部位的血流量，几乎与其高度成直线关系，越向上流量越小，肺尖与肺底的距离有 30cm，其压差可有 3kPa（30cmH_2O），即相当 23mmHg，与肺动脉压数值甚接近。肺各部位的血流量，决定于肺动脉压和肺静脉压的关系，直立位在肺的上、中、下三带和底部，有四种不同情况（图 1-1-6）。

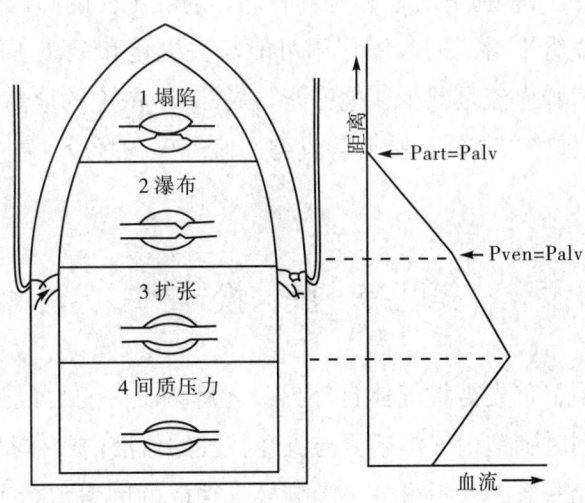

图 1-1-6　肺血流的分布

图中：Part＝肺动脉压力；Palv＝肺泡压；Pven＝肺静脉压力（引自本章文献 9）

1. 第一区（上带）　从肺尖到向下约 4cm 处，肺泡压大于肺动脉压，无血流通过肺泡，形成死腔样呼吸。正常人此区范围较小或不存在，但当肺动脉压下降（如休克）或肺泡压增加（如机械通气时正压通气）时，此区范围可能扩大。

2. 第二区（中带）　此区肺动脉压大于肺泡压，但肺静脉压仍低于肺泡压，此处的肺血流量决定于肺动脉与肺泡的压力差（而不是通常的动静脉压差），随着位置的下移，肺动脉压增加，肺泡压基本不变，开放的肺毛细血管增多，肺血流量也加大。

3. 第三区（下带）　此区肺静脉压超过肺泡压，血流量由肺动静脉压差决定，由于血管内压的增加，原来关闭的毛细血管亦将开通，原已开放的毛细血管，因重力作用亦更扩张，肺血流量较中带更大。

4. 第四区（底部）　由于间质内重力形成的压力作用，使肺泡外血管受压，血管阻力大，导致此区血流减小。

以上是立位时肺血流分布情况，平卧位时则有所改变，身体靠下的部位血流量将偏多。病理情况下，如肺泡过渡膨胀，气体滞留，或应用呼吸机时正压过大，可使大部肺转向二区或一区，使肺血流量明显减少。另一些病理情况，如血管周围间质水肿、左心衰竭、窒息缺氧等可造成肺毛细血管渗漏，由于血管阻力加大，血流减少，可使靠下的肺大都成为四区。

肺血流分布对换气功能有重要影响，肺血流及其分布的主要调节是血管运动性调节，它同时受体液因素和神经反射的影响。区域性肺血流的调节，可能与该区域的某些细胞（如肥大细胞）释放的血管活性物质有关。

（二）影响肺血流分布的因素

1. 运动　运动时，肺血流量能从静息时的 5.4L/min 增至 30～40L/min。当大量的血液回到右心室时，心室扩张更大，从而增加了心室的收缩力，使心室排出更多的血液。此外，在运动时，原先关闭的肺血管开放，阻力血管口径加大。

2. 肺容积　在正常潮气容积范围内，肺血流分布基本上是均匀的。在功能残气容积时，肺底部血流量大于肺尖部。在残气容积时，肺尖部的血流量反而大于肺底部。在肺总量时，肺血流量从第二前肋间向肺底部递增，接近肺底部时又减少。

3. 低氧和高碳酸血症　低血氧时，肺血管收缩，通气不良的肺区血流减少，而转向通气良好的肺区。低氧对肺血管平滑肌的收缩作用可能与去极化和钾离子的释放有关。高碳酸血症时，肺血管也收缩，时肺血流量减少，这可能与局部 H^+ 浓度的增高有关。

4. 神经调节　交感神经兴奋时，肺血管收缩，血流分布减少。副交感神经兴奋时，与之相反。

第四节　肺　换　气

肺脏要进行气体交换，首先需将气体自外界吸入肺内，并将已经过交换的气体自肺泡呼出，此过程称为通气；同时肺泡内气体还要与流经肺脏的血液内气体交换，此过程称为换气。通气功能与换气功能互相联系，互不可分。影响换气功能的因素包括 V/Q 比值、肺内分流和弥散等几方面。

【通气与血流比例（V/Q）】

肺内要进行正常的气体交换，依赖于单位时间内肺泡的通气量与流经肺泡的血流量有适当比例。理想的情况应是，肺内 3 亿个独立的气体交换单元，其通气和血流均可以得到完美的匹配，也就是每个肺泡的通气量恰好能满足流经该肺泡的血液气体交换的要求，二者比值为 1:1，因而可以得到最佳的气体运输。但实际上几亿肺泡都达到这一比例是不可能的，正常人在直立位由于受重力影响，肺上部血流少，肺下部血流多，虽然肺的通气量在底部也高于上部，但下部血流按比例仍偏多，因此通气/血流（V/Q）比值即每分通气量与每分血流量的比值在肺下部偏低，在肺上部偏高，这表明在肺上部相对灌注不足，下部相对通气不足。正常人总的通气，血流（V/Q）比值为 0.8，这是肺的不同区域，不平均的 V/Q 比例的综合结果。由于通气，血流比值的不同，肺上下部的气体交换与血气成分也就有相当的差异。正常青年人的肺，V/Q 为 0.6~3.0，平均为 1.0。随着年龄的增加，V/Q 不均的程度也增加。（图 1-1-7）。

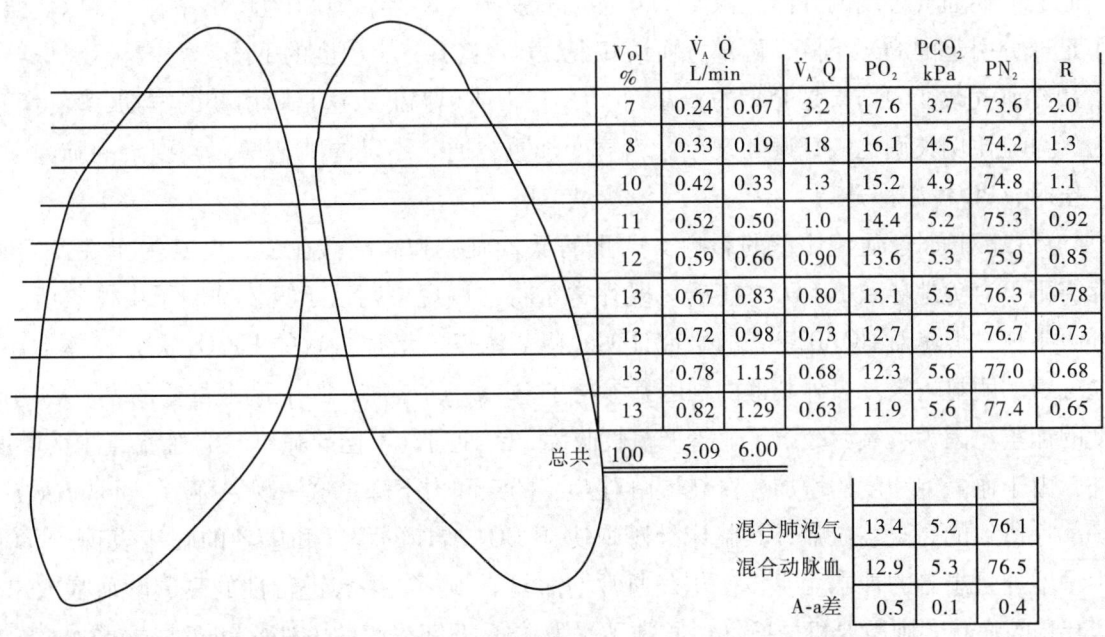

Vol %	$\dot{V}_A$ L/min	$\dot{Q}$	$\dot{V}_A \dot{Q}$	PO_2	PCO_2 kPa	PN_2	R
7	0.24	0.07	3.2	17.6	3.7	73.6	2.0
8	0.33	0.19	1.8	16.1	4.5	74.2	1.3
10	0.42	0.33	1.3	15.2	4.9	74.8	1.1
11	0.52	0.50	1.0	14.4	5.2	75.3	0.92
12	0.59	0.66	0.90	13.6	5.3	75.9	0.85
13	0.67	0.83	0.80	13.1	5.5	76.3	0.78
13	0.72	0.98	0.73	12.7	5.5	76.7	0.73
13	0.78	1.15	0.68	12.3	5.6	77.0	0.68
13	0.82	1.29	0.63	11.9	5.6	77.4	0.65
总共 100	5.09	6.00					

	PO_2	PCO_2	PN_2
混合肺泡气	13.4	5.2	76.1
混合动脉血	12.9	5.3	76.5
A-a差	0.5	0.1	0.4

图 1-1-7　正常健康人坐位时区域性气体交换指标（引自本章文献7）

病理情况下最普遍的换气功能障碍的原因就是 V/Q 失调，通气与血流改变的比例可有各种不同改变，也就是，V/Q 比值可从 0 到无穷大。两个极端的结果是：肺单元内通气完全停止的静动脉混合的改变（实质上为分流）和肺单元内有通气存在但无灌注（实质上为死腔）。前者肺内分流可使动脉血氧分压（PaO_2）普遍下降。后者若有足够的通气量代偿，并不一定引起动脉血二氧化碳分压（$PaCO_2$）的改变。不同部位，V/Q 的改变可以不一，下面分述不同 V/Q 改变对血液气体的影响。

1. 通气/血流比值大于 0.8　多因流经该区肺泡的血流量不足所致，如这类改变包括较多肺泡单位，则等于增加死腔通气。此种情况见于过度通气或灌注不佳的肺单元。高 V/Q 比值在肺气肿患者中常见。这些患者中由于肺内结构的重组，通气和血流均可下降，但肺血流的下降程度更为显著。肺栓塞后，栓子阻塞的远端肺区，因肺血流的减少也可出现 V/Q 比值的增加。机械通气的患者，如通气压力过高，肺部充气过度，而使肺血流转移，也可出现这种 V/Q 的增加。V/Q 比例失衡对气体交换可产生显著的影响，但大多数情况只产生低氧血症而无高碳酸血症。

2. 通气/血流比值小于 0.8　因该区肺泡通气不足而血流增加，流经该区的血得不到充分的气体交换，其成分近于静脉血，由于动、静脉血 PO_2 差别大，而 PCO_2 差别小，故流过此区的血其结果 PO_2 明显下降，PCO_2 稍有上升。此种情况见于哮喘，因支气管痉挛通气量显著减少。肺不张时，肺内无气，V/Q 等于 0。

3. 通气过度对通气不足的代偿　支气管阻塞等因素可使阻塞的肺泡通气量减少，未阻塞的肺泡通气量偏大，形成肺内气体分布不平均，结果高 V/Q 与低 V/Q 并存，此时对 CO_2 和 O_2 的影响是不同的。

（1）PCO_2　流经高 V/Q 区域的血液 PCO_2 偏低，可对流经低 V/Q 区域血液的 PCO_2 偏高起代偿作用，两种血混合后其 PCO_2 正常或近于正常。但若高 V/Q 区的血流量过少，或 PCO_2 近于正常，则难以代偿低 V/Q 区较多血量所造成的 PCO_2 增高。

（2）PO_2　由于正常的血氧分压 13.3kPa（100mmHg）是在氧血红蛋白解离曲线的平坦部分，血液流经通气过度的肺泡，虽然 PO_2 可以有所提高，但氧饱和度上升有限，难以代偿通气不足部分引起的 PO_2 下降，两部分血液相混，PO_2 将有一定程度的下降。

最终血气改变的结果是 PO_2 的下降，PCO_2 正常或稍偏低，这是肺病变的早期，轻度和中度通气血流比例失调比较普遍的现象。当病变加重，通气不足的肺泡增多，剩余的肺泡又难以代偿时，PCO_2 亦将升高。

4. 氧疗对通气/血流比值的影响　严重的低氧血症和高碳酸血症，尤其为慢性发病时，氧疗将不可避免地导致 $PaCO_2$ 的上升。既往常常将这一现象归结于吸氧抑制了由低氧所驱动的呼吸中枢。但是对 COPD 患者的研究证实：吸氧浓度的增加所致的 $PaCO_2$ 上升，并不存在肺通气量的明显下降。另外其他两种因素参与了 $PaCO_2$ 的增加，其中最为重要的是 V/Q 不均程度的加重。因为吸氧后缓解了血管低氧性收缩，致使通气不佳的肺单元的血流灌注又增加。此外，由于血氧饱和度的增加，血红蛋白对 CO_2 的亲和力下降。这一现象称为 Haldane 效应。

氧疗所致的高碳酸血症，其临床处理取决于 CO_2 增加的程度和患者的临床表现。$PaCO_2$ 的少量增加且患者的神志无明显变化，通常不需要干预。如果有进行性的高碳酸血症或出现 CO_2 麻醉的症状，则需要机械通气。通常不采取降低吸氧浓度的方法来纠正高碳酸血症，因为这将导致更为严重的高碳酸血症。进行性的高碳酸血症虽然是严重的临床表现，需积极处理，但很少会导致患者死亡。然而严重的低氧血症可使患者发生死亡。避免发生这一现象的最好方法为：通过吸氧浓度的小量增加，来达到可接受的 PaO_2。

5. 年龄对 V/Q 比值的影响　V/Q 比值随年龄而发生变化，老年人自肺尖到肺底 Q 的差别较年轻人为小，可能与肺动脉压随年龄增加有关。由于肺动脉压的增加而使肺血流分布更为均匀。但老年人肺下部通气较年轻人差，这是由于老年人肺弹性减弱使胸腔负压减少，因而气道在高肺容量时即闭合，致使肺下部的通气减少。V/Q 比值也减低，这可以解释老年人血氧饱和度减低的原因。

6. 影响 V/Q 比例的病理因素

（1）哮喘　哮喘患者的低氧血症主要是由于 V/Q 比例失调，而不是由于分流或弥散障碍所致。急性 V/Q 失调主要原因为小气道的黏膜水肿和黏液，而非气道狭窄。

（2）慢性阻塞性肺疾病　COPD 的粉喘型患者常常有异常高的 V/Q 区，但无异常低的 V/Q 区，可有轻度分流。异常高的 V/Q 区与肺气肿肺泡扩大及有通气而无血流有关。COPD 的紫肿型患者则表现为异常低的 V/Q 区，一般无分流存在。低 V/Q 区的发生机制与哮喘相似，是由小气道的黏液、水肿或扭曲引起的阻塞所致。

（3）肺间质纤维化　肺间质纤维化的患者 V/Q 相对比较正常，但有低 V/Q 区或 V/Q = 0 的区域，一般占心排血量的 10%～20%，因而不能解释患者严重的低氧血症。此类患者常常有心排血量的下降、混合静脉血氧分压的减低和弥散功能障碍，与严重的低氧血症有关。

（4）急性呼吸窘迫综合征　ARDS 患者可有完全分流（V/Q＝0）、低 V/Q 区和高 V/Q 区同时存在。完全分流的发生机制为：肺泡内有渗出液存在，肺不张和通过卵圆孔开放的右向左的分流存在。低 V/Q 区可能与肺泡内被渗出液所充盈和远端气道阻塞或局部顺应性降低有关。高 V/Q 区的发生机制为：机械通气对肺泡压所产生的影响，呼吸机产生的高吸气压或 PEEP 使顺应性较好的肺单元过度充气，压迫肺泡毛细血管使血流量减少，因而 V/Q 增高；此外，由于肺微血管阻塞或肺栓塞也可造成 V/Q 增高。

（5）肺栓塞　常有异常高的 V/Q 区，显然为肺血管栓塞所致；同时有低 V/Q 区出现，系由于肺不张所致的肺内分流增加。另外，患者发生肺栓塞后常有一定程度的心排血量降低和混合静脉血氧饱和度减低，也与低氧血症有关。

【肺内分流】

肺内分流是指流经肺部的血未进行气体交换便直接与经过气体交换、动脉化的血相混合，使血氧下降，其性质类似先天性心脏病患者的"右向左分流"，但不是在心血管水平，而是在肺内，故名肺内分流。测定肺内分流大小和动态变化有助于了解肺部的病理生理改变，常用 Qs/Qt 来表达。Qs/Qt 是指每分钟从右心室排出的血流中，未经过肺内氧合而直接进入左心室的血流量（分流量）和心排血量的比例。实际上，包括解剖分流和肺内分流。

正常人支气管静脉和心最小静脉（Thebesian 静脉）的血不经气体交换直接进入左心，形成肺内分流，但其量占心排血量2%以下，肺内还有少部分静动脉交通支，其量甚微，但老年人可增加。

V/Q 比例失调时，通气量少于血流量，即可引起不同程度的静动脉血混合，或肺内分流样改变；如通气完全停止，而血流继续，则形成病理的肺内分流，这是换气功能障碍中最严重的一种，也是呼吸衰竭时，尤其是 ARDS 时，引起严重血氧下降的主要原因。肺炎、肺不张、肺水肿等凡使毛细血管内血流不能与肺泡气接触者均可形成肺内分流，严重的肺内病变时，Qs/Qt 可达50%。病理情况下支气管循环的血管可以增生，使肺内分流加大，见于支气管癌和某些严重先天性心脏病。伴有肺动脉高压的先天性心脏病，还可能因静动脉交通支的开放而使肺内分流量增加。肺内分流引起血氧下降的基本原因是静脉血混入动脉中，因此当心排血量下降（此时静脉血氧含量将更低），肺内分流引起的血氧下降也将更严重。肺内分流所致血氧下降的严重性在于，单纯给氧方法不能改善 PaO_2（但用呼气终末正压给氧的方法可改善 PaO_2），这是由氧解离曲线的特点所致，提高通气良好部分的氧分压，并不能使该部分血液的血红蛋白"过饱和"地带氧，而难以代偿未进行气体交换的血液的血氧下降，但通过吸氧后氧分压的改变，可对换气功能障碍的性质和肺内分流的程度进行测定。总之，肺内分流所致的低氧血症，不能用提高吸入氧浓度纠正。

（一）Qs/Qt 的临床意义　肺内分流的大小可直接反映肺换气功能的损害程度。

1. Qs/Qt＜10%，属于正常范围。

2. Qs/Qt 为10%～19%，说明肺内存在病理分流，但对呼吸功能影响较少。

3. Qs/Qt 为20%～29%，反映肺功能损害严重，如患者同时有心血管和中枢神经系统功能减退，则这一水平的分流量可危及患者生命，需考虑机械通气。

4. Qs/Qt＞30%，提示患者预后危重，需积极进行心肺支持治疗。

（二）Qs/Qt 的计算

$$Qs/Qt = (CcO_2 - CaO_2)/(CcO_2 - CvO_2)$$

CcO_2 为肺毛细血管末端血氧含量，CaO_2 为动脉血氧含量。CvO_2 为混合静脉血氧含量。呼吸100%纯氧20分钟后，可简略估计肺内分流：

$$Qs/Qt = [(700 - PO_2)] \times 5\%$$

（三）影响 Qs/Qt 的因素

1. 心排血量　心排血量的变化可显著影响肺内分流。心排血量下降越显著，Qs/Qt 就越小，反之亦然。肺血流量的增加，使用多巴胺、多巴酚丁胺和异丙肾上腺素静脉滴注时，Qs/Qt 可增加。其原因为原已闭锁的肺血管又重新开放，但一般变化范围不超过5%。

2. 肺血管阻力　因缺氧性肺血管收缩时，肺血管阻力增加，可使 Qs/Qt 减少。

3. 肺容量　增加肺容量可使 Qs/Qt 下降。ARDS 患者在机械通气时应用 PEEP，能增加呼气末压力，使塌陷的肺泡重新开放。增加呼吸末肺容量，使只有血流灌注的肺组织恢复通气，因此 Qs/Qt 减小。

4. 肺不张、肺水肿、支气管炎、支气管扩张、ARDS 和其他各种肺实质病变时，Qs/Qt 增加。

【弥散】

肺泡-毛细血管膜（或肺泡膜）气体交换是通过物理弥散过程进行的，除膜的厚度外，气体弥散速度受四种因素的影响：①肺泡气与肺毛细血管血液之间的气体分压差；②弥散气体在肺泡膜间质中的溶解度；③肺泡毛细血管膜弥散面积；④弥散气体分子量的大小（弥散速度与分子量平方根成反比），因通过时间缩短，所致平衡时间减少。

实际上，O_2 的弥散过程还要复杂一些，因为 O_2 分子不但要通过肺泡-毛细血管膜，进入血浆后还得通过红细胞膜才能与血红蛋白分子相结合，故 O_2 的有效弥散面积除肺泡膜本身的面积外还得将红细胞的数量考虑进去，红细胞数量增多则 O_2 弥散面积也增大。

肺泡膜两侧弥散气体的分压差也不是恒定的，而是随血流从肺毛细血管动脉端向静脉端递减。分压差变化的梯度大小还受到各弥散气体解离曲线特性的影响。

在静息条件下，血流通过肺毛细血管的时间估计为0.75秒，当肺动脉血液进入毛细血管动脉端时，血液 O_2 分压很低（约40mmHg），肺泡与血液之间 O_2 分压差最大，氧离曲线陡直部分在起作用，故有大量 O_2 分子通过肺泡膜进入血液与血红蛋白相结合。血液由肺毛细血管动脉端流向静脉端时 O_2 分压越来越高。血流未达毛细血管的半程即可完成弥散量的90%左右，0.75秒完毕全程时，分压差几乎消失。

CO_2 分子在肺泡膜间质体液的溶解度为 O_2 分子溶解度的20倍，故理论上 CO_2 的弥散速度较 O_2 更迅速。

弥散量是测定肺泡膜弥散功能的生理指标，即在一定时间内（1分钟）单位分压差（1mmHg）条件下能够通过肺泡膜的气体量（ml）。临床上多以一氧化碳（CO）作为测定肺泡膜弥散量的气体。因为 CO 与血红蛋白有很大的亲和力，吸入少量 CO，通过肺泡膜进入血浆后，很快进入红细胞，与血红蛋白牢固结合，血浆中 CO 分压接近零，可以不计，故 CO 弥散量算式可简化为：

$$CO 弥散量 = 每分钟 CO 吸收量/肺泡气 CO 分压 [ml/(mmHg \cdot min)]$$

每分钟的 CO 吸收量的测定比较简单，肺泡气 CO 分压可取肺泡气（呼气末的气样）直接分析计算。求得 CO 弥散量后即可间接计算出 O_2 弥散量。因为气体弥散速度与它在体液中的溶解度成正比,与气体分子量的平方根成反比。通过计算和实际试验,已知 O_2 在肺的弥散量等于 CO 弥散量乘以 1.23。

健康成人静息时 CO 弥散量平均值约为 27ml/(mmHg·min),折合 O_2 弥散量为 33ml/(mmHg·min)。弥散量随肺脏的生长发育而增加,故儿童肺的 O_2 弥散量小于青年。弥散量随年龄增加而减少,老年由于肺泡气肿,肺泡膜退行性变化使 O_2 弥散量减少。弥散量与身材成正相关。由于耗氧量随身材增加而增加,而肺泡气 PO_2 不受身材的影响,故耗氧量的增加必然伴有弥散量的增加。弥散量也与体表面积成正比,男性大于女性。吸气深度亦可影响弥散量,深吸气可扩张肺毛细血管,增加肺血容量,使弥散量增加。仰卧位弥散量大于直立位,运动时弥散量大于静息时,这些都可能是肺中血容量变化的后果。

以下临床情况中,凡能影响肺泡毛细血管面积与弥散能力、肺泡毛细血管床容积,以及 CO 与血红蛋白反应者,均能使 CO 弥散量减低或增高。

(1)肺间质疾患 其弥散功能障碍较其他疾病严重,其原因与肺组织广泛病理变化使弥散面积减少,或肺泡膜增厚,以及 V/Q 不均等均有关系。

(2)慢性阻塞性肺疾病 由于肺泡壁的破坏引起肺毛细血管床的减少,肺毛细血管内膜炎等会减损肺弥散功能。此外,V/Q 比例失调也是导致弥散功能减低的重要原因。

(3)肺部感染 弥散量减低系由于肺容积减低与 V/Q 不均所致。

(4)肺充血、或肺循环血流量增加则可使弥散量增加,故临床上常有心脏病患者经治疗,心力衰竭缓解,肺充血消退,肺弥散量反而减少的情况。

(5)肺泡出血综合征 有新鲜出血时,肺泡内摄取 CO 的能力增加,因而弥散量增加。

【混合静脉血 PO_2】

肺泡内气体的压力以及动脉血内的气体分压,均受到混合静脉血的影响。PCO_2 的变化主要受肺通气量的影响,混合静脉血中的 PO_2(PvO_2)对肺泡、以至于动脉血中的 PO_2 均可产生重要影响。这种影响程度取决于每个肺单元中的 V/Q。在肺内分流存在时,静脉血液直接混入动脉血中,这对 PaO_2 的影响最大。V/Q 大于 0 的肺单元中,V/Q 越低,则 PvO_2 对 PaO_2 的影响越大;V/Q 大于 1 时,对混合静脉血 PvO_2 的影响可忽略不计。很明显,PvO_2 的影响程度取决于肺内分流量或 V/Q 不均的程度。

PvO_2 反映了氧输送(TO_2)和氧利用之间的关系,氧利用则用氧摄取率来表示。氧摄取的增加可导致 PvO_2 下降,常见于心排出量下降时,为满足机体代谢需要时或见于动脉血氧含量不降时。在运动时或能量需求增加时,PvO_2 可出现正常的降低。正常人中活动后并不产生低氧血症,因为 V/Q 的平均值增加,抵消了 PvO_2 下降的影响。

在某些心肺疾病中,PvO_2 的降低为运动诱发的低氧血症的主要原因。这也是肺动脉高压时发生低氧血症的一个重要原因,肺栓塞疾病后可引起显著的低氧血症。急性心肺功能障碍时,除了肺功能恶化,PvO_2 的改变为低氧血症的重要原因之一。

第五节 呼吸运动的调节

呼吸肌群是骨骼肌肉,呼吸运动也与其他骨骼肌的动作一样,接受大脑皮层的控制,进行随意运动,另一方面它具有自动节律性,日夜不停。自动呼吸的深度与频率经常能使肺泡通气量适应机体的新陈代谢需要。这是由于脑干网状结构中存在着具有"自动"节律性的呼吸中枢，统一调节全部呼吸肌肉的活动，呼吸中枢则受各种反射刺激和大脑皮层的调节。本节的内容是讨论呼吸中枢的功能特点、各种呼吸反射过程及其生理意义。

【呼吸中枢】

呼吸中枢不是某些特定的神经核，而是一些分布于脑桥和髓背面网状结构的作用不同的神经元群。在延髓有吸气中枢和呼气中枢，是维持正常呼吸节律的基本的神经元，在脑桥则有呼吸调整中枢和长吸中枢。呼吸中枢接受来自外周的化学感受器和张力感受器传入刺激，一些神经元在吸气时兴奋，另一些在呼气时兴奋，各组可互相兴奋，亦可有相互的抑制作用。正常时，呼吸神经元的活动性是由中枢和外周化学感受器、网状组织和大脑皮层共同控制的，此外，由呼吸肌肉、皮肤、关节（运动时）的传入刺激均可引起呼吸的改变。延髓呼吸中枢功能的完整是维持正常呼吸所必需的。缺氧可使延髓神经元的完整性受到损害而影响呼吸；巴比妥类引起的呼吸停止则与吸气中枢与呼气中枢的相互作用的途径被抑制有关，各种原因的脑水肿、颅内出血及肿物压迫均可影响呼吸中枢，轻者造成呼吸节律改变，重则可使呼吸停止。

（一）大脑皮层　大脑皮层在一定限度内可以随意控制呼吸，人类可以控制呼吸的频率和深度。人可以随意控制自身的呼吸运动。在大脑皮层中，边缘叶-下丘脑系统与呼吸运动有关。在边缘叶，与岛叶及眶回相连接的部分是呼吸运动的抑制区；扣带回的大部分是促进区。随意控制呼吸的冲动来自大脑皮层的运动区和运动前区，并在皮质脊髓束中下传。

（二）延髓呼吸中枢　呼吸肌肉膈肌受膈神经支配，膈神经元在颈脊髓灰质前角；肋间肌受肋间神经支配，肋间神经元在胸脊髓灰质前角。但单纯脊髓神经元不能自动发放节律性神经冲动，产生与管理呼吸运动的基本神经中枢是在延髓网状结构中。

呼吸中枢的神经元群分成两组：一组是吸气中枢，另一组是呼气中枢。每一组各神经元之间在功能上互相联系，互相协同，两组神经元群之间在功能上则互相拮抗。神经元群在CO_2或氢离子刺激下，交替发生兴奋和抑制：吸气中枢兴奋时，一方面能抑制呼气中枢的兴奋，另一方面同时也传出下行冲动，刺激脊髓中支配吸气肌肉的神经元，引起吸气活动。吸气中枢兴奋活动较弱时，吸气肌收缩也较弱；兴奋活动增强时，吸气肌的收缩较强，参加收缩的吸气肌较多。吸气中枢兴奋了一阵以后，兴奋性降低，同时呼气中枢发生兴奋。呼气中枢兴奋较弱时，仅抑制吸气中枢的兴奋，使吸气肌肉松弛，引起被动性的呼气运动。呼气中枢兴奋更强时，同时还传出下行冲动，刺激脊髓中支配呼气肌肉的神经元，使呼气肌收缩，引起主动性的呼气运动。呼气中枢兴奋了一阵以后，兴奋性降低，吸气中枢又发生兴奋，抑制呼气中枢，开始吸气运动。如此发展下去，形成一个个呼吸周期，终生不停顿。

（三）延髓的节律性区域　指广泛分布在延髓和脑桥网状结构两侧的神经元群。这一部分中枢可分为三个主要区域：①延髓的节律性区域；②长吸区域；③呼吸调整区域。长吸区域和呼吸调整区域均位于脑桥的网状结构中。应当特别重视延髓的节律性区域，因为它维持呼吸的基本节律。

延髓是呼吸节律的起源部。破坏了延髓则中止了呼吸。与吸气同步发放冲动的神经元称为吸气神经元，呼气时则静息。与呼气同步发放冲动的神经元称为呼气神经元，吸气时则静息。这两种神经元在延髓中的分布虽混杂，但仍相对集中。集中在孤束核的腹外侧部的称为背侧群，它们多是吸气神经元。集中在疑核和后疑核的称为腹侧群，它们之中有些是吸气神经元，有些是呼气神经元。吸气神经元又可分为 α、β、γ 和 σ 等四种。吸气神经元兴奋时可抑制呼气神经元的活动。尚未发现兴奋呼气神经元可抑制吸气神经元的活动。疑核的呼吸神经元主要控制喉部辅助呼吸肌的运动，孤束核和后疑核的呼吸神经元主要控制膈肌、肋间肌和腹壁肌的运动。

（四）脑桥的调整中枢和长吸中枢　其作用为完善呼吸节律的调整。脑桥上部存在能对持续性吸气进行周期性抑制的呼吸调整中枢。在延髓有喘息中枢（gasping center），长吸中枢对喘息中枢的吸气期有兴奋作用。

（五）脊髓　从皮层、延髓背侧群和腹侧群以及其他脊髓以上部位发出的运动神经纤维在脊髓白质中向下延伸至呼吸肌的运动神经元。由皮层下传的神经纤维束是和由脑干部传下的非随意神经纤维束彼此分开的。临床资料表明，有的患者，由于某种神经系统损害，失去了主动随意控制呼吸的能力，然而却能进行非随意的呼吸节律调节。

【呼吸反射】

呼吸运动既受来自呼吸器官本身的各种感受器传入冲动的反射性调节，也受其他许多感受器传入冲动的反射性调节以及高级神经活动的调节。

（一）肺内感受器的反射　呼吸道和肺泡壁都有传入神经末梢，受到一定的刺激时，能对呼吸运动进行调节。

1. 肺牵张感受器反射　当肺扩张时，呼吸道平滑肌的牵张感受器受到牵张刺激，兴奋由迷走传入纤维传到呼吸中枢，抑制吸气中枢的活动，故可称为肺牵张反射（pulmonary stretch reflex）或吸气抑制反射（inhibitoin spiratory reflex）。吸气时发动肺牵张反射抑制吸气，呼气时此反射不再存在，又可发生吸气，故此反射也是典型的负反馈调节。其生理意义在于加速吸气呼气活动的交替，与呼吸调整中枢的作用相类似。

2. 肺毛细血管旁感受器　肺泡-毛细血管膜的间质中有迷走传入神经纤维末梢，称为肺毛细血管旁感受器（"J" receptor），传入纤维是细的无髓鞘纤维。这种感受器可能接受肺毛细血管血压或肺间质积液时的压力刺激。过强体力劳动时的呼吸困难感觉可能是由于肺动脉及肺毛细血管血压升高，刺激了"J"感受器所致。

3. 咳嗽及其他防御性反应　喉、气管及支气管内壁黏膜下有丰富的传入神经末梢，传入神经纤维主要在迷走神经中。机械性或化学性刺激（如组胺、氨、乙醚、二氧化硫）能刺激神经末梢发动咳嗽反射。大支气管以上部位的感受器对机械性刺激比较敏感，2级支气管以下部位的感受器对化学性刺激比较敏感。对于敏感的患者，冷空气也是咳嗽反射的刺激。咽、食管、胸膜等部位的刺激也能发动咳嗽反射。

咳嗽反射中枢可能在延髓。反射开始有吸气动作，接着紧闭声门，并发生强烈呼气动作，提高胸内压（出现正压），呼吸道由于胸内压的升高而受压缩，咳嗽时胸腔内气管后壁无软骨部分可陷入管腔内，管腔横切面积可缩小5/6。肺内压也大大升高，然后声门突然开启，由于压力差，肺泡与呼吸道内气体以极高速度咳出体外，从而排除呼吸道内的异物或分泌物。咳嗽时胸内压异常升高，故能阻碍静脉回流，减少心排出量，降低动脉血压。阵发性咳嗽可引起血液循环不足，产生脑贫血症状，临床表现为晕厥。

喷嚏反射与咳嗽反射类似。感受器在鼻黏膜，传入神经为三叉神经。强光刺激视网膜也能引起喷嚏反射。

（二）呼吸肌的本体感受器反射　如呼吸道阻力增加，则呼吸运动立即加强，潮气量可基本不变，这主要是由呼吸肌本体感受器所发动的反射。

（三）化学感受器反射　吸入气中 CO_2 或 O_2 浓度改变时，可以改变肺通气量。呼吸中枢对 CO_2 非常敏感。吸入气体中 CO_2 浓度仅为 2% 时，潮气量即有增加，CO_2 浓度为 4% 时，呼吸频率也见增加。随着吸入气体 CO_2 浓度的逐步提高，通气量也逐步提高，最大通气量可达到每分钟 80L。吸入气中含 O_2 量减少也可刺激呼吸运动，但 O_2 浓度要低到 16% 时方能增加肺通气量。高度缺 O_2 所能引起的最大通气量也远远不及 CO_2 过多时的通气量，故 CO_2 是最有效的呼吸刺激。

缺氧对呼吸的刺激能力小于 CO_2，其原因有：①接受缺氧刺激的化学感受器对缺氧的敏感性较低或刺激阈较高；②缺氧刺激呼吸运动，呼吸增强使血中 CO_2 分压降低，结果抑制了呼吸中枢，部分抵消了缺氧的刺激作用；③缺氧能直接损害中枢神经细胞功能，降低呼吸中枢的反应性。

血液 CO_2 过多能刺激呼吸活动，另一方面 CO_2 过多可对中枢神经系统产生毒性作用。吸入气含 CO_2 10% 以上时，可出现头痛和眩晕。吸入气中含 CO_2 大于 15% 时可引起肌肉强直，抽搐甚至惊厥，含 CO_2 30% 时产生深度麻醉，40% 时可致呼吸停止。故动脉血 CO_2 分压过高能对呼吸中枢发生麻醉作用。缺氧和二氧化碳严重潴留患者，CO_2 就不能刺激呼吸，此时呼吸运动就只能依靠缺 O_2 对化学感受器的刺激作用。

动脉血 O_2 分压降低、CO_2 分压升高和 pH 降低时对呼吸运动的调节作用，都是通过化学感受器反射的。

颈动脉体和主动脉体都属于化学感受器，在缺 O_2、CO_2 过多及氢离子浓度升高等刺激下能引起动脉血压升高及呼吸加强等反射反应。在调节血压方面，颈动脉体及主动脉体的作用大致相等；在调节呼吸方面，颈动脉体的作用要比主动脉体大。

缺 O_2，CO_2 过多，pH 过低对呼吸运动的反射性调节机制如下：

1. 缺氧　动脉血液 O_2 分压过低时对呼吸中枢的刺激作用完全依靠颈动脉体和主动脉体化学感受器。如果化学感受器组织中的 O_2 分压降至 8kPa（60mmHg）以下，感受器的传入神经末梢即产生兴奋，冲动传入呼吸中枢，反射性地加强呼吸运动。化学感受器本身对缺氧的耐受能力甚强，氧分压越低，产生冲动频率越高。

2. 二氧化碳　动脉血 CO_2 分压过高也能刺激颈动脉体和主动脉体化学感受器，反射性地加强呼吸运动。体液 CO_2 浓度升高时也能刺激中枢化学感受器，反射性地加强呼吸运动。

动脉血 CO_2 分压升高时，溶解的 CO_2 分子和氢离子浓度都升高。但氢离子不易透过血-脑脊液屏障，CO_2 分子则极易透过。于是血 CO_2 分子透过屏障进入脑脊液，形成碳酸，离解出氢离子，使脑脊液氢离子浓度升高，刺激中枢化学感受器。

中枢化学感受器对缺 O_2 不能产生兴奋反应，故缺 O_2 对呼吸的刺激作用仅依靠外周化学感受器，而 CO_2 对呼吸的刺激作用则通过中枢与外周两种化学感受器。

中枢化学感受器受 CO_2 或氢离子刺激时只能引起呼吸加强反射，但不引起血压升高的反射（加压反射），与外周化学感受器不同。

3. 氢离子浓度　在代谢性酸中毒（例如糖尿病或肾功能衰竭）患者，呼吸增强，血 CO_2 分压降低。CO_2 分压降低是由于呼吸增强通气加大，呼吸增强是由于氢离子对外周化学感受器的刺激作用。刺激作用为小。这是因为呼吸运动增强、通气量增加可排出大量 CO_2，但此时体内 CO_2 的产生并未增加，故结果是动脉血液 CO_2 分压降低。后者能抑制呼吸，部分抵消了氢离子浓度对呼吸的刺激作用。

4. 脑脊液的化学调节 脑脊液 pH 正常值为 7.32，脑脊液 PCO_2 比动脉血 PCO_2 高 1.3kPa（10mmHg），CO_2 可自由透过血脑屏障，但 HCO_3^- 和 H^+ 透过血脑屏障则较慢，血液 PCO_2 急性改变时，数小时后脑脊液 HCO_3^- 才有变化，达到平衡则需 1～2 天。与血液 pH 的情况相似，脑脊液 pH 改变也是由 HCO_3^-/CO_2 比例决定的。

PCO_2 增加时虽然可直接刺激外周化学感受器，但只占 20%，更重要的是通过血脑屏障改变脑脊液 pH 而影响中枢化学感受器（占 80%）而改变通气量。

慢性呼吸衰竭患者，脑脊液 PCO_2 与 HCO_3^- 均增高，但 HCO_3^-/CO_2 比例维持正常，故 pH 不变，但由于分子、分母的绝对值均高于正常，同样大小 CO_2 的改变对 HCO_3^-/CO_2 比例的影响较小，故脑脊液 pH 的改变亦较小，这就是慢性呼吸衰竭患者对 CO_2 增高时刺激呼吸不够敏感的原因。

综上所述，CO_2 的调节以中枢化学感受器为主，氧的调节主要靠外周化学感受器。呼吸的改变对 CO_2 非常敏感，吸入气 CO_2 稍有增加（其结果 PCO_2 亦增加），潮气量即明显增加，当吸入 CO_2 继续增加时，其最大的通气量可为正常的 10 倍，而吸入氧要降低到 16% 时，通气量才有增加。

缺氧对呼吸的刺激小于 CO_2 的增高是因为化学感受器对缺氧敏感性较低，此外，缺氧时呼吸增强使 PCO_2 下降可抑制呼吸也是一个原因。

通过吸入不同浓度 CO_2 后通气量的改变，可绘出 V_E/PCO_2 曲线，此曲线反映呼吸中枢的敏感性，它在低氧血症时左移，COPD 时右移。

（四）其他内外感受器的呼吸反射 其他许多内外感受器的刺激往往都能影响呼吸运动。如吞咽时能反射地抑制呼吸；静动脉窦受到压力刺激时可反射地抑制呼吸；腔静脉和右心房压力性刺激可反射地加强呼吸；肺血管（特别是肺静脉）血压升高时首先可引起呼吸暂停，然后出现浅速呼吸。肺栓塞时也可反射性地引起长时期的浅速呼吸。

（蔡柏蔷）

参 考 文 献

[1] Bates DV. Respiratory function in disease. 3ed, Philadelphia：WB Saunders Company, 1989, 34

[2] Dantzker DR. Pulmonary gas exchange. In：Bone RC ed. Pulmonary and Critical Care Medicine. 1st, Mosby St Louis, 1994, 1－1

[3] Truwit J. Lung Mechanics. In：Dantzker DR, MacIntyre NR, Bakow ED eds. Comprehensive Respiratory. 1st, Philadelphia：WB Saunders Company, 1995, 18

[4] Strohl KP. Respiratory Contrl. In：Bone RC ed. Pulmonary and Critical Care Medicine. 1st, Mosby St Louis, 1994, 4－1

[5] Rodarte JR. Mechanics of Respiration. In：Bone RC ed. Pulmonary and Critical Care Medicine. 1st, Mosby St Louis, 1994, 2－1

[6] 董声焕. 呼吸衰竭与临床. 北京：人民军医出版社, 1992, 3

[7] 朱元珏. 呼吸系统的临床解剖学. 见：罗慰慈主编. 现代呼吸病学. 北京：人民军医出版社. 1997, 3

[8] 穆魁津 林友华. 肺功能测定原理与临床应用. 北京：北京医科大学中国协和医科大学. 1992, 1

[9] Grant BJB, Saltzman AR. Respiratory functions of the lung. In：Baum GL. Wolinsky E eds. Textbook of Pulmonary diseases. 5ed Boston：Little Brown and Company, 1994, 139

第二章　氧的输送和利用

　　重症疾患常常是影响氧运输的一个或几个关键部分所致。例如，在急性肺损伤时，氧不能从肺泡弥散到肺毛细血管床中，而在心力衰竭时，从肺到组织的氧合血流量下降造成氧运输的障碍。其他病理状态，例如，脓毒血症，则为微循环的控制产生损伤所致，并且也与细胞能量代谢的生化反应的干扰有关。

　　细胞内氧释放的持续下降，可使细胞产生不可逆的损伤，尤其对高代谢需要的器官更为显著，如心脏和大脑。为防止组织缺氧，则需要增加体循环的氧输送，哺乳动物通常用增加心率的方式来实现这一生理目的。运动时，流向收缩肌群的血流量明显增加，以满足高代谢时的氧需求。以运动为例，可以得出这一假设，即：通过增加体循环的氧供应量应该能防止细胞内的低氧血症。但是在危重症患者中，情况并非如此简单。重症疾患时，要维持细胞内合宜的能量供应，不仅仅是体循环氧输送和组织氧合作用的功能问题；而且是与物质输送、微血管控制和细胞生物能量代谢相关的细胞能量平衡问题等均有关系。病理情况下，危重症患者中所有细胞的适当氧供应都会受到影响。如图 1-2-1 所示，氧在运输过程中，从大气到线

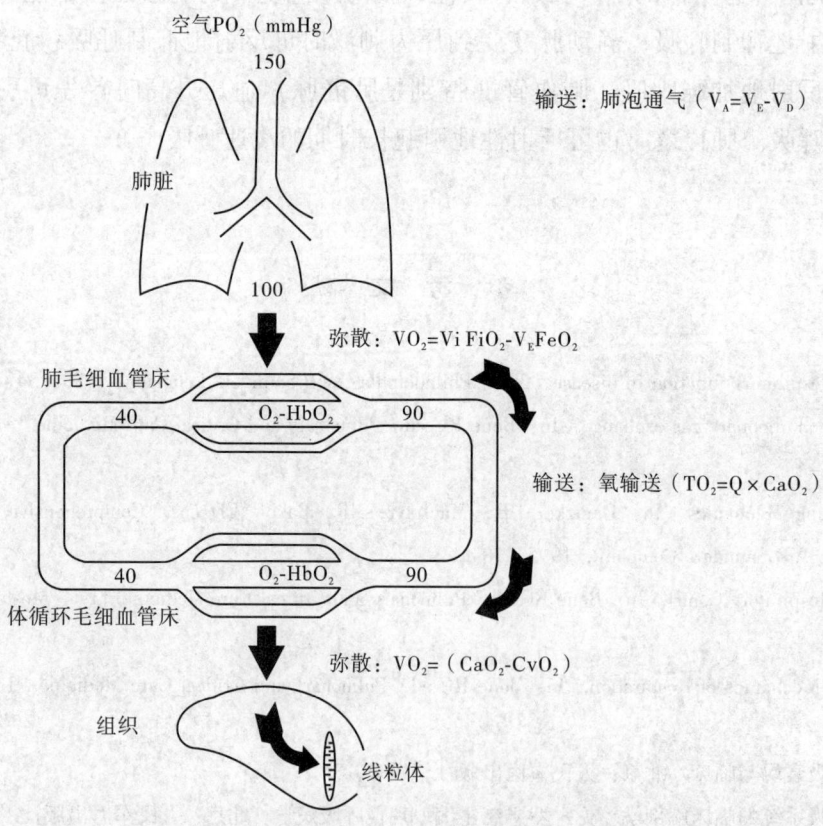

图 1-2-1　从大气到线粒体的氧运输过程

图中数字为氧分压（mmHg）。通过吸入、弥散、输送和化学反应，空气中氧从海平面 150mmHg 降到线粒体内 1mmHg 或更低（引自本章文献 1 和 2）

粒体，氧分压在海平面为 150mmHg 逐渐下降到 1mmHg。这一运输过程可分为输送、化学反应和组织弥散。严重疾患可影响氧运输过程的每一个环节。

为理解体循环中氧运输的关键因素，以及相关的毛细血管中的氧释放和组织氧合作用，线粒体中的氧利用和细胞需氧能量生成，本章将复习氧运输的生理过程和涉及细胞能量生成的生化反应，并且进一步讨论这些原理的临床应用和组织氧合作用监测的实际应用。

第一节 氧在血液中的运送形式

呼吸的主要功能是气体与机体全身各组织间的气体交换。空气中的氧通过肺脏进入肺泡后，又通过弥散作用进入肺毛细血管的血流，并经体循环运送到全身各部的毛细血管，再弥散入组织细胞，供氧化代谢之需。因此，从肺泡到全身各组织氧的运送完全得依靠血液的输送功能。氧在血液中的运送形式有两种，一为物理溶解形式，一为化学结合形式。

【物理溶解形式】

血液能运载溶解于其中的任何气体。按照物理学原理，气体在液体中的溶解度与该气体的分压成正比，而与环境温度成反比。在 38℃ 下，氧在血液中的溶解度为 0.23ml/（L·kPa）[0.03ml/（L·mmHg）]。以动脉血氧分压（PaO_2）为 13.33kPa（100mmHg）计算，每升动脉血中溶解的氧量为 $0.23 \times 13.33 = 3ml$。而每升动脉血实际上的氧含量将近 200ml，比物理溶解形式的氧多约 65 倍。这表明以物理溶解形式在血液中运送的氧仅占动脉血总的氧含量的 1.5%，其余 98.5% 的血氧则是以化学结合的形式来运送的。

物理溶解形式的氧在血中呈游离状态，其量虽少，但作用却相当重要。因为摄取氧时，氧必须先溶解于血中成为游离氧，才能进一步与血红蛋白化学结合；而释放氧时，氧又必须先从化学结合中游离出来，方可弥散到组织细胞中去。正常情况下，血液中的游离氧和结合氧之间始终保持着动态平衡的关系。动脉血中的游离氧多则结合氧也多，静脉血中游离氧少则结合氧也少。

【化学结合形式】

静息时人体每分钟的耗氧量约 250ml，如全部靠物理溶解方式运送，则必须保持每分钟 83L 的心排出量才能满足人体的需要。但是，人静息时心排出量才不过 5L。实际上，血液中 98.5% 的氧都是以与血红蛋白（Hb）化学结合的形式来运送的。Hb 是存在于红细胞内的一种含铁蛋白质，具有与氧迅速地进行可逆性结合的特性。

Hb 的组成包括珠蛋白与红血素（heme）两个部分。珠蛋白分子有 4 条肽链，含大量组氨酸，但不含铁质，无带氧功能。成年人血红蛋白的 4 条肽链中，2 条含 141 个氨基酸，称为 α 链；另外 2 条含 146 个氨基酸，称为 β 链。在 α 链第 87 和 β 链第 92 个氨基酸位置上均为组氨基酸残基，各连接一个血红素辅基。后者含有 Hb 的全部铁质。因此，每一个 Hb 分子由一个珠蛋白分子连着 4 个血红素辅基；每一个血红素辅基中心均有一铁原子 Fe^{2+}；每一个 Fe^{2+} 都能连接 6 个其他原子和分子。其中 4 个为血红素卟啉结构中的氮原子（图 1-2-2），第 5 个为珠蛋白肽链上的组氨酸残基异吡唑，第 6 个连接的或者是珠蛋白肽链上另一个组氨酸残基（如脱氧 Hb），或者是氧分子（如氧合 Hb），或者是其他分子如 CO、NO、CN^- 等。

珠蛋白本身虽无带氧功能，但其 4 条肽链卷曲成螺旋状的疏水结构，将其在组氨酸残基

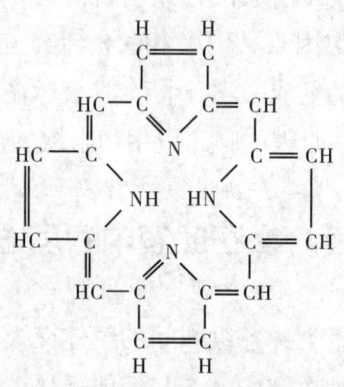

图 1-2-2　卟啉的结构式

中心的 4 个氮原子如与一 Fe^{2+} 原子连接即构成血红素辅基（引自本章文献 12）

上连接的血红素辅基包围并保护起来，使其中 Fe^{2+} 在与氧结合时不致被氧化成为 Fe^{3+}。因此，氧与 Hb 的结合不是电化学意义上的氧化作用（oxidation），而是氧合作用（oxygenation）；Hb 与氧结合后也不能称为氧化血红蛋白（oxidized Hb），而是氧合血红蛋白（oxyhemoglobin 或 oxygenated Hb）；未与氧结合的 Hb 曾被误称为还原血红蛋白（reducedHb），正确的名称应是脱氧血红蛋白（deoxyhemoglobin 或 deoxygenated Hb）。无论氧合血红蛋白（HbO_2）或脱氧血红蛋白（Hb），其中的铁原子均处于 2 价的亚铁状态，故血红素一般称为亚铁血红素（fer-roheme）。试验证明，一旦亚铁血红素被从珠蛋白肽链的疏水结构中分离出来，其中心的 Fe^{2+} 便很容易被氧化而成为 Fe^{3+}。同时，亚铁血红素中的 Fe^{2+} 也可在原位被高铁氰化钾等氧化剂氧化生成 Fe^{3+}，此时 Hb 将变为高铁血红蛋白。在这两种情况下，铁原子均不在保持 2 价状态，Hb 也就失去其与氧可逆性结合的功能。因此，无论单独的血红素、单独的铁原子，或单独的珠蛋白均不能携带氧，只有这三者按特定的空间关系组合在一起，才能保持亚铁状态，保持与氧可逆性结合的功能。

至于血液实际含氧的数量称为氧含量。氧含量减去游离氧量（可忽略不计）后与氧容量的百分比值称为氧饱和度，代表 Hb 与氧结合的程度。如为 100%，即表示结合达到了完全饱和。氧饱和度（SO_2）决定于血液的氧张力或氧分压；氧含量则与 Hb 含量、血液氧分压有关。人动、静脉血的氧含量分别为 19.6% 与 6.7%，其氧饱和度相应为 98% 与 65%。

第二节　氧解离曲线和影响氧解离曲线的因素

以 Hb 氧饱和度为纵坐标、血 PO_2 为横坐标，即得一曲线，称为氧解离曲线（图 1-2-3）。此曲线表明，Hb 结合的氧量决定于 PO_2 的高低，但二者并非简单的直线关系。而是呈 S 形的曲线关系。曲线上部高 PO_2 区近于水平，下部低 PO_2 区斜率陡峭。决定这一形状的根本因素是 Hb 的特殊分子结构及其与氧结合的反应特征，有极重要的生理意义。

呈 S 行的氧离解曲线上面一段比较平坦，下面一段比较陡峭。前者代表与氧结合的部分，提示 PO_2 介于 9.33～13.33kPa（70～100mmHg）时，Hb 结合的氧量已近于饱和，因此变化不大，曲线趋于平坦。已知大气和肺泡 PO_2 随海拔高度的升高而降低，但降低值只要不超过 4.0～5.33kPa（30～40mmHg），Hb 氧饱和度便仍能保持在 90% 以上，从而不会对 Hb 的带氧

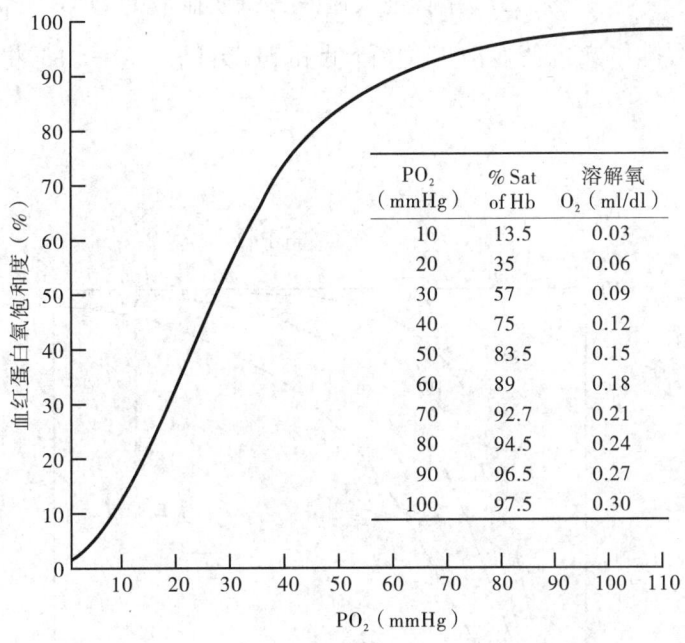

PO_2 (mmHg)	% Sat of Hb	溶解氧 O_2 (ml/dl)
10	13.5	0.03
20	35	0.06
30	57	0.09
40	75	0.12
50	83.5	0.15
60	89	0.18
70	92.7	0.21
80	94.5	0.24
90	96.5	0.27
100	97.5	0.30

图 1-2-3 氧解离曲线（引自本章文献 3）

功能有太大影响。曲线的陡峭段代表与氧解离的部分，PO_2 介于 1.33 ~ 5.33kPa（10 ~ 40mmHg）之间，与组织氧分压的变化范围相当，提示组织 PO_2 如稍有下降，就足以促使 HbO_2 分解并释放大量的氧以补充代谢的消耗。$Hb-O_2$ 解离曲线的上述特点被称为 Hb 的氧缓冲功能。一方面保证了动脉血氧饱和度不受外界环境 PO_2 ［在 9.33 ~ 13.33kPa（70 ~ 100mmHg）范围内］波动的影响而保持恒定，另一方面又保证了组织 PO_2 不受机体耗氧量巨大变化的影响而保持恒定，因而具有极为重要的生理意义。

Hb 结合的氧量取决于 PO_2 的高低，但 PO_2 并非决定 Hb 与氧结合的唯一因素，$Hb-O_2$ 解离曲线本身的高度、斜率、特别是位置也并非一成不变，氧解离曲线还受到许多因素的影响（表 1-2-1）。影响氧解离曲线的主要因素有以下几种：

表 1-2-1 影响氧解离曲线的因素（引自本章文献 1）

血氧亲和力增加（氧解离曲线左移）	血氧亲和力降低（氧解离曲线右移）
pH 增加	pH 降低
PCO_2 下降	PCO_2 增加
温度下降	温度增加
2, 3-DPG 降低	2, 3-DPG 增加
库存血液	低氧血症
磷缺乏	贫血
RBC 丙酮酸酶过剩	高磷酸血症
RBC 己醣激酶缺乏	RBC 丙酮酸酶缺乏
异常血红蛋白	异常血红蛋白
遗传	遗传（镰状细胞病）
获得性（碳氧血红蛋白、甲基血红蛋白）	

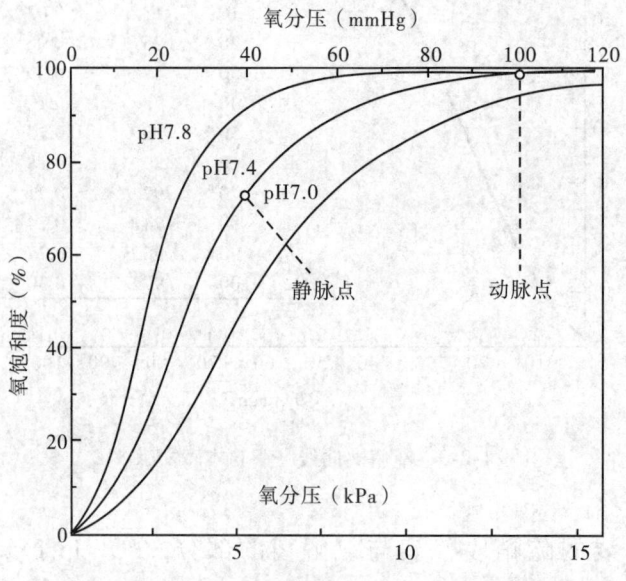

【血液 pH 和 PCO_2（Bohr 效应）】

体内组织代谢产生的乳酸和二氧化碳进入血液都将使血液的 PCO_2 升高和 pH 降低，而通过肺泡过多的 CO_2 的排出又可使血液 PCO_2 降低和 pH 升高。这一切都将引起氧解离曲线的变化。

图 1-2-4　不同 pH 时的氧解离曲线（引自本章文献 12）

图 1-2-4 从左到右依次显示了血液 pH 等于 7.8、7.4 和 7.0 三种情况下的氧解离曲线。三条曲线的形状相似，但高度、斜率、特别是位置则各不相同。中间一条是标准状况（pH ＝ 7.4、体温 37℃）下的氧解离曲线，上下两个圆圈分别指示动、静脉血的氧饱和度，称为动脉点和静脉点，二者相差约 25%。图示血液 pH 降低则曲线位置右移，同样变化也可见于血液 PCO_2 增高之时，反之，血液 pH 升高与 PCO_2 降低则曲线位置左移。血液 pH 和 PCO_2 对氧解离曲线的上述影响被称为 Bohr 效应。人们常采用 Hb 氧饱和度达到 50% 时的 PO_2 数值来度量氧解离曲线位置向左或向右偏移的程度，称为 P_{50}。如 37℃ 下、pH ＝ 7.4 时的 P_{50} 等于 3.5kPa（26.5mmHg）。曲线右移时 P_{50} 增大，左移时 P_{50} 减小，P_{50} 的大小反映了 Hb 与氧的亲和力是削弱还是增强。亲和力削弱时不利于与氧结合而有利于氧的释放，而亲和力增强时有利与氧结合却不利于氧的释放。

从图 1-2-4 中可以看到，曲线右移时，其上段平坦部分高度降低，表明动脉血 PO_2 达到 13.33kPa（100mmHg）时氧饱和度明显降低。动脉血 pH 降低对氧饱和度的这种影响在 PO_2 低于 8kPa（60mmHg）时表现更加明显，它显然不利于 pH 与氧的结合。但另一方面，曲线右移使静脉点 PO_2 明显提高，达到 6.93kPa（52mmHg），P_{50} 也提高到 5.33kPa（40mmHg）左右，表明 Hb 与氧的亲和力明显降低，十分有利于氧的解离和释放。反之，曲线左移时，其平坦段抬高，表明 PO_2 达到 8.0kPa（60mmHg）的较低水平既可实现 Hb 近乎 100% 的氧饱和度；同时，P_{50} 则下降到 2.67kPa（20mmHg）左右，提示 Hb 与氧的亲和力明显增强，从而有利于与氧结合、不利于氧的释放。

生理情况下，血液流经组织时，由于组织代谢产生的 CO_2 大量进入血液而致 PCO_2 升高和 pH 降低，氧解离曲线右移，Hb 与氧的亲和力下降，组织氧分压稍有下降既可有大量氧解离出来供应代谢之所需。当血液流过肺泡时，大量 CO_2 呼出体外，血液 PCO_2 降低而 pH 升高，氧解离曲线左移，Hb 与氧亲和力增强，肺泡 PO_2 不必有很大升高既可结合足够的氧运送到组织。Bohr 效应的生理意义正是在于通过血液流经肺泡和组织时，其 pH 和 PCO_2 发生的不同生理变化对氧解离曲线的影响，使血液完美得实现了从肺泡中摄取大量氧，运送到组织处又大量释放出来供其所需的功能。

【温度】

温度升高与 pH 降低的影响相似，均使氧解离曲线右移。如运动时体温升高，酸性代谢产物堆积都促使曲线右移，有利于氧的解离，满足组织代谢增强之所需。温度降低则曲线左移，有利于促进血液的氧合作用。以 Hb 达到完全饱和时之 PO_2 为例：37℃下为 33.33kPa（250mmHg），20℃下降到 8.0kPa（60mmHg），10℃下可低到 4.0kPa（30mmHg）。换言之，10℃下，组织 PO_2 即使已降低到 3.33kPa（25mmHg），血液可能无氧释放出来。如高寒地区人耳毛细血管呈鲜红色，表明结合的氧并不少，但缺氧状况并无多大改善，这与血液释放氧不能适当增加有关。

【2,3-二磷酸甘油酸（2,3-DPG）】

2,3-二磷酸甘油酸（2,3-diphosphoglycerate，2,3-DPG）是存在于红细胞内浓度很高的有机磷酸盐，为无氧酵解旁路的中间产物（图1-2-5），对 Hb 释放氧的功能具有调节作用。

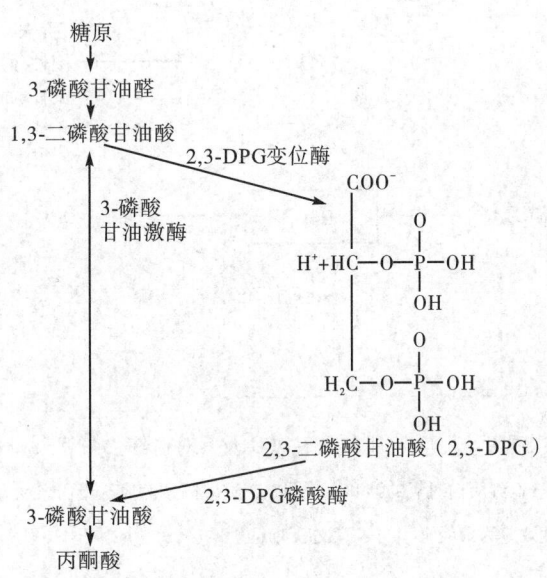

图 1-2-5　红细胞内产生 2,3-DPG 的糖酵解旁路（引自本章文献 3）

图 1-2-5 左侧垂直线表示通常的无氧糖酵解途径，但在红细胞内由于二磷酸甘油酸（DPG）变位酶的作用，使一部分 1,3 二磷酸甘油酸（1,3-DPG）变为 2,3-DPG，构成糖酵解的旁路。2,3-DPG 极易与脱氧血红蛋白分子的 β 链结合，使其发生结构上的改变，从而削弱了 Hb 与氧的亲和力，结果 P_{50} 升高，有利于向组织释放氧。这一反应可简单表述如下：

$$HbO_2 + DPG \longrightarrow Hb \cdot DPG + O_2$$

未与脱氧血红蛋白结合的2,3-DPG在DPG磷酸酶的作用下最后也转化为3-磷酸甘油酸，但与1,3-DPG直接转化为3-磷酸甘油酸不同的是，前者不伴随而后者伴随有2分子高磷酸盐ATP的形成。因此，从机体获取能量的角度考虑，上述旁路反应是不经济的，然而其生理意义则是提供一种调节氧释放的机制，也是相当重要的。

红细胞内2,3-DPG的水平决定于其形成反应和降解反应间的平衡。但游离的2,3-DPG对DPG变位酶具有抑制作用，2,3-DPG与脱氧血红蛋白结合愈多，其生成也多；反之则生成减少。红细胞内2,3-DPG的正常浓度大约是$15\mu g/g\ Hb$。高于此浓度时，氧解离曲线右移，P_{50}升高，有利于更多的氧解离出来供应组织；低于此浓度时，氧解离曲线左移，P_{50}降低，解离与供应组织的氧减少。由于2,3-DPG的上述效应与酸的效应相似，其作用机制也与酸的作用机制相似。但酸中毒时，红细胞内2,3-DPG的含量减少。表明二者的作用机制又似乎不完全相同。

影响红细胞内2,3-DPG含量的因素很多，凡能促进红细胞内糖酵解作用的因素，如常时间的运动产热，某些激素（甲状腺素、睾酮、生长激素等）都使2,3-DPG增多，镰状细胞贫血患者以及高原居民的2,3-DPG也有增多，这类反应多具有一定的代偿作用。使用枸橼酸保存的血库储存血液、2,3-DPG含量降低，其P_{50}可减少到$2.0kPa$（$15mmHg$）。这种血液大量输入患者可使其氧解离曲线明显左移，极不利于向组织提供所需的氧。这种情况下，P_{50}恢复正常快则数小时，慢则需要24小时。因此，急救患者最好不要使用库存血输血。图1-2-6显示了温度、CO_2、pH和2,3-DPG及其对血红蛋白氧亲和力的效应。

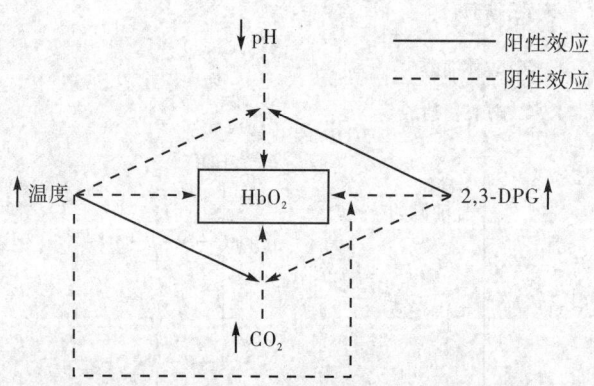

图1-2-6　温度、CO_2、pH和2,3-DPG及其对血红蛋白氧亲和力的效应

HbO_2代表血红蛋白对氧的亲和力。图中，这些因素对血红蛋白亲和力的正性效应

为实线，负性效应为虚线（引自本章文献1）

【影响氧解离曲线的其他因素】

1. 异常血红蛋白　目前已发现成人血红蛋白有120种以上的变异体，多数对氧解离曲线均无明显影响。但也有降低或提高与氧的亲和力者。如康萨斯血红蛋白（Hb Kansas）β链，其氧解离曲线的结合部分变化很大，在动脉血PO_2正常时，血氧饱和度只能达到70%。来尼尔血红蛋白（Hb Rainier）β链末端附近的氨基酸被置换，妨碍了脱氧血红蛋白与2,3-DPG的结合，从而使氧解离曲线左移。此外，如乞沙比克血红蛋白（Hb Chesapeake）氧亲和力增加、西雅图血红蛋白（Hb Seattle）氧亲和力降低。就是成人的正常血红蛋白（HbA），在新生的红细胞内氧亲和力也较低，这对于失血患者在恢复期增加组织供氧或许有其积极的生理

意义。

胎儿血红蛋白（HbF）与 HbA 不同，含 2 条 α 链与 2 条 γ 链，却无 β 链。提纯的 HbF 与氧的亲和力比 HbA 稍低，但胎儿红细胞内氧的亲和力又较高，可能是由于无 β 链、不能与 2,3-DPG 正常结合之故。

最后，还有 H 型血红蛋白，含两对 β 链而无 α 链，其与氧的亲和力为 HbA 的 12 倍，即在组织侧的 PO_2 条件下几乎不能释放它所携带的氧。所幸含 HbH 的患者其 HbH 的含量也极低，不然是无法存活的。

2. 一氧化碳 除去氧以外，一氧化碳也能与血红蛋白相结合，而且其亲和力要比对氧的亲和力大 210 倍。换言之，只是在空气中氧与一氧化碳的浓度比达到 210：1 的情况下，二者与 Hb 的竞争性结合才能不相上下而各占 50%。此时，通过计算可知空气中一氧化碳的浓度当为 0.1%。如果吸入气中的一氧化碳高于这个浓度，则与氧结合的 Hb 将减少到及其危险的程度，从而导致机体因缺氧窒息而死亡。由于一氧化碳无色、无臭、无味、无刺激性，人吸入之后无任何感觉，其危险性就更为严重。

一氧化碳对生命的威胁不仅在于它能通过竞争性结合使 Hb 不能携带足够的氧供应组织所需，还在于它使得氧解离曲线左移。这种情况下，即使还有相当一部分 Hb 携带了氧，运送到组织后也不能大量释放出来供应组织，使组织可利用的氧进一步减少。这一点对心肌构成的威胁特别大。如果说血液流过其他组织平均只有其携带的 25% 的氧被摄取的话，那么，流过心肌将有 60%~70% 的氧被利用。因此，血中 HbCO 的存在可能首先妨碍心肌从动脉血中取得它活动所需的氧量。

第三节 组 织 呼 吸

组织呼吸是指营养物质（糖原、脂肪和蛋白质等）生物氧化时，在细胞内发生的呼吸气体交换。此时氧被细胞从毛细血管血液中摄取，并在氧化代谢中被消耗，同时将代谢的终末产物——CO_2 释放至毛细血管血液中。具有生命功能的机体细胞为保持其结构、各种功能和行为，其功能都必须有一定的能量支持。正常情况下，细胞所利用的能量是由其底物——糖原、脂肪和蛋白质以及细胞内充分的氧进行有氧代谢产生能量而获得。

在无氧的条件下，组织所需的能量只能通过糖原酵解来获得。这种代谢途径比氧化代谢较为不经济，因为其终末产物——乳酸盐仍含有较多的能量。据研究，同样等值的能量，如经无氧代谢则比有氧代谢要多消耗 15 倍的糖原。虽然糖原的无氧分解只能提供较少的能量，但在许多组织中（如；肾脏髓质、软骨、视网膜细胞和红细胞等）起了重要作用。

【组织的需氧量】

1. 静息状态下的氧消耗量 某种组织需氧量的多少决定于其组织细胞的功能状态。一个器官氧耗量（VO_2）的数值，可用血流量（Q）和流入的动脉血与流出的静脉血之间的氧浓度差（$a-vDO_2$）来计算：

$$VO_2 = (a-vDO_2) \times Q$$

现已测定出部分器官在静息状态下和正常体温时的氧消耗量（表 1-2-1）。从表中可看出，静息状态下，心肌组织、大脑皮层、肝脏和肾脏皮质氧耗量较大，而骨骼肌较少。

表 1-2-2　人体器官在37℃时的血流量（Q）、动静脉血液中的氧浓度差（a−vDO$_2$）

和耗氧量（VO$_2$）（引自本章文献11）

器官		血流量 ml/（g·min）	动静脉血液中氧含量差 （a−v DO$_2$）	耗氧量（V） ml/（g·min）
骨骼肌	安静时	0.02 ~ 0.04	0.10 ~ 0.15	0.0025 ~ 0.005
	运动时	约 0.5	约 0.01	
大脑	皮质	0.8 ~ 1.1	0.1	0.08 ~ 0.1
	髓质	0.15 ~ 0.25	0.04 ~ 0.05	0.01
肾脏	皮质	4.0 ~ 5.0	0.02 ~ 0.025	0.09 ~ 0.1
	内髓质	0.25	0.01 ~ 0.02	0.003 ~ 0.005
心脏	安静时	0.8 ~ 0.9	0.1 ~ 0.15	0.07 ~ 0.1
	运动时	约至 4.0	约至 0.17	约至 0.4

2. 器官耗氧量的区域性差异　除器官的各区域耗氧量有明显差异外（如大脑皮层和大脑髓质），而且同一组织区域内的不同细胞的氧需要量也不尽相同。器官各区域耗氧量的明显差异以肾脏为著。肾皮质的平均耗氧量约为肾脏髓质的20倍。由于肾脏组织氧的需要量，主要取决于由肾小管腔向组织的主动 Na$^+$ 重吸收量，局部耗氧量的巨大差异是与肾脏皮质和髓质的重吸收作用差别所致。

3. 器官功能加强时的耗氧量　任何器官功能的加强都可导致能量代谢的增加，并使氧耗量升高。运动时心肌组织的氧耗量比安静状态下增加3~4倍，同样骨骼肌群的耗氧量可比静息时多20~50倍。肾组织在 Na$^+$ 重吸收增加时，其耗氧量也增加。

【组织的储氧功能】

组织呼吸时所消耗的氧量，与血液中所携带的氧量和毛细血管血液释放至组织的氧量有关。大多数组织中除物理溶解的氧之外，并无其他的氧储备，一旦氧供应出现障碍，都可导致缺氧和氧化代谢的减弱。

1. 肌红蛋白的储氧作用　肌肉组织是例外，肌红蛋白（Mb）可与氧呈可逆性结合，因而起到储氧作用。但是人类的肌肉组织肌红蛋白浓度很低，故所储备的氧量不能解决长时间的缺氧。以心肌为例，心肌的平均肌红蛋白含量为每克组织4mg，如1g肌红蛋白最多可结合1.34ml 氧，那么在生理条件下每一克心肌组织则能储备 0.005ml 氧。心肌的氧供应完全中止后，上述氧量只能维持正常的氧化代谢约3~4秒。

2. 肌红蛋白对肌肉组织氧供应的意义　肌红蛋白有短时间的氧储备功能。心肌中的肌红蛋白所结合的氧，可保证心肌在收缩时血流暂时受限制区域内得到氧供应。当心肌细胞中氧分压降至15mmHg 时，肌红蛋白便可提供一定量的氧。

骨骼肌在运动时，血循环在重新适应氧的供应之前，肌红蛋白的氧供应可解决一部分氧需要量。

【器官的氧利用率】

一个器官的氧利用率是指该器官的氧消耗量与氧供应量的比值。

$$氧利用率 = (a - vDO_2) \times Q / (CaO_2 \times Q)$$
$$= (a - vDO_2) / CaO_2$$

式中 CaO_2 为氧含量。

某器官对于所供应的氧之利用率，与组织的氧需要量有关。正常情况下，大脑皮层、心肌和骨骼肌的氧消耗量，占同一时间内提供氧量的 40% ~ 60%。当器官功能增加时，氧利用率可明显提高，其最高值在极端情况下可达 90%，例如骨骼肌和心肌在大运动量时即可出现这种情况。病理条件下，如动脉血中氧含量降低或局部缺血，可致使一个器官的氧利用率明显增加。氧利用率在肾脏和脾脏中特别低，这与这两个器官血流量大氧供应量很大，而氧的需要量为中等有关。

【组织中的氧分压】

1. 线粒体的临界氧分压　一个组织细胞在正常氧化代谢时，线粒体内的最低氧分压为 0.1 ~ 1mmHg，此为线粒体的临界氧分压。线粒体附近的氧分压如低于该数值，则还原细胞氧化酶不能再被氧化，能量代谢受限。所以判断器官氧供应最重要的标准是细胞内氧分压。

2. 脑组织中的氧分压　脑和心肌中的氧供应不足时，都可导致死亡。大脑皮层毛细血管动脉端的氧分压约 90mmHg，毛细血管静脉端为 28mmHg，毛细血管静脉端氧供应最差的细胞，其氧分压推测为 1 ~ 2mmHg。所以如果脑的氧供应不足时，在氧供应较差的组织区域容易产生细胞缺氧，其结果为神经元功能受限，可出现知觉丧失或意识障碍。

3. 心肌中的氧分压　心肌组织氧供应与其他器官的氧供应是有差别的，其特征为氧供应状态的不稳定性。每一心动周期的心肌血流量与其能量需要也都在不断变化中。心脏收缩期由于组织中压力升高可使左冠状动脉支配区域血流量降低，因此造成了心肌氧供应的波动，其最低值在收缩期，最高值在舒张期。因而这种波动与心肌细胞能量需要的变化正好相反，心肌收缩时需要的能量最大，舒张期能量需要最小。

心肌收缩时，氧供应量虽受到限制，但正常情况下仍可得到满足，这是因为：①心肌肌红蛋白有暂时的储氧功能；②心肌细胞的能量储存（ATP、磷酸肌酸）；③心肌舒张时，血流增多，氧供应量增多，肌红蛋白重新结合氧，并且细胞的能量储存也得以重新恢复。

第四节　组织氧利用

【氧摄取率】

氧运输到组织的总量（TO_2），为心排出量（L/min）和动脉血氧含量的乘积：

$$TO_2 = CO \times CaO_2 [\text{ml } O_2/\text{min}]$$

CO：心排出量，CaO_2：氧含量。

从式中，可看出适当的心排出量是将氧输送到组织的相当重要的因素。血红蛋白总量、SaO_2 或 CO 的单项降低，均可导致 TO_2 的下降。但是，对 SaO_2 或血红蛋白总量的减少，心排出量可作出迅速的代偿反应。相反，如果心排出量降低，那么其代偿反应相当缓慢，这与血红蛋白的生长缓慢和氧解离曲线的形态处于正常 PO_2 的平坦部分（60 ~ 100mmHg）有关。然而，在某些临床情况下，贫血或低氧血症较改善左心室的功能容易。

组织的氧耗量（VO_2）是由 Fick 方程式所决定：

$$VO_2 = CO \times (CaO_2 - CvO_2) \, [\, ml \ O_2/min \,]$$

CvO_2 为混合静脉血的氧含量，可从肺动脉血的 PvO_2 和 SvO_2 计算而得。式中（$CaO_2 - CvO_2$）为动静脉血氧含量差。

氧摄取率（ERO_2）：表示组织从血液中摄取氧的能力，$ERO_2 = VO_2/TO_2$。

ERO_2 或其倒数，可作氧释放的系数（COD）。

正常动脉血与静脉血的氧饱和度分别为97%与75%左右，以每100ml血含15g Hb、每克 Hb 最多可结合1.34ml 氧计算，每升动脉血与静脉血携带的氧量分别为200ml与150ml。二者之差即组织自动脉血中摄取的氧量，约50ml/L。氧摄取率将近25%，即每升动脉血携带200ml 氧流过组织时，只有其中的25%（50ml）被得到利用。

剧烈运动时，静脉血氧含量剧烈减少，最低可减少到50ml/L，原因是组织摄取和利用的氧量剧增。此时的氧利用系数可增加到75%，为正常值的3倍。这指的是全身各种组织平均利用的系数。个别器官组织，如心肌，安静时氧的利用系数既可达到70%。这类器官组织活动时耗氧量的进一步增加主要靠增加心排出量来提供，因为运动并不能增加单位容积血液的带氧量，靠提高氧利用系数最多也只能使组织摄取的氧量增加到安静时的3倍，而运动时耗氧量可达到安静时的15倍，即由每分钟250ml 增加到400ml，其中靠增加心排出量提高达5倍。

【体循环氧输送的调节】

（一）微循环的调控

1. 心排出量的重新分布　不同组织血管床的灌注水平与小动脉和微循环的联合效应相关。中等程度的低氧血症可导致心排出量的增加和周围血管阻力的降低。因而可产生某种潜在的代偿效应，即增加冠状动脉，脑血管、肾上腺皮质和骨骼肌循环的血流。而肾脏和腹腔脏器的血流量维持不变或有所下降，这样能解释这些器官对缺血性损伤所产生的反应。心排出量的改变和周围血管阻力的变化，常伴有血浆儿茶酚胺和肾素活性的增加，反过来又能调节血管紧张素Ⅱ的水平，使组织在低氧血症时能调节血管的张力。

2. 微循环　微循环是氧运输中最重要的组成部分，包括终末小动脉、毛细血管和毛细血管后静脉。毛细血管由单层的内皮细胞所组成，水、溶质和气体能自由交换，但大分子物资，如白蛋白等仍保留在毛细血管内。毛细血管的平均直径为3.5μm，这与一个红细胞的直径几乎相等。当红细胞通过毛细血管时，氧从氧合血红蛋白中解离出来，随后弥散到组织中去，这是一个被动扩散的过程。氧从毛细血管到细胞的运送，为组织需氧的一种功能，与氧的弥散距离有关。反过来，弥散距离取决于所灌注的毛细血管数量及其在组织中的分布。毛细血管到线粒体的弥散距离是经常变化的，在静息的肌肉内，该距离为50μm，而在肌肉收缩时，则低于10μm。

组织内氧的弥散分布与局部微血管的调控机制有关。微血管的调节可以控制总的红细胞流量、毛细血管运输时间和毛细血管的补充血量。毛细血管床前的小动脉括约肌受以下因素的调节：来自自主神经系统的信息（神经控制）、局部血管活性物资和 pH（代谢因素）。PO_2 的增加可使小动脉产生收缩，而低氧血症则使小动脉产生扩张效应。组织内毛细血管开放的数量，其调控机制与组织内的腺苷有关，在低氧血症时组织可释放出一定量的腺苷。

3. 体循环的调节　组织氧摄取的效率，取决于微循环的调控，这与体循环和局部血管的控制机制相关。在体循环水平，氧摄取率（ERO_2）的增加与心排出量重新分布到重要脏器相关，例如：心脏、脑、骨骼肌和肾上腺等。在单个脏器中，增加所灌注的毛细血管的容量，则可使 ERO_2 增加。毛细血管恢复开放是一种保护机制，能使某些器官适应毛细血管容量的增加（如骨骼肌）；或增加到一定的程度（如：心肌）。如果器官的毛细血管储备功能很差，则在低氧血症时处于相当不利的地位，尤其是某些器官具有逆向微循环组成时（例如：小肠绒毛和肾脏髓质）。

局部的血管阻力决定了不同脏器中的心排出量分布。局部的血管阻力是神经和激素所调节的，这二者可调节和控制动脉的收缩，并决定微循环的血管功能。神经调节主要由血管舒缩纤维所控制，其中包括肾上腺交感神经纤维、胆碱能神经以及副交感胆碱能神经纤维。小动脉和小静脉有肾上腺交感神经分布，受刺激后可使平滑肌收缩，导致血管收缩。这一过程是由去甲肾上腺素介质，作用于血管平滑肌的 α-受体而实现的。大多数器官具有肾上腺素能活性的功能。通过去神经或应用 α-受体阻断剂，可消除肾上腺素能的作用，从而导致血管扩张。肾上腺交感神经系统衰竭的总体效应是血管阻力的增加、血容量和血流量的减少。

肾上腺交感神经活性，通过刺激 β-受体也能调节血管舒张反应，但这种反应通常被肾上腺能的血管收缩所抵消。某些微血管床，例如：皮肤，除有去甲肾上腺和乙酰胆碱等神经介质所调节外，其他介质如组胺、ATP 和各种多肽也参与调节作用。

4. 血流量的局部调节　局部调节为微血管自动功能的反应。血管腔内的压力变力可使动脉血管扩张或收缩。这一反应能防止因动脉血压的变化而产生血流量的变化。血流量的增加也使血管内皮产生反应。这一类型的血管自动调节是由一种内皮衍生舒张因子（EDRF）来实现的。目前这种物质被认为是内皮细胞生成的一氧化氮（NO），其前体为 L-精氨酸。

低氧血症和脓毒血症时，内皮衍生物一氧化氮（NO）在调节血管活性中起了重要作用。脓毒血症时，由于 NO 产生过多，可造成血管扩张，内皮 NO 合成抑制剂对逆转血管扩张有重要的作用。内毒素、肿瘤坏死因子和白介素-2 可造成动物实验性的低血压，而 L-NAME（一种 NO 合成酶抑制剂）则能逆转由这些细胞因子所产生的低血压，并降低肺内分流量。NO 在脓毒血症时也能降低心肌的收缩力。脓毒血症时的体循环血管扩张作用，与诱导型 NO 的合成有关。脓毒血症时如应用 NO 合成酶的抑制剂，抑制诱导型 NO 的合成，故能减少系统性器官的衰竭，并降低死亡率。但是，脓毒血症时 NO 与其他细胞因子所产生的血管扩张效应，可能为一种有益的细胞反应，阻滞这一反应可能损害组织的血流灌注。NO 合成酶抑制剂可抑制 NO 合成，并能使心排出量下降，提示该抑制剂一方面有非选择性的体循环血管收缩作用，可引起的血压升高，另一方面则使某些脏器组织的血流量的减少。所以目前 NO 合成酶抑制剂在临床上应用的时机尚不成熟，如应用于脓毒症休克的治疗，则需有更多的实验证据和临床资料。

（二）毛细血管的作用

1. 毛细血管通过时间　红细胞的脱氧率，与红细胞在毛细血管内的通过时间相关，这也是组织氧合的一项重要参数。与毛细血管通过时间相关的氧释放率缓慢，则可使红细胞与周围血浆之间的 PO_2 梯度发生显著的增大。毛细血管 PO_2 的下降也导致氧耗量的降低，这与到组织的氧驱动压力减少有关。毛细血管通过时间取决于毛细血管的开放数量，毛细血管的长度和红细胞速度。在静息状态下，红细胞在毛细血管的通过时间为 0.9～2.0 秒；运动状态下，则下降到 0.2 秒。氧供应量下降的情况下，红细胞则没有充分的时间按组织所需释放出氧。这一种情况等于使氧释放产生了弥散阻断。同样，微循环的血管调节重新安排，可发生于脓毒症休克，心排出量的增加使毛细血管通过时间显著减少。此时，红细胞通过速度太快，以至于不可能向组织完全释放出氧，结果静脉血有较高的氧饱和度，而组织则缺氧，这种情况类似于周围组织的分流。

2. 毛细血管中的血细胞比容　氧释放量的一个重要决定因素为血红蛋白浓度。组织氧释放量与血红蛋白浓度成正比。血红蛋白值越高，向组织释放的量也越多。然而，毛细血管的血细胞比容和红细胞的空间也影响氧流向组织的氧。毛细血管内，邻近内皮细胞的血浆层流较为缓慢，而红细胞通过毛细血管的速度比环绕周围的血浆要快。这一现象可以说明，毛细血管血细胞比容为动脉血血细胞比容的 $25\%\sim50\%$。

血细胞比容的改变对组织氧合作用产生多种效应。血细胞比容的降低使血黏度下降，而异常增高的血细胞比容，可增加血黏稠度，导致血液凝集和红细胞聚积。因而，血红蛋白浓度的增加对低氧血症患者有害而无益，因而没有必要使低氧血症患者的血细胞比容升至高于正常水平。但是由于血红蛋白的携氧能力等原因，低氧血症患者的血红蛋白应保持在高于 $10g/dl$ 的水平。

3. 毛细血管开放　微循环一个重要调节控制因素是恢复毛细血管的开放，以促进氧向组织释放。毛细血管开放的数量决定了毛细血管内的功能距离和氧的弥散距离。静息状态下，只有少数毛细血管保持开放，使红细胞通过，而其余毛细血管只允许血浆通过。从静息状态到运动状态，骨骼肌群的毛细血管密度可增加 $1.5\sim3$ 倍，血流量增加 7 倍。心肌缺乏骨骼肌那样恢复毛细血管开放的能力，心脏靠增加血流来代偿组织缺氧。

4. 周围血管分流　脓毒血症时静脉血氧含量增加，其原因与周围血管内存在分流有关。然而，骨骼肌或冠状动脉循环中并没有发现有解剖分流的存在。周围血管中不存在解剖分流，并不能排除功能性分流的存在。例如，红细胞氧释放率的下降与红细胞在毛细血管内的通过时间相关，从而对氧释放到组织产生显著的影响。红细胞通过毛细血管的时间过快，则氧仍留在红细胞内，而不能释放到周围组织中去。毛细血管内红细胞氧释放得不充分，等于阻断了氧向组织的弥散释放，导致组织内 PO_2 低于静脉血 PO_2。红细胞在毛细血管内的通过时间，其机制很复杂，取决于毛细血管的开放数量、红细胞的通过速度和毛细血管的长度等。红细胞在毛细血管中的通过时间是多变的，剧烈运动时为 0.2 秒，静息状态下为 2.0 秒。

红细胞的氧释放动力学对毛细血管内的氧输送有着重要影响。红细胞摄取氧的半时值（half-time value）为 $10\sim15$ 毫秒，而其释放氧的半时值为 $21\sim91$ 毫秒。在低氧血症和贫血时，红细胞的氧释放动力学对毛细血管氧输送起了重要作用。如果用特制的微电极测定骨骼肌的 PO_2，可以发现在低氧血症、贫血和脓毒血症时，肌肉内 PO_2 明显低于流出静脉血的 PO_2。

【细胞呼吸】

细胞呼吸是指营养物质生物氧化时细胞内的呼吸气体交换。此时细胞从毛细血管中摄取氧，并在氧化代谢中消耗氧，同时将作为代谢终末产物的 CO_2 释放至毛细血管液中。在这一过程中以 ATP 形式产生高能量的磷酸盐，可为组织细胞提供所需的自由能量。图 1-2-7 表示 ATP 产生的代谢途径。碳水化合物，氨基酸和脂肪酸的氧化，产生了乙酰辅酶 A（acetyl-CoA）。这一分子进入三羧酸循环（TCA），产生 CO_2 和四对电子。烟酰胺二核苷酸（NAD +）和黄素腺嘌呤二核苷酸（FAD +）作为电子受体，并将电子对转移到线粒体的细胞色素系统。

在线粒体内膜，细胞色素系统中，电子对参与一系列的氧化-还原反应。每次氧化-还原反应伴有能量水平的进行性降低，直到最后的细胞色素还原分子氧为止。在此过程中可产生大量的ATP，称为氧化磷酸化，这是所有有氧代谢的特点。ATP 被 ATP 酶水化，为各种细胞提供能量并保持细胞膜的渗透功能。ATP 水化后，产生 ADP 和无机磷（Pi）和氢离子（H^+）。如果氧的供应量适当，ADP，Pi 和 H^+ 在线粒体内经反复氧化磷酸化循环产生 ATP，通过这一方式，细胞溶质内的 ADP，Pi 和 H^+ 浓度维持在一个相当狭窄的范围内。磷酸化的能力（PP）定义为：

$$PP = [ATP]/([ADP] \times [Pi])$$

PP 为控制氧化磷酸的能力和氧消耗提供信息。当 PP 增高时有氧代谢降低，PP 下降时有氧代谢可增加。当氧输送恰当，并且细胞内的 ATP 浓度增加时，则出现有氧代谢降低。相反，如果 ATP 加速水化，例如在运动时，[ADP] 和 [Pi] 增加，导致 PP 的降低。这些变化可使组织血流增加和氧耗量上升。低氧血症时 [ADP] 和 [Pi] 也增加，但由于氧供应量不足，氧耗量并不增加。随着缺氧程度的增加，氧耗量可不断减少。

ATP 生成的另一个重要决定因素是腺嘌呤核苷酸（ATP + ADP + AMP）在线粒体内的含量。随着 ADP 和 Pi 在细胞溶质内积累，由 ADP/ATP 转换酶转运到线粒体内。这些转运机制分别调节细胞溶质和线粒体内的腺嘌呤核苷酸量。正常氧合条件下，细胞溶质和线粒体中的腺嘌呤核苷酸量是平衡的。低氧血症将腺嘌呤核苷酸的分布转移到细胞溶质，使其在细胞溶质中的量增加，pH 的降低可催化这一过程，由于 ATP/Pi 转运为 pH 所决定的，随着细胞溶质内的酸度增加，有利于线粒体失去 ATP。随着线粒体内腺嘌呤核苷酸的减少，氧化磷酸化率也降低。线粒体内腺苷酸最终减少，以致使 ATP 的生成停止。在腺嘌呤核苷酸减少之后，当氧供应恢复正常后，线粒体不能再恢复 ATP 的有氧生成。当氧化磷酸化生成的 ATP 不能满足细胞的能量需时，就将应用厌氧生成的能量。这些过程有糖原酵解，肌酸激酶反应和腺苷酸激酶反应。

在有氧代谢时，糖、自由脂肪酸和蛋白进入三羧酸循环，转换成辅酶酸 A。循环中所产生的电子对，经 NADH 转送到细胞色素系统，在这里消耗氧而生成 ATP。ATP 被转送到细胞溶质，随着被水化释放出能量，储存于高能磷酸键。ATP 水化的产物，在正常氧血症时，在线粒体内被重复利用，但当有低氧血症时，这些产物在细胞溶质内积累，导致细胞内酸中毒。

低氧血症时，ATP 的生成落后于细胞能量的需要，细胞质内 AMP 累积。这反过来又刺激糖原酵解，随后产生乳酸和 ATP。

$$糖原 + 2Pi + 2ADP \rightarrow 2 \times 乳酸 + 2ATP + 2H_2O$$

低氧血症时，糖原酵解率的增加，被称为巴斯德（Pasteur）效应。由于 P：O 的比例 [即：每消耗 1 摩尔（mol）氧所生成 ATP 摩尔的数量之比例] 高于其他使用糖原的代谢率，在低氧血症时需使用大量糖原。所以，糖原的消耗酵解产生的 ATP，（为 2 摩尔 ATP/摩尔糖原），与氧化磷酸化所生成的 ATP 相比较，（36 摩尔 ATP/摩尔糖原），比例数较小。糖原酵解的另一个不利方面是，细胞质内乳酸浓度的增加。

ATP 其他来源是肌酸激酶反应，在此反应中，磷酸肌酸（PCr）与磷酸 ADP 相互作用，多发生于骨骼肌，心脏和脑内：$[PCr] + [ADP] + [H^+] \rightleftharpoons [ATP] + [肌酸]$。

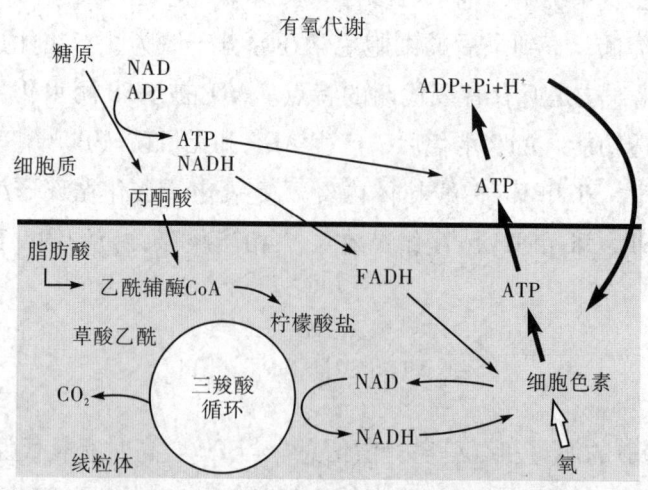

图 1-2-7　有氧代谢（引自本章文献 1）

该反应有许多优点，除了能提供稳定的 ATP 来源外，也能改善细胞质内 ADP 和 H^+ 的积累。但是低氧血症时，由于 PCr 浓度较低，这一反应的价值有限。

细胞内低氧的情况下，细胞质内 ADP 累积并刺激腺苷酸激酶反应：

$$[ADP] + [ADP] \rightleftharpoons [ATP] + [AMP]$$

腺苷酸激酶反应可使 ATP/ADP 比例保持稳定，但也能导致 AMP 积累。

细胞质内 AMP 聚集可能为器官衰竭产生的一个关键。AMP 脱氨基成为肌苷单磷酸盐（IMP）并伴有氨的生成，或者经 5-核苷酸酶作用后转换为腺苷弥散出细胞进入微循环，结合于血管的受体，产生显著的血管扩张效应。这可为组织提供一个代谢的反馈机制，以控制毛细血管血流，作为细胞能量平衡功能的调节。AMP 的脱氨基时形成 IMP，可导致肌苷或黄嘌呤减少。并在黄嘌呤氧化酶反应中生成氧自由基。氧自由基能使细胞膜损伤，以及激活磷酸激酶，活化花生四烯酸瀑布。花生四烯酸的降解物的旁路：脂氧化酶和环氧化酸生成强有力的代谢产物；对微循环调节产生非常大的影响。

【氧运输和氧消耗的关系】

组织的氧消耗稍高于有氧的 ATP 生成。氧耗量（VO_2）和线粒体 ATP 生成之间缺乏一对一的相应关系，这与其他细胞氧化过程中利用了氧有一定的关系（估计占耗氧量的 2%）。每分子氧消耗后所生成 ATP 分子数量的另一个决定因素，为组织所利用的底物，也就是 P：O 比率。如上所述，低氧血症时，与脂肪或蛋白相比。由于糖原有较高的 P：O 比例（3：1），这种特性可使糖原消耗最为有效，即从缺氧的细胞中生成能量。

实验证明，氧运输量（TO_2）与 VO_2 之间的关系并非直线关系，如 TO_2 降低，VO_2 可保持不变或改变很少。VO_2 可以保持稳定，其原因与微循环氧摄取率（ERO_2）的增加有关。TO_2 进一步下降，则可使微循环不在能适应这种氧供量的减少，ATP 有氧生成将低于细胞代谢所需的水平。此时 TO_2 的水平称为"临界"TO_2（critical TO_2），无氧的能量来源可用于 ATP 的生成，TO_2 降低的这一反应称为氧的调节。"临界"TO_2 可作为氧运输系统衰竭的一个指标。

如前所述，血红蛋白氧亲和力的增加，组织氧摄取率则下降，"临界"TO_2 可增加，氧解离曲线左移。"临界"TO_2并不是固定不变的，随着代谢对氧的需要而改变，也随影响氧运输系统的因素而变化。但是，在脓毒血症和 ARDS 的患者中 TO_2 – VO_2 之间可出现直线关系。其原因是危重患者对氧的需要量增加，这与炎症或高代谢有关，导致氧耗量的增加。但是，由于微循环血管功能受影响，组织氧摄取率也受损害。氧消耗量的增加和受损害的氧摄取二者均可导致"临界"TO_2的增加。

第五节　重症监护病房中组织氧合的监测

【混合静脉血 PO_2（PvO_2）】

PvO_2为全身组织氧合的非特异指标，代表了所有组织混合氧浓度的情况。组织中的平均PO_2与PvO_2接近，因而PvO_2为反应组织氧合情况的重要指标。通常从肺动脉导管远端取血作混合静脉血血气分析。取血时应注意，抽取血液的速度不能过快，也不能在远端气囊充气时取血，否则可使血标本的PO_2增加，这可能与将肺毛细血管中已氧合的血液吸入导管有关。临床上应用PvO_2可计算总氧耗量和氧摄取率。PvO_2的临床意义前已论述。

【连续 SvO_2 监测】

SvO_2为来自全身灌注血管床的混合静脉血氧饱和度的平均值。其数值并不反映某一器官的灌注状态，但是反映了周身的氧供应和氧需要的平衡状态，可用于判断组织的氧合状态，与心肺功能有关。SvO_2可通过纤维光导肺动脉导管来连续监测。在氧供氧量有明确下降的情况下，系列或连续监测SvO_2为一项有价值的临床指标，尤其在心排出量降低时。这种导管插入肺动脉后，可传输一定波长的光线，可以反应红细胞的氧合状态。应用微处理机，通过光谱分析计算出血红蛋白的氧饱和度。但是，如患者有严重的贫血，这一技术会产生某些错误，因为可反应辐射光的红细胞量较少。总之，在临床上这项技术和体外氧饱和度测定，二者有很好的相关性。连续测定组织中氧利用的能力相当有用，特别是当危重症患者的病情忽然发生改变时。此时如应用连续监测SvO_2的方法，可判断氧释放的能力以及组织从血液中摄取氧的能力。

1. SvO_2 监护系统的组成　SvO_2 监护系统由三部分组成，纤维光导肺动脉导管、光学部分和监护仪。纤维光导 PA 导管应用反射光谱仪来测定 SvO_2。监护仪计算传送与反射光的比例来分析血氧饱和度。SvO_2PA 导管有 PA 和 RA（右心房）腔，作为压力监测，取血样或输注液体；有一个热稀释仪监测心排出量，并有一气囊腔测定肺动脉楔压（PAWP）。监护仪可连续显示 SvO_2 的数值，并能提供数据的图像。

2. SvO_2 监护的指征　SvO_2 的监护可早期预测心肺功能不全，通常能在患者血流动力学出现明显变化之前报警。因而可在组织氧合受损之前，采取适当的措施以满足组织的氧供应或降低组织的耗氧量，例如补充血容量，调整血管活性药物的剂量，使用镇静剂等。

SvO_2 监护为创伤性检查，故并不适用所有危重症患者，使用前应权衡其利弊关系。以下几种类型的患者可试用 SvO_2 监护：

（1）严重肺功能受损的患者，需要高水平的通气支持（如 PEEP > 1.0kPa（$10cmH_2O$），FiO_2 > 0.6），或使用的通式模式可影响向组织的氧供应，例如：压力控制合并吸呼相反比例通气（PC-IRV）。

（2）严重的心功能受损的患者，例如血流动力学不稳定的患者，同时使用多种血管活性药物或正性药物，或患者需大量扩充血容量。

（3）多器官功能障碍综合征（MODS）患者。

（4）全身炎性反应综合征（SIRS）患者伴有脓毒症或疑有脓毒症。

3. SvO_2 的临床意义

（1）SvO_2 正常　心肺功能正常输送适当的氧饱和度血流各种组织。正常 SaO_2 为95%~100%，正常的 SvO_2 为75%，表明25%的氧为组织所利用，而75%的血红蛋白回到右心时，仍然为 O_2 所饱和，如果患者活动量增大、发热时，仍然有一定的氧贮备。心和脑耗氧量较大，这些器官的 SvO_2 相当低、氧贮备也相当少，目前技术尚不能测定特定器官的 SvO_2，只能测定混合静脉血的 SvO_2。SvO_2 >65%表明有适当的氧贮备，50%~65%为氧贮备有限，35%~50%为氧贮备不足。

（2）SvO_2 降低　SvO_2 的降低表明氧的需要量超过了氧的供应量。当 SvO_2 <60%时，需鉴别其原因是心脏功能不全或因呼吸功能不全所致。如同时应用脉搏氧饱和度计，如 SpO_2 正常，则能排除组织氧输送的肺部因素；如 SpO_2 降低，则可能与肺部病变加重或呼吸机系统的问题有关，如潮气量降低、PEEP应用不佳、FiO_2 调节不当等；如已排除氧输送不当的呼吸系统因素，则需估计心脏功能，测定心排出量（CO）。如 CO 降低，则需估计 CO 的组成部分——心率和每搏心输出量，尤其是前负荷后负荷和收缩力。SvO_2 的降低需及时纠正，否则机体会应用无氧代谢的途径，致使生成大量的乳酸，造成代谢性酸中毒和组织缺血。

临床上应努力降低组织的氧需要量，做到氧的供、需平衡。故应及时处理增加氧需要量的各种因素，如发热、烦躁、不安、疼痛和抽搐，这些因素均可增加代谢率。

（3）SvO_2 的增加　SvO_2 >80%表明：O_2 供应量增加，组织的氧需要量下降，或者组织不能利用氧。O_2 供应量的增加，常伴 SpO_2、PaO_2CO或血红蛋白的增加。组织对 O_2 的需要量降低见于代谢率降低，如体温降低、麻醉、使用过量的镇静剂和睡眠。然而临床上最常见的 SvO_2 增加的原因是组织不能利用氧。

氧利用的下降，使血红蛋白对氧的亲和力增加。所致氧解离曲线左移，也可见于血管扩张状态（如：脓毒症等），使血流在毛细血管水平分布不均。脓毒症的晚期，组织水平的毒性效应常导致氧利用的下降，因而使 SvO_2 增加。

【血管内电极】

动脉血管内 PO_2 导管已用于连续监测动脉血氧分压。这种导管内置有一个 Clark 电极，应用电化学电池通过电极图技术测定 PO_2。通过临床和实验室研究证明血管内电极法测定 PO_2 相当正确。其缺点是电极易发生偏离，需经常校正，血流量缓慢时读数则不正确，此外插入部位易发生血栓。

【经皮 PO_2 电极法测定】

这是近年来发展起来的新技术。经皮 PO_2 电极可较为正确的评估动脉 PO_2，尤其是新生儿和麻醉状态下的成人尤为可靠。基于 Gerlack（1951年）的观察，即人体表面有定量的 O_2 从皮肤逸出，血液中的氧经毛细血管到达皮下组织，再弥散到皮肤表面，通过测量电极和微处理器，可以直接显示经皮 O_2 分压（$TCPO_2$）。当患者的微循环状态良好时，经皮测定值与血气分析相关良好，但如心脏指数 <2L/（min·m²）时，外周微循环灌注不良，$TCPO_2$ 可低于 PaO_2 的1/2，此时"皮气"不能反映血气。为了增加测量局部的血流量，使毛细血管动脉化并加速氧向皮肤表面弥散，所用的经皮测量电极内含有加热装置，将皮肤温度加热到44℃，

这样可简单、快速、无创、连续监测局部的 O_2。经皮 O_2 分压（$TCPO_2$）测定的临床意义如下：

1. 在末梢微循环良好的情况下，$TCPO_2$ 反映了 PaO_2 的动态变化，通常 PaO_2 稍高于 TCO_2。婴儿的 $TCPO_2$ 和 PaO_2 之差、$TCPCO_2$ 和 $PaCO_2$ 之差比成年人要小。所以此法尤其适用于新生儿和小儿的呼吸监护。通常当 $PaO_2 < 8kPa$（60mmHg）时，经皮氧分压测定较为准确。影响皮肤性质的因素如年龄、种族、皮肤厚度、水肿或使用血管扩张剂等均可影响测定的准确性。影响 $TCPO_2$ 的因素还有皮肤的部位和皮肤的护理情况。较佳的测定部位有胸壁、腹侧部和臀部。一般不选用四肢作测定部位，因为这类电极对皮肤血流相当敏感，血管收缩时可得到错误的数值。$TCPO_2$ 和 PaO_2 之间关系大致如下：

$$PaO_2(mmHg) = TCPO_2/0.9$$

2. $TCPO_2$ 在某种程度上反映了血流对组织的供氧能力，即组织的氧释放能力，与 PaO_2 相关，也和微循环灌注有关。判断 $TCPO_2$ 变化时，应同时测 PaO_2，当组织灌注正常时，PaO_2 和 $TCPO_2$ 变化一致，$TCPO_2$ 的降低表明有低氧血症存在；如果 PaO_2 基本正常而 $TCPO_2$ 降低，则表明组织血流灌注不足，如心力衰竭或微循环灌注功能障碍。在休克早期，皮肤血液供应最先减少，以满足重要脏器的血流灌注。$TCPO_2$ 的变化则为休克或心力衰竭的早期征象。

影响 $TCPO_2$ 的因素有皮肤的部位和皮肤的护理情况。较佳的测定部位有胸壁、腹侧部和臀部。一般不选用四肢作测定部位，因为这类电极对皮肤血流相当敏感，血管收缩时可得到错误的数值。

【脉搏氧饱和度仪】

脉搏氧饱和度仪（pulse oximetry）为一种连续、无创伤性测定动脉血氧饱和度（SaO_2）的仪器，利用脉搏氧饱和度计的 SaO_2，其符号为 SpO_2。

1. 测定原理　测定 SpO_2 时通常将探头放在手指、鼻梁、耳垂或其他部位，探头能探查动脉血管床的搏动。探头发射出两种波长的光，红色光和红外线。光穿过身体的某一部位，由另一侧的光敏感受器（PD）接受。PD 利用光谱原理测定所吸收的穿越身体的光量。红色光由还原血红蛋白所吸收，而氧合血红蛋白（HbO_2）吸收红外光。通过脉搏氧饱和度仪的微电脑分析，可显示饱和血红蛋白占总血红蛋白的比例：$SpO_2 = HbO_2/(Hb + HbO_2)$ 脉搏氧饱和度计能区别动脉血和静脉血。因为搏动的动脉血管床在收缩时扩张，血容量增加，故光吸收量也增加，而由静脉血、皮肤和软组织等的光吸收量是恒定的，可作为一种基础值。故脉搏氧饱和度仪只测定搏动的动脉血氧饱和度。

2. SpO_2 的影响因素　以下几种因素可影响 SpO_2 测定的准确性，这些因素主要是干扰了仪器的两种光波或其光谱分析仪，无功能的血红蛋白存在，主要是碳氧血红蛋白（COHb）和正铁血红蛋白，可分别导致 SpO_2 值不准确，不能代表总的血氧饱和度。此外某些染料可影响光的传输、吸收或分析，如亚甲蓝（methylene blue）等。个别患者，如果皮肤色素沉着明显，可使 SpO_2 的读数稍偏低。指甲上的染料也能造成 SpO_2 数值的下降，很厚的假指甲则会使氧脉搏计的准确性大大受影响。

临床上各种显著降低血管搏动的因素均可降低仪器的分析能力，包括低血容量、低血压（平均动脉血压低于50mmHg），注射高剂量的血管收缩药物，动脉血管受压等。

3. 脉搏氧饱和度仪的优缺点　脉搏氧饱和度仪为无创造性和无痛的检查仪器。不需校正，使用简便。能瞬时和连续显示 SpO_2，与动脉血气分析同时使用可有效地监护低氧血症患者。

应用脉搏氧饱和度仪时，必须充分认识 SpO_2 与 PaO_2 在氧解离曲线上的关系，SpO_2 和 PaO_2 并非直线相关。SpO_2 为90％时，PaO_2 大约为60mmHg，尤其需提及：此时体温、pH、$PaCO_2$ 和红细胞 2,3-DPG 的水平应为正常。这些因素的变化均可使氧对血红蛋白的亲和力发生变化。

在 ICU，脉搏氧饱和度仪可在支气管镜检查、吸引、氧疗和机械通气时，测定患者的氧饱和度。但是在机械通气撤机时，脉搏氧饱和度仪用处不大，因为它不能反映通气水平的变化。脉搏氧饱和度仪也能用于监测与睡眠有关的疾患，如阻塞性睡眠呼吸暂停综合征等，也能用于外科手术时的监护。

有时脉搏氧饱和度仪会误将静脉血认为动脉血，这样可造成 SpO_2 的下降。这与感受器的放置位置有关，感受器应该很舒适地与患者手指相接触，不能太紧，以保证血流通畅。

【心排出量】

危重症患者中正确测定心排出量尤为重要。创伤性测定方法有 Fick 氏方程和热稀释法。目前有三种无创伤性技术可用于心排出量的测定：多普勒速度计结合升主动脉超声法显像、胸部电生物阻抗（TEB）和部分 CO_2 重复呼吸技术。

同时测定动脉和混合静脉血的血液气体，收集呼出的气体以计算 VO_2（氧耗量），应用 Fick 方程式，可使用计算机获得心排出量。由于流量测定技术和呼出气体测定的进展，这项技术目前也应用较为普遍了。

现常用为热稀释法，经位于右心房的肺动脉导管近端孔，一次性注射已知温度的生理盐水后，位于导管末端的温度仪可探测到离开右心室血液温度的改变，记录到的信号呈对数衰减，可通过下列 Stewart-Hamilton 方程式，应用计算机获得心排出量：

$$心排出量 = K \times (TB - Ti)/A$$

式中 A 为温度曲线以下的区域，K 为计算常数，TB、Ti 分别为血液和注射液体的温度。心排出量与曲线下的区域成反比。应用冰生理盐水作一次性注射可增加信号与噪声的比例。但是，临床试验表明如使用室温生理盐水注射，测定数值的正确性仍很高。

心排出量随机械通气的周期而变化，一般应该在呼气末测定，并记录连续测定三次的数值，取其平均值。注射生理盐水时应注意速度，一般注射时间为 3~5 秒，并取决于所注射的液体量。

目前，热稀释法是在危重症患者中测定心排出量时最为常用的技术，但是这项技术有明显的缺点。该技术为创伤性检查，且价格较高，需要插入肺动脉导管，所获得的数据是间断性的。创伤性测定心排出量存在某些问题：①如存在感染的危险；②患者与医务人员之间可能传播某种传染病（如肝炎和 HIV）；③连续取血样使患者丢失大量血液；④血栓形成。故现在趋向于应用无创伤性监护。

胸部电生物阻抗技术，通过测定胸腔内血流的电阻抗变化（通常与动脉形状和血流速度改变有关）。从阻抗波形可测定估计的每搏容量，从而计算心排出量。但是这项技术在心律不齐、室间隔缺损、脓毒血症及部分高血压等患者中使用效果较差。

部分 CO_2 重复呼吸技术，其原理是肺内 Fick 方程式对 CO_2 的平衡：

$$心排出量 = VCO_2/(CvCO_2 - CaCO_2)$$

$CvCO_2$ 和 $CaCO_2$ 需要获得动脉和混合静脉血的标本。另一种方法是应用呼气末（潮气末）PCO_2 作为估计的 $PaCO_2$，部分重复呼吸 30 秒后可得到混合静脉血 PCO_2。全过程为自动计算，每隔数分钟可得到估计的心排出量。动物实验表明，该技术与热稀释法的相关系数为 0.91，但其临床实用价值尚待研究。

多普勒超声法为目前最有前途的无创伤性心排出量测定技术。以后可能用多普勒技术或其他技术进行无创伤性肺动脉压力和心排出量测定，取代传统的肺动脉导管技术。

【磁共振光谱镜（magnetic resonance spectroscopy，MRS）】

大运动量或低氧血症可导致 ADP、Pi 和乳酸的积累，以及 Pcr 和 pHi 的下降。PCr 的降低和 Pi 相应增加，提供了反映细胞内能量状况的一个方便指标（即：PCr/Pi 比例）。这一指标可作为骨骼肌、心脏和大脑等细胞生物能量状态的特异指标。PCr/Pi 比例几乎等于相伴随的线粒体呼吸控制以及磷的潜力。

过去测定磷的潜力或 PCr/Pi 需要破坏组织，并通过相应的生物技术来测定。应用 [32]P-磁共振光谱镜（MRS），理论上可以连续在低氧血症的患者中，以无创伤性方法准确监测 PCr、Pi 和 ATP。

MRS 的组成有：一个射电传输仪介导高频射电波进入组织，组织放入一个强磁场中。这些高频射电波为一定的原子核吸收，改变其空间方向。在其共振频率中，最大的能量传输到这些放射性核素。MRS 频谱中包括几个峰，每个峰与含有放射性核素核的不同分子相对应。峰的区域为共振原子核的全部区域，这一区域可定量分析所研究的化合物浓度。峰区域的变化和化学性移位，可用作细胞能量代谢的无创伤性测定。

MRS 的应用有一定的限制。MRS 测定的灵敏度取决于所研究的原子核浓度，目前所能测定的代谢物浓度约为 1mmol/L，故不能测定少量或微量的化合物，例如：激素和药物。现在 MRS 由于技术复杂、设备昂贵，故临床上还没有实际应用。

【胃张力计（gastric tonometry）】

1. 胃张力计的应用原理　在低氧血症时，通过水解无氧产生的 ATP，细胞内 H^+ 浓度增加。常常伴有组织内 CO_2 生成的增加。在 ICU 中现在可应用胃张力计来有效地监测组织中 PCO_2 的增加。胃张力计是一项相对无创伤性技术，通过一个充满液体的囊与胃（肠）黏膜之间的 CO_2 平衡，随后测定胃（肠）黏膜的 PCO_2。当氧代谢率由细胞呼吸商所决定时，组织正常产生 CO_2。而在低氧血症时，由于无氧代谢的缘故，CO_2 产生过多，大量 H^+ 在细胞质内累积，并被组织中的碳酸氢盐所缓冲，故胃张力计可用来监测细胞中的能量平衡，在细胞性低氧血症时组织中 CO_2 的增加。

胃肠道黏膜有一个重要特性，即在氧合状态良好的情况下不易发生创伤。这一现象部分与胃肠道黏膜的逆向微循环有关，此种特点下氧可从小动脉直接弥散到邻近的小静脉。毛细血管的弥散分流的结果则使小肠绒毛顶端的 PO_2 低于绒毛基底部的 PO_2。逆向血管系统是肾脏和内脏微循环的特征。这种系统有利于吸收溶质，但在低氧血症时则处于不利的地位。故有人称胃肠道和肾脏为"警惕的前哨器官"，因为在休克心排出量降低或在脓毒血症时，所释放出潜在的血管活性物质可使这些器官在早期出现功能损伤的表现。

胃张力计可直接测定胃肠黏膜的 pH，其原理为：①CO_2 可在组织中自由弥散；②胃肠道

腔内液体的 PCO_2 与其黏膜的 PCO_2 相平衡；③动脉血中的碳酸氢盐［HCO_3^-］浓度等于肠道黏膜的碳酸氢盐浓度。应用 Henderson-Hasselbalch 方程式可以计算出黏膜内的 pH（pHi）：

$$pHi = 6.1 + \log(HCO_3^- / \alpha \text{ tonometer } PCO_2)$$

式中 α 代表 CO_2 在血浆中的溶解度（α = 0.03）。

胃黏膜 pHi 降低和危重症患者较高的病死率之间存在一定的关系。有人测定过 ICU 患者的胃液 pHi，发现患者住院时的 pHi 如果 <7.32，则短期病死率为 37%（即在住院后 72 小时内死亡）。而 pHi >7.32 时短期病死率为 0。如将 pHi 的临床价值与乳酸浓度、TO_2 和 VO_2 相比，那么胃黏膜 pHi 有较高的灵敏度和可靠性。

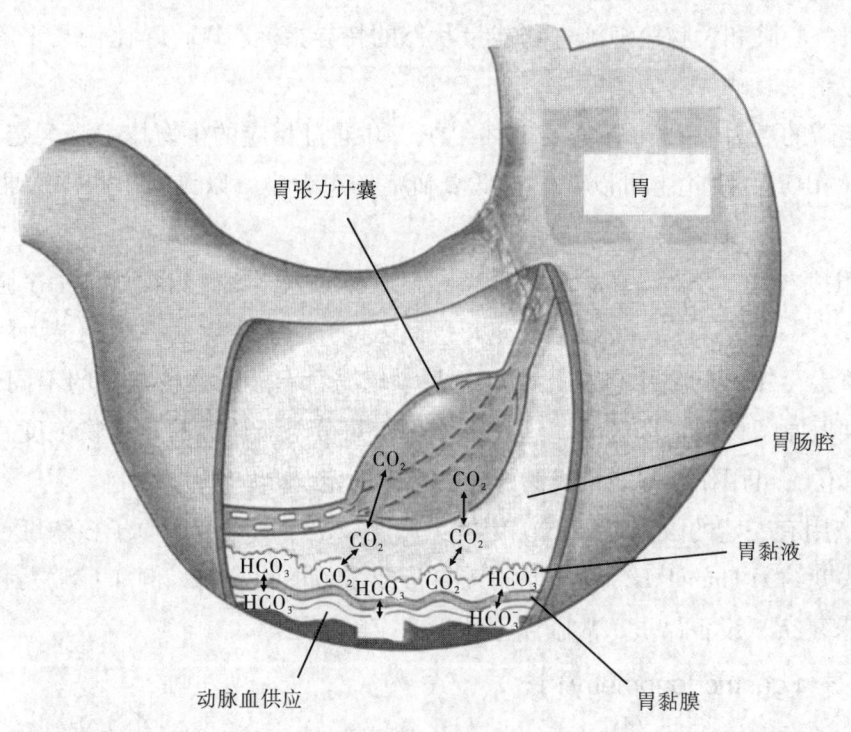

图 1-2-8　胃张力计

由一个插入胃腔内的充满液体的囊所组成。黏液层和液体的 CO_2 浓度向平衡，可直接测量组织中的 CO_2 浓度的变化（引自本章文献 1）

2. 胃张力计监测的临床意义

（1）判断危重症患者的预后　在感染性休克的治疗中，组织氧利用的效果是影响患者预后的主要因素。pHi 的监测可反应胃肠道组织的灌注情况。而反应心血管功能整体变化的常用指标：血压、心排出量等对判断组织灌注来说，不如 pHi 敏感。此外，多器官功能衰竭的患者，胃黏膜 pHi 和混合静脉血 pH 都比较低。所以，在预计脓毒血症患者的预后时，氧合指标中以 pHi 和动脉血乳酸最有价值，明显优于血流动力学监测或其他氧合指标。

在危重症患者中测定 pHi，早期发现 pH 的改变，有助于指导对危重症患者的抢救和治疗。如在心脏术后采取容量扩张的方法使 pHi 维持在高于 7.32 的水平，则胃黏膜低灌注率的发生率（即：pH <7.32）仅为 7%，而对照组可高达 56%。此外，在心肺复苏时应用 pHi 作为指标，可以预防内脏缺血并减少系统性缺氧。治疗中如维持适当的组织灌注和氧利用，可

明显提高心肺复苏的成功率，降低多器官功能障碍的发生率。所以在心肺复苏后 24 小时内监测胃黏膜 pHi，能提高关于未来脏器功能不全或衰减进展趋势的重要信息。

（2）早期发现微循环障碍 心力衰竭或低血容量可造成胃肠道微循环障碍，导致组织灌注不足、缺氧，因而产生胃肠道黏膜局部高碳酸血症、细胞内代谢性酸中毒和黏膜局部缺血，严重时造成黏膜损伤，其损伤程度与组织酸中毒的持续时间相关。长时间的胃肠道黏膜缺血可发生细菌移位，导致全身性感染、感染性休克及其他各种并发症，如：ARDS、肾功能衰竭和MODS 等。所以，判断胃肠道 pHi 是否适当，能协助临床医师对病情进行早期判断和及时干预。

（3）指导治疗 应用胃张力计监测 pHi 亦可以作为危重症患者液体管理和正性肌力药物应用的一项指标。在机械通气的患者中可作为撤机的一项指标。

总之，胃张力计局部监测与其他有创和无创监测方法对比研究表明：pHi 的下降，通常为严重疾患的最早迹象，而其余整体监测指标的变化，一般在数小时到数天以后才会出现。

【血液乳酸浓度】

正常人中，血液乳酸水平约为 0.5~2.2mmol/L；乳酸水平的增加为组织氧合不良的有力证据。当氧供应量不足时，不能维持适当的氧化磷酸化，组织将增加糖原的酵解来维持一定的 ATP 水平，此时组织内乳酸的水平将增加。体内某些细胞和组织，例如红细胞、肾脏髓质和眼内的部分组织，常规依赖于糖原酵解来获得能量。但这些组织的总乳酸生成量相当少，大约 40g/d。正常情况下，骨骼肌、脑、肠道和皮肤也产生少量的乳酸，在剧烈运动时，肌肉可产生大量乳酸，通过三羧酸循环或作为糖原异生的底物，乳酸可进一步氧化。这两个过程均需一定量的氧。在氧供应量不充分的情况下，则糖原酵解增加，此时乳酸会在组织中积累。

除缺氧外，其余几项原因也可以导致乳酸水平的增加。糖原酵解的速度超过三羧酸循环中丙酮酸利用能力时，乳酸水平也增加：例如碱中毒，过量应用胰岛素或儿茶酚胺释放过多，以及乙酰辅酶 A 水平降低（见于饥饿和糖尿病）等。脓毒血症时，代谢阻断了底物进入三羧酸循环，导致了丙酮酸的积累并使乳酸生成增多。最后，某些药物和化学物质，例如乙醇、甲醇、水杨酸盐和盐酸苯乙双胍（一种口服降血糖药物，已不再应用）等，可通过干扰糖异生而使乳酸水平增加。

肝脏能清除血循环中的大部分乳酸，实际上肝脏清除乳酸的能力，比周围组织生成乳酸的能力高数倍。因而、肝脏功能的任何损害都可以给血液中乳酸水平造成很大影响。此外，某一器官中生成的乳酸可为其他器官作为底物所利用。总之，除了氧合作用不良可影响乳酸水平外，其他多种因素也参与乳酸水平的调节。

对于一个血流动力学基本稳定的患者，如果有动脉血乳酸的增加，则可以认为是疾病严重性的一个指标，同时提示预后不良。这些患者中血液乳酸水平的增加，与其疾病的严重程度相关，也意味着在某特异的组织中存在着细胞功能不全。

第六节 危重症患者中组织合宜的氧合

患有组织气体交换功能障碍的患者，其治疗的目的在于改善组织的氧合作用。但是对这种治疗提出一个详尽的方案似乎不太现实，只能对改善组织氧合提出一个可行的指南及原则。

要使肺部得到适当的通气，首先要建立一个可靠的气道。如这些危重症患者的血流动力学状态不稳定，并伴有呼吸衰竭，则需要机械通气。如果患者的自主呼吸与机械通气能很好配合，则可以降低呼吸功，使血流从呼吸肌群转移到低灌注的器官中去。

危重症患者的重要治疗目标是使所有的器官维持适当的细胞氧合。微血管控制失常可导致毛细血管床开放异常、周围血管阻力的降低、心排出量分布不均以及某些器官过分灌注而其他器官则灌注不佳。应该有规律的监测血流动力学和氧合参数，急性危重症患者至少每6小时一次。应用肺动脉导管可评价适当的体循环氧输送，包括测定心排出量，用脉搏氧饱和度仪测定动脉血氧合，在"前哨器官"中应用胃张力计分析组织的氧合状况。可以应用动脉导管连续监测体循环血压和用于取动脉血作血气分析。系列测定 TO_2、VO_2、ERO_2 和胃黏膜 pHi 可为患者的氧合-代谢状态提供有价值的资料，为临床医师尽早采取治疗措施作出及时判断，以避免发生器官衰竭。如果患者的微循环功能没有受损害，患者可以在较低的 TO_2 时维持适当的组织灌注。此时如果应用多巴酚丁胺或其他儿茶酚胺制剂非但无益反而有害，因为这些药物可使微循环失去正常的自动调节功能。如果患者有局部器官灌注不良的表现，增加体循环的 TO_2 是有益的，但是这种治疗的目标，应该使 TO_2 充分满足所有器官的氧需要。临床上出现动脉血乳酸水平的迅速升高、pHi 数值降低并低于 7.25 以及器官功能的迅速恶化（例如肾功能和肝功能的恶化），则应该增加 TO_2。增加 TO_2 的措施有：补充液体或血液制品，应用滴注多巴酚丁胺等。通常多巴酚丁胺的注射速度为 5~10μg/（kg·min），这足以逆转 pHi 的降低，当然可能有个别患者需要较高的剂量。

ICU 中可以应用 dopexamine 来改善内脏的灌注。Dopexamine 的最大剂量为6μg/（kg·min）在脓毒症和急性呼吸衰竭的患者应用1小时后，心脏指数从4.0增至4.8L/（min·m^2）。胃黏膜 pHi 从7.21增至7.28。

（蔡柏蔷）

参 考 文 献

[1] Gutierrez G, Arfeen QA. Oxygen transport and utilization. In: Dantzker DR, Scharf SM eds. Cardiopulmonary critical care. 3rd, Philadelphia: WB Saunders Company, 1998, 173－209

[2] Dantzker DR. Tissue oxygen delivery. In: Dantzker DR, MacIntyre NR, Bakow ED eds. Comprehensive respiratory care. Philadelphia: WB Saunders Company, 1995, 156－171

[3] Guyton AC, Hall JE. Textbook of Medical Physiology. Philadelphia: WB Saunders Company, 1996, 501－523

[4] Ganong WF. Review of Medical Physiology. 7th, Norwalk Appleton & Lange, 1995, 608－614

[5] Dantzker DR, Foresman B, Gutierrez G. Oxygen supply and utilization relationship: A reevaluation. Am Rev Respir Dis, 1991, 143:675－679

[6] Doglio GR, Pusajo JF, Gadek JE, et al. Gastric mucosal pH as a prognostic index of mortality in critically ill patients. Crit Care Med, 1991, 19:1037－1040

[7] Gutierrez G, Brown SD. Gastric tonometry: A new monitoring modality in the intensive care unit. J Intensiv Care Med, 1995, 10:34－44

[8] Meyer J, Traber LD, Nelson S, et al. Reversal of hyperdynamic response to continuous endotoxin administration by inhibition of NO synthesis. J Appl Physiol, 1992, 73:324－328

[9] 蔡柏蔷. 红细胞 2,3-DPG 的测定及其在临床上的初步应用. 中华内科杂志, 1981, 20 (5):257

[10] 蔡柏蔷. 红细胞 2,3-DPG 和血氧亲和力（综述）. 国外医学（呼吸分册）. 1983, 1:22

[11] R F 施密特. 人体生理学. 北京：科学出版社, 1991, 569－582

[12] 邓希贤. 氧的运输见：穆魁津，林友华主编：肺功能测定原理与临床应用. 北京：北京医科大学. 中国协和医科大学联合出版社, 1992

第三章 呼 吸 衰 竭

第一节 呼吸衰竭的定义、病因、分类、分型和诊断

　　呼吸衰竭是临床上经常遇到的一种危重病症，实际上许多重症疾病均可发生呼吸衰竭，故呼吸衰竭实际上是一个综合征，而不是一个疾病。呼吸衰竭通常是由于肺通气不足、弥散功能障碍和肺通气/血流比例失调等原因，使静息状态下吸入空气时出现低氧血症和（或）二氧化碳潴留，从而引起一系列生理和代谢混乱的临床综合征。急性或慢性呼吸衰竭也是临床上危重患者死亡的一个重要原因。慢性阻塞性肺部疾病患者晚期常死于呼吸衰竭。肺炎患者的死亡原因，7% 以上为呼吸衰竭。美国重症监护病房（ICU）的患者中，每年约有 34% 因呼吸衰竭而接受机械通气治疗，总数达 50 万人。急性呼吸衰竭（acute respiratory failure，ARF）患者，如果原先无心肺疾患或系统疾病，存活率可超过 85%，健康老人（>80 岁）患急性呼吸衰竭后，生存率也接近 85%。然而，多器官功能障碍综合征（MODS）或原先有肝、肾、或慢性肠胃道疾病伴营养不良者，其预后较差。其中约 17% 的患者需要机械通气治疗，这些患者中，年龄较大的只有 9% 的存活率，年轻者也不过 36%。表 1-3-1 列举了急性呼吸衰竭的临床特征和预后。

表 1-3-1 急性呼吸衰竭的常见原因和预后

常见原因	发生率（%）	生存率（%）
急性呼吸窘迫综合征（ARDS）	7	60
心源性肺水肿	16	60
心肺骤停	10	20
慢性阻塞性肺疾病（COPD）	12	65
中枢神经系统疾病（外伤、脑卒中、出血）	11	60
药物过量	7	95
代谢性昏迷	8	30
神经肌肉疾病	8	36
肺炎	10	38
哮喘	<1	90
其他	10	50

　　呼吸衰竭是一种功能性疾病，由影响肺功能的多种病理情况所致，这些病理改变使肺功能不能维持正常的 PaO_2 或排出 CO_2。呼吸衰竭可为急性或慢性表现，取决于疾病过程的病理，病理生理和治疗反应。通常急性和慢性呼吸衰竭取决于动脉血气分析，但是临床上不一

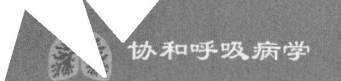

定与这些血气分析的数据相符合。

【呼吸衰竭的定义、病因和分类】

（一）呼吸衰竭的定义　迄今尚无公认的呼吸衰竭定义。当前国外大多数呼吸内科权威教科书，将呼吸衰竭定义为：当呼吸功能损伤到气体交换不能维持正常的动脉血气水平，动脉血氧分压（PaO_2）降低和（或）动脉血二氧化碳分压（$PaCO_2$）增高并超越正常范围时，即有呼吸衰竭存在。通常血气诊断标准是在海平面、静息状态及呼吸空气的情况下，$PaO_2 <$ 60mmHg（6.7kPa，1kPa = 7.5mmHg），和（或）$PaCO_2 > $45mmHg（6kPa）。但是美国2008年出版的"肺脏病学"（Fishman's pulmonary diseases and disorders）则将高碳酸性呼吸衰竭定义为 $PaCO_2 > $45mmHg，而低氧性呼吸衰竭定义为当吸氧浓度≥60%时，$PaO_2 < $55mmHg。2006年11月美国国立心、肺、血液学会（NHLBI）和WHO发表的"慢性阻塞性肺疾病全球创议"（Global Initiative for Chronic Obstructive Lung Disease，GOLD）修订版中把呼吸衰竭定义如下：在海平面呼吸空气的情况下，PaO_2 小于8kPa（60mmHg）伴有或不伴有 $PaCO_2 > $6.7kPa（50mmHg）。

然而，必须指出：这些血气分析指标并不是硬性规定，指标是为临床服务的，应该结合患者的病史、体征和其他实验室检查结果进行综合评估。一般而言，如果患者失去对体内器官提供充分的氧合能力或通气能力的情况下，则可以认为患者可能了发生呼吸衰竭。对于发生急性呼吸衰竭的患者，临床上需要进行紧急处理，包括：紧急气道管理、机械通气治疗和稳定循环功能。其后的临床任务有：呼吸衰竭病因的鉴别诊断、根据临床和实验室结果制定治疗计划、对患者进行呼吸监护，必要时进行右心导管检查。

（二）呼吸衰竭的病因　呼吸衰竭的病因繁多，脑、脊髓、神经肌肉系统，胸廓或胸膜，心血管，上气道、下气道和肺泡，其中任何一个环节的异常均可导致呼吸衰竭。临床上通常引起急、慢性呼吸衰竭的主要病因有：

1. 气道阻塞性疾病　①急性病：如会厌炎、喉水肿、气道内异物、细支气管炎、支气管哮喘；②慢性病：如慢性阻塞性肺部疾病，其中包括慢性支气管炎、肺气肿，以及睡眠呼吸暂停综合征、支气管扩张等。

2. 肺实质浸润性疾病　①急性病：各种原因引起的肺炎、结缔组织疾病合并肺间质病等；②慢性病：结节病、肺尘埃沉着病、弥漫性肺间质纤维化，包括特发性肺间质纤维化和其他各种原因引起的肺间质纤维化。

3. 肺水肿性疾病　①心源性：心肌梗死、二尖瓣或主动脉瓣疾患、左心衰竭；②肺泡-毛细血管膜通透性增加：各种原因引起的休克、海洛因中毒、吸入化学物质、败血症、急性呼吸窘迫综合征（ARDS）等。

4. 肺血管疾病　①急性病：肺血栓栓塞、空气、脂肪栓塞等；②慢性病：肺血管炎、多发性微血栓形成等。

5. 胸壁与胸膜疾病　①急性病：气胸；②慢性病：脊柱后侧凸、胸膜纤维化、胸腔积液等。

6. 神经肌肉系统疾病　①脑部：镇静药和麻醉药的应用、脑血管疾病、感染、肿瘤；②外周神经：多发性神经炎、多发性脊髓炎；③肌肉：肌萎缩症、重症肌无力、肥胖和吉兰-巴雷综合征（急性炎症性脱髓鞘性多发性神经病）等。

（三）呼吸衰竭的分类　虽然临床上有许多疾病可以引起呼吸衰竭，按照其原发异常改变对呼吸系统的效应，通常能将上述各种疾病分类如下：

1. 中枢神经系统的异常 药物的作用、结构病变和代谢疾病对中枢神经系统的影响，均可导致中枢呼吸驱动的抑制，可产生低通气综合征和高碳酸血症，临床上可为慢性或急性呼吸衰竭的表现。麻醉药物或其他镇静药物的过量是呼吸衰竭的常见原因。最常见的是急性中毒，长期应用某些制剂（如：美沙酮），可产生慢性高碳酸血症呼吸衰竭。"结构型"的中枢神经系统异常所产生的高碳酸血症，其常见疾病有脑膜脑炎、局部的肿瘤或髓质的血管异常或影响髓质控制系统的卒中。通常呼吸衰竭伴有其他神经系统的异常临床表现。各种代谢异常通过抑制呼吸中枢而产生高碳酸血症。常见原因有：黏液性水肿、肝功能衰竭和晚期尿毒症。除此之外，中枢神经系统的 $PaCO_2$ 升高可使中枢神经系统进一步抑制，并促使 CO_2 潴留。例如，慢性代谢性碱中毒时，常有 $PaCO_2$ 的升高，其原因常与利尿剂的应用有关。

2. 周围神经系统或胸壁的异常 各种周围神经系统疾病，神经肌肉疾患和胸壁的异常，常伴有高碳酸血症和低氧性呼吸衰竭。这类疾病主要特征是患者不能维持适当的每分钟通气量水平以排出机体所产生的 CO_2，且常伴随有呼气肌群的损害，肺不张和吸入性肺炎。神经肌肉疾病所致高碳酸血症呼吸衰竭的常见原因是吉兰-巴雷综合征、重症肌无力、多发性肌炎、肌萎缩和代谢性肌肉疾病。除此之外，急性脊髓灰质炎和创伤性脊髓损伤也常伴有高碳酸血症。药物所致的高碳酸血症，其原因包括应用去极化和非去极化的麻醉制剂，尤其在应用皮质激素时，（如：处理哮喘持续状态）、重症肌无力治疗时出现胆碱能危象，肌无力的患者应用氨基糖苷类抗生素等。胸壁异常是呼吸衰竭另一类常见的呼吸衰竭原因。常见有：严重的脊柱侧弯，连枷胸、广泛的胸廓成形术和重度肥胖等。

上述各种原因所致的呼吸衰竭，其失同特点为吸气肌群的衰弱或胸廓活动程度受限制，从而造成潮气量的降低。患者最初可通过增加呼吸频率来代偿潮气量的降低，以维持一定的每分通气量，但随着病情进展，最终仍导致每分通气量降低。此外，患者的叹气功能也受损，加上潮气量的减少，导致肺不张的发生和肺顺应性的降低。肺顺应性的下降则使潮气量进一步减少和呼吸功的增加。因此造成通气量下降，而另一方面由于 VD/VT 的增加（原因为肺不张等），使患者的通气需要增加。通气供应和通气需要之间产生了明显的失衡，从而造成高碳酸血症更进一步，由于延髓反射机制受损及呼吸肌群的受累，造成咳嗽功能障碍，造成吸入性肺炎和继发性的低氧血症。

除上述原因外，由于胸廓形态异常（如脊柱侧凸等）可造成呼吸功增加，造成呼吸肌群氧耗量增加，呼吸肌群的总氧耗量比例也增加。

3. 气道的异常 上气道或下气道的阻塞性疾病，均为慢性高碳酸血症的常见原因。上气道阻塞的病因有：急性会厌炎、异物吸入、气管内肿物和气管狭窄等。引起下气道阻塞的疾病有：慢性阻塞性肺疾病（COPD）、哮喘和晚期囊性肺纤维化。气道的狭窄可导致跨胸壁压力梯度的增加，从而需要吸气气流的增加。呼吸功的阻力成分增加，并伴有氧耗量的增加。此外，潮气量下降和死腔通气增加可发生呼气肌群衰竭，其结果产生浅而速的呼吸类型。最后某些疾病中（如哮喘或 COPD 加重期），可发生气体陷闭和肺过度充气，导致膈肌扁平和膈肌功能受损。

4. 肺泡异常 这类疾病中，常见临床病因有心源性和非心源性肺水肿、弥漫性肺炎、广泛的肺出血、胃内容物吸入和溺水。弥漫性肺泡内充填，造成了一个大量的右向左分流，如同肺血流通过一个无通气或通气不佳的肺区。此外，伴随存在的肺间质水肿可损害肺-毛细血管膜的弥散功能，进一步损伤混合静脉血的氧合。

以肺泡内充填为特征的急性、广泛的肺疾病，通气需要明显增加，其原因有：低氧血症、VD/VT的增加、呼吸功的弹性成分增加（因肺顺应性降低）、呼吸功的阻力成分也增加（因气道狭窄和气道反应性的增加），呼吸中枢的神经驱动增加（由于肺实质迷走神经纤维的调节）。一方面是通气需要的增加，另一方面却由于肺泡内充填、肺弹性降低、呼吸肌疲劳、膈肌功能受损而造成了通气供应的下降，这种失衡造成了高碳酸血症。

【呼吸衰竭的分型】

"呼吸衰竭"是一病理生理学诊断术语，随病因、病变性质及病程的发展阶段不同，其主要病理生理改变和血气特点有所不同。临床上根据病理生理的不同类型、有无二氧化碳潴留等，将需要机械通气治疗的呼吸衰竭患者，划分为四大类型（图1-3-1）：①低氧性呼吸衰竭，主要或全部表现为低血氧症，通常为肺内分流（Qs/Qt）增加和肺泡通气/血流（V/Q）比例失调所致；②通气衰竭，主要表现为高碳酸血症，主要是呼出CO_2障碍，是一种肺泡通气（V_A）降低所致；③肺不张型呼吸衰竭，是一种围手术期呼吸衰竭；④低灌注型呼吸衰竭，即休克型呼吸衰竭。实际上，将呼吸衰竭划分为这四种类型的呼吸衰竭，完全是人为的，但是有利于临床医师了解其相应的病理生理和常见的临床表现。也利于掌握相应的临床措施。

1. 低氧性呼吸衰竭（hypoxic respiratory failure，HRF）　通常也称Ⅰ型呼吸衰竭或换气性呼吸衰竭，血气特点是$PaO_2 < 60mmHg$，$PaCO_2$正常或降低。主要病理生理机制是肺内分流（Qs/Qt）增加和肺泡通气/血流（V/Q）比例失调。重症急性呼吸衰竭患者则往往存在明显的右向左的肺内分流增加，称为急性低氧性呼吸衰竭（acute hypoxaemic respiratory failure，AHRF）。其原因主要是肺泡腔内充满水肿液或者肺泡塌陷所致，因而对氧气治疗效果不佳。弥散功能障碍只是在$PaO_2 < 50mmHg$时才参与作用。其总肺泡通气量正常或增加。常见于支气管炎、肺气肿、肺泡纤维化、支气管哮喘、肺炎、心源性肺水肿、ARDS、肺泡出血综合征及肺不张等疾病。这种难治性低氧血症常常伴有肺泡通气和每分通气量（V_E）的增加以及$PaCO_2$降低。但是，随着病情的进展或者持续，可以发生呼吸肌群的衰竭，从而导致肺泡通气量的下降和$PaCO_2$增加。

2. 高碳酸-低氧性呼吸衰竭（hypercapnic-hypoxic respiratory failure，HHRF）　也称Ⅱ型呼吸衰竭，主要是有效肺泡通气量不足，血气特点除低氧血症外，$PaCO_2 > 45mmHg$。进一步可分为两个亚型：①总肺泡通气量下降，多发生于神经肌肉系统所致呼吸动力障碍而肺实质正常的患者；②净肺泡通气下降，两上肺区灌注进一步减少，形成类似死腔效应，不能进行正常的气体交换，尽管总通气量无改变，但有效肺泡通气量却明显减少。常见病因是慢性阻塞性肺部疾病。

3. 肺不张型呼吸衰竭　即围手术期呼吸衰竭（perioperative respiratory failure），现称为Ⅲ型呼吸衰竭，围手术期呼吸衰竭通常是肺不张所致。一般而言，这些患者中，由于异常的腹部情况使呼出气的肺容积（功能残气量，FRC）低于增加的关闭容积，因而导致肺下垂部位的肺泡出现进行性塌陷。其结果常常导致Ⅰ型急性低氧性呼吸衰竭（AHRF）。

把这一肺不张类型的呼吸衰竭，作为临床上一种特殊的呼吸衰竭类型来处理，其主要目的是为了引起临床的注意，预防在手术后发生肺泡塌陷、FRC降低以及在肺容积增加的情况下发生气道的异常关闭，从而产生呼吸衰竭。由于许多Ⅰ型和Ⅱ型呼吸衰竭患者也可能存在这一类似情况，所以设法减少肺不张所致的呼吸衰竭发生，是临床上处理所有呼吸衰竭患者时所必须考虑的问题之一。临床上常常需要采取的处理措施如下：①每1~2小时改变体位，从仰卧位转换为侧卧位；积极采取胸部理疗，勤从气道内吸痰；②保持35°~45°的端坐体位，以减少腹部的压迫；③机械通气时加用叹气（sighs）、CPAP、PEEP等模式，使呼气末肺容量高于关闭容量（CV）；④特别关注切口疼痛以及腹痛的处理，镇痛和降低腹压。

4. 低灌注状态所致的Ⅳ型呼吸衰竭　临床上某些机械通气治疗的患者并不属于上述3种类型的呼吸衰竭分类，尤其是低灌注状态的患者。Ⅳ型呼吸衰竭常见于心源性休克、低容量休克或脓毒性休克患者，而并未发生肺部病变。对这些呼吸困难的患者进行通气治疗的原因往往是为了稳定气体交换和通过减少呼吸肌群作功来降低心排出量的消耗，直到低灌注状态得以纠正为止。Ⅳ型呼吸衰竭患者的撤机相对较为简便，当休克纠正，患者恢复自主呼吸并且拔除气管插管后，即可撤机。

根据临床经过，呼吸衰竭又可分为3种情况：

1. 急性呼吸衰竭　既往无慢性呼吸道疾病患者，从中枢神经系统到肺泡之间任何急性损伤和功能障碍均可致急性呼吸衰竭，通常在数分钟到数小时内发生。同样可分为Ⅰ型和Ⅱ型。

2. 慢性呼吸功能不全发展的慢性呼吸衰竭　早期可呈Ⅰ型特点，为低氧血症和呼吸性碱中毒；晚期发展到Ⅱ型，但进展缓慢，发生在几日或更长的时间内，体内已充分代偿。除PaO_2进一步下降外，$PaCO_2$升高，HCO_3^-增加。

3. 慢性呼吸衰竭的急性发作　多见于慢性阻塞性肺部疾病患者，在低氧血症或低氧血症合并高碳酸血症的基础上，PaO_2进一步下降，$PaCO_2$明显升高，酸碱代偿机制不充分，pH改变明显，常伴有复合性酸碱紊乱。

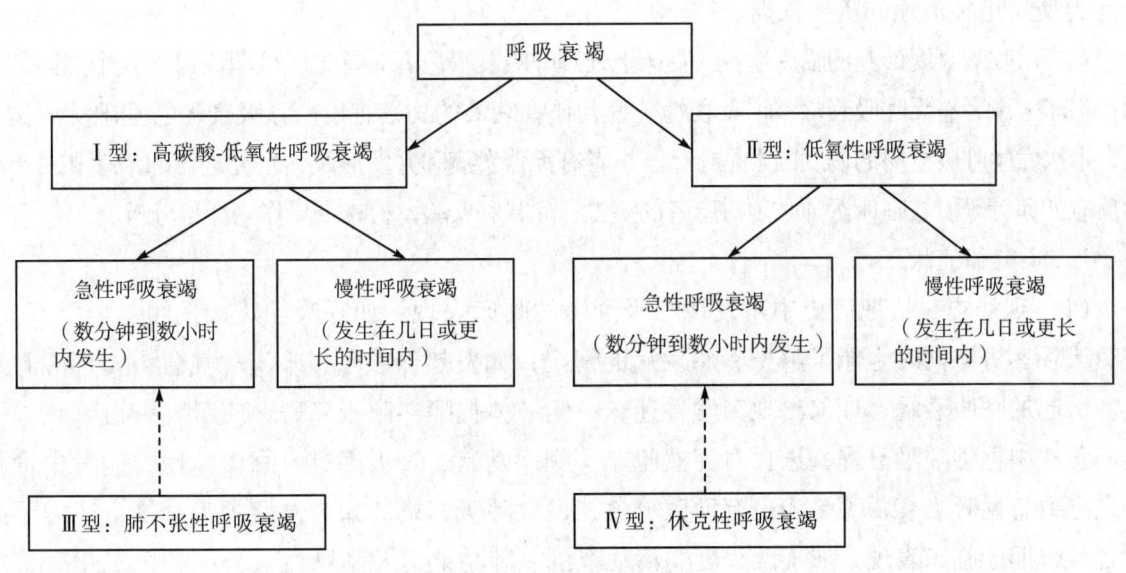

图 1-3-1　呼吸衰竭的分型

【呼吸衰竭的诊断】

（一）呼吸衰竭的临床表现　早期轻症呼吸衰竭不易发现，中、重度呼吸衰竭诊断比较容易。根据呼吸衰竭的定义，临床表现并结合动脉血气分析，在综合判断的基础上，可以作出确切的诊断。最好包括其病因、类型和程度，以及相关的肺功能、酸碱改变和氧运输等情况，以便指导治疗和估计预后，以下几方面可作为临床诊断的参考：

1. 导致呼吸衰竭的基础疾病和临床表现

2. 低氧血症的表现　主要为呼吸困难和发绀。呼吸困难是最早出现的临床症状，随呼吸功能的减低而加重，可以有呼吸频率及节律的改变，辅助呼吸肌参与时可有"三凹征"，也可表现为呼吸浅速、点头样呼吸等。进入二氧化碳麻醉后，呼吸困难表现可能不明显。发绀是缺氧的典型症状。

3. 神经精神症状　缺氧和二氧化碳潴留均可引起神经精神症状，急性缺氧可出现精神错乱、狂躁、昏迷、抽搐等。慢性缺氧只表现为智力、定向力障碍。二氧化碳潴留主要表现为中枢神经系统抑制。$PaCO_2 > 80mmHg$（10.7kPa）时，患者有表情呆滞、精神错乱。$PaCO_2 > 120mmHg$（16kPa）时，患者进入昏迷，对各种反射均无反应。"肺性脑病"为二氧化碳潴留的典型临床表现。

4. 循环系统症状　有心率增快、心排出量增加，血压上升，心律失常。如缺氧加重，心肌可受累，此时心排出量减少、血压下降，可导致循环衰竭。另外，二氧化碳潴留使血管扩张，皮肤温暖、红润、多汗。

5. 消化系统和肾功能的改变　缺氧可使肝细胞变性坏死，导致血清谷-丙转氨酶升高；严重缺氧和二氧化碳潴留可导致胃肠道黏膜充血、水肿或应急性溃疡，可发生呕血、便血。严重的缺氧可损害肾功能，出现少尿、无尿，甚至急性肾功能衰竭。

6. 值得警惕的呼吸衰竭的早期表现　①睡眠规律倒转；②头痛，晚上加重；③多汗；④肌肉不自主的抽动或震颤；⑤自主运动失调；⑥眼部征象：球结膜充血、水肿，是反映$PaCO_2$升高的敏感征象。

动脉血气测定：动脉血气和酸碱指标的测定是确定诊断、判断病情轻重呼吸衰竭和酸碱紊乱类型及指导治疗的重要依据。

（二）呼吸衰竭诊断的临床途径　临床上处理呼吸衰竭患者时首先应该明确以下几个方面的问题：临床上患者有无呼吸衰竭、呼吸衰竭分型、呼吸衰竭的病情程度、呼吸衰竭的基础疾病是什么、本次发生呼吸衰竭的诱发因素是什么、患者有无伴发症和并发症及其已经进行的治疗和对治疗的反应如何等等。故临床医师必须对患者的病史、症状和实验室检查结果作一详尽分析。

1. 病史和症状

（1）现病史　从现病史中可发现呼吸衰竭的临床表现：如呼吸困难、发绀、烦躁不安、嗜睡或昏迷等。同时也能了解患者原发病的情况：如发热伴咳嗽、咳痰、气急，要考虑肺部炎症引起的呼吸衰竭；如果出现突发昏迷，一侧肢体偏瘫伴呼吸障碍，应考虑脑血管意外引起的急性中枢性呼吸衰竭；进食时突然呛咳、颜面发紫、呼吸困难、意识障碍，应考虑食物窒息导致急性呼吸衰竭等。病史有助区分急、慢性呼吸衰竭。如为慢性呼吸衰竭，还需了解患者缓解期的临床表现，如气急程度、活动范围、肺功能以及动脉血氧分压和二氧化碳分压值，以判断是慢性呼吸衰竭稳定期或者急性加重。还可以根据患者并发症的表现：如有无呕血、黑便等消化道出血症状，尿少、水肿等肾脏功能不全表现，以判断病情轻重。通过病史可显示诱发因素，如肺部感染诱发COPD加重，接触过敏源导致支气管哮喘发作，手术诱发COPD急性发作等。现病史还应注意经过何种治疗、治疗反应如何。

（2）既往史　既往史可显示基础疾病，详细询问患者的既往病史往往可以给呼吸衰竭的诊断带来意想不到的结果。作者既往曾经处理过一例急性呼吸衰竭的患者，患者在其他医院一直按"支气管哮喘"治疗，但疗效不佳。来急诊室时患者由于二氧化碳严重滞留，已经处于昏迷状态。仔细向家属询问病史，得知患者每次"哮喘"发作均与体位有关，故对"哮喘"的诊断发生疑问。此外查体也发现患者有典型的吸气性呼吸困难，提示上气道阻塞。后来影像学检查证实患者在气管正上方有一肿物，肿物带蒂，并可随体位活动。患者经急诊手术患者完全康复。仔细询问过去史也可发现患者伴发病的一些情况，如糖尿病、冠心病、高血压及贫血等。

（3）个人史　个人史资料可提供诊断和鉴别诊断的临床资料，如长期吸烟史要考虑COPD的可能，有过敏史者要想到支气管哮喘诊断的可能，接触粉尘史要考虑职业性肺病，有酗酒史要注意与肝性脑病鉴别。

2. 体征　临床上处理呼吸衰竭患者时，除了观察呼吸衰竭的体征外还要注意患者基础疾病的体征及并发症和伴发症的体征。①呼吸衰竭体征：要注意观察患者的神志改变、呼吸频率和节律，有无发绀，有无端坐呼吸、三凹征、张口抬肩等呼吸困难的表现，胸腹矛盾呼吸提示呼吸肌疲劳，呼吸不规则提示中枢性呼吸衰竭；②基础疾病体征：桶状胸常常提示患者可能患有COPD，两肺哮鸣音则表明患者可能是支气管哮喘或喘息性支气管炎患者，一侧肢体偏瘫提示脑血管意外，下肢软瘫考虑吉兰-巴雷综合征；③诱发因素体征：发热伴肺部湿性啰音往往提示肺部感染，一侧胸廓饱满、叩诊为鼓音伴呼吸音低下或消失则提示气胸；④并发症体征：有无休克、心律失常、心力衰竭和肺性脑病，有无黄疸、水肿、皮肤淤斑和脏器出血等；⑤伴发症体征：如贫血、高血压、脑梗死后遗症表现等。

3. 实验室和辅助检查　血、尿、粪常规、动脉血气、血电解质、心肝肾功能、痰培养、心电图、胸片等应视为临床上必须检查的项目。肺功能、血培养、细胞免疫、肿瘤标志物测定等可作为酌情选择项目。临床应针对不同的目的，围绕患者的诊断、基础疾病、诱发因素、病情轻重、并发症和伴发症等开展相关必要的检查项目。①为明确临床诊断：首先要明确呼吸衰竭诊断，动脉血气检查是必需的；②为发现患者的基础疾病：如胸片、肺功能检查有助于发现COPD，而D-二聚体、胸部螺旋CT或磁共振、肺通气/灌注显像和CT肺动脉造影等检查有助于发现或排除肺栓塞，头颅CT、磁共振或脑脊液穿刺检查有助于脑血管疾病等神经系统疾病的发现；③为明确诱发因素：胸部X线可发现肺部炎症或气胸，痰细菌培养和药敏试验可了解细菌感染及其耐药情况；④为判断病情轻重：动脉血气、胸片、血液生化等指标有助于病情轻重的判别；⑤为了解伴发症和并发症情况：酌情选择糖代谢指标、电解质、肝肾功能、出凝血功能、多导睡眠监测和心脏超声检查等；⑥为疗效评估和不良反应监测：复查血气指标、胸片、血常规，进行血药浓度监测和肝肾功能电解质的密切随访等。

第二节　通气供应与通气需要

目前有一种有用的理论假设有助于了解高碳酸性呼吸衰竭的病理生理基础，即通气供应和通气需要（ventilatory supply versus demand）的关系（图1-3-2）。

【通气供应与通气需要的关系】

通气供应是指机体能维持最大的自主通气而不发生呼吸肌群衰竭；通气供应也称之为最大持续通气（maximal sustainable ventilation，MSV）。通气需要是指当通气需要量保持不变时，使$PaCO_2$保持恒定的自主每分通气（假定CO_2生成量保持稳定）。

正常情况下，通气供应大大超过通气需要。因而在运动时，虽然每分通气需要量发生巨大变化，但不会产生高碳酸血症。肺部疾病时，在通气需要对MSV产生影响之前，已可能存在明显的异常。此后，则会发生高碳酸血症。当通气需要超过 MSV 时，$PaCO_2$ 则增加。通常，MSV 约等于最大自主通气量（maximal voluntary ventilation，MVV）的一半。体重 70kg 的成人，MVV 为 160L/min，则 MSV 为 80L/min，基础情况下，每分通气量为 6～7L/min。[90ml/（kg·min）]。正常情况下，MSV 比静息状态下的每分通气量高 10～15 倍。疾病状态下，每分通气量的需要可能接近 MSV 的低值。MSV 的进一步降低则可导致通气需要超过通气供应和发生高碳酸血症。

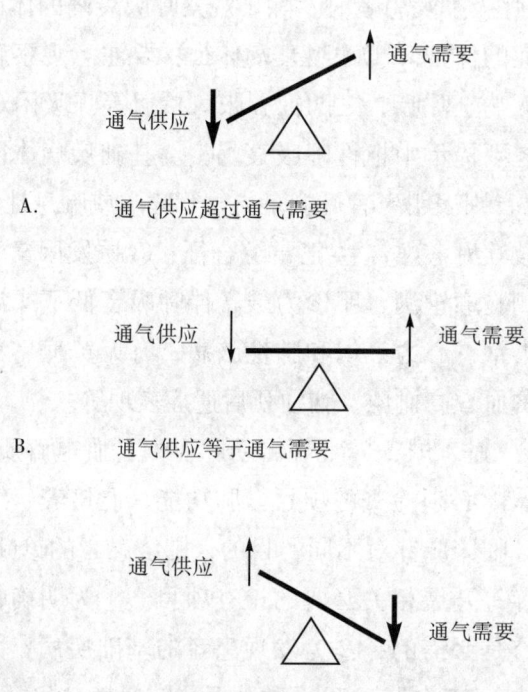

图 1-3-2　通气供应（最大持续通气）和通气需要之间的关系

A. 正常：通气供应大大超过通气需要保持生理"贮备"；B. 通气供应降低和通气需要增加（如：急性哮喘发作），存在有"边缘状态"的呼吸衰竭；C. 通气需要超过通气供应（如：COPD 患者发生脓毒血症），发生呼吸肌群衰竭和高碳酸血症呼吸衰竭

【通气供应的影响因素】

（一）通气供应降低的影响因素　呼吸中枢系统传出神经的任何损伤均能降低通气供应（表 1-3-2）。多种疾病可影响和产生传出途径的异常（如膈神经和呼吸肌群疾病，有些可造成呼吸肌群的衰竭）。

（二）通气需要增加的影响因素　通气需要可用下列方程式来表示：

$$VE = K \times (VO_2 \times RQ) / [PaCO_2 / (1 - VD/VT)]$$

式中：V 为每分通气量，VO_2 氧消耗量，RQ 为呼吸商，VD 为死腔容量，VT 潮气量。任何影响方程式右侧的因素均可能导致通气超过通气供应（表 1-3-3）。

表 1-3-2　通气供应下降的因素

因素	临床举例
1. 呼吸肌群强度的降低	
呼吸肌群疲劳	急性呼吸衰竭恢复期，呼吸频率增加，吸气时间增加
失用性萎缩	长时期的机械通气，膈神经受损
营养不良	缺乏蛋白热量
电解质异常	血清磷或钾浓度降低
动脉血气异常	$PaCO_2$ 增加，pH 下降，$PaCO_2$ 降低
膈肌脂肪浸润	肥胖
膈肌长度-张力关系的不良变化	因过度充气引起横膈变平
2. 肌肉能量需要增加或肌肉的血流供应降低	
呼吸功的弹性因素增加	肺或胸顺应性降低，呼吸频率增加
呼吸功的阻力因素增加	气道阻塞
横膈的血流供应降低	休克、贫血
3. 运动神经功能下降	
膈神经输出降低	多发性神经病，吉兰-巴雷综合征，膈神经横断或受损，多发性肌炎
神经肌肉传导降低	重症肌无力，应用肌松剂
4. 呼吸功能下降	
气流受限	支气管痉挛，上气道阻塞，气道内大量分泌物
肺容量减少	肺叶切除，大量胸腔积液
其他限制性疾患	疼痛限制吸气，因肠梗阻所致的腹胀，腹腔积液或腹膜透析

表 1-3-3　通气需要增加的疾病

因素	临床举例
VD/VT 增加	急性哮喘、肺气肿、ARDS 晚期、肺栓塞
氧耗量增加	发热、脓毒血症、创伤、寒战、呼吸功增加、严重肥胖
呼吸商增加	大量进食碳水化合物
$PaCO_2$ 下降	低氧血症、代谢性酸中毒、焦虑、脓毒血症、肾功能衰竭、肝功能衰竭

第三节　急性低氧性呼吸衰竭

　　低氧性呼吸衰竭（HRF）为严重的动脉低氧血症（$PaO_2 < 60mmHg$），常常不能用增加吸氧浓度（即 $FiO_2 > 0.5$）来纠正。$PaO_2 < 60mmHg$ 和 $FiO_2 > 0.5$ 两者均为人为的水平，但两者代表了临界生理指标。PaO_2 为 60mmHg 时，只有80%的血红蛋白达到饱和，PaO_2 如再稍有下降，动脉血氧含量将显著降低。在这种情况下，患者的氧贮备相当少，且容易出现临床症状。

FiO_2 为 0.5，这是患者无需用特殊面罩或气管插管，也是患者无需入 ICU 的最高吸氧浓度，该浓度的氧气能较容易地进入气道。此外，FiO_2 为 0.5 时，通常也能纠正高碳酸-低氧性呼吸衰竭所致的低氧血症，当然在这些病理情况下，右向左的分流并不占主要地位。如果低氧血症能通过 FiO_2 为 0.5 来解决，则患者的治疗就相对简单。然而在急性呼吸衰竭时较低的 PaO_2 是由大量的右向左分流分致，因而增加 FiO_2，PaO_2 的增加相当微小，结果使肺泡-动脉氧分压差 P（A-a）DO_2 显著增加，并且 PaO_2/FiO_2 的比率仍然很低（通常 < 200mmHg）。实际的 PaO_2 依赖于旁路通过气体-交换部分肺血流的量、肺泡内氧分压（FiO_2）和混合静脉血氧分压。在无大量右向左分流的情况下，因心排血量下降所致 PaO_2 的改变或代谢的增加，也可导致 PaO_2 的显著下降。大部分患者中根据计算所得的右向左分流在 25%~50%。

【急性低氧血症的病因和发病机制】

（一）急性低氧血症的病因和分类

1. 常见疾病　急性低氧性呼吸衰竭的常见疾病如下：①急性呼吸窘迫综合征（ARDS）；②肺炎：大叶性肺炎、多叶性肺炎；③肺栓塞；④肺不张（急性、叶段性肺不张）；⑤心源性肺水肿；⑥肺创伤或肺泡出血、Goodpasture 综合征、系统性红斑狼疮合并急性狼疮性肺炎等。

2. 急性低氧性呼吸衰竭的影像学分类　这些疾病的氧合功能障碍通常可以用其放射学检查发现来进行分类，可以为诊断和处理提供重要的依据。肺部塌陷（肺不张）、弥漫性或斑片状肺实质病变、肺水肿，局部或单侧肺的浸润阴影和胸部 X 线表现正常等可以为常见低氧血症类型（表1-3-4）。

表 1-3-4　根据胸部 X 线表现对氧合衰竭进行分类

类型	胸部 X 线片正常	弥漫性病变	肺叶病变	单侧肺病变
病 因	心内分流	支气管肺炎	肺梗死	吸入性肺炎
	肺血管分流	支气管肺发育异常	肺闭塞（肺淹溺）	胸膜病变
	动静脉畸形	肺出血	大叶性肺炎	肺部肿块
	肝硬化	ARDS		肺梗死
	肺栓塞	肺水肿		主支气管插管
	气胸	吸入性肺炎		黏液栓塞
	头部创伤			肺挫伤
	混合静脉血氧饱和度下降			复张性肺水肿对侧肺气胸
	肥胖/气道关闭			肺水肿
				肺炎

（1）肺不张　肺不张有多种形态学类型和发生机制。正常人如果在低于潮气量的情况下进行浅表呼吸，局部也可以出现微小肺不张。肺部局部膨胀不全可能加重上述现象，从而造成盘状肺不张，其原因有胸腔积液或者膈肌功能障碍。微小肺不张和盘状肺不张常见于肺部的下垂部位。肺叶的塌陷通常与分泌物滞留造成的气道阻塞、气管插管位置不当或者气管内肿块等因素有关，这些原因可造成肺泡内气体吸收从而产生肺不张。某些患者可能与支气管外压迫或局部低通气相关。患者如果长期卧床以及上腹部手术后，常常可以发生微小肺不张

和盘状肺不张。

急性肺不张的潜在后果是气体交换的恶化，易发生肺炎和增加呼吸功。如果支气管突然发生阻塞，则 PaO_2 可以在几分钟到数小时急剧降到最低点，但是通过低氧性血管收缩和增加局部肺血管阻力，数小时至数日后，PaO_2 可逐渐得到改善。患者低氧血症的临床表现取决于低氧性血管收缩的反应、肺不张发生的速度以及累及的肺组织的容积。如果肺不张发生的部位较小、发生速度较慢，则临床上可能无低氧血症的表现。

影像学检查很难发现弥漫性微小肺不张，但是查体可发现这些微小肺不张，肺下垂部位或肺底部听诊有吸气末湿啰音，深吸气或咳嗽后湿啰音可消失。盘状肺不张查体也可以发现湿啰音，此外受累部位还可以有管状呼吸音和羊鸣音。如果由于分泌物所致的支气管阻塞而产生肺叶不张，则查体发现叩诊呈浊音，呼吸音降低。如果中心气道阻塞，往往有管状呼吸音和羊鸣音。这些临床表现与影像学检查相一致。盘状肺不张常常发生于胸膜积液之上，或抬高的一侧横膈上方。肺叶不张常见于分泌物明显增加、而且无力排出的患者。一般而言，急性肺上叶肺不张少见，因为肺上叶容易引流。而左下叶肺不张较为多见，这与左下叶邻近心脏、口径较小、支气管的走向角度较为锐利有关。影像学检查容易发现肺不张，其表现为密度增高的阴影、叶间裂移位、周围肺组织有代偿性肺部膨胀和支气管充气征消失。

（2）弥漫性肺浸润和渗出性病变　肺泡内充满液体或细胞浸润，可导致严重的难治性低氧血症。间质内液体造成低氧血症，与支气管周围水肿、V/Q 比例失调和微小肺不张相关。肺泡充填的影像学改变包括：叶段分布的实变影、融合阴影、绒毛状边缘、气道充气征、玫瑰样病变和正常肺组织结构的轮廓影。通常，弥漫性间质病变的影像学分布主要出现在肺基底部位，肺尖部位很少有间质改变。临床上产生这种肺部弥漫性病变和低氧血症的疾病，主要有：肺炎（肺部感染和吸入性肺炎）、肺水肿、血管内液体过多和 ARDS。单从影像学的观点出发，很难鉴别这些疾病。某些特征有助于鉴别诊断。

1）水肿性肺水肿　周围肺组织浸润，主要分布在肋膈角，是一种血管病变为主要特征的肺浸润，血管分布的特征提示容量负荷增加或心源性肺水肿，水肿的重力分布与左心衰竭密切相关，常常伴有心脏扩大，周围斑片状肺部浸润阴影，如果缺乏重力分布，并且随体位改变则提示 ARDS，此外，支气管空气造影征在水肿性肺水肿的病因中相当少见，而在渗出性肺水肿（ARDS）和肺炎中则常见。

2）急性肺损伤（ALI）和 ARDS　ALI/ARDS 的发生可能与肺部直接损伤有关，如吸入、肺炎、肺淹溺、肺部挫伤和毒气吸入等，这与肺泡上皮直接损伤有关，ALI/ARDS 的发生也可以与肺部间接损伤相关，例如：脓毒血症、输血、胰腺炎伴有系统性炎症反应等产生上皮-肺泡界面创伤，损伤造成肺泡-毛细血管渗出，富有蛋白的液体进入间质和肺泡，并且抑制表面活性物质的功能，造成广泛的肺不张。

3. 低氧血症伴随胸部 X 线片正常　某些患者临床表现为严重的低氧血症，而影像学检查无明显的肺部浸润阴影。这种情况下，最可能的发病机制是隐性的分流和严重的 V/Q 比例失调。心内分流或者肺内分流，哮喘和其他类型的气道阻塞性疾病，闭合容量增加造成的肺容量降低（例如：患有支气管炎的肥胖患者），肺栓塞和隐性微小血管交通（肝硬化并发肝肺综合征）等常常可以伴发这种类型的低氧血症。混合静脉血氧饱和度的降低、应用血管活性药物治疗低氧性收缩（例如：硝普钠、钙通道拮抗剂和多巴胺）、头部创伤后发生严重的V/Q失调等都可能加剧低氧血症。

4. 单侧肺部疾病　影像学检查发现肺部有单侧肺浸润阴影或双侧肺部阴影明显的不对

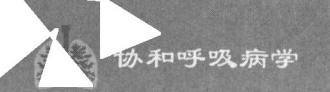

称，表明患者肯定存在某种疾病，大部分发生在某些特殊的临床疾病中。此时，应该仔细检查患者低氧血症的原因。

（二）急性低氧性呼吸衰竭的解剖结构分类　按照解剖结构也可以对急性低氧性呼吸衰竭进行分类（表1-3-5）。根据原发病变的病理学改变部位，划分为肺泡腔、肺间质、心脏和肺血管、气道和胸膜五类。这一分类能够较容易判断病因，并考虑到某些疾病，例如：肺水肿或肺炎、过敏性肺炎、肺栓塞、支气管痉挛和气胸等。

表1-3-5　急性低氧性呼吸衰竭的解剖结构分类

解剖结构	可能诊断举例
肺泡腔	心源性肺水肿、急性肺损伤（ALI）、ARDS、肺出血、肺炎
肺间质	肺纤维化（例如：Hamman-Rich综合征）、外源性过敏性肺泡炎、病毒性肺炎或非典型肺炎
心脏/肺血管	肺栓塞、心内分流、肺内分流、充血性心力衰竭
气道	支气管哮喘、慢性阻塞性肺疾病（COPD）、黏液栓塞、右主支气管插管
胸膜	气胸、胸膜渗出

（三）急性低氧性呼吸衰竭的发病机制　呼吸生理方面，PaO_2减低主要有几方面的原因：吸入气氧浓度（FiO_2）降低、通气不足、换气障碍等。

1. FiO_2降低　环境中氧浓度降低，如在高原上。吸入氧浓度的降低必然引起肺泡氧分压（PaO_2）降低，因而使PaO_2下降。通常在高原或井下发生的低氧血症，多与FiO_2降低有关。

2. 肺泡通气量下降　肺泡通气量（V_A）是反映肺通气功能的一项基本指标。正常健康成人呼吸空气时，约需4L/min的肺泡通气量才能保持有效氧和CO_2通过血气屏障进行气体交换的气体分压差。肺泡通气量不足，肺泡氧分压下降，CO_2分压增加，肺泡-毛细血管分压差减少，即可诱发呼吸衰竭。

每分肺泡通气量与每分通气量（V_E）、每分死腔通气量（V_D）的关系，可用公式来表示：$V_A = V_E - V_D$。V_A减低有两个原因，一是当氧耗量增加时，V_E不能相应增加；二是V_E虽然没有减少，但解剖或生理无效腔增大，使V_A减低。呼吸频率的变化对V_A有很大影响，在同一V_E前提下，呼吸频率越快，V_D越高。因而浅而快的呼吸比深而慢的呼吸V_A要小，也就是呼吸"效率"降低。

因二氧化碳的弥散能力是氧的20倍，$PaCO_2$不受弥散的影响，主要受V_A的影响，$PaCO_2$升高在二氧化碳产量不变的前提下，提示V_A不足。计算P（A-a）O_2，有助于判断PaO_2下降的原因。单纯V_A不足，不合并弥散功能障碍，通气、血流分布不均，肺内从右向左分流等时，虽PaO_2降低，而P（A-a）O_2保持在正常范围。V_A下降的纠正方法是：增加每分通气量或设法减少死腔，或通过增大潮气量减少呼吸频率的办法，来减少每分死腔通气量。吸氧可使PaO_2升高，可有效地改善V_A减低所致低氧血症，但因V_A没有增加，无助于同时存在的二氧化碳潴留。机械通气是有效的改善肺泡通气的方法之一。产生肺泡通气不足的常见原因，为阻塞性或限制性通气障碍，临床上以慢性阻塞性肺部病变引起的通气障碍最为常见。

3. 弥散功能障碍　氧从肺泡向血液弥散的速率，主要取决于两个条件：①能进行弥散功能的与毛细血管相接触的肺泡面积，即弥散面积的大小；②构成血-氧屏障的肺泡膜、间质、毛细血管膜、红细胞、血红蛋白的情况，又称为弥散距离。如肺气肿时，大量肺泡、毛细血管破坏，致使弥散面积缩小，而在肺纤维化时，肺泡膜、间质增厚、弥散距离增大，均可使弥散能力下降。另外，如心率过快，使肺泡气与血液接触时间过短，也可能影响到弥散功能。轻度弥散功能下降，在静息时并不表现出明显低氧血症，但稍一活动即可表现出缺氧。因二氧化碳的弥散能力是氧的 20 倍以上，故弥散功能下降并不引起二氧化碳潴留。

4. 通气/血流分布不均　有效的气体交换除了要有足够的肺泡通气量以外，还需要肺泡通气和血流在数量上的协调、匹配，正常时通气/血流的比值为 4L/min 与 5L/min 之比，约为 0.8。所以，在理论上每个肺泡通气/血流比值都保持在 0.8 时，才能发挥肺的最大换气效率。在生理情况下因肺的各微小局部之间气流阻力与肺顺应性不尽相同，充气与排空并不完全相等，再加上重力的影响等，气体与血流在肺内的分布也并不是完全均等的。但是就整个肺部来说，大致保持在这一比例，即为 0.8。然而在病理情况下却大不相同，如①血流正常，通气障碍：如果肺叶不张，虽流经这一肺叶的血流正常，但因无气体存在，流经该部分的静脉血得不到气体交换，直接注入左心，产生了右向左血液分流效果。②通气正常，血流障碍：如果肺叶分支动脉栓塞，虽该肺叶通气正常，但进入该肺叶的气体无机会与血液进行气体交换，即产生生理无效腔样效果——"死腔效应"。

5. 自右向左的血液分流　如某些先天性心脏病、肺血管畸形，ARDS 等，存在着自右向左的血液分流，则静脉血不经气体交换，直接混入动脉血，必然会引起 PaO_2 的下降（详见后述）。

【急性低氧性呼吸衰竭的临床特征和诊断途径】

（一）缺氧对机体的影响　机体的生理活动需要充分的能量供应，食物中的碳水化合物、蛋白质、脂肪借氧分子的氧化磷酸化作用转化为高能磷酸键。无氧代谢的能量转化效率很低，而且形成大量乳酸，因而可引起代谢性酸中毒。故缺氧对机体的危害比二氧化碳潴留更严重，其危害程度不仅与缺氧程度有关，也与其发生速度、持续时间长短有关。心、脑、肺等重要脏器对缺氧极为敏感。

1. 缺氧对细胞代谢、电解质平衡的影响　在缺氧条件下组织细胞释放能量的生物氧化过程无法正常进行，机体的生理功能将不能维持正常，线粒体内氧分压至少应在 2mmHg（0.27kPa）以上，氧化磷酸化过程才能正常进行，同时生成酸性代谢产物——乳酸。其结果是能量供应不足，脏器功能失调。另外乳酸的堆积可导致代谢性酸中毒，又因能量供应不足，钠泵功能失调，钾离子到细胞外，钠、氢离子进入细胞内，可产生高钾血症及细胞内酸中毒。

2. 缺氧对神经系统的影响　中枢神经系统对缺氧十分敏感，缺氧的程度和发生的缓急不同，其影响也不同。大脑的耗氧量大约为 3ml/（100g·min），较长时间停止供氧，脑组织会发生不可逆损伤。当颈内静脉血氧分压低于 2.67kPa（20mmHg）时，患者即可进入昏迷状态。大脑皮层对缺氧十分敏感，轻度缺氧表现为注意力不集中，记忆力减退，定向力差，严重缺氧则可出现烦躁不安，意识蒙眬，昏迷，抽搐等。缺氧引起的脑水肿，与能量供应不足、钠泵功能失调及细胞内酸中毒、多种酶的功能丧失有关。

3. 缺氧对循环系统的影响　心血管系统对缺氧十分敏感。心肌的耗氧量为 10ml/（100g·min）。急性缺氧早期通过化学感受器兴奋交感神经，可出现心率增快，血压升高，心排出量增加。但在老年人及原有心力衰竭患者，可不出现上述反应。缺氧早期的心排出量增加也与呼吸代偿性幅度增大，胸腔负压增大，回心血量增多有关。慢性缺氧时心排出量与周围循环变化不明显，但可使肺小动脉收缩，肺动脉压升高导致右心负荷加重，以后可逐渐发展成为慢性肺源性心脏病，右心功能不全。身体不同部位血管对缺氧反应不一，脑与冠状动脉扩张，肺血管、腹腔脏器血管、肾血管收缩，血流重新分布。缺氧对心搏节律的影响可出现较早，原有心脏病患者在 PaO_2 接近 8kPa（60mmHg）时，即可发生心律失常。这种心脏传导系统不稳定所致的心律失常，尤其容易出现在应用洋地黄及排钾利尿剂时。

4. 缺氧对呼吸系统的影响　缺氧主要通过颈动脉窦和主动脉体的化学感受器的反射作用来刺激通气。而呼吸中枢对低氧血症时的通气量增加反应较二氧化碳潴留为低。一般来说，只有当 PaO_2 降至 8kPa 以下时，通气量才开始增加，当 PaO_2 在 5.3～4kPa（40～30mmHg）时通气量增加达高峰。吸入气氧浓度低于 12% 时通气量才会有明显增加。其原因是，化学感受器对低氧血症的敏感性较差，另外，通气量增加后二氧化碳排除增多，$PaCO_2$ 下降反而对呼吸有抑制作用，严重缺氧也可引起不规则呼吸和潮式呼吸。

5. 缺氧对血液系统的影响　慢性缺氧可刺激骨髓造血功能，红细胞体积及数量增加。一方面可增加血液的携氧能力，但另一方面也增高了血液黏滞度，使血流阻力增加，加重心脏的负担。缺氧及血液黏滞度增加也是导致弥散性血管内凝血（DIC）的原因。

6. 缺氧对肾的影响　缺氧可使肾血管收缩，肾血流量减少，如再伴有低血压、DIC 等，很易产生肾功能不全，严重时可引起肾小管变性、坏死以至引起急性肾功能衰竭。

7. 缺氧对消化系统的影响　低氧血症是呼吸衰竭时产生消化道溃疡与出血的原因之一。肝细胞氧的供应来自氧分压较低的门静脉血，故易受缺氧的影响，缺氧可引起肝细胞水肿，变性，甚至坏死，因而可出现谷丙转氨酶增高，个别还可出现黄疸。多脏器、系统性功能衰竭的出现，是呼吸衰竭、缺氧的最为严重的合并症，可使死亡率大大增加。

（二）临床特征和诊断途径　急性低氧性呼吸衰竭患者的基础疾病不同，其临床表现也千差万别。如果患者的中枢呼吸驱动功能完好，并且患者也无呼吸肌疲劳，低氧血症的患者可表现为呼吸急促和心动过速。当血红蛋白浓度下降（去氧饱和度）大于 5g/100ml 时，患者常有口唇和舌发绀（所谓中心性发绀）。急性低氧性呼吸衰竭的鉴别诊断相当广泛，而且往往需要紧急处理，临床医师必须富有实际经验且理论知识丰富。首先需获得基础病史以鉴别患者的危险因素。例如，心功能不全、肺部感染或吸入性肺炎、静脉血栓栓塞以及阻塞性肺部疾病。如果胸部有创伤，则应该考虑气胸、血胸和肺部挫伤。急性低氧性呼吸衰竭的少见原因也应当考虑到。临床查体的重点是心脏和呼吸系统，以确定患者有无充血性心力衰竭、有无肺实变或胸腔积液。同样，通过仔细的临床查体也能较为迅速和满意地诊断气胸，而不是单单依靠胸部 X 线检查来诊断气胸。

在进行急性低氧性呼吸衰竭鉴别诊断的同时，应该积极治疗。通常可以用"ABC"来表示，即：气道（airway）、呼吸（breathing）和循环（circulation）。一旦"ABC"得以保证，患者应该给予氧疗（如果合并高碳酸血症，则应当仔细调节氧流量）和建立静脉通道，并且应该进行心脏监护和氧饱和度监测。

所有患者都必须进行胸部 X 线、心电图、血常规和血液生化检查，并作血气分析和计算肺泡动脉氧分压差。如果在动脉低氧血症的情况下，而肺泡-动脉氧分压差正常，则提示低通气可能是低氧血症的唯一原因。血气分析对诊断酸碱失衡同样也相当重要。根据初步检查，可以考虑进一步的检查，包括支气管镜检查、胸部 CT 和超声心动图等。如果急性低氧性呼吸衰竭患者的胸部影像学检查正常，则其后的鉴别诊断范围大大缩小。此时，临床上应该考虑到肺栓塞和右向左的分流（例如：心内分流或肺动静脉分流）。

【急性呼吸窘迫综合征的发病机制和病理生理】

急性呼吸窘迫综合征（acute respiratory distress syndrome，ARDS）是一种以进行性呼吸困难和顽固性低氧血症为主要特征的急性呼吸衰竭。其实质上是多种原因所引起的急性肺损伤（acute lung injury ALI）。ARDS 是在严重感染、创伤、休克等之后出现的肺实质损伤为主要病因；以顽固的低氧血症、呼吸频速以及胸部 X 线上显示有双肺斑片状阴影为临床特征；以肺内分流增加、肺顺应性下降等肺功能改变为病理生理特征；以肺毛细血管内皮细胞和肺泡上皮损伤而导致的广泛肺水肿、微小肺不张等病理改变为特征的一组临床综合征。

（一）发病机制　　ARDS 为多种原发疾病或病因所引起的，是一组具有病理和临床表现相似的综合征，其发病机制难以用一种效应细胞或介质予以解释，常常是多种因素在不同的环节下共同作用的结果。近年对 ARDS 发病机制的主要认识为：ARDS 的病程实质上是一种肺的炎性反应过程。炎性反应通常在严重创伤或感染后出现。许多效应细胞和炎性介质在组织损伤中起了不同的作用。总之，ARDS 的发病机制有如下特征：①感染、创伤等所引起的全身炎症反应，在 ARDS 的发生过程中起重要作用；②ARDS 时，各种效应细胞通过释放多种炎性介质参与 ARDS，介质之间可以相互刺激诱发，及生物活性的相互影响，构成一个极其复杂的调控机制。今后尚需确定在何种条件下，何种介质起主导或启动作用，需要探讨调控炎性介质合成与释放的机制；③中性粒细胞（PMN）等效应细胞激活释放氧自由基、血小板活化因子（PAF）、白三烯（LT）等介质损伤肺泡毛细血管膜，还可通过上述介质激活补体、凝血、纤溶和激肽系统，及刺激巨噬细胞和肺血管内皮细胞，诱导其他介质释放，产生级联反应，出现恶性循环，这是 ARDS 难以治愈的原因之一；④ARDS 损害肺脏的气体交换和代谢功能，后者又可加剧 ARDS 的病变进展；⑤治疗、处理不当可加重 ARDS，如长时间持续吸入高浓度氧、机械通气使用较大潮气量或过高的气道压等。

（二）病理生理

1. 非心源性肺水肿和肺表面活性物质减少　　ARDS 时由于肺泡上皮细胞毛细血管内皮细胞受损，肺泡毛细血管膜通透性增加，含蛋白的液体渗出血管外至肺间质和肺泡腔内，形成 ARDS 的特征——非心源性肺水肿。肺泡 II 型上皮细胞受损，肺泡血液灌流不足，肺泡水肿、出血渗液的稀释破坏，加之高浓度氧的吸入，机械通气等因素均可影响肺表面活性物质，可使肺泡早期关闭，容量变小，导致广泛分布的肺不张，功能残气减少。

2. 气体交换　　发病初期，ARDS 患者的突出临床表现为严重的心动过速和低氧血症。ARDS 时的低氧血症主要是由于广泛的右向左的肺内血流分流所致，常常占心排出量的25%～50%。由于经过分流的血液不与肺泡气体相接触，故几乎没有氧补充，这也说明低氧血症的顽固性。ARDS 时的分流是由肺不张和充满液体的肺泡产生的持续灌注所造成的。通常，缺氧性的肺血管收缩能减少通往通气不佳肺区的血流灌注，因而可减少通气不佳肺区的分流。但是，在某些 ARDS 患者中，低氧性的血管收缩可能是无效的或缺少的，因此实际上增加了分流量。

生理无效腔通气和肺内分流的增加，与心动过速和每分钟高通气有关，每分通气量的增加可使 ARDS 患者有效地排出 CO_2。无效腔通气量增加的另一个原因是，仍正常或相对正常的肺泡单元过度通气。这种通气可因机械通气而增加，由于应用 PEEP 或其他措施而使平均气道压力增加，造成肺泡单元过度充气，也可使无效腔通气增加。无效腔/潮气量之比的正常值为0.3，但是在 ARDS 时，这一比例可增加到0.6～0.9。换句话说，在严重的 ARDS 患者，

90%的潮气量是"浪费"的,这一潮气量不参加气体交换。结果,每分通气量为30L或更高,才有可能维持血中正常的CO_2分压,而正常人每分通气量才8L。

如果ARDS患者好转较快,那么每分通气量和无效腔通气减少,并伴随用氧合的改善。如果ARDS病情进展,如发展为肺纤维化,这时尽管氧合状态所有改善,但是每分通气量仍然可很高。假定肺纤维化继续进展,许多血管将发生闭塞,这样也可使无效腔通气增加,即使肺泡性肺水肿和肺内分流有所好转。

3. 肺顺应性　ARDS时由于肺间质和肺泡水肿、充血,(肺表面活性物质减少)肺容量变小,肺顺应性下降,从而增加了呼吸功,耗氧量增加。呼吸浅而速,潮气量减少,有效的肺泡通气量降低,缺氧加剧。

ARDS患者接受通气治疗时,如果应用常规潮气量,那么总可以发现气道压力升高,这与肺顺应性的下降有关。例如,对于正常人来说,潮气量为每公升体重8ml,其肺部顺应性,大于$100ml/cmH_2O$,因而,如用机械通气且不伴有呼气末正压,在这一水平的潮气量下,静态扩张压力应小于$6cmH_2O$。但是在ARDS时,其静态扩张压力通常要大于$28cmH_2O$(也就是,顺应性$<20ml/H_2O$)。为反应肺组织的实际弹性性质,顺应性可从充气的肺部计算而得。ARDS时,由于肺泡中充满了液体造成了肺水肿,肺的充气容量常常下降。ARDS时的肺泡表面活性物质也是异常的,此时,肺部充气容量的下降,部分也与肺不张有关。所以此时肺扩张压力的增加实际上也反映了肺水肿量的多少和肺不张的程度,而不是反应肺损伤本质。只有在发生肺纤维化后,肺实质的弹性发生改变,导致肺顺应性实质上的降低。ARDS患者机械通气时,气道峰压(peak airway pressure)也增加,有时其增加程度超过了静态扩张压的增加。这表明气道阻力也是增加的。气道分泌物、水肿和各种介质的存在,可激发支气管痉挛,这些与气道阻力的增加有关。此外,气道阻力的增加也与气管内插管有关,插管可增加气道阻力,有关医疗的机械通气装置也在不同程度上增加了气道阻力。

4. V/Q比例严重失衡,肺内分流量增加　上述原因可致巨大低V/Q区的存在。肺间质水肿,进入这些面积血管分支血流减少,加之缺氧,血液流速增快,而肺泡毛细血管膜增厚,气体交换弥散时间缩短,流经肺泡的静脉血得不到充分氧化,使肺内分流量增加,是低氧血症形成的重要机制。肺内小血管栓塞,血液灌流减少,可致生理无效腔增加,晚期患者可因生理无效腔增加,肺泡通气量下降而发生二氧化碳潴留而形成高碳酸血症

5. 呼吸功　由于ARDS时肺功能改变,ARDS患者的呼吸功也是增加的。ARDS时呼吸功的耗氧量占全身耗氧量的25%~50%。为维持这一水平的呼吸功,必须提供一定的能量,因而相应的血流必然从其他重要生命器官中分流出去。ARDS时,应用机械通气辅助呼吸有利于降低患者的呼吸功,并使血流重新分布到重要生命器官中去。

6. 血流动力学改变　ARDS时血流动力学改变并非特异性,随着急性肺损伤的进展、条件不同、血流动力学也有各种变化。实际上,血流动力学在各种特异类型的ARDS患者中的变化,主要反映其基础疾病本身。

然而,当有肺水肿存在时,较低的肺动脉楔压,则有力地支持非心源性肺水肿。但是,由于常常有液体容量过量,肺动脉楔压也可增加,其他并发症(如心肌功能不全)也可使临床表现不典型。一般而言,肺微血管压力大于18mmHg(2.4kPa)时,静水压力升高后,才会发生肺水肿,这一水平的压力(18mmHg)常用于诊断ARDS。许多ARDS的研究表明,ARDS的肺动脉楔压比较低。18mmHg可作为诊断ARDS的一个标准。

目前,ARDS时的血流动力学的另一引人注目的特征为肺动脉高压。通常肺血压力只是

轻到中度升高，但有些患者可发生右心室衰竭。肺血管阻力显著增加的患者，其预后较差。

ARDS 时，肺循环压力的增加是多因素的。如由于低氧血症所致的肺血管收缩以及某些血管活性物质的作用，如血栓素，血小板栓塞所致的血管管腔阻塞，血管周围水肿，肺组织发生纤维化后造成的血管闭塞等等。最初几天，血管活性物质的作用和血小板栓塞可能是最重要的因素。降低通向损伤肺区的血流，来改善通气/血流比值和降低肺泡内水肿液的蓄积，可以达到较好的效果。在晚期阶段、持续和继续恶化肺循环高压，可能反映了肺纤维化的程度。ARDS 后期的肺循环高压意味着预后不良，也直接表明了纤维化的程度。由于周围组织中，氧摄取的异常、ARDS 患者的耗氧量和氧输送量也是受损的。

7. 肺血管改建与肺纤维化的机制　ARDS 时除肺泡-毛细血管受损外，常常可发生肺血管改建，尤其可发生于存活较久的患者。肺泡管和肺泡伴行的细动脉出现平滑肌细胞前体，并发生肌化，肌型和部分肌型细动脉中膜增厚，管腔变细，甚至阻塞闭锁，以致肺血管的数目减少。闭锁的血管有时可再通。较大的肺动脉也可发生中膜与外膜增厚。肺动脉结构改建可能为 ARDS 患者肺血管阻力和肺动脉压增加的重要原因。ARDS 的病因如败血症等均可引起肺血管改建。

ARDS 时肺间质改变可继发于肺微血管和上皮细胞损伤，而发生弥漫性的病变。肺泡-毛细血管的基底膜可完整或成复层。除水肿出血外，基质中胶原增加、胶原类型改变，Ⅰ型增多，Ⅲ型与Ⅰ型之比显著下降，弹性蛋白、蛋白多糖和糖蛋白也有变化。间质内炎性细胞增加，间质细胞增生肥大，有的发生表型的改变；如在成纤维细胞间出现肌成纤维细胞（myofibroblast）。ARDS 发病 2 周后就可出现纤维化，慢性期肺间质增厚，肺泡-毛细血管膜被大量纤维组织所代替，肺泡腔与肺泡管内渗出物机化，发生间质与肺泡纤维化。

纤维化的发生机制可能为：①胶原、弹性蛋白、纤维连接蛋白等对成纤维细胞和单核细胞有趋化作用，可吸引成纤维细胞进入肺泡腔，肺脂质过氧化产物也可引起成纤维细胞浸润；②肺泡巨噬细胞和淋巴细胞产物、内毒素、纤维连接蛋白可影响成纤维细胞的代谢，促进其增殖，纤维连接蛋白又是成纤维细胞附着和生长的良好支持，成纤维细胞被激活后生成的前胶原增加，转变为胶原沉积；③血小板黏附于损伤组织，释放 PDGF 与表皮生长因子，促进成纤维细胞在损伤部位聚集增殖；④肺泡巨噬细胞表达特异性内源性纤溶酶原激活物的抑制物（plasminegen activator inhibiter, PAI）增加，正常肺内富含尿激酶，PAI 可调节其活性，ARDS 时 PAI 合成与释放增加，可抑制纤维蛋白溶解，可能为促进纤维蛋白机化的一个原因；⑤抑制胶原酶活性的因子多于增进其活性的因子，沉着与降解处于动态平衡状态，肺急性损伤改变其代谢，使修复反应不适当，胶原合成加快或降解缺陷，肺泡及间质胶原过度沉积，控制失调而导致愈合异常，发生肺纤维化。

第四节　高碳酸-低氧性呼吸衰竭

高碳酸-低氧性呼吸衰竭（HHRF）为一种威胁生命的严重病理状况，伴有 CO_2 的大量滞留，故也称为通气衰竭（ventilatory failure）。根据方程式：$PaCO_2 = K(Vco_2/V_A)$，$PaCO_2$ 与肺泡通气（V_A）成反比关系，而 $PaCO_2$ 与单位时间内二氧化碳产量成正比。引起二氧化碳产生增加的原因有：体温升高、感染、败血症、癫痫等引起的肌肉抽搐，以及不适当大量补充高二氧化碳负荷的营养物质（如葡萄糖）。相反，昏迷等致肌肉活动减低，物理降温及人工冬眠后二氧化碳产生减少。肺泡通气量为每分通气量与每分无效腔通气量之差，因而每分通气量减少或生理无效腔增大，均可发生高碳酸血症。

二氧化碳产量（V_{CO_2}）稳定状况下，每分钟生成的CO_2通常由患者的代谢所决定的。因而，$PaCO_2$水平的增加，通常是由肺泡通气的降低或低通气所致。CO_2排出障碍，其机制随病情的不同而变化。在COPD或哮喘中，常常有严重的气流障碍（阻塞）、通气中枢改变（镇静药过量）或神经肌肉疾患。

HHRF通常由$PaCO_2$的水平来定义，然而找到一个绝对正确的数值来表示呼吸衰竭是相当困难的，因为这不仅取决于患者病情恶化的原因，而且与患者原发疾病有关。在COPD中，$PaCO_2 > 55mmHg$，如原先$PaCO_2$正常，即可考虑呼吸衰竭。但是在急性哮喘、药物过量或神经肌肉疾病患者，$PaCO_2 > 45mmHg$就相当重要。对于已知有慢性高碳酸血症的患者，尚没有一个确切的$PaCO_2$来提示病情的恶化。由于肾脏的代偿和剩余碱过量，动脉血pH总不能实际反应$PaCO_2$的上升。25%的急性呼吸衰竭患者在住院时，由于V_A的短暂增加，pH可得到代偿。在低通气期间，$PaCO_2$和PaO_2的水平几乎以相等数量互换位置，而肺泡-动脉氧分压差并无明显增加。

例如，正常情况下：$PaCO_2(40mmHg) + PaO_2(90mmHg) = 130$。如果$PaCO_2$的改变数量不等于$PaO_2$的变化数量，除了单纯的低通气外，可能还有其他的低氧血症的原因。继发于COPD和哮喘所致的HHRF，其低氧血症的主要机制为通气障碍的肺区灌注或通气-血流（V/Q失衡）。$PaCO_2(60mmHg) + PaO_2(40mmHg) = 100$，通过吸入100%的纯氧，可以发现较低的V/Q比值。

【高碳酸-低氧性呼吸衰竭的病因和分类】

（一）高碳酸-低氧性呼吸衰竭的病因　通常，临床上可将$PaCO_2$升高所致的高碳酸血症原因归纳为以下几种（表1-3-6）：①通气驱动力下降所致的急性通气衰竭；②神经肌肉疾患和呼吸肌疲劳等产生的通气频率减慢、幅度缩小，而致每分通气量绝对不足；③限制性肺疾患所致的急性通气衰竭；④阻塞性通气障碍时，无效腔通气量增加，但因气道阻力增加，呼吸功增大，呼吸肌疲劳，每分通气量得不到足够地代偿性增加，而发生每分通气量相对不足；⑤血管疾患造成的急性通气衰竭；⑥各种原因所致二氧化碳产量增大，而肺泡通气量不能得到相应提高，在呼吸衰竭经机械通气治疗好转，脱离通气机之初，如补充大量高二氧化碳负荷的营养物质，使二氧化碳产量增高，因此时患者通气功能增加有限，往往可发生高二氧化碳血症，又需要机械通气。

（二）高碳酸-低氧性呼吸衰竭的分类

1. 通气驱动降低所致的通气衰竭

（1）药物所致　药物引起的通气驱动的降低相当常见，阿片是最强有力的通气驱动抑制剂，既能抑制缺氧所致的呼吸驱动，又能抑制高碳酸血症所致的呼吸驱动；但其他药物，如各种镇静药物、催眠药和抗焦虑药，只要服用剂量足够大，均可发生通气驱动的抑制。当药物从体内得以清除，患者可以逐渐恢复自主呼吸。

（2）疾病所致　肥胖低通气综合征，其特点为对低氧血症和高碳酸血症反应迟钝，某些情况下，患者首先出现的临床症状是急性通气衰竭，常常合并有严重的高碳酸血症和呼吸性酸中毒。患者典型的临床表现：体重增加、显著的水潴留和肺心病的临床特征。由于胸壁顺应性降低、心脏肥大和大量胸腔积液等因素，患者呼吸功的增加，可进一步加重低氧血症，这些也与呼吸肌群疲劳有关。黏液性水肿、因性腺功能减退而应用外源性睾丸激素治疗的患者，由于通气功能低下，同样也可以出现低氧和（或）高碳酸血症。急性卒中是引起急性通气衰竭的另一个通气驱动性疾病。

表 1-3-6　高碳酸-低氧性呼吸衰竭（通气衰竭）的病因

通气衰竭的类型或部位	机制或分类	临床举例
通气驱动	药物	药物过量（阿片、镇静剂、酒精），常规麻醉
	先天性	原发性肺泡低通气综合征
	获得性	脑血管意外，新生物，颈动脉体切除
		肥胖低通气综合征
神经传递至呼吸肌群	颈脊髓束损伤	创伤，肿瘤，血管疾患
	原因不明的周围神经病变	吉兰-巴雷综合征
	前角细胞疾病	急性脊髓灰质炎，肌萎缩性侧索硬化
	横膈神经损伤	创伤，心脏手术，
		新生物，非特异性
呼吸肌群	药物	神经肌肉阻断剂
	原发性肌肉疾患	肌肉萎缩，多发性肌炎，皮肌炎
	神经肌肉结合部疾患	重症肌无力，肉毒中毒，破伤风，
	电解质和代谢混乱	低磷酸血症，低钾血症，低镁血症，黏液性水肿
胸壁	胸壁活动度降低	脊柱后侧凸，创伤性窒息，严重肥胖
胸膜疾病	肺脏活动受限	气胸，胸腔积液，胸膜增厚
气道阻塞	上呼吸道阻塞	会厌炎，异物，肿瘤，声带麻痹，气管软化
	下呼吸道阻塞	COPD，重症哮喘
无效腔通气增加	V/Q 显著增加	COPD
	V/Q 显著降低；右向左分流	重症 ARDS
	肺部广泛低灌注	低血容量或心源性休克，心肺复苏，肺部过度通气（应用 PEEP 过度，内源性 PEEP）
	肺部局部低灌注	肺血栓栓塞，静脉空气栓塞
CO_2 生成增加	炎症；高代谢	发热，脓毒血症，烧伤，严重创伤
	肌肉活动	颤抖，手足抽搐，癫痫发作，恶性高热
	高热量摄入	大量摄入高热量食物（尤其是碳水化合物）
外源性 CO_2 摄入	PCO_2 吸入增加	实验室或工业事故，治疗性应用

（3）原发性肺泡低通气（primary alveolar hypoventilation，PAH）所致　PAH 为一种原因不明的低通气疾病，其特征为慢性高碳酸血症和低氧血症，诊断原发性肺泡低通气时，需除外各种神经系疾病，呼吸肌衰竭或通气功能障碍所致的低通气。该疾病的发生可能与代谢性呼吸控制系统衰竭有关，使之产生中枢性呼吸驱动作用下降。大多数患者中，在睡眠时低通气更为加重，常有呼吸暂停的表现。因为 PAH 患者的自主呼吸控制系统是完整的，PAH 患者

能应用过度通气来降低 $PaCO_2$ 至正常水平。PAH 是一种代谢性呼吸控制系统的病变，往往与化学感受器功能障碍或脑干神经元的功能不全有关，而并不是呼吸肌或通气功能障碍所引起的疾病。

2. 神经肌肉损伤所致的急性通气衰竭

（1）颈脊髓束损伤　颈脊髓束上部损伤可以损伤脑干呼吸中枢的呼吸信息传递到膈肌和其他呼吸肌群。因为供应膈肌的膈神经根起源于 C_3 到 C_5 的脊髓段，在这一水平造成的急性损伤患者，通常需要机械通气治疗。在 $C_1 \sim C_2$ 脊髓水平造成的损伤，患者需要终身机械通气治疗；而在 $C_3 \sim C_4$ 水平造成的损伤，患者最终可能部分依赖呼吸机。C_4 以下水平的损伤，患者可能不需要机械通气，除非患者还有其他并发症，例如胸内创伤或者精神状态的损伤。

脊髓束损伤的病理效应，在初期有肺容积的丧失，患者不能深呼吸（易产生肺不张），不敢咳嗽（易发生肺炎和其他并发症）和损害低氧性血管收缩，如果伴有肺不张或发生肺炎，易出现严重的和常常为难治性低氧血症。尽管患者的短期内病程与脊髓损伤的部位相关，但是，回顾性研究发现脊髓损伤的患者，如果和脊髓损伤的水平向比较，其死亡率和住 ICU 的时间与发生肺炎以及其他呼吸系统并发症更为相关。

（2）影响膈神经的损伤或疾病　膈神经损伤可以导致膈肌麻痹，其原因大都为膈神经损伤，通常发生在单侧膈神经，往往与心脏手术有关。临床表现差异很大，轻者仅仅在放射学检查时被发现有异常，而无临床症状；重症患者则需要长期机械通气治疗。

双侧膈肌麻痹是急性通气衰竭的罕见原因，某些患者可能既无创伤也无手术治疗的病史，也不能发现系统性疾病或者某些特异的病因。神经肌肉疾病的最初表现可能为通气肌群无力，例如重症肌无力和肌萎缩性（脊髓）侧索硬化。

（3）神经肌肉疾病　急性麻痹和神经肌肉通气衰竭最常见的原因是急性炎症性脱髓鞘性多发性神经病（吉兰-巴雷综合征），患有此综合征的患者，约 1/3 可发生急性通气衰竭。血浆交换免疫球蛋白治疗能改善患者的预后，但仍然有 3%～8% 的患者死亡，存活的患者中，5%～10% 可能仍然合并有严重的残疾。重症肌无力所致的急性通气衰竭相对而言较为少见。肌萎缩性（脊髓）侧索硬化和其他运动神经元疾病可以出现进行性的球麻痹和通气肌群无力，其临床表现和进展情况各有异同。典型肌萎缩性（脊髓）侧索硬化病例在确诊之初，即可有通气肌群的无力。然而，呼吸困难或急性通气衰竭也可能是运动神经元疾病的最初临床表现。此外，肉毒杆菌中毒仍然是急性通气衰竭的重要原因。皮肌炎也可造成呼吸肌群的无力，如病情严重同样会伴发急性通气衰竭。

（4）重症患者伴有神经肌肉无力　重症患者伴有神经肌肉功能不全常常是难以撤离呼吸机的重要原因。以下几种情况常见：①长期使用神经肌肉阻断剂：机械通气患者中有时在应用镇静剂的同时，还应用神经肌肉阻断剂以降低氧耗量，如果患者有肝功能不全，尤其存在肾功能不全，则大部分神经肌肉阻断剂排出会变慢，这种清除延缓的后果常常可以造成长期的肌无力；②危重症疾病合并多发性神经病变和肌病：住入 ICU 的患者常常合并全身性炎症反应综合征（SIRS），如果进行神经生理检查可以发现患有危重症疾病合并多发性神经病变和肌病，临床上患者表现为严重的神经肌肉无力，并长期依赖呼吸机治疗，这种情况在没有控制的高血糖症患者中更易发生，神经传导试验或肌电图检查可以明确这一疾患；③急性四肢瘫痪性肌病：发生急性肌病后，患者患者表现为严重的衰弱，需要长期机械通气治疗，这种情况见于重症哮喘患者在使用皮质激素治疗的同时，也应用神经肌肉阻断剂，通常患者应用较大剂量的皮质激素，但是也可见于没有使用皮质激素和神经肌肉阻断剂的患者，这些患者的近端和远端肌群均可受到影响，包括膈肌，肌电图或肌活检可协助诊断；④呼吸机诱发膈肌功能不全：机械通气本身可以诱发膈肌功能不全，动物实验表明：3～10日的控制机械通气，如果无自主呼吸则膈肌的收缩能力会发生时间相关性降低。

3.　限制性通气功能障碍所致的急性通气衰竭

（1）胸壁和胸膜疾病　严重的脊柱后侧凸所致的肺部受限和通气肌群功能不全，常常可导致进行性呼吸功能障碍，可以表现为急性或慢性通气功能障碍急性发作。脊柱后侧凸的患者合并急性呼吸衰竭时，其肺和胸壁的功能均有功能不全的表现。胸腔积液或气胸也可能参与急性呼吸衰竭的发作，但患者往往存在限制性或阻塞性通气功能障碍。肥胖低通气综合征伴有失代偿性肺心病是慢性呼吸衰竭急性发作的另一种类型，常常表现为限制性通气功能障碍。

（2）肺实质疾病　特发性肺间质纤维化（IPF）和其他肺实质限制性疾病往往伴有高通气，而不是低通气。但是，在这些疾病的晚期阶段可并发急性通气衰竭，可以为原发疾病过程的临床表现，或者是合并肺炎，也可能是外科手术及患有其他伴随疾病的缘故。晚期 IPF 患者可以出现严重的肺部僵硬和阻力增加的表现，伴有急性通气衰竭和低氧血症，往往需要机械通气治疗。这些晚期肺间质疾病患者，如果出现通气衰竭，则预后相当差。

4.　气道阻塞所致的急性通气衰竭

（1）上气道阻塞　上气道阻塞偶尔可以引起急性通气衰竭。患者发病常常急剧发生，例如：外来异物阻塞声门，急性会厌炎造成会厌水肿等。病程亦可呈隐匿性，发病过程需要数月，例如：气管内肿物。进行性上气道狭窄，患者往往在静息时尚可以耐受，但是当气道直径狭窄至5mm时，为狭窄的最低限度，则易发生急性通气衰竭。当然，狭窄的部位和狭窄的变异程度也决定其临床表现。病理生理上，上气道阻塞引起急性通气衰竭的主要原因是气道阻力的增加，此时呼吸肌群不能再维持适当的每分通气量和二氧化碳的动态平衡。

（2）慢性阻塞性肺疾病（COPD）　COPD 急性加重是急性通气衰竭的最常见原因，细菌感染或病毒感染是最为常见的诱因，其他原因还有急性肺炎、充血性心力衰竭、肺栓塞、气胸和环境因素等。诱因破坏了呼吸系统通气储备与代谢需要之间的平衡，将导致 COPD 患者急性通气衰竭的发生。急性通气衰竭是呼吸肌群承受的高吸气负荷与既已存在的解剖和（或）生理异常相互作用的结果，是神经肌肉代偿能力与呼吸系统所承受的机械负荷之间的一种失衡，这种失衡触发了继发于呼吸肌疲劳的通气衰竭（图 1-3-3）。其病理生理如下：

1）呼吸系统所承受的负荷增加　急性通气衰竭的各种诱因可通过减少胸壁和（或）肺的顺应性而增加弹性负荷，也可通过引起气道病变而增加非弹性负荷。另外，中枢驱动力的降低或神经肌肉的异常可降低呼吸泵功能，从而造成肺泡通气不足。

2）呼吸系统力学异常　气道阻力增加是 COPD 最重要的特征，所有其他病理生理异常都起因于气道阻力的增加。COPD 患者在呼气相时气道阻力增加明显，在高肺容量时，呼气相阻力与吸气相阻力之比为2:1，而在低肺容量时上升到10:1。低肺容量时气道阻力的显著增加与呼气时小气道的塌陷有关，其原因主要是肺泡壁和周围支持结缔组织结构的破坏。这些支持结缔组织可在呼气时，当周围压力超过气道内压力时，维持气道的开放。这些结构的丧失使气道在呼气相时发生塌陷，甚至在较高肺容量时也可发生，从而造成气流阻塞和气体陷闭。如果呼气时增加呼气力量，只能使已塌陷的气道更趋于闭塞，并不能增加呼气流速，这种现象有时被称为气流限制性"阻塞点"。COPD 急性加重期的机械通气治疗原则正是基于呼气气流受限这一概念。气道阻力的增加及呼气气流受限会妨碍肺泡充分排空，从而增加动态

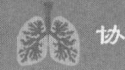

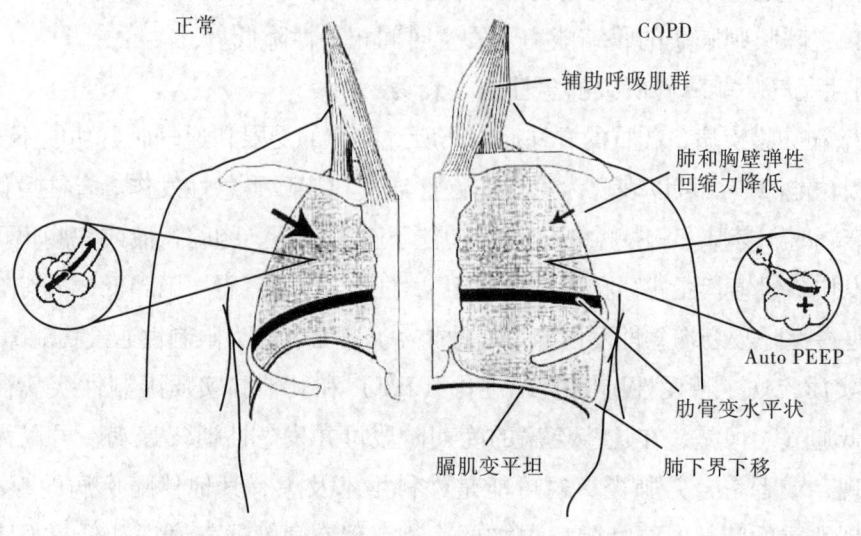

正常　　　　　　　　　　　　COPD

辅助呼吸肌群

肺和胸壁弹性回缩力降低

Auto PEEP

肋骨变水平状

肺下界下移

膈肌变平坦

图 1-3-3　重症 COPD 患者呼吸力学功能不全的示意图

过度充气导致膈肌变平坦，肺下界下移，肋骨变水平状，所有这些都可使呼吸肌群功能降低。患者需要应用辅助呼吸肌呼吸，使能量消耗增加。弹性回缩力的降低导致气流受限，呼气时发生小气道塌陷，从而产生 auto-PEEP

过度充气及内源性 PEEP（PEEPi）。PEEPi 是指呼气末肺泡内所产生的正压。肺脏不能回到功能残气位——对抗弹性力量的平衡点，于是肺的弹性回缩力就产生了一种正压。"动态过度充气"是指肺部气体排空延缓而引起呼气末肺容量增加，是产生 PEEPi 的原因。从本质上看，PEEPi 的发生与肺部完全排空所需时间超过呼气时间有关。产生肺部排空延缓或呼气时间缩短的因素见表 1-3-7。在呼气末，如果呼气肌群持续收缩，也可发生 PEEPi。这与腹内压升高传递到肺部有关。PEEPi 与外源性 PEEP 不同，并不能从外界随意调节，但是 PEEPi 对呼吸功和血流动力学的影响与外源性 PEEP 类似。在机械通气时，PEEPi 也称为隐性 PEEP，因为 PEEPi 的存在不能为常规压力测定技术所检测到。

表 1-3-7　PEEPi 的产生原因：肺部排空延缓或呼气时间缩短

排空延迟	呼气时间缩短
气道阻力增加	呼吸急促
动态萎陷	吸气时间延长
支气管痉挛	反比通气
气道水肿	
分泌物增多	
肺顺应性增加	
气管插管口径小	
外源性 PEEP（无动态过度充气时）	
较高的 V_T	
呼气时吸气肌群工作	

急性通气衰竭患者气流受限和被动性及动态性过度充气的总的结果是：维持正常肺泡通气所需的呼吸功将增加 2~3 倍，这使吸气肌负担加重。有人对机械通气的 COPD 患者吸气功的增加成分进行了分析，并与健康人比较，发现吸气功的静态成分和动态成分均增加，吸气功中所有的静态成分及吸气功总增加量的 57% 是由 PEEPi 引起的。COPD 患者在自主呼吸时，PEEPi 为 13~15cmH$_2$O，而在机械通气时，可高达 20cmH$_2$O。大部分动态功的增加是由高气道阻力引起，肺和胸壁的黏弹性行为以及时间常数的不等在动态功的增加中也起一定作用。

3）呼吸肌群功能异常　如前所述，许多诱因可引起呼吸肌群肌力的降低，COPD 患者呼吸系统的异常也能改变吸气肌的功能。肺容量增加使膈肌低平，肌小节平均长度变短、产生最大收缩力的能力下降。按照 Laplace 定律，横膈的曲度半径增加时，肌张力变大，使血流受阻。横膈和胸壁之间的并行空间缩小，使横膈对肋骨的束缚作用受限。由于胸壁的过度膨胀，使辅助吸气肌参与呼吸，增加了呼吸氧耗，与增加的血流阻力一起，使能量供求失衡，导致呼吸肌疲劳。

COPD 急性加重期，气道阻力增加，在特定肺容量时的气流下降。由于呼出气流在急性加重期之前已处于最高水平，患者只能在更高的肺容量下进行呼吸以维持气流。这样进一步加重了呼吸肌疲劳，导致急性呼吸衰竭。

4）血气异常　COPD 患者合并急性通气衰竭时，低氧血症是一个普遍的现象，高碳酸血症也很常见，尤其在严重急性通气衰竭时更为显著。V/Q 比例失调是引起低氧血症的主要因素，心排出量改变导致的混合静脉血氧分压的改变也是引起 PaO$_2$ 降低的原因之一。肺泡水肿或肺炎时肺内分流的存在，使生理无效腔与潮气容积比（V$_D$/V$_T$）增加，机体通过增加每分通气量以使静息时 PaCO$_2$ 接近正常。当 V$_T$ 保持不变时，每分通气量的增加是通过增加呼吸频率（RR）实现的，与正常人相比，RR 增加了 50%~100%。V/Q 分布的不均一性也会导致高碳酸血症。浅快呼吸、氧疗、使用镇静剂及呼吸肌群的疲劳都能引起肺泡通气不足，从而引起高碳酸血症。

呼吸力学的异常、血气的改变、呼吸肌群过度负荷及呼吸肌功能异常之间相互作用，形成恶性循环，使呼吸功增加，呼吸泵的有效性丧失。纠正这些异常的唯一办法是治疗病因以减少呼吸肌群的负荷，或进行通气辅助治疗使呼吸肌群暂时处于无负荷状态。

5）心血管系统功能异常　肺气肿可造成肺毛细血管床丧失、肺血管横断面积减少。持续性低氧血症和呼吸性酸中毒可引起肺血管收缩。两者共同作用导致肺动脉高压的发生。血液黏稠度的增加和呼气气流阻塞所造成的胸内压增加在促进肺动脉高压的发生中也起一定作用。长期肺动脉高压可引起右心结构和功能紊乱。尸检发现约 50% 的 COPD 患者存在右心室肥厚。右心室射血分数有明显下降者达 53%。即使在静息状态下右心室功能正常者，活动后也会出现心功能的异常。COPD 患者左心室功能也受到影响，这是由于右心房压力增加和胸内压增加使静脉血回流减少以及右心室的扩张效应使左心室射血功能降低所致。肺脏的过度充气也会对心脏产生直接压迫作用。

6）睡眠-病态呼吸　重症 COPD 患者有很高的睡眠-病态呼吸发生率，估计阻塞性睡眠呼吸暂停在 COPD 患者中的发生率为 10%~15%，高于一般人群的 3%~4%。而且 COPD 患者经常出现与呼吸暂停无关的氧饱和度下降，有时非常严重，这在快速眼运动（REM）睡眠期间最易发生。醒时较低的 PaO$_2$ 可提示这一点。这种现象至少部分是由于低通气所致，因为据报道氧饱和度下降时经皮 PaCO$_2$ 升高。部分患者的氧饱和度下降被认为与通气血流比例失调有关，因为不是所有的病例均能以低通气解释。这种夜间气体交换紊乱扰乱了 COPD 患者的睡

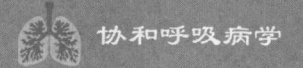

眠，使 REM 睡眠减少，总睡眠时间缩短，睡眠质量差。

（3）哮喘 哮喘所致的急性通气衰竭不常见。一般而言，只要哮喘患者坚持应用糖皮质激素吸入治疗、监测峰流速和按照峰流速率选择治疗方案，患者不会发生呼吸衰竭。但是，如果哮喘触发因素持续存在，呼吸道感染，糖皮质激素使用不当，水、电解质紊乱和酸中毒，精神因素，阿司匹林或其他非甾体类抗炎药物的不适当使用或出现严重的并发症，患者可以出现重症哮喘。通常，重症哮喘是指哮喘患者虽经吸入糖皮质激素（≤1000μg/d）和应用长效 β₂ 受体激动剂或茶碱类药物治疗后，哮喘症状仍持续存在或继续恶化，或哮喘呈爆发性发作，从哮喘发作后短时间内即进入危重状态。这类哮喘患者可能迅速发展至急性呼吸衰竭并出现一系列的并发症，既往也称之为"哮喘持续状态"。重症哮喘对常规治疗反应较差，与其特异的病理生理机制有关。重症哮喘发病机制中，支气管黏膜水肿和黏液栓塞比支气管痉挛起了更为重要的作用，因而其哮喘症状难以缓解且对支气管扩张剂反应欠佳，故哮喘持续状态是支气管哮喘临床上的危重症，可严重地影响气体交换，如病情不能得到有效的控制，可危及患者的生命。重症哮喘临床上可以分为两种类型：急性重症哮喘和急性窒息性哮喘（表 1-3-8）。

表 1-3-8　重症哮喘所致呼吸衰竭的类型

	组 I 急性重症哮喘	组 II 急性窒息性哮喘
性别	女 > 男	男 > 女
基础状况	中到重度气道阻塞	正常或轻度肺功能受损
发作时限	几天到几周	几分钟到几小时
病理特点	1. 气道壁水肿	1. 急性支气管痉挛
	2. 黏液腺肥大	2. 中性粒细胞而非嗜酸粒细胞支气管炎
	3. 分泌物黏稠	
治疗反应	慢	快

1）急性重症哮喘 本组女性最为常见，约70%的患者发展为呼吸衰竭。患者病情往往难以控制而导致中到重的气流受阻。还有部分患者由于呼吸困难的主观感觉下降，对于慢性的气流阻塞有很大的耐受性，因而这部分患者发生重症哮喘甚至致死性哮喘的危险性更大。此外，由于这部分患者常规使用 β₂ 受体激动剂，较少发生支气管痉挛，然而治疗反应慢，即使系统使用糖皮质激素效果也不好。但清除气道分泌物可大大改善患者的病情。

2）急性窒息性哮喘 有少数年轻重症患者从首次哮喘发作到呼吸停止往往不到 3 小时，发作前症状很轻甚至无症状，但气道反应性很高。该类型哮喘可能与某种特异性变应原刺激有关，但具体是何种过敏原目前尚不明了。此种哮喘发作与急性支气管痉挛和中性粒细胞浸润有关，而与嗜酸性粒细胞无关。对于这部分患者若积极地使用支气管扩张剂往往能收到很好的效果。即使需要气管插管或机械通气治疗，也可能在短时间内改善病情。

重症哮喘的病理和病理生理机制：重症哮喘的气体交换、血流动力学均有明显的异常，气道的阻力明显升高。重症哮喘的组织学特点是气道壁水肿、黏液腺肥大、黏稠的分泌物广泛地阻塞大小气道。分泌物的成分包括黏液、脱落的上皮细胞、嗜酸性粒细胞、纤维蛋白原和其他血浆蛋白。黏液的嵌顿、细胞浸润、支气管黏膜和黏膜下水肿以及气道平滑肌的收缩导致了气道阻力在吸气和呼气时均大大增加。以上气道的病理学改变也引起了肺泡通气/血流比例的失调（在某些肺泡区 V/Q 比值降低）以及氧的弥散距离增大。在重症哮喘患者常见中度低氧血症，但此种低氧血症易被高流量的氧疗所纠正。采用多价惰性气体研究重症哮喘患者低氧血症的原因，结果表明低氧血症的发生并非真性分流所致，而是由于肺的大部分灌注区域 V/Q 比例失调，低氧血症的严重程度与肺活量异常的严重程度的关系不大。

小气道阻塞可导致肺泡过度充气以及相应区域毛细血管的灌注减低；灌注减低而通气正常会导致无效腔的增大，使有效通气量降低。哮喘急性发作时，多数患者表现为过度换气，通常动脉血 $PaCO_2$ 降低。若动脉血 $PaCO_2$ 正常或增高，临床医师应高度警惕呼吸衰竭的可能性或是否已经发生了呼吸衰竭。

气道阻塞可大大增加呼吸功。哮喘急性发作时，吸气相跨肺压可达 $50cmH_2O$（正常呼吸时吸相跨肺压为 $5cmH_2O$），此时呼气相也变成主动过程，患者用力呼气，将肺内残气排出狭窄的气道，但是此时的呼气流率明显降低，呼气时间延长，肺内残气量增加。肺的代偿性变化为过度充气，在这种情况下，呼出气流量超过肺容量，但最终可造成吸气肌肉起始收缩时的静息长度变短，吸气肌肉的收缩力下降。在肺内残气不能完全排空时，内源性呼气末正压（$PEEP_i$）增大，导致吸气功耗增大。

哮喘持续状态时，也存在血液循环的紊乱。胸内压增高可降低静脉回流，虽然静脉回流的降低可通过增强吸气来代偿，但是随着右室充盈的增加，室间隔移向左室，导致舒张功能受损以及充盈不完全。吸气时胸内负压的增大可降低心室肌肉的收缩力，进而增加左心室的后负荷，肺动脉压力可因肺的过度充气而增高，肺动脉压的增高又可增加右心室的后负荷。以上病理生理改变最终将导致每搏量和收缩压的下降（收缩压在吸气和呼气末的变化更为明显）。重症哮喘时，若脉搏反常超过 $10mmHg$ 提示 $FEV_1 < 1L$。

肺过度充气会加重吸气肌的负荷，降低肺的顺应性。PEEPi 也是增加呼吸肌肉负荷的一个重要因素，肺过度充气时膈肌血流减少。哮喘持续状态患者若血清肌酐和乳酸水平升高可能提示呼吸肌的疲劳，此时若气道阻塞不迅速解除，潮气量将进行性下降，最终将会发生呼吸衰竭。

5. 血管疾病所致的急性通气衰竭　患有肺血管疾病时，由于生理无效腔的增加，相对于每分通气量而言肺泡通气量是下降的。在这种情况下高碳酸血症可能发生，但是稍增加总通气量即可预防，肺血管疾病患者很少发生急性通气衰竭。例如，肺血栓栓塞时，患者如果没有并发其他疾病（重症 COPD 或药物诱发的通气驱动低下），高碳酸血症很少见。肺循环疾病，如肺静脉空气栓塞，可能发生急性通气衰竭，但这种情况很罕见。此时，患者有高碳酸血症，动脉血二氧化碳水平和呼出气二氧化碳水平之间可有显著差异。

【高碳酸-低氧性呼吸衰竭的临床特征和对机体的影响】

（一）高碳酸-低氧性呼吸衰竭的临床特征　如果通气需要超过患者的通气供应能力（泵衰竭）或者由于患者的呼吸驱动不足，肺泡通气与二氧化碳生成相比较，就显得不足。尽管急性通气衰竭是一种肺泡通气衰竭，也常常存在低氧血症。按照气体交换方程式：$PaO_2 = PIO_2 - (PaCO_2/R)$，可以解释肺泡低通气时出现动脉血氧分压下降的机制。应用方程式也能获得肺泡 PO_2，从而计算肺泡-动脉氧分压差。通过计算，能够分辨两种不同的低通气，一种为单纯的低通气，其肺泡-动脉氧分压差正常；其二是通气-灌注比例降低和右向左的分流。

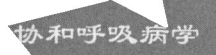

如果气体交换严重恶化，高碳酸血症也可为低氧性呼吸衰竭的一个临床表现。ARDS患者右向左的分流和通气-灌注比例降低，根据Bohr方程式，V_D/V_T可以增加，从而影响二氧化碳的排出并造成高碳酸血症。急性HHRF可见于原先健康的正常人或原有基础肺部疾病的患者，常见原因见表1-3-9。

表1-3-9 低氧性和高碳酸-低氧性急性呼吸衰竭的临床特征

	低氧性呼吸衰竭	高碳酸-低氧性呼吸衰竭
生理	大量的右向左分流，低通气	COPD：因显著死腔通气所致的低通气，V/Q失衡伴P（A-a）O_2增加 神经肌肉疾患：每分通气量降低所致，P（A-a）O_2正常
解剖	广泛的肺水肿、肺不张或肺实变	支气管炎：黏液腺增生；肺气肿：肺泡壁破坏；哮喘：支气管平滑肌增厚和黏液栓塞，上气道阻塞
年龄	任何年龄	任何年龄，COPD通常大于55岁
既往病史	无心脏病和高血压等病史	慢性气短、喘、憋气史
现病史	与目前严重病情（如：休克、败血症、创伤、胸痛等）有关的急性呼吸困难	近期上呼吸道感染，逐渐加重的气短、咳嗽、多痰、喘息，新近发生或逐渐增加的肌无力
查体	急性疾病的表现，呼吸急促（>35次/分），低血压，弥漫性啰音（crackle），肺实变的表现	呼吸急促（<30次/分），心动过速，呼气延长，呼吸音降低，喘息，下肢肿，肌力下降，意识改变
胸部X线	肺容量降低，白肺，多发性斑片状阴影，弥漫性浸润，肺不张或实变	肺过度充气，肺透光度增加，肺大疱，肋间隙增宽，COPD或哮喘常伴有肺纹理增加，药物过量或神经肌肉疾病：肺低通气，"小而黑"的肺
心电图	窦性心动过速，急性心肌梗死；左心室肥厚	右心室肥厚，肺性"P"波，低电压
实验室检查	非特异，血红蛋白低于正常，呼吸性碱中毒，代谢性酸中毒，BUN上升	血红蛋白正常或升高，呼吸性酸中毒，混合性代谢和呼吸性酸中毒，低钾

1. HHRF继发于每分通气量的下降 继发性的每分通气量下降所致的HHRF见于多种情况和疾病。每种疾病或病情情况，从症状、体征到基本病理改变都有其本身的特征。

呼吸衰竭可表现为急性发作，如：高位脊髓受损伤或肉毒中毒；亚急性发作可见于：多发性神经炎或重症肌无力；缓慢发生的呼吸衰竭常见于甲状腺低下和呼吸肌群的萎缩。脊柱侧突所致心肺疾病和肥胖-低通气综合征、睡眠-呼吸暂停综合征，到发生呼吸衰竭，常需数十年的时间。许多慢性神经肌肉或骨骼肌肉疾病中，一些微小的呼吸系统病变也许就能加重呼吸衰竭，如重症肌无力患者，发生吸入性肺炎等。

呼吸中枢受影响时，呼吸衰竭的程度与患者的意识水平并不一定相平行。这里最好的例子就是巴比妥和吗啡过量，巴比妥常导致昏迷，但并无CO_2的潴留，而吗啡中毒时，常常有明显的高碳酸血症而只有中等程度的意识障碍。对于所有患意识障碍和感觉迟钝的患者，都应怀疑呼吸衰竭的可能性，对于患有神经肌肉疾患的患者也如此。诊断呼吸衰竭应该依靠动脉血气分析的数据。所有患神经肌肉疾病的患者，都应定期测定其肺活量和负压吸气力。如当肺活量小于1L，或吸气力不能超过15cmH₂O，应该考虑到急性呼吸衰竭，应将患者转移到ICU密切观察。

2. HHRF继发于下呼吸道疾病 COPD和哮喘是急性HHRF的主要原因。许多患者常有急性发作的病史或过去曾有急性呼吸衰竭的病史。查体可发现患者有呼吸困难、焦虑和呼吸频率增加，发绀明显，但如无明显发绀也不能排除严重的低氧血症。偶可有视乳突水肿，球结膜水肿，多见于昏迷的患者，但是也可为呼吸衰竭的突出症状。严重的COPD患者常见室性心律失常和右心衰竭的症状。胸像可以发现慢性肺部病变或急性肺部浸润性改变，然而，许多HHRF患者的胸像帮助不大，白细胞增多意味着感染。

（二）高碳酸血症对机体的影响 $PaCO_2$ 升高对机体的危害程度与 $PaCO_2$ 的绝对值有关，但主要与 $PaCO_2$ 增高的速度。如COPD患者长期逐步形成的二氧化碳潴留，机体通过各种代偿机制已慢慢耐受，并不对机体产生大的危害。相反，如在短时间内 $PaCO_2$ 迅速升高，则对机体危害更大。高碳酸血症对机体的影响来自二氧化碳本身的直接作用，及氢离子浓度升高两个方面，慢性二氧化碳潴留因机体代偿，pH往往在正常范围，故对机体影响较少。

1. 对神经系统的影响 高碳酸血症对神经系统的影响包括以下几方面。

（1）对脑血流的影响 $PaCO_2$ 的升高可引起脑血管扩张，因而脑血流量增加，$PaCO_2$ 每升高0.133kPa（1mmHg），脑血流量增加约4%。脑血流过度增加可产生头痛、颅内压升高。

（2）对脑脊液的影响 与 H^+、HCO_3^- 相比二氧化碳较容易透过血脑屏障，在急性通气衰竭时，数秒钟内脑脊液pH即可发生改变。再加上二氧化碳本身的作用，呼吸中枢兴奋，通气量增加，并产生相应的细胞代谢改变。

（3）对意识的影响 二氧化碳潴留对中枢神经有类似氧化亚氮（笑气）的麻醉作用，出现所谓的"二氧化碳麻醉"，患者可出现嗜睡、昏迷，但也可表现为扑翼样震颤、抽搐等。

（4）对周围神经的影响 刺激交感神经，肾上腺、神经末梢，使儿茶酚胺分泌增多。

2. 对循环系统的影响 $PaCO_2$ 升高可使心率减慢、心肌收缩力下降，但这些作用可被儿茶酚胺的释放作用所掩盖，其结果是血管阻力轻度下降，心排出量增加，血压轻微升高。$PaCO_2$ 升高使血管平滑肌松弛，血管扩张，而继发的儿茶酚胺增多则引起血管收缩，其结果与单纯缺氧相类似，心、脑、皮肤血管扩张，血流量增加，肺、肾、腹腔脏器血管收缩，血流量减少。急性二氧化碳潴留也可引起心律不齐，有的呼吸衰竭患者在行气管插管时，偶可发生心脏骤停，可能与 $PaCO_2$ 升高加强了迷走神经对心率的抑制作用有关。

3. 对呼吸系统的影响 二氧化碳是强有力的呼吸兴奋剂 $PaCO_2$ 增高兴奋呼吸中枢，增加通气量，吸入15%以下二氧化碳时，$PaCO_2$ 每增高0.133kPa（1mmHg）每分通气量可增加2L，但COPD患者因长期二氧化碳潴留，中枢对二氧化碳反应并不敏感。$PaCO_2$ 升高引起肺小动脉轻度收缩，二氧化碳对支气管平滑肌的直接作用是使其松弛，但它也通过刺激迷走神经使平滑肌收缩。因 $PaCO_2$ 升高肺泡气二氧化碳分压（$PaCO_2$）相应升高，$PaCO_2$ 相应下降，PaO_2 亦可有一定程度下降。$PaCO_2$ 升高使血红蛋白氧解离曲线右移，有利于组织细胞对氧的利用。

4. 对肾及电解质的影响 轻度高碳酸血症对肾小球滤过率影响不大，当 $PaCO_2$ 大于60mmHg（8kPa），pH明显下降时，肾血流量可减少，引起少尿。为代偿呼吸性碱中毒近端肾小管回收碳酸氢钠增多，但当二氧化碳高度潴留时，这种能力可能会减弱。$PaCO_2$ 升高直接影响到pH，可产生呼吸性酸中毒，继而钠离子和氢离子进入细胞内，钾离子转到细胞外，肾

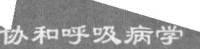

代偿性减少碱的排出，使碳酸氢根增多，并可因此产生低氯血症。

第五节　急性呼吸衰竭的并发症

急性呼吸衰竭的并发症大致分为呼吸系统、心血管系统、胃肠道、肾脏、感染、营养和其他几个方面（表1-3-10）。

表1-3-10　急性呼吸衰竭的并发症

呼吸系统
 肺栓塞
 肺部气压伤（间质气肿、气胸、皮下气肿、气腹等）
 肺纤维化
与应用呼吸治疗设备有关的合并症
 机械通气的并发症（感染、低血压、肺部气压伤等）
 插入和保留肺动脉导管所致的并发症（气胸、空气栓塞、心律失常、感染、血栓、肺动脉破裂）
 气管插管的并发症
  长期插管的合并症：低氧性脑损伤、心脏骤停、抽搐等
  右主支气管插管的并发症：低通气、气胸、肺不张等
  患者自我拔管
  气管内插管易位
  咽、喉、气管损伤
 气管切开的并发症（气胸、出血、气管切开管易位、气管-食管瘘、气管狭窄）
胃肠道（出血、应激性溃疡、肠梗阻、腹泻等）
心血管系统（低血压、心律失常、心排出量降低、心肌梗死、肺动脉高压）
肾脏（急性肾功能衰竭、液体潴留）
感染（医院内获得性肺炎、菌血症、脓毒血症、鼻窦炎等）
营养
 营养不良的并发症（呼吸肌群强度减退、免疫抑制及其他）
 肠内营养的并发症（气胸、胸腔积液、鼻窦炎、吸入性肺炎、腹泻等）
 肠外营养的并发症（气胸、脓毒血症、高血糖症、高渗性昏迷、低磷血症、肝功能异常）
 应用碳水化合物过多的并发症（高碳酸血症）
其他
 精神因素（焦虑、抑郁、混浊、睡眠障碍、精神病）
 血液学异常（贫血、血小板减少）

1. 呼吸系统　急性呼吸衰竭时的肺部并发症包括：肺栓塞、肺部气压伤、肺纤维化和应用机械通气后产生的直接并发症。监护病房中1/4以上的急性呼吸衰竭患者可发生肺栓塞，这种情况下，诊断较为困难，因为患者有广泛的肺部疾病，异常的气体交换，其临床表现、影像学检查以及病理生理改变，与肺栓塞有相似之处。肺部气压伤，是指患者接受机械治疗之后，正常情况下不含有气体的组织结构内，出现了肺泡以外的气体。常见于ARDS的患者。肺部气压伤的表现有肺间质气肿、气胸、纵隔气肿、气腹、皮下气肿和胸膜下含气囊肿等。急性肺损伤伴发ARDS之后，常出现肺纤维化。此外，应用高浓度氧吸入之后可加速肺纤维

化的发生。临床上常用的检查方法，如肺动脉漂浮导管、气管插管和气管切开等也可产生某些肺部并发症。

2. 心血管系统 ARDS 患者的心血管系统并发症，包括高血压、心排出量下降、心律失常、心包炎和急性心肌梗死等。这些并发症常常与患者的基础疾病过程、机械通气或应用肺动脉漂浮导管有关。

3. 胃肠道 急性呼吸衰竭时主要的胃肠道并发症有：胃肠道出血、腹胀、肠梗阻、腹泻和气腹。急性呼吸衰竭时"应激性"溃疡相当常见，其相关的危险因素有创伤、各种原因所致的休克、脓毒血症、肾功能衰竭和肝病。

4. 感染 医院内感染是急性呼吸衰竭的一个常见并发症。其中以肺炎、脓毒血症和泌尿系统感染最为常见。这些感染常发生在应用某些医疗器具之后，包括气管插管和气管切开，应用中心静脉和肺动脉导管和导尿管等。医院内获得性肺炎在 ICU 内的发生率为 70%，尤其好发于 ARDS 患者。长时期机械通气往往是发生医院内获得性肺炎的先兆因素。呼吸衰竭患者如长期住在内科 ICU 也易发生医院内获得性肺炎，且有较高的死亡率。

5. 肾脏 10%~20% 的急性呼吸衰竭患者可发生急性肾功能衰竭。急性呼吸衰竭患者如发生急性肾功能衰竭，其预后较差且病死率较高。发生急性肾功能衰竭的原因相当多，其中包括因低血压和应用肾毒性药物所致的肾前性氮质血症和急性肾小管坏死。

6. 营养 急性呼吸衰竭患者营养方面的并发症，包括营养不良及应用经肠营养或肠外营养的各种并发症。经肠营养的并发症有经鼻胃管所致的鼻窦炎和吸入性肺炎。此外，呕吐、腹胀和腹泻也较为常见。肠外营养的并发症有静脉插管时发生气胸、感染（如：导管相关的脓毒血症）或代谢的异常（如：代谢性酸中毒、高血糖、高渗性昏迷和低磷血症等）。经肠营养或肠外营养所诱发的高碳酸血症可使通气储备受限的患者治疗更为困难。

（蔡柏蔷）

参 考 文 献

[1] Zakynthinos S G, Roussos C S. Respiratory intensive care. In：Gibson G J et al. Respiratory Medicine. 3rd ed, London：Elsevier Science, 2003, 522 – 540

[2] Lee W L, Slutsky A S. Hypoxemic Respiratory Failure, Including Acute Respiratory Distress Syndrome. In：Mason RJ, Broaddus VC eds. Murray and Nadel's Textbook of Respiratory Medicine. 4th ed. Elsevier Saunders, 2005, 2352 – 2365

[3] Pierson DJ, Hill NS. Acute Ventilatory Failure. In：Mason RJ & Broaddus VC eds. Murray and Nadel's Textbook of Respiratory Medicine. 4th ed. Elsevier Saunders, 2005, 2379 – 2392

[4] 蔡柏蔷. 呼吸衰竭病理生理的新概念. 见：蔡柏蔷，李龙芸主编. 协和呼吸病学. 北京：中国协和医科大学出版社, 2005, 3 – 29

[5] 徐 凌，蔡柏蔷. 慢性阻塞性肺疾病合并急性呼吸衰竭的诊断与治疗. 见：蔡柏蔷，李龙芸主编. 协和呼吸病学. 北京：中国协和医科大学出版社, 2005, 1796 – 1723

[6] Reardon C, Marini JJ, Wright LA. Acute Respiratory Failure. In：Baum's Textbook of Pulmonary Diseases. 7th, Philadelphia：Lippincott Williams & Wilkins, 2004, 1049 – 1071

[7] Hill NS. Chronic Respiratory Failure and Noninvasive Ventilation. In：Baum's Textbook of Pulmonary Diseases. 7th. Philadelphia：Lippincott Williams & Wilkins, 2004, 1103 – 1020

[8] Douglas NJ. Sleep. In. Calverley, Pride N eds. Chronic Obstructive Pulmonary Disease. 1st. London：Chapman &

Hall，1995，294

［9］Roussos C，Koutsoukou A．Respiratory Failure．Eur Respir J，2003，22（Suppl 47）：3s – 14s

［10］Grippi MA．Respiratory failure：An overview．In：Fishman AP ed．Pulmonary Diseases and Disorders．4rd．New York：McGraw-Hill，2008，2510 – 2521

［11］Rabe KF，Hurd S，Anzueto A，et al．Global Strategy for the Diagnosis，Management，and Prevention of Chronic Obstructive Pulmonary Disease-GOLD Executive Summary．Am J Respir Crit Care Med，2007，176：532 – 555

第四章　肺的临床生物化学

　　肺不仅是呼吸器官，而且是重要的内分泌和代谢器官。肺由大量的细胞和组织构成，肺细胞必须不断工作以维持包括气体交换在内的各种功能，为全身组织细胞供氧并清除它们的代谢产物二氧化碳，维持最佳的内环境。肺细胞本身也存在中间代谢、蛋白质合成和脂肪代谢等生化过程。肺还是一个血运丰富的器官，肺血管床总面积约为 $70m^2$，全身血液都必须流经肺毛细血管，因此，全身各器官组织在生理和病理情况下所产生的生物活性物质均需经过肺脏，这些生物活性物质不仅作用于肺的细胞，影响肺细胞的功能，而且可能在肺中被激活或降解。肺毛细血管平均直径仅 $5\mu m$，病理状态下极易造成炎性细胞的滞留，肺的组织结构细胞和炎症免疫细胞也产生和释放大量的生物活性物质，参与机体整体活动的调节，这种调节作用的重要性可与被称为"人体化工厂"的肝脏相比拟。下面概要介绍与临床关系较密切的肺的生物化学过程。

第一节　肺的生物化学过程

　　肺的生物化学过程包括中间代谢、蛋白质合成和脂质代谢等。与其他细胞一样，肺实质细胞利用中间代谢以储存能量，不同的是它的代谢途径能够通过产生三磷酸腺苷（ATP）而对缺氧产生相当的耐受性。肺蛋白质的合成与肺的需要相适应，某些蛋白质是肺特异的（如肺泡表面活性物质的脱辅基蛋白），而且与肺结构和功能的维持（如基质结缔组织蛋白）及肺高氧化剂负荷的防御（如合成抗氧化剂酶）关系很密切。肺细胞脂质代谢关系到肺泡表面活性物质系统的产生。肺产生的大量介质，如血小板激活因子（PAF）、激肽（kinin），神经多肽和前炎症多肽（proinflammatory polypeptides），这些介质可影响肺的结构和功能。

【肺的中间代谢】

　　肺的主要生理作用是供氧并排出二氧化碳，以支持其他器官的中间代谢。肺组织的结构细胞是肺完成上述功能的保证。然而，细胞本身也利用氧产生二氧化碳和 ATP，以适应其代谢需求。在细胞学上，肺是一个异质器官，肺的代谢是各种类型肺细胞代谢作用的总和。

　　（一）氧的利用　肺泡腔内的大部分氧由血液摄取，并输送到其他脏器，小部分直接为肺细胞所利用以供其本身氧化代谢之需。与其他器官相比，肺脏的氧耗稍高于机体整体氧耗的平均值，但显著低于代谢活跃的器官，如心、肾、脑和肝，只占肾皮质、脑皮质和工作状态的心肌或肝脏的相应值的 25% ~ 50%。肺的超微结构研究显示不同类型细胞的线粒体含量有明显差异，因而它们的氧的摄取亦有差别。颗粒肺细胞的线粒体容量密度是膜肺细胞和内皮细胞之和的 3 倍多，而且各个类型肺细胞的耗氧量范围很大，代谢活跃的细胞，如颗粒肺细胞的耗氧量在整个肺氧的利用中占有较大的比例。肺的生理状态变化似乎对耗氧量没有明显的影响，因为肺膨胀所需的能量是由呼吸肌提供的，而肺本身是被动运动，因此，通气过程中并不需要增加肺组织的氧摄取。但是，当通气而使肺表面活性物质分泌增加、支气管或血管平滑肌收缩增加时，肺氧的摄取则有所增加。在病理状态下，代谢活跃的细胞增生和募集时可显著地增加肺组织耗氧量。

在肺内，氧利用的主要途径与多数组织相似，是通过线粒体细胞色素氧化酶的作用进行的，这时氧被还原成 H_2O，同时产生 ATP；不足 15% 的氧是通过非细胞色素氧化酶途径包括各种混合功能氧化酶（mixed function oxidose）和氧转移酶等途径被肺利用的。氧利用的非酶途径发生于包含苯醌和其他可自动氧化的成分如儿茶酚（catechol）、黄素（flavin）、硫醇和氢蝶呤（hydropterin）的氧化还原反应，这些非酶反应的氧衍生物是过氧化阴离子（O_2^-）或 H_2O_2。

（二）糖及其他物质的利用　肺所进行的氧化代谢取决于可代谢底物的供应，这一过程系通过对血液所带营养的摄取和加工完成的。在生理条件下，葡萄糖是主要的底物，其他各种碳源也都可经肺代谢。葡萄糖同类物通过肺细胞膜摄入，既可通过与钠梯度耦联的主动运输，也可通过易化扩散进行。葡萄糖摄取的不同机制可能有细胞类型的特异性，钠依赖系统则与肺泡上皮（主要是Ⅱ型肺泡上皮）细胞有关。放射性核素示踪研究证实大约 20% 的葡萄糖碳代谢后可形成 CO_2，其中约 75% 的 CO_2 是通过丙酮酸脱羧酶途径和三羧酸循环形成的，另 25% 则通过磷酸戊糖途径生成，约有 30% 的葡萄糖碳参入蛋白、核酸、脂质、糖原和其他大分子，肺细胞利用这些葡萄糖碳于生物合成，其余约 50% 的葡萄糖碳以乳酸盐和丙酮酸盐的形式从肺细胞流入灌注液，肺产生的乳酸盐与丙酮酸盐约为 10∶1，与其他需氧组织相比，肺组织由葡萄糖生成乳酸的比例较高，其机制目前尚不明确，可能与某些肺细胞（如膜上皮细胞）线粒体酶相对缺乏有关，而与细胞缺氧无关。其他底物也可作为肺中间代谢的碳源，如果糖、甘油、脂肪酸（如棕榈酸）等，但在肺中间代谢的总碳库中，这些底物的作用很小。

中间代谢过程中还原型尼克酰胺二核苷酸（还原型辅酶Ⅰ，NADH）及尼克酰胺二核苷酸磷酸（还原型辅酶Ⅱ，NADPH）是由其氧化型 NAD^+ 和 $NADP^+$ 经还原作用产生的，代表了细胞暂时储存还原潜力。NADH 在糖酵解过程中产生，并在胞质中被重新氧化；还有些 NADH 在线粒体中经丙酮脱羧和三羧酸循环产生，并在线粒体中通过呼吸链最终被氧化而产生 ATP。肺中 NADPH 主要通过磷酸戊糖途径的酶促反应产生，线粒体转氢酶亦可催化 NADP 变成 NADPH，主要用作许多物质如脂肪酸及类固醇等生物合成的供氢体和单加氧酶体系的供氢体。NADPH 还是谷胱甘肽还原酶的辅酶，可还原谷胱甘肽，防止过氧化物的毒害作用，并在维持红细胞膜完整性方面起重要作用。

（三）ATP 的产生　中间代谢的重要性除了为生物合成提供底物和还原力外，重要的是产生能量，或暂时储存或用于完成各种化学反应。ATP 是肺中主要高能化合物。虽然肺中也有磷酸肌醇存在，但其浓度低，约为 ATP 浓度的 20%，可能只存在于平滑肌中。与其他需氧组织一样，在肺中 ATP 是通过电子传递体系的氧化磷酸化产生的。肺大量的氧耗用于线粒体产生 ATP。酵解途径中底物水平的磷酸化也可产生 ATP。肺与体循环动脉供血的器官不同，其氧供不仅是由血流决定的，肺泡中大量的不断更新的氧气为肺组织代谢提供了恒定的氧源，而且扩散距离短和毛细血管的平衡作用，保证了肺细胞的氧分压与肺泡接近，因此，贫血不会产生肺细胞 O_2 的缺乏或组织 ATP 含量的下降。

【肺的蛋白质代谢】

肺能合成肺的结构蛋白、胶原纤维、免疫球蛋白及多种蛋白酶。

肺间质结缔组织的支架作用为维持肺的构型和正常呼吸动力所必需，是细胞迁移及物质交换的重要场所，也是防止有害物质侵袭的第二道防线。

　　胶原纤维占肺结缔组织的60%~70%，其主要成分是胶原，在电子显微镜下可见胶原纤维由很多细小的原纤维所构成，组成原纤维的基本分子单位称为原胶原。胶原含三条多肽链（α链），原胶原三条α链的氨基酸残基顺序是胶原分型的基础。目前发现的脊椎动物体内至少有5种不同类型的胶原：Ⅰ、Ⅲ型胶原由成纤维细胞和平滑肌细胞合成，存在于间质基质内；Ⅱ型胶原来源于软骨细胞，存在于气道如支气管中，Ⅳ型胶原是组成基底膜的成分，主要由内皮和上皮细胞合成；Ⅴ型胶原亦主要存在于基底膜，大部分来源于平滑肌细胞。正常人肺含100~200mg胶原（干组织重量），其中60%~70%为Ⅰ型胶原。特发性肺纤维化时Ⅰ型胶原含量相对增加，Ⅰ、Ⅲ型胶原比率显著升高。Ⅰ型胶原是一种高张力，低顺应性，呈平行排列的交叉带状纤维，它的增加可以解释特发性肺纤维化的形态和生理学改变，而不论胶原总量是否增加。

　　胶原的生物合成可分为细胞内过程和细胞外过程。细胞内过程包括前α链转录、翻译、翻译后修饰、前胶原的形成、移位和分泌。细胞外过程包括前胶原两端前肽的切除形成原胶原。最后原胶原分子内和分子间共价交联形成胶原纤维。

　　胶原的分解代谢较为缓慢，且随不同发育阶段和生理状况有很大的差异。例如，年幼动物胶原的半衰期为2~3小时，而成年动物胶原的半衰期则为几小时至几年不等。组织特异胶原酶能将原胶原裂解为原长度3/4及1/4的两个片段，这两种产物溶解度明显增加，在生理状态下很易解链变性，被非特异性蛋白酶和肽酶水解成寡肽和游离氨基酸，再被机体利用和分解。由于胶原的羟脯氨酸和羟赖氨酸的量占氨基酸总量的10%，胶原降解后体内这两种氨基酸含量增加并部分随尿排出。因此，尿中上述两种氨基酸含量可反映体内胶原分解代谢状况。

　　在正常肺中，肺胶原合成和降解可达到平衡，但这种平衡极易被破坏，肺损伤可使胶原降解和再合成，产后婴儿的早期胶原增加，但胶原合成率随年龄的增加而减少，成人的胶原合成比胎儿低。

　　弹性纤维占肺间质结缔组织的20%~30%，弹性纤维中的主要蛋白是弹性蛋白，弹性蛋白的分子量约为74kD。弹性蛋白是肺重要的功能蛋白，其可影响肺的弹性回缩。弹性纤维的另一种蛋白成分是微纤维蛋白。肺弹性蛋白可由不同类型的细胞合成；动脉壁的弹性蛋白由平滑肌细胞合成，肺间质的弹性蛋白则来源于间质成纤维细胞。出生前，弹性蛋白的合成量达到高峰，出生后随年龄增长而减少。哺乳类动物体内一般蛋白水解酶对弹性纤维的作用极弱，仅在pH值为2时，才被胃蛋白酶缓慢水解，但是肺泡中的弹性蛋白酶可分解弹性蛋白。弹性蛋白酶属于丝氨酸蛋白酶，无严格的特异性。

　　抗蛋白酶对弹性蛋白酶等多种蛋白酶有抑制作用，蛋白酶-抗蛋白酶的平衡是维持肺组织正常结构免受破坏的重要因素，蛋白酶-抗蛋白酶平衡失调可致肺气肿，如一种遗传性肺气肿患者血清中α抗胰蛋白酶含量显著减少，甚至缺如。

　　理化损伤，炎症和抗原刺激以及某些遗传缺陷时，弹性纤维代谢异常，可导致肺纤维化和肺气肿。

　　除了基质蛋白外，某些酶在维持肺功能中亦起重要作用，如抗氧化酶等超氧化物歧化酶、过氧化氢酶和谷胱甘肽过氧化酶均于出生后短时间内在肺中合成。

　　另外，肺还合成一些特异性蛋白，如表面活性蛋白（surfactant protein，SP）：SP-A、SP-B、SP-C和SP-D，可以调控肺泡的表面张力，防止肺泡的萎陷。

　　蛋白质是基因表达产物，蛋白质合成必须经历一系列复杂的过程才能完成。这种步骤的复杂过程包含着许多特异的反应和调节机制。肺既与外界环境沟通，又与机体发育与自稳态密切相关，因此肺蛋白合成的调节必定是相当复杂的。例如，众所周知吸烟或者空气中的多环芳香烃类物质与肺癌的发生有关，但多环芳香烃本身并不致癌，其进入体内后，经芳香烃羟化酶作用，芳香环羟基化或环氧基化以后，成为强烈的致癌物。所以，个体内芳香烃羟化酶的含量与肺癌的发生密切相关，在空气污染严重的环境中，羟化酶高的居民即使不吸烟也会因吸入一定量芳香烃而患肺癌，但羟化酶含量较低的人若大量吸烟也会增加发生肺癌的危险性。

肺是一个独特的器官，不同区域有许多不同类型的细胞，每种细胞的蛋白合成的调控可能是相对独立的，这体现在肺特定区域某些细胞基因表达的独特性。

肺损伤对肺蛋白合成有明显影响，在对肺损伤的反应中，蛋白合成是修复过程的一部分。

【肺的脂质代谢】

脂质是肺的重要成分，而且代谢极为活跃。脂质占肺组织干重的 10%~20%，70%~80% 的肺脂质为磷脂，而主要的中性脂质是胆固醇和三酰甘油。肺磷脂与其他脏器的磷脂一样，具有多种重要的功能：①构成许多细胞和细胞内膜的基质；②影响膜蛋白功能，从而影响各种与膜联系的过程；③参与调节多种酶的活性。某些磷脂还参与了信号传导过程。中性脂肪，如三酰甘油的主要作用是储备代谢燃料。

（一）肺组织和表面活性物质的脂质成分　肺的不同类型的细胞有不同的脂质成分，但不同种系肺磷脂组成几乎没有差异。人肺组织的磷脂中以磷脂酰胆碱（phosphatidylcholine，PC）最丰富，占肺总磷脂的一半；磷脂酰乙醇胺（phosphatidylethnolamine，PE）和神经鞘磷脂（sphingomyelin，SM）是肺组织中另外两个主要的中性磷脂；而磷脂酰甘油（phosphatidyl-glyceral，PG）及磷脂酰肌醇（phosphatidylinositol，PI）只占很小的比例。

肺表面活性物质（pulmonary surfactant，PS）大约由 90% 脂质和 10% 的 SP 组成，肺泡 Ⅱ 型上皮细胞是合成 PS 的主要细胞。在肺泡 Ⅱ 型上皮细胞内质网，棕榈酰辅酶 A 代谢生成二棕榈酸磷脂酰胆碱（DPPC），通过高尔基器运送到板层体，此后被分泌进入肺泡，内质网也生成 SP 通过多泡体运送到板层体。此外，小支气管非纤毛上皮细胞也可合成 SP。PS 所含 PC 和 PG 比肺组织高得多，PC 占表面活性脂质的 70% 左右，其中含有两个饱和酰基链的 PC（即双饱和 PC，DSPC）约占 60%，大部分 DSPC 为 DPPC。DPPC 是 PS 中重要的活性成分，但不是 PS 的特异脂质，其他组织（如脑）也含丰富的 DPPC。

醛缩磷脂胆碱（PMC）在 PS 的 PC 中占有相当大的比例。PMC 对 PS 生理功能的发挥有重要作用：一方面可能影响 PS 在气-液界面的铺展；另一方面，PMC 具有自由基和反应氧（reactive-oxygen）的清道夫功能。

胆固醇是 PS 中的重要中性脂肪，大约占 PS 总量的 15%，尽管已经肯定胆固醇是增加 PS 流动性的重要因素，但其在哺乳动物 PS 中的特殊功能尚待明确。

（二）肺脂质合成

1. 肺脂质合成的底物　甘油-3-磷酸是二酰基甘油酯合成的主要起始物。甘油-3-磷酸在肺内可由磷酸二羟丙酮（dihydroxyacetonephosphate，DHAP）形成，后者是葡萄糖酵解的产物。糖原是 DHAP 和甘油-3-磷酸的另一来源，尤其是胎儿肺。除了围产早期，血中的甘油并不是肺脂质合成的重要前体。PC 合成所需的胆碱主要来自食物。虽然肺组织能合成 PI 所需的肌醇，从饮食中补充肌醇有时也是必要的。肺脂质合成所需的脂肪酸可从血液中获取，然而肺泡Ⅱ型上皮细胞具有相对高的利用乳酸盐从头合成脂肪酸的能力。这种能力在出生前尤为显著。

2. 磷脂酸的生物合成　所有二酰基甘油酯的合成都是从磷脂酸（PA）的形成开始的，PA 是由甘油-3-磷酸与两个乙酰 CoA 经过两次酰基化反应形成的，反应分别由甘油-3-磷酸乙酰基转移酶和 1-酰基甘油-3-磷酸酰基转移酶催化完成的。通过酰基二羟丙酮磷酸（acyl-DHAP）形成酰基甘油-3-磷酸可能是次要途径。由于肺泡Ⅱ型上皮细胞微粒体细胞质中棕榈酰-CoA 占有较大比例，因此该处合成的磷脂酸分子中 26% 含有两个棕榈酰基。

肺 PC 的从头合成几乎都通过胞苷二磷酸胆碱途径进行的，从血中摄取的胆碱很快在胆碱激酶作用下磷酸化，结果生成磷酸胆碱，进而在磷酸胆碱胞苷酰转移酶（cytidylyltransferase，CT）作用下，形成胞苷二磷酸胆碱，最后由胆碱磷酸转移酶催化形成 PC。

3. DPPC 的形成　DPPC 是 PS 的主要成分，约 45% PS 的 DPPC 可能是从头合成的，其他部分则由不饱和的 PC 重构形成。重构是脱酰基和重新酰基化的过程：不饱和脂肪酸通过赖辅酶 A（CoASH）的转酰基反应形成溶血卵磷脂酰胆碱（LPC），主要是 1-棕榈酰 LPC，继而由棕榈酰 CoA 提供酰基形成 DPPC。催化反应的是 LPC 酰基转移酶，肺泡Ⅱ型上皮细胞富含此酶，且该酶对棕榈酰 CoA 有明显的特异性。

4. 其他肺脂质的生物合成　作为带负电荷的肺脂质，PG 和 PI 极为重要，胞苷二磷酸-二酰基甘油是二者的共同前体，它们先由磷脂酸通过磷酸胞核苷酰转移酶作用形成脂核苷酸，继而在胞苷二磷酸-二酰基甘油-肌醇磷 脂酰转移酶或甘油磷酸磷脂酰转移酶的作用，分别形成 PI 或磷脂酰甘油磷酸，后者很快脱磷酸形成 PG。大部分 PI 是在内质网形成的，而肺中的 PG 可在线粒体和内质网两处形成。产期 PG 含量增加而 PI 含量下降。

（三）肺表面活性物质合成的调节及其功能　PS 合成受多种因素调节，如 β 肾上腺素能受体激动剂，乙酰胆碱，前列腺素类物质均可通过腺苷酸环化酶-环磷腺苷-蛋白激酶 C 系统促进 PS 合成与分泌；糖皮质激素对 SP 的调节呈双向性变化，并存在剂量依赖性关系；上皮生长因子可增加 SP-A 合成，而转化生长因子 β（TGF-β）可减少 SP-A 合成。

PS 具有许多重要的生理功能：①降低肺泡表面张力，维持肺泡结构的相对稳定，防止肺泡萎陷或过度扩张，调节肺顺应性，减少呼吸功；②防止肺水肿：PS 降低肺表面张力，可使间质静水压升高，降低跨微血管壁静水压梯度，促使肺泡内液体向血管、淋巴管内转移，防止肺泡水肿；③保持小气道的开放和稳定性；④改善黏液特性，促进纤毛的摆动；⑤参与肺的防御：PS 脂质可吸附到细菌表面，通过脂质过氧化作用杀灭细菌；PS 中的游离脂肪酸和溶血磷脂也参与杀菌过程；⑥调节局部免疫和炎症反应：PS 可使肺泡巨噬细胞表面 Fc 和补体数目减少，并抑制肺泡和外周淋巴细胞功能及肺泡腔局部的免疫反应；⑦抗氧化性损伤：天然的 PS 含有超氧化物歧化酶（SOD），H_2O_2，维生素 A、C、E 和缩醛磷脂等抗氧化物。

（四）表面活性物质与肺部疾病

1. 肺透明膜病（hyaline membrane disease，HMD）与 PS　肺透明膜病原称新生儿呼吸窘迫综合征（neonatal respiratory distress syndrome，NRDS）。早在 1950 年研究者就已经发现了 PS 在 HMD 的发病过程中起十分重要的作用，HMD 的发生与妊娠期长短及婴儿出生时的体重密切相关：妊娠 34 ~ 37 周，出生时体重小于 1.7kg 的婴儿 HMD 的发生率为 15%；妊娠 30 ~ 34 周，出生时体重小于 1.25kg 的婴儿 HMD 的发生率为 70%。目前的研究已经证实原发性 PS 的缺乏在 HMD 的发病机制中起关键作用，研究还进一步证实遗传是影响 PS 缺乏的重要因素之一，如常染色体隐性遗传性 SP-B 基因 4 号外显子的突变可致 SP-B RNA 和蛋白表达的减少，肺泡Ⅱ型上皮细胞板层小体数量的减少及 SP-C 蛋白合成过程的异常均受遗传因素的影响。

虽然外源性 PS 治疗 HMD 非常有效，但仍有约30％的 HMD 患者对 PS 治疗无反应，其中的原因目前尚不清楚。

2. 急性呼吸窘迫综合征（acute respiratory distress syndrome，ARDS）与 PS 研究证实 PS 结构成分的变化和功能的失常在 ARDS 的发病过程中起十分重要的作用。对 ARDS 患者支气管肺泡灌洗液（broncho-alveolar lavage fluid，BALF）中 PS 成分和功能的研究发现：PC、PG、DPPC 在 PS 中所占的百分比下降，而 PI，溶血性 PG 及鞘磷脂在 PS 中所占的百分比增加，SP-A 和 SP-B 含量明显下降，且 PS 功能失常。ARDS 时上述变化的可能的机制如下：①肺泡Ⅱ型上皮细胞产生和释放表面活性复合物（磷脂和 SP）减少或磷脂和 SP 组成比改变；②血浆蛋白质漏出抑制了 PS 的功能；③磷脂和 SP 形成透明膜；④炎性介质如蛋白酶和氧自由基等对 PS 的破坏和抑制。其结果导致 ARDS 患者肺顺应性下降，通气／血流比例失调，肺水肿形成。

然而，用外源性 PS 治疗实验性 ARDS 仅在部分动物膜型中获得成功，而外源性 PS 直接用于临床 ARDS 治疗的资料有限，且结果不肯定，仍处于探索阶段。

3. 肺炎与 PS 有研究证据表明 PS 可能亦参与肺炎的发生与发展过程，PS 可增强宿主的防御能力，促进巨噬细胞的活化与迁移，抑制淋巴细胞增殖及炎症细胞释放炎性介质，并可促进宿主对细菌和病毒的杀灭作用。细菌性肺炎患者的 BALF 中 PC、PG 及 SP-A 含量明显下降。有趣的是 SP-A 缺失的转基因鼠较野生型鼠更易患细菌性肺炎，但 PS 在肺炎中的作用仍有待进一步证实。

4. 间质性肺部疾病与 PS 研究发现：各种弥漫性肺间质疾病患者的 BALF 中 SP-A 含量明显减少；特发性肺纤维化（IPF）患者 BALF 中 DPPC、PG 及 SP-A 含量明显减少，而 PI 含量显著增加；结节病患者的 BALF 中 SP-A 含量明显升高；肺泡蛋白沉着症患者血浆中 SP-A 和 SP-D 含量显著升高。但 PS 含量及功能的变化是否参与了肺间质疾病的过程还有待进一步研究。

5. 慢性阻塞性肺部疾病与 PS PS 可促进小气道的开放和稳定性，支气管哮喘患者的 BALF 中 SP-A 含量下降，且 PS 功能失常。给哮喘急性发作的患者雾化吸入 PS 可明显改善患者的气流及气道阻力。但慢性支气管炎及肺气肿患者 BALF 中 PS 无明显变化。

6. PS 与其他肺疾病 PS 代谢的变化在肺泡蛋白沉着症的发病过程中起十分重要的作用，在肺泡蛋白沉着症患者的 BALF 和痰中磷脂和 SP-A、SP-B、SP-D 含量明显增加，血浆中 SP-A、SP-D 含量也明显增加，这可能与 PS 合成与分泌增加而分解减少有关。肺移植后的缺血-再灌注损伤时 PS 的变化与 ARDS 时 PS 变化相似，肺移植后短暂应用 PS 可明显改善患者的气体交换。

检测胸腔积液中 SP-A 和 SP-D 含量可能有助于鉴别肺部转移性腺癌是来源于其他部分的腺癌还是胸膜间皮瘤。

第二节 肺内重要生物活性物质的代谢

肺是许多重要的生物活性物质的代谢场所，如脂质（前列腺素等）、肽类（血管紧张素、激肽等）、蛋白质类（激肽释放酶等）、胺类（儿茶酚胺、组胺等）等。这些活性物质可于肺内合成并释放至肺循环，或在肺循环被活化和降解，其参与维持和调节肺的生理功能及炎症与免疫反应，且在一些肺部疾病的发病机制中起重要作用。由于涉及的生物活性物质众多，本节只择其重点进行简述。

【花生四烯酸及其代谢产物】

花生四烯酸（arachidonic acid，AA）及其代谢产物与炎症、免疫反应及人类疾病密切相关，在肺部炎性疾病中亦起重要作用。这些代谢产物包括前列腺素（prostaglandin，PG），白三烯（leukotriene，LT）、血栓素（thromboxane，TX）等。

1. 花生四烯酸的代谢　花生四烯酸由亚油酸在体内合成，由亚油酸合成 AA 的酶系包括去饱和酶系和碳链延长酶系，主要存在于多种组织细胞的内质网。肝、肾、脑及脂肪等组织可能是合成 AA 的主要场所。

AA 除了由亚油酸在体内合成外，还可直接从食物中摄取，并可作为游离脂肪酸存在于血液中，或作为复合物存在于脂蛋白的囊泡中。

在炎性细胞中，AA 首先经脂肪酰 CoA 合成酶的作用转变成 AA-CoA，再经依赖 CoA 的酰基转移酶作用形成各种含 AA 的磷脂分子。AA 通过磷脂转移可能在多层面上对甘碳烷酸类化合物的生成起重要的调节作用。

2. 前列腺素的代谢　前列腺素是一类含 20 个碳原子的不饱和脂肪酸，以前列腺酸为基本骨架，含一个五碳环（戊烷环）和两条侧链。据五碳环上亚基和双键位置的不同，PG 可分为 PGA、B、C、D、E、F、G、H 及 I 共 9 型。又依侧链双键数的不同将 PGs 分为 1、2、3 类。AA 是 PGs 合成的前体，它和体内含量较少的二十碳三烯酸及二十碳五烯酸可分别转化为 PG_2、PG_1 和 PG_3 类。

内源性的 AA 主要贮存在膜磷脂上，在细胞受到刺激后，首先激活磷脂酶 A_2（phospholipase A_2，PLA_2）使 AA 从磷脂酸中游离出来。AA 一旦被释放即被环氧化酶（cycloxygenase）和脂氧化酶（lipoxygenase）代谢：AA 经环氧化酶作用，生成含环内过氧化结构的前列腺 G_2（PGG_2），它是合成其他 PG 的不稳定的中间体。环氧化酶不仅具有加氧酶活性可催化分子氧转至 AA 形成 PGG_2，且具有过氧化酶活性使 PGG_2 转化成 PGH_2。PGH_2 可被进一步代谢成各种环氧化酶产物，不同组织内因催化酶的不同其最终产物各异，如 PGH_2 在血管上皮内生成 PGI_2，在肥大细胞和脑细胞中生成 PGD_2，在单核和巨噬细胞中生成 PGE_2，在血小板中生成 TXA_2 及 TXB_2。环氧化酶包括环氧化酶1（COX_1）和环氧化酶2（COX_2），二者具有相似的催化活性，COX_2 被认为是炎症或即刻应答的基因产物，可被细胞因子、致敏原等诱导表达，而不是多数细胞的结构性表达产物。糖皮质激素可阻断 COX_2 的诱导表达。与 COX_2 不同，COX_1 在多数细胞中呈结构性表达，为细胞"看家基因（housekeeping gene）"的表达产物。非甾体类抗炎药如阿司匹林等可抑制 COX 的活性。肺内 COX_2 表达明显高于 COX_1。AA 经脂氧化酶作用生成多种氢过氧甘碳四烯酸（hydroxyeicosatetrae noic acid，HPETE）。所有 HPETE 经过氧化酶还原成 5-HETE，12-HETE 和 15-HETE，15-HETE 最终转化为脂氧素 A_4（LXA_4）和脂氧素 B_4（LXB_4）。LX 为重要的生物活性物质，可抑制 NK 细胞活性，收缩平滑肌，扩张血管及刺激蛋白的酶活性等。12-HETE 代谢产物为羟基环氧素 A_3（HXA_3）和羟基环氧素 B_3（HXB_3）。5-HPETE 经脱水酶催化生成白三烯 A_4（leukotriene A_4，LTA_4），LTA_4 可进一步转化为 LTB_4，LTC_4、LTD_4 和 LTE_4。LTB_4 具有很强的白细胞趋化活性，亦有增加血管通透性和平滑肌收缩作用，LTC_4、LTD_4、LTE_4 统称含硫肽（sulfidopeptide）白三烯，即既往所谓的慢反应物质，可致支气管收缩和血管通透的改变，与过敏反应有关。

肝、肺和血小板是 PGs 代谢的主要场所。PG 在体内的分解代谢的主要途径有：①经 15-

羟基脱氢酶（PGDH）使 PG 大部分活性消失；②经 PG$\triangle^{13}$还原酶（PGR）作用使 PG 完全失活；③氧化酶和还原酶的作用下进行降解代谢。由于肺内富含与 PG 代谢相关的酶，所以，肺是 PG 代谢失活的主要器官，但肺对 PG 的灭活是具选择性的。经一次肺循环的代谢转化率，PGE_2 为 82%，PGF_2 为 58%，PGA_2 为 38%，而 PGI_2 在肺内不能被代谢，因肺内的 PGDH 和 PGR 属细胞内酶，PG 必须被载体转运到内皮细胞内才能灭活，而 PGI_2 不能被转运。

3. 花生四烯酸及其代谢产物与肺部疾病　AA 及其代谢产物具有重要的生物学作用，如收缩血管和支气管，参与血栓形成，增加血管通透性，促进白细胞趋化及淋巴细胞增殖等，与肺部炎性疾病（特别是支气管哮喘）及肺动脉高压的发生密切相关。

哮喘发作时 PGF_2 释放增加，其血清浓度及其代谢产物血清浓度均增高，哮喘患者肺内中性粒细胞和嗜酸性粒细胞增多与呼吸道内 LTB_4 水平升高呈正相关；LTC_4、LTD_4 可促进支气管腺体分泌黏液，并使支气管黏膜充血水肿、痉挛，甚至阻塞气道而致哮喘发作；LTC_4 可减慢气道黏膜纤毛运动，妨碍痰液及异物的清除，亦参与了哮喘的发病。

AA 本身可影响血管的张力，而 AA 的代谢产物中的 PGH_2、PGD_2、PGE_2、TXA_2、LTC_4 和 LTD_4 均有很强的缩血管作用，而 PGE 和 PGI_2 具有舒血管作用。肺动脉高压的形成与缩血管物质/舒血管物质的失衡密切相关，慢性低氧性肺动脉高压的新生牛的肺动脉上皮细胞 PGI_2 和外膜成纤维细胞 PGE_2 的生成能力明显减弱；缺氧后猪肺血管内皮和肺血管平滑肌细胞中 COXmRNA 表达增多，原发性和继发性肺动脉高压患者尿中 TXA_4 代谢物增加，而 PGI_2 代谢物减少。LT 和 PG 不仅对血管张力有影响，而且对血管重建有作用，其在肺动脉高压的发病过程中的作用不容忽视。

【缓激肽】

缓激肽（bradykinin，BK）为九肽化合物，其和赖氨酰缓激肽（lysyl bradykinin）均为天然存在的血管活性肽，它们均由激肽原在激肽释放酶的作用下生成的。它与广泛分布于各种细胞的特异性受体结合而产生生物效应。激肽为很强的血管活性介质，能收缩肺静脉，被动扩张肺动脉，且可引起外周血管的扩张和毛细血管血流的增加，具有很强的增加毛细血管后静脉通透性的作用。据激肽来源的种属不同，它对气道平滑肌影响各异。

1. 激肽的代谢　激肽是由其前体激肽原经激肽释放酶作用生成的。激肽原主要在肝脏合成，人体内有高分子量激肽原（HMK）和低分子量激肽原（LMK）两种激肽原，人血浆中 HMK 的浓度约为 $90\mu g/ml$，占血浆总激肽原的 1/3，余下的 2/3 为 LMK。HMK 主要存在于血浆中，少量存在于血小板、内皮细胞、中性粒细胞，肺间质液中也存在低水平的 HMK 和 LMK。激肽原作为激肽释放酶的底物，是激肽代谢重要的调节因素，激肽的形成与激肽释放酶亦密切相关。血浆激肽释放酶以非活性的前体-前激肽释放酶的形式存在于血液循环中，前激肽释放酶是一种单链的 α 球蛋白。前激肽释放酶分子一个二硫键裂解即生成激肽释放酶。前激肽释放酶转变成激肽释放酶的主要机制是通过Ⅻ因子的接触活化（contact activation）途径。Ⅻ因子是一种丝氨酸蛋白酶，与负电荷表面结合后，形成一个慢的自发活化作用，活化的Ⅻ因子能够激活前激肽释放酶成为激肽释放酶，HMK 可加速此过程。激肽释放酶一旦被激活，就能以快速反馈方式激活大量Ⅻ因子，Ⅻ因子还能活化Ⅺ因子，从而启动内源性激活级联反应。在引发接触活化的各种负电荷表面或分子中，与肺相关的是肺基底膜组份-蛋白多糖，已明确，在人气道过敏性炎症时，有接触活化与缓激肽和激肽释放酶抑制复合物的产生，肺炎性疾病时，只要有上皮或内皮损伤，结缔组织暴露，就可引发接触活化。

组织激肽释放酶理化性质均有别于血浆激肽释放酶，血浆激肽释放酶多以 HMK 为底物，而组织激肽释放酶的底物 HMK 和 LMK 均可，血浆激肽释放酶产生的是缓激肽，而后者则是赖氨酰缓激肽。组织激肽释放酶分布广泛，其在肺激肽生成中尤为重要，因为它能识别 HMK 和 LMK，从而使它的底物浓度增大，约为血浆释放酶的 3 倍，且组织激肽释放酶很少受蛋白酶抑制剂的控制。人肺中，惟一的内源性激肽释放酶抑制剂是 α-抗蛋白酶，其对组织激肽释放酶的抑制半衰期仅几小时，组织激肽释放酶一经从气道中释出，它就基本不受抑制。激肽通过激肽酶降解，组织和体液中都含有激肽酶，呼吸系统的激肽酶主要来自血管组织，气道结构细胞，滞留于气道的炎性及免疫细胞。肺循环是血中激肽降解的主要场所之一，肺血管中最重要的激肽降解酶是血管紧张素转换酶（angiotensin-converting enzyme，ACE），即激肽酶 II。气道结构细胞来源的激肽降解酶中最重要的是中性金属内啡肽酶（neutral metalloendopeptidase，NEP），NEP 存在于人的气道肺泡上皮细胞、气道上皮细胞及成纤维细胞中。NEP 还能水解多种肽，包括脑啡肽和神经肽。

2. 缓激肽与肺部疾病 研究证实：支气管哮喘、肺水肿、肺部严重感染及呼吸道烧伤时激肽的产生明显增多。缓激肽对小气道有强烈的收缩作用，其对人气道功能的影响取决于给药途径，静脉给药时，可使哮喘患者的 FEV1 中等强度的暂时增加和气道张力稍有下降，而 FVC 无改变，对正常人肺功能则无影响。吸入给药时，对哮喘患者缓激肽是一种强烈的支气管收缩剂，且这种作用不受环氧化酶抑制剂的影响。吸入缓激肽可导致胸骨后不适和咳嗽，提示神经反射亦参与了激肽所致的支气管收缩过程。

缓激肽可通过前列腺素依赖途径增加气管、支气管的分泌量，且可通过调节上皮细胞的水转运功能而改变气道分泌物的成分。正常人或哮喘患者气管内使用缓激肽可致气道水肿及气道分泌物中血浆蛋白增加。

缓激肽还是重要的炎性介质，在肺部炎性疾病的发生发展过程中起重要作用。

【神经肽（neuropeptides）】

气道及肺血管的许多功能受神经-内分泌调控，这种调控系统涉及大量位于神经元件和（或）分泌细胞中的调节肽，这些肽常与其他多肽或传统的神经介质共存，称为神经肽，起神经递质或神经调节剂的作用。神经肽数量及种类很多，目前一般分为：①阿片样肽［如甲硫-脑啡肽（M-ENK），β-内啡肽（β-EP）等］；②神经激素类肽［如垂体后叶-加压素（VP）等］；③脑肠肽［如血管活性肠肽（VIP）等］；④其他神经肽［如神经肽 A、B、Y（NPA、NPB、NPY）等］四大类。

肺的神经支配除了肾上腺素能神经和胆碱能神经外，还有肽能神经。某些生物活性肽可产生于交感神经节，节前和节后副交感神经纤维，肺内神经节和外周的感觉神经。中枢及外周神经元均有神经多肽的存在。

神经肽分布广泛，在气管、支气管的血管周围及腺体和平滑肌束周围均可见含 NPY、VIP、EP 等的神经纤维。

神经肽对呼吸功能的影响可能与含肽神经的分布部位有关：在脑，它在呼吸中枢调节区附近释放；在气道、肺血管、肺泡等部位，神经肽存在于其特异性受体附近，并在这里释放，亦可类似血源性激素由产生或分泌部位到达肺的作用区域。

神经肽可直接和特异性的受体结合起作用，亦可经调节其他激素或神经递质而起作用，最终影响气管、支气管、血管的张力及腺体的分泌和炎性介质的释放。如 VIP 可舒张支气

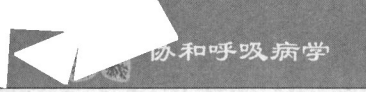

和肺血管，刺激腺体的分泌和肥大细胞释放炎性介质；P 物质可能与气道收缩、分泌及水肿的介导有关。P 物质增多和（或）VIP 缺乏可能是哮喘时气道反应性增高的原因之一。

【血管紧张素（angiotensin，AT）】

血管紧张素是一种肽类活性物质，是肾素-血管紧张素-醛固酮系统的组分之一。目前已分离鉴定的 AT 有 AT I、AT II、AT III 和 AT IV 共 4 种，肾素是一种蛋白水解酶，由肾入球小动脉的球旁细胞合成，释放入血。肾素具有游离的巯基，对底物有严格的选择性，只作用血管紧张素原，并只裂解其中特定部位的肽键。血管紧张素原是一种 α_2 球蛋白，由肝细胞合成并释放。肾素将血管紧张素原转化为 AT I，后者在血管紧张素转换酶（ACE）的作用下，去掉羧基末端的两个残基，成为有活性的 AT II。AT II 可经 ACE 水解为无活性的肽类，亦可经氨肽酶 A 降解为 AT III，AT IV 是 AT 被氨肽酶 N 进一步的降解产物。

AT II 具有很强的缩血管、抗尿钠排泄及抗利尿作用，是肾素-血管紧张素系统中最具生物活性的物质，其作用都是通过细胞膜上特异性受体而介导的。

ACE 是含锌离子的二肽水解酶，为一种膜结合蛋白。广泛分布于体内各组织，尤以肺组织含量为多，主要分布于肺毛细血管内皮细胞表面，所以肺是 AT I 转化为 AT II 的主要场所。ACE 作用的底物范围较广，除 AT I 外，还可水解缓激肽和脑啡肽等，原发性肺动脉高压可能与肺循环 AT II 浓度升高有关；肺水肿时，ACE 活性受抑制，使 AT II 产生减少，且灭活增加，可致血压降低；结节病时血中 ACE 活性及含量显著增加，经有效的治疗病情缓解后，ACE 可逐渐恢复正常。

【一氧化氮】

一氧化氮（nitric oxide，NO）属无机小分子化合物，参与机体许多生理及病理功能的调节，亦影响肺功能并参与许多肺疾病的发生。

NO 是一氧化氮合成酶（nitric oxide synthase，NOS）作用于 L-精氨酸而生的。NOS 以 L-精氨酸和分子氧为底物，以还原型辅酶 II（NADPA）为递氢体，并以黄素单核苷酸，黄素腺嘌呤二核苷酸和四氢生物蝶呤传递电子，首先生成中间体对羟基 L-精氨酸，最终生成 NO 和 L-瓜氨酸。NOS 可分为：I 型或神经型 NOS（nNOS）。II 型即诱导型 NOS（iNOS），III 型又名内皮型 NOS（eNOS）。I 和 III 型为 Ca^{2+}/钙调素依赖性，属固有型 NOS，随时可以合成 NO，并发挥其生物效应；iNOS 为非钙依赖性，其表达受细胞因子（如 IFN-γ 等）和脂多糖（LPS）的诱导调节，在生理条件下，其基因一般不表达，但诱导剂可诱导生成 iNOS。iNOS 起效慢但作用持久，一旦被诱导生成可持续合成 NO，直到底物耗竭或细胞死亡。糖皮质激素可抑制 iNOS 的表达。

NO 有一个不配对的电子，极不稳定，半衰期仅几秒钟，与 O_2、O_2^- 作用形成硝酸或亚硝酸，与 Hb 结合则形成高铁血红蛋白而失活。

NOS 广泛分布于呼吸系统各组织细胞中，气道上皮细胞、肺血管平滑肌细胞、血管内皮细胞、肺泡巨噬细胞等均有 NOS 的表达，肺组织浸润的炎性细胞（如中性粒细胞、巨噬细胞）、肺成纤维细胞等可表达 iNOS。支配肺的非肾上腺素能非胆碱能（NANC）神经的递质之一即是 NO。NO 作为 NANC 的神经递质，对气道有双重作用：一方面，由 I 和 III 型 NOS 激活局部产生的少量 NO 可调节肺血管的舒张状态，改善肺局部通气/血流比值，防止血小板凝集和白细胞黏附，调节气道平滑肌的舒张并杀伤病原性微生物，调节气道张力及炎症和免疫反应。另一方面，iNOS 在局部可产生大量的 NO，扩张支气管黏膜的血管，增加毛细血管后静脉血流，致气道黏膜充血水肿，并阻塞气道。同时 NO 与炎性细胞生成的超阴离子 O_2^- 等自由基可诱导或加重气道损伤并可致气道高反应性（AHR）。哮喘患者呼出气中含高浓度的 NO 是炎症反应的结果，与哮喘发作及严重程度密切相关。iNOS 表达及活性增加在急性肺损伤（ALI）的发病过程中亦起重要作用。

由于 NO 与 Hb 结合可迅速失活，因此吸入 NO 仅有局部效应，即对通气肺区的血管有扩张作用，这对改善病理状态时的通气/血流比例失调有重要意义。因此，NO 可选择性扩张肺血管，而不影响体循环，可用于肺动脉高压的治疗。

NO 在有氧状态下极易形成 NO_2 并转化为硝酸和亚硝酸，对组织有极强的破坏性，因此 NO 对机体有正负双向作用，可谓真正的"双刃剑"。

（徐兴祥）

参 考 文 献

［1］ Fisher AB. Intermediary metabolism. In：Crystal RG，West JB，et al（eds）. The lung：scientific foundations. second ed，Philadelphia：Lippincott-Raven Publishers，1997，1 – 8

［2］ Golde LM，et al. Metabolism of lipids. Ibid，1997，1 – 8

［3］ Mason RJ，et al. Pulmonary surfactant. In：Murray JF，et al（eds）. Textbook of Respiratory Midicine. 3rd ed，WB Saunders Company，2000，307 – 325

［4］ Morrow JD，et al. The isoprostanes：their role as an index of oxidative stress status in human pulmonary disease. Am J Respir Crit Care Med，2002，166（12pt2）：S25 – 30

［5］ Hallstrand TS，et al. Leukotriene modifiers. Med Clin North Am，2002，86（5）：1009 – 1033

［6］ Van VM，et al. Changes in blood-brain barrier permeability induced by radiotherapy：implications for timing of chemotherapy? Oncol Rep，2002，9（4）：683 – 688

［7］ Sitbon O，et al. Primary pulmonary hypertension：current therapy. Prog Cardiovasc Dis，2002，45（2）：115 – 128

［8］ Fink MP. Role of reactive oxygen and nitrogen species in acute respiratory distress syndrome. Curr Opin Crit Care，2002，8（1）：6 – 11

［9］ Jeffery TK，et al. Molecular and cellular basis of pulmonary vasculature remodeling in pulmonary hypertension. Pron Cardiovasc Dis，2002，45（3）：173 – 202

［10］ Paredi P，et al. Analysis of expired air for oxidation products. Am J Respir Crit Care Med，2002，166：S31 – 37

第五章　呼吸系统免疫学

人类免疫系统包括很多不同细胞类型和器官，它们负责消灭或控制可能有害的外来物质。免疫反应是生存的基本条件。因为它是防御病原微生物的主要手段，包括驻留在呼吸道内的微生物。免疫反应也涉及肺和上呼吸道的病理过程。本章介绍免疫反应的基础，即依赖 T、B 细胞对外来抗原的特异识别。对特定病原体的免疫识别是高度特异的，而个体的免疫细胞能够对几乎无限数量的外来抗原作出反应。承担这种特异性和多样性的分子机制在免疫系统是独特的。继发免疫反应再一次与相同病原相遇时也会改变。例如，对抗原的记忆使得免疫反应比初次相遇时更快、更强。本章也介绍初级和次级免疫反应是如何由复杂的细胞相互作用和特异类型可溶性介质释放来调节的。抗原特异免疫反应也被免疫系统的非特异性炎症细胞调节和放大，如中性粒细胞、巨噬细胞、嗜酸性粒细胞和肥大细胞等。呼吸系统免疫反应是机体抵抗外来病原体的第一道防线，它每时每刻在摄取和处理抗原物质，并进行适当的反应。

【免疫系统的组成简介】

免疫系统所有的细胞起源于多能干细胞，通过两条不同的途径发展为淋巴样系和髓样系。免疫系统内的特异性主要由淋巴细胞提供。两组主要的淋巴细胞分别为 T 和 B 淋巴细胞。T 细胞来源于骨髓中干细胞，最初于胸腺内发育。B 细胞成人于骨髓内发育成熟。第三类细胞为自然杀伤（NK）细胞。

淋巴细胞和免疫系统其他细胞表面表达大量不同的分子，其中某些标志物用于分离不同功能的细胞，或在分化的特定阶段鉴别细胞。由于制备了许多不同细胞表面标志物的单克隆抗体，由此发展了一套系统的命名方法，称为 CD 系统（cluster of differentiation 或 cluster determinant）。据此，把结合相同表面分子的单抗归为一组有了基础。CD 数用来表示已经识别的特异分子。

T 细胞通过 T 细胞抗原受体（TCR）的存在相区别。大多数 T 细胞表达由一条 α 链和一条 β 链组成的受体。少部分表达结构上相似的 γ 和 δ 链组成的受体。两类受体都与多肽复合体相关 – CD3 复合体，它提供了跨膜信号传导功能，使 TCR 参与耦联细胞的激活。表达 αβTCR 的 T 细胞可分为 $CD4^+$ 和 $CD8^+$ T 细胞亚群。$CD4^+$ T 细胞主要识别由 MHC Ⅱ 类分子提呈的抗原。$CD8^+$ T 细胞主要识别由 MHC Ⅰ 类分子提呈的抗原。功能上 T 细胞可分成几个亚群，例如 T 辅助细胞可以与 B 细胞相互作用，辅助它们分裂、产生抗体。也可与细胞毒 T 细胞或吞噬细胞相互作用，帮助它们消灭胞内病原体。T 辅助细胞的不同亚群可通过免疫反应期间它们分泌细胞因子的类型加以区别。T 辅助细胞常常包含在 $CD4^+$ T 细胞亚群中。T 细胞的另一个亚群是负责消灭被病毒或其他病原体感染的细胞，称为细胞毒 T 细胞，通常表达 $CD8^+$ 表型标志物。还有一种叫做 T 抑制细胞，从 $CD4^+$ 和 $CD8^+$ 亚群中都能分离得到，虽然不能由表型标志物明确区分，但它们能下调免疫反应。

B 细胞可表达表面免疫球蛋白或抗体分子，它代表特异 B 细胞的抗原受体（BCR），类似于 T 细胞受体的 CD3 复合体。BCR 也与辅助分子 Ig-α（CD79a）和 Ig-β（CD79b）相连接，此与抗原作用后的细胞激活有关。不同的是这些细胞具有了产生高水平可溶性 Ig 的能力。B

细胞也大量表达其他表面标志，它们涉及 B 细胞的功能和与 T 细胞的相互作用。如大多数 B 细胞表达 MHC II 类抗原，允许向 T 细胞提呈抗原。

第三类淋巴细胞既不表达 TCR 也没有 Ig，包括 NK 细胞，该亚群大多数细胞含有较多的电子致密性物质，形态上作为大颗粒淋巴细胞。这些细胞的标志物常常与 T 细胞的相同（如 CD2、CD8 等），或与髓单核细胞系相同，如整合素分子 CD11b 或 IgG 的低亲和受体（FcγR III、CD16 等）。NK 细胞似乎对感染和肿瘤的初始免疫（先天免疫）起重要作用。与某些吞噬细胞相似，它们能消灭靶细胞或病原体，这些先要被特异抗体包裹，通过叫作抗体依赖细胞毒过程而实现。

髓样系主要含有单个核细胞（巨噬细胞）和中性粒细胞，它们提供非特异炎症介质和吞噬功能。这些细胞主要涉及炎症反应的非特异成分。此外，巨噬细胞和某些淋巴样细胞如树突状细胞可特异性向 T 细胞提呈抗原。所以，它们也参与特异免疫反应。

涉及免疫反应的细胞组成组织和器官。初级淋巴样器官是淋巴细胞生成的主要场所，在此干细胞分化成淋巴细胞并获得特异的功能。在人类，T 淋巴细胞主要在胸腺内发育，B 淋巴细胞胎儿期在肝脏、成人期在骨髓中发育。胸腺中 T 淋巴细胞的分化还包括获得与自身 MHC 分子相关的识别外源抗原的能力和消除对自身反应的细胞（自身耐受）。B 细胞获得自身耐受发生在骨髓中。

分化后的淋巴细胞迁移到次级淋巴器官，包括淋巴结、脾脏和黏膜相关淋巴组织，如扁桃腺、呼吸道淋巴结和肠道 Peyer's 区。这些组织提供了淋巴细胞和其他细胞相互作用的环境，如与抗原提呈细胞和辅助细胞等，及外来抗原与淋巴细胞之间的相互作用。免疫反应绝大多数发生在次级淋巴器官。淋巴细胞通过血液和淋巴液从一个淋巴器官迁移到另一个淋巴器官或非淋巴组织。如肺内的外来抗原通常被运送到周围淋巴结与 T 细胞或 B 细胞发生特异免疫反应。细胞介导的免疫反应或抗体反应的产生允许抗原特异效应 T 细胞或特异抗体回到肺组织指导攻击外来抗原。

在正常条件下淋巴细胞处于连续流动状态穿过淋巴结，每小时 1%～2% 的淋巴细胞进入再循环，以便大量的抗原特异的淋巴细胞与相适的抗原相遇、接触。再循环的淋巴细胞离开血液，通过毛细血管的特定区域，叫做高内皮血管（HEV）进入淋巴结。这种回归过程依赖于淋巴细胞和 HEV 细胞的特异相互作用受体。淋巴细胞流出淋巴管，经胸导管进入左腔静脉回到体循环。淋巴细胞也通过 HEV 进入黏液相关淋巴组织，如扁桃腺和 Peyer's 区。有证据表明某些淋巴细胞倾向于通过 HEV 迁入小肠淋巴组织（Peyer's 区或肠系膜淋巴结），其他淋巴细胞特异地回归到周围淋巴结或脾脏。

一类单独的细胞表面黏附分子允许激活的淋巴细胞或白细胞迁移到非淋巴样组织，特别是在炎症期和对释放的炎症细胞因子的反应中。非激活（静息的）和激活的淋巴细胞交通模式的差别是显著的，说明特异黏附分子在控制淋巴细胞迁移中的重要性。

【免疫识别】

（一）B 细胞和抗体

1. 免疫球蛋白的结构和抗原的 B 细胞受体　IgG 分子或抗体是一组作用于 BCR 的糖蛋白，激活的 B 细胞和浆细胞也能分泌大量的这类分子。每一个 Ig 有 2 个功能区，一个结合抗原（Fab），另一个（Fc）介导不同的效应功能，如结合到宿主组织（通过 FcR），结合和激活经典补体途径的第一个组分。所有 Ig 分子的基本结构包括 2 条独立的多肽轻链和特定的 2

条多肽重链，通过二硫键连接在一起。Ig 的分子类型（class，类或亚类）是由重链类型决定的。Ig 分五类：IgG、IgM、IgA、IgD 和 IgE，对应的重链型是 γ、μ、α、δ 和 ε。在人类有 4 种 IgG 亚类：IgG1、IgG2、IgG3 和 IgG4。这些不同的类和亚类在结构和功能上有较大的差别。

IgG 分子基本结构包含 2 条重链和 2 条轻链。每一条链由一组环状区或域组成，每个域含有 60~70 个氨基酸和一个内部二硫键。抗体结合位点在重链和轻链都存在的氨基端。该区域具有显著的序列变异性，所以成为重链和轻链可变区（Vh 和 Vl）。Vh 和 Vl 的结合组成了抗体结合位点，每个 IgG 分子有 2 个这样的结合位点。每条多肽链的其余部分结构相对恒定。轻链的恒定区叫做 Cl 区，但重链的恒定区有 3 个，Ch1、Ch2 和 Ch3。Ch1 和 Ch2 之间有一铰链区，提供了 2 个抗原结合位点的独立型和柔韧性。μ 和 ε 重链中 Ch1 和 Ch2 之间有一额外的恒定区，因此重链共有 4 个恒定区。

抗体分子中最大的变异在于 Vh 和 Vl 区域，这些区域负责抗体结合的特异性。某些短区域表现异常的变异性，叫做超变区。该区域也称为互补性决定区（CDR），因为它们直接涉及结合抗原。Vh 和 Vl 区各有 3 个 CDR，和其间隔段一起称为工作框区（frame-work）。CDR3 是由部分 V、D 和 J 基因段形成的，它是多肽 V 区的组成部分。Vh 和 Vl 区的变异把一个抗体分子和另一个区别开来，这叫做独特型或独特型变异。

2. BCR 总体形成的遗传机制　蛋白是通过把基因段编码的多肽功能区组织在一起形成的。编码一个蛋白的大多数基因具有特定结构，一段核苷酸（外显子）编码蛋白一段序列，外显子被非编码区隔开。全部 DNA 转录成初级 RNA 转录本，酶剪接掉非编码的内含子序列，产生成熟信使 RNA 它要比初级转录本短得多，该信使 RNA 在核糖体上翻译成蛋白质。每一编码细胞表面蛋白的基因前有一先导序列（在 5′编码端），先导序列编码一条信号肽，涉及多肽链的细胞内转运，完成后该多肽链被裂解掉。

BCR 群体和 Ig 分子的特征是丰富的多样性。产生该多样性的主要遗传机制包括：①基因段的遗传重组形成功能性 IgG 基因；②重链和轻链匹配的组合多样性；③重排基因的体突变。另一个过程叫做"受体编辑"，即允许自反应能力的受体和在 B 细胞分化期间被另外的重组事件所修饰。这里及各可变区基因段之一通过遗传重组能被连接到单个 C 区基因段上，正常情况下位于相同染色体上 C 区基因段的上游。基因段的组合极大地减少了需要编辑很多不同抗体 Ig 分子的遗传信息量，不需要一条基因编码单一的抗体分子。在功能性重链基因形成中，基因段的成功重排多包括一个 V、一个 D 和一个 J 区段连接的 C 区段。

在遗传重排期，另外的变异性是通过结合多样化过程实现的。在重排过程中当两个基因段带到一块时，它们不能在末端精确地连接上，所以有些核苷酸在结合位点被随机的插进或删除。这将在结合位产生新的密码子和新的氨基酸，如果加入和删除结合的核苷酸不能得到正确的核苷酸，就不能编码出正确的功能分子。因为余下的基因可能会出框或产生一终止序列，在分子的 CDR3 超变区常常是结合的多样性。一般说来一个 B 细胞通常只表达一种抗原特异性的 Ig 分子。包括一条重链分子和一条轻链分子。尽管每个细胞中两对染色体上各有一套重链基因，通常只有一条是功能性表达的。这种仅使用父母一方染色体基因的现象叫做等位排斥。一旦一方染色体上的重链基因功能重排起作用，将阻止另一染色体上的重链基因的重排。如果第一条染色体上重排不成功，第二条再起作用。轻链基因的等位排斥作用过程相似。

上面描述的 B 细胞的所有的遗传事件是在它们遇到抗原前发生的。B 细胞或抗体反应的进一步多样性发生在与抗原相互作用以后，该过程叫做体突变。主要涉及 V 区的超变区，为点突变。体突变可看作抗体反应的微调过程，发生在对刺激的初级反应之后和记忆 B 细胞的发育期。所以，它们多见于次级免疫反应期。突变体允许产生对抗原高度亲和的抗体，即具有更强的结合抗原的能力。虽然突变是随机发生的，具有高亲和性的 B 细胞能选择性地扩增，叫做亲和成熟。因为较强的结合力更易为靶抗原所刺激。体突变与同型转换紧密相关，且总有 T 细胞的辅助。体突变产生于淋巴结和脾脏的生发中心 T 细胞和 B 细胞相互作用的位置。

3. 同型转换和不同类型 Ig 的功能　如前所述，一个 B 细胞通常只产生单一特异性的抗体，由 VlJl 和 VhDhJh 重排的性质所决定。但在这细胞生长周期，它们能从产生 Ig 的分子转向产生不同类的抗体分子，如 IgD 和 IgA，而具相同的抗原特异性。这种现象叫做类型转换或同型转换。

B 细胞从产生表面 IgM 向分泌 IgG、A、E 分子转换的主要机制涉及进一步的 DNA 基因重排（Ig 重链基因的独特过程）。重排的 VDJ 基因片段和下游不同的重链 C 区基因段连接，转换区是 5′重复序列向 C 区序列的伸展，这样允许一个 VDJ 单位（先前与 C 区基因相连）在下游重排连接另一 C 区。在这一过程中，间隔的 DNA 被删去。B 细胞不能返回再产生 IgM。这种类型转换的形成一般发生在 B 细胞受到抗原刺激后，而且依赖于辅助 T 细胞释放的细胞因子。Cδ 区没有 5′端的 S 区，类型转换机制而不适用。所以细胞能在它的表面表达 IgD。B 细胞表达不同的同种型另一机制叫做 RNA 选择性剪接。该机制对成熟的 B 细胞在 B 细胞受到刺激前能够表达 IgM（μ 链）和 IgD（δ 链）特别重要。在 B 细胞分泌 IgM 而不表达 IgM 时该机制也起作用。

抗体的主要功能是结合抗原，某些情况下也直接起作用，如中和毒性分子。然而抗体和抗原的相互作用通常是不充分的，需要次级效应分子起作用。例如，抗原抗体复合体可以激活补体系统，从而直接损伤目标或引起炎症细胞进入感染和损伤部位。补体的激活也允许炎症细胞通过补体受体结合抗体目标分子和细胞。

每一类分泌的 Ig 都有不同的功能。

IgG 是次级免疫反应的主要抗体，能获得更有效的对各种类毒素、毒素和某些胞外病原体的有效免疫性。IgG 是正常人血清中主要类抗体，占总 Ig 量的 70%～75%，它能够穿过胎盘给胎儿的最初几个月提供免疫。抗原和 IgG 抗体的相互作用产生几种不同的结果，包括沉淀，凝集，补体激活和通过 IgG 受体（Fcγ）的各种细胞效应功能。这里未作详细介绍，但了解这些过程有助于理解 IgG 抗体怎样介导消除和作用于病原体及 IgG 包被的细胞；抗体怎样引起各种类型的免疫病理过程。IgG 有四种亚类，其中 IgG1 和 IgG3 固定补体最有效，然后激活补体介导的效应功能。另外，IgG3 的结构上有增长的铰链区，其与增强的生物学活性有关。

IgM 是早期分泌的主要抗体，在初级免疫反应中经常见到，是负责对多种感染性生物体的有效反应，特别是含多聚糖的细胞壁的微生物。IgM 抗体在与抗原结合后也能有效地引起沉淀、凝集和补体激活。分泌型 IgM 通常表现为基本 Ig 单位的五聚体，重链尾部结合到 J 肽链上有助于多聚化。

IgA 在黏液分泌方面起重要作用，也是分泌物中的主要 Ig，如唾液，气管支气管液。分泌的 IgA 主要以二聚体形式存在。分泌的 IgA 中也还有一分泌成分，由上皮细胞合成，保护其免受蛋白降解的攻击，有助于分泌的 IgA 转运到分泌液。分泌的 IgA 还涉及防止微生物黏附到黏膜细胞，能使微生物凝集。因此 IgA 提供了防御各种微生物入侵的第一道防线。

IgE 在血清中很少，它的主要作用在于能结合肥大细胞和嗜碱性细胞上 FcεR1 受体。结合到这些细胞上 IgE 的交联，导致细胞激活，脱颗粒，释放引起过敏反应的介质，如组胺和各种白三烯。IgE 对寄生虫免疫起作用。但在发展中国家，它们常与变态反应和过敏性疾病有关，如哮喘等。

4. B 细胞发育　B 细胞是在胎儿肝脏和成人骨髓中的特别环境中产生的。干细胞发育成前 B 细胞和 B 细胞主要在成人骨髓中发生的。前 B 细胞的特征为在重链基因重排后胞质中有 μ 重链基因表达。重组要求重组酶系。在轻链基因重排后允许表面 IgM 的表达，即 BCR。骨髓中允许 B 细胞发育的各区基因段的重排不依赖于抗原的相互作用，而且是相对随机的。成熟初始 B 细胞（即未与抗原作用的 B 细胞）常常表达表面 IgM 和 IgD。驱动 B 细胞走过发育的早期阶段需要一系列生长和分化因子。这些生长因子的受体表达在发育中的 B 细胞的各个阶段。例如，白细胞介素 3 和白细胞介素 7，在 B 细胞发育早期阶段看起来特别重要，白细胞介素 7 能增强 CD19 的表达，调制 Ig 受体的多样化。

自骨髓中移出后，如果不与目标抗原接触，初始 B 细胞的寿命是有限的。B 细胞和外来抗原的相互作用发生在周围淋巴组织，特别是淋巴结和脾脏的生发中心。在特定的 T 细胞帮助下，与抗原的相互作用引起生成记忆 B 细胞，和分泌大量 IgG 的浆细胞。它们的产生常常涉及类型转换和体突变，允许次级抗体反应而产生不同的同种型抗体，与刺激的抗原有高度亲和性。后一过程的发生常常需要 T 辅助细胞释放的因子的参与。

B 细胞系在骨髓中的形成是随机的，也产生自身反应性的 B 细胞。然而能够强力结合自身抗原细胞的负性选择也是 B 细胞发育的正常部分。B 细胞自身耐受的过程似乎涉及自身反应细胞的消除和功能失活（anergy）。另一独立的机制叫做"受体编辑"，通过这一过程对自身抗原有特异性的 B 细胞能够调整它们的受体，这些自身反应 B 细胞发展了可逆的发育停滞，出现再启动的轻链基因重排而改变了 BCR。如果 B 细胞不能成功的编辑它们的 BCR，它注定要走向死亡。骨髓中未成熟的 B 细胞似乎能够受体编辑，而外周淋巴样成熟 B 细胞失去了再表达功能性重组酶系的能力，不能启动新一轮的 Ig 基因重排。

5. Ig 和抗原相互作用　抗原是 B 细胞和 T 细胞识别的分子或分子复合体。免疫原通常指能够表现免疫反应的物质，所以大多数能够作为抗原被识别。抗原（如蛋白分子）通常远大于 Ig 分子结合部位的小区域，或被 TCR 识别的肽段。这些小区域常称为抗原决定簇或表位。一个蛋白中 B 细胞的表位理论上有两种方式构成，连续型和不连续型表位。在连续型表位中氨基酸残基是单一、不间断序列中的一部分，而在不连续表位中，氨基酸残基在初级结构上是不连续的，但通过多肽链的折叠聚到一起。因为这种表位需要抗原的特殊构象，通常称之为构象表位。

B 细胞和 T 细胞通常识别抗原的不同部分，与 T 细胞相比，B 细胞和它们分泌的 Ig 分子识别非压缩或原始抗原，这些抗原维持它们天生构象，大多数表位是不连续的或构型形的。总的来说，只有少量的 B 细胞反应是针对抗原的小线性肽段。研究显示 B 细胞识别的表位不是随机分布于抗原，而是具有特定结构特征的氨基酸残基。一个重要的特征是接近性，因为正常情况下表位必须位于蛋白的外表面，甚至必须从抗原球状表面突出来，以便能与 BCR 相互作用。

（二）T 细胞和抗原提呈细胞　与 B 细胞相比，T 细胞识别经处理的蛋白抗原片段，由抗原提呈细胞表面的 MHC 分子提呈给 TCR。

1. T 细胞受体　TCR 表现出与 Ig 分子有重要的结构上相似性。90% 外周血 T 细胞表达 αβTCR。所有的 CD4$^+$ 和大多数的 CD8$^+$T 细胞基本上表达这种类型的 TCR。每条链胞外含有两个 Ig 样域。通过一跨膜区锚定在细胞的质膜上，带一个短的胞质尾。与 IgG 分子相似，每条链外部氨基端组成了可变区。跨膜区的外侧两条链通过二硫键共价连接在一起。胞质内的短尾与功能相一致，即αβ异二聚体不能在受体起作用后把信号传递到细胞内。这种功能有与TCR相关的CD3多肽复合体来实现，以后讨论。

γδTCR是TCR的另一种形式。总体结构上与αβ受体很相似，虽然有些细胞表达CD8$^+$，但大多数细胞是CD4$^-$CD8$^-$的（双阴性），CD8的表达使这些γδT细胞驻留于小肠，γδTCR也与CD3复合体相关表达，虽然γδT细胞在胸腺和次级淋巴样器官只占很少部分，但在各种间质中十分丰富，如皮肤、胃肠道和肺脏。

2. T细胞受体结构和细胞群体形成的遗传机制　编码TCR的基因组成上和Ig基因很相似，TCRαδ链基因复合体的种系组织与B细胞的方式相似，TCR群体的多样性也是通过基因段的重排、连接多样性和二条链的组合连接来实现的。与B细胞不同，TCR基因不发生体突变。所以，几乎所有的TCRαβ群体都是T细胞在胸腺发育中与抗原作用以前形成的。因为T细胞群体要变形识别自身MHC抗原，所以相似的胸腺外体突变频率很高，以消除自身反应T细胞。缺乏体细胞突变可以保护这种潜在的可能性。

与B细胞相似，T细胞也表现功能性基因重排的等位排斥。所以，如果一条染色体进行功能重排，如产生功能性多肽，则另一条染色体上的基因通常不再重排。β链的等位排斥比α链更彻底，少部分外周血T细胞表达两种功能性TCRα链（每一个与β链配合），所以有两种可能的TCR特异性。事实上绝大多数成熟T细胞仅表达一种αβTCR，仅有一种特异性，这种特异性在T细胞生命周期中不再改变。

最近得到了αβTCR异二聚体TCR的结晶。人TCRVα和Vβ部分呈带状骨架结构，该区是TCRα和β链最多变部分，也是TCR结合肽/MHC复合体的最重要部分。α链和δ链CDR1和CDR2区在胚系中分别编码的TCR AV和TCR BV基因段。其序列中的变异性不同于V区亚家族。大约有25个不同的Vβ（TCR VB）基因亚家族。包括约50个功能基因段和40~50个不同的Vα（TCRAV）基因段。β链中变化最大的部分是CDR3，它是在TCRβ基因重排中形成的，由V区3′端，D区和J区基因片段编码，α链基因（TCRA）表达过程相似，但没有D基因段，如同Ig基因重排那样，随机的核苷酸增加和删除，TCR结合区基因段连接在一起，创建了额外的多样性。CDR3是TCR直接和肽/MHC复合体相互作用的最重要部分。

3. 抗原提呈细胞和MHC分子　有两种主要的MHC分子（及其基因）涉及抗原提呈给T细胞。第一种称为Ⅰ类MHC分子。在人类包括三种类型的分子，人白细胞抗原（HLA）-A、HLA-B和HLA-C。Ⅱ类分子包括HLA-DR、HLA-DP和HLA-DQ基因座编码的分子。Ⅰ类分子在体内几乎所有有核细胞都表达。相对地Ⅱ类分子分布有限。通常只在涉及向T细胞提呈抗原的细胞表达。包括树状突细胞、巨噬细胞、B细胞和胸腺上皮细胞。Ⅱ类抗原在不同组织的有限表达对防止各种自身免疫反应极其重要。激活或接触某些细胞因子后，如IFN-γ，人类别的细胞类型也表达Ⅱ类分子。例如，激活的人T细胞和上皮细胞给予IFN-γ，也表达HLA-DR分子。

Ⅰ类抗原α链（在MHC编码）与β$_2$-微球蛋白（MHC基因外编码）组合在一起。α链是高度多态性的（个体之间有变化），而β$_2$-微球蛋白是不变的，α链细胞外部分可分为三个域，α$_1$、α$_2$和α$_3$。靠外的α$_1$和α$_2$代表着分子的多态性部分，α$_3$域相对恒定。Ⅱ类分子由α和β链组成，两者都在MHC内编码。每条链的氨基端区（α$_1$和β$_1$区）代表着分子的多态性区，在抗原提呈中起重要作用。而α$_2$和β$_2$区则相对恒定。Ⅰ类和Ⅱ类分子已经有结晶，它们的结构也被阐明，对了解抗原肽是怎样结合和提呈给T细胞的起重要作用。Ⅰ类分子具有肽结合带或沟，是与 TCR 相接触的表面。Ⅰ类 MHC 通常只能结合 8～15 个氨基酸，氨基端和羧基端以一种典型的伸展构象锚定在肽结合沟中。Ⅱ类 MHC 中，肽结合沟由 α 链 β 链的氨基端域相互作用形成，Ⅱ类 MHC 的结构允许不同长度肽段结合，因为肽两端都是游离的。肽段有典型的多脯氨酸样伸展的螺旋构象，在所有的Ⅱ类 MHC 结合肽中都见到。

结构研究对理解肽/MHC 复合体和 TCR 的相互作用有重要启示。例如，肽结合袋内表面上氨基酸残基的改变可能会影响肽的结合，但不影响 TCR 结合。面向沟的 α 螺旋上的氨基酸残基可能影响肽的结合。而面向外的则直接与 TCR 相互作用。

4. 人白细胞抗原系统的遗传学和命名　了解 MHC 遗传机制对理解与某些 HLA 基因相关的疾病很重要。MHC Ⅰ、Ⅱ、Ⅲ类基因位于人第 6 号染色体上。该区位于 HLA-DR 和 HLA-B 基因座之间，包括补体成分的基因（B 因子、C2、C4a 和 C4b 等）和编码某些细胞因子的基因如 TNF。

相同染色体上紧密相连的 MHC 基因的组合叫做 MHC 单元型（heplotype），全部复合体的基因决定单元型有很多基因座，一个基因有多个替代形式（等位基因）且可以遗传，如存在大约 125 个 HLA-A，2 603HLA-B，265 个 HLA-DR，60 个 HLA-DQ，100 个 HLA-DP 的等位基因。利用新的分子生物学分型技术，Ⅱ类基因的等位基因数目持续迅速增加，在Ⅱ类基因内，DRA 基因不具有多态性，所有的等位基因多态性是由 DRB 基因变异性决定的。HLA-DRB1 基因决定 DR1 到 DR18 的特异性。HLA-D B3 和 DB4 基因分别决定 DRw52 和 DRw53 的特异性。在 DQ 内，DQA1 和 DQB1 都具有多态性，对 DQ 的变异性都有一些重要贡献。

过去 HLA 分型很大程度上与血清学技术有关。但现在清楚了，血清学技术不能检测不同亚型等位基因中氨基酸的变异性，例如很多不同的 DRB 分子可能有局部相似性，可以被相同的抗 DR4 单克隆抗体所识别，把它们都定为具有相同的 DR4 特异性会产生误会。因为其他部分可能很不相同。不同的Ⅱ类等位基因中区别变异的最直接的方法是对多态性区直接 DNA 测序。此时，HLA 等位基因可确定特定的特异性，由结合到分子上的血清学试剂决定或由特定基因座编码的基因产物决定。例如，DR4 特异性（由 DR4 分子的特异单抗所识别）被细分为多个分子的 HLA 等位基因，如 DRB1 * 0401、DRB1 * 0402 和 DRB1 * 0404。这样的区分已证明十分重要。如 HLA-DRB1 * 0401 和 DRB1 * 0404 与类风湿关节炎的发生和进展有关。DRB1 * 0402 分子则与此无关。

MHC 基因紧密相连，它们作为一个单位遗传。然而进一步分裂重组在 MHC 某些区域很少见到。例如，DRA 和 DQA1 基因座间很少重组，DQ 和 DP 之间则经常发生重组。所以在某些族群中，某些 DR 和 DQ 等位基因表现出共显性遗传，形成部分稳定的单元型。这些相关的 DR 和 DQ 等位基因之间以连续不平衡遗传（如 DR3 和 DQ2 ［DQA1 * 0501，DQB1 * 0201］或 DR4 和 DQ8 ［DQA1 * 0301，DQB1 * 0302］）。有些染色体中某些 HLA-B、Ⅲ类、DR 和 DQ 等位基因已作为一个单位对待，以连续不平衡方式遗传，叫做扩展单元型。

5. 抗原的提呈和 T 细胞的识别　与 B 细胞不同，T 细胞只能识别处理过的外来抗原或肽段，该肽段与抗原提呈细胞上的 MHC 分子形成复合物。因为胸腺对自身识别的选择过程，T 细胞不能识别先天的或原生的蛋白抗原，$CD4^+$ T 细胞一般识别与Ⅱ类分子复合的肽段，而 $CD8^+$ T 细胞与Ⅰ类 MHC 分子/肽相互作用。这种相对复杂的抗原提呈过程的目的可能在于 T 细胞对其他细胞的反应。例如，T 细胞很容易杀死病毒感染的细胞，而不易杀死个别病毒颗粒。Ⅰ类分子负责对细胞内感染了包含有机质的细胞行细胞毒 T 细胞反应，而游离的感染性颗粒是抗体的目标，T 细胞识别游离（胞外）生物只会分散这些细胞执行它们真正的杀死被感染的目标，Ⅱ类MHC分子作用相似，负责T细胞辅助的相关抗原特异B淋巴细胞输送和永久产生抗体。

抗原提呈细胞表面的含肽Ⅰ类和Ⅱ类MHC分子分别起着CD8$^+$、CD4$^+$T细胞TCR配体的作用。为了有效地提呈抗原肽，抗原提呈细胞必需能够起两种作用，一是与MHC分子处理和在细胞表面展示部分抗原；二是提供T细胞激活必需的辅助信号。后一种功能以后讨论。抗原提呈有一系列步骤，包括产生肽段，装配到MHC分子上，允许在细胞表面表达肽/MHC复合体。MHC Ⅰ类分子装配的肽段来自于内质网中内部合成的蛋白质，而Ⅱ类MHC分子装配的肽段来自于特异性内质体颗粒中的胞外蛋白。其主要区别在于制备和提呈给T细胞是内生的，还是外来的抗原。

所有细胞内蛋白都能够作为MHC Ⅰ类分子肽的来源。内生的外来抗原常常是在抗原提呈细胞胞质中合成的病毒产物。胞质中产生的某些病毒分子被20S单位蛋白酶复合体降解成肽段，抗原肽的转运子需要转移肽段进入内质网，在此与Ⅰ类分子相联系。在内质网中装配后，MHC/肽复合体通过正常的分泌通道转运到细胞表面。在细胞表面复合体被CD8$^+$T细胞识别，如细胞毒T细胞。理论上因为所有的细胞表现出具有处理能力的细胞器，任何Ⅰ类分子表达细胞都能向CD8$^+$细胞毒效应细胞提呈抗原。然而能够激活静息T细胞的抗原提呈细胞可能更特化。

CD4$^+$T细胞识别的外源抗原通常是来自抗原提呈细胞外面的外来抗原。为了把这样的外来抗原提呈给CD4$^+$T细胞，首先必须被抗原提呈细胞摄入（内噬或吞噬）和处理，通常是B细胞、巨噬细胞和树突状细胞。在吞噬小体中被降解成蛋白肽段。MHCⅡ类分子在内质网中合成后立即结合到不变链，以防止在胞内该区域中永久与肽结合。转运到特异的内质体（叫做MIIC室）后，允许不变链和装配肽的解离。然后复合体出现在细胞表面上。在此由CD4T细胞识别。要提呈外来抗原，只需要细胞表面表达的出现Ⅱ类MHC/抗原。但为了激活T细胞仅仅提呈抗原还不够。

外源肽包含在Ⅱ类MHC分子抗原结合大沟中，TCR同时识别肽和Ⅱ类MHC分子的复合体。因此可变区残基出现与肽和伸出抗原结合大沟中的残基相互作用。如前所述，高度可变CDR区相遇αβTCR的Vβ/Dβ/Jβ和Vα/Jα连接经常涉及肽段的识别，而可变区其他部分更多涉及与MHC残基的相互作用。

超级抗原是细菌和病毒的产物，很多方面不同于以前介绍的常规蛋白或抗原肽。最显著的是TCR对其识别几乎完全依赖于β链可变区（Vβ），所以不像常规肽抗原的识别，TCR的其他部分（Dβ、Jβ、Vα和Jα）在超抗原结合上似乎不起作用。因为相应数量的Vβ基因是有限的，个体内很多T细胞（总量的5%～30%）表达反应性Vβ元件，能被超抗原所刺激，而其对常规抗原的反应频率通常低于1‰。超抗原在疾病中的潜在重要性与它们能够大规模刺激T细胞有关。虽然超抗原由MHCⅡ类分子提呈，但它们不像常规肽抗原那样被处理，而是直接结合到肽结合端的外壁。很多不同的MHCⅡ类分子通常能够提呈特别的超抗原，所以它们的识别不是MHC限制性的。超抗原是一组不断增加的感染事件的产物，感染后能够产生病理效应。这些蛋白中研究得较透彻的是链球菌肠毒素，包括中毒性休克综合征毒素-1。另外一些细菌产生的抗原也引起注意，特别是A组链球菌和一些病毒。研究工作提示超抗原和它们引起的大量T细胞激活在多种不同病理过程中起重要作用，如中毒性休克综合征，川崎病和某些自身免疫性疾病。

γδT细胞代表着另一独立的淋巴细胞亚群，它们的主要功能和任务目前还不清楚。虽然在许多方面与αβT淋巴细胞相似，但它们的区别也是显而易见的。它们表达不同的TCR基因；在正常组织中有不同的分布；有不同的配体特异性。虽然两种细胞都进行循环，αβT细胞倾向于分布在淋巴样组织，而γδT细胞倾向于集中在非淋巴样组织，特别是各种上皮。一般来说细菌性抗原似乎是这些细胞的良好刺激物。因此有人认为这些细胞的功能是抵御感染性病原体的第一道防线。研究提示对许多病原体的先天免疫反应以γδT细胞的扩增为特征。进一步许多γδ细胞亚群识别分枝杆菌抗原、热休克蛋白显示它是某些克隆刺激的基础。gδT细胞对热休克或应激蛋白的反应能力，可能提供了识别广大病原体的新的手段，因为这些蛋白在很多物种中高度保守。

6. CD3复合体和T细胞激活后细胞内信号传导　多肽链的CD3复合体和结构上不同的ξ链与TCR异二聚体密切相关。没有CD3的共表达TCR就不会表达。CD3复合体不影响TCR的抗原识别，但对TCR结合抗原后把信号传递到细胞内是十分重要的。TCR/CD3复合体经有效的共刺激触发后耦联到：①酪氨酸激酶活性上，它位于CD3和ξ链内与磷酸化有关的特异序列模体，并涉及Lcr、Fyn和ZAP-70蛋白酪氨酸激酶；②通过Fyn激活磷脂酶C，导致产生1，4，5三磷酸肌醇和二酰甘油的磷酸肌醇代谢；③通过DAG激活PKC；④增加细胞内Ca离子浓度；⑤激活其他转导途径，导致产生转录因子和新的基因表达，包括产生白细胞介素2。

CD3和ξ链内的序列模体也出现在胞质Igα（CD79a）和Igβ（CD79b）的结构域中，它们与BCR和肥大细胞上FceR的β和γ链相关。所有这些分子的作用是在它们相关的表面受体作用后提供信号传导功能，是把这些受体偶合到细胞内传导分子和信号传导途径的通用机制。

7. T细胞辅助分子CD4和CD8　外周表达αβT细胞有两个主要亚群，表达CD4分子的T细胞亚群，带有Ⅱ类MHC分子（如HLA-DR、DP和DQ），主要识别外来抗原。带有CD8的T细胞亚群主要识别Ⅰ类MHC分子（如HLA-A、B）相关的抗原。这些辅助分子表现出稳定和合适的MHC分子相互作用。CD4分子与Ⅱ类MHC分子上的非多态性决定簇相互作用，而CD8分子结合到Ⅰ类分子上的相应的不变残基上。CD4或CD8的结合可能在稳定低亲和性TCR结合到抗原分子/MHC复合体时特别重要。另外有证据表明CD4和CD8分子可能涉及信号传导。总之CD4$^+$T细胞具有互补或诱导功能，如辅助B细胞的T细胞依赖抗体反应，而CD8$^+$T细胞具有细胞毒或抑制功能。

8. T细胞发育和T细胞群体的选择　干细胞形成T细胞系首先在骨髓中发生，然后迁移到胸腺中。这些细胞并不表达TCR分子，也不表达CD4和CD8分子，即它们是CD4$^-$和CD8$^-$双阴性。这些细胞通过重排TCRβ基因产生了功能性的TCR链。在发育的早期，在细胞表面允许表达代理的前T细胞α链，之后α链分子重排，TCR分子在相对低水平表达。CD4和CD8的表达（双阴性胸腺细胞）是大量未成熟的胸腺细胞群的标志。

早期未成熟的TCR群体表现出只依赖于TCR基因的随机重排。随后在胸腺中有两个重要的过程调节该群体，一是正性选择细胞。一些TCR结合到自身MHC分子上。证据表明正性选择步骤中涉及和胸腺上皮细胞的相互作用。该过程允许成熟细胞最终识别相应自身MHC抗原中的抗原（该现象叫做自身限制性）。那些没有正性选择的细胞在胸腺中行程序性细胞死亡（也叫凋亡）。另一过程中消除高水平自身反应性细胞（叫做负性选择或自身耐受）。该消除过程中主要涉及与迁移到胸腺中的骨髓来源细胞（巨噬细胞、树突状细胞和B细胞）的相互作用。实际上只有很少部分（1%～3%）胸腺细胞经过正性和负性选择后能够存活下来，成为成熟的胸腺细胞，具有相对高水平的 TCR 表达和 CD4$^+$CD8$^-$或 CD4$^-$CD8$^+$的表型。在最通行的模型中，与Ⅱ类 MHC 分子相互作用正性选择的细胞成熟为 CD4$^+$亚群，而通过Ⅰ类 MHC 分子正性选择的细胞成为 CD8$^+$亚群。成熟的胸腺细胞随后迁移到外周淋巴样组织中，它们在那里维持其表面特征。

9. T 细胞耐受 防止自体反应性 T 细胞水平的耐受是防止自身免疫的关键。这可能是消除对非器官特异细胞蛋白和循环蛋白起反应的 T 细胞主要过程。因为这些自身抗原在 T 细胞发育期可能存在于胸腺中，器官隔离抗原如某些眼色素层、大脑、胰岛、滑膜和可能的肺抗原，可能从来不在胸腺中出现。自身耐受还必须涉及防止自身反应 T 细胞的激活。

研究显示具自身反应 TCR 的 T 细胞出现于正常人外周淋巴样组织和循环中，但它们不足以发展为自身免疫性疾病。多种不同的外周机制似乎帮助防止自身免疫反应的发生。这一过程显示自身免疫抗原被有效的防止提呈给自身反应 T 细胞，维持 T 细胞处于惰性状态。例如，具有自身反应潜力的静息 T 细胞可能没能力运行到某些组织，或不能发现有效的抗原提呈细胞提呈的靶抗原。某些研究提示在组织中不适当的表达Ⅱ类 MHC 分子能导致自身免疫，可能是越过了这种保护机制。另外，有些过程如感染等，触发的 T 细胞激活可能也越过该保护机制，它允许了具有自身反应潜能的细胞不适当的运行到这些组织中，不需要有效抗原提呈细胞和共刺激信号。识别抗原的 T 细胞也可以在功能上去激活（或钝化），防止被自身抗原继续刺激。这些细胞持续出现在外周 T 细胞群体中，但它们预先与自身抗原接触后防止任何继发的反应。许多研究者致力于弄清楚导致 T 细胞失敏的细胞内机制。目前证据表明 TCR 作用后失敏的 T 细胞不激活某些信号传导通路，如 p21、ras 通路。也有证据表明自身反应 T 细胞和抗原相遇但没有有效的提呈，有时能导致自身反应 T 细胞死亡而不仅是失敏。

防止自身反应 T 细胞激活的最后一个机制是涉及抑制性或调节性 T 细胞。它们能抑制具有自身反应潜力的 T 细胞。很多证据表明这样的调节性细胞的存在，但如何鉴定这些细胞，通过什么机制抑制免疫反应的还不清楚。有时候调节性 CD4$^+$T 细胞表现出释放特定的细胞因子，它们抑制可能的自身反应和损伤 T 细胞反应。例如 Th2 型细胞能够释放白细胞介素 4 和白细胞介素 10，它们下调 Th1 型细胞发展和进一步的激活（涉及细胞介导的反应）。释放转化生长因子（TGF）β的调节性 CD4$^+$和 CD8$^+$细胞也是研究的主要目标，TGFβ 能抑制 Th1 和 Th2T 细胞反应。

【免疫反应的生成】

1. T 细胞的激活和需要的共刺激分子 大多数免疫反应依赖于 T 细胞的激活。正常情况下对外来抗原的免疫反应是抗原特异 T 细胞和抗原提呈细胞间通过交互通信进行的精心配合。要能够被激活，T 细胞必须接受几个信号。一个信号是种属特异的，由涉及的 TCR 提供；另外的信号由和它们相互作用的共刺激分子提供。通常静息的抗原提呈细胞如 B 细胞不表达高水平的共刺激分子，与 T 细胞的相互作用也不能导致 T 细胞的激活。要引起免疫反应，抗原必须被抗原提呈细胞提呈，该细胞需被炎症物质所激活。两个最重要的共刺激系统涉及 CD28 和 B7-1（CD80）或 B7-2（CD86）的相互作用，CD40 和 CD40 配体的相互作用。这两个系统相互作用的分子也相互影响。

CD28 在 T 细胞上有组成性表达。免疫反应早期，B7-1 和 B7-2 在抗原提呈细胞上调，CD28 结合到 B7，共刺激激活 T 细胞，导致 T 细胞增加产生白细胞介素 2 和其他细胞因子，增加细胞因子受体的表达，增加细胞存活和 T 细胞增殖。单独给予 CD28 受体而没有 TCR 参与，对 T 细胞似乎没有明显影响。所以通过 CD28 的信号传导显然是共刺激事件，这种共刺激的机制仍然不清楚，有证据显示它可能克服了 TCR 单独激活时产生的负性信号，该负性信号涉及 cAMP 依赖的蛋白激酶。所以，CD28 的激活可能通过降低抑制性的细胞内 cAMP 水平而起作用的。

炎症情况出现时也导致 CD4$^+$ T 细胞 CD40 配体上调。CD40 配体与 B 细胞及其他抗原提呈细胞上相对受体 CD40 相互作用，也能诱导 B7-1 和 B7-2 上调，以及某些黏附分子和提呈细胞产生的细胞因子也增加。

其他分子的相互作用特别是黏附分子也参与 T 细胞共刺激。例如，T 细胞上表达的 CD2 分子，该分子在人类是最先通过结合到羊红细胞表面而发现的，是常用的 T 细胞分离技术的基础（羊红细胞玫瑰花环）。CD2 通过结合到淋巴细胞功能抗原 3（LFA-3）参与 T 细胞和抗原提呈细胞相互作用。CD2 似乎也与 TCR 复合体相联系，可能涉及细胞信号传导。其他涉及 T 细胞黏附到抗原提呈细胞，如 CD11a（LFA-1），细胞间黏附分子 1、2、3（ICAM-1、ICAM-2 和 ICAM-3），辅助分子对 T 细胞相互作用不是特异的，但能够满足 T 细胞有效共刺激的最低需求。

在缺乏共刺激时原始 T 细胞上 TCR 的参与能导致不同后果。有些情况下其后果是不能刺激，T 细胞忽视了这种相遇。另一些时候，识别能诱导反应的 T 细胞死亡或失敏。此时 T 细胞不能对继发相遇的相同抗原反应（耐受）。记忆 T 细胞看起来很少依赖于共刺激分子。然而，阻断共刺激相互作用的拮抗剂显示具有广泛的作用，即使在已建立的免疫反应过程中的后期也有一定作用。CD28-B7 和 CD40 配体-CD40 相互作用的阻断剂现在已经被开发出来，用于治疗自体免疫性疾病和移植后的排异反应。

2. T 辅助细胞亚群　与人类相比在小鼠已经有了更精确的定义，已经搞清楚激活后的 T 细胞可能涉及两类主要的辅助细胞亚群，通过它们产生的细胞因子相区别。Ⅰ 型 Th1 细胞主要合成白细胞介素 2、干扰素-γ 和其他炎症细胞因子，如淋巴毒素和肿瘤坏死因子。Ⅱ 型 Th2 细胞主要产生 IL-4、IL-5、IL-10 和 IL-13 等，这两类细胞发挥两种不同的功能，Th1 细胞主要增强细胞介导的炎症免疫反应，如迟发型超敏反应，它们涉及巨噬细胞激活和效应 T 细胞的激活。相对地 Th2 细胞主要帮助 T 细胞促进类型转换，增加某些同种型 IgG 的产生和 IgE 的产生。辅助细胞的类型似乎强烈影响着介导抵抗某些胞内病原体和某些疾病发生的有效免疫反应的能力。例如利什曼病和麻风病中成功的免疫反应是朝着 Th1 途径发展。早期 Th2 反应的发展可能不能清除侵犯的微生物。然而，不适当的分化和激活 Th1 细胞可能涉及某些自身免疫疾病的发生，如 1 型糖尿病、多发硬化症和类风湿关节炎。Th2 细胞对有效的体液免疫反应十分重要。例如，蠕虫的根治就是 Th2 依赖性的。但 Th2 也涉及某些过敏反应性疾病，如哮喘中 IgE 的产生和嗜酸性粒细胞的激活。

已经清楚 Th1 和 Th2 亚群是由相同的 T 细胞前体发育而来的，此为初始 CD3$^+$ T 淋巴细胞，抗原刺激后主要产生 IL-2。大量证据表明当 T 细胞第一次被激活时出现的细胞因子决定趋向 Th1 或 Th2 分化中的那种反应。已知白细胞介素 12 和干扰素 γ 在指导 Th1 细胞发育中是最重要的，Th1 能够持续产生干扰素 γ。白细胞介素 12 是多种微生物产物刺激巨噬细胞后产生的。树突状细胞与抗原提呈细胞作用后也能产生高水平的白细胞介素 12。某些微生物如腮腺病毒能够下调巨噬细胞产生的白细胞介素 12，进而可能破坏细胞介导的免疫反应。微生物产物也可以诱导巨噬细胞和 NK 细胞释放干扰素 γ，它能驱动初始前体细胞向 Th1 细胞发展。干扰素 γ 上调初始和分化中 T 细胞上的白细胞介素 12 受体成分。Th1 细胞和 NK 细胞早期产

生干扰素 γ 还和干扰素诱导因子的产生有关。这些细胞因子和白细胞介素 12 协同作用，促进早期干扰素 γ 的产生和 Th1 的发展。

以类似但相反的方式，免疫反应中早期出现的白细胞介素 4 指导着初始前体细胞向 Th2 细胞的发展。在诱导 Th2 细胞发育中白细胞介素 4 的作用似乎比 Th1 极化细胞因子占优势。如果白细胞介素 4 水平超过阈值，则向 Th2 方向发展，持续产生白细胞介素 4。Th2 细胞不对白细胞介素 12 反应，这可能与白细胞介素 4 能够下调白细胞介素 12 受体成分表达有关。早期白细胞介素 4 的来源仍不清楚，可能依反应的不同而异。主要包括初始或分化的 $CD4^+T$ 细胞、$NK1^+T$ 细胞亚群，它可以是 $CD4^+$ 或双阴性的，以及各种非 T 细胞来源，如肥大细胞、嗜酸性粒细胞和嗜碱性粒细胞等。

某些证据也表明不同类型抗原提呈树突状细胞可能控制着 Th1 和 Th2 的发展。这些研究中诱导 Th1 和 Th2 反应的两类树突状细胞的能力不依赖于白细胞介素 12 和白细胞介素 4。另外，白细胞介素 4 增加髓样系树突状细胞的成熟，此时细胞偏好 Th1 反应。而淋巴样系树突状细胞偏好 Th2 反应，在白细胞介素 4 存在时诱导淋巴样细胞走向凋亡。干扰素 γ 显示保护和增强该型树突状细胞的分化。总体来说这些数据支持存在一个树突状细胞依赖的负反馈环路，可能防止过分调节和潜在的消除 Th1 诱导的自身免疫反应或 Th2 诱导的过敏反应。

Th1 和 Th2 细胞亚群产生的细胞因子相互交叉调节其发展和功能。例如，Th1 细胞产生的干扰素 γ 抑制 Th2 细胞的发展和某些体液免疫反应。按类似的方式 Th2 产生的白细胞介素 4 和白细胞介素 10 抑制 Th1 细胞的发展和激活，以及 Th1 细胞因子产生的巨噬细胞激活。白细胞介素 4 和白细胞介素 10 具有抑制树突状细胞和巨噬细胞产生白细胞介素 12 的能力。

调节性 $CD4^+T$ 细胞亚群认为能够抑制细胞介导的免疫反应和炎症病理反应。部分细胞表现 Th2 细胞样作用，能够分泌白细胞介素 4 和白细胞介素 10，抑制 Th1 细胞发展和炎症反应中的功能。现在已经清楚有不同的调节性细胞存在，能够抑制 Th1 或 Th2 介导的过程。这种抑制作用至少一部分与转化生长因子 β 有关。人们注意到基因消除技术制备的转化生长因子 β 缺陷小鼠有涉及多器官的进行性炎症和自身免疫反应。

免疫系统细胞间的信号传导通过细胞之间表面分子的直接相互作用和通过细胞因子分泌的两种方式发生。一般来说细胞因子用于短距离、经常性的、由产生的细胞以直接的方式向接受细胞进行通信。细胞因子主要涉及炎症部位特异性免疫反应的产生、调控和非特异细胞的激活。

3. $CD4^+T$ 细胞和 B 细胞合作及抗体产生的调节　免疫反应的中心事件是 T 辅助淋巴细胞和抗原特异性 B 淋巴细胞的相互作用，由此引起相互激活。某些抗原（通常是来自细菌的非蛋白物）能以 T 细胞非依赖方式激活 B 细胞。能对蛋白抗原起相应免疫反应的 B 细胞必须以表面 Ig 受体识别抗原，必须接受来自 CD4 T 辅助细胞的某些激活信号。这些信号包括分泌的 T 细胞衍生淋巴因子和细胞之间直接相接触产生的信号。T 细胞对结合到 B 细胞表面的 II 类 MHC 分子抗原肽的识别，加上共刺激信号导致 T 细胞激活和 T 辅助淋巴因子的分泌。该分泌直接朝向与 B 细胞接触的部位。到目前为止已知 T 细胞来源的细胞因子组合还不能充分代替 B 细胞和 T 辅助细胞的接触，说明表面分子相互作用为 B 细胞的充分激活提供了额外的信号。已经鉴定出很多相互作用分子。它们能够在 T 细胞、B 细胞相互作用中传递信号。

与效应 T 细胞刺激的过程相似，即需要有 TCR 和抗原/MHC 复合体相互作用和共刺激信号，B 细胞也需要一个以上信号才能导致激活。第一个信号是由结合到表面 Ig 的抗原提供的，通常需要多个受体的交联。然后 B 细胞处理和通过 II 类 MHC 分子向同种 T 辅助细胞提呈抗原，形成特异性的肽/MHC复合体。对B细胞的第二个刺激信号是细胞表面的CD40和T辅助细胞表面上调的CD40配体相互作用。收到B细胞上上调B7-1和B7-2共刺激信号后，激活的T细胞以聚焦的方式向要辅助的抗原特异B细胞释放细胞因子。信号传递是双向的，虽然很多交互的受体-配体表达在T细胞和B细胞上，但CD40和CD40配体间的信号传递对T细胞依赖的B细胞激活表现出专一的、而非多余的相互作用。由CD40传导的信号对B细胞增殖和分化，防止生发中心中抗原特异性B细胞凋亡，同型转换和形成记忆B细胞是必需的。CD40配体基因突变引起X连锁IgM综合征，其特征为缺乏IgG、IgA、IgE，或水平很低（需要T细胞辅助的Ig同种型），但IgM正常或升高。因为T细胞激活需要CD40配体的共刺激信号。这些例子证明了T细胞介导的免疫缺陷和缺失的T细胞激活有关。

LFA-1和ICAM-1，及CD2和LFA-3之间的相互作用涉及T细胞和B细胞的黏附分子。抗原受体自己也增加LFA-1和ICAM-1分子的相互作用，以及CD2和LFA-3分子之间的相互作用。

有效的抗体反应也需要T细胞辅助，特别是那些特异性高亲和性的IgG、IgE和IgA同型抗体。$CD4^+$辅助T细胞识别经处理的提呈在B细胞表面上与Ⅱ类MHC分子复合的抗原，B细胞借助于Ig受体结合和聚集特异性抗原，内化和处理抗原，以Ⅱ类MHC分子提呈生成的肽。重要的是由B细胞识别的、原来抗原的表位几乎与T细胞识别的肽表位总是不同。

随着T细胞的识别之后，T细胞被激活，辅助B细胞增殖和分化。T细胞的辅助作用主要依赖于T细胞释放的各种细胞因子。这些细胞因子对B细胞成熟具有明显作用，特别是在决定B细胞将产生哪种同种型抗体，表面分子的交互作用指导T细胞细胞因子的释放，控制这些分子的局部作用，以及定向T细胞辅助作用，而不对周围的细胞产生附带激活。

4. 细胞介导的免疫反应的产生和调节　细胞介导的细胞毒性是对细胞内病原体的基本防御，包括病毒、某些细菌和寄生虫。细胞毒T细胞被提呈的内生抗原刺激，多数抗原来源于胞内病原体和相关的Ⅰ类MHC分子。大多数辅助T细胞是$CD4^+CD8^-$，而细胞毒T细胞通常是$CD4^-CD8^+$，识别Ⅰ类MHC分子提呈的抗原触发了T细胞表达白细胞介素2受体。虽然有些细胞毒淋巴T细胞能够产生它们自己的白细胞介素2，但多数依赖于Th1型辅助$CD4^+T$细胞产生的白细胞介素2。白细胞介素2的结合和可能别的细胞因子导致细胞增殖和细胞毒功能的发展。$CD4^+T$辅助细胞（Th1型）对产生最大的细胞毒反应提供了额外的信号和细胞因子。激活的效应细胞可以继续杀伤其他表达相同抗原但无刺激功能的细胞。效应细胞能够传递死亡信号给靶细胞，区别正在死亡的目标，继续攻击新的目标。这样创造了非常有效的系统杀伤不想要的细胞。

实际杀伤过程中涉及了几种机制，如细胞毒T细胞本身直接传递信号给靶细胞，使之进入凋亡，即程序细胞死亡。该信号传递主要依赖于靶细胞上的Fas和表达在T细胞表面的fas配体的相互作用。细胞毒T细胞也产生某些物质如淋巴毒素（TNFβ），它的三聚体结合到靶细胞表面的受体，传递凋亡信号。在结合靶细胞期间，细胞毒$CD8^+T$细胞也释放它们颗粒的内容物（包括穿孔素）到靶细胞的邻近膜上。释放的穿孔素在靶细胞的表面组装，穿透靶细胞质膜，导致细胞溶解。穿孔素创建的跨膜通道与补体级联中的膜攻击复合体相似，颗粒中的丝氨酸酯酶也通过胞吐作用释放，释放后变得有活性。

【肺特异性免疫反应】

（一）呼吸系统免疫的形态学基础　呼吸系统的结构主要分为传导性气道和呼吸单位两

大功能部分，两者所处环境显著不同，体现免疫应答的形态学结构亦有明显差异。在传导性气道除支气管腔单核细胞外，更重要的是黏膜下集合淋巴结，而在肺腺泡执行防御功能的则是游离的肺泡内细胞，主要是肺泡巨噬细胞，以及淋巴细胞和其他白细胞。近年来的研究尤其关注肺间质在免疫炎症反应机制中的重要作用。

传导性气道表层纤毛上皮和黏膜下层之间有疏松结缔组织构成的固有层。与一般结缔组织不同的是其中细胞显著多于纤维成分。受到某些刺激后，固有层出现炎症，可见大量淋巴细胞、组织细胞和肥大细胞浸润。在出生后，固有层的某些部位可以选择性发育成为淋巴滤泡。有人报道，固有层中还存在抗原呈递细胞，如树突状细胞。在邻近大支气管分叉处的黏膜固有层存在集合淋巴结. 它含 1～2 个孤立性淋巴样小结，称之为支气管相关淋巴样组织（bronchus associated lymphoid tissues，BALT）。

支气管相关淋巴样组织是支气管上皮下区域，淋巴细胞的局部聚集，类似于肠道相关淋巴间组织（如巴氏小结）。BALT 没有或仅有发育很差的生发中心，表面覆盖单层淋巴上皮细胞，它是一种复层扁平上皮，无纤毛和绒毛。其表面黏液清除显著减缓，甚至停止，有助于气流中的颗粒与上皮保持接触，便于抗原的捕获。这些淋巴样的聚集由扁平上皮细胞组成的淋巴上皮与气道黏膜隔开，淋巴上皮细胞存在供选择性转送抗原分子的质膜空泡。

BALT 也包括 HEV，它能促进淋巴细胞在血液和淋巴液间再循环。但不像胃肠相关淋巴样组织形成小结能出现在所有的哺乳动物中，BALT 只出现在某些哺乳动物中。只要没有呼吸道感染人类通常也不出现。证据表明慢性气道感染后患者会出现 BALT。

在远端气道特别是呼吸性细支气管覆盖有另一类集合淋巴结，类似于 BALT。其细胞呈扁平状，有不规则的微绒毛，不含真正的生发中心，淋巴管可能与近端气道的 BALT 及固有层下的浆细胞集合体存在广泛联系。这些淋巴上皮细胞亦通过空泡机制输送抗原。BALT 可能是 IgA 浆细胞前体发育的部位，亦具有 IgA 形成细胞的功能。

（二）肺内淋巴细胞群落　健康人肺组织中只有少量的淋巴细胞停留，CD4$^+$和 CD8$^+$T 细胞在肺组织的定位可人为的分为四个部分，包括支气管肺泡区；支气管相关淋巴组织（BALT），肺间质组织和血管内腔。虽然这些不同位置的淋巴细胞可以参与肺免疫反应，但没有明显的特征。这些细胞在人肺中代表驻留淋巴细胞群落。很可能这些淋巴细胞属于再循环的淋巴细胞。相反地 γδT 细胞经常定位于肺内上皮细胞部位，这些细胞可能选择性的驻留在肺组织中。

正常非吸烟患者支气管肺泡灌洗液细胞中淋巴细胞数占 10%～15%，但是在肺泡和间质炎症性疾病时，支气管肺泡淋巴细胞的数目迅速增加，比如结节病和过敏性肺炎。多数支气管肺泡灌洗液淋巴细胞是 T 细胞，它们都表达记忆细胞标志（CD45RO$^+$和低 CD62L），反映出以前激活过。疾病时与外周血相比细胞百分数有显著增加，也表达激活的标志物，如白细胞介素 2 受体、HLA-DR。

正常肺间质很少有淋巴样细胞，大多数为非 T 细胞。肺组织大多数 NK 细胞位于间质。NK 细胞是淋巴细胞的亚群，占循环淋巴细胞的 10%～15%，这些细胞不表达 TCR 和 Ig，但表达 T 细胞和髓样单核系的特征标志。NK 细胞表现出以非特异方式识别和杀伤肿瘤细胞及病毒感染细胞。而且 NK 细胞也能够通过表达 IgG 的受体（FcγRⅢ或 CD16）杀伤抗体包被的靶细胞。该过程叫作抗体依赖细胞毒性。

γδT 细胞在外周血淋巴细胞亚群中占 0.5%～10%，但它们在肺上皮、胃肠道上皮和皮肤中是主要细胞亚群。不像 αβT 细胞，上皮 γδ T 细胞不进入再循环，表现为驻留肺组织的特异淋巴细胞。某些研究中它们的 TCR 能够与其他淋巴样器官和非肺上皮内 γδT 细胞相区别。有人认为 γδT 细胞代表着保护上皮完整性的初级防御，为先天免疫和获得性免疫反应间提供了一个可能的联系桥梁。

气管和支气管中尚有肥大细胞，是 IgE 介导的呼吸道免疫反应的重要参与者。在动物的细支气管中可见其存在。但人的细支气管则无可动用的肥大细胞。据研究，肥大细胞在气道的分布存在 3 种不同层次，有 10%~15% 的细胞分布在表皮；40%~60% 在基膜至软骨处；40%~50% 在软骨外。有人认为，肥大细胞在平滑肌与软骨之间的黏膜下层较固有层更多。在支气管黏液腺和神经处很少有肥大细胞。被上皮细胞包绕的上皮间肥大细胞或许不同于浆膜表面或结缔组织中的肥大细胞，它们来自骨髓，在特异性 T 细胞因子作用下可以增殖分化。灌洗液中的肥大细胞可能就是来源于这些细胞。但灌洗液中肥大细胞很少与变态反应的启动有关。在各级气道还可以见到满载颗粒和异物的巨噬细胞，它们从肺泡移行至细支气管，朝着大气道方向而最终被排出。部分亦可以附着于支气管上皮，成为留驻局部的免疫效应细胞。

（三）周围肺泡组织的免疫细胞

1. 肺间质腔的免疫细胞　根据肺泡上皮与肺泡毛细血管的关系，肺间质可以分为薄层与厚层，亦可分别称之为肺泡间质和肺泡外间质。肺泡间质（薄层）即肺泡隔中肺泡上皮与肺泡毛细血管内皮细胞之间的结缔组织腔隙，但不同于其他结缔组织腔，它的空间很小，而且缺少伸缩性。上皮细胞和内皮细胞均有连续的基底膜，两者常互相融合，且与 Ⅰ、Ⅱ 型肺泡上皮细胞紧贴一起，形成厚约 0.4μm 的薄膜，便于气体交换。间质中细胞很少，可见一些外周细胞和成纤维细胞，尚有一些细小的 Ⅰ 型胶原纤维的纤丝束和弹性纤维。腔内很少液体，为黏液性物质所充填，主要是蛋白多糖。肺水肿时，此间质腔中很少有液体积聚，亦无明显扩张。

肺泡外间质（厚层）是指环绕于血管和细支气管周围的腔隙，其空间大，具有较大伸展性。因为动、静脉血管和支气管均是从肺门伸向周围肺野，不断分支，故在终末端分支及其周围腔隙数目较多。由于与纵隔相交通及其与肺泡隔镶嵌形成的牵引作用，加上中心结构（血管、支气管）平滑肌层的存在，肺泡外间质腔呈现负压，对于肺水肿的形成具有重要意义，在形态亦可见腔隙扩大，水分潴留。在免疫炎症反应时此腔隙有大量、多种细胞汇集和移动，以及非细胞成分沉积。

2. 肺泡巨噬细胞　肺泡中的巨噬细胞最初源于骨髓，但其补充的直接来源主要是外周血单核细胞，少数来自肺间质巨噬细胞。在单核细胞白血病化疗所致外周血单核细胞耗竭时，肺泡巨噬细胞数量仍能维持正常 1~2 个月。从人支气管肺泡灌洗液（BALF）中分离到的肺泡巨噬细胞约有 0.5% 能合成 DNA。这些均提示肺泡巨噬细胞在局部可自我复制。如有其他炎症刺激如吸烟等其复制能力可提高 4~15 倍。肺泡巨噬细胞在肺内或黏附于肺泡壁，或浸在表面活性物质及其他肺泡液中。对动物和人 BALF 中肺泡巨噬细胞的研究发现，其形态和功能存在不均一性。应用密度梯度法至少分离到 3 种不同密度的肺泡巨噬细胞。较高密度者其核质比例升高，细胞体积变小，非特异性酯酶染色浓密，过氧化酶着色细胞比例增加。在功能上随着密度的增加细胞运动的能力提高，受刺激后超氧阴离子释放和 IL-1 等分泌增多，而且细胞内蛋白质浓度亦升高。肺泡巨噬细胞的这种不均一性是代表了不同细胞亚群，还是不同的分化成熟阶段尚不清楚。动物肺泡巨噬细胞的转化时间为 21~28 天，在人可能更长。气道内的肺泡巨噬细胞在吞噬颗粒或细菌后将随纤毛黏液的清除而被逐出体外。有证据表明在肺泡的巨噬细胞可以穿透上皮屏障或经某些其他途径进入肺间质，移行至 BALT 和经支气管周围淋巴管进入区域淋巴结。

3. 淋巴细胞　在实验动物和人 BALF 中淋巴细胞占 5%～20%，其中 85% 以上是小淋巴细胞（直径 7～8μm），5%～10% 为大淋巴细胞（直径 9～15μm）。后者核染色质不如前者致密。大淋巴细胞可能代表较激活分化或具备效应细胞功能的小淋巴细胞。呼吸道大淋巴细胞的比例高于外周血，提示肺是抗原或免疫刺激持续作用的部位之一。在 BALF 中 T 细胞占 60%～80%，B 细胞 5%～10%，Th/Ts 约为 1.6∶1，均与外周血相仿。此外还有 5%～30% 的裸细胞，其中有些是 NK 细胞。在人类的研究发现，这些 NK 细胞中有高达 10% 的细胞含有大颗粒，能表达 HNK-1 抗原，但不能激活和破坏靶细胞（如肿瘤细胞、病毒感染细胞）。推测可能是由于巨噬细胞或上皮液中存在某种抑制因子的缘故。人和其他不同种属动物肺泡中淋巴细胞及其亚群的构成比例与外周血十分相似。在实验动物以氚化胸腺嘧啶标记淋巴细胞，经尾静脉注入后，支气管肺泡腔中发现相当数量的标记细胞。这些观察和研究均支持血液是气道淋巴细胞来源的论点，移行的确切过程和定位尚不了解。

4. 肺内淋巴细胞流通　肺血管内淋巴细胞的表现还不确定，标记的淋巴细胞注射研究显示肺静脉和肺动脉内有淋巴细胞循环延缓。淋巴细胞在肺内停留的原因现在还不清楚。据认为肺淋巴管起始于终末细支气管和肺泡囊水平的盲端毛细淋巴网。在肺泡外间质中有大量被称作边缘细胞（boundery cell）的间质细胞，其胞体填塞于肺泡隔，类似于常见的间隔成纤维细胞，而胞质突起延伸至肺泡外间质，在那里卷曲成不完全管道和不连续的淋巴窦样结构，收集和引流间质腔的液体，直至汇聚成完整的淋巴管。淋巴管经支气管血管结缔组织与支气管黏膜下淋巴管相融通，最后终止于肺门和纵隔淋巴结。肺淋巴引流是向心性的。传导性气道经黏膜吸收的液体或其他物质包括抗原直接进入黏膜下淋巴管，而从肺泡或肺毛细管吸收者则经肺间质，在近终末端支气管处进入淋巴管。经淋巴管引流的抗原显然可以激发肺门淋巴结的免疫应答，亦可能刺激气道淋巴组织。从肺毛细血管进入肺间质的淋巴细胞同样有可能经淋巴管移行到达肺门淋巴结。大量实验研究说明，肺门淋巴结对于沉积于肺实质内抗原的最初免疫应答起着关键作用。

淋巴细胞的分布受流通淋巴细胞表面分子和血管内细胞上的配体相互作用调控。淋巴细胞自血流中迁移也不是随机的，该迁移表现为淋巴样组织和炎症部位的限制性。

初始 T 细胞缺乏启动抗原反应的能力，它们需要在次级淋巴样器官内激活。有证据显示它们与进入肺的抗原初次相互作用发生在周围淋巴组织而不是直接在肺内。初始和静息淋巴细胞代表着从血液进入淋巴再循环的主要细胞亚群，它们通过 HEV 由归巢受体 L-选择素（CD62）介导，黏附到内皮细胞表面的 CD34 和 Gly-CAM-1。这种相互作用导致淋巴细胞接触和沿着内皮细胞表面滚动。随后，化学因子结合到淋巴细胞表面，G-耦联蛋白受体导致整合素分子激活。激活后 LFA-1 结合到血管内皮细胞上的 ICAM-1，导致稳定的黏附。随后，淋巴细胞跨内皮迁移进淋巴样组织。

效应和记忆 T 细胞与初始淋巴细胞相比似乎有不同的淋巴细胞循环途径。效应 T 细胞特别是在淋巴样组织中激活后旅行到炎症区域，这里有炎症过程中产生的大量化学因子和趋化因子，淋巴细胞上表达的各种黏附分子结合到炎症血管内皮细胞的合适的分子目标，允许细胞进入炎症部位。炎症血管内皮表面上 ICAM-1、P-选择素和血管内皮细胞黏附分子也涉及淋巴细胞进入炎症区域。通过表达不同组合的黏附分子建立组织趋向性，允许不同亚群的效应细胞回归到不同的部位。另外，记忆 T 细胞显示出有选择性的组织类型回归，在那里它们再次与抗原相遇。

（二）呼吸系统抗原的摄取与处理　许多防御机制如上呼吸道滤过、颗粒动力沉降、吞噬细胞吞噬、纤毛黏液清除及多部位解剖屏障的机械阻拦作用能够清除吸入呼吸道的大多数颗粒，包括抗原物质特别是直径 >5μm 的颗粒。吸入抗原还可部分被降解而失去抗原性。尽管如此，仍有部分抗原沉积在气道或肺泡上皮表面，并到达免疫器官淋巴样组织。

沉降或被捕获到气道黏膜表面、而未被清除的抗原将与气道表面液体（SAL）相互作用。抗原在 ASL 中的溶解度决定它在表面液体中的浓度和穿透上皮细胞的数量。若抗原与 ASL 中的大分子结合，则其有效浓度降低。如同白蛋白结合，其游离浓度降低，但有时白蛋白可以是某些半抗原的携带者。气道上皮的完整性是决定抗原命运的重要因素。炎症、上皮化生或肿瘤均破坏上皮屏障，使抗原极易穿透至肺间质。覆盖于 BALT 的扁平淋巴上皮细胞可以使抗原不经黏膜屏障，直接穿透至黏膜下淋巴细胞或进入淋巴管。抗原到达间质后的去向大体有 3 条，或被黏膜下淋巴样组织相伴随的局部吞噬细胞吞噬；或经血流分布至全身；或转运至区域淋巴结。

1. 肺泡对抗原的摄取　肺泡表面覆盖有脂蛋白表面活性物质，表面张力的区域性差异有助于抗原或非抗原物质从肺泡移向气道被清除。脆弱的 I 型肺泡上皮单细胞层常遭炎症或其他损伤而撕裂，使抗原易于穿过或在其中沉积。颗粒性抗原可从肺实质规律地输送至区域淋巴结，而可溶性抗原可以从肺实质吸收入血液和播散至全身淋巴结。肺泡中含有大量肺泡巨噬细胞，而抗原在表面活性物质层中的滞留可能更便于巨噬细胞的摄取。被巨噬细胞吞噬的抗原可以被隔离在支气管肺泡胶内或肺间质中，在局部它们刺激汇集至肺部的致敏淋巴细胞而起免疫放大作用。肺泡巨噬细胞作为吞噬细胞，其吞噬过程与中性粒细胞相似。从非特异性防御的吞噬杀菌功能来看，在正常生理状态下它的作用不及中性粒细胞。但肺泡巨噬细胞在免疫应答的感应、反应和效应 3 个阶段均起着十分重要的作用。

肺泡巨噬细胞表面有非特异性补体 C3 受体和特异性 Fcγ 受体（FcγR）及 HLA-DR 抗原。FcR 是特异性吞噬经 IgG 调理的微生物抗原所必需的。肺泡巨噬细胞的 FcγR 不同于中性粒细胞，主要为 IgG1 和 G3 亚型的受体。虽然其与 IgG 的亲和力超过中性粒细胞，但很少能与 IgG2 结合。在肺囊性纤维化继发慢性铜绿假单胞菌感染患者的血清和肺泡灌洗液中主要抗体为 IgG2，因而其病原体很难为肺泡巨噬细胞所吞噬。铜绿假单胞菌的吞噬和清除主要依赖于中性粒细胞。在粒细胞缺乏症的患者极易患铜绿假单胞菌感染，可能与此机制有关。目前已知只有携带 HLA-DR 抗原的巨噬细胞才能呈递抗原，故 HLA-DR 阴性的巨噬细胞只具非特异性吞噬作用。

2. 肺泡对抗原的处理　表达有 HLA-DR 抗原的巨噬细胞暴露于外源性抗原后，抗原被内吞并在溶酶体内经酶降解，暴露出抗原决定簇，重新在巨噬细胞表面表达。经此处理的抗原与 HLA-DR 结合，从而被淋巴细胞识别。然而，这还不足以引起免疫应答，尚需要第二信使，主要是巨噬细胞分泌的 IL-1 参与调节。淋巴细胞在识别巨噬细胞呈递的非己抗原和接受 IL-1 作用后，便分泌 IL-2 和其他细胞因子，淋巴细胞才得以激活、增殖和分化。肺泡巨噬细胞处理和呈递抗原的过程与体内其他部位巨噬细胞是相似的。然而，肺泡高氧张力、肺泡液中表面活性物质和各种蛋白质构成的微环境很可能影响巨噬细胞功能。据估计约 80% 的肺泡巨噬细胞具有 HLA-DR 抗原，但从健康志愿者获得的肺泡巨噬细胞中甚少抗原呈递细胞。推测其意义可能在于保护肺组织，以避免大量抗原呈递引起破坏性超敏反应。

（三）抗体介导的肺免疫反应

1. 黏膜表面抗体介导免疫　特异性抗体构成气道黏膜免疫的主要特征。关于分泌型免疫球蛋白的来源、所占比例及气道分泌物中特异性抗体的动力学有较多了解。但是对于负责黏膜表面特异性抗体生成的局部细胞间的相互作用仍然很少了解。因为一般无法获得气道黏膜淋巴样组织供作研究，现有的一些知识大多根据扁桃体的研究推测而来。各种主要类型的免疫球蛋白均可在支气管分泌物中测得，但与血清以 IgG 为主有所不同，而以 IgA 为主。上呼吸道中 IgG 与 IgA 的比例最低。然而，在下呼吸道随着支气管向远端不断分支，其比值趋于增高。事实上在 BALF 中 IgG 明显超过 IgA。分泌型免疫球蛋白有 2 个主要来源，即局部合成和自血清渗出。IgA 和 IgE 以局部合成为主，其他则以渗透为主。支气管黏膜急慢性炎症可使各型免疫球蛋白自血清渗出增加，而黏膜淋巴样组织的慢性炎性增加了免疫球蛋白的局部合成。某些高分泌状态如哮喘急性发作也会增加免疫球蛋白的分泌。

　　呼吸道局部黏膜表面特异性抗体的产生及其对全身免疫系统的非依赖性关系尚未完全阐明。理论上局部分泌型抗体的产生是由于黏膜携带抗原由黏膜下单核-巨噬细胞吞噬，然后与局部可动用的抗原反应性 T 细胞和 B 细胞相互作用的结果。抗原反应性淋巴细胞或是局部留驻的，或是自循环池募集而来。关于黏膜表面型特异性分泌抗体的产生主要来自对病毒感染的研究，有些病毒主要引起二聚体 IgA 产生；另一些病毒如腺病毒、脊髓灰质炎病毒、麻疹病毒等感染的免疫反应以产生 IgG 为主，其部分产生于局部，而大部分来自血浆。感染或抗原刺激后呼吸道分泌物中 IgM 和 IgE 量很少，推测其两种来源均有可能。

　　2. 对外源病原体的免疫反应　体液免疫反应特别适应于消除胞外病原体，抗体介导的免疫反应的一个例子是肺炎链球菌引发的反应。该细菌通常存在于鼻咽部，也是社区获得性肺炎的最常见病因。肺炎链球菌通过呼吸进入呼吸道。上呼吸道具有消毒清洁机制（如咳嗽和黏液清除），能够有效地清除气道吸入的细菌。如果吸入的肺炎链球菌侵犯上呼吸道防御系统，病原体首先遇到黏液免疫系统，IgA 提供了防御感染物的第一道防线，IgG 和 IgM 在支气管分泌物中的作用很小，含量很少。分泌的 IgA 的主要功能包括防止微生物黏附到上皮表面，促进微生物的聚集，抑制黏附和使免疫微生物聚集的作用有利于通过机械力清除肺炎链球菌。不像 IgG，IgA 不能激活补体，不是有效地调理素。

　　宿主首次暴露于肺炎链球菌产生初级体液免疫反应。肺内细菌被抗原提呈细胞结合，迁移到次级淋巴样器官，在这里处理抗原并和Ⅱ类 MHC 分子共同提呈给 CD4$^+$T 细胞。在炎症环境中增加 TCR 的结合和有效的共刺激，特异 T 细胞被激活，多种 T 辅助细胞协同作用。在这个过程中淋巴结中的初始 B 细胞通过表面的 IgM 受体结合未经处理的抗原，通过Ⅱ类 MHC 分子向特异 T 辅助细胞提呈肽片段。生发中心 T 细胞、B 细胞的相互作用导致其他 T 细胞和 B 细胞充分激活，其特点是克隆增殖、同型转换和 B 细胞向分泌细胞和记忆细胞转化。随后特异抗体激活的 T 细胞和某些激活的 B 细胞再循环回到肺组织，抵抗肺炎链球菌的感染。

　　在感染部位对肺炎链球菌抗原特异的 IgG1、IgG3 和 IgM 激活补体系统，导致细菌细胞溶解，更重要的是抗体和补体起调理素的作用，增加了对被膜上微生物的吞噬作用。激活 T 细胞释放的介质也增强了肺中再循环的特异炎症细胞的抗菌能力。该过程持续 4～7 天，属于初级免疫反应的早期。达到反应高峰的时间 7～10 天。记忆 B 细胞和 T 细胞的存在保证了再次遇到肺炎链球菌时引发次级免疫反应。它的特点是较短的延滞期，更迅速的免疫反应，更大幅度的抗体反应和更久的反应时间。

　　3. 肺实质抗体介导免疫　与气道相仿，在肺实质可溶性抗体亦有 2 种来源：①自外周血漏出或渗出；②肺间质或肺泡腔中抗体形成细胞局部产生。在未致敏宿主，特异性抗体和抗体形成细胞于抗原刺激数天至 1 周后才出现，而致敏宿主在很短时间内即可出现。肺实质内

抗体产生的细胞机制大致为：抗原被单独地或借助肺泡巨噬细胞输送至肺门淋巴结，在那里抗原提呈细胞与抗原反应性淋巴细胞发生作用，激发起原发性免疫应答。特异性致敏的 T 细胞和 B 细胞进一步分化为效应细胞，释放至血液循环。肺内抗原持续作用或再次接触同类型抗原，即吸引效应细胞向肺间质或肺泡腔内聚集。系统性免疫化个体肺局部受到抗原刺激也会引起效应细胞向肺部聚集。效应性 B 细胞与抗原作用，引起继发性抗体免疫应答，以增强吞噬细胞吞噬，从而达到预防感染或损伤的作用。在原先发生过肺部感染者，肺内实际上还可以存在记忆淋巴细胞，它们在局部免疫反应也可以被动用和参与作用。

4. 自身抗原的免疫反应　正常的免疫自身耐受机制失灵会产生自身免疫紊乱。所有的自身免疫疾病包括抗体介导的自身免疫疾病根本上都基于自身反应性 CD4$^+$ T 细胞的不适当激活和自身反应性 B 细胞对致病性自身抗体的反应。涉及肺的一个自身免疫性疾病是 GT 综合征。该综合征的特点是肺出血和肾小球肾炎。它与针对基底膜抗原的 IgG 抗体水平提高有关。许多研究表明，组织的病理损害直接依赖于这些自身抗体的结合，它们主要针对基底膜上Ⅳ型胶原的非胶原蛋白区（α3 链）。用抗人 IgG 抗体进行免疫荧光染色显示 IgG 在肾小球和肺基底膜上呈线性沉积。尽管Ⅳ型胶原在体内分布广泛，疾病表现出仅限于肺和肾脏。这种局限性的疾病表现说明可能有其他因素允许选择性暴露肺泡和肾小球基底膜的自身抗原。诸多因素中流感病毒 A2 感染、碳氢化合物吸入、吸烟等与提高基底膜抗体水平有关，它们能引发广泛肺出血和加重病情。了解较多的是关于自身抗体如何在自身免疫疾病中引起损伤的，如GP。相反，预期的易感基因和引起免疫耐受被打破的免疫学过程依然不清楚。但自身反应性CD4$^+$T 细胞和自身反应性 B 细胞两者的激活是病理性免疫反应的必要基础。

5. 免疫复合物的免疫反应　许多人类疾病包括特发性间质性肺炎患者血液中测得免疫复合物的存在，但未能直接证明免疫复合物介导的肺部反应，亦未发现循环免疫复合物与疾病的活动性相关。在其他器官如肾的研究表明，沉积于组织中的复合物具有不同于循环免疫复合物的理化特性。因此，要阐明免疫复合物在某些肺部疾病发病机制中的作用需要测定肺组织中的免疫复合物。同样，测定抗原也是很重要的，只有像甲状腺炎那样可测得组织特异性抗原才能认定免疫复合物的病因意义。目前比较明确的是，部分结缔组织病和某些血管炎累及肺部时，肺内出现免疫复合物沉积。而诸如特发性肺间质纤维化、结节病、嗜酸性肉芽肿、支气管中心性肉芽肿等原发性肺疾患中免疫复合物的作用尚不完全明了。尽管如此，动物实验中免疫复合物引起肺损伤则是确定无疑的。早期的研究就证明试验性血清病动物肺内发现免疫复合物沉积，与血管通透性增加使循环免疫复合物渗出有关。在鼠经气管注入抗牛血清白蛋白（抗-BSA）抗体，并同时经静脉注射抗原 BSA，4～6 小时后观察到广泛急性肺泡炎，中性粒细胞大量内流，肺间质和肺泡含 BSA 的免疫复合物的沉积，而且病变呈现剂量依赖性关系，类似于许多人类免疫复合物病的表现。免疫复合物引起急性肺炎症反应在一定程度上取决于它的相对分子质量、抗原与抗体比例及理化特性，最重要的则可能是与补体固定活性有关。补体的参与系通过产生 C5a 吸引中性粒细胞趋化。在免疫肺损伤动物模型中，若采用特异性抗中性粒细胞抗体处理，使粒细胞耗竭，再灌注免疫复合物，即可阻止肺损伤的出现。已知中性粒细胞释放毒性氧代谢产物、花生四烯酸代谢产物、蛋白酶、细胞因子等许多生物活性物质，是肺损伤的重要介质。除中性粒细胞外，肺泡巨噬细胞和其他炎症细胞也能释放多种介质参与急性肺损伤。

6. 过敏性疾病中的免疫反应　如免疫反应和 IgE 直接作用于正常情况下无害的蛋白，可引发过敏性哮喘。在哮喘和变态反应的发展过程中多种细胞如肥大细胞、嗜酸性粒细胞、巨噬细胞和 CD4$^+$T 细胞，以及 IgE 分泌型 B 细胞十分重要。IgE 引起反应的呼吸道症状从鼻炎、轻度支气管痉挛到严重气道阻塞伴循环衰竭，程度轻重不一。其基本病理生理变化为平滑肌收缩和血管通透性增高。其发生机制主要是入侵抗原刺激 B 细胞产生 IgE，后者 Fc 片段的特殊区域与肥大细胞或嗜碱性粒细胞表面 Fc 受体结合，使机体致敏。当抗原再次进入体内与 IgE 的 Fab 段特异性结合，细胞被激活，胞膜通透性增高，Ca 离子内流并激活磷酸酯酶 A，导致胞膜融合而脱颗粒，释放各种介质。第 1 类介质称作血管活性肽的介质，包括组胺和血栓素，在肥大细胞、嗜碱性粒细胞和血小板中含量较高，是储存于这些细胞颗粒中的现成介质。过敏反应如外源性哮喘的许多最初表现归因于这类介质。第 2 类是脂类介质，包括花生四烯酸脂氧化酶途径代谢产物 LTC$_4$、LTD$_4$、LTE$_4$ 和 LTB$_4$，以及经环氧化酶途径代谢的产物前列腺素。还有一种脂类介质称为血小板活化因子（PAF），血小板耗竭的动物能显著减轻抗原激发的过敏反应。PAF 亦存在于肥大细胞和嗜碱性粒细胞。脂类介质不是现成介质，而是细胞激活反应过程新形成的，与哮喘的迟发相支气管痉挛有关。第 3 类为肽类介质，主要是 IL-5 和 IL-8，可能尚包括 IL-2，IL-3。IL-5 和 IL-8 是吸引炎症细胞在气道聚集的主要介质，储存在颗粒中，对哮喘炎症病理的形成具有重要作用。第 4 类包括有氧代谢产物、蛋白酶等。

在哮喘性肺中聚集的 CD4$^+$T 细胞显示 Th2 表型。如前面所讨论的在免疫反应的早期，初始 CD4$^+$T 细胞暴露于白细胞介素 4 促进了 Th2 反应的发展。在白细胞介素 4 表达和干扰素 γ 降低时，这些 Th2 型 CD4$^+$T 细胞诱导抗原特异 B 细胞同型转换，分泌 IgE。哮喘中 IgE 水平的提高是介导超敏反应的基础。白细胞介素 4、白细胞介素 5 的存在和 T 细胞激活时产生的各种细胞因子也能促进嗜酸性粒细胞和巨噬细胞向气道内聚集。小鼠哮喘模型的研究揭示另一细胞因子白细胞介素 13 的重要作用。它不依赖于 IgE 和嗜酸性粒细胞而能诱导哮喘的病理改变。人类关于 Th2 依赖性哮喘、疾病的易感性与染色体上 5q 上的基因座连锁。该处包含有白细胞介素 4 和白细胞介素 13 的基因。研究还提示，抗原提呈细胞遗传上的异常性在过敏反应的发展中起一定的作用。过敏人群中其抗原提呈细胞显示白细胞介素 12 产生不足，而前列腺素 E$_2$ 产生过多，倾向于 Th2 反应。

（四）肺组织中细胞介导的炎症反应

1. 细胞介导免疫反应　细胞介导的炎症反应可分为两类：一类是 CD4$^+$T 细胞介导的迟发型超敏反应；另一类是 CD4$^+$T 细胞辅助效应 T 细胞的细胞毒功能。效应性 T 细胞可以来自居留肺部的抗原反应性前体细胞，也可以因为肺内抗原作用自外周血募集而来。在原发致敏或免疫的宿主肺组织对抗原刺激的反应即是 T 细胞从血液循环向肺局部聚集，这些抗原反应性淋巴细胞已经发生克隆扩增。当聚集肺部与抗原再次作用时，进一步增殖和分化。而于未致敏宿主则要经过数天至数周后才有效应细胞在肺局部出现。在这段时间内反应性 T 细胞首先在淋巴器官包括肺门淋巴结内被致敏和克隆扩增，然后致敏的前体效应细胞重新循环和被吸引至肺感染局部。特异性细胞免疫 CD4$^+$T 细胞介导的迟发型超敏反应和 CD8$^+$T 细胞介导的细胞毒作用，其区别在于前者作用结果是淋巴因子激活肺泡巨噬细胞和其他吞噬细胞，引发亚急性和慢性炎症反应，包括肉芽肿形成，以增强杀菌活性和抑制感染过程。后者借助局部抑制和细胞溶解作用，对消除病毒感染具有重要意义，理论上对肿瘤亦有抑制和杀灭作用。

2. 肉芽肿性肺疾病　肉芽肿是组织对于非溶解性或不易降解的刺激物持续作用而产生的一种局灶性、以单核细胞为主的炎症反应，见于各类感染性、过敏性、自身免疫性、代谢性和肿瘤性疾病。通常根据病因分为异物性和免疫性肉芽肿，但两者的区分有时很困难。例如，氧化硅既可作为异物，又涉及复杂的细胞与体液免疫反应机制。此外有些疾病如结节病、

Wengnar肉芽肿等病因尚不明了。很难纳入病因分类法。在组织学上，肉芽肿反应的性质和强度可能主要取决于刺激物或入侵物的理化特性。异物性炎症肉芽肿主要由各种化学介质维持，而免疫性肉芽肿的维持则来源于 T 细胞衍生的各种生物活性物质。

肉芽肿是细胞内活的、较大的、持续存在的微生物感染的特征，如结核分枝杆菌、麻风杆菌等。许多证据表明在这类感染中形成明显的肉芽肿炎症反应需要 CD4$^+$T 细胞和 Th1 细胞因子的作用。免疫应答性肉芽肿的形成首先是淋巴细胞致敏，如 IL-1 和 IL-2 选择性引起 T 细胞克隆迅速增殖。抗原选择性呈递给 T 细胞，效应性 T 细胞刺激肺泡巨噬细胞和淋巴细胞释放非特异性信号蛋白，分泌多种炎症因子，募集炎症细胞，促使细胞增殖。结节病患者肺内 T 细胞因子较血液显著为高，提示肺与血液之间存在趋化物质的浓度梯度，因而可以自血液吸引更多单核细胞到肺部，产生肺泡炎。在肺泡炎阶段，单核细胞、巨噬细胞和淋巴细胞组成松散结合，而随着成熟肉芽肿的形成，细胞聚集而成典型的肉芽肿结节。在超敏性肺炎亦可能具有类似病理过程。肉芽肿病变的发生、发展和演变并不都是同步的，某些病变尚在发展，而另一些可能正在消退或已愈合。

非感染性肉芽肿肺疾病发展中的触发事件是抗原在肺实质的沉积。对慢性 Berylin 病和过敏性肺炎患者，已经知道其刺激性抗原。但是在结节病，尽管认为免疫性疾病发生机制是相同的，但刺激原因目前仍不知道。因此未知的抗原很可能是肺实质中由抗原提呈细胞吞噬（如 DC 和巨噬细胞等），在外周淋巴样器官中提呈给初始 CD4$^+$T 细胞。这些激活的初始 CD4$^+$T 细胞暴露于巨噬细胞分泌的白细胞介素 12 而缺少白细胞介素 4 环境，指导 T 细胞产生 Th1 反应。Th1 反应的发展也受到早期释放的干扰素 γ、巨噬细胞产生的白细胞介素 12 的上调和 Th1 细胞自身受体上调的影响。

肺炎症部位化学因子和其他趋化因子的产生指导激活的效应 CD4$^+$T 细胞迁移到肺组织。由这些 T 细胞产生的细胞因子和其他介质负责募集和激活巨噬细胞及其他非特异性炎症细胞。炎症细胞在肺内的聚集（如肺泡炎）是结节病和其他肉芽肿性肺疾病损伤的第一步。结节病时聚集的 CD4$^+$T 细胞包括扩增的亚群，表达特殊的 TCRVβ 和 Vα 区。这些亚群是扩增的 T 细胞克隆，每一个具有独特的 TCRβ 链和 α 链序列。出现的这些寡克隆扩增反映 T 细胞对常规肽抗原的反应。出现 TCR 相关的不同 T 细胞克隆，说明它们是对相同的抗原的反应。表达 Vα2.3 和 Vβ8 T 细胞的寡克隆扩增已在不同的活动性结节病患者肺组织中发现。这些 T 细胞反应局限于肺组织中，因为相同的 T 细胞克隆在外周血中很少或不出现。慢性 Berylin 病患者也发现肺 TCR V 区段和相关的肺 T 细胞克隆扩增有不同的改变，而与外周血不同。个体的 HLA 单元型（表达 Ⅱ 类 MHC 分子）和刺激的抗原两者都由利用这些 T 细胞反应的 TCR 所决定。结节病时有报道带有 Vα2.3 的 TCR 和 HLA-DR17（DR3）表达之间有关联。目前的研究试图利用扩增的肺 T 细胞亚群和来源于患者的 T 细胞克隆，确定结节病时的抗原反应性及其刺激性抗原。

肉芽肿的维持有赖于：①源自骨髓的外周血单核细胞的不断内流；②局部细胞的增殖；③病灶内细胞较长时间的存活。在其慢性病程中患者显示免疫调节方面的诸多异常，如结节病、结核病、麻风病、真菌或寄生虫感染常出现全身细胞免疫减弱，而体液免疫增强。结节病患者外周血中 Th/Ts 比值因 Ts 细胞增高而降低，然而肺泡灌洗液中 Th/Ts 比值增高，并且与肺泡炎强度呈正相关。在鼠实验性血吸虫性肉芽肿的研究进一步证明，Th 细胞与 Ts 细胞之间的动态平衡决定了肉芽肿反应的强度。在急性阶段 Th 细胞释放细胞因子，募集和激活炎症细胞，而维持强烈的肉芽肿反应。随着病变进展，可能由于可动员抗原增加，Ts 细胞被触发和维持，肉芽肿性炎症反应削弱，但不完全消退。这种低张力调控的炎症反应对整个疾病的病理过程有利，但过分降低的调节反应不利于感染的局限化与控制。有研究表明，肉芽肿病灶中的巨噬细胞受细胞因子刺激后合成前列腺素增加。后者反过来抑制前者的作用，这种负反馈机制可能也是调节肉芽肿大小、强度的重要因素之一。较长时间存活的肉芽肿对机体的影响是双重的，既有积极的一面，如使抗原局限化，特别是感染性肉芽肿有助于消除细胞内外持续寄生的微生物；同时也有不利的一面，即引起组织损伤。此种损伤的机制可能涉及多种因素，除肺泡巨噬细胞激活、杀菌过程中释放毒性氧代谢产物、蛋白降解酶等以外，某些抗原物质的毒性成分具有的细胞毒作用也可能是引起肺干酪样坏死和空洞的重要一环。实验研究提示，有些肉芽肿在开始时其对细菌抗原的处理并不十分准确，因而不能激发有效的迟发型细胞免疫反应，形成的肉芽肿往往是低效能的。若伴随有抗体反应增加，则变态反应可以由纯细胞介导的迟发型转化为抗原-抗体介导的免疫反应，非但不能起到防御作用，反而引起组织坏死。肉芽肿一旦形成，虽然有的可以完全吸收不留痕迹，但如伴有组织损伤特别是坏死，则肯定不能恢复原状，而代之以纤维化和瘢痕，最终导致肺功能损害。

结节病和其他肉芽肿性肺疾病炎症中大部分效应细胞表现为巨噬细胞，主要来源于炎症过程中循环单核细胞，激活的肺泡巨噬细胞表达Ⅱ类HLA分子，可能对抗原提呈有重要作用。非坏死性肉芽肿的形成通过激活的巨噬细胞发生的，它可融合形成多核巨细胞。$CD4^+$T细胞主要出现在非坏死性肉芽肿的中心，$CD8^+$T细胞一般位于肉芽肿性反应的外周。

（五）肺内细胞毒T细胞（CTL）反应　CTL在识别和消除病毒感染细胞和肿瘤细胞以及异体移植排异中十分重要。这些细胞主要表达$CD8^+$，部分$CD4^+$CTL和NK细胞也可能涉及细胞毒T细胞反应。细胞毒T细胞反应的充分表达总是需要T辅助细胞。在人类多种病毒感染后能够检测到CTL反应，如呼吸道合胞病毒、副流感病毒、流感病毒A和B等。一旦$CD8^+$CTL识别了呼吸道合胞病毒感染的细胞，CTL至少有三种不同的机制诱导细胞死亡。细胞毒T细胞可以在靶细胞附近分泌细胞毒性细胞因子，如$TNF\alpha$和$IFN\gamma$等。激活的CTL还可以和靶细胞直接接触释放颗粒中的酶类，如穿孔素和丝氨酸酯酶等，能在靶细胞膜上形成小孔，导致靶细胞溶解。第三个CTL诱导细胞死亡的机制涉及CTL表面的Fas配体和靶细胞上的Fas相互作用，诱导靶细胞的凋亡。$CD4^+$CTL没有细胞毒性颗粒，其细胞毒性机制主要是Fas介导的凋亡。

自然杀伤细胞在抵抗病毒感染细胞和肿瘤细胞中对CTL起补充作用。NK细胞占外周血中淋巴细胞的5%～10%，形成防御病毒感染的第一道防线，提供非特异细胞毒活性。这些细胞不同于CTL，缺乏TCR且以MHC非依赖方式识别靶细胞。但是NK细胞杀伤的机制似乎与$CD8^+$CTL细胞使用的机制相似，而且NK细胞具有IgG（$Fc\gamma R Ⅲ$；CD16）受体，能够结合靶细胞表面上抗体的Fc区，介导抗体依赖的细胞毒性。

（郭子建）

参 考 文 献

[1]　李闻文，龚道科. $\gamma\delta$＋T细胞在抗感染免疫中的作用. 免疫学杂志，2002，12（S1）：59

[2]　李七渝，张绍祥. 免疫耐受机制研究进展. 免疫学杂志，2002，12（S1）：99－101

[3]　吴迪. 胸腺细胞的阳性选择与阴性选择. 中国医学科学院学报，2002，24（5）：531

[4]　吴励. 树突状细胞亚群的研究进展. 上海免疫学杂志，2002，11（3）：145－148

［5］ 秦卫兵. Th1 和 Th2 细胞在体内的分化. 国外医学免疫学分册，2002，25（1）：42 – 46

［6］ 张文. γ/δT 细胞简介. 国外医学免疫学分册，2001，24（1）：47 – 49

［7］ 张明生，黄华梁. 抗原提呈的研究进展. 国外医学免疫学分册，2000，24（4）：216 – 220

［8］ Perez RL，Rivera-Marrero CA，Roman J. Pulmonary granulomatous inflammation：From sarcoidosis to tuberculosis. Semin Respir Infect，2003，18（1）：23 – 32

［9］ Aarbiou J，Rabe KF，Hiemstra PS. Role of defensins in inflammatory lung disease. Ann Med，2002，34（2）：96 – 101

［10］ Vignola AM，La Grutta S，Chiappara G，et al. Cellular network in airways inflammation and remodelling. Paediatr Respir Rev，2002，3（1）：41 – 46

［11］ Moore BB，Moore TA，Toews GB. Role of T- and B-lymphocytes in pulmonary host defences. Eur Respir J，2001，18（5）：846 – 856

［12］ Born WK，Lahn M，Takeda K，et al. Role of gammadelta T cells in protecting normal airway function. Respir Res，2000，1（3）：151 – 158

［13］ Kyd JM，Foxwell AR，Cripps AW. Mucosal immunity in the lung and upper airway. Vaccine，2001，19（17～19）：2527 – 2533

［14］ Lahn M. The role of gammadelta T cells in the airways. J Mol Med，2000，78（8）：409 – 425

［15］ Papavasiliou F，Jankovic M，Gong S，et al. Control of immunoglobulin gene rearrangements in developing B cells. Curr Opin Immunol，1997，9（2）：233 – 238

［16］ Burrows PD，Cooper MD. B cell development and differentiation. Curr Opin Immunol，1997，9（2）：239 – 244

［17］ Garcia KC，Degano M，Stanfield RL，et al. An alphabeta T cell receptor structure at 2. 5 A and its orientation in the TCR-MHC complex. Science，1996，274（5285）：209 – 219

［18］ Fremont DH，Hendrickson WA，Marrack P，et al. Structures of an MHC class II molecule with covalently bound single peptides. Science，1996，272（5264）：1001 – 1004

［19］ Pamer E，Cresswell P. Mechanisms of MHC class I—restricted antigen processing. Annu Rev Immunol，1998，16：323 – 358

［20］ Schwartz RH. Models of T cell anergy：is there a common molecular mechanism? J Exp Med，1996，184（1）：1 – 8

［21］ Shresta S，Pham CT，Thomas DA，et al. How do cytotoxic lymphocytes kill their targets? Curr Opin Immunol，1998，10（5）：581 – 587

［22］ Berman JS，Beer DJ，Theodore AC，et al. Lymphocyte recruitment to the lung. Am Rev Respir Dis，1990，142（1）：238 – 257

［23］ Kalluri R，Gattone VH，Noelken ME，et al. The alpha 3 chain of type IV collagen induces autoimmune Goodpasture syndrome. Proc Natl Acad Sci USA，1994，91（13）：6201 – 6205

［24］ Forrester JM，Wang Y，Ricalton N，et al. TCR expression of activated T cell clones in the lungs of patients with pulmonary sarcoidosis. J Immunol，1994，153（9）：4291 – 4302

第六章 气道反应性

气道反应性（airway responsiveness）指气道受到某种刺激而发生缩窄的程度，如果这种刺激在正常人呈无反应状态或反应程度较轻，而在某些人却引起了明显的气道狭窄，即称为气道高反应（airway hyperresponsiveness AHR），由于气道高反应的主要成分为支气管高反应，因此在习惯上这两个名词可互相替代。近年来的研究表明，气道高反应是各类哮喘的共同特征，有症状的哮喘患者99%～100%都有气道反应性增高，但反应性增高并不都是哮喘，如在呼吸道感染患者，可出现气道反应性增高，但感染治愈后，气道反应性可恢复正常。因此，研究气道高反应性的发生机制，很可能是阐明哮喘发病机制的关键。

气道高反应性的产生，无论其机制如何，最终都必须有支气管平滑肌的痉挛，可以说支气管平滑肌是各种效应的靶器官。要说明气道高反应性，就必须对支气管平滑肌剂量反应曲线的概念有所了解。用剂量成倍数增加的组胺或乙酰甲胆碱溶液刺激离体的支气管平滑肌，同时测定该平滑肌张力的变化（等长收缩）或长度的变化（等张收缩）。然后，以剂量为横坐标，平滑肌反应为纵坐标，则可画成一条乙字形曲线（图1-6-1）。

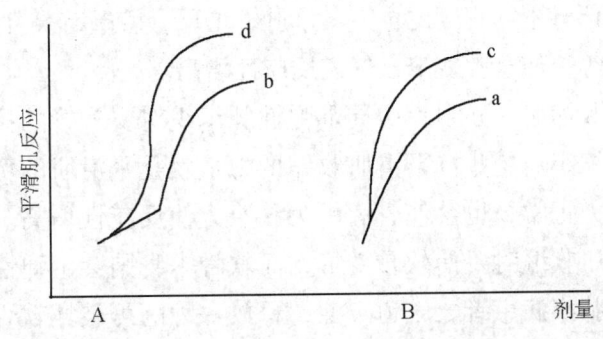

图 1-6-1 几种不同情形的剂量-反应曲线

　　a 为正常剂量反应曲线，当刺激药物剂量逐渐增大到 B 点时，平滑肌开始有明显的反应，曲线上升。随着剂量的加大，曲线最后达到一平坦的高峰，此时再增加剂量，平滑肌反应不再增加，称为最大反应。曲线 b 明显地向左偏移，当药物剂量还很小，只是达到 A 点时，平滑肌即有明显的反应，在坐标上水平位置改变了，但最大反应和 a 一样，没有变化，我们称这种情况为敏感性（sensitivity）提高了，即平滑肌开始起反应时的药物刺激剂量明显地较正常小，或者说反应阈降低了，药理学上称为偏移性超敏感性（deviation supersensitivity）。曲线 c 在坐标上水平位置无改变，但曲线的反应坡度与 a 相比在相同剂量的刺激下，平滑肌反应的强度增加了，最大反应的高度改变了，我们称这种情况为反应性增加（reactivity），药理上称为非偏移性超敏感性（non-deviation supersensitivity）。曲线 d 水平位坡度与最大反应高度都有改变，即敏感性和反应性都增加了。在正常人和轻度哮喘者用组胺或乙酰甲胆碱做支气管激发试验时，也可得到相同的乙字形剂量反应曲线。Wooloock 曾对 10 名正常人、2 名轻度哮喘患者与 8 名中度哮喘患者用组胺做支气管激发试验（图1-6-2）

动物实验表明，具有遗传性致敏的支气管平滑肌（哮喘模型）在体外试验时，其收缩力并不比对照者大，故哮喘患者的反应性增高，可能并不是平滑肌本身的性能发生了改变，而是与其他原因，如支气管基础直径的大小、平滑肌收缩对所需克服的阻力的大小等因素有关。

支气管基础直径是指支气管外径而言，包括管壁在内，支气管管壁由平滑肌、腺体、血

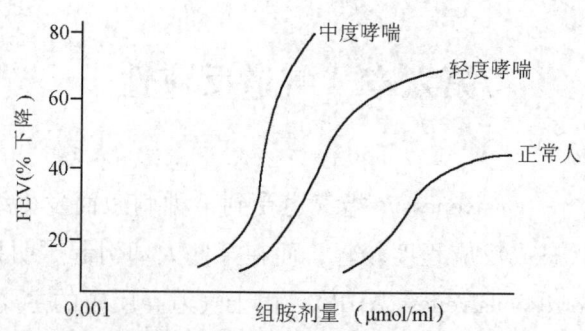

图 1-6-2 组胺剂量-反应曲线

图示 10 名正常人剂量反应曲线全部达到了高峰, 2 名轻度哮喘患者也达
到了高峰, 但曲线左移, 坡度高度增加, 表示反应性和敏感性都提高了, 8 名
中度哮喘者曲线也左移, 坡度与高度显著增加, $FEV_{1.0}$ 虽比用药前的基础值
下降 60%, 曲线继续上升, 见不到平坦的高峰, 此时若再增加组胺剂量, 患
者已不能耐受, 说明这些患者的反应性异常高

管、结缔组织及上皮组成、如同液体一样, 是不能压缩的。当外径减小时, 管壁的横断面积
不变。因此只能增加管壁的厚度而使管腔变窄。如果原来管壁已有增厚, 在受到刺激后, 支
气管平滑肌收缩, 外径变小, 使管壁更加增厚, 管腔就会更为狭窄, 使支气管反应性增高。
哮喘患者支气管黏膜均伴有不同程度的炎症、水肿、增厚, 管壁有炎性细胞浸润, 血管充血,
管腔内有分泌物、痰栓等, 使管腔变窄, 气道反应性增高。

体内支气管平滑肌收缩时, 必须克服周围弹性肺组织对支气管的拉力与支气管软组织的
弹性阻力, 才能使管腔缩小。这些抗平滑肌收缩的力量就是平滑肌的负荷。如果这些负荷减
少, 即使平滑肌的收缩力正常, 也会使管腔更为狭窄, 使反应性增高。大气道, 软骨组织是
一个重要的负荷, 平滑肌收缩时要使软骨变形, 而软骨本身则会生弹性阻力, 使管腔不易变
窄, 哮喘与慢性阻塞性肺疾病患者之气道炎症, 释放一种酶可破坏软骨, 使软骨变软, 从而
使气道平滑肌的负荷减少, 使气道反应性增高。

哮喘患者常伴有支气管平滑肌肥厚, 然而单位肌组织的收缩力正常, 但由于总的收缩力
增加, 以及管壁增厚等原因, 可使反性增高。但一般认为平滑肌增厚是哮喘的结果, 而不是
哮喘的原因, 也不是反应性增加的先决条件。

【气道高反应的发生机制】

近年来对气道高反应性已做了大量的研究, 其发生机制已知与下列因素有关。

(一) 气道炎症 近年来人们认识到致敏肥大细胞脱颗粒导致介质释放而引起支气管平
滑肌痉挛是哮喘的结果而不是导致哮喘的原因, 哮喘之所以迁延不愈. 是因为气道存在着慢
性炎症, 使气道反应性增高。

在呼吸道病毒感染引起的气道炎症中, 病毒不仅破坏上皮细胞, 对纤毛上皮功能也有影
响, 上皮除了具有屏障功能外, 对局部代谢具有重要的调节作用。上皮功能损害能导致支气
管扩张物质如 PGE_2 和 PGI_2 产生减少, 黏膜下细胞控制细胞外基质产生的能力减低及神经肽
的代谢受损。上皮脱落和纤毛功能障碍可通过几种机制参与气道狭窄。细胞碎片与黏液、炎
性细胞和血浆渗出液一起在气道腔沉积, 同时不能完全清除。因为上皮通透性增加, 刺激物
和变应原容易穿过, 导致变应原致敏。黏膜下及支气管周围出现水肿可改变气道的机械特性,

这时平滑肌收缩的轻度增加即可导致明显的阻力增加，而且气道腔内水肿液的聚积同样影响表面活性物质的功能，使气道的表面张力增加。上皮紧密连接的下面有大量的传入神经网。暴露于炎性环境的副交感神经纤维可通过释放缓激肽引起支气管收缩，使传出迷走神经活动增加，并可进一步引起平滑肌收缩和血管渗漏。

抗原呈递细胞受到变应原或非变应原刺激后，依据抗原性质的不同，促使 Th0 细胞向 Th1 或 Th2 分化。Th1 释放 IL-2、肿瘤坏死因子（TNF-β）、干扰素（IFN-γ）等，它们可激活黏附分子，使嗜酸性粒细胞等炎性细胞黏附于血内皮细胞，逸出血管进入黏膜下组织，炎症反应的持续进行导致气道持久的高反应性。Th2 分泌释放 IL-4、IL-5 及 IL-13，其中 IL-5 可激活肥大细胞与嗜酸细胞，IL-4 及 IL-13 可激活 B 淋巴细胞，分泌 IgE，使肥大细胞与嗜酸性粒细胞致敏，激活后的肥大细胞与嗜酸性粒细胞释放许多炎性介质如组胺、白三烯、前列腺素、血栓素 A_2 等，这些炎症介质导致气道黏液分泌增多，微血管通透性增加，黏膜水肿。

（二）神经因素　呼吸道乙酰胆碱的毒蕈碱型受体（muscarinic receptor）分为 M1、M2、M3 三型，M1 受体位于神经节上，M2 受体位于平滑肌上，M3 受体位于迷走神经的节前纤维上。迷走神经兴奋，释放乙酰胆碱，激动 M1、M2 受体使气道平滑肌收缩，而乙酰胆碱又能兴奋 M2 受体，转而抑制迷走神经末梢释放乙酰胆碱，因而具有自身反馈的保护性作用，故称 M2 为自身受体。动物试验表明，呼吸道病毒感染后，迷走神经电刺激引起的支气管收缩增强，而迷走神经切断或迷走神经节阻断剂能预防病毒引起的组胺反应，提示可能涉及 M2 毒蕈碱自身受体功能障碍，因自身反馈的抑制作用减弱，使迷走神经兴奋性增高，可能是气道高反应性原因之一。

支气管平滑肌上有 β_2 受体，可被体内儿茶酚胺激活而使平滑肌舒张。研究表明，哮喘患者受体并无原发性数量减少或功能的缺陷，但气道炎症细胞释放的介质可使磷酸肌醇水解，激活蛋白激酶 C（PKC）而使 β 受体磷酯化，使其功能下调，导致气道反应性增高。

非胆碱能兴奋神经是一种无髓鞘的感觉神经系统，存在于迷走神经末梢 C 类传入纤维，气道上皮损伤后暴露出神经末梢，受到炎性介质刺激，通过轴索反射，释放感觉神经肽，导致气迫反应性增高。

神经肽对支气管舒张力、气道分泌、支气管循环、炎症和免疫细胞均有强力的作用。神经肽中，研究最多的是速激肽，包括 P 物质和神经肽 A，他们均由交感神经分泌，兴奋性非肾上腺素能非胆碱能神经系统（NACA）的递质，能增强胆碱能神经的传递。动物模型显示，病毒感染增强速激肽对气道的作用，增加平滑肌的收缩反应，增加气道血流和气道高反应。缓激肽是速激肽的诱导剂，病毒感染时，鼻分泌物中缓激肽的含量增加。

【气道反应性的检测】

气道反应性测定需做支气管激发试验，后者系用某种刺激，使支气管平滑肌收缩，再用肺功能指标判定支气管狭窄的程度，测定其反应性。这些刺激一类是特异性的（如变应原）；另一类是非特异性的（如药物、过度通气和运动试验等），对后一种刺激的反应称非特异性支气管反应。现介绍常用的支气管药物激发试验。

常用试剂为组胺或乙酰甲胆碱，前者为具有生物活性的介质，吸入后直接刺激支气管平滑肌收缩，同时也刺激胆碱能神经末梢，反射性地引起平滑肌收缩；后者为胆碱能药物，吸入后直接与平滑肌细胞上的乙酰胆碱受体结合使平滑肌收缩。表 1-6-1 显示哮喘持续状态、COPD、过敏症及正常人气道反应性比较。

表 1-6-1　哮喘持续状态、COPD、过敏症及正常人气道反应性比较

检　测	哮喘（持续状态）	COPD	过敏症（无症状）	正常人
直接刺激				
甲胆碱	++++	++	+/-	+
组胺	++++	+++	+/-	+
白三烯	+++++	NI	NI	+
间接刺激				
高渗盐水	++++	-	NI	-
过度通气	++++	-	NI	-
运动	++++	NI	NI	-
二氧化硫	++++	NI	NI	有些 +++
肾上腺素	++++	NI	NI	-
普萘洛尔（心得安）	++++	-	-	-
变应原	Ear$^+$/Lar$^-$		Ear$^+$/Lar$^-$	

　+ ～ ++++：阳性并表示程度；-：阴性；NI：目前尚无资料可提供；Ear：early airway response，早期气道反应；Lar：late airway response，迟发气道反应

（施举红）

参　考　文　献

［1］丁东杰，高占成. 支气管反应性的测定. 见：穆魁津，林友华主编. 肺功能测定原理与临床应用. 北京：北京医科大学中国协和医科大学联合出版社，1992，187-203

［2］Holt PG，Sly PD. Interactions between respiratory tract infections and atopy in the aetiology of asthma. Eur Respir J，2002，19：538-545

［3］Kuo ML，Huang JL，Yeh KW，et al. Evaluation of Th1/Th2 ratio and cytokine production profile during acute exacerbation and convalescence in asthmatic children. Ann Allergy Asthma Immunol，2001，86：272-276

［4］Renauld JC. New insights into the role of cytokines in asthma. J Clin Pathol，2001，54：577-589

第七章　水、电解质失衡

第一节　概　　述

在生物进化与生长、繁衍的过程中存在着一个共同的特性，即生物细胞必须生存于有水溶液的环境中。人体各种细胞内外生命物质也都充满着水溶液，即通常称的体液。组成体液的成分为水及溶解在水中的电解质和有机物质。从宏观上来看，水和溶解在水中的电解质及有机物质构成了细胞的内外环境，并维持着细胞的新陈代谢和各项重要生理功能。人体进行新陈代谢的过程实质上是一系列复杂的、相互关联的生物物理和生物化学反应的过程，而且主要是在细胞内进行的。这些反应过程都离不开水。体内水的容量和分布以及溶解于水中的电解质浓度都由人体的调节功能加以控制，使细胞内和细胞外体液的容量、电解质浓度、渗透压等能够经常维持在一定的范围内，这就是水与电解质的平衡。因此，水和电解质是人体正常内环境的重要组成部分，为维持生命的基本物质，以其动态平衡来维持机体健康、生长和繁衍。

水和电解质平衡是细胞正常代谢所必需的条件，是维持人体生命、维持各脏器生理功能的重要新陈代谢过程。正常情况下，机体对水、电解质的含量与酸碱度的变化具有很强的自身调节能力，故一般不易失衡。虽然有时机体的内外环境发生变化，如天气炎热，高温作业和剧烈运动；或由于疾病、创伤、感染引起的发热、呕吐和腹泻等，但是如在机体所能控制调节的范围内，细胞的内环境仍可相当稳定，对机体起着重要的调节、保护作用。这种平衡可能由于手术、创伤、感染等侵袭或错误的治疗措施而遭到破坏，如当机体赖以生存的内外环境的改变超过一定调节程度时，便引起体液的紊乱，造成水、电解质和酸碱失衡，对机体产生各种不利的影响，严重时甚至威胁患者生命。因此，维持水、电解质与酸碱平衡以保持机体内环境稳定，对健康的维护或疾病的治疗极为重要。尤其是危重症患者由于各种原发疾病严重威胁生命时，更经受不起机体内环境紊乱的进一步打击，故在呼吸重症监护病房工作的医护人员，必须具备有关水、电解质与酸碱代谢紊乱对机体的影响、呼吸监护指标及其防治的基本理论知识和措施。

通常，分布在细胞内的体液称为细胞内液，其容量、理化性能和化学组成直接影响着细胞代谢和生理功能。细胞外的体液称为细胞外液，为沟通组织细胞之间和机体与外环境之间的介质，细胞从细胞外液摄取营养物质并从细胞内排除代谢产物都必须经过细胞外液。一般认为，细胞外液是机体的"体内环境"。细胞内液与细胞外液有着明显的差异，其各种电解质的浓度截然不同，但两者之间却维持着相应的平衡；并使各部分体液的容量、电解质浓度的分布和组成、渗透压和酸碱度在一定范围内保持相对稳定。

众所周知，水和电解质均为维持人体正常生理活动的必需物质。水是良好的溶剂，能促进物质代谢，并参与体内各种化学反应。营养物质的消化、吸收、运输和代谢废物的排出均有赖于水的存在。水量的变动也可影响体液的渗透压、酸碱度等理化特性。水还具有调节体温的重要功能及润滑作用。电解质对维持细胞内、外液的容量和渗透压、体液的酸碱平衡、神经肌肉的应激性有重要作用，并广泛参与体内各种物质代谢。人体内的物质代谢必须在理化因素相对稳定的体液环境中才能进行。细胞内液的容量和化学组成直接影响细胞的代谢及其生理功能。细胞外液及全身的循环，成为沟通组织细胞之间和身体与外界之间的媒介。

电解质的每日摄入量往往随食物种类、个人习惯、气候、劳动条件等而有较大的差异，主要电解质以食盐的形式摄入。体液的主要成分是水和电解质，一般成年男性的体液量约占体重的60%；成年女性体液量约为体重的50%。小儿所占体重的比例也和成人相仿。

细胞内液主要存在于骨骼肌群等组织内，细胞内液量占体重的35%（女）~40%（男）。细胞外液量约占体重的20%。细胞外液又分为血浆和组织间液两部分。血浆约占体重的5%，组织间液量约占体重的15%。绝大部分的组织间液能迅速地和血管内液体或细胞内液体进行交换，取得平衡，在维持人体的水和电解质平衡中，起了重要的作用。另有一小部分的组织间液，如结缔组织水、脑脊液、关节液、消化液等仅有缓慢地起交换和取得平衡的功能，其维持体液平衡的作用较少，也属于细胞外液，此种细胞外液又称之无功能性细胞外液，占体重的1%~2%。

细胞外液中最主要的阳离子是钠，主要的阴离子是氯、碳酸根和蛋白质，细胞内液中的主要阳离子是钾和镁，主要阴离子是磷酸根和蛋白质。细胞外液和细胞内液的渗透压相等，一般为290~310mmol/L。体液在正常情况下有一定的容量分布和电解质离子浓度，机体必须保持其稳定，才能进行正常的新陈代谢。

人体内水、电解质和酸碱如此维持平衡，加以缓冲系统的存在，在生理上有非常重要的意义。这种内环境的稳定（homeostasis）必须依靠许多机制和各个器官功能的完整性才能实现。由不同物质形成的内环境要保持稳定，所需要的机制和涉及的组织或器官也各异。器官功能的完整性又必须依靠神经系统和内分泌系统的调节作用，方能实现。

水与电解质失衡，是指任何原因引起人体体液内水与电解质的量、组成或分布的异常，并由此而导致的生理紊乱。发生的原因是由于水、电解质摄入或排出异常、不正常的消耗或神经-内分泌系统和有关脏器对其调节功能的失常。临床上，在许多疾病发展过程中，或脏器的病理状态可影响或导致水与电解质的失衡，反之又能影响疾病的发展过程，甚至可以成为主要病症。水和电解质的失衡可分为容量、电解质浓度和组成异常三类。它们各具有其病理生理特点，但又密切相关联。

疾病、创伤、感染可引起机体各系统或器官的生理障碍，影响体液的变化，造成水、电解质、渗透压和酸碱平衡的失调，因此，在疾病的发生、发展过程中，了解这些失调的动向和规律，有助于临床医师对危重症患者进行适当地处理，并对防治疾病有很大的意义。近年来，随着生理、生化等基础科学和临床学科的发展，以及检测技术的进步，对细胞膜和细胞内外的体液动态变化有了比较深入的认识，从理论和实践上探讨水、电解质平衡问题开拓了新的视野。在临床上所见到的常为水与多种电解质混合性紊乱，同时常合并酸碱平衡紊乱，因此需全面考虑，采取综合防治措施，根据病史、症状、体征，结合实验室检查，全面分析作出诊断。治疗是根据水、电解质的失衡情况，应全面考虑给予纠正。

第二节　水代谢失衡

【水的平衡（water balance）】

水是生命之源，是维持生命必不可少的最重要的物质。机体内营养的运输、代谢产物的排泄、电解质平衡和体温调节以及一切生物化学过程均与水休戚相关。可以说没有水，就没有生命。但体内不存在单纯的水，水通常与溶质混为一体，并经常保持恒定的浓度比例。一旦停止水的摄入，体液内的溶质浓度就会升高，代谢产物的排泄将要受阻，人的生命仅能维持数日之久。在危重症患者中，如何维持体内水的平衡是治疗疾病和保持机体正常运转的重要步骤之一，常常关系到患者的预后和康复。

（一）体内水总含量（total body water，TBW）　人体内水占体重的百分比最大。但随着年龄的增长和体重的增加特别肥胖者，水所占的百分比逐渐降低。水在足月产的婴儿中约占体重的80%，一岁后减少至58%，成年时减少到54%。由于脂肪含水量少，一般男性体内含水量的百分比较女性者高10%。这是因为女性体内脂肪较多的缘故。体内的水通常以三种状态存在，即结合水、相对固定的水和自由水。这三者之间保持着动态平衡。

（二）体液的分布　如以细胞膜为界限，则可把机体内的水分为含高浓度钾和阴离子、磷酸盐的细胞内液和含钠较多的细胞外液两大部分。细胞内液占总体水的70%，细胞外液占30%。后者包括血浆、组织间隙液及透过细胞的液体如脑脊液、滑膜液、浆膜液、泌尿道中存留的小便、腺体管道中以及胃肠道中的液体等。此外，在创伤伤员的创伤部位组织中的渗出液，也均被认为是细胞外液的特别组成部分。北京协和医院外科应用重水、放射性核素及化学示踪物测量中国正常人的体液组成见表1-7-1。

表 1-7-1　正常中国人的体液组成（n＝22）

性　别	男		女	
	平均	SD	平均	SD
总体水（TBW,%体重）	58.9	5.0	54.5	2.8
细胞外液（ECW,%体重）	23.3	1.9	25.9	1.9
细胞内液（ICW,%体重）	35.6	4.6	28.6	3.8
红细胞容量（RCM，ml/kg）	29.4	2.5	24.7	1.8
血浆容量（PV，ml/kg）	46.4	6.0	47.1	6.7
全血容量（TBV，ml/kg）	75.8	7.5	71.8	7.2
脂肪含量（Fat,%体重）	19.6	6.8	25.5	3.8

（三）体内水平衡的维持

1. 水的每日需要量及其变化

（1）每日最少尿量　排泄每日代谢废物所需的最少尿量，通常每日需产生 1 000 ～ 2 000ml尿，最少为500ml。否则会影响代谢废物的清除，不能维持细胞外液成分的稳定性。通常在饥饿状态下，成人每日的代谢废物为600mmol；而正常人肾脏对尿液的浓缩功能可使其比重高达1.030上下，即每日1 000ml尿可带出1 000~1 400mmol代谢废物。但如肾浓缩功能不佳或因发热、创伤或感染引起高代谢状态，则每日的最少尿量只有远高于500ml，才不至于出现代谢产物的潴留，故每日通常要求尿量在1 000~1 500ml。

（2）粪便的含水量　一般每日约为100ml，但在腹泻者水分排出量大大增加。

（3）呼吸道和皮肤水分的丢失　从呼吸道每日排出水分约400ml，由皮肤蒸发约500ml。但两种水分的丢失数量，可因气候如室温、空气湿度，以及体力劳动强度出汗多少，是否发热等而变异很大。一般温度和湿度适宜、不发热且无体力劳动的情况下，这部分水分在女性每日的丢失量为500~800ml；男性为800~1 000ml。由呼吸道和皮肤蒸发的水分约各占50%，在危重症患者中，尤其有人工气道的患者特别是有气管切开者，由呼吸道丢失水分可以增多。

（4）内生水分　代谢时所产生的水量，一般在静息状态下饥饿时每日可达300ml。内生水分的来源有：碳水化合物、蛋白质和脂肪每克的代谢生水量分别为0.6ml、0.4ml、1.1ml，另外，乙醇和乳酸分别为1.2ml和0.6ml，故内生水量可因机体消耗的成分不同而异。内生水分量可波动在200~1 000ml之间。通常每消耗418.6kJ（100kcal）产生10ml水。此内生水的量虽少，但在无尿性肾功能衰竭，需严格控制水平衡的患者是不容忽视的因素。成年人每日水的摄入量和排出量见表1-7-2。

表1-7-2　成年人每日水的摄入量和排出量

水摄入（ml）		水丢失（ml）	
液体	1 000~1 500	排尿	1 000~1 500
食物	700	排便	100
氧化水	300	呼吸	400
		皮肤（无汗）	500
总计	2 000~2 500	总计	2 000~2 500

（5）病理情况下水分的丢失　如呕吐、腹泻、尿崩症、大量出汗、各种窦道或瘘道所丢失的体液量是很大的。在气管切开的患者，也会增加水分的不可见丢失部分。此种情况下，补液量应是日需要量外加异常丢水量。

2. 水的来源　正常情况下，主要靠摄入水，其次是内生水，重症患者主要靠静脉输入液体，此外，经支气管镜作支气管肺泡灌洗时，肺泡灌洗液亦可被吸收。

3. 不同年龄和体重的患者水日需量的估计　应以患者体重为依据，机体内水平衡的现况为准，估算其需要量。对标准体重的成年人的计算方法如下：

年轻人　年龄（16~30岁）40ml/（kg·d）

成年人　年龄（25~55岁）35ml/（kg·d）

长　者　年龄（55~65岁）30ml/（kg·d）

老年人　年龄（>65岁）25ml/（kg·d）

例如，40岁65kg重的成年人，每日需水量为：65×35=2 275ml/d；由此可见，危重症患者，应特别重视体重的测量。每日在估算需水量前及输液后，均应称体重。在没有利尿或输血的情况下，其体重的减少或增加超过0.5%时，则应注意有无失水或水潴留。后者在心肺脑复苏及ARDS患者尤须注意及时纠正，否则，前者会增加脑水肿而后者会增加肺部含水量，加重呼吸衰竭。

4. **异常情况下水丢失的追加量**　①温度影响：体温在 38℃ 以上者需每日追加水量 500ml，以补充因过度通气而多丢失的水分，如当气温在 32℃ 以上，每上升 2~3℃，追加 500ml 水以补偿皮肤的水分蒸发量，尤其是肥胖者；②胃肠道丢失量：因胃肠道疾病或功能紊乱而有呕吐、腹泻或有外瘘者，按部位及失液量和电解质量增补，否则会引起水及电解质的严重失衡；③排尿丢失量：服用利尿剂后可引起大量利尿，不但可造成水失衡亦能引起电解质失衡；④液体的内转移：下述病理情况下所导致的液体内转移，使对液体平衡的维持复杂化，因为这种内转移的过程常为隐匿性的，其转移量不易估计，且其回转移的时间和量亦难以预料。转移的液体包括水电解质、蛋白质、血液等，如损伤组织处体液丢失；手术的创伤处、外伤、特别是大面积烧伤或软组织挤压伤、炎症等；静脉或淋巴梗阻所引起的水肿；胸腔或腹腔积液以及胃肠道麻痹或梗阻后肠腔内的积液等。

（四）**水代谢正常调节**　正常人水的平衡包括水的摄入和产生，以及排泄两大部分，二者经常保持着动态平衡。摄入水主要受渴觉中枢控制。机体在代谢时可以产生一些水，称为内生水。水的排泄途径有皮肤、胃肠道、呼吸道以及肾脏等等，其中除肾脏可以通过复杂机制加以调节外，其余部分可调节性甚少。肾对水的调节是通过改变尿液的稀释或浓缩程度而完成的，后者是在下丘脑分泌的抗利尿激素精密作用下而完成。

1. **渴觉中枢**　为最强大防护失水的机制。正常人在感知渴觉时，可以通过饮水以抵御任何程度的失水。感受渴觉的中枢在丘脑前侧部，与参与感受因为渗透浓度而影响血管加压素（AVP）分泌的部位极为相近。血浆渗透压升高，是刺激渴觉中枢兴奋的最主要刺激，一般血渗透压上升到 295mOsm/L 时即有明显口渴感觉。循环血流动力学改变可以影响渴觉。低容量、低血压时可以刺激渴觉。主要是通过动脉系统的压力感受器包括颈动脉窦、主动脉弓等引起。正常人血渗透压约在 295mOsm/L 时可感到口渴，该值即为渴阈值。渴阈因人而异，且可以差异甚大。

2. **抗利尿激素（ADH）**　由下丘脑视上核及室旁核分泌。ADH 为精氨酸血管加压素（AVP），其基因位于第 20 对染色体上，AVP 以及神经素（neurophysin）以及糖蛋白等部分所组成。刺激 AVP 合成及分泌的因素主要有渗透性及非渗透性两大类。血浆渗透压升高，可以刺激 AVP 合成及分泌。改变渗透压导致 AVP 释放所需的改变程度较刺激渴觉所需程度远为敏感，但是与刺激渴觉中枢一样，血渗透压的改变也只有在可以改变细胞内外渗透压差情况下才可以引起刺激。

非渗透性刺激包括容量性及其他一大组非容量性机制。其中容量性刺激最主要，且在许多病理情况下起发病机制的作用。容量性刺激主要是和有效动脉内血容量有关，许多情况下虽然身体总细胞外液已经明显过多，但有效血管内容量，特别动脉系统的有效血容量相对不足，仍然可以刺激分泌。容量减少造成刺激 AVP 分泌，虽然其敏感度不如由渗透压改变所致的敏感，一般要在容量改变 10% 左右才可诱发。但是一旦激起后，即可强烈刺激 AVP 的分泌。此时虽然血渗透压并不高，但仍然分泌过多的 AVP。

疼痛、恶心、呕吐等也可刺激 AVP 分泌，此在许多病理过程中出现的低钠血症关系也很大。此外，肾上腺皮质激素、前列腺素、内源性吗啡肽、内皮素、以及血钾浓度改变等也都可影响其分泌。某些疾病，特别是某些肿瘤性疾病，中枢神经系统疾病，肺部疾病等也可出现类似 AVP 过多症状，可能是因为在上述病变中可以分泌类似 AVP 物质所致。

3. **肾脏稀释浓度的功能**　为调节水平衡最重要机制之一。肾脏可以通过制造较血浆稀释性，或渗透浓度过高的浓缩尿液来调节水的平衡。如血渗透压过低，肾脏排出低渗尿，将血中相对过多的水分排出体外；相反，血渗透压过高时，肾排出高渗尿液，将血中过多溶质排出，保存了相对的水分，使过高渗的血液得以稀释。因此，不仅可以保持水的平衡，还可以调节血渗透压。但是，与口渴中枢作用不同的是肾脏这种对水的平衡能力有一定限度。这一方面是因为在肾脏排出最稀释尿液时，其排出总量最多不能超过 15 000ml，因此无限制进水过多，不可能全由肾脏排出；另一方面，肾脏在排水时还受体内实际溶质的情况而决定，在进食过多蛋白或静脉静注大量氨基酸等情况下，代谢后的尿素等必须从肾与水一起排出，因此即使此时体内需要保留水分，肾脏也不可能使尿液过分浓缩，过高的血渗也不可能得到稀释。

　　肾脏浓缩稀释功能主要依靠汉勒袢（Henles loop）上升支的 NaCl 重吸收开始，该段对水通透性很低，NaCl 重吸收后管腔内的尿液呈低渗状态；相反汉勒袢下降支则对水通透性相对很高，滤过液在该段下行时由于水的重吸收，NaCl 浓度逐步上升。另外，由于汉勒袢上升与下行支平行排列，而其中滤液走向又相互逆行，因此产生了逆流倍增的效果，从而使间质中的渗透浓度，越靠髓质深层越高，该梯度主要由 NaCl 组成，此外尿素也是组成的一部分。与汉勒袢伴行的血管的特殊排列等特点又使这种渗透的分布情况相对持续存在。

　　4. AVP 的作用　　AVP 有 V_1、V_2 两大组受体，其中 V_1 受体又分 V_{1a} 和 V_{1b} 两大类。V_{1a} 受体主要分布在平滑肌、肾小球系膜细胞、血小板等，主要激发血管收缩反应，V_{1b} 受体在肝脏、肾上腺等，主要参与凝血因子释放，肝糖原代谢等等。肾脏中有 V_1 及 V_2 受体，前者在肾小球系膜细胞最丰富，作用后影响肾小球滤过系数（Kf），以及汉勒袢的 NaCl 重吸收。V_2 受体主要分布在肾集合小管，它的作用与水通透性、尿素通透性密切相关，即抗利尿作用。

【水的失衡（water imbalance）】

　　（一）脱水（dehydration）　　脱水的原因可以概括为摄入量不足和丢失量过多。

　　摄入量不足：机体的排水量正常但摄水量不足，危重症患者因饮水困难、失水而不思饮或临床治疗中补液不足均可造成脱水。

　　排水量过多：①血浆高渗状态：浓缩葡萄糖的静脉注射或糖尿病的高血糖症，细胞外液的渗透压均高于细胞内，因而水由细胞内流向细胞外，使细胞外液增加，由肾排出的葡萄糖会带出部分水由尿排出；②尿崩症：由中枢性或肾性所引起的尿崩症；③异常丢失：呕吐、腹泻或经胃肠道各部位的瘘可丢失大量液体。

　　在摄入水量不足或大量脱水的情况下，由肺与皮肤蒸发所丢失的水约900ml，通常在满足这部分消耗后，剩下的水才形成尿液排出。脱水一旦发生，部分细胞外液丢失，血液浓缩，因而其血浆内电解质特别是钠的含量上升，而出现高钠血症，血浆渗透压升高，从而刺激视上核等处的渗透压感受器，神经垂体释放抗利尿激素，增加肾小管对水的再吸收，加以代偿，故脱水早期血容量的改变常不显著，但这种代偿是有限的。若脱水严重，则血液浓缩，血容量减少，血液黏滞度增高，影响微循环和脏器正常生理功能的进行。另一方面，危重症患者发生单纯性脱水甚少，常伴有不同程度的电解质的丢失，当脱水一旦被纠正，便可表现出来，故补液时必须补充适当电解质。

　　所以临床上缺水和失钠常同时存在。因水摄入不足或体液丢失过多所造成的体内水、电解质缺乏，称脱水。钠和其相应的阴离子是造成细胞外液中渗透压的主要因素，按水和钠各自丧失的程度不同，可分为等渗性脱水、低渗性脱水及高渗性脱水。

1. 等渗性脱水　为混合性脱水，水和钠成比例地丧失，血清钠浓度及细胞外液渗透压在正常范围。外科患者最易发生这种脱水。可造成细胞外液量的迅速减少。

（1）病因　大量呕吐、腹泻、胃肠道外瘘引起消化液的丢失。腹膜炎，大量排放胸腔积液和腹腔积液，烧伤致大量体液渗出等。

（2）临床表现　患者常常有厌食、恶心、乏力、尿少，但不觉口渴。皮肤黏膜、舌干燥，眼球下陷和周围血管萎陷等。当脱水失液量达体重的5%时，患者出现脉搏细弱、肢端湿冷、发绀、血压不稳定或下降等血容量明显不足的表现。当体液丧失达体重的6%~7%时，就呈现周围循环衰竭，出现休克，可伴有代谢性酸中毒，如丧失的液体主要是胃液，则可伴发代谢性碱中毒。

（3）诊断　根据病史及临床表现不难作出诊断，实验室检查可显示血液浓度，血红蛋白、红细胞计数及血细胞比容增高，尿中氯化物减少不明显。

（4）治疗　主要针对引起等渗性缺水的原因，减少水和钠的丧失。治疗应补充等渗氯化钠溶液或平衡盐溶液，用量可根据临床表现估计脱水量，如脉搏细速和血压下降常表示细胞外液的丧失量已达体重的5%，可先从静脉快速滴注上述溶液2 500 ~ 3 000ml（按体重50 ~ 60kg计算）使恢复血容量。如无血容量不足的表现，则可给患者上述用量的1/2 ~ 2/3，或按血细胞比容计算。

补等渗氯化钠溶液量(L) = （血细胞比容上升值/血细胞比容正常值）×体重(kg)×0.25

此外，还应补给日需要量水2 000ml和钠4.5g。治疗时，应注意其他电解质和酸碱平衡失调，并加以纠正。

2. 低渗性脱水　为继发性脱水。水和钠同时缺失，缺钠相对地多于缺水，细胞外液渗透压低于正常，血清钠常低于135mmol/L。

（1）病因　①主要有胃肠道消化液丧失。如反复呕吐、腹泻、长期胃肠道吸引、胃肠道外瘘，以及慢性肠梗阻，以致钠随着大量消化液而丧失；②经肾脏失钠、失水过多，例如应用排钠利尿剂时未注意补给适当的钠盐，慢性肾上腺功能减退症；③大量出汗而又仅补充无盐的水分；④反复穿刺抽出胸腔和腹腔积液；⑤大面积烧伤创面大量慢性渗液等。早期主要是细胞外液减少，后期尚伴有血容量不足，且细胞内、外液均呈低张性。如继续补给缺钠水分，则细胞外部分水分进入细胞内引起细胞肿胀。常因循环衰竭而死亡。此类脱水患者无口渴症状。

（2）临床表现　①轻度缺钠：患者感疲乏、头晕、淡漠、起立性昏倒及直立性低血压等，尿中钠、氯减少或缺如，血清钠在135mmol/L以下，约每公斤体重缺氯化钠0.5g；②中度缺钠：除上述症状外尚有恶心、呕吐、脉搏细速、血压不稳定或下降，皮肤弹性差，浅静脉萎陷，眼窝凹陷，尿少，尿中不含钠和氯，血清钠在130mmol/L以下，每公斤体重缺氯化钠0.5 ~ 0.75g；③重度缺钠：患者神志恍惚不清，肌肉痉挛性抽搐，腱反射减弱或消失，出现木僵状态，甚至昏迷等严重神经系统症状，常发生休克，血清钠在120mmol/L以下，每公斤体重缺钠0.75 ~ 1.25g。

（3）诊断　根据有缺钠的病史和临床表现，可初步判断为低渗性脱水的诊断。实验室检查示：①尿钠、氯测定，尿中缺乏氯化物，尿钠浓度降低早于血清钠改变。尿比重常低于1.010；②血清钠测定，可判断缺钠的程度；③红细胞计数、血红蛋白量、血细胞比容、血非蛋白氮和尿素均有增高。

（4）治疗　针对致病原因可作积极处理，根据细胞外液缺钠多于缺水和血容量不足的情况，采用含盐溶液或高渗盐水静脉给以纠正体液的低渗状态和补充血容量。轻或中度缺钠者，可按估计公斤体重丧失氯化钠的量计算出缺钠盐总量，静脉输给生理盐水或5%葡萄糖生理盐水即可补偿失钠。首次量可先补给一半。重度缺钠患者应先输给胶体和晶体溶液以提高血容量，以改善微循环和组织器官的灌流后治疗休克，继而静脉滴注5%~10%高渗钠溶液纠正血钠过低，使恢复细胞液量和渗透压，使水从水肿的细胞内外移。可按下式补充需要的钠盐量。

$$补钠量(mmol) = [血钠正常值(mmol/L) - 血钠测定值(mmol/L)] \times 体重(kg) \times 0.60(女性0.5)$$

开始给此量1/3~1/2，根据临床情况及复查血钠、钾、氯，作为进一步治疗的参考。

3. 高渗性脱水　又称原发性脱水。水和钠同时丢失或不足，但缺水多于缺钠，故血清钠高于正常范围，细胞外液呈高渗状态。血清钠常高于150mmol/L。

（1）病因　①主要由于摄入水分不够，如禁食，口腔、咽喉、食管疾病引起饮食（水）障碍，昏迷患者不知口渴进水，重危患者的补液不足，鼻饲高浓度的要素饮食或静脉注射大量高渗盐水溶液等；②失水过多，如高热大量出汗，大量使用高渗葡萄糖等脱水剂，产生溶质性利尿，糖尿病昏迷等。

（2）临床表现　一般将高渗性脱水分为三度。①轻度脱水：主诉口渴，无其他症状。失水量为体重的2%~4%；②中度脱水：极度口渴。乏力、烦躁、皮肤黏膜干燥、尿少、尿比重增高，失水量为体重的4%~6%；③重度脱水：除上述症状外，可出现幻觉、躁狂、谵妄、精神失常，甚至昏迷等脑功能障碍症状，失水量超过体重的6%。

（3）诊断　根据病史和临床表现可以作出诊断。实验室检查示：血清钠升高，常常在150mmol/L以上。红细胞计数、血红蛋白量、血细胞比容轻度增高。尿量少，尿比重高。

（4）治疗　主要补充水分，不能口服者静脉滴注5%葡萄糖溶液或0.45%氯化钠溶液。补液量可根据临床表现估计失水量，每丧失体重的1%，可补液400~500ml。或根据血清钠的水平计算。

$$所需补水量(ml) = [血钠测得值(mmol/L) - 血钠正常值(mmol/L)] \times 体重(kg) \times 4(男性常数为4,女性为3,婴儿为5)$$

一般上述所需补水量可分两日补给，当日补水量的一半，另一半量在次日给予，以免发生水中毒。此外，还应补给日需要量2 000ml。在补液治疗后，如有酸中毒，可用碳酸氢钠溶液纠正。

（二）水中毒或水过多症（water intoxication or overhydration）　又称稀释性低血钠，是人体进入大量水分而引起细胞内、外液渗透压降低，导致生理紊乱。正常人由于神经、内分泌和肾脏等的调节，虽摄入水分较多，但一般不易发生水中毒。当患者的摄入量超过神经、内分泌和肾脏等的调节和肾脏的排泄能力时，便可发生水过多症或水中毒。这些过多的水分布在细胞内、外液中，破坏了其内电解质的正常浓度及其比例关系，从而导致一系列的临床症状。

1. 病因

（1）摄入液体过多　①静脉输液速度太快或补液量过多，特别是在抢救出血性休克时，未能输入全血或胶体溶液而输入大量晶体溶液时，极易发生水过多症；②先天性巨结肠的儿童在接受了大量灌肠液治疗后，灌肠液潴留被吸收；③作尿道电刀切除前列腺时用的冲洗液过多而被吸收。

（2）内分泌紊乱　①抗利尿激素（ADH）分泌过多，易发生在危重症患者中。临床上因为患者情绪激动、恐惧、疼痛、镇痛药或麻醉药（如吗啡、哌替啶）的应用、急性感染（如重症肺炎）、急症内科疾病（如急性心肌梗死）、外科手术和外伤等均可引起 ADH 分泌过多，导致水的潴留；②下丘脑、垂体或肾上腺皮质功能不良的情况下，由于 ACTH 分泌缺少，肾上腺皮质类固醇分泌减少，引起水潴留；③肾血流量降低：任何原因的低心排出量，心力衰竭或肝硬化均可使肾血流量降低而引起水潴留；④肾功不全或衰竭：在急性肾功能不全或衰竭的少尿或无尿期，如不严格限制水的入量，也易发生水中毒，这是在心肺脑复苏过程中常见的困难问题。

2．病理生理　各种原因引起的水过多症，均可使细胞外液呈低渗状态和容量扩大。前者使水向细胞内渗入，这样使神经垂体 ADH 的分泌停止或减少，产生利尿作用，使过多的水排出体外。但危重症患者可因 ADH 分泌过多而处于抗利尿状态，如经口摄入或输入过多的液体将潴留体内，则细胞外液的渗透压进一步降低，更多的水渗入细胞内，致使细胞内水肿。细胞外液容量的扩大，在正常情况下，会使肾上腺球状带醛固酮的分泌减少或停止，肾脏停止保钠，以致钠与水同时被排出体外。但在 ADH 分泌过多的患者中，并不发生排水的利尿作用，仅有钠的排泄增多，这样反而加重细胞外液的低渗状态，更多的水渗入细胞内而加重细胞水肿，并可形成恶性循环。当血清钠下降到 <120mmol/L 时，可产生不同程度的脑水肿；当血清钠降至 109mmol/L，3 天就可造成不可逆的脑组织损害。另外，脑水肿可以降低脑组织对葡萄糖的利用，同时脑细胞内钠、钾浓度亦降低。如有潜伏性癫痫的患者，轻度脑水肿便可诱发癫痫大发作。

3．临床表现

（1）症状　临床表现与水过多的程度和发生的速度有密切关系。①急性起病：在短时间内水过量较重者，可以骤然出现以中枢神经系统为主的症状，包括周身乏力、运动失调、发音困难、注意力不集中、意识淡漠、嗜睡和谵妄等，重者可以出现抽搐、癫痫发作甚至昏迷而死亡，产生原因除水过多外，还与血清钠含量下降的程度有关，当下降至 113mmol/L 时，其死亡率高达 50%；②慢性发病：水过多发生缓慢，症状亦出现缓慢且较轻，其表现有虚弱无力、表情冷淡、嗜睡、流涎和流泪以及水性腹泻等，此外，还可有食欲不振、恶心、呕吐，但很少有肌肉抽搐，若不及时纠正而任其发展，则可出现人格改变、失去定向力，精神失常，全身痉挛甚至昏迷。

（2）严重低钠体征　①体重急剧增加：凡有水失衡的患者，每日应称体重 1～2 次，以便及时发现问题，特别是在 ARDS 患者应用机械通气时；②皮肤：温暖、潮湿、潮红及凹陷性水肿；③中枢神经系统：肌肉无力、抽搐、腱反射减弱或丧失、昏迷者 Babinski 反射可为阳性，甚至有偏瘫；④心血管系统：充血性心力衰竭患者，入水过多后，可加重皮下水肿和肺水肿。

4．诊断

（1）病史　根据前述的病因详细询问病史。

（2）血液成分的稀释　过多的水使细胞外液扩大，使血液的有形成分和无形成分及电解质的含量均下降，其中特别重要的是血清钠的含量，因为血清钠是维持血浆渗透压的主要因素。一般血清钠低于 130mmol/L，当低到 120mmol/L 时就可出现痉挛。

（3）血液渗透压降低　以此可鉴别水过多症和低血清钠浓度的糖尿病和尿毒症。因为后两者的血清渗透压可升高或者正常。但低血清钠症和血清及细胞外液的低渗透压状态，应与"抗利尿激素异常分泌综合征"相鉴别（表 1-7-3）。

表 1-7-3　水过多、低血钠症与抗利尿激素异常分泌综合征（SIADH）的鉴别

病　因	抗利尿激素	肾上腺	心脏	肾脏	血清渗透压	血容量	尿钠含量	尿渗透压
水过多、低血钠症	增加	可能不正常	可能不正常	可能不正常	降低	升高	降低	降低
抗利尿激素异常分泌综合征（SIADH）	显著增加	正常	正常	正常	升高和正常	正常	不降低	升高或正常

5. 治疗　①限制摄入量：症状严重者前 24 小时停止供水。如因治疗需要，则应把摄入量限制到最低限度（750ml 以内），达到水的负平衡，以制止水过多症的发展；②利尿排水：为了加快水的排泄，迅速纠正水过多症，可在限制水摄入的同时给予利尿剂利尿；③提高渗透压：对昏迷疑有脑水肿者，应给高渗补钠的利尿剂，即用 3%～5% 氯化钠溶液，既可利尿又有提高渗透压，对脑细胞有脱水的作用，其用量视氯化钠的浓度而定，如为 5% 者可用 5ml/kg，一般成人的用量为 250～300ml，可先给计算量的 1/3～1/2，观察心、肺循环有无异常而后再用其余量，对有心力衰竭者禁用或慎用，如有 PCWP 监测的患者，可把测得值作为输入氯化钠溶液的指南，以策安全；④调整各电解质的含量及机体有关内脏功能；⑤纠正酸碱平衡。

第三节　钠代谢失衡

【钠的平衡（natrium balance）】

正常人体可交换钠总量大部分在细胞外液和骨骼中。Na^+ 是细胞外液中的主要阳离子，只有约 10% 存在于细胞内液中，它是调节体液渗透压和容量的主要离子。体内总含量及其分布：人体内钠总量约为 90g（1530mmol）左右，其中分布在细胞外液中者占 44%，细胞内液占 9%；骨骼中占 47%。临床上通常测定的是血清中的钠含量，其正常值平均为 142mmol/L（137～148mmol/L）。

1. 钠每日摄入和排泄量　钠主要来自饮食中摄入的食盐，一般说每日需要量为 70mmol（4g）NaCl，但我国常人每日摄入量为 170～250mmol（10～15g），远高于此值。钠主要由尿中排泄，仅小部分由汗液中排出。肾脏排钠的规律是多吃多排，少吃少排，不吃则排量低微。正常成人每日需钠量随气温变化，劳动强度等变化。钠的调节机制现在还不十分清楚。钠的吸收主要在胃肠道，少量在胃，大量在空肠吸收，可能通过 Na^+-K^+ 激活的 ATP 酶（三磷酸腺苷酶）系统来进行的。醛固酮或醋酸去羟皮质醇（DOCA）加强了这个运输系统的作用。

钠从尿、汗、粪中排出，其中肾脏是主要的调节器官。

约2/3从肾小球滤出的钠，在近曲肾小管回吸收，小球与小管之间紧密联系配合的机制尚不明了。有两种假说，其一为渗透压假说，当肾血流量不变，如肾小球滤过率增加，其后果为滤过部分加大，在肾小球输出小动脉中血容量减少，于是输出小动脉中蛋白质含量增高，小管周围渗透压升高，这样近曲小管对盐和水的回吸也加大，始终保持着小球-小管平衡。另一假说认为在视丘下或间脑分泌一种利钠激素，调节着近曲小管对钠的回吸，虽然已经有相当多的间接证据支持这后一种假说，但是，始终没有分离出这种激素。

肾脏回收钠的部位还有远曲小管和汉勒袢。钠回吸的细调在远曲小管进行，受醛固酮的影响，而后者分泌受肾素-血管紧张素系统以及钾平衡的控制，肾素作用于血管紧张素原生成血管紧张素Ⅰ，又经血管紧张素转换酶的作用转化为血管紧张素Ⅱ，再经分解酶作用生成血管紧张素Ⅲ，后者刺激肾上腺分泌醛固酮，促使肾素分泌的因素是：肾灌注压降低或远曲小管的钠浓度改变。钠的回吸可能是继发于氯的主动回吸。正常仅有约1%由小球滤过的钠排出于尿。钠离子可以加强神经肌肉和心肌的兴奋性，但由于它是细胞外液中的主要阳离子，所以它的主要功能是参与维持和调节渗透压。

2. 生理作用　钠是细胞外液中的主要阳离子，其生理作用主要是和阴离子氯一起维持细胞外液中的渗透压（表1-7-4）。两者约占血浆总渗透压（280～320mOsm/L）77%～90%，Na^+在两者中占主导地位，故钠同时有维持血容量稳定的作用。如其血浆浓度正常，细胞内外等渗，细胞内外溶液可进行正常交流，其容量稳定。如血浆内浓度降低则细胞外液因渗透压低而渗向细胞内，造成细胞外脱水而细胞内水肿。当血钠浓度升高时，其结果与之相反，即细胞内脱水而细胞外液容量扩大。

表1-7-4　血浆电解质的阳离子和阴离子浓度

阳离子	浓度（mmol/L）	阴离子	浓度（mmol/L）
Na^+	142	Cl^-	103
K^+	5	HCO_3^-	27
Ca^{2+}	5	HPO_4^{2-}	2
Mg^{2+}	3	SO_4^{2-}	1
		有机酸	6
		蛋白质	16
总阳离子	156	总阴离子	155

此外，Na^+与HCO_3^-结合形成$NaHCO_3$，是体内缓冲系统中的缓冲碱，对调节体液的酸碱平衡作用很大。

3. 钠的正常代谢调节　正常人每日钠的摄入量可因多种因素而改变。但实际上，尽管钠摄入量的改变，钠平衡在短期内总能恢复。这主要是肾脏可以迅速根据摄入的钠量多少，调节钠的排出量。肾脏对钠平衡的调节是通过改变肾小球滤过，以及肾小管对钠重吸收等机制而完成的。由于滤过的钠几乎99%可在肾小管重吸收，通过肾小管重吸收的调节作用则尤其重要。在肾钠调节过程中，有许多神经体液机制参与，包括参与肾钠调节的感受器及各神经、体液因子的作用。

（1）感受器　大多数认为感受钠平衡改变的感受讯号主要是血容量的改变，血钠浓度改变也可能通过中枢一些机制参与肾对钠的排泄的调节。参与 Na^+ 平衡改变的调节的感受器主要包括在心肺循环系统中的感受器，颈动脉窦，主动脉弓的感受器，以及肾脏入球小动脉上的感受器等，实际上是通过所感受压力或者牵张等所诱发的变化而诱发反射。因此，更主要的是有效血容量，特别是充盈于动脉系统内的血容量。其中，肾脏的容量感受器主要是入球小动脉上的近球小体以及远曲小管起始部分的致密斑，感受器主要通过对肾素分泌的调节来调节钠平衡；而肾外感受器则主要是心房以及颈动脉窦等，主要通过干预心房钠尿肽（又称心钠素，ANP）的分泌以及影响交感神经活力等来调节。

（2）交感神经　肾脏传出神经中有交感神经纤维，其末端直接分布在肾近曲小管的基膜。髓质部直小管上也有分布。刺激肾脏传出交感神经纤维，可以直接观察到 Na^+ 在近曲小管的重吸收增加，其作用是通过 β 肾上腺素能受体起作用。肾交感神经还可兴奋 Na^+-K^+-ATP 酶的活力，使钠泵运转加强，有利于 Na^+ 从肾小管膜的重吸收。此外，交感神经还可兴奋肾素-血管紧张素系统，从而促使 Na^+ 重吸收。

（3）肾素-血管紧张素系统（RAS）　包括肾素、血管紧张素原、血管紧张素 I、血管紧张素转换酶，以及血管紧张素 II、血管紧张素受体等成分组成。肾素作用于由肝脏合成的血管紧张素原，使其转化为十肽的血管紧张素 I，后者再经转化酶（主要在肺，血管内壁，肾小管刷状缘等）作用后转化为具有强大生物活性的物质——血管紧张素 II（AT II）。

AT II 受体有两型，即 I 型（AT_1）及 II 型（AT_2）。AT_1 为一与 G 蛋白相耦联的跨膜面的蛋白，激活后通过影响细胞内 Ca^{2+} 以及三磷酸肌醇（IP_3）而作用。AT_2 受体激活后作用尚不清楚，在胚胎时候分布较多，因此被认为可能与组织生长发育有关。

AT II 可以促使肾球小动脉收缩，对出球小动脉的收缩作用通过对入球小动脉的作用。因此，肾小球毛细血管跨膜压增加，滤过相对增加。如此则使由出球小动脉所伸延而盘绕于近曲肾小管周围毛细血管中的胶体渗透压上升，静水压下降。这种改变，有利于将已经滤过的水、钠重新吸收。近曲肾小管特别是 S_1 段膜面上有丰富的 AT II 受体，当与 AT II 结合后，可以刺激 Na^+-H^+ 交换以及 HCO_3^- 的重吸收。AT II 作用后醛固酮合成增加，后者主要作用于肾小管的远端连接小管特别是皮质部的集合小管的主细胞，促使 Na^+ 重吸收和 K^+ 的分泌。AT II 还有刺激口渴中枢以及强大的对全身血管平滑肌的收缩作用等。

（4）心钠素（ANP）　是主要由心房合成的含 28 个氨基酸的多肽，心房牵张是刺激其合成的最主要因素。基因在 1 号染色体短臂上第 36 区段上（1p36），当容量过高时，该基因被激活。首先合成含 151 个氨基酸的前体即 prepro ANP，以后在细胞转运过程中，从其氨基端脱下一个 25 肽的片段，形成 pro ANP（ANPl-126）。ANP 主要作用于肾脏内髓集合小管，可以抑制底侧膜上的氨氯吡咪敏感的 Na^+ 通道，从而抑制该部位 Na^+ 的重吸收。除此以外，ANP 除作用于肾脏以外，ANP 对全身血管壁也起作用，使它们对水的通透性明显增加，从而血管内血容量下降。近来有趋势认为这种作用可能是 ANP 对细胞外液调节的最主要机制。

（5）盐皮质激素（MC）　由肾上腺小球带所合成。血管紧张素 II、血钾水平、血钠浓度以及血浆 CO_2 分压等均可以调节其合成。MC 主要作用于肾脏，以远端肾单位为主，该处含有丰富的 MC 受体，肠胃道中回肠、结肠、唾液腺及汗腺的上皮细胞也有醛固酮以弥散的方式进入靶细胞，先与脑浆中特异性受体即 MR 相结合，形成激素、受体复合物，此时结合底物的一种热休克蛋白（HSP）被脱落，产生构形变化，使其能从脑浆中转移入脑核中。随后 MC

与染色体上特异性的 DNA 序列相结合，刺激或抑制基因转录，使细胞内 mRNA 的组成发生变化，最终诱导或抑制一系列蛋白质的合成。这些新合成的蛋白质亦称为醛固酮诱导蛋白（AIP）。目前已证实，有部分的 AIP 实质上就是 Na^+-K^+-ATP 酶以及钠通道的组成部分；另外一些 AIP 为调节蛋白，可作用于有关基因表达的不同水平。

醛固酮作用主要为远曲肾小管上皮细胞。通过增加该部位主细胞管腔侧 Na^+、K^+ 通透性以及基底侧 Na^+-K^+-ATP 酶的活性，使 Na^+ 重吸收增加，K^+ 排出增加。正常情况下，小管中 Na^+ 经管腔侧 Na^+ 通道进入主细胞，再由基底侧 Na^+-K^+-ATP 酶转运入血循环。其中 Na^+ 由 Na^+ 通道被重吸收的过程为生电性，可在管腔中产生电负性。由于该电负性的存在，促使 Cl^- 经细胞间隙被动重吸收。此时细胞内 K^+ 则经管腔膜上的 K^+ 通道排出。此外，在 Na^+ 由基底膜 Na^+-K^+-ATP 酶重吸收的同时，K^+ 进入主细胞，使细胞内 K^+ 浓度升高，又促使了 K^+ 经管腔侧排出。因此，醛固酮的总的作用结果是使 Na^+ 被重吸收，K^+ 排出。

（6）其他　一般认为在容量过多时，机体可以产生一种非肽类的促使排钠的激素，称为利钠激素。其来源还不明，但多认为来自中枢神经。可作用于全身许多组织细胞，包括血细胞中 Na^+-K^+-ATPase。在肾小管的上皮细胞，该泵被抑制后，细胞内 Na^+ 浓度增高，由管腔进入到细胞内 Na^+ 减少。肾排钠增加。前列腺素族血管舒缓素等也可使钠增加，另外还可对抗 AVP 的作用，多巴胺也认为对肾脏排钠起一定作用。

【钠的失衡（sodium imbalance）】

（一）低钠血症（hyponatremia）　由于肾脏保钠作用强，故临床上很少发生低钠血症。肾病或肾功能衰竭时、其稀释功能发生障碍时，尿钠回吸收减少。肾外性钠丢失过多或内分泌紊乱均可引起低钠血症。根据低钠血症的病理生理改变，可将低钠血症分为三种类型。

1. Ⅰ型缺钠、低容量性低钠血症　体内总钠量、体内总水量和细胞外液量均减少。其低钠血症产生的原因：虽然患者的体内总钠量、体内总水量和细胞外液量均有丢失，但体内总水量和细胞外液量丢失的程度不如体内总钠量者为多。病因通常为：①肾性丢失：利尿过度、盐皮质激素缺乏；盐丢失性肾炎：碳酸氢盐尿（肾小管酸中毒及代谢性碱中毒），渗透性利尿（葡萄糖、尿素、甘露醇），排钠利尿（醋氮酰胺、氯噻嗪、呋喃苯胺酸）；②肾外性丢失：大汗、呕吐、腹泻、胃肠道外瘘、大面积烧伤、大片肌肉创伤、胰腺炎、反复放大量胸腔积液或腹腔积液等。

（1）肾性丢失

1）利尿剂治疗　排钠利尿剂如醋氮酰胺、氯噻嗪、呋塞米（速尿）等，为常用利尿药物，这些药物均可导致低钠血症。如在适量利尿的同时，适当补 Na^+、补 K^+，并保持一定量的细胞外液量，则可防治低钠血症。

2）高渗性利尿　颅脑外伤或心肺脑复苏有脑水肿的患者，常采用甘露醇、尿素或浓缩葡萄糖溶液防治脑水肿。这些高渗利尿剂使肾排水增加，并同时增加 Na^+ 的排出，即使在容量丢失的情况下，尿液含 Na^+ > 20mmol/L。另外，如用的是高渗糖利尿，血糖每增高 5.55mmol 从（100mg%）能使血清钠下降 1.5mmol/L。这是血浆处于高渗状态，细胞内液外移致使血浆容量增加所致。

3）盐皮质激素分泌不足　主要激素是醛固酮。在肾功能和醛固酮分泌均正常的情况下，肾脏近侧小管内的全部葡萄糖，大部分 Na^+、HCO_3^-、Cl^-、K^+、水、磷酸盐和一些尿素被吸收，而 H^+ 和 NH_3 进入肾小管内，而在汉勒袢（Henles loop）的升支及远侧小管处，Na^+ 被再吸收到髓质中，使其间质渗透压高达1200mOsm/L，而小管内的液体则呈低渗状态，因而在汉勒祥的降支水弥散到具有高渗透压的间质中去。在上述各处 Na^+ 的再吸收使 K^+ 和 H^+ 得以分泌到尿中去。

若醛固酮分泌不足，例如在艾迪生病、原发性低醛固酮血症、低肾上腺素血症的低醛固酮血症综合征（常见于慢性间质性肾炎）和糖尿病肾病，或对醛固酮有抵抗，则碳酸氢盐在肾小管再吸收发生障碍，使大量碳酸氢盐由尿中丢失。另一方面，肾小管 H^+ 和 K^+ 的分泌亦不足，既不能降低尿的 pH，又不能维持血浆正常的酸碱平衡，导致所谓肾小管性酸中毒。其特点有大量钠的丢失（包括 NaCl 和 $NaHCO_3$）、高氯血症性代谢性酸中毒、高钾血症。

上述各种肾性丢失的尿 Na^+ 含量均 >20mmol/L。

（2）肾外性丢失途径　①皮肤：出大汗，大面积烧伤；②胃肠道：呕吐、腹泻、胃肠道各部位的外瘘；③大块肌肉创伤；④反复放大量胸腔和腹腔积液；⑤腹膜炎。肾外性低 Na^+ 血症的尿 Na 含量 <10mmol/L。此类型的低钠血症的治疗是酌量补给等渗盐水。

2. Ⅱ型低钠血症　体内总钠量正常，但体内总水量和细胞外液量均增多的低钠血症。

（1）ADH 分泌增多　为稀释性低钠血症。其病因主要是垂体分泌抗利尿激素（ADH）增多。ADH 是一种精氨酸加压素（arginine vasopressin），ADH 能使本来水不能通过的远肾单位或远侧肾小管及集合管增加对水的通透性即水的再吸收，以浓缩尿液。在最大限度的 ADH 刺激下，尿的渗透压常可超过 1 000mOsm/L。此时如给予液体，甚易产生稀释性低钠血症。

1）ADH 分泌的增加　引起 ADH 分泌增加的因素很多：①凡是水的丢失量超过溶质的丢失量时，血浆的渗透压升高，此时升高的渗透压通过刺激下丘脑垂体系统分泌 ADH；②通过左房：可能是血浆容量下降，心排出量减少，动脉内容量不足，刺激压力感受器，使垂体分泌 ADH；③应激反应：各种应激反应如疼痛、情绪激动与手术等可使 ADH 分泌增多，导致细胞外液量增加而产生低钠血症，此为外科手术后最常见的现象；④药物的刺激：巴比妥盐类、尼古丁、吗啡及后叶催产素（给予大剂量）在产妇甚易引起低钠血症；⑤肝功能衰竭：因 ADH 在肝脏内代谢，当肝功衰竭时，可能会引起水潴留；⑥军团菌肺炎合并电解质失衡：约半数军团菌肺炎患者可出现低钠血症（<130mmol/L），其原因可能与军团菌毒素引起 ADH 分泌失调相关。

2）抗利尿激素异常分泌综合征（syndrome of inappropriate ADH secretion，SIADH）　为危重患者产生低钠血症的常见原因。SIADH 是某些疾病所引起的 ADH 慢性异常分泌，即使在体液渗透压已低下的情况下，ADH 仍持续起作用，产生低钠综合征。SIADH 患者既无容量过度负荷或容量不足，亦无心、肾、肝、甲状腺或肾上腺功能不全。但纵隔肿瘤、支气管肺癌、肺结核、肺脓肿（偶在肺炎、急性呼吸衰竭或机械通气时）等情况，均可通过神经机制使 ADH 分泌增多。肺癌特别是小细胞肺癌，是较常见的 ADH 生成的异位来源；中枢神经系统病，如脑膜炎、颅脑外伤、脑脓肿、脑肿瘤、蛛网膜下出血等，亦可刺激 ADH 分泌增多。总之，ADH 分泌增多是它的生理来源受到不正常刺激所致。

SIADH 的临床表现可归纳为以下几项：①持续性低钠血症，血清钠 <120mmol/L；②血浆渗透压下降；③尿呈反常的高渗透压；④尿钠浓度增高；⑤内生肌酐清除率测定，肾小球滤过率正常或增加；⑥临床上既无失水也无水肿；⑦垂体、肾上腺皮质和甲状腺功能均正常；⑧如限制水分摄入（每日 800 ml 以内），可逐渐纠正低钠血症；⑨水负荷试验示水排泄障碍。通常临床症状与血钠降低程度有关。患者通常有乏力、头痛、恶心、呕吐、食欲减退和反应

迟钝等低钠血症的表现。如血钠低于115mmol/L，患者可有精神状态的改变、意识模糊、昏迷和谵妄等。患者可出现各种病理反射。

SIADH的诊断应符合以下五项标准。

A. 低钠血症 为SIADH的主要特征，原因与水潴留及钠排泄增多有关。ADH增多后作用于肾远曲小管及集合管，加强水分再吸收。尿钠排泄增多则与SIADH时利钠因子（natriuretic factor 即第三因子）的增加有关，因而抑制钠的再吸收。现认为利钠因子可能就是心钠素。

B. 低渗透压血症，伴有高渗尿 肺癌合并SIADH时，通常血浆渗透压<280mmol/L。生理情况下，血浆渗透压稍有降低，即可抑制垂体后叶释放ADH，以使尿形成最大稀释，尿渗透压可达50mmol/L。而肾功正常的SIADH患者，血浆渗透压虽降低，但因异常分泌的ADH作用，尿渗透压可相对高于血浆渗透压，即使在水负荷试验时仍有反常性的高渗尿存在。

C. 尿钠排出持续增加 其浓度大于20mmol/L，且不受水负荷影响。正常人如因缺钠引起的低钠血症，机体有很好的贮钠能力，尿钠可低至10mmol/L以下。而SIADH虽有血钠降低，但尿钠排出增加，尿钠浓度在20mmol/L以上。

D. 血中肾素活性不增高 肾素分泌受体液容量和电解质等影响，当有效血容量降低及缺钠时，肾素分泌即可增加。而SIADH虽有低钠血症，但因细胞外液容量增加，肾小球滤过率增加，单位时间内流经致密斑的钠负荷增加，因而抑制肾素分泌，另外可能与ADH直接抑制肾素分泌有关。所以测定肾素在临床上鉴别低钠血症有帮助。失钠、肝硬化、肾病及心力衰竭引起的低钠血症可有血浆肾素活性的升高，而SIADH肾素活性是抑制的。

E. 肾功能及肾上腺皮质功能正常 肾功能衰竭时尿钠排出可增加而造成低钠血症；肾上腺皮质功能不全也可出现低钠血症，所以诊断SIADH应除外这些因素。

（2）肾上腺糖皮质激素缺乏 其特征是尿的渗透压一般比血浆者还高，并含有相当多的钠，肾的正常排水功能受到损害。给予肾上腺盐皮质激素、摄入高钠及补足血容量，并不能纠正这一异常。但在给予糖皮质激素后，水的排泄很快便可正常化。有时盐皮质激素可以调整盐的重吸收和尿的浓度。

（3）甲状腺功能减退 某些黏液性水肿的患者可发生低钠血症，主要是下肾单位小管对水的通透性增加，水及钠的回吸收减少，尿钠排泄增多。

3. Ⅲ型低钠血症 为多钠、高血容量水肿性低钠血症。体内总钠量增多，但体内总水量增加的更多，而细胞外液量中等量增多，结果造成稀释性低钠血症。常见以下情况：

（1）心力衰竭低钠血症及水肿产生的机制 ①低心排出量所引起的一系列反应：有效血容量下降导致交感神经活性及循环中儿茶酚胺增加，致使肾素-血管紧张素上升后，二者均可引起肾血管阻力增强；②静脉压升高所引起的一系列反应：肝充血使醛固酮降解下降（外加肾素-血管紧张素作用），导致醛固酮活性上升；③静脉压升高的另一副作用是使毛细血管静脉压上升而引起组织水肿。

（2）肝硬化产生低钠血症及水肿的因素 ①低白蛋白血症；②肝血流减少，使醛固酮降解下降，导致血中醛固酮增加；③门静脉压上升导致内脏静脉淤血，致使有效血容量减少；④周围血管扩张，使有效血容量下降。

4. 临床症状 临床症状产生机制与低渗引起机体脏器、组织和细胞不同程度的水肿相关。临床表现多属神经性，如食欲不振、恶心、表情淡漠、嗜睡、易激动、视力模糊、肌肉痛性痉挛（反射性），甚至抽搐。此外，肾、心、肝等器官衰竭患者可有循环系统有效循环量不足的临床表现，脉细而弱，易发生体位性低血压。虽然患者在缺钠的同时也有缺水，但因细胞内外液的渗透压均降低，故无口渴症状。

5. 监测指标　①准确记录出入量：特别对胃肠道分泌物的异常丢失量，以便计算电解质的丢失；②血清电解质水平：每日至少测定 1 次，严重者每日可测定 2～3 次；③尿钠、钾和氯的含量：可集 24 小时尿作排出总量的测定，间断进行，以观其含量，作为计算其补充量的参考；④血浆胶体渗透压：每日测定 1 次；⑤肾、心、肝功能：排除其功能的衰竭；必要时测定肾上腺功能，以便判断低钠血症产生的原因。

6. 诊断　由于产生低钠血症的病因不一，临床表现亦有很大差异，故在建立诊断时，必须鉴别三种类型低钠血症，确定各自的治疗原则方能奏效。诊断低钠血症的实质性指标：血清钠 $<120mmol/L$。

（1）血液浓缩　血液有形成分和无形成分的浓度均增高，此指明低钠血症为 Ⅰ 型低钠血症，这在术后患者限制钠盐的摄入量而同时又利尿排钠者，更易发生。

（2）尿钠含量　①尿钠 $<10mmol/L$，发生在由肾外性钠丢失所致的低钠血症及水肿性低钠血症；②尿钠 $>20mmol/L$，发生在其类型和病因的低钠血症，如 Ⅰ 型中的肾性钠丢失，Ⅱ 型低钠血症及 Ⅲ 型中的急、慢性肾功能衰竭所致的低钠血症；③尿渗透压为 $350～400mOsm/L$，可发生在正常刺激的 ADH 分泌以及 SIADH；如接近 $1\,000mOsm/L$ 仅可发生在 ADH 异常分泌综合征。

（3）水负荷试验　正常人水负荷后可以抑制 ADH 分泌，出现尿液稀释和尿量增多，5 小时内可排出饮入水量的 80%，尿渗透压至少有一次低于 $100mmol/L$。在非水肿性低钠血症者在给予水负荷后，如出现水的廓清及尿液稀释（由于血浆渗透压下降引起 ADH 分泌减少）这样可以排除 SIADH。若不能诱发水利尿，则有低血容量与近侧小管钠再吸收增高两种可能。前者可用盐负荷纠正；后者如果是肝硬化、心力衰竭或肾功衰竭所致，用盐负荷治疗将无效，应针对病因治疗。

7. 治疗　在诊断和病因鉴别诊断的基础上，确定不同的治疗原则。在缺钠、缺水、容量少者，补钠、补液以扩充血容量；在多钠、多液容量膨胀者，限制水钠入，外加适当利尿。此外，还应进行病因治疗。常用治疗措施如下：

（1）Ⅰ 型低钠血症　对轻度者仅静脉输入 5% 葡萄糖生理盐水 $2～2.5L$ 即可补足所缺的钠；对重症患者，尤其是出现明显循环量不足者，应在中心静脉压监测的指引下，先快速输入血浆或血浆代用品 $500ml$，继之再输 $500ml$ 生理盐水，然后可酌情补充 3% 盐水或生理盐水。补钠的计算公式为

$$需补钠的\ mmol = 142mmol - 测出的血钠\ mmol \times kg\ 体重 \times 0.6$$

（2）Ⅱ 型低钠血症　如 SIADH 的治疗，包括：

1）停用使水潴留的药物。

2）如血清钠 $<125mmol/L$，则限制水的摄入。有时每天把入水量限制在 $500ml$，使水分处于负平衡，减少尿钠丧失，直至钠恢复到正常水平。

3）去除原发致病因素，如切除肿瘤（肺癌）。

4）药物治疗　肺癌合并 SIADH 的患者，如对限水反应欠佳、或者不能有效地完成抗肿瘤治疗，则需要应用特异地抑制 AVP 药物。现有三种药物具有此类效应，苯妥英钠、去甲金霉素和锂，其中以去甲金霉素最为常用。苯妥英钠能阻止神经垂体释放 AVP，去甲金霉素和

锂能直接阻断 AVP 的肾小管效应。临床上去甲金霉素效果较好，且能为患者所耐受，每天用去甲金霉素 600~1200mg，分 2~3 次口服。文献报道，15 例肿瘤患者合并 SIADH 接受去甲金霉素治疗后，于 3 日内血清钠升到 130mmol/L，且没有使用限水疗法。去甲金霉素的副作用为氮质血症。

5）当低钠血症严重而合并有神经症状时，应立即提高血清渗透压，通常可输入高渗盐水，但一般不用，因输入的钠仍在尿中排出。仅在水中毒严重、伴有昏迷或严重抽搐等有威胁患者生命的症状时、血钠 <110mmol/L 时可考虑使用。通常可用 3% 的高渗盐水，并同时应用袢利尿剂如呋塞米（速尿）、噻嗪类，以除去体内潴留的水。经上述处理，把血清钠水平提升到 130mmol/L。计算要去除的体水的公式如下：

现时体水量(L) = 0.6 × 现时体重(kg)

细胞外液量的渗透压 = 2([Na] + [K])mmol/L + {[尿素(mg/dl)]/2.8} + {[葡萄糖(mg/dl)]/18}

全身溶质(mOsm) = 现时体水量 × 血浆渗透压(mOsm/L)

正常体水量 = 全身溶质(mOsm)/测定的血浆渗透压(mOsm/L)

现时体水量 – 正常体水量 = 过量体水量

6）盐类固醇激素　疗效说法不一，醋酸去氧皮质酮（DOCA）20 mg/d，或 9-氟可的松 3~8mg/d 可选用。

7）用血管加压素的拮抗剂。

（3）Ⅲ型水肿型低钠血症

1）治疗原发病　对心、肾、肝等脏器的衰竭进行积极治疗。

2）限制钠盐摄入　钠盐的摄入限制在每天 1~2g，以预防进一步加重钠的正平衡。

3）限制水的摄入　仅供可见及不可见水分的丢失，外加尿量，每天 1 000~1 500ml。

4）利尿的指征　①影响呼吸功能：肺水肿或腹腔积液使膈肌上升而导致肺通气受限者；②容量过度负荷影响心血管功能者；③过多的液体影响身体的活动和不适者；④用利尿剂排出钠，以便患者可用盐来调味食物，通常，水肿型低钠血症的患者常同时伴有低氯血症，当急性病例的血清钠低到 120mmol/L，氯低到 80mmol/L 时，患者即可陷入昏迷，但在慢性者，患者对低钠低氯血症已逐渐有所适应；⑤血管紧张素转换酶抑制剂的应用：卡托普利能抑制血管紧张素转换酶，使无生理活性的血管紧张素Ⅰ不能转化为有生理活性的血管紧张素Ⅱ，缓激肽的降解和灭活亦被阻止，结果是血管受到抑制，延长了缓激肽的扩张血管作用，从而使血压明显下降，同时抑制醛固酮分泌，水钠的再吸收减少，故卡托普利有减轻慢性心力衰竭，心脏的前后负荷的作用，血浆血管紧张素水平愈高，效果愈佳。

（二）高钠血症（hypernatronemia）

1．病因　高钠血症可为体钠量增多或体水量减少所致。但常见的原因是体内水量不足，而单纯由钠摄入过多者较少见。水的不足可能由于摄入少或失水太多，而以后者较多见。高钠血症在危重症患者中亦偶有发生，常由于在水丢失的同时补生理盐水或为了纠正酸中毒补 NaHCO$_3$ 过量。危重症患者水丢失的原因有生理性、病理性与医源性。从其丢失途径可归纳为肾外性及肾性两种，不论何种原因所致，其血清钠均高于正常水平。

（1）肾外性高钠血症　①可见性及不可见性水的丢失：皮肤、胃肠道的呕吐或水泻以及呼吸道特别是呼吸困难或气管切开的患者；②水供应障碍：易发生在昏迷患者或在危重患者难以饮水或无口渴思饮者；③失水的同时尿钠排泄减少：因肾脏的浓缩功能好而最大限度浓缩尿以减少尿钠的排泄者。

（2）肾性高钠血症　主要是肾的尿浓缩功能衰竭所致。

1）渗透性利尿剂　在应用浓缩葡萄糖、甘露醇及尿素后，可由尿排出大量水，即使在血容量已显然减少的情况下，尿水的丢失仍可继续，钠的丢失可达 170mmol/L，但水的丢失较钠为多。此种利尿剂比肾袢利尿剂出的水为多。多数重症患者的渗透性利尿是糖尿所致。故可用适量的胰岛素适当降低高血糖，因为高血糖每高出 5.55mmol/L（100mg/dl）时血清钠就下降 2mmol/L。

2）中枢性尿崩症　脑下垂体不分泌 ADH 或分泌相对不足所引起。其病因有头外伤、脑手术或肿瘤或转移瘤。此类患者的特点有：望喝冰冷的水；在限制水入量的情况下尿钠含量上升极少；在给予抗利尿激素后尿含钠上升。诊断有赖于对血中 ADH 含量的测定，以明确是完全性尿崩症，还是不完全性，并借以与肾病性尿崩症相鉴别。

3）肾病性尿崩症　本病无 ADH 的缺乏或减少，而是有病变的肾小管对 ADH 的作用无反应或反应减弱。其病因有：①肾脏疾病：严重慢性肾功衰竭、原发肾病，如多囊肾、肾盂肾炎；②输尿管梗阻；③周身疾病：如多发骨髓瘤、淀粉样变性、类肉瘤病；④电解质紊乱：如高钙血症和低钾血症；⑤药物的效应：如地美环素、甲氧氟烷（methoxyflurane）、两性霉素 B（amphotericin B）及酒精等。

2. 病理生理　主要由于细胞外液的高渗状态，细胞内液流向细胞外而引起细胞脱水。受此影响较重的是中枢神经系统，故临床表现也以中枢神经系统为主，且与血清钠含量升高的速度和幅度呈正相关。血清钠的临界浓度似乎为 350mOsm/L。

3. 临床症状　高钠血症的症状常被原发病因的症状所掩盖，故不易被发现，其症状的产生来自血钠含量的升高和体内水量的减少两方面。血钠的增高刺激下丘脑产生口渴感觉，水从细胞内转移到细胞外以稀释细胞外液，因而导致一系列症状和体征（图 1-7-1）。

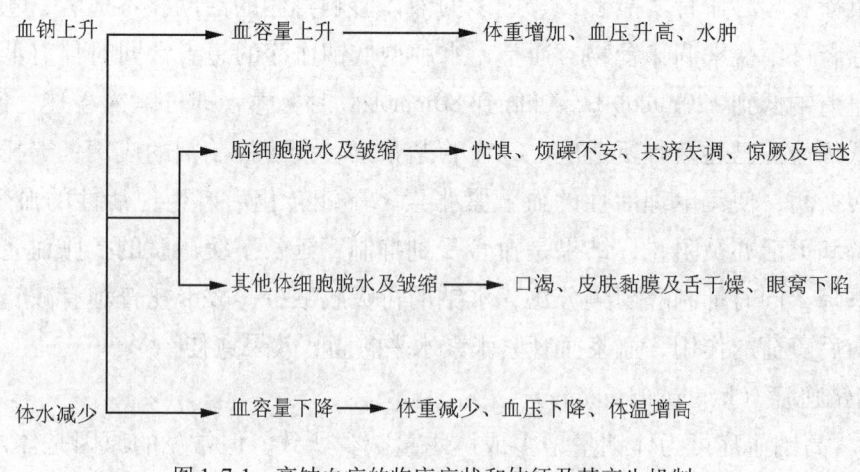

图 1-7-1　高钠血症的临床症状和体征及其产生机制

4. 诊断　高钠血症的诊断包括两个部分：①高钠血症诊断：血清钠 >145mmol/L；②产生高钠血症的病因诊断。

5. 治疗原则　可根据患者高钠血症的类型区别对待。在纠正高渗状态时不宜太快，否则在输入过多低渗盐水或不含电解质溶液后，可引起痉挛现象。故一般主张在 48 小时内纠正高渗状态较为安全，而且在纠正过程中每 8 小时须测定一次血清电解质。

（三）低氯血症　氯是细胞外液的主要阴离子，正常人血清氯离子的浓度为 95～105mmol/L。

缺钠时常伴有缺氯，呕吐或胃液抽吸常丧失大量胃酸，同时亦丧失钠、氯和细胞外液。引起碳酸根离子在肾小管内的再吸收增加，而在代偿钠、氯和水的过程中，钾离子和钠离子交换及氢离子和钠离子增加，引起氢离子丧失过多，造成碱中毒和低钾血症。某些利尿剂，如呋塞米使尿排出的氯离子比钠离子为多，也易发生低氯性碱中毒。

低氯血症的治疗：

1. 氯化钾　缺氯时伴有缺钾可输给氯化钾，输给氯化钾是合理的。这样，既可补充 Cl^-，又可补充 K^+。补充 Cl^- 后还能加速肾脏对 HCO_3^- 的排除，以改善碱中毒。通常，选用氯化钾每次 1～2g 口服，每日 3 次。如果患者尿量大于 500ml/d，也可以 1～1.5g 氯化钾稀释于 5% 葡萄糖液中静脉滴注。但是，如果患者必须在短期内补充大量氯离子，通常不选用氯化钾，因为选择氯化钾是不安全的。此时，可给予氯化钠。对于氯离子丢失多于钠离子的病例，可使用生理盐水，因为生理盐水中氯离子为 142mmol/L，明显高于正常人体血清中氯离子 103mmol/L。但需注意引起水肿和加重心脏负荷的可能性。若是心脏病患者，则不允许用钠，可换用氯化铵。

2. 氯化铵　一般口服每次 1g，每日 3 次。严重者可用 0.9% 氯化铵 300ml 缓慢静脉滴注。或按下列公式计算补充氯：

所需补充量 =［血氯的正常值（mmol/L）－血氯测得值（mmol/L）］×总体液量（体重60%）× 0.2

3. 氯化钙　氯化钙也能补充氯，以纠正低氯血症。每日 2～3g，分次口服，或缓慢静脉注射或稀释后静脉滴注。

4. 盐酸精氨酸　每次 20g 加于 5% 葡萄糖溶液 500ml 中静脉滴注，每日 1～2 次。20g 盐酸精氨酸可补充 96mmol 的 H^+ 和 Cl^-，有力发挥纠正低氯血症的作用。精氨酸可于短时间（4小时）大剂量输入，不含钠，无加重水肿及促进心力衰竭的副作用。但需注意静脉滴注的速度应缓慢，当心引起高氯性酸血症的可能性。严重肾功能不全或伴有酸中毒者不宜使用盐酸精氨酸。

5. 稀盐酸　氯的补充也可以使用稀盐酸，用上述公式算出所需补充氯的量，取 12mmol/L 盐酸 20ml，加蒸馏水至 1200ml，稀释成 0.2mmol/L 浓度，过滤后再加入等量 10% 葡萄糖溶液，制成 0.1mmol/L 等渗的稀盐酸溶液。从深静脉滴注输入。在治疗过程中经常测定尿内氯含量，如尿内氯多，表示已足够，不需继续补氯。应复查血清氯浓度以了解治疗效果。

第四节　钾代谢失衡

【钾的平衡（potassium balance）】

（一）体内总钾含量及其分布　人体内钾的总含量约为 3 400mmol（130g），其中 98% 在细胞内。细胞内的钾大部分在肌肉中，故体内钾的含量随年龄、体重和性别的不同而差异很大，约 54mmol/kg（2.1g/kg），但仅有 2% 在 12L 的细胞外液中。细胞内、外的钾相互转换，

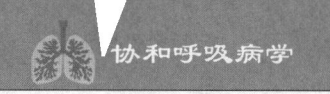

从而把血浆钾的水平保持在 3.5~5.5mmol/L，约为细胞内钾浓度（150~160mmol/L）的 1/50~1/30。细胞外液中的钾主要为游离离子，而细胞内者部分为离子状态，部分与蛋白质、糖及磷酸盐结合。

（二）钾的摄入与排泄　人体内钾的来源主要为食物，每天究竟需要多少钾还不肯定，一般为 3~4g/d。钾主要随尿、粪、汗排出。上消化道对钾的吸收是相当完全的，在下消化道血浆中的钾与肠腔中的钠交换，通过这个方法，钠可保存，因此腹泻、长期服泻药或经常灌肠均可导致大量失钾。正常情况下，钾从尿和汗液中丢失。体内钾的调节主要由肾脏来调节。肾小球滤过的钾有 15% 从尿中排出。如服大量钾剂，尿中排出量可达肾小球滤过液的两倍以上，说明肾小管有排钾的能力。因此，尿液中大部分钾是由肾小管排出的，而不是从小球滤液中来的。

从肾小球滤过的钾，有 60%~80% 自近曲肾小管回吸。到汉勒袢，钾的浓度增加，但在远曲肾小管的上段，其浓度降低至血浆浓度以下。再往下，钠的浓度和绝对值又渐增，此时钾的排出是钠的回吸后造成的电解质梯度所致。虽然钾的排出取决于钠的回吸，但在远曲小管细胞中的交换，并不是一个离子对一个离子的交换，因为在远曲小管，腔内还有 H^+ 也在与 Na^+ 交换。

在肾脏调节钾平衡上，醛固酮起着重要作用，它作用在远曲肾小管，可能通过改变小管腔膜对钠的通透性，于是增加腔内钠与细胞内钠交换。

肾对钾的排泄的特点是，口服钾的 80% 可在 4 小时内由尿排出，其机制是在肾小管内 Na^+ 与 K^+ 的交换能力强，速度快。肾排钾的规律是多进多排，少进少排，不进也排。其尿中排钾量变异幅度很大，由 5~100mmol/L 不等，故肾对保钾的能力低于保钠。进食正常情况下，每日从尿中排钾 20~40mmol，故其日需量相当于 1.5~3g KCl。在较长时间（超过 3 天）禁食的患者，应根据此量补给。在慢性体钾丢失达 1 000mmol 时，并不一定都发生低血清钾，因为有大量的细胞内钾可随时提供补充。但如发生急性钾丢失或钾过度负荷，则极易出现低血钾症或高血钾症，因血清钾总量较少，成人约 15mmol，儿童则更少，故其缓冲能力较差。

（三）生理作用　钾的生理作用可概括如下：

1. 维持细胞的新陈代谢　钾参与糖、蛋白质和能量代谢，糖原合成时，需要钾与之一同进入细胞，糖原分解时钾又从细胞内释出。蛋白合成时每克氮约需要钾 3mmol，分解时则释出钾，ATP 形成时亦需要钾。

2. 参与维持细胞内、外液的渗透压和酸碱平衡　钾是细胞内的主要阳离子，所以能维持细胞内液的渗透压。酸中毒时，由于肾脏排钾量减少，以及钾从细胞内向外移，所以血钾往往同时升高，碱中毒时情况相反。

3. 维持细胞的应激功能　钾在维持神经肌肉的兴奋性方面起了重要作用，神经、横纹肌和心肌细胞的兴奋性和细胞膜的静止电位有关。急性血清钾浓度降低时，细胞膜极化过度，去极化减弱，兴奋性降低，肌力减弱，甚至瘫痪；反之，血钾上升时，则兴奋性增加。

4. 维持心肌功能　心肌细胞膜的电位变化主要动力之一是由于钾离子的细胞内外转移。

5. 维持细胞内外渗透压和酸碱平衡　因为钾是细胞内的主要阳离子。

（四）钾浓度的影响因素　以下几项共同存在的因素影响钾的浓度。

1. 儿茶酚胺　机体应激反应时，释放出去甲肾上腺素和胰岛素实际上能降低血清钾浓度，故临床上应用 β_2-肾上腺素能受体激动剂可以降低血清钾水平；而 β_2-肾上腺素能受体阻断剂则可增加血清钾浓度。

2. 胰岛素、高血糖和高渗透压　胰岛素能促进钾离子进入细胞。如果胰岛素缺乏，则可造成处理钾负荷的能力下降。高血糖或临床上应用甘露醇可导致高渗透压，因而诱发转移-依赖性高血钾。其原因是由于渗透压差，造成水从细胞内流向细胞外，从而将钾离子带到细胞外液中。血浆内有效渗透压每升高 10mOsm/L，则可提高血清钾浓度 0.4~0.8mmol/L。

3. 酸-碱改变　细胞外液 pH 的改变可产生 H^+ 和 K^+ 在细胞内液和外液之间的交换。碱中毒时，钾离子倾向于进入细胞内；而酸中毒时，钾离子则从细胞内转移到细胞外。细胞外液中 pH 每降低 0.1，血清钾浓度可上升 0.6mmol/L（0.2~1.7mmol/L）。但是，乳酸性酸中毒或酮症酸中毒时，pH 的降低对血清钾浓度的影响较小。

4. 细胞破坏和代谢　任何原因造成的细胞破坏，均可导致钾离子释放到细胞外液中，从而发生高钾血症，尤其当患者伴有某种程度的肾功能不全时。例如，创伤、恶性肿瘤患者应用细胞毒药物或放射治疗，以及横纹肌溶解等。

【钾的失衡（potassium imbalance）】

钾的代谢对危重症患者的重要性不亚于钠，因为低钾血症或高钾血症常均可带来严重后果。

（一）低钾血症（hypokaliemia）　临床上的低钾血症指的是细胞外液含钾量降低到 < 3.5mmol/L；体液的变化虽然可影响其水平，但不像体液量对血钠水平影响那样大。

1. 病因　归纳起来可分为下述三大类。

（1）钾的摄入不足　如进食不足、禁食、昏迷者长期不食或自肠道外补给不含钾盐的液体。手术后患者因禁食或进食少，或胃肠病变所致的消化吸收功能障碍等，钾的摄入和吸收量很少，而又未能及时通过口服或静脉给予补充。

（2）钾的排泄量增加

1）异常肾外性钾的丢失　由消化道丢失过多，如严重呕吐、腹泻、胃肠减压、肠瘘，经常应用导泻药使含钾丰富的消化液大量丢失，回肠或结肠造瘘，胆汁或胰汁瘘等。此外，还有由于内分泌腹泻源性综合征所致的过量胃肠道钾的丢失。这些内分泌紊乱的病因有胰岛细胞瘤（Zollinger-Ellison 综合征）、类癌综合征和甲状腺髓质瘤等。

2）肾性丢失

A. 利尿剂的应用

a. 排钾利尿剂　如利尿酸钠、呋塞米（速尿）和氯噻嗪类。其排钾机制是继发性醛固酮分泌增加，促使远端肾小管钾的排泄增加。而醋氮酰胺则是通过对碳酸酐酶抑制作用，使近端肾小管的 H^+ 排泄减少，K^+ 排泄增加。

b. 渗透性利尿剂　如浓缩葡萄糖、甘露醇溶液及尿素等利出的尿中含有大量的钾。

B. 各种疾病

a. 肾脏疾病　①肾病性尿崩症：如急性肾功能衰竭，在功能恢复期，由尿闭转入多尿期时；②远端肾小管酸中毒：由于 H^+ 在该处不易排出，故 K^+ 的再吸收减少而排泄增加；③在伴有高血钙碱中毒肾功能不全的 Burnett 综合征中，均可从尿中丢失大量钾离子而导致低钾血症。

b. 内分泌紊乱　肾上腺盐皮质激素（尤其是醛固酮）分泌过多，使远端肾小管对钠的再吸收增加，钾的排泄增多；在有应激反应的情况下，如创伤、手术、妊娠中毒等均可有醛固酮分泌多所致的后果；在慢性心力衰竭、肝硬化及肾病患者具有水肿、腹腔积液时，常

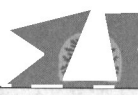

伴有继发性醛固酮分泌增加，也是低钾的原因之一。在原发醛因酮增多症可见于康氏综合征（Conn's syndrome，醛固酮瘤）。

（3）体液钾在体内分布的变化　钾是蛋白质和糖原组成的一个要素，又是带电荷的阳离子，因此血清钾的含量有以下两个途径使之降低：

1）合成代谢过程中的消耗　每合成 1g 糖原需 0.36 ~ 0.45mmol 的钾，而合成含有 1g 氮的蛋白质则需 2.7 ~ 3.0mmol 的钾，生成 1 000ml 红细胞需钾 108mmol。在贫血患者恢复期以及术前、术后应用静脉高营养者，应特别注意由快速合成代谢所带来的低钾血症。

2）跨细胞的转移

A. pH 变化　当体液内阳离子有变化时，K^+ 从一个体液间隔进入另一个体液间隔中去，以保持电荷的中性。当 Na^+ 或 H^+ 从细胞内液转出时，则 K^+ 便进入细胞内与之交换，故如体内产生代谢性或呼吸性碱中毒，细胞外 H^+ 水平下降。此时，H^+ 由细胞内向外转移以补充细胞外液中 H^+ 的不足，如是破坏了细胞内外的电平衡，K^+ 便从细胞外液中转移到细胞内，以保持细胞内外电离子的平衡。这样，可使原有的低钾血症及其症状更趋严重。应用机械通气后而有过度换气产生呼吸性碱中毒时，易出现此种现象。

B. 体温变化　在低温体外循环下心内直视手术中，红细胞含钾的增减量与鼻咽温度升降的幅度呈负相关。在降温阶段，钾跨膜内移的量逐步加大，而在复温过程中则相反。血清钾亦呈同样的升降变化，这点在心肺脑复苏者进行降温疗法时应引起注意。

C. 体内钾分布异常　如家族性周期性瘫痪或胰岛素作用可使糖原合成增加而造成低血钾。血液稀释法体外循环人工心肺机装置用大量晶体液预充、碱性溶液的使用，促使钾离子向细胞内转移，也可因静脉滴注大量葡萄糖液，尤其是高渗葡萄糖液，使利尿排钾，并使钾离子进入细胞内，此外，在施行手术麻醉期间的过度通气及麻醉药物的影响，如 α-OH 能促进细胞外钾离子转移到细胞内等。

（4）原因不明的低钾血症　在某些产棉区食用粗制生棉籽油，以及食用未经制炼的井盐而发生氯化钡中毒，均可导致"低钾血症麻痹病"。

2. 病理生理　机体内电解质的平衡和失衡是互相制约的，特别是钾和钠之间的相互作用，低钾血症对机体的影响也是广泛的。低钾血症常合并代谢性碱中毒，其产生的机制是：

（1）Na^+ 和 H^+ 的内转移　由于血清钾的浓度降低，细胞内 K^+ 浓度亦降低，致使 Na^+ 和 H^+ 进入细胞内，其比例是每丧失 3 个 K^+，就被 2 个 Na^+、1 个 H^+ 所代替。结果是细胞外液中 H^+ 的浓度减少。

（2）H^+ 代替 K^+ 排入尿液　正常情况下，由肾小球过滤出的 K^+ 在近端肾小管完全被再吸收入血，然而在远侧肾小管处约有 10% 的原先被吸收的钾又主动分泌到尿中被排出体外，同时，Na^+ 从该处尿液中再被吸收到肾小管细胞中，由于能与 Na^+ 交换的 K^+ 量减少，便由 H^+ 代替 K^+ 与 Na^+ 交换，H^+ 便由尿排出。

上述两种病理生理改变，就是低钾血症时产生代谢性碱中毒的理论基础：①细胞膜去极化不足：传到肌肉运动终极的刺激沿着肌肉纤维的传导，是借助于 K^+ 所产生的电流。低钾血症时，细胞膜的去极化减弱，使激动不能下传，造成肌肉无力或麻痹；②肾小管损伤：在低钾血症时，肾小管损伤明显，对 ADH 常不敏感，尿浓缩功能差，可出现多饮多尿，此损伤为可逆性，低钾血症一旦纠正，便可恢复正常；③心血管系统：低钾血症影响最严重且较早出现的部位是心脏。从组织结构上可致心脏纤维坏死，慢性者有灶性心肌瘢痕纤维化，在功能上可使心肌收缩力减弱，心脏扩大，另外，还会出现心室内传导障碍及恶性心律失常如室性心动过速或心室颤动，低钾血症还可通过自主神经使末梢血管扩张，血压降低，减低主要脏器的有效灌注，使其功能进一步受损；④胃肠、膀胱平滑肌功能紊乱，蠕动和收缩力减弱。

3. 临床表现 临床表现不仅取决于血钾浓度降低的程度，而更主要取决于失钾的速度和血清其他电解质成分的变化。长期应用利尿药所致的低钾多系逐渐形成，故临床表现不严重。短时间内发生的低钾可致猝死。机体钾失衡的表现主要是在神经肌肉兴奋性的改变上。血清钾减少时，肌肉对神经刺激的反应迟钝，其主要症状如下：

（1）一般情况 软弱无力、口苦、食欲不振、食量减少、烦躁不安和情绪波动，重者可有恶心、呕吐、嗜睡、定向力减退及神志不清。

（2）神经肌肉系统功能的紊乱 血钾低至 2.5mmol/L 时，神经肌肉症状即明显。肌无力是最早出现的症状，以四肢肌为显著，腱反射迟钝或消失。之后，可延及躯干及呼吸肌麻痹以及精神紊乱等。

1）胃肠平滑肌功能的紊乱 表现为腹胀、呕吐、肠鸣音减少甚至出现瘫痪性肠麻痹，严重者膀胱亦可瘫痪。

2）骨骼肌软弱无力 可出现软瘫及腱反射减低。

3）心血管系统 常有心肌功能紊乱，心率快，脉搏弱，有特征性的心电图改变。轻度低血钾时可出现窦性心动过速、房性期前收缩或室性期前收缩。重度低血钾可致室上性或室性心动过速、室颤及心跳骤停。因心肌收缩力减弱，血管紧张度降低，使心脏扩大、心功能不全、低血压等。低血钾在心电图中最常见的是 S-T 段下降，T 波低平或倒置，可出现 U 波，U 波幅度大于 T 波。T 波可与 U 波重叠而易误诊为 QT 间期延长。P-R 间期亦可延长。但低血钾患者并不一定出现心电图改变。不少心内直视手术后的患者可出现 ST 段下降，T 波低平或倒置，但血钾浓度并不低。相反，有些患者血钾低于 3mmol/L，心电图却显示高大的 T 波，体外循环心内直视手术早期的心电图 T 波改变不能作为检测血钾高低的依据。因此，不能单纯依靠心电图改变来判断有无低血钾症的存在。一般从尿钾的排泄总量也不能推断出血钾浓度，血钾测定才是监测低血钾的主要方法。服用洋地黄药物者易发生心肌中毒现象，出现房性或室性心动过速及传导阻滞。

4）继发性代谢性碱中毒 因血钾降低，细胞内的钾离子转移至细胞外，而细胞外液的氢离子进入细胞内，使细胞外液氢离子浓度下降而致碱中毒。

5）肾脏功能的改变 缺钾严重患者，有时会发生多尿，其原因是缺钾能阻碍抗利尿激素的作用，以致肾失去尿浓缩的功用，从而出现持久性低比重尿。

4. 监测指标

（1）记载肾外性丢失液体量并测定其含钾量。

（2）收集 24 小时尿液并分段测定其含钾量及全日排钾总量，作为补钾的参考。

（3）定时测定血清钾及其他电解质含量，轻者 1 日 2 次，重者 1 日 4 次或随时测定。血标本应在静脉补钾停止 15 分钟后抽取，否则，易引起误差。另外，如用静脉血标本，不宜束臂过久才抽取，以免静脉血淤滞时间长，引起其 pH 值变化和 K^+ 的转移。

（4）血气分析 应在测定血清钾的同时做血气分析，以排除 pH 值变化对血清钾水平的影响。

（5）定时作 ECG，严重低钾或伴 ECG 异常者应进行 ECG 监护。

5. 诊断 当血清钾 <3.5mmol/L 时，即可确诊为低钾血症，但不能判明体内总钾量是否缺乏。如血清钾 >3.5mmol/L，既不能诊断为低钾血症，亦不能断定有无细胞内的缺钾。诊断还要借助对致病原因的判断 ECG 的改变对诊断亦有很大帮助。

6. 防治措施　根据前述产生低钾血症的各种病因，特别是在较长时间服用利尿剂者，要测定尿钾含量及血清钾水平变化，摸索出每日应补充的钾盐量。在无法口服者可由静脉点滴输入。一般剂量为每日 40~60mmol，服排钾利尿剂者需量更多。对于有基础病因者，则应积极治疗病因。如对因胃肠道功能紊乱者应积极治疗，尽量恢复正常饮食。对用排钾利尿剂者，可改用不排钾利尿剂。

治疗低钾血症时首先明确急性还是慢性低钾血症，对体内总钾量的缺乏有一总体概念。急性者细胞内缺 K^+ 量较少，易于纠正；慢性者细胞内缺钾较多，补钾量要大，达到平衡的时间亦较长。然后明确低血钾水平与当时 pH 值的关系，可根据 pH 值每变动 0.1，血钾变动 0.6mmol/L 来推算钾的经细胞膜的转移量。

（1）治疗低钾血症的理论

1）补钾量与提高血清钾值间的关系　由于体内钾的 98% 存在于细胞内，对体内缺钾量及补钾量不能单纯按血清钾含量的高低来计算。较可靠的方法是，既要测定血清钾，又要测定红细胞内甚至骨骼肌细胞内钾的含量，从而估计体内总丢钾量，但这一般不易做到，故目前多按经验补给，即每千克体重补钾 1mmol 可以提高血清钾值 1mmol/L。体液仅占体重的 60%。通常补钾 2mmol/kg 仅能提高血清钾值 1mmol/L，这与钾平衡的肾外调节机制即跨细胞膜的转移在起作用有关，故在低钾血症患者一小时内输入 20mmol 的钾应该是安全的。但当血清钾 <3.5mmol/L 而伴有室性心律失常者，则应按 1 小时补钾 40mmol/h，迅速把血清钾水平提高到 4.5mmol 上下，以便控制心律失常。

2）低钾血症纠正时间快而红细胞内钾达到平衡慢　当血清钾继续丢失时，血清钾下降幅度愈来愈小。当补钾过量时，虽有钾的肾外调节机制，但血清的含钾量迅速升高，而细胞内者上升较慢。根据放射性核素钾示踪剂的研究发现，静脉补钾后 15 小时，血清钾才能与细胞内钾达到平衡，有时需 4~6 天甚或更长。这里必须指出的是，临床上对低血清钾症的治疗主要是对血清钾水平的提高，至于体内总钾量的丢失，可在缓慢的治疗中加以纠正，切勿操之过急，以免产生高钾血症。

3）定时测定血清钾和尿钾以指导补钾的速度　虽然有上述有关补钾的理论基础和指导原则，但在补钾过程中必须不断监测血清钾水平对补钾的反应，特别是在病情有剧变时，例如严重低心排出量造成的代谢性酸中毒或在补钾的同时补充碱性溶液时，只有这样才不至于造成医源性高血清钾症。

4）了解各种钾盐每克含钾量（mmol/g）及其常用浓度　各种常用的钾盐每克含钾量各异，其常用浓度亦不一致，特别是各种浓度每毫升溶液的含钾量各异，应正确计算应补充的钾盐量。

（2）补钾途径、剂量和速度的选择

1）血清钾 <3.5mmol/L 但无症状者，可口服钾盐胶囊或糖衣片剂；但如果患者患有胃或十二指肠溃疡，则应尽量由静脉途径给予补钾。

2）血清钾 <3.5mmol/L 并伴有大量排尿不断失钾时，虽无症状或心电图异常仍应以混合均匀的 6‰ KCl（含钾 80.4mmol/L）静脉滴注，2~3 小时滴完。在滴注至半量时，可停止滴入 15 分钟，测血清钾后再调整滴注速度。

3）血清钾应提高到的水平　在肾脏功能无损或无潜在肾功衰竭可能性者，宜把血清钾补到 4.5~5.5mmol/L；在可能有肾功能损害者，不宜有过高的钾负荷，则可维持在 4.0~

4.5mmol/L。

　　临床上对低血清钾症的治疗时，一般禁用10%氯化钾作静脉直接推注，以免因血钾骤增而导致心跳骤停。一般在肾功能良好的情况下，成人每日补钾不宜超过200mmol/L（每克氯化钾含K^+、Cl^-各13.4mmol/L），补钾速度一般不宜超过20mmol/h。如患者有休克，应先输给晶体或胶体溶液，尽快恢复血容量。补钾前须改善肾功能，纠正脱水，每小时尿量在40ml以上才较安全。

　　低血清钾症常合并低血清镁症。镁与钾在生理功能上有协同作用，如两者的血清含量均低，会出现尿钾排出量增加，同时增高心律失常的发生率，故在低血清钾症时，应尽可能监测血清镁的含量。无条件时，可在补钾的同时适当补镁。

　　（二）高钾血症（hyperkaliemia 或 hyperpotassemia）　在危重症患者中，高钾血症的危险性较低钾血症为严重，常可导致严重心律失常，甚至突然死亡。

　　1. 病因　产生高钾血症的因素有钾摄入过量或过度负荷、钾排泄减少和钾跨细胞转移三个方面。

　　（1）钾摄入过量或过度负荷　正常肾排钾能力很大，钾摄入量虽大，亦可排出，故不至于产生高钾血症，这是因为机体有自然防卫机制以保持钾内外平衡。但一旦此种机制受损或钾负荷量过大，便产生高血钾。

　　机体的自然防卫机制良好对血钾内外平衡维持的机制。肾脏在维持血钾外平衡中起了重要作用，肾脏排钾功能潜力大，即使肾功衰竭严重，肌酐廓清率低至5ml/min时，只要尿量充足，尿排钾量仍可因钾负荷的增加而增多，以维持钾的外平衡。内分泌激素的调节反应可促进钾的排泄，高血钾的反馈作用，直接刺激肾上腺醛固酮的分泌，启动远肾单位的 Na-K-ATP 酶泵，促进钾的排泄。

　　机体的细胞对维持钾内平衡也有一定的作用，如果血钾升高时，钾离子一时不能被肾排出时，细胞外的小量钾可以向细胞内钾库中转移，胰岛素在这方面起决定性作用。

　　如果机体的防卫机制不足，且外源性和内源性钾负荷过大，出现以下情况时，则易产生高钾血症：进入体内（或血液内）的钾增多，如口服或静脉输入氯化钾，服用含钾药物，组织损伤，以及大量输入保存期较久的库血等；应用青霉素钾盐（每100万U含钾1.5mmol）量过大，用的时间过长；输入大量已有溶血的陈旧库血或误将钾盐注入静脉内，均可产生高钾血症。机体内源性钾负荷过大，如发生大量溶血。当输错血型的血液或大面积烧伤所引起的大量溶血，以及体外循环下心脏手术中所造成的血液破坏，每升红细胞可释放108mmol钾；此外，组织破坏过多也可发生高钾血症，如酒精中毒或大面积挤压伤所致的横纹肌溶解或大面积烧伤所造成的组织破坏。

　　（2）钾排泄减少　肾脏排钾减少是引起高血钾最常见的原因。常见于肾功能不全的少尿或无尿期；肾上腺皮质功能不全及长期应用抗醛固酮类利尿药；脱水、休克、失血细胞外液容量减少可造成少尿，因而排钾减少。如急性或严重末期慢性肾功能衰竭、肾上腺皮质功能减低、醛固酮缺乏以及在应用卡托普利或非类固醇类抗炎药物所诱发的低醛固酮血症，均可使尿排钾减少。大量长期应用非排钾利尿剂使钾潴留体内，使血清钾浓度升高。

　　（3）钾跨细胞转移　即细胞内钾外移，如酸中毒、大面积烧伤、挤压综合征、溶血都可以引起血钾增高。血浆 pH 值升降0.1 单位，血清钾分别减增0.6mmol/L，已如前述。这种情况在心脏骤停后患者的抢救过程中，其血清钾可因酸中毒而上升到 >6mmol/L；又如患者有抽搐发作引起乳酸酸中毒，血清钾含量亦可增多；呼吸性酸中毒亦有同样结果。在糖尿病并发酮症酸中毒者，血清钾上升比较显著。高糖血症本身亦可使钾由细胞内大量外移，产生高钾血症；在糖尿病患者伴有糖尿病酮症酸中毒性或高渗性昏迷者，如误以为是低血糖性昏迷并给予50%葡萄糖溶液，则可加重高钾血症。

（4）钾在体内分布异常　剧烈运动、高钾性家族性周期性瘫痪以及某些药物，如β-肾上腺素能阻断药、琥珀酰胆碱，以及输注精氨酸等。

2. 病理生理

（1）神经系统　高钾血症能使肌肉细胞发生过度去极化，使神经冲动无法沿着肌肉纤维传导，会造成肌肉无力或麻痹，与低钾血症所表现者类似。

（2）心脏　高钾血症能使心肌细胞膜静息电位降低，使0位相与1位相上升速度减慢，产生房室传导缓慢，导致心电图的P-R间期延长，QRS波群增宽。高钾血症使细胞动作电位缩短，由于细胞膜对K^+的通透性增加，使其动作电位缩短，第3相下降速度加快，坡度变陡，心电图上表现为T波高尖。静息膜电位与细胞外液中钾浓度成正比，前者之值由原来的$-90mV$升至$-70mV$，使心肌应激性降低，直至不能应激。

（3）血管系统　高血钾能使血管收缩，血压升高。

3. 临床表现　轻、中度高钾血症，一般无特殊症状，有时可有轻度神志模糊或淡漠、感觉异常和四肢软弱等。严重高钾血症有微循环障碍的表现，如皮肤苍白、发冷、青紫、低血压等。常出现心动过缓、心律失常和心室颤动，甚至舒张期停搏。低血钙、酸中毒可增加高钾的影响。高钾血症主要表现在神经肌肉和心脏两个方面，一是神经肌肉的临床表现。主要在周围神经肌肉，其表现的次序是先过度兴奋，而后是软弱无力，动作迟钝，严重时可有声音嘶哑，说话费力和呼吸困难等。二是心脏方面，可有心动过缓和心律失常，如室性期前收缩、室性心动过速或心室颤动或心脏停搏于舒张期。

高钾血症的心电图改变：包括高耸T波，QRS波群增宽，P-R间期延长及P、R波幅降低，S波与T波融合，室性心律失常，最后心脏骤停。这些心电图变化的出现常与血清钾浓度有关，当升至6~7mmol/L时，心电图即可出现高耸而基底较窄的T波；至8mmol此时，P波即可消失；至10mmol/L时即出现宽大异常的QRS波群；至11mmol/L时，则QRS波群、ST-T融合而成双向曲折图形；至12mmol/L时，即可发生心室颤动或舒张期停搏而死亡。

血清钾的致死浓度估计为10~10.5mmol/L，但通常认为血清钾浓度在8mmol/L以上即可致死。这可能与导致高钾血症的病因和发展速度以及心脏基础等因素有关。

4. 诊断　血清钾>5.5mmol/L，即可建立诊断。

诊断高钾血症后，应定时测定血清钾含量。由于高血清钾的后果严重，对垂危患者特别在可能有钾代谢紊乱，应每日测定两次，重者每6小时测定1次，必要时可随时测定，以便尽早建立诊断。在ICU，应注意观察患者心电图改变，对出现高耸T波者，应立即停止补钾，并测定其血清钾，加以肯定。

诊断高钾血症时，应注意排除假性高钾血症，以下原因可造成假性高钾血症：①溶血：造成标本溶血的因素包括：抽血空针或盛血试管有余水，抽血用的针头过细，用力抽取能增加血液破坏，血标本震荡太多而造成红细胞破坏；②跨细胞膜转移：抽血前，扎止血带的时间过长，局部淤血造成酸血症，可使血清钾浓度升高2.7mmol/L，血标本保存在较高室温下，或放在冰箱内时间过长，未进行与血清分离，随细胞的乏氧代谢，血清pH下降，K^+由细胞内转向细胞外；③钾的释放：在血样含血小板>100万或白细胞>7万者，应取其血浆测定其含钾量，因为如使血凝结，两者在凝血过程中均可释放出钾。

当血清钾水平与心电图所见不相符时，应及时重复血液电解质检查。

5. 治疗

（1）纠正高钾血症的病因　应立即停止一切钾盐及含钾药物的应用，包括库血和青霉素钾盐；并纠正酸中毒，促进 K^+ 的细胞内转移；同时给予排钾利尿剂，对血清钾<6.5mmol/L者，无需外加其他治疗。

（2）给予钾有效对抗剂　如当血清钾>6.5mmol/L时，或有神经肌肉包括心肌症状时，危险性较大，应迅速采取以下果断措施：

1）钙剂的应用　静脉注射钙剂能降低细胞膜阈值，恢复静息电位和阈值两者间的正常电压差，以产生工作电位，增强心肌收缩力。①5% 氯化钙溶液 10~20ml 静脉注射；②10% 葡萄糖酸钙 10ml 静脉 2 分钟内注射完毕。若有效，其效果一般可持续 30 分钟。若无效，5 分钟后再重复一次。若仍无效，可停止使用。

由于葡萄糖酸钙所含的游离钙较氯化钙者少，而钙剂对钾的对抗作用主要是靠游离钙，因而氯化钙的拮抗效果优于葡萄糖酸钙者。

2）肾上腺素　在高血清钾导致心搏骤停时，可在应用钾拮抗剂的同时应用肾上腺素和阿托品类药物，以增加心肌的兴奋性和传导性，有利于心脏复苏。

3）促进细胞外液中钾的重新分布　创造钾跨膜转移的条件以促其重新分布。

A. 碱化血液促进细胞外液中钾向细胞内转移　应用碱性溶液如 4% $NaHCO_3$，迅速碱化血液，便可促进钾由细胞外液中转入细胞内，从而降低血清钾浓度。在合并酸中毒时效果尤为显著。此外，所含钠亦有拮抗钾对神经肌肉的某些抑制作用，增加细胞兴奋性并使心率加快。另外，对糖尿病酮症酸中毒所引起的高钾血症，在给予胰岛素和 $NaHCO_3$ 后，钾迅速进入细胞内，此时的高钾血症可变成危险的低钾血症。反而需要补钾。这种可能的反应应引起重视。治疗方法是 4% $NaHCO_3$ 100ml（约含钠 44mmol）静脉推注，5 分钟内推完，15 分钟后再重复一次，一般注入后 15 分钟内生效，可持续 1~2 小时。但应注意的是，应用过量可引起高钠血症，特别是在少尿的患者。

B. 促进糖原合成，增加细胞外液中钾的沉积　高渗葡萄糖加胰岛素的治疗有利于糖原的合成，从而把部分 K^+ 沉积于糖原中。另外，浓缩葡萄糖高渗性的扩容作用，可使钾浓度相对降低，特别是在急性高钾血症时，其组织间隙液中钾的浓度尚未与血浆中者达到平衡时，效果尤为突出。治疗方法是 10% 葡萄糖溶液 500ml + 胰岛素 10U，或 50% 葡萄糖 50ml + 胰岛素 5U 静脉推注，5 分钟内完成。

C. 联合应用　在血容量较低或排尿功能正常时，可用 10% 葡萄糖 1 000ml + $NaHCO_3$ 90mmol + 胰岛素 25U，前 30 分钟内给予 300~400ml，其余部分于 2~3 小时输完。此法兼有上述 1、2 两法的治疗效应。

4）促进钾的排泄　促进尿钾排泄的方法有应用排钾利尿剂如呋塞米（速尿）、利尿酸、氢氯噻嗪（双氢克尿塞）。根据需要，可静脉注射或口服。无论经由何种途径给药，其效果均较慢，不是严重高钾血症抢救的首选措施。

此外，还可应用促进胃肠道排钾的措施，对急性或慢性肾功能不全、尿排钾有障碍的患者可采取：①离子交换树脂：口服或直肠灌注离子交换树脂，该药能与肠道中的钾离子结合而共同排出体外，可使用含钠离子交换树脂如羧化胺类（ammonnium carboxylate），成人用量 40~80g，分多次口服或保留灌肠；②聚苯乙烯磺酸钠 40g 分 4 次口服，在无肾病患者，24 小时内可降低血钾 1.0mmol/L，在有肠麻痹不能口服者，应行灌肠，一次可使血钾下降 0.5~

1.0mmol/L；③20%山梨醇溶液100～200ml口服，每3～4小时1次，24小时内共服5次。本药通过产生腹泻使钾丢失。有肠麻痹者，上述药品不能口服，只能灌肠，可以50g聚苯乙烯黄酸钠与50g山梨醇加入20%葡萄糖200ml溶液中灌肠，使停留时间尽量长，以增加其效果。

如血清钾上升达7mmol/L，经上述方法不能奏效，可采用腹腔透析或血液透析治疗。

第五节　钙代谢失衡

【钙的平衡（calcium balance）】

钙是机体内很重要的电解质之一，具有很重要的生理作用。

1. 体内总含量及其分布　体内总钙量有99%存在于骨的固体结晶盐中，只有1%存在于细胞内、组织间隙和血管内，为8.8～10.4mg/dl（2.2～2.6mmol/L），其中约40%（3.5～4.6mg/dl，1.07～1.14mmol/L）与蛋白质结合，与白蛋白结合者占85%，与球蛋白结合者占15%，这部分主要存在于血浆之中，不能弥散。其含量显然受血浆蛋白含量的影响，因为1g白蛋白能与0.7～0.8mg钙结合，而1g球蛋白能与0.16mg钙结合；其余60%（5.3～5.8mg/dl，1.2～1.5mmol/L）结合成碳酸氢盐、枸橼酸盐、磷酸盐，而较少的一部分成为乳酸盐和硫酸盐。还有50%（4.4～5.2mg/dl，1.1～1.3mmol/L）为游离Ca^{2+}，存在于细胞外液之中，只有这一部分才能通过毛细血管壁参与细胞的生理活动。

血液pH及血清钠含量会影响血浆中结合钙和游离钙成分的比例。碱中毒及低钠血症会增加钙与蛋白质的结合。因而，在严重碱中毒者，虽然血清钙含量正常，但因游离Ca^{2+}减少，亦可产生手足抽搐；酸中毒及高钠血症所引起的变化则相反，即钙与蛋白质的结合量减少，游离Ca^{2+}浓度增高。通常，pH值每下降0.1，可引起游离Ca^{2+}浓度增加0.017mg/L，而蛋白结合钙则减少0.012mg/L。Ca^{2+}的高低能影响心肌的收缩力及其应激性。

2. 摄入和排泄　机体钙主要来自食物，约含1g钙盐，约有一半能被吸收。凡能增加钙盐溶解度的物质都能增加钙的吸收。反之，则使之减少。钙主要随尿排泄，每天300～400mg。

3. 生理作用　Ca^{2+}参与下列生理活动：①骨代谢；②血液凝固；③细胞膜的通透性能直接影响肌肉和神经纤维去极化作用所需的离子的流动，Ca^{2+}的增加主要是减少细胞膜的通透性，从而抑制大多数的神经肌肉反应，反之，则神经反应增强，但对心肌例外，Ca^{2+}的增加能增强其应激性和收缩力；④神经肌肉的激动和传导；⑤平滑肌、骨骼肌和心肌的激动；⑥乙酰胆碱的合成和释放；⑦某些酶系统的激活。

【钙的失衡（calcium imbalance）】

钙如钾一样，是保持神经和肌肉兴奋性所必需，但低钙血症与高钙血症两者的临床表现甚易区别，而钾的两种失衡的表现则不易区别。

（一）低钙血症（hypocalcinemia）　血清钙浓度低于2.20mmol/L为低钙血症。可发生在急性胰腺炎、坏死性筋膜炎、肾功能衰竭、胰及肠瘘和甲状旁腺受损害的患者。亦可发生于维生素D缺乏症、脂肪吸收不良综合征或佝偻病治疗过程中未及时补钙、新生儿饮食性低钙血症。此外，输注降钙素、磷酸盐等某些药物和体外循环、碱中毒、术中大量输血，也可引起低钙。具体分析如下。

1. 原因

（1）钙的摄入量不足或在胃肠道吸收不佳　营养不良和维生素 D 缺乏，可减少钙在胃肠道中的吸收；或脂肪吸收不良综合征和佝偻病治疗过程中未及时补钙、新生儿饮食性低钙血症；肝、胆、胰腺疾病及阻塞性黄疸可减少维生素 D 的吸收，从而减少钙的吸收；低镁血症时可使钙的摄入量不足，因镁、钙两者的吸收是互有关系的；甲状腺髓质瘤和肺小细胞未分化癌均能分泌甲状降钙素（thyrocalcitonin），致使钙的吸收减少。

（2）低蛋白血症的结合钙减少　因为细胞外液中的钙有 50% 以上与蛋白结合。当蛋白缺乏时，结合钙就减少，但细胞外液中的游离 Ca^{2+} 并不减少，故不出现症状，故在临床发现低钙血症时，应注意当时的血浆蛋白含量，方能做出适当的解释和判断。

（3）过多游离 Ca^{2+} 的沉积或非离子化　甲状旁腺功能减退时，由于甲状旁腺激素分泌减少，钙沉积在骨骼中，同时肾单位对钙的再吸收减少，故而产生低钙血症。如果血中 H^+ 减少产生碱中毒，使 Ca^{2+} 转变成非离子化的成分增加。在输碱性药物过度以及有时呼吸性碱中毒时，均可产生低钙血症。此外，急性胰腺炎时由于腹腔内脂肪形成的钙皂对钙的消耗，加之高血糖素引发而释放的降钙素又抑制了钙从骨中的释放，从而产生低钙血症。甲状旁腺激素减少时可使尿钙排泄增加。外科手术后的低钙血症，常见于甲状腺或甲状旁腺手术后，有可能发生短暂的低钙血症。此外，输注降钙素、磷酸盐等某些药物和体外循环、碱中毒、术中大量输血，也可引起低钙。

2. 临床表现　低钙血症的主要后果多是神经和肌肉的通透性和兴奋性增强，其表现可分为以下四大类：①骨骼肌的兴奋性增强：出现抽搐、腕足痉挛（又称 Trousseau 征），或在上臂用血压袖带加压，以产生前臂缺血 1 ~ 5 分钟，则可诱发此征。以手指轻叩面神经行径可引起面部肌肉收缩（Chvostek 征）。亦可有肌强直、喉头痉挛，或有类癫痫性发作；②平滑肌兴奋性增强：血管痉挛、指尖发麻及刺痛；③心肌兴奋性降低：心肌收缩力减低，严重者可出现心律失常及心力衰竭，心电图有时有 QT 延长，可出现传导阻滞和心律失常，心排量和血压都下降；④精神情绪不稳：情绪紊乱，易兴奋以及精神错乱；⑤慢性病程者，可出现皮肤粗糙，毛发干燥易脱，指（趾）甲脆软、白内障等。

3. 诊断　对上述各类症状和体征的定时观察和检查；定时测定血清游离钙与其他电解质。对有临床症状和体征而疑有低钙血症的患者，诊断方法是测定血清钙 <2.2mmol/L。

4. 治疗　①急性有症状的低钙血症应立即治疗。否则，肌肉强直可能演变成癫痫发作以及心脏骤停。可试用药物治疗：10% 胰高糖素钙盐溶液，含钙 0.225mmol/ml（9mg/ml），用此溶液 10 ~ 20ml 静脉推注，5 ~ 10 分钟推注完毕。一般症状经这种治疗后即可消失。或应用 10% 氯化钙溶液，含钙 0.9mmol/ml（36mg/ml），10ml，用法如上所述。此药的优越性是其含钙量 4 倍于胰高糖素钙盐者；②适量补镁：治低钙血症在补充钙盐后反应不佳，或者在酒精中毒、胰腺炎或肠道吸收不佳，则应当考虑有低镁血症同时存在的可能，可补充适量的镁。

（二）外科手术后低钙血症

1. 原因　常发生在甲状腺或甲状旁腺手术后，可能是以下情况所致：术中损伤了甲状旁腺或者剩下的甲状旁腺的血液供给；或在甲状腺手术时误将甲状旁腺切除。也可能在切除导致甲状旁腺功能亢进的腺瘤样或过度增生的腺体后，突然在所谓的"饥饿骨骼"中沉积大量钙盐。

2. 临床表现　症状一般在术后第一或第二天出现，且较轻而短暂。

3. 诊断　血清钙 <2.2mmol/L。

4. 治疗　根据症状轻重及血清钙含量高低而定，对术后持续低钙者，应采取下列治疗：

低磷饮食，限制奶及肉食；口服钙剂每天 1.5~3.0g；有胰高糖钙盐，磷酸钙及钙片可供选用；同时加用维生素 D 1.25mg（50 000U 胶囊）口服，以增强肠道对钙剂的吸收。上述治疗常需持续 4 周，而钙剂和维生素 D 的服用很少需要超过 1 年。

（二）高钙血症（hypercalcemia）　高钙血症指血清钙增高 >2.75mmol/L（11mg/dl），其临床表现与低钙血症者相反。

1. 病因　主要发生于甲状旁腺功能亢进，其次是恶性肿瘤。约 20% 的恶性肿瘤（如乳腺、肺、肾、甲状腺、前列腺癌）患者，特别在晚期可发生高钙血症。恶性肿瘤转移、破坏骨组织，将骨钙释放出来，引起高钙血症。维生素 D 进服过多，亦能产生高钙血症。长期卧床不起、截瘫，使肌肉加于骨骼的应力显著减少，导致骨吸收增加，如果肾脏无法廓清钙，就会产生高钙血症。

活动期的结节病患者有 2%~10% 合并高血钙症，结节病对维生素 D 极为敏感，紫外线照射皮肤后易导致高血钙症急性发作。具体分析如下：

（1）钙的摄入量过多，很少导致高钙血症。但服用大量维生素 D 或甲状旁腺激素（PTH）分泌过多，则可使血清钙水平升高。

（2）肠道对食物中钙的吸收增加。

（3）骨破坏释放出的钙增多　例如在 PTH 分泌过多，骨髓瘤、骨癌、甲状旁腺功能亢进以及长时间的肢体固定，均可促进骨破坏，血钙增高。

（4）肾排钙量减少，也是由于 PTH 分泌过多使肾单位对钙的再吸收增加，使血清 Ca^{2+} 升高。

（5）酸中毒　H^+ 的浓度增加，可以使细胞外液中具有生理活性 Ca^{2+} 的浓度增加。

2. 临床表现　变异很大，与血浆钙上升的速度有关。速度愈快，症状愈重。早期症状有疲倦、软弱、乏力、食欲减退、恶心、呕吐、便秘和体重下降等。血清钙浓度进一步增高时，可出现严重头痛、背部和四肢疼痛、口渴多尿。血清钙增高达 5mmol/L 时，有生命危险，可出现神志不清，甚至昏迷。病程长时，可以发生组织内钙沉积，如结合膜关节周围沉积及肾结石。

（1）神经肌肉兴奋性降低　主要发生在胃肠道的平滑肌，可有胃肠蠕动减弱、腹胀、恶心、呕吐及便秘等症状。神经肌肉功能方面，可出现软弱无力，腱反射低减弱等，甚至昏迷。

（2）心肌　兴奋性及收缩力增强，心排出量增加，血压升高。但另一方面，可以发生心律失常，严重者心排出量可减少以及血压降低，有时会发生室性心动过速或心室颤动。这在服用洋地黄的患者尤易发生。这点在 ICU 患者要特别引起注意。

（3）骨骼的变化　由于 PTH 分泌增多，破骨细胞的活性增强，骨质变疏松，易引起骨折。

（4）软组织的异常钙化及肾结石的形成。

3. 监测项目及诊断

（1）根据上述各种症状和体征进行观察其变化。

（2）定时检测血清钙及其他电解质　钙含量 >2.75mmol/L（11mg/dl），可诊断高钙血症；此时磷含量可正常或稍低；血清氯化物正常或稍升高；血清磷正常或稍低；血清氯/磷比值 >30；血清 PTH 升高。

（3）尿中环磷酸腺苷（cAMP）升高。

4. 治疗

（1）盐水利尿　利用盐利尿剂是快速降低高钙血症的惟一有效方法。可用生理盐水与0.5mol/L者交替应用，每小时输入250～500ml，以扩大血容量，同时可用呋塞米（速尿），每2～4小时用10～40mg。如利尿量过大，还应补液和其他电解质，以防脱水再度引起高钙血症及其他电解质的紊乱。

（2）糖皮质激素治疗　维生素D中毒者可应用氢化可的松，24小时内给予3～4mg/kg，而后继之以泼尼松龙10～40mg/d。此法对PTH分泌过多所引起者无效。

（3）钙阻滞剂　在心脏有高钙血症毒性反应时，可用维拉帕米或硝苯地平（心痛定，nifedipine）。

（4）对甲状旁腺功能亢进应进行手术治疗，从根本上解决高钙血症。

（5）对骨转移性癌肿患者，可给低钙饮食和充足水分，防止缺水，以减轻症状和痛苦。高钙血症治疗可静脉滴注乙二胺四醋酸（EDTA），50mg/kg。或应用细胞毒性药物，光辉霉素，25mg/kg，暂时减低血钙的浓度，但会引起血小板减少症，出血及肾功能衰竭应慎用。口服或静脉注射二磷酸盐（骨磷、博宁、阿克达等）也可抑制骨吸收，抑止肠道钙吸收，纠正高钙血症，但肾功能不全患者禁用。

（6）鲑鱼降钙素（calcitonin）是调节骨代谢的一种激素，其主要作用也是抑制骨细胞的活性，防止骨丢失，减少骨吸收而增加骨质量。由于其抑制骨质溶解，故具有抗炎止痛作用，目前已用于癌性骨转移引起的剧烈疼痛。

（7）血钙过高的心脏患者应考虑少用或停用洋地黄，因为其有促进洋地黄中毒的危险。

（8）噻嗪类利尿剂可造成钠利尿和钙利尿作用的脱节，而使钙进一步升高，应禁用。

第六节　镁的代谢失衡

【镁的平衡（magnesium balance）】

镁是体内第4个最常见的阳离子。在细胞内的阳离子中它仅次于K^+，镁与钙有复杂的互相依赖关系。

（一）体内总含量及其分布

1. 总体镁为12～24g，仅次于钾和磷。存在于细胞外液中的镁小于总量的1%。镁主要分布为：50%～60%存在于骨骼中（Ca与Mg之比为50∶1），其中30%可以完全进行交换，其余储存在骨骼肌、心肌、肝、肾、脑等组织细胞内。体内镁离子总量仅1%在血浆中，在肌肉中占20%；蛋白质结合占20%。

2. 血清镁的正常浓度在0.7～0.95mmol/L（1.40～1.90mEq/L）之间。

（二）摄入和排泄

1. 摄入和吸收　谷类、蔬菜、干果（如花生、栗子等）中镁含量均很丰富，牛奶、肉、鱼、海产品内镁的含量也不少。正常人由一般饮食摄入量每日约为12.5mmol（300mg），其中有25%～50%被吸收，镁的吸收似乎与钙有相互关系。

2. 排泄　其排泄量的范围可相差50倍之多，低者每天仅为0.4～0.5mmol（10～12mg）。每天摄入镁约70%的摄入量排于粪便中，增加维生素D可增加镁的吸收。而钙的摄入增加，镁吸收就减少。血清镁含量主要由肾调节，约1/3的摄入量由尿排出，钙负荷可增加镁的排出量。甲状旁腺素加强肾小管对滤液中镁的回吸，甚至可以全部回吸。低血清镁可以增加甲状旁腺素的释出，减少尿中镁的排出，并升高血清钙含量。但血清镁含量并不能作为镁缺乏的可靠指标，血清镁降低时，镁不一定确实丢失，同样，镁缺乏时，血清镁可能正常。镁的主要作用在于它是激活 ATP 酶和其他多种酶的金属辅酶，尤其在糖原分解过程中，镁起着很重要的作用。镁缺乏可能与洋地黄抑制 ATP 酶起协同作用，其结果为加大细胞内钾离子丢失，导致心肌对洋地黄敏感，加大对它的吸收，以致通常是非中毒剂量即可诱发洋地黄中毒，此外镁缺乏可以加强神经肌肉的兴奋性，故急性低镁血症时，常见患者有抽搐症状。

（三）生理作用

1. 镁是重要的辅酶　镁有激活细胞内多种酶系统的作用，例如各种 ATP 酶、碱性磷酸酶、焦磷酸酶、磷酸转移酶、胆碱酯酶等。凡是以硫胺磷酸为辅因子的反应，以及一些钛酶的活化，均需要镁的参与。

2. 维持神经肌肉电活动　镁离子对神经肌肉系统有控制作用。镁离子过少对运动神经有兴奋作用，过高有抑制作用。这两种不同的作用也同样影响周围神经与肌肉细胞的连接部分。

3. 镁对心脏的影响　镁通过激活与 ATP 代谢有关的酶，以刺激心肌线粒体内氧化磷酸化的过程，并影响细胞膜的 Na^+-K^+-ATP 酶，而后激活心肌中的腺苷酸环化酶。镁还能通过参与肌原纤维对 ATP 的水解和肌凝蛋白的凝固以及肌浆网对钙离子的释放和结合，从而参与心肌的收缩过程。

4. 直接舒血管作用　可引起低血压。

【镁的失衡（magnesium imbalance）】

（一）低镁血症（hypomagnesemia）

1. 病因　①摄入不足：如长期禁食而输入的液体不含镁；②肠道疾病丢失镁过多：如腹泻、呕吐、肠瘘、胃肠吸引，急性胰腺炎时腹腔内脂肪坏死部位有镁性皂沉积，此外，吸收不良的患者，凡是粪便中含脂肪多者尤其是脂肪痢患者、回肠远端疾病、短肠综合征、胆道瘘的患者可并发低镁血症；③肾脏排出镁过多：常见于长期利尿特别是应用汞剂利尿剂、醛固酮过多症、糖尿病酮症酸中毒的患者。此类患者多有失水，补足液体及给予胰岛素治疗可很快导致稀释性低镁血症，有时还会发生肌强直，故治疗糖尿病酮症酸中毒，可能需要补充镁。抗利尿激素异常分泌综合征（SIADH）患者也合并低镁血症。其他疾病，如肾脏疾患如肾小球肾炎、肾盂肾炎等重吸收镁障碍，长期应用利尿药，高钙血症等亦致排镁过多。

其他：在糖尿病酸中毒期间，糖原合成时需要镁，如果不及时补充镁，可引起低镁血症。长期应用洋地黄可引起低镁。

2. 临床表现　患者可出现嗜睡、全身乏力、恶心、呕吐、淡漠和性格改变等临床改变。常见症状有记忆力减退、精神紧张、易激动、神志不清、烦躁不安、手足徐动样运动。患者面容苍白、萎靡。严重缺镁者可有癫痫发作。也可发生心律失常，促发室性心动过速。心电图有 QT 间期延长改变。缺镁影响磷酸化酶、糖及脂质异化作用正常进行，使心肌能量减少，心排量下降，加重心功能不全。

无低血清钙或碱中毒也可发生肌肉自发性收缩、震颤、Chvostek 及 Trousseau 征阳性（见低钙血症），以及全身肌肉强直。低镁血症常与低血钾症同时存在，后者会加重低镁血症的症状并可引起碱中毒。另外，再有低钙血症时，仅补充钾盐和镁盐效果不佳，因而同时补钙盐方能奏效。

3. 监测指标　临床上应对患者一般情况进行观察，并对有上述可致低镁血症的病因者，应定时测定血清电解质包括钠、钾、钙、镁、氯。血镁水平 <1.2mmol/L，便可诊断为低镁血症。同时应作尿镁排出量的测定，24 小时尿排出的镁少于输入量的 20% 时，即输入镁的保留量 >80% 时，可认为有低镁血症的存在。

4. 治疗 低镁血症患者多不能进食，故其治疗应采取胃肠外途径给药。治疗措施是去除致病原因；根据血镁水平及有无临床症状拟定治疗措施。

（1）血镁稍低而又无症状者，可用小剂量 50% 硫酸镁溶液行肌内注射：第一天 4ml（含镁 16.3mmol），每 2 小时 1 次，共 3 次，以后每 4 小时 1 次共 4 次；第 2 天 2ml（含镁 8.1mmol），每 4 小时 1 次；第 3~5 天 2ml（含镁 8.1mmol），每 6 小时 1 次。

（2）血清镁显著降低并有心律失常者，可静脉点滴注药，50% 硫酸镁溶液 12ml（含镁 48.9mmol）稀释于 1 000ml 5% 葡萄糖溶液中，4~5 小时滴完，而后复查血清电解质，如血镁仍低且心律失常无改善，而又无低血钾者，可再重复镁盐治疗 1 次，其量不变。

（3）低镁血症伴有抽搐者，可根据血镁每降低 1mg 给予 10% 硫酸镁 10~20ml（8.3~16.6mmol）缓慢静脉推注，15 分钟推完。如反应好，可用同样剂量肌内注射；如反应不佳，可重复 1 次静脉注射。但应测试腱反射并监测血压反应。

（4）适当补充钾、钙、磷盐。

5. 预防性措施 凡是长期进食不佳或有胃肠引流、肠瘘或长期用胃肠外营养者，均应常规于输液中每日加入硫酸镁 1~2g，以防低镁血症的发生。因镁有直接扩张血管平滑肌的作用，故儿童尽量不用静脉给药，成年人亦不能给药过快，否则，会引起低血压，故在静脉滴注镁盐过程中必须监测血压。此外，还应观察心电图变化，测试肌腱反射。

（二）高镁血症（hypermagnesemia）

1. 病因 ①采取硫酸镁治疗各种疾病（如心绞痛、高血压脑病、子痫）过程中使用过量，特别是有肾功能不全时用镁后能发生；②黏液性水肿、多发性骨髓瘤、严重脱水及未经治疗的糖尿病酸中毒者，由于尿排镁减少，可发生高镁血症；③早期烧伤、大面积损伤或外科应激反应，严重细胞外液不足，也可引起血清镁增高；④其他：有低体温，因肾功不全而排镁减少，肾上腺皮质功能不全致肾排镁功能差，慢性肾功衰竭患者应用含镁抗酸剂所造成的镁入量过多。

2. 临床表现 主要表现为神经肌肉及心血管的抑制。临床表现与血镁水平有密切关系：①血镁水平 >4mmol/L 时，腱反射抑制，可表现为恶心、呕吐、低血压；②血镁水平 >7mmol/L 时，肌无力、无腱反射；③血镁水平 >8~10mmol/L 时，四肢瘫痪，呼吸肌麻痹；④血镁水平 >12~15mmol/L 时，可出现昏迷、心脏抑制、心电图变化和高钾血症的心电图变化相似，有房室或室内传导阻滞，QT 间期延长，心脏骤停。

3. 治疗 治疗原则是拮抗镁的毒效；阻断镁的来源；降低镁的血浆浓度；加快镁排泄以降低血镁水平。同时根据病因，采取针对性措施。其主要治疗措施如下：

肾功能无损害的患者在有症状的高镁血症时，应首先采用葡萄糖酸钙治疗，4 小时内给 15mg/kg 拮抗高镁血症的毒效。对症状严重者可静脉推注钙剂，此药应列为有症状的高镁血症病的首选。在有呼吸或心脏抑制者，应用 2.5~5mmol 葡萄糖酸钙便可奏效。也可应用 0.5mol/L 盐水扩容，同时用呋塞米（速尿）利尿。

肾功能不全的患者可应用不含镁的透析液进行腹膜或血液透析，在 4~6 小时内可有效地降低血清镁水平。

（蔡柏蔷）

参 考 文 献

[1] Ayus JC, Caramelo C. Sodium and potassium disorder. In: Grenvik A ed. Textbook of Critical Care. 4th ed, Harcourt Asia: WB Saunders, 2001, 853 – 861

[2] Zaloga GP, Roberts PR. Calcium, Magnesium, and Phosphorus disorders. Ibid, 862 – 875

[3] 苏鸿熙, 姬尚义. 水、电解质平衡. 见: 苏鸿熙主编. 重症加强监护学. 北京: 人民卫生出版社, 1996, 90 – 119

[4] 姚培炎. 水与电解质紊乱. 见: 王一山主编. 实用重症监护治疗学. 上海. 上海科学技术文献出版社, 2000, 48 – 58

[5] 林善琰. 水和钠的正常和异常代谢. 见: 陈敏章, 蒋朱明主编. 临床水与电解质平衡. 第 2 版, 北京: 人民卫生出版社, 2000, 7 – 21

第八章　肺损伤与修复

急性肺损伤（ALI）/急性呼吸窘迫综合征（ARDS）的治疗近年来有很大的进展，近几年来 ARDS 的病死率在 30%~50%，较 20 世纪 70 年代的 70%~90% 的病死率有显著下降。这其中的原因很多，包括监护水平的提高，机械通气技术的改进等；除此之外，对 ALI/ARDS 的发病机制的进一步认识，也起了很大的作用；尤其是近年来对炎症与修复这一过程的细胞病理及分子病理研究的迅速进展。

ALI/ARDS 是同一个疾病的不同阶段，病理均表现为弥漫性肺泡损伤（DAD），病理上 DAD 包括三期：渗出期、增生期、纤维化期。急性肺损伤在炎症消退过程中也同时伴随着组织结构及功能的修复。修复过程是在体液、细胞及胞外基质间进行的复杂过程，这一过程中有有序性的过程，也存在一些重叠性的无序性过程。组织损伤后，首先出现的修复过程是出血及血浆的渗出，从而引起内外源性凝血途径的激活、纤维素的沉积及前基质的形成。期间也有 PLT 的活化及脱颗粒的过程参与，导致细胞因子的释放。这些细胞因子包括一些重要的生长因子和一些趋化因子。

【参与急性肺损伤与修复的细胞因子】

（一）脂质介质　细胞膜上有丰富的磷脂成分，可对各种免疫性或非免疫性刺激起反应，通过一些酶依赖性途径而迅速代谢成很强的炎性介质。这些成分形成后可通过自分泌或旁分泌的途径作用于周围的细胞，影响炎性细胞的功能。细胞激活后引起胞内钙的动员，从而激活了膜相关性的磷脂酶 A_2，引起游离脂肪酸（FFA），如溶血性磷脂酰胆碱、花生四烯酸的释放。花生四烯酸可以经环氧化酶、脂氧化酶途径产生各种活性的脂溶性产物：前列环素、前列腺素、血栓素、白三烯类等，从而参与炎性反应和损伤修复过程。

1. 血小板活化因子（PAF）　磷脂酰胆碱经磷脂酶 A_2 及转乙酰基后被水解成小分子的 PAF。PAF 是细胞膜的脂质成分中的重要组分，在中性粒细胞中可分离到 15 种 PAF。PAF 的生物学作用主要取决于其化学结构，如 1-O-hexadcyl-2-乙酰基-顺-甘油-3-磷酸胆碱的活性最强。单核-巨噬细胞、中性粒细胞及嗜酸性粒细胞、内皮细胞、血小板等都可以产生 PAF。纳摩尔水平的 PAF 就可以发挥很大的功能。PAF 的主要功能有：引起 PLT 的聚集及脱颗粒；对中性粒细胞及单核-巨噬细胞有很强的趋化作用并使其活化；可以引起前列腺素、TXA_2、白三烯的释放；增强中性粒细胞-内皮细胞间的黏附作用；引起内皮源性的凝血酶原激活物的形成及抑制内皮源性的前列环素的释放；引起血管扩张，增加受损组织的血管通透性、增强肺内平滑肌细胞的收缩能力及花生四烯酸的代谢与释放。正是因为 PAF 有上述功能，在肺的变态反应性疾病或细胞介导的炎症性病变中起很重要的作用。

在许多肺的炎症过程中，PAF 都是一个很强的致炎因子，在 PAF 介导的高敏反应的研究中发现，PAF 可以引起豚鼠、狗、灵长类动物及人的气道高反应性：在受抗原性物质刺激后，PAF 从肺的一些细胞中释放出来，引起血管通透性的增高，平滑肌的收缩、炎性白细胞的渗出等变化，最终导致气道高反应性的发生。此外，PAF 与内毒素血症性肺损伤有关。若给动物静脉注射会引起肺动脉高压、低氧血症、心排出量（CO）的下降、肺血管阻力及通透性的

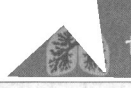

增加。给小鼠注射内毒素后可以发现血中及肺内 PAF 升高，这表明 PAF 对内毒素性炎症的病理生理过程有很强的作用。应用特异性 PAF 受体阻断剂的研究显示：当给动物注射特异性的 PAF 受体阻断剂后，可以减轻内毒素引起的病理生理改变，如肺血管阻力的升高及通透性的升高，这一机制目前还有待进一步研究。不过这些研究已证实 PAF 在 ARDS 的病理生理过程中有一定的作用。尤其是 PAF 在输液性肺损伤或缺血灌注后的肺损伤中起着很关键的作用。

2. 花生四烯酸的代谢产物　细胞膜的成分在磷脂酶 A_2 或二磷脂酰酯酶的作用下可以形成花生四烯酸，它在环氧化酶或脂氧化酶的作用下产生多种生物活性物质，如前列环素、前列腺素、血栓素、白三烯类等。这些产物在正常细胞的相互协调中起重要作用；但这些活性产物的大量产生，会引起肺组织的损伤。中性粒细胞受趋化因子的作用主要产生 LTB_4，受凝血酶激活的 PLT 或受抗原刺激的肥大细胞分别主要产生 TXA_2、PGD_2、PGE_2 和 LTC_4、LTD_4、LTE_4。单核细胞及肺泡巨噬细胞产生的一系列花生四烯酸的代谢产物的种类主要由刺激的物质所决定，且此类花生四烯酸可以由内外源性两种途径产生。在人的肺组织中，LTB_4、PGE_2 及 TXA_2 是最主要的花生四烯酸的代谢产物。另外，肺的巨噬细胞在急慢性炎症中产生的花生四烯酸的种类有所不同，这也提示肺的巨噬细胞可能会影响肺的炎症过程的进展。

（二）早期反应的致炎因子（early response proinflammatory cytokines）

1. IL-1（白介素-1）细胞因子家族　IL-1 细胞因子家族包括 2 种激动因子：IL-1α 与 IL-1β；一种抑制因子：IL-1Ra。两种激动因子的区别是：IL-1α 的等电位点 pI 为 5，是一种膜型的蛋白；它的 cDNA 编码 23kD 的蛋白；IL-1β 的等电位点 pI 为 7，是一种分泌型蛋白；它的 cDNA 编码 33kD 的蛋白。IL-1α 与 IL-1β 约有 26% 的氨基酸是同源的。多种细胞均可以产生 IL-1α 与 IL-1β，且两者都与 I 型的 IL-1 的受体结合，产生类似的生物学功能；不过两者在受体上的结合位点不同。

IL-1Ra 首先是从多发性骨髓瘤患者的尿中分离得到的。IL-1Ra 有两种不同的结构，一种为 17kD 的蛋白，是由单核细胞、巨噬细胞、中性粒细胞分泌的糖蛋白（sIL-1Ra）；另一种是 18kD 的蛋白，存在于单核细胞、内皮细胞及角化细胞的胞质内（icIL-1Ra）。研究发现，IL-1Ra 是 IL-1α 与 IL-1β 的惟一的受体阻断剂，这在体内外试验中都已得到证实。IL-1Ra 可以调节 IL-1 的活性作用，在肺内炎症反应级联的消退中起很大作用。IL-1Ra 是巨噬细胞在许多因子的刺激下产生的，比较强的刺激物是：IgG、LPS、GM-CSF、IL-4。糖皮质激素可以抑制经单核细胞在 LPS 刺激下 sIL-Ra 与 IL-1β 的分泌，但却可以促进角化细胞合成 IL-1β、Hep-G2 细胞产生 sIL-Ra。IL-1 与 IL-1Ra 参与多种肺内病变的形成过程，如支气管哮喘、ARDS、泛性支气管炎及肺纤维化。在 ARDS 的初期，BALF 中低水平的 IL-10、IL-Ra 提示预后不良。IL-1 因子家族在纤维化过程中有两方面的作用，甚至是相反的作用。IL-1α 与 IL-1β 可以诱导成纤维细胞内 I、III 型前胶原的 mRNA 与上皮细胞 IV 型胶原 mRNA 的表达，从而促进成纤维细胞合成黏多糖、纤维结合素（fibronectin），促进肺纤维化的形成。IL-1α 与 IL-1β 还可以通过促进成纤维细胞上 PDGF-AA 与 PDGF-α 的受体的表达来促进成纤维细胞的增生。在肺的慢性炎症中，IL-1α 与 IL-1β 可以通过诱导成纤维细胞产生 IL-1、IL-6、CXC 与 CC 等趋化因子来促进纤维化；另外 IL-1α 与 IL-1β 通过促进组织胶原酶（基质金属蛋白酶-1）、白明胶酶、凝血酶原激活物等合成，促进纤维化进程。但在 PGE_2 的作用下，IL-1α 与 IL-1β 可以抑制成纤维细胞的增生。再加上目前已发现 IL-Ra 可以调节 IL-1s 的活性，认为 IL-1 因子家族在调节纤维化过程的机制比较复杂。

2. TNF-α（肿瘤坏死因子-α）　TNF-α 由单核-巨噬细胞及 T 淋巴细胞分泌，与 IL-1 有许多相似的生物活性。在早期，TNF-α 被认为是一种溶细胞的因子，可以引起发热、恶病质、休克及肝脏急性相蛋白合成。人 TNF-α 的等电位点为 5.3，它的前体是由 236 个氨基酸组成的 26kD 的蛋白，其中 26 个氨基酸组成疏水基团，157 个氨基酸组成 TNF 的成熟单体。TNF 是一个同源三聚体，在细胞表面有 2 个受体 p55、p76。TNF 的受体也是一个跨膜蛋白，胞外部分富含有半胱氨酸基团，胞内区的变异度很大。p55 及 Fas 受体中含有一个由 60 个氨基酸组成的结构域，被认为是"死区"，参与组成凋亡信号。

在 1975 年，TNF 是因对肿瘤细胞有溶解作用而被首次认识并命名的，之后经过一系列的研究发现，TNF 在急慢性炎及免疫病中也都起了很大的作用。低水平的 TNF 在维持机体的稳态中是必需的，在多种疾病中都发现 TNF 水平的异常升高，如感染性休克、ARDS、肝脏的缺血/再灌注损伤、获得性免疫缺陷病性恶病质、慢性寄生虫感染、移植物抗宿主疾病（GVHD）、及心、肾、肝、肺的异基因移植等疾病中。还发现 TNF 受体的突变会引起自身免疫性疾病，如 RA、Crohn 病。尤其是 Fas 受体的突变会引起淋巴细胞的异常增殖。TNF 的作用主要有：分泌黏附分子及趋化因子诱导中性粒细胞-单核细胞-内皮细胞的黏附及跨内皮细胞的移动；促凝——上调组织因子及凝血酶原激活物的抑制剂，抑制蛋白-C 的合成；是炎性级联反应中的始动因子之一。TNF 在肺的免疫炎症反应中起很大的作用。一些研究还发现，TNF 可以调节 B 淋巴细胞的分化及增强 NK 细胞的杀细胞活性；静息状态的 T 细胞不能与 TNF 特异性结合，但抗 CD3 抗体激活的 T 细胞可以表达 TNF 受体，与表达 IL-2 受体相似。这些 TNF 受体具有如下功能：促进 MCH-II 抗原的表达、诱导高亲和力的 IL-2 受体的表达，与 IL-2 协同作用刺激 T 细胞的增殖及分泌 IFN-γ。TNF 刺激 T 细胞集落的形成可能是通过 TNF 诱导的 IL-1 的合成实现的，TNF 也可以提高抗原、丝裂原诱导的 T 细胞的增殖。

TNF 对成纤维细胞有多种影响：可以通过自分泌/旁分泌 PDGF 来诱导成纤维细胞的增生；可以促进成纤维细胞分泌 PGE$_2$、胶原酶（金属蛋白酶-1）、白明胶酶、黏多糖、CXC 和 CC 趋化因子、GM-CSF、IL-1、IL-6。TNF 还可以在转录水平降低成纤维细胞对 TGF-β 诱导下的非 PGE$_2$ 依赖的 I 型胶原的合成。所以，TNF 被认为是在炎症与修复中起桥梁作用的细胞因子。

在博来霉素诱导所致的肺纤维化模型中发现，TNF 的水平显著升高，在该动物用 TNF 的中和抗体被动免疫后，可引起肺实质细胞成分的减少、肺泡隔变薄、肺泡结构破坏减少，伴随着肺内总羟脯氨酸水平的下降。

感染性休克后的急性肺损伤的机制是多因素的，TNF 和 IL-1 是研究较多、作用机制了解比较清楚的两种。临床研究发现，在脓毒血症、暴发型脑膜炎病例中，血清 TNF、IL-1 的水平与病死率明显相关，且 TNF 水平越高，并发 ARDS 的可能性也越大，并且 IL-1 与 TNF 有协同作用。在细菌性感染性休克的动物模型中发现，抑制了内源性 TNF 的分泌后可以减轻多器官的损伤及死亡率。虽然许多试验都已证实 TNF 在炎症反应中起很大作用，但在人体中抑制 TNF 的试验结果却不尽人意。究其原因：①抗 TNF 抗体不能阻断淋巴毒素与 TNF 受体信号交换；②免疫复合物形成的同时，会引起补体的激活，从而带来一定的危害性；③鼠/人的单克隆抗体具有抗原性，影响了长期治疗的效果。为了克服这一缺陷，现在在研制嵌合体性抑制剂，这些分子包括了 TNF 受体的胞外部分，可以与 Ig 的重链结合，抗原性很弱；这些分子特异性很强，还可以中和 TNF 的所有受体，包括 α-淋巴毒素。这些嵌合体性的抑制剂正在进行对 RA 疗效的评价中。

3. 肺纤维化中的 Th-1 细胞因子（IFN-γ）、Th-2 细胞因子（IL-4、IL-5） T 淋巴细胞可以根据其分泌的细胞因子不同分为 Th-1 和 Th-2 细胞，Th-1 细胞主要分泌 IL-2 和 TNF-γ，而 Th-2 细胞主要分泌 IL-4、IL-5、IL-10。INF-γ 与 IL-12 主要参与迟发型超敏反应，IL-4、IL-10 则主要是刺激 Th2 细胞的分化，抑制 Th-1 细胞的活性。另外，肥大细胞、单核细胞、激活的成纤维细胞在适当刺激下都可以释放 IL-4、IL-10。有时 Th-1、Th-2 细胞的反应类型不能截然分开，如机体在初始的抗原性物质作用下，不能触发有效的 Th-1 型反应，继而机体就触发了 Th-2 型细胞因子参与的反应。所以有学者认为与其用 Th 细胞的类型来区分反应类型，还不如用细胞因子类型来区分更合适。

在一些慢性炎性疾病中，由于某些细胞因子的不恰当的表达导致了明显的细胞增生及纤维化。INFs 尤其是 INF-γ 可以有效的抑制细胞外基质蛋白如胶原、纤维结合素等的沉积。IL-4 是 Th-2 细胞的主要细胞因子，具有很强的刺激成纤维细胞产生细胞外基质，包括 I、III 胶原及纤维结合素；经研究证实，IL-4 可以稳定的提高细胞外基质中 mRNA 水平，继而促进基质蛋白质的合成。IL-4 是成纤维细胞的趋化因子，也是促进成纤维细胞活化的重要细胞因子；IL-4 可以诱导成纤维细胞的增生，促进成纤维细胞合成相应的细胞因子、细胞外基质。这一作用主要是通过成纤维细胞上的高亲和力的 IL-4 受体来完成的。成纤维细胞上有 2 种 IL-4 的受体：膜型与分泌型。另外，IL-5 对嗜酸性粒细胞有促生成及趋化作用，而一些研究认为嗜酸粒细胞增多与纤维化有关。体外试验证实，嗜酸粒细胞可以刺激成纤维细胞的复制和合成细胞外基质。

在 IPF（特发性肺纤维化）患者中，T 细胞因子中以 Th2 细胞因子的表达为主，且 BALF 中 INF-γ 的水平与 III 型胶原的水平呈负相关。这些发现提示，Th-1 与 Th-2 细胞因子的失衡可能是肺纤维化的形成的机制之一。

（三）主要与肺纤维化有关的细胞因子

1. 生长因子家族

（1）血小板衍生生长因子（PDGF）　PDGF 首先是从血小板中分离得到，后来发现巨噬细胞、内皮细胞也能分泌 PDGF。它是一个 31kD 的阳离子蛋白，是具有促有丝分裂作用的二聚体糖蛋白，对成纤维细胞、肌纤维原细胞、平滑肌细胞有趋化作用。PDGF 有促有丝分裂的潜能，可以促使 G_0 期细胞进入 G_1 期。PDGF 的两条链分别由 2 个不同的基因来编码，可以为同源二聚体 AA、BB 或异源二聚体 AB，这 2 条链在基因水平有 60% 的同源性。其中 B 链的基因编码在人第 22 号染色体上。PDGF 的受体有 α、β 两种，其中 AA、AB、BB 亚型与 α 受体有很高的亲和力，仅 BB 亚型可以与 β 受体以高亲和力结合，AB 亚型与 β 受体结合的亲和力比 BB 与之结合要弱 10 倍。巨噬细胞分泌 PDGF-AB、BB，实质细胞分泌 PDGF-AA。从 IPF 患者收集的 BALF 中的 PDGF 样的活性较正常人肺泡巨噬细胞的活性高很多，但 PDGF 在肺纤维化形成中的作用机制还不十分明确。

（2）胰岛素样生长因子-1（IGF-1）　胰岛素生长因子-1，又名生长调节素-C，是一个 25kD 的多肽，是肺泡巨噬细胞分泌的。IGF-1 可以促使细胞从 G_1 期进入细胞周期的其他时期。IGF-1 与 PDGF 在促成纤维细胞的增生方面有协同作用。IGF-1 的受体是一个四聚体糖蛋白，分布于细胞表面，与胰岛素受体有很大的同源性。该受体由 2 条 α 链、2 条 β 链组成，其胞内区有酪氨酸激酶的活性。IGF-1 的生物学活性与其高亲和力的 IGF 结合蛋白有关。在 IPF 中 IGF-1 的表达和释放都明显增加，已证实，IGF 结合蛋白对 IGF-1 的转录后修饰有作用，可以提高结节病及其他的 ILD（间质性肺病）的纤维化进程。在博莱霉素诱导的纤维化模型中发现，BALF 中细胞内的 PDGF 及 IGF-1 的 mRNA 的水平都明显的提高，且与细胞外基质的沉积水平呈正相关。这些研究结果也已在人的 IPF 中得到证实。在 IPF 的早期炎性阶段，PDGF、IGF-1 主要位于肺泡巨噬细胞、单核细胞、成纤维细胞、Ⅱ型肺泡上皮细胞、血管内皮细胞、血管平滑肌细胞；而相比之下，在 IPF 的终末阶段，IGF-1、PDGF 主要位于肺泡巨噬细胞上。这一发现提示，肺内多种细胞可以通过表达 PDGF、IGF-1，参与肺纤维化的进程。

（3）碱性成纤维细胞生长因子　碱性成纤维细胞生长因子（bFGF 或 FGF-2）属于多肽家族系列——成纤维细胞生长因子（FGF）家族（FGF-1 到 FGF-18）。碱性成纤维细胞生长因子与 PDGF 的作用相似，它也可以调节成纤维细胞及其他间叶细胞的生长周期。编码 bFGF 的基因位于人的第 4 号染色体上，功能型 bFGF 的 pI 为 9.6，大小为 18kD，与酸性成纤维细胞生长因子（FGF-1）有 55% 的同源性。许多细胞都能分泌 bFGF，如内皮细胞、成纤维细胞、神经元、肥大细胞、巨噬细胞等，但肥大细胞是分泌 bFGF 的主要细胞。bFGF 的受体包括三个 Ig 样的区域，是具酪氨酸激酶活性的跨膜受体。与 PDGF 相似，受配体的结合及受体二聚化作用引起信号的耦联。bFGF 可以引起许多细胞的增生与分化，如成纤维细胞、平滑肌细胞、内皮细胞等。bFGF 还可以刺激内皮细胞的迁移，从而可以在血管生成中起调节作用。bFGF 在肺纤维化中的作用还不明确，不过，bFGF 在 IPF 患者的 BALF、血清中的水平都有升高，且与 BALF 中细胞成分及气体交换功能的异常有关。在 ARDS 的肺泡内纤维化过程中，巨噬细胞是 bFGF 的一个很重要的来源。bFGF 作用除了可以直接刺激成纤维细胞的增生、细胞外基质的合成外，还与新生血管有关，从而参与肺纤维化的过程。

2. 转化生长因子（transforming growth factor）（TGF-β）　哺乳动物的 TGF-β 是属于基因超家族，存在三种相近的同源异构二聚体形式，TGF-β_1、TGF-β_2、TGF-β_3。这三种形式的 TGF-β 有一些相同的生物活性，其中 TGF-β_1 是最主要的形式。TGF-β 有 Ⅰ、Ⅱ、Ⅲ 型三种受体形式，Ⅰ、Ⅱ 型受体与 TGF-β_1 的亲和力比与 TGF-β_2 的亲和力强；不过三种形式的 TGF-β 与其受体都是以高亲和力结合的。这些受体不需磷酸化，也没有酪氨酸激酶的活性。

许多细胞都可以分泌 TGF-β，包括血小板、中性粒细胞、嗜酸性粒细胞、单核细胞、成纤维细胞、上皮细胞、内皮细胞等。TGF-β 是一种多功能性的细胞因子，参与炎症反应及免疫反应的调节，从而协调组织的纤维化及修复。例如，可直接或通过 IL-6 间接地诱导急性相蛋白的合成；抑制巨噬细胞的呼吸爆发，从而使巨噬细胞源性的 H_2O_2 产生减少；TGF-β 对单核细胞、巨噬细胞有趋化作用，并能激活这些细胞表达 IL-1、TNF、PDGF 及 TGF-β_1；还能抑制 B 细胞在 IL-4 刺激下分泌 IgE 的功能；TGF-β 还是一个很强的免疫抑制剂，它通过下调 IL-2 受体而抑制 IL-1 依赖性的淋巴细胞的增生。

在纤维化及组织修复过程中，TGF-β 对成纤维细胞有趋化作用，并且可以通过诱导表达、自分泌、旁分泌 PDGF 来促进成纤维细胞的增生。TGF-β 可能是最强、最有效的细胞基质生成的刺激物，它可以通过诱导基因表达，促进如下蛋白质的合成：纤维结合素、韧结合素、透明质酸、硫酸软骨素、硫酸角化素、骨粘素、血小板反应素，Ⅰ、Ⅲ、Ⅳ、Ⅴ型胶原。与此同时，TGF-β 还可以有效地降低细胞外基质的降解，这主要是通过抑制丝氨酸蛋白酶（凝血酶原激活物）、金属蛋白酶、胶原酶、弹力蛋白酶，促进组织表达金属蛋白酶的组织型抑制物及凝血酶原激活物的抑制剂来起作用的。另外 TGF-β 在体内具有很强的促血管增生的作用，主要是通过招募生血管性巨噬细胞来间接的促进新生血管的形成。正因为 TGF-β 可以促进细胞外基质的合成、抑制结缔组织的降解，并促进血管的新生，它可以大大的促进细胞外基质的合成与沉积。这些都表明 TGF-β 是肺纤维化中的至关重要的细胞因子。

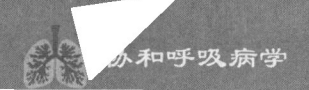

3. 趋化因子　并非所有的炎症反应都可以引起纤维化，纤维化一般继发于慢性炎症反应。在慢性炎症反应中，最突出的一个特征是白细胞的参与。正是白细胞的大量渗出、聚集及其相关细胞因子的分泌，导致了慢性炎症反应的形成及纤维化。经过 150 年的研究，科学家们已明确了白细胞迁移过程中的分子、细胞学机制。炎症反应中持续性得白细胞的招募过程，需要白细胞与内皮细胞、固有间质细胞、实质细胞间的相互作用的参与，它们之间的相互作用则借助于早期反应的细胞因子 IL-1、TNF；细胞表面黏附分子的表达、趋化性分子如趋化因子的生成（表1-8-1）。

人体的趋化因子由 CXC、CC、C、CXXXC 四种相近的多肽组成，它们对中性粒细胞、嗜酸性粒细胞、嗜碱性粒细胞、单核细胞、肥大细胞、树突状细胞、T 及 B 淋巴细胞都有趋化作用。这些因子以单聚体形式存在，大小在 7 ~ 10kD，包含了特征性的碱性肝素结合蛋白。它们含有高度保守的半胱氨酸基团：CXC 趋化因子家族在初始的两个半胱氨酸的氨基之间插入另一个可变的其他氨基酸基团；CC 趋化因子家族则初始的为两个相连的半胱氨酸基团，之间无其他基团；C 趋化因子族则初始只有单个半胱氨酸基团；CXXXC 趋化因子家族则在初始的两个半胱氨酸基团之间有 3 个可变氨基酸基团。CXC 趋化因子的编码基因位于人第 4 号染色体上，在氨基酸水平有 20% ~ 50% 的同源性，CC 趋化因子的编码基因位于人 17 号染色体上，在氨基酸水平有 28% ~ 45% 的同源性，C 趋化因子的编码基因位于人 1 号染色体上 CXXXC 的编码基因位于人 16 号染色体上。这四种趋化因子之间有 20% ~ 40% 的同源性。

许多细胞都可以分泌细胞因子，包括单核细胞、肺泡巨噬细胞、中性粒细胞、

表 1-8-1　人类的 C、CC、CXC、CXXXC 趋化因子家族的细胞因子系列

C 趋化因子家族
Lymphtactin-α
Lymphtactin-β
CC 趋化因子家族
I-309
MCP-1（单核细胞趋化蛋白-1）
MCP-2（单核细胞趋化蛋白-2）
MCP-3（单核细胞趋化蛋白-3）
MCP-4（单核细胞趋化蛋白-4）
MIP-1α（巨噬细胞炎症蛋白-1α）
MIP-1β（巨噬细胞炎症蛋白-1β）
MIP-1δ（巨噬细胞炎症蛋白-1δ）
RANTES（正常 T 细胞表达与分泌活性的调节因子）
嗜酸性粒细胞趋化素
HCC-1（血滤 CC 趋化因子-1）
HCC-1（血滤 CC 趋化因子-2）
HCC-1（血滤 CC 趋化因子-4）
TARC（胸腺及活性调节趋化因子）
DC-CK-1
6C 因子
MDC（巨噬细胞源性趋化因子）
MPIF-1（巨噬细胞促凝诱导因子-1）
MPIF-2（巨噬细胞促凝诱导因子-1）
TECK（胸腺表达的细胞因子）
CXC 细胞因子
IL-8（白介素-8）
ENA-78（上皮中性粒细胞活化蛋白-78）
GRO-α（生长相关性的致癌基因-α）
GRO-β（生长相关性的致癌基因-β）
GRO-γ（生长相关性的致癌基因-γ）
GCP-2（粒细胞趋化蛋白-2）
PBP（血小板碱性蛋白）
CTAP-Ⅲ（结缔组织活化蛋白-Ⅲ）
β-TG（β-血小板球蛋白）
NAP-2（中性粒细胞活化蛋白-2）
PF4（血小板因子-4）
IP-10（TNF-γ 诱导蛋白-10）
MIG（TNF-γ 诱导的单核细胞因子）
ITAC（TNF-γ 诱导的 T 细胞 α 趋化剂）
SDF-1（基质细胞源性因子-1）
BCA-1（B 细胞吸引性的趋化因子-1）
CXXXC 趋化因子家族
Fractalkine

血小板、嗜酸性粒细胞、肥大细胞、T 及 B 淋巴细胞、NK 细胞、角化细胞、系膜细胞、上皮细胞、肝细胞、成纤维细胞、平滑肌细胞、间皮细胞、内皮细胞。这些细胞在病毒、细菌的产物、IL-1、TNF、C5a、LTB$_4$、IFNs 等多种其他因子的作用下分泌趋化因子。这些趋化因子在慢性炎症反应过程中起很重要的作用。为了阐明它们的具体作用机制，下面以 CXC、CC 为例加以阐述。

（1）CXC 趋化因子家族

1）概况　CXC 趋化因子家族可以根据一级结构中，在第一个半胱氨酸后是否含有 ELR 基团（谷-亮-精氨酸）分为 ELR$^+$CXC 与 ELR$^-$CXC 两类。ELR$^+$CXC 为中性粒细胞的趋化因子，具有很强的促血管生成的作用；ELR$^-$CXC 为单核细胞的趋化因子，抑制新生血管的生成。ELR$^+$CXC 在生理浓度时（1 ~ 10nmol/L）就有很强的促血管生成的作用；ELR$^-$CXC 在生理浓度时（500pmol/L ~ 1nmol/L）有很强的抑制新生血管生成的作用。ELR$^+$CXC 包括 IL-8、上皮细胞-中性粒细胞活化蛋白-78（ENA-78）、生长调节基因（GRO-α、GRO-β、GRO-γ）、粒细胞趋化蛋白-2（GCP-2）、β-血小板球蛋白、中性粒细胞活化蛋白-2（NAP-2）等等。IL-8、ENA-78、粒细胞趋化蛋白-2 起初就是因为它们的活化与趋化中性粒细胞活性来命名的。ELR$^-$CXC 包括血小板因子-4（PF-4）、MIG、IP-10 等。

可以从转基因小鼠的实验中得到一些有趣的发现。在经转基因处理后使小鼠能特异性地在肝脏中过度表达 IL-8 的试验中，并没有发现中性粒细胞在肝内的浸润。小鼠血中的 IL-8 很高，与 L-选择素结合后，不再诱导中性粒细胞的聚集。同样，在另一个实验中，在实验兔子身上静脉注射 IL-8 后，也可以抑制刺激部位中性粒细胞的聚集（此时没有 L-选择素的参与）。这些实验都表明，细胞因子局部只有以低水平存在时才有趋化作用，且趋化活性并不等于其全部活性。这也解释了为什么在很高浓度的 IL-8 水平时反而抑制了中性粒细胞在炎症局部的聚集，但仍具有促血管生成的作用。

2）IL-8　在 ELR$^+$CXC 趋化因子中，对 IL-8 的研究较多。CXC 的趋化因子家族的初级结构与 IL-8 的相似，IL-8 是一种阳离子蛋白，含有 14 个碱性氨基酸，如赖氨酸、精氨酸，4 个半胱氨酸残基参与组成 2 个二硫键。IL-8 的羧基端有肝素的结合位点，由赖氨酸-苯丙氨酸-亮氨酸-赖氨酸-精氨酸（Lys-Phe-Leu-Lys- Arg）组成；这一结构与细胞基质中的黏多糖相结合。IL-8 的四级结构由羧基端的一个 α 螺旋、氨基端的 3 条反向平行的 β 链组成。

IL-8 的一些理化特性可以使它能存于多种溶蛋白物质存在的环境中，IL-8 可以抵抗胰蛋白酶、糜蛋白酶的溶蛋白及变性作用，把 IL-8 与上述任一种蛋白混放在一起，4 小时后，IL-8 还具有 80% 的促使中性弹性蛋白酶释放的活性；但 IL-8 与蛋白酶-K 一起孵育 12 小时后，IL-8 活性完全丧失。IL-8 的活性可以在组织蛋白酶、中性弹性蛋白酶、蛋白酶-3 的作用下慢慢失活，它们使 IL-8 的半衰期分别减至 2、4、17 小时。而 NAP-2 与 GRO-α 在蛋白酶作用下，半衰期减至 0.2、2 小时。不过，一些生理性的蛋白酶可以使 IL-8 的氨基端失去部分氨基酸，而提高它对中性粒细胞的生物活性。凝血酶、纤溶酶可以使 IL-8 由 77 个氨基酸序列的形式转变成 72 个氨基酸序列的形式，中性粒细胞颗粒的溶解产物、纯化的蛋白酶-3 也有此功能。72 个氨基酸序列的 IL-8 与中性粒细胞的结合能力为 77 个氨基酸序列的结合能力的 2 倍，而在诱导细胞松弛素处理后的中性粒细胞脱颗粒的活性上强 2 ~ 3 倍。

起初认为 α 螺旋在 IL-8 与中性粒细胞的结合中起主要作用，后来经研究发现，CXC 趋化因子的分子中的氨基端在其与中性粒细胞结合的过程中起主要作用。尤其是继第一个半胱氨酸后的 ELR 基团在与中性粒细胞的结合中起决定作用。在一个研究中，IL-8 经放射突变后，把突变的基因换成丙氨酸，再比较改变前后的 IL-8 的诱导中性粒细胞中游离 Ca^{2+} 的能力，结果发现，大多数突变可以使该活性增强，然而在 Lys3、Glu4、Arg6 部位用丙氨酸替换后使 IL-8 失活，且使 IL-8 与中性粒细胞的结合能力分别下降 10、100、1000 倍，这也表明 Arg6 这一部位在受配体结合中起很重要的作用。这些研究都说明，氨基端的 ELR 对于 CXC 趋化因子的受配体的结合过程及活化都是很重要的；另外发现羧基端的肝素结合域对于提高中性粒细胞对 IL-8 的反应也是很重要的。IL-8 与硫酸肝素结合后，可以使中性粒细胞内的游离钙浓度显著上升，可以使中性粒细胞的趋化活性增强 4 倍。不过肝素与 IL-8 结合后仅仅可以使中性粒细胞内的游离钙水平上升，与中性粒细胞的结合能力并不能增加。黏多糖对 IL-8 的作用具特异性的，因为无论肝素或硫酸肝素都不能改变 fMLP 对中性粒细胞的活性。

3）CXC 趋化因子的受体　CXC 趋化因子是经过与白细胞表面的相应受体结合起作用的，共有 5 种受体，具体详见表 1-8-2。

IL-8 的受体有两种形式，一种是 IL-8RA 或 CXCR1，另一种是 IL-8RB 或 CX-CR2；它们都是 G 蛋白耦联的受体；两者在基因水平有 77% 的同源性；IL8RA 与 IL-8 之间有很强的亲和力，结合后可以引起游离钙水平的升高；IL8RB 则与所有的 ELR+ CXC 之间都有很强的亲和力。CXCR1、CX-CR2 存在于中性粒细胞、T 淋巴细胞、单核细胞、嗜碱性粒细胞、角化细胞、肥大细胞的表面。CXCR1、CXCR2 的编码基因位于人第 2 号染色体上（q34-35），两种受体的氨基端都由酸性氨基酸组成，之后续以高度保守的疏水性的 7 个跨膜蛋白结构。受体的羧基端则是高度保守序列，由丝氨酸、苏氨酸组成，在磷酸化与信号的 G 蛋白耦联中起很大的作用。

表 1-8-2　CXC 趋化因子的受体

受体	配体
CXCR1	IL-8
CXCR2	ELR+ CXC 趋化因子
CXCR3	IP-10、MIG、ITAC、6C 因子
CXCR4	SDF-1
CXCR5	BCA-1

注：IL-8：白介素 8；IP-10：干扰素 γ 诱导的蛋白-10；SDF-1：基质细胞源性因子-1；BCA-1：白细胞吸引因子-1；MIG：干扰素 γ 诱导的单核细胞因子；ITAC：干扰素 γ 诱导的 T 细胞 α 化学趋化剂。

大多数受体与 CXC 趋化因子结合后都会活化、产生活性，但也存在一种受体，可以与趋化因子 CXC、CC 结合，但结合后不能引起信号的耦联。这种受体首先是在红细胞表面发现，这种受体也可以与疟原虫结合，从而可以使它们能进入红细胞。经研究认为，该受体与 Duffy 抗原相同，并已被命名为细胞因子的 Duffy 抗原受体；其结构上与其他的趋化因子受体相似。不过对于该受体的功能有待进一步研究。

4）CXC 趋化因子在肺纤维化中的作用　IL-8 在 IPF 患者的 BALF 中明显得升高，经多项研究证实，肺泡巨噬细胞是 IL-8 的重要来源。在 IPF 的肺间质中，成纤维细胞是 IL-8 的主要来源。研究表明，在 IPF 中 IL-8 与 IP-10 的平衡失调，IL-8 的水平明显升高，而 IP-10 的分泌减少，从而促进新生血管的形成、纤维组织的增生、细胞外基质的沉积，最终导致肺纤维化及肺功能的毁损。

（2）CC 趋化因子

1）概况　CC 趋化因子对单核细胞、T 及 B 淋巴细胞、NK 细胞、树突状细胞、嗜碱性粒细胞、肥大细胞、嗜酸性粒细胞有趋化作用。CC 因子的编码基因位于人第 17 号染色体上（q11.2-q12）。从基因的碱基排列看，CC 与 CXC 因子可能来源于同一个原始基因。CC 趋化因子可以由许多细胞分泌，包括单核细胞、肺泡巨噬细胞、中性粒细胞、血小板、嗜酸性粒细胞、肥大细胞、T 细胞、B 细胞、NK 细胞、角化细胞、系膜细胞、上皮细胞、肝细胞、成纤维细胞、平滑肌细胞、间皮细胞及内皮细胞等等。这些细胞可以在病毒、细菌的产物、IL-1、TNF、C5a、LTB$_4$、IFNs 等物质刺激下分泌 CC 趋化因子，而 IL-10 则可以抑制其分泌 CC 因子。

2）CC 趋化因子的受体　CC 趋化因子的受体属于 G 蛋白耦联的受体，有 7 个跨膜结构域。共有 10 种，这些受体在结构上有很大的同源性：它们的跨膜部分及胞质内的第二、第三区域是很保守的序列，但在氨基端及羧基端则有很大变异性。保守序列与 G 蛋白的信号耦联有关，可变异序列则与相对应的配体结合及其活性有关（表 1-8-3）。

表 1-8-3　CC 趋化因子受体

受体	配体
CCR1	MIP-1α、RANTES、MCP-3
CCR2	MCP-1、MCP-2、MCP-3、MCP-4
CCR3	嗜酸性粒细胞趋化素、RANTES、MCP-3、MCP-4、MIP-1α
CCR4	MDC、TARC
CCR5	RANTES、MIP-1α、MIP-1β
CCR6	MIP-3α
CCR7	6C 因子、I-309
CCR8	I309、TARC
CCR9	MIP-1β、RANTES、MCP-1、2、3、4、5、TECK
CCR10	MCP-1、MCP-3、MIP-1β、RANTES、TECK

细胞上受体表达还受到细胞功能状态及分化情况的影响（静息或活化），如单核-巨噬细胞在 IL-2 刺激下可表达 CCR-2，但 MCP-1 则不能。

Th1 与 Th2 细胞参与多种免疫反应，炎性细胞表面表达不同的 CCRs 可能是 Th1、Th2 招募到炎性部位一个很重要的因素，这就可以解释不同的趋化因子受体可以导致不同类型的免疫反应。

3）CC 趋化因子在肺纤维化中的作用　博来霉素诱导的肺纤维化等动物实验已表明，CC 趋化因子家族在纤维化的初期起很大的作用（＜3 周）。在实验中发现，博来霉素处理后 24 小时的 BALF 中 MCP-1 的 mRNA 水平明显上升，在 7 天后达到高峰，同时伴有单核细胞及嗜酸性粒细胞的浸润。在 1、2、8、12、16 天后 MIP-1α 蛋白及其 mRNA 水平也逐渐升高，在 12～16 天期间，MIP-1α 蛋白水平达高峰。与 MCP-1 相比，肺内及 BALF 中的 MIP-1α 的代谢动力学是一致的。在博来霉素处理后的第一周 MIP-1α、MCP-1 的水平都有升高，且伴有单核细胞的增多。2 周后，MIP-1α 的表达伴随有巨噬细胞的增多，但并没有发现 MCP-1 水平的升高。经杂交或免疫定位技术发现，MIP-1α 或 MCP-1 的主要细胞来源是肺泡巨噬细胞。另外，嗜酸性粒细胞、上皮细胞、间质细胞也是它们的重要来源。用 MCP-1 或 MIP-1α 的中和抗体对博来霉素处理的动物进行被动免疫后，发现这些动物的肺内炎症细胞的数量分别下降 30%、

35%。去除 MCP-1 主要使单核细胞受到影响，中和 MIP-1α 可以减少 B 淋巴细胞、巨噬细胞、中性粒细胞的浸润。用抗 MIP-1α 的抗体被动免疫用博来霉素处理过的小鼠，可以使肺内的胶原沉积下降49%（经检测羟基脯氨酸的水平），但分离去除 MIP-1α 后并不能使博来霉素所致的炎症及纤维化的作用消失。这说明还存在其他因素。

临床研究表明 MIP-1α 存在于 ILD 患者的 BALF 中，在 23 个结节病的患者中有 22 个、9 个 IPF 的患者中的有 9 个的 BALF 中均测到相当水平的 MIP-1α，而在 7 个正常人中仅有 1 个测到 MIP-1α。与正常人相比，结节病、IPF 中单核细胞的趋化活性分别增强 2.5、1.8 倍。但若用兔抗人 MIP-1α 的单抗处理后，则结节病及 IPF 患者 BALF 中单核细胞趋化活性下降22%。经免疫定位技术，发现这些患者的 MIP-1α 的主要来源于肺泡及间质巨噬细胞、肺成纤维细胞。在正常人群中仅可以测到微量或测不到 MIP-1α。另外还发现，从 IPF 患者分离得到的成纤维细胞与正常无纤维化的人群中得到的成纤维细胞相比，用 IL-1β 处理后，前者可以分泌大量的 MIP-1α。同样在 ILD 中 MCP-1 的水平也明显的升高。同时还发现，若将 IPF 患者的成纤维细胞用 PGE_2 或糖皮质激素处理后，发现 MCP-1 的分泌减少。这些研究都说明，在 ILD 患者的肺泡、间质中 MIP-1α、MCP-1 的表达都明显的升高，这些细胞因子是单核细胞被招募的主要因素，从而使这类疾病中的炎症反应得以延续。

（四）炎症反应中的多肽介质

1. 补体级联反应　补体的激活途径主要有 2 条：补体激活的经典途径与替代途径。很多物质都可以激活补体途径，主要有抗原-抗体复合物、细菌的毒素及产物。内皮细胞的损伤也可以激活补体途径。这些结果表明，补体途径的激活及效应在早期炎症反应中起很大作用。

急性肺损伤中补体的激活：把眼镜蛇毒注入小鼠体内可以很快的激活补体的替代途径，引起过敏毒素、C3a、C5a 及膜攻击复合物 C5a~9 的形成，从而导致肺微循环内中性粒细胞的浸润、活化及内皮细胞的破坏，引起肺透明膜的形成、肺内出血；在注射后 30 分钟这一作用达到高峰。这些类似反应也发生于 ARDS 中。毛细血管床的损伤是由中性粒细胞、补体及氧化产物的产生引起的，这些因素在急性肺损伤中的作用，可以在用它相应的特异性抑制物或去除后得到证实。

急性肺损伤中肺泡内免疫复合物的沉积：在免疫复合物诱导的急性肺损伤的动物模型中，用完整的 IgG 免疫复合物或抗牛血清白蛋白的抗体，经气道注射入实验动物中，3~4 小时后，可以发现发生了严重的肺泡出血，间质及肺泡腔内中性粒细胞明显的浸润，肺泡毛细血管膜的严重破坏。经研究发现，与眼镜蛇毒诱导的肺损伤相似，中性粒细胞、补体、氧化产物都参与该反应中，另外还有一些成分，如 IL-1、TNF 等也在参与其中。清除补体后还可以影响到肺内的炎症过程，在炎性反应前，用可溶性的人重组补体受体（SCR-1）或经腹腔少量多次的注射眼镜蛇毒后，引起补体消耗，从而引起免疫复合物介导的肺组织的损伤明显的减轻，这与从循环被招募中性粒细胞的明显减少有关。

2. 凝血及纤溶级联反应　凝血、纤溶过程也参与肺损伤过程中。已证实，在 ARDS 患者的循环中，存在凝血因子的激活，纤维蛋白降解产物、D 抗原、Ⅷ因子抗原、循环纤维蛋白-脂质复合物等水平的升高。ARDS 的主要组织病理学改变是：肺泡内纤维蛋白原的渗出、血管内血小板微血栓的形成及肺泡内出血。在正常肺中，凝血与纤溶之间相互平衡。但在有炎症发生时，是一个促凝血的环境。博来霉素诱导的肺纤维化的动物模型中 PAI-1 有过度的表达，若该动物缺乏 PAI-1，则在博来霉素作用后可以减少肺纤维化的形成，说明凝血系统与炎症过程有关，参与肺损伤的形成过程中。

【参与急性肺损伤与修复过程的细胞】

（一）中性粒细胞

1. 概况　粒细胞根据其内颗粒的染色特性分为中性粒细胞、嗜酸性粒细胞、嗜碱性粒细胞。中性粒细胞活动性最强，在肺内发生炎症时可迅速聚集到炎症处，是炎症第一阶段的参与细胞。中性粒细胞是细菌等微生物入侵后的机体的第一防线，参与固有免疫过程；同时，中性粒细胞也作为效应细胞参与继之而来的获得性免疫过程；中性粒细胞还启动、参与炎症的消退、组织结构的修复过程；但若平衡被打破，中性粒细胞也会参与疾病的形成过程，参与肺损伤的形成如在肺气肿、ILD（间质性肺病）及急性肺损伤等中都起一定的作用。

从数量上讲中性粒细胞是体内最多的粒细胞，它们有特征性的高度分叶的胞核、颗粒性胞质，其内的染色质高度固缩。先前人们认为中性粒细胞的主要功能是吞噬、杀灭细菌，参与机体的防御过程；而其在蛋白合成方面的作用很有限甚至认为无合成、分泌功能。近年来的研究发现，中性粒细胞有很强的分泌功能。虽然从单个细胞看，其蛋白合成的功能不强，但是从整体看，他们分泌细胞因子、趋化因子以参与细胞外的炎症前或炎症过程的能力很强大。尤其是他们能合成与分泌一系列自分泌/旁分泌性的趋化因子、激活物、启动因子，如IL-8、MIP-2、IL-1、IL-6、TNF-α、GM-CSF 等。一些研究还表明，在适当的刺激下，中性粒细胞可上调环氧化酶、5-脂氧酶的活性，从而促进有活性的炎症前阶段、炎症阶段的花生四烯酸产物的形成。其他的合成、分泌功能目前还有待进一步证实。

中性粒细胞胞质内含有四种的颗粒：初级颗粒（嗜天青颗粒）、次级颗粒（特异性颗粒）、三级颗粒、分泌性颗粒。各类颗粒内含有不同的成分，详见下表1-8-4。

表 1-8-4　中性粒细胞胞质内含有的颗粒

初级颗粒	次级颗粒	三级颗粒	分泌性颗粒
髓过氧化物酶	溶菌酶	白明胶酶	碱性磷酸酶
弹性蛋白酶	乳铁蛋白	整合素	ATP 酶
组织蛋白酶（A、D、E、F、G）	维生素 B_{12} 结合蛋白		磷脂酶 D
葡糖苷酶	细胞色素 b558		
脂酶	胶原酶		
β-甘油磷酸	黄素蛋白		
防御素	fMLP 受体		
细菌毒性的通透性增高性肽（BP）	各种整合素		
溶菌酶			
胶原酶			

注：fMLP：N-甲基-甲硫氨酰基-亮氨酰基-苯丙氨酸；ATP：三磷酸腺苷

初级颗粒相当于溶酶体的功能，其内含有各种具消化功能的低 pH 值的酶，其中有 2 种是中性粒细胞的特异性酶：髓过氧化物酶、弹性蛋白酶。次级颗粒中含有的酶在中性 pH 情况下起作用，这一颗粒的膜上含有的 β_2-整合素及其他受体可以在细胞激活后上调。三级颗粒中还包含有基质的金属蛋白酶，如金属蛋白酶-9（白明胶酶）、整合素。四级颗粒在细胞活化后迅速直接释放。而一、二、三级颗粒则主要是先形成吞噬体再释放，在合适环境下以胞外分泌的形式释放其内的活性成分。

中性粒细胞的表面有多种受体：

（1）G蛋白耦联的7个跨膜受体 起趋化作用的始动作用。包括C5a、PAF、LTB_4、fM-LP、CXC趋化因子系列（如IL-8）的特异性受体。

（2）整合素 尤其是$\alpha m\beta_2$（CD11b/18，MacI），主要功能是介导中性粒细胞的黏附及与C3bi相连的颗粒的吞噬作用。

（3）IgG受体 在吞噬、氧化爆发、分泌等过程中单独或与整合素一起作用。中性粒细胞组成性表达$Fc\gamma R\,II$（CD32）$Fc\gamma R\,III$（CD16）受体，诱导性表达$Fc\gamma R\,I$（CD64）受体。其中CD16是特异性的受体，它不是跨膜蛋白，它是与糖基化磷酸肌醇相连性受体，也就是说它不直接参与信号的转导，但它可以与其他的受体一起参与摄取及分泌反应。

（4）生长因子受体 G-CSF、GM-CSF。他们在中性粒细胞的骨髓中的发育中起很大作用，且可提高炎症动员阶段的细胞功能的成熟。中性粒细胞在一些刺激下可以提高蛇根碱受体如TNF-α、LPS的功能。生长因子在细胞凋亡中也起作用。

一些引起中性粒细胞迁移的因素同时也有活化细胞的效应的功能，从而杀灭或清除入侵的微生物。这一过程主要通过中性粒细胞的吞噬功能、呼吸爆发、细胞毒性肽及蛋白的释放：①吞噬作用：对细菌的吞噬是在细胞内对细菌进行杀伤的第一步。中性粒细胞可以直接吞噬细菌，但在免疫球蛋白的调理作用下这一作用可以大大增加；②呼吸爆发：中性粒细胞主要通过膜结合的NADPH氧化酶系统来产生氧化产物；这一过程作用非常大，在慢性肉芽肿性疾病的患者中因为吞噬细胞没有呼吸爆发的功能，导致反复感染。氧原子在NADPH的还原作用下形成超氧自由基（$O_2^{\cdot-}$），这些自由基可以自发的裂解成氧分子，在过氧化物裂解酶的作用下生成过氧化氢。以HCl为底物时，过氧化氢在髓过氧化酶的还原作用下形成水分子与高氯酸。这些产物作用谱窄，但有很强的杀伤性；这些物质大量地贮存于吞噬溶酶体中，从而裂解、杀灭吞噬的细菌；③细胞毒性蛋白：中性粒细胞的颗粒中含有许多作用很强的细胞毒性蛋白，大多数存在于嗜天青颗粒中（初级颗粒），其中的嗜中性肽1~3对于真菌、有包膜的病毒及细菌有很强的毒性。天青杀伤素（azurocidin）的结构与蛋白酶、弹性蛋白酶、组织蛋白酶G的结构相似，也有很强的杀伤性。在初级及次级颗粒中均含有蛋白酶，但这两类蛋白酶有所不同，初级颗粒中主要是丝氨酸蛋白酶，次级颗粒中主要是金属蛋白酶。初级颗粒中有三种重要的蛋白酶，它们是弹性蛋白酶、组织蛋白酶G及蛋白酶3，中性蛋白酶与组织蛋白酶有杀菌功能，且组织蛋白酶G的杀菌功能并不依赖于酶的活性。这些蛋白酶类的功能在先天缺陷的患者中可以显示出来，在Chediak-Higashi综合征的患者中，成熟中性粒细胞的嗜天青颗粒中不含有丝氨酸蛋白酶，这些中性粒细胞有正常的吞噬功能、呼吸爆发功能，但无杀菌功能，导致这类患者的反复肺内感染。

2. 中性粒细胞的迁移 中性粒细胞由骨髓内的前体细胞在G-CSF、GM-CSF的作用下产生，其成熟过程与其他的粒细胞的成熟过程类似：特征性的分叶状核的形成、细胞容积的减小、表面受体的形成与黏附分子的表达。在受到未知的某些因素的刺激下从骨髓中进入血循环中。在血循环中他们只有几个小时寿命。一般说来，每天血管中的中性粒细胞要更换2~2.5代，中性粒细胞的裂解（凋亡）的具体机制现在还不明确。体内中性粒细胞的数量很大，但在血循环中的中性粒细胞却只是其中的一小部分。大多数存在于肺血管的边缘池中（约占了>50%的中性粒细胞）。在激素、肾上腺素的作用下可以动员边缘池中的细胞。血中中性粒

细胞的直径为 $8.2\mu m$，但肺毛细血管的直径为 $6.5\mu m$。对于双凹结构的红细胞来说通过毛细血管不成问题，但粒细胞则需通过变形后才能通过毛细血管床。这一过程的时间比较长，且可在血管床的低压力下进一步延长。又因为肺毛细血管床的面积大，大多数时间中性粒细胞都处于这一穿越过程而存储于肺内。增加肺血流速可以缩短这一穿越时间。

在肺实质内有一些刺激信号存在时大量的中性粒细胞参与这一穿越过程，这对于肺泡膜来说是易损处。且也在 ALI 中看到了此处最易受损。这也意味着在循环中的某一刺激可以激活与肺毛细血管接触的中性粒细胞，并且在无需中性粒细胞迁移的情况下引起内皮的破坏。这是设想的 ARDS 的机制之一。

对中性粒细胞穿越肺血管时研究发现，炎性细胞朝炎症灶的运动首先在毛细血管中发现。这与经它处的血管床穿越过程有所不同，在那里毛细血管后静脉是主要的血细胞渗出处。（在体循环压力的情况下，中性粒细胞可以经毛细血管迁移至其他器官如肠道。）所以可能是肺的血流动力学及肺毛细血管的形态学特点导致在此处中性粒细胞穿越了毛细血管壁但不穿越毛细血管后静脉，从而导致了肺泡毛细血管膜容易受损及中性粒细胞迅速被调度到感染的肺泡表面。炎性细胞在肺内聚集与迁移过程在肺内是比较特殊的，炎性细胞在气道内则仍是沿支气管循环的毛细血管后静脉迁移入气道的。

体循环静脉中的炎性细胞聚集与迁移是在许多黏附分子的作用下完成的（图 1-8-1）。在 L-选择素作用下中性粒细胞与内皮细胞短暂的粘连（此时中性粒细胞是与黏附素的糖基部分相连）。在有刺激的情况下，内皮细胞可以很快的从 Weibel-Palade 小体中调度 P-黏附素，它与中性粒细胞的糖基结合（PSGL-1）从而增强了黏附性。在一些趋化因子（CXC 趋化因子，C5a、LTB4）的作用下可以活化中性粒细胞增强黏附功能，这一过程是在一系列黏附分子的作用下完成的，其中对于中性粒细胞来说较为特征性的是 $\alpha m\beta 2$ 黏附素（CD18/11b）。这一分子存在于中性粒细胞的表面，在细胞活化后可以从储存的颗粒中被上调，从而增强了黏附功能。这一过程称为"外-内信号转导过程"，在外面信号的刺激下，通过细胞内的信号转导途径引起受体（整合素）结构、功能的改变，即配体亲和力的改变而实现。整合素可以特异性的识别内皮细胞上相应受体，如细胞间黏附分子-1，是 Ig 的超家族成员。整合素还可以与其他一系列分子结合，如纤维蛋白原、不饱和蛋白的疏水基团、C3bi、细菌或真菌的表面组分。对内皮细胞的刺激对黏附素也有上调作用，包括对黏附素 P 的快速调节作用，黏附素-E 的慢性调节作用。对中性粒细胞表面的刺激与黏附素-P 可以一起提高内皮细胞与中性粒细胞的相互作用。牢固的黏附过程可以把中性粒细胞局限于炎症灶的部位，并且为接下来的在血管内迁移过程作准备。

引起中性粒细胞的黏附与迁移的细胞因子具有区域性，很复杂，在不同的炎症部位可以不一样，不同的损伤类型也可以不一样，其中还有很多问题有待进一步解决。迁移的机制目前还不明了，尤其是在人体内的过程。以肺泡毛细血管为例，我们认为中性粒细胞是通过内皮细胞间的连接进行的。在体外这一过程中内皮细胞的主动作用已被证实，但在体内则尚未进一步证实。不过，有一些研究认为，中性粒细胞其实是经内皮细胞体穿越的，而不是经内皮细胞间的连接，但具体的机制及发生率不详。另外，一些学者认为优先的穿越过程发生在细胞连接处。中性粒细胞必须先穿越内皮的基底膜再进入间质、上皮细胞的基底膜，最后经过上皮细胞。目前尚没有证据来证实中性粒细胞直接穿越肺泡毛细血管屏障，在此处内皮细胞与上皮细胞的基底膜是融合的。

3. 中性粒细胞的激活、触发宿主防御和组织损伤　中性粒细胞一旦在组织中聚集后（与

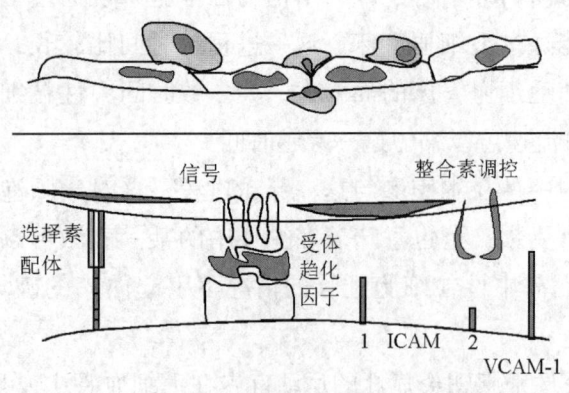

选择素配体　信号　整合素调控

受体趋化因子

1 ICAM 2

VCAM-1

图1-8-1　中性粒细胞由血管内向血管外迁移过程示意图

内皮细胞的黏附、炎症灶处的聚集或迁移到间质或肺泡/气道内），它们就能很强的损害局部组织，其机制与感染源的清除、杀灭一样。主要的原因是在 NADPH 氧化酶作用下产生的氧化物。这些氧化产物除了能杀伤细菌，其释放后还能引起邻近结构的破坏。宿主的防御机制包括一系列阳离子蛋白及高度特异性的蛋白酶，如中性弹性蛋白酶——存在于初级颗粒中，可以释放入吞噬体（消化、杀灭细菌）或主动分泌到细胞外，从而引起组织结构的损伤。

绝大多数的中性粒细胞的趋化因子通过经典的 7 个跨膜性 G 蛋白受体作用于细胞。这些因子可以诱导出肌动蛋白样的作用，引起细胞的运动与趋化，但对于氧化产物的形成及颗粒的分泌作用很弱。不过在协同刺激下，这些趋化因子有很强的激活宿主防御/组织损伤的能力。这一过程称为中性粒细胞的触发过程，期间有大量的氧化产物形成；同时也有中性粒细胞的其他一些反应，如花生四烯酸的生成与分泌。许多刺激物都可以引起中性粒细胞的激活，上面的几种物质在初始阶段是通过不同的受体转导系统起作用，所以认为可能在接下来的阶段中有相同的信号系统。该过程在体内有重要的意义，推测在迁移过程中有微小的中性粒细胞的受损潜能的激活，但当细胞到炎症灶后被全面激活并且暴露于刺激物。所以，在肺毛细血管内的趋化物在引起中性粒细胞聚集的同时仅引起微小的组织损伤，但当有潜在的触发物如 LPS 存在时就可引起明显的效应如血管通透性的增高。

（二）单核-巨噬细胞

1. 概况　单核-巨噬细胞在人的一生中都可在肺内存在，它们的功能缺陷会造成严重的后果，甚至是致死性的。呼吸系统的单核-巨噬细胞的类型有 4 种：气道、肺泡的哨兵性巨噬细胞、间质巨噬细胞、循环中的单核细胞（在平时在肺微血管的边缘池中，在肺内有炎症时可以被诱导入气道及肺实质中）、树突状细胞。在一些动物中还存在着第五类细胞——肺血管内巨噬细胞，但在人及啮齿类动物中不存在这类细胞。单核-巨噬系统的细胞都有 M-CFS、GM-CSF 的受体，并借助于此来调节细巨噬细胞的生长、分化及生存。此类细胞的表面还存在一些细胞因子的受体，可以是一些或所有巨噬都有表达的或仅为一些或仅在单核-巨噬细胞的某个发育阶段或在某种组织中时才表达的（表1-8-5）。

肺巨噬细胞中最重要的哨兵细胞（setinel

表1-8-5　单核-巨噬细胞表面标志物

单核-巨噬细胞的前体细胞
　ER-MP58
　ER-MP20
单核细胞：
　M-CSF 受体
　F4/80
　Mac-1（CD11b）
　CD14
巨噬细胞
　M-CSF 受体
　F4/80
　CD68/macrosialin
　清道夫受体（AI、II）
　Mac-1（CD11b）
　羟基肽酶 M

cell）包括上呼吸道（主气管、支气管、细支气管）的巨噬细胞及远端气腔（终末细支气管、肺泡）的肺泡巨噬细胞。他们在形态、功能等各方面基本没有差别，目前发现其主要功能有：保护肺免受吸入的微生物及异物的侵害、辅助清除肺表面活性物质、抑制一些不必要的免疫反应及启动炎症反应。在肺的急慢性炎症时气道、肺泡中的巨噬细胞数量大大增加，如在ARDS、IPF、闭塞性机化性支气管肺炎、囊性纤维化等。

2. 巨噬细胞的固有免疫及对特异性免疫的抑制作用　巨噬细胞是重要的固有免疫的参与细胞，主要通过其吞噬功能体现出来。巨噬细胞具有很强的吞噬功能，在巨噬细胞吞噬了各种异物，包括未经预处理的细菌、真菌、渗出的红细胞及粉尘、颗粒等后形成了吞噬体，然后在溶酶体内各种酶的作用下开始消化。大多数的异物可以经这一过程被分解，一部分细菌如D族葡萄球菌、一些分枝杆菌对溶酶体内的水解酶有抵抗作用，不能经此途径清除。在这种情况下，巨噬细胞就把这些不被分解的物质形成二级溶酶体，然后被局部引流淋巴结所摄取、清除或经由纤毛黏液系统排出体外。巨噬细胞主要通过多种受体来识别这些异物，如清道夫受体、补体受体（识别C1q、C3b片段），表面活性蛋白A受体（识别经表面活性蛋白A调理的细菌及微粒）、Ft受体。一些受体与相应的细菌的多种受体结合后，如LPS及其他一些受体如清道夫受体、黏附因子、血小板活化因子受体等炎性因子的配体均与相应受体结合后，会增强氧化消化过程，激活产生超氧阴离子（O_2^-）、H_2O_2、OH°等一系列氧化产物。血液中的单核细胞与中性粒细胞在体内均有髓过氧化物酶系统，当血中的单核细胞分化成巨噬细胞后就丧失了髓过氧化酶系统，所以在巨噬细胞内，在NADPH氧化酶的作用下形成O_2^-后，在Fe^{2+}参与下O_2^-与H_2O_2相互作用形成高毒性的OH°。

像胃肠道中细胞对摄入的食物一样，肺组织的细胞也对吸入气中的气体及其他某些成分有免疫耐受，这一过程由T细胞自身活性的下降及肺泡巨噬细胞的抗原递呈功能的下降有关。然而在炎症反应启动后，如表达了致炎因子TNF-α、GM-CSF后或在气道、肺泡上皮细胞的屏障功能被破坏后，T细胞介导的免疫反应迅速激活参与机体的保护过程。肺泡巨噬细胞在正常肺组织中可以抑制T细胞的激活，控制肺受日常接触的非致病性抗原性物质刺激后的反应，避免引起肺的损伤。不同的肺内巨噬细胞，这方面的能力不同，细胞越大，胞核的染色质越致密。这一过程的机制有两种可能性，一种是巨噬细胞与T细胞间的接触，另一种是巨噬细胞所分泌的一些可溶性细胞因子的作用。具体机制还不明确，但近年来的研究，对于巨噬细胞分泌的细胞因子对T细胞增生的抑制及如何在适当的时候参与获得性免疫的机制的研究，已经比较明确。其中NO、PGE_2、免疫抑制因子，尤其是TGF-β、IL-10这3种细胞因子对T细胞有抑制作用；不过这些因子对T细胞的相互作用的机制还不太明确。那么怎么样才能使免疫抑制的功能被解除，使T细胞在适当的情况下被激活参与免疫反应？这一机制可以从有关致炎因子在免疫抑制中作用的实验中得到解释。Bilyk及Holt的研究表明，肺泡巨噬细胞在GM-CSF或GM-CSF与TNF-α的共同作用下可以终止免疫抑制过程的继续，从而使T细胞能被抗原性物质激活参与免疫反应。在炎症反应中，肺泡巨噬细胞的各种类型可以从正常的巨噬细胞转变成单核细胞，而单核细胞没有免疫抑制的活性。另外，单核-巨噬细胞在被适当的刺激下可以表现出树突状细胞的功能。这样就不难推断，在GM-CSG、TNF-α的共同作用下可以引起功能类型的转换，也就是把肺泡巨噬细胞诱导转换成树突状细胞。

3. 巨噬细胞参与肺组织的修复　细胞外基质参与肺组织结构的完整性的维持，其内含有多种生长因子、终止信号，就像是一个细胞因子及生长因子的储存库，参与稳态的维持及炎

症反应过程。巨噬细胞可以参与基质的合成与分解过程：①巨噬细胞分泌生长因子及其他一些细胞因子刺激基质生成细胞的增生，从而促进基质的生成；②分泌参与基质降解的金属蛋白酶和一些抑制因子。若巨噬细胞的这两方面功能不协调，则会引起严重的肺部疾病，如肺气肿或肺纤维化。

目前，对于巨噬细胞及单核细胞降解基质成分尤其是胶原及弹性蛋白的功能方面的研究很多。巨噬细胞分泌的组织降解酶系有很大的异源性，部分酶的功能与中性粒细胞及成纤维细胞的酶有重叠。其中主要的酶是金属蛋白酶、丝氨酸和半胱氨酸蛋白酶、酸性水解酶，这些酶在胞内、胞外均有活性。其中降解胶原的主要是金属蛋白酶系，他们可以水解完整的胶原（如胶原蛋白酶）及变性的胶原（白明胶酶）。巨噬细胞降解胶原的过程主要由基质的金属蛋白酶-1（MMP-1）来调控。单核细胞及前单核细胞 U973 也可以分泌 92kD 的白明胶酶（MMP-9），可以催化片段性固有胶原的降解过程，从而在损伤部位对部分降解的和被破坏的胶原的降解有很重要的作用。在 LPS 的刺激下，人类的肺巨噬细胞还可以分泌基质降解素（MMP-3），而 MMP-3 可以激活 MMP-1，所以有少量 MMP-3 存在时就可以明显的增强胶原的降解过程。

金属蛋白酶在多个水平都可以受到调节，包括：金属蛋白酶的表达、酶原的激活、金属蛋白酶的组织抑制因子（TIMPs）。TIMP-1 可以与所有的金属蛋白酶结合，还可以与 MMP-9 的酶原结合，TIMP-2 可以与 MMP-2 的酶原结合。一些研究表明在 IPF 时 TIMPs 的水平都升高了，一些由巨噬细胞产生又可以作用于巨噬细胞的细胞因子如 TGF-β，也可以促进 TIMP 的产生。目前认为，由巨噬细胞及其他细胞产生的金属蛋白酶、TIMP 的平衡水平在肺的纤维化的胶原沉积过程中起很大的作用。

除上述细胞外，其他细胞如淋巴细胞、嗜酸性粒细胞、肥大细胞以及组织细胞如内皮细胞、肺泡上皮细胞等均参与了肺损伤和修复过程，由于篇幅限制，在此不再一一赘述。

综上所述，参与肺损伤和修复过程的机制非常复杂，既有炎性细胞，也有组织细胞；既有细胞因子，又有补体、脂质代谢产物等炎性介质，从而形成了一个复杂的网络系统。虽然目前人们对肺损伤和修复过程的了解尚不十分清楚，但可以肯定随着科学技术的不断进展，人们最终会认识这一过程，并且可以人为地控制肺损伤和修复过程，为人类的健康服务。

（黄 慧 徐作军）

参 考 文 献

［1］ Sabroe CM Lioyd, MKB Whyte, et al. Chemokines innate and adaptive immuneity, and respiratory disease. Eur Respir J, 2002, 19：350－355

［2］ Blease K, Luacs NW, Hogaboam CM, et al. Chemokines and their role in airway hyper-reactivity. Respir Res, 2000, 1：54－61

［3］ Keane MP, Strieter RM. Chemokine signaling in inflammation. Critical Care Med, 2000, 28（Suppl）：13－26

［4］ Andrew D Luster. Chemokine-chemotactic cytokines that mediate inflammation. N Engl J Med, 1998, 338：436－445

［5］ Strieter RM, Kunkel SL, Keane MP, et al. Chemokines in lung Injury. Chest, 1999, 116：103－111

［6］ Daniele D-Ambrosio, Margherita Mariani, Paoina-Bordignon, et al. Chemokines and their receptors guiding T lymphocyte recruitment in lung inflammation. Am J Respir Crit Care Med, 2001, 164：1266－1275

［7］ Sabroe I, Lloyd CM, Whyte MK, et al. Chemokines, innate and adaptive immunity, and respiratory disease. Eur Respir J, 2002, 19（2）：350－355

［8］ Shimabukuro DW，Sawa T，Gropper MA. Injury and repair in lung and airways. Crit Care Med，2003，31（8 Suppl）：S524－531

［9］ Keane MP，Donnelly SC，Belperio JA，et al. Imbalance in the expression of CXC chemokines correlates with bron-choalveolar lavage fluid angiogenic activity and procollagen levels in acute respiratory distress syndrome. J Immunol，2002，169（11）：6515－6521

［10］ Ingbar DH. Mechanisms of repair and remodeling following acute lung injury. Clin Chest Med，2000，21（3）：589－616

［11］ Abraham E. Neutrophils and acute lung injury. Crit Care Med，2003，31（4 Suppl）：S195－199

第 二 篇

呼吸系统疾病的症状学

第一章　咳　　嗽

咳嗽为常见症状之一，也是一种重要的防御机制。咳嗽能清除咽部和整个呼吸道的黏性分泌物、吸入有害物和异物，并且具有清除呼吸道刺激因子、抵御感染的作用。从生理角度，在分泌物过多的情况下，咳嗽对气道的清除作用是有益的，因此，咳嗽的减弱和消失非常有害，甚至是致命的。另一方面，频繁而剧烈的咳嗽可能影响患者的呼吸、心脏和日常工作，故咳嗽又是有害的。咳嗽可使呼吸道内的感染扩散，使胸内压增高，加重心脏负担，对心力衰竭患者不利。剧烈的咳嗽可致呼吸道出血、自发性气胸、呕吐。长期的咳嗽是促进肺气肿发生的重要因素。频繁的咳嗽也影响睡眠，消耗体力。从流行病学的角度上看，咳嗽可使含有致病原的分泌物播散，引起疾病传播。从临床的方面看，咳嗽是呼吸系统疾病症状中最常见的主诉之一。在美国，咳嗽为门诊患者就诊原因的第二位，每年治疗费用超过 10 亿美元。

【病因】

（一）感染因素　①上呼吸道疾患：感冒，鼻、鼻窦或扁桃体炎，急慢性咽炎或喉炎，急性会厌炎，喉结核等；②气管、支气管疾患：急、慢性气管或支气管炎，支气管内膜结核，支气管扩张等；③肺、胸膜疾患：细菌性、病毒性或支原体肺炎，肺脓肿，肺结核，胸膜炎，肺真菌病等；④传染病和寄生虫病：麻疹、百日咳、钩端螺旋体病、急性血吸虫病、钩虫病等。感染是引起咳嗽的常见原因，上述感染疾病均因局部有炎性刺激而引起咳嗽。

（二）理化因素　任何阻塞、压迫或牵扯呼吸道使管壁受刺激或管腔被曲变窄的病变可引起咳嗽。各种刺激性气体，可使呼吸道和肺出现充血、炎症，从而引起咳嗽：①呼吸道阻塞：呼吸道分泌物、呕吐物或其他异物吸入呼吸道，支气管癌压迫气道，造成支气管狭窄、阻塞，肺不张，甚至出现局部肺气肿；②呼吸道受压迫：可因纵隔肿瘤或淋巴结肿大，胸骨后甲状腺肿，食管病变，肺门或支气管淋巴结结核，弥漫性间质性肺纤维化，肺肿瘤，心包积液，气胸，胸膜肿瘤等引起；③气雾刺激：吸烟，吸入冷空气，吸入刺激性工业气体如氨气等。

（三）过敏因素　过敏体质者，某些物质接触其呼吸道的迷走神经末梢可引起咳嗽，如过敏性鼻炎、支气管哮喘、热带嗜酸性粒细胞增多症等。

（四）其他原因　肝脓肿、膈下脓肿影响胸膜及肺，白血病、尿毒症和结缔组织病等系统性疾病所致肺浸润，后鼻部分分泌物滴流，胃食管反流等原因均可致咳嗽。

干咳持续 3 周以上，诊断未明者为慢性持续性干咳。95% 慢性持续性干咳是由下列 4 种疾患引起：①后鼻部分分泌物滴流；②咳嗽变异性支气管哮喘；③慢性支气管炎；④胃食管反流。

【咳嗽反射的解剖通路】

咳嗽反射的解剖通路主要由分布于咽喉、支气管、肺、胸膜的咳嗽感受器受刺激后通过舌咽、迷走神经传入通路，进入咳嗽中枢，然后发出冲动作用于相应肌群（呼气肌、膈肌和气管平滑肌）而产生系列的呼吸肌群收缩运动。

正常覆盖支气管上皮上一薄层黏液是通过黏膜纤毛向上移动而清除，下列情况下咳嗽有助于气道的清洁：①吸入大量物质；②由于黏膜纤毛清除受损或形成过多的分泌物；③产生大量异常物质，如水肿液，脓液。每次咳嗽涉及一个复杂的反射弧，反射起始于感受器。

（一）咳嗽感受器　　通常属于快速适应刺激感受器，在动物和人的呼吸道组织学研究已揭示神经末梢位于呼吸系统的上皮内，其主要集中分布在主气管后壁、隆突、大气道分叉处，在远端小气道很少分布，呼吸性小支气管以下尚未发现神经末梢，在最末端部位可能更容易引发咳嗽。除下呼吸道以外，组织学上仅在咽部证实有咳嗽感受器存在。耳窝、鼻窦、咽喉、横膈、胸膜及心包，胃的机械刺激也能引起咳嗽。咽喉部和主气管、支气管感受器似乎对化学和机械刺激都敏感，其他部位的感受器很可能仅对机械刺激有反应。

机械感受器对触觉和位移敏感，其主要集中在咽部、气管和隆突，到气管支气管远端，逐渐稀疏，化学感受器主要对有害气体和烟雾敏感，主要集中在咽和支气管而非主气管。虽然持续刺激时机械和化学感受器的敏感性均减低，机械感受器能更快适应。机械感受器适应最典型的例子是在不麻醉情况下能耐受气管内插管或儿童对气道异物的耐受。

（二）传入通路　　许多咳嗽感受器受迷走神经的支配，迷走神经的肺支传递来自气管支气管和胸膜感受器兴奋的冲动，与咳嗽有关的肺支迷走神经包括传递外耳管和中耳的神经冲动的耳支，传递咽喉冲动的咽喉支，支配胃的活动的胃支，心脏和食管支来自膈。实验生理学家认为咳嗽主要由迷走神经传入，有临床资料提示与其他的传入神经也有关系。

迷走传入神经似乎对介导气管支气管树和咽部引起的咳嗽起着最主要的作用。支持点包括：①心肺移植后支气管树的迷走神经损失使通常吸入蒸馏水激发的咳嗽明显减轻；②甚至在没有上咽喉神经刺激的情况下在咽部也能诱发咳嗽。除了连接咳嗽中枢，传入冲动能刺激气道黏液腺的黏液分泌，其可作为化学刺激的生化防护屏障和有利气道异物的清除。

（三）咳嗽中枢　　散在的咳嗽中枢是否存在尚有争论，如存在，其特征需更好的实验证实。传入纤维首先将冲动传送到孤束核附近的区域，这些冲动在脑干延髓整合为一个协调的咳嗽反应。咳嗽中枢可能与控制呼吸的延髓中枢相分离，延髓不同区域的电刺激研究证实咳嗽中枢是弥散性分布。中枢给药时，阿片通常能抑制咳嗽反射，其作用被纳洛酮阻断，提示存在一种受体，很可能5-HT也参与介导吗啡的镇咳作用，阿片很可能直接作用于咳嗽中枢。

【咳嗽的病理生理】

咳嗽作为一种防御机制，主要有两种功能：防止异物进入下呼吸道，和清除呼吸道的异物和过多的分泌物。在咳嗽减弱达不到上述作用时，可能出现肺不张，肺炎，换气功能障碍，支气管扩张。有效的咳嗽取决于产生高速气流的能力和通过气道的速度，此过程决定于正常功能的输入和输出通路以及气流与气道黏液之间的有效接触。

（一）有效咳嗽的特征　　典型咳嗽的发生顺序已作详细的叙述。开始吸入50%潮气量至50%肺活量容积的气量。吸入大气量优点是保证呼气肌处于理想的初长-张力关系，从而产生更大胸腔内压。随之用力呼气，呼气开始时声门关闭0.2秒，使呼气肌产生更大呼气压。这是因为：①减少呼气肌群收缩速度；②使呼气肌群维持最佳的张力-长度关系。然而，对有效咳嗽，声门关闭并不必需。下一步，声门开放，声门关闭时所致的胸腔内高压形成高速呼出气流和中心气道的狭窄。咳嗽的呼气期间气道的压力可通过增强呼气流速改善咳嗽效率。压力减少气管横截面积，引起气流线性速度增加5倍，速度＝流量／横截面积。因为气流的动能等于气流速度的平方，其压力程度的增加为其动能的25倍。动能增强有利于黏附于气道壁黏液的清除。

（二）导致咳嗽无力的因素

1. 咳嗽力学的改变　呼气肌群无力可直接使呼气压减低而造成咳嗽无力。而吸气肌无力也能因为限制了咳嗽前的吸入气量而间接降低呼气压。在肺容量很低时，呼气肌不能达到理想的初长和呼吸系统弹性回缩力减低。在咳嗽期间，这两个因素均减低呼气压。事实上，引起无效咳嗽的呼气肌无力和气道狭窄的动力限制可能较咳嗽呼出气流限制更重要。

2. 黏液流变学的改变　黏膜流变性改变时，由于黏液纤毛清除能力受黏液流变性影响而导致咳嗽效益降低，因为有效的咳嗽需要分泌物从上皮表层代谢和分隔，咳痰的清除能力取决于痰液的黏附性，而黏附性主要决定于其黏性，如口香糖很黏时，粘在鞋底上很难去掉。当黏液中水分减少时，其黏性和弹性增加，因而影响黏液的清除。与非吸烟相比，吸烟者咳嗽效率减低，也支持流变性改变降低咳嗽清除的观点。

3. 黏膜纤毛功能改变　黏膜纤毛运动的正常功能在维持有效咳嗽至为关键，因为它可将分泌物由周边送至中心气道以便咳出。吸烟抑制纤毛运动，但其对黏膜纤毛的影响尚有争议。在肺功能正常的无症状吸烟者黏膜纤毛清除力降低，然而，有人发现无症状吸烟者周边气道的清除能力与健康非吸烟者并无差异。其原因可能是由于吸烟的矛盾作用，吸烟既能通过抑制纤毛活动而减少黏液的清除，又可能通过增加周围气道的黏液分泌而增加清除功能。但是，当吸烟导致气道阻塞时，由于分泌物过多可以损害黏液清除能力。一旦吸烟患者导致 COPD，使黏液纤毛活动减弱，咳嗽就成为必需的辅助手段。

（三）增强咳嗽功能　在咳嗽功能异常的患者，通过非药物方法，黏液黏性的改变，黏膜纤毛清除力的改变，通过各种治疗能增加咳嗽能力。各种治疗可能改善咳嗽机制，但临床研究证实不能改善患者的患病率和死亡率。

1. 呼气肌群训练　呼气肌群无力损害咳嗽功能，增强呼气肌群可能改善咳嗽效率，一般而言，呼气肌力可能通过训练而增强，在四肢麻痹患者，6 周的等容训练能使呼气储备容量增加 46%，也能增加胸廓的强度。用这种方案，可使神经肌无力患者胸腔内压增高而改善咳嗽能力。

2. 机械辅助　手压胸腹部，能增强呼出气压和气流速。方法是，在用力吸气和声门关闭时双手紧压上腹部，咳嗽呼出峰流的改善范围是 14%～100%。由于咳嗽时腹部的矛盾运动能影响咳嗽效率，通过手压腹部或绑扎腹部来减少矛盾运动，从而改善咳嗽效率。辅助咳嗽手法的缺点是在胸肋硬化，腹腔插管和刚进行腹部手术的患者耐受性差。

3. 腹肌的电刺激　该方法也能增加呼气压力，电刺激产生的咳嗽和手动咳嗽的机制相似，主要与增强呼出气流有关。这些结果提示，这种技术值得更详细研究和可对帮助脊柱损伤患者可能是一种很有效的方式。除了直接刺激腹肌，通过刺激狗的 T_{10} 水平的脊髓也可激活呼气肌，使内肋间肌收缩 35%～40%，伴有呼气压增加，在咳嗽的吸气相增加吸气容量的方式，也能改善咳嗽效率。正常情况下，咳嗽吸气相最佳的利用呼气肌的初长-张力性质，增加肺回缩压。呼气肌无力患者不能达到高肺容量可能是咳嗽无力的原因之一。在这些患者，通过咳嗽前密闭正压呼吸和声门咽喉呼吸而增加的吸气容量，能使咳嗽呼气流增加 80%。

4. 胸部物理治疗　为促进气道清除能力和使咳嗽更有效，已采用各种物理治疗的手法。虽然目前尚无大量，随机，前瞻的研究评价他们的疗效，一些综述文章已强调这些观点。许多文章提供资料谈到体位引流，震荡，拍背，有利于咳痰。有证据表明体位引流是有效的，然而它也耗时，对拍背，震荡等方法的研究证实其对增加咳嗽效率并无额外的疗效。

（四）咳嗽的并发症　剧烈咳嗽所形成的胸腔内压可高达 300mmHg 和呼气流速达

28000cm/s，或500码/小时（音速的85%）。咳嗽引起血流动力学改变，在剧烈咳嗽的呼气相，舒张压可达140mmHg，而胸腔内压为75mmHg，剧烈咳嗽能产生1~25J的能量。剧烈咳嗽所产生的能量，压力和流速使咳嗽能有效的清除气道内过多的分泌物和异物，和有助于心肺复苏。咳嗽也能产生成人和儿童各种心血管神经系统和胃肠，生殖泌尿系统，骨骼肌和呼吸系统的并发症。最为常见者包括烦躁，衰弱，失眠，生活方式改变，肌肉疼痛，声嘶，多汗，尿失禁。

【诊断】

（一）询问病史　详细而准确的病史能为诊断提供极为重要线索，询问病史时，应注意以下几个方面：

1. 咳嗽性质　干咳或刺激性咳嗽见于慢性喉炎、喉癌、急性气管炎、支气管哮喘，气道高反应、支气管异物、支气管肿瘤等。干咳伴高声调（或金属音）多为支气管肺癌。咳嗽伴多痰见于慢性扩张、肺脓肿、空洞性肺结核、肺水肿、慢性支气管炎等。

2. 咳嗽音色　短促的轻咳、咳而不爽多见于干性胸膜炎、大叶性肺炎、手术后。犬吠样咳嗽多见于喉头疾患、气管异物或气管受压。嘶哑性咳嗽见于声带炎症或纵隔肿瘤压迫喉返神经引起的声带麻痹。

3. 咳嗽节律　单声微咳见于喉炎、气管炎、吸烟者。阵发性咳嗽多见于气道异物、百日咳、支气管哮喘、支气管内膜结核及支气管肿瘤。连续性咳嗽一般见于支气管、肺部炎症。

4. 咳嗽时间　晨间咳嗽多见于上呼吸道慢性炎症、慢性支气管炎及支气管扩张患者，夜间咳嗽多见肺结核、心力衰竭、支气管哮喘和胃食管反流患者。慢性支气管炎咳嗽往往冬季加重，变异性哮喘咳嗽春秋或夏季明显。

5. 发作性特征及诱发因素　支气管哮喘发作出现阵发性咳嗽，伴呼气性哮鸣，粘冻痰后哮喘即缓解。变异性哮喘咳嗽多于接触变应原或油烟冷空气等刺激和剧烈运动所诱发。

6. 体位影响　支气管扩张、肺脓肿、大量胸腔积液改变体位时可引起咳嗽。食管反流，心功能不全引起的咳嗽卧位时加重。

7. 伴随症状及全身状态　伴高热者应考虑肺炎、肺脓肿、脓胸等感染性疾病，伴低热，盗汗和乏力多见于肺结核，伴胸痛可能为胸膜疾病和肺部病变如肺炎、肺癌及空洞性肺结核。伴咯血时应除外肺癌、肺结核和支气管扩张以及肺栓塞和肺血管炎。伴胸闷、喘憋或活动后气短应考虑支气管哮喘或肺间质纤维化。伴咽痒、鼻塞、流涕多为过敏性。伴腹胀、反酸，反食常见于胃食管反流。另外，还要注意患者的一般健康状态良好，病程长者多为慢性咽炎、支气管炎、支气管扩张等良性疾病。一般情况差，进行消瘦者要注意肺结核、肺癌的可能。

8. 年龄、性别　小儿呛咳可由异物吸入、支气管淋巴结肿大引起；男性40岁以上吸烟者应考虑支气管肺癌、慢性支气管炎、肺气肿；青年女性长期咳嗽者应注意支气管内膜结核、支气管腺瘤等。

9. 职业环境　长期接触有害粉尘者应考虑相应的肺尘埃沉着病（尘肺）；教师、吸烟或酗酒者的咳嗽由慢性咽炎引起。

10. 个人史及过敏史　服用血管紧张素转换酶抑制剂者应考虑药物性咳嗽，有过敏史者应除外支气管哮喘、气道高反应或过敏性肺泡炎。

（二）查体　应考虑注意气管的位置。慢性肺结核、肺不张时气管移向患侧；气胸、大量胸腔积液时气管推向健侧；上腔静脉阻塞综合征提示纵隔恶性肿瘤；颈部及锁骨上淋巴结肿大时应考虑肺结核、肺癌。双侧肺弥漫性湿啰音，提示慢性支气管炎、淤血性支气管炎；双肺可闻及哮鸣音提示支气管哮喘；或肺尖部局限性下肺野湿啰音常提示支气管扩张；局限性上肺野影响大中湿啰音常提示空洞性肺结核。慢性咳嗽伴杵状指须注意支气管扩张、慢性肺脓肿、支气管癌。要注意心界是否扩张、慢性肺脓肿、支气管癌。同时也要注意心界是否扩大、瓣膜区有无器质性杂音等心脏体征。

（三）痰液检查 了解痰的量、色、气味及性质具有诊断价值，如大量脓痰多见于支气管扩张、肺脓肿。在部分感染患者还可根据痰液形状进行经验性病原学判断：细菌性肺炎的痰液常呈黄色黏稠，量增加。克雷伯菌肺炎的痰液为砖红色，血样或呈果冻状，类似草莓果酱，甚黏稠。肺炎链球菌肺炎的痰液可为铁锈状，铜绿假单胞菌肺炎的痰液为绿色。厌氧杆菌感染的痰液有恶臭味。肺阿米巴感染的痰液呈棕褐色并带腥臭味。白色念珠菌感染的痰呈白色透明，很黏，不易咳出，可拉成长丝。进一步进行痰细菌学培养和痰涂片寻找结核杆菌、癌细胞、肺吸虫卵、阿米巴滋养体等具有重要诊断意义。痰癌细胞检查阳性率可达80%。反复多次送检可提高阳性率。痰结核菌阳性不但有诊断价值，且表示有传染性，但阴性不能否定诊断。痰中发现真菌需作培养以鉴别是否为致病菌。痰中嗜酸性粒细胞增多提示寄生虫病或过敏性疾病、支气管哮喘，中性粒细胞增多提示细菌感染。

（四）影像学检查 胸部X线片是诊断心肺疾病的重要手段，能确定肺部病变的部位、范围与形态，有时也可确定其性质如肺炎、肺结核、肺脓肿、肺癌等。尤其在肺癌早期诊断有重要意义，其X线征象主要有：孤立性结节阴影、局限性肺气肿、肺不张、一侧肺门阴影增宽、不消散的或反复出现的节段性肺炎等。凡咳嗽1~2周不愈者，一般都应作X线检查，若伴有发热、胸痛、呼吸困难、咯血等更应及早检查。X线检查也可发现心脏与大血管形态的改变及肺血管阴影异常。对于肺深部病变，则CT、磁共振成像（MRI）等检查诊断价值较大。与胸部普通X线摄片比较，胸部CT检查的优越性在于横断面像不影响重叠，对纵隔前后肺部病变、肺内小占位性病变、肺深部病灶、纵隔淋巴结肿大情况及边缘肺野内较小的肿物，阳性率高安全性较高，并发症少。高分辨CT有助于诊断肺间质疾病和支气管扩张。

（五）支气管镜检查 支气管内生长的管型肺癌、腺癌、支气管内异物，支气管内膜结核等，胸片和CT常常为阴性，应作支气管镜检查。对于肺内病变诊断不清，为明确病变性质或明确与气管的关系以定手术方式，也应常规作支气管镜。有报道认为刺激性咳嗽或咳嗽性质发生改变持续1个月以上，伴血丝痰，且治疗无效的中老年重度吸烟者应常规作支气管镜检查，对明确病因诊断有较大的价值。对个别疑难病例如弥漫性间质性肺纤维化、肺泡蛋白沉积症，则需作支气管肺泡灌洗甚至肺活组织检查才能明确诊断。

（六）肺功能检查 在胸片正常的咳嗽患者，尤其是伴喘憋，气短或长期吸烟者，可作常规肺功能以除外气道阻塞性疾病，如支气管哮喘和慢性支气管炎。若肺容积或弥散功能下降，应想到肺间质疾病。如常规肺功能正常，可进行激发试验诊断变异性哮喘或气道高反应。

（七）其他相关检查 血常规和血涂片可提示感染，免疫指标和免疫功能检查有助于诊断免疫结缔组织病所致肺间质疾病和肺特殊感染。超声心动图和右心导管检查可除外先天性心脏病和其他心血管疾病。核素肺灌注通气扫描有助于除外肺栓塞。变应原皮试和血清特异性IgE测定有助于诊断过敏性疾病和确定变应原种类。食管24小时pH值测定能确定胃食管反流。

【诊断程序】
咳嗽诊断方案的具体步骤为：

1. 对所有患者，应询问病史、查体，集中在咳嗽反射的传入部分。初诊的咳嗽患者，应着重咳嗽时间、性质、节律、诱发因素和痰量及形状以及伴随症状包括有无发热、盗汗、胸痛、咯血、嘶哑、呼吸困难情况（活动前后是否加重），然后根据其年龄、性别，以及与职业、生活及过敏史和用药有关的危险因素和治疗过程进行综合分析，再结合体格检查进一步寻找能导致咳嗽的呼吸系统以及全身其他系统疾病的线索，如鼻后滴流、变异性哮喘和食管反流、支气管扩张、左心功能不全和服用血管紧张素转换酶抑制剂。按此进行分类和选择下一步检查。

2. 根据咳嗽持续的病程，咳嗽可分为两类：急性，发病少于 3 周；慢性，持续 3 周以上。急性咳嗽，最常见于感染，如感冒，支气管炎和肺炎，但也偶尔见于致命性疾病，如肺栓塞，充血性心力衰竭和肺炎，其也可为持续性或转为慢性。数年以上的反复慢性咳嗽，多见于慢性支气管炎、支气管扩张，支气管哮喘及食管反流性疾病。

3. 咳嗽患者，尤其是持续 3 周以上者，必须摄 X 线胸片。如胸片异常，进入下一步检查。胸片正常或陈旧病灶或无关改变（肺炎的机化痕迹），则按第 6 项进行。

4. 胸片显示结节、斑片、团块或片状阴影，怀疑感染，结核和恶性肿瘤时，可查血常规、血沉、PPD 试验、痰涂片、痰培养以及痰找瘤细胞、结核菌，必要时考虑做支气管镜及肺活检以及 CT 引导下经皮肺穿刺。

5. 胸片提示双肺弥漫性病变，应考虑查肺弥散功能，高分辨 CT，或超声心动图或支气管镜检查及肺泡灌洗，除外肺间质疾病，心力衰竭以及肺泡癌和特殊感染。

6. 对在吸烟、环境刺激或服用血管紧张素转换酶抑制剂者，应戒烟脱离致病刺激原的接触和停用相关药物。若咳嗽仍未缓解，进一步检查。

7. 如病史、查体提示鼻后滴流，应摄鼻窦像和查变应原，耳鼻喉科检查，进行相应治疗。

8. 如病史、查体尚未明确病因，胸片未见异常，可做肺功能（通气、容量、弥散）加舒张试验，以诊断和鉴别支气管哮喘和慢性支气管炎，若肺通气功能正常则进行激发试验。

9. 如激发试验阴性，应考虑除外胃食管反流，如钡造影阴性，应进行 24h 食管 pH 值监测。上述检查仍难确诊，应考虑高分辨 CT、支气管镜和心脏检查。

10. 试验治疗减轻咳嗽症状，也能确定咳嗽的原因，如果评价提示病因不是单一的，可按发现病变的顺序进行治疗，如咳嗽减轻，但未痊愈，应继续加用其他的针对治疗。

11. 反复发作的慢性咳嗽患者，夜间不咳，较敏感，如上述各项检查和针对性治疗均无效时，应除外心因性咳嗽。

【慢性咳嗽】

机体各个系统的多种疾病均可引起咳嗽，临床上引起咳嗽的疾病多达数百种之多，咳嗽原因是多方面的，急性咳嗽通常多见于上呼吸道病毒感染、急性支气管炎、急性哮喘、肺炎、肺栓塞，慢性咳嗽则多见于慢性支气管炎、支气管扩张、支气管肺癌、肺结核、肺间质性疾病、吸入性肺炎、咽喉部疾病等。

根据持续的时间，可将咳嗽分为两类：急性咳嗽，发病少于 3 周；慢性咳嗽，持续 3 周以上，这种分类已被用于前瞻性和回顾性研究。急性咳嗽为最常见的，如感冒，但也偶尔见于致命性疾病，如肺栓塞，充血性心力衰竭和肺炎，急性咳嗽可转为持续性或慢性，因为有急性呼吸道感染患者较咳嗽超过 3 周的感冒患者更重，其症状能自然消失，一些作者认为急性咳嗽的限定时间应大于3周，诊断限于4周至8周，4周和8周的急、慢性咳嗽的标准，已用于前瞻性和回顾性研究。

根据文献慢性咳嗽定义为：①咳嗽至少3周；②咳嗽是现有的惟一症状；③不伴咯血；④否认咳嗽相关的慢性呼吸系统疾病；⑤近期胸部X线检查难以确诊；⑥有痰或无痰。

慢性咳嗽可同时由几种疾病所引起，多中心前瞻性研究结果已显示慢性咳嗽32%~82%为单因素所致，18%~62%为多因素。多原因的咳嗽中，42%可为3种疾病所致。无论是干咳或多痰性咳嗽，各年龄段不吸烟的慢性咳嗽患者，最常见的原因是鼻后滴流综合征、哮喘和食管反流性疾病。在未服血管紧张素转换酶抑制剂（angiotensin-converting enzyme inhibitor, ACEI）的非吸烟者，如胸部X线片正常，慢性咳嗽病因几乎100%是由于鼻后滴流综合征、哮喘、和食管反流性疾病所致。

对慢性咳嗽患者的进一步评价，需要依靠患者的病史，危险因素，年龄。婴幼儿，尤其是6个月以下患者的咳嗽通常少见，不应用时间来评价。大部分婴幼儿上呼吸道病毒感染的咳嗽不需要进一步随访，小部分患者问题会有更严重，如囊性肺纤维化（cystic fibrosis, CF）、吸入性胃食管反流。

根据咳嗽反射的解剖机制制定了一套诊断和处理咳嗽方案，临床上获得非常好的效果。此方法首先由Richard Irwin于1981年用于受体和传入神经的定位，随后用于咳嗽的诊断和处理。慢性咳嗽的解剖学诊断方案的程序：①询问病史、查体、胸部X线片；②肺功能（通气、容量、弥散）；③激发试验、皮试和IgE定量测定；④监测日夜峰值流速；⑤耳鼻喉科和咽喉镜检查；⑥X线鼻窦像或CT。实行方案的具体步骤见图2-1-1。

按此方案，慢性咳嗽的病因大致为：哮喘和感染后气道高反应（33%）、鼻后滴流综合征（28%）、慢性支气管炎（12%）、症状性胃食管反流（10%）、病毒感染后咳嗽（25%）及其他因素包括ACE抑制剂所致的咳嗽、精神性咳嗽（10%）。多因素所致的咳嗽约占20%。北京协和医院81例咳嗽病例分析结果也显示：慢性咳嗽的病因大致为：哮喘和感染后气道高反应34例（41%）、鼻后滴流综合征24例（29.6%），症状性胃食管反流20例（24.69%），慢性支气管炎5例（6.2%），精神性咳嗽1例（1.2%），原因未明咳嗽6例（7.4%）。

【鼻后滴流综合征】

鼻后滴流综合征（postnasal drip syndrome, PNDS）的诊断大部分取决于患者所述的症状和感觉。因为我们难以通过病理，仅能依靠临床症状证实鼻后滴流的存在。鼻后滴流性咳嗽的诊断最好综合多项标准，其包括症状，体征和X线征象，以及最后特异性治疗的效果。

慢性鼻窦炎的放射学证据，包括黏膜增厚大于6mm，各鼻窦出现液平暗区能提示鼻后滴流综合征继发于慢性鼻窦炎。对鼻后滴流综合征针对性治疗的疗效评价主要是咳嗽症状减轻，此是确定鼻后滴流存在并为咳嗽原因的关键步骤。

临床研究提示鼻后滴流引起咳嗽的发病机制是由于上呼吸道咳嗽反射传入段的机械性刺激。这种刺激是由于鼻腔或鼻窦的分泌物滴入咽喉（或通过鼻-支气管反射所致）。许多疾病能导致鼻后滴流，鉴别诊断包括季节性过敏性鼻炎、常年性过敏性鼻炎、常年非过敏性鼻炎、血管运动性鼻炎，感染后鼻炎、慢性鼻窦炎。

（一）发病率 普通感冒引起咳嗽可能是鼻后滴流刺激所致。普通感冒可被认为是一种鼻后滴流综合征。由于普通感冒是人类最常见的疾病，故鼻后滴流综合征是急性咳嗽最常见的原因。在多中心的研究中，各种上呼吸道疾病引起的鼻后滴流综合征也是慢性咳嗽最常见

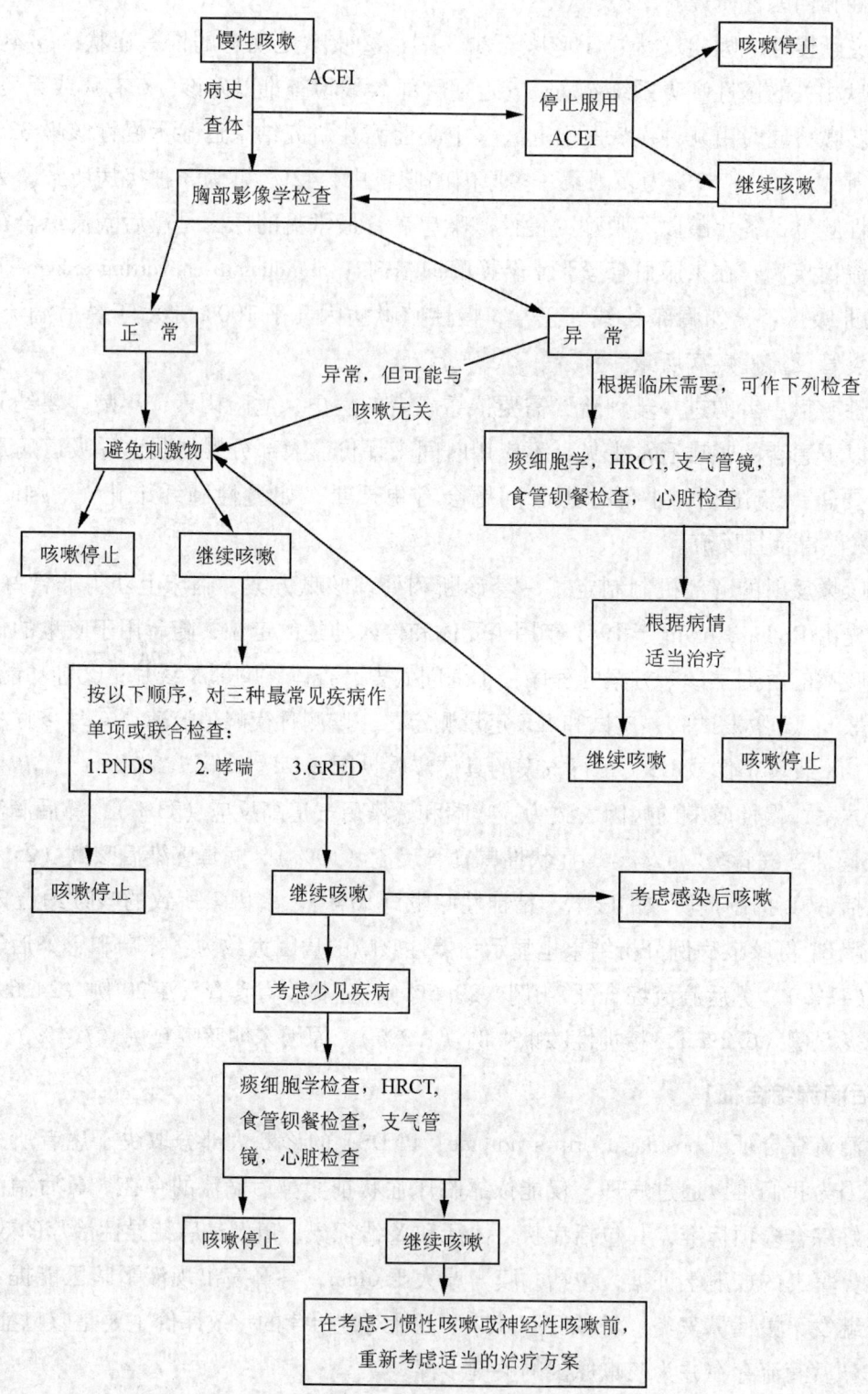

图 2-1-1　慢性咳嗽检查诊断图解

原因之一，发病率为 8%~87%。在 4 项前瞻性研究中，鼻后滴流单独或并发其他疾病，是慢性咳嗽最常见的原因，随之为哮喘，胃食管反流，慢性支气管炎，支气管扩张和左心衰竭。

（二）临床表现　鼻后滴流的症状，除了咳嗽，最常见的主诉是感觉异物滴入喉咙，需要清嗓子，喉痒，鼻充血和流涕，患者有时主诉声嘶，说话能引起咳嗽。既往常有上呼吸道疾病和喘息史，大部分鼻后滴流引起的咳嗽均有下述症状：咽后咳痰，清嗓子，流涕，口咽黏液增多，这些临床表现相对敏感但不特异，也可见于其他原因引起的咳嗽。少数咳嗽患者并没有鼻后滴流的上呼吸道症状和体征，抗组胺治疗无效，有人将其称之为引起咳嗽的隐性鼻后滴流。鼻后滴流所致的咳嗽每天的痰量能超 30ml。鼻后滴流多痰的原因多见于慢性鼻窦炎。

（三）诊断　慢性咳嗽前瞻性研究证实，详细病史，包括咳嗽特征，时间，咳嗽相关的鼻塞、流涕或鼻后滴流感，及鼻黏膜充血、水肿、CT 显示鼻窦黏膜增厚，窦腔模糊不清或液平以及治疗有效有助于诊断，但部分鼻后滴流的症状和体征特异性不强，不能仅靠病史体征确诊。而且，缺乏一般的临床表现不能排除鼻后滴流性咳嗽。治疗有效，虽然不能证明隐匿性鼻后滴流是咳嗽的原因，但至少可提示其可能性。

（四）治疗　很可能经验使用的一代抗组胺药具有中枢镇咳效果，这些药对无鼻后滴流患者的疗效可能为非特异的。事实上，用抗组胺药治疗咳嗽，疗效缓慢，通常需要数天或数月。此外，特异治疗取决于鼻后滴流的原因，如慢性鼻窦炎所致的鼻后滴流，可用抗流感嗜血杆菌的抗生素。过敏性、非过敏性、感染后和环境刺激性鼻炎，用吸入丙酸倍氯米松滴鼻治疗有效，可能时应避免刺激和变应原接触。

【支气管哮喘】

哮喘是一种气道慢性炎性疾病。由于气道炎症存在，在临床表现为气道变异性气流受阻和气道高反应，多项研究中证实哮喘在各年龄段均是慢性咳嗽的原因之一。

（一）诊断　哮喘的症状通常表现为胸闷、喘息和呼吸困难。咳嗽，作为哮喘症状可单独存在或多种并存。咳嗽可见于所有的哮喘，有时持续的咳嗽成为最严重的症状。在哮喘的慢性咳嗽的前瞻性研究中，6.5%～57% 患者咳嗽可为哮喘惟一的症状，此称为咳嗽变异型哮喘。哮喘的症状不特异，并不能作为诊断哮喘的主要标准。

1. 变异性气流受阻　变异性气流受阻是哮喘的生理异常，尤其是可逆性气道阻塞，无论自然缓解或 β_2 受体激动剂治疗后，均是诊断哮喘的标准。评价气流受阻指标主要是 $FEV_{1.0}$。此为气道口径最可靠的测量方法，另一种测量方法是用峰流速仪测定峰呼气流速。此方法虽欠可靠但简单易行，多用于普查的筛选和患者的自我监测。

哮喘患者的可逆性试验阳性通常是 15% 以上，但一些气道严重受限的患者在用 β_2 受体激动剂后改变不明显，造成结果判断困难，美国胸科协会推荐可逆性阳性可为 12%。

2. 气道高反应　气道高反应是引起的气道狭窄至一定程度所需收缩剂浓度（通常是 $FEV_{1.0}$ 下降 20% 所需乙酰甲胆碱浓度），主要是气道的敏感性增加，仅需要小浓度的收缩剂能激发支气管收缩反应，而对支气管扩张反应明显。用不同浓度的气道收缩剂如组胺和乙酰甲胆碱吸入激发气道收缩，是激发试验常用的方法。

哮喘患者，气道高反应的程度与哮喘的严重程度呈相关性，气道高反应对哮喘特异性差，也可见于其他疾病，如 CF 和 COPD 和 30% 的非哮喘儿童。

因此，患者如有哮喘的典型症状，并且有变异性气流受阻，或气道反应性增高者，可诊断为支气管哮喘。

3. 咳嗽变异性哮喘　咳嗽变异性哮喘是指咳嗽作为哮喘的惟一症状而伴有气道高反应的患者。其发病率很难确定。因为慢性咳嗽是哮喘最常见的症状之一，无论儿童或成人，即便缺乏其他的哮喘症状，不能除外哮喘的诊断。

单纯咳嗽者发病时不存在变异性气流受阻。然而，如存在气流受阻并且药物可逆，便能诊断为哮喘。若诊断咳嗽变异性哮喘，慢性咳嗽患者必须存在气道高反应，平喘治疗后症状能缓解。

不能确定气道高反应，便不能诊断咳嗽变异性哮喘。但这对儿童不适宜，因肺功能操作困难。这种情况下，病毒性呼吸道感染和变应原接触诱发症状，夜间明显，活动、冷风刺激加重的典型病史，再加上抗炎治疗有效，可作为诊断依据。

吸入皮质激素治疗有效，有时为确定咳嗽变异性哮喘的惟一方法。这种方法不被推荐，因为某些慢性咳嗽（嗜酸性粒细胞性支气管炎）虽与哮喘生理异常无关，但吸入皮质激素治疗有效。

（二）治疗 目前评价咳嗽疗效的药物研究相对较少，咳嗽变异性哮喘的治疗应与普通哮喘相同。吸入 β_2 受体激动剂或口服氨茶碱能短暂缓解咳嗽。在一个双盲、随机和安慰对照的研究中显示色甘酸钠对哮喘性咳嗽有效。然而，最有效的治疗还是糖皮质激素，如症状非常严重，可先用口服，随之吸入或单用吸入糖皮质激素，同时还可联合吸入 β_2 受体激动剂缓解急性症状。少数情况下，咳嗽变异性哮喘仅对大剂量口服激素有效。大部分患者用小剂量吸入激素后症状便能明显好转。有些哮喘患者单用 MDI 吸入可因抛射剂刺激引起咳嗽，如改用其他剂型的吸入皮质激素可避免这种副作用。一旦咳嗽缓解，可停用激素。

【胃食管反流性疾病】

（一）定义 胃食管反流性疾病（gastroesophageal reflux disease，GERD）是胃酸和有害物质从进入食管。在健康人，反流是一个正常的胃食管活动。反流性疾病定义为反流的发生导致症状和并发症。远端食管黏膜过度暴露于反流的胃内容物常常引起胃灼热、食管或胸骨后不适以及胸痛。长期暴露也能引起食管炎，食管溃疡，及其他并发症，如出血、狭窄形成。然而，无食管炎时也能发生食管反流症状，胃肠道症状不典型。

胃食管反流是长期认为与肺部疾病和症状相关，许多表现为咳嗽，其他包括婴儿呼吸困难、支气管哮喘、慢性支气管炎和肺间质纤维化、肺炎、支气管扩张、呼吸衰竭。许多研究证实 GERD 在各年龄段均是慢性咳嗽最常见原因之一。

Irwin 等人发现咳嗽可以是食管反流的惟一症状。我们对上述程序检查仍未确诊的咳嗽患者进行食管监测，以确定食管反流在咳嗽患者的发生率。受试者年龄在 18~75 岁，慢性咳嗽至少 2 个月（包括有痰和干咳），全部患者和对照均经标准诊断方案检查，结果显示 90% 的咳嗽发作与食管反流有关。然而，大部分反流并不引起咳嗽（仅占 47%）。79% 反流发生于仰卧位时。与对照组相比，经常规检查仍未确诊的慢性咳嗽者常有一个明显的食管反流。

（二）发病机制 为了研究胃食管反流相关性咳嗽的病因，确定下端食管酸在食管反流相关的慢性咳嗽中的作用及其产生咳嗽的机制，我们监测咳嗽的同时在下端食管进行酸滴注，结果发现食管下端酸浓度在食管反流相关性咳嗽的发病过程中具有重要作用。食管滴入利多卡因可通过作用下端食管酸感受器而抑制咳嗽通路，食管滴注异溴托品对咳嗽无效，提示吸入异溴托品主要是作用于支气管咳嗽传出通路。此也说明可能存在一种下端食管-气道咳嗽反射的机制：利多卡因抑制传入通路，异溴托品抑制传出通路。另外，试验还证实，在食管反流的慢性咳嗽患者不存在上端食管反流，因此也不可能出现微吸入的现象。

通过一个随机、双盲、平行对照组实验，用雷尼替丁（150mg，每日2次）和安慰剂作为期 8 周的治疗观察，结果显示 83% 食管反流相关性咳嗽的患者症状明显缓解，雷尼替丁是通过抑制胃酸反流而减少咳嗽，并在停药后具有延迟效应，此提示雷尼替丁可能是阻滞咳嗽反流的正反馈通路。

食管排空受多种因素影响，其中包括：①食管活动能力；②食管收缩力；③腺液中和能力；④胃排空能力。然而，最重要的因素是食管活动能力。

在慢性咳嗽，除了反流，其食管清除酸的功能也受损。原因不清，但可能是食管动力减低，为此我们同步监测 24 小时食管 pH 值和运动功能，以确定慢性咳嗽和食管反流患者是否存在食管运动障碍，并明确与咳嗽的关系，结果证实咳嗽患者食管运动功能减弱。

咳嗽在其整个过程均增加下端食管压（Pdi），然而单纯下端食管压的改变并不引起食管反流。大多数情况下，食管反流并不是因为下端食管的括约肌的基础张力降低，而是食管下端括约肌一过性松弛的结果。慢性咳嗽也可能诱发吞咽而引起食管下端括约肌松弛，在下端食管压增加的基础上再加括约肌松弛，吞咽将会引起反流。

大量吸入引起的肺误吸综合征通常是由于大量反流物自由反流食管的结果。下食管括约肌基础张力的减低和食管活动力和清除力的减低较为常见。内镜下常有严重的病理改变。如 3 ~ 4 级的食管炎。用肺闪烁法，高达 75% 的慢性支气管病和反流症状的患者可有一定程度的肺感染。

近端食管反流的微量吸入引起较轻微的并发症。咳嗽为其主要症状。其由小量的误引物所致的咽喉炎症，可无或伴有支气管炎症，咳嗽和声嘶为其主诉。通过 24 小时食管 pH 值监测（带近远端感受器），在 15 例患者（咳嗽、声嘶和喉炎）中有 9 例显示小量的近端反流，包括咽下部。迷走神经远端食管-气管支气管反射机制已在哮喘和非哮喘的持续性咳嗽患者中叙述。在哮喘患者，高达 80% 患者 24 小时食管 pH 值监测存在病理的 GERD。许多文献已叙述在食管远端的刺激引起气道口径和阻力的反射性改变。

一个标准的诊断评价后咳嗽原因仍不清楚的患者，咳嗽原因常与 GERD 有关。这种情况下，咳嗽可能是胃内容物刺激远端食管-气管支气管反射机制的结果。它不存在微量吸入和近端食管反射，传入通路可被食管滴入局麻药（4% 利多卡因）所抑制。

传出通路可用雾化吸入异丙托品所抑制。这种反射弧可能是这种患者反流性疾病引起咳嗽的机制。慢性咳嗽中 GERD 的发生率，从胃肠疾病的观点看 GERD 发病率为 25%，症状多发于餐后。10% ~ 20% GERD 症状的患者与呼吸道表现有关，包括咳嗽、呼吸困难、喘息和痰多。

通过一种系统诊断方案评价不明原因咳嗽，6% ~ 10% GERD 患者是咳嗽的原因。GERD 的诊断取决于反流症状加胃镜和食管 pH 值监测异常，以及抗反流治疗后咳嗽消失。然而，仅有咳嗽的患者，在进行 24 小时食管 pH 值监测后，高达 21% 的患者 GERD 被认为是慢性咳嗽的原因。增加的范围属于咳嗽发作时无反流症状的 GERD 患者。在儿童，GERD 引起慢性咳嗽的发生率为 15%，除了哮喘、鼻炎，GERD 是咳嗽的常见原因。

（三）临床表现　除了咳嗽，成人 GERD 的临床表现取决于潜在病因，最常见临床综合征是由于迷走神经介导远端食管-气管支气管反射机制所致。这些患者 GERD 的症状，如胃灼热和反酸不常见，50% ~ 75% 的患者没有反流的症状，而其余仅在咳嗽出现后有症状。在一项研究中，咳嗽是 GERD 最主要的表现，咳嗽主要发生在白天和站立位时，很少有夜间症状。这可能是保留了正常食管功能的结果，咳嗽往往是干咳时间很长，一般 13 ~ 58 个月，在一次上呼吸道感染后大部分患者有复发。然而，它与痰多的病史有关，有证据提示任何病因所致咳嗽可能发生 GERD 性咳嗽，因此认为 GERD 在持续症状的患者是一个促进因素，甚至在其他特异诊断已明确时也如此。在微量吸入患者，GERD 的胃肠道症状更明显，和能引起咳嗽的发作。咽喉症状，如呼吸困难、声嘶和咽喉疼痛也是主要的，喉镜所见可能异常。后声门的炎症增加微量吸入的危险因素。肺微量吸入综合征的患者可表现咳嗽，伴有其他的呼吸道症状，包括脓痰、喘息和呼吸困难，咯血和胸痛。不能解释的夜间发热和盗汗有时可能是因吸入所致。进食时发噎和吞咽困难表明食管动力性疾病，常有胃肠症状，尤其胃灼热、反酸和卧位加重。

（四）诊断　GERD 作为咳嗽病因的仅在针对性治疗后咳嗽改善时才能诊断。在典型消化道症状的患者中，对 GERD 进行 24 小时 pH 值监测是最敏感和特异的检查。

在不明原因的咳嗽和其他症状的患者，首先选择评价 GERD 的是 24 小时食管 pH 值监测，除了能敏感提示病理性反流，它也能明确咳嗽和反流之间的关系，并明确反流的程度。在两个前瞻性研究中，24h 食管 pH 值监测诊断 GERD 为慢性咳嗽的原因，敏感性为 89% ~ 100% 特异性 100%。在 32% 的慢性咳嗽患者，GERD 可能是惟一的诊断。24h 食管 pH 值的结果，不仅能记录反流发作的严重程度和频率，还能确定反流与咳嗽的关系，如果这种关系确定存在，即使食管监测结果正常，也可能导致咳嗽的反流。在一项前瞻性研究中，因 GERD 所致的慢性咳嗽者，24h 食管 pH 值监测所记录的 GERD 比传统方法检测的更高。24h 食管 pH 值也能诊断针对性治疗无效的其他原因引起的慢性咳嗽患者，因为 GERD 可能使任何原因的咳嗽复杂化。

经验治疗是慢性咳嗽诊断的常规方法，当认为频繁的反流是慢性咳嗽单独或促发原因，而又不能进行食管监测时，在系统的咳嗽解剖诊断方案分析后，慢性咳嗽的原因仍不清楚，即使没有消化道症状，抗反流治疗也是合理的。如治疗无效，推荐 24h 食管 pH 值监测，以明确是治疗无效还是药物剂量不足。24 小时动态食管 pH 值监测的指征：①病史、体检和其他检查难以确诊的咳嗽；②与食管反流其他症状有关的咳嗽，对抗反流药治疗无效；③咳嗽病因明确，但相应治疗无效者。

（五）治疗　治疗的目标是减少反流时间和频率，以及消除胃酸分泌的刺激因素。所有患者应先保守治疗：减体重、高蛋白、低脂肪的防反流饮食，升高床头和改变生活方式，如戒烟、戒咖啡。这些措施，加上胃动力药和 H₂ 受体激动剂，可使 70% ~ 100% 患者的咳嗽缓解，虽然恢复时间为 161 ~ 179 天。在治疗无效者，抗反流手术已有成功报告。

H₂ 受体阻断剂作为抗反流药物已广泛用于 GERD 和慢性咳嗽患者的治疗。最常见报道是西咪替丁、雷尼替丁，但大部分患者也加保守治疗。H₂ 受体阻断剂的疗效为 80% ~ 84%，24h 食管监测结果与疗效并不一定吻合。

H₂ 受体阻断剂的止咳和抗反流疗效维持较长，停药后 6 周重复 24h 食管 pH 值监测，反流以及咳嗽症状仍受明显的抑制。这提示 H₂ 受体阻断剂在远端食管-支气管反射机制的患者能阻断咳嗽反射。

在可疑 GERD 患者，如 H₂ 受体阻断剂和保守治疗后咳嗽无缓解，应重复 24h 食管 pH 值监测以确定治疗是否有效的减少反流。上消化道内镜也能除外黏膜伴发症。如病理性 GERD 仍然存在，可能需要更强力的抑制剂。有人试用离子泵抑制剂包括洛赛克和达克普隆。理论上，这些药物可能更有效。然而，尚未发表这类药治疗 GERD 引起的咳嗽的报道。

促胃动力药包括西沙比利和吗丁啉，也能用于 GERD 引起咳嗽患者治疗，大部分为夜间咳嗽和可能为微吸入的患者。咳嗽治疗的有效率为 64.5% 和 100%，在临床疗效和缓解 GERD 方面这两药无明显差异。尽管无成人资料，促胃动力药可适用于治疗咳嗽和食管清除力和活动障碍，包括怀疑微吸入患者。

反流手术，包括开腹或腹腔镜，在药物治疗无效的 GERD 患者［包括大剂量离子抑制剂和持续微量或大量误吸（包括反复发生的吸入性肺炎）患者］在适当饮食、胃动力药和强抑酸药治疗无效时方能考虑。一项回顾性研究发现：如果事先能证实食管动力正常，手术后 GERD 所致的呼吸道症状（包括咳嗽）都能改善。

【慢性支气管炎】

（一）发病率和临床表现 慢性支气管炎和 COPD，通常是慢性咳嗽的最为常见的病因。然而，在咳嗽就诊的患者中，慢性支气管炎约占 5%。慢性支气管炎就是反复的咳嗽多痰。通常为咳嗽、咳痰超过 3 个月，至少连续 2 年，并除外其他病因。慢性支气管炎主要是早晨咳嗽，但发作期也可出现在夜间。

（二）诊断 确诊咳嗽的原因为慢性支气管炎，病史最为重要。如无吸烟和长期接触粉尘、烟雾者，很难诊为慢性支气管炎。体检中，典型患者为紫肿型，一般在 60 岁左右男性，具有 10 年以上的咳嗽，咳痰史，伴有四肢水肿、肥胖和发绀，这说明疾病严重晚期，而较轻的慢性支气管炎更多见，但很少诊断。

慢性支气管炎的咳嗽原因：慢性支气管炎患者，咳嗽多因吸入刺激物，尤其吸烟所致。吸烟能产生气道炎症、黏液分泌增多和纤毛清除能力受损以及刺激咳嗽反射传入通路而诱发咳嗽。在慢性支气管炎，咳嗽主要原因包括：①气道的慢性炎症；②需要清除支气管的大量分泌物。由于这些患者黏膜清除力缓慢，因此咳嗽成为清除分泌物的有效辅助手段，甚至在干咳时也如此。呼吸道感染，由于渗出增加和产生痰液，也可能引起咳嗽。

（三）治疗 慢性支气管炎咳嗽的特殊治疗是去除环境刺激如吸烟。对这些以咳嗽就医的患者，戒烟都很成功。戒烟后约 94% 和 100% 患者咳嗽缓解和减少，54% 在 4 周内咳嗽缓解。在 COPD 患者中，β_2 受体激动剂和氨茶碱尚无镇咳的效果。另一方面，溴化异丙托品在这些患者能减少痰量和咳嗽。

糖皮质激素理论上可通过减少痰量和气道炎症而减少咳嗽，但其对于慢性气管炎咳嗽的特殊效果尚未评价，抗生素在呼吸道感染时有助于减少呼吸道的症状。黏液动力剂能减少咳嗽频率，一个多中心、双盲、安慰对照平行研究显示，COPD 患者稳定期咳嗽频率和程度均有减少，但作用程度不够。

（四）并发症 慢性支气管炎最常见并发症是呼吸道感染，其能引起痰量增多和咳嗽，如细菌性常常为流感嗜血杆菌和肠球菌，还应记住 COPD 患者长期咳嗽并有性质改变时，应想到支气管肺癌或其他并发症的可能。

【支气管扩张】

咳嗽是支气管扩张的一个主要症状。支气管扩张的病因主要涉及损伤（吸入，严重的儿童肺炎、误吸）和机体防御机制之间的失调，所致的炎症反应形成一种气道进行性损害的恶性循环。开始由于支气管清除力的损害导致微生物的慢性寄生。因此持续的细菌群而最终变为不可逆转。在此过程中炎性介质释放，导致黏膜纤毛转运机制受损，清除机制进一步受损，呼吸道细菌滋生，炎症加重，气道弹性减低，气道壁进行性损害。无论致病因素是先天（如囊性肺纤维化）或获得性（反复感染治疗无效）、支气管异常、弥漫性或局限于特定的段或叶，最终的结果是形成支气管扩张，引起慢性反复感染。

（一）发病率 虽然没有可靠的资料说明支气管扩张的发病率，通常的意见认为其发病率低，并且逐渐减少。这可能是由于支气管扩张的主要致病因素在减少，儿童期肺部感染和治疗不佳的慢性感染如结核，过去曾是支气管扩张的最常见之一。作为慢性咳嗽的原因，支气管扩张约占 4%，在北美，CF 是儿童支气管扩张最常见的病因之一，严重的肺炎，气道异物和碳水化合物吸入或原发性纤毛活动障碍综合征，均可能引起支气管扩张。

（二）临床表现　　主要症状是慢性咳嗽、咳痰，一些患者可能有干咳，大部分患者会多量的痰液，有时大量的痰液，痰通常为黏液样和黏液脓样，发作时成为脓样。大部分时间较黏稠和难于咳出。在有大量咳痰史者是一个典型的支气管扩张，但不特异。更多者可能与 PNDS、哮喘和 GERD 和支气管炎有关。

在整个支气管内均有细菌慢性寄生，这于痰培养中可反映，可生长各种微生物。最多见的病原体包括流感嗜血杆菌，铜绿假单胞菌（绿脓杆菌）（常见于 CF 者），放线菌和曲菌，结核菌。一些患者开始可能表现为咯血，咳血也许是支扩发作时最常见的并发症。喘憋可能是另一个常见症状，很少患者能形成气道高反应，激发试验阳性。一些患者，尤其是 CF 者，具有慢性全身症状（乏力，食欲不振，消瘦），除了喘憋，CF 婴儿典型表现发作性呼吸道感染。虽然支气管扩张的定义是病理性的，诊断通常可以通过临床症状，胸部 X 线片和肺影像学。诊断支气管扩张的理想方法为高分辨 CT，其敏感性为 60%~100%，特异性为 92%~100%，支气管造影，许多年来一直认为是诊断支气管扩张的"金标准"，现已经很少应用，常常用于手术定位。诊断支气管扩张一般不用纤支镜。但有时可用于治疗目的，如气管内清除黏性内分泌物和鉴别咯血病因，或除外某个阻塞性病灶。汗液试验仍是诊断 CF 的"金标准"。

（三）治疗　　支气管扩张的咳嗽在一定程度上为一项有用的功能，可以清除过量的黏液。发作时咳嗽又成为一个需要治疗的症状。咳嗽在获得满意的控制后，但仍不能解决支气管扩张复发的问题。治疗支气管扩张，包括胸部物理治疗，有或无抗生素治疗，其他措施是清除气管分泌物和外科手术。抗生素治疗支气管扩张的目的，主要控制感染，轻度改善咳嗽症状。有人推荐：①抗生素必须覆盖嗜血流感杆菌和铜绿假单胞菌；②初次治疗至少应持续 2 周；③如无改善或短期复发，可能需要 4 个月疗程的治疗。在囊性纤维化，雾化吸入抗生素有一定疗效。但非囊性纤维化性支气管扩张，目前尚无研究。

因为大部分支气管扩张者药物治疗有效，现已很少手术治疗。但如存在持续局限的肺脓肿而需经常住院和影响生活质量，则应考虑手术治疗，疗效可达 85%。按目前的手术和麻醉技术，并发症也很少。

【慢性咳嗽的治疗】

针对性治疗大部分比非特异性治疗更有效。主要针对始发病因，有时可能需对多个病因，如支气管哮喘，鼻后滴流，慢性支气管炎进行医治。

如初步检查仍不能确诊，则通过改变生活方式和加用 H_2 受体阻断剂将使 85% 的患者缓解。如治疗无效，在停用抗反流药情况下进行 24 小时食管 pH 值监测以确定是否存在食管反流。

如无食管反流，应进行胸部 CT、纤维支气管镜等进一步检查（虽然其阳性率很低），有一小部分患者（<5%）仍不能确诊，他们可能真正是不明原因的咳嗽和精神性咳嗽。通过双盲、随机，此组患者雾化吸入溴化异丙托品能减少咳嗽的频率和强度，机制不清，可能与抑制咳嗽反射通路有关。这种情况下，也有吸入使用利多卡因的报道。

总之，慢性咳嗽是常见的临床问题。如胸部 X 线片正常，咳嗽三个最常见的原因是哮喘、鼻后滴流和食管反流。应用解剖学诊断方案，能使 95% 的慢性咳嗽患者明确诊断和得到正确治疗。

（许文兵）

参 考 文 献

［1］ Irwin RS，Boulet L-P，Cloutier MM. et al. Managing cough as a defense mechanism and as a symptom. Chest，1998，114（2 Suppl）：133－174S

［2］ Pratter MR，Bartter T，Akers S，et al. An algorithmic approach to chronic cohgh. Ann Intern Med，1993，119：977－983

［3］ Irwin RS & Madison J M. The diagnosis and treatment of cough. N Engl J Med，2000，343（23）：1715－1721

第二章　咯　　血

咯血（hemoptysis）是指喉及喉以下的呼吸道任何部位的出血，经口腔排出者。咯血可由多种疾病引起，除呼吸系统疾病外，亦可由循环系统、血液系统及全身性疾病等引起。咯血尤其是大咯血可以导致多种并发症危及患者生命，是内科急症之一。

【病因及机制】

咯血病因主要为呼吸及循环系统疾病（表 2-2-1）。约 10% 的咯血患者，经痰液、X 线、支气管镜检查、支气管造影等多种检查均未能发现引起咯血的原发疾病，可能与非特异性支气管炎症有关。

表 2-2-1　咯血的病因

病因分类	疾 病 举 例
支气管疾病	常见：支气管扩张、支气管肺癌、支气管内膜结核、支气管炎等 较少见：支气管腺瘤、支气管结石、支气管囊肿、支气管黏膜非特异性溃疡、支气管静脉曲张、支气管异物等
肺部疾病	常见：肺结核、肺炎、肺脓肿、肺淤血等 较少见：肺梗死、肺真菌病、肺寄生虫病（肺吸虫病、肺阿米巴病、肺包虫病等）、肺动脉发育不全、肺囊肿、肺隔离症、肺转移性肿瘤、肺含铁血黄素沉着症、肺尘埃沉着病（尘肺等）
循环系统疾病	较常见：风湿性心脏病（二尖瓣狭窄）、左心衰竭、肺动脉高压等 较少见：心内膜炎、先天性心脏病如房间隔缺损、动脉导管未闭、Eisenmenger 综合征、肺动-静脉瘘、遗传性出血性毛细血管扩张等
血液系统疾病	血小板减少性紫癜、白血病、再生障碍性贫血、血友病、弥散性血管内凝血等
传染性疾病	流行性出血热、肺钩端螺旋体病、肺型鼠疫等
结缔组织病和风湿病	结节性多动脉炎、贝赫切特（Behcet）综合征、血管炎、系统性红斑狼疮、韦格纳肉芽肿等
医源性	抗凝治疗、支气管-肺活检、纤维支气管镜检查损伤、导管及手术治疗等
其他	慢性肾功能衰竭、肺出血肾炎综合征（Goodpasture 综合征）、外伤、吸入毒性气体、药物（如青霉胺引起的肺出血和肾小球性肾炎等）、子宫内膜异位症、替代性月经等

（一）呼吸系统疾病

1. 肺结核　为临床上咯血的最常见原因。患者有结核病史，表现为低热、乏力、盗汗和消瘦等结核中毒症状，及慢性咳嗽、咳痰、咯血和胸痛等呼吸系统症状；约半数患者有不同程度的咯血，部分患者以咯血为首发症状，出血量多少不一；病变多位于双上肺野，该处有时可听到湿性啰音，X 线胸片和痰液结核杆菌检查对诊断具有重要意义。

2. 支气管扩张　往往表现为长期咳嗽、咳脓痰，反复咯血，常有杵状指（趾），病变多位于双肺下部，可闻及固定性湿啰音。部分患者无咳嗽、咳痰而仅表现为反复咯血，称为干性支气管扩张。咯血的特点为，咯血量由少而多。咯血间隔由长变短，咯血间期全身情况较好。

3. 支气管肺癌　多见于40岁以上的患者，早期症状主要为咳嗽、咳痰、胸痛和咯血。咯血的特点是小量到中量，多为痰中带血，持续性或间断性，晨间较多，大咯血者较为少见。X线胸片、胸部CT、PET、纤维或电视支气管镜、痰脱落细胞检查等有助于诊断。

4. 肺部感染　各种肺炎均可引起咯血。一般为少量到中量咯血，根据典型的临床表现，如畏寒、发热、胸痛、咳嗽、咳脓性痰等及影像学检查可以作出诊断。急性肺脓肿起病急，早期有如肺炎的症状，继之出现大量脓痰，可痰中带血，大量咯血者极少。慢性肺脓肿有长期脓血痰或有大量咯血，并有杵状指（趾）表现。

5. 慢性支气管炎　患者有慢性咳嗽、咳痰，冬春季节较明显，以清晨为甚。痰量多少不一，为黏液或泡沫状，痰中可带血，一般不致大量咯血。

6. 其他呼吸系统疾病　如过敏性肺炎、肺栓塞、肺梗死、肺真菌病、肺寄生虫病、肺尘埃沉着病、肺囊肿以及支气管内膜结核、支气管结石、支气管异物等都可引起咯血。应根据临床表现和客观检查予以鉴别。

（二）循环系统疾病

1. 二尖瓣狭窄　咯血量可多可少，以中青年患者多见，有心脏病史和心脏杂音等。咯血的特点为起初肺淤血时咯血量少，一般为暗红色，并发肺水肿时咳大量浆液性粉红色泡沫样血痰。

2. 高血压病　在血压过高时，可引起肺毛细血管破裂出血。

3. 先天性心脏病　并发肺动脉高压时，可发生咯血。

（三）其他少见疾病　血液系统疾病如血小板减少性紫癜、白血病、血友病、再生障碍性贫血等；传染病如流行性出血热、钩端螺旋体病及肺吸虫病等；风湿性疾病如结节性动脉周围炎、Behcet病等；以及尿毒症、肺出血-肾炎综合征和呼吸道内子宫内膜异位症等。

肺脏95%的血循环来自于肺动脉及其分支，5%来自支气管动脉，主要向气道和支撑结构供血。除非有外伤、肉芽肿、钙化的淋巴结或肿瘤破坏了某一大的肺动脉，一般出血均来自支气管循环。肺动脉出血量较小，主要见于左心衰。上述病因所致咯血机制各不相同，常见咯血机制有：支气管肺毛细血管损伤、血管壁通透性增高或黏膜下血管破裂造成咯血；炎症、结核、肿瘤等病亦侵及血管，破坏支气管黏膜或病灶处的毛细血管，使得黏膜下的血管破裂或毛细血管的通透性增加，一般咯血量较小；病变侵袭小血管引起血管破溃常常出现中等量的咯血；病变引起小动脉、小动静脉瘘或曲张的黏膜下静脉破裂，或因为严重而广泛的毛细血管炎症造成血管的破坏或通透性增加，往往表现为大咯血。肺动静脉压力增高导致动静脉血管瘤形成破裂；凝血因子缺陷或凝血机制障碍等也可造成咯血。另外，一些疾病咯血机制尚未明确，如Goodpasture综合征、替代性月经等。患者对于咯血往往会有一种恐惧感，其实，小量到中等量咯血大多可以自行终止，所以咯血很少引起严重失血。即使是大咯血患者一般也可以将呼吸道内的血咯出，但在体质虚弱的患者则容易发生窒息。

【诊断及鉴别诊断】

（一）确定性质　诊断咯血，需除外口腔、鼻、咽部出血或呕血。咯血前常有喉部痒感、胸闷、咳嗽等，血色鲜血，血中混有痰液及泡沫，呈碱性，出血后常有血痰数日，如咯血咽

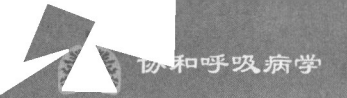

下，可有黑粪。鼻出血多自前鼻孔流出，常在鼻中隔前下方发现出血灶；鼻腔后部出血经后鼻孔沿咽后壁下流，可用鼻咽镜检查确诊；喉部炎症及肿瘤出血、口腔溃疡、牙龈出血等不难诊断。呕血为上消化道出血，常见病因有消化性溃疡、肝硬化、急性胃黏膜病变、胆管出血等，呕血前常有上腹部不适、恶心、呕吐等，可为喷射状呕出，血色呈棕黑、暗红，有时亦呈鲜红，血中常混有食物残渣及胃液，反应呈酸性，常伴黑粪及柏油样粪，呕血停止后仍持续数日，有时与咯血鉴别较为困难。

（二）咯血量　咯血量多少取决于原发疾病及病变性质，不一定与疾病的严重程度一致。24 小时内咯血量在 100ml 内为小量咯血，在 100~500ml 为中等量咯血，在 500ml 以上（或一次 300ml 以上）为大量咯血。大量咯血多见于支气管扩张、空洞性肺结核或动脉瘤破裂。持续痰中带血应考虑支气管肺癌可能。

（三）病史　既往幼年有麻疹或百日咳病史并长期反复咳嗽、咳脓痰者应考虑支气管扩张；有食生蟹等海鲜史者应考虑肺吸虫病可能；有去疫区史者应除外流行性出血或钩端螺旋体病等；咯血与月经有关应考虑子宫内膜异位症及替代月经等；有长期有害粉尘作业史者应考虑肺尘埃沉着病可能。

（四）年龄及性别因素　青壮年咯血多见于肺结核、支气管扩张、肺源性心脏病等。40 岁以上有长期大量吸烟史者，应警惕支气管肺癌可能。青年女性反复咯血应考虑支气管内膜结核、支气管腺瘤等，周期性咯血者应考虑子宫内膜异位症等。

（五）咯血的颜色和性状　咯血为鲜红色常见于肺结核、支气管扩张、肺脓肿、支气管内膜结核、出血性疾病等；暗红色多见于二尖瓣狭窄；粉红色泡沫样血痰常见于左心衰竭肺水肿时；黏稠暗红色血痰见于并发肺梗死时；铁锈色痰主要见于大叶性肺炎或肺吸虫病；砖红色胶冻样血痰主要见于克雷伯菌肺炎。

（六）咯血的伴随症状　咯血伴发热，见于肺结核、支气管扩张、肺脓肿、流行性出血热、肺梗死等；伴胸痛，见于肺炎、肺梗死、肺结核、支气管肿瘤等；伴呛咳，见于支气管肺癌、支原体肺炎等；伴脓痰，见于肺脓肿、支气管扩张、空洞性肺结核并发感染、化脓性肺炎等；伴皮肤黏膜出血，见于血液系统疾病、流行性出血热、肺出血型钩端螺旋体病、风湿病等；伴黄疸，见于肺出血型钩端螺旋体病、中毒性肺炎、肺梗死等；伴口腔及外生殖器黏膜溃疡，见于结缔组织疾病等。

（七）咯血的并发症　大咯血可引起严重并发症，应提高警惕，及时发现及治疗。常见有肺不张、吸入性肺炎、失血性休克、窒息等。

【治疗】

咯血时应迅速止血，维持生命体征，防止窒息，尽快明确病因，治疗原发病。

（一）病因治疗　如病因明确，应积极治疗原发疾病。见有关章节。

（二）一般处理　若仅痰中带血或小量咯血，可予休息、止咳、镇静，但禁用强镇静剂如吗啡，以防抑制咳嗽反射致血液不能咯出发生窒息。中等或大量咯血时应严格卧床休息，可取患侧卧位，保证气道开放，注意防止窒息，并配血备用。如咯血量较多，可予输血。给予吸氧，加强护理，保证排便通畅。

大咯血时一般不用镇咳剂，如剧咳妨碍止血，可在血液咳出后临时使用可待因 15~30mg 口服或皮下注射，每日 1~3 次；亦可选用喷托维林 25mg，或苯丙哌林 20~40mg，或右美沙芬 15~30mg，每日 3 次口服。

（三）应用止血药物

1．对年轻患者，可用血管加压素 5～10U，加于 20～30ml 生理盐水或葡萄糖液中缓慢静脉推注（15～20 分钟），然后以 10～20U 加于 5% 葡萄糖液 500ml 中静脉滴注。由于该药可收缩平滑肌及子宫，故高血压、冠心病及妊娠患者忌用。注射过快可引起恶心、胃肠不适、心悸等不良反应。

2．用酚妥拉明 10～20mg 加于 5% 葡萄糖液 500ml 中缓慢静脉滴注，其止血机制推测是酚妥拉明有直接扩张血管平滑肌作用，使肺血管阻力降低，肺动静脉压降低，肺淤血减轻而使咯血停止。其他血管扩张药物如硝酸异山梨酯（消心痛）、阿托品、654-2 等亦有一定疗效。

3．大量咯血不能使用血管加压素者可使用普鲁卡因，用法为：0.5% 普鲁卡因 10ml（50mg），用 25% 葡萄糖液 40ml 稀释后缓慢静脉注射，1～2 次/日，或以 150～300mg 溶于 5% 葡萄糖液 500ml，静脉点滴。具有扩张血管、降低肺循环压力的作用。用药前应行皮试，有该药过敏史者禁用；用药量不能太大，注入速度不宜过快，否则可引起颜面潮红、谵妄、兴奋、惊厥，如出现惊厥可用异戊巴比妥或苯巴比妥钠解救。

4．经一般治疗及应用血管加压素无效者可加用肾上腺皮质激素，对浸润性肺结核、肺炎所致咯血效果较好。具有抗非特异性炎症、稳定细胞膜、降低体内肝素水平，缩短凝血时间等作用。如无禁忌证，可用泼尼松 30mg/d 口服，见效后减量，疗程一般不超过 2 周。或用氢化可的松 100～300mg/d 治疗。

5．卡巴克络（安络血）、维生素 K、酚磺乙胺（止血敏）、6-氨基己酸、巴曲酶（立止血）、口服云南白药等主要适用于因凝血功能障碍所致的咯血，其他病因引起的咯血亦可应用，但疗效不确切。其他药物如催产素、西咪替丁等亦有一定疗效。

6．对凝血功能异常或肝功能不全者，可用鱼精蛋白注射液 50～100mg 加于 25% 葡萄糖液 40ml 中缓慢静脉注射，每日 2 次，连续使用时间不能超过 3 天。

7．对过敏性肺炎、结核性咯血及纤维素性支气管炎，糖皮质激素治疗有效。一般在其他止血药物治疗无效时选用，泼尼松 30mg/d，1～2 周。需与其他药物，如抗结核药物和抗感染药物合用。

（四）局部治疗　大咯血不止者，可经支气管镜及硬质气管镜止血，局部用去甲肾上腺素 2～4mg 加于生理盐水 10～20ml 局部滴入。或用支气管镜放置 Fogarty 气囊导管堵塞出血部位止血。亦可用 Kinoshita 方法，以凝血酶或纤维蛋白原经支气管镜灌洗止血。可用激光止血治疗。

（五）手术治疗　反复大量咯血经内科治疗方法无效者，可行手术治疗。支气管大咯血可用选择性支气管动脉造影后行动脉栓塞止血。如患者一般情况许可，可在明确出血部位情况下考虑行肺叶、段切除术。

（六）处理并发症　如防止窒息，抗休克治疗，应用有效抗生素治疗肺部感染，发生肺不张时可适当湿化治疗，必要时可以支气管镜清理气道内血凝块及分泌物等。

（七）大咯血窒息的抢救

1．保持呼吸道通畅　立即清除气道内血凝块，用吸引器吸血，无设备时可用手抠出血块，使患者保持头低足高 45°俯卧位，并轻拍健侧背部，以利血液流出。

2．紧急情况时应考虑进行气管插管或气管切开，以较粗内径的鼻导管经气管导管内吸引。

3．大流量吸氧，对伴呼吸功能衰竭者，在呼吸道通畅的情况下，应用呼吸兴奋剂，如尼可刹米 0.75~1.25g，静脉注射；或洛贝林 3~9mg，静脉注射。

4. 对呼吸心脏跳骤停者，应立即进行心肺复苏。

（刘国梁）

参 考 文 献

［1］ Murray JF，Nadel JA eds. Textbook of Respiratory Medicine，3rd ed，Philadelphia：WB Saunders Company，2000

［2］ David S Smith. Field Guide to Bedside Diagnosis. Lippincott Willliams & Wilkina Inc，1999

第三章　呼 吸 困 难

呼吸困难指主观上所经历的各种各样的呼吸不适感，它们的性质和强度可不同，受生理、心理、社会和环境诸多因素的影响。"呼吸困难"只是临床术语，患者可用"气短"、"气不够用"、"胸部发闷、窒息感"、"胸部紧缩感"、"呼吸费力及呼吸闭塞感"等多种语言描述。

【发生机制】

人体存在精细的呼吸自我调节功能，有许多感受器参与调节，如气道、肺、胸壁的机械感受器，中枢或周围化学感受器以及一些迷走神经感受器，如肺牵张感受器，支气管上皮细胞周围的易激惹感受器，肺间质里的 J 感受器以及呼吸肌里的本体感受器都参与呼吸的自我调节功能。来自这些感受器的传入信息传递到脑干呼吸调节中枢从而调节呼吸，使机体产生恰当的通气量，以维持机体氧、二氧化碳分压以及酸碱的平衡，同时还将呼吸驱动命令传递到大脑感觉皮层产生呼吸感觉。呼吸困难是种模糊的内脏感觉，没有共同的周边感受器受刺激类型，真正发生机制还不清楚。较为一致的理论是 Campbell 和 Howell 提出的"神经-机械"或"传入-传出不一致"理论。来自各种感受器的传入信息和脑干呼吸中枢产生的呼吸驱动命令不一致，或呼吸驱动力和实际达到的通气量不匹配即可发生呼吸困难，这时呼吸中枢往往被激活。

（一）呼吸力学的改变　通气时要克服胸壁和肺组织的弹性阻力和呼吸道气流磨擦阻力为主的非弹性阻力。呼吸系统疾病常使弹性阻力或非弹性阻力增加，为了克服这些阻力达到一定的通气量，呼吸中枢驱动力输出增加，呼吸肌作功增加，当呼吸消耗的呼吸作功与最终的通气不匹配时就会发生呼吸困难。

1. 弹性阻力　弹性阻力可用肺的顺应性表示，顺应性小表示弹性阻力大；顺应性大表示弹性阻力小。临床上常见的是肺顺应性减弱，如在肺间质纤维化、广泛炎症、肺充血、肺水肿等，肺组织变硬，弹性阻力增大，顺应性减低，吸气时用力增加，出现吸气呼吸困难。肥胖、胸廓畸形、腹压增加等都可因胸廓的顺应性下降而产生呼吸困难。

2. 非弹性阻力　主要包括气道摩擦阻力和在呼吸运动中呼吸器官变形遇到的黏性阻力。呼吸运动速度越快，非弹性阻力愈大。非弹性阻力所消耗的呼吸能量约占总能量消耗30%，其中主要是呼吸道的气流阻力部分。如哮喘、COPD 气道非弹性阻力增加，患者表现为深慢的呼吸，以减少非弹性阻力。

（二）化学感受器反射　动脉血氧分压降低、二氧化碳分压增高和 pH 值降低都可通过化学感受器反射作用刺激呼吸中枢，加强呼吸运动，增加通气量，呼吸运动加强是机体的代偿机制，但超过一定程度就可出现呼吸困难。动脉血氧分压过低时，颈动脉体和主动脉体外周化学感受器的传入神经末梢即发生兴奋，冲动传入呼吸中枢，反射地增强呼吸运动，增加通气量从而增加氧的摄入。动脉血二氧化碳分压过高也可刺激外周化学感受器，但主要通过延髓的中枢化学感受器反射加强呼吸运动。但中枢化学感受器对缺氧不产生兴奋反射。

中枢化学感受器对游离 H^+ 比对 CO_2 更为敏感，但 H^+ 不易通过血脑屏障，而 CO_2 易于通过。CO_2 分压增高时，CO_2 从脑血管扩散进入脑脊液与水结合释出 H^+，刺激中枢化学感受器反射加强呼吸运动以增加 CO_2 的排除。

（三）肺内感受器的反射 肺扩张时引起肺牵张感受器刺激，通过迷走神经传导到大脑，使机体从吸气转向呼气。在任何肺顺应性下降的病理状态下，如肺炎、肺水肿等，肺牵张感受器刺激增强，减弱吸气深度，加快呼吸频率出现呼吸困难。呼吸肌负荷增加使本体感受器肌梭的传入冲动增加，呼吸肌活动增强，超过一定程度可出现呼吸困难。肺间质水肿时的呼吸困难可能由于激活间质里的 J 感受器所致。

（四）呼吸肌功能障碍 影响呼吸肌作功的神经肌肉疾病和呼吸肌疲劳、机械效率低的患者也存在 呼吸中枢动力输出和相应获得的通气不匹配而发生呼吸困难。例如，COPD 患者肺过度充气，导致功能残气量增加，吸气肌缩短，根据长度-张力曲线，吸气肌的缩短可使产生的张力减低，通气量减少而发生呼吸困难，肺减容术后呼吸困难的缓解至少一部分可由胸廓大小和形状的改变，吸气肌的长度增加来解释。

（五）呼吸困难与心理情感因素两者相互影响 一方面，焦虑、生气、悲观、绝望能增加呼吸困难的症状，且和心肺功能不成比例。另一方面有呼吸困难的慢性心肺疾病患者经常显示焦虑、悲观和失望。呼吸是受大脑皮层和皮层下中枢控制，呼吸困难的性质和强度受患者的经历、期望值、行为方式、情感状态影响，焦虑、生气、绝望可能使中枢驱动增加，呼吸困难加重，这可以部分解释呼吸困难与肺功能损失程度不一致的关系。对通气负荷已适应，独立性强的患者，呼吸困难的症状相对较轻；焦虑和依赖性强的患者则和他们的健康状况不一致，既使通气阻力只有少量的增加，也可能出现严重的呼吸困难。

【呼吸困难的诊断】

呼吸困难作为一常见症状，寻找其原因对下一步的治疗十分重要。首先要全面详细地询问病史，包括呼吸困难的特征、起病时间、持续时间、诱发因素、加重或恶化因素（活动、体位、接触史、饮食史等）、缓解因素（药物、体位、活动等）以及伴随症状，过去史等等，再进行体格检查和恰当的辅助检查通常可为诊断提供线索。一般先根据起病的急缓把呼吸困难分为急性和慢性呼吸困难。

（一）急性呼吸困难 急性呼吸困难起病突然，往往可能危及生命，需要立即诊断和处理。病史询问中要注意几个问题：患者是否在休息状态下就有呼吸困难，若有说明生理功能已受损；是否伴胸痛及疼痛的部位，胸骨下胸痛提示可能有缺血性心脏病或心肌梗死，它们引起肺间质水肿从而导致呼吸困难；呼吸困难起病之前有无蚊虫的叮咬、变应原的接触、吃的食物和药物等等可能引起对此过敏患者喉头水肿、支气管痉挛导致急性呼吸困难；长期卧床，手术后患者易出现血栓性静脉炎，进一步导致肺栓塞；过去史的询问，例如哮喘史提示可能有支气管痉挛；COPD 史提示可能有气胸从而导致急性呼吸困难；精神病史或最近遭受过情感上的打击可能存在高频通气综合征。这些病史可使诊断线索范围缩小，加上体格检查和 ECG 和 X 线检查可基本上明确病因。临床上急性呼吸困难的常见原因是心肺疾病。

1. 许多心脏病可引起急性呼吸困难，最常见的是心律失常和可导致左心室功能不全的急性冠状动脉缺血。此时询问是否有心脏病病史是十分重要的。体格检查注意胸部和心脏的听诊，颈静脉压和肝颈反流征，做心电图和胸部 X 线检查对诊断十分有帮助的。

2. 呼吸系统原因 主要见于上、下呼吸道的阻塞、肺泡出血、高通气、吸入性肺损伤、肺炎、气胸、肺栓塞和外伤。

（1）气道阻塞 急性上气道阻塞通常为食物、异物的误吸、吸入性损伤、过敏性水肿、会厌炎、喉炎等引起。患者表情异常痛苦，主要体征为三凹征，以吸气困难为主，可闻及吸气性喘鸣，多在颈部明显，用力吸气时喘鸣加重。儿童出现犬吠样咳嗽，特别在夜间出现，多提示为喉支气管炎，而流涎、吞咽困难、发热而无咳嗽多见于急性会厌炎。

支气管阻塞是另一常见原因。患者常有哮喘、COPD 病史。气道感染，空气中变应原和（或）刺激物的接触、冷空气的刺激、食入过敏食物或药物、情感的挫折及其他的因素往往能激发急性支气管平滑肌收缩。查体可见患者面色发绀、有辅助呼吸肌的参与，呼吸音减弱、呼气延长、严重情况下喘鸣音消失。

（2）肺泡出血　弥漫性肺泡出血是急性呼吸困难不常见的原因，但可危及生命。例如，肺出血-肾炎综合征（goodpastures syndrome）、韦格肉芽肿（Wegeners granulomatosis），系统性红斑狼疮、特发性肺含铁血黄素沉积症及类风湿关节炎、皮肌炎、混合结缔组织病等均可引起弥漫性肺泡出血导致严重呼吸困难，根据过去史，咯血史，胸部 X 线检查提示的弥漫性肺泡浸润及特异性抗体检查可帮助诊断。

（3）高通气综合征　高通气综合征患者可有焦虑心情，女性多见，以 20~40 岁多发，多为慢性过程，伴急性发作，急性发作时间多为 10~30 分钟，严重可达 1 小时，多自然缓解，严重发作可有濒死感。患者的呼吸困难在休息时发作和劳累无关，可伴有胸痛、心悸、手足和上下肢麻木、头痛、头晕、失眠等症状。诊断需除外其他器质性疾病，经过系统体格检查、心电图，胸部 X 线、肺功能、动脉血氧、超声心动图等实验室检查没有发现明显异常时，可考虑高通气综合征。$PaCO_2$ 降低表明患者正处在急性发作期。

（4）吸入性肺损伤　吸入化学性刺激物或毒物后可引起急性肺损伤导致呼吸困难，根据病史很容易作出诊断。

（5）气胸　气胸可分创伤性和自发性气胸。自发性气胸可以是原发或继发。原发气胸多见于体型瘦高的年轻男性，主要症状是胸痛和呼吸困难。继发气胸多为 COPD、哮喘、间质性肺疾病、肿瘤等疾病引起。轻到中度气胸胸部检查可以是正常的，严重的则呼吸音消失，气管向健侧移位。X 线检查可作出诊断。

（6）肺栓塞　急性呼吸困难是肺栓塞的主要症状，可能由于肺血管和右心上的受体受刺激引起的。对于高危患者如长期卧床、手术后以及肿瘤患者突发呼吸困难，警惕发生肺栓塞，应进行相关的诊断性检查，如肺的通气-灌注显像，双下肢血管超声，必要时行肺动脉造影。

（二）慢性呼吸困难　慢性呼吸困难开始往往被患者忽视，等发展到影响日常活动时才来就诊。通常通过病史、体格检查和实验室检查可寻找出诊断线索。

1. 原因

（1）气道阻塞性疾病　从胸腔外气道到周边小气道都可阻塞。胸腔外气道阻塞如异物的气道阻塞，肿瘤外压性狭窄、肿瘤的气道阻塞、气管切开和长期气管内插管等引起的气管纤维性狭窄可使呼吸困难慢性发作。间断性发作伴有喘鸣常见于哮喘，患者通常主诉胸部紧缩、发闷感。伴有咳嗽、咳痰者常见于慢性支气管炎和支气管扩张，合并感染时咳嗽加重，痰量增加、呼吸困难加重。轻者在体力活动时由于需氧增加才出现呼吸困难，发展到肺气肿时在静息状态下也会出现呼吸困难。

（2）肺脏疾病　是最常见的呼吸困难的原因。慢性阻塞性肺气肿、各种肺炎、重症肺结核、支气管扩张、呼吸窘迫综合征、肺水肿及各种肺间质疾病等都会影响呼吸力学或通过化学感受器的反射机制而引起呼吸困难。

（3）胸膜疾病　大量胸腔积液、胸膜广泛增厚压迫肺组织可引起呼吸困难，良性胸膜肿瘤少见且呼吸困难也少发生，恶性胸膜肿瘤以间皮瘤多见，可引起大量胸腔积液和广泛胸膜增厚而致呼吸困难。转移性胸膜肿瘤也可产生大量胸腔积液发生呼吸困难。

（4）纵隔疾病　纵隔炎症、气肿、肿瘤等可压迫气管出现呼吸困难。

（5）影响呼吸运动的疾病　脊柱后凸侧弯、强直性脊柱炎、膈肌麻痹、重症肌无力、重度腹胀、大量腹腔积液、腹部巨大肿瘤、膈下脓肿等使胸廓呼吸运动受限。

（6）心脏疾病　呼吸困难是心功能不全的重要症状之一。心脏瓣膜病、高血压性心脏病、冠状动脉性心脏病、心肌病、肺心病、心包积液、缩窄性心包尖、先心病等均可有呼吸困难症状。左心室功能障碍导致肺毛细血管压增加，肺血管床流体静压增加使液体进入间质，肺的顺应性下降，间质里J受体刺激使患者感到呼吸困难。端坐呼吸和夜间阵发性呼吸困难是心衰较特征的表现。卧位时重力改变使胸腔内血容量增加，肺静脉和毛细血管压进一步增加，一般情况下已经熟睡的患者可较好地耐受，只有发展至急性肺水肿出现窒息感和喘息性呼吸时才被惊醒，坐起后回心血量下降，肺淤血减轻，膈肌下降，呼吸困难随之好转。除上述机制外，还有肺泡弥散功能的严重下降造成显著的低氧血症也加重呼吸困难。

（7）神经疾病　脑肿瘤、脑炎、脑血管意外、颅脑损伤以及睡眠呼吸暂停综合征、原发性肺泡低通气征等可影响呼吸中枢的调节而出现呼吸困难。

（8）结缔组织疾病　类风湿关节炎、系统性红斑狼疮、硬皮病、皮肌炎、干燥综合征、结节性多动脉炎、Wegener肉芽肿等都会累及肺组织而出现呼吸困难。

（9）神经症　如在急性呼吸困难中的高通气综合征。

（10）其他　移植肺指肾移植后受肾者出现的一种综合征。一般在手术后40～100天内发病，表现为突然发热、咳嗽、呼吸困难、发绀，肺功能以弥散为主，X线胸片呈现广泛的片状至结节状阴影。本病与免疫机制有关，血冷凝试验和嗜异性抗体阳性。

2. 病史　慢性呼吸困难询问病史时应包括症状持续时间和其变化性、加重或恶化因素（活动、体位、接触史、饮食等）、缓解因素（药物、活动、体位等）。例如，间断性呼吸困难可能是可逆性疾病引起，如哮喘、心力衰竭、胸腔积液、高通气综合征等，而持续性或进行性更可能是慢性疾病如COPD、间质纤维化、慢性肺栓塞、膈肌或胸壁功能障碍。夜间呼吸困难可能是哮喘、心力衰竭、胃食管反流或鼻腔阻塞引起。卧位性呼吸困难通常和左心室衰竭有关，但有可能与腹部疾病如腹腔积液或膈肌功能障碍有关。活动通常加重有病理基础疾病的呼吸困难，如呼吸困难不依赖于生理活动量，可能是由于化学性即胃食管反流、精神问题引起。肥胖因为代谢需求增加和胸壁运动负荷使呼吸困难加重。恶病质患者因呼吸肌衰弱呼吸困难加重。尽管人的情感状态可影响任何原因引起的呼吸困难，如呼吸困难是以小时或天发生变化，且与劳累无关，则应怀疑是精神性呼吸困难。家族史、职业、爱好都对诊断有帮助。

3. 体格检查　仔细的查体能提供重要的线索，尤其注意颈部、胸廓、肺脏、心脏及肢体末端。如颈静脉充盈，肝颈反流征阳性可提示充血性心力衰竭。桶状胸提示COPD，胸廓畸形对肌肉骨骼疾病诊断特别有帮助。呼吸频率增加、辅助呼吸肌的参与严重的气道阻塞有关。呼吸音减弱、呼气延长提示可能为COPD，呼吸快速表浅、中晚期的啰音及膈肌抬高提示可能为限制性肺疾病。心脏注意其心界大小、瓣膜的杂音、附加音。杵状指（趾）可能是肺癌或存在慢性呼吸系统疾病，双下肢水肿往往提示有充血性心力衰竭。COPD的患者可能有啰音，但它出现在吸气一开始到吸气的中期结束，一般由气道分泌物引起，而弥漫性间质性肺疾病啰音通常要持续到吸气末，首先位于两下肺，随病情进展才在肺的上野和中野闻到，但在结节病，啰音不常见。

4. 实验室检查 通过病史和体格检查一般可提供一些诊断线索，这时进一步对可能的原因做相关的诊断性检查从而作出诊断。对怀疑是呼吸系统疾病可做肺功能，$FEV_1/FVC < 80\%$提示为阻塞性气道疾病，$FEV_1/FVC > 80\%$提示为限制性气道疾病。气道激发试验对支气管哮喘的诊断十分有意义。流量容积环对上气道阻塞很特异，如声带麻痹、上气道肿瘤和气道受压等。弥散降低说明气体交换受损，可能为肺水肿、间质性肺疾病或肺血管疾病、贫血引起。肺容积-流速正常而弥散降低应高度怀疑肺血管疾病。怀疑由运动频繁引起咳嗽、喘鸣和胸部发紧是运动诱导的哮喘疾病，则运动试验十分有用。胸部影像学检查、心电图、心脏超声、必要时作创伤检查可帮助明确诊断心肺疾病。

【呼吸困难的康复治疗】

呼吸困难是呼吸系统疾病最常见症状，是影响患者生活质量的重要因素。目前许多治疗仍以生理指标如肺功能来评价，而忽视对患者生活质量的提高。治疗原发病和它的并发症，呼吸困难可有效缓解。但有时尽管积极的治疗原发病，呼吸困难仍持续存在，这时治疗的目的主要是改善症状和提高活动耐量，而不是仅仅治疗原发病改善肺功能。

（一）减低呼吸作功和提高呼吸肌功能 缓慢行走减少能量消耗可降低生理作功，呼吸方式如吸唇式呼吸或许通过减慢呼吸、改善氧饱和度从而减轻呼吸不适感。尽管吸气肌训练仍然有争议，有研究指出在吸气受阻下的呼吸训练可改善吸气肌的力量和呼吸困难。恶病质患者充分营养支持治疗能提高呼吸肌力量，改善呼吸困难。

（二）减低呼吸驱动 因为呼吸困难和呼吸驱动密切相关，减低呼吸驱动应当能改善呼吸困难。氧能减低颈动脉体的刺激，氧可减低运动时的通气量，改善通气肌功能和降低肺动脉的压力，但氧浓度以维持血氧饱和度为佳。

（三）改变中枢的认知 呼吸困难受许多因素的影响，包括教育文化背景、知识水平、情感状况、职业和以前的经历。通过帮助患者了解他们的疾病，鼓励他们经常相互沟通，从而养成主观克服疾病的心理，这些或许能减低呼吸困难的强度.

【总结】

呼吸困难是一病因及机制非常复杂的症状，仍不十分清楚是否存在一个最后的共同神经通路产生呼吸不适的感觉。任何系统的疾病只要影响呼吸系统或引起通气的需求增加或呼吸泵衰竭都可能产生呼吸困难。呼吸困难的诊断需全面的临床资料。治疗原发病大多数呼吸困难可缓解，在原发病治疗不能缓解时，治疗主要为了缓解症状，要联合教育、体质锻炼、氧疗等。

（谷 丽）

参 考 文 献

[1] Murryay JF, Nadel JA eds. Textbook of Respiratory Medicine, 3rd ed, Philadelphia: WB Saunders Company, 2000, 541-549

[2] ATS Statement. Dyspnea: mechanisms, assessment, and management: A consensus statement. American Thoracic Society. Am J Respir Crit Care Med, 1999, 159:321-340

[3] Donald AM. Dyspnea. New York: Marcel Dekker Inc, 1998, 220-259

第四章　胸　　痛

胸痛是常见症状之一，正确诊断和治疗是非常重要的。若漏诊能引起胸痛的严重疾病如心肌梗死可能延误治疗有致命的危险，相反误诊为危险较大疾病可能会给患者带来不应有的精神和经济负担，甚至可能作不必要的心导管检查。胸痛是一种主观感觉，受患者社会经济地位、家庭、文化、心理诸多因素的影响，除了器质性疾病有胸痛症状外，有些患者无组织损伤时也可发生胸痛，给临床诊断带来一定的困难。

【发生机制】

一些胸痛来自支配胸壁壁层胸膜的躯体感觉神经，主要是肋间神经、膈神经传导的体表痛，另一些来自支配胸腔内器官的内脏感觉神经传导的内脏痛。体表痛定位较清楚，诊断相对容易些。内脏痛与体表痛不同，内脏传入纤维的末端分布在数个脊髓节段里，且脊髓神经元可同时接受内脏传入纤维和躯体传入纤维，再通过脊髓丘脑束传入大脑，因此内脏痛通常定位不清、分布弥散、并向体表放射，不同疾病可以有相似放射部位，诊断相对难一些，对其的理解也不如体表痛清楚。内脏器官对刀割、挤压、牵拉、烧灼的刺激不敏感，如心脏产生胸痛的适宜刺激是缺血，缺血产生化学物质可刺激化学感受器；胃肠等中空器官的适宜刺激是管腔的扩张，它可刺激张力感受器；对于呼吸系统，研究发现应答肺膨胀和收缩的张力感受器和对烟雾等刺激性气体敏感的化学感受器均可引起胸痛。现在认识到胸痛不仅是一个单纯的神经传导过程，而且与各级中枢对信息的加工、迷走神经回馈的痛觉致敏效应有关，也越来越重视内脏痛阈在内脏疼痛发生机制的作用，许多研究发现有90%非心源性胸痛患者，食管内气囊在15ml的扩张容积下即出现胸痛，而正常人只有11%。内脏痛阈降低、痛觉敏感涉及中枢和周围机制，周围机制是指内脏传入神经对刺激的敏感性增加，中枢机制是脊髓内和脊髓上神经元的兴奋性的改变。体表存在各种各样的伤害感受器，每一种感受器选择性地接受各自适宜的刺激，如皮肤中的化学、热、机械感受器，内脏中不太清楚是否存在伤害感受器，现在有学者认为内脏可能有静息伤害感受器，健康情况下没有自发的激活，对急性、高强度的机械刺激也不产生应答，然而组织受损后即开始对机械性刺激有了敏感性，传入纤维中对刺激不敏感的纤维可能代表了这类静息伤害感受器，痛觉过敏与此类感觉器的激活有关。

【原因】

（一）胸腔脏器引起的胸痛

1. 心血管系统疾病

（1）心肌缺血　通常认为机械性刺激不引起心脏痛，而化学物质是心肌缺血时的主要致痛物。如冠状动脉的血流量与心肌耗氧之间发生矛盾，致使心肌内代谢产物积聚过多或产生不正常代谢产物，如乳酸、丙酮酸、磷酸等酸性物质或类似肽类的多肽类物质，刺激心脏内自主神经的感觉纤维，经1~5胸交感神经节和相应的脊髓段传到大脑皮层产生的疼痛感觉，这种疼痛放射到与自主神经进入水平相同脊髓段的脊神经所分布的皮肤区域，即胸骨后及左肩、左上肢前内侧及小指等处，多不在心脏解剖位置。有的患者有心肌缺血客观表现，但无心绞痛，这种情况称之为"无症状性心肌缺血"。其发病机制尚不完全清楚，有研究指出瞬时的心肌缺血，持续时间小于 3 分钟，左心室压力增高小于 7 mmHg 通常可无胸痛，这表明心肌缺血程度、左心室功能受损程度影响疼痛的感觉。但这还无法解释无痛性急性心肌梗死，可能在这些患者中受化学物质刺激的传入纤维不参与疼痛的发生或者中枢调节机制抑制了感觉神经的传入以及痛阈值增加等因素有关。心肌缺血最常见的病因是冠状动脉粥样硬化性心脏病，即心绞痛、急性心肌梗死。此外，凡引起冠脉灌注压和心肌耗氧之间比例失调的疾病，如主动脉狭窄、肥厚性心脏病、风湿热引起的冠状动脉炎、梅毒引起的冠状动脉口狭窄、心肌炎、心包炎等都会引起心脏痛。

心绞痛常在体力活动、情绪激动、饱餐后以及寒冷刺激下发生。部分患者疼痛可于睡眠时发作，起床活动后反好转，这可能由于睡眠时迷走神经兴奋性增高引起冠状动脉收缩，以及睡眠时静脉回流较多，使心脏负担加重所致。疼痛部位以胸骨后最常见（占 50%~75%），也可见于心前区，少数在剑突下。疼痛常放射左肩和左臂内侧，也可放射至胸背部、颈、咽部、下颌部、舌头、鼻、耳垂、乳突等部位。患者通常描述胸痛为压迫、压榨、紧缩和窒息感，而非刀割样尖锐痛、针刺痛或触电样疼痛。多数患者疼痛约持续 1~5 分钟，经休息、除去诱因或舌下含硝酸甘油片后迅速缓解。发作期心电图检查可有 S-T 段压低和 T 波改变，缓解期运动实验阳性可协助诊断。大多数稳定性心绞痛患者至少有一支冠状动脉的主支管腔狭窄达横切面的 75% 以上。

急性心肌梗死疼痛性质、部位与心绞痛相似，但更剧烈，疼痛的持续时间更长，多为 1~10 小时，也可持续数天，疼痛的发作多无明显诱因，含用硝酸甘油无效，休息和冠状动脉扩张药不能迅速缓解疼痛，往往需麻醉药。心肌梗死的胸痛伴有大汗、恶心、呕吐、心律失常，严重者可出现休克、心力衰竭。此种疼痛若位于上腹部，可被误诊为上腹部疾病。心电图检查可呈现典型心肌梗死图像即病理性 Q 波及 S-T 段弓背向上抬高，T 波倒置，心肌酶升高。心肌梗死后一个月，未坏死的心肌处于严重缺血状态，又可发生心绞痛，称梗死后心绞痛。

心肌梗死后综合征：梗死后坏死的心肌组织降解为抗原，刺激机体产生自身抗体，引起免疫反应。患者可有发热、胸痛、咳嗽、呼吸困难等胸膜炎、心包炎的症状和体征，多发生在心梗 2~10 周。X 线检查、心电图、酶及胸腔积液细菌学检查，可除外新的心肌梗死、肺梗死和心衰后胸腔积液感染，即可诊断。

前胸壁综合征：心肌梗死 4~6 周可出现与心肌梗死疼痛性质不同的胸骨后、心脏部位持续性剧痛，不向颈、肩和上肢放射，口含硝酸甘油无效，数小时后可自行缓解，如此反复发生，在疼痛明显处胸壁有压痛。心电图除原来的心肌梗死改变外，无特殊发现，心肌酶无变化，糖皮质激素有效。

（2）急性心包炎　尤其是急性非特异性心包炎，往往有剧烈的胸痛，但少数只觉紧压感或闷痛。心包脏层和大部分壁层对疼痛不敏感，因仅有第 5、6 肋间水平以下小部分壁层外表面有少量膈神经痛觉纤维支配，因此只有当病变蔓延到这部分心包或附近的胸膜、纵隔或横膈时，才出现疼痛。这就解释了非感染性心包炎如尿毒症、心肌梗死所致的心包炎，和有轻度炎症的心脏压塞通常无痛或仅伴有轻度疼痛，而感染性心包炎，几乎播散到邻近的胸膜，因而通常都伴有疼痛。心包炎所致疼痛可呈持续性或间歇性发作，常于深呼吸、咳嗽、吞咽、卧位尤其当抬腿或左侧卧位时加重，坐位、前倾位或右侧卧位减轻，疼痛局限在胸骨下或心前区，并可放射至左肩、背部、颈部，偶向下颌部、左前臂和手放射，斜方肌上嵴疼痛是心包炎的特有表现，但不常见。急性心包炎除有心前区剧痛外，还常伴有发热、白细胞增多、血沉加快等，应与急性心肌梗死鉴别。

（3）瓣膜病

1）二尖瓣狭窄和（或）关闭不全　均可引起胸痛，可能因右心室壁张力增高耗氧增加，同时心排出量降低导致右心室缺血引起。

2）二尖瓣脱垂综合征　胸痛是常见的症状，常为锐痛、刀割样或钝痛，多位于心前区，与劳累和情绪无恒定关系，可片刻消失或持续数小时，含服硝酸甘油不缓解。常见于绝经期前妇女，伴有心悸、呼吸困难、疲乏、焦虑。查体心脏有拍击性收缩喀喇音。

3）主动脉瓣膜病　主动脉瓣狭窄或关闭不全均可引起心绞痛，但是主动脉瓣狭窄更易引起心绞痛。可能因为左心室肥厚失代偿使收缩期末室壁张力增加，射血时间延长，心肌耗氧增加，舒张期末压力增高增加冠脉灌注阻力，以及瓣口狭窄造成心排出量减少使冠脉血流量减少，上述可造成心肌缺血，其疼痛一般与典型的心绞痛相似，但其特点是较轻度体力活动更易诱发。主动脉瓣关闭不全的心绞痛不常见，可能是左室射血时引起升主动脉过分牵张或心脏明显增大所致，亦有心肌缺血的因素，常于睡眠中发作，可持续数十分钟至 1 小时，硝酸甘油常无效或只能起短暂的缓解作用，数分钟后多有重复发作。

（4）主动脉夹层分离　疼痛通常突然起病，剧烈难忍，一开始即达高峰，呈刀割或撕裂样，迅速放射到胸前、背部，随夹层波及范围而扩展到腹部、下肢、臂和颈部。如引起无名动脉或左锁骨下动脉闭锁，可使该侧上肢血压较低、脉搏较弱。患者一般有高血压或动脉粥样硬化病史。

（5）心脏神经症　患者多为青年及中年人，女性较多见。本病的临床意义不仅在于较常见，且易于真正的心绞痛混浊。其胸痛主要为短暂的（几秒钟）刺痛或较久的（几小时）隐痛。患者有时觉气闷或呼吸不畅，喜欢不时地深吸一大口气或作叹息性呼吸，但无闷痛或较明显的压迫感。胸痛多在乳房下或常有变动。症状多出现于疲劳过后，而不在劳动或兴奋的当时，作轻度体力活动反感舒适，有时可耐受较重的劳动而不发生胸痛或胸闷。含服硝酸甘油无疗效，或在 10 分钟才"见效"，常伴有心悸、疲劳及其他神经衰弱的症状。

（6）关于冠脉造影正常的胸痛问题　文献报告，因主诉胸痛而行冠状动脉造影的患者中，有 10%~30% 的造影结果正常。该类患者临床主要表现为：运动或休息均有反复发作的胸痛或胸部不适，可向它处放射，每次发作持续时间长，药物治疗效果欠佳，少数有心电图 ST 段改变。临床上称之为："冠脉微循环障碍"、"X 综合征"、"微血管性心绞痛"等。对于这类患者胸痛的病因，目前仍未取得一致意见，可能与心肌缺血、食管疾病及精神异常有关。

2. 呼吸系统疾病　胸痛常因咳嗽或深呼吸而加重，多伴有咳嗽，胸壁局部无压痛；胸部体格检查与 X 线检查常可发现病变。

（1）胸膜性胸痛　常常由炎症、肿瘤和气胸、肺栓塞引起。壁层胸膜有痛觉感受器，由躯体感觉纤维传导。肋胸膜、膈胸膜的周边部由肋间神经支配，疼痛通常局限在受病变刺激的相应肋间神经支配的部位，尤其膈胸膜周边部感觉中枢位于 7~12 胸椎，可放射到上腹部、腰部，易误诊为腹部疾病。膈胸膜的中央部由膈神经支配，感觉中枢位于 3、4 颈椎，可引起下胸疼痛，常向同侧的颈部、肩部放射。肋间神经、膈神经对炎症和牵拉敏感，并不是脏层和壁层胸膜摩擦所致。胸膜性胸痛的显著特征是疼痛与呼吸运动密切相关，无论疼痛性质为尖锐痛、钝痛或烧灼样痛等，深呼吸、咳嗽、打喷嚏、弯腰、蹲坐、甚至床上的翻身都可加剧胸痛。胸膜性胸痛发生的速度和伴发症状可为诊断提供线索。骤然以一侧剧烈胸痛起病，并伴有呼吸困难及气胸或胸腔积液体征要考虑自发性气胸、血胸、血气胸，此外还要警惕肺栓塞，肺栓塞引起的胸痛除了主要与胸膜受累有关外，还与肺动脉高压、肺动脉扩张刺激机械感受器有关，它容易漏诊。较快以几小时出现的伴有发热、寒战、咳嗽的提示细菌性肺炎、脓胸，慢性出现伴有低热、乏力、消瘦等症状的可考虑结核性胸膜炎、肿瘤。疼痛性质也可为诊断提供线索，如干性（纤维素性）胸膜炎胸痛呈刺痛或撕裂痛，多位于胸廓下部腋前线与腋中线附近，并在该处可出现胸膜摩擦音，有时触诊可发现胸膜摩擦感。渗出性胸膜炎的胸痛不如干性胸膜炎的剧烈，且随渗出液的增加而渐减轻。胸膜肿瘤所引起的胸痛是持续的钝痛，沉闷而难受。

（2）气管与支气管疾病引起的胸痛　常常由气管、支气管炎引起。气管、支气管的痛觉主要由迷走神经传导，气管、支气管快速适应的易激惹感受器及缓慢适应的张力感受器由有髓轴突传导，对化学物质敏感的支气管 C 纤维（J 受体）由无髓轴突传导。此类疼痛通常表现为刺痛、烧灼样痛，深吸气可加重。气管性痛通常位于前正中线，从喉到软骨的剑突。主支气管疼痛通常位于靠近胸骨前胸壁或接近前正中线的颈部。急性支气管炎时因咳嗽刺激易激惹感受器常引起胸痛后隐痛或紧迫感。慢性支气管炎引起胸痛者少见。支气管癌若侵犯胸膜或肩部，则呈尖锐刺痛，疼痛范围广泛，常提示癌已有转移。凡中年以上患者患原因未明的胸痛，伴有刺激性咳嗽或血痰，应注意本病的可能性。健康人在严重的空气污染环境里作运动会有这种疼痛，可能通过支气管 C 纤维刺激引起，研究指出迷走神经的药物性阻断或切除术可缓解疼痛。

（3）肺部疾病　肺实质和表面的脏层胸膜缺乏痛觉感受器，对疼痛刺激通常不敏感，因此肺实质即使有严重的疾病也可以没有胸痛发生，但肺周边组织的炎症若累及壁层胸膜或胸壁时，均可引起胸痛，如肺炎、肺结核、肺栓塞、肺癌等。

（4）肺动脉疾病

1）肺栓塞与肺梗死　肺栓塞与肺梗死时，可突然发生呼吸困难、发绀、休克以及胸骨疼痛等症状，如累及胸膜，胸痛常于吸气时加剧；如累及膈肌，疼痛可放射到肩部。

2）肺动脉高压症　胸骨后可有压榨样或紧缩样感，可放射到颈、上肢。发病机制不清，急性发生多由于大的肺栓塞，疼痛机制同肺栓塞。慢性可能由于冠脉血流不能满足右心室耗氧需求导致心肌缺血引起。

（5）纵隔疾患

1）食管疾病引起胸痛也很常见　胃食管反流疾病是最常见的原因，其次为食管动力性疾病，如弥漫性食管痉挛、食管-贲门失弛缓症，食管括约肌过度激活等。食管的平滑肌有机械感受器、黏膜有化学感受器和温度感受器。反流酸刺激食管化学感受器，痉挛刺激机械性感受器，热的液体刺激温度感受器均可能产生疼痛，传入神经纤维通过迷走神经和胸 3～12 的交感神经来传导。食管产生的疼痛持续 1 个小时或更长，性质为烧灼感，但也可能有压榨样、针刺样，往往伴有吞咽困难、吞咽疼痛，疼痛通常位于胸骨后，可向喉、上腹、颈、胸背部、甚至上肢放射，食管远端的刺激类似心绞痛，硝酸甘油可缓解。进一步的研究发现反流酸或痉挛刺激下只在一部分痛阈减低的患者中引起胸痛，但是机制还不清楚。

2）纵隔炎　外伤、开放性骨折、气管或食管穿破、邻近器官的感染和败血症均可波及纵隔而引起急性纵隔炎。患者有恶寒、高热、胸骨下持续痛，向背部放射，吞咽时疼痛加重。查体发现胸骨上切迹肿胀与压痛，胸骨亦有压痛。结核、煤气中毒、真菌感染可引起慢性纵隔炎，纵隔内广泛粘连，压迫上腔静脉，引起上腔静脉综合征。

3）纵隔肿瘤 良性或恶性肿瘤均可因膨胀性生长而引起胸骨后疼痛，伴有紧缩或压迫感，若压迫胸椎、肋骨则引起持续性椎痛。此外，可伴有咳嗽、声嘶、咽下困难、头面水肿等上腔静脉压迫征。影像学检查对诊断有很大的帮助。

4）纵隔气肿 常见原因为肺大疱破裂、气管、食管穿孔、颈部开放性创伤等。严重时可引起胸骨下疼痛，放射到颈、肩、背及前臂，伴有呼吸困难，心动过速及窒息感，吞咽使疼痛加剧。查体有皮下气肿和捻发音，心浊音区消失。X线检查可见颈部、上纵隔、心脏及主动脉周围有条状透亮带，侧位见胸骨和心脏之间有多数透亮带。

（二）胸壁疾病引起的胸痛 构成胸腔的骨、软骨、肌肉、关节的病变都可引起胸痛。胸壁疾病所致的胸痛常固定于病变所在的部位，有明显的压痛；深呼吸对胸壁疼痛影响较小，但咳嗽、举臂等躯体运动可刺激病变的部位而使胸痛加剧，疼痛在两次咳嗽间期也持续存在。

（1）皮肤及皮下组织病变 急性皮炎、皮下蜂窝织炎局部有红、肿、热、痛及压痛。肋间带状疱疹在疱疹出现前不易明确诊断，疼痛性质为烧灼样，常常单侧发病，多数患者感觉疼痛沿发生疱疹的肋间神经走行分布。

（2）神经系统病变

1）肋间神经炎 病毒感染、毒素、机械损伤等原因都可引起肋间神经炎而导致胸痛，为表浅的刀割样痛或烧灼痛，沿肋间神经分布，局部有压痛，多为持续性而非发作性，脊椎旁、腋中线及胸骨旁较显著。

2）肋间神经肿瘤 良性或恶性肋间神经肿瘤均可引起肋间神经痛，常较剧烈，且呈持续性，局部检查可发现肿瘤存在。

3）神经根痛 由于胸椎或胸段脊髓本身的炎症、肿瘤、外伤或先天性异常（如脊髓血管畸形）、赘生骨（如类风湿性脊椎炎）的压迫等原因压迫胸段脊髓及神经根，均可引起胸部肋间神经根痛。常见的疾病有椎间盘突出、强直性脊椎炎、脊椎结核、脊髓硬膜外脓肿、脊髓和椎管内肿瘤等。性质为剧痛或钝痛，打喷嚏和咳嗽可加重，按压相应的锥体可使疼痛减轻。

（3）肌肉病变 胸部肌肉损伤、炎症可引起疼痛，程度由轻微的隐痛至剧痛不等。

（4）骨骼及关节病变 外伤如累及骨膜，可引起局部疼痛，若发生骨折，则在胸骨运动时，由于骨折两端互相摩擦，可使疼痛加剧。根据受伤历史、体检及X线检查，一般即可诊断。常见的肋软骨炎，好发与第2、3、4肋软骨，局部可出现肿胀或包块，有压痛。其他破坏胸骨、肋骨与脊椎骨的疾病均可由于骨膜反应而局部有明显疼痛与压痛，如结核性胸椎炎、化脓性骨髓炎、非化脓性肋软骨炎、原发性及继发性骨肿瘤、多发性骨髓瘤。急性白血病由于病理性白细胞浸润胸骨使胸骨有压痛。

（三）腹腔脏器疾病引起的胸痛 类似某些肺疾病，尤其细菌性肺炎可表现为上腹部疼痛，腹部脏器疾病也可能表现为下胸部疼痛，最常见的疾病是，消化性溃疡、胆囊炎、急性胰腺炎、肠动力疾病，应注意鉴别。

（四）不明原因的胸痛 许多胸痛患者经过仔细的检查没有发现器质性疾病，这些不明原因胸痛者生物学预后较好，长期随访显示这一群体死亡率和冠心病患病率与年龄、性别相匹配的一般人群无异。但社会心理康复和生活质量角度考虑却呈慢性疼痛，许多与精神性因素有关，如惊恐、焦虑、抑郁等。机制仍不清楚，有研究证实，长期心理应激、焦虑、抑郁可以降低痛阈，出现慢性胸痛。要确定精神障碍在胸痛中病因地位仍然很困难，但是这组患者心理治疗和特殊的药物可缓解胸痛。

【诊断】

胸痛的原因很多，其严重程度和其原因的重要性之间没有必然的联系，所以对胸痛患者首先要将不严重的疾病和严重的致命疾病如心肌梗死、主动脉夹层和肺动脉栓塞区别开来。要对胸痛的特征进行综合评价，从而决定患者的进一步检查和治疗，不能单纯依赖某一特征。首先要详细询问病史，这对诊断至关重要。如胸痛部位、性质、放射情况、持续时间和加重、缓解因素。其次体格检查也能为病因诊断提供重要线索，如怀疑主动脉夹层应量双臂血压，触诊可除外肋软骨炎或肌肉骨骼疾病，听诊对心脏病尤其是瓣膜病有重要的意义，心包摩擦音、胸膜摩擦音分别提示心包炎、胸膜炎。上腹部检查可除外腹部疾病导致的疼痛。频繁的叹气和大口呼吸提示精神性疾病。为了除外急性心肌梗死最适用的是检查是 12 导联心电图，怀疑是呼吸系统起源的胸痛应进行影像学检查，还有许多有创性和无创性检查帮助诊断，具体的方法见各个疾病有关章节。

（谷　丽）

参 考 文 献

Murryay JF，Nadel JA eds. Textbook of Respiratory Medicine. 3rd ed，Philadelphia：WB Saunders Company，2000，567－584

第 三 篇

呼吸系统疾病的诊断方法

第一章 呼吸系统疾病的病史采集与体格检查

患者到呼吸内科门诊就诊通常是因为一种或多种呼吸道症状，或者体格检查时发现胸部X线片有异常。医师经过问诊和查体，有时候还要结合影像学或初步化验的结果，再决定进一步所需做的诊断性检查措施如 CT、肺功能检查、支气管镜以及其他的特殊检查。实际上从问诊的一开始就同时展开了鉴别诊断的过程。

第一节 呼吸系统疾病问诊

【病史采集的方法】

临床实践中，询问患者病史是了解病情的重要手段，通过问诊可以发现患者疾病的临床表现。经过与患者及其家属的交谈和讨论，获得准确的病史资料是临床确立诊断的第一重要步骤。在临床工作中，通过不断的学习和实践，可以丰富问诊技巧，从而获得有价值的临床资料。具有丰富医学知识和临床经验的医师，常可在问诊过程中对患者的疾病作出相当准确的判断，对疾病早期，仅有功能性障碍时，患者的症状明显，但体征尚缺少的阶段，如慢性支气管炎，问诊则尤为重要。

在开始询问病史时，应创造出轻松的气氛，消除患者的不安情绪。在病史采集过程中，医师一方面要引导整个交谈过程，避免漫长而无用的题外话；另一方面，要让患者平静、有条理而自由地叙述，获取其病史中重要的资料，避免进行诱问和暗示等。同时，临床医师应对患者的病情叙述表示出关心和认真听取的态度，不应表现出漠不关心的心态；交谈时语言应通俗，而不要使用教科书上的常用医学术语，以免使者感到困惑或不易理解，应让其感到所交谈和讨论的内容确实是在关心和探讨其所患的疾病。这样，就可使患者更好地配合。

在病史采集过程中，通过初步的交谈，应首先明确患者的主诉，即促使患者就诊的主要症状及其时间。但在门诊工作中，常可遇见患者诉说其胸部X线片或其他实验室检测出现异常而来就诊。对于这类患者，非常重要而理智的做法是明确这些检查是如何完成的及其价值如何，如为常规性检查，与其以前检查的结果相比有何变化。

在询问病史时，一旦明确患者的主要症状及其时间，即应从患者最初出现不适的时间开始按年月顺序了解其症状的发生和发展，伴随的症状，过去和现在用药情况，食物或药物过敏情况，以及传染病接触史等；并了解其家庭成员或同事有无类似症状，询问以前有关检查或诊断试验的资料，如对疑诊为结核的患者，其以前的结核菌素皮肤试验是一条非常重要而有用的线索。患者的个人史、职业史和社会经历中，如果有与目前症状密切相关的内容，亦可纳入现病史内。

【病史采集注意事项】

除了需要围绕患者主诉有针对性地问诊，某些一般性资料对呼吸科医师而言同样重要。问诊时应该注意以下几点：

（一）可能导致呼吸系统疾病的危险因素　吸入有害气体或微粒可通过直接毒性或免疫机制导致呼吸系统疾病，因此应了解患者家居及工作环境，业余爱好如种植花草或养宠物。导致肺尘埃沉着病的无机粉尘常见为石棉和硅粉，而胸膜间皮瘤有可能在停止接触石棉二三十年以后发病。导致过敏性肺炎的有机抗原主要是真菌及动物蛋白抗原。环境中的尘螨、宠物皮屑、蟑螂、花粉和豚草都可能导致哮喘患者病情加重。对可能为感染的患者，应了解与其他患者（如结核病）的接触史，与动物的接触史，流行病疫区的旅游史。

（二）同时患的其他疾病情况　慢性鼻炎，鼻窦炎或胃食管反流可能是长期咳嗽的原因。下肢水肿或疼痛的病史提示有下肢静脉血栓形成的可能，能为肺栓塞提供重要线索。慢性肝病可能合并肝肺综合征造成顽固的低氧血症。结缔组织病可能导致胸膜炎、肺血管炎或肺实质疾病。其他部位肿瘤可能转移至肺。感染 HIV 或患血液系统恶性肿瘤或淋巴瘤导致宿主抵抗力减弱，容易合并机会感染。

（三）对其他疾病的治疗措施可能带来呼吸系统并发症　糖皮质激素及免疫抑制治疗增加了感染尤其是特殊感染的机会。肿瘤的化疗、放疗均可直接导致肺部损伤。胺碘酮可能导致肺纤维化，β 受体阻断剂及镇静安眠药能使呼吸困难加重，ACEI 导致咳嗽，某些药物可能导致血小板减少，造成肺出血。

（四）既往史　应详细询问患者既往的病史和手术史，因为这些病史可能与现在的疾病有关。例如，儿童时期的麻疹或百日咳病史可为支气管扩张的起因；儿童时期的哮喘，虽可在青春期消失，但在成年后可再次出现；结核患者常在儿童时期有家庭接触史；既往手术或活检史可为再次检查其病变标本提供线索。如能获得既往的胸部 X 线片，则应将之与最近的胸片进行对比。

（五）吸烟史　吸烟可以引起多种呼吸系统疾病，尤其是慢性阻塞性肺疾病（COPD）和肺癌，某些弥漫性肺病亦与吸烟有关，故有无吸烟史对确立呼吸系统疾病的诊断极为重要。应全面了解吸烟的年数、每日支数、戒烟时间以及被动吸烟情况（家庭或工作场所）。目前已经认识到，家庭内部被动吸烟是那些父母吸烟的儿童出现呼吸道症状的重要原因。被动吸烟亦可导致呼吸道感染性疾病的发生率增加。

（六）职业史　职业或其他有害物质接触史应进行详细询问。肺脏持续地与外界环境密切接触，肺部疾病患者的职业对确立诊断具有重要的价值。应要求患者按年月顺序谈及其职业经历。在询问接触史时，应了解患者作业时的防护情况，如所使用的防护衣罩的性能、防护措施以及空气源等。有些工种工人虽不直接接触危险作业，但可能处于有害物质存在的环境中，如木工、管工以及焊工等常在有喷砂作业的工地工作，喷砂工虽得到了很好的防护，但其附近的其他工人则可受到影响。

某些毒物的反应可不表现为肺部症状，如进行电镀作业者可表现为恶心、呕吐或其他全身症状；接触发霉干草或甘蔗渣的工人，由于嗜热放线菌感染所致的肺泡炎，可表现为发热、不适、头痛和干咳等。应询问有关刺激性气味或上呼吸道症状，因为毒性气体通常首先影响眼、鼻和咽喉，这些为化学损伤的最初征象。上呼吸道症状在毒性烟雾吸入者常见。

（七）家族史　家族史对诊断亦有较大帮助。α_1 糜蛋白酶缺乏症以及不动纤毛综合征的患者常有阳性的家族史。囊性肺纤维化有明显的遗传征象；哮喘患者常有过敏性鼻炎或其他过敏疾病的家族史；此外，家庭成员由于密切接触可出现多数成员患病，如结核病患者常由家庭接触而传播，病毒性呼吸道感染常累及家庭内的多数成员。

【主要症状】

呼吸系统主要症状以呼吸困难（气短）和咳嗽、咳痰最常见，其次为咯血、胸痛。问诊时尤其需注意询问患者有无呼吸系统疾病的这些常见症状。

（一）呼吸困难　应了解症状和运动的关系。静息时胸闷，活动后反而减轻者多为神经症。活动引起的气短多为器质性病变，活动后才出现的气短可能由于活动导致支气管痉挛和分泌物增多引起。

发病情况的急缓及病程特点常对所患疾病的范围有所提示。既往无症状而急性发病（持续数小时至数日），通常为肺栓塞，气胸，哮喘，急性肺水肿，急性肺炎。肺栓塞患者往往对突然发作的情形印象非常深刻。亚急性病程（数日至数周）的疾病包括：哮喘，慢性支气管炎，肺孢子菌肺炎，结核菌感染，真菌性肺炎，韦格纳肉芽肿，嗜酸细胞肺炎，BOOP，吉兰-巴雷综合征，重症肌无力，胸腔积液，充血性心力衰竭，等等。慢性病程（数月至数年）提示可能为慢性阻塞性肺疾病，肺间质疾病，慢性心脏疾病。肺实质疾病通常缓慢而不可逆。气道疾病可呈间歇性发作，哮喘的呼吸困难时有时无，并可能有季节性发作。急性左心衰、支气管哮喘、支气管炎、肺气肿均可能夜间发作，患者憋醒需坐起。睡眠呼吸暂停的患者也可能表现为夜间频繁憋醒。

平卧呼吸（platypnea）和直立型低氧血症（orthodeoxia）是指患者喜卧位，改为坐位或立位后呼吸困难症状反而加重，伴有血氧饱和度的下降，提示肝肺综合征及其他以下肺为主的动-静脉分流。

（二）咳嗽　呼吸系统的大部分疾病都能导致咳嗽。应注意咳嗽是急性还是慢性，有无发热或咳痰，痰液的量、颜色、性状，有无异味。吸烟及慢性支气管炎患者可长期咳嗽，咳少量黏液痰。临床也常见以慢性咳嗽为单独症状的患者，通常咳嗽持续 3 周以上，既往没有慢性呼吸病史，不伴咯血，并且胸片没有明显异常。最常引起这类慢性咳嗽的情况为支气管哮喘或支气管炎后气道高反应性、鼻后滴流综合征和胃食管反流性疾病。部分哮喘患者以阵发性干咳为主要表现而没有明显的喘息症状，但症状的发作规律仍类似于一般的哮喘，并可能有季节性。鼻后滴流综合征的患者常有鼻后滴流的相关症状如流涕、喉咙发痒，并经常习惯性地清嗓子。胃食管反流性疾病可有胃灼热、反酸等症状。但应注意没有鼻后滴流或食管反流相关症状并不能排除鼻后滴流综合征和胃食管反流性疾病。服用血管紧张素转换酶抑制剂（ACEI）者 5%~20% 会出现干咳。

（三）咯血　首先应排除鼻咽腔出血或胃肠道出血。呼吸道咯出来的血通常为鲜红色，pH 呈碱性，而胃肠道出血为暗红色，pH 呈酸性。应仔细询问咳血痰的性质：如黏液血丝痰、脓血性痰或完全血性痰，并注意有无恶臭味。按咯血部位不同大致可分为气道来源、肺实质来源和肺血管来源。

气道来源的出血主要见于急性支气管炎、支气管扩张、囊性纤维化、支气管肺癌或类癌。支气管炎、支气管扩张或支气管肺癌导致的咯血主要是支气管动脉出血，支气管动脉起源于主动脉弓或肋间动脉，属于体循环的一部分，压力较高。肺实质来源的出血又可分为局限性和弥漫性，前者可由肺炎，肺脓肿，结核，烟曲菌感染引起；后者见于凝血机制异常，Goodpasture 综合征，显微镜下多动脉炎和特发性肺出血。在凝血机制异常的患者，咯血有可能是肺部感染的首发症状。直接由肺血管疾病导致的咯血见于肺栓塞，肺动静脉畸形，肺淤血（见于二尖瓣狭窄及左心室衰竭）。肺栓塞的咯血不应视作抗凝治疗的禁忌。

（四）胸痛　除了呼吸系统的疾病以外，胸痛还可由心肌缺血或坏死、心包炎、主动脉瘤或动脉夹层撕裂、胃食管疾病、神经肌肉骨骼疾病引起，还有部分患者疼痛症状主要由心理原因导致。因此对于胸痛患者应当注意鉴别。

胸痛的产生部位可来源于胸膜、胸壁或纵隔内组织脏器。呼吸系统疾病导致的胸痛通常是胸膜性的，即所谓胸膜刺激痛，来源于壁层胸膜，随呼吸运动而加重，局部压痛不明显。常见例子为胸膜肿瘤或炎症，肺实质疾病侵犯到胸膜表面（肺炎或肺梗死）。疼痛位置通常与胸膜受刺激的地方相应，但是膈肌中央部分病损可放射至颈部和肩部，膈周围部分病损则表现为下胸部疼痛。

胸壁内的肌肉、肋骨或脊柱、神经疾病均可导致疼痛。肋软骨炎及胸肋关节炎是最常导致前胸痛的情况，一般为游走性的短暂锐痛，但也有患者表现为持续数小时的钝痛。这类疼痛通常在相应部位有明显压痛。脊柱炎症有时也会导致胸痛。阵发的剧烈咳嗽可能导致肌肉的撕扯损伤甚至肋骨骨折。肋间肌的痉挛或带状疱疹可致沿肋间分布的皮肤痛，带状疱疹的疼痛可出现于出疹前。还有一种胸痛即一般说的"岔气"，是在静息时或轻微活动中突然出现尖锐的左胸痛，常位于心尖部，持续30秒~5分钟。疼痛于吸气时出现，导致患者屏气不敢呼吸，然后小心地呼吸直至疼痛慢慢缓解。通常这种疼痛与身体姿势不好有关，具体原因不清楚。

纵隔内脏器的炎症或肿瘤本身可直接导致疼痛。胸骨后不适可由心肌缺血或梗死、夹层主动脉瘤、大面积肺栓塞或肺动脉高压引起。反流性食管炎引起烧灼样痛，与进食或立卧位的变换有关。上呼吸道感染可致胸骨后擦伤样痛，伴剧烈干咳，可能与气管黏膜上的感觉神经末梢受刺激有关。

有些惊恐发作或其他情感障碍的患者会出现急性胸痛。患者常觉内脏发紧，疼痛往往持续半小时以上，另外患者还可能感觉疼痛的特点为游走性，尖锐痛，甚或局限于某一点。而此时患者往往过度通气而使心电图的结果难以判断。

第二节　体　格　检　查

体格检查不应局限于肺或胸部的检查，还要注意全身状况和进行全面的体格检查。体格检查的基本要求是进行细致而全面的检查，这可为临床诊断和治疗提供第一手资料。首先应检查一般情况、体形及营养状态，对急性疾病的表现如呼吸困难、神志障碍，或慢性疾病的表现如体重降低或衰竭等进行评价。呼吸系统的体格检查包括视诊、触诊、叩诊和听诊四种基本方法。有些体征可通过不同的方法查出，如胸廓活动度可用视诊和触诊进行检查；胸壁语音的传导可经触诊和听诊进行检查。在进行胸部检查时，应时刻想到胸廓是一个对称的结构，肺部查体时一定要注意进行两侧对应部位的比较。呼吸科医师应当牢记：检查发现两侧体征不一致时，必须要有一个合理的解释，这对于及时发现气胸或肺不张尤为重要。

【体格检查】

（一）视诊　视诊（inspection）时，应对头部、颈部和胸部进行仔细的观察。头部检查时，重点检查耳、鼻和咽部，因下呼吸道病变常与上呼吸道病变有关，如支气管哮喘患者常合并过敏性鼻炎。过敏性鼻炎常见症状有流涕、鼻黏膜苍白、水肿等；检查时常可发现鼻息肉；咽部感染、吸入有害气体的患者，可见咽部充血、水肿。肺炎患者常有病毒性或细菌性上呼吸道感染，亦常见咽部红肿，30% 的患者可出现口唇周围或鼻周疱疹。吸入糖皮质激素治疗者，有时可并发口咽部念珠菌感染，这种情况也可见于免疫功能低下的患者。口咽部肿瘤、狭窄或炎症均可导致严重呼吸困难；肺脓肿或脓胸患者，其呼出气带有恶臭。

视诊 COPD 患者时，应注意检查颈部静脉。合并右心衰竭时，常可见颈静脉充盈。有气道阻塞时，常可见吸气时颈静脉塌陷。上腔静脉阻塞患者，可见颈静脉明显扩张，并伴颈部、眼睑和双上肢水肿，以及前胸壁静脉扩张。脊柱后凸及侧弯为限制性肺部疾病的一个原因。还应注意胸廓前后径的大小，活动度的强弱，是否对称。

胸部视诊时，应注意呼吸频率、方式、深度、对称性。快速、用力、辅助肌群的参与（胸锁乳突肌紧张）说明呼吸需求增加或呼吸功的增加。若 COPD 或支气管哮喘患者吸气时有明显的三凹征及腹肌反常运动，提示存在动态过度充气和内源性 PEEP。COPD 和哮喘发作时，胸廓饱满或呈桶状，且可由于膈肌降低而出现吸气时胸壁下方内陷。应观察呼吸频率和节律性有无改变。对咳嗽的患者，应观察其咳嗽的特征，以及咳痰是否费力和痰液的性状等。

胸廓或呼吸的不对称提示大气道内阻塞，单侧肺实质或胸膜病变，单侧膈神经瘫痪。注意有无脊柱侧弯或强直性脊柱炎，因其能使胸廓顺应性降低，导致限制性通气功能障碍。

（二）触诊　触诊（palpation）对呼吸系统疾病的部位和性质判定有一定帮助。合并鼻窦炎患者常有额窦、筛窦和上颌窦压痛。应检查气管的位置和活动度，纵隔移位可引起气管移位，但肿瘤或纵隔纤维化所致的纵隔固定则导致气管活动度降低。通过比较气管与两侧锁骨头的距离即可查明气管的位置。从后方触诊，较易查出颈部或锁骨上结节或肿块。锁骨上淋巴结肿大多为肺癌或胃癌转移的征象，但亦可见于良性疾病如淋巴结结核和结节病等。肿瘤转移性淋巴结肿大常较坚硬，且活动度差。肿大淋巴结有时很小，不易触及，故应仔细地滑动触诊进行检查。皮肤或皮肤下结节对结节病的诊断具有较大的价值，亦可见于皮肤结核病、恶性肿瘤和结节性动脉周围炎等，故应仔细地进行触诊。

胸壁触诊时，应注意有无压痛。近期有外伤或胸痛者，应仔细触诊检查有无捻发感，以判断是否存在肋骨骨折或皮下气肿。通过触诊，可对胸廓活动度和语音传导进行评价，对有胸痛的患者应仔细检查有无胸膜摩擦感。肺部触诊时，应注意语音震颤的检查，这对鉴别肺部实变和肺不张及胸腔积液具有重要价值，肺部实变时语音震颤增强，而触觉语颤减弱见于胸腔积液或支气管内阻塞、肺不张。此外，也应该注意心尖搏动的位置以及有无心前区抬举样搏动。

（三）肺部叩诊　叩诊（percussion）在胸部体格检查中占据重要地位。胸部叩诊音可分为清音、过清音、鼓音、浊音和实音。正常胸部叩诊为清音。胸腔积液、肺实变、巨大胸内肿瘤或肺不张，叩诊呈现浊音或实音，但肺实变范围 3cm 以上才能在叩诊时发现。气胸或过度含气如肺气肿和哮喘发作时，叩诊为过清音；气胸叩诊则呈鼓音。必须注意，在严重肺气肿患者，由于明显的过清音，可使小量气胸的征象不明显而造成漏诊。

膈肌活动度可在最大吸气和呼气时进行叩诊而确定，这种方法可客观地评价膈肌的活动情况。肺气肿患者，其膈肌下降，活动度降低。

（四）肺部听诊　听诊（auscultation）过程中，听诊器的胸件应紧贴胸壁，以防听诊器与皮肤之间的摩擦。让患者安静深呼吸，注意呼吸音的性质、强度以及啰音的情况。进行双侧对比非常重要。在不同部位听诊，所闻及的呼吸音有所不同。一般在胸部表面听诊只能闻及肺泡呼吸音。肺部较小或散在分布的实变处可闻及支气管肺泡呼吸音。气道通畅的较大肺实变患者，语音传导增强，伴支气管呼吸音。语音传导降低见于存在影响呼吸音传导的病变，如支气管阻塞、气胸或胸腔积液。

在此有必要对肺部听诊音的命名作些补充说明。1816 年法国医生 Laennec 发明了听诊器并开始对肺听诊音进行研究和分类。此后 150 年对呼吸音的命名基本上沿用 Laennec 的名称，但是各国翻译时名称和内涵都或多或少有些变化，因此在命名上有些混乱。比如"啰音"一词是法语 rale 的音译，到了英语中，rale 又经常与 rale crepitant，crepitation 或 crackle 通用。而在我国，来自基层医院的医生们问得最多的问题是"如何区别湿啰音与爆裂音？"

到目前为止对呼吸音研究最深入透彻的仍属英国医生 Paul Forgacs 在 20 世纪六七十年代的工作。以此为基础，国际肺音协会（International Lung Sound Association）于 1976 年制定了肺部额外听诊音的分类法，后者又得到美国胸科学会（ATS）的认同，具体如表 3-1-1。

表 3-1-1 啰音的分类

	ATS 命名	常用同义语	定　义
非连续性附加音	粗爆裂音（coarse crackle）	粗湿啰音（coarse rale）	非连续性、间断的爆破音，持续时间大约 10ms，相对音量较大，音调较低
	细爆裂音（fine crackle）	细湿啰音/捻发音（fine rale/crepitation）	非连续性、间断的爆破音，持续时间约 5ms，相对音量较小，音调较高
连续性附加音	喘鸣音（wheeze）	嘶嘶样干啰音，哮鸣音（sibilant rhonchus）	连续性声音，持续时间≥250ms，主频率 400Hz；呈嘶嘶样或乐音性质
	鼾鸣音（rhonchus）	吼鸣样干啰音（sonorous rhonchus，low-pitched wheeze）	连续性声音，持续时间≥250ms，主频率 200Hz；呈打鼾样声音

肺外周部听到的正常呼吸音特点为吸气相较呼气相更长而响亮。20 世纪 70 年代的研究还阐明了正常呼吸音是由支气管树内的湍流，而不是由肺泡运动产生的。因此，所谓"肺泡呼吸音"实际上还是直接称为"正常呼吸音"更合适。源自支气管树的正常呼吸音在到达胸壁的过程中会沿途消减。有胸腔积液或支气管内阻塞时呼吸音会减弱或消失。大叶性肺炎时能听到支气管呼吸音（管状呼吸音），同时有语音传导增强。这是由于声音（尤其是高调音）在实变的肺组织中比含气组织传导得更好。支气管呼吸音在呼气相比吸气相更响亮。正常情况下在气管旁听到的就是支气管呼吸音。

啰音是肺部听诊时呼吸音以外的附加声音。可根据性质和发生机制分为非连续性附加音和连续性附加音。非连续性附加音即湿啰音，或称爆裂音，典型的为吸气时的声音。连续性附加音即通常所称的干啰音，包括喘鸣音和鼾音。喘鸣音通常呼气时更响亮，由气流通过将要闭塞的支气管时产生振动所致，见于气流受限的各种情况如支气管痉挛、气道水肿或塌陷、管腔内阻塞（肿瘤或分泌物）。鼾音出现于气道腔内有活动性液体时，是气流与液体相界的黏性界面产生的低调声音。还有一种干啰音为哮吼，吸气时明显，为上气道狭窄所致，通常见于婴儿。

听诊非连续性附加音（干啰音）时要注意啰音的粗/细，多/少，吸气相/呼气相，早/晚。听诊连续性附加音（湿啰音）时要注意的特点包括：吸气相/呼气相，长/短，单发/多发。

Forgacs 纠正了几个长期以来关于呼吸音的错误观念。例如，肺水肿时，爆裂音的产生并非如从前推测的那样是由气流导致肺泡内分泌物起泡而产生的，因为到达肺泡的气流已经弱到根本不可能将分泌物吹出气泡。爆裂音是由于肺泡突然开放产生的。肺泡或小气道随呼吸而开放及闭合，气体的快速膨胀产生啪啦声，爆裂音其实就是一系列细小的啪啦声。在间质性肺疾病、微型肺不张、肺间质水肿或肺泡被液体充盈时，都可能出现爆裂音。而正常肺在呼吸时，肺泡的膨胀和收缩是平稳而均匀的，肺泡也不会完全塌陷。吸气时肺泡的突然开放可见于肺泡由塌陷状态转为开放，另外一种情况是原先因细支气管受挤压导致肺泡阻塞，吸气时胸膜腔内负压增大使细支气管和肺泡突然开放产生气流。左心衰时的爆裂音就是由于间质水肿导致细支气管缩窄受阻引起的。

胸膜摩擦音亦属额外听诊音，提示胸膜炎症，通常在吸气相与呼气相均能听到，有时需与爆裂音相鉴别。

深入了解各种呼吸音的机制有助于对疾病作出一个倾向性判断。例如，粗糙的吸气早期出现的爆裂音更可能是由较近端的组织产生的，提示气道病变；而在吸气晚期的细爆裂音提示病变更靠近外周组织。但是，肺部听诊只是全面收集患者信息的途径中的一个方面。单单凭听诊结果很少能获得对诊断起决定性作用的信息。试图以听诊来鉴别左心衰与肺纤维化并不现实；同样，肺纤维化是否合并感染亦不能由听诊来判断。这并不是说听诊已经失去了它的价值，而是说对听诊的结果，不论是有附加音还是完全正常的呼吸音，都应当慎重分析。听诊器仍是医师这一职业的象征，当医师能对听诊的操作及其结果有充分的信心时，听诊将成为职业自豪感和快乐的源泉。在 1988 年新英格兰医学杂志的一篇关于听诊的评论员文章中，作者在结尾时写道："最后我想，和一个从来没看过的患者一块儿坐下来，并试着仅凭语言交流和体格检查的结果来判定到底是什么毛病（如果有的话），这中间有着无穷的乐趣。"

【肺外表现的检查】

注意患者的神志情况，意识模糊甚至昏迷提示病情严重，往往由急性 CO_2 潴留和低氧血症以及严重感染导致。皮肤黏膜有无出血，发绀（中心性及周围性），结节，红斑。部分结节病患者的确诊所依靠的就是皮肤结节的活检。浅表淋巴结检查尤其应注意颈部及锁骨上窝。球结膜水肿可出现于肺心病伴呼吸性酸中毒时。慢性鼻窦炎患者常有鼻窦区压痛。牙齿及牙龈感染可见于误吸性肺炎及肺脓肿的患者。对于打鼾者，应检查下颌和咽腔大小结构。颈外静脉怒张提示右房压增高。通过观察颈内静脉搏动可大致估计右房压（右房压 $cmH_2O \approx$ 颈静脉搏动柱的顶点与胸骨角的垂直距离 $+5cm$）。心脏的检查注意有无心前区隆起，心尖搏动的位置，肺动脉区第二心音的情况。奇脉可见于心脏压塞、严重的阻塞性肺病、大面积肺栓塞及任何胸腔内压力水平波动过大的情况。下肢的不对称性肿胀及疼痛提示可能存在深静脉血栓。杵状指见于肺癌、间质性肺疾病、慢性胸腔内感染（支气管扩张、肺脓肿、脓胸）、右向左分流的先心病以及许多慢性炎症或感染性疾病（炎症性肠病）。

系统性疾病可累及肺，结缔组织病尤其常见，故应注意结缔组织病的症状和体征。另外，有一些疾病以肺部为主但可累及全身，如肺癌的副瘤综合征；结节病可累及眼（葡萄膜炎、结膜肉芽肿），心脏，中枢神经系统，皮肤（结节红斑、皮肤肉芽肿）。

（留永健）

参 考 文 献

［1］Loudon R，Murphy RLH Jr. State of the Art. Lung Sounds. Am Rev Respir Dis，1984，130：663 - 673

［2］Craige E. Should auscultation be rehabilitated? N Engl J Med，1988，318：1611 - 3

［3］程德云. 呼吸系统疾病病史采集和体格检查. 见：朱元珏、陈文彬主编. 呼吸病学. 北京：人民卫生出版社，2003，267 - 272

第二章　下呼吸道感染的病原体诊断

下呼吸道感染包括急、慢性支气管炎，社区获得性肺炎（CAP），院内获得性肺炎（HAP）。目前我国还没有 CAP 及 HAP 病原学流行病调查资料，在美国下呼吸道感染是感染相关死亡的最常见原因，每年就诊 1000 万次，住院 50 万例次。病原菌一旦明确，治疗下呼吸道感染将变得简单化。但是，下呼吸道感染病原体的正确诊断无论在国内医院，还是在国外医院均是难题。首先，下呼吸道的致病微生物种类繁多，主要有革兰阳性细菌，革兰阴性细菌，厌氧菌，真菌，非典型致病菌包括支原体属、衣原体属、军团菌属，分枝杆菌，病毒，以及卡氏肺孢子虫；其次，下呼吸道分泌物往往要通过口咽部留出，而在这里寄居着大量需氧和厌氧细菌以及酵母菌，因此标本不可避免要受到污染；另外，标本收集前经验性抗生素的使用影响致病细菌的分离、培养；某些细菌培养时间长，如分枝杆菌、真菌，而另一些微生物的分离培养困难，如病毒、军团菌、支原体、衣原体等；最后，痰标本的收集、运送，以及处理是否合适直接影响病原菌的诊断。

【呼吸道的正常菌群】

要明确下呼吸道病原菌，必须先了解呼吸道生理和"正常"菌群。成年人常见上呼吸道菌群携带率见表 3-2-1。喉以上的气道称为上呼吸道，在此寄居着大量的细菌，据估计超过 200 种。每毫升唾液中含有 $10^{8\sim9}$ 个细菌，厌氧菌为需氧菌的 5～10 倍，最常见的是链球菌属和韦荣球菌属。革兰阴性杆菌（如大肠杆菌和铜绿假单胞菌）不是口腔的正常菌群，但是住院患者的携带率却大大增加，在重症监护病房内革兰阴性菌的携带率可以达到 60%。齿龈间隙是一种特殊的环境，在这里厌氧菌可达 10^{12} 个/克组织，这里的厌氧菌也是厌氧菌肺部感染致病菌的主要来源。在健康人，喉以下气道通常认为是无菌的，但是研究发现约 20% 健康人支气管吸出物中有少量非致病细菌。患有慢性支气管炎（COPD）和肺癌的患者，下呼吸道细菌寄生的可能性增加，在这里寄居着肺炎链球菌和流感嗜血杆菌等潜在的致病菌。气管切开的患者，在气管切开后 24 小时以内，下呼吸道就有细菌寄生。而且与上呼吸道不同的是，寄居菌主要是大肠杆菌和铜绿假单胞菌，菌量可达到 10^{8} 个/ml。同样，气管插管的患者经常会有口腔菌群的吸入，这种吸入的现象并不会由于气管插管气囊充气而有所减少。

【下呼吸道病原体的诊断方法】

下呼吸道病原体的诊断有多种方法，根据是否会受到上呼吸道菌群污染分为两种。一种是有口咽菌群污染可能的方法，如：痰液检查，鼻咽吸出物检查，经气管插管吸出物检查，经气管切开处气管内吸引，纤支镜技术（包括经纤支镜吸引，支气管肺泡灌洗、保护性毛刷等）。另一种是避免了上述污染的方法，如：血培养、胸腔积液培养，环甲膜穿刺气管内吸引，经皮针吸肺活检等。原则上应该按照先易后难，先无创后有创的原则选择不同的诊断方法。

（一）痰涂片和痰培养　众所周知，痰涂片和痰培养并不是下呼吸道感染最理想的诊断手段，诊断的敏感性及特异性不高。因为首先咳痰需要患者配合，约一半的肺炎患者无痰，或不能咳痰；另外，咳痰不可避免受到口咽部细菌的污染；而先前用过抗生素将使细菌的检出率大大减少。但痰是最方便和无创伤性的病原学诊断标本，在抗生素使用前收集一份高质量的痰标本，及时送检，再加上临床医师和丰富经验的微生物医师的密切配合，约一半患者可以明确病原学诊断。

表 3-2-1　成年人上呼吸道常见菌群的携带率

病原菌	人群携带率（%）	其 他
肺炎链球菌	15 ~ 50	冬季携带率增加
流感嗜血杆菌	25 ~ 70	
金黄色葡萄球菌	5 ~ 10	鼻腔携带率可达30% ~ 50%
A 组溶血链球菌	5 ~ 10	
肠杆菌科	2 ~ 70	不同宿主携带率不同
健康人	2 ~ 15	
医院护理人员	30 ~ 50	
住院患者	20 ~ 50	
危重患者	60 ~ 70	

痰液收集的重要性经常被医师忽视。在门诊和病房里，经常可以看到医师开出医嘱，患者未经任何指导自己留痰，痰标本是否合适临床医师很少关心。这种所谓的"痰标本"往往主要由唾液组成，污染率很高，因此根据这样的"痰标本"培养出的结果很难对临床有所帮助。所以，宁可不留痰作检查，也不能让这种受到口咽菌群污染的痰标本给临床的判断产生误导。已经证实，在医师和有经验护士的监护下，患者往往能留出高质量的痰标本。因此，对怀疑肺炎的患者，医师花几分钟时间看着患者留痰，是值得的。

留痰前先用清水漱口，深咳嗽排出下呼吸道的分泌物，收集在无菌容器中。痰量也有要求，怀疑普通细菌感染，痰量 >1ml，真菌和寄生虫 3 ~ 5ml，分枝杆菌 5 ~ 10ml。但怀疑肺部厌氧菌感染，痰并不是适合的标本。无痰患者，可用高渗盐水（3% ~ 10%）超声雾化吸入诱导痰，或通过胸部物理治疗、体位引流来帮助留痰。真菌和分枝杆菌检查应收集 3 次清晨痰标本；对于通常细菌，要先将标本进行细胞学筛选，1 次即可。

痰收集后在 1 ~ 2 小时送检，痰培养的阳性率最高。如果不能及时送检，应置于 4℃保存（疑为肺炎链球菌感染不在此列），保存标本应在 24 小时内处理。延迟送检将降低葡萄球菌、肺炎链球菌以及革兰阴性细菌的检出率。

每份痰标本在送去作痰培养前，先在低倍镜下进行细胞学筛查，可以大大提高痰培养的敏感性和特异性。通常的做法是挑取脓性部分涂片作革兰染色，10 倍镜下观察。痰脓性程度可以通过计数白细胞来判断，而受唾液污染的程度则可以通过计数鳞状上皮细胞来判断。如果痰标本中混有大量唾液，或显微镜下缺少脓性成分，这样的痰标本就很有可能有口咽部菌群污染，痰培养的结果也是不可信的。根据 10 倍镜下鳞状上皮细胞数量、白细胞数量，以及两者的比例判断痰标本质量好坏的筛选标准有多种，但至今还没有一种最理想的标准。最简单的合格痰标准是：镜检鳞状上皮细胞 <10 个/低倍视野。据此标准，CAP 患者痰标本合格率为 54% ~ 94%。最早提出痰标本筛选方法的 Mayo Clinic 使用下列标准：鳞状上皮细胞 <10

个/低倍视野，中性粒细胞 >25 个/低倍视野，结果临床痰标本约 74% 不合格。后来，Mayo Clinic 对上一标准作了修改，即：中性粒细胞 >25 个/低倍视野，结果只有 25% 的痰标本不合格。

北京协和医院目前也使用"鳞状上皮细胞 <10 个/低倍视野，中性粒细胞 >25 个/低倍视野"作为合格痰的判定标准。应该说，依此标准，送到细菌室的大部分痰标本是不合格的标本。可是，现在还没有形成"痰培养前先作痰涂片，如果不合格就重新留痰"的制度。我想，这需要临床医师和细菌室共同努力，互相沟通。临床医师（主要是住院医师和实习医师）指导患者留痰，同时送两张申请单到细菌室（一张痰涂片、一张痰培养）。细菌室接到痰标本后应该先作痰涂片，如果是合格痰接着作痰培养，如果是不合格痰请立即电话通知临床医师，临床医师指导患者重新留痰，直到痰标本合格。

痰涂片在诊断肺炎链球菌肺炎中应用最多。镜检见到典型革兰阳性柳叶刀样的双球菌，如果每个油镜视野中超过 10 个，就可以确定肺炎链球菌肺炎的诊断，这一方法的敏感性和特异性分别为 62% 和 85%。痰涂片姜尼抗酸染色和荧光染色法是确诊开放性肺结核病的主要手段。呼吸道分泌物涂片直接免疫荧光法检测军团菌抗原的敏感性为 25%~75%，特异性为 99.9%。相差显微镜镜检是诊断皮炎芽生菌肺炎、粗球孢子菌肺炎、新型隐球菌肺炎以及曲菌肺炎的重要手段。

痰培养可以提高检查的敏感性，并最终确定致病菌，并鉴定到种。痰培养时要注意：首先必须是合格的痰标本（在医师的指导下留痰，低倍镜下进行痰筛查）；痰液收集后及时送检；痰培养前避免使用抗生素，使用一次抗生素就可以抑制大部分的细菌生长。痰培养结果要结合痰涂片检查，加以解释。如果痰涂片革兰染色发现某种优势菌，在痰培养时，就可以指导临床微生物医师有目的去寻找这种致病菌，提高培养的阳性率。而且，如果痰培养结果与痰涂片结果相符，有很强的提示诊断价值。但是，如果痰涂片与痰培养不相符，这样痰培养的结果就要慎重考虑，因为这可能是痰标本中某种占少数的细菌在体外培养时，适应体外培养条件大量繁殖，因此掩盖了痰标本中占多数但营养要求高、生长缓慢的细菌。不同的致病微生物需要不同的培养基，例如血琼脂平皿用来培养葡萄球菌、肺炎链球菌；巧克力琼脂平皿用来培养流感嗜血杆菌；中国蓝平皿用来培养肠杆菌科菌和铜绿假单胞菌，Sabouraud 葡萄糖琼脂平皿培养真菌等。

洗痰和痰定量培养技术可以提高痰培养的敏感性和特异性。用灭菌生理盐水洗去痰标本中的唾液，可以减少口咽部菌群的污染。痰定量培养同样有助于鉴别致病菌和寄生菌。通常，致病菌在痰液中的浓度超过 10^6 菌落形成单位/毫升（cfu/ml）。痰定量培养由于去除了可能的污染菌，诊断的特异性得到提高。但洗痰和痰定量培养还没有广泛应用。

（二）血培养及胸腔积液培养 CAP 及 HAP 患者，如怀疑急性细菌感染应在使用抗生素之前作血培养，患者的体温不是抽血培养的标准，那种认为体温超过 38℃ 才抽血培养的观念是错误的。如怀疑真菌感染，医师应在化验申请单上注明，要求细菌室延长血培养时间。住院 CAP 患者血培养的阳性率为 4%~18%，如果使用过抗生素，血培养的阳性率就降低到不足 5%。

如有胸腔积液，应作胸腔穿刺，取胸腔积液作常规检查，并作胸腔积液的革兰染色和抗酸染色，以及胸腔积液的普通细菌、真菌、厌氧菌、结核菌培养。胸腔积液培养的阳性率也很低，但一旦阳性，有确诊价值。

（三）经人工气道气管内吸引 对于行气管插管和气管切开的患者，可以采用经人工气道插入无菌导管采集下呼吸分泌物，然后作细菌涂片和细菌培养。这种方法由于是无创检查，操作简单，容易采集到下呼吸道分泌物，因此受到医师、护士和患者的欢迎。但是这种检查也有缺点：①由于经人工气道插入无菌导管时是盲插，导管更容易进入右主支气管；在某些体位则容易进入左主支气管；当一侧支气管梗阻时，导管会进入另一侧无梗阻气道。这样就无法保证标本采集导管进入感染部位；②经人工气道插入无菌导管也无法保证采集的标本不受污染，因此影响检查的准确性。一项研究证明，以尸检肺组织匀浆培养作对照，气管内培养的敏感性为87%，但特异性却只有31%。气管内吸出物定量培养，以 10^6 cfu/ml 作为判定标准，可以大大提高诊断的特异性，这种方法甚至可以与经纤支镜保护性毛刷相媲美（吸出物定量培养敏感性比保护性毛刷高，82% vs 64%；但特异性较低，为83% vs 96%）。

（四）环甲膜穿刺气管内吸引　这项技术是在 1958 年由 Pecora 和 Yegian 开始发展起来的，其目的是为了能获得来自下呼吸道的标本，从而避免了上呼吸道菌群的污染。这种方法曾经广泛应用，但由于并发症和对技术要求高，现在已经很少应用。通常的作法是用带有聚乙烯内套管的粗针穿刺环甲膜，进入气管腔后，将导管插到下呼吸道，负压吸引，抽取下呼吸道分泌物。如果无分泌物被抽出，可以先注入无菌生理盐水，然后再吸引。但是这种注射生理盐水的方法也有缺点，因为致病菌将不可避免地被稀释，并且在某些情况下某些致病菌的生长也会受抑制。环甲膜穿刺气管内吸引细菌培养比痰培养和纤支镜技术的敏感性差，但是较经胸壁穿刺肺活检的敏感性高。环甲膜穿刺气管内吸引的特异性为68%~100%，但是在患有慢性支气管炎和支气管扩张的患者，这种方法与其他方法一样，特异性也会下降。另外，在负压吸引时，有时也会把口咽部的正常菌群吸出来。因此，穿刺物定量培养可能会提高该方法的特异性，但是该方法的判定标准还不很统一。

环甲膜穿刺气管内吸引是一项有创检查技术，有一定痛苦，最常见的不适是下呼吸道的异物感，这种不适可以通过气管内注入局麻药部分解决，但是注入局麻药也有稀释和抑制致病菌的副作用。主要并发症可分为三类：①粗针穿刺部位的并发症：出血、刺破气管后壁、局部脓肿形成、皮下气肿等；②导管在下呼吸道引起的并发症：导管置入下呼吸道往往引起剧烈的刺激性咳嗽，有时产生缺氧和咯血；③迷走神经反射：可以引起心律失常、低血压和心肌缺血。

禁忌证有：严重咯血、不能配合、严重低氧血症（动脉氧分压 <60mmHg）、出血倾向（血小板 $<100 \times 10^9/L$，凝血酶原活动度 <60%）。由于此项检查风险大，抗生素的使用可以大大降低致病菌检出率，因此先前用过抗生素应该列为相对禁忌证。

（五）借助纤支镜技术的检查　理论上讲，纤支镜直接插入感染部位，在直视下吸引感染部位呼吸道的分泌物，可以提高检测的针对性和敏感性。但是在纤支镜插入过程中，同样有受到口咽寄居菌污染的可能，据研究，这种方法收集到的标本比痰标本好不了多少。

因此，人们建立了有套管保护的标本毛刷（PSB）直接插入感染部位采集分泌物的办法，这样能最大限度保护标本不受污染。这种标本刷有双层套管，外套管远端由聚乙二醇凝胶作塞封口。操作时，将毛刷由纤支镜的吸引腔插入，到达远端后，内套管伸出，顶开凝胶塞，在可视下刷取气道分泌物，或者深入肺炎累及的肺段远端刷取。然后将毛刷退回内套管，退镜，将毛刷剪下置于无菌生理盐水或林格液的试管内，充分振荡后作定量需氧和厌氧细菌培养和真菌培养。如定量培养大于 10^3 cfu/ml（菌落形成单位/毫升）就判定为致病菌。保护性毛刷诊断下呼吸道感染病原菌的敏感性和特异性分别为82%和89%。PSB 标本革兰染色显微镜检的敏感性低于 PSB 细菌培养，但特异性很高，如果 PSB 镜检发现病菌，就强烈提示培养也很可能阳性。相反，对于未用过抗生素怀疑 CAP 的患者，如果 PSB 培养阴性，就有足够证据停用抗生素。

需要注意的是，局部麻醉药的使用可以稀释甚至杀灭致病菌，造成检查的敏感性下降。检查前抗生素的使用也可使 PSB 的敏感性降低。纤支镜 PSB 相对禁忌证是：严重的心血管病变、低氧血症和出血倾向等。

支气管肺泡灌洗（BAL）以前常用于对非细菌感染性肺疾病的诊断。现在证明，BAL 也是诊断肺炎的有效办法。在大多数情况下，BAL 液定量培养与 PSB 结果相符，但是敏感性较 PSB 略低。BAL 采样的肺泡面积远大于 PSB，因此适用于免疫功能低下有弥漫性肺部感染的患者。经纤支镜防污染支气管肺泡灌洗的方法是：在纤支镜远端设置一气囊，将纤支镜镜头插入第 3 或第 4 级支气管，伸出导管顶端的气囊，并嵌入段支气管，分次注射生理盐水 100 ~ 200ml，然后回吸。将收集到的支气管肺泡灌洗液（BALF）放在消毒的玻璃容器中，标本应在 30 分钟内送检。BALF 可用于细胞学检查，细菌的定量培养和特殊病原检测。将 BALF 离心沉淀后涂片革兰染色、吉姆萨染色和抗酸染色可以诊断卡氏肺孢子虫、分枝杆菌和部分细菌病原体。定量培养以 10^4 cfu/ml 作为判定污染菌和致病菌的界限值。BALF 定量培养对下呼吸道感染诊断的敏感性和特异性分别为91%和78%。

纤支镜结合保护性毛刷和 BAL 大大提高了下呼吸道感染的病原体诊断的准确率。但是，由于纤支镜是一种侵入性检查手段，而且费用较贵，因此广泛应用受到一定的限制。建议对于重症肺炎，常规的检查手段无法确诊，而且经验性治疗无效时，要及早作纤支镜检查。

（六）经皮针吸肺活检　虽然保护性毛刷和 BAL 大大提高了下呼吸道感染病原体诊断的敏感性和特异性，但仍不是诊断肺炎的金标准。与上述各种检查不同的是，肺活检由于直接取到病变的肺组织，避免了口咽部寄居菌的污染，而且可以结合病理检查，因此是诊断肺炎的金标准。多数情况下选择在 CT 或超声引导下进行，操作者通常采用细针（22 或25 号）穿刺，进入肺组织后，注入 2 ~ 4ml 生理盐水，然后立即抽吸。针吸活检培养的阳性率为33%~80%，使用过抗生素的阳性率下降。也可以将抽吸物革兰染色显微镜检，阳性率比培养低，为24%~61%，但特异性高，培养阴性但涂片镜检阳性也可以确定诊断。

如果想取得较大肺组织，就要选择粗针穿刺，在取得肺组织标本后，标本一分为二，一份送病理检查，作 HE 染色、银染及抗酸染色；另一份送微生物实验室，先作组织压片、染色直接镜检找卡氏肺孢子虫、军团菌及真菌。然后将肺组织研磨作普通细菌、分枝杆菌、真菌、支原体、衣原体和病毒的培养。

经皮针吸肺活检是一种创伤性的检查手段，目前在肺部感染的诊断中，只推荐用于免疫功能低下的肺炎，或严重肺炎初始治疗失败的例子。主要禁忌证有：穿刺区域有肺大疱，机械通气患者，可疑血管病变，严重出血倾向，对侧肺切除。主要并发症是气胸，据报道发生率为20%~30%，但是严重气胸需要置管引流的不多。较少见的并发症包括咯血和空气栓塞等。

（七）抗原和血清学检查　抗原和血清学检查主要用于非典型肺炎的诊断，包括军团菌、支原体、衣原体，以及病毒等，分别叙述如下：

1. 军团菌　诊断军团菌肺炎最好的办法是在痰或其他下呼吸道标本中分离到致病军团菌。军团菌生长需要特殊的培养基，因此对临床微生物实验室也有特殊要求。据报道军团菌肺炎痰标本培养的阳性率为11%~80%。由于军团菌不是上呼吸道的正常菌群，因此对痰标本的质量要求可以不高，而且如果军团菌培养阳性，诊断急性感染的特异性为100%。军团菌培养的缺点是，培养时间相对较长，需 3~5 天，抗生素的使用使培养的阳性率下降，另外，熟练掌握此项培养技术的实验室并不多。

军团菌属革兰染色着色很淡，但是如果复染时用碱性品红代替番红精，显微镜下可以看到革兰染色阴性的军团菌。BAL 液或肺活检标本，Gimenez 染色或 Wright-Giemsa 染色，可以在细胞内看到军团菌。

直接荧光抗体法（DFA）检测痰、BAL 液或肺组织中抗原是军团菌感染诊断的主要手段。常用试剂仅能检测肺炎军团菌。DFA 法敏感性 22%~75%，抗生素治疗后 4~6 天仍能在痰中检测到军团菌抗原，DFA 的特异性在 90% 以上。DFA 阴性不能排除军团菌感染。

尿抗原法是诊断军团菌感染最常用的辅助诊断手段，对于检测肺炎军团菌血清 1 型敏感性 55%~90%，特异性约 95%。尿抗原大约在急性感染出现症状后 3 天出现，可以持续到症状好转数月以后。尿抗原法最主要的缺点是仅能检测血清 1 型肺炎军团菌。

间接免疫荧光法，酶联免疫吸附试验（ELISA）检测血清中军团菌抗体不是诊断军团菌感染的好方法。急性期和恢复期抗体效价 4 倍变化才能诊断军团菌感染，但是比较成熟的试剂盒仅能检测肺炎军团菌血清 1 型，而且约 50% 的军团菌感染者出现症状后 4 周才有抗体反应，9 周内出现抗体反应的占 75%，还有 25% 无法在血清中检测到抗体。而且抗体反应也有可能是暂时性的。因此，抗体检测的缺点是无法早期诊断军团菌感染，单份血清抗体效价 >1:256 可以提示诊断，但阳性率小于 30%。

2. 肺炎支原体　肺炎支原体可以在感染者的咽拭子和痰液中分离出来，但肺炎支原体培养需要 1~3 周的时间，而且急性感染后数月内上呼吸道仍可以持续排出肺炎支原体。因此，阳性培养结果也不能完全肯定是肺炎支原体的急性感染。

诊断肺炎支原体肺炎最常用的方法是血清学方法。补体结合试验（CF）是最广泛使用的方法，主要检测 IgM 抗体。双份血清抗体效价 4 倍升高可以明确诊断，单份血清抗体效价 >1:64 可以提示诊断，敏感性为 33%~70%。CF 法 IgM 抗体在感染的第一个星期出现，3~4 周达到高峰，达到平台期后维持几个月，2~3 年后逐渐减少到消失。

免疫荧光法、凝集法、ELISA 法检测肺炎支原体抗体的敏感性、特异性更高。这些方法检测出的也是 IgM 抗体，在症状出现后大约 7 天出现，10~30 天达到高峰，以后逐渐下降，3~6 个月检测不到。北京协和医院检验科目前应用日本 Fujirebio 公司生产的 Serodia Myco Ⅱ 诊断试剂盒，采用颗粒凝集法检测血清抗体。原理是包被肺炎支原体膜抗原的明胶颗粒在抗体存在下发生凝集反应。双份血清抗体效价呈现 4 倍升高或减低，或抗体效价持续 ≥1:160，判断为阳性。

冷凝集试验也是检测 IgM 抗体（冷凝集素），实际上是针对红细胞表面的 Ⅰ 型抗原。肺炎支原体肺炎患者 50%~60% 可以检测到，效价 1:32 以上。冷凝集素不是肺炎支原体的特异抗体，低效价也可见于其他下呼吸道感染，冷凝集素的效价越高，诊断肺炎支原体感染的可能性也越大，超过 1:64 可以提示诊断。冷凝集素在疾病的第一周出现，第一个月达到高峰，然后快速下降，4~6 个月后消失。

3. 肺炎衣原体　肺炎衣原体分离和培养困难，而且部分健康人上呼吸道可以携带肺炎衣原体，因此培养阳性不足以诊断衣原体感染。

诊断肺炎衣原体感染也主要是依靠血清学方法。同肺炎支原体一样，CF 法也是最常用的方法。CF 法对复发患者和老年患者的敏感性不高，而且 CF 法特异性也不高，因为它针对所有衣原体，不单纯是肺炎衣原体。双份血清抗体效价 4 倍升高，单份血清抗体效价 >1:64 可以提示诊断。

微免疫荧光法（MIF）是诊断肺炎衣原体感染最敏感和最特异的血清学诊断方法。我院检验科用沙眼衣原体 L2/434/Bu 株、肺炎衣原体 CWL-029 株和鹦鹉热衣原体 6BC 株接种绿猴肾细胞，超声波破碎感染细胞，梯度密度离心纯化衣原体抗原，制备抗原片。将稀释后的待测血清滴加在抗原片上，如果血清中存在抗体，就与基质抗原结合。结合衣原体抗原的一抗与加入的兔抗人 IgG 或 IgM 荧光抗体（Sigma 公司）结合，在荧光显微镜下可观察到荧光染色的衣原体。抗体效价 4 倍升高、IgM 抗体效价 >1∶16、或 IgG 抗体效价 >1∶512 可以诊断急性肺炎衣原体感染。在 HIV 感染者或其他免疫功能低下的患者，MIF 法检测肺炎衣原体感染有一定困难。

4. 病毒　呼吸道病毒可以通过细胞培养时出现细胞病变效应（cytopathic effects，CPE）或培养细胞表面出现血细胞凝集抗原来检测。通过标本来源、患者的临床症状、发病季节、特定病毒的分离率、表现 CPE 的细胞种类，常见呼吸道病毒往往可以鉴别出来。例如，流感病毒和副流感病毒在人二倍体成纤维细胞（例如 MRC-5）上不出现 CPE，但在猴肾细胞却很容易出现。相反，呼吸道合胞病毒在猴肾细胞和 MRC-5 培养时都很容易生长。而巨细胞病毒却只在二倍体成纤维细胞上生长。但是，病毒培养通常需要较长时间，例如：需要 3~4 天才能检测到流感病毒的 CPE，而巨细胞病毒则需要 8~9 天。病毒培养后离心，单克隆抗体检测病毒复制，可以早期诊断。

病毒培养的结果必须结合标本来源、分离部位病毒可能的携带率，以及流行病学特性分析。对于流感病毒、副流感病毒、呼吸道合胞病毒、鼻病毒、冠状病毒，无论从呼吸道分泌物还是肺组织中分离出来，都可以明确诊断。相反，如果是从呼吸道分泌物中分离出腺病毒、单纯疱疹病毒、巨细胞病毒，则仅能提示诊断，从肺组织分离出的才能明确诊断。对于婴幼儿，如果从咽分泌物和粪便中都能分离出腺病毒，则诊断腺病毒感染的可能性就比从单一标本中分离的可能性大。

如果病毒培养阴性，而临床怀疑流感病毒、副流感病毒、呼吸道合胞病毒或腺病毒感染，可以通过血清学检查来帮助诊断。急性期和恢复期抗体效价 4 倍升高可以确定诊断。

【不同病原学诊断方法在下呼吸道感染中的应用】

（一）支气管炎　微生物实验室无法鉴别急性支气管炎与慢性支气管炎急性发作。通过纤支镜保护性毛刷研究发现，稳定期 COPD 患者 25% 支气管中有肺炎链球菌、流感嗜血杆菌或其他细菌存在（ >10^3cfu/ml）。环甲膜穿刺气管内吸引发现，COPD 急性加重只有 25% 痰标本细菌培养阳性，而病毒感染可达 30%~40%。对于这些患者，常规细菌学检查（如痰涂片、痰培养）可能意义不大，因为这些感染大多数情况下是由病毒引起的，因此病毒和不典型致病菌的检查意义更大。

（二）社区获得性肺炎（CAP）　对于轻、中度 CAP 患者，常规痰细菌培养可能是不需要的，而对于严重肺炎、需要住院、死亡率高的患者，痰培养是适合的。CAP 血培养的阳性率只有 10%~30%，对于轻症 CAP，有人不主张常规进行血培养检查，但是如果血培养阳性确实可以明确诊断，因此血培养还是有价值的。胸腔积液培养的价值是毋庸置疑的，一旦胸腔积液存在，均要争取抽胸腔积液作培养明确诊断。不典型肺炎，包括军团菌、支原体、衣原体、病毒，要根据具体情况有选择的进行检查。

（三）院内获得性肺炎（HAP）　HAP 患者往往病情重、基础病多，有时有神志改变或插管机械通气治疗，叙述病史的能力差，经常合并急性呼吸窘迫综合征（ARDS），因此较 CAP 更难诊断。气管插管患者常规气管内吸引细菌检查是侵入性最小的检查手段，但同痰培养一样，也有被上呼吸道寄居细菌污染的缺点。因此纤支镜保护性毛刷、肺泡灌洗等检查就更有意义。经皮肺穿刺细菌学检查适用于肺内实性占位、肺内积液或肺结节等情况，不应作为常规检查手段。对于严重的 HAP 患者，常规进行军团菌检查是有意义的，有时还要选择性地检查支原体和衣原体、病毒等。

　　（四）免疫功能低下患者的肺炎　这种情况要更多的考虑机会性致病微生物的感染。侵入性检查手段，例如纤支镜保护性毛刷、肺泡灌洗等是值得提倡的。

（曹　彬）

参 考 文 献

［1］ 胡必杰. 呼吸系统疾病的微生物学. 见：朱元珏，陈文彬主编. 呼吸病学. 北京：人民卫生出版社，2002，298－307

［2］ Skerrett SJ. Giagnostic testing for community-aquired pneumonia. Clinics in Chest Medicine, 1999, 20：531－548

［3］ Reimer LG, Carroll KC. Role of the microbiology laboratory in the diagnosis of lower respiratory tract infections. Clinical Infectious Diseases, 1998, 26：742－748

第三章　肺部影像学诊断

第一节　胸部 X 线摄影

【胸部高仟伏摄影】

由于大功率 X 线机的普及，X 线机管电压的提高，快速增感屏的应用，高仟伏摄影的临床应用逐渐广泛，特别是胸部更加普遍。高仟伏摄影规定所采用的仟伏值在 120kV 以上，可相应降低 mAS。这样就减低了 X 线管的产热量，延长了 X 线机的寿命。同时也降低了患者和工作人员辐射剂量。

高仟伏 X 线摄影临床应用价值

1. 由于曝光时间的缩短，对于呼吸困难不能憋气的患者或小儿的哭闹，可提高照片质量，减少废片率，最大限度地满足临床诊断的需要。

2. 胸部高仟伏摄影比常规 X 线胸片具有许多优点：①影像更加清晰，层次更加丰富，能清楚地显示肺血管纹理的形态；②扩展了对比范围，能显示气管、主支气管、叶支气管形态，可以观察支气管狭窄变形的征象；③高仟伏摄影由于对比度优良，可以显示被骨骼、纵隔、心脏大血管等遮盖的小病灶，如小的孤立性肺结节、小空洞等；④可较清楚地显示肺门淋巴结肿大。以上应用诸优点是与常规胸片比较而言。当然，它不如 CT 显示的清楚。

【气管、支气管体层摄影】

（一）概述　在 CT 检查广泛应用之后，胸部体层摄影技术较前大为减少，如肺内病灶体层摄影已被胸部 CT 扫描所代替。然而，气管、支气管体层摄影还具有一定的应用价值。

体层摄影是通过特殊的装置和操作技术获得某一选定层面上的组织解剖结构的图像，而非选定的层面结构则在摄影过程中被抹除掉，故它可比较清楚地显示体内所选定组织层的正常和异常的大体形态结构，减少其他非选定组织层的干扰。因此，有利于局部病变形态的观察与分析。

气管、支气管管腔内含有气体，与周围组织器官存在较好的自然对比，体层摄影的方法有：①气管、支气管冠状位（正位）和矢状位（侧位），能显示气管和主支气管形态；②支气管肺门区后倾斜位体层摄影，能显示叶支气管和段支气管形态。

（二）临床应用

1. 气管病变　如气管肿瘤（原发性肿瘤和继发性肿瘤），气管非肿瘤性病变，如复发性多软骨炎等。可显示气管管腔内局限性病变的形态，管腔的狭窄变形和异常软组织影。

2. 各叶段阻塞性肺炎和梗阻性肺不张，特别是中叶和舌叶不张，后倾斜位体层可显示叶段支气管的形态，有利于肺不张病因的诊断。

3. 肺门区淋巴结肿大　气管分叉正位体层和肺门区后倾斜位体层可显示淋巴结肿大的状态，有利于病源学分析。治疗前后对照观察则有利于治疗效果的评定。

总之，气管、支气管体层摄影还是一个比较有用的检查方法，而且较螺旋 CT 气管、支气管影像重建和 MRI 支气管显像更为便宜，减少患者的经济负担（图3-3-1）。

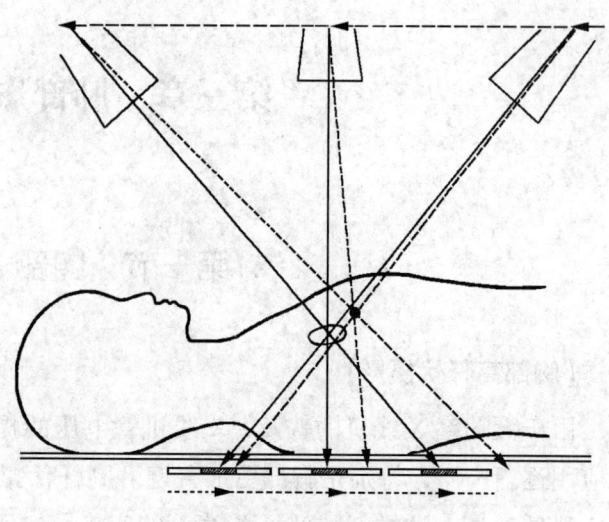

图 3-3-1　X 线体层摄影原理

【胸部计算机 X 线摄影】

传统 X 线摄影的数字化是今后影像学发展的重要课题之一，20 世纪 80 年代初期已开始这方面的研究：①计算机 X 线摄影（computed radiography，CR）；②直接 X 线成像系统（direct radiography system，DRS）。这两方面的研究，已经取得显著的进展，已开始应用于临床实践。

（一）直接 X 线成像系统　此系统的基本构成：电子暗盒、扫描控制器、系统控制器和键盘。其基本原理为：X 线光子作用于电子暗盒的硒层上（selenium），硒层产生正负电荷（electro-halepairs），正负电荷在高压电场的作用下分离，正电荷移向集电矩阵，并且储存于电容器内（TDT），然后，读取矩阵电容单元的电荷，经过模拟/数字（A/D）转换成数字信号的矩阵图像。DRS 基本特点是硒层直接接

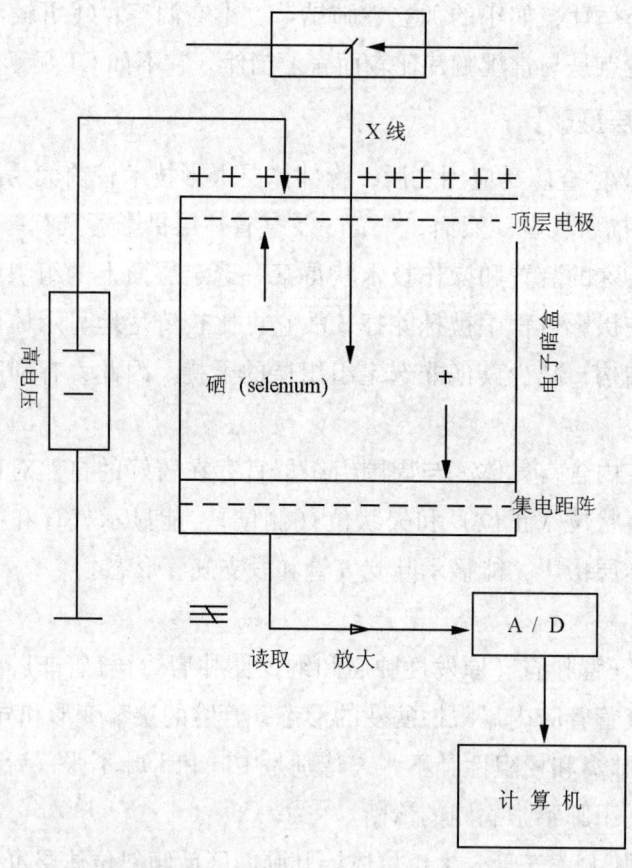

图 3-3-2　DRS 基本原理示意图

收 X 线光子转换成电信号，并以矩阵的形式传递像素，由扫描电路读取图像信息。因此，优于传统的 X 线摄片（图3-3-2）。

（二）计算机 X 线摄影

1. 图像的记录　计算机 X 线摄影（computed radiography，CR）是利用光辉尽发光的原理成像的。X 线摄影的信息记录在特制的影像板（image plate，IP）上，此板内含有光辉尽发光物质［铕（Eu）钡氟溴化物结晶］，X 线照射后产生辉尽性发光（photostimulated luminescence，PSL），把此信号记录下来，即形成 X 线潜影。

2. 图像的读取　用激光扫描系统，对记录在影像板（IP）上的 X 线潜影，进行精确匀速地扫描，潜影被激光扫描后，发生辉尽性荧光，由集光器收集，转换成电信号，而且被进一步的倍增（光电倍增营的作用），此电信号由模拟/数字转换成数字信号，输入计算机，形成图像（图3-3-3）。

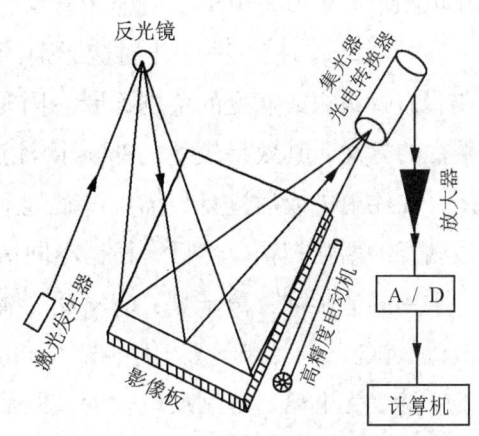

图 3-3-3　CR 图像读取原理示意图

（三）数字 X 线成像的优点　DRS 和 CR 所形成的数字 X 线图像较传统的 X 线图像具有诸多优点。

1. 数字 X 线图像，可以储存于现有各种媒体如磁盘、磁带和光盘进行长期保存，克服了传统 X 线片储存的诸多缺点如缩小 X 线片储存所占据的巨大空间，而且查找困难，容易出错和丢失等。

2. 数字 X 线图像通过计算机处理、诊断、上网、传输进入 PACS 系统，实施远程会诊，而且为无胶片化打下基础，可节约银的消耗。

3. 数字 X 线成像的敏感度、宽容度大，照片质量优于传统 X 线片，便于质量管理，而且患者所接受的辐射量大为减少。

4. 临床应用非常广泛，所有传统 X 线检查的项目均可采用。而且在胸部的应用比较广泛，能够显示传统 X 线片不能显示的隐蔽微小的病变。

第二节　胸部 CT 检查技术

含气的呼吸道和肺具有良好的自然对比，在临床工作中，传统的 X 线检查仍然是胸部疾病诊断的最重要的手段。然而，常规胸片的密度分辨率（dersity resolution）较低，组织结构的重叠干扰使肺门区、纵隔区、肋膈窦区等部位的病变难以显示。这恰好是 CT 扫描的优点所在。而且，对胸内病变的显示更加清楚和细致。

【常规 CT 扫描技术】

CT 扫描较之 MR 扫描技术比较简单，然而，只有遵循正确的扫描常规才能取得全面良好的影像资料，作为正确诊断的基础。

（一）层厚　现代工艺的 CT 设备，使用 10mm 层厚，肺内 2mm 的病灶、纵隔 3mm 的病灶可以显示，所以胸部 CT 扫描的层厚常规定为 10mm。另外可视具体情况可以增加薄层扫描 5mm ±。

（二）层距　常规用 10mm 层距，10mm 层厚连续扫描比较合理，对于较大的病灶可以适当加大层距 12~15mm。

（三）体位　常规平躺仰卧位，个别可用俯卧位。扫描范围常规包括肺尖至肺底。

（四）扫描时间及患者的呼吸控制　现代工艺的 CT 装置扫描时间一般为 2~5 秒，患者的呼吸控制没有问题。要特别注意的是在呼吸深度比较一致的情况下进行屏气扫描，否则会遗漏病灶。

（五）CT 扫描的窗技术　扫描时的窗宽及窗位决定于病变的部位。肺内病变应取肺窗，窗宽 1000~2000Hu，窗位 -600~-800Hu。纵隔或胸壁病变应取纵隔窗。一般窗宽用 400~500Hu，窗位为 30~50Hu。骨骼用骨窗，窗宽 1000~2000Hu，窗位 150~1000Hu。

（六）增强扫描　静脉注射造影剂的扫描为增强扫描，其目的是增加对比度，有利于血管和非血管组织或病变的鉴别诊断。同时可了解病灶的血供状态。注射造影剂的方法有：人工手推的方法，其效果较差；Bolus 团注法是用高压注射器与扫描连动快速地注射一定量的造影剂，在注射中或后进行扫描可清楚地显示血管形态，即 CTA。压力注射器与机器扫描连动是最满意的增强扫描。然后，根据不同情况可增加适当的延迟扫描。

常用的造影剂：离子型：60% 泛影葡胺、conray、angiografin 等，毒副反应较大，用前注意做过敏试验；非离子型：优维显（ultravist）、欧乃派克（omnipaque）、碘必乐（iopamiro）由于低渗、无电离。毒副反应较少。但是价格比较昂贵。

（七）常规 CT 扫描适应证　临床实践证明在传统的 X 线检查之后，选择 CT 扫描是恰当的。总的可概括为三个方面：①常规 X 线检查已经发现病变，需要进一步的定位定性诊断者，如纵隔病变、肺癌分期等；②常规 X 线检查阴性，而临床仍怀疑胸内病变者，如痰细胞学检查阳性、肺功能异常者等；③CT 有助于选择活检部位，导向穿刺活检以及某些介入性治疗。

【高分辨率 CT 扫描】

（一）概述　由于现代 CT 机制造工艺的进步，CT 机固有空间分辨率 <0.5mm；薄层扫描 1~1.5mm；高空间频率算法的图像重建以及用 512×512 矩阵，有可能进行高分辨率 CT 扫描。

1. 高分辨率 CT（high-resolution CT，HRCT）　它是 1985 年 Zerhouni 首先提出并由 Mago 完善的技术。其基本概念为 1.5~2mm 薄层扫描，用高-空间-频率（骨）算法重建，以有别于 10mm 层厚和低-空间-频率（软组织）算法重建的常规 CT 扫描。其主要作用在于清楚地显示肺的微细结构（肺小叶的气道、血管及小叶间隔），从而在肺小叶的水平上认识肺的解剖结构。技术参数见表 3-3-1。

表 3-3-1　肺 HRCT 技术参数

层厚	用最薄扫描层厚（1~1.5mm）
重建算法	高空间分辨率算法（骨）
矩阵	512×512
扫描时间	尽短的扫描时间（<3秒）
曝光量	用高 kvp/mA（120~140/170~200）
照相窗	肺窗：窗宽 1500Hu　窗位 -670Hu
	纵隔窗：窗宽 500Hu　窗位 30Hu
靶重建	显示野（FOV）15~25cm

2. 扫描程序 ①弥漫性肺病变，常规扫描后，从主动脉弓顶开始，按 3~4cm 层距进行扫描一直到膈上 1cm 处；②疑支气管扩张者，常规 CT 一般用 10mm 层距，从肺尖至肺底进行扫描；③肺内局灶结节，以 3~5mm 层距在病灶区加扫 3~5 层，按 HRCT 要求进行扫描；对可疑叶，段支气管狭窄者，局部用 3~5mm 层距扫描；④在常规扫描后，在主动脉弓、气管分叉和膈上 2cm 加扫 3~5 层 HRCT 扫描；⑤石棉肺患者，两下肺为扫描重点。

（二）HRCT 临床应用 HRCT 在显示肺内微细结构上较常规 CT 为佳，在显示间隔线、细支气管扩张、小囊性空腔、细微的胸膜增厚、肺内磨玻璃影像等方面，HRCT 均优于常规 CT，肺内可恢复的活动性病变和不可恢复的纤维化病变的鉴别上 HRCT 较常规 CT 具有很高的价值。

1. 长期咯血的患者 传统 X 线胸片阴性，常规 CT 可疑，行 HRCT 可以明确有否支气管扩张，并能显示支气管扩张的范围和程度。临床实践证明它的诊断效果不亚于支气管造影（造影具损伤性），故可以代替支气管造影。

2. 临床已诊断慢性支气管炎及 COPD X 线胸片无明显异常，肺功能有异常，行常规和 HRCT 可以发现阻塞性肺气肿和不明显的肺大泡。HRCT 可以确定肺气肿的程度和类型并可显示肺血流灌注的异常。

3. HRCT 在显示肺弥漫间质性肺病变方面具有特别的优越性 在显示间质性病变分布，类型和程度上非常明确而且可以鉴别肺间质纤维变中有否可复性的间质性浸润性病变，与大体病理所见一致。

4. HRCT 在显示肺内孤立结节方面优于常规 CT 它可清楚地显示结节的周缘状态和内部结构，如钙化、小空洞和低密度脂肪等，有利于鉴别诊断。一般的作法是在常规 CT 扫描的基础上，在结节区有选择地进行薄层扫描，用 HR 重建图像。

【胸部螺旋 CT】

（一）概述

1. 螺旋 CT（spiral CT or helical CT）采用了先进的滑环技术（slip ring technic），在扫描过程中，扫描床按一定地方向匀速运动，X 线管连续旋转，连续产生 X 线，连续采集数据，X 线扫描走行的轨迹呈螺旋状，它不是对人体某一层面的扫描，而是一种螺旋状的扫描，获取的是三维信息，故称之为容积扫描（volume scan）。

2. 螺距（pitch）是螺旋扫描的重要参数，即 X 线管旋转 360°的时间内，床所移动的距离。X 线管旋转 360°需 1 秒，床速为 10mm/s 此时螺距值为 10mm。如果准直器的宽度为 10mm 则比值为 1（10/10）。准直器的宽度决定着扫描层厚。如果螺距 1（每秒床进速度：厚度 =1）采用 360°插入法成像。螺距为 2，采用 180°插入法成像，两者无明显差异，故螺旋 CT 扫描应选择适当的层厚和重建方法以取得最佳图像。

（二）螺旋 CT 的临床应用

1. 螺旋 CT 扫描是高速扫描技术，可缩短检查时间，扫描采集时间为 30 秒或稍长，大多数病例不到 1 分钟即可扫描完整个胸部，可适用于急诊危重患者、小儿和老年人不能很好合作的患者，呼吸困难的患者，胸部创伤的伤员等。

2. 常规 CT 以横断轴位图像为主，对于气管支气管的观察不利，而螺旋 CT 扫描系容积扫描和数据采集，可以重建任何体位的图像如冠状位、矢状位和斜位，这对气管支气管树的显示非常有利，可清楚地显示气管，主叶支气管和段支气管管腔的形态，可以发现管腔内较小的病变。

3. 常规CT扫描　由于层间隔和呼吸幅度的影响，具有层间病灶的遗漏。1cm±的结节病灶可以遗漏。而螺旋CT扫描采取一次屏气容积扫描，连续地采集数据，无呼吸层间病灶遗漏，这对于发现微小病灶和转移病灶是非常有利的。

4. 造影增强扫描　螺旋CT比常规CT扫描可以减少造影剂的用量，可以减少30%~50%的用量，而且扫描速度快，可以做CT血管造影（CT angiography，CTA）。

5. 螺旋CT容积数据采集可以重建任何体位的图像如冠状，矢状和斜位二维图像。同时也可以重点三维的立体图像，展现出组织器官及病变的立体方位和深浅度，这有利于对病变的立体定位和手术方式的选择，受到临床医师的欢迎。

6. 多层螺旋CT（MSCT）的含义是扫描一周可以同时获得多个层面的图像（4~16层），又由于其在硬件系统上的最大改进是采用了多排探测器陈列，故又称为多排螺旋CT（MDRCT）。多层螺旋CT的问世，是CT发展史上又一个里程碑，极大地扩展了CT相对于普通CT的所有优点，而且有个实质性的飞跃，具体包括：①扫描范围更长；②扫描时间更短，最快的扫描速度可达0.3S/周；③Z轴分辨率高最小厚度为0.5mm；④时间分辨率高。

（三）气道CT扫描重建技术　气道容积CT重建技术：①多层面重建技术，其中包括曲面重建技术；②多层面容积重建技术，包括最大密度重建、最小密度重建和平均密度重建；③外部表面重建技术，主要有表面遮盖法重建及容积重建技术；④内部重建技术，又称谓仿真支气管内镜技术。

1. 多层面重建技术（multiplanar reconstraction，MPR）　它是二维重建技术，可沿任意的平面进行内插重建处理，从而获得冠状、矢状、斜矢状或任意角度的重建图像。其优点为重建速度快，仅需要几分钟时间即可完成，该技术在显示气管形态和狭窄变形方面非常有利，缺点是易产生梯形伪影。

2. 曲面重建（curved multiplanar reconstractions，CMPR）　它是常规MPR的一种延伸方法，能使复杂的三维结构有效地显示在一个单一的展开平面上，避免了与扫描平面不平行的结构或弯曲结构的缩短和重叠，能够很好地显示曲折走行的气管，对周围气道病变的显示良好。

3. 多层面容积重建（multiplanar volume reconstractions，MPVR）　它也是MPR技术的一种延伸方法，即在一定的角度上，从原始容积数据资料中确定一个三维层块（slab），然后采用平均、最大或最小密度投影法去进行运算处理而得到的图像。在气道方面应用最多的为最小密度投影技术（minimum intensity projection，MinP）主要用于中央气道病变的重建，对周围气道病变：如支气管扩张也有一定的意义。

4. 表面遮盖法重建（surfacee shaded display，SSD）　它是外部表面重建的一种方法，能从组织器官的外部表面的最佳视点观察组织结构，通常用模拟的白色显示，周围化采集单一阈值后的一些体积元，故丢失的信息较多，重建图像不如MPVR。此技术在显示中央气道方面具有一定的价值。

（四）CT仿真内镜成像技术　CT仿真内镜成像（CT virtual endoscop，CTVE）是利用计算机软件功能，将螺旋CT连续扫描获得的容积图像数据进行后处理，重建出空腔器官内表面的伪彩色立体图像，类似于纤维内镜所见形象。

1. 基本技术　连续的螺旋CT扫描获取容积数据；调整CT值阈值及透明度；调节人工伪彩色即可获得类似于纤维内镜观察的仿真彩色，利用远景投影软件调整视屏距、物屏距、视角、透视方向和灯光以管道内腔为中心，不断缩短物屏距使被观察物体不断靠近观察者，形成放大的多幅彩色图像，达到电影回放的速度，即可产生类似内窥镜进动和转向观察效果的动态重建图像。

2. 优点 非侵入性检查，患者无痛苦；能从狭窄或阻塞远端观察病灶；能观察内镜无法观察的管腔如血管；能引导纤维内镜行活检和治疗；改变透明度可观察管腔外情况。

3. 限制 组织特性较差，不能单独的进行活检；对于扁平病变的检出的敏感性不高，CTVE 是伪彩色不能视为真正的器官表面颜色。目前尚处于研究阶段，还需要更多的临床实践进行评价。

【超高速CT】

超高速 CT（ultrafast CT）又称电子束 CT，系第五代 CT。它是利用电子束的方法产生旋转的 X 线射源，极大地提高了扫描速度，扫描时间为 50～100ms，每秒最多可扫 34 片。由于扫描速度在毫秒级，所以对心脏、大血管及冠状动脉检查中具有特殊的效应。但由于投资、管理费用昂贵，尚未广泛应用。

第三节　磁共振成像在胸部的应用

磁共振成像（magnetic resonanel imaging，MRI）是 20 世纪 80 年代发展起来的成像技术，它属于生物自旋成像技术，利用磁共振现象所产生的信号，经过电子计算机系统处理、转换等形成灰阶图像。MRI 扫描技术有别于 CT 扫描技术，它具有非常良好的组织特性和病变特性的分辨率，并且可多方位成像，如横断轴位、冠状、矢状和斜位等。对于胸内组织器官、纵隔、心脏大血管等病变的显示具有独特的优点，能进一步提高影像诊断的准确性。

【成像技术与影像特征】

MRI 的图像虽然也属于灰度显示，但它所反映的是 MR 信号强度的不同和弛豫时间的长短，而不像 CT 图像，灰度反映的组织密度的差异。MRI 扫描技术需要获得 T1 加权像和 T2 加权像。因此，需要选择适当的脉冲序列和扫描参数，常用多层面，自旋回波序列（spin echo，SE）。扫描的时间参数有：回波时间（echo time，TE）和脉冲重复时间（repetition time，TR）。使用短 TR 和短 TE 可获得 T1 加权像；而使用长 TR 和长 TE 可获得 T2 加权像，时间以毫秒计。胸部 MR 扫描技术的特殊要求；在扫描中要采用一些方法和技术，避免因呼吸运动和心脏搏动所产生的运动伪影。如利用呼吸门控和心电门控技术，另外还有特殊的体表线圈等。

MR 图像是由 MR 信号强度决定的。影响 MR 信号强度的因素者有：氢质子密度、T1 和 T2 弛豫时间和液体的流速。由于人体组织器官和病变组织的 MR 信号强度存在差别，弛豫时间长短的不同，就形成了 MR 的灰阶图像。强的 MR 信号区呈白色，弱的 MR 信号区呈黑色。胸部 MR 图像灰阶的特点（表3-3-2）。

1. 气管和肺 因含有空气，氢质子密度最低，呈黑色无信号区，这与 X 线片和 CT 片黑色低密度影像是一致的。

2. 心脏大血管 内含流动的血液，由于"流空效应"（flowing void），表现为黑色无信号区，这与 X 线片和 CT 的灰白色区是不同的，这有利于心脏大血管管腔内状态的观察，并可鉴别实性病变和血管性病变；优于 X 线和 CT。

3. 骨皮质和钙化 氢质子密度非常低，呈黑色无信号区，这与 X 线片和 CT 片高密度白色区相反。因此，MRI 在显示骨皮质和钙化方面不如 X 线片和 CT 片。

表 3-3-2　胸部 MR 信号强度特征（正常）

组织类别/技术参数	T1 加权像	T2 加权像	质子像
脂肪组织	白	灰白	灰白
肺、气道、流动的血液	黑	黑	黑
成人胸腺	白	灰白	灰白
纤维、肌肉	灰	灰黑	灰
骨骼、钙化	黑	黑	黑

4. 肌肉与其他软组织（纵隔、胸壁）　含有一定的氢质子具有较长的 T1 和较短的 T2 弛豫时间，呈较低的灰色信号区，这与 X 线片和 CT 片软组织密度的灰色区相接近。

5. 脂肪组织　氢质子密度很高，并具有极短的 T1 值。故在 T1 加权像上呈白色的高信号区。T2 较短，在 T2 加权像上呈灰白色，这与 X 线片和 CT 片的灰黑色区相反。

6. 含水的液体　氢质子密度高，并且具有长 T1 和长 T2 的特点。在 T1 加权像上呈灰黑区，而在 T2 加权像上呈白色区域。

【MRI 在胸部的临床应用】

（一）颈、胸、臂交界区病变　这个区域为传统 X 线检查很受限制的部位。常规 X 线 CT 则有所改进，但它只有横断轴位图像比较清楚，而矢状和冠状系重建的图像则不太清楚。因此，对于此区正常和异常的观察，受到一定的限制。然而，MRI 则可从冠状、矢状和横断轴位三个方面进行观察，能清楚地显示该区域正常组织和病变的形态特征，对如下几种疾病具有良好的诊断价值。

1. 颈、胸内甲状腺肿大　MRI 图像呈长 T1（黑色）和较长 T2（灰白色）的特征，肿块与气管的关系密切，可致气管受压移位和变形，如果肿块内有坏死、液化、钙化等，其信号强度不均匀。

2. 锁骨上窝区　MRI 检查可显示头臂静脉血栓形成、神经纤维瘤、脂肪瘤和淋巴结肿大等。

3. 乳腺癌患者　MRI 检查可发现锁骨上下及腋窝区淋巴结转移。

4. 气管肿瘤　MRI 可显示肿瘤向气管管腔内外以及沿管壁生长的状态。

（二）纵隔肿瘤

1. 纵隔脂肪瘤　MRI 显示的非常清楚，在 T1 和 T2 加权像上均表现为白色的高信号影像，多位于前纵隔，如果肿瘤内混有纤维组织及液化坏死，则信号强度不均匀。

2. 纵隔囊肿　纵隔囊肿的 MRI 信号强度取决于囊肿液的成分，如浆液为水样的信号特点，在 T2 加权像上为高强度的白色信号。在 T1 加权像上为低强度的黑色信号。畸胎类肿瘤因含多种组织成分，MRI 信号强度表现为不均匀状态。

3. 胸腺瘤　正常胸腺位于前纵隔，心脏大血管交界区之前，胸骨角之后，信号强度为长 T1 呈黑色低信号；中年以后胸腺退化萎缩，由脂肪组织代替，呈短 T1 白色信号。胸腺瘤 MR 表现为前纵隔肿块，信号强度高于肌肉，低于脂肪，呈灰白色。瘤内出血坏死，囊性变和钙化等，信号强度呈不均匀状态，肿块的图像状态有利于肿瘤良恶性的鉴别诊断，如周缘光滑锐利者则为良性胸腺瘤表现；如周缘呈分叶状毛糙不平则为侵袭性胸腺瘤（恶性）表现。由于胸腺退化萎缩代之以脂肪，脂肪组织的高信号可掩盖低信号的胸腺瘤，此为 MR 发现较小的胸腺瘤的限度。利用脂肪抑制技术可克服此缺点。

4. 神经源性肿瘤　MRI 可显示肿瘤的位置、大小、形态以及与临近组织器官的关系，肿瘤的信号强度，在 T1 加权像上与脊髓的信号相间，在 T2 加权像上肿瘤信号较脊髓明显增高。

5. 支气管肺癌和肺门纵隔淋巴结肿大　①周围型支气管肺癌，MRI 可显示肺门纵隔有否淋巴结转移，明确肺癌的分期；②中心型支气管肺癌，MRI 可显示大支气管狭窄状态和局部扩展的范围；③轻度的肺门纵隔淋巴结肿大可以较早的显示，而且有利于与肺门区血管的鉴别；④可显示心脏大血管异常。

（三）胸膜、胸壁病变

1. 胸腔积液　T1 加权像信号强度较肌肉较低，而 T2 加权像信号强度明显增高，甚至超过脂肪的信号强度。胸膜间皮瘤在表现为胸腔积液的同时，还表现为多发的胸膜结节。在 T2 加权像上的胸膜结节的信号较积液为低。

2. 胸壁肿瘤　MRI 能显示胸壁的结构，因此能发现胸壁各种原因引起的肿块。肿块的周缘状态和信号强度的特征，可提示肿瘤的初步定性诊断（表3-3-3、4）。

表 3-3-3　胸部 CT 与 MRI 图像的比较

正常或异常组织	CT	MRI
骨化、钙化	致密的白色	黑色无信号
流动的血液	致密的白色	黑色无信号
气管、支气管、肺	很低的黑色	黑色无信号
脂肪组织、脂肪瘤	低的黑色	白色高信号
成人胸腺区	低的黑色	白色高信号
成人胸腺瘤	灰色软组织影	灰色中等信号
液体囊肿	较低密度影	T1 长低信号
		T2 长高信号
多种组织成分	密度不均匀	信号不均匀

表 3-3-4　CT、MRI 在胸部诊断价值的比较

部位和组织器官	CT	MRI
颈、胸、臂界区	良好	优良
纵隔、肺门胸壁	良好	优良
肺内孤立性病变	优良	一般
肺内弥漫性病变	优良	差
肺气肿	优良	差
心脏、大血管病（平片）	尚好	优良

第四节　胸部影像检查合理应用

近代影像检查技术飞速发展，临床上可以应用于胸部疾病诊治的影像技术有：①传统 X 线检查技术包括胸部平片、体层摄影和造影（血管造影 DSA）；②CT 检查技术、常规 CT 扫描、高分辨率 CT 扫描（HRCT）、增强 CT 扫描和螺旋 CT 扫描（CT 血管造影：CTA）；③胸部超声检查，普通超声检查和心血管超声成像；④放射性核素显像技术，如肺通气和灌注核素显像，心肌核素显像等；⑤磁共振成像技术。

【传统 X 线检查】

胸部含气的肺具有良好的自然对比，传统 X 线检查可以发挥良好的诊断效果，能够发现比较明显的病变，应用历史悠久，各科医师具有一定的观察和分析胸部影像的经验，可以解决许多疾病的诊断问题。因此，它可以作为首选的检查技术，在此基础上再选择其他的影像检查方法。

【胸部 CT 检查】

CT 检查是 20 世纪 70 年代发展起来的新的影像检查技术，由于它具有较高的密度分辨率和其他诸多优点，在胸部具有广泛的应用，这是胸部影像检查的一大进步，可在如下几个方面发挥着优良的诊断效果。

1. 对于传统 X 线检查能够发现的病变，CT 检查能更清楚地显示病变位置和形态特征，可以提出更加明确的定位定性诊断。

2. 临床上高度怀疑胸内病变，而传统 X 线检查阴性的患者，胸部 CT 扫描可以发现某些隐蔽区的病变和不明显的病变，如痰细胞学检查阳性，而 X 线检查阴性，CT 扫描可以发现微小隐蔽的肺癌；再者，长期咯血的患者，X 线检查阴性，如果进行胸部 CT 扫描，特别是高分辨率 CT 扫描能够清楚地显示支气管扩张的部位、范围和程度，明确诊断，绝大部分的病例可以不必进行有创的支气管造影。

3. 肺内弥漫性间质病变，传统 X 线检查具有很大的限度。一方面不能早期发现不甚明显的病变；另一方面它不能很好地鉴别间质性浸润和间质纤维化，前者经治疗可以吸收消失的病变，这对治疗是有指导意义的。CT 扫描，特别是高分辨率 CT 扫描可以比较清楚地显示间质性浸润和间质纤维变，能够作出鉴别诊断。

4. 肺气肿是常见的呼吸系统疾病，然而传统 X 线检查具有很大的限度，CT 检查能够早期发现肺气肿，对肺气肿的定性、分型和程度具有良好的诊断价值，特别是高分辨率 CT 扫描可优于肺功能检查。

5. CT 检查对于肺癌的定性诊断有帮助外，而且对于肺癌的分期可发挥很好的作用，有利于肺癌治疗方案的确定。

6. 肺内孤立的结节影像诊断定性比较困难，如行 CT 引导下肺组织穿刺活检可以明确诊断。穿刺不是准确和获取的组织是本项检查成功的关键。

【MRI 检查在胸部的应用】

MRI 检查技术是 20 世纪 80 年代发展起来的又一新的成像技术，它在中枢神经系统方面具有广泛的应用价值，此项技术在胸部目前是有选择的补充性检查，特别是在肺门、纵隔和心脏大血管方面具有比较明确的诊断价值。

1. 肺门阴影的增大，可以是肺门血管异常增粗，亦可以是肺门淋巴结肿大，二者的鉴别诊断有时很困难，MRI 检查可以起到鉴别诊断的作用，血管呈流空的无信号表现；淋巴结肿大呈中等信号的软组织结节。

2. MRI 检查可多方位成像，非常有利于纵隔病变的定位诊断，而且由于 MRI 具有组织特性分辨率，从而有利于纵隔病变的定性诊断，如纵隔脂肪瘤、气管支气管囊肿和畸胎瘤等具有比较明确的诊断价值。

3. 在心脏、大血管疾病方面，MRI 检查具有良好独特的诊断价值，如动脉瘤、主动脉夹层、肺动脉血栓性疾病和各种器质性心脏病，均可得到比较明确的诊断。

4. 颈、胸、臂交界区域是一个特殊部位，传统 X 线和常规 CT 检查都具有一定的困难和限度，MRI 具有多方位成像的特点和组织分辨率高的优势，在此部位可发挥优良的诊断效果。

综上所述，MRI 检查技术在胸部是一个非常重要的补充性和解决问题的检查技术。

【其他检查方法】

胸部超声学检查和核医学检查技术在胸部疾病的诊断中亦可发挥一定的诊断作用（表 3-3-5）。

表 3-3-5　胸部影像检查的程序

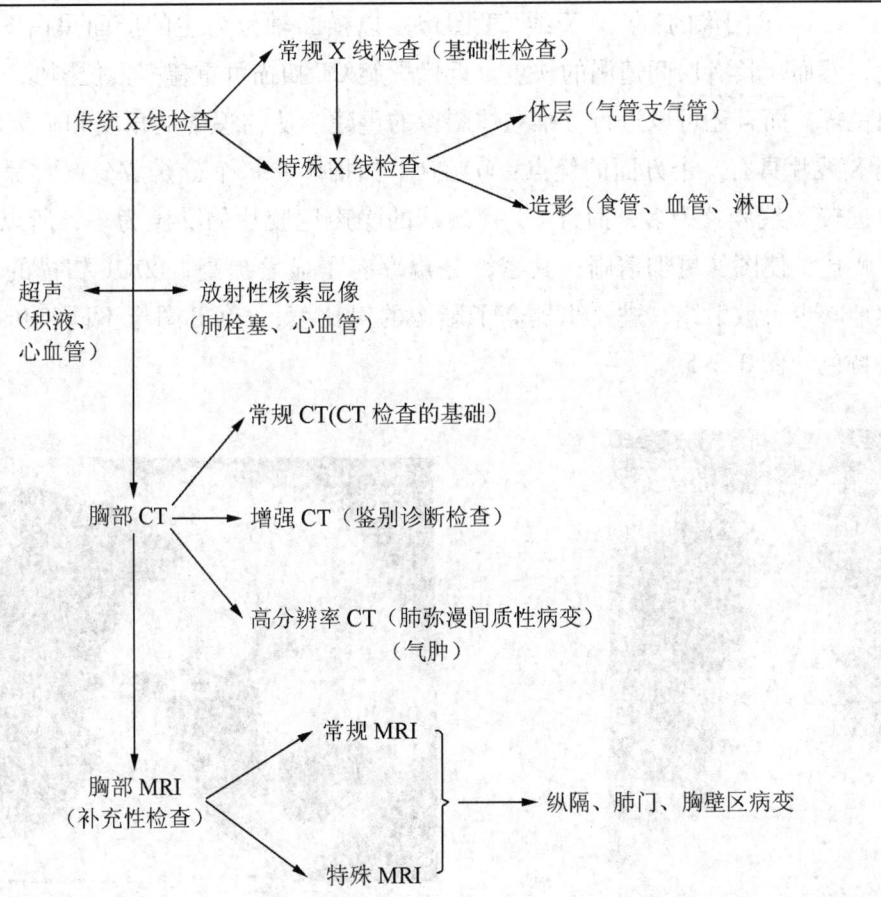

第五节　临床影像诊断思维

近代影像学飞速发展，各种成像检查技术繁多，能显示组织器官的大体形态学异常，作为疾病诊断依据之一。在以形态学影像表现为主的基础上，进一步研究组织器官的功能成像是当代影像学的热门课题之一。在影像诊断过程中，各种成像技术正确实施，临床经验的逐渐积累以及影像诊断思维是进一步提高诊断水平的三要素，这三者是相辅相成有机结合的，然而，在临床工作中影像诊断思维的素养和研究很不够，今后应加强这一方面的修养和研究。

【各种影像图片的基本特点】

（一）传统 X 线片的特点　传统 X 线片是由黑白灰阶组成的模拟图像，将三维结构的组织器官投影在二维的 X 线胶片上，系复合图像，由于相互重叠和干扰而影响观察。它所显示的组织器官，在大体结构上与解剖病理形态基本一致，空间分辨率良好。然而，它的密度分辨率低，对于密度差别较小的软组织，又无法进行造影者则难以显示，细微病变的显示困难（图 3-3-4）。

（二）X 线 CT 图像的特点　X 线 CT 图像是以横断轴位为主的层面黑白图像，无相互重叠的干扰，然而，具有层间遗漏的缺点。近代螺旋 CT 扫描可重建多方位图像，如矢状位、冠状位和斜位等。而且还可以进行三维立体图像的重建。从物理学的角度和临床实践看，CT 扫描较传统 X 线片具有三个方面的优点：①在 CT 扫描中，每个分辨成分（体素）所使用的 X 线光子数远较 X 线胶片为多，而且 CT 探测器的噪声比胶片的噪声为小，所以在很大程度上提高了信噪比，使图像更加清晰，其密度分辨率有了显著提高；②CT 扫描的 X 线束宽度很窄，极大地减少了散射线，进一步提高了影像的对比度；③CT 图像不同于传统 X 线体层摄影，独具特色（图 3-3-5）。

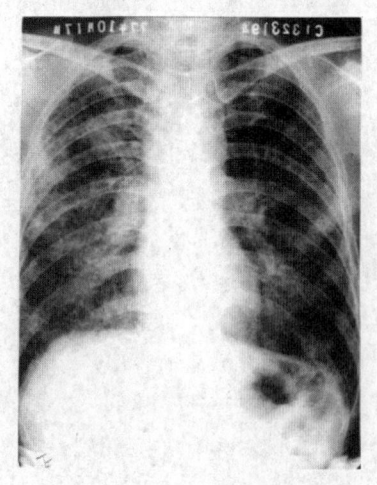

图 3-3-4　两肺间质病

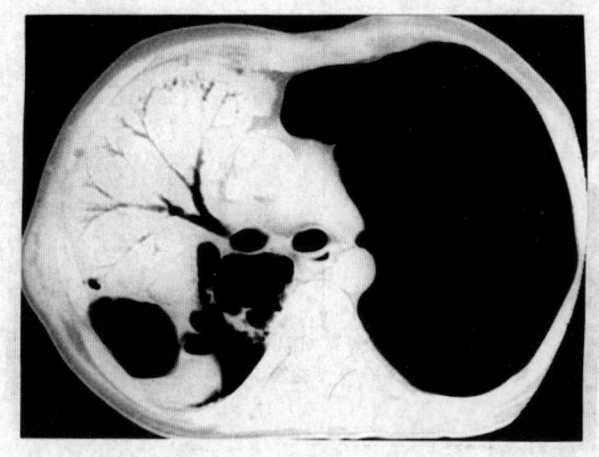

图 3-3-5　胸 CT 右上肺实变，肺炎，肺大疱

（三）磁共振图像特点　MR 图像的空间解剖形态的显示非常清楚，对于病变的显示更加清楚明确，MR 灰阶图像，所反映的是 MR 信号的强弱或弛豫时间的长短，不像 CT 图像反映组织密度的差异；MR 图像是多方位多参数成像，有利于病变的定位和定性诊断；MR T1 加权像有利于组织器官结构形态的观察，MR T2 加权像有利于病变的显示。因此，一个层面需

要两种成像方式（T1 和 T2），有时还需要其他特殊的成像程序（图 3-3-6、表 3-3-6）。

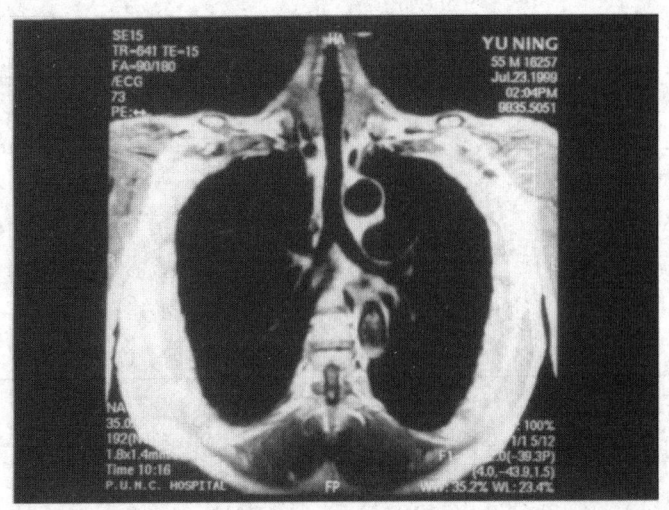

图 3-3-6　胸部 MRI

SE 冠状位，正常。

表 3-3-6　X 线 CT 与 MRI 之比较

X 线 CT	MRI
1. X 线辐射能	在静磁场内、射频激发
2. X 线衰减系数为图像重建变量	MR 信号强弱和弛豫时间为图像重建变量
3. 以横断轴位为主要的成像方位	多方位（轴、冠、矢）成像
4. 成像参数单一（组织密度）密度的异常为诊断依据	多参数成像，以结构形态和信号强弱的异常为诊断依据
5. 具有一定的辐射损伤	无辐射损伤
6. 投资费用较低	投资费用较高

另外，放射性核素显像和超声成像也是当代影像学重要组成部分，它们的图像也具有各自的特点，本章不作介绍，请参阅有关专著。

【读片方法与程序】

读片是临床视诊的延续和扩展，属于特殊的视觉范畴，为影像诊断医师的基本功，它是影像诊断获得第一手资料的基础，是认识过程的开始。其对临床各科医师也是很重要的。临床医师不会读片将会影响他们的诊疗工作。

（一）全面系统的观察　对于所有影像检查的相片首先进行分类、排序，按时间先后进行全面系统的观察，不能遗漏任何的部分和层面，在认识正常影像解剖的基础上，发现异常影像表现，并且对于异常影像进行详细的观察与描述，要从解剖部位、形态、大小、密度、周界状态更加细致地审视。

（二）异常影像分类　对于所见异常影像，按照影像表现的特点进行分类、概括形成异常影像的概念，如密度增高的影像、密度减低的影像等，并推断其病理基础（表 3-3-7 和表

3-3-8）。

表 3-3-7　异常影像表现（X 线、CT）基本分类

影像表现	病理基础
1. 高密度影像	骨化、钙化、阳性结石、新鲜血肿（白）
2. 中密度（软组织）影像	渗出、增殖、结节和肿块等（灰）
3. 水样密度影像	坏死、液化、含液囊肿（深灰）
4. 脂肪样密度影像	组织器官间脂肪层、脂肪聚集、脂肪瘤（黑）
5. 气体样密度影像	正常含气脏器、气肿、空洞、含气空腔（更黑）

图像的黑白程度取决于密度的高低，是影像分析的基本内容。

表 3-3-8　异常影像表现（MRI$_{SE}$）基本分类

基本病变	WT1 影像	WT2 影像
1. 脂类病变	高信号：白色	较高信号：灰白
2. 含液病变	长 T1 低信号：黑色	长 T2 高信号：白色
3. 新鲜血肿（亚急性期）	高信号：白色	高信号：白色
4. 软组织	较长 T1：灰黑色	较长 T2：灰白色
5. 骨化、钙化	低信号：黑色	低信号：黑色
6. 含气病变	无信号：最黑色	无信号：最黑色

图像的黑白程度取决于信号强度和弛豫时间长短，是影像分析的基本内容。

（三）对异常影像进行分析和推理　根据异常影像表现的特征，概括推断异常影像所反映的基本病理变化，如肺内斑片云雾状密度增高阴影，边界模糊不清，在叶间胸膜处则清楚锐利，密度均匀或可见支气管气影征（air bronchogram sign）由此可推断为肺内浸润性实变。根据此基本病变并结合临床可进一步推断是何种疾病所致。

（四）了解与收集有关的临床资料　包括查阅病志，与临床医师交谈会诊，直接询问患者或亲属，甚至要亲自检查患者。

（五）初步印象　由影像分析所引出的基本病变，按照此病变的疾病谱和概率分布，在密切了解临床资料的情况下，可初步作出诊断——印象，并且对于有关相似的疾病提出鉴别诊断意见和进一步相关检查的意见。

（六）进一步检查和随诊观察　疾病的发展和转归均为动态过程，疾病的不同阶段具有不同的影像表现，疾病的早期阶段一些特征性影像表现尚未出现，此时对疾病的认识是模糊肤浅的，此时的诊断经常是不确定的，有时只能提出可疑性诊断。因此，一定时期的观察是符合认识论基本原则的，也符合临床诊疗要求的，而且在随诊中还可评定疗效。然而，必须严格慎重，随诊观察的时限和方式要视具体患者和情况而定，不应千篇一律。

【影像诊断思维模式】

（一）形象思维　形象思维是以反映客观事物特征形象概念作为基本的思维模式，整个

思维过程离不开具体的形象，这是非常直观的思维方式。影像诊断医师必须客观真实地观察分析具体患者的影像表现，认识典型和非典型影像，概括影像表现的特征，进行逻辑推理，这是影像诊断医师先期常规工作。如肺内不规则结节，有分叶伴肺门纵隔淋巴结肿大考虑肺癌淋巴结转移之可能（图 3-3-7A、B）。

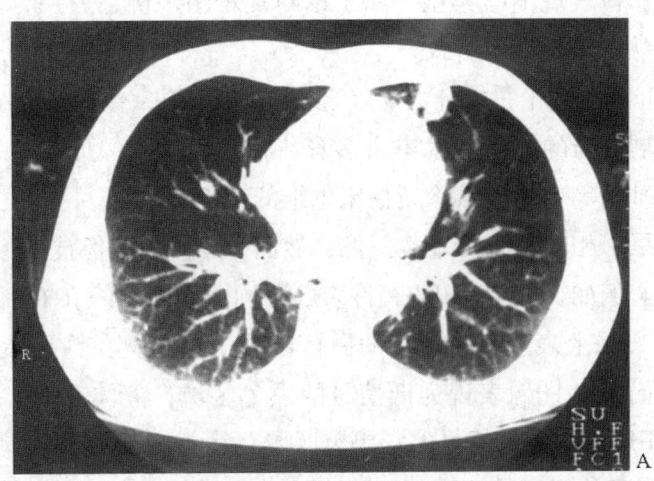

图 3-3-7A　胸部 CT 左肺舌叶结节

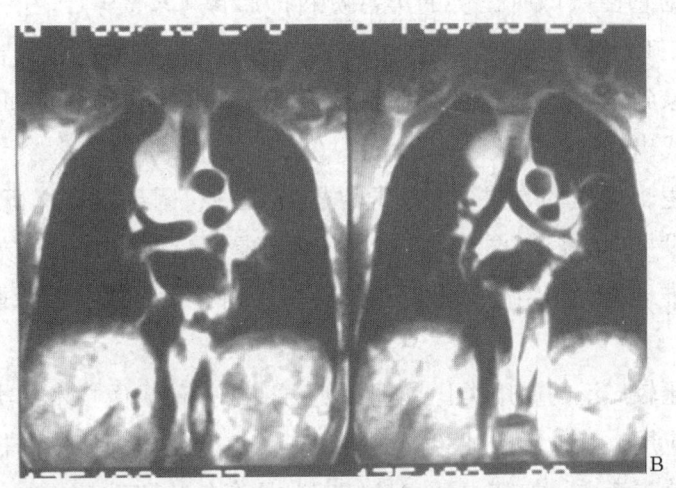

图 3-3-7B　胸 MRI SE 冠状位，左肺门纵隔淋巴结肿大为小细胞肺癌

疾病的影像表现，可因诸多因素的影响表现为多种多样错综复杂的影像，必须视具体情况，具体分析区别对待，对于各种新的成像技术所形成的图像，应采取慎重研究的态度，首先必须认清和排除技术因素对图像质量的影响，明确新技术影像的客观真实性，这是一个反复实践认识的过程，临床影像工作与病理对照观察是非常客观的研究方法，由此所获得的认知经验是很可贵的。

（二）经验思维　影像诊断学是实践性很强的临床学科，它在相关医学理论指导下，在长期的临床诊疗工作中，总结和积累起来的认知经验非常可贵，这种认知经验的真实可靠性受诸多因素的影响，如临床工作所经历的时间、实践认识的能动性以及所在医院的医疗水平等。

在进行具体的临床影像诊断中，必须以临床经验为桥梁，将相关的理论知识与具体的诊断病例相结合，使认识更加符合临床实际、临床经验越丰富，就能在诊断过程中，发挥启迪和指导临床思维，加深对疾病影像表现的理解，具体分析影像表现，从而保证了思维推理判断的合理性，为临床影像诊断奠定了可靠基础。

在临床工作中，同一个患者的影像资料，由数个医师观察，其诊断结论经常是不一致的，这一方面由于此患者影像表现不够典型，属于诊断疑难的病例，另一方面则是由于每位医师临床经验丰富程度和认识水平不同所致。

（三）理论思维　医学理论是关于疾病一般规律的认识，在医疗实践中起指导作用，医学影像诊断学迅速发展，新的成像技术丰富多彩，各种医学图像形成的基本原理、图像的特点、图像的病理生理基础等均为影像诊断临床思维的理论基础。

医学图像基本为黑白相间分布的灰阶图像，然而，不同的成像技术形成的图像特点不同，其临床意义也不相同。例如，CT 和 MRI 有许多的不同，脂肪组织在 CT 图像上表现为黑色低密度区域，而在 MRI 图像上表现为高信号的白色区域；骨组织和钙化灶在 CT 图像上表现为高密度的白色区域，而 MRI 图像表现为低信号的黑色区域；液体在 CT 图像上表现较低密度的灰黑色区域，在 MRI T1 亦为低信号的灰黑色区域，然而，MRI T2 则为高信号的白色区域。有的临床医师将 X 线 CT 认识用在观察 MRI 图像上，经常将白色斑点状影像误诊为钙化。

【影像诊断的逻辑推理】

逻辑推理是根据感性认识所提供的丰富资料即影像观察资料，由一个或几个已知判断（前提）提出新的未知判断（印象）的思维方式，是客观事物的联系，在认识中的反映。以科学的方法，由表象到本质，由个别到一般形成概念，由此获得的是间接的和推理的认识。实践极为重要，实践出真知，实践是检验认识（诊断）惟一标准。

从理论上讲，逻辑推理的方式多种多样：类比推理、因果推理、概率推理、直言推理、模糊逻辑推理和假设推理的否定式等。其中类比推理是逻辑推理中不可缺少的基本推理方式，同时还必须与其他推理方式相结合，做到取长补短、相辅相成才能发挥最优效能。获得合理的临床诊断。

影像诊断中，比较广泛的应用类比推理，如两种或多种成像技术的类比就可推论出何种技术为优越，优选应用，某种影像征象的分析比较，综合征象疾病谱的概率大小，推论此征象何种病为常见，首先考虑。如肺内孤立性结节，具有分叶和毛刺征象，同侧肺门和纵隔具有淋巴结肿大，患者为中老年者，则首先推论为支气管肺癌的影像学诊断，此诊断是否真实，还必须病理证实（图 3-3-8A、B）。

【影像诊断中思维方法的失误】

（一）对各类影像缺乏综合分析　现代影像检查技术多种多样，从影像的各个侧面所反映的疾病表现，进行影像诊断。然而，影像诊断医师从各自的工作领域（CT、MRI、X 线）进行诊断，而没有将所有的影像照片进行全面系统地观察和分析综合判断，造成诊断上的不一致，出现失误，这一方面是由于管理体制不合理造成的，按影像检查技术分类管理，如 CT 单独成科室管理；另一方面由于影像诊断医师知识面不宽，对于相关专业的知识了解甚少，工作中又缺乏相互学习的联系，缺乏认识疾病的整体观念。因此，应强调综合影像诊断的基本原则，即各种影像资料的综合分析判断，并且密切结合临床（**认识疾病的整体观念**）。

（二）特殊征象诊断价值的夸大　由临床实践经验和研究，总结出某些具有诊断价值的特殊征象，具有一定的诊断价值，通过临床实践是有效的，这标志着影像诊断学的发展和进

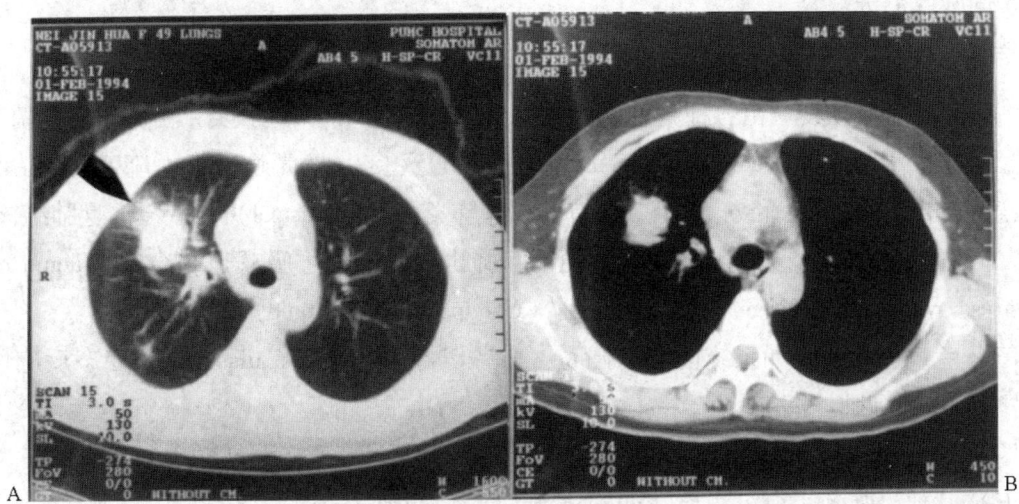

图 3-3-8A、B　患者女性，49 岁，右上肺结节，纵隔淋巴结肿大，病理：肺腺癌
A. 胸 CT 肺窗　　B. 胸 CT 纵隔窗

步。然而，这些经验和研究都具有一定的局限性，有时不能全面地反映疾病的多样性，因此，在应用某一特殊征象进行判断时，必须视具体患者具体情况，具体分析判断。如肺内结节病灶的胸膜尾征，初期比较过分强调它在肺癌的诊断价值，而后经临床实践观察证实，胸膜尾征，不仅肺癌有此征象，结核球形灶、炎症后结节亦可出现这一征象（**认识疾病的发展、转归的过程观念**）。

（三）对影像诊断价值认识的误区　现代影像学的发展，各种新的影像检查技术的出现，在一定程度和范围上提高了诊断水平，然而，影像学表现仅仅是疾病表现的一个方面，有许多疾病影像检查是阴性的，而且具有影像表现者也并非特异性很高，有些疾病的影像诊断还很困难。在临床上，所谓"同病异影"和"同影异病"的情况很多。在鉴别诊断上非常困难。另外，影像表现上也具有一定的局限性，不能与手术病理同等看待，影像检查诊断与手术病理不一致的情况还经常发生，这是客观现实，各科医师对此应该有共识（影像表现只是疾病临床表现的一部分，即**诊断疾病的综合观念**）。

（四）执业医师心理状态的影响　在某一时期重点研究某一特殊征象时，常会过高地评价它的诊断价值；当误诊某一疾病时就会出现矫枉过正心理，就可能过多地考虑这一疾病诊断。权威名人的诊断意见可以参考，但不能迷信，对具体患者必须认真细致地观察和客观地分析，方可作出较正确的诊断（**诊断疾病的实践观，应排除非实践因素的干扰**）。

第六节　胸部基本影像分析

一、浸润性肺实变

肺泡内的气体被渗出物（exudation）所代替则形成浸润性实变（infiltrated consolidation），其渗出物包括：液体、蛋白质和细胞，多见于各种急性肺炎、肺出血、肺水肿、浸润型肺结核和细支气管肺癌等。渗出物可通过肺泡孔蔓延，实变的肺泡和正常含气的肺泡交错存在，故实变影像的边缘模糊不清,在叶间胸膜处则清楚锐利。急性肺炎性实变,经抗炎治疗后可在2~3周吸收消失。

【病因分类】

(一)感染性肺实变 由各种微生物引致的肺实变:急性细菌性肺炎,由肺炎链球菌、链球菌和克雷伯菌(Klebsiella bacillus or Friedlander bacilli)引起:病毒性肺炎由流感病毒、麻疹病毒、腺病毒和巨细胞病毒所致;另外,还有支原体肺炎(Mycoplasmal)以及浸润型肺结核等。

(二)血管源性肺实变 肺水肿、肺梗死、肺出血、急性呼吸窘迫综合征(acute respiratory distress syndrome,ARDS)、肺肾综合征(Goodpasture syndrome)等。

(三)免疫性疾病 如系统性红斑狼疮、贝赫切特病(Behcet disease)、变态反应性肺疾病和嗜酸性粒细胞肺浸润等。

(四)肿瘤性肺实变 细支气管肺泡癌、白血病肺浸润、恶性淋巴瘤肺浸润等。

(五)其他 肺泡蛋白沉积症(pulmonary alveolar proteinosis,PAP)。

【肺实变影像表现及其病理基础】

急性炎性肺实变的早期,即充血期,病变区域的血管充血、水肿、周围渗出,肺泡内有少许渗出液,影像表现为肺血管纹理增重,而且边缘模糊,不同于左到右分流的肺血管纹理的增粗,高质量的X线片还可见病变区密度稍高,此时的CT片可在某一叶段范围内发现磨玻璃样阴影(ground-glass opacity),在此背影中可见支气管血管束(bronchovascular bundle)投影,同时,可见小结节状影,直径为5mm,为细小支气管周围炎和肺腺泡炎,小斑片状影其直径为20mm左右,病理上为肺小叶范围的炎症。

肺叶、段的实变表现为以肺叶、段形态的致密影,密度均匀,可见支气管气影征(air bronchogram sign),病理基础为肺炎实变,以细胞渗出为主(红细胞和白细胞),近代以肺段实变为常见,称之为节段性肺炎(segmental pneumonia),而典型的大叶性肺炎(lobar pneumonia)却很少见(图3-3-9A、B、C)。

在肺炎的吸收期,实变区域表现为密度不均匀,可见不定形和不同程度的低密度影。此时应注意与肺结核进行鉴别,化脓性肺炎可见空洞,机化性肺炎除病程长外肺内影像表现为慢性肺炎,支气管血管束向病变区聚拢,具有纤维组织增生表现,有时可见支气管扩张表现。

两肺广泛分布的肺实变也不少见,急性支气管肺炎,两中下肺多发斑片状影,另外两肺对称性分布者,呈典型的蝶翼状分布的影像(butterfly image),常见于肺水肿和肺泡蛋白沉积症。

【肺实变影像鉴别诊断】

肺实变为最常见的影像学异常,影像学检查对于病变的部位、范围、形态及动态变化可提供非常重要的影像学资料,有关病变的性质及病原学诊断必须密切结合临床资料(病史、症状、体征以及实验室检查)进行分析综合判断。

(一)急性细菌性肺炎 具有急性细菌感染的临床表现,如起病急骤、发热、胸痛、咳嗽、血象白细胞计数升高等,胸部X线片可见斑片状或叶段性实变。

克雷伯肺炎(Klebsiella pneumonia)系比较常见的肺炎,占细菌性肺炎的5%,占院内革兰阴性杆菌肺炎的30%,咳黏痰,呈果酱色,中毒症状明显,X线、CT表现:肺实变有膨胀性改变,叶间胸膜向健侧肺野移位,有时可见空洞,开始为多发小空洞,而后迅速融合大空洞。

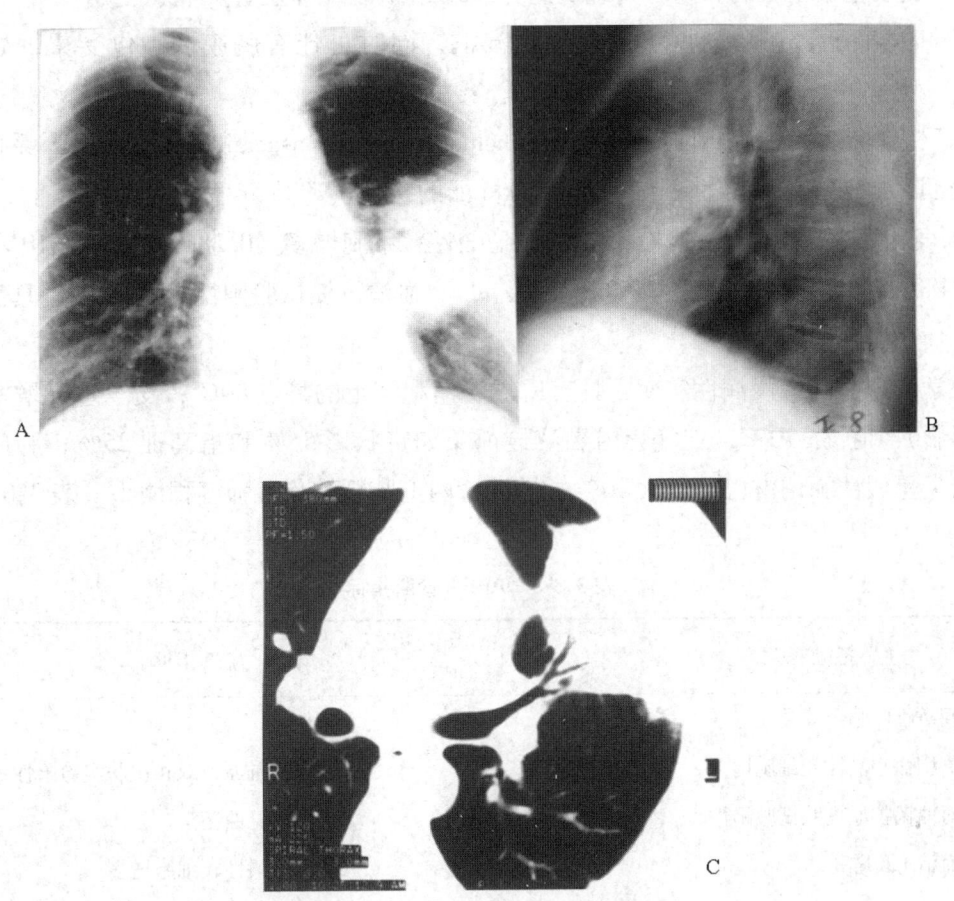

图 3-3-9A、B、C 患者，男性，38 岁，发热，咳嗽，左胸痛，左肺舌叶实变：肺炎
A. 胸像后前位   B. 胸部 CT 肺窗   C. 胸部 CT 肺窗

（二）局灶机化性肺炎（focal organizing pneumonia，FOP） 肺内非特异性炎症未能彻底治愈，慢性炎细胞聚集和纤维组织增生，形成肉芽肿性病变，病程在 4 周以上，临床症状不像急性肺炎那样严重，影像表现：在脏层胸膜下局灶性实变为主要表现，形态呈三角形、圆锥形等，密度不均匀，其内可见小透光区或支气管扩张表现，病变周围肺野可见索条状影，支气管血管束向病变区聚拢，此类病变易与周围型支气管肺癌相混淆，鉴别诊断有时非常困难。

（三）军团菌肺炎（legionnaires pneumonia） 由军团菌所致的肺部感染，在肺炎中占第 2~4 位，占院内感染的肺炎的 3.8%，占诊断困难不典型的肺炎的 4%~11%，在如下情况应考虑此病的可能：①用青霉素、头孢菌素、氨基糖苷抗生素治疗无效时；②痰涂片革兰染色仅见大量白细胞，罕见细菌时；③腹泻与精神症状一并出现时；④低磷血症（除外其他原因）；⑤肺部阴影多变伴有少量胸腔积液。

影像表现：①影像呈多种形态表现，除大片实变外，亦可有斑片状、结节状、索条状和网状阴影，密度不均匀，与浸润性肺结核表现很相似；②肺内阴影吸收缓慢（4 周至数月）；③伴有胸膜增厚和积液；④具有空洞表现为肺脓肿者 17.6%。

（四）浸润型肺结核 起病缓慢，亦可为多发性叶段实变，多在上叶，密度不均匀，经抗结核治疗效果良好，实变吸收消失缓慢，临床上可有低热、血沉增速、结核菌素皮肤试验强阴性和痰抗酸菌阳性。

（五）免疫过敏性疾病　这一大组疾病如结缔组织病、肺血管炎病、变态反应性疾病等，如系统性红斑狼疮，在活动期可出现肺内浸润，同时可伴有胸膜、心包受累，如增厚和积液等。

变态反应性支气管肺曲菌病（allegic bronchial pulmonary aspergillosis，ABPA）系由曲菌引起的肺浸润，血液和痰嗜酸性粒细胞增多为特征的疾病。1986 年我院分析报道了 20 例 AB-PA，临床表现为哮喘100%、痰栓75%、血嗜酸性粒细胞增多（0.286 ~ 15.8）× 10^9/L、血清 IgE 测定 480 ~ 35 550U/ml（正常 450 ± 373U/ml）、血清沉淀试验阳性95%和多价真菌皮肤试验阳性。

影像学表现：肺内浸润性实变，具有反复发作和游走的特点80%；支气管壁增厚（轨道征和环形影）和扩张70%，支气管内黏液栓征象如带状影55%和指套征25%；肺门周围浸润，肺门炎呈假性肺门淋巴结肿大40%，慢性者两上肺纤维化，肺容积缩小（表3-3-9）。

表 3-3-9　ABPA 诊断指标

主要指标	辅助指标
1. 间歇性喘鸣至哮喘	痰栓
2. 周围血嗜酸性粒细胞增多	对曲菌抗原，双相皮肤实验阳性
3. 对曲菌抗原皮肤试验阳性	痰内可见曲菌
4. 血清 IgE 增高	痰内嗜酸性粒细胞增多
5. 曲菌抗原沉淀试验阳性	对曲菌抗原的特异抗体 IgE/IgG
6. 中心型支气管扩张	
7. 肺浸润性实变	

吕弗勒综合征（Loeffler syndrome）系肺内一过性、游走性非叶段分布的浸润性实变，伴血内嗜酸性粒细胞增多。X 线表现：肺内单发或多发性浸润实变，呈一过性病变，出现和消失均很快；游走性，某一部位病变消失而在另一部位出现新的浸润，非叶段分布，多位于周边部位，不伴有胸膜病变和淋巴结肿大。

（六）肺炎型细支气管肺泡癌　细支气管肺泡癌是肺腺癌一个亚型，可分孤立结节型，占43%，预后较好，术后3$^+$年生存率60%；叶段实变型30%；弥漫型27%，后两型预后差，影像表现：实变的肺叶段密度不均匀。①支气管气影征；②细小结节的隐现；③蜂窝状结构，薄层 CT 扫描易于显示此征象，增强 CT，可见增强的分支状血管束而实变区密度低。

【临床影像诊断思维程序】

肺实变是最常见的肺内基本病变，其影像表现虽然有共同点，但是从病变的形态、分布、范围各不相同，而且由于病期的不同，形态密度亦有差别：①肺叶、段性实变；②多发斑片状实变；③弥漫性两肺对称性实变；④微小结构如肺腺泡、肺小叶实变，这是近代 CT 扫描才可显示的实变。

（一）肺叶、段实变　临床上具有急性感染表现，首先考虑细菌性肺炎，经过相应的抗炎治疗后 2 ~ 3 周吸收消散，然而有的患者肺内病变缓慢吸收形成慢性机化性肺炎，此时影像诊断比较困难，需要与肺结核、支气管肺癌、恶性肿瘤肺浸润进行鉴别。另外，两肺多发斑片状浸润，除常见的支气管肺炎外特殊的间质性肺炎也可表现为两肺多发斑片状浸润，也必须进行鉴别。

（二）弥漫性两肺对称分布的实变　具有一定的特征性：①肺水肿，原因有心源性、肾源性和血胶体渗透压低所致以及急性呼吸窘迫综合征和肺肾综合征等，根据临床资料可以作出诊断；②肺泡蛋白沉积症，X 线表现为两肺对称性肺实变呈蝶翼状分布，病程缓慢，进行性呼吸困难等，CT 表现呈地图样分布的实变，可作出诊断；③细支气管肺泡癌，两侧典型对称分布者少见，HRCT 表现为细小结节融合成实变，有蜂窝状表现。

（三）细小斑点和斑片阴影　反映肺腺泡和肺小叶的实变，属于肺内微小病变的影像诊断，当代高性能 CT 扫描可以发现此类病变，然而定性诊断相当困难，此系今后影像诊断医师需要进一步研究探索的新问题。

二、肺空洞、空腔影像分析

肺空洞（pulmonary cavity）系由于肺内病变（实变、结节、肿块和血管闭塞等）组织坏死液化并由引流的支气管排出，继而空气进入而形成的异常含气的影像。空腔（intrapulmonary air-containing space）与空洞不同，并非由组织坏死排出形成，而系正常气腔病理性扩张所致，如含气囊肿（air cyst）、肺大疱（bulla）、囊状支气管扩张（cystic bronchiectasis）以及创伤手术残存的空腔等，而且影像表现也不同于空洞。空洞、空腔的形态研究，近代 HRCT 临床应用，对空洞、空腔形态学观察更加细致，有利于此类疾病的影像诊断。

【病原学分析】

（一）肺内感染性疾病　①急性化脓性细菌感染，如金黄色葡萄球菌感染、革兰阴性菌肺炎、克雷伯菌肺炎（Klebsiella pneumonia）以及真菌性肺炎等；②分枝杆菌感染，最常见者为结核杆菌引起的肺结核病；③奴卡菌病（Nocardiosis）为亚急性或慢性化脓性感染，75% 发生在肺内。

（二）肿瘤性空洞　任何肺内肿瘤如果发生瘤内坏死、溶解，由支气管排出均可形成空洞。原发性肺癌和肺转移癌较为常见，其中原发性肺鳞癌和腺癌最为常见，肺内转移癌如乳腺癌、消化道癌和女性生殖器官癌肺转移亦可出现空洞。

（三）肺血管性病因　常见者为肺血管炎病，如 Wegener 肉芽肿病，Behcet 病，以及各种原因的肺梗死等。

（四）先天的发育异常　见于含气支气管囊肿和囊状支气管扩张，弥漫性肺气肿可合并肺大疱。

（五）原因不明者　组织细胞病 X、淋巴管肌瘤病等。

【影像学表现及病理基础】

（一）蚕食样空洞　又称无壁空洞，在病理上为大片坏死组织内形成较小形态各异的透光区，呈裂隙状，洞壁为坏死组织，常为多发，常见于干酪性肺炎。亦可见于奴卡菌病。

（二）薄壁空洞　洞壁厚度在 2~3mm，多见于结核性空洞，病理上洞壁为纤维组织、肉芽组织及干酪组织，以纤维和肉芽组织为主者为纤维空洞，一般表现为圆形、椭圆形或不规则的环形，洞壁内外光整清楚，其周围有斑片状浸润，亦可有斑点状索条状影。

（三）厚壁空洞　洞壁厚度在 3mm 以上，可呈偏心性，可见于结核瘤、肺脓肿及周围型肺癌：①结核瘤多为结核球形灶坏死形成新月形透光区，其壁较厚；②肺脓肿为大片实变坏死形成，空洞内有气液平面；③癌性空洞：肺内结节或肿块性病变内出现透光区，壁厚而且不均匀，具有多发壁内结节表现。

（四）空腔为局限性透光区　其壁较空洞为薄，先天性含气支气管囊肿其壁一般在1mm左右，完整，囊性支气管扩张的壁稍厚，多为多囊状聚集。囊肿可以单发，亦可多发，有继发腔内感染者可见气液平面，其壁的结构为支气管壁组成，外层为纤维、黏液腺和软骨，内层为柱状或假复层纤毛柱状上皮细胞组成。

【诊断与鉴别诊断】

1. 结核性空洞　是肺结核病影像表现之一，多数情况是发生于成人继发性结核病变区域之内，最常见于浸润型肺结核，病理特点：浸润渗出性病变，增生性结核结节融合形成腺泡结节状影，纤维组织增生包绕可形成结核球形灶，在上述病变之内出现透光区为结核性空洞，可呈圆形、椭圆形、不规整形或新月形等，其壁可以厚薄不均。支气管播散病变的存在是诊断结核性空洞的有力证据之一（图3-3-10A、B、C）。

2. 化脓性细菌感染　呈坏死炎性病变，实变期与肺炎表现类似，中心坏死液化后出现具有气液平面的空洞，内壁可稍不规整，临床上表现高热，呈弛张热、咳脓性痰，痰液可分三

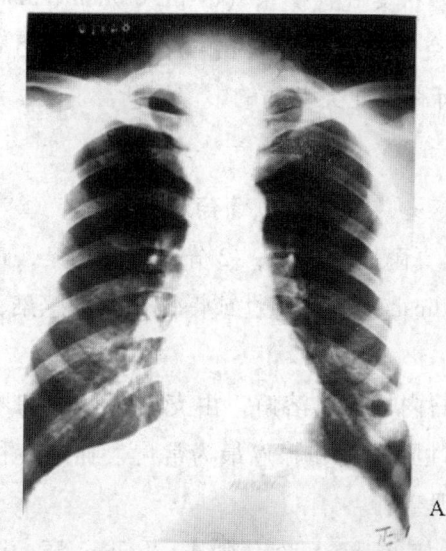
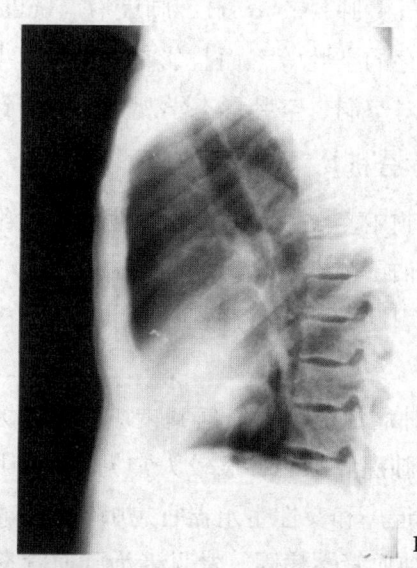
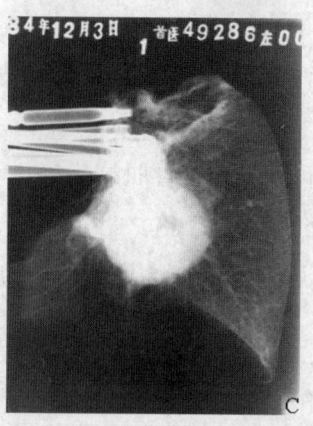

图3-3-10　左下肺厚壁偏心空洞（A，B），标本X线片病理为结核性空洞（C）

A. 胸像后前位　　B. 左肺病灶正位体层像　　C. 标本像

层，血液白细胞数升高；慢性者、急性浸润吸收周围有纤维组织增生，形成厚壁空洞，可无气液平面。金黄色葡萄球菌感染可表现为多发球形病灶，有的形成空洞，肺脓肿空洞细菌学诊断主要靠实验室检查确诊。

3．癌性空洞　周围型支气管肺癌，鳞状细胞癌和腺癌均可出现空洞，以鳞癌常见，癌性空洞影像表现的特点：①在肺内结节与肿块中出现偏心性空洞；②空洞壁较厚，厚薄不均，内表面不平整，可见壁内结节形成；③在病程中空洞的大小可以变化，支气管半阻塞时空洞变大，而且壁变薄，支气管完全阻塞，肿瘤结节生长，空洞可以闭合（图3-3-11A、B）。

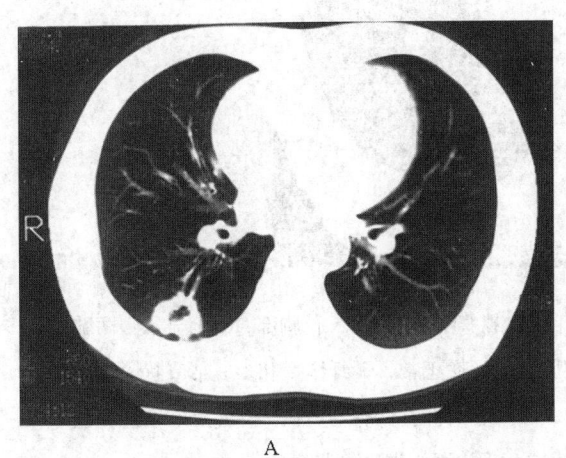 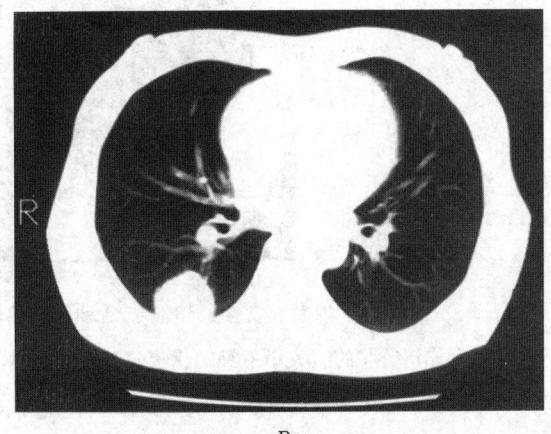

A　　　　　　　　　　　　　　　　　　　　　　B

1997-1-7　　　　　　　　　　　　　　　　　　　1997-12-27

图3-3-11　患者，女性，46岁，无明显症状，因查体发现右下肺阴影，A. 胸部CT（1997-1-7），右肺下叶可见结节状影，有空洞形成，壁厚而且不均匀，有壁结节表现；B. 胸部CT（1997-12-27）结节增大，空洞闭合，手术病理为腺癌

4．血管炎性空洞　肺血管炎病种较多，多数引起血管闭塞，可出现肺梗死，Wegener肉芽肿肺内表现之一为肺内多发结节，并见空洞，其壁一般较厚，不太规整，糖皮质激素治疗后可以闭合消失。

5．含气囊肿与肺大疱　二者均为肺内空腔，临床影像表现是有区别的：①含气囊肿为支气管发育异常形成的，壁较厚，一般在3mm±，完整，周围肺野正常；②肺大疱，后天获得性肺疾病的并发症，肺气肿，肺纤维变等，疱壁非常薄，细如发丝，而且常常不完整。

6．肺淋巴管肌瘤病（pulmonary lymphangiomyomatosis or lymphangioleiomyomatosis）　系罕见病，至1991年底世界文献报告不足150例。HRCT广泛应用，能够发现此病的较多病例。本病的基本病理特征是淋巴管、小血管、小气道管壁及其周围的类平滑肌细胞进行性增生，呈错构瘤样改变，增生的平滑肌细胞形成微结节，引起局部管腔的狭窄或阻塞。细支气管壁病变，使气道局限性狭窄而致气体潴留，使远侧气腔扩大，融合形成囊状空腔。囊壁由类平滑肌细胞覆盖。淋巴管阻塞引起淋巴回流受阻、破裂引起乳糜胸腔积液等。

影像检查，常规胸片和CT可发现较为明显的异常，HRCT可以显示本病的异常表现：两肺广泛大小不等囊状阴影，均匀遍及全肺，无明显间质纤维化或结节。本病确诊靠肺活检。然而，当HRCT出现上述典型表现特别是生育期妇女且伴有乳糜胸水时即可作出诊断（图3-3-12）。

7．真菌球（Fungus ball）或曲菌球（Aspergilloma）　系陈旧空洞或空腔并发症，由真菌或曲菌在腔内寄生，菌体在腔内聚集缠绕形成球状肿物，影像学特征为空洞、空腔内可移动性球状阴影，即随患者的体位变换而腔内阴影位置亦有改变，故临床影像学即可诊断空洞或空腔内真菌球。

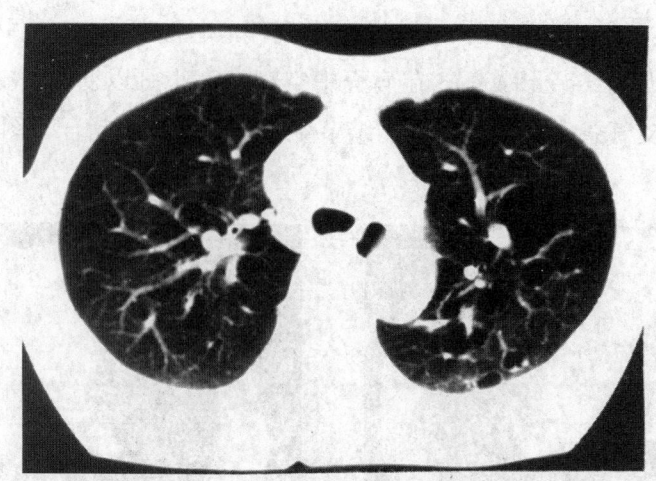

图 3-3-12　患者，女性，38 岁，活动后气喘 3⁺ 年，常规 CT 发现异常，行胸部 HRCT 显示：两肺多发广泛分布的、大小不等的囊状薄壁空腔，囊腔间肺组织尚属正常，无纤维变和多发结节状影，临床影像诊断为肺淋巴管肌瘤病。另外，本例患者具有腹股沟和阴部囊性肿物史数年，外院淋巴造影显示淋巴管阻塞，本院腹部 CT 脾脏肿大，行手术切除术，病理诊断为淋巴管肌瘤病

【临床影像诊断思维】

当代影像学检查能够清楚地显示空洞、空腔性病变，特别是 HRCT 更能清楚发现微小病变，在影像观察与分析中，应特别注意如下两个问题。

（一）空洞形态的观察与分析　如空洞壁的厚度。在大片实变中厚壁空洞合并有气液平面，诊断急性肺脓肿可能性大，然而，在慢性肺脓肿，炎性渗出吸收周围纤维组织增生，影像表现类似肿块，而且空洞壁较厚，内表现不规则，与周围型肺癌鉴别困难，如具有典型的壁内结节则肺癌的可能性大，结核球形灶，亦可形成空洞，呈新月形，外表面无分叶，而且有卫星病灶则为结核病。

（二）巨型空腔与气胸的鉴别　巨型空腔（肺大疱）当占据一侧胸腔容积的 1/2 以上，有不少病例常误诊为气胸，甚至多次抽气误治，因此，应与气胸进行鉴别：①巨型肺大疱可见不完整的壁，近肺门侧，呈向外的弧形弯曲，而气胸压缩的肺边缘，其曲线与大疱壁相反；②气胸空腔内无任何肺内结构（肺纹理）而大疱内可见索条状间隔（肺大疱分房间隔）；③无大疱的肺野可见不同程度的肺气肿和多发小的肺大疱而气胸患者可见被压缩的肺和对侧肺正常肺野（图 3-3-13A、B）。

三、孤立性肺结节与肿块

孤立性肺结节

孤立性肺结节（single pulmonary nodules，SPN）是非常多见的肺内病变，为肺内单发类圆形阴影，其直径一般在 3cm 以下。大多数肺结节正侧位 X 线胸片能显示，而少数微小结节（直径 1cm 以下）只能 CT 扫描发现。有时孤立性肺结节的诊断比较困难，而且鉴别诊断非常

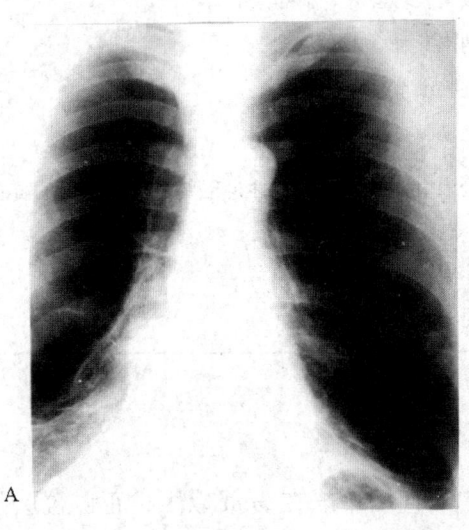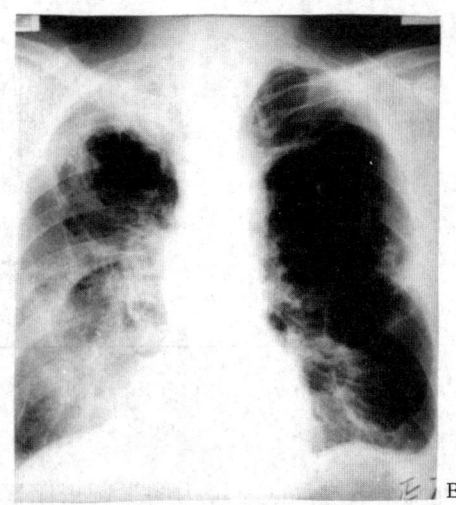

图 3-3-13　患者，男性，53 岁，肺气肿，巨型肺大疱行胸部肺减容术后有改善

A　胸像正位　　B　胸像正位

重要。

【病因】

孤立性肺结节的病因很多，简之分为两类：良性肺结节和恶性肺结节。两者的鉴别诊断非常重要。其病因分类如下（表 3-3-10）。

表 3-3-10　孤立性肺结节病因分类

一、新生物	
1. 恶性肿瘤	周围型支气管肺癌
	孤立结节性肺转移瘤
	肺淋巴瘤
	支气管类癌
	其他少见的肺恶性肿瘤（肺肉瘤）等
2. 肺良性肿瘤	错构瘤、硬化性血管瘤
	平滑肌瘤、腺瘤、纤维瘤
	神经源性肿瘤等
二、感染性	肺结核球形灶（结核瘤）
	肺脓肿、球形肺炎、肺炎性假瘤
	曲菌球、组织胞质菌病
	HIV 感染、寄生虫病等
三、肺血管异常	肺动静脉畸形
	Behcet 病所致血管瘤
	肺栓塞
	肺血肿等

续　表

四、生长发育异常	肺含液支气管囊肿、肺隔离症等
五、免疫性疾病	韦格纳肉芽肿
	类风湿肺结节
	多发性动脉炎等
六、其他	肺淋巴增生性疾病（结节性淋巴结增生、淋巴瘤样肉芽肿、巨大淋巴结增生等）
	原发性支气管肺淀粉样变
	胸壁的异常投影

【影像学表现】

孤立性肺结节是局限于肺内的类圆形阴影，其直径一般在3cm以下，正侧位胸片能显示大多数肺结节，尤其是大于1cm的结节。CT检查则能更清楚地显示结节的内部结构和周边状态，特别是能发现直径小于1cm的微小肺结节。

（一）恶性肺结节基本表现　常规X线胸片显示结节密度均匀一致，边缘不清晰或周围呈磨玻璃样，而体层和CT片能更清晰地显示结节内部结构、结节边缘及周围状态。

1. 结节密度均匀或不均匀　CT值在中低等水平，一般在164Hu以下，结节也可由数个微小结节堆积而成。

2. 钙化　1%~14%的肺结节出现，多数呈偏心分布的细点状或沙粒状，少数呈偏心分布的不规则斑片状或结节状。病理为肿瘤组织坏死后钙质沉积或原来肺内钙化被肿瘤包裹。

3. 小泡征、支气管充气征　前者为结节内1至数毫米的小泡状空气样低密度影，后者为轨道状空气样低密度影或连续数个层面上的直径1mm的小圆形空气样低密度影。病理为肿瘤内残存的肺泡或小支气管。

4. 空洞　洞壁薄厚不均，内壁形态不规则，可见壁内结节。

5. 分叶、毛刺　结节边缘可有细小深分叶，呈棘状凹凸不平或锯齿状，状如桑椹，结节边缘可见浓密的细短毛刺，状如绒球。病理为肿瘤的周围浸润和间质反应。"放射冠"（corona radiate）为恶性结节征象。

6. Halo晕征　即结节周围环以磨玻璃样影。病理为出血性肺梗死、肿瘤细胞浸润。

7. 小血管集束征　一支或数支肺小血管受牵拉向病灶聚拢移位。

8. 胸膜皱缩征　结节与胸膜间致密影，呈"V"字形凹陷或索条状尾征，病理为肿瘤内瘢痕收缩致胸膜内陷。

9. 病灶的周围肺野清晰，无卫星病灶，部分结节的胸壁侧可见小片状浸润。

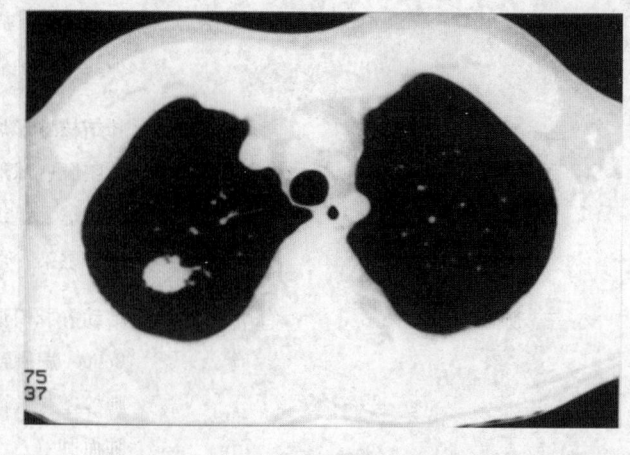

图 3-3-14　胸部 CT

右上肺分叶状结节病理为肺腺癌

10. 增强 CT 显示结节呈轻、中度均匀或不均匀强化，部分结节呈内缘不规则的环状强化，部分可见结节内血管征（图 3-3-14，图 3-3-15）。

（二）良性肺结节

1. 结节密度　密度中等偏高，CT 值一般在 164Hu 以上，均匀一致，亦可不均匀，部分结节内可见脂肪样低密度（如错构瘤）。

2. 钙化　层状、斑点状或斑块状钙化，弥漫分布或中心分布。错构瘤钙化呈爆米花状。

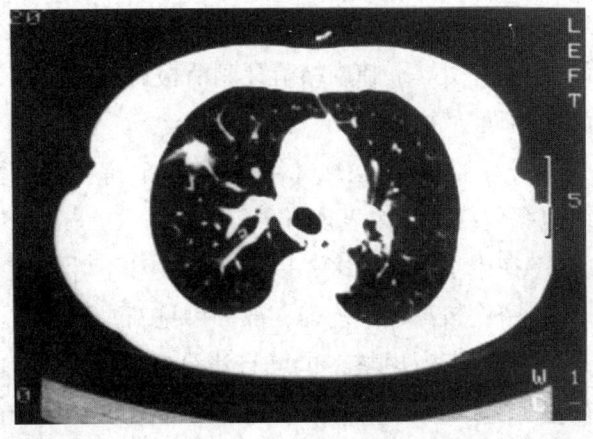

图 3-3-15　胸部 CT
右上肺结节分叶毛刺病理为肺泡癌

3. 空洞　新月形或裂隙形小空洞。

4. 边缘　结节边缘清楚，光滑锐利，少数可见切迹，且不同于分叶征。

5. 周围肺野清晰或具有卫星病灶。

6. 胸膜增厚粘连　在 CT 肺窗和纵隔窗均能显示。

7. 增强 CT 显示　多数结核瘤不强化，少数呈内缘规则的环形强化；炎性结节、腺瘤、错构瘤等呈均匀或不均匀的中度强化；硬化性血管瘤等血管异常病变呈均匀或不均匀的显著强化（图 3-3-16A、B）。

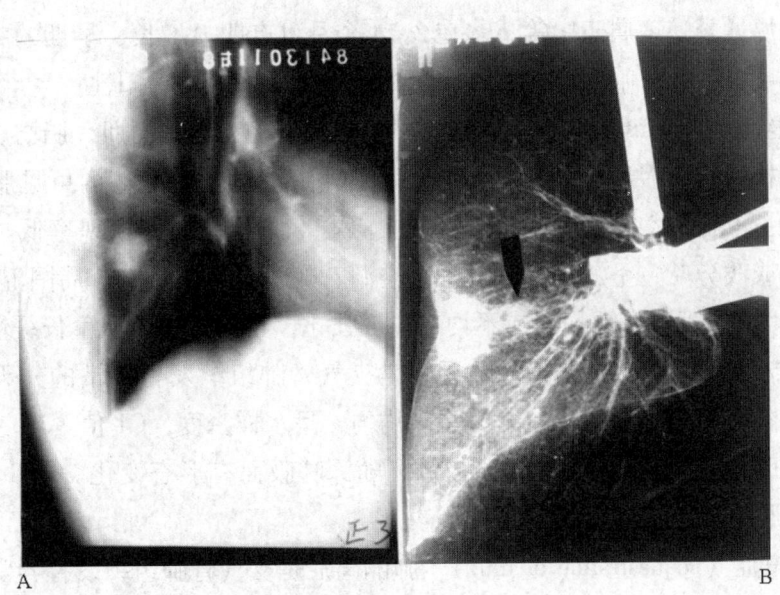

图 3-3-16　右下肺结节病灶肺门侧卫星灶，病理为结核球
A. 胸体层片　　B. 术后标本 X 线片

【诊断与鉴别诊断】

孤立性肺结节的诊断与鉴别诊断是临床影像工作中经常遇到的难题之一，尤其是周围型

支气管肺癌与肺结核球形病灶等肺良性病变的鉴别诊断。肺良、恶性结节虽然各有影像特点，但这些征象并不是绝对特异的。同侧肺门、纵隔内淋巴结肿大有助于肺癌与肺良性病变的鉴别诊断。CT引导下肺内结节穿刺活检有助于定性诊断，但针吸细胞学检查因取材较少不如组织活检病理学诊断可靠。

（一）结核球形病灶（结核瘤） 病理为局限性结核病变，如干酪样肺炎病灶等，周围有纤维组织包绕。影像表现：

1. 在中上肺野较多，以上叶后段和下叶背段多见。

2. 密度较高且不均匀，部分可见新月形小空洞，或斑点状钙化。

3. 边缘清晰规整，也可有浅分叶、粗长毛刺，但细小深分叶、浓密的细短毛刺及Halo晕征很少见。

4. 大多数结节可见卫星病灶，多位于病灶的肺门侧。

5. 接近胸壁的病灶可见胸膜增厚粘连，但典型的胸膜尾征不多见。

6. 增强CT显示多数结节不强化，少数呈内缘规则的环形强化。

7. 抗结核治疗有效或较长时间（一年半）随诊结节变化不明显。

8. 支持结核诊断的有关临床资料，如血沉增速，结核菌素试验强阳性等，但这些征象特异性不强。

（二）周围型支气管肺癌 即使小于2cm的早期肺癌也可有较明确的恶性特征。表现：参考恶性肺结节基本表现。

1. 发病多为中老年人。倾向于恶性结节。

2. 可合并同侧肺门、纵隔内淋巴结肿大。

3. 随诊观察，一般炎症和出血在一个月之内吸收，良性结节因生长缓慢可在1.5年至2年变化不大，肺癌增长速度属于中等，多在2~4个月可有明显增长，早期的肺癌结节、瘢痕癌可较长时间无明显变化。临床有关支持肺癌的资料，如痰细胞学阳性。

（三）肺错构瘤（hamartoma） 为肺内常见的良性肿瘤，由平滑肌、脂肪、软骨、腺体构成，系错误的结构。结节多位于周边肺野脏层胸膜下，密度不均匀，内可见脂肪样低密度和（或）钙化，钙化呈斑点状或结节状，典型的呈"爆米花"状，但出现率低。结节边缘光滑清晰，可有切迹或浅分叶，呈波浪状。极少有空洞、胸膜皱缩征及结节周围卫星灶，无肺门、纵隔内淋巴结肿大。增强CT示均匀或不均匀中度强化。长期观察结节生长缓慢。

（四）含液支气管肺囊肿 支气管肺囊肿是支气管肺组织发育异常的先天性疾病。结节好发于气管旁、隆突附近、肺门旁。结节密度均匀，呈水样密度，CT值-10~30Hu，边缘光滑锐利，增强CT示结节无强化。透视下结节可随深呼吸而有形态变化。MRI SE序列表现为长T1、长T2圆形阴影。

（五）肺隔离症（sequestration of lung） 肺隔离症是支气管肺组织发育异常所致，部分胚胎肺组织与正常支气管肺组织隔离，由源于主动脉的一支异常动脉供血。肺内型肺隔离症结节多位于两侧心膈角或左下肺，呈类圆形或三角形，与心脏长轴走行一致。结节可呈均匀的软组织密度或不均匀的含液体、气体或气液平面的囊性病变。增强CT薄层扫描或3D CEMRA有时可见结节的异常供血动脉。

（六）球形肺炎 由肺炎链球菌、金黄色葡萄球菌等感染所致球形肺浸润。结节密度较均匀，边缘模糊。CT显示结节肺门侧可出现局部充血征（许多增粗的小血管引向结节），增强CT可见结节内血管征。抗炎治疗后1~4周结节缩小或吸收。可有典型的呼吸道感染症状。

当代 HRCT 能发现腺泡结节性或小叶性肺炎。

（七）肺局灶机化性肺炎 病变呈多边形或底边紧贴胸膜尖端指向肺门的楔形阴影，轮廓呈锯齿状或有长毛刺，病变内常可见支气管气影征，可见支气管血管束的增粗和聚拢，邻近胸膜增厚。病程缓慢一至数月，抗生素治疗效果不明显。

（八）肺炎性假瘤（pseudotumor of lung） 由多种非特异性炎性细胞聚集所致，周围可有纤维组织形成的假包膜。结节多位于肺周边部，密度均匀，偶可见空洞、钙化、支气管充气征。多数结节边缘光滑锐利，偶有浅分叶，少数结节边缘不规则，周围可见粗长的索条。可有胸膜增厚粘连。增强 CT 示结节呈均匀或不均匀强化。患者多无症状，长期观察结节变化不大。

（九）肺动静脉瘘或动静脉畸形 为肺内先天性血管畸形。结节密度均匀，轮廓清晰光滑，增强 CT 示结节呈显著强化，局部可见扩大的引流血管。部分结节可随深呼吸而扩大或缩小。患者常有反复咯血，甚至发绀。

【随诊观察的时限】

肺内结节的发生、发展是一个动态变化过程，一次影像学检查只能反映病程的片段，一定时间的对比观察符合认识论原则。观察的时限宜慎重决定。

普通 X 线表现倾向于炎性结节（球形肺炎）的要在短期（2～3周）内复查正侧位胸片。

普通 X 线＋CT 考虑良性结节可能性大（结核，错构瘤等）复查间隔时间要长（半年至一年）。

普通 X 线＋CT 首先考虑肺癌可能性大，但又不除外良性病变，常规 X 线胸片复查间隔时间一般 3 周左右，胸部 CT 扫描复查间隔时间 2 个月左右。

孤立性肺肿块

孤立性肺肿块（single pulmonary mass，SPM）系直径一般大于 3cm 的类圆形肺内病变，为许多疾病的肺内基本病变。由于健康胸部 X 线体检的推广，肺肿块的比例将会减少，而结节的比例增多。

【主要病因】

1. 肺内新生物，且 80% 为恶性肿瘤，如原发性肺癌、孤立性转移瘤、肺肉瘤。
2. 肺内炎性病变，如结核球、炎性假瘤等。
3. 其他良性病变，如肺囊肿、肺包虫病、肺错构瘤等。

【影像表现特点】

孤立肺肿块是影像诊断学的形态描述，肿块的形态、边缘、密度，肿块内有无钙化、空洞，肿块与肺门、胸膜的关系，增强 CT 扫描肿块有否强化及强化形式，对确定肿块的性质有重要意义。肿块越大，其为恶性肿瘤的机会越大。

恶性肿块：常呈类圆形软组织密度的阴影，密度均匀，较大恶性肿块易发生坏死液化而密度不均匀或有内壁不规则的厚壁空洞形成。因其生长不均衡，肿块轮廓呈分叶状或有脐样切迹，肺肿块与结节的分叶各有特点，前者分叶浅弧度大，后者则分叶深细小。因其浸润性生长，肿块边界不锐利，可见细短毛刺。肿块靠近胸膜时可出现胸膜凹陷。肺门、纵隔可见多发淋巴结肿大。淋巴转移及远处血行转移的征象常见，如骨破坏。

【诊断与鉴别诊断】

1. 支气管肺癌是肺内肿块的最常见的病因，患者多为中老年，部分患者有长期吸烟史。

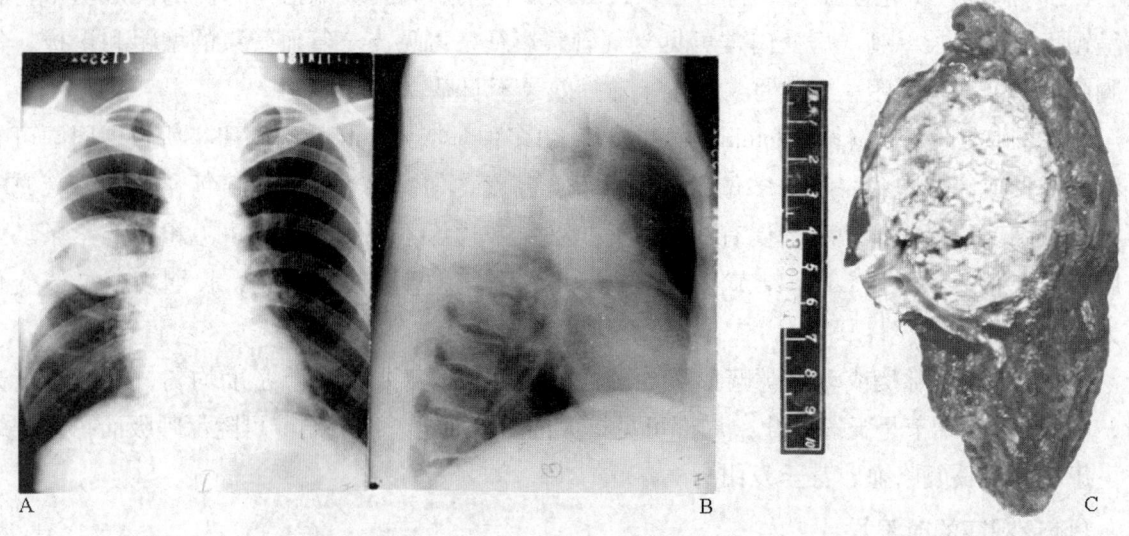

图 3-3-17　患者，男性，55 岁，胸闷 1 个月，右侧上叶前段肿块，术后病理为肺鳞癌
A. 胸像正位　　B. 胸像侧位　　C. 病理标本

如肿块内有空洞形成则以鳞状上皮细胞癌可能性大（图 3-3-17A，B，C）。

　　2. 肿块较大，密度均匀，边界光滑，生长速度稍慢者应考虑肺肉瘤之可能，绒癌也可能为较大的孤立肿块。

　　3. 肿块中出现较多的爆米花状钙化，且较长时间随诊无变化，为肺内错构瘤表现。

　　4. 肿块边界不清，密度较低，具有较粗长的毛刺，有时合并胸膜增厚，应考虑炎性假瘤或圆形肺不张。

　　5. 肿块密度均匀，呈水样密度，CT 值 – 10 ~ 30Hu，边缘光滑锐利，增强 CT 扫描肿块无强化，透视下肿块可随深呼吸而有形态变化，应考虑支气管肺囊肿。

　　6. 肺脓肿　临床上具有感染的临床表现，如发热、咳脓痰、周围血白细胞计数升高等。肿块边界清晰或模糊，密度不均，内可见低密度的液化、坏死区，常见内壁不规则的厚壁空洞，空洞内常见气液平面，也可见数个小空洞并存。增强 CT 显示肿块多呈周边强化，坏死区不强化。

肺内微小结节

　　微小肺结节（minimal pulmonary nodules，MPN）是指直径小于 1cm 的肺内结节。X 线胸像仅能发现部分肺内微小结节，多数小于 5mm 的肺内微小结节 X 线胸像不能发现。X 线胸像能发现的肺内微小结节中 60% 有明显钙化，X 线胸像发现的小于 7mm 的肺内微小结节很可能是钙化的小结节。而胸部薄层 CT 或 HRCT 显示微小肺结节明显优于 X 线胸像。微小肺结节的良、恶性鉴别和定性诊断非常困难，其成为影像研究一个新课题。

　　对于 CT 发现的直径小于 5mm 的无钙化微小肺结节定性诊断困难，应随诊复查 HRCT，间隔为 3 个月，若结节无变化，随诊间隔可为半年。

　　大多数的恶性微小肺结节为类圆形，半数以上的恶性微小肺结节边缘不光滑，恶性微小肺结节离胸膜一般小于 2cm。

　　恶性微小肺结节最常见的是支气管肺癌，其次为类癌、转移癌。多发微小肺结节以转移癌最多见。

良性肺内微小结节最常见的是肉芽肿性结节、纤维瘢痕、肺错构瘤、良性淋巴结病。

近代多层螺旋 CT 临床应用能够发现肺内多发的微小结节，这是肺内结节鉴别诊断的新问题，必须通过更多的临床研究提高对此问题的认识。

四、中心气道狭窄变形影像分析

中心气道（central airway）——气管和较大支气管（主、叶、段支气管）的狭窄变形（stenosis and deformity）是常见的影像表现，现代影像检查技术能够非常清楚地显示这种病变，并且具有良好的诊断效果。本章将从两个方面进行介绍：①原发性气管肿瘤的影像分析；②大支气管狭窄变形影像分析。

气管肿瘤影像分析

原发性气管肿瘤比较罕见，Ellman 和 Whittaker 收集 1945 年年底以前文献报告的共 507 例气管肿瘤，其中良性 253 例（49.9%），恶性肿瘤 225 例（44.4%），无病理诊断者 29 例。Grillo 和 Mathisen（1990）报告 27 年间手术治疗的原发气管肿瘤 198 例，其中良性肿瘤 22 例（11.0%），恶性肿瘤 176 例（89%）。笔者 1981 年报告过 20 例原发性气管肿瘤，至 1998 年又诊断 19 例（病理证实），共 39 例，其中良性肿瘤 9 例（23.1%），恶性肿瘤 30 例（76.9%）。

【病理组织学分类】

气管原发性肿瘤，近代文献统计，恶性肿瘤较良性肿瘤为常见，国内两组资料统计比较相似（表 3-3-11）。

表 3-3-11　原发恶性气管肿瘤两组比较

病理类型	黄氏等	本　组
囊性腺样癌	52（43.7%）	13（33.3%）
鳞状细胞癌	49（41.2%）	14（35.8%）
腺癌	10（8.4%）	3（7.7%）
小细胞癌	3（2.5%）	3（7.7%）
类癌	2（1.6%）	2（5.1%）
基底细胞癌	0	1（2.6%）
涎腺混合瘤（恶性）	1（0.8%）	1（2.6%）
恶性淋巴瘤	1（0.8%）	1（2.6%）
黏液表皮样癌	1（0.8%）	1（2.6%）
	119（100%）	39（100%）

由上表可以看出，囊性腺样癌和鳞状细胞癌，在气管恶性肿瘤中最为常见，占 69.1%～84.9%。

气管良性肿瘤罕见，多发生在青少年，以乳头状瘤、腺瘤和平滑肌瘤较为多见，其他有错构瘤、血管瘤、神经纤维瘤、软骨瘤等，更为罕见。

【临床表现】

1. 进行性呼吸困难　较小的气管肿瘤不引起呼吸困难的症状，当肿瘤增大到一定的程度，肿瘤占气管管腔横断容积的70%以上，则可出现呼吸困难的症状，其特点为进行性阻塞性呼吸困难，可伴有喘鸣，严重的呼吸困难可出现三凹征象。文献中统计出现呼吸困难的频率为52.1%~80.0%。

2. 刺激性咳嗽、咯血和声嘶　经常反复发作的刺激性咳嗽，占43.8%~50%，一般无痰，可伴有咯血，有的患者可伴有声音嘶哑，占40%，少数患者可出现吞咽困难的症状。

3. 呼吸困难的程度与肺内物理体征不相称　此为气管肿瘤呼吸困难表现的特点之一。患者呼吸困难表现非常严重，伴有高调的喘鸣。然而，检查胸部肺内的物理体征很少，无实变体征和肺内啰音等。此时应想到气管阻塞性病变的可能性，采取进一步检查的措施。

4. 呼吸困难的程度与胸内心肺影像表现不相称　亦为气管肿瘤临床 X 线表现特点之一，气管肿瘤的患者，具有非常严重的呼吸困难，可伴喘鸣。胸部 X 线检查正侧位胸片，未见明显的心肺病变征象，只可见阻塞性肺气肿，此时应快捷地进行有关气管的影像学检查，以确定或排除气管的阻塞性病变。

【影像表现分析】

气管为含气的中空器官，与周围软组织具有良好的自然对比，然而，它大部分位于胸腔纵隔之内，由于多种组织器官的重叠干扰，影响气管病变的显示，因此，必须选择优良的影像检查技术方可显示气管病变，如，体层摄影、气管造影、CT 扫描气管成像以及 MRI 气管成像等。气管病变影像表现可分为局限性病变和广泛性病变，本节只探讨气管局限性病变的影像表现。局限性气管病变影像表现的分类见表3-3-12。

（一）管腔内息肉状结节　此种病变表现为气管管腔内软组织结节，呈圆形、椭圆形或半月形，与正常气管壁之间交界清楚锐利，呈锐角征象，表面光整，或有分叶征象，气管造影呈对比良好的充盈缺损。气管管腔的气柱变形，其程度取决于肿瘤的大小。气管管壁外无异常表现，此类病变的病例较少，占17.9%，以良性肿瘤为常见。

表 3-3-12　局限性气管病变影像分类

影像表现类型	例数	百分率（%）
管腔内息肉状结节	7	17.9
管壁局限性结节	24	61.6
管壁局限性增厚	5	12.8
气管分叉隆突结节	3	7.7
	39	100

1. 气管错构瘤（hamartoma of the trachea）　错构瘤为最常见的肺内良性肿瘤，可分为周围型（肺内）和中心型（大支气管内）。发生在气管的错构瘤非常罕见。

2. 气管神经纤维瘤（neurofibroma of the trachea）　神经源性肿瘤是后纵隔非常多见的肿瘤，然而，气管的神经纤维瘤非常罕见。

3. 气管海绵状血管瘤（angiocavernoma of the trachea）　纵隔内血管瘤（hemangioma）比较少见，笔者曾报告过4例，气管的血管瘤更为罕见。

4. 乳头状瘤（papilloma of the trachea）　在气管良性肿瘤中较为多见，多数病例为单发，多发者罕见，本例为气管多发乳头状瘤。上述气管管腔内病变，均为罕见的气管良性肿瘤，X 线可以作出气管内良性肿瘤的诊断，组织定性诊断则需病理诊断。

（二）气管壁结节　共 24 例，占 61.6%，较为常见。肿瘤呈膨胀性向气管管腔内外生长。凸向管腔造成气管管腔的狭窄变形，凸向管腔外者造成局限性软组织影增厚，甚至压迫附近的器官，如食管受压变形，结节与上下正常气壁之间尚可见明确的界限，多数呈斜坡状钝角征象。与良性锐角征象有区别：

1. 涎腺混合瘤（salivary mixed tumor）　常发生在唾液腺，气管上段偶有发生。

2. 气管鳞状细胞癌（squamous cell carcinoma of the trachea）　系较为常见的气管恶性肿瘤，肿瘤向气管管腔内外生长，造成气管管腔的狭窄变形，并可压迫食管，占气管恶性肿瘤的 39.5%~42.0%。

3. 气管囊性腺样癌、囊性腺样癌（cystadenocarcinoma）或圆柱瘤（cylindroma）　为低度恶性的肿瘤，生物学特征以局部侵犯和蔓延为主，远处转移较少或较晚期才出现远处转移。在气管肿瘤中也较为常见（32.3%~42.2%）。

（三）气管隆突结节　气管隆突结节引致两侧主支气管狭窄和阻塞，症状和气管肿瘤的症状是一样的。X 线表现：

1. 气管隆突增宽，呈马鞍形。

2. 两侧主支气管狭窄变形。

3. 气管分叉夹角区见类圆形阴影。

因此，气管低度恶性肿瘤和恶性肿瘤在影像鉴别诊断方面是具有一定困难的。

（四）气管壁浸润性增厚　肿瘤呈浸润性生长，致管壁增厚。增厚病变区与正常气管壁之间无明确的分界。呈逐渐移行状态。

（五）气管壁不规则增厚　气管壁不规则增厚，内壁呈多发结节突起，管腔呈不规则狭窄变形。

【影像检查与诊断分析】

1. 正确实施影像检查技术　这对于发现气管病变非常重要，气管体层摄影是非常简便的影像检查技术，它可比较清楚地显示气管病变，管腔狭窄变形的状态，而且系无创性检查，患者易于接受。然而，对于微小病变的显示具有一定的限度，此时可选择气管造影的方法进行检查，可非常清楚地显示管腔内病变的形态。然而，它系有创检查，呼吸困难严重和对碘过敏者禁用。有的患者呼吸困难严重，体层摄影困难，可选用高速多层螺旋 CT 扫描，进行气管成像技术可显示气管状态。个别的病例亦可选择 MR 气管成像技术。

2. 气管肿瘤影像定性诊断的价值

气管肿瘤有良恶性之分，青少年良性肿瘤多见，成老年人恶性肿瘤多见，气管肿瘤的影像学分型，在良恶性肿瘤的鉴别诊断上具有一定的价值（表 3-3-13）。

管壁结节和管壁浸润增厚，27 例占 69.2%，恶性肿瘤多见，管腔内息肉结节良性多见，在良性肿瘤的组织定性诊断方面，影像诊断困难。

表 3-3-13　影像类型与良恶性关系

类型	良性	恶性
管腔内息肉结节	6	3
管壁局限结节	3	18
管壁浸润性增厚	0	9
	9	30

大支气管狭窄变形影像分析

大支气管狭窄变形（large bronchogenic stenosis and deformation）系指各种疾病所致的主支气管、叶支气管和段支气管管腔的狭窄变形，是影像诊断的重要依据之一。

【病因学分类】

大支气管狭窄变形的病因可分为肿瘤性的和非肿瘤的两大类，肿瘤可分为良性肿瘤和恶性肿瘤（表3-3-14）。

本组病例中以恶性肿瘤最常见，占70%，其他病变占12%，良性肿瘤占10%。

表3-3-14　大气管狭窄变形分类

类型	例数	概率（%）
恶性肿瘤	64	64
鳞状细胞癌	31	
未分化癌	23	
腺癌	7	
恶性组织细胞瘤	3	
低度恶性肿瘤	14	14
黏液表皮样癌	5	
囊性腺样癌	5	
类癌	4	
良性肿瘤	10	10
平滑肌瘤	2	
错构瘤	2	
软骨瘤	2	
乳头状瘤	1	
神经纤维瘤	1	
腺瘤	1	
混合瘤	1	
其他病变	12	12
结核	5	
瘢痕性病变	3	
结石	2	
黏液样嵌塞	1	
坏死性肉芽肿	1	
总　计	100	100

【影像学表现】

（一）间接 X 线表现

1. 阻塞性肺气肿　系支气管呈半阻塞状态，吸气时气体容易进入，而呼吸时气体不能呼出，呈活瓣状阻塞，阻塞支气管的肺内含气量多，表现为透亮度增高。

2. 阻塞性肺炎　阻塞性肺炎影像表现的特点：肺内叶段性实变，较一般细菌性炎吸收缓慢；在相同的叶段呈反复发作，伴有体积缩小的表现。

3. 阻塞性肺不张　肺不张的基本改变是体积的缩小和肺内无气（密度增高），故影像表现：叶间胸膜向不张的肺叶移位，肺门血管亦向不张的肺叶移位，肺门区可见肿块状阴影，并与不张的肺叶形成"S"状征象。恶性肿瘤所致阻塞性肺不张的特点是肺叶的缩小和肺门区结节状肿块并存。

（二）直接征象　在支气管体层摄影、支气管造影、支气管 CT 成像和 MR 支气管成像中可见支气管病变的如下形态表现：

1. 管腔内异常软组织阴影，呈息肉状结节和/或充盈缺损，边缘光整，与正常支气管壁呈锐角征象，多见于支气管良性或低度恶性的肿瘤。①支气管平滑肌瘤（leiomyoma）；②支气管软骨瘤；③支气管错构瘤（hamartoma）。患者，男性，53 岁，反复右肺中叶肺不张，进行右侧选择性支气管造影，在中叶支气管根部见圆形充盈缺损，边界光整，具有锐角征象（图3-3-18）。

2. 良性支气管狭窄（benign bronchial stenosis）　支气管壁及其周围组织（淋巴结）慢性炎性病变，如结核，破坏支气管壁，修复中纤维瘢痕组织增生形成环形支气管狭窄，狭窄的远侧支气管扩张。患者，女性，45，咳嗽，咯血，支气管造影显示右肺上叶环形支气管狭窄，远侧支气管扩张（图3-3-19）。

3. 支气管壁结节（bronchial wall nodus）　支气管壁呈结节状阴影，肿瘤呈局限性向管腔内外膨胀性生长，此类病变界于良恶性肿瘤之间。患者，男性，30岁，咳嗽，偶尔有咯血，气管分叉体层显示：右主支气管和中间段支气管内侧壁见软组织结节状影，边缘稍不规则，X线诊断：支气管壁结节，以低度恶性肿瘤可能性大。

4. 管腔完全性梗阻，梗阻端呈截断状、杯口状、锥形或鼠尾状。病变区可见软组织结节或肿块，X线诊断中心型支气管肺癌。

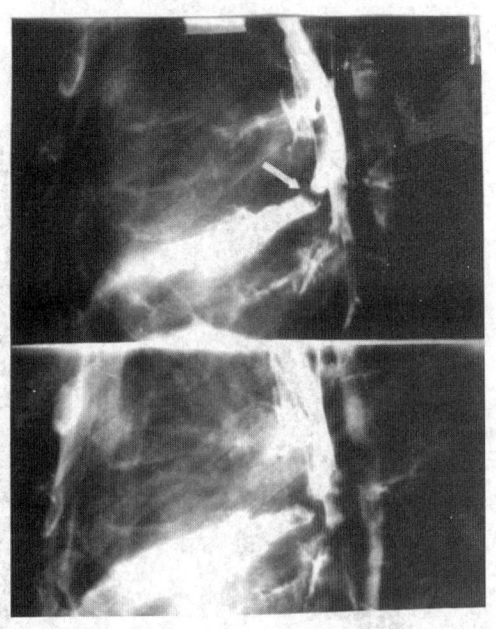

图 3-3-18　支气管造影

中叶支气管根部错构瘤，阻塞致中叶肺不张。

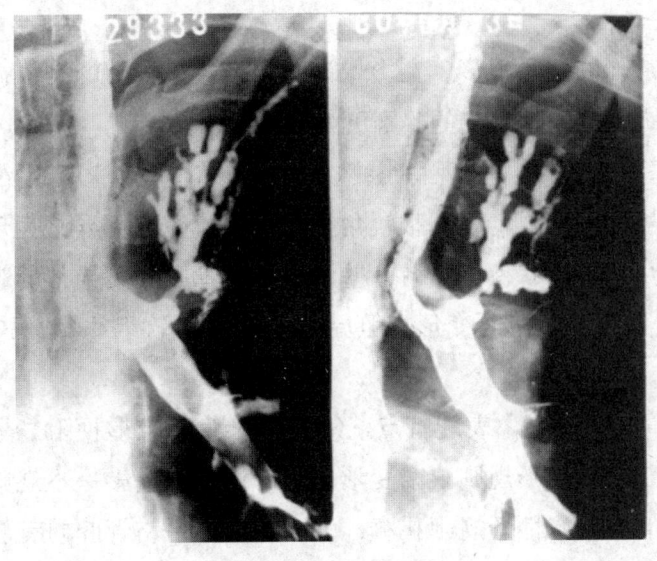

图 3-3-19　支气管造影

右侧选择性支气管造影显示右上叶根部环形支气管狭窄，远侧支气管扩张。

5. 支气管管腔不规则狭窄，肿瘤环绕支气管生长，表面凹凸不平，造成支气管管腔有局限性，不规则狭窄变形。患者，男性，40岁，咳嗽，痰中带血6个月（图3-3-20A、B）。

6. 支气管受压变形，附近见软组织肿块。患者，男性，56岁，咳嗽，咳痰，左胸痛，左上肺团片状影，斜裂叶间胸膜内陷。支气管造影显示：固有上叶支气管、舌叶支气管受压变形。

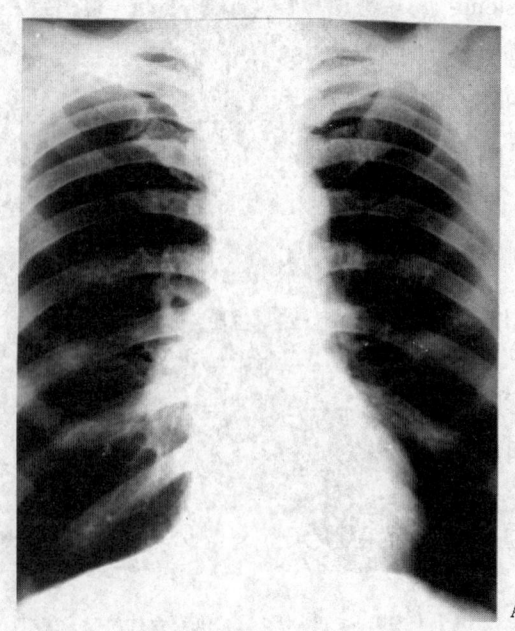
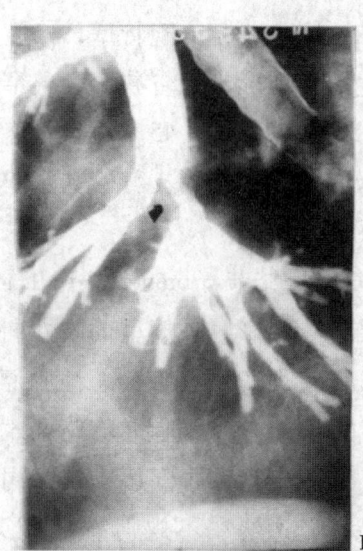

图3-3-20　右肺门结节，造影显示：右下叶基底干支气管呈不规则狭窄变形。X线诊断：右肺中心型支气管肺癌；病理诊断：鳞状细胞癌

A. 正位胸像　　B. 支气管造影

【影像诊断分析】

导致支气管狭窄变形的病种很多，在影像诊断中，最为重要的是根据影像表现的特征分析判断病变的性质，尤其良恶性病变的鉴别更为重要。

（一）良性支气管狭窄的影像表现特点　①管腔内结节状阴影，边缘光滑锐利；②管腔内病变与正常支气管壁之间交界清楚，呈锐角征象；③管腔外无异常表现，如无异常软组织阴影；④支气管管腔可呈杯口状梗阻，但管壁无增厚，管腔外无异常的结节和肿块；⑤支气管管腔可呈局限性环形狭窄，扭曲变形，但局部无异常的软组织影，狭窄的远侧可见支气管扩张。

（二）恶性支气管狭窄的影像表现特点　①支气管管腔锥形梗阻，呈不规则状，局部伴有软组织肿块；②支气管管腔不规则狭窄变形，局部僵硬，造影呈不规则充盈缺损，管腔外伴有结节或肿块；③管腔偏心性不规则狭窄，表面凹凸不平，管腔内有软组织结节，与正常支气管壁之间界线不清，呈斜坡，钝角征象。

近代影像设备和技术新进展，特别是多层螺旋CT技术的进步可以形成图像优良的气管、支气管图像，可以代替有损伤的支气管造影，由于扫描速度快（秒级）更适于呼吸困难患者的检查。

五、两肺弥漫间质性病变

两肺弥漫间质性病变（diffuse interstitial lesion of lungs）系指肺泡壁、肺小叶间隔、肺血管和支气管周围出现水肿、细胞浸润和纤维组织增生，同时可出现呼吸性细支气管扩张及边缘的肺泡萎陷。其基本X线表现为弥漫性间质浸润或纤维变。其为多种病因引起的肺内表现，而不是一个独立的疾病。特发性肺纤维化（idiopathic pulmonary fibrosis，IPF）指原因不明的肺泡炎症和进行性肺间质纤维化为特征的肺疾病。

【病因分类】

1. 继发性肺间质病变　两肺弥漫间质性病变多为全身性疾病的肺部表现。全身性疾病中最常见者为结缔组织病，包括系统性红斑狼疮、类风湿性关节炎、硬皮病、皮肌炎、结节性动脉周围炎、结节病、干燥综合征等。另外，吸入粉尘引起的肺尘埃沉着病、慢性支气管炎、药物引起的化疗肺、组织细胞病 X、ARDS、血管免疫母细胞淋巴结病、外源性变态反应性肺泡炎等也是引致肺间质病变的病因之一。

2. 特发性肺间质纤维化（IFP）　特发性肺间质纤维化系指原因不明的慢性炎症性间质疾病，以弥漫性肺泡炎和肺泡结构紊乱最终导致肺纤维化为特征，肺活检呈现普通型间质性肺炎（usual interstitial pneumonia，UIP）的病理表现。欧洲学者称之为隐源性致纤维化肺泡炎（cryptogenic fibrosing alveolitis，CFA）。

【基本病理改变】

病理改变以终末细支气管至肺组织的炎症过程为特点：①肺泡壁的增厚；②肺泡腔内有成团的单核细胞渗出；③进行性肺间质纤维组织增生；④肺组织的损坏性病变——蜂窝状肺（honeycombing lungs）。

IPF/UIP 的病理学特点为病变在空间分布和时间上存在明显的异质性：正常肺组织与病变互相交错，而且病变新旧参差。成纤维细胞浸润、胶原沉积的纤维瘢痕和蜂窝样变是病理诊断 UIP 的基本条件。然而，其他肺间质病也可具有此种表现。

【影像表现】

1. 肺间质与实质浸润　早期以间质浸润为主，表现为肺间质纹理增重模糊，肺野呈磨玻璃状，以中下野为著，支气管血管束走行分布正常，也可表现为弥漫性斑片状阴影，肺萎缩不明显。

2. 间质浸润与间质纤维化　中期则间质性浸润和纤维变混合存在，在具有间质浸润表现的同时，且具有轻度肺萎缩的表现，如轻度的肋间隙变窄，膈肌轻度升高，肺野出现不同程度的网状阴影，CT 显示清楚，以周边肺野胸膜下为著。此组病例数量多。

3. 晚期表现以肺纤维变为主，表现为各种粗细不同的网状结节状阴影，并可见多发肺大泡，细支气管扩张形成蜂窝状肺，以周边肺野胸膜下为著。肺组织萎缩明显，肋间隙明显变窄，膈肌明显升高，常合并肺内继发感染和肺心病表现（图 13-3-21A、B）。

4. CT 特别是 HRCT 扫描在显示肺间质性病变方面极大的优越于 X 线检查，能显示细网状病变、小叶间隔增厚和磨玻璃样变，在两下肺后部胸膜下为著，呈蜂窝状。

【诊断和鉴别诊断】

根据 X 线和 CT 的表现诊断肺间质纤维变不困难，高分辨率 CT 能更清楚地显示间质性病变，然而，有时要做出病因学诊断非常困难，一方面由于引致肺间质纤维变的病因多种多样，另一方面各种疾病影像表现的特异性不强，特别是在表现为蜂窝肺的晚期，要诊断出原发性疾病相当困难。因此，必须强调要从全面的临床资料及疾病发展的全过程进行综合分析判断。

1. 结缔组织病　这是一大组疾病，是全身多组织器官受累的疾病。肺部受累多在疾病的中晚期出现，以硬皮病、多发性肌炎、皮肌炎、系统性红斑狼疮、类风湿性关节炎、干燥综

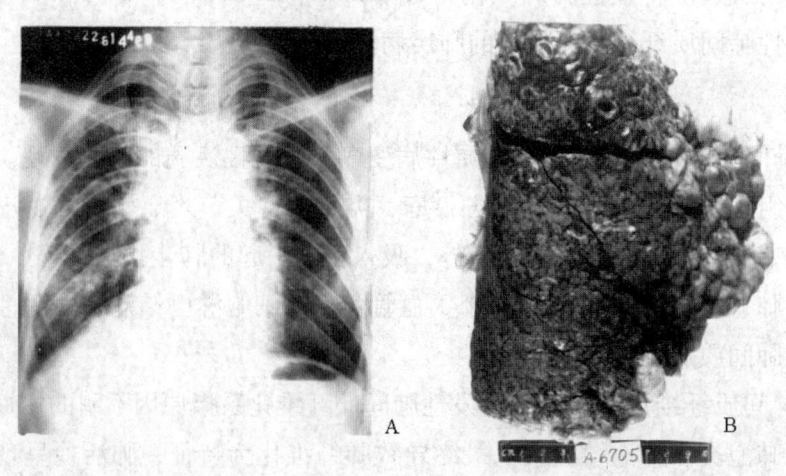

图 13-3-21　患者，男性，35 岁。进行性呼吸困难，咳泡沫痰 3 年。外院诊断 "结核"、"气管炎" 等。A：胸廓缩小，两肺弥漫网状阴影，肺透亮度不均匀，周边肺野透亮度高。B：尸解示两肺表面不平滑，有皱缩，边缘多发肺大疱。病理诊断为特发性肺间质纤维化、蜂窝肺

A. 后前位胸像　　　B. 肺标本像

合征等较易发生肺内病变，以中轴间质为显著，而且具有侵犯胸膜和心包的倾向，这有助于与结节病的鉴别。

2. 结节病　本病系一种非干酪性良性肉芽肿性疾病，胸部影像表现的特点是两肺门对称性的淋巴结肿大，有的可合并纵隔淋巴结肿大。少数病例出现肺内间质性病变，中轴间质病变显著，而且常在中晚期，此时肺门、纵隔淋巴结肿大开始缩小消退。因此，肺内弥漫性病变合并肺门淋巴结肿大有利于结节病的诊断。

3. 肺尘埃沉着病（尘肺）　首先患者应具有粉尘作业的职业史，胸部影像表现为两肺网状结节状影。硅沉着病（矽肺）结节边界比较清晰，结节可融合成肿块，中上肺野明显，首先在双肺中下野内中带出现，晚期结节可以融合且常出现在双肺锁骨下区，部分肺门肿大淋巴结可见蛋壳状钙化。石棉沉着病（石棉肺）从肺底部开始，常伴有胸膜增厚、瘢块和心包的增厚粘连，典型描述为 "蓬发状心"。

4. 亚急性或慢性血行播散型肺结核　临床上有结核症状，影像表现为双肺弥漫结节并纤维变、钙化，侵犯中轴间质为主，纤维变多分布于中上肺野，混合有散在钙化。肺内结核结节密度不均匀，表示病变新旧不一。

5. 细支气管肺泡癌　少数病例影像表现为双肺弥漫性间质性病变。病理为癌细胞沿着肺泡壁和间质匍匐性生长，不导致终末气腔的实变。其痰细胞学检查的阳性率不如弥漫结节型或肺炎型高，故诊断相当困难，应从病程和临床 X 线表现综合分析判断。癌性淋巴管炎亦以中轴间质病变为主，CT 表现为支气管血管束增粗，可呈串珠状结节。

6. 组织细胞病 X　为少见的全身性疾病。包括 Litterer-Siwe 病，Hand-Schüller-Christian 病和嗜酸性肉芽肿，病理为网状内皮细胞增生。Hand-Schüller-Christian 病临床有突眼、尿崩症和颅骨缺损，肺内表现为弥漫性网状结节影，合并多发囊泡状透亮区，即可诊断。

【特发性间质性肺炎（idiopathic interstitial pneumonia，IIP）】

2000 年美国胸科学会（ATS）和欧洲呼吸学会（ERS）召开的学术会议上，专家们就 IPF

概念范畴又有了新的共识，认为应该将病理表现为 UIP 的原因不明的慢性间质性肺炎称为 IPF，而用特发性间质性肺炎来涵盖 IPF、脱屑性 DIP/RBILD、非特异性 NSIP 及急性 AIP。

（一）特发性肺间质纤维化（IPF）/普通间质性肺炎（usual interstitial pneumonia，UIP）
常为隐匿发病，呈进行性呼吸困难，常伴有杵状指，好发年龄为 50～70 岁，就诊时通常已有 1～3 年病史，只有 10%～15% 的患者对糖皮质激素治疗有效，可用免疫抑制剂治疗，但效果不佳，为预后最差的一种类型，病死率 65%～75%，一般存活时间 3～6 年。

2000 年美国胸科学会和欧洲呼吸学会提出 IPF/UIP 的主要诊断标准：①除外其他已知病因的间质性肺疾病；②肺功能异常，表现为限制性通气功能障碍和（或）气体交换功能障碍；③HRCT 表现为双肺基底部间质纹理网状增厚，伴轻度磨玻璃样变（ground-glass opacity）；④TBLB（纤维支气管镜肺活组织检查）或 BAL 未发现有支持其他诊断的所见。次要标准：①年龄大于 50 岁；②隐匿发病，出现不明原因的进行性呼吸困难；③病程长于 3 个月；④双肺基底部可闻及吸气相爆裂音（Velcro 啰音）。在没有外科开胸活检时，可根据上述诊断标准考虑诊断。

IPF/UIP 的病理学特点为病变在时间（新旧程度）和空间分布上都存在明显的异质性：正常肺组织与病变互相交错，而且不同部位的病变新旧参差。成纤维细胞浸润、胶原沉积的纤维瘢痕或蜂窝样变同时存在是判断时间异质性的必要条件，也是病理诊断的关键。成纤维细胞浸润在整个疾病过程中持续存在，代表病变的活动性。然而，上述表现其他肺间质病如结缔组织病、药物和石棉肺也可出现。

HRCT 表现为两肺弥漫分布的线状、网状、蜂窝状影，以两肺周边肺野和基底部为显著；脏层胸膜面粗糙及胸膜下浸润；支气管血管束增粗、不规则以及斑片状磨玻璃影或实变影（图 3-3-22）。

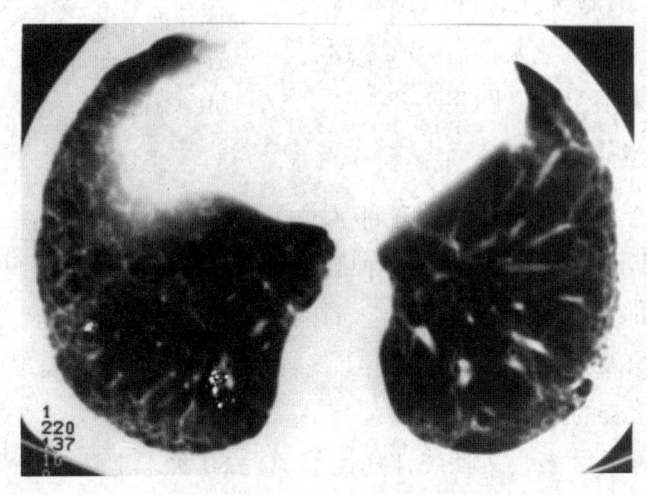

图 3-3-22 胸部 HRCT

患者，男性，61 岁，进行性呼吸困难 10 个月。胸 HRCT 示两下肺周边肺野胸膜下细网状、蜂窝状影，支气管血管束不规则，扭曲变形，脏层胸膜面粗糙，左侧胸膜下呈磨玻璃样变，部分呈实变影，肺活检证实为 UIP。

（二）脱屑性间质性肺炎（desquamative interstitial pneumonia，DIP）或呼吸性细支气管炎伴间质性肺病（Respiratory bronchiolitis interstitial lung disease，RBILD）　病理特点为肺泡腔内均匀分布散在大量的巨噬细胞，而肺泡间隔的炎症或纤维化相对较轻，肺泡结构通常无明显破坏，蜂窝状改变或成纤维细胞灶极少见。临床发病呈隐袭性，发病年龄 30~50 岁，60% 的患者可自行缓解，5 年死亡率 5%。

　　HRCT 表现主要为磨玻璃样变，分布与 UIP 大致相同，弥漫性、斑片状、结节状，可有实变。细网状、蜂窝状影少见。然而，磨玻璃样变并不是 DIP 特异表现。

　　上例患者用激素治疗，随诊观察 3 年，临床症状明显好转，肺内渗出性病变吸收，纤维变不明显。

　　（三）急性间质性肺炎（acute interstitial pneumonia，AIP）或弥漫性肺泡损伤（diffuse alveolar damage，DAD）　Hamman 和 Rich 所描述的病例与 AIP 相符。AIP 病理学特点为严重的弥漫性肺泡损伤，镜下可见弥漫分布的活动性间质纤维化，主要由增殖的成纤维细胞和肌成纤维细胞构成，胶原沉积程度很轻，其他肺泡透明膜形成，小动脉血栓形成和鳞状上皮化生等。AIP 临床表现如急性呼吸窘迫综合征（acute respiratory distress syndrome，ARDS），起病急骤，病程凶险，多在 1~2 个月死亡，病死率 50%~88%。若病程能持续足够时间（1 个月以上）则可变为蜂窝肺。

　　（四）非特异性间质性肺炎（nonspecific interstitial pneumonia，NSIP）　病理特点：在增厚的肺泡壁内含有不同程度的炎症和纤维化，病灶可呈斑片状分布，但在时间上基本一致，不同于 UIP 新老病灶共存。NSIP 分为三组：①炎性细胞浸润（淋巴细胞、浆细胞为主，肺泡结构无变形）占 50%；②炎症和纤维化并存占 40%；③纤维化占 10%，为陈旧瘢痕组织（图 3-3-23）。

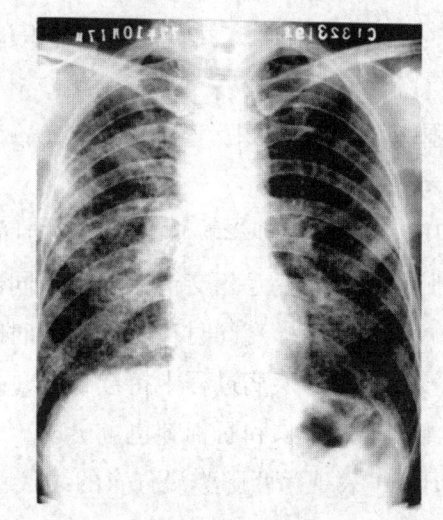

图 3-3-23　后前位胸像

患者，男性，51 岁。慢性进行性呼吸困难 15 年，干咳，无痰。胸像示两肺弥漫性网状纹理增粗，以中下肺野为著，两肺门血管影增粗，影像诊断两肺弥漫性间质纤维化合并肺动脉高压，原因待查。

【肺间质病影像诊断思维】

　　当代影像学检查（X 线胸片、胸部 CT、HRCT）可以明确地显示肺间质性病变的各种影像学表现，如肺间质浸润以磨玻璃样变表现为主；斑片状浸润含有部分实变、细网状变（周围间质病变）及粗网状变（中轴间质病变）；蜂窝状阴影表示肺组织破坏、肺大疱及细小支气管扩张。根据上述表现可以评价病期、病程和预后，这是影像学检查的作用所在。

　　肺间质病的病因种类繁多，文献统计病因有 70~80 种。上述影像学表现并非特异性很强，多种疾病可有相似的影像学表现。因此，影像学检查在提供病原、病因学诊断上具有较大限度。然而，肺间质病系内科疾病，如果能够掌握全面的临床资料，认真细致地观察，运用合理的思维方法，得出真实可靠的影像学表现概念，推断可能的病理基础，进行各种疾病的鉴别诊断，可以提出可能性较大的某种疾病诊断以及病因的诊断，供临床医师参考。

　　通过影像学检查所发现的某些征象，在确定了弥漫性肺间质病之后，首先要除外已知病因的肺间质病，即继发性肺间质病。

　　关于特发性肺间质病，人们的认识并非完全一致，近代学者们有了一定的共识，在特发性间质性肺炎（IIP）总的概念中，包含着许多种相对独立的疾病，如 UIP（IPF）、DIP

（RBILD）、AIP 和 NSIP 等。应该在今后的医疗实践中学习、认识这些疾病。

疾病的发生、发展和转归是一个动态的过程，认识疾病（诊断）不可能超越疾病发展的极限。在诊断过程中，随着时间的延续和掌握资料的增多，随时修正诊断是符合认识论发展规律的（表3-3-15）。

表 3-3-15　肺间质病诊断思维程序

弥漫性肺间质病

↓　除外已知病因的肺间质病

特发性肺间质性肺炎（IIP）

UIP（IPF）　　DIP（RBILD）　　ATP

不明原因的 ARDS

六、肺门影增大影像分析

【概述】

肺门是肺与纵隔之间的连接结构，由肺动脉、静脉和支气管组成，神经和淋巴管一般不显示。肺门影增大是一种基本的影像学征象，可由许多种疾病引起，其诊断和鉴别诊断非常重要。

【肺门影增大的病因】

1. 血管性肺门影增大（表3-3-16）　主要见于肺充血和各种肺循环高压；肺充血见于：左向右分流的先天性心脏病，如房室间隔缺损、动脉导管未闭和肺动脉静脉瘘等，为高流量性肺动脉高压。

表 3-3-16　肺门影增大病因分类（血管源性）

病　因	影像表现特征（双侧肺门增大）
1. 先天性心脏血管病 房室间隔缺损、动脉导管未闭 （左→右分流）高流量性肺动脉高压	1. 肺充血，肺动脉增粗 2. 肺门血管增粗、搏动增强，具有肺门舞蹈征 3. 相应房室（右房室）增大
2. 后天性心脏病 肺静脉高压→肺动脉高压 二尖瓣病变（狭窄和闭锁不全）	1. 肺淤血，肺血再分配 2. 间质性肺水肿、间隔线 3. 以左房右室增大为主要表现
3. 阻塞性肺动脉高压 肺血管炎病 （肺源性心脏病） 4. 肺门血管的病变	1. 肺气肿 2. 肺间质纤维化 3. 心影正常、较小或右室增大 肺动脉局限性增粗变形，有 动脉瘤形成

阻塞性肺动脉高压见于各种慢性肺疾患（肺气肿、肺纤维变等）、肺栓塞、原发性肺动脉高压等。肺静脉高压初期为单纯的肺静脉压力升高，以后继发引起肺动脉压力升高。最常见的原因为二尖瓣病变，如二尖瓣狭窄、闭锁不全和左心衰竭。

（二）非血管性肺门影增大　多由肺门区实性结节和肿块引起（表3-3-17）。

1. 肿瘤性肺门肿块   原发中心型支气管肺癌产生支气管内外肿块，但其本身仅有较轻的肿块效应，在侵犯肺门区域淋巴结后肺癌肿块本身与肺门肿大淋巴结一起构成明显的肺门肿块。恶性淋巴瘤、血液病及转移瘤等均可引起肿瘤性肺门淋巴结肿大。

2. 感染性淋巴结肿大   以淋巴结核最常见，真菌、病毒感染亦可引起肺门淋巴结肿大。

3. 其他   结节病、肉芽肿性疾病、淋巴结增生、血管免疫母细胞淋巴结病、尘肺等职业病均可引起肺门淋巴结肿大。

表 3-3-17   肺门影增大病因分类（非血管源性）

病因	影像表现特征（肺门实性结节）
肿瘤性结节或肿块	1. 中心型支气管肺癌 伴大支气管狭窄变形 2. 周围型支气管肺癌 单侧肺门结节伴同侧肺内结节或肿块 3. 可合并纵隔内淋巴结肿大
血液病、淋巴瘤、转移瘤	1. 双侧肺门淋巴结肿大为主要表现 2. 可合并纵隔淋巴结肿大 3. 有的病例肺内具有并发症
感染性肺门结节	以单侧肺门增大为主 以淋巴结核为常见，同侧肺内可见结核灶 可合并纵隔淋巴结核
肉芽肿性疾病	以双侧肺门淋巴结肿大为主 以结节病为常见，可合并肺内弥漫性病变

【影像学检查及表现】

肺门影增大在胸部 X 线平片上表现为：肺门密度增高、肺门形态的改变和肺门区出现结节和肿块。双侧肺门对比或与既往胸片肺门影对比是发现隐匿的肺门影增大的可靠方法。侧位胸像必不可少，可明确病变确实位于肺门，而不是重叠于正位胸像肺门区的肺及纵隔的病变。CT 检查可详细显示肺门及纵隔淋巴结肿大。MRI 检查更有助于区分血管影和肿块影。

（一）血管性肺门影增大   各种原因引起的肺充血和肺循环高压在 X 线平片上表现的共同点为：肺动脉段膨突，肺门血管增粗，右心室增大。不同点为：肺充血和高流量性肺动脉高压表现为中央肺血管增粗，轮廓清楚，搏动增强，外周肺纹理相应增粗。阻塞性肺动脉高压表现为中心肺血管增粗，轮廓清楚，搏动增强，但外周肺纹理突然变细，呈肺门截断现象。肺内可有肺气肿、肺间质纤维化或结节影。肺静脉性高压表现为中心肺血管增粗，肺门结构模糊，缺乏搏动，上肺野动、静脉血管纹理相对增粗，而下肺野血管纹理变细，可伴间质性肺水肿和其他肺淤血和肺水肿表现，例如两侧肋膈角区出现间隔线。

（二）非血管性肺门影增大   为肺门区血管外实质性结节状肿块。表现为肺门形态异常，单侧或双侧出现结节、肿块，呈分叶状。可伴有支气管受压移位和狭窄变形，如右侧中间支气管位置和形态改变。肿大淋巴结可以出现致密钙化斑。

（三）其他 肺野内可出现局限性或弥漫性肺内病变（局限斑点、结节、肿块和网状结节影）。

【诊断与鉴别诊断】

影像检查发现肺门影增大并不困难，其诊断要点在于两方面：鉴别淋巴结肿大与正常或异常的肺门血管影以及肺门肿块的病因学鉴别诊断。观察普通平片的表现，结合 CT 和 MRI 检查，详细了解肺内病变、纵隔病变及肺门肿块的影像特征，结合患者病史和临床检查结果以及既往影像学资料，这样才能做好鉴别诊断。以下是非血管性肺门影增大的肺门肿块的常见病因学鉴别诊断。

（一）支气管肺癌 中心型支气管肺癌肺门肿块阴影开始表现为肺门结构模糊，肺门阴影增浓，以后才出现肺门阴影增大，继而形成明显的肿块阴影向肺野内凸出，可伴有阻塞性肺炎或肺不张。中心型小细胞肺癌常以肺门和纵隔淋巴结肿大为主要表现，肺门淋巴结轮廓清楚呈肿块状。在低分化腺癌则可表现肺门影增大而轮廓模糊。如合并阻塞性癌性淋巴管炎，则出现自肺门沿肺血管和支气管向肺野呈放射状分布的许多紊乱的细条影。CT 扫描对支气管形态的显示较佳。在管内型和管壁浸润型肺癌，主要表现为支气管腔内软组织结节影及局部支气管增厚，形态常不规则，管腔狭窄，甚至闭塞，断端呈杯口状或不规则形。肿瘤向腔外生长，可在支气管周围形成肿块，将支气管包埋，此时 CT 常能显示其支气管腔内病变及肿瘤腔外生长的全貌（图 3-3-24）。

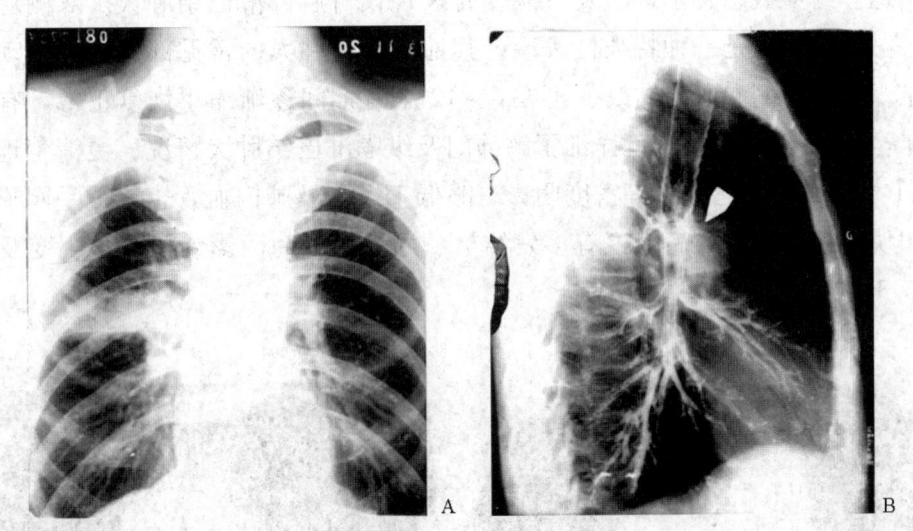

图 3-3-24 患者，男性，60 岁，右肺门影增大，右上叶前段阻塞性肺炎，手术病理为肺鳞癌

A. 胸像正位图 B. 胸像侧位

肺门和纵隔淋巴结转移是周围型肺癌最常见和主要的转移方式。最先转移到原发病灶的肺叶支气管周围淋巴结、肺门淋巴结和同侧的纵隔淋巴结。CT 扫描可清楚显示肺门及纵隔淋巴结肿大，短轴径大于 1~1.5cm 的淋巴结被认为是淋巴结肿大，对肺癌的分期极为重要。在 MRI 片上，大血管内的血液因流空效应之故呈黑色，与呈中等信号的肿瘤组织能够区分，故可鉴别肿块影与血管影。MRI 的不足之处在于不能识别淋巴结钙化。CT 和 MRI 检查都是根据形态等特征来判断有无淋巴结转移。然而，CT 和 MRI 对淋巴结病变定性方面具有限度，新近的 ^{18}F 标记的 FDG 葡萄糖类似物正电子发射断层显像（positron emission tomography，PET），根

据肺癌细胞摄取[18]F 标记的 FDG 这一代谢特征成像，可准确进行非小细胞肺癌的胸内淋巴结分期，是 CT 检查的一个重要补充手段。

（二）肺门淋巴结核　肺门和/或纵隔结核性淋巴结肿大见于 10%～40% 的成人和高达 90% 的儿童肺结核患者。淋巴结肿大是儿童原发型肺结核的重要影像学表现，可伴或不伴有肺实质异常。典型的原发综合征表现为肺内原发病灶、淋巴管炎与肿大的肺门淋巴结连接在一起形成哑铃状。肿大的肺门淋巴结有时在胸片上不易辨认，可行 CT 检查加以识别。据报道，结核性淋巴结肿大在增强 CT 扫描表现为代表干酪样坏死的中心密度减低和代表肉芽组织炎性充血的周边强化，这一强化特征在淋巴瘤、转移瘤、结节病等不常见，此有助于鉴别诊断。肺门淋巴结结核通常为单侧性，淋巴瘤引起的肺门淋巴结肿大通常为双侧性，常伴气管旁淋巴结肿大。此外，在淋巴瘤多个淋巴结肿大融合成团块状，边缘呈分叶状，增强后扫描多见均匀一致的强化。较少见的结核性纵隔炎，为淋巴结结核破裂后形成，可表现为肺门或纵隔肿块，鉴别困难时应及时做骨髓细胞学检查或表浅淋巴结活检。成人肺结核一般为继发型肺结核，最常累及右侧气管旁和气管支气管淋巴结。支气管内膜结核导致支气管的狭窄阻塞性病变，需与支气管肺癌进行鉴别诊断。

（三）结节病　结节病（sarcoidosis）是一种非干酪性肉芽肿疾病，可侵犯人体各种组织器官，对本病的诊断需综合临床、X 线和病理检查的结果评定。肺和淋巴结为常见发病部位。结节病胸片分期为四期：0 期胸片未见异常；1 期肺门和纵隔淋巴结肿大，但不伴有肺部异常；2 期为肺门和纵隔淋巴结肿大伴有肺部弥漫病变；3 期为弥漫性肺部病变，而淋巴结肿大消退。约半数患者于首次发现病变时表现仅有胸部淋巴结肿大。双侧对称性肺门和右气管旁淋巴结肿大是一种特征性表现，其他淋巴结肿大的常见部位为主肺动脉旁和隆突下淋巴结。多数病例和淋巴结改变可在 6～12 个月期间逐渐缩小恢复正常。有些病例可能持续数年至十几年。CT 检查可详细了解肺门及纵隔淋巴结肿大情况，更清楚地显示淋巴结钙化。CT 上肿大的淋巴结呈等密度阴影，略低于纵隔及肺门血管密度，呈圆形、椭圆形或分叶状团块。结节病肺部病变可有多发结节、局灶性斑片阴影、蜂窝状改变及小叶间隔增厚（图 3-3-25）。

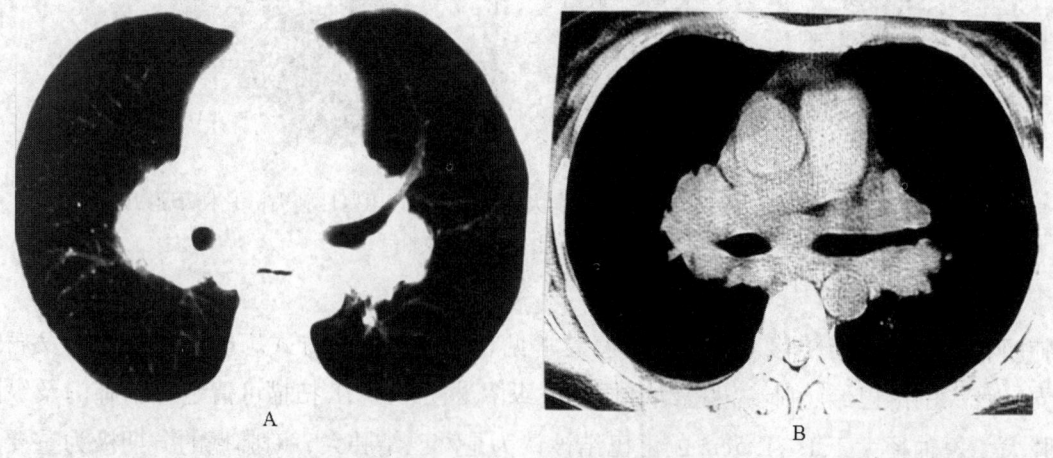

图 3-3-25　患者，女性，44 岁。无明显症状。胸片见双肺门影增大。CT 显示两肺门纵隔内多发淋巴结肿大。锁骨上淋巴结活检证实为结节病

A. 胸部 CT 肺窗　　B. 胸部 CT 纵隔窗

（四）职业病　以矽肺为例，其发病原理为：进入呼吸道的含硅尘粒直径 2mm 以下者大都被吞噬细胞所吞噬，该吞噬细胞通过肺泡壁进入肺泡周围组织，然后沿着肺内深部淋巴系统向肺门淋巴结引流，沿途停留于肺部微小淋巴组织中死亡并释出大量含硅尘粒，引起肺纤维化改变和形成硅沉着病（矽肺）结节。由此可形成肺纹理增粗增密，在肺野外带形成极细的网状纹理，网格交叉处可见有极小的颗粒而使肺野呈磨玻璃样。硅结节是诊断硅沉着病的主要依据。肺门淋巴结肿大是双侧性的，蛋壳状钙化较有特征性，可作为硅沉着病存在的参考指征。Ⅲ期硅沉着病患者肺门影增大，为肺动脉高压血管增粗表现。

（五）血液病和淋巴系肿瘤　淋巴瘤是全身淋巴系恶性肿瘤（malignant lymphoma），包括霍奇金淋巴瘤和非霍奇金淋巴瘤。主要为两侧气管旁和肺门淋巴结肿大。通常以气管旁淋巴结肿大为主，并且多为两侧对称性。早期可能仅表现为气管旁上纵隔阴影轻度增宽。由于此类肿瘤生长迅速，发现病变时多数明显肿大的淋巴结均已融合成块，使上纵隔向两侧显著增宽，轮廓清楚而呈波浪状，密度均匀，而肺野多数清晰。侧位胸像见肿瘤位于中纵隔上中部，即气管及肺门区，肿块的边界不清楚。前纵隔胸骨后血管旁淋巴结也常被侵及。淋巴瘤可继发肺组织内淋巴瘤，最常表现为纵隔和肺门淋巴结肿大，自肺门沿着支气管和肺血管周围的淋巴组织，向肺的间质内浸润，呈放射状的条状模糊影，病变可为一侧或两侧性，通常不对称。白血病直接引起的肺部 X 线表现，最多见的是双侧性纵隔和肺门淋巴结肿大，约占 25%病例，并较多见于淋巴细胞性白血病。纵隔淋巴结肿大常较肺门淋巴结肿大为显著。肺内可出现沿肺纹理分布和肺野内的网织阴影，有时可伴有粟粒样结节影。

血管免疫母细胞淋巴结病（angioimmunoblastic lymphadenopathy，AILD）是一种不典型的淋巴增生性疾病，发病年龄常在 40 岁以上。AILD 可累及全身多系统，表现为广泛淋巴结肿大、发热、肝脾大、溶血性贫血和多克隆高球蛋白血症，该病胸部病变在胸片上最常表现为纵隔和肺门淋巴结肿大，据报道见于 30%～60%的患者。最常累及的淋巴结是气管旁和支气管肺淋巴结，偶可有前纵隔淋巴结。据报道受累淋巴结在增强扫描时有明显强化。肺部病变常常为线状或网状结节影及肺内弥漫性病变。约 15%的患者有胸腔积液，这与胸膜直接受侵犯有关。本病可有自然缓解或对激素治疗效果明显，但其病程通常是进展性的，大多数患者死于感染（败血症或肺炎）或最终发展为淋巴瘤。

【新技术的临床应用】

肺门实性结节与正常或异常肺门血管的鉴别十分重要，新影像技术的应用对于鉴别非血管性与血管性肺门影增大发挥着非常重要的作用。

1．传统的肺血管造影发展至数字肺血管造影，它是肺血管疾病诊断的"金标准"。数字减影血管造影（DSA）是 20 世纪 70 年代发展起来的一种血管造影术。它消除了与血管重叠的其他结构，如骨骼和软组织等阴影的干扰，使血管内造影剂影像强化对比，从而得到清晰的血管图像。

2．增强 CT 轴位扫描发展至 CT 血管造影（CTA），并可进行三维重建，具有一定优点。增强螺旋 CT 和电子束 CT 轴位扫描均能很好地显示中心肺动脉（包括主肺动脉、左右肺动脉及双下肺动脉主干），甚至能显示段及亚段肺动脉。增强螺旋 CT 作为一种微创检查，造影剂用量较小，并可进行二维和三维重建，可用于显示急慢性肺动脉血栓、肺癌侵犯肺动静脉甚至左心房、肺动脉高压、原发血管肉瘤、肺动脉瘤以及各种先天性肺动脉的异常。

3．MRA 发展至 3DCEMRA 是磁共振血管成像的新进展。MRA 没有含碘造影剂风险，没有 X 线辐射损伤，也属于无创或微创检查方法之一。以往的自旋回波成像及不用造影剂的二维 MRA 对肺动脉的显示均不如增强螺旋 CT，但 3DCEMRA 可清楚地显示肺动脉，可显示肺动脉高压时的中心肺动脉扩张。

总之，肺门影增大影像分析的要点是：①充分认识肺门正常结构方能发现异常；②合理选择影像检查方法和技术；③肺门影增大的分类，血管性和非血管增大；④全面观察，综合分析，确定肺门增大的病因。

七、纵隔肿块影像分析

【纵隔影像解剖的特点】

（一）纵隔解剖结构复杂　纵隔位于胸腔内中间部位，前壁为胸骨和部分肋软骨，后壁为胸椎和部分后肋，两侧壁为纵隔胸膜和肺门区。其内所包含的组织器官甚多，结构比较复杂，如气管、支气管、食管、心脏、心包、大血管、淋巴、神经及结缔组织等。

（二）影像的对比度差　纵隔内组织器官及其病变组织均系软组织，其密度的差别甚小，特别是传统 X 线检查，不像含气的肺和含钙磷的骨骼具有良好的自然对比条件，故 X 线检查限度较大。因此，常常利用造影增强的方法增加对比度，或者采用先进的 CT 扫描和磁共振成像的方法，诊断纵隔内病变。

（三）纵隔内病种繁多　原发性病变和继发性病变，病变的性质有良恶性之别，单一的影像检查，在定性诊断上有时比较困难。在疑难的病例经常需要多种影像检查技术，更清楚地显示病变，进行综合影像诊断。

（四）纵隔影像学分区　纵隔系胸部中间部分，在 X 线片上形成中央阴影，纵隔内含有非常重要的组织器官：气管、主支气管、心脏大血管、淋巴系统、食管和神经等。纵隔的影像解剖分区非常重要，其分区的方法很多，简单实用的是侧位胸片上的三分区法：①前纵隔：是心脏大血管前缘至胸骨的狭长三角区，内含胸腺和少数淋巴组织；②中纵隔：是气管、心脏大血管及肺门所占据的区域，且含有非常丰富的淋巴组织；③后纵隔：系气管后壁至心后缘的连线以后的区域，内含食管，降主动脉，神经和少数淋巴组织（图 3-3-26）。

（五）疾病分类　纵隔肿块系纵隔区域的占位性病变，疾病的种类繁多，按纵隔 X 线分区分类如下：

1. 前纵隔　胸内甲状腺肿及肿瘤，胸腺肿瘤，胸腺增生，生殖细胞瘤（畸胎类肿瘤），心包囊肿，心包脂肪垫和脂肪瘤等。

2. 中纵隔　各种原因引起的淋巴结病（结核、结节病、转移瘤、血液病、免疫病、其他等），淋巴系肿瘤（非霍奇金淋巴肉瘤、霍奇金淋巴瘤），支气管囊肿等。

3. 后纵隔　神经源性肿瘤，食管肿瘤，降主动脉瘤，脊柱结核寒性脓肿，膈疝等。

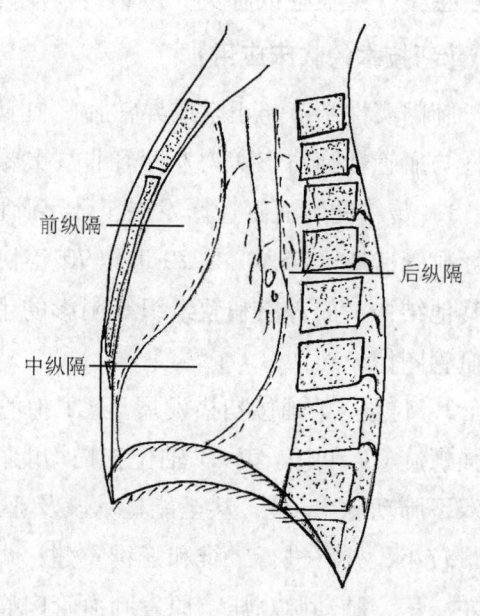

图 3-3-26　纵隔 X 线分区

【影像检查方法与优选】

传统 X 线检查（常规胸片、体层和造影）为首选最常用的检查方法，它可以显示纵隔较为明显的异常，如纵隔阴影的增宽和变形，确定肿块的定位诊断，并可提出初步的定性诊断和进一步影像检查的意见。

当代先进的 CT 检查技术，特别是多层螺旋 CT 技术，应用非常广泛，由于密度分辨率的提高，可非常清楚地显示纵隔组织器官的解剖，能够发现纵隔内各种异常征象，并可测量 CT 值，对许多纵隔内肿块可提出比较准确的定性诊断。因此，胸部 CT 检查为纵隔肿块诊断必不可少的检查技术。

磁共振成像（MRI）技术系当代又一新的成像技术，它具有组织特性分辨率高和多方位成像的特点，它是生物磁效应成像技术，具有无射线损伤的优点，在胸部特别是纵隔病变的诊断上具有特殊的应用价值。在纵隔肿块的定性诊断方面，特别是与心血管疾病的鉴别上，可发挥特殊的诊断效果。因此，它在纵隔肿块的诊断上是一个解决问题的非常重要的补充性检查。

纵隔肿块影像检查的基本程序见表3-3-18。

表 3-3-18 纵隔肿瘤检查程序

传统 X 线检查 →→ 治疗、随诊

正常或发现异常不能确诊 →→ 治疗、随诊

胸部 CT 检查

常规扫描　增强扫描　螺旋扫描 →→ 治疗、随诊

胸部 MRI 检查

常规扫描 →→ ←→ 增强扫描（3DCEMRA）

治疗

在纵隔肿块影像检查方面，要视具体患者具体情况而行优选检查，不能千篇一律。患者诊治疾病的需要是影像检查方法选择的指导思想。

【影像学表现】

先进的 CT 扫描技术和 MRI 技术极大地提高了组织密度和组织特性分辨率，在纵隔影像解剖和疾病影像表现方面取得了重大进展，因而提高了纵隔肿块定性诊断的可靠性。

纵隔肿块组织特性分析：CT 扫描，组织密度分辨率高，能鉴别实性、囊性和脂肪性病变，而且钙化骨化的发现率高于普通 X 线检查。CT 值在判断病变性质具有一定的作用。囊性病变，CT 值一般为 0～30Hu，脂肪性病变其密度较一般软组织更低，CT 值为 -80～-100Hu。

MRI 在鉴别组织特性方面更加优越：实性病变在 SE 序列 T1 和 T2 加权像上为灰色；囊性病变：SE 序列表现为长 T1（黑）长 T2（白）影像，血管内流动的血液为无信号的黑色区，显示大血管与纵隔肿块的毗邻关系。

纵隔肿块基本的影像学表现：①密度的高低和信号的强弱的表现；②肿块的周界和形态的异常表现；③肿块对附近组织器官的影响，根据上述异常的观察和分析可提出纵隔肿块的定位和定性诊断以及进一步检查和处理的意见。

（一）含脂肪性物质的病变　脂肪含有较高的氢质子密度，脂肪酸的氢侧链共振的频率接近拉莫尔频率易引起 T1 弛豫，T1 值短仅为 200～300ms，T2 值亦较短，因此，在 SE 序列中，脂肪呈白色或灰白色信号影像。

（二）组织器官间液体聚集增多　纵隔内液体的聚集，在正常或病理组织内形成囊肿性

病变。例如，支气管囊肿、心包囊肿、食管囊肿、胸腔和心包积液是很常见的异常影像，常规 X 线片由于密度分辨率低，在定性诊断方面具有很大的限度，胸部 CT 检查，由于密度分辨率高，又可测量 CT 值，能显示水样密度的特点，CT 值一般在 0～30Hu。MRI 检查则表现为（SE）长 T1（黑）和长 T2（白）影像特征。因此，可作出明确的影像学诊断。

（三）软组织密度结节或肿块　非常多见，密度均匀，无异常的高/或低密度表现。

（四）混合性密度肿块　纵隔内肿块表现为明显的不均匀状态，可具有三种密度差别的表现：①一般软组织密度呈灰色，MRI 亦表现为灰黑色图像；②水样密度囊肿性表现，MRI 表现为长 T1（黑色）长 T2（白色）图像；骨化、钙化的高密度影像，MRI 表现为无信号黑色图像。另外，新鲜的纵隔内出血，血肿亦呈高密度表现；MRI 也表现为高信号白色图像。

（五）肿块的边缘状态　良性表现为光滑锐利清楚，与附近组织器官界限清楚、脂肪层存在。如影响骨骼则表现为骨质硬化的压迹，而恶性肿瘤边界模糊不清或有多数小结节状凸起，分叶和毛刺状态，脂肪层消失，附近的骨骼呈侵蚀状破坏（图 3-3-27）。

（六）纵隔胸膜的表现　良性肿瘤表现为肿块表面的纵隔胸膜向肺野弧形移位，与肺野之界限在光滑锐利，而且远处胸膜正常，而恶性肿瘤侵犯破坏纵隔胸膜表现为毛糙不平滑，甚至出现多发胸膜结节或有不同程度的胸腔积液，如侵袭性胸腺瘤可出现此种表现。

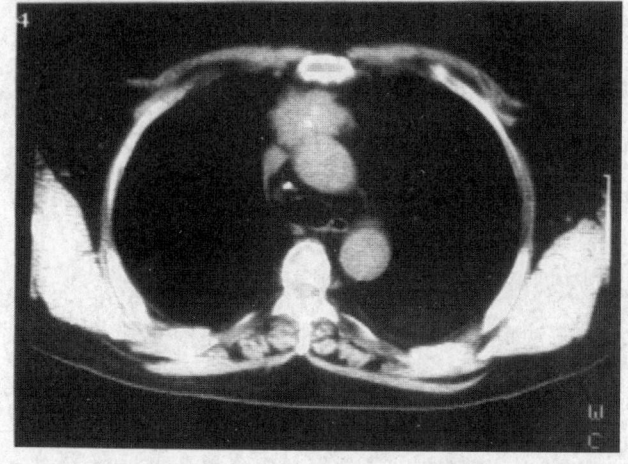

图 3-3-27　胸部增强 CT 纵隔窗

患者，男性，52 岁，肥胖，周身不适和疼痛。X 线检查具有明显的骨质疏松表现，胸部增强 CT，纵隔窗轴位显示：前纵隔不规则肿块，有明显的分叶和毛刺征象，影像诊断侵袭性胸腺瘤（局部恶性），术后病理诊断为胸腺类癌（thymus carcinoid）。

（七）纵隔内组织器官受累的情况

良性肿瘤多表现为纵隔器官的压迫移位，恶性肿块则表现为侵袭破坏。①上腔静脉受累表现为上腔静脉梗阻、管腔不规则，内有血栓形成；②神经组织受累，如喉返神经麻痹（声带麻痹）膈神经麻痹表现为膈肌升高和矛盾运动；③远处转移的征象，如多发骨转移；④恶性淋巴瘤常表现为两侧纵隔和或肺门多发淋巴结肿大，融合成巨大肿块。而且病变进展快，同时可见恶性肿瘤的临床表现。

【纵隔肿块影像分析的逻辑思维】

影像检查发现纵隔阴影的异常（结节或肿块），应遵循如下思维程序：①首先要确定肿块是否为纵隔内病变，即纵隔肿块与纵隔旁肺内肿块进行鉴别，特别是纵隔型肺癌必须进行鉴别诊断；②确定纵隔肿块在纵隔内 X 线分区中的位置，即纵隔内定位诊断，并对肿块的性质和组织来源进行分析、推理、判断，即初步的定性诊断；③通过 CT 或 MRI 检查，仔细地观察与分析肿块与纵隔内组织器官的关系，即肿块与纵隔器官接触面形态表现，及脂肪层的形态表现，即推断纵隔肿块良恶性之可能；④综合所有影像学表现，密切结合临床表现及实验室检查作出临床影像学诊断，即综合影像诊断的基本原则。

纵隔肿块影像学分析以定位诊断为主线，特别是肿块在纵隔分区中的位置以及与纵隔内组织器官的关系，根据肿块的周边形态和密度或信号强度，推断肿块的组织来源和构成，即肿块的基本病理，密切结合临床资料对肿块的性质进行综合判断，为纵隔肿块影像诊断的基本原则。

当代影像检查，对于纵隔畸胎瘤的诊断比较准确，然而，影像表现不典型和复杂的病例、影像检查方法选用不当、思维方法不全面、第一手资料收集不全等亦可延误诊断。

具有并发症的纵隔畸胎瘤：①穿破支气管引起肺内实变、不张；②穿破胸膜引起胸腔积液；③穿破心包引起积液等。临床影像学诊断有时比较困难，特别是 X 线胸片，一些并发症的 X 线表现遮盖混淆纵隔内肿块，难以观察，因此，及时选用进一步影像检查非常重要，如胸部 CT 或 MRI，然后综合所有影像表现再做出影像诊断。

【纵隔肿块影像诊断要点】

（一）前纵隔肿块诊断要点

1. 位于前纵隔内至胸腔入口区的肿块在成人强烈提示为甲状腺肿大或肿瘤，并且常伴有气管受压变形和移位。在儿童应考虑淋巴管瘤之可能。

2. 胸腺的肿瘤和畸胎类肿瘤均可发生在前纵隔中部，特别是心脏大血管交界区之前。胸腺瘤发生部位较畸胎类肿瘤稍高，在侧位胸片上胸腺瘤的周界常常模糊不清，而畸胎类肿瘤周界常较清楚。胸腺的肿瘤系纵隔肿瘤中最常见的肿瘤。

3. 肿瘤内密度不均匀，有低密度的囊性变或更低密度的脂肪，高密度的骨化、钙化或牙齿为畸胎类肿瘤表现。具有并发症的奇胎瘤 X 线诊断比较困难。

4. 心包囊肿位于前肋膈角区，呈泪滴状，右侧多于左侧，心包脂肪垫或脂肪瘤也发生在这个区域，其密度较囊肿还低。MRI 表现为白色高信号影像。

5. 侵袭性胸腺瘤（局部恶性），边界不清，侵犯附近的组织器官（血管、胸膜），如合并非转移性的周身症状，如重症肌无力和血液系统的症状，应考虑胸腺肿瘤之可能，具有内分泌症状（库欣综合征）者应考虑胸腺类癌之可能。少数恶性淋巴瘤也可发生在前上纵隔区。

（二）中纵隔肿块诊断要点

1. 淋巴结病是中纵隔肿块最常见的病变。气管旁、气管支气管、支气管肺门、气管分叉下均居中纵隔区，肉芽肿性病变（结核、结节病）是最常见的原因。如果右上纵隔气管旁淋巴结肿大合并肺内区域性结核病变，则纵隔结核可能性很大。

肿瘤性淋巴结肿大，原发性肿瘤以淋巴系恶性肿瘤可能性大（霍奇金淋巴瘤和非霍奇金淋巴瘤），转移性淋巴结肿大以支气管肺癌淋巴转移可能性大，特别是小细胞肺癌，常常以淋巴结肿大为主要 X 线表现。另外，腹部以及其他部位恶性肿瘤、精原细胞瘤，也可出现纵隔淋巴结转移（图 3-3-28）。

2. 气管、支气管囊肿和肿瘤也是中纵隔肿块的病源之一，囊肿表现为圆形、类圆形

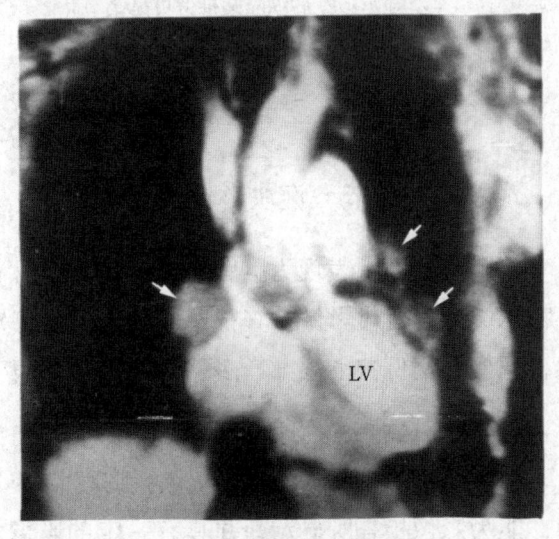

图 3-3-28　胸部 MRI

患者，男性，65 岁，低热，消瘦。胸部冠状位：纵隔内多发淋巴结肿大；锁骨上淋巴结活检，病理诊断非霍奇金淋巴瘤。

边界清楚锐利的低密度阴影。气管、支气管肿瘤形成肺门纵隔肿块，肿瘤经常向管腔内生长引致气管、支气管管腔的狭窄变形。

3. 主动脉弓部位于中纵隔，主动脉瘤是鉴别诊断中的重要问题，增强螺旋 CT 扫描和 MRI 检查有助于鉴别诊断。

（三）后纵隔肿块诊断要点

1. 神经源性肿瘤是后纵隔肿块最常见的病因。神经根瘤、神经鞘瘤、神经纤维瘤较常见为良性肿瘤，多见于成人。成神经细胞瘤、成神经节细胞瘤为恶性肿瘤，多见于儿童。具有椎管和肋骨的改变，如受压变形、移位；如具有骨质硬化者为良性肿瘤表现：如呈侵袭破坏者为恶性肿瘤表现（图3-3-29）。

2. 食管肿瘤也可表现为后纵隔肿块，如食管癌，多有吞咽困难症状，诊断不难，然而良性肿瘤（食管平滑肌瘤）症状不明显，如能想到此肿瘤，行食管造影检查则诊断不难。

3. 其他非肿瘤疾病 如椎旁脓肿（TB）、脊柱畸形和降主动脉瘤等，应注意鉴别。

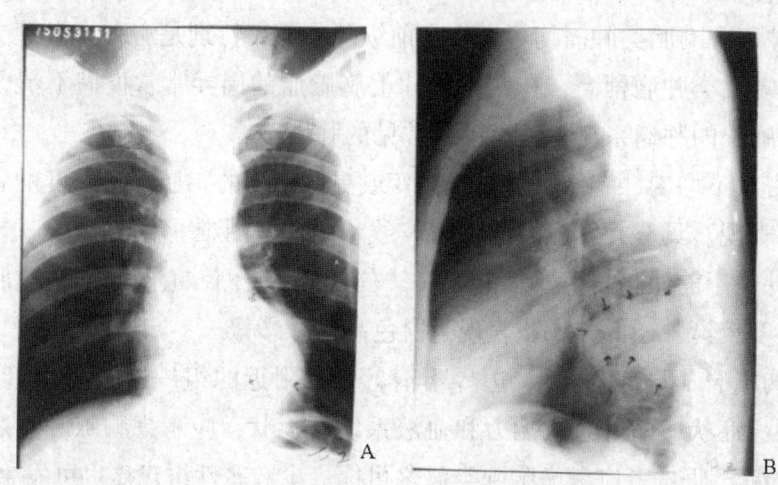

图3-3-29 患者，男性，38岁，无症状，胸片发现异常（侧位），胸部平片
显示：左后纵隔胸椎旁可见结节状影，X 线诊断后纵隔肿瘤神经源性肿瘤。手术
病理诊断为神经鞘瘤

A. 胸部平片（后前位） B. 胸部侧位平片

八、胸膜结节、瘢块影像分析

胸膜病变通常表现为胸腔积液和增厚。然而，胸膜结节、瘢块为胸膜病变影像表现的一种特殊类型。近代影像检查技术的新进展，特别是 CT 扫描技术广泛应用，可相当清楚地显示此种病变，病例数也逐渐增多，人们对此类病变的认识也有了进一步的提高。

【基本概念】

胸膜结节（pleural nodulation）、胸膜瘢块（pleural plaque）系胸膜病变影像表现的一种类型，能为影像检查所显示，并具有一定的影像学特征：呈半圆形或丘状隆起的阴影，基底部紧贴胸壁内表面，密度中等均匀，CT 值高于水样密度，30Hu 以上，与包裹性积液不同，表面光整，可伴有或无积液。

胸膜结节一般较小，大小在 3cm 以下，常为多发性小结节，常伴有多量胸腔积液，抽液后行 CT 扫描才可显示，以恶性肿瘤如胸膜转移瘤和间皮瘤为常见。少数为单发孤立性结节，常较大，与多发小结节不同，以胸膜结核瘤常见。

胸膜瘢块属于特殊类型的胸膜增厚，呈不规则局限性丘状隆起，亦不同于包裹性积液，边缘不光整，密度均匀，较水样密度为高，其厚度 2～5mm，最厚者可达 1～2cm，基底宽广，范围可达数厘米。可伴有钙化，多见于陈旧性胸膜结核或石棉肺病患者，常伴有肺内陈旧结核和肺间质纤维化。另外，结缔组织病胸膜病变，在个别病例也可有此种表现。

【病因学分类】

此类胸膜病变为非特异性影像学表现，可由许多种疾病引起，由于影像检查技术的进步，其检出率明显提高，也成为影像诊断的新课题之一，现将本院近期明确诊断的 80 例病因学分析如下（表 3-3-19）。

表 3-3-19　80 例病因分布

病　种	例　数	百分率（%）
1. 肿瘤	48	
①侵袭性胸腺瘤	21	26.3
②胸膜转移瘤	11	13.7
③胸膜间皮瘤	14	17.5
④胸膜淋巴瘤	2	2.5
2. 感染性疾病	25	
①胸膜结核瘤	11	13.7
②陈旧性胸膜结核病	10	12.5
③脓胸后遗改变	4	5.0
3. 结缔组织病	4	5.0
4. 职业病——石棉肺	3	3.8
总计	80	100

在本组病例中，胸膜的肿瘤 48 例占 60%，其中以侵袭性胸腺瘤为常见占 26.3%。其次为胸膜转移瘤占 13.7%，胸膜结核病 21 例占 26.3%。

【影像学表现】

（一）孤立性胸膜结节、瘢块　孤立性胸膜结节状阴影，大小约 3cm，边缘光整，无分叶和毛刺征象，基底紧贴于胸内侧壁，整个形态呈半圆形或驼峰状，密度均匀，呈软组织密度，CT 值在 30Hu 以上，共 5 例，1 例有钙化。

胸膜瘢块一般较结节大，基底宽阔，较胸膜增厚为局限，呈丘状隆起，表面可不平滑，密度较高，与广泛的胸膜增厚又有不同，共 8 例，其中 2 例有钙化。为局限性胸膜结核病变，伴有肺内和纵隔内有钙化者 4 例。以青壮年为多见。临床上多无明显的临床症状，多系查体发现。

（二）多发性胸膜结节、瘢块

1. 侵袭性胸腺瘤（invasive thymoma）　以侵袭性生长和局部侵犯为主要的生物学特征，属于局部恶性的肿瘤，远处血行转移少见，其中侵犯胸膜很常见，而且常伴发胸膜种植性转移（pleural implant metastasis），其影像学表现为：①前纵隔胸腺区不规则肿块，周围脂肪线消失；②毗邻区纵隔胸膜不规则增厚，并见多发结节状凸起；③一侧或两侧多发种植转移性结节，较大者形成肿块。本组 21 例中有 12 例伴有胸腔积液，占 57.6%。

2. 胸膜转移瘤（pleural metastasis）以肺癌胸膜转移最常见，其次为乳腺癌胸膜转移，基本表现为大量胸腔积液，以血性胸腔积液较多见，抽胸腔积液后行 CT 扫描可以发现胸膜多发小结节状影，同时可发现肺内原发性肺癌病灶。

3. 恶性胸膜间皮瘤（mesothelioma）　表现为单侧大量胸腔积液，CT 表现为普遍的胸膜增厚，伴有多发性细小的结节状影，分布于增厚的胸膜表面，类似转移瘤。

4. 多发胸膜结核瘤（multiple pleural tuberculoma）　为胸膜结核病一种特殊表现，以单发多见，前已述及，亦可多发，本组 11 例中有 4 例为多发胸膜结核瘤，密度均匀，较高，其中 1 例见钙化（图 3-3-30A，B）。

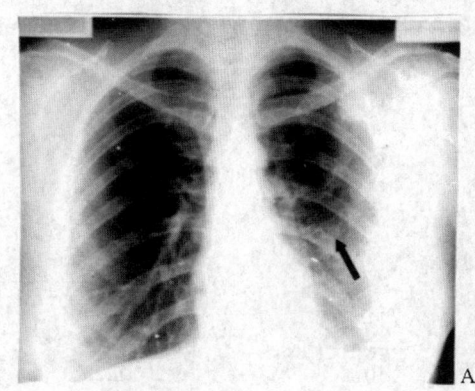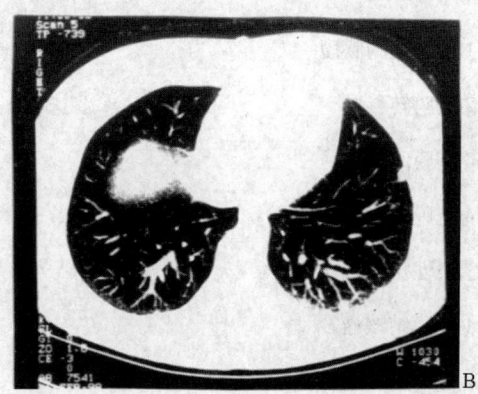

图 3-3-30　患者，女性，33 岁。A，查体发现左侧胸膜结节；B，CT 显示左侧前胸壁及外侧壁分别可见两个结节状影，表面光整呈半圆形。CT 诊断：考虑为多发胸膜结节，以结核可能性大。手术后病理为胸膜结核瘤（多发胸膜结核病）

A. 胸像正位　　　B. 胸部 CT

5. 石棉肺　两肺弥漫间质纤维变以中下肺野为显著，CT 显示，两侧胸膜呈不均匀性增厚，部分明显者呈瘢块状表现，部分可有钙化。

6. 另外，结缔组织病、血管炎病，如淋巴瘤样肉芽肿病，引起胸膜病变是常见的，然而，表现为胸膜结节瘢块者只见于少数病例。

【临床影像诊断的评析】

（一）影像检查程序和优选

1. 常规 X 线胸片为首选的影像检查技术，如果采用高千伏投照技术，在显示胸膜病变方面具有较好的价值。

2. 超声学检查，在探查胸腔积液方面具有良好的作用，它可鉴别实性胸膜结节瘢块和包裹性积液，并且可在超声引导下进行抽液和胸膜活检，比较方便。

3. 现代 CT 扫描技术是最重要的检查方法，它可非常清楚地显示胸膜病变的各种形态表现：积液、增厚、胸膜结节、瘢块，测量 CT 值可鉴别实性包块和包裹性积液，增强扫描有助于定性诊断，并且也可在 CT 引导下进行胸膜病变的穿刺活检。

4. MRI 为补充性解决问题的影像检查，在定性诊断，特别是良恶性鉴别诊断方面可具有一定的诊断价值。

（二）局限胸膜病变与肺内胸膜下病变的鉴别诊断 肺内病变表现为不规则斑片或结节状影，边缘不规则，有分叶和毛刺征，病变与胸壁交角呈锐角征象，病变密度不均匀，可见小泡征。然而，如果肺内病变侵犯胸膜或胸膜病变侵犯肺组织，影像的鉴别诊断比较困难。

（三）关于定性诊断 孤立性胸膜结节、瘢块多属于良性病变，以纤维肉芽肿性病变为主，如胸膜结核病，少数为恶性肿瘤，如淋巴系肿瘤。

多发性胸膜结节、瘢块，除石棉肺瘢块外，多为恶性肿瘤，最常见者为胸膜转移瘤，如侵袭性胸腺瘤和肺癌胸膜转移，其次为恶性间皮瘤，均为预后较差的恶性肿瘤晚期表现：①不规则胸膜增厚；②多发结节状胸膜增厚，其厚度超过 10mm；③纵隔胸膜增厚。大量胸腔积液伴有上述征象之一者。

胸膜恶性间皮瘤，有的病例表现为一侧广泛的胸膜结节状瘢块，包括叶间胸膜受累，使肺叶容积缩小，伴有胸腔积液者占 30%~80%。间皮瘤和转移瘤的鉴别诊断有的病例很困难。应仔细查找原发性肿瘤，胸腔积液细胞学检查等。

侵袭性胸腺瘤可直接侵犯纵隔胸膜和（或）多发种植性胸膜转移。可伴有胸腔积液，占 50%，血行远处转移少见，或在晚期方可出现远处转移。因此，它基本属于局部恶性的肿瘤，其恶性程度也不像肺癌、乳癌胸膜转移那样严重。侵袭性胸腺瘤胸膜种植转移可以较大，即使如此，也并非不可以进行手术治疗，我院曾有 5 例侵袭性胸膜瘤，多发胸膜种植转移的患者，外院未能手术，我院手术治疗效果良好。淋巴系肿瘤，淋巴瘤样肉芽肿，个别病例可以侵犯胸膜，表现为多发的胸膜结节或肿块，并可合并胸腔积液，其影像诊断和鉴别诊断非常困难。另外，胸膜多发性结节和瘢块也可能为结核引起，在鉴别诊断中要注意。

（严洪珍）

参 考 文 献

[1] 严洪珍，刘鸿瑞，王兴文，等. 胸腺肿块的影像诊断，中华放射学杂志，1990，24（4）：203-205

[2] 蔡祖龙. 纵隔肿块. 见：高元桂主编. 磁共振成像诊断学. 北京：人民军医出版社，1993，404-414

[3] 王健，李妍瑜，李茹国. 孤立性肺结节的 CT 病理研究. 中华放射学杂志，1993，28：376-379

[4] 严洪珍，谢永明. 胸部疾病影像检查与诊断. 见：方圻主编. 现代内科学. 北京：人民军医出版社，1995，1329-1356

[5] 孙忠华，张涛，严洪珍. 胸部类癌. 中国医学影像学杂志，1995，3（3）：160-164

[6] 严洪珍，冀景玲. 纵隔肿块性病变. 见：李铁一主编. 呼吸系统疾病影像诊断图谱. 福州：福建科学技术出版社，1996，530-575

[7] 严洪珍. 胸部 X 线，CT 扫描和 MRI 检查. 见：罗慰慈主编. 现代呼吸病学. 北京：人民军医出版社，1997，228-249

[8] 张志勇，周康荣，刘士远. 胸部螺旋 CT 及临床应用. 见：周康荣主编. 螺旋 CT. 上海：上海医科大学出版社，1998，42-61

[9] 罗建中. 临床诊断（新思维与新技术）. 成都：四川科学技术出版社，1998，1~10；297-310

[10] 蒋涛，石木兰，吴宁，等. 孤立性肺结节的高分辨 CT 扫描（CT 与病理对照）. 中华肿瘤杂志，1998，20：

216 - 218

[11] 严洪珍. 胸部影像学检查与诊断. 见：陈敏章主编. 中华内科学. 北京：人民卫生出版社, 1999, 1490 - 1508

[12] 宋金松, 刘玉清, 朱杰敏, 等. 三维增强磁共振血管造影. 中华放射学杂志, 1999, 33（9）：602 - 605

[13] 李晓光, 严洪珍. 原发性血管炎的影像学表现. 当代医学, 2000, 6（6）：52 - 57

[14] 张竹花, 严洪珍. 肺动脉高压现代影像检查的新进展. 当代医学, 2000, 6（9）：57 - 61

[15] 宋伟, 王立, 严洪珍. 多发胸部结核病的影像表现. 中华放射学杂志, 2000, 34（9）：599 - 600

[16] 张涛, 蔡丰, 严洪珍, 等. 支气管类癌的 CT 表现. 中华放射学杂志, 2000, 34（4）：237 - 239

[17] 宋伟, 严洪珍, 杨永兴. 局灶性机化性肺炎的影像学表现. 中华放射学杂志, 2000, 34（1）：49 - 51

[18] 宋伟, 严洪珍, 王云. 原发性淀粉样病变的胸部表现（附九例报告）. 中华放射学杂志, 2000, 34（3）：196 - 198

[19] 严洪珍. 胸部影像学新进展. 见：蔡柏蔷主编. 呼吸内科分册. 北京：中国协和医科大学出版社, 2000, 61 - 74

[20] 陈佰义. 特发性肺纤维化诊断和治疗的若干问题. 当代医学, 2001, 7（7）：42 - 45

[21] 李晓光, 王立, 严洪珍. 白塞病的胸部影像学表现. 中国医学影像学杂志, 2001, 9（6）：401 - 403

[22] 李晓光, 严洪珍. 多层螺旋 CT 的原理及临床应用. 当代医学, 2001, 7（2）：61 - 63

[23] 马大庆. 呼吸系统疾病 MRI 诊断的进展. 当代医学, 2001, 7（3）：34 - 37

[24] 严洪珍. 纵隔影像学解剖与纵隔肿块诊断（专论）. 中华放射学杂志, 2001, 35（5）：341 - 342

[25] 严洪珍. 结缔组织病及肺血管炎. 见：李铁一主编. 中华影像医学（呼吸系统卷）. 北京：人民卫生出版社, 2002, 302 - 316

[26] Rappaport DC, Weisbrod GL, Herman Sj, et al. Pulmonary lymphanyielciomyomutosis：High-resolution CT Findings in four cases. AJR, 1989, 152：961 - 964

[27] Quint LE, Whyte RI, Razeroonl EA, et al. Stenosis of the central airways：evaluation by using helical CT with multip laner reconstruction. Radiology, 1995, 194：871 - 785

[28] Guhlmann A, Storck M, Kotzerke J, et al. Lymph node staging in non-small cell lung cancer：evaluation by [18F] FDG positron emission tomography（PET）. Thorax, 1997, 52（5）：438 - 441

[29] Shimoyama K, Murate K, Takahashi M, et al. Pulmonary hilar lymphnode metastases from lung cancer：evaluation based on morphology at thin-section, incremental, dynamic CT. Radiology, 1997, 203（1）：187 - 195

[30] Bergin CJ, Sirlin CB, Hauschildt JP, et al. Chronic thromboembolism：diagnosis with helical CT and MR imaging with angiographic and surgical correlation. Radiology, 1997, 204（3）：695 - 702

[31] Breitenbiicher A, Gayer R, Giachino D, et al. Multiple pulmonary nodules. Respiration, 1998, 65：91 - 94

[32] Kim TS, Lee KS, Chung MP, et al. Nonspecific interstitial pneumonia with fibrosis：High resolution CT and pathologic findings. AJR, 1998, 171：1645 - 1650

[33] Gupta A, Frazer CK, Ferguson JM, et al. Acute pulmonary embolsm：diagnosis with MR angiography. Radiology, 1999, 210（2）：353 - 359

[34] Kim Y, Lee KS, Jung KJ, et al. Halo sign on high resolution CT：findings in spectrum of pulmonary diseases with pathologic correlation. J Comput Assist Tomogr, 1999, 23（4）：622 - 626

[35] Furuya K, Murayama S, Soeda H, et al. New classification of small pulmonary nodules by margin characteristics on high-resolution CT. Acta Radiol, 1999, 40（5）：496 - 504

[36] Jan WK, Eric J, Gerard HL, et al. Multiple nodular opacities on chest radiograph after lung transplantation. Chest, 1999, 115（1）：272 - 274

[37] Gupta A. Frazer CK, Ferguson JM, et al. Acute pulmonary embolism：diagnosis with MR angiography. Radiology, 1999, 210：355 - 359

[38] Kurigama K. Seto M. Kasugai T, et al. Ground-glass opacity on thin section CT：Vale in differentiating subtypes of adenocarcinoma of the lung. AJR, 1999, 173：465 - 469

［39］ Fraser RS, Muller, NL, Colman N, et al. The pulmonary and bronchial vascular systems. Frazer and pare's diagnosis of diseases of the chest, 4nd ed, Philadelphia：WB Saunders Company, 1999, 71 – 125

［40］ Swensen SJ, Viggiano RW, Midthum DE, et al. Lung nodule enhucement at CT：Multcenter study. Radiology, 2000, 214：73 – 80

［41］ Seemann MD, Seemann O, Lubldt W, et al. Differentiation of malignant from benigh solitary pulmonary lesions using chest radiography. Spiral CT and HRCT. Lung cancer, 2000, 2：150 – 124

［42］ Aoki T, Nakata H, Watanabe H, et al. Evolulion of peripheral lung adenocarinomas：CT findings correlated with histology and tumor doubling time. AJR, 2000, 174：763 – 768

第四章   常用肿瘤标志物检查

肿瘤标志物一般指肿瘤细胞合成和释放的生物性物质，或机体对肿瘤组织反应而产生的物质。可存在于体循环中、体腔液中、细胞膜上、细胞质或细胞核中。这些物质，有的不存在于正常人体内只见于胚胎中，有的在肿瘤患者体内含量超过正常人体内含量。通过测定其存在或含量，对于肿瘤的辅助诊断、分析病程、指导治疗、监测复发或转移及判断预后等有重要作用。

【肿瘤标志物的种类】

目前临床上应用的肿瘤标志物已有100多种。按照肿瘤标志物的生化性质及组织来源，可分成以下几类。

（一）肿瘤胚胎抗原标志物 在人胚胎发育过程中，许多蛋白类物质在胚胎期表达，随胎儿的出生而逐渐停止合成和分泌。但在肿瘤状态时，机体一些关闭的基因激活而重新开启并重新产生和分泌这些胚胎期的蛋白。这类胚胎期表达、正常成人不表达、伴随肿瘤发生又重新表达的抗原为胚胎抗原，如 AFP、CEA 等。

（二）肿瘤相关糖类抗原标志物 指肿瘤细胞表面的或肿瘤细胞所分泌的含糖类抗原物质，能够被单克隆抗体识别，故称为糖类抗原（carbohydrateantigen，CA）。糖类抗原标志物又可分为二类，分别为高分子黏蛋白类和血型类抗原细胞膜成分异常糖基化形成的抗原，被相应的抗体所识别。

1. 糖基决定簇类 如 CA19-9，CA50，CA72.4，CA242 等。

2. 黏蛋白类 如 CA15-3，CA549 等。

3. 糖蛋白类 如 CA125，SCCAg 等。

（三）激素、酶及蛋白类标志物 正常组织中有表达，但在肿瘤组织中过量表达的抗原，或肿瘤细胞裂解时释放的抗原。当具有分泌激素功能的细胞癌变时，使所分泌的激素量发生异常，常称这类激素为正位激素异常。正常情况下不能生成激素的那些细胞，转化为肿瘤细胞后所产生的激素则称为异位激素异常。

1. 激素类 hCG、HCC、ACTH、GH、proGRP 等。

2. 酶类 PSA、NSE、PAP、PACP 等。

3. 蛋白类 Cyfra21-1、TPS、细胞角蛋白、免疫球蛋白等。

（四）癌基因及其产物类 如 p53、c-mic、k-ras 等。

【肿瘤标志物的评价和应用】

临床上肿瘤标志物对某一疾病的应用价值通常用敏感性、特异性和总有效率来表示。

$$敏感性 = \frac{真阳性数}{真阳性数 + 假阳性数} \times 100\%$$

$$特异性 = \frac{真阴性数}{真阴性数 + 假阴性数} \times 100\%$$

$$总有效率 = \frac{真阳性数 + 真阴性数}{总测定数} \times 100\%$$

肿瘤标志物的检测可应用于许多方面。目前单纯利用肿瘤标志物对患者进行肿瘤疾病诊断多数做不到，但使用得当对癌症患者的监测管理等还是十分有用的。结合其他的诊断、治疗手段，肿瘤标志物可用于如下方面：①一般人群中疾病的筛查；②有症状患者的辅助诊断；③临床分期中的辅助手段；④肿瘤体积的指示；⑤有助于选择适宜的治疗；⑥对治疗响应的监测；⑦预后的指示；⑧疾病复发的早期测定。

【常用的肿瘤标记物】

（一）癌胚抗原（CEA） CEA 是一种分子量为 180 ~ 220kD 的多糖蛋白复合物，45% 为蛋白质。蛋白质部分由单链多肽组成，是胚胎发展中产生的抗原之一。CEA 的编码基因位于19 号染色体，已经发现 CEA 和 CEA 样蛋白的编码基因有近 30 个，这些基因被称为 "CEA 基因家族"。CEA 基因家族表达的蛋白已经发现有 20 多种，包括 CEA、非特异交叉抗原（NCA）50、90、95 和胰特异性 β-糖蛋白等。他们具有较高的同源性，如 CEA 的氨基酸含量70% 接近于正常粒细胞的 NCA。CEA 主要在肝脏内灭活，半衰期为 14 天。其生物活性目前仍不清楚。一般情况下，CEA 是由胎儿胃肠道上皮组织、胰和肝的细胞合成，通常在妊娠 6 个月内 CEA 含量增高，出生后血清中含量已很低下。

临床意义：肿瘤患者其 CEA 浓度为中等水平，5.5 ~ 30.0μg/L，当病情稍恢复时 CEA 可达到正常水平。恶性肿瘤患者的 CEA 是一个广谱性肿瘤标志物，可在多种肿瘤中表达，可用于肿瘤发展的监测、疗效判断和预后估计。CEA 与肿瘤分期有关，随着肿瘤恶性程度增加，CEA 的表达量增加，阳性率也增加。

1. 辅助恶性肿瘤的诊断 CEA 检测虽然对恶性肿瘤不是一项特异性的肿瘤标志，但结合临床和其他检测项目，仍具有一定的意义。不少恶性肿瘤，特别是胃肠恶性肿瘤、肺癌、乳腺癌等患者血清 CEA 含量可明显升高，如 90% 的乳腺癌患者可见增高，肺癌患者有 70% 左右升高。

2. 有助于对病情和预后的判断 肿瘤患者血清 CEA 含量增高程度与肿瘤转移具有一定的相关性。CEA 的连续随访测定对肿瘤病情判断意义更大。一般在病情好转时，血清 CEA 含量下降，病情发展时则可升高。若 CEA 水平持续不断升高，或其数值超过正常 5 ~ 6 倍者，提示预后不良。

3. 用于治疗监测和预报复发 肿瘤患者血清 CEA 含量增高者，经手术切除、抗癌药物治疗或放疗后病情有好转时，血清 CEA 含量可逐步下降，一般在术后 7 ~ 30 天可恢复至正常水平。当治疗效果不佳时，血清 CEA 含量不但不下降，反而有继续升高趋势。若有肿瘤复发，血清 CEA 值降低后又可再次上升。因此 CEA 测定最好在术前、术后定期进行，作为整个随访内容之一。但在化疗过程中，因肿瘤组织大量坏死，可释放出大量的 CEA 致血清含量暂时性升高，不可认为是疗效不佳，应予注意。

4. 对肿瘤分期和病变程度的判断 血清 CEA 阳性与肿瘤的分期有关：小细胞肺癌患者病情局限者血清 CEA 阳性率为 47%，而病变广泛者阳性率达 80%；鳞癌病变局限者阳性率为50%，有胸外转移者阳性率达 90%。

因此，CEA 含量对肺癌来说作为诊断意义不大。但定期检查，可有助于分析疗效、判断预后、预测复发及转移。

正常参考值：0～5μg/L。

（二）神经元特异性烯醇化酶（NSE）　神经元特异性烯醇化酶（neuron specific enolase, NSE）是神经母细胞瘤的肿瘤标志物，由于小细胞肺癌（SCLC）是最常表现出神经内分泌性质的肿瘤，因此目前 NSE 也是 SCLC 敏感性和特异性最好的肿瘤标志物之一。NSE 是催化糖原酵解途径中甘油分解的最后的酶。由 3 个独立的基因片段编码 3 种免疫学性质不同的亚基 α、β、γ，组成 5 种形式的同工酶 αα、ββ、γγ、αγ、βγ。二聚体是该酶分子的活性形式，γ亚基同工酶存在于神经元和神经内分泌细胞的胞质中，称为 NSE。α 亚基同工酶定位于胶质细胞，其结构和免疫学特性与肝脏中的烯醇化酶相同，称为非神经元特异性烯醇化酶（NNE）；NSE 和 NNE 的分子量分别为 78kD 和 87kD。近年来，NSE 作为神经元损伤的敏感性和特异性标志及其与中枢神经系统疾病的关系也引起了国内外学者的极大关注。

NSE 是神经母细胞瘤和小细胞肺癌的标志物。小细胞肺癌（SCLC）是一种恶性程度高的神经内分泌系统肿瘤，约占肺癌的 20%。它可表现神经内分泌细胞的特性，有过量的 NSE 表达，比其他肺癌和正常对照高 5～10 倍以上。SCLC 患者血清 NSE 检出的阳性率可高达 65%～100%，目前已公认 NSE 可作为 SCLC 高特异性、高灵敏性的肿瘤标志物。有报道 NSE 水平也与 SCLC 转移程度相关，但与转移的部位无关；NSE 水平与其对治疗的反应性之间也有一个良好的相关性。

神经母细胞瘤也是常见的儿童肿瘤，占 1～14 岁儿童肿瘤的 8%～10%。NSE 作为神经母细胞瘤的标志物，对该病的早期诊断具有较高的临床应用价值。神经母细胞瘤患者的尿中 NSE 水平也有一定升高，治疗后血清 NSE 水平降至正常。血清 NSE 水平的测定对于监测疗效和预报复发均具有重要参考价值，比测定尿液中儿茶酚胺的代谢物更有意义。

临床意义：①可用于鉴别、诊断、监测小细胞肺癌放化疗后的治疗效果。其敏感性为 70% 左右；②治疗有效时 NSE 浓度逐渐降低至正常水平，复发时 NSE 升高，用 NSE 升高来监测复发要比临床确定复发早 4～12 周；③可用于监测神经母细胞瘤的病情变化，评价疗效和预报复发；④神经内分泌细胞肿瘤，如嗜铬细胞瘤、胰岛细胞瘤、甲状腺髓样癌、黑色素瘤、视网膜母细胞瘤等的血清 NSE 也可增高。

NSE 也存在于正常红细胞中，标本溶血会影响测定结果。

正常参考值：0～13μg/L。

（三）胃泌素释放肽前体（ProGRP）　胃泌素释放肽（gastrin releasing peptide, GRP）是 27 个氨基酸组成的肠脑肽。Yamaguchi 等证明 GRP 是小细胞肺癌组织的重要产物，血液中 GRP 是小细胞肺癌的重要肿瘤标志物，有 72% 的小细胞肺癌患者血清中 GRP 呈现高值。ProGRP 是 GRP 的前体结构，是一种新的小细胞肺癌的肿瘤标志物，普遍存在于神经纤维、脑和肺组织的神经内分泌细胞中。根据其部分氨基酸的不同分为 3 种生物大分子。这 3 种 ProGRP 分子的 C 端序列中有共同部分（31～98）。ProGRP（31～98）的酶免疫分析药盒即针对 3 种分子的共同序列。

国内外的研究表明，ProGRP 是比较好的小细胞肺癌的标志物，可用于疾病的诊断、疗效监测等。周明非等总结了国外的研究进展，对 247 例健康人对照，20 例非恶性肿瘤肺疾病，20 例非小细胞肺癌患者和 25 例未经治疗的小细胞肺癌患者的血清样品进行验证，结果健康人对照和非恶性肿瘤肺疾病和非小细胞肺癌的血清 ProGRP 的浓度均低于 46ng/L，阳性率分别为 0.4%（1/247），0%（0/20）和 5%（1/20）。在小细胞肺癌患者中，血清 ProGRP 阳性率为 72%（18/25）。此方法对小细胞肺癌的诊断特异性高，在早期小细胞肺癌患者也有较高的阳性率，检测可靠性也很高。

日本学者对 133 例小细胞肺癌患者，427 例非小细胞肺癌患者，177 例良性肺疾病患者以及 247 例健康者为观察对象测定血清 ProGRP 浓度，结果发现，小细胞肺癌组的敏感性为 67.7%，腺癌组为 1.7%，鳞癌组为 2.6%，大细胞癌组为 2.9%，良性肺疾病组为 0.6%，提示小细胞肺癌组血清 ProGRP 浓度及其敏感性均明显高于其他患者组。ELISA 检测小细胞肺癌组的特异性和准确率分别为 97.7% 和 90.7%。

ProGRP 与神经元特异性烯醇化酶两种肿瘤标志物在小细胞肺癌患者血清中浓度水平的对比分析研究表明：在正常健康人（844 人）血清 ProGRP 超过临界值者仅两例（0.2%），NSE 为 3 例（0.4%）；小细胞肺癌患者（127 例），血清 ProGRP 超过临界值者为 80 例（63.0%），NSE 为 79 例（62.2%），而非小细胞肺癌中的阳性率不超过 3.7%，提示这两种肿瘤标志物在诊断和鉴别诊断小细胞肺癌中的作用相似。但小细胞肺癌患者血清中 ProGRP 的平均水平要比 NSE 的平均水平高约 10 倍。

在不同的临床试验中，大量病例分析结果还显示，Ⅰ、Ⅱ期小细胞肺癌的 ProGRP 的阳性率分别为 35.5% 和 50%；而 NSE 阳性率分别为 15.4% 和 17.6%。但在晚期小细胞肺癌患者中，NSE 比 ProGRP 的阳性率要高。因此，ProGRP 比 NSE 更适宜用于小细胞肺癌的早期诊断。两者都可以用于疗效监测。

小细胞肺癌的临床治疗效果与血清中 ProGRP 浓度变化的随访观察研究表明，治疗后血清 ProGRP 可全部降至临界值以下；部分痊愈者约半数降至临界值；而恶化病例则可检测到呈上升趋势。

在慢性肾功能衰竭患者中，约 90% 患者血清中 ProGRP 水平有升高。所以，在应用 ProGRP 作为小细胞肺癌的诊断、判断疗效和复发监视时，要同时检查患者的肾功能，以排除因慢性肾功能衰竭所出现的血中 ProGRP 浓度的升高。

国内的一项研究中，ProGRP 对于小细胞肺癌和非小细胞肺癌的敏感度分别为 65%（15/23）和 1%（1/70）；而 NSE 相应的敏感度分别为 61%（14/23）和 16%（11/70）。ProGRP 在 Ⅰ、Ⅱ、Ⅲ 期小细胞肺癌中的阳性率分别是 69%、50% 和 75%；而 NSE 相应的阳性率分别是 36%、68% 和 100%。ROC 曲线分析则表明，ProGRP 的曲线位置更靠近左上角，表明它是优于 NSE 的小细胞肺癌标志物，对于 SCLC 是一个高度特异的标志物，对于临床肺癌的鉴别诊断和组织分型可能具有更重要的意义。

ProGRP 作为一种新的小细胞肺癌的肿瘤标志物，它不仅可用于小细胞肺癌的早期诊断，而且有助于判断治疗效果和肿瘤复发的早期发现，有着较高的临床实用价值。

正常参考值：0~46ng/L。

（四）细胞角蛋白片段（Cyfra21-1） Cyfra21-1 是血清中可溶性细胞角蛋白 19 的碎片，目前认为是很有意义的肿瘤标志物。细胞角蛋白（CKs）是正常的及恶性的上皮细胞支架蛋白，已知有 20 种，分别为碱性蛋白及酸性蛋白，分子量 40~60kD，在恶性组织中蛋白量升高。CKs 作为上皮组织肿瘤标志物已有多年了，其向血中释放可能是通过不同的机制，估计其中之一是细胞分解后发生的。CKs 不可溶，而其片段经蛋白酶水解后是可溶的，所以在血清中只能测定到其片段，抗 CK19 片段的单克隆抗体 bM19-21 及 Ks19-1 所针对的抗原为 Cyfra21-1，这是检测非小细胞肺癌（NSCLC）的首选肿瘤标志物。

CK19 主要分布于单、复层上皮细胞内。免疫组化研究表明，覆盖正常支气管树的单层上皮、肺泡表面及呼吸道上皮来源的肿瘤均有 CK19 表达，但不同组织学类型的癌细胞其 CK19

的表达强度不同，小细胞肺癌最弱、鳞癌最强、腺癌次之，对非小细胞肺癌的诊断有较高的灵敏性和特异性；且不同分期的肺癌阳性率不同，因此各家报道其对肺癌诊断阳性率各不相同，但其对鳞癌和肺癌的阳性率都在 50% 以上。另外，其对胰腺癌、胆囊癌也有较高的阳性率。文献报道 46 例初治的 III 期非小细胞肺癌患者血清 Cyfra21-1 总阳性率 58.70%，鳞癌 71.43%、腺癌 38.89%。治疗结束时血清 Cyfra21-1 含量较放疗前显著下降。非小细胞肺癌患者治疗结束时的血清 Cyfra21-1 水平是一个有意义的阴性预后指标，尤其是治疗后血清 Cyfra21-1 含量下降程度的大小对临床判断预后有非常重要的价值。

由于敏感性较低，一般不作为筛选阳性及阳性诊断的工具。但它与瘤块生长趋势有关，所以可与临床评价结合，较准确的测定肿瘤的扩展，作为制定策略的参考，检查疗效及监视复发，对监测鳞状细胞癌治疗中和治疗后的病情变化具有较大价值。

正常参考值：血清 <3.5μg/L。

（五）组织多肽抗原（TPA）　细胞角蛋白（cytokeratin）可在上皮源性恶性肿瘤细胞的各个阶段表达，细胞角蛋白片段 18 即组织多肽抗原（tissue polypenptide antigen，TPA）大量存在于各型上皮癌中，等电点 pI 为 5.7，分子量为 22kD。迅速增生的肿瘤块内部由于缺血缺氧，导致肿瘤细胞大量坏死并同时释放蛋白水解酶，使细胞结构破坏和蛋白水解。细胞角蛋白本身是不可溶的，主要存在于肿瘤细胞内，当被蛋白酶水解为可溶性片段后，即可释入血液。CK18 测定主要用于治疗效果观察和监测肿瘤的发展和复发，特别对胃肠道恶性肿瘤、非小细胞性肺癌、前列腺癌的治疗检测具有重要意义。

正常人 TPA 阳性检出率仅 1% 左右。非恶性肿瘤患者血清 TPA 的阳性率约 14%～35%，以下呼吸道、肝及尿道感染者多见，但往往升高是暂时性的；饮酒者随饮酒量的增加 TPA 阳性率也增加。而恶性肿瘤则是持续性增高，因此，如连续多次检测，常有利于恶性肿瘤与非恶性病变的鉴别。恶性肿瘤 TPA 升高，其阳性率对膀胱癌、肺癌、前列腺癌、乳腺癌、卵巢癌和消化道恶性肿瘤为 50%～96%。

TPA 作为一种肿瘤标志，还有以下临床意义：肿瘤患者术前 TPA 增高非常显著者，常提示预后不良；经治疗病情好转后，TPA 量再次升高，提示有肿瘤复发；与 CEA、Cyfra21-1 同时检测可明显提高对肺癌诊断的正确性。由于 TPA 的水平与肿瘤细胞的增殖分化相关，如果 TPA 水平降至正常，说明肿瘤治疗有效。急性肝炎、胰腺炎、肺炎和胃肠道疾病也可见到血清中 TPA 升高。

TPA 检测不宜用于肿瘤筛查，因为许多良性疾病，如肝病患者血中 CK18 也有升高，所以测定结果要结合临床症状和其他检测综合分析。

正常参考值：血清 <1.0μg/L。

（六）鳞状细胞癌抗原（SCCAg）　SCCAg 是用单克隆技术从肿瘤相关抗原 TA4 提纯出的一个糖蛋白片段，分子量为 48kD。最初应用于宫颈癌、阴道癌等妇科鳞癌的诊断，后发现在肺、食管等器官的鳞癌患者中也异常增高，是有较好特异性的鳞癌标志物。SCCAg 有助于肺癌类型鉴别，能有效监测手术疗效及术后转移或复发，而且与其他肿瘤标志物同时检测，对于鉴别良、恶性疾患有很高的准确率，在肺癌诊断中有重要价值。

据报道 CEA 敏感性高于 SCCAg，但 SCCAg 对鳞癌特异性高于 CEA，SCCAg 仅在 8.5% 的小细胞肺癌和 18% 的其他类型的非小细胞肺癌中可检测到，而 CEA 在 49% 的小细胞肺癌和 55% 的非小细胞肺癌可检测到；吸烟的习惯并不影响血清 SCCAg 水平。SCCAg 含量的增多主要取决于肿瘤细胞的内在特性，其次为肿瘤组织的大小。因此，SCCAg 是更稳定的鳞癌诊断指标，并且在癌变早期有异常升高的趋势。在不典型增生、原位癌阶段中 CEA、NSE 和 CA15-3 三种标志物含量均无改变。在早期浸润癌阶段中 SCC Ag 水平显著增高，此时 CEA、CA15-3 无明显改变，表明血清 SCCAg 水平在肺鳞癌癌变时改变比 CEA、CA15-3 出现早，对肺鳞癌早期诊断有一定意义。

临床意义：①子宫颈癌、肺癌、头颈部癌，血清中 SCCAg 升高，其浓度随病情的加重而增高；②肝炎、肝硬化、肺炎、肾功能衰竭、结核等疾病，SCCAg 也有一定程度的升高。

正常参考值：血清 <5μg/L。

（七）肺肿瘤抗原（LTA）　肿瘤能合成硫酸软骨蛋白多糖和硫酸皮肤蛋白多糖，这些物质均含有很长的黏多糖片段，是肿瘤细胞增殖、转移和合成胶原的最重要的物质基础。在肺癌肿瘤组织中黏多糖含量是正常肺组织的 17～35 倍。基于此，美国 POLYLABS 研制出 LTA 诊断试剂盒。该诊断试剂盒采用凝集法，具有操作简便、不需特殊仪器设备、快速的优点，对肺癌的诊断具有一定的价值。

文献报道 LTA 在肺癌的阳性率在 80%～93.3%，敏感性大于 70%，特异性约 90%。对正常人群特异性达 98%，优于一般的肿瘤标志物，对肺癌具有早期诊断价值。国内报道肺癌 LTA 的阳性率为 60%，较国外的结果低。但高于其他 CEA 等癌性标志物；其假阳性率与之相仿。说明在临床诊断方面可作为常用肿瘤标志物。

检测 LTA 操作方便，快速，不需要特殊的仪器。硫酸黏多糖与细胞的增殖，肿瘤分化、转移有关，因而 LTA 检测比其他肿瘤标志物具有更多的优点。

（八）DR70　DR70 标志物是 1970 年美国 Donaid Runds 医师在正常细胞培养物恶性变过程中发现的，以后在肿瘤患者血液中也发现该物质，命名为 DR70。后来的研究发现 DR70 和恶性肿瘤有密切关系。它是一种广谱肿瘤标志物，现已确认可检测肺癌、肝癌、乳腺癌等 13 种常见癌症。当敏感性为 60%，特异性为 95% 时，血清正常值范围为 0～8μg/ml。

用 DR70 和 CA50 两种标志物检测 42 例健康人、48 例其他肺病患者和 77 例肺癌患者时，DR70 对肺癌测定的敏感性为 83.1%，CA50 的敏感性 66.2%，故血清 DR70 测定对提高肺癌的阳性检出率有显著意义。DR70 和 CA50 联合检测时，在提高敏感性的同时，特异性下降幅度较小，是一种较好的肺癌肿瘤标志物检测组合。

正常参考值：血清 0～8μg/ml。

（九）糖链癌抗原 CA15-3　CA15-3 是由两种单克隆抗体（115-DB 和 DF-3）识别的细胞膜糖蛋白，故被命名为 CA15-3。分子量为 400kD，分子结构尚不清楚。CA15-3 存在于多种腺癌内，如乳腺癌、肺腺癌及卵巢癌等，是检测乳腺癌比较重要的抗原。血清 CA15-3 由腺体分泌，因此在肺癌不同组织学分型中肺腺癌组血清 CA15-3 阳性率及含量均高于鳞癌和小细胞肺癌组，目前对肺腺癌的检测缺乏较高的敏感度的标志物，血清 CA15-3 有望与其他肺癌肿瘤标志物联合检测，提高肺癌的早期诊断。

在与 CEA 的一项对比研究中，以 <5μg/L 作为血清 CEA 的正常值，以 <20U/ml 作为血清 CA15-3 的正常值，肺癌患者总阳性率分别为 45.1%、62.3%；鳞癌为 20%、50%；腺癌为 65.8%、75%；小细胞肺癌为 25%、50%。血清 CA15-3 在肺癌各分型组的阳性率均高于血清 CEA。

在肺癌的不同分期中，Ⅰ、Ⅱ期肺癌的血清 CA15-3 阳性率达到 50%，说明血清 CA15-3 可以作为肺癌的早期诊断。肺腺癌临床上以周围型病变为多见，诊断中往往需要有创伤性的检查才能明确，此时血清 CA15-3 的检测可以起重要参考作用。在肺癌的不同分期中，血清

CA15-3 检出阳性率和含量均随着期别的增高而增高，可以提示血清 CA15-3 含量的高低可作为预测肺癌患者预后的指标。

在支气管肺癌患者血清 CA15-3 是一个具有较高临床价值的肿瘤标志物，尤其对肺腺癌，其诊断敏感度高于血清 CEA。对那些缺少病理学资料、临床高度怀疑肿瘤的患者，血清 CA15-3 有一定的辅助诊断意义。

临床意义：①乳腺癌患者常有 CA15-3 升高，60%~80% 进展期乳腺癌患者 CA15-3 血清水平高于 30u/ml，可用于判断乳腺癌进展与转移，并监测治疗与复发。但在乳腺癌的初期敏感性较低；②其他恶性肿瘤，如肺癌、结肠癌、胰腺癌、卵巢癌、子宫颈癌、原发性肝癌等，也有不同程度的阳性率，应予以鉴别；③肝脏、胃肠道、肺、乳腺、卵巢等非恶性肿瘤性疾病，阳性率一般低于 10%；④当 CA15-3 大于 100kU/L 时，可能有转移性病变，其含量的变化与治疗结果密切相关。

正常参考值：0~28U/L。

（十）糖链抗原 242（CA242）　CA242 是以人结直肠癌细胞系免疫小鼠获得的单克隆抗体证实的肿瘤相关抗原。CA242 是一个与癌相关的糖链黏蛋白，具有唾液酸化的糖类结构。在正常胰腺、结肠黏膜中存在，但表达低，在胰腺癌、结直肠癌和肺腺癌中表达升高。有报道 CA242 对肺癌尤其是肺腺癌有很好的诊断价值。以血清 CA242 >15kU/L 为临界值，肺癌诊断的特异性约 93%，肺腺癌敏感性可达 65%。对肺癌合并胸腔积液的患者进行血清及胸液 CA242 浓度的测定，发现肺癌组血清及胸液的 CA242 平均浓度明显高于对照组，尤以肺腺癌组的敏感性最高，分别为 65.7%、66.7%。血清及胸液的 CA242 检测对肺癌合并胸腔积液有诊断意义。对胰腺癌诊断的阳性率可达 79%。对胰腺癌的诊断，敏感性可达 100%，对大肠癌的敏感性也达 60%~72%。但食管癌的 CA242 敏感性仅为 9.09%，表明该项标志物检测不适用于鳞状细胞癌的检测。

正常参考值：0~12U/L。

（十一）甲胎蛋白（AFP）　甲胎蛋白是在人胎儿血清中发现的一种专一性的甲种球蛋白，在电场中泳动于 α-球蛋白区的单一多聚体肽链糖蛋白，其分子量平均为 70kD，含糖 4%，AFP 的编码基因位于 4 号染色体 4q11-12。从妊娠 6 周开始合成，至 12~15 周达高峰。随后即逐渐降低，周岁末接近成人水平，一般健康成人血清 AFP 浓度低于 25μg/L。

AFP 是原发性肝癌的最灵敏、最特异的肿瘤标志。AFP 测定诊断原发性肝癌的标准为：①AFP >500ng/ml 持续 4 周；②AFP 由低浓度逐渐升高不降；③AFP 在 200ng/ml 以上的中等水平持续 8 周。AFP 的动态变化与病情有一定的关系。

临床意义：①原发性肝细胞癌患者血清中 AFP 明显升高，约 70% 的患者 AFP >500μg/L。阳性率达 70%~90%；②某些非恶性肝脏病变，如病毒性肝炎，肝硬化患者 AFP 有不同程度的升高，但其水平常 <500μg/L。可通过动态观察 AFP 含量和 ALT 酶活性的变化予以鉴别诊断；③生殖腺胚胎性肿瘤如睾丸癌、畸胎瘤及胃癌、胰腺癌等的患者血清中 AFP 可见升高；④AFP 含量上升提示病情恶化，其动态变化是显示治疗效果的一项敏感指标。手术切除肝癌后 AFP 若降的不多或降而复升，提示切除不彻底或有复发可能。

正常参考值：0~25μg/L。

（十二）癌抗原 CA125　CA125 是上皮性卵巢癌抗原被单克隆抗体 OC125 识别的一种糖蛋白，其分子量为 200kD，一直是卵巢癌和子宫内膜癌的良好标志物。当卵巢癌复发或转移时，在临床确诊前几个月便可呈现 CA125 增高。动态观察血清 CA125 浓度有助于卵巢癌的预后评价和治疗控制，经治疗后若不能恢复至正常范围，应考虑有残存肿瘤的可能。在肺癌、肝癌、消化道肿瘤 CA125 均有很高比例的表述，而且无性别的区别。

临床意义：①卵巢癌患者血清 CA125 水平明显升高，阳性率高达 97.1%，良性卵巢瘤阳性率为 23.1%；②手术和化疗有效者 CA125 水平很快下降。若有复发时，CA125 升高可先于临床症状之前；③其他非卵巢恶性肿瘤也有一定的阳性率，如乳腺癌 40%、胰腺癌 50%、胃癌 47%、肺癌 44%、结肠直肠癌 32%、其他妇科肿瘤 7%~49%；④非恶性肿瘤，如子宫内膜异位症、盆腔炎、卵巢囊肿、胰腺炎、肝炎、肝硬化等虽有不同程度升高，但阳性率较低；⑤在胸腹腔积液中发现有 CA125 升高，羊水中也能检出较高浓度的 CA125。

正常参考值：0~35U/L。

（十三）糖链抗原 19-9（CA19-9） CA19-9 是结肠癌细胞免疫小鼠所得单克隆抗体 116NS19-9 的抗原，是一种分子量为 5 000kD 的低聚糖类肿瘤相关抗原，其结构为 Lea 血型抗原物质与唾液酸的结合物。CA19-9 为消化道癌相关抗原，是胰腺癌和结、直肠癌的标志物。但 CA19-9 不是器官特异的，在多种腺癌中均升高。

临床意义：①胰腺癌、胆囊癌、胆管壶腹癌时，血清 CA19-9 水平明显升高。胰腺癌患者 85%~95% 为阳性；②肿瘤切除后 CA19-9 浓度会下降；如再上升，则可表示复发；③胃癌阳性率约为 50%，结肠癌阳性率约为 60%，肝癌阳性率约为 64.6%；④急性胰腺炎、胆囊炎、胆汁淤积性胆管炎、肝硬化、肝炎等疾病 CA19-9 也有不同程度升高。

正常参考值：0~37U/L。

（十四）糖链抗原 50（CA50） 临床意义：①胰腺癌、结肠癌、直肠癌、胃癌等血清 CA50 升高，特别是胰腺癌患者升高最为明显；②肝癌、肺癌、子宫癌、卵巢癌、肾癌、乳腺癌等也可见 CA50 升高；③溃疡性结肠炎、肝硬化、黑色素瘤、淋巴瘤，自身免疫性疾病等也有 CA50 升高现象。

正常参考值：血清 <24U/ml。

（十五）糖链抗原 72.4（CA72.4） CA72.4 是一种高分子量类黏蛋白分子，由乳腺癌转移癌细胞膜免疫所制备的 McAb B723 及纯化抗原后所制备的第二代 McAb CC49 所识别，可用于诊断与监视某些上皮肿瘤，特别是胃癌。

（十六）前列腺特异性抗原（PSA、f-PSA） PSA 是前列腺癌的特异性标志物，也是目前少数器官特异性肿瘤标志物之一。PSA 具有丝氨酸蛋白酶活性，分子量 34kD，编码基因定位于 19q13。PSA 仅存在于前列腺上皮细胞的胞质、导管上皮和黏液内。血清 PSA 有两种分子形式：结合 PSA 和 f-PSA。

前列腺癌的诊断特异性达 90%。其比值 f-PSA/t-PSA（总 PSA）在前列腺癌中比正常情况下要低。临界值为 0.20，在 0.20 以下均需考虑前列腺癌的问题。血清 PSA 除了作为检测和早期发现前列腺癌，还可用于治疗后的监控。90% 术后患者的血清 PSA 值可降至不能检出的痕量水平。若术后血清 PSA 值升高，提示有残存肿瘤。放疗后疗效显著者，50% 以上患者在 2 个月内血清 PSA 降至正常。

临床意义：①前列腺癌手术后，PSA 浓度可逐渐降至正常，若手术后 PSA 浓度不降或下降后再次升高，应考虑肿瘤转移或复发；②前列腺肥大、前列腺炎、肾脏和泌尿生殖系统疾病，血清 PSA 水平也可升高，但必须结合其他检查进行鉴别；③约 5% 的前列腺癌患者，前列腺酸性磷酸酶（PAP）升高，但 PSA 在正常水平。

采集患者的血清标本前，若进行前列腺按摩，将导致血清 PSA 升高。

正常参考值：0～4µg/L。

（十七）人绒毛膜促性腺激素（hCG）　hCG 是由胎盘滋养层细胞所分泌的一类糖蛋白类激素，有 α、β 两个亚基，分子量分别为 13kD 和 15kD。通常情况下血清 hCG 小于 10µg/L，β-hCG 小于 3.0µg/L。

临床意义：①是诊断早孕，监测先兆流产，异位妊娠的良好指标；②早期绒毛膜上皮细胞癌、葡萄胎时，血中 hCG 明显高于早孕的水平；③经过化疗或刮宫治疗后，如果 hCG 下降不明显，提示治疗效果不佳。治疗后 hCG 下降，以后又见升高，提示复发；④畸胎瘤、睾丸非精原细胞瘤、胚胎性肿瘤可见 hCG 升高。

正常参考值：0～3.1µg/L。

（十八）人生长激素（HGH）　HGH 为一多肽类激素，分子量为 4.5kD，由脑垂体分泌，通过血液传输到全身。其半衰期约 9 分钟。垂体腺瘤、肾、肺等器官肿瘤均会引起 HGH 含量在人体内升高，因此 HGH 的检测有利于肾癌、肺癌及垂体瘤的联合诊断。正常参考值：0～7.5µg/L。

（十九）β_2 微球蛋白（β_2M）　β_2M 表达在有核细胞表面，是分子量为 118kD 肽链，属于免疫球蛋白家族。临床上多用于证实淋巴增殖性疾病，如白血病、淋巴瘤及多发性骨髓瘤。其水平与肿瘤细胞数量、生长速率、预后及疾病活动性有关。

临床意义：①恶性肿瘤如肝癌、肺癌、胃癌、结肠癌、直肠癌、多发性骨髓瘤、非霍奇金淋巴瘤、慢性淋巴细胞白血病等，都有血清 β_2M 明显升高，尿中 β_2M 也可增高。可作为恶性肿瘤病情发展的监测指标；②肾脏疾病如急慢性肾盂肾炎、肾小管炎症、先天性肾小管酸中毒、肾小管药物性损害、肾小管重金属中毒性损害等，尿中 β_2M 升高；③肾移植排斥反应时，尿中 β_2M 升高；④免疫性疾病如系统性红斑狼疮、干燥综合征、类风湿性关节炎、艾滋病等，血清中 β_2M 升高。

正常参考值：血清 <24mg/L，尿 <160µg/L。

（二十）铁蛋白（ferritin，Fe）　铁蛋白是水溶性铁贮存蛋白，存在于各种组织和体液中，是分子量为 450kD 的糖蛋白，由 24 个亚单位聚集而成。

一般情况下与白血病、肺癌、乳腺癌有关。现被称为原发性肝癌的第二血清学标志物，可辅助肝癌诊断。此外，在进展性乳腺癌患者蛋白水平也有显著升高，可见与病程有关。

正常参考值：男性为 20～250µg/L，女性为 10～120µg/L。

【肿瘤标志物的联合应用】

用肿瘤标志物测定肿瘤在临床上已应用了许多年，为临床的诊断和疗效观察起了很多的作用，但在应用过程中，确实也存在着特异性不强、敏感性不高等不足。为了提高诊断的阳性率，临床上常将几项相关的标志物组成联合标志物组，同时对某一肿瘤进行检测，应用多变量分析的方法，提高临床诊断的准确性。

（一）肺癌诊断的标志物　目前一般认为较好的肺癌标志物组合是 CEA、NSE 和 Cyfra21-1。CEA 最早用于肺癌的诊断，特别对肺癌的疗效和复发监测有一定的意义，是一非特异性的指标。NSE 是小细胞肺癌的特异标志物。Cyfra21-1 为非小细胞肺癌特别是鳞癌的有效标志物。他们的联合检测可提高诊断的灵敏度和特异性。肺癌的肿瘤标志物的临床应用如能结合细胞学的检查，其价值就更大。

（二）乳腺癌诊断的标志物　乳腺肿瘤的标志物有不少，特别是 CA15-3、CA549 标志物的检查为乳腺肿瘤的诊断带来一种较为可靠的依据。乳腺肿瘤患者的家族中还存在着一种易感性的基因，这就是 BRCA1 和 BRCA2，这对早期诊断和发现乳腺肿瘤有一定的意义。

（三）肝癌诊断的标志物　到目前为止，AFP 仍然是肝癌诊断的最佳标志物，除此之外，还有 γ-GT、AFU、GGT-Ⅱ、RNAase 同工酶、AKP 同工酶、醛缩酶同工酶、β_2-微球蛋白相关抗原等。在肝癌的检测中，几项标志物协同使用能提高诊断阳性率。

（四）胰腺癌诊断的标志物　胰腺癌的早期诊断比较困难，手术切除率低，从目前的胰腺癌的诊断标志物来看，CA19-9 是比较好的诊断标志物，其阳性值与肿瘤大小有一定的相关性。CA19-9 又可与 CA50 或与胰腺癌组织抗原一起作为胰腺癌诊断的联合指标。

（五）卵巢癌的诊断标志物　从目前卵巢癌诊断的单个标志物来看，特异性不高。如能将几个标志物联合检测可提高诊断的阳性率。现可组合的标志物有：CEA、hCG、CA125、CA19-9 等单克隆抗体等。

【肿瘤标志物临床应用注意事项】

在临床应用肿瘤标志物时，应注意以下问题。

1. 判断结果　实验室通常根据正常参考值判断结果，多数情况下与临床相一致。当与临床所见相差甚远时，应以临床观察为主，继续进行监测。因为多数肿瘤标志物的正常人血浓度分布和肿瘤患者的分布有重叠，可进行多次检测，以比较被检者在观察期中不同时间、或经临床治疗前后有关肿瘤标志水平的变化。由于肿瘤标志物特异性、敏感性均有限，所以必须与临床患者状况、体格检查、X 线、内镜及超声波等各种诊断结果一起综合分析、判断。一般肿瘤标志物不能作为诊断疾病的惟一依据。

2. 质量控制　日常工作必须重视室内质控、室间质评及质量保证。包括仪器的维护、试剂的选择、实验条件及流程规范。每次均应有阳、阴性对照及标准曲线的测定。标本的采集、保存对某些标志物十分重要，如溶血时 NSE 水平显著升高。虽然还没有任何一个肿瘤标志物敏感性与特异性均能达到100%，但应用合理时，可为临床提供非常有用的信息。因此，很多肿瘤标志物的测定在临床常规诊断中已经成为辅助工具。

3. 提高肿瘤检测效率　现在的肿瘤标志物很多，应选择针对某一肿瘤的最佳标志物，或从一种肿瘤的多种标志物中选择出几种敏感性及特异性均较满意的标志物进行组合，以此来互相补充，提高诊断的阳性率。所谓最佳组合要求敏感性高、特异性无明显下降，组合项目最少。这样可以提高血清肿瘤标志物检测的有效性，也是当前血清肿瘤标志物临床应用的趋势。

（郭子建）

参　考　文　献

[1] 范振符，陈智周. 肿瘤标志物的研究与临床应用评价. 标记免疫分析与临床，2002，9（2）：108－111

[2] 王赟，陈小东，张静，等. 肿瘤标志物 CEA、CA153、SCC、Cyfra21-1 联合检测肺癌. 中国临床医学，2002，9（3）：240－242

[3] 马京香，宫奇林，林梅青，等. 多项肿瘤标志物联合检测早期诊断原发性肝癌的研究. 中华外科杂志，2000，38（1）：14－16

[4] 周明非，张贺秋，凌世淦. 小细胞肺癌肿瘤标志物——胃泌素释放肽前体酶联免疫检测方法的研究进展. 军事医学科学院院刊，2000，（2）：128

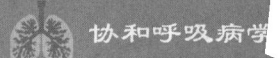

[5] Ma PC, Blaszkowsky L, Bharti A, et al. Circulating tumor cells and serum tumor biomarkers in small cell lung cancer. Anticancer Res, 2003, 23 (1A):49 - 62

[6] Duffy MJ, van Dalen A, Haglund C, et al. Clinical utility of biochemical markers in colorectal cancer: European Group on Tumour Markers (EGTM) guidelines. Eur J Cancer, 2003, 39 (6):718 - 727

[7] Balk SP, Ko YJ, Bubley GJ. Biology of prostate-specific antigen. J Clin Oncol, 2003, 21 (2):383 - 391

[8] Chan KC, Lo YM. Circulating nucleic acids as a tumor marker. Histol Histopathol, 2002, 17 (3):937 - 943

[9] Srinivas PR, Kramer BS, Srivastava S. Trends in biomarker research for cancer detection. Lancet Oncol, 2001, 2 (11):698 - 704

[10] Lamberts SW, Hofland LJ, Nobels FR. Neuroendocrine tumor markers. Front Neuroendocrinol, 2001, 22 (4): 309 - 339

[11] Thomas CM, Sweep CG. Serum tumor markers: past, state of the art, and future. Int J Biol Markers, 2001, 16 (2):73 - 86

[12] Hatzakis KD, Froudarakis ME, Bouros D, et al. Prognostic value of serum tumor markers in patients with lung cancer. Respiration, 2002, 69 (1):25 - 29

第五章　支气管镜检查的临床应用

支气管内镜从硬质支气管镜发展到纤维支气管镜（纤支镜）约有 100 多年的历史，1897 年德国科学家 Killian 首先报告了用长 25cm，直径为 8mm 的食管镜第一次从气道内取出骨性异物，从而开创了硬直窥镜能插入气管和对气管、支气管进行内镜操作的历史。

纤支镜应用是对肺部疾病研究的一次革命。自纤支镜应用于临床 30 多年以来，适应证越来越广泛，对肺部疾病的诊断和治疗起到了举足轻重的作用，使很多疾病明确了病因，也使很多肺部疾病得到了治疗。纤支镜检查前常规进行局麻，在充分的局麻情况下，加之纤支镜可弯曲性大，管径细，对患者呼吸道检查不再像硬支气管镜那样困难，患者易接受。纤支镜与硬支气管镜相比，具有较大的视野和进入段支气管的能力，所以观察范围广，很多病变在纤支镜下就可得到诊断。利用纤支镜还可进行活检、刷检、灌洗、针吸术等。纤维支气管镜从常规检查发展到急救，从肺内发展到肺外，是目前临床工作中不可缺少的检查工具之一。

现在电视支气管镜已逐渐取代传统的纤维支气管镜，电视支气管镜能获得优秀的支气管内图像，并可用作教学活动。电视支气管镜图像能以多种数字化形式储存，并能通过网络传输，具有纤维支气管镜不可比拟的优点，正在日益普及。电视支气管镜临床应用的适应证、禁忌证、并发症和有关操作问题与纤维支气管镜相似。

【纤维支气管镜检查的适应证】

（一）明确肺部肿块性质　目前影像学诊断仪器的迅速发展，对肺部肿块的大小、部位能作出肯定诊断，但对肿块性质诊断较为困难，而纤支镜有它的优点。

1. 中心型病灶　胸部 X 线或 CT 示肿块位于肺门附近，肿瘤向支气管内生长。这时纤支镜下可发现肿块位于气管、支气管内，经纤支镜直接钳取组织送病理检查，其阳性率为 90%～100%；如纤支镜检查见支气管黏膜外压性膨出，要考虑支气管壁或支气管外肿瘤或转移性肿瘤、肺结核或其他良性肿瘤等，这些病灶黏膜可能呈现血管过多或正常特征消失。据一项研究表明，钳取活检阳性诊断率为 55%；经支气管壁穿刺抽吸阳性率为 71%，钳取活检加抽吸阳性诊断率达 87%；如果同时进行钳取活检、穿刺抽吸、支气管刷检和冲洗阳性诊断率可达到 97%。

2. 周围型病灶　胸部 X 线检查示结节和团块状阴影位于肺的周围，纤支镜不能完全达到病变部位，此时纤支镜对诊断是困难的，但在 X 线下作刷检并经支气管肺活检可提高诊断率。

3. 转移性病灶　所有的软组织或各个器官的恶性肿瘤在其病程的早期或晚期均可经血液或淋巴或直接转移至肺部，在肺内发生转移。肺转移性肿瘤大部分无自觉症状，早期诊断方法主要是 X 线检查。肺内转移性病灶很小，或位于心脏后方、肺底或肺门部的一些隐蔽部位，或与肋骨或锁骨重叠时，则常易漏诊或误诊。病灶形状一般多为球形结节阴影，有的可为卵圆形或分叶状，一般边缘光滑。数目可多可少，常分布于两肺中、下野，直径一般为 1～2cm。在这些不同情况下，纤支镜的诊断价值差异很大。例如，有支气管内病变的症状或体征以及胸片上出现弥漫性浸润性改变则诊断率高，而仅出现一个或几个外周结节即诊断率低。

总之，不管是中心病灶、周围病灶、还是转移性多发性病灶，都应作纤支镜检查，在病

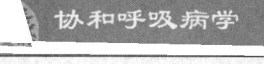

变的诊断和鉴别诊断上有一定价值。

（二）寻找可疑或阳性痰细胞的起源　痰细胞学检查发现癌细胞，而 X 线胸片、肺 CT片、磁共振成像等项检查均无异常发现，这类患者在临床上称之为隐匿性肺癌，这种情况在临床上也常能遇到。作者也遇到多例，如一例 79 岁男性患者，因咳嗽，痰中带少量鲜红色血丝入院检查治疗。患者胸片、CT 等多项生化检查均为正常，但痰中发现鳞癌细胞。行纤支镜检查发现右肺下叶支气管开口处黏膜稍增厚，呈慢性支气管炎样改变，取活检病理证实为肺鳞癌，行手术切除。术后一年半，患者再次咳嗽、痰中带血，胸片除右下肺切除改变外，均无异常发现。但患者的痰中又发现鳞癌细胞，纤支镜检查发现右上叶开口黏膜轻度局限性增厚，取活检诊断为鳞癌。行放射治疗，放射治疗后多次复查痰病理，未找见癌细胞。

又如一例 72 岁男性患者，因感冒发热入院治疗，感冒治愈后查体，痰病理找到鳞癌细胞，而胸部 X 线片、胸部 CT、磁共振成像等均为正常，患者无任何临床症状和体征，行纤支镜检查，发现右上叶、右中叶支气管开口局限性黏膜增厚，取活检证实右上叶、右中叶均为鳞癌。所以，对痰细胞学可疑阳性或阳性患者要行纤支镜检查，而且要仔细观察支气管内黏膜的异常征象。有报告认为第一次纤支镜检查能发现 60%～70% 的隐匿性肺癌，有些患者在 3 个月或更长时间才被发现。有些作者认为隐匿性肺癌以多中心性为常见。

但也有极少数患者一过性出现痰细胞阳性。20 多年前我们曾遇到一例女性患者，多次痰病理均找到鳞癌细胞，各种检查及纤维支气管镜检查均未发现异常，未经任何治疗，半年后痰细胞检查阴性，目前仍然健康。总之，对痰细胞可疑阳性或阳性患者，纤支镜是必不可少的诊断手段之一。

（三）咳嗽　咳嗽是呼吸系统常见的临床症状，对咳嗽意义的评价，要考虑其相关的特性。咳嗽是一种旨在清除呼吸道分泌物或异物的防御机制，一般为吸烟（特别是大量吸烟）、慢性支气管炎、肺结核、支气管结核、肺炎、异物、肺部肿瘤等疾病所致。如果在慢性咳嗽的基础上，出现了咳嗽性质或频率的改变，提示支气管内可能发生新的病理学改变。如果发生了难以解释的咳嗽加重征象或对治疗欠佳的咳嗽，可考虑纤支镜检查。

（四）喘鸣　一般慢性喘息性支气管炎、支气管哮喘均可发生喘鸣。如患者无类似病史，且喘鸣逐渐加重，要进行检查。此种情况多提示气管、大支气管局部性狭窄，原因可能是支气管肿瘤、支气管结核、异物、支气管炎症或支气管痉挛等。

如作者见一例 51 岁男性患者，主因喘鸣进行性加重 3 个月，最后出现端坐呼吸，胸部常规 X 线检查完全正常，血液生化等检查均无阳性发现，最后行纤支镜检查，镜下发现左、右主支气管、隆突等都有癌组织浸润，且左侧主支气管开口阻塞严重。最后经鼻气管插管，带导管进行放射治疗，病情缓解。所以，对不明原因的喘鸣，特别是进行性加重者要考虑纤支镜检查。

（五）咯血及痰中带血　引起咯血的疾病很多。主要来自于气管、支气管及肺，常见的病因有支气管扩张、肺癌、支气管内膜结核、肺结核、支气管炎、肺炎、肺脓肿、肉芽肿、外伤、肺血管异常等。石家庄白求恩国际和平医院张建平总结了国内 5 488 例咯血患者，其中恶性肿瘤占 44.6%（其中包括肺癌、肺转移癌、肺母细胞瘤、平滑肌肉瘤、纵隔肿瘤、恶性淋巴瘤、喉癌等）；支气管炎、肺炎、肺脓肿占 35.3%；肺结核占 5.8%；支气管扩张占 4.3%，还有一些其他少见病。从上述资料看肺部肿瘤是咯血或痰中带血的主要原因。肺部肿瘤引起的咯血，多数为痰中带血，特别是在早晨多见，血为鲜红色，量少，时有时无并逐渐增多。如果年龄 >40 岁，有吸烟史，不管胸片有无阳性发现，都应积极行纤支镜检查，以查明原因，据报告纤支镜对咯血病因的诊断总阳性率为91.3%。

大咯血期间能否进行纤支镜检查，目前看法不一，有作者认为大咯血期间行纤支镜检查可以明确出血部位，提高诊断阳性率，还可以进行必要的治疗，如经纤支镜向支气管内注射冰盐水加肾上腺素或其他止血药，局部填塞治疗。但也有人认为纤支镜的吸引孔过细，不能吸出血块，有一定危险性。总之，要根据具体情况分析大咯血期间行纤支镜检查利弊关系。

（六）肺不张　任何原因引起一肺、一肺叶、一肺段或一肺泡单位的萎缩叫肺不张。据我们统计分析：肺不张男女之比为2.46∶1，右中叶不张占全部肺不张的39.06%；右上叶占24.04%；左上叶12.5%；左全肺占11.29%；左下叶占7.49%，右全肺占4.09%；右下肺占1.46%。肺不张病因肺癌占55.63%；炎症37.0%；结核3.89%，还有一些其他少见病。所以一旦有肺不张存在，应行纤支镜检查，以探明原因。

有些患者一次纤支镜检查未明确原因，可以定期进行纤支镜检查，以明确诊断。痰栓和脓性分泌物阻塞所引起的肺不张，在急性期用纤支镜吸引后，肺复张率可达85%，一般在1~3天内复张；因血块堵塞引起的肺不张，可反复进行冲洗、吸引，多数患者可在2天内肺复张；炎症性肺不张，病程在2个月以内，给予肺泡灌洗、局部应用抗生素，2~3次/周，经6~8次治疗多数患者可治愈。

（七）气管插管、切开中的应用　应用纤支镜引导经鼻气管插管优点较多，经纤支镜引导下经鼻气管插管在局麻下进行，操作引起的疼痛及不适较轻，患者易接受；插管在明视下进行，可清楚地矫正气管导管的位置，并能帮助将导管插入左、右侧支气管；插管时可以在颈椎自然位置下进行，避免头颈部伸屈活动，对颈椎有不稳定骨折、脱位的患者不会因颈椎伸屈而损伤；纤支镜引导气管插管很少引起组织损伤，因此可以避免术后发生组织水肿、出血以及由此发生的呼吸道梗阻，此项操作简单、安全性大，纤支镜较柔软，并有冷光源照明，因此能准确、快速地把导管插入气管内，为内科抢救争取时间。作者在纤支镜引导下经鼻气管插管约500多例次，绝大多数在20秒~2分钟内完成，未发生并发症。

长期气管切开和插管并发症较多，如不同程度的喉损伤、气管损伤、出血、感染等，纤支镜对于寻找和发现气管切开、气管插管并发症原因和部位及对部分并发症治疗都起到了一定的作用。

（八）清除气管、支气管分泌物　一些危重、年老体弱患者，无咳嗽、咳痰能力的患者，慢性呼吸衰竭、肺部感染控制不理想患者，常常发生分泌物、黏痰积滞于支气管内，大量的脓痰及分泌物滞留于支气管内易引起通气功能障碍，导致低氧及高碳酸血症等，并继发肺部或加重肺部感染，纤支镜可吸出分泌物，有利于患者康复及减少抗生素用量。

（九）肺部感染疾病中的应用　肺部感染时，咳出的痰由于受到上气道微生物的污染，不一定反映出下呼吸道的菌群，支气管镜检查是搜集相对未污染的标本的一种可行和安全的方法。大多数肺炎并未使用纤支镜查明致病微生物而进行治疗。纤支镜主要用于不能确诊的严重肺炎、快速进展的肺炎、多种抗生素治疗效果欠佳的肺炎、医院内感染肺炎或机械通气过程中进展的肺浸润灶及感染不典型而且严重的免疫受损患者。用双套管毛刷经纤支镜刷取下呼吸道分泌物作细菌培养，可使下呼吸道分泌物不受口咽部细菌污染，套管分内、外两层，外套管顶端有小塞封闭管口，毛刷位于内层套管中，当纤支镜到达欲取分泌物标本部位时，先将内套管向前推送，然后将外层套管末端的小塞顶掉，再将毛刷向前推送，伸出内套管在支气管腔内擦刷，取标本后退入内套管中。将纤支镜连同双套管毛刷一起拔出，剪去外露的内套管顶端有污染的部分，然后伸出毛刷浸入1ml消毒盐水中作细菌定量培养。

对于严重肺炎，临床全身用药效果不佳者，可通过纤支镜作支气管肺泡灌洗，用纤支镜反复冲洗和吸取病灶部位分泌物，分泌物清除干净后，局部注射抗生素，这样有利于炎症的吸收。此种方法也可应用于肺脓肿、支气管扩张等疾病。

（十）弥漫性肺部病变　许多疾病均可引起弥漫性肺浸润阴影，应给予适当的检查和治疗。对肺部弥漫性病变者，多在X线透视帮助下，经纤支镜肺活检，诊断率不但取决于病因，还取决于取材部位、方法、技术程度。一般认为结节病诊断率高，结节病Ⅱ期、Ⅲ期诊断率高于Ⅰ期；致纤维化性肺泡炎阳性率较低，此外对肺泡蛋白沉积症、胶原性肺部疾病、肺原发性淋巴瘤也有一定价值。

（十一）肺结核　目前我国约71.8%的肺结核患者痰菌为阴性，这些患者中临床症状不典型，X线也不典型，易导致误诊和漏诊，影响治疗。通过纤支镜直接从病灶处取材查结核杆菌或作病理学检查，确诊率为60.4%~95.0%。

肺结核的纤支镜特征不一，有的类似肺癌，有的仅气管局部黏膜改变。作者在纤支镜下诊断20例支气管结核，镜下多为白色胶冻状表面粗糙的肉芽肿组织，伴不同程度支气管狭窄、黏膜水肿、增厚，有时很难与肺癌鉴别。

纤支镜导管介入治疗耐多药肺结核痰菌阴转率为90.2%，病灶显效率为86.6%，空洞闭合率为32.9%，明显高于对照组。也有对初治或复治病例在全身化疗同时，局部给予抗结核药物，效果明显。

（十二）肺癌治疗及随访　纤支镜能确定病变的范围，一般认为病变累及隆凸是不能切除的。局部淋巴结和支气管外结构受累可通过观察正常呼吸，用力呼吸和咳嗽时支气管树活动度来判断。如怀疑有上述情况存在，或有气管、隆突或支气管主干外压性征象存在，可以做经支气管针吸活检。此外，纤支镜了解支气管内的病变，决定支气管和肺切除范围已成了常规。

在肺癌放射治疗或化学治疗中，多根据X线胸片、CT等判断肺癌对治疗的反应，但此方法必定不能精确估计治疗效果，有时需要根据纤支镜检查，特别对治疗反应不敏感的肿瘤，可根据情况适当增加治疗剂量。

肿瘤行手术或放疗或化疗后，除利用X线、痰病理、血生化检查来判断治疗情况及治疗后有无复发外，还可以定期进行纤支镜检查，为进一步治疗提供依据。

（十三）烧伤患者应用　烧伤患者气管内常有结痂，阻塞气道而出现通气障碍，在纤支镜观察下轻柔地进行气道分泌物及结痂清除，有利于改善通气和利于康复。但黏膜严重糜烂，水肿，管腔已明显狭窄，分泌物不多，通气功能无异常者，不必进行纤支镜检查。

（十四）肺泡蛋白沉着症　此病为少见的病因未明的肺疾病，作者见到3例。1例男性患者，突然出现咳嗽、呼吸困难、两肺弥漫性模糊阴影。诊断考虑肺癌，抗癌治疗后，患者一般情况好转，两肺阴影消失。但半年后再次复发，经各种治疗无效死亡，尸检诊断为肺泡蛋白沉积症。此病特征是肺泡内间歇性蓄积过碘酸雪夫（PAS）染色阳性物质，从而影响肺泡气体交换，导致呼吸困难、低氧血症，X线常见双侧肺部弥漫性细结节状边缘模糊阴影，并可逐渐融合成片状，常伴有肺部继发感染等，经纤支镜肺活检可以确诊此病。

此外，纤支镜还可应用于此病的治疗，用纤支镜进行冲洗除去肺泡内磷脂类物质，改善肺泡的换气功能，从而缓解咳嗽、呼吸困难等症状，纠正低氧血症，并减少或避免肺内继发感染的机会；抑制肺泡巨噬细胞功能的肺泡内物质被清除，因此阻断了恶性循环，使有功能的肺泡巨噬细胞重新出现，从而抑制了肺泡内容物的重新积聚。

（十五）严重哮喘　用纤支镜行支气管肺泡灌洗（BAL）治疗哮喘，目的是清除支气管内黏性分泌物和管型物质等。对严重哮喘应用 BAL 的指征：气道分泌物潴留并黏液栓形成，经常规治疗不佳者；X 线胸片示黏液栓阻塞征象，如持续肺不张、高气道阻力所致的肺过度膨胀；对支气管舒张剂治疗无反应；吸氧浓度大于 50%，而 PaO_2 仍低于 8kPa（60mmHg）者，严重气压伤。有报告对哮喘持续状态 1 个月以上，给予大量肝素行 BAL 治疗，有效率 90% 以上。

（十六）肺尘埃沉着病（尘肺）　尘肺由吸入游离二氧化硅等物质引起，是我国的职业病之一，严重影响在粉尘环境中作业工人的健康。治疗方法为患者取仰卧位，全身麻醉后插入 Carlens 双腔导管，仔细检查双腔管无漏气并经纤支镜观察管腔畅通，即可双肺通入 100% 氧气 10~15 分钟以驱出氮气，然后钳夹灌洗侧的导管 5 分钟，使该侧肺气体完全吸收，如患者情况稳定，心电图和血氧分压无明显变化，即开始灌注温盐水，每次灌注 1 000~2 000ml，此量根据患者的肺容量和病情决定。肺内贮留量保持 500~1 000ml，每次回收量的丢失不应超过 150~200ml，此过程反复进行，直至流出清亮液为止，总量一般为 15~18L。

（十七）取异物　气管、支气管异物好发于儿童，据徐州医学院附属医院报告 96% 发生在 10 岁以下儿童，96.7% 为植物性异物。异物位于声门区为 3.4%，总气管为 43.7%，右主支气管 33.6%，左主支气管 19.9%，位于双侧支气管为 2.5%。

利用纤支镜取气管、支气管异物有以下优点：①因纤支镜能弯曲，术中患者可取半卧位、仰卧位或侧卧位等自由体位，以减轻患者痛苦；②纤支镜外径较小，对儿童或幼儿发生气道异物尤为适宜；③能达到叶、段支气管；④异物刺激所产生的炎性分泌物，有时能将异物掩盖，纤支镜可以吸净分泌物，充分暴露异物，以利钳取。

（十八）其他

1. 在纤支镜下放置镍钛记忆合金支架治疗气管狭窄　气管狭窄可引起严重的呼吸困难，重者导致窒息，在纤支镜下放置镍钛记忆合金支架治疗气道狭窄，国内外近年有报道。镍钛记忆合金支架具有强度高、耐腐蚀、组织相容性好、无毒性等优点，它有形状记忆效应，在 0~10℃时变软，可被任意塑型。在 30~50℃时复原，支架对气管无损伤，可长时间对气管起支撑作用。在纤支镜导向下，经鼻插入气管插管至金属外套上方，拔出金属气管外套管后迅速通过气管狭窄区，确定支架放置到位后退出塑料外套管，放出支架，最后拔出纤支镜及双层空心塑料管。镍钛记忆合金支架可立即扩张气管，迅速缓解呼吸困难，避免因气管严重狭窄而导致窒息。

2. 纤支镜在胸外科疾病中的应用　肺叶切除后出现支气管残端瘘是胸外科治疗较为棘手的并发症之一。有报告将纤支镜调向支气管残端，充分吸引局部痰液，用微导管经活检管道直抵残端，直视下经微导管注入医用粘涂胶（OB 胶或 ZT 胶），对较小的瘘可直接滴入，对较大的瘘可先用活检钳将明胶海绵送入瘘口，再滴入粘涂胶。治疗后疗效好，此种医用快速粘涂胶遇组织液固化粘合，促使组织生长，使伤口愈合。

在中晚期食管癌根治术中，影响手术切除率及安全性的关键问题之一是肿瘤向外侵及气管支气管，而术中最难解剖分离的仍是肿瘤侵及气管支气管树和大血管。尸检资料证明，食管癌患者气管受浸润占 30%；支气管受浸润占 18%。长期以来，估价食管癌可切除性通常取决于患者全身情况、病变长度、病期早晚、局部外侵程度及有无区域或远处淋巴结转移、CT、MRI 等。纤支镜检查对帮助估价食管癌可切除性有一定价值。目前开展此项工作病例较少，因此，分期的准确性、检出率与检查者的技术熟练程度和临床经验密切相关。

创伤性支气管断裂常发生于胸部严重闭合性损伤，伤后病情严重，容易漏诊，死亡率较高，早期诊断是治疗的关键。早期行纤支镜检查是诊断支气管断裂的可靠方法，可直接观察气管断裂的情况，为进一步手术治疗提供定位依据。

此外，胸部外伤，特别是多发性骨折，气道内往往合并出血或贮留过多分泌物，因胸痛不敢咳嗽、咳痰，纤支镜可将血液、分泌物吸出。

3. 纤支镜在耳鼻咽喉疾病中的应用 耳鼻咽喉科的器官相对较狭小，而且深藏在体腔内，给疾病的诊断和治疗带来了不便。随着纤支镜的发展，特别是电视监视系统的出现，为纤支镜在耳鼻咽喉的应用扩大了范围。纤支镜较纤维喉镜、纤维鼻咽镜长，外径也稍粗，利用纤支镜作鼻咽、喉部检查能作到一机多能，如纤支镜检查喉部能清晰地观察到喉部的全貌，包括会厌、喉前庭、室带、声带、声带前联合、声门，并可超越声门窥视声门下区，能观察到黏膜病变，有无新生物，以及声带活动情况，能对喉部的疾病作出更为准确的判断。

纤支镜体细而柔软，活检时创伤轻，危险性小，几乎无并发症，活检阳性率高，可作为鼻咽部、喉部肿瘤及高危人群进行监测的一种较为可靠的方法。

纤支镜在临床上完全能达到显微镜下手术的清晰度，能替代部分显微镜下的全麻手术，如声带小结、息肉、喉部肿瘤、喉结核等。

此外，对鼻咽癌放疗后复发的患者，采用经纤支镜直视下向病灶处注射抗癌药物，疗效好。对新患者也可以用此方法加放射治疗。

【纤支镜检查并发症】

由于纤支镜检查并发症统计方法及掌握标准不同，所以各家报告的资料差别很大。现将主要并发症介绍如下：

（一）麻醉药物过敏 良好的麻醉是纤支镜检查得以顺利进行的基本条件，可减轻咳嗽，减少喉、支气管痉挛的发生。但不当的麻醉可引起严重并发症，甚至造成死亡。关于麻醉引起死亡者也有不少报告。Knyama 报告麻醉药物过敏发生率 4/1 625 例次，Lukomsky 报告麻醉过敏发生率为 25/1 146 例次，局麻严重毒性反应可以死亡，发生率为 0.03% ~ 0.08%。Suratt 曾报告 4 例因注射吗啡后出现通气不足或低血压后发生心脏骤停而死亡，其中 2 例用丁卡因局部表面麻醉，于纤支镜检查前死亡。

麻醉药物过敏主要临床表现为胸闷、气短、呼吸困难、脉速而弱、面色苍白、血压下降、心律失常、虚弱无力、眩晕、视物模糊、麻木、四肢抽搐、肌肉震颤、支气管痉挛等。

防治：药物表面麻醉前应询问患者有无麻醉药和其他药物过敏史，向患者鼻腔或咽部用药后，仔细观察 2 ~ 3min，如无过敏反应再继续进行局麻。

用丁卡因局麻一定要严格掌握麻醉药的浓度和剂量，丁卡因浓度一般以 0.5% ~ 1% 为宜（0.5% 的作气管内注入表面麻醉，1% 的作喷雾用），其中最大用药量为 50mg。目前临床上也有不少单位采用利多卡因代替丁卡因作为局麻用药，利多卡因比较安全。利多卡因浓度以 1% ~ 2% 为宜，一般用 150mg 左右即可达到满意的麻醉效果。最大用量为 400mg。气管内追加麻醉时，须根据总量，分次给予小剂量，不宜一次用较大剂量。对老年患者，体质差、虚弱者或有心血管、脑血管疾病者必须更严格掌握麻醉药用量。

一旦发生麻醉药物过敏或中毒，应立即停止用药，并立即抢救，给予吸氧，保持呼吸道通畅，输液，可肌内注射或静脉注射肾上腺素、地塞米松、异丙嗪（非那根）等，必要时行气管插管及对症处理。

（二）出血　　出血是纤支镜检查最常见并发症，特别是对那些活检的患者。

纤支镜自鼻腔进入，可能因插管不当，损伤鼻道，发生鼻出血；细胞刷检和活检，黏膜被刷破或撕裂；支气管内肿瘤，特别是腺瘤，作活检可引起瘤体出血；麻醉不佳、咳嗽剧烈或操作粗暴，支气管镜不能保持在气管中央，造成创伤性出血，或诱发原基础病出血。患者凝血机制异常出血发生率可能高于凝血机制正常者。也有报告支气管肺泡灌洗引起致命性大出血。免疫功能低下者活检易出血，一般量少，都会自行停止，但亦有个别患者发生危及生命的大出血。

国内雷振之等报告 211 例咯血并发症，少于 20ml 占 75.36%；20~100ml 占 15.64%；超过 100ml 占 9.0%；1000ml 以上大咯血 3 例，其中 3 例死亡。

预防：如从鼻孔进入，操作者应先询问患者哪个鼻孔较通畅。纤支镜从通畅的鼻孔进入。术前最好常规作血小板计数，出凝血时间测定。如血小板计数低于 $60 \times 10^9/L$（6 万/mm^3）者，或有出血素质及其倾向的患者，要提高警惕。如检查指征不迫切，最好不行纤支镜检查。否则应进行相应的治疗并作好必要的急救、止血准备，患者有反复大咯血或估计病变有出血可能者，避免用锐利的活检钳，取活组织时应避开血管。检查时各项操作都要轻柔，避免用力过猛，作好表面麻醉，减少检查过程中的剧烈咳嗽。作支气管肺活检时，应在 X 线帮助下进行，术前可应用维生素 K、卡巴克洛（安络血）等止血剂，如无 X 线帮助，尤应注意和遵守操作规则。

也有人主张对血管丰富的癌肿组织，在活检前先滴入 1:10 000 肾上腺素 2~3ml，可使癌肿表面血管收缩，待癌组织颜色变浅后再行活检，这样可使出血大为减少。

治疗：大多数出血量少于 20ml，多为活检后的小量出血，一般无需特殊治疗，安静休息出血可停止。或经纤支镜局部注射 1:10 000 肾上腺素 5ml。必要时可以肌注卡巴克洛、酚磺乙胺（止血敏）等，绝大多数患者出血可停止。对大咯血则需要立即抢救，如果抢救不及时，常危及生命。

（三）低氧血症　　Albetini 和 Suratt 均报告应用纤支镜检查前后，发现 PaO_2 平均降低 2.7kPa（20mmHg）。一般认为纤支镜检查时，PaO_2 平均下降 1.3~2.7kPa（10~20mmHg）。检查过程中咳嗽或吸痰时 PaO_2 下降明显，并随着操作时间的延长 PaO_2 下降明显。慢性阻塞性肺疾病或肺损伤范围较大或术前应用镇静剂等，PaO_2 下降更为明显，检查后低氧血症可持续 1~2h。

低氧血症可促使发生心、脑血管并发症，原因考虑为低氧血症和机械刺激气道诱发心脏骤停。

防治：对静息状态下动脉血氧分压低于 8.0kPa（60mmHg）的患者进行纤支镜检查有一定的危险性，在检查前及检查期间应用高频通气或膈肌起搏等均可缓解低氧血症。除此外，尽可能缩短检查时间，对有心肺功能障碍者应作心电图和血氧饱和度监测。对肺功能较差的患者应避免应用镇静剂。检查期间给予吸氧。

（四）感染　　一般认为高龄或有明显慢性阻塞性肺疾病的患者，检查后发热，感染的机会多于其他人。也有个别患者在纤支镜检查及活检后发生肺炎和败血症。

Prakash 认为纤支镜检查造成感染途径有：如果患者原先有感染存在，可导致支气管、肺新的感染，进一步在肺和肺外播散；如果消毒和灭菌方法不彻底，感染将通过纤支镜从一个患者传播给另一个患者；由于纤支镜的交叉感染，可从临床上没有感染患者的纤支镜标本分离出病原体。

Credle 等报告了 24 251 例次行纤支镜检查的患者，其中发热 8 例，肺炎 2 例。Pereira 等报告 908 例纤支镜检查，肺炎为 0.6%。Gredle 调查 100 例原无发热患者，纤维支气管镜检查后有 13% 患者发热，X 线检查肺内有浸润阴影 6 例。

防治：每次检查前、后应严格消毒纤支镜，特别是镜管中有痰液残留者，消毒前多次用蒸馏水吸冲，之后用消毒液连续吸引冲洗，然后将纤支镜浸泡消毒液中。

对已有肺部感染的患者，检查前、后均应用抗生素治疗，对发热 38℃ 以上者，肺部炎症明显者，检查前应积极抗感染治疗，最好等体温下降，肺部炎症控制再行纤支镜检查。

如纤支镜检查后患者出现发热，应立即行血常规检查，必要时摄 X 线胸片，并立即给予抗生素治疗。

（五）心脏并发症　有报告心律失常发生率为 24%~81%，主要表现有窦性心动过速，窦性心动过缓，室性期前收缩，室上性心动过速，房性期前收缩，甚至心脏骤停。Shrader 对 70 例患者连续心电图监护，发现心律失常为 81%。Luck 对 51 例患者连续心电图监测，有 46 例出现窦性心动过速。Suratt 报告 27 例严重心血管并发症，其中有 10 例心脏骤停。

原有心脏疾患者，由于纤支镜检查时的刺激，并发症要多于、重于无心脏疾病患者，对患有冠状动脉疾患的患者进行纤支镜检查时有一定危险，需要慎重考虑适应证和并发症，检查时应作心电监护、吸氧，同时准备好必要的抢救仪器。即使无心脏病史的患者，当麻醉不全时，强烈的刺激可能引起反射性心脏骤停。

如明显的心律失常、严重心脏病、大面积心肌梗死，禁做纤支镜检查。

防治：一般应询问患者有无心脏病史，必要时作心电图检查。对有轻度心脏病或 60 岁以上的患者作纤支镜检查应在心电监护下进行为宜。

对上述患者给予吸氧，操作者应轻，避免粗鲁，尽可能减少手术的刺激。

一旦出现心律失常，可以停止检查观察 2~3min，一般刺激因素消除可自行好转，不需特殊治疗。

（六）喉头水肿及支气管痉挛　喉、支气管痉挛的发生也较常见，其发生大多数与局部麻醉不充分有关；也可能因手法粗鲁、刺激局部而激惹有关；个别患者是由于纤支镜强行通过声门造成；也有个别患者精神紧张所致；Dreisin 报告 3 例哮喘患者在纤支镜检查时并发喉痉挛，其中 1 例死亡。Credle 报告发生率为 0.05%。

防治：作好局部表面麻醉，术前作好气管内麻醉，操作者要轻巧熟练，减少手术刺激。对于哮喘患者，必须于术前控制哮喘发作，一般等哮喘发作控制，缓解后 1~2 周方可进行检查。一旦发生，立即给氧，静脉注射地塞米松或静脉滴注氨茶碱，并给予镇静剂。若出现严重呼吸困难，必要时可施行气管插管或气管切开。

（七）其他　肺功能不全：例如肺部肿瘤阻塞一侧支气管，引起一侧全肺不张，若同时合并另一侧的支气管腔狭窄或少量出血或支气管痉挛均可发生呼吸衰竭。严重者应立即进行气管插管，人工通气机辅助治疗，呼吸衰竭方可缓解。

气胸：主要见于活检，特别是经支气管镜肺活检，有报告发生率为 1%~6%。防治：①活检次数不要太多；②尽可能在 X 线帮助下行肺活检；③尽量不要靠近胸膜部位活检。

造影剂残留：选择性支气管造影，对了解支气管扩张范围有帮助，但常有造影剂残留现象。

细胞刷折断：个别病例出现细胞刷断落在支气管内。故术前应仔细检查，使用一定时间后要经常换，以避免这一事故的发生。

也有报告检查前由于禁食，饥饿而发生低血糖性休克。

也要注意纵隔气肿和主动脉瘤破裂。

一般认为纤支镜对肺部病变检查是较安全的，有价值的。但我们也要提高对纤支镜引起的并发症的认识，将纤支镜检查的并发症减少到最低限度。

【纤维支气管镜检查的禁忌证】

由于纤支镜应用的普及，应用技术的熟练，使纤支镜检查的禁忌证相对减少。有的作者认为是相对禁忌证。具有高危疾患的患者应列为纤支镜检查禁忌对象。如不稳定型心绞痛；近期发生的心肌梗死；不能矫正的严重的低氧血症；严重的心律失常；严重心功能不全；一般情况严重衰弱者；主动脉瘤有破裂危险者；麻醉药物过敏，不能用其他药物代替者。此外，有明显出血危险，出血素质，肺动脉高压，上腔静脉阻塞和尿毒症也是活检的禁忌证。

【纤维支气管镜检查的护理】

纤维支气管镜检查以其安全、可靠、创伤性小而广泛应用于临床，并已成为临床诊断疾病的重要手段。但是此项检查毕竟为有创性检查，对操作和配合者要求很高，其熟练的护理配合对预防并发症、提高检查成功率起着重要作用。因而充分做好术前准备工作，以及给予良好的术中、术后护理是十分必要的。

（一）术前准备

1. 心理护理 进行检查的患者，多数缺乏必要的医学常识，心理负担较重，心情难免紧张，非常希望得到医护人员的帮助和同情。护理人员要主动关心他们，注意倾听患者的各种提问，耐心介绍检查过程，消除患者疑虑，说明配合方法，告知配合动作。尽量使患者精神放松，以消除恐惧焦虑心理。必要时术前可遵医嘱给予口服镇静剂或肌内注射地西泮（安定）5～10mg。

2. 患者准备

（1）术前护士须询问患者病史及做必要的体格检查，以排除检查的禁忌证，必要时应检查心电图、肺功能、出凝血时间。凡严重心脏病、心肺功能严重障碍者、体质极度虚弱不能耐受者、大咯血急性期及严重高血压患者禁忌或慎做此项检查。

（2）详细询问患者有无麻醉药过敏史，必要时做皮肤过敏试验。

（3）检查前4～6小时禁食水，以防术中因刺激咽喉引起恶心反射，呕吐物误吸入气管等意外发生。装有活动性义齿者于术前取出。

（4）向患者及家属详细说明检查可能发生的并发症，以取得理解和配合，并履行患者及家属签字手续。

3. 物品准备 术前要保证冷光源、气管镜及各种器械处于良好使用状态。仔细检查气管镜是否清晰、管道是否通畅、吸引器及吸引管有否堵塞、活检钳的灵活性、细胞刷有无折断、冷光源系统是否正常，均确定无误后方可使用。纤维支气管镜检查虽较安全可靠，但仍有各种并发症发生，如麻醉药过敏、术中大出血、心律失常等，故术前应备好氧气及各种急救物品和药品。

4. 局部麻醉 于检查前10分钟进行。良好的咽部麻醉可减少咽部受刺激而引起的恶心、呕吐，便于插镜。为防止发生意外并能达到满意的麻醉效果，采用喷雾麻醉时应注重口咽部及声门以下麻醉，但必须严格控制和掌握麻醉药剂量。麻醉后要及时进行检查，以免因麻醉失效而影响检查及诱发并发症。

（二）术中护理

1. 检查时患者取仰卧位，头向后仰，下颌抬高　气管镜经鼻腔插入，过声门后头放平，然后嘱患者做平稳的深呼吸。在气管镜刚插入时，由于上呼吸道变得相对狭窄，故即使在高流量持续吸氧的情况下，大部分患者仍会有一种窒息感，此时除嘱患者张口呼吸外，可将手置于患者前额或紧握患者之手，助其镇静，使之得到心理支持，转移注意力，缓解其紧张心理，减轻窘迫感。

2. 注意观察生命体征　在检查过程中，护士应始终守护在患者身旁，严密监测患者的脉搏、呼吸、面色的改变。对老年及有心、肺疾病患者尤应注意，术中吸氧 3 ~ 5L/min，必要时予心电监护，并随时协助术者清除口腔分泌物，一旦出现异常情况，立即配合医师抢救。

3. 取活检时的配合

（1）先准备一些剪成长条形的小滤纸片，用一把手术钳钳住，置放于治疗台车上；另备装有固定液的小瓶以盛活检的组织。

（2）右手握住活检钳把手，左手用一块酒精纱布包住活检钳末端10cm处，在活检钳处于关闭状态下将其递于术者。注意活检钳尚未送出气管镜先端时，钳瓣始终应保持关闭状态，不能做张开的动作，否则会损伤内镜。

（3）活检钳送出内镜先端后，根据医师指令张开或关闭活检钳钳取组织。取标本时应均匀适度用力关闭钳子，不能突然过度用力，如遇到某些癌组织较硬，钳取时关闭速度要慢才能取到大块组织。

（4）钳取组织后退出活检钳，张开钳瓣在滤纸上轻轻一夹，钳取的组织便附在滤纸上，放入盛有 10% 甲醛溶液的小瓶中，写上姓名并填写病理申请单送检。

4. 检查中可能出现的主要并发症及其处理

（1）出血　出血是最常见的并发症，如为小量出血，可滴注 0.01% 去甲肾上腺素 1 ~ 2ml，经气管镜直接注入出血部位，一般 2 ~ 3 次即能止血；如遇有大量出血，应保持气管通畅，并给予吸氧，呈患侧卧位，防止血液流入健侧造成通气障碍及疾病的播散，同时经气管镜注入凝血酶，如仍不能止血，可用垂体后叶素静点，止血后护送患者回病房，重点交班，并严密观察。

（2）气胸　多由于活检钳在钳取组织时损伤了脏层胸膜，直接引起气胸或术后迟发性气胸。患者出现胸闷、胸痛、气短，根据胸片可判断肺压缩程度，应使患者保持镇静，立即吸氧，严密观察，必要时配合医师做各种应急处理，如抽气或做胸腔闭式引流。

（三）术后护理

1. 检查后患者平卧观察 20 分钟，无特殊情况方可在家属陪伴下离院或回病房，并嘱患者出现异常情况及时就诊。

2. 检查后 3 小时方可进食，以免麻醉后呛咳反应减弱使食物误入气管造成误吸。第一餐以半流质为宜，禁辛辣刺激。

3. 密切观察患者的变化，尤其是呼吸频率、深度、节律的变化和口唇颜色，及时发现各种并发症，对症处理。

4. 患者应少讲话，适当休息，一周内不要做较用力的动作，不可用力咳嗽咳痰，以防引起肺部出血。向患者说明术后可能出现鼻腔咽喉不适、疼痛、声嘶、头晕、吞咽不畅等，休息后可逐渐缓解。

5. 行气管镜活检术后出现少量咯血属正常现象，表现为痰中带血或少量血痰。原因是检查中支气管黏膜擦伤，活检或细胞刷检时黏膜损伤，一般不必特殊处理，1~3天可自愈。一旦出现大咯血，立即报告医师，及时治疗、抢救，并采取有效护理措施。

【纤维支气管镜检查的麻醉技术】

1. 术前用药　术前用药的目的是镇静、减轻患者对检查所产生的紧张、焦虑情绪，术前建立良好的医患关系也是解除紧张的好方法。心理准备要求个体化，因人而异。有些术前用药是为了减少呼吸道的分泌，因为呼吸道大量的黏液分泌导致两个问题：其一，黏液使原本有限的视野变得模糊，虽然吸引也能保持视野清晰，但操作复杂费时；其二，影响局麻药的效果，黏液阻碍了麻药与气道黏膜的接触，影响神经阻滞效果。另外，大量黏液将局麻药从局部冲走，大大地缩短了其作用时间。如果术前没有用抑制分泌的药物，局麻药在气道就不能达到最大效果。

临床上常用抑制分泌的药物有阿托品和东莨菪碱等，这些药物抑制黏液分泌，但不会减少已经分泌了的黏液。因此，即使速效药阿托品，也必须提前一定的时间给药，一般在局麻药前1.5小时。这些药的主要副作用是口干和心律失常，静脉给药时更常见，因此多用于肌内注射、皮下注射或口服。尽管减少呼吸道分泌对气管镜诊断很重要，但由于阿托品类药物其口干和心率加快等副作用，以及此类药物本身对呼吸道疾病的治疗可能存在不利影响，因为抑制分泌的药物影响气管黏膜对大量浓稠黏液的自洁作用，因此对于每个患者必须认真权衡此类药物使用的利与弊。

术前给镇静剂，可缓解患者的紧张情绪，有效的血药浓度还可以抑制喉反射，使呼吸节律变得深慢；有利于抑制咳嗽和恶心呕吐，利于气管镜进入喉并能通过声门裂。但年老体弱、高度敏感的患者给予此类药物，低氧血症、高碳酸血症的危险性增加，对于使用镇静剂的患者必须间断监测其呼吸。国外在20世纪60~70年代推崇用咪唑西泮（咪唑安定），这是一种水溶性苯二氮䓬类药物，具有良好的抗焦虑、逆行性遗忘作用，无明显的心肺抑制，肌内注射后作用高峰时间是30~60分钟，半衰期是2~4小时。但近年来许多人主张术前不必使用镇静类药物。

2. 气道麻醉　国外有人将上呼吸道麻醉方法分为四类，包括局部血管收缩剂、局麻药物、喉上神经阻滞和经气管阻滞（环甲膜穿刺）。后两种神经阻滞的方法应用很少，但对个别患者经一般的麻醉方法无效时这两种方法可选用，但最好由有经验的肺科、外科或麻醉医师来实施。国内对气道的麻醉方法主要分为六种：含嗽法、喷雾法、雾化法、气管内滴注法、环甲膜穿刺法和局部神经阻滞法，各种方法有其优缺点。我们目前气管镜检查的麻醉方法比较简单，采用喷雾法和滴注法相结合。先用1%丁卡因喷雾咽喉部3次，每次间隔约2分钟，喷雾鼻腔1次（如为经鼻进镜需喷2~3次，鼻腔还需先喷1%麻黄素1次）。再用5ml注射器抽取2%利多卡因3ml，注射器前端接一个约10cm长的软管（或用一次性头皮针，将前边针头剪掉），将软管由麻醉侧鼻腔进入，嘱患者深呼吸，当吸气时将利多卡因注入，最好患者能出现呛咳，说明药物已进入气管，可重复一次。如果进镜后患者咽喉部反应剧烈，可在声门处滴注2%利多卡因2ml，气管镜进入气管后再分别于左右主支气管内滴注2%利多卡因2ml。此方法比较简便，麻醉效果较好。

3. 局部血管收缩剂　经鼻插气管镜可导致鼻出血，并引起患者不舒服。鼻出血会模糊气管镜有限的视野，因此，如术者采用经鼻进镜，术前有必要用缩血管剂。

国外多用可卡因和苯福林收缩鼻部血管。可卡因的浓度一般是4%~5%，但认为可卡因可引起冠状动脉收缩，减少冠脉血流，增加心肌耗氧。由于其副作用与血药浓度相关，4%的可卡因可减少不良反应的发生率。可卡因可通过鼻腔喷雾给药，但用棉花拭子可减少其到达肺泡的量，从而避免吸收过量。用醮有可卡因的拭子涂两鼻腔和鼻咽部，10分钟即可达到很好效果。苯福林是另一种常用缩血管剂，一般使用浓度是0.25%～0.5%。使用方法同可卡因。羟甲唑啉（afrin）也可用于防止鼻出血。羟甲唑啉是一种选择性α-受体激动剂，可收缩鼻黏膜血管，无兴奋和心律失常的特性，也不像可卡因那样需要严格控制剂量。防止鼻出血，在理论上羟甲唑啉是最好的缩血管药，没有可卡因的副作用，但在临床上，4%的可卡因用棉花拭子给药，不良反应似乎最少。国内多用浓度为1%的麻黄素，效果也很好。

4. 局麻药物　丁卡因和利多卡因是呼吸道麻醉应用最早的两个药物。丁卡因可致心脏骤停和猝死，安全范围小，不推荐用做呼吸道麻醉。国内有用1%丁卡因喷雾麻醉咽喉部。丁卡因鼻吸入的毒性与静脉用药相同，而利多卡因鼻吸入的毒性只有静脉用药的1/5，丁卡因有被2%～4%利多卡因所替代的趋势。一般术前通过喷雾4%利多卡因来麻醉舌后部和咽部。4%利多卡因雾化后也可麻醉整个呼吸道，将4%利多卡因5ml（也可用2%利多卡因10～20ml）加入雾化器，指导患者做深呼吸，雾化时间通常需要20～30分钟。利多卡因雾化吸入麻醉能够产生较深的麻醉效果。

局麻时使用的高浓度药物通常进入肺泡后很快被吸收，因此，局麻药导致毒性反应的危险性较高。利多卡因可能是呼吸道阻滞最安全的局麻药，经呼吸道给药，最大推荐剂量4mg/kg，健康志愿者吸入4mg/kg利多卡因，其血药浓度小于0.5μg/kg，而如果静脉注射2mg/kg利多卡因，其血药浓度为1.8～5.2μg/kg，通常用1～1.5mg/kg利多卡因治疗室性心律失常，很少发生不良反应，可以推测雾化吸入利多卡因4mg/kg非常安全。但由于药物在吸收、分布和代谢方面的差异，实际上每个患者可以耐受的剂量差别相当大。如果吸收缓慢、肝微粒体代谢强，患者能耐受的剂量就大，但如果吸收快、肝功能差、肝血流不足或心排出量低，即使小剂量的利多卡因也可能中毒。在临床上，呼吸道麻醉达到效果后，在气管镜检查的过程中还要不断通过气管镜追加剂量，这就有增加局麻药中毒的危险。利多卡因的总量最好限制在达到麻醉效果后的最小剂量内，不管剂量多少，都要观察局麻药中毒的症状和体征。

利多卡因起效时间是1～5分钟，作用时间大约1小时。无论喷雾或超声雾化使用利多卡因均有效，相对无毒、无过敏性，如有需要，还可以通过气管镜追加药物。

5. 环甲膜穿刺麻醉　经环甲膜穿刺阻断声带和气管的感觉神经，对于许多患者都能轻易实现。患者仰卧，头后仰，找到甲状软骨的中线，向下可触及一处凹陷和另一个硬结结构，即环甲窝和环状软骨，在甲状软骨和环状软骨间有环甲膜覆盖环甲窝。找到环甲窝，用酒精消毒皮肤，取3ml注射器抽2%利多卡因2ml，在环甲膜处进针，刺入皮肤后继续向后，直至穿破环甲膜，这时针头应至气管内（回抽针芯有空气即可确定）。嘱患者准备咳嗽，迅速注入2%利多卡因2ml后立即拔出针头。咳嗽有利于药物分散到气管和声带，从而达到麻醉效果。麻药也可到达肺泡，并很快被吸收。环甲膜穿刺麻醉一方面抑制了咳嗽，但在另一方面也可能会影响误吸入气管内物质的排出。环甲膜穿刺麻醉的一个副作用是气管和隆突的感觉传入神经被阻滞，削弱其对吸入性肺炎的防御能力，因此，患者在感觉神经恢复之前，应禁食并身体保持站立位。

【纤维支气管镜黏膜活检】

1. 活检钳　活检钳切割部分的形状多种多样，有的为圆形或椭圆形，边缘可为平滑或锯齿状（图3-5-1）。通常使用非锯齿状活检钳可减少组织损伤和出血。对于纤维化成分较多或较坚韧的组织，通常需要锯齿状活检钳才能切割下较大的组织块，供病理学检查或其他分析之用，但是由于它可引起较多的组织损伤，易引起出血，通常在无锯齿活检不成功时才被使用。

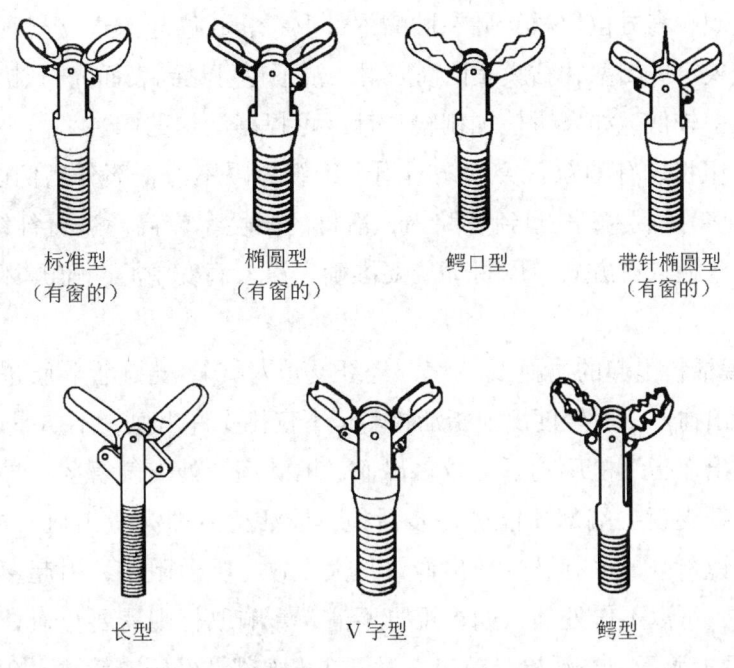

标准型 （有窗的）	椭圆型 （有窗的）	鳄口型	带针椭圆型 （有窗的）
长型	V字型	鳄型	

图 3-5-1　活组织检查钳

2. 活检方法与技术　纤维支气管镜检查时，可应用活检钳取活组织标本进行病理、免疫组化甚至分子生物学等方面的检查，帮助作出诊断。对支气管镜可见的病变取活组织通常较容易，可选择无锯齿的活检钳，近病灶时充分张开，抵住靶目标后夹牢拉出，即可取得理想的结果（图3-5-2A、B、C），但无锯齿活检钳很难抓牢坚韧的或纤维化成分多的组织，此时宜换用锯齿钳，以便获得较好的效果。但锯齿钳造成的组织损伤较重，出血较多。

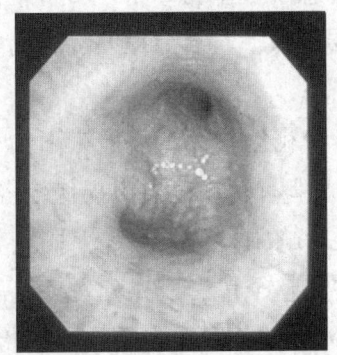
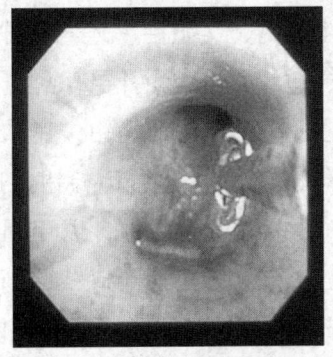
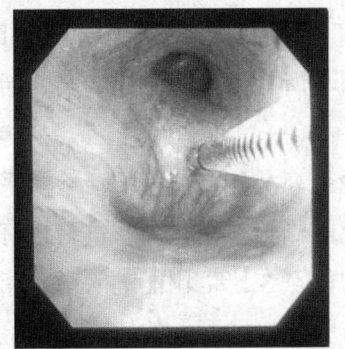

图 3-5-2A　纤支镜发现病灶部位　　　图 3-5-2B　打开活检钳　　　图 3-5-2C　钳夹黏膜组织

3. 纤维支气管镜黏膜活检的临床应用　经纤支镜黏膜活检根据肿瘤的部位，如管内、管壁，还是管外结果是有差异的；操作医师的熟练程度、活检钳的大小、质量等也有相当大的差异。但是，临床上如果怀疑为肺癌或肺部其他诊断不清的疾病，应作纤维支气管镜检查，并在病灶处进行活检。一般认为鳞癌以管腔内生长为主，呈菜花样，息肉样肿块突起，表面常附着白苔坏死样物，与周围管壁界限清楚，多数患者直接钳检即可取得阳性结果。钳检时应尽量去除坏死组织，多方位取材，并在肿瘤深部取材。腺癌起源于支气管腺体，管腔外生长多见，导致管腔狭窄或闭塞，黏膜表面尚光滑，镜下也可见到表面光滑乳头或息肉状肿物，单纯黏膜活检阳性率较低，如果钳检加刷检加针吸可提高活检的阳性率。小细胞未分化癌多为管腔浸润，黏膜粗糙，有颗粒状突起，与周围组织界限不清，部分病例以间接征象为主，管腔外压性狭窄不多，当肿瘤浸润到管腔内，活检的阳性率较高。进行纤维支气管镜操作，要特别重视并熟练掌握取材方式，取材部位要准确，深入病变中心，避开坏死及出血，活检后立即送病理检查。

4. 纤支镜黏膜活检引起的出血及治疗　经纤支镜对气管-支气管黏膜进行活检时，最常见的并发症为局部出血。一般轻度出血指活检后镜下仅见少许出血，不妨碍进一步活检取材，不模糊视野；明显出血指活检后镜下见较多出血，填满病灶处支气管腔，导致视野不清，需要清理出血，处理纤支镜尖端部才能进一步活检；或活检后即大量出血，短时间不易止住，不能再继续行纤支镜检查；也有极少数出血量很大，致呼吸道阻塞，引起窒息等危险。不妨碍活检取材的情况，可以不作处理，如果视野不清，影响取材则需要止血处理。最常用的药物为 1:10 000 的肾上腺素，在活检导致出血时，在出血部位经纤支镜注入 0.3mg 左右，绝大多数能达到止血目的。也有少数作者认为预防性经纤支镜注入 0.3～0.5mg 肾上腺素于被活检的病灶表面，对控制活检后出血效果好，且为多次活检提供方便，效果优于活检出血时再用肾上腺素。

【纤维支气管镜肺活检】

目前国内外对肺活检基本上采用三种方法：开胸肺活检；经皮穿刺肺活检；经纤维支气管镜（纤支镜）肺活检（TBLB）。因开胸肺活检损伤大，故临床上多采用后两种。经纤支镜肺活检损伤较小，并可以通过纤支镜观察支气管黏膜和各叶、各段开口情况，还可以根据胸片、CT 所显示的病变部位活检，国内外文献报道经纤支镜肺活检总阳性率为 50%～85%，在CT 及 X 线透视引导下行 TBLB 阳性率更高。阳性率还与操作者技术水平、熟练程度、病变类型与所在部位、活检工具、活检次数及有无 X 线引导有密切关系。

（一）TBLB 活检工具　常用的活检工具是活检钳，钳取的组织相对较大，活检钳阳性率也最高。经支气管肺活检多采用杯状钳，因为这种活检钳的边缘光滑有孔，对组织损伤较轻。毛刷刷检与钳检同时进行最好，一般主张先刷后钳，以免因出血影响刷检的效果。毛刷刷检的优点在于毛刷能进入活检钳不易进入的支气管开口；毛刷可贯穿整个块影，充分发挥毛刷与肿块接触面大的优点；刷检操作简单，对任何可疑或有可能的邻近的亚段支气管均可刷检，缺点是不能取得组织块，对非肿瘤性、非感染性病变的诊断价值较小。刮匙具有毛刷相同的灵活性，刮取的细胞量大，有人认为是早期周围性肺癌确诊有效工具之一。针吸能刺入病变的部位进行抽吸，达到其他工具不能达到的部位，出血量相对小，但用于周围性肿块活检时在 X 线或 CT 引导下操作阳性率较高，否则阳性率较低。

局限性肿块可选用钳检、刷检和针吸，如能三者结合使用阳性率最高；对弥漫性小结节病变以钳检为主，可以在不同的叶、段取活检。对小结节病变刷检效果欠佳，针吸因为无明显的部位，病灶远、深，针吸很难达到部位，所以对弥漫性小结节阴影刷检和针吸价值不大。以上介绍的几种活检工具，各有其优缺点，但应用两种以上的工具所取得的阳性率要比一种工具要高。临床医师可根据病变的性质、病变的范围、患者的一般情况、具备的条件和自己的经验来选择活检工具，以提高阳性率。

（二）TBLB几种操作方法　目前经纤支镜肺活检的操作方法可在无X线透视引导下进行，即所谓"盲取"；在X线透视引导下行TBLB；在CT引导下TBLB。

1. 在非X线透视下TBLB　在一些没有X线电视透视机的单位，在病变非常明显，容易获得标本的情况下，可以在无X线透视引导下行此种技术，即所谓"盲取"。一般"盲取"需要术者具有十分熟练的纤支镜检查技术，活检的部位通常选择病变密集处，通常为一侧肺的下叶，如果两侧病变大致相仿，则应以右下叶为主要活检部位。常规行纤支镜检查，纤支镜至下叶支气管后，经活检孔道插入活检钳至事先选择的段支气管内，直至遇到阻力或患者感到胸部疼痛时，表明此时的活检钳已触及胸膜。应将活检钳向后撤2cm，嘱患者深呼吸，在深吸气末张开活检钳，于最大呼气末，即肺泡压缩时，让患者屏住气，活检钳向前进约1cm，关闭活检钳，可最大限度地钳取肺组织。国内有组在非X线透视下对54例肺部弥漫性病变进行活检，其中有44例成功地取到肺组织，成功率为81%；有38例经病理明确了诊断，诊断率为70%。国内另一组对36例弥漫性肺部病变在无X线透视下TBLB，有35例取得了肺组织，肺活检成功率97.2%；35例取得肺组织患者中，得以确诊有29例，确诊率为83%。

2. 在X线透视下行TBLB　纤支镜按常规检查送到病变严重区，打开X线电视透视机，看活检钳是否在病变区，由于可以观察部位，核准要取的部位，张开活检钳，在呼气末，活检钳再推进少许后关闭，缓慢退出活检钳。因为透视观察可以确信有无气胸的发生，如无气胸发生，亦可再在另一侧肺行TBLB，这样可以提高阳性率。在X线透视引导下进行TBLB，可以使肺周边局限性病灶及弥漫性病变的诊断比在非X线透视下行TBLB有所提高。有报告对肺部弥漫性病变确诊率为77%~87.5%。

3. 在CT引导下行TBLB　X线定位TBLB有助于阳性率的提高，但由于是二维平面，有时难以确定活检钳是否真正进入病灶区，且不能对病灶内的理想活检点进行精确的定位活检。利用CT三维图像对病灶定位的精确性与纤支镜活检在病灶定性上的优势，可以大大提高阳性率。由CT引导纤支镜活检钳进行钳夹，取得足够兴趣部位的活检材料，极大的提高诊断的正确率。CT引导下行TBLB与X线定位TBLB及经纤维支气管镜盲检结果存在高度显著性差异。国内有报道在CT引导下经纤支镜对肺周围病灶活检的准确性为100%，特异性为95.24%。这种方法能提供对肺周围小病灶的精确定位活检标本，弥补了其他活检方法的不足，并可在活检前采取刷检、局部灌洗液吸取检查、细菌培养等多种方法，以提高对病灶的定性的准确性。

（三）TBLB对弥漫性肺部病变诊断价值　弥漫性肺疾病是一组疾病群，病因多种多样。弥漫性肺部病变属X线影像学命名，指两侧全肺或大部分肺野分布点状、粟粒状、大小不等的结节状，粗细不等的线条状、网状和蜂窝状阴影，大多数患者上述阴影掺杂出现。主要临床表现为咳嗽，进行性呼吸困难，部分患者出现发热、胸痛、咯血、肺部湿啰音及杵状指等。弥漫性肺部病变可发生在肺实质或肺间质，其性质可能是良性或恶性、特异性和非特异性。X线表现虽然能反映病理改变，但缺乏特异性，难以作出病因诊断，TBLB已成为目前确诊弥漫性肺部疾病的主要手段，但诊断率报告差别较大。

1. 转移性肺癌　肺部转移癌大多数在原发癌确诊之后发现，不少是在根治性手术治疗后6个月至3年内发现，根据病史及X线胸片临床诊断比较容易，但要获得病理学证实需进行活检。目前报道TBLB诊断转移性肺癌阳性率为73%~88%。尤其X线表现为淋巴管炎型者，其诊断阳性率更高。因为此型转移性肺癌除了侵犯间质外，癌细胞还沿支气管、淋巴管或毛细血管扩散，并可累及支气管黏膜。此型TBLB能获得较高的阳性率，刷检也能获得较高的阳性率。

2. 粟粒性肺结核　粟粒性肺结核发生于免疫功能极度低下者，诱因包括药物和疾病引起的免疫抑制、麻疹、百日咳、糖尿病等。临床表现复杂多变，症状重且不典型，有时X线改变极不典型，痰中也很难找到抗酸杆菌。在临床上要确诊粟粒性肺结核，TBLB有着重要的价值。纤支镜下可见支气管黏膜增厚、充血。TBLB诊断率为70%~80%，如果配合刷检，粟粒性肺结核的确诊率可达80%以上。

3. 结节病　结节病的临床表现缺乏特异性，约40%患者无临床症状，虽然X线是发现和诊断结节病的重要途径和工具，但对间质型改变、肺泡型改变、粟粒型改变、肺内肉芽肿性改变、纤维瘢痕病变的结节病在临床上很难诊断。TBLB对胸部结节病有较高的诊断价值，一般认为Ⅱ期比Ⅰ期结节病阳性率更高；症状明显，肺活量小于预计肺活量80%，其阳性率也较高，所报告的阳性诊断率为63%~97%。

4. 其他　TBLB诊断其他弥漫性肺疾病包括特发性肺间质纤维化、肺泡蛋白沉着症、弥漫性肺泡细胞癌、外源性过敏性肺泡炎、隐源性纤维素性肺泡炎、弥漫性泛细支气管炎、肺泡微结石症、放射性肺炎、农民肺、各种肺尘埃沉着病（尘肺）等。

（四）影响TBLB阳性率的几个问题　国内有作者用TBLB对周围型肺癌诊断因素配比病例对照研究，通过对应用TBLB法诊断周围型肺癌对照研究，多因素Logistic回归分析显示≤2cm、空洞病灶、一些特殊部位、病灶活检时标本块数≤3块，均为TBLB阳性率下降的独立因素，镜下见间接征象、重复检查为提高TBLB阳性率的影响因素。

1. 病灶的大小　一般认为病灶大小对TBLB的阳性率极为重要，病灶越大阳性率越高，TBLB在X线及CT引导下对较小的病灶也有较高的阳性率。周围型病灶≤2cm时，活检器械常不易准确达到此部位，活检的标本代表性差，常影响和导致诊断率下降。

2. 病变部位与性质　一般认为TBLB对不同的肺叶诊断无明显差别。有人报告位于右肺上叶尖、后段、左肺上叶尖后段、两肺下叶背段的病灶，因支气管解剖角度原因和纤支镜技术上限制，活检器械不易进入病变区，所以阳性率较低。也有人报道距离肺门2.0cm以内的病变诊断率也较低；中心部位病变比周围性病变诊断率稍低。恶性较非恶性病变阳性率要高，非恶性病变因所取活组织过少，特异性不强，加之病因较多，很难做出肯定性诊断。此外肿瘤坏死，形成空洞，活检时常常因标本为坏死组织，而影响病理结果，导致检查失败。

3. 活检次数及检查次数　一般认为活检的次数越多，阳性率越高；TBLB一般活检次数为3~6次，少数可达10多次；国内报道对43例患者在CT引导下行TBLB，对58个病灶进行129次活检，其中病灶中心活检21次，病灶偏心的周围部活检91次，病灶外围活检17次，准确性100%。在活检中，若病灶足够大时应尽量在周围部多点采集，不能忽视病灶中心部及外围的活检，以增加对病灶活检后所得标本的可信度。在X线及CT引导下，如无气胸的发生，两侧同时检查也可增加阳性率；反复多次检查也可增加阳性率。

4. 活检的方法　病理诊断有细胞学诊断和组织学诊断，前面所说的TBLB组织学诊断是活检钳，但细胞学诊断可采用刮匙、毛刷和穿刺等，两种以上联合应用阳性率可提高。一般

规律是钳检阳性率 > 刮匙 > 刷检。但对周围型肺癌的诊断有推崇刷检者，亦有人认为针吸比钳检为优。镜下见间接征象时，对 TBLB 有明确引导作用，有利于对周边病灶诊断，对可疑病灶进行重复或多次检查可提高诊断率。

（五）TBLB 并发症及其预防　TBLB 的并发症主要为气胸和肺出血，极少数报告有死亡。

1. 气胸　气胸发生率为 10% ~ 19%；气胸多发生于弥漫性病变者，活检时穿破胸膜所致。但气胸的并发症是可以预防的，除了术者严谨地操作、熟练助手密切配合，监护和患者合作外，对弥漫性病变不宜在同一次检查中进行两侧肺活检，以防万一发生双侧气胸，但在 X 线和 CT 的引导下进行肺活检除外；弥漫性病变应避免在右中叶活检，因为右中叶支气管分支朝向斜裂，易于穿破无痛觉的斜裂脏层胸膜而产生气胸；弥漫性病变如分布较对称或均匀则以在右下后基底段各亚段肺活检为宜，因为右下基底段分支较左下低，钳子离开视野达肺区距离短，易掌握深度，右下基底段肺叶区域胸膜在钳夹或刷检时患者感觉比左侧敏感；对于咳嗽频繁的患者，肺活检成功率较小，且易产生气胸，检查前可给予一定量的止咳、镇咳药；气胸的发生率与活检的次数多数认为关系不大。

2. 肺出血　肺活检后创面渗血或少量出血是常见的，无需处理，可自行停止。大于 50ml咯血约占 1.3%，局部注入 1：20000 肾上腺素于活检部位多可使出血停止。如果发生大咯血，死亡率较高，应予重视，应立即给予脑垂体后叶素静注及抽吸，必要时用 Fograty 导管气球塞住出血区域。出血与患者的基础病有一定的关系，所以术前应了解患者有无出血性基础病，给予凝血三项检查及血小板测定；预防性给氧可以减少出血，一般患者术中给氧即可，但对于弥漫性病变患者术前、术中、术后可持续性给氧；局部常规使用血管收缩剂；在检查前给予一定量的镇咳、镇静剂，术后减少活动等可防止出血。

【纤维支气管镜针吸术】

纤维支气管镜（纤支镜）是诊断肺癌的主要方法之一，但对肿瘤浸润管壁外及周围肺组织管壁浸润型肺癌或支气管壁的一些其他良性疾病及肺门、纵隔淋巴结肿大等，纤支镜下未能窥及确切肿瘤或仅见管壁狭窄，局部支气管黏膜增厚、管壁局部隆起征象时，单纯刷检或局部活检往往易漏诊。针吸活检（TBNA）是通过一个可弯性的经支气管镜的针，将针尖穿透气管、支气管壁刺入病灶，然后用 20 ~ 50ml 注射器负压吸引 3 ~ 5 次，停止吸引后将针尖退回鞘内拔出，进行细胞学或组织学检查，能提高诊断的阳性率。

（一）吸引活检针及操作方法　吸引活检针可分为有侧孔及无侧孔两种，见图 3-5-3。纤支镜针吸术操作开始按常规纤支镜检查方法进行。纤支镜经鼻或经口插入，到气管壁增厚处或黏膜增厚处，并与 CT、胸片等进行对比判断，确定针吸部位。活检针经纤支镜送入，待针头前端露出纤支镜后将针尖拔出针鞘，直视下以尽可能垂直于支气管壁方向刺入病变，深度为 0.5 ~ 1.20cm，还可根据影像学改变判定进针部位和深度，然后拔出针芯，接 20 ~ 50ml（最好 50ml）注射器持续负压抽吸并将吸引活检针上下往复穿刺抽吸 3 ~ 5 次，然后停止抽吸，将针尖退回

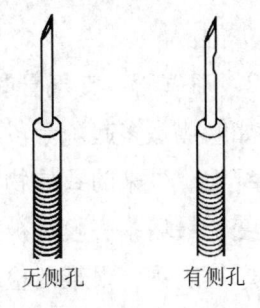

无侧孔　　　有侧孔

图 3-5-3　吸引活检针

鞘内，退出穿刺针。将吸取物轻轻射于载玻片上，并将针侧面在载玻片上涂匀，以乙醚酒精固定，立即送病理检查。

（二）经纤支镜针吸术的适应证

1. 对肺门、纵隔淋巴结增大诊断价值　纵隔位于胸腔中部，分隔左右胸腔，为矢状位，其自然位置偏向左侧，上接胸腔入口，下达膈肌，前接胸骨和右侧肋软骨的一部分，后方抵达脊柱。纵隔长度，前缘与胸骨一致，后缘与胸部脊柱等长，纵隔矢状径以上端最短，向下逐渐延长，横径下部也大于上部。胎儿纵隔多居于正中位，出生后由于心脏向左偏移才使左右胸腔不对称，纵隔是两侧纵隔胸膜中间的器官和结缔组织的总称，主要包括胸腺（幼儿）、或胸腺残迹（成人）、心包和心脏、大血管、神经、气管、胸导管、食管等器官以及它们周围的结缔组织。

肺门及纵隔淋巴结肿大最常见于肺癌伴肺门及纵隔淋巴结转移、淋巴肉瘤、霍奇金淋巴瘤、网织组织肉瘤、白血病、结核病、结节病、血管免疫淋巴结病、巨大淋巴结增生症、气管支气管囊肿、血管病变，各种实体瘤转移及感染性淋巴结肿大、肺尘埃沉着病（尘肺）等，而且有些疾病的诊断极为困难。荣福等对 100 例患者 152 个纵隔增大的淋巴结进行抽吸活检见表 3-5-1，这 100 例经 TBNA 检查纵隔 11 组 152 个肿大淋巴结，64 例细胞学检查为恶性肿瘤，其中腺癌 29 例，鳞癌 26 例，小细胞癌 8 例，透明细胞癌 1 例，诊断率为 64%。

表 3-5-1　TBNA 检查 11 组 152 个肿大淋巴结分布

淋巴结部位	数目
前隆突淋巴结	37
后隆突淋巴结	6
右支气管旁淋巴结	39
左支气管旁淋巴结	13
右主支气管淋巴结	16
左主支气管淋巴结	6
隆突下淋巴结	21
右上肺门淋巴结	4
右下肺门淋巴结	4
隆突远端淋巴结	3
左肺门淋巴结	3

这 100 例中有 6 例单纯表现为纵隔淋巴结肿大而无肺部病变的患者，4 例涂片中发现大量淋巴细胞，经临床予以抗结核治疗，半年左右肿大淋巴结全部缩小。2 例细胞涂片显示为大量小淋巴结细胞，其他部位病理检查诊断为恶性淋巴瘤。余 30 例中，10 例因病情重及其他原因未能获得最后诊断，20 例阴性结果中，经外科手术证实 14 例为真正阴性，6 例为假阴性，这 6 例最后诊断分别为乳头状腺瘤 1 例，高分化鳞癌 4 例，转移性黏液细胞癌 1 例。

2. 对气管、支气管黏膜增厚的诊断价值　有些肺癌的早期，仅有气管、支气管黏膜增厚，如鳞癌最多起源于段、亚段支气管，一般认为是由于反复的损伤和慢性感染，柱状上皮失去纤毛，外来的致癌物在该处沉积并被吸收，随后发生化生→增生→不典型增生→原位癌等演变，最后基底膜可被破坏，产生明显浸润。在癌肿未浸润支气管内膜之前，仅有局部黏膜增厚等表现，很难活检取得阳性病理结果。还有一些管壁浸润型肿瘤，不形成明显的肿块，只表现为支气管黏膜或管壁增厚，肿瘤沿支气管长轴方向浸润，还有管壁外浸润型肿瘤，肿瘤来源于较大支气管，向腔内生长不明显，肿瘤向肺组织浸润。这些类型通过活检取得阳性病理相当困难。此外，还有结核、炎症、结节病等，也可表现为局部气管黏膜增厚。

（三）针吸术与其他方法对比　我们对 24 例纤支镜下未见具体肿物仅见管腔受压、局部管壁黏膜隆起，采用经支气管针吸术细胞学检查，并同时行活检及刷检。24 例患者通过 TBNA、活检钳活检及刷检检查，经病理学和细胞学明确诊断为肺癌 19 例，总阳性率 79%，5 例阴性。TBNA、活检钳活检、刷检三项检查阳性率分别为63%、54%和29%。

郭安等用纤维支气管镜联合多种取材方法对支气管腔外肺癌采用单次或联合取材见表3-5-2。结果示TBNA、活检、刷检三者间阳性率差异无显著性（$P > 0.05$），但总阳性率与各单项阳性率比较差异均有显著性。

表3-5-2 23例患者单项或4项联合取材病理学检查结果

方法	阳性（例）	阴性（例）	合计（例）	阳性率（%）
TBNA	15	8	23	65.2
活检	14	9	23	60.9
刷检	16	7	23	69.6
冲洗	7	16	23	30.4
4项联合	19	4	23	82.6

卞慧敏等对88例纤维支气管镜下未见具体肿物仅见管腔受外压，局部管壁黏膜隆起，采用经支气管针吸术细胞学检查，并同时行活检、刷检、冲洗对照见表3-5-3。这88例临床拟诊为支气管腔外肺癌的患者，经纤支镜针吸活检、钳检、刷检、冲洗联合方法诊断肺癌74例，总阳性率为84%。

表3-5-3 88例肺癌四种方法检查结果

方法	阳性（例数）	百分比（%）
针吸	52	70.2
钳检	50	67.5
刷检	46	62.1
冲洗	31	35.2

许多周围性肺癌患者在进行纵隔增大淋巴结检查对肺癌进行分期诊断的同时，对原发病亦确定了诊断。纵隔肿大淋巴结的性质对肺癌分期和选择治疗方案有重要作用，因为影响纵隔淋巴结的因素除肿瘤转移外，还可有结核、炎症等一些非肿瘤因素，而目前对非小细胞肺癌，最好的方法还是早期手术治疗，因此TBNA检查在肺癌TMN分期中发挥着重要作用。

（四）TBNA操作时注意事项

1. 术者应熟知纵隔解剖的全面知识，掌握基本的支气管镜检查技术，根据常规胸片正、侧位片、肺CT明确病变的部位，选择靠近气管显著肿大的淋巴结组。

2. 穿刺针经纤维支气管镜送入时，一定把针尖先缩在外鞘内，等直视下选好位置后再把针尖推出，以防损伤气管和纤支镜。

3. 吸取针应从支气管镜远端伸出，防止导管扭结，取垂直方向，置于两个气管环之间进行针吸。

4. 穿刺深度在0.8～1.2cm，多方位反复抽吸3～5次，尽量垂直方向刺入避开支气管软骨环。

5. 观察射于玻片上的标本是否有少许血液或带有小颗粒样物，如未达上述要求，则易造成失检。

6. 可联合活检、刷检、冲洗等，但先进行TBNA，其次活检、刷检，以提高阳性率。

（五）TBNA 的并发症　　TBNA 是一种较为安全的诊断技术，很少发生并发症，偶有发生气胸、出血、咳嗽、纵隔积血和菌血症的报告。

【纤维支气管镜毛刷刷检】

经纤维支气管镜刷检是指在行纤维支气管镜检查过程中，通过用细胞刷获取支气管病变部位分泌物的一种检查方法。随着纤维支气管镜的广泛应用，经纤维支气管镜刷检技术也广泛应用于肺部感染的病原学诊断及肺癌的诊断等领域。

（一）常用的细胞刷及操作方法　　常用的细胞刷有一次性细胞刷子、标准型刷子、带鞘及双关节型，见图 3-5-4。经纤维支气管镜刷检一般在直视下于活检后或活检前直接进行。将细胞刷经钳孔徐徐插入至病变部位，稍加压力，旋转刷擦数次，将细胞刷退至镜端，但不要拽入镜端的钳孔内，然后与纤维支气管镜一道拔出，将刷出物立刻涂片 3 ~ 4 张，分别送检细胞学及细菌学检查，送细胞学检查的涂片应置于 95% 乙醇溶液中固定。

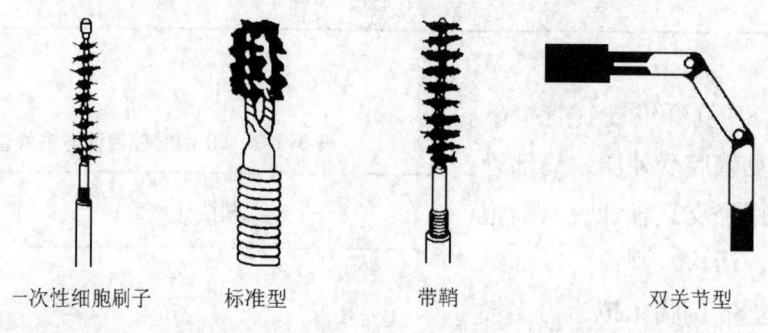

一次性细胞刷子　　　标准型　　　带鞘　　　　　　双关节型

图 3-5-4　常用的细胞刷

为了避免采取的下呼吸道标本被上呼吸道细菌污染，近年来采用了保护性标本刷（protected specimen brush，PSB）经纤维支气管镜采集标本，大幅度地减少了污染的机会。保护性套管刷检，包括单套管毛刷、双套管毛刷、加塞或不加塞等方法，其中双套管加塞毛刷的效果最好。其具体应用方法为：纤维支气管镜到达气管中下段以后插入 PSB，在直视下采取分泌物或将纤维支气管镜插入病变的支气管口处，将 PSB 伸至远端采样。采样过程中应注意：①采样前不能进行吸引操作，也不能从活检孔追加麻药，前者可加重吸引管道的污染，后者可将进入活检孔和附于纤维支气管镜末端的污染菌带到下呼吸道，增加污染机会；②PSB 伸出纤维支气管镜末端 1 ~ 2cm 后再推出内套管，顶掉 PSB 末端的保护塞，尽量将保护塞丢弃到采样区域以外，内套管再伸出 2cm，然后推出毛刷采集标本；③采样后将毛刷缩回到内套管中，内套管再缩回到外套管中，将整体从纤维支气管镜中拔出，然后用 75% 乙醇溶液消毒套管末端，用无菌剪刀剪去毛刷以前部分套管，伸出毛刷后，剪掉毛刷置于 1ml 林格液或生理盐水中，再震荡，使标本在溶液中均匀分布。将标本进一步稀释后进行培养。

（二）适应证

1. 肺部恶性肿瘤，尤其是肺癌的诊断。

2. 肺部感染的病原学诊断。

3. 确定哮喘病因。

（三）临床应用

1. 肺癌　纤维支气管镜检查在肺癌的诊断中起着重要作用，对于中心型肺癌，可在直视下活检标本，获得病理诊断。而对于周围型肺癌，单纯活检的阳性率较低，经纤维支气管镜刷检是一个非常有用的方法。有时刷检在肺癌的诊断中常被忽略，事实上，也有许多文献报道，在肺癌诊断上，刷检的阳性率高于活检。其主要原因为毛刷和肿瘤接触面积大，获取癌细胞的机会多，生长于管壁基底较宽大的肿瘤不易钳取，而毛刷可深入到肿瘤较中心部位，反复刷取可提高阳性率。因此，在纤维支气管镜检查中，活检结合刷检可明显提高阳性率。林友才等报道对 103 例可疑周围型肺癌患者，用活检和刷检两种方法获取标本进行病理和细胞学检查，结果在最终确诊的 86 例周围型肺癌中，活检阳性 6 例，阳性率 7.0%；刷检阳性 42 例，阳性率 48.8%。作者指出，经纤维支气管镜刷检阳性率高，创伤小，并发症少，操作简便，应将刷检作为获取标本的必不可少的手段。陈文彬等对不除外黏膜有浸润性损害的支气管腔外肺癌采用针吸、活检、刷检和冲洗检查，其阳性率分别为：68.1%、63.8%、70.2% 和 34.0%，以刷检的阳性率为最高。

2. 肺部感染的病原学诊断 肺部感染的病原学诊断的最大障碍在于口腔和上呼吸道常居菌群对标本的污染。用 PSB 通过纤维支气管镜刷检采取下呼吸道分泌物，同时进行较精细的实验室处理，可提高病原学诊断的敏感性和特异性。主要适用于院内获得性肺炎抗生素治疗效果不佳者；痰培养结果的临床意义难以判定者；怀疑厌氧菌感染者；肺部感染性或非感染性疾病难以判断者以及下呼吸道感染不排痰者。PSB 采样定量培养的判断标准目前尚未统一。多数学者认为以每刷分泌物分离菌数 $\geqslant 10^3 cfu/ml$ 为高浓度，以 $< 10^3 cfu/ml$ 为低浓度，以此来区别病原菌和非病原菌。混合感染或已用抗生素者，病原菌可 $< 10^3 cfu/ml$。危重住院患者、慢性支气管炎稳定期、支气管扩张患者感染控制后及肺癌等有支气管阻塞者，下呼吸道常有少量细菌定植，菌量亦可能在 $10^3 cfu/ml$ 以下。当然菌量在 $10^3 cfu/ml$ 以下，也可能为污染菌。用 PSB 通过纤维支气管镜刷检检查，是目前公认的防污染采样方法，我国 1990 年全国肺部感染会议已将其列为院内支气管-肺感染的病原学诊断方法。大量文献表明用 PSB 通过纤维支气管镜刷检是获取肺部感染病原学的较理想方法。

3. 不典型结核 对临床症状和体征不明显，胸片所示不典型，痰菌又阴性的患者，诊断很困难。对这类患者经纤维支气管镜行活检及刷检对于确诊往往很有帮助。刷检的刷片上找到抗酸杆菌，即可明确肺结核的诊断。尤其对于呈炎性浸润改变的支气管内膜结核，活检不一定能取得典型的结节样病变，而常报告为慢性炎症，刷检对确诊具有重要意义。为了取得恰当的准确的刷片，存在刷检先后的问题，可根据病灶具体掌握。一般来说，对息肉样病变，应先活检，后刷检；而对管壁浸润性病灶，可先刷检，再活检，必要时活检后再刷检一次。

4. 支气管哮喘 经纤维支气管镜刷检，刷片标本中肥大细胞的百分率较 BALF 中高 10 倍。肥大细胞以过敏性哮喘者最多，非过敏性哮喘者次之，并伴有大量的中性粒细胞；而有过敏但无哮喘者，其肥大细胞要少得多；无过敏又无哮喘者，极少有肥大细胞。因此对支气管哮喘患者进行刷检，是获取气道上皮内肥大细胞的一个有价值的方法。

（四）并发症及预防 除纤维支气管镜检查所引起的并发症外，刷检可引起出血和细胞刷折断。因此术前应仔细检查细胞刷，使用一定时间后要更换；术中刷擦时用力适当，避免用力过大。

【支气管肺泡灌洗】

支气管肺泡灌洗（bronchoalveolar Lavage，BAL）检查是利用纤维支气管镜向支气管肺泡内注入生理盐水并随即抽吸，收集肺泡表面衬液，检查其细胞成分和可溶性物质的一种方法。

自 1974 年 Reynolds 和 Newball 创立以来，近 30 年来已广泛应用，为肺部疾病的研究提供了一种新的手段和检查方法。随着相关实验科学的发展，支气管肺泡灌洗液（BALF）的检测也从常规细胞学扩大到细胞亚群标记、酶学、免疫学、受体功能及分子遗传学等方面。

（一）BAL 技术　　BAL 在纤维支气管镜检查时进行，按纤维支气管镜常规术前准备，局部麻醉剂为利多卡因。于要灌洗的叶支气管注入 2% 利多卡因 1ml 局部麻醉后，将纤维支气管镜前端嵌入段或亚段支气管开口。经纤维支气管镜吸引管推注或滴注注射用生理盐水至肺段或亚段，每次注入后，随即负压吸引。灌洗部位：通常在右中叶或舌叶（弥漫性肺病变），其他肺叶也可以。灌洗液用静脉注射用生理盐水，一般为 37℃，室温下（25℃左右）生理盐水亦可应用。每次 25～50ml，总量 100～250ml，不应超过 300ml。负压吸引压力约为 25～100 mmHg，要防止负压过大过猛。回收量：中叶或舌叶灌洗回收量应在 40% 以上，下叶或其他肺叶为 30% 以上。回收的 BALF 置于内壁涂硅的容器或其他防止巨噬细胞贴壁的容器中，周围宜被冰水（-4℃）包围，在半小时内送至实验室，通常在 2～3 小时处理。

（二）BALF 的检验　　回收的 BALF 作计量后，取少量标本置于白细胞计数盘上进行细胞计数。在高倍显微镜下计数除上皮细胞及红细胞以外的所有细胞（巨噬细胞、淋巴细胞、粒细胞等），以每毫升回收液的细胞数和灌洗液回收细胞总数表示。细胞分类涂片的制作可应用细胞离心器制作，也可用试管离心后分离的细胞涂片制作或用微孔纤维滤膜制作。所得的细胞涂片，用 Wright-Giemsa（或 Wright，或 MGG）染色，在油镜下计数至少 200 个细胞作分类。同时 BALF 可做淋巴细胞亚群、上清液蛋白、酶类及异常细胞、微生物如卡氏肺孢子菌、分枝杆菌、嗜肺军团菌、真菌、病毒等检查。

（三）BAL 及 BALF 检查的注意事项

1. 对成人进行 BAL 检查，应使用通常成人使用的纤维支气管镜，即外径为 5～5.9mm 者。

2. 分次注入的灌洗液每次回收后可以混在一起进行细胞计数和分类，为防止第一份标本混有支气管内成分，也可将第一份标本与以后的标本分开进行检查，如何选择应根据患者病情与研究需要决定。

3. 合适的 BALF 要求应为：达到规定的回收量；不混有血液，一般红细胞不超过 10%；不应混有多量的上皮细胞，一般不超过 3%。

4. 如对 BALF 的细胞成分或可溶性物质作进一步检查时，需对 BALF 做进一步处理，如做肺泡巨噬细胞研究时，可做台盼蓝染色，巨噬细胞存活率不小于 95%；上清液做蛋白、酶类检查时，应贮存于 -20℃ 冰箱。贮存时间大于 3 个月时，应放于 -70℃ 冰箱。

5. 文献中有报道用 Hanks 液把沉淀的细胞洗后再做计数分类者，但可能会造成细胞丢失。

（四）BAL 检查适应证

1. 肺部感染，特别是免疫受损、免疫缺陷的肺部感染的病原学诊断。

2. 肺癌和其他恶性肿瘤，特别是周围型肺癌的肿瘤细胞学诊断。

3. 肺间质性疾病，主要是外源性变应性肺泡炎、结节病、特发性肺间质纤维化的诊断、疗效和预后估计。

4. 作为一种研究手段，研究有关疾病肺泡衬液的免疫与炎症细胞及可溶性成分，揭示其发病机制、诊断指征等。

（五）BAL 检查禁忌证

1. 严重心肺功能损害者，如心力衰竭、严重心律失常、呼吸衰竭。

2. 新近发生急性心肌梗死的患者。

3. 新近大咯血。

4. 活动性肺结核未经治疗者。

（六）BAL 的临床应用　BAL 应用范围广泛，现就其几个主要方面的应用情况及进展介绍如下：

1. 肺部感染性疾病的病原体检查　应用 BAL 对于肺部感染性疾病的病原学检查具有直接、可靠、敏感的优点，包括培养、涂片及灌洗液成分分析。但 BAL 检查属于侵入性检查，不作为常规应用，主要用于 ICU 病房的重症患者，或经抗生素治疗未获改善的患者。对于一些免疫功能低下的宿主，如器官移植、肿瘤放化疗及艾滋病或 HIV 阳性感染者，常出现一些条件致病菌感染，如寄生虫、真菌和嗜肺军团菌等，BAL 以其低创性对此类病原体检测有公认的独特作用，它即可减少 TBLB 的气胸、出血等并发症，又对这些病原体感染有确诊作用。对于肺部急性炎症，可通过灌洗液培养、涂片进行病原体分析。对于细菌感染，目前仍采用 BALF 定量培养方法，确定感染的阈值为 $10^5 cfu/ml$，但对于某些特殊感染，如在 BALF 中分离出结核分枝杆菌或军团菌，即可作出诊断。对于免疫缺陷患者的巨细胞病毒感染，BAL 诊断的敏感性为 96%，特异性为 100%。免疫受损或免疫缺陷患者的真菌感染也是值得重视的问题，如在 BALF 中分离出组织胞质菌，即可作出诊断；如分离出隐球菌，只有证实肺外无隐球菌感染而该菌又确实从呼吸道获得时，方可诊断。BALF 中发现曲菌或白色念珠菌时，由于健康人和患者均可有该菌寄植，其诊断意义较难确定。Read 报道卡氏肺孢子虫肺炎为 AIDS 患者最常见的机会性感染和死因，BAL 对其检出率高达 97%。

2. 肺恶性肿瘤　利用 BAL 诊断恶性肿瘤，常规是进行 BALF 细胞学检查，尤其对于弥漫性或周围型肺癌在纤维支气管镜活检及刷检难以获得病理依据时进行。有作者报道经支气管肺活检、BAL、刷检和纤维支气管镜术后痰脱落细胞学检查 4 种方法，对肿瘤诊断阳性率以 BAL 为最高。但亦有作者认为经支气管肺活检阳性率最高。另外，测定 BALF 中肿瘤标志物水平也是普遍采用的方法。大量研究表明，CEA、CA、NSE、Cyfra21-1 在肺癌患者 BALF 中的含量明显高于正常对照组。

随着分子生物学、分子遗传学的发展，从分子基因、受体功能水平研究肺癌患者 BALF 成分变化成为目前对 BAL 研究的热点。Arias 等报道 30 例肺癌患者，其 BALF 中 22 例有氮氧化物 NO_2^- 和 NO_3^- 的明显增高，提示肺癌患者 NO 合成增多，证实监测 BALF 中 NO_2^- 和 NO_3^- 的含量对肺癌诊断有一定价值。有作者报道同时检测 32 例肺癌、22 例 COPD 患者 BALF 中可溶性转铁蛋白受体含量，发现 BALF 中肺癌组明显高于 COPD 组，且其含量与巨噬细胞百分比呈正相关，说明可溶性转铁蛋白受体主要来源于巨噬细胞，可作为 BALF 中肺癌标志物，与炎症相鉴别。Arais 等报道检测 BALF 中端粒酶活性可作为肺癌诊断的早期指标，其诊断敏感性达 78.4%。近来有作者报道检测 BALF 中某些基因突变可作为诊断肺癌的辅助手段。

3. 弥漫性肺间质疾病　BAL 通过对 BALF 成分的细胞学、免疫及生化学检测，为弥漫性肺间质疾病发病机制的探讨、临床诊断、鉴别诊断提供依据。

（1）外源性变应性肺泡炎　本病急性期，BALF 细胞总数明显增加，可达对照组的 4 倍以上。在细胞分类方面，早期肥大细胞增多（大于 1%）；急性阶段，可增至 100 倍以上；在恢复期，几个月内即可降至正常。另外，有淋巴细胞明显增加，整个病程中，都明显增高。淋巴细胞亚群分析显示 CD8 淋巴细胞占优势，因而 CD4/CD8 比值降低，常小于 1。因此当发现 BALF 细胞计数及分类有上述特征时，高度提示外源性变应性肺泡炎。目前认为 BAL 是检测外源性变应性肺泡炎最敏感的手段，优于 X 线胸片、肺功能等检查，是诊断外源性变应性肺泡炎的一种很好的辅助手段。

（2）肺结节病 BALF 中细胞总数、淋巴细胞比例均明显增加，淋巴细胞比例大于20%有助于诊断，大于28%标志病变活动，T 淋巴细胞亚群显示 CD4 大于 CD8，比值大于3.5。有作者报道可根据 CD4/CD8 比值来区别结节病、肺结核和淋巴瘤肺侵犯。肺结核 CD4/CD8 值为1.9，非霍奇金淋巴瘤为1.4，而霍奇金淋巴瘤仅为0.5。近年研究表明活动性结节病 BALF 中肿瘤坏死因子含量明显高于非活动期患者及健康人。

（3）特发性肺纤维化 BALF 中以巨噬细胞、中性粒细胞增多为主。有研究表明 BAL 能预测该病对治疗的反应及预后情况，BALF 中淋巴细胞增多者，对糖皮质激素反应良好，而中性粒细胞、嗜酸性粒细胞增多者单纯用激素效果不好，应加用细胞毒药物。淋巴细胞百分比增高、中性粒细胞百分比降低，CD4/CD8 大于1，提示预后良好。另外其 BALF 中 IL-8、IL-10mRNA 水平显著高于健康人。

（4）肺泡蛋白沉积症 BALF 呈乳白色有提示意义，离心后可见稠厚淡褐色沉淀，细胞总数、淋巴细胞增多，巨噬细胞胞质内含物呈 PAS 染色阳性。

（5）胶原性肺间质病 BALF 以淋巴细胞、中性粒细胞增多为主，淋巴细胞大于15%，中性粒细胞大于5%，提示疾病活动。

4. 支气管哮喘 BAL 不会改变气道高反应性，运用它检测各型哮喘静止期、发作期 BALF 成分的变化，有助于发病机制的研究，并可观察药物治疗的反应。哮喘 BALF 中，中性粒细胞、肥大细胞、嗜酸性粒细胞、T 淋巴细胞均有不同程度的增高，同时伴有炎症介质如 IL-2、IL-8、内皮素、白三烯、生长因子、黏附因子等升高，它们之间相互作用，促进气道炎性反应，对哮喘发病起重要作用。

（七）BAL 检查的安全性和对策 BAL 是一种相对较为安全的检查方法。但在 BAL 检查时，机体会发生某些生理变化，如发生低氧血症，其中肺内分流增加是引起低氧血症的主要原因。BAL 检查所致的不良反应与单纯应用纤维支气管镜相似，直接由于 BAL 引起死亡的极少见。BAL 引起的不良反应有咳嗽、发热、出血、心律失常、短暂的肺部浸润性病变以及肺功能受损等。咳嗽反应多在灌洗时发生；发热可在灌洗后半小时发生，发生率为10%~30%；短暂的肺部浸润性病变发生在灌注液体的肺段，于灌注后24小时发生，发生率小于10%；肺功能损害主要为 VC、FEV_1 下降。

从临床实践看，BAL 是一种较为安全的技术，Ettensohn 对78名健康者进行 BAL，无任何严重并发症。有作者报道91例哮喘患者进行 BAL，除1例诱发严重哮喘发作外，其他患者无呼吸窘迫主诉，无出血、感染、气胸等并发症。另外有大量关于肺部感染、免疫抑制、肺间质疾病及肺癌患者应用 BAL 的报道，未见严重并发症。

目前认为，BAL 的安全性与下列因素有关：患者的心肺功能状态；术前麻醉情况；操作技术熟练程度；吸氧与否；是否是机械通气或免疫抑制患者等。为了提高 BAL 检查的安全性，应注意以下几个方面的问题：

1. 对有心脏病病史者，术前常规进行 ECG、肺功能、血气分析等检查，充分了解患者心肺功能。术前应使患者血流动力学指标处于稳态。术中给予吸氧，进行 ECG、血压及血气监测，术后继续观察24小时。

2. 术前控制麻醉药物用量，防止过量。术前麻醉时要耐心指导，以取得最佳麻醉效果，利于操作。

3. 操作过程中，动作轻柔、准确。进行心电监护，如出现一般并发症如出血、支气管痉挛，可对症处理；对于出现严重的低氧血症，则暂停操作，退出支气管镜并给氧。注意掌握灌注量、灌注液温度，避免过长过猛吸引。

4. 机械通气患者进行 BAL 时，避免全麻。可考虑应用 PEEP，提高吸氧浓度。进行监测，术后体检或胸片除外气胸。

5. 对所有进行 BAL 患者，术后均应密切观察病情，及时发现不良反应，及时处理。

【纤维支气管镜的消毒、维护与保养】

为保证患者的安全，避免交叉感染，充分发挥仪器的性能，延长仪器使用寿命，内镜的清洗、消毒以及维护和保养显得尤为重要。

（一）纤维支气管镜的清洗及消毒

1. 检查结束后，立即将纤维支气管镜的插入部侵入医用软肥皂水内，用纱布擦洗，清除内镜及活检橡皮盖表面的黏液和血迹。

2. 反复操作吸引按钮，进行送气/送水 10 秒，同时用相同型号的管道清洗刷刷洗管腔 3 次以上，然后放入清水内。

3. 消毒时选用杀菌谱广、性能稳定、易溶于水，对机体无害及对内镜无损伤的消毒剂，临床最常用的为 2% 的戊二醛溶液。将内镜浸入消毒液中，操作吸引按钮，连续吸引 30 秒，使消毒液流经镜内的全部管道，并浸泡 15 分钟，以达到充分灭菌。

4. 消毒完后，用清水冲洗镜身，并持续吸引 30 秒，将管道内的消毒液冲净。

5. 将插钳口阀门取下，用棉签蘸 2% 的戊二醛溶液擦洗，流动水冲净，安装好，待下一例患者使用。

6. 当天全部检查完毕，除按术后常规清洁、消毒后，还要用 75% 的乙醇溶液冲洗管道，75% 的乙醇溶液有预防假单胞菌属感染及速干功能。最后将内管道吹干，镜身用 75% 的乙醇纱布擦拭干净，放入镜柜内贮存。

7. 每月对内镜采样作病原微生物培养监测一次，并记录，内镜室应定期消毒，每周至少 2 次。

（二）纤维支气管镜附件的清洗消毒　内镜检查过程中，附件是可以交叉感染的潜在来源，尤其是活检钳等这类突破人体黏膜屏障形成损伤的器械。因此只注意了内镜的消毒，而忽略内镜附件的消毒将会使整个内镜的消毒程序前功尽弃。先用肥皂水将活检钳、细胞刷血污洗净，用毛刷将其内的组织碎屑刷洗干净，再用清水洗去肥皂水。有一种超声波洗涤器，通过超声震动使管腔内缝隙中的污物与器械分离，效果是手工清洗无法比拟的。清洗干净后凡耐高温的器械应采用高压蒸汽灭菌，对不耐高温的器械可用 2% 的戊二醛溶液浸泡消毒 15 分钟，用清水冲净擦干后备用。

（三）纤维支气管镜及附件的维护与保养

1. 纤维支气管镜的维护与保养

（1）每台内镜均需建立使用登记卡，及时记录使用次数，损伤及维护情况。

（2）操作中注意事项　①操作部弯曲钮使用时勿用力过大，以减少仪器磨损；②防止患者咬损及手抓插入管；③弯曲部绝对禁止过度弯曲，纤维支气管镜的导光束、导像束为质量好的玻璃纤维，如果玻璃纤维断裂，镜面就出现黑点，其使用寿命将缩短；④活检或刷检时勿用力过猛，否则，易造成内镜的钢丝折弯变形，钳刷插入遇有阻力，切忌硬行插入，应放松角度固定钮，调节弯曲钮，使钳、刷顺利通过；⑤活检钳插入或取出时，钳舌必须处于闭合状态。

（3）保管场所必须为清洁、干燥、通风好、温度适宜的地方。避开阳光直射、高温、潮湿的地方。气候潮湿的区域，存放内镜的房间应备有除湿机。内镜的存放柜保持清洁干燥。

（4）每次存放前要确认内镜已擦干完全没有水滴，擦拭先端部的物镜时，应使用拭镜纸擦拭，然后蘸硅蜡擦拭镜头表面，使镜头清洁明亮。

（5）纤维支气管镜尽量以拉直状态进行保管。将角度钮放在自由位，松开角度钮锁。可根据情况选择卧式或悬挂式两种存放形式。卧式存放镜平稳，镜身、镜头不易因摇摆、震动、碰撞而损害。但应注意如空间不够大，需弯曲保管，其弯曲半径要大于搬运箱中的保管状态。悬挂于镜柜内时，柜内应贴有海绵，不能让内镜的头端自由摆动，以免损伤物镜。不要用搬运箱保管内镜。因箱内潮湿、阴暗、不透气，会使内镜发霉，导光纤维老化而使内镜发黑。如需将内镜携带外出，要使用原有的搬运箱。

2. 活检钳的维护与保养

（1）活检钳在每次使用前，先在直视下开闭一次咬嘴，体验一下用指力度的大小，以1～2kg指力为宜。切忌用力过大过猛，损害咬嘴关节。

（2）活检钳在内镜通道内穿行时，一定要等钳头完全穿过镜口后再张开，否则易损伤钳头和镜口。

（3）活检钳在每次收放之前，可将关节部浸入少许硅油或石蜡油，从而保持关节的灵活，延长活检钳的使用率。

（4）活检钳的放置应钳头朝上，固定垂直悬挂，以保持干燥。如果钳头朝下悬挂，钳体内的水垢就会积在钳头上，锈死关节，减少其使用寿命。

（四）纤维支气管镜及附件常见故障的处理

1. 纤维支气管镜的故障　纤支镜出现黑点：纤支镜是一软性聚氨酯套管，内含有数万根玻璃导光束纤维，每当纤支镜出现一个黑点即为一束光学玻璃纤维已折断，因此在检查或清洗操作时切忌弯折。如果黑点增加到明显影响观察的程度，须更换玻璃纤维束。

（1）目镜模糊不清　①在插管过程中，物镜被血、黏液污染，可用盐水反复冲、吸引，仍不能清除时，应将纤支镜拔出，进行清洁后再重新插入；②寒冷季节室温降低，水蒸气集聚在目镜表面影响视野，此时用镜头纸擦去目镜表面水蒸气，视野即可清晰。一般室温保持在10℃以上可以防止此现象；③斑点出现：可能为物镜潮湿霉变所致。每次纤支镜用毕，充分吸尽管腔内的水分，在物镜端放入一袋干燥剂吸潮，对目镜也应保持清洁、干燥；④物镜中出现彩环或云雾样，多由于插入管被破坏，终末端金属盖脱胶，或由于尖、硬的穿刺针、钳强行通过弯曲的管道时，损伤插入管，造成物镜渗入，这种情况须送专业维修站修理。

（2）聚氨酯套管老化皱褶　此现象见于检查例数多（＞1 000例）、使用年限长的情况，多属正常老化。若使用不长的气管镜出现皱褶现象，其原因可能为在镜的先端部擦用了有害润滑剂或应用高浓度消毒剂（如10%的甲醛溶液），它们对聚氨酯套管有腐蚀作用。使用润滑剂采用硅油或石蜡油均可。在寒冷季节尤其是北方，纤支镜会变硬，切忌用烫水清洗。

（3）聚氨酯套管脱落　若气管镜使用时间不长而出现聚氨酯套管部分裂开或脱落，可能与存放方法不当有关，即长期将操作键一侧向下平放，先端可屈曲部经常处于弯曲状。正确的方法是将气管镜悬吊于柜内，如平放应将操作部吸引装置一侧朝下。

2. 附件的故障

（1）附件不能通过活检管道　气管镜前端高度弯曲，插入的器械不能顺利通过管道，此时应将前端取直，通过器械后再弯曲前端。管道内有异物阻塞或使用附件与内镜的型号不符也会发生上述情况，重新选择合适的附件或清洗管道，便可解决以上问题。

（2）活检钳开闭动作不灵活　虽然每次活检钳使用后都清洗、消毒、保养，但有时仍开闭不灵活，可把活检钳前端浸泡在双氧水或75%乙醇溶液内数分钟，以便清除残留污垢，使开闭动作灵活。

（3）冷光源的灯光不亮　常见原因为使用电压过高，电压不稳，保险丝烧断，灯泡烧坏；灯脚生锈，灯座松动接触不良。处理方法：安装稳压器，更换保险丝或灯泡；切断冷光源电源，取下灯泡，用小刀或细纱布刮去灯脚上的锈，对灯脚插孔的锈可用大头针在孔内上下提擦，再用干棉球擦拭，灯座松动则用起子固定。

（刘长庭）

参 考 文 献

[1] 刘长庭，张进川主编. 现代纤维支气管镜诊断治疗学. 北京：人民军医出版社，1997，193 – 198

[2] 陈文彬，程德云主编. 呼吸系统疾病诊疗技术. 北京：人民卫生出版社，2000，142 – 175

[3] 支气管肺泡灌洗及灌洗液的细胞计数分类技术规范. 中华结核和呼吸杂志，1994，17：10

[4] 陈锐，胡华成. 支气管肺泡灌洗术在肺部疾病研究中的应用进展. 国外医学内科学分册，2000，27：282 – 285

[5] 侯显明. 支气管肺泡灌洗及其临床应用. 中华结核和呼吸杂志，1994，17：339 – 342

[6] 蒋秀芳，邓伟吾. 支气管肺泡灌洗术的安全性. 国外医学内科学分册，1996，23：522 – 525

[7] 医院内获得性支气管-肺感染诊断标准（试行方案）. 中华结核和呼吸杂志，1990，13：746

[8] 胡必杰，何礼贤，李锡莹. 防污染标本毛刷采样在肺部细菌性感染病原学诊断上的价值. 中华医学杂志，1989，69：560

[9] 林友才，章笑萍. 纤维支气管镜刷检在周围型肺癌中的诊断价值. 伤残医学杂志，2000，8（4）：63 – 64

[10] Reichenberger F, Weber J, Tamm M, et al. The value of transbronchial needle aspiration in the diagnosis of peripheral pulmonary lesions. Chest, 1999, 116：704 – 708

[11] Dasgupta A, MBBS, Jain P, et al. Utility of transbronchial needle aspiration in the diagnosis of endobronchial lesions, Chest, 1999, 115：1237 – 1241

[12] 荣福，郭苏，陈娟萍. 经支气管针吸活检的临床应用探讨. 中华结核和呼吸杂志，2000，21（1）：37 – 39

[13] 赵江，刘长庭，董红艳，等. 经支气管针吸术对管壁浸润型肺癌的诊断价值. 中国肿瘤临床，1997，24（7）：509 – 511

[14] 卞慧敏，线本烨. 经支气管针吸术对管壁浸润型肺癌的诊断价值. 医师进修杂志，1999，22（2）：24 – 25

[15] 郭安，李素花. 纤维支气管镜联合多种取材方法对支气管腔外肺癌的诊断价值. 实用肺科杂志，1998，5（4）：31 – 32

第六章 血气分析和酸碱平衡

血气分析（blood gas analysis）是应用 pH 值、PCO_2、PO_2 电极直接测定 pH 值、PCO_2、PO_2，再推算出以下参数：标准碳酸氢根（SB）、实际碳酸氢根（AB）、CO_2 总量、剩余碱（BE）、缓冲碱（BB）和氧饱和度（SaO_2）。血气分析对于判断机体的肺通气与换气状态、是否存在呼吸衰竭及呼吸衰竭的类型，机体的酸碱平衡状态，酸碱失衡的类型及代偿程度等有重要的临床价值。正确地评价血气分析的各项指标还需要了解患者的临床状态、治疗方法和其他相关的临床指标（如血红蛋白、混合静脉血指标、心排出量等）。

在进行动脉血气分析时应注意标本的收集、处理。穿刺部位选择桡动脉比股动脉和臂动脉好，因为股动脉和臂动脉没有双重循环。采血的注射器需经特殊的抗凝预处理。采得的血样不能暴露在空气中，如果注射器内混入气泡则应及时排除。血样与注射器内预置的少量肝素应混匀。采得的血样应置于冰水中。

分析血气分析结果时，应注意：在常压环境中，无论患者的吸氧条件如何，只要 $PaO_2 >$ 48mmHg，则提示标本多为动脉血；如果患者是在自然状态下吸空气检查的结果，则 $PaO_2 + PaCO_2$ 应小于 140mmHg；如在数小时内 HCO_3^- 的浓度变化超过了 5mmol，而又缺乏原发的代谢失衡的证据，则提示 $PaCO_2$ 或 pH 的测量有误。

【血气分析的指标】

（一）动脉血氧分压（PaO_2） PaO_2 指物理溶解在血液中的氧分子所产生的压力。正常值受大气压（即海拔高度）和患者年龄的影响。在海平面预计公式为：

$$PaO_2 = 100mmHg - 年龄 \times 0.33$$

PaO_2 在临床上主要用于判断机体是否存在缺氧和缺氧的程度。当其降至 60mmHg 时，机体已濒临代偿边缘，这也是呼吸衰竭的诊断标准。45～59mmHg 为中度低氧，低于 45mmHg 为重度低氧血症。

（二）动脉血氧饱和度（SaO_2） SaO_2 反映了动脉血氧与血红蛋白的结合程度，是血红蛋白与氧结合的氧含量与血红蛋白完全与氧结合的氧容量之比，正常值为 95%～98%。SaO_2 间接反映了组织的缺氧程度，可用于评价组织摄氧能力。

SaO_2 与 PaO_2 密切相关，二者的关系可用氧合血红蛋白解离曲线来表现。氧离曲线呈 S 形，分为平坦段和陡直段两部分。PaO_2 在 60mmHg 以上，曲线平坦，表明即使 PaO_2 有大幅度的改变，SaO_2 的变化也很少。而 PaO_2 在 60mmHg 以下，曲线陡直，PaO_2 的微小改变也可导致 SaO_2 的显著变化。当血 pH 下降、$PaCO_2$ 上升、温度降低和红细胞内 2，3-DPG 含量增加时，曲线位置右移，此时在相同的 PaO_2 条件下，SaO_2 降低，虽不利于血红蛋白在肺内摄氧，但有利于氧合血红蛋白在外周组织内释放氧，从而提高组织氧分压，防止组织缺氧。反之，氧离曲线左移，组织缺氧加重。

P_{50} 是 SaO_2 50% 时的 PaO_2 值，用于表示氧离曲线的位置。正常人在 37℃、pH 值 7.40、$PaCO_2$ 40mmHg 时，P_{50} 为 26.6mmHg。P_{50} 升高时，曲线右移，反之，则曲线左移。

（三）动脉血氧含量（CaO_2）　CaO_2 指每升动脉全血中含氧的毫摩尔数或每100ml 动脉血中含氧的毫升数，包括物理溶解的氧和与血红蛋白结合的氧两部分。正常值为20ml% ±1ml%（9.0mmol/L ±0.45mmol/L）。CaO_2 减少可能为血红蛋白降低和/或 SaO_2 下降所致。

（四）肺泡-动脉血氧分压差〔$P_{(A-a)}O_2$〕　不能直接测定，而是通过计算得到。

$$P_{(A-a)}O_2 = \{PiO_2 - (PaCO_2/R)\} - PaO_2（PiO_2 为吸入气氧分压，R 为呼吸商 = 0.8）$$

吸空气时正常值为 5～15mmHg。$P_{(A-a)}O_2$ 是肺换气功能指标。当其异常增大时表示肺换气功能差，氧合不全，分流增加。但吸入氧浓度、通气/血流比值、肺内分流量、肺弥散功能、氧耗量、心排出量和氧离曲线均可影响 $P_{(A-a)}O_2$，临床判断时应予考虑。

（五）混合静脉血氧分压（PvO_2）、血氧含量（CvO_2）和血氧饱和度（SvO_2）　混合静脉血指全身各静脉混合后的静脉血，取血部位为肺动脉，通常需要右心导管取血。PvO_2 和 CvO_2 是组织缺氧的较好指标，反映了全身组织供氧的平均水平，也是反映心排出量、动脉血氧含量和机体氧耗量情况的综合指标，但不能具体反映心、脑、肾等重要脏器在急性应激情况下的氧合情况。组织氧摄取量增加时，PvO_2 和 CvO_2 可降低。PvO_2 的正常值是 40 ±3mmHg，若低于35mmHg 则可能存在组织缺氧。$CvO_2 = 1.34 × Hb × SvO_2 + 0.0031 × PvO_2$，正常值约为 13ml%。最近主张以氧摄取率（$O_2ER$）来反映组织缺氧情况，$O_2ER$ 正常值为 0.22～0.30。

$O_2ER = VO_2/DO_2$
氧运输量 $DO_2 = CaO_2 × CI$
氧耗量 $VO_2 = C_{(a-v)}O_2 × CI$
动脉血氧含量 $CaO_2 = 1.34 × Hb × SaO_2 + 0.0031 × PaO_2$
混合静脉血氧含量 $CvO_2 = 1.34 × Hb × SvO_2 + 0.0031 × PvO_2$
动脉-混合静脉血氧含量差 $C_{(a-v)}O_2 = CaO_2 - CvO_2$

CI：心脏指数

SvO_2 指混合静脉血中氧合血红蛋白占总血红蛋白的百分率，正常值为75%。它反映了全身氧供和氧需要的平衡、组织灌注和氧合情况。其数值与心排出量、血红蛋白和动脉血氧饱和度直接相关，与代谢率呈反比。SvO_2 正常时，提示心肺功能正常，能输送适当氧饱和度的血流至组织，约有 25% 的氧被组织利用，尚有 75% 的氧被血红蛋白氧合储备。SvO_2 大于65% 为贮备适当，50%～65% 为氧贮备有限，35%～50% 为氧贮备不足。SvO_2 降低表明氧需量超过了氧供应量，即氧输送下降或组织需氧量增加，可由心功能不全或肺功能不全所致。SvO_2 增加表明氧供量增加或组织需氧量下降或氧利用量下降，氧供量增加常伴有动脉氧分压、心排量或血红蛋白增加，组织氧利用率下降可见于脓毒血症晚期组织中毒。

（六）动脉血二氧化碳分压（$PaCO_2$）　$PaCO_2$ 指血液中物理溶解的二氧化碳分子所产生的压力，正常值为 35～45mmHg。年龄因素对 $PaCO_2$ 影响不明显。$PaCO_2$ 的主要临床意义在于：①判断肺泡通气状态：$PaCO_2$ 升高示肺泡通气不足，而 $PaCO_2$ 降低示肺泡通气过度；②判断呼吸衰竭的类型：$PaCO_2$ 大于 50mmHg 提示存在 Ⅱ 型呼吸衰竭；③判断有无呼吸性酸碱平衡失调或有无代谢性酸碱平衡失调的代偿反应。

（七）二氧化碳结合力（CO_2-CP）　CO_2-CP 是静脉血标本在室温下分离血浆后与含5.5% CO_2 的气体或 $PaCO_2$40mmHg、$PaO_2$100mmHg 的正常人肺泡气平衡后，测得血浆中 HCO_3^- 和

H_2CO_3 中 CO_2 量的总和。正常值为（60 ± 10）vol%。它指血浆中呈结合状态的 CO_2 量，反映了体内的碱储备，但 CO_2-CP 不能及时反映血中 CO_2 的变化，对伴随通气障碍而发生的酸碱平衡失调的判断意义有限。

（八）碳酸氢盐（HCO_3^-）　HCO_3^- 是反映机体酸碱代谢状况的指标。包括标准碳酸氢盐（SB）和实际碳酸氢盐（AB）。SB 指动脉血在 37℃、$PaCO_2$ 40mmHg、SaO_2 100% 条件下，所测得的血浆 HCO_3^- 含量；AB 指隔绝空气的动脉血标本在实际条件下测得的血浆 HCO_3^- 含量，正常范围 $22 \sim 27$ mmol/L，平均 24mmol/L。正常人 AB、SB 无差异。SB 不受呼吸因素影响，为血液碱储备，受肾调节，能准确反映代谢性酸碱平衡。AB 则受呼吸性和代谢性双重因素影响，AB 升高可能是代谢性碱中毒或呼吸性酸中毒时肾脏的代偿调节反映；反之 AB 下降也可能是代谢性酸中毒或呼吸性碱中毒时肾脏的代偿调节反映。AB 可代偿性地升至 45mmol/L 或降至 12mmol/L。AB 与 SB 的差值反映了呼吸因素对 HCO_3^- 的影响。AB > SB 提示存在呼吸性酸中毒，AB < SB 提示存在呼吸性碱中毒，AB = SB < 正常值提示存在代谢性酸中毒，AB = SB > 正常值提示存在代谢性碱中毒。

为排除并存的高 AG 代酸对 HCO_3^- 掩盖作用，最近提出了潜在 HCO_3^- 这一概念。潜在 HCO_3^- = 实测 HCO_3^- + △AG，其意义可揭示代碱 + 高 AG 代酸和三重酸碱失衡中的代碱存在。如在呼酸型的三重酸碱失衡中，△HCO_3^- = △AG + △Cl^-，即 HCO_3^- 变化反映了呼酸引起的代偿性 HCO_3^- 升高、代碱的 HCO_3^- 降低和高 AG 代酸的原发 HCO_3^- 降低，在判断代偿程度时应使用潜在 HCO_3^- 而非实测 HCO_3^- 与预计 HCO_3^- 相比较。

（九）缓冲碱（BB）　BB 是血液中具有缓冲作用的碱离子的总和，包括 HCO_3^-、血红蛋白、血浆蛋白和 HPO_4^{2-}，正常范围 $45 \sim 55$ mmol/L。BB 反映了机体对酸碱平衡紊乱的总缓冲能力（其中主要成分为 HCO_3^-），不受呼吸因素、CO_2 改变的影响。在血浆蛋白和血红蛋白稳定的情况下，其增减主要取决于 SB。如临床检测显示 BB 减低而 HCO_3^- 正常，则提示患者存在 HCO_3^- 以外的碱储备不足，如血浆低蛋白血症或贫血等。

（十）碱剩余（BE）　BE 是在 37℃、$PaCO_2$ 40mmHg、SaO_2 100% 条件下，将血标本滴定至 pH 7.40 时所消耗的酸或碱的量，反映了全血或血浆中碱储备增加或减少的情况，不受呼吸性因素的影响。BE 为正值，表明缓冲碱增加，固定酸减少；BE 为负值表明缓冲碱减少，固定酸增加。正常值为（0 ± 2.3）mmol/L。BE 只反映了代谢性因素对酸碱平衡的影响，与 SB 的意义大致相同，但因系反映总的缓冲碱的变化，故较 SB 更加全面。

（十一）血浆 CO_2 总量（T-CO_2）　血浆中以各种形式存在的 CO_2 总量，主要包括结合形式的 HCO_3^- 和物理溶解的 CO_2，此外尚有极少量碳酸、氨甲酰基化合物，可忽略不计。动脉血浆 CO_2 总量 28mmol/L，其中 95% 以上为 HCO_3^-，故 T-CO_2 基本上能反映 HCO_3^- 的含量。CO_2 潴留或代谢性碱中毒时，T-CO_2 增加；通气过度或代谢性酸中毒时，T-CO_2 降低。

（十二）pH 值　血液中氢离子浓度 [H^+] 的负对数，正常值为 7.400 ± 0.5。相应 [H^+] 为（40 ± 5）nmol/L。静脉血 pH 值较动脉血低 $0.03 \sim 0.05$。动脉血 pH 值反映了机体总的酸碱平衡情况。pH < 7.35 为酸中毒；pH > 7.45 为碱中毒；pH 值为 $7.35 \sim 7.45$ 时则可能有 3 种情况：无酸碱失衡、代偿性酸碱失衡及复合型酸碱失衡。

（十三）阴离子间隙（AG）　血清中未测定的阴离子数（UA）与未测定的阳离子数（UC）之差。未测定的阴离子包括 Pr^-、HPO_4^{2-}、SO_4^{2-}、有机酸$^-$，未测定的阳离子包括 K^+、Ca^{2+}、Mg^{2+}。由于 $Na^+ + UC = HCO_3^- + Cl^- + UA$，故 AG = Na^+ - （Cl^- + HCO_3^-）= （12 ±

4）mmol/L。

AG 增高提示有机酸或（和）无机酸阴离子增多。AG > 16mmol/L，提示代谢性酸中毒（高 AG 型）。此外，大量应用钠盐或含钠抗生素可见 AG 升高，低镁血症可引起低 K^+、低 Ca^{2+}，继发引起 CL^- 也相应降低，导致 AG 增高，脱水亦可引起离子浓度的增高和 AG 升高。AG 降低可见于未测定的阳离子浓度增加或未测定的阴离子浓度减少，如水潴留、严重的低蛋白血症和多发性骨髓瘤中出现的高 Ca^{2+}、高 Mg^{2+} 血症。

【酸碱平衡的调节及酸碱失衡的类型】

（一）酸碱平衡的调节　在生理状态下，体液中 H_2CO_3 的含量可忽略不计，因此体液的 pH 值主要由 HCO_3^- 与 CO_2 的相对数量决定，如 Henderson-Hasselbalch 公式所描述：

$$pH = pKa + log\ HCO_3^-/\alpha PCO_2$$

其中 pKa 为一常数，等于 CO_2 解离常数的负对数。α 代表 37℃ 时 CO_2 在血浆中的溶解度系数，每 1kPa 为 0.226ml/L。这些常数不受 pH 和离子强度的影响，但受温度的影响。我们已知体液中 CO_2 的浓度只受通气状态的影响，是影响体内酸碱平衡的呼吸性指标。而 HCO_3^- 浓度不仅受到代谢因素的影响而且也受到血液中 CO_2 分压水平的影响，为寻找更准确的反映影响体内酸碱平衡的代谢性指标，人们曾采用缓冲碱、碱剩余、pH-HCO_3^- 曲线等。但研究显示在急性 $PaCO_2$ 显著上升或下降时，由于血红蛋白、血浆蛋白的缓冲作用、血液与组织液电解质的交换（如 Cl^-），HCO_3^- 浓度的改变并不显著，如 $PaCO_2$ 从 40mmHg 降至 20mmHg，HCO_3^- 仅减少 5mEq/L；而 $PaCO_2$ 从 40mmHg 升至 80mmHg，HCO_3^- 仅增加 3mEq/L，因此现在人们仍然选择 $PaCO_2$ 和 HCO_3^- 这两个指标来反映影响体内酸碱平衡的呼吸和代谢性因素。

正常时 pH 值之所以在 7.35 ~ 7.45 狭窄范围内波动，保证人体组织细胞赖以生存的内环境稳定，是由于体内有一系列复杂的酸碱平衡调节机制的作用，包括化学缓冲系统、细胞内电解质交换和肺、肾的生理调节。

肺脏在酸碱平衡调节中的作用是通过增加或减少肺泡通气量控制 CO_2 的排出量，使血浆中的 HCO_3^-/H_2CO_3 比值维持在 20/1 水平。通常当体内酸产生增多时，肺通过代偿性过度通气，增加 CO_2 的排出，维持 pH 在正常范围内；若碱产生过多，则呼吸浅慢，减少 CO_2 的排出，维持 pH 在正常范围内。肺泡通气量由延髓呼吸中枢调节，延髓呼吸中枢接受来自中枢化学感受器和外周化学感受器的信息。中枢化学感受器位于延髓腹外侧浅表部位，接受脑脊液和脑间质液 H^+ 的刺激而兴奋呼吸。当 $PaCO_2$ 增加时，血浆 CO_2 通过血脑屏障弥散入脑脊液，使脑脊液中 H^+ 浓度增加，呼吸增强。但 $PaCO_2$ 升高大于 80mmHg 时对呼吸中枢为抑制作用。位于颈动脉体和主动脉体的外周化学感受器，感知 HCO_3^- 降低、H^+ 升高、$PaCO_2$ 的刺激而增加肺泡通气量。肺脏这种调节通气的作用发生快，但对 pH 值的调节范围是很有限的。

肾脏在酸碱平衡中的调节作用：机体在 24 小时内约产生 70mEq 的固定酸，如硫酸、磷酸和蛋白质代谢过程中产生的各种有机酸。这些非挥发性酸不能经肺脏排出而必须经肾脏排出，以避免酸性物质在体内的进行性聚集。因此，肾脏主要是针对固定酸负荷的调节，具体通过 HCO_3^- 重吸收、尿液的酸化和远端肾小管泌氨与 NH_4^+ 生成三种途径排 H^+ 保 HCO_3^-。

1. HCO_3^- 重吸收　肾脏排酸依赖于将 H^+ 转运至肾小管以及尿液中存在的缓冲物质。如果没有缓冲物质存在，那么肾脏的排酸能力不超过每升尿液 0.1mEq。尿液中共有三种缓冲物质：重碳酸盐、铵盐、可滴定盐。每日进入肾小球液的 HCO_3^- 约有 3600mEq，但正常情况下仅有痕量从尿液中丢失，多数通过胞内的 H^+ 与 Na^+ 交换而从尿液中移出。胞内的 H^+ 来源于 H_2CO_3 的解离和 CO_2 的水合。H^+ 进入近端肾小管与 HCO_3^- 结合，快速生成 H_2O 和 CO_2，近端小管上皮细胞表面的碳酸酐酶可加速这一反应过程。近端肾小管上皮细胞生成的 HCO_3^- 通过基底侧膜与 Cl^- 交换，因此在近端肾小管几乎所有滤出的 HCO_3^- 均被重吸收而返回到循环中。如果这一过程出现异常将导致高氯性酸中毒。

2. 尿液的酸化　这主要是通过肾小管细胞内的 H^+-Na^+ 交换，使小管液中的 Na_2HPO_4 变为 NaH_2PO_4 的过程。近端肾单位的酸化是通过近曲小管上皮细胞管腔膜的 H^+-Na^+ 交换完成的，由基侧膜的 Na^+-H^+-ATP 酶泵间接提供能量。远端肾单位的酸化作用是由皮质集合管和髓质集合管的润细胞（又称泌氢细胞）完成的，这种细胞借助管腔膜的 H^+-ATP 酶泵向管腔中分泌 H^+，同时重吸收等量的 HCO_3^-。HCO_3^- 重吸收入血需与血 Cl^- 交换。当终尿 pH4.4 时，所含的 H^+ 可能比血浆多 1000 倍。这一过程是机体排泄可滴定酸的过程。

3. 远端肾小管泌氨与 NH_4^+ 生成　这是一个 pH 值依赖的过程，酸中毒越重，尿排出 NH_4^+ 量越多，尿液的 pH 值约低，尿液约呈酸性；反之，尿排出 NH_4^+ 量越少，尿液的 pH 值约高，尿液约呈碱性。此过程借助于 Na^+-H^+ 交换和 H^+-ATP 酶泵不断分泌 H^+，将来自肾小管细胞内谷氨酰胺及其他氨基酸的 NH_3 与来自肾小管滤液中的 Cl^- 和来自肾小管上皮细胞的 H^+ 结合成 NH_4Cl 由终尿排出体外。这实际也是一个强酸排泄的过程。

体液中主要缓冲系统有：碳酸氢盐缓冲系 $NaHCO_3/H_2CO_3$（占全血缓冲总量的 50% 以上），血红蛋白缓冲系 KHb/HHb 或 $KHbO_2/HHbO_2$（占缓冲总量的 35%），血浆蛋白缓冲系 N-Pr/H-Pr（主要是白蛋白，占缓冲总量的 7%），磷酸盐缓冲系 Na_2HPO_4/NaH_2PO_4（占缓冲总量的 5%）。当体液的酸碱度发生改变时，上述缓冲系统立即发生反应，使 pH 值尽量保持原水平或变化减轻。

此外，对于伴有 $PaCO_2$ 升高的酸中毒，还有另外一种细胞内的缓冲作用。这主要是通过红细胞内的 HCO_3^- 与胞外的 Cl^- 交换，以及红细胞外的 H^+ 与胞内的 Na^+ 和 K^+ 交换完成。这种缓冲作用对于呼吸性酸中毒的代偿较弱（$PaCO_2$ 每改变 10mmHg，HCO_3^- 约改变 1mmol）。而肾脏排 H^+ 增加的缓冲作用更重要，可达到 $\triangle HCO_3^-$ 4mmol/$\triangle PaCO_2$ 10mmHg。

虽然机体的酸碱调节主要是为了维持细胞内液及细胞外液恒定的 pH 值，但这种调节更加重要的生理意义在于维持机体重要蛋白的离子电荷，进而维持正常的蛋白、酶的功能。多数蛋白分子的离子机团的解离常数不受生理 pH 值变化的影响，仅有组氨酸的咪唑基团和高浓度的多肽链氨基端的 α-NH_3^+ 可能例外。此外，研究还显示，温度的改变对组氨酸的咪唑基团的解离常数无明显影响。以往 pH 值的测定通常要矫正至与患者体温相同的条件下测定，但由于咪唑基团的解离不受温度的影响而且机体酸碱调节的目的在于维持解离常数的稳定，那么在 37℃ 标准条件下的检测值可以很好地反映机体的酸碱平衡状态。

（二）酸碱失衡的类型　当 HCO_3^- 和（或）H_2CO_3 的改变超出了机体的代偿调节能力，引起 pH 值偏离正常范围时，出现酸碱失衡。主要包括 4 种基本类型，不同的组合则构成混合性酸碱失衡（包括三重酸碱失衡）。一般我们认为与 pH 值变化相同的酸碱失衡为原发性改变，使 pH 趋向正常的酸碱失衡为代偿性改变，通常代偿是不充分的。如果同时出现显著的酸、碱平衡异常，而 pH 值正常，那么应警惕混合性酸碱平衡失常。

1. 代谢性酸中毒　主要原因有机体产酸过多（如糖尿病、饥饿等所致的酮症，严重的缺氧、感染、微循环障碍等引起的乳酸等有机酸增加）超过了肝、肾处理能力；使用氯化铵、赖氨酸、精氨酸和大量生理盐水等导致高氯性酸中毒；各种原因引起的急、慢性肾功能不全和肾小管病变导致肾排酸减少；严重的腹泻、肠瘘、肠道引流；大量钾的摄入引起碱性物质丢失过多。代酸时，H^+上升可刺激中枢和外周的化学感受器，引起代偿性通气增强，$PaCO_2$下降，这种代偿完全需 12~24 小时。

患者最突出的临床表现是呼吸运动的变化，表现为深大呼吸，又称 Kussmaul's 呼吸。有时这种呼吸运动的改变并不显著。严重的酸中毒患者还可出现呼吸困难、头痛、恶心、呕吐，甚至出现意识障碍、木僵、昏迷。酸中毒可使心肌对儿茶酚胺的反应性降低及小动脉扩张。静脉收缩也是酸中毒的特征性表现，因此可引起肺血流量增多和肺水肿。慢性氢离子的潴留可以通过骨代谢代偿而出现骨质的严重丢失。动脉血气和电解质改变表现为 HCO_3^- 降低，AB 下降值 = SB 下降值，BE 负值增大，$PaCO_2$ 正常或降低（最低可至 10mmHg），pH 降低或正常。CO_2-CP 降低。AG 可升高（$\triangle AG = \triangle HCO_3^-$）或正常，相应的血氯正常或升高。血乳酸或酮体可增加。血钾升高或正常。血 Na^+ 下降或正常。尿液呈酸性，如呈反常的碱性则提示有高钾血症。

临床上通常根据 AG 将代酸分为高 AG 型和正常 AG 型。高 AG 型代酸（如酮症酸中毒、乳酸酸中毒、尿毒症酸中毒、使用过量的甲醇、水杨酸盐等），HCO_3^- 下降必有等量的 AG 升高，而 Cl^- 不变；正常 AG 型代酸，即高氯性酸中毒（如肾小管酸中毒、腹泻、胰腺引流所致酸中毒等），HCO_3^- 下降必有等量的 Cl^- 升高，AG 不变。

2. 代谢性碱中毒　又分为伴有细胞外液减少和没有细胞外液减少两种类型。前者常见于严重呕吐、长期胃肠减压使胃酸丢失过多，大量使用利尿剂或肾小管病变如 Bartter's 综合征，囊性纤维化患者等。由于细胞外液的丢失导致肾小球滤过率的下降和继发的醛固酮分泌增加，使 HCO_3^- 回吸收增多和 Cl^- 的丢失增加，因此这种类型的代谢性碱中毒又称失氯性代谢性碱中毒。另一种代谢性碱中毒是由于各种原因引起的盐皮质激素（主要为醛固酮）分泌增多，导致远端肾单位分泌 H^+ 和 K^+ 而吸收 Na^+ 增多。因此，这类代谢性碱中毒患者虽然尿中 Cl^- 含量增加，但无明显低血氯而有低钾血症。此外，碱性物质摄入过多可引起原发碱质增加（如摄入大量的牛奶和 HCO_3^-，输入大量的枸橼酸抗凝血，过快地纠正酮症酸中毒或乳酸酸中毒）。

代谢性碱中毒通常被忽视，但未经治疗确实可导致严重的并发症。代谢性碱中毒可抑制通气，引起外周血管收缩，抑制氧合血红蛋白在组织释放 O_2，而加重组织缺氧；还可引起神经肌肉的高反应性，出现阵挛和手足搐搦，Chvostek 征和 Trousseau 征阳性。血气分析和电解质、酸碱平衡分析显示为 HCO_3^- 升高，AB 升高值 = SB 升高值，BE 正值增大，$PaCO_2$ 正常或升高，预计代偿 $PaCO_2 = 24 + \triangle HCO_3^- \times 0.9 \pm 5$（mmHg），pH 值升高或正常。$CO_2$-CP 升高。AG 可升高或明显升高。血钾、氯离子降低，尿液呈碱性，如呈反常的酸性则提示有低钾血症。

3. 呼吸性酸中毒　肺脏、胸廓、呼吸中枢、与呼吸驱动相关的神经肌肉的各种病变引起肺泡通气不足，使体内 CO_2 潴留，产生高碳酸血症。因为肾脏代偿功能要充分发挥需数小时至数日，因此急性呼酸发生时机体往往来不及代偿。急性呼酸表现为 $PaCO_2$ 升高，pH 值下降或正常，HCO_3^- 正常或轻度增加，BE 基本在正常范围内，血钾可增加；慢性呼酸表现为：$PaCO_2$ 升高，pH 正常或下降，HCO_3^- 增加，AB > SB，BE 正值可增大，血氯降低，血钾正常或增高。在临床上，$PaCO_2$ 的升高可导致全身的血管扩张特别是脑循环的充血。脑血流量和颅内压的增高可导致视盘水肿，视网膜静脉扩张和视网膜出血。患者可能有呼吸困难、肌阵挛、震颤甚至昏迷。在急性 CO_2 潴留时，$PaCO_2$ 达到 70mmHg 即可出现昏迷，但慢性 CO_2 潴留的患者可耐受更高的 $PaCO_2$ 不出现意识障碍。外周血管的扩张和心排出量的增加可导致皮肤充血、发热，脉搏洪大。偶尔可见心律失常。

4. 呼吸性碱中毒 各种原因引起的肺泡过度通气（如不适当的机械通气、高热、甲状腺功能亢进症、中枢神经系统疾病、癔症、肺间质纤维化、肺栓塞、肝衰竭、药物作用），使 CO_2 排出过多。实验室检查：$PaCO_2$ 下降，pH 值正常或升高，急性呼碱时 HCO_3^- 正常或轻度下降（最低至 18mmol/L），慢性呼碱时 HCO_3^- 可显著下降（最低至 12mmol/L），AB ＜ SB，BE 负值增大，血氯可增高，血钾和血钙降低。血清磷酸盐的浓度也有所下降，这种下降可能与糖原分解和葡萄糖代谢产物的磷酸化有关。尿液呈碱性。呼吸性碱中毒的临床表现通常与血清游离 Ca^{2+} 的减少有关。急性呼吸性碱中毒的患者可出现脑血管的收缩，脑血流量减少，脑脊液压力下降，脑组织缺氧和脑脊液中乳酸含量增多。临床上，患者常出现恐慌、虚弱、口唇、手足周围麻木，肌肉无力、抽搐，也可见 Trousseau 征和 Chvostek 征。还可见视力障碍和言语困难。可出现类似于心肌缺血的一过性心电图改变，由于患者通常有胸痛的表现，这种心电图的变化常可产生误导。

5. 混合性酸碱失衡 指存在 2 种或 2 种以上的酸碱失衡。

（1）代谢性酸中毒 + 呼吸性酸中毒 发生于心肺复苏、肺水肿、Ⅱ型呼吸衰竭、药物中毒等时。表现为不适当的 HCO_3^- 下降或者代酸合并不适当的 $PaCO_2$ 升高，包括三种组合：$PaCO_2$ 升高伴 HCO_3^- 下降；$PaCO_2$ 升高伴 HCO_3^- 升高，且 $HCO_3^- < 24 + \triangle PaCO_2 \times 0.35 - 5.58$；$HCO_3^-$ 下降伴 $PaCO_2$ 下降，且 $PaCO_2 > 1.5 \times HCO_3^- + 8 + 2$。实验室检查示：$PaCO_2$ 明显升高，pH 明显下降，HCO_3^- 减少、正常或轻度升高，慢性呼酸时 $HCO_3^- < 24 + \triangle PaCO_2 \times 0.35 - 5.58$，AG 升高。血氯降低、正常或升高，血钾增高，血钠正常或偏低。PaO_2 下降，常低于 60mmHg。这类失衡常有严重的酸中毒，应在积极治疗原发病的同时尽快纠正酸中毒。

（2）代谢性碱中毒 + 呼吸性碱中毒 见于胰腺炎或腹膜炎发生剧烈呕吐合并发热（通气过度）等。表现为呼碱伴有不适当的 HCO_3^- 下降或代碱伴有不适当的 $PaCO_2$ 升高，常见三种情况：$PaCO_2$ 下降伴 HCO_3^- 上升；$PaCO_2$ 下降伴 HCO_3^- 轻度下降，且急性 $HCO_3^- > 24 + \triangle PaCO_2 \times 0.2 + 2.5$，慢性 $HCO_3^- > 24 + \triangle PaCO_2 \times 0.49 + 1.72$；$HCO_3^-$ 升高伴 $PaCO_2$ 轻度升高，且 $PaCO_2 < 40 + 0.9 \times \triangle HCO_3^- - 5$。实验室检查示：$PaCO_2$ 降低，pH 明显升高，HCO_3^- 减少、正常或轻度升高，血氯降低或升高，血钾、血钙降低，血钠正常或偏低或轻度升高。尿液偏碱。此型失衡由于可引起严重的碱血症，因此可影响组织中氧合血红蛋白的解离而加重组织缺氧，导致严重的心律失常，危及生命。治疗上除积极治疗原发病外可适量使用盐酸精氨酸和醋氮酰胺。

（3）呼吸性酸中毒 + 代谢性碱中毒 见于呼吸性酸中毒治疗过程中，摄入减少、呕吐、使用糖皮质激素及利尿剂等。表现为急慢性呼酸合并不适当增高的 HCO_3^- 或代碱合并不适当升高的 $PaCO_2$。临床常见三种情况：急性呼酸而 $HCO_3^- > 30mmol/L$；慢性呼酸而 $HCO_3^- > 24 + \triangle PaCO_2 \times 0.35 + 5.58$ 或 $HCO_3^- > 45mmol/L$，pH 下降或正常；代碱为主而 $PaCO_2 > 40 + 0.9 \times \triangle HCO_3^- + 5$ 或大于 55mmHg，pH 值升高或正常。实验室检查示：$PaCO_2$ 升高，HCO_3^- 明显升高，超过预计代偿增加的限度（慢性呼酸时 $HCO_3^- > 24 + \triangle PaCO_2 \times 0.35 + 5.58$），BE 正常值明显增大，pH 值正常、降低或升高。血氯、血钾明显降低，血钠也常降低。尿液 pH 值偏碱。AG 正常或轻度升高。这类酸碱失衡中并发的代碱通常为医源性，因此在处理呼酸过程中应注意 CO_2 排出不宜过快，避免过多使用碱性物质，合理使用肾上腺皮质激素、利尿剂，及时补充 KCl。

（4）代谢性酸中毒 + 呼吸性碱中毒　见于肾衰竭伴发热、肺弥漫性间质疾病、呼吸机使用不当、脓毒败血症等。表现为呼碱伴有不适当的 HCO_3^- 下降或代酸伴有不适当的 $PaCO_2$ 降低。临床常见两种情况：以呼碱为主的重度失衡和以代酸为主的失衡或以呼碱为主的轻度失衡。实验室检查：$PaCO_2$ 降低，HCO_3^- 明显降低，BE 负值增大，AG 升高，pH 值正常或升高，血钾正常，血氯正常或增高，血钠正常。

（5）代谢性酸中毒 + 代谢性碱中毒　见于肾衰竭或糖尿病酮症酸中毒伴严重的呕吐或碳酸氢盐使用过多等。根据 AG 正常与否，分为 AG 升高型和 AG 正常型。AG 升高型为代碱合并高 AG 代酸，实验室检查显示 pH 正常或轻度升高或降低，$PaCO_2$ 大致正常，HCO_3^- 正常或轻度升高或降低，$\triangle HCO_3^- = \triangle AG + \triangle Cl^-$，潜在 $HCO_3^- = $ 实测 $HCO_3^- + \triangle AG$，大于正常 HCO_3^-，当代碱严重时，AG 的升高不伴有 HCO_3^- 的下降，HCO_3^- 反而可升高，而当高 AG 代酸严重时，HCO_3^- 下降可能与 Cl^- 下降同时存在。AG 正常型失衡为代碱合并高氯性代酸。诊断依赖于详尽的病史询问，如急性胃肠炎患者同时存在呕吐和腹泻，以及合并低钾血症。

（6）混合性代酸　高 AG 代酸合并高氯性代酸。其血气分析结果与单纯性代酸完全相同。但检测 AG 可揭示此型酸碱失衡存在，且 $\triangle HCO_3^- = \triangle AG + \triangle Cl^-$。因此，一旦出现 AG 升高伴有 $\triangle HCO_3^- > \triangle Cl^-$ 或 $\triangle HCO_3^- > \triangle AG$，应警惕存在混合性代酸。

（7）呼酸型三重酸碱平衡失衡　即呼酸 + 代酸 + 代碱。见于 Ⅱ 型呼吸衰竭、COPD 患者合并肺心病时使用利尿剂治疗等情况。实验室检查示：$PaCO_2$ 升高，pH 值和 HCO_3^- 可升高、降低或正常，但 HCO_3^- 的增加超过预计的代偿上限，AG 升高，$\triangle HCO_3^-$ 与 $\triangle AG$ 不成比例。潜在 $HCO_3^- = $ 实测的 $HCO_3^- + \triangle AG > 24 + \triangle PaCO_2 \times 0.35 + 5.58$。血钾正常或升高，血钠和血氯正常或下降。

（8）呼碱型三重酸碱平衡失衡　即呼碱 + 代酸 + 代碱，见于糖尿病酮症酸中毒伴严重呕吐或碳酸氢盐使用过多，伴发热（通气过度）等。实验室检查示：$PaCO_2$ 下降，pH 值可升高、降低或正常，HCO_3^- 多为正常或下降（但通常达不到代偿 $PaCO_2$ 下降的最大范围），AG 明显升高，且 $\triangle HCO_3^-$ 与 $\triangle AG$ 不成比例。潜在 $HCO_3^- = $ 实测的 $HCO_3^- + \triangle AG > 24 + \triangle PaCO_2 \times 0.49 + 1.72$。血钾、血氯正常或下降。

（三）酸碱失衡的诊断步骤和方法

1. 确定酸碱平衡的基本类型　可借助 Henderson-Hasselbatch 公式，根据 HCO_3^-、$PaCO_2$、pH 值的变化，判断是代谢性酸碱失衡还是呼吸性酸碱失衡。

2. 判断原发和继发的代偿改变　首先根据临床资料，寻找导致酸碱失衡的原发病因；其次分析 pH 值的改变，注意 pH 值的改变是与 HCO_3^- 还是与 $PaCO_2$ 的相一致，其中相一致的变化为原发改变。原发的失衡变化必大于继发代偿变化。如果 pH 值的改变与后两项变化都一致，则考虑为复合型酸碱失衡。如果 pH 值的改变与其中一项变化一致，而另一项的改变已超过了最大代偿范围（可参照 1986 年 Bidani 提出的单纯酸碱失衡代偿预计值公式），则应考虑为复合型酸碱失衡。此外，参考电解质的变化有利于酸碱失衡类型的判断，如低氯、低钾血症常伴有代谢性碱中毒。

3. 测定 AG 判断是否存在酸碱失衡　代谢性酸中毒根据 AG 值的不同分为高 AG 性代酸和正常 AG 性代酸。高 AG 性代酸是由于有机酸或无机酸阴离子增多所致，如肾衰、休克、低氧血症、糖尿病酮症。当 $\triangle AG = \triangle HCO_3^-$ 时，提示单纯性高 AG 性代谢性酸中毒，如 $\triangle AG \neq \triangle HCO_3^-$ 则提示存在混合性酸碱失衡。正常 AG 性代酸由 Cl^- 增多所致，如严重腹泻或肾小管病变等。当 $\triangle Cl^- = \triangle HCO_3^-$ 时，提示单纯性高 Cl^- 性代谢性酸中毒，如 $\triangle Cl^- \neq \triangle HCO_3^-$ 则提示存在混合性酸碱失衡。如果 $\triangle HCO_3^- = \triangle AG + \triangle Cl^-$，则提示为高氯、高 AG 型代酸。此外，AG 在判断三重酸碱失衡中也有重要的作用。

4. 三重酸碱失衡的判断　必须联合使用预计代偿公式、AG 和潜在 HCO_3^-。首先判断呼吸性酸碱失衡的类型，在根据相应的预计代偿公式计算 HCO_3^- 代偿范围；计算 AG，判断是否并发高 AG 代酸；应用潜在 HCO_3^- 与呼酸或呼碱预计代偿公式中所得的 HCO_3^- 代偿范围相比来判断是否存在代碱。

（四）酸碱失衡的治疗原则　判断酸碱失衡的类型，寻找病因，针对病因进行治疗；纠正酸中毒或碱中毒，使 pH 值恢复或接近正常；改善呼吸和循环，调节水、电解质的平衡。

1. 代谢性酸中毒　积极的病因治疗，如针对糖尿病酮症酸中毒患者应予充分的扩容和适当的使用胰岛素，尿毒症酸中毒患者应充分透析，纠正休克有助于纠正乳酸酸中毒。有研究显示双氯乙酸盐可能对治疗乳酸酸中毒有效，因为它可增强丙酮酸脱氢酶的活性而增加丙酮酸和乳酸转化为 HCO_3^-，但对于减少患者的死亡率无明显影响。维生素 B_1 为丙酮酸脱氢酶的辅因子，因此对于存在维生素缺乏的患者应予补充。

对于严重的高氯性酸中毒者可予 5% $NaHCO_3$，但对于高 AG 型酸中毒补充 $NaHCO_3$ 可能效果欠佳。对于乳酸酸中毒患者使用 $NaHCO_3$ 治疗时应注意碱化体液的过程可能刺激乳酸的生成并导致血液中储存的重碳酸盐释放 CO_2。局部 PCO_2 压力的升高可能加重细胞内的酸中毒。大量快速的输入 $NaHCO_3$ 可能导致脑脊液 pH 的反常下降，因为脑脊液中 HCO_3^- 的平衡远比 CO_2 平衡慢，这种 PCO_2 的上升可导致脑脊液酸化，因而进一步加重低通气和酸中毒。此外对于乳酸酸中毒和酮症酸中毒患者，当潜在病变纠正时，酮体和乳酸可进一步转化为 HCO_3^-，加重碱中毒。按碱缺失公式先补入 1/2，或 pH 值 < 7.10 先补 100ml，< 7.20 先补 50ml，30 ~ 60 分钟后复查血气调整用量。酸中毒纠正后可出现低钾血症，应予补钾，游离钙减少而出现临床症状时可静脉注射 10% 葡萄糖酸钙溶液。

2. 代谢性碱中毒　根据是否伴有细胞外液量的减少和尿氯的含量而采用不同方法。当存在细胞外液的丢失且尿氯含量低于 10mEq/L 时，轻症者只需输注适量的生理盐水或葡萄糖盐水。也可口服氯化铵 1g，3 ~ 4 次/日。同时应注意补充钾和氯。重症者可予酸化剂，2% 氯化铵 20 ~ 40ml 和盐酸精氨酸 20g（肝病患者禁用），氨基酸 500 ~ 1000ml，乙酰醋胺 250 ~ 750mg/d，0.1 当量的稀盐酸 25 ~ 50ml/h 中心静脉点滴可能对有肝、肾疾病的患者更安全。严重的代谢性碱中毒可采用血液透析的方法减少 HCO_3^- 的血浓度。对于持续胃肠减压患者应使用组胺受体阻断剂。如果没有细胞外液的丢失则不应输液治疗，可使用螺内酯类药物来对抗过多的盐皮质激素。

3. 呼吸性酸中毒　病因治疗很重要，用支气管扩张剂、呼吸兴奋剂，必要时行机械通气来改善通气。对于 COPD 患者应特别注意在氧疗过程中避免使用高浓度的 O_2，以免抑制通气加重 CO_2 潴留。吗啡引起的中枢性通气抑制可用纳洛酮对抗。当 pH 值 < 7.20 或合并代谢性酸中毒时可适量补充碱性药物，或在机械通气中为减少肺损伤而采取允许高碳酸血症时可适

量补充 $NaHCO_3$（一次补充5% $NaHCO_3$ 的量通常控制在 80～100ml 即可）。注意急性呼吸性酸中毒时常有细胞内外离子交换，K^+ 移至细胞外液而出现高钾血症，应注意纠正。慢性呼吸性酸中毒时，$PaCO_2$ 降低的速度不宜过快（不宜超过10mmHg/h），以免代偿增加的 HCO_3^- 来不及由肾排出，造成致命的碱中毒。

4. 呼吸性碱中毒 病因治疗，适量使用镇静剂和 β 肾上腺素能受体阻断剂。有高山反应的患者可在登高之前服用乙酰唑胺或糖皮质激素。使用呼吸机者可减少通气量或延长通气死腔。可吸入含5% CO_2 的氧气。如有低钙血症应予静脉补充钙剂。值得注意的是，呼碱常伴有代偿性 HCO_3^- 下降，此时必须结合临床分析和血气、电解质分析除外合并代谢性酸中毒，以免不适当地补充碱性物质而加重机体的碱中毒。

（白 彦）

参 考 文 献

[1] Effros RM, Widell JL. Acid-Base Balance. In: Murray JF and Nadel JA eds. Textbook of Respiratroy Medicine 3th ed, Philadelphia: WB Saunders Company, 2000, 155－177

[2] 陈南明，张祖贻. 临床血气酸碱研究新进展. 南京：南京大学出版社，1993

[3] Rose BD. Physiology of Acid-Base and Electrolyte Disorders 4th ed, New York: McGraw-Hill, 1994

第七章　肺功能检查及其进展

人体的整个呼吸过程包含着三个相互联系的环节：①把外界的氧气（O_2）吸入到肺泡，又将储存在肺泡里的 CO_2 排出体外，这个过程称为"外呼吸"。外呼吸的好坏由通气功能决定；②进入肺泡的 O_2 通过肺泡毛细血管基底膜进入血循环（弥散），而血中的 CO_2 通过弥散排到肺泡，这个过程称为"内呼吸"，也称为"换气"；③细胞从血循环得到 O_2 进行物质代谢，又将代谢产生的 CO_2 排出到血循环，这个过程称为氧的利用。

我们现在尚无成熟的技术和方法直接测定氧利用的水平，运动心肺功能所测定的"能量消耗"实际上只是一种间接的，通过计算而得到的参数。因此，目前临床所采用的肺功能测定方法基本上只限于通气功能和换气功能，而最常用的是肺的通气功能。

正常情况下，换气量和换气方式由脑干延髓呼吸中枢的神经冲动控制。这种控制受多处不同信号的影响，包括大脑内的高级中枢，颈动脉化学感受器（感受 $PaCO_2$）、中枢化学感受器，（感受 $PaCO_2$，[H^+]），以及不断运动的肌腱和关节发出的神经冲动。神经冲动经过脊髓和周围神经到达肋间肌和膈肌，使它们同时收缩，造成胸膜腔负压。若气道结构完好，气流未受阻塞，肺泡充分展开，血液供应良好，那么吸入空气中的氧气顺利进入肺泡和混合静脉血，混合静脉血中的 CO_2 则顺利进入肺泡并排出体外，完成一个正常的通气周期，即呼吸周期。

呼吸控制的反馈机制在正常情况下非常灵敏，所以肺泡换气（V_A）始终与代谢率保持平衡，动脉血中的气体张力变化不大。气道内的任何一部分的功能或结构失常都可能造成血气张力的变化，导致呼吸功能不全。近年来的研究表明肺功能的维持和障碍不是单纯的机械作用，而是有复杂的生理生化基础，许多生物活性物质参与调节过程。大量的实验还证明，气道与肺循环，通气功能与肺血管内皮细胞功能有极为密切的关系。

第一节　肺通气功能

肺通气功能检查是呼吸功能检查中最主要也是最常用的部分，它包含着肺泡的含气量（即肺容量，或肺容积）、气流在气道里通过时的流速及其影响因素。

【静态肺容量】

肺容积是指肺内容纳的气体量。在呼吸过程中，由于呼吸肌运动，引起肺内容纳气量的变化。因此肺容量的变化反映肺和胸廓扩张和回缩的程度，包括四种基础容积和四种复合容量。静息通气量是指在基础代谢情况下所测得每分钟的通气量。潮气量乘以每分钟呼吸次数即为每分钟静息通气量。

基础容积：潮气量，补吸气量，补呼气量，残气量。

复合容量：深吸气量（潮气量+补吸气量）；肺活量（深吸气量+补呼气量）；功能残气量（残气量+补呼气量）；肺总量（肺活量+残气量）。

（一）主要静态肺容量

1. 肺活量（vital capacity，VC，也称慢 VC）　为尽力吸气之后缓慢而完全呼出的最大气量，即包含潮气量（V_T），补吸气量（IRV），补呼气量（ERV）三种基础容积，是肺功能测定中简单易行而又很有价值的参数之一。肺活量随着限制性呼吸系统疾病严重性的增加而减少，因此可与弥散量的测定一起用以追踪观察限制性肺疾病的进展程度和治疗反应。

慢肺活量与用力肺活量（forced vital capacity，FVC）略有不同：FVC 是指最大吸气至肺总量（TLC）位以后，以最大的力气，最快的速度呼气至残气量（RV）位时的气量。气道阻塞的患者在做强力呼气试验时，由于终末气道可能闭合过早，即在达到真正的残气量之前已闭合，使气流在终末部位受阻，在肺量计上即表现呼气量的减少，因此 FVC 可以显著地低于 VC。

2. 残气量（residual volume，RV）　补呼气后，肺内不能被呼出的残留气量。RV 的大小受肺弹性回缩力的影响，肺气肿时肺弹性回缩力减低，RV 增加，而结节病，石棉沉着病，特发性肺间质纤维化时弹性回缩力增强，RV 减少，与其他肺容量的减少不成比例。

3. 功能残气量（functional residual capacity，FRC）　平静呼气后肺内所含的气量。它含两种成分，即残气量（RV）和补呼气量（ERV）。FRC 反映了呼吸肌松弛情况下，正常呼气末尾时肺内空气含量。它在生理上是最重要的肺容量，因为它接近于正常呼吸模式，不受被测者主观用力呼气与否的影响。测定时只需被测者平静呼吸，而不需特殊的合作，因而重复性较好。RV 测定则不然，它要求被测者用力呼气，因此其用力程度和配合的好坏可能影响 RV 的测定值。胸廓弹性回缩力和肺弹性回缩力对肺容量有着相反的影响，FRC 反映了这两种弹性回缩力之间的关系。正常情况下这两种力量相等而互相抵消，FRC 约相当肺总量（TCL）的 40%。这两种弹力的改变将导致 FRC 的改变，肺弹性回缩力下降（如肺气肿）可使 FRC 增高，反之 FRC 下降。肺水肿，肺间质纤维化，间质性肺炎或其他限制性肺疾病使肺弹性回缩力增加则可使 FRC 下降。当脊柱侧弯，胸廓成形术引起严重胸廓变形时，肺泡扩张受限，肥胖伴腹压增高，横膈上移超过了胸廓弹性回缩力的影响时，均可使 FRC 减少。

正常情况下，RV 占 TCL 的 25%，而且随 FRC 的改变而改变，但有两个例外，即：限制性肺疾病时 RV 比其他肺容量的减少为轻。在小气道疾病时，RV 可能略升高，而 FRC 和 FEV_1 保持正常。

4. 肺总量（total lung capacity，TLC）　深吸气后肺内所含最大气量，它由肺活量和残气量所组成。

（二）静态肺容量的测定方法

1. 肺量计测定法　这是 20 世纪 70 年代以前的主要肺功能试验设备，可用于直接测定潮气量、深吸气量、补呼气量和肺活量。其中的许多装置目前虽然还使用，但已为其他方法所取代。现用的方法需由传感器得到通气信息，并以数值直接显示。这种方法所得信息的准确性依赖于患者的很好配合，否则其数值的重复性将很差。

2. 肺功能残气和残气测定法　目前通常应用惰性气体或人体体积描记法测定功能残气，功能残气减去补呼气量即为残气量，而功能残气加深吸气量为肺活量。

（1）惰性气体测定法　常用方法有两种，即氮冲洗法和氦稀释法：

1）氮冲洗法　受试者吸入 100% 氧以冲洗出肺内氮气。试验过程收集呼出气以测定其体积，并测定呼出气的氮浓度，由此计算出功能残气量。应用此法测定功能残气量时，冲洗过程须持续至肺内各部分所含氮气均被排空，正常人于 7 分钟内即可完成，但在慢性阻塞性肺疾病患者，可能需要 20~30 分钟。功能残气量可以下式计算：

$$V_1 C_1 = V_2 C_2$$

$$V_1 = \frac{V_2 C_2}{C_1}$$

上式中 $V_1 =$ 功能残气量，$C_1 =$ 试验开始时肺内氮浓度（呼吸空气时假定为79%），$V_2 =$ 试验结束时测得肺量计内气体体积，$C_2 =$ 试验结束时测得肺量计内氮浓度。

2）氦稀释法　测验系统内含有已知体积和浓度的氦气，应用吸附剂吸收 CO_2，并根据受试者消耗情况补充 O_2。受试者在测验系统内进行呼吸，通过一定时间（7~30分钟）使肺内与测验系统氦气完全达到平衡以后，试验即告中止。试验结束时测验系统内氦浓度减少程度与功能残气量成正比。功能残气量可以下式计算：

$$V_1 C_1 = V_2 C_2$$

$$V_2 = \frac{V_1 C_1}{C_2}$$

上式中 $V_1 =$ 肺量计内气体体积；$C_1 =$ 试验开始时测得肺量计内氦浓度；$V_2 =$ 待计算的肺量计和肺内气体体积总和；$C_2 =$ 试验结束时测得肺量计内氦浓度。

（2）人体体积描记仪测定法　受试者被置于人体体积描记仪密封舱内，口含口器，该口器可被远距离操纵的遮断器所阻断，应用压力换能器测定遮断器附近的口腔压。在没有气流的情况下，口腔压即可代表肺泡压。另一换能器则测量受试者所在密闭舱内的压力。当受试者对着关闭的遮断器进行吸气和呼气动作时，胸廓内体积变化引起密闭舱内体积改变，表现为舱内压力的改变，因此舱内压力的改变可用以测定胸廓内体积的变化。在试验过程中，可测定肺泡压和胸廓内体积两个指标的变化。肺泡压可在吸气相和呼气相时测定，胸廓内气体不能直接加以测定，但可以测定由吸气相至呼气相时体积的改变。应用以上测定值，根据波义耳定律，即可计算出功能残气量，其公式如下：

$$P_1 V_1 = P_2 V_2$$

$$P_1 V_1 = P_2 V_1 + P_2 \Delta V$$

$$V_1 (P_1 - P_2) = P_2 \Delta V$$

$$P_1 V_1 = P_2 (V_1 + \Delta V)$$

$$P_1 V_1 - P_2 V_1 = P_2 \Delta V$$

$$V_1 = \frac{P_2 \Delta V}{P_1 - P_2}$$

上式中 $P_1 =$ 平静呼气时肺泡压（在口腔测得）；$V_1 =$ 平静呼气末胸廓内容积，即功能残气量；$P_2 =$ 用力吸气时肺泡压；$V_2 =$ 用力吸气时肺容积：$A_V = V_1 - V_2$（由人体体积描记仪内压力改变而测得）。

（三）影响肺容量的生理因素

1. 性别　同等年龄、身高、体重的男性，其肺容积大于女性。

2. 年龄　成年期以后，肺活量随年龄增长而逐渐下降，功能残气量与残气量随年龄增长而增加，肺总量则无明显变化。

3. 身高　肺容量与身高关系密切，成正相关。

4．体重　一般认为体重与肺容量关系不密切。

（四）正常值

1．我国各大行政区肺容积与通气功能正常值请参阅《全国肺功能正常值汇编》。

2．北京协和医院呼吸科对120例健康人按性别、年龄分组进行肺功能测定，结果见表3-7-1，表3-7-2。

表 3-7-1　健康男性肺容积测定值

年龄组（岁）		年龄（岁）	体重（kg）	身高（cm）	体表面积（m²）	VC（L）	FRC（L）	RV（L）	TLC（L）	RV/TLC（%）
15 ~	$\bar{x}$	16.8	60.1	170.9	1.70	4.00	2.75	1.37	5.50	24.47
	SD	1.30	12.57	6.71	0.19	0.53	0.46	0.44	0.67	6.78
	n	10	10	10	10	10	10	10	10	10
20 ~	$\bar{x}$	23.9	62.2	172.6	1.73	4.27	3.54	2.11	6.29	33.83
	SD	2.13	5.11	6.09	0.18	0.58	1.00	0.67	1.07	5.31
	n	10	10	10	10	10	10	10	10	10
30 ~	$\bar{x}$	34.9	66.1	170.8	1.77	3.89	3.11	1.59	5.54	28.41
	SD	2.64	9.70	6.25	0.15	0.58	0.59	0.49	0.82	7.05
	n	10	10	10	10	10	10	10	10	10
40 ~	$\bar{x}$	46.0	70.3	168.7	1.80	3.77	2.79	1.53	5.36	28.37
	SD	3.16	7.62	3.55	0.10	0.44	0.54	0.32	0.51	4.78
	n	10	10	10	10	10	10	10	10	10
50 ~	$\bar{x}$	55.4	68.1	166.4	1.76	3.12	2.82	1.82	4.93	36.72
	SD	2.88	11.39	7.04	0.17	0.54	0.57	0.49	0.79	6.32
	n	10	10	10	10	10	10	10	10	10
>60	$\bar{x}$	66.6	67.1	166.4	1.75	2.90	2.69	1.88	4.77	39.24
	SD	4.67	8.34	7.39	0.13	0.57	0.81	0.71	1.20	6.85
	n	10	10	10	10	10	10	10	10	10

3．分静息通气量，北京协和医院呼吸科测得的每分静息通气量结果为：健康男性正常值：9872.17±2954.36（SD）ml；健康女性正常值：8116.00±2528.82ml。

人的通气功能有极大的储备，因此除非有严重通气障碍，一般静息通气量不会出现异常。

（五）肺容量变化的原因

1．肺活量减少主要见于以下几种情况　①肺肿瘤、胸腔积液、胸膜炎症或重度胸膜增厚，使肺组织受压、萎陷或肺泡扩张受限；②肺间质纤维化使肺弹性回缩力增强，肺泡扩张受限；③肺泡充填性疾病如肺泡蛋白沉积症；④胸廓活动障碍，如脊髓灰质炎、类风湿性脊柱炎和脊柱畸形等影响胸廓扩张或收缩的疾患；⑤大容积肺叶切除术后。

2．肺功能残气量增加的原因为　①肺组织弹性回缩力减弱，如肺气肿；②气道部分阻塞，特别是呼气时，如见于哮喘，肺泡过度充气，这是一种可逆性改变，故有别于肺气肿；③肺叶切除术后代偿性肺气肿；④胸廓畸形或严重脊柱畸形，也可引起肺泡过度膨胀以及肺气肿。

表 3-7-2　健康女性肺容积测定值

年龄组（岁）		年龄（岁）	体重（kg）	身高（cm）	体表面积（m²）	VC（L）	FRC（L）	RV（L）	TLC（L）	RV/TLC（%）
15 ~	$\bar{x}$	17.5	48.7	159.9	1.47	2.54	2.13	1.10	3.75	29.30
	SD	1.65	6.36	4.00	0.10	0.39	0.23	0.29	0.35	6.79
	n	10	10	10	10	10	10	10	10	10
20 ~	$\bar{x}$	24.1	55.2	162.5	1.58	2.74	2.24	1.19	4.02	29.30
	SD	2.51	4.93	3.64	0.06	0.30	0.34	0.32	0.35	6.17
	n	10	10	10	10	10	10	10	10	10
30 ~	$\bar{x}$	34.5	56.1	161.1	1.58	2.72	2.22	1.23	3.94	31.17
	SD	3.24	4.39	4.07	0.07	0.42	0.35	0.29	0.45	5.98
	n	10	10	10	10	10	10	10	10	10
40 ~	$\bar{x}$	46.0	63.8	154.7	1.62	2.51	1.94	1.26	3.66	34.62
	SD	1.76	6.76	3.27	0.08	0.33	0.42	0.28	0.65	7.72
	n	10	10	10	10	10	10	10	10	10
50 ~	$\bar{x}$	53.5	61.9	158.2	1.63	2.56	2.16	1.39	4.04	34.03
	SD	2.27	8.69	6.22	0.12	0.58	0.53	0.43	0.77	5.75
	n	10	10	10	10	10	10	10	10	10
>60	$\bar{x}$	66.3	56.5	153.1	1.53	2.01	2.02	1.54	3.65	42.14
	SD	5.36	6.16	3.98	0.09	0.38	0.29	0.35	0.51	6.47
	n	10	10	10	10	10	10	10	10	10

3. 残气/肺总量比率增加　可由于残气绝对值增加（如哮喘或肺气肿）或肺总量减少（如限制性肺疾患或肺充血）。

4. 肺总量减少　见于广泛肺部疾患，如肺水肿、肺充血、肺不张、肺肿瘤以及限制性通气障碍疾患，也见于气胸或胸腔积液而引起肺组织的压迫，乃因肺脏的扩张受上述诸多因素的限制。在肺气肿时，肺总量可正常或增高，主要决定于残气量和肺活量的增减情况。

（六）常见肺疾病时肺容量的变化

1. 研究表明，正常人双侧肺间和肺的各个层面的气体分布存在生理性差异。直立时越靠近膈肌的横断面的通气量越大，这种气体分布不均的现象主要发生于功能残气量位以下的水平，而在功能残气量位以上水平，肺内气体分布则相对均匀、清醒的健康人处于坐位时，右肺通气量稍多于左肺，这与右肺容积略大有关。仰卧位时功能残气量减少，但两肺通气量改变不明显。侧卧位时低侧肺通气较好，因为在功能残气量位时，该侧肺接近于残气量位，而高侧肺接近深吸气量位，膈肌的低侧肺部分处于胸腔的较高位置，使吸气时膈肌能更有效地收缩，因而该侧肺能更充分扩张，以获得较大的肺容积改变。但在全身麻醉或机械通气时，侧卧位的低侧肺并不能得到优先通气，因为这时纵隔的重量压在低侧肺上，限制该侧肺的扩张。

2. 肺外科手术将使肺体积与容量发生变化，肺容量所受的影响取决于对具有功能的肺组织的切除范围，通常 VC 下降的比率为：右全肺 55%，左全肺 45%，肺段切除只使 VC 下降5.3%。肺叶切除对肺容量的影响因肺叶体积大小而异。RV，FRC，TLC 的下降范围与 VC

相似。

3. 肺炎，肺内巨大占位性病变或胸腔积液，均可使 VC，RV，FRC，TLC 下降。

4. 肢端肥大症的男性患者由于肺体积的增大，因而肺容量可增加达预计值的 145%。

5. 阻塞性肺疾病时，RV 增加幅度大于 TLC，RV/TLC 比例增大，VC 出现某种程度的下降。

6. 肥胖、肺水肿、肺间质纤维化、间质性肺炎或其他限制性肺疾病使肺弹性回缩力增加则可使 FRC 下降。但当脊柱侧弯、胸廓成形术后伴有严重胸廓变形、扩张受限、肥胖伴腹压增高、横膈上移超过了胸廓弹性回缩力的影响时，FRC 下降。

【动态肺容量及流速】

动态肺容量主要反映气道的状态，但不反映肺脏的弹性，呼吸图所描记的是用力肺活量（FVC）测定时的时间肺容量，最重要的是第 1 秒用力呼气容积（FEV_1）。

气道口径影响着气流，因而与时间肺容量有直接关系，肺容量的测定也反映气道口径的大小。在肺总量（TLC）位时，气道口径最大，至残气量（RV）位时气道口径逐渐缩小。在用力呼气时，胸腔内正压使气道进一步缩小。这种"气道动力性受压"使最大的气流呼出速度受限。吸气时则不同，因这时胸腔内能维持气道口径不变。由于气道口径在呼吸周期中存在这些变化，尽管吸气在呼吸周期中所占的时间较长，但呼气时的气流速度大于吸气时气流速度。在慢性阻塞性肺疾病（COPD）和哮喘时，呼气延长，而且当支气管痉挛（哮喘发作）、气道分泌物嵌塞（支气管炎）以及肺脏回缩能力丧失（肺气肿）时，呼气延长进一步加重。气管或喉部有固定性堵塞物时，限制气流的是狭窄段的直径，而不是动力性压迫，因此吸气和呼气时气流速度下降程度相等。在限制性肺疾病时，组织弹性回缩力增加可维持呼气时的气道直径，因此流速往往超过正常，但小气道功能可能不正常。

（一）用力肺活量（FVC） 指最大吸气至肺总容量位后以最大力气，最快的速度呼气达 RV 位的肺活量。常用的测定设备为肺量仪，其筒容 >7L，积聚时间至少达 10s，流量 12L/s 时的阻力为 $1.5cmH_2O/$（L·s）。FVC 测定时的重要参数是：FEV_1 和 FEV_3，即分别表示最大吸气至肺总量位后以最大的努力，最快的速度呼气时，第 1 秒和 3 秒钟内所呼出的气量。

1. FEV_1 它既表示 1 秒钟内的呼气容积，又表示 1 秒钟内的平均呼气流量。实际测定及评价时应注意：

（1）绝对值 这在进行气道可逆性检查时尤为重要，因为严重通气功能障碍的患者吸入支气管舒张药（如沙丁胺醇等）以后 10 分钟（或 20 分钟），FEV_1 只要稍微增加就能达到改善 15% 的指标，然而其绝对值的微量增加对肺通气功能的改善没有意义。因此单纯以此判断气道的可逆性是不全面的，只有当 FEV_1 的绝对值增加 200ml，FEV_1 的改善 >15% 才能认为气道可逆。

（2）实测值占预计值的百分比 所谓预计值是根据年龄、性别、身高、体重计算应达到的数值（在一定范围内，%FEV_1 是恒定的），正常人实测值应为预测值的 80%~120%。

（3）FEV_1/VC% 正常时应 ≥75%，通常以 FEV_1/FVC%（第 1 秒用力呼气量占 FVC 的百分比）表示，一般称为一秒量。

2. FEV_3 是检测早期气道阻力的指标，是了解终末流量的简单测定方法。

3. 用力呼气中段流量（forced expiratory flow，FEF） FVC 中间一半的用力呼气中段流速（量）（$FEF_{25\%\sim75\%}$）为一斜线，与 FVC 为 25% 及 75% 时的呼吸描记线相交叉。$FEF_{25\%\sim75\%}$ 对于

呼吸强度的依赖性小于 FEV_1，因此是早期气道阻塞较敏感的指征。

FVC 曲线的后半部分，低肺容量位的"平均"流量约为 FVC75% 后至 85% 之间的流量（$FEF_{75\sim85\%}$）被认为是对小气道阻塞更为敏感的指标。

FEF 的临床意义与用力肺活量（FVC）和最大通气量（MVV）相似。

4. 最大呼气中期流量（曲线）（maximal midexpiratory flow curve，MMF，MMEF）　上述 FEF 测定是 1975 年 Morris 首先描述的，被认为是对小气道阻塞较敏感的参数，但测定困难，而且易受一些非生理性的瞬变值和人为因素所影响，往往与 FVC 过早终止的曲线难以区别。临床上常用的 MMF 的测定原理和意义与 FEF 相似，但文献报告结果不尽一致，甚至相反。

MMF 是由 FVC 曲线上计算获得的用力呼气肺活量 25%～75%（即中间一半）的平均流量，与 FVC 测定过程中用力大小无关，而主要取决于非用力因素，即呼气流量随用力程度达到一定限度后，尽管继续用力，流量仍恒定，因此 MMF 也是属于低肺容量位的流量，流量下降反映小气道的阻塞。有时 FEV_1，$FEV_1/FVC\%$ 和气道阻力均正常者，MMF 却低于正常。

与 MMF 相关的另一个参数是最大呼气中期时间（mid-expiratory time，MET）是 $FEV_{25\sim75\%}$ 这一段所经历的时间。可用于评估 FVC 下降情况下的小气道功能状态。

（二）最大通气量（MVV）　最大通气量（MVV）是令患者以最深和最快的速度呼吸 12 秒（或 15 秒），进而求得每分钟最大通气量，呼出的气量以 L/min 表示。MVV 一般与 $FEV_{1.0}$ 相一致，可用以检查患者的内在顺应性并判断患者的协作程度。如果患者协作很好而 MVV 低得不相称，则应怀疑神经肌肉无力，也可显示呼吸肌疲劳程度。手术前测定 MVV 的意义较大，它既可反映气道阻塞的严重程度，又可了解患者的呼吸储备力，肌肉强度和动力水平，但 MVV 测定时患者负担很重。

北京协和医院测得的正常平均值回归方程式如下：

$$Ye（男性）= -1214.905746X_1 + 33734.74663X_2 + 71858.65859$$

$$Ye（女性）= -464.9288806X_1 + 50706.6253X_2 - 3853.186834$$

上式中 Ye 单位为 ml，X_1 = 年龄（岁），X_2 = 体表面积（m^2）。

MVV 减少见于以下情况：①肺活动度受限：如肺间质纤维化和大量胸腔积液；②气道阻力增加：如各种慢性阻塞性肺疾患或支气管肿瘤；③呼吸肌力量的减弱或丧失：如脊髓灰质炎和重症肌无力；④脊椎活动障碍：如类风湿性脊椎炎和脊柱畸形。

（三）最大呼气流量（速）-容积曲线（环）　上述简单测定的优点是把流速、容量和压力之间的复杂相互关系分解成若干简单的单元而便于分别测量，最大呼气流量-容积（MEFV）曲线（或 F-V 曲线）是指用力呼气过程中将呼出的气体容积及相应的流量综合在同一条曲线上，反映整个用力呼吸周期中肺容量和气道状态，而主要显示最大吸气末做最大呼气时各瞬间流速-容量的关系。由用力呼气和吸气两部分组成，形成环形图像。F-V 曲线的改变受胸内压、肺弹性回缩压、气道阻力的影响，在限制性和阻塞性肺疾病时均会出现特有的形状。F-V 曲线的前半部的最大呼气流量取决于受试者呼气时用力大小，即"用力有关"部分，而后半部的最大呼气流量与受试者呼气用力大小无关，即"用力无关"部分，主要取决于肺泡弹性回缩力和外周气道的生理性能。因此许多作者认为 F-V 曲线的形态及从曲线中测出的若干流量参数可作为小气道阻塞的早期诊断依据。F-V 曲线还特别有助于估计喉部和气管病变，可以区别固定阻塞（如气管狭窄）和可变性阻塞（如气管软骨软化，声带麻痹）。

1. 正常人 MEFV 曲线形态特点（图 3-7-1）

正常情况下流速-容量环的吸气支对称并呈凸面形，呼气支呈直线形，往往在 VC 的中点测定流速。由图 3-7-1 可见，呼气流量随肺容积而改变。从肺总量开始，呼气很快达到流量峰值，此时正处于肺容积的"用力有关"部分。当继续呼气到达肺容积的"用力无关"部分时，即使最大呼气用力不变，流量仍逐渐下降。

流量-容积曲线中所谓"用力有关"部分，系指在大于 75% 肺活量时，胸内压增加使呼气流量也相应增加，即流量和"用力有关"，受到呼气肌收缩和意志的影响。在小于 75% 肺活量时，每一肺容积均有一最大流量点，到达此点后，即使胸内压继续增加，呼气流量变成与"用力无关"而仍保持不变。当肺容积减少时，最大流量也相应减少。

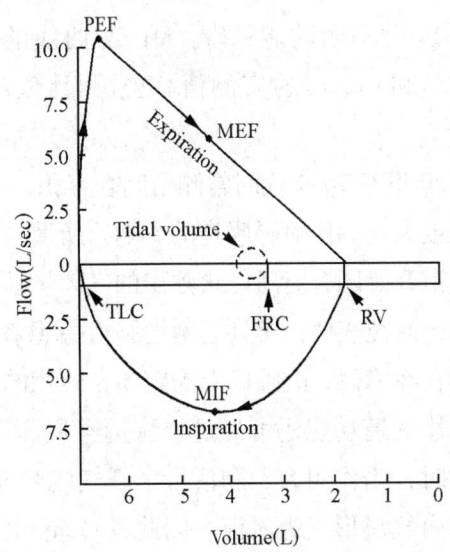

图 3-7-1　正常人 MEFV 曲线形态

由于气道受动力性压迫，$MIF_{50\%VC}$（50% FVC 时的中期吸气流速）> $MEF_{50\%VC}$（50% FVC 时的中期呼气流速）。

（1）用力呼气曲线升支所指示的呼气流速 $\dot{V}max$ 为用力依赖部分，受试者呼气用力越大，流量越大；因此高峰呼气流速（$\dot{V}peak$）不能真正代表气道阻塞的程度。曲线的下降支为非用力依赖部分，因此 VC 低于 50% 时的呼气流速（即接近 RV）是小气道状态的灵敏指征。

（2）$\dot{V}max$ 表示肺容积 >80% VC 时所达到的最大呼气流速（L/s）。

$\dot{V}peak$ 表示 F-V 曲线上显示的最高呼气流速。

$\dot{V}max_{75}$ 表示呼出 25% VC 时的瞬间 $\dot{V}max$（这时 VC 仍保留 75%）。

$\dot{V}max_{50}$ 表示呼出 50% VC 时的瞬间 $\dot{V}max$（这时 VC 仍保留 50%）。

$\dot{V}max_{25}$ 表示呼出 75% VC 时的瞬间 $\dot{V}max$（这时 VC 仅保留 25%）。

正常人 $\dot{V}max_{50}$，$\dot{V}max_{25}$ 的实测值与预计值的比值应 ≥80%。

（3）F-V 曲线降支斜率　也为判断小气道功能的指标，包括许多参数，目前主要指标是：① $\dot{V}max_{50}/\dot{V}max_{25}$；② $\Delta MEF/\Delta V$，称为中段流量曲线坡度，这里 $\Delta MEF/\Delta V = FEF_{60} - FEF_{40}/\Delta V$。

上式中 ΔMEF 为最大呼气流量变化值；ΔV 为容积变化值；FEF 为用力呼气流量。

临床上可根据 MEFV 曲线图形和 $\Delta MEF/\Delta V$ 鉴别限制性通气功能障碍和阻塞性通气功能障碍。

（4）通气储备功能　可根据 F-V 曲线计算（图 3-7-2），即为 $(S_1 - S_2)/S_1 \times 100\%$。

S_1 为 F-V 曲线下三角形面积，其值为 1/2FVC × PEF

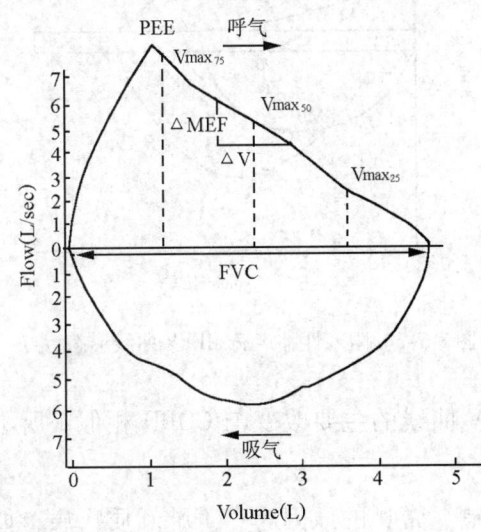

图 3-7-2　正常人 MEFV 曲线形态特点

S_2 为潮气环面积，近似矩形，其值为 $V_T \times \dot{V}_T$（V_T 为潮气容积，$\dot{V}_T$ 代表潮气流量）

2. 小气道功能障碍　MEFV 曲线的主要用途是检测小气道病变，目前最常用的指标是：$\dot{V}max_{50}$ 和 $\dot{V}max_{25}$ 的实测值/正常预计值的比例 <80%。$FEF_{25\sim75}$ 也是检测小气道功能的理想指标。

20 世纪 70 年代时常测定闭合容积，并将之作为小气道功能的主要指标之一，主要用以检测吸烟或大气污染对呼吸道的影响。所谓"闭合容积"系指平静呼气至接近残气量位时，肺下垂部气道开始闭合时所能再呼出的气体量。一般通过一口气氮测定法和氙或 ^{133}氙弹丸法进行测定。其后的研究表明：慢性阻塞性肺疾患患者一旦常规通气功能检查显示损害，他们的小气道功能也必存在障碍，故临床上测定闭合容积的必要性不大，目前已少用。

小气道功能还可通过等流量容积测定来评价。等流量容积（Viso $\dot{V}$）系指呼吸不同密度气体时，当作用力、肺活量、呼气流量相等时所能呼出的气体容积。其测定原理为：中央大气道内气流形式为涡流，因此其 $\dot{V}max$ 主要受呼吸气体密度的影响，而小气道中气流形式主要为层流，其 $\dot{V}max$ 与气体黏度有关，而几乎不受气体密度影响。由于氦－氧混合气密度比空气小 64%，因而高肺容积时 $\dot{V}max$ 表现升高。

小气道病变时，由于小气道阻力增加，以致呼气过程中，自周围气道至呼吸道开口压力降低速度较正常人快，因此就会在比正常人高的肺容积情况下出现外周小气道的动态压缩，故出现等流量容积点提前，亦即等流量容积的增大。

该测定方法还可用以推测哮喘患者气道阻塞部位，当呼吸氦－氧混合气后，如高、中肺容积水平的 $\Delta\dot{V}max > 20\%$，认为对低密度气体有反应，说明气道阻塞部位在大气道，反之，如 $\Delta\dot{V}max < 20\%$，则认为阻塞部位在小气道。

同理，等流量容积测定方法可用以鉴别上气道阻塞和外周气道病变，因前者是涡流，其流量受低密度气体影响，而后者主要是层流，不受其影响。

3. 慢性阻塞性肺疾病（COPD）及其他气流阻塞性疾病　COPD 和哮喘患者，尽管所有流速均减慢（图 3-7-3），但呼气延长明显，因此 MEF≪MIF。在不同疾病的情况下，MEFV 曲线的改变有程度的差异：

（1）单纯慢性支气管炎　$\dot{V}peak$ 降低，MEFV 曲线的降支凹向肺容积轴，$\dot{V}_{50}$、$\dot{V}_{25}$ 明显降低，但 FVC 变化不大。

（2）肺气肿　MEFV 曲线的变化更明显，各项 $\dot{V}max$ 进一步降低，$\dot{V}peak$ 提前出现，但值低，FVC 显著减少。

（3）肺心病　MEFV 曲线的变化相当显著，图形更小，$\dot{V}max$、FVC 均显著减少。

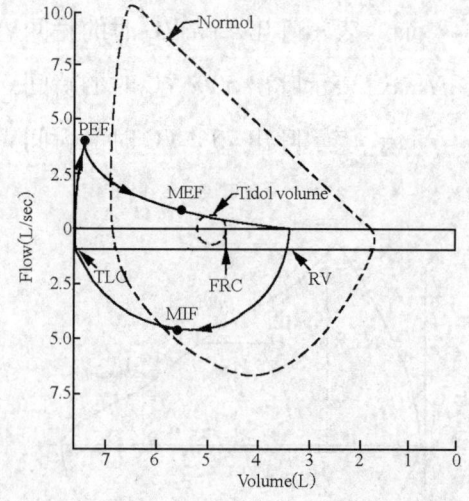

图 3-7-3　阻塞性肺疾病 MEFV 曲线形态特点

（4）支气管哮喘　属气流阻塞性疾病，因此 MEFV 曲线的主要改变与 COPD 相似，所不同者在于 MEFV 曲线的可逆性和发作性。

4. 限制性肺疾病　系指肺扩张受限引起的通气障碍，常见的原因为：①肺间质疾患，如肺间质纤维化、肺水肿、间质性肺炎；②肺占位性病变，如肺肿瘤、肺囊肿；③脑膜疾患，如胸腔积液、胸膜肥厚、气胸；④胸壁脊柱疾患，如脊柱畸形、神经肌肉疾患、外伤；⑤胸腔外疾患，如腹腔积液、腹膜炎。

限制性肺疾病时，MEFV 曲线的外形由于肺容量减少而变窄，但形态基本正常，流速也基本正常，但实际上由于肺回缩力增加和（或）胸壁使气道维持在开放状态，因此在相同的肺容量下流速大于正常。各种原因引起的限制性肺疾病时，MEFV 曲线（图 3-7-4）的共同特点是：FVC 变小，峰流量显著降低，曲线降支呈直线，甚至向外突出，斜度增大，$\dot{V}_{50}$ 和 $\dot{V}_{25}$ 降低不明显，甚至可正常。北京协和医院呼吸科认为 MEFV 曲线图形及 $\Delta MEF/\Delta V$ 有助于区别限制性和阻塞性通气功能障碍。

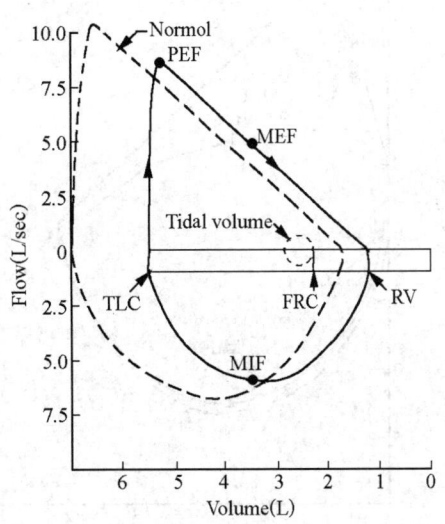

图 3-7-4　限制性肺疾病 MEFV 曲线形态特点

5．上气道阻塞（图 3-7-5、6、7）

（1）固定阻塞　见于气管狭窄、双侧声带麻痹、胸骨后甲状腺肿等情况，环的顶部与底部扁平，以致形状接近长方形（图 3-7-6，图 37-7-7），由于对吸气和呼气流速的影响相等，故 MEF = MIF。

（2）可变性胸外阻塞　见于单侧声带麻痹。麻痹的声带随着越过声门的压力梯度而被动移动。在用力吸气时，该声带下降。产生一个减速吸气流的停顿。在用力呼气时，该声带被动地被吹向侧方，因此呼气流速所受影响不大（图 3-7-5），$MIF_{50\%VC} \ll MEF_{50\%VC}$。

（3）睡眠呼吸暂停综合征（SAS）　F-V 曲线测定对阻塞性及混合性 SAS 有一定诊断价值。清醒状态时测得的不同表现的胸腔外上气道阻塞图形可以作为一项粗筛证据。其特点是：①多数患者的最大吸气流量明显受限，$\dot{V}_{E50\%}/\dot{V}_{I50\%}$

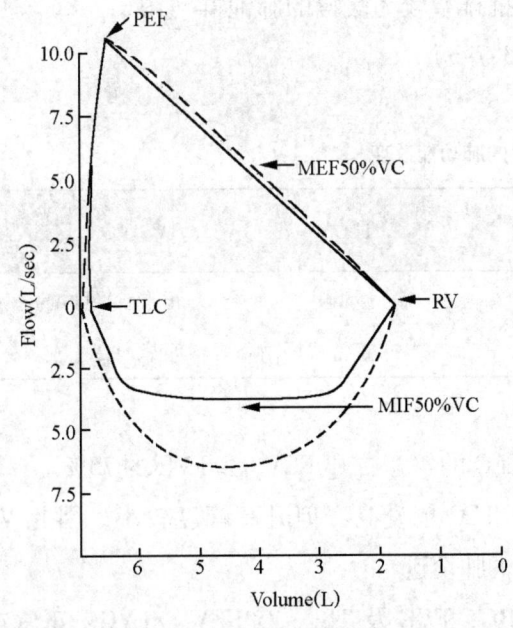

图 3-7-5　可变性胸外阻塞（如一侧声带麻痹）

　　一侧声带麻痹时，麻痹声带由于越过声门的气流压力梯度而被动移动。用力吸气时，该声带下移，产生一个减速吸气流的停顿；用力呼气时，该声带被吹向旁边，呼气流速不受影响；即 $MIF_{50\%VC} \ll MEF_{50\%VC}$

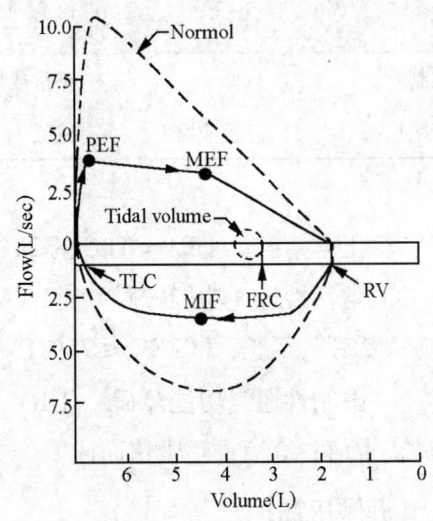

图 3-7-6　大气道固定性阻塞（气管狭窄，双侧声带麻痹）

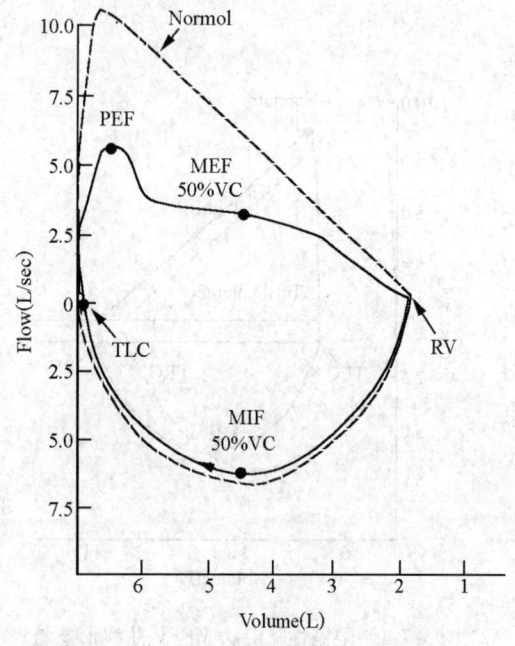

图 3-7-7 胸腔内可变性阻塞（见于气管软化）

用力吸气过程中，胸腔负压使气管处于"柔软的 floppy"状态。用力呼气时支撑结构的丧失导致气管的狭窄，并出现呼气流速减缓的平台，即呼气流速在气道缩窄段以前保持短暂的相对的匀速

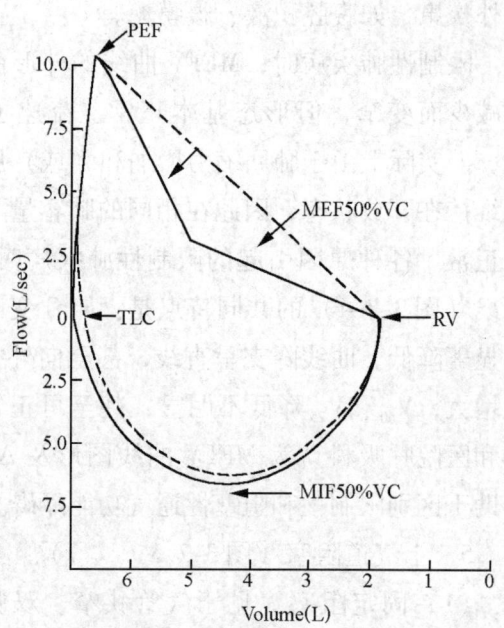

图 3-7-8 胸腔内可变性阻塞（一侧主支气管固定性阻塞）

被阻塞肺的肺泡排空较早，同时呼气流速加快（F-V 环的呼气支前一半），F-V 环的呼气支后一半反映阻塞侧第二批排空较为缓慢的肺泡群

<1，提出胸腔外气道阻力可变性阻塞；②吸气相和（或）呼气相出现锯齿状的规则扑动波。

6. 单侧主支气管固定阻塞　见于单侧主支气管狭窄，被阻塞肺的肺泡排空较早，同时呼气流速加快。环的呼气支后一半反映阻塞一侧第二批排空较为缓慢的肺泡群（图 3-7-8）。

（四）静态和动态肺容量的临床综合评价（表 3-7-3）

表 3-7-3　通气功能障碍的肺功能改变

	VC	FEV_1/FVC	RV	TLC	RV/TLC
限制性	减低	正常或增高	减低	减低	正常或轻度增高
阻塞性	正常或减低	减低	增高	正常或增高	明显增高

1. 正常情况　①RV = TLC 的 25%；②FRC = TLC 的 40%；③$FEV_{1.0} \geqslant FVC$ 的 75%。

2. 阻塞性通气功能障碍　①RV 和 FRC 升高，TLC 也升高，但升高幅度较小，因此 VC 下降；②呼气延长；③$FEV_1 \leqslant 75\% FVC$，出现"肺气肿切迹"。

3. 限制性通气功能障碍　①RV 减少幅度 < FRC，FVC 及 TLC；②$FEV_{1.0}/FVC\%$ 正常或超过正常值；③潮式呼吸快而浅。

【肺顺应性】

（一）肺顺应性的概念　肺顺应性的含义是单位压力改变时所引起的肺容积的改变，它表达了胸腔压力改变对肺容积的影响，是呼吸力学的重要内容之一。肺顺应性、胸壁顺应性和总顺应性合称呼吸顺应性。

肺是一个黏弹性器官，肺弹性除了与肺弹性组织有关外，主要受表面张力和肺血容积等的影响。结缔组织对肺的影响主要取决于弹性纤维和胶原纤维的排列，而不是单纯由单一纤维的性能所决定。肺顺应性测定与肺脏的物理特性密切相关。作用于肺脏的压力大致有三种，即静态肺弹性回缩力（又称静态经肺压）、肺泡压（在声门开放的静态下，肺泡压相当于口腔压）和胸内压。肺顺应性又分为静态肺顺应性（C_{lst}）和动态肺顺应性（C_{ldyn}）两种。静态肺顺应性是指在呼吸周期中，气流暂时阻断时所测得的肺顺应性，它相当于肺组织的弹性。动态肺顺应性是指在呼吸周期中，气流未阻断时所测得的肺顺应性，它受肺组织弹性和气道阻力的双重影响。

顺应性所表达的单位压力改变与单位肺容积的改变的关系可以用下列公式表示：

$$顺应性（C）= \frac{容积改变（\Delta V）}{压力改变（\Delta P）}L/kPa$$

影响呼吸功能的顺应性包括肺顺应性（C_L）和胸壁顺应性（C_{CW}），可表示为：

$$肺顺应性（C_L）= \frac{肺容积改变（\Delta V）}{经肺压}$$

$$胸壁顺应性（C_{CW}）= \frac{肺容积改变（\Delta V）}{经胸壁压}$$

$$总顺应性（C_{RS}）= \frac{肺容积改变（\Delta V）}{经胸廓压}$$

上述公式中的经胸廓压 = 经肺压 + 经胸壁压

代入上式：
$$\frac{\Delta V}{C_{RS}} = \frac{\Delta V}{C_L} + \frac{\Delta V}{C_{CW}}$$

（二）测定方法

1. 肺顺应性

（1）静态顺应性 将带气囊的食管测压导管放置到受试者食管内，令坐于人体体积描记仪密闭室内，加鼻夹，含口器进行平静呼吸。呼吸基线稳定以后，令受试者缓慢吸气至肺总量位，以后呼气至平静呼气基线。在呼气过程中，每一定间隔关闭连接于管道上的阻断器，每次持续约 1~2s。受试者每次呼出气量约 500ml，直至接近残气量位，同步测量肺容积和肺内压力改变。肺容积系通过人体体积描记仪内肺量计测定，而胸腔压则通过食管测压导管测定。由肺容积和胸腔压的测定即可计算出特定肺容积时静态肺顺应性（C_{lst}/V_L），一般测定 FRC 位时静态肺顺应性。

（2）动态顺应性 受试者的准备与静态顺应性测定相同，也在体积描记仪密闭室内进行，所差别者为吸气至肺总量位，再呼至平静呼气基线，然后用潮气量以 15 次/分频率呼吸。在呼吸周期中，肺内压与肺容积改变的相关曲线可在示波器上显示出来，连接呼气末与吸气末三点（即无气流时）直径的斜率，即动态肺顺应性。然后以 30 次/分和 60 次/分的呼吸频率重复以上测定，计算出不同呼吸频率动态肺顺应性（C_{dyn30}，C_{dyn60}）（图 3-7-9）。

2. 总顺应性 受试者由肺量计进行呼吸，对着被遮断的口器，闭合口、鼻腔，将声门放开，并放松呼吸肌，这时肺和胸壁弹性回缩力不再受吸气肌主动收缩的影响，因而由口腔测得的压力即代表经胸廓压。在呼吸过程的不同肺容积位重复上述操作，可测出静态-压力容积曲线。

（三）肺顺应性的影响因素

1. 肺容积　不同肺容积时，肺顺应性测定值并不完全一致。在高肺容积时，肺顺应性最低，而当肺容积接近残气量位时，顺应性最高（图3-7-10）。由于肺顺应性受肺容积的影响，故需将肺顺应性实测值除以肺容积，才能真正表示肺组织弹性，常表示为：顺应性/FRC。如以该值表示顺应性，则不同性别、年龄组基本相同，可见肺顺应性受肺容积的影响。

2. 呼吸的不同阶段　在吸气相和呼气

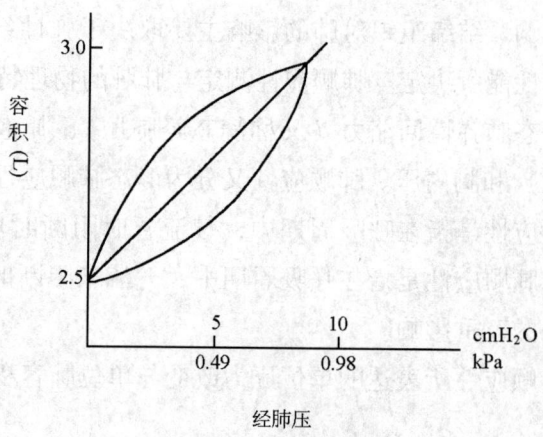

图3-7-9　动态肺顺应性

相时测得的肺压力-容积曲线并不一致。在相同经肺压之下，呼气相肺容积改变要较吸气相为大，这是由于呼气动作发生在吸气之后，所以呼气相肺容积改变仍然受吸气相肺容积改变过程的影响，这种现象物理学上称为滞后现象，它是弹性物体的共同特征。在正常呼吸频率和潮气量情况下，这种滞后现象可忽略不计，但当呼吸频率减慢或深呼吸时，则变为较明显。

3. 肺泡表面张力　肺泡表面张力决定肺弹力，特别在低肺容积时，肺泡表面张力即为最主要影响因素。肺泡表面张力由肺泡内空气与肺泡表面的一层含有表面活性物质的液体所形成。肺泡表

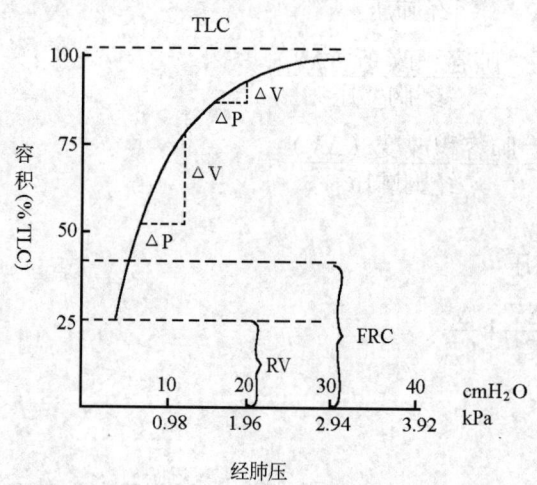

图3-7-10　肺顺应性与肺容积的关系

面张力限制了肺泡的扩张，甚至使其萎陷，而表面活性物质却具有降低肺泡表面张力的作用，从而防止肺泡的萎陷。

4. 肺组织弹性　肺组织本身弹性决定于肺泡壁上以及细支气管和肺毛细血管周围的弹力纤维，而胶原纤维对肺弹性影响甚少。

（四）正常值　吴绍青以及严碧涟等曾分别测得25例和29例健康成人的动态肺顺应性，结果为：2.3L/kPa（0.23L/cmH$_2$O）和2.8±1.0L/kPa（0.28±0.10L/cmH$_2$O）。

中日友好医院呼吸内科应用体积描记仪测定130例健康男女的动态、静态肺顺应性，年龄18～65岁。男性分别为1.73±0.61L/kPa（0.17±0.06L/cmH$_2$O）和2.37±0.61L/kPa（0.23±0.06L/cmH$_2$O）；女性分别为1.12±0.31L/kPa（0.11±0.03L/cmH$_2$O）和1.53±0.41L/kPa（0.15±0.04L/cmH$_2$O）。求出的预计值方程式如下：

男性C_{1st}（L/kPa）＝－6.5217＋0.0153A＋0.0483H

C_{1dyn20}（L/kPa）＝－4.5596＋0.0366H

女性C_{1st}（L/kPa）＝－2.1563＋0.0167A＋0.0197H

C_{1dyn20}（L/kPa）＝－5.7917＋0.0422H

上式中 A＝年龄（岁），H＝身高（cm）。

（五）肺顺应性测定的临床意义

1. 肺顺应性降低　见于：①限制性肺疾患，包括各种类型肺纤维化、胸膜纤维化等；②肺水肿、肺充血；③呼吸窘迫综合征，由于肺泡表面活性物质减少。

2. 小气道疾患的频率依赖顺应性　吸气和呼气时肺泡充气和排空的速度，决定于时间常数，后者为顺应性与阻力的乘积。在正常情况下，各种位时间常数应相同，故动态顺应性不受呼吸频率的影响。

肺泡根据其吸气时充盈的快慢可分为"快速充盈"肺泡和"慢速充盈"肺泡，前者为低阻力低顺应性，而后者系高阻力高顺应性。在慢速呼吸时，各肺单位有充分时间吸入或呼出气体，因此虽然各肺单位时间常数不一，但对肺泡扩张程度不均的影响较少，而当快速呼吸时，由于吸气时间短，有病变的肺单位不能即时充盈，肺泡扩张受限制，所以在小气道肺疾患，肺顺应性受呼吸频率的影响，呼吸频率增快时，顺应性减低，称为动态顺应性的频率依赖性。中日友好医院呼吸内科林友华等曾通过对 55 例轻度吸烟者的测定，认为频率依赖动态顺应性是较 V_{25}/身高与等流量容积更为敏感的小气道功能测定指标。

3. 肺气肿　由于肺泡壁破坏，弹力组织减少，故静态顺应性增加，但肺气肿时，由于肺弹性减弱，对支气管环状牵引力也减弱，因而病变部位支气管常易塌陷甚至闭锁，以致肺单位充气不均，出现动态顺应性减低。

4. 机械通气和呼吸衰竭监护　可用以协助确定最佳的呼气末正压（PEEP）水平。产生最大肺顺应性的 PEEP 压力为最佳的 PEEP 压力，并与心肺功能相一致，即产生最大的氧转运和最小的死腔。肺顺应性可作为选择最佳气体交换的 PEEP 水平的一项指标。

【气道阻力】

呼吸时所作的功是用以克服呼吸器官弹性和非弹性阻力。非弹性阻力包括气道阻力和呼吸运动时肺、胸廓和横膈等组织的摩擦阻力，该组织阻力仅占阻力的1/5。按阻力的物理性质不同可分为黏性阻力、弹性阻力和惯性阻力，它们之和称为呼吸阻抗。通常所说的呼吸阻力即为黏性阻力。按阻力存在的不同部位又可分为气道阻力、肺组织阻力与胸廓阻力。气道阻力与肺组织阻力之和称为肺阻力，肺阻力与胸廓阻力之和称呼吸总阻力。临床上肺阻力与呼吸总阻力的测定主要也是为了反映气道阻力。

气道阻力的定义为单位流量所需要的压力差。一般以每秒钟内通气量为1L时的压力差。气道阻力增加可引起通气功能如用力呼气流量、最大通气量的减低。由于气道阻力测定不受主观意志的影响，因此气道阻力的测定有助于了解上述通气功能减低是否由于气道阻力增加或其他原因引起。气道阻力的定义可以下列公式（1）表示：

$$气道阻力 = \frac{气道通口压（Pao）肺泡压（Palv）}{流量} kPa/(L \cdot s)$$

（一）测定方法　由以上公式可见，测定气道阻力需要二个数据：①肺泡压和气道通口压力差；②流量。流量可应用流量仪测定，气道压力差可通过以下方法测定。

1. 通气阻断法   通气阻断法即用阻断后的口腔压代替阻断前的肺泡压。测定时受试者取坐位，夹上鼻夹，先用口呼吸数分钟，使之习惯，以后将阻断器在最高吸气和呼气流量时阻断通气，从记录仪读出肺泡压和流量。该测定方法较简单易行，但理论和实际测验均显示用该法测定的肺泡压要较通气阻断前实际肺泡压为高，这可能由于前者包含了用于克服肺和胸廓组织阻力的压力。

2. 人体体积描记仪法   患者坐于人体体积描记仪密闭室内，该室通过管道与压力计相连接，测定时先阻断呼吸通路，并让受试者继续保持呼吸动作，通过测量口腔压（代替肺泡压）和体描箱内压力的变化计算出胸腔气量，呼吸的压差就可由箱压的变化求得。根据连续测定呼吸时密闭室内压力的变化，通过计算即可求得肺泡压。该法优点为敏感、迅速，而且该法不包括肺和胸壁组织阻力，因此更为准确。目前多应用该测定方法。

3. 食管测压法   用食管内压代替胸内压。

4. 脉冲振荡法（IOS）   另文介绍。

（二）影响因素

1. 气流型式和速度   气道阻力受气流型式和速度的影响，气流型式可分为层流和涡流二种，这二种型式也可同时存在，形成混合型气流。在呼吸道内，这几种型式的存在有时难以绝然分开。

（1）层流或线流   气体流动为流线型，与管壁成平行方向，管道中央部分线流速度较管壁周围为快，因此形成抛物线型。在正常人体呼吸道，层流见于周围小气道，这是因为支气管分支的特点，小气道总横截面积远较大气道为大，因而流速慢。产生层流所需压力（P）与流量（V）的关系可以下列公式（2）表示：

$$P = K_1 V \tag{2}$$

K_1 为一常数，与气体黏度有关，而与气体密度无关。

（2）涡流   当气体在直的管道内以较高速度流动时即可出现涡流，常见于大气道内气体流动速度较快时。其特征为气体分子互相撞击，并改变其速度和方向，因此气体流线不成为直线型。气流在发生涡流与气体质量、气流速度及气道口径有关。产生涡流所需压力与流量的关系可以下列公式（3）表示：

$$P = K_2 V^2 \tag{3}$$

K_2 为一常数，与气体密度有关，而与气体黏度无关。由公式（3）可见，涡流所需压力与气体流量平方成正比，因此受流量影响更大。

（3）混合型或过渡型   为层流和涡流的混合型，见于支气管分支部位。当支气管内流量较慢的气体进入分支时，或当呼气气体由分支的支气管进入上一级共同的管道时，层流的抛物线受挫，而在分支部位形成一定数量的涡流。混合型气流所需压力与流量的关系，可以下列公式（3）表示：

$$P = K_1 V + K_2 V^2 \tag{4}$$

K_1、K_2 常数同公式（2）、（3）。

2. 气道口径与长度　气道口径取决于使其收缩和扩张的力量的平衡。使气道口径缩小的力为支气管平滑肌收缩力，而使其保持开放的力为经气道压和肺弹性组织对支气管环状牵引力。层流时气道阻力与气道口径和长度的关系，可用以下 Poiseuille 公式表示：

$$阻力 = \frac{8\mu l}{\pi r^4}$$

上式中 μ = 气体黏度系数，l = 气道长度，r = 气道半径。由上式可见，气道阻力与气道长度成正比，而与半径四次方成反比。

3. 气体物理性质　由于气道阻力是气流与气道壁以及气流本身相互摩擦的结果，因此气体的物理性质也影响气道阻力。气流的形式可根据以下 Reynolds 数（R_e）的公式加以推算：

$$R_e = \frac{2 \dot{V} P}{\pi r \mu}$$

上式中 $\dot{V}$ 为流量，P 为气体密度，r 为气道半径，μ 为气体黏度系数。当 Re 大于 2 000 时，最易于形成涡流，因此高密度、低黏度的气体容易产生涡流。

（三）正常值　吴绍青应用通气阻断法测定 21 例正常男性，年龄 21～32 岁（平均 25 岁），流量 0.5L/s 时气道阻力：呼为 0.12 ± 0.02，吸为 0.12 ± 0.02kPa/（L·s）〔分别为 1.27 ± 0.24 和 1.23 ± 0.22cmH₂O/（L·s）〕。

（四）气道阻力测定的临床意义和评价

1. 气道阻力增加

（1）支气管哮喘　哮喘患者的气道阻力增加，特别是哮喘发作时，但即使在缓解期，气道阻力也可能较正常增加 2～3 倍。与正常人相似，呼气时气道阻力较吸气时为高。支气管哮喘气道阻力的增加可被支气管扩张剂所逆转。

（2）肺气肿　气道阻力常增加，但一般不受支气管扩张剂所逆转。其阻力增加主要是呼气时气道狭窄所致，这是由于肺气肿时肺弹性对支气管环状牵引力减弱所致。再者，肺气肿时肺泡充气与排空并不一致，胀大的肺泡可压迫周围肺泡管，引起肺泡管阻塞。

（3）气道器质性阻塞　慢性支气管炎、肿瘤、瘢痕组织或其他原因引起气道器质性阻塞性通气障碍，均可引起气道阻力增加。

（4）人工气道阻塞　气管内插管或气管切开套管如过细过长，或管道内有分泌物阻塞时，均可引起气道阻力增加。

2. 气道阻力测定与其他通气功能的关系　肺通气功能障碍时 FVC、MVV 等通气功能参数降低，这时若测出气道阻力增加，即有助于判断肺通气功能障碍是由于气道阻力增加所致，因为气道阻力测定不受主观意志的影响。

（五）脉冲振荡技术及其临床应用　脉冲振荡肺功能测定技术经过了几十年的医学工程学和呼吸生理学的研究而逐步趋于成熟，它是集脉冲强迫振荡原理和先进的计算机频谱分析技术于一体的新型仪器设备，代表着肺功能测试的全新概念，其突出优点是受试者可以自主呼吸，无需配合，无创伤性，患者无痛苦，无禁忌证，适用范围广泛，特别是可用于老年人，儿童和肺功能差的重症患者的肺功能检查。测试过程更符合生理，因此所得结果更能反映呼吸生理，重复性好，所得到的参数多，能比较全面地反映患者呼吸生理的动力学特征。特别是以德国耶格公司生产的 MasterScreen 系列的脉冲振荡（impulse oscillometry system，IOS）肺功能仪为代表的新一代设备是传统体积描记法测定气道阻力的技术突破和理想升级。

1. **脉冲振荡的基本概念**　振荡：用最通俗的话来说，振荡就是颤动，是物体对外加激励信号的反应，是作用力与反作用力的一种形式。实际例子很多，如人的耳朵鼓膜发生振荡，又如扬声器之所以能产生声音是由于电磁场的不断变化使膜片发生震动，导致声波发生不同频率的变化。用脉冲振荡技术检测气道阻力为主的肺功能所根据的基本原理也在于此。脉冲：就是有节奏，有规律地产生激励信号，使被作用物（如气道和肺组织）发生相应的振荡。脉冲振荡的频率以赫兹（Hz）表示。强迫：有两个含义：信号源在体外，由人为外置的信号源产生的激励信号作用到气道，使气道产生反应。振荡频率不同，气道反应也不同。

2. **IOS 肺功能检测系统的基本原理**

（1）脉冲信号的产生（图3-7-11）　脉冲信号的产生是利用计算机的脉冲生成模块控制。不同的产品脉冲激励的频率范围可能有所不同，如德国 CUSTO 公司为早期单频正弦波，其第一代仪器的频率为 8、10、12Hz，德国耶格公司为多频脉冲振荡，振荡频率为 5~35Hz，我国中科院半导体研究所研制的强迫振荡肺功能测试系统为矩形方波振荡，其频率为 4~50Hz。

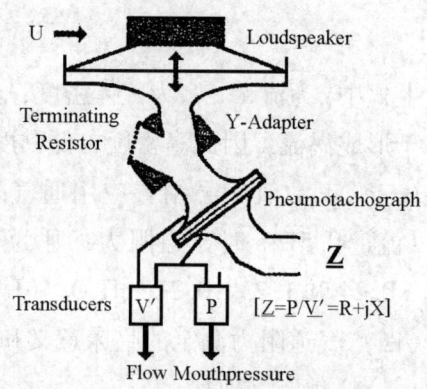

图 3-7-11　脉冲振荡信号产生原理

计算机脉冲生成模块的不同模式的电波需经带过滤器和放大器，其最终产生的激励信号叠加到呼吸波上，使呼吸波发生相应频率的变化。放大了的脉冲电波使喇叭（loudspeaker）的磁场发生节律性的变化，从而使喇叭的膜片发生相应频率的振荡。这使产生的激励信号发生相应频率的变化。

（2）脉冲振荡的频谱分析　IOS 主要测定气道阻力，其测定原理与电学中电阻的测定相似。

$$呼吸阻力（R）=\frac{呼吸压力差（\Delta P）}{气流速度（I）}$$

气流流速的测定比较容易，但压差的测定比较困难。

脉冲振荡产生的压力信号叠加到呼吸波以后，气流速度曲线也要发生快速的改变，这时如果我们仍然用常规的时间域（横坐标为时间）来表示，那么我们就必须画出非常多的曲线来表示压力与流速的关系，实际上这是不可能的。然而，任何一种曲线，不管其形态多么复杂，都可由简单的频率变化的正弦函数的叠加来表示。呼吸系统对外界激励信号的响应函数可组成高价微分方程组。这时若改用频谱分析技术，即快速傅立叶转换（FFT），我们就可以把测得的时域信号转变为频域信号（横坐标为频率，而不是时间），再经数据处理模块的求解和分析就可以得出该呼吸模型中的所有呼吸力学参数，包括气道阻力，顺应性和气道黏滞度等。

（3）气道压力差的测定　在常规肺功能的阻力测定中，一般有四种方法：阻断法、食管测压法、体描法和脉冲振荡法。前三者已简略介绍。

IOS 的测定是将信号源与被测试对象分离，信号源外置，由振荡器产生外加的压力信号，测量呼吸系统对该压力的流速改变，这样就可测得呼吸阻力，外置的信号源一般从口腔给予，加到整个呼吸系统上，所以从 IOS 所测得的阻力不只是一般所说的气道阻力（黏性阻力），而是整个呼吸系统的呼吸阻力，即为呼吸阻抗。

（4）呼吸阻抗　呼吸系统由气管（含大、小气道）、肺组织和胸廓组成。它们对呼吸阻力的影响不同，因此呼吸阻抗（俗称呼吸阻力，impedance，简称 Zrs）实际上是指呼吸的黏性阻力、弹性阻力和惯性阻力的总和。

黏性阻力（resistance，用 R 表示）：即为一般临床上所说的气道阻力，来自气道和肺组织，但绝大部分来自气道，包括中心气道阻力（Rz）和周边气道阻力（Rp）两部分。

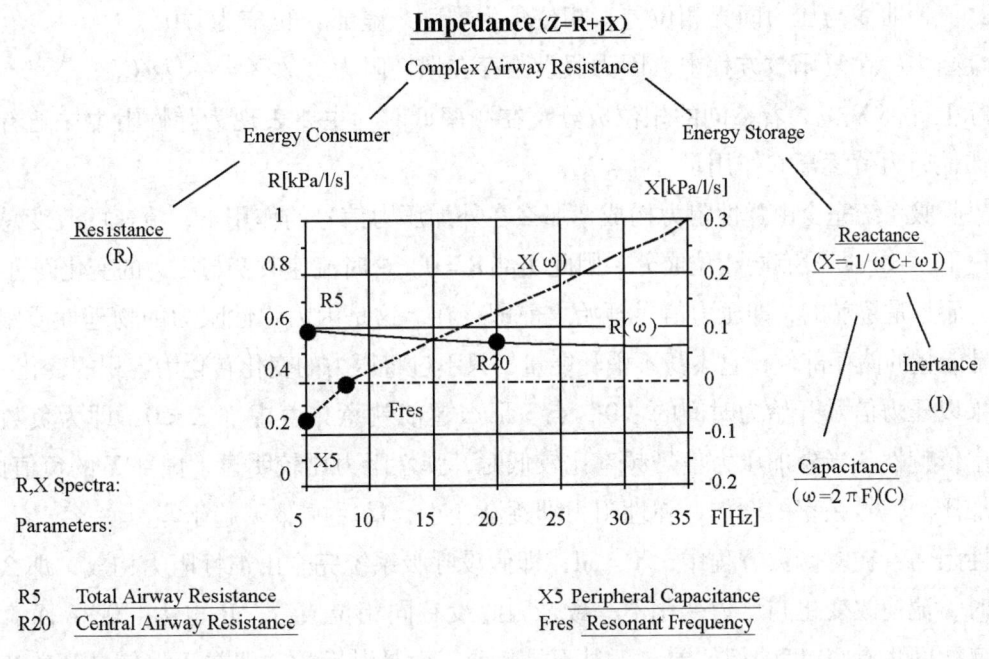

图 3-7-12　呼吸阻抗

弹性阻力（capacitance，用 Ers 表示）：主要分布于肺组织（包括肺间质和肺泡）和可扩展的细支气管。临床上所说的肺顺应性（compliance）即为弹性阻力的倒数。肺弹性阻力越大，肺顺应性就越小。

惯性阻力（inertance，用 Lz 表示）：主要分布于大气道和胸廓。

（5）相位角和频谱分析（图 3-7-12）　在数学上，呼吸阻抗 Zrs 是一个复数，经过 FFT 转换后，可分为实部 R（真正的阻力）和虚部 X（想象的阻抗，imaginary reactance）。实部 R 和虚部 X 共同构成有方向性的矢量。用数学复函数方程式表示为：

$$Zrs = R + jX = R + J\ (\omega I - 1/\omega C)$$

即 $X = \omega I - 1/\omega C$，

或写为：$X = -1/\omega C + \omega I$

其中：$\omega = 2\pi f$；f 为呼吸系统谐振频率；j 为常数；I 为支气管树几何尺寸对气流所引起的惯性阻力；C 为胸腔和肺泡组织的弹性阻力，相当电容量。

在呼吸阻抗（Zrs）的总体组分中，只要气体能够流动，就必定有外加压力信号的存在，而且流速改变总是与压力信号的强弱成同步的正相关，方向一致。也就是说，流速改变总是与压力信号同相位的，流速曲线与压力曲线的形态相似，无相位差，这一部分即为实部 R。但被测试者的呼吸阻抗（Zrs）的构成成分复杂，相互影响。外置叠加的压力信号并不只是直接改变气体的流速。被测试者的响应信号也来自支气管树本身（惯性阻力）和肺组织（弹性阻力），这就是呼吸阻抗的虚部（X）。

如果我们分别研究一下呼吸阻抗的各个组分，就可以发现它们的实部和虚部的不同。

黏性阻力：如果呼吸系统完全由黏性阻力构成，即假设肺像一根钢管，不存在弹性阻力，也不存在惯性阻力。那么，这时气体流速的改变只由叠加的压力信号决定，因此实部 R 总是存在的，而且有一定的数值，其大小就反映黏性阻力的情况。而这时由于压力与流速是同步、同向的，流速曲线与压力间无相位差，相位角为零度，虚部 X 也应为"0"。

弹性阻力：在复函数方程中，因为假设不存在惯性阻力，故 $X = -1/\omega C$。

实际上虚部 X 包含着不同的相位成分，在频率低时，主要表现为弹性阻力，随着频率的增加，惯性阻力就逐渐起作用。

如果呼吸系统完全由弹性阻力构成，那么在外加压力信号的作用下，流速的改变总是与压力的变化不一致，即没有同相位成分，因此实部 R＝0。这时流速改变与压力的变化间有 90 度的相位差，而且是超前的，即压力信号开始之前即存在。这是因为弹性阻力的物理性质跟电容相似，它是能量的储存部件，它本身不消耗能量，只不过将压力的变化转化为容积的变化。

如果以压力信号开始为时间的"0"点，那么超前就意味着虚部 X＜0，即为负数，其数值有频率依赖性。当外加压力信号频率比较低时，弹性阻力比较明显，虚部 X 的负值比较大。随着外加压力信号频率的增加，弹性阻力即逐渐变小，最后虚部 X 趋于零。

惯性阻力：在复函数方程中，$X = \omega I$，即假设呼吸系统完全由惯性阻力构成，那么外加压力信号时，流速改变也与压力变化不一致，因此没有同相位成分，R 也为"0"，而流速改变与压力变化间也有 90 度的相位差，不过不是超前，而是滞后的，即在压力信号开始变化以后才出现，因此虚部 X 总是大于零，即为正数，其数值也有频率依赖性，外加压力信号频率低时，惯性阻力几乎是"0"，随着频率的增加，惯性阻力也逐渐增大。惯性阻力与电感应相似，也是能量储存的部件，但惯性本身就是某种运动状态的延续，因此必定在外加压力信号开始以后才可能产生，其相位差只能是滞后的。

现在我们可以把上述三种阻力的物理性质概括为表 3-7-4。

表 3-7-4　呼吸阻抗的组成及物理性质

阻力	代号	产生部位	流速与压力信号	相位差	FFT 转换		
					公式	R	X
黏性阻力	Rz、Rp	气道	同步	无		>0	=0
弹性阻力	C	肺、小气道	不同步	超前 90°	$X = -1/\omega C$	=0	负值到零
惯性阻力	I	大气道、胸廓	不同步	滞后 90°	$X = \omega I$	=0	零到正值

3. IOS 检测报告的分析

（1）IOS 主要参数及其意义　Zrs：呼吸总阻抗，正常值一般小于 0.5kPa/（L·s），数值增大，表示有呼吸阻力存在。R：呼吸阻抗中的黏性阻力部分；R_5：气道总阻力，若实测值

<预计值的150%，即为正常。若>预计值的150%，则表示气道总阻力增加；R_{20}：中心气道阻力，若实测值<预计值的150%，即为正常；X：呼吸阻抗中弹性阻力和惯性阻力之和；X_5：周边弹性阻力，若$X_5<$［预计值$-0.2kPa/（L \cdot s）$］为异常，负值越大，表明周边弹性阻力越大；Rc：中心阻力，来自结构参数，不仅仅指黏性阻力，与R_{20}不同；Rp：周边阻力，来自结构参数，包括周边的小气道黏性阻力和弹性阻力。

（2）频谱分析图的判断

1）坐标　横坐标为频率轴。纵坐标：左边（R）：表示黏性阻力部分，右边（X）：表示弹性阻力和惯性阻力部分。

2）虚线　为预计值。正常人R应在虚线的左右或下面，X应在虚线的左右或上面。

3）曲线R　低频：这时波长大，能量也大，被吸收的少，振荡波可达到全肺各部分，因此低频段可反映气道的总阻力；高频：频率高，波长短，能量少，被吸收的多，振荡波不能到达细小支气管，所以高频段只能反映大气道（中心气道）。R_5：总气道阻力。R_{20}：中心气道阻力。$R_5 \sim R_{20}$：周边气道总阻力。正常人：R_5与R_{20}很接近，表明周边气道总阻力很小；大气道阻塞患者：R全频段均匀抬高；周边气道阻塞患者：R_5明显抬高，但高频段变化不大。

4）曲线X　低频：X主要表现为弹性阻力，惯性阻力很小，可忽略。X_5：周边弹性阻力，随着频率的增高，X从负值到正值，表明惯性阻力逐渐增加。Fres：响应频率（即共振点），该点表示弹性阻力＝惯性阻力。Fres是支气管功能检查中最为敏感的指标，其敏感度为FEV_1的两倍。健康青年人：Fres不超过10Hz；周边气道阻塞：X值总是低于预计值，X_5的负值增加，Fres移向高频端；轻度周边气道阻塞：R_5没有明显变化，X_5变化非常明显；胸外气道阻塞：X线上有平台。

（3）结构参数图分析（图3-7-13）　Rc：中心阻力，Rp：周边阻力，Lz：上呼吸道和胸壁的惯性阻力，Cm：口腔的顺应性，Ci：肺的顺应性，Cb：支气管的顺应性，Cw：胸壁的顺应性，Ru：上呼吸道的黏性阻力，Rw：胸壁的黏性阻力，Lu：上呼吸道的惯性阻力，Lw：胸壁的惯性阻力，Ers：肺和胸壁的弹性阻力。中心气道阻塞患者：Rc＞Rp，阻塞程度主要由R_5判定。周边气道阻塞患者：Rp＞Rc，阻塞程度也由R_5判定。

（4）阻抗容积图（Z-V图，图3-7-14）分析　这是检查呼吸总阻抗（5Hz时）与肺活量关系的图解，阻抗（Zrs）急剧升高的拐点就是小气道闭合点，那么该点的容积就是闭合气量。

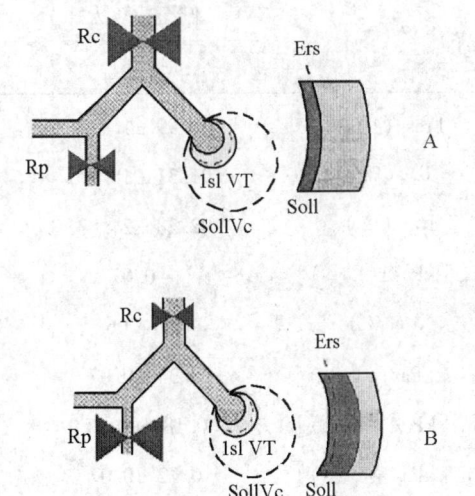

图3-7-13　结构参数图分析
A. 典型的中心气道阻塞；B. 典型的周边气道阻塞

正常人（潮气量位时）：①Zrs应小于$0.5kPa/（L \cdot s）$；②呼气阻抗与吸气阻抗接近；③呼吸阻抗无容积依赖性。

COPD患者：①呼气阻抗和吸气阻抗分离，呈山峰状起伏；②出现气体陷闭（airtrapping）现象。

近数月来，我们应用耶格公司生产的IOS肺功能测定系统测定了正常成年人45例，哮喘

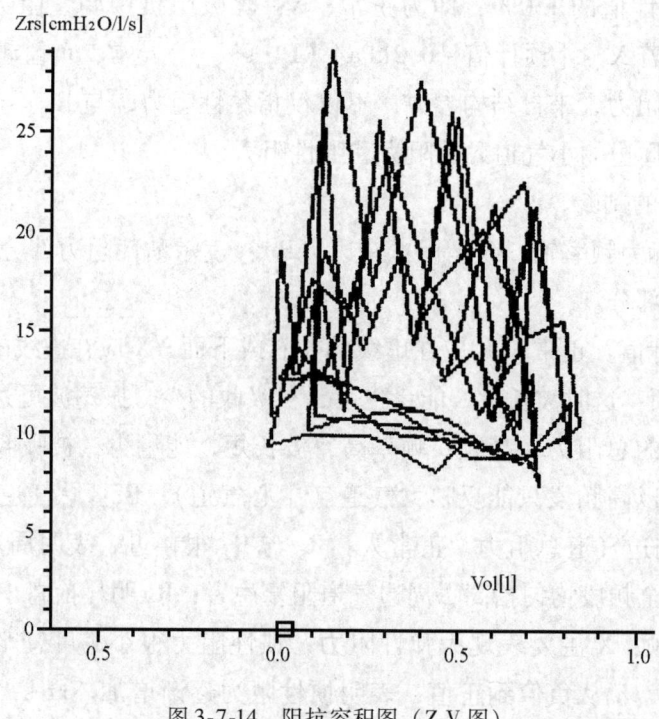

图 3-7-14　阻抗容积图（Z-V 图）

患者（基本上都是缓解期患者）22 例，慢性阻塞性肺疾病 50 例，其结果如表 3-7-5 所示。

表 3-7-5　临床测定结果

N	健康成年人 45	哮喘 22	COPD 50	P*
Fres（L/s）	9.99 ± 1.91	27.54 ± 15.61	31.3 ± 6.0	<0.01
R_5（%）	91.31 ± 18.80	242.62 ± 158.1	270 ± 70	<0.01
R_{20}（%）	92.28 ± 24.83	146.25 ± 42.46	151.0 ± 38	<0.01
X_5 [kPa/（L·s）]	-0.07	-0.60	-0.52	<0.01
X_5（%）	1111.06	385.42	2603	<0.01
Zrs [kPa/（L·s）]	0.34 ± 0.07	1.12 ± 0.69	1.02 ± 0.36	<0.01
Rc [kPa/（L·s）]	0.184 ± 0.07	0.23 ± 0.12	0.22 ± 0.11	<0.05
Rp [kPa/（L·s）]	0.22 ± 0.07	1.03 ± 0.82	0.92 ± 0.49	<0.01

＊表示哮喘组和 COPD 组与健康组的比较

第二节　肺换气功能

　　肺的通气功能与换气功能互相联系，密不可分。影响换气功能的因素包括 $\dot{V}/Q$ 比值、肺内分流和弥散等几方面，通气不足，特别是肺泡无效腔增大亦影响换气功能。

【通气与血流灌注比值】

吸入气体在肺内的分布是肺的重要功能特性之一，肺内气体分布不均不仅是通气功能异常的结果，而且是换气功能异常的原因之一（表3-7-6）。

通气不均的现象见于两侧肺间，不同的体位和不同的横断面，也见于不同的肺区。所谓肺区是指具有相同通气率的肺泡群，它们彼此并存，而不相依赖，共同形成一种生理组合，与解剖分区无特定关系。有些肺区在吸气时肺泡迅速充盈，内压较高，称之为"快区"，有些肺区吸气时充盈缓慢，气体分布较少，故称之为"慢区"，而介乎两者之间者为"正常区"，在吸气末即有气体分布。肺的血流量也存在不均现象，而且其分布不均程度通常比吸入气体的不均程度更明显。据报道，仰卧位时右肺血流量略多于左肺，侧卧位时低侧肺血流量增加，这时肺循环血柱产生的静水压高于平均肺动脉压，使血流分布不均由高侧肺的大部分组成的第二区和低侧肺的大部分组成的第三区形成（图3-7-15）。肺横断面层次不同，其血流量也不同。直立时肺血流量由上而下不断增加，肺尖和肺底部血流量分别为0.6和3.4L/min，相差约6倍，而在膈面上的肺底部血流量又减少。Hughes等指出，在正常潮气量时，肺血流分布是均匀的，但在功能残气量位时，肺底部每单位肺容积的血流量仍增加，此乃肺底部肺泡比肺尖部多而小之故。

表3-7-6 人双侧肺功能残气量和肺通气量的差异

		仰卧位		右侧卧位*		左侧卧位△	
		右肺	左肺	右肺	左肺	右肺	左肺
清醒者	FRC（L）	1.69	1.39	1.68	2.07	2.19	1.38
	相当肺通气%	53	47	61	39	47	53
麻醉者	FRC（L）	1.18	0.91	1.03	1.32	1.71	0.79
（自主呼吸）	相当肺通气%	52	48	45	55	56	44
麻醉者	FRC（L）	1.36	1.16	1.33	2.21	2.29	1.12
（自主呼吸）	相当肺通气%	52	48	44	56	60	40
麻醉者	FRC（L）	—	—	—	—	—	—
（开胸术者）	相当肺通气%	—	—	—	—	83	17

* 左肺在上；△ 右肺在上

肺有效的气体交换不仅要求有足够的通气量与血流量，而且要求通气与血流灌注在数量上比例适当。在静息状态下，健康成人每分钟全部肺泡通气量约为5L，血流量约6L，因此全肺平均通气与血流灌注比值（$\dot{V}_A/Q$）约等于0.8（也有报告0.9）。在病理情况下，可出现$\dot{V}_A/Q$增大和减小二种情况：①$\dot{V}_A/Q$大于0.8表明通气量相对多于血流量，这时进入肺泡的气体不能完全与血液接触，从而不能充分进行气体交换，导致无效腔的增大。临床上见于肺动脉结扎、肺血流中断；肺动脉栓塞，肺血流减少；肺通气过度，而肺血流不增加；肺气肿时肺泡过度充气肺毛细血管床，因而肺血流减少；②$\dot{V}_A/Q$小于0.8是由于血流量相对多于通气量之故。肺动静脉瘘时静脉血流经通气正常肺泡或类似情况下静脉血流经通气不良的肺泡时不能充分动脉化，形成动脉血内静脉血掺杂。肺气肿时如果部分血流重新分布到通气功能较好区域的现象比较明显也可导致该区域的$\dot{V}_A/Q$减少。支气管哮喘急性发作时，全身麻醉时呼

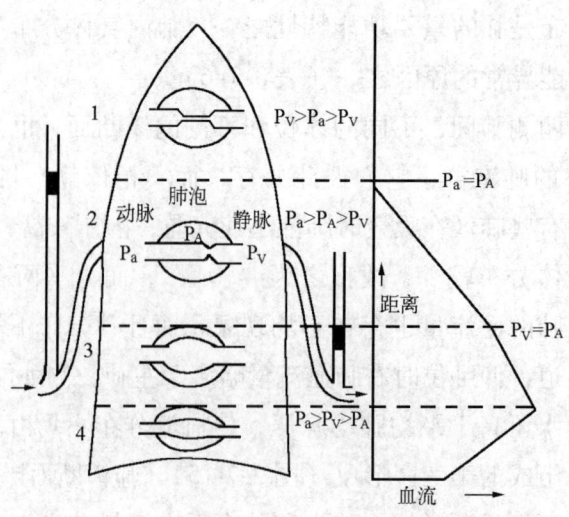

图 3-7-15　肺血流图

吸肌活动受到抑制均可使通气量减少，因而 $\dot{V}_A/Q$ 减少。肺完全不张时，该叶段不含气，故 $\dot{V}_A/Q$ 等于 "0"。$\dot{V}_A/Q$ 的评定通常可应用以下几种指标：

（一）生理无效腔　呼出气（V_E）是由肺泡气（V_A）和生理无效腔气（V_D，以往称生理死腔）所组成，V_D 包括解剖无效腔和肺泡无效腔。进入肺泡的气体，如由于某些肺泡无血流灌注或灌注不足而不能进行正常的气体交换，称为肺泡无效腔。生理无效腔即为解剖无效腔和肺泡无效腔之和。

1. 测定方法　用二头通气囊收集呼出气，用质谱仪或快速气体分析仪或带有此种装置的血液气体分析仪测出呼出气二氧化碳分压，同时采取动脉血测定 $PaCO_2$，然后按以下 Bohr 公式（1）进行计算。测定前受试者需安静休息 15min，然后夹上鼻夹，经口器及三通活瓣用集气囊收集平静呼气时的呼出气体，测定呼出气中二氧化碳百分浓度。在收集呼出气之末取动脉血查 $PaCO_2$。在无明显静-动脉分流的情况下，肺泡气与动脉血 CO_2 分压差为 0.133kPa（1mmHg），可以忽略，故可用 $PaCO_2$ 代替 P_ACO_2。

$$\frac{V_D}{V_T} = \frac{PaCO_2 - P_ECO_2}{PaCO_2} \tag{1}$$

上式中 V_D 为生理无效腔，V_T 即潮气量，$PaCO_2$ 为动脉血 CO_2 分压，P_ECO_2 系呼出气 CO_2 分压。有些肺功能书以 V_D/V_E 表示 V_D/V_T，测定和计算方法相同。

2. 正常值　健康成人的解剖无效腔毫升数约等于本人理想体重的英磅数（1 英镑 = 0.454kg）。健康年轻人在平静呼吸时，V_D/V_T 约为 25%。随着年龄的增长，其值增高，老年人可达 40%。$\dot{V}_A/Q$ 增加时，V_D/V_T 增高。北京协和医院呼吸科曾应用医用气体质谱仪对 123 例（男 61 例，女 62 例）各年龄组正常人 V_D/V_T 进行了测定，结果为（29.67±7.11）%（平均值±标准差）。

3. 临床应用　对健康人来说，V_D/V_T 主要反映其解剖无效腔量的多少，而对 $\dot{V}_A/Q$ 增加的患者而言，V_D/V_T 增加主要反映其肺泡无效腔量的增加。V_D/V_T 增大见于各种原因引起的肺血管床减少，如肺气肿，肺血流量减少和肺血管栓塞。

（二）生理分流　系指心排血量中未经过肺毛细血管而直接进入体循环中的血流。正常人体存在解剖分流，系左心一些小静脉引流至右心血液，以及支气管静脉直接引流至肺静脉的血液。生理分流则包括解剖分流和由 $\dot{V}_A/Q$ 减低所造成的分流样效应。

1. 计算公式　生理分流可用以下公式计算出：

$$Q_C + Q_S = Q_t \tag{1}$$

上式中 Q_C 即肺毛细血管血流量，Q_S 为静脉分流量，Q_t 系心排血量。

$$C'cO_2 \times \dot{Q}_C + C\bar{v}O_2 \times \dot{Q}_S = CaO_2 \times \dot{Q}_t \tag{2}$$

上式中 $C'cO_2$ 为肺毛细血管末端血氧含量，$C\bar{v}O_2$ 为混合静脉血氧含量，CaO_2 即动脉血氧含量。

将（1）式代入（2）式，并重新排列，得出：

$$\frac{Q_S}{Q_t} = \frac{C'cO_2 - CaO_2}{C'cO_2 - C\bar{v}O_2} \times 100\% \tag{3}$$

血液中氧以溶解和与血红蛋白结合二种形式进行运载，每克血红蛋白结合 1.39ml 氧。在 37℃时，氧的溶解系数为 0.0233（有些专著称氧的溶解系数为 0.0031，这与所用压力单位有关），即 $0.0233ml\ O_2/100ml\ 血/kPa$（$0.0031ml\ O_2/100ml\ 血/mmHg$）。正常人的氧分压为 13.3kPa（100mmHg），此时血液中溶解的氧量为：（100÷760）×0.0233×1000，约为 3ml/L。分流公式如下：

$C'cO_2 - CaO_2 = (P'cO_2 \times 0.0233 + Hb \times 1.39 \times S'cO_2) - (PaO_2 \times 0.0233 + Hb \times 1.39 \times SaO_2)$

上式中 $P'cO_2$ 为肺毛细血管末端血氧分压，$S'cO_2$ 为肺毛细血管末端血氧饱和度，SaO_2 即动脉血氧饱和度。

一般情况下，$PaO_2 = P'cO_2$。在吸入 100% 氧时，$PaO_2 > 20.0kPa$（150mmHg），此时 $S'cO_2 = SaO_2 = 100\%$。故：

$$C'cO_2 - CaO_2 = 0.0233(P_AO_2 - PaO_2) = 0.0233 \times P_{(A-a)}O_2(1.0) \tag{4}$$

$$C'cO_2 - C\bar{v}O_2 = (CaO_2 - C\bar{v}O_2) + (C'cO_2 - CaO_2) \tag{5}$$

其中，$CaO_2 - C\bar{v}O_2$ 即为动静脉血氧含量差，正常情况下等于 5ml%。

将（4）、（5）代入（3），得出：

$$\frac{Q_S}{Q_t} = \frac{0.0233 \times P_{(A-a)}O_2(1.0)}{5 + 0.0233 \times P_{(A-a)}O_2(1.0)}$$

在临床上通常以简易的方法是否存在肺内分流，即吸纯氧 15min 后，若 PaO_2 低于 100mmHg，即表示有显著的肺内分流增加。

2. 正常值　健康人肺内分流量为 $(3.65 \pm 1.69)\%$。北京协和医院呼吸科曾应用医用气体质谱仪对 123 例正常人进行了测定，结果认为 Q_S/Q_t 与性别无关，而与年龄密切相关，特别是在 40 岁以后，其与年龄（岁）的直线回归方程式为：

$$Q_S/Q_t = 0.0505 \times 年龄 + 1.6235$$

3. 临床应用　Qs/Qt 增加见于以下情况：①先天性心脏病，右至左分流；②肺不张或肺萎陷；③肺部感染；④肺水肿；⑤休克肺。

（三）肺泡气-动脉血氧分压差〔P(A-a)O$_2$〕　在正常情况下，肺血液流经肺毛细血管后，血及肺泡内氧与二氧化碳分压基本能达到平衡。造成肺泡气动脉血氧分压差的原因是解剖分流、来自低 $\dot{V}_A/Q$ 区的静脉血掺杂和弥散障碍。在正常肺泡氧分压为 15kPa（112.5mmHg）时，血液几乎充分氧饱和，血氧含量不因通过高 $\dot{V}_A/Q$ 的肺泡而增加，相反血氧含量因通过低 $\dot{V}_A/Q$ 的肺泡而不可避免地减少。当这两股血流混合时，来自高 $\dot{V}_A/Q$ 肺泡的血氧量不能补偿低 $\dot{V}_A/Q$ 肺泡的血氧的减少量，因而使混合血的氧含量降低，导致 P(A-a)O$_2$ 增大。

1. 测定方法

（1）吸空气时肺泡气-动脉血氧分压差〔P(A-a)O$_2$〕（0.21）　受试者取坐位，休息 15min，然后夹上鼻夹，经口器和三通活瓣用橡皮囊收集呼出气，分析呼出气与吸入气（空气）的氮、氧和二氧化碳浓度，同时取动脉血测定 pH、PaCO$_2$ 与 PaO$_2$。

（2）吸 100% 氧时肺泡气-动脉血氧分压差〔P(A-a)O$_2$〕（1.0）　受试者卧位平静呼吸，然后夹上鼻夹，含口器，接给氧装置，20min 后取动脉血测定 PaO$_2$。

2. 计算方法

$$(1) \quad P_{(A-a)}O_2 (0.21) = \left[(P_B - P_{H_2O}) \times 20.95 - \frac{PaCO_2}{R} \right] - PaO_2$$

上式中 P$_B$ 为大气压，20.95% 即为空气中氧的浓度，P$_{H_2O}$ 系 37℃饱和水蒸气压力 = 6.27kPa（47mmHg），R = 呼吸交换率。

$$R = \frac{\dot{V}CO_2}{\dot{V}O_2} = \frac{F_ECO_2}{\dfrac{F_EN_2}{F_IN_2} \times FiO_2 - FEO_2}$$

上式中 $\dot{V}CO_2$ = 每分钟二氧化碳产量；$\dot{V}O_2$ = 每分钟氧耗量；F$_E$CO$_2$ = 呼出气二氧化碳百分浓度；F$_E$N$_2$、F$_I$N$_2$ 分别为呼出及吸入气氮百分浓度；F$_E$O$_2$、FiO$_2$ 分别为呼出及吸入气氧百分浓度。

$$(2) \quad P_{(A-a)}O_2 (1.0) = PAO_2 - PaO_2 = \left[(P_B - P_{H_2O}) - PACO_2 \right] - PaO_2$$
$$= \left[(P_B - 47) - PaCO_2 \right] - PaO_2$$

上式中 PAO$_2$ 为肺泡气氧分压，PACO$_2$ 为肺泡气二氧化碳分压，PaCO$_2$ 系动脉血二氧化碳分压。

3. 正常值　北京协和医院呼吸科曾应用医用气体质谱仪对 123 例健康正常人进行了测定，结果如下：P(A-a)O$_2$（0.21）与年龄相关，与性别则无显著差别。P(A-a)O$_2$（0.21）和年龄的直线回归方程式为：

$$P_{(A-a)}O_2 (0.21) = 0.1199 \times 年龄（岁） + 13.59$$

吸空气时，健康青年人 P(A-a)O$_2$ 为 1.064kPa（8mmHg），随年龄的增长而升高，60 岁以上的老年人可达 3.192kPa（24mmHg）。

$P_{(A-a)}O_2$ （1.0）与性别亦无关。在 40 岁以前的各年龄组之间，该测定值相差不大，40 岁以后则随年龄而增大。$P_{(A-a)}O_2$ （1.0）和年龄的直线回归方程式为：

$$P_{(A-a)}O_2(1.0) = 0.8971 \times 年龄（岁） + 25.5882$$

吸纯氧时 $P_{(A-a)}O_2$ 为 3.325 ~ 9.975kPa（25 ~ 75mmHg）。

以上 $P_{(A-a)}O_2$ 单位为 mmHg，乘以 0.133 即可换算成 kPa。

4. 临床应用 $P_{(A-a)}O_2$ 是判断摄氧的标志，其值受 $\dot{V}_A/Q$、解剖分流与弥散等三种因素的影响，故可作为一项综合了解肺气体交换的指标。$P_{(A-a)}O_2$ 异常说明有上述一项或一项以上的障碍，可进一步测定加以鉴别。进行临床评价时，应注意到低氧血症及高碳酸血症患者的 $P_{(A-a)}O_2$ 正常者，其低氧血症可能完全由肺泡通气不足所致；$P_{(A-a)}O_2$ 异常增高表示存在肺内分流，$\dot{V}/Q$ 比例失调或弥散功能下降。$P_{(A-a)}O_2$ 接近于"0"或为负值可能为实验室的误差。连续测定 $P_{(A-a)}O_2$ 有助于了解肺部病变的进展，而且可作为机械通气的适应证或撤机的参考指标。

（四）多种惰性气体排出法 20 世纪 70 年代以后，有的作者应用 6 ~ 8 种溶解度不同的惰性气体进行 $\dot{V}_A/Q$ 离散度的测定。其中该 6 种气体按其溶解度自小至大依序为六氟化硫、环丙烷、乙烷、安氟醚、乙醚和丙酮。六氟化硫、环丙烷、乙烷为气体状态，可将其溶解于生理盐水或 5% 葡萄糖溶液，安氟醚、乙醚和丙酮系液态，可以注入生理盐水或葡萄糖液内。上述液体以恒定速度自周围静脉滴注，在肺内进行气体交换一般可在数分钟后达到稳定状态。收集动脉血和混合呼出气，用色谱仪分析各种不同的气体的含量。不同惰性气体通过肺循环时，其排出量和滞留量与该气体的溶解度有关。通过数学处理即可描绘出肺内 $\dot{V}_A$、Q 和 $\dot{V}_A/Q$ 的离散度分布图。

多种惰性气体排出法的建立对于进一步深入开展通气、血流研究工作起了重要作用，但该测定方法目前尚难以在临床推广应用。

【弥散功能】

肺弥散功能（pulmonary diffusion function）是指某种分子由高浓度区移向低浓度区，最终达到平衡的一种倾向。弥散是一种随机的被动过程，不需消耗能量。肺泡内气体与肺泡壁毛细血管内血液的氧与二氧化碳进行交换遵照着弥散的原则，亦即气体分子由高分压通过肺泡壁毛细血管膜弥散至低分压，一直达到气体压力平衡为止。

肺弥散过程为：①肺泡内气体的弥散：为气相弥散，O_2 的弥散速度比 CO_2 稍快，CO_2 弥散速率仅为 O_2 的 85%。正常吸气过程中，吸入的空气和吸气前已存在于肺泡内的肺泡气之间发生弥散，80% 的气体在 0.002 秒的时间内完成弥散过程；②气体通过肺泡毛细血管膜的弥散：由于肺泡毛细血管膜含水分，因此气体的弥散速度决定于气体分子量及其溶解度，它受弥散面积、弥散距离和肺泡与毛细血管血液的氧分压差的影响，CO_2 通过肺泡毛细血管膜的弥散速率为 O_2 的 20 倍，因此实际很少发生 CO_2 的弥散障碍，临床上所见的弥散障碍主要是指 O_2 的弥散障碍；③气体与血红蛋白的结合：这一过程需要一定的时间。

（一）测定方法 目前临床上多应用一氧化碳（CO）进行测定，其优点为：①CO 透过肺泡毛细血管膜以及与红细胞血红蛋白反应速率与氧相似；②除大量吸烟者外，正常人血浆内 CO 含量几乎是零，因而便于计算实验时 CO 的摄取量；③CO 与红血蛋白的结合力比氧大 210 倍，CO 可在 0.2 秒的时间内完成与血红蛋白的化学反应。因此生理范围内的氧分压不是一个主要干扰因素。

衡量肺弥散功能的参数是肺弥散量（D_LCO），它实际上是肺弥散阻力的倒数。弥散量是以肺泡与毛细血管膜两侧气体分压为0.13kPa（1mmHg）时，每分钟（min）内通过的气体量（ml）表达。

应用CO进行测定时，肺CO弥散量（D_LCO）系指气体在单位时间（1min）及单位压力差（1kPa）条件下所能转移的气体量（ml）。可以下式表示：

$$D_LCO = \frac{\dot{V}_{CO}}{P_ACO - P_CCO}$$

上式中 V_{CO} 为肺一氧化碳摄取速率，P_ACO 即肺泡气一氧化碳分压，P_CCO 系肺泡毛细血管血一氧化碳分压，可忽略不计。

上式可简化为：

$$D_LCO = \frac{\dot{V}_{CO}}{P_ACO}$$

单次呼吸法（SB）：这是临床上较常用的一种测定方法。受试者呼气至残气位，继之吸入含有0.3%一氧化碳、10%氦、20%氧以及氮平衡的混合气体。受试者吸气至肺总量位，屏气10s以后呼气。在呼气过程中，气体中水蒸气被吸收，连续测定一氧化碳及氦浓度。为了计算一氧化碳弥散量，需测定弥散开始时与屏气 t_s 后肺泡气一氧化碳浓度。后者可测定呼气末一氧化碳浓度，代表肺泡气一氧化碳浓度，而前者需间接计算求得。弥散开始前肺泡内一氧化碳浓度分数（F_ACO_0）可以下式计算：

$$F_ACO_0 = F_ICO \times \frac{F_AHe}{F_IHe}$$

上式中 F_ICO 为吸入气一氧化碳浓度分数，F_IHe = 吸入气氦浓度分数，F_AHe = 弥散终了时呼出肺泡气氦浓度分数。

每分钟肺泡通气量（$\dot{V}_A$）通常以 L/min 计（BTPS），而每分钟产生的 CO_2（$\dot{V}CO_2$）通常以 ml/min 计算（STPD）。STPD 为 0℃，100kPa 大气压时干燥气体的容积。BTPS 为 37℃，100kPa 大气压时饱和水蒸气压的气体容积。STPD 与 BTPS 的转换常数为 0.863。$\dot{V}_A$ 可由下式计算，但 $\dot{V}_A$ 应校正为 STPD，因为 STPD 单位可换算为 mol。同时进行 $D_{LCO}SB$ 测定时，测定结果报告需要两个可接受的测定值的均值，而且二次测定的间隔时间至少4min。

$$\dot{V}_A = V_I \times \frac{F_IHe}{F_AHe}$$

上式中 V_I = 吸入气容积。根据以上计算结果，可由下式计算出 D_{LCO}：

$$D_{LCO}SB = \frac{V_A \times 60}{(P_B - P_{H_2O}) \times t} \times \ln \frac{F_ACO_0}{F_ACO}$$

上式中 P_B = 大气压，P_{H_2O} = 37℃饱和水蒸气压力 = 6.27kPa（47mmHg），t = 屏气时间（s），60 = 将 s 换算成 min，ln = 自然对数，F_ACO_0 = 屏气前肺泡气一氧化碳浓度分数，F_ACO

= 屏气 tsec 后肺泡气一氧化碳浓度分数。

将 D_LCO 除以 V_A（即 D_LCO/V_A）称弥散常数或比弥散量，可排除肺容积对弥散量的影响因素。但当受试者的 FVC < 1L 时，由于试验过程不能收集到可供分析的足量肺泡气，因此不能进行 DLco 测定。

（二）正常值　北京协和医院呼吸内科应用单次呼吸法对 120 例健康人进行测试，其中男性 60 例，女性 60 例，年龄 17 ~ 72 岁。D_LCO 与年龄相关的回归方程式如下：

男性平均正常值：$Y = 41.80507283 - 0.255284208X + 0.0002404129X^2$；女性平均正常值：$Y = 24.20195559 - 0.050332921X$。

上式中 Y = DLco 平均正常值［单位：ml/（mmHg·min）］，X = 年龄（岁）。其数值除以 0.133 即可换算为 ml/（kPa·min）。

影响肺弥散量的主要因素是：①不同的测定方法；②身材：弥散量与身材成正相关；③年龄：弥散量随年龄的增加而减少，减少的程度为每年 0.75 ~ 1.80ml（kPa·min）［0.10 ~ 0.24ml/（mmHg·min）］；④性别：相同年龄组，男性弥散量比女性大；⑤体位：据报道卧位较坐位增加 14% ~ 20%，坐位较立位增加 13%；⑥运动：运动时肺血流量和弥散量均增加；⑦体温：肺弥散量随体温的降低而减少；⑧血红蛋白：据报道，血红蛋白每降低 1g，肺弥散量减少 7%；⑨胸腔压力：主要见于正压通气时，由于静脉回流受阻，肺血流量减少，肺弥散量即减低；⑩高原：居住高原者肺弥散量较平原同龄人高，这可能由于肺弥散能力和肺毛细血管血流量增加所致。

（三）临床应用　在病理因素中，凡能影响肺泡毛细血管膜面积与弥散能力、肺泡毛细血管床容积以及一氧化碳与血红蛋白反应者，均能影响一氧化碳弥散量，使测定值减低或增高。但在评价前首先要判断结果的可信度，一般认为可接受的试验结果的条件是：①吸入气量≥90% FVC；②屏气时肺容积始终保持恒定；③屏气时间 9 ~ 11 秒；④吸气和呼气动作均匀，迅速；⑤二次测定值的差不超过 5%。

1. 肺间质疾患　肺功能检查表现为限制性通气障碍与 PaO_2 下降，但弥散功能测定是一项重要指标，其弥散功能障碍远较其他疾患更为严重。肺间质疾患气体交换障碍原因是多方面的。包括弥散功能减低与通气-血流不均，而在不同患者表现不一。

2. 慢性阻塞性肺气肿　由于肺泡壁的破坏可引起肺毛细血管床的减少。此外，通气-血流不均也是导致弥散功能减低重要原因。

3. 慢性支气管炎　由于主要为支气管阻塞，故弥散量测定可不减低。

4. 支气管哮喘　不引起肺毛细血管床的损害，因而无弥散障碍，可与肺气肿鉴别。

5. 肺水肿　当慢性肺水肿发展为肺纤维化，可引起弥散功能的减低。

6. 心血管先天异常　凡导致肺血管充血以及肺血流量增加者，常伴有弥散量增加，外科修补术可使弥散量减少。

7. 二尖瓣狭窄　由于血流通过二尖瓣时阻力增加，引起后向性肺毛细血管与肺静脉的扩张，因而弥散量在理论上应增加，但实际上常是正常或减低，最可能的原因是由于长期二尖瓣病变引起肺小血管纤维化与反复栓塞所致。

8. 肺部感染　弥散量减低系由于肺容积减低与通气-血流分布不均所致。

9. 肺叶切除　可引起弥散量减少，但一部分患者在术后数月至数年可以恢复，可能由于余肺有较好的代偿能力。

10. 气胸　由于肺容积减少导致弥散量减低，当肺复张时弥散功能逐渐恢复。

11. 脊柱畸形　使肺容积减小而致弥散量减低。

12. 贫血　可使弥散量减低。

13. 红细胞增多症　红细胞摄取一氧化碳量增加，因而弥散量增加。

第三节　心肺运动功能试验

运动需要全身各器官系统的密切配合，循环系统和呼吸系统的协调工作尤为重要。循环系统和呼吸系统在运动过程中的反应也是检验它们的功能状态的重要手段，因此目前心肺功能运动试验已广泛应用于运动医学、临床医学与航天医学。重要的是必须考虑到氧向运动组织的运输和运动组织对氧的利用。这正是循环和呼吸系统在运动过程中密不可分的道理。

【运动试验的基本概念】

（一）运动时心血管反应　立位时，运动开始后心率与每搏量增加，因而使心排血量明显增加，当运动量进一步增加时，心率继续增快而每搏量相对稳定。仰卧位静息时，每搏量已接近其最大值，因而运动后增加很有限。心率增加与氧耗量以及功率增加成正相关。运动时平均血压亦增高，主要为收缩压的增高，而舒张压改变较少或无改变。运动时平均血压与收缩压随增龄而增加更明显，可能由于血管硬化所致。

（二）肺泡通气与生理无效腔通气　潮气量（V_T）包括肺泡通气（V_A）与生理无效腔通气（V_D）。生理无效腔通气包括解剖无效腔与肺泡无效腔。V_D/V_T 在休息时约 1:3［北京协和医院呼吸内科测定结果为（29.67±7.11%）］，运动时下降至 0.15~0.25。肺泡灌注不良的患者，如肺血管病或肺气肿，V_D/V_T 在休息与运动时均增高。

（三）运动时二氧化碳排出与通气反应　运动时每分二氧化碳排出量（$\dot{V}CO_2$）与每分通气量（$\dot{V}_E$）密切相关。运动开始后最初 20 秒，$\dot{V}_E$、$\dot{V}CO_2$ 与每分摄氧量（$\dot{V}O_2$）成比例增加，而后 $\dot{V}CO_2$ 和 $\dot{V}O_2$ 增加均快于 $\dot{V}_E$，$\dot{V}O_2$ 更为明显。$\dot{V}CO_2$ 与 $\dot{V}_E$ 密切相关，但其增加略快。$\dot{V}O_2$ 与 $\dot{V}_E$ 的相关性较差。氧通气当量［$\dot{V}_E$（BTPS）/$\dot{V}O_2$（STPD）］或二氧化碳通气当量［$\dot{V}_E$（BTPS）/$\dot{V}CO_2$（STPD）］在中等度运动时减低，而后在氧与二氧化碳通气当量分别约 23 与 27 时成为平台。一般最大通气能力用最大通气量（MVV）表示，运动时最大通气需要量用 $\dot{V}_{Emax}$ 表示，作为呼吸困难客观指标的呼吸困难指数是 $\dot{V}_{Emax}$/MVV。运动增加过程中无氧代谢发生时，机体由于需缓冲体内所产生的乳酸而 $\dot{V}CO_2$ 增加，为了保持血碳酸正常，$\dot{V}_E$ 增加快于 $\dot{V}O_2$。在负荷递增运动过程中，血乳酸急速增加的起点所对应的运动强度称为无氧阈（AT）。超过 AT 时，继续增加运动强度将导致代谢性酸中毒。酸血症兴奋外周化学感受器，使 $\dot{V}_E$ 增加大于 $\dot{V}CO_2$ 增加，导致 $PaCO_2$ 代偿性下降。

无氧阈的基本概念为：①运动过程中，当做功的功率足够高时，肌肉代谢活动对氧的需求可超过对线粒体供氧；②由于氧需求和氧供应的不平衡，造成线粒体膜穿梭系统和胞质生成尼克酰胺腺嘌呤二核苷酸［NADH+H$^+$］的速率不同步，使得胞质内氧化还原更趋还原性；③丙酮酸与增加的［NADH+H$^+$］反应，还原成乳酸，同时生成 NAD$^+$，这样才能使糖酵解作用持续进行；④新产生的乳酸在细胞内最初被［HCO$_3^-$］缓冲，产生额外的 CO_2；⑤［HCO$_3^-$］通过细胞膜与乳酸交换，从而降低血中［HCO$_3^-$］，乳酸浓度增加；⑥缓冲作用及酸－碱平衡紊乱，从而造成可遇见的气体交换变化。

在运动中，无氧阈的反应如表 3-7-3 所示：

表 3-7-3　运动过程中无氧阈所引起的效应

	低于 AT	高于 AT
运动期间	延长；因肌肉和骨骼肌损伤底物而受限制	缩短；因疲劳或呼吸困难而受限制
$\dot{V}O_2$ 达到稳定时间	<3min	>3min，未必出现稳定
$\dot{V}_E$、$\dot{V}CO_2$ 达到稳定时间	<4min	>4min，未必出现稳定
pH	接近 7.4	代谢性酸中毒
$PaCO_2$	不变	降低

（四）运动时氧摄取量（$\dot{V}O_2$）　运动过程中，肺摄取的氧量（$\dot{V}O_2$）反映细胞的氧耗量。运动时 $\dot{V}O_2$ 与所作功成正比，在正常非运动员运动时，$\dot{V}O_2$ 可较休息时增加 10 倍，而运动员可增加 15 ~ 20 倍。由于心排血量增加比例较 $\dot{V}O_2$ 明显为少，故剧烈运动时肺泡气-动脉血氧含量差由休息时的 4ml/100ml 心排血量增至 14 或更多。每搏氧量即每一心搏的氧摄取量，可作为气体交换与心血管反应一项有用的指标。

最大摄氧量（$\dot{V}O_2$max）即每分钟最大摄氧量，又称最大耗氧量，是反映人体在极量负荷时心肺功能的一个主要指标，在正常人负荷递增运动过程中表现为一平台。它可用 $\dot{V}O_2$max L/min、$\dot{V}O_2$max ml/（kg·min）和 $\dot{V}O_2$max ml/（HR·min）来表示。$\dot{V}O_2$max 有别于无氧阈时氧摄取量，后者系指刚达到无氧阈值而尚未发生乳酸中毒时的氧摄取量，而前者则不考虑及血乳酸值。

（五）其他运动试验指标

1. 运动负荷　用功率表示，即单位时间内的做功量。单位为 kilopond-meter/min（kPm/min）或 watt（W），1W = 6.12kPm/min。

2. 代谢当量（MET）　是估计能量消耗的最实用指标。1MET 相当于每分钟、每公斤体重、3.5ml 的摄氧量，它是衡量运动强度的指标。

3. 氧通气当量（EQO_2）　也称氧通气等量（$\dot{V}_E/\dot{V}O_2$），是确定无氧阈的最敏感指标。

4. 功效（work efficiency）　指在运动试验时所做的递增功率与递增的 $\dot{V}O_2$ 之比。在功率自行车运动试验时，功效可用以下公式表示：

$$功效(\%) = 0.3(G - H)/(J - K)$$

上式中 G 为接近 AT 时所做的动，H 为运动较低水平时所做的动，单位均为 W，J 和 K 则分别为 G 和 H 时的 $\dot{V}O_2$（L/min），0.3 为 W 与 $\dot{V}O_2$ 的换算系数。

【试验方法】

最常用的运动器械是功率自行车和踏板。根据试验目的和设备条件各作者提出了许多不同方案。1973 年 Bruce 等报道的多级踏板运动试验方案是：Ⅰ级 1.7mph（相当每小时的目标速度，即 meters per hour），10% 斜度；Ⅱ级 2.5mph，12% 斜度；Ⅲ级 3.4mph，14% 斜度。各级均运动 3min。以后提出的改良 Bruce 方案是：Ⅰ级 1.7mph，5% 斜度；Ⅱ级 1.7mph，10% 斜度；Ⅲ级 2.5mph，12% 斜度；Ⅳ级 3.4mph，14% 斜度。各级运动 3min。

中华医学会呼吸系病学会于1992年提出支气管哮喘运动激发试验方案如下：

（一）平板踏跑法

1. 禁忌证　①心脏病、高血压、严重的心律失常或心力衰竭；②肺功能不全、FEV$_1$小于预计值的70%；③哮喘急性发作；④年老、体弱及行动不便者。

2. 检查前准备　①准备好急救用品：向受检者说明方法，必要时示范，停用支气管扩张药（时间同药物吸入试验）记录平静心电图、测血压；②目标心率：一般取决极限心率（90%极限心率，见表3-7-8）；③目标速度：目标速度（mph）=0.72+0.02×身高（cm）；④20岁以下，10%~15%；20~30岁，5%~10%，30岁以上<5%。

表 3-7-8　平板运动试验时的极限心率和次极限心率

年龄（岁）	20~	25~	30~	35~	40~	45~	50~	55~	60~	65~	70~
BPM	197	195	193	191	189	187	184	182	180	178	176
SBPM	177	175	174	172	170	168	166	164	162	160	158

注：BPM：极限心率；SBPM：次极限心率

3. 试验方法　①测基础肺功能，重复2次，取最佳值，以FEV$_1$作为观察指标（也可采用PEFR或sGaw）；②受试者立于水平活动平板上，双手握扶柄随平板速度踏跑，起始速度1~2MPH，逐渐增加，30s左右达目标速度，同时增至相应坡度，一般在目标速度下运动2min左右心率可达70%极限心率，如相差较大，应适当调整平板速度或坡度，达到目标心率后持续踏跑6min；③运动停止后1、5、10、15及20min测定FEV$_1$，计算运动后FEV$_1$较基础值降低的百分率，此值大于10%为运动性哮喘或运动激发试验阳性；④试验在心电、血压监测下进行，运动中如出现头晕、面色苍白或发绀、心绞痛、明显的心律失常、进行性ST段下降、收缩期血压下降2.67kPa（20mmHg）以上或升高超过2.76kPa（200mmHg）等情况应立即停止运动，给予处理。

$$FEV_1 下降率 = \frac{FEV_1 基础值 - 运动后 FEV_1 最低值}{FEV_1 基础值} \times 100\%$$

（二）踏车法　检查前准备同上，采用自行车功率计测定，踏车负荷从12~16W（瓦）开始，每分钟递增30~40W，直至心率达到预计最大心率的80%左右，在该负荷下继续踏车6min，使心率在运动末达到预计最大值的90%。运动中踏车频率保持在60~70r/min，运动停止后测定FEV$_1$的时间同上，其最大降低值>10%者为试验阳性。

【正常值】

国外报告功率自行车测定最高值如下：

1. $\dot{V}O_2max$（L/min）=0.001B（61.45-10.7Z-0.372Y）或$\dot{V}O_2max$［ml/（kg·min）］=61.45-10.7Z-0.372Y。B=体重（kg），Z=1（男性）或2（女性），Y=年龄（岁）。以上为非体力劳动成人测定值。

2. 最快心率（次数/分）=210-0.65Y。Y=年龄（岁）。

3. 最大每搏氧量（毫升/每1次心搏）=$\dot{V}O_2max$（ml/min）/最快心率（次数/分）

4. $\dot{V}_E max/MVV$（%） <70。

5. 最快呼吸频率（次数/分）=35~50。

6. $P_{(A-a)}O_2$（kPa） <（11.4+0.43Y）×0.133。Y=年龄（岁），kPa=mmHg×0.133。

【临床应用】

运动试验已广泛应用于心血管疾患的临床，以下着重讨论在呼吸系疾病中的应用：

（一）阻塞性通气障碍 由于$\dot{V}_A/Q$失调，休息时V_D/V_T可增高，运动期间不下降，$\dot{V}_E/\dot{V}CO_2$、$\dot{V}_E/\dot{V}O_2$、$P_{(A-a)}O_2$亦增高。$\dot{V}O_2 max$峰值未能形成平台，最大每搏氧量下降，最快心率下降。由于呼吸功的增加，功效减低，$\dot{V}_E max/MVV$增加。

（二）限制性通气障碍 由于肺顺应性减低引起呼吸频率增快，特别当增加运动负荷后，V_T减少。由于肺泡毛细血管床减少与$\dot{V}_A/Q$失调，引起V_D/V_T与$P_{(A-a)}O_2$增高。由于低氧血症对通气的刺激，引起$\dot{V}_E/\dot{V}CO_2$、$\dot{V}_E/\dot{V}O_2$增高，其他改变有$\dot{V}_E max/MVV$增高，$\dot{V}O_2 max$最快心率减低。

（三）胸壁疾患 由于对通气的机械性限制，引起$\dot{V}_E max$、最快心率与$\dot{V}O_2 max$的减低，而$PaCO_2$增高。

（四）运动诱发哮喘 由于支气管痉挛，在剧烈运动后2~15min PEF与FEV_1减低。北京协和医院呼吸科最近对轻中度哮喘患者进行运动功能试验，在最大运动量的水平和无氧阈上，除了心率加快和FEV_1有改变外，运动耐量等指标与健康志愿者比较均无明显差异。

（五）肺血管疾患 由于肺泡毛细血管床减少与$\dot{V}_A/Q$失调，引起V_D、V_D/V_T、$\dot{V}_E/\dot{V}CO_2$、$\dot{V}_E/\dot{V}O_2$增高，肺动脉压增高，$\dot{V}O_2 max$减低，最快心率正常或减低。

第四节 呼吸肌功能

呼吸肌是肺通气功能的动力泵。呼吸肌主要由膈肌、肋间肌和腹肌三部分组成，此外还有辅助呼吸肌。呼吸肌中膈肌、肋间外肌和胸锁乳突肌等为吸气肌，肋间内肌和部分腹肌为呼气肌。近年来，呼吸肌功能测定以及呼吸肌衰竭在慢性阻塞性肺疾患呼吸衰竭中的重要作用，并已受到人们的重视。

【呼吸肌功能测定指标】

呼吸肌功能状态可分为呼吸肌力量和耐力两个基本部分。了解呼吸肌的功能状态对于呼吸肌疲劳综合征的诊断也很有帮助。

（一）呼吸肌力量（RMS） 呼吸肌力量系指呼吸肌最大收缩能力。测定指标主要有以下几种：

1. 最大吸气压（MIP）和最大呼气压（MEP） 系指受试者在残气位和肺总量位时，作最大用力吸气和呼气时所测得最大并维持至少1s的口腔压。这是对全部吸气肌和呼气肌的强度的测定。MIP和MEP受性别、年龄和受试者主观因素的影响，但该测定设备较简单，重复性较好，故临床应用较多。

2. 跨膈压（Pdi）和最大跨膈压（Pdimax） Pdi是指胸内压与腹内压之差，通常取潮气呼吸吸气末的数值。Pdimax是指在FRC位时，气道阻断后受试者作最大用力吸气所产生的最

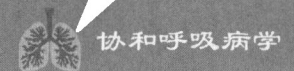

大 Pdi。Pdimax 是膈肌作最大收缩时所能产生的压力。当膈肌疲劳时，Pdi 与 Pdimax 均明显下降。

膈肌功能运动试验是在递增运动负荷的条件下，动态观察受试者膈肌功能的变化，如跨膈压，它也可作为膈肌疲劳的一项指标。

（二）呼吸肌耐力　呼吸肌耐力（RME）是指呼吸肌维持一定水平通气的能力。呼吸肌疲劳是指在呼吸过程中，呼吸肌不能维持或产生需要的或预定的力量的状态。测定指标主要有以下几种：

1. 最大自主通气（MVV）和最大维持通气量（MSVC）　MVV 是受试者作最大最深呼吸 12 秒或 15 秒后所计算出每分钟最大通气量。一般健康正常人 MVV 动作仅能维持 15～30 秒，而 60% MVV 动作能维持 15 分钟，后者通气量又称 MSVC。

2. 12 分钟行走距离　受试者用最快速度在平地行走 12 分钟所能达到的最长距离。它是一项简便易行的运动耐力指标。该测定值与功率自行车运动试验测定的 $\dot{V}O_2max$ 和 $\dot{V}_E$ 有非常明显相关性（$P < 0.01$），与 FVC 有明显相关（$P < 0.05$），但与 FEV_1 不相关。该试验也受多种因素的影响，如心肺和神经肌肉功能，以及受试者主观努力程度等。

3. 膈肌张力-时间指数（TTdi）　在外加吸气阻力负荷下，膈肌收缩所产生的 Pdi 与 Pdimax 的比值反映其收缩强度。吸气时间（Ti）与呼吸周期总时间（Ttot）的比值反映了膈肌收缩持续时间，二者乘积为膈肌所做的功（TTdi），可以下式表示：

$$TTdi = Pdi/Pdimax \times Ti/Ttot$$

4. 膈肌肌电图（EMGdi）　是研究膈肌疲劳的方法之一。该法系利用肌电频谱分析手段对膈肌肌电进行分析。一般采用提取食管膈肌肌电的方法，即将银丝或薄银片电极通过导管置于食管与贲门交界处，提取的肌电经放大后由带通滤波器滤过，第一种带通滤波器的通频带为 20～46.7Hz，它包含了肌电中的低频成分（L），第二种带通滤波器的通频带为 150～350Hz，它包含了肌电中的高频成分（H）。膈肌肌电中的 H 和 L 部分的幅值都与跨膈压直接相关。当膈肌发生疲劳时，随着疲劳的加深，其肌电的 H 部分逐渐减少，L 部分逐渐增加，H/L 值下降，其机制还不太清楚。膈肌疲劳时中位频率亦相应下降。目前认为膈肌肌电的改变能反映早期膈肌疲劳。

5. 膈神经电刺激法　该法系将一对电极置于颈部膈神经体表部位，受试者于 FRC 位时，屏气并以 10～100Hz 的不同频率对膈神经进行超强度电刺激，引起膈肌收缩，同时测定 Pdi。为了使胸腹腔构型相对稳定，须于腹部和胸腔下部加缚带固定。变换不同的电刺激脉冲频率，从而可描绘出未疲劳条件下刺激频率-跨膈压曲线。然后用阻力呼吸器诱发膈肌疲劳。结果发现当膈肌疲劳时，应用各个频率刺激所得到的 Pdi 均较未疲劳时下降。经休息后，各个刺激频率下的 Pdi 均有回升，但高频率刺激 Pdi 恢复快，而低频率刺激则恢复慢。该试验方法由于跨膈压是由电脉冲刺激产生，不受受试者主观因素影响，故有较好客观性，但检查方法较复杂，而且受试者有一定痛苦。

6. 呼吸形态的监测　在平静吸气时，膈肌是最主要的吸气肌，膈肌的收缩使横膈位置下移，引起腹压的升高，从而导致腹壁外移，同时肋骨也向上向前运动，使胸径增加。当膈肌疲劳时，吸气相时的膈肌不能产生足够的收缩力去增加腹压，同时由于吸气肋间肌参与吸气，使胸腔内负压增加，造成横膈被动上移，结果腹压下降，腹壁回缩，称腹部矛盾呼吸。此外，胸式呼吸与腹式呼吸的频繁交替，称胸腹交替呼吸，以上均为膈肌疲劳的标志。通过束在胸部和腹部的二条感应带，可记录下胸部和腹部的呼吸形式，更便于进行观察和分析。

【呼吸肌功能测定的临床应用】

呼吸肌功能需要进行多指标动态观察与综合分析，才能获得较全面的评估。

（一）慢性阻塞性肺疾患　有的作者报告，慢阻肺患者 MIP 较同性别、年龄健康正常人组低，主要系由于慢阻肺患者多伴有肺气肿，而在高肺容积条件下测定时可使 MIP 减低。部分患者可能与营养不良有关。MEP 测定可无明显改变。慢阻肺患者 REM 测定均表现为减低，主要原因为：①膈肌和肋间肌基础能量储备减低；②患者呼吸肌能量的需求超过能量的供应；③慢阻肺患者呼吸肌氧耗量增加，原因为由于气道阻力增加而使呼吸功增加，以及在高肺容积条件下呼吸时呼吸功效减低。由于以上原因，慢阻肺患者 RME 减低较 RMS 减低更为明显。

（二）MIP 可作为慢阻肺呼吸衰竭患者是否进行机械通气以及脱机的一项指标　一般认为 MIP 不能达到 -1.96kPa（-20mmHg）时需机械通气辅助，而已应用机械通气患者，若 MIP 不能达到上述指标，则脱机常难成功，但需结合其他肺功能指标加以考虑。呼吸形式的鉴别也可作为患者是否能顺利脱机的一项指标。

（三）其他　呼吸肌功能测定并可作为评价呼吸肌锻炼以及药物治疗对呼吸肌功能影响的客观指标。

（林耀广）

参 考 文 献

［1］林友华. 肺容量，肺的通气功能，呼吸的力学机制. 见：朱贵卿主编. 呼吸内科学. 北京：人民卫生出版社，1984，38 – 45，46 – 57，79 – 89

［2］林友华. 肺弥散功能. 见：穆魁津，林友华主编. 肺功能测定原理与临床应用. 北京：北京医科大学中国协和医科大学联合出版社，1992，142 – 151

［3］林耀广. 呼吸肌疲劳. 见：林耀广. 系统性疾病和肺. 北京：北京医科大学中国协和医科大学联合出版社，1992，104 – 112

［4］Vogel J，Smidt U. Impulse oscillometry，Frankfurt am Main，Pmi Verlagsgruppe GmbH，1994，80 – 85

［5］Wouters EFM. Total Respiratory Impedance Measurement by Forced Oxcillations：A Noninvasive Method to Assess Bronchial Response in Occupational Medicine. Experimental Lung Research，1990，16：s25 – 40

［6］Mead J. Mechanical Properties of Lungs. Physiol Rev，1996，41：281 – 320

［7］Agusti AGN，Cotes J，Wagner PD. Responses to exercise in lung diseases. In：Roca J，Whipp BJ（eds）. Clinical Exercise Testing. European Respiratory Monograph，1997，2：32 – 50

［8］Cotes JE. Lung Function：assessment and Application in Medicine. London：Blackwell Scientific Publications，1993

［9］Martyn JB，et al. Measurement of inspiratory muscle permance with incremental threshold loading. Am Rev Respir Dis，1987，135（4）：919

第八章　电视辅助胸腔镜在肺胸疾病诊断和治疗中的应用

第一节　胸腔镜简介

【历史背景】

20 世纪初叶，瑞典医师 Jacobaeus 将单筒胸腔镜应用于临床，制造人工气胸，使肺脏萎陷来治疗肺结核，亦用来松解胸膜和肺脏的粘连，从此，拉开了胸腔镜临床应用的序幕。30 年代，有人用带光源的单筒胸腔镜作为诊断和治疗简单胸膜疾患的方法。40 年代后期，随着有效的抗结核药物的出现，肺结核的治疗完全不需要用人工气胸作为主要手段，同时，单筒胸腔镜亦因为视野和操作上的局限性和诸多的并发症而被完全闲置一旁。

近几十年来，随着电子工业和高科技的迅猛发展，在既往单筒胸腔镜临床应用的基础上，发展起来了电视辅助的胸腔镜外科（video assisted thoracoscopic surgery，VATS）。VATS 以其独特的诊断、检查和治疗方法，清晰的电视屏幕显示，逐渐为广大的临床呼吸科和胸外科医师所接受。VATS 在诊断和治疗方面的指证在迅速扩展，包括肺内结节的切除、肺大疱切除治疗自发性气胸、肺转移性肿物的切除、肺活检诊断肺间质病变、胸膜活检诊断不明原因胸腔积液等，还可用于纵隔肿瘤切除、交感神经干切断治疗手汗症、交感神经营养不良和雷诺病、胸导管结扎治疗乳糜胸、食管下段肌层切开治疗贲门失弛缓症、心包开窗，以及更复杂的手术，如肺减容术、肺叶切除术、全肺切除术、食管癌切除术，夹闭未闭的动脉导管、甚至冠状动脉旁路移植（搭桥）等复杂的心脏外科手术。

电视辅助的胸腔镜外科（以下简称 VATS）在中国始于 20 世纪 90 年代初，对 VATS 优点的认识经过了一个漫长的过程。在 VATS 引入之后，一些原来需要开胸治疗的疾病，如自发性气胸、肺内的小结节和纵隔肿瘤能用胸腔镜技术完成，而其皮肤切口是开胸切口长度的 1/10，同时没有胸壁肌肉的损伤，对肺功能的影响小，住院时间短，这使胸外科医师在某种程度上感到一种压力，因此，对 VATS 采取了抵制的态度。当然，VATS 花费较高也是一个重要问题。从另一方面讲，一些掌握 VATS 技术的外科医师，为了证实 VATS 的重要性，显示其技术无所不能，亦有使 VATS 适应证盲目扩大的倾向。截至 2002 年底，全国大约有 70 家以上的医院应用 VATS 诊断和治疗了近万例患者。

VATS 是一种新技术，有创伤小、视野好、对患者肺功能影响小、住院时间短等优点，但也有使手术者不能直接触摸肺、费用高、需要备开胸器械等不足之处，目前也缺少有力的证据来证实 VATS 优于普通的开胸直视手术，因此，还需进一步的、前瞻性的、随机的临床研究对 VATS 进行客观的评价。

【胸腔镜简介】

（一）单筒胸腔镜　单筒胸腔镜与电视辅助的胸腔镜有一定区别。单筒胸腔镜是用金属的直筒镜配以照明的光源组成，可经胸壁置入胸膜腔，在直视下进行以诊断胸膜病变或进行简单的治疗程序为目的的操作。单筒胸腔镜可以在局麻下进行或在手术室中全麻下进行，当在全麻下进行时，应插双腔气管内插管或用支气管阻断法，应用单肺通气麻醉技术，麻醉师进行选择性单肺通气，通气侧为操作的对侧肺脏，这一技术可使操作侧胸膜腔显露满意。

　　在进行单筒胸腔镜操作之前，患者备皮，采取患侧在上的侧卧位，进胸点通常是在腋中线第 3、4 肋间，具体位置根据指证而定，作 1～2cm 的皮肤切口，经肌肉间隙进入胸壁导管（trocar），不牵开肋骨，胸腔内粘连可以用手指通过胸壁切口进入胸腔分离，插入带光源的单筒胸腔镜观察胸膜腔。有时需要多个进镜点从不同角度观察。

　　如果有胸腔积液存在，则需先进行引流，并为细胞学和微生物学分析留取标本。活检钳用来获取组织样本。标本最好沿肋骨上缘取出，以免损伤肋间血管神经束。探针、电灼和硬化剂、胸膜融合剂可通过单筒胸腔镜放入胸腔并进行操作。在检查完毕时，大多数患者需经肋间放胸腔引流管一根，以观察漏气和液体的排出，同时辅助肺复张。

　　（二）电视辅助的胸腔镜外科（VATS）　VATS 最大的特点就是将胸腔内的结构通过摄像转换装置显示在电视屏幕上，操作者不是在直视下，而是观察电视屏幕进行胸内操作。VATS 一般亦需在全麻下进行，应用双腔气管插管、单肺通气技术，操作侧肺脏不通气，而且其气管应当与大气相通，当进入胸壁导管造成人工气胸以后，使肺脏内气体尽可能排出，让视野更宽阔。通常作 3 个胸壁切口，呈倒三角形，下面一个切口位于腋中线第六肋间，为胸腔镜置入口，上面两个切口分别在腋前线和腋后线第四、五肋间，为器械操作口，视操作方便而定，切口要同时兼顾到万一 VATS 失败或要中途转为开胸直视手术，两个小切口要能成为开胸切口线上的两个点。

　　VATS 有很多种专用的器械，各种抓钳、剪刀均能在钳夹、切剪的同时进行电灼，而不烫伤皮肤。打结器、冲洗器、连续击发的钛夹钳和直线切割闭合器，后者在进行切割的同时封闭残面，防止肺脏残面出血、漏气，这是 VATS 技术的一大优势。

　　（三）胸腔镜的优、缺点　单筒胸腔镜与胸穿和经皮穿刺胸膜活检相比，其优点在于：①直视胸腔；②能在直视下松解胸内粘连；③比较容易控制出血；④能有目的地进行活检；⑤提供小创伤的治疗途径。

　　VATS 与开胸手术相比，优点在于：①短缩恢复时间；②减轻疼痛；③美容切口；④可用于肺功能较差的危重患者；⑤VATS 可被作为一种辅助手段，使手术者能经过另外的胸壁小切口在直视下自由地进行其他必需的操作步骤，如肺叶切除。

　　单筒胸腔镜和 VATS 各自都有一些缺点，与胸穿和经皮穿刺胸膜活检相比，二者价格均较高、是为一种侵入性的检查和治疗方法、二者均需在术后放置胸腔引流管数小时至数日不等。VATS 比开胸手术的不足是，不能直接用手触摸肺脏；不能以双目直接观察；有时止血比较困难。此外，大约 20% 的 VATS 需要转为常规开胸，因此，增加了手术的时间和花费。单筒胸腔镜和 VATS 亦不可避免地存在一些严重并发症。

　　（四）VATS 的操作程序

　　1. 麻醉　多数情况下，胸腔镜手术宜采用全身麻醉、双腔气管插管、单侧肺通气技术，由于一般胸腔镜手术不在主支气管上操作，所以左、右双腔插管均可起到相同作用，只是右双腔插管在阻断左主支气管造成左侧肺萎陷的同时有可能引起右上叶支气管阻塞，故临床上更多选择左双腔插管；也可以采用将普通气管插管直接插入非手术侧的主支气管内，在手术过程中实行单肺通气；另一种方法是采用带有阻塞子的气管插管，将气管插管置入主气管，然后将阻塞子插入手术侧的主支气管。无论采取哪种方法，目的都是使手术操作侧肺萎陷，

并使支气管与大气相通，造成肺脏最大程度的萎陷，使胸腔内的视野更开阔、操作空间更大。判断气管插管位置正确与否的基本方法是听诊，分别进行单侧肺通气，通气侧呼吸音正常，而非通气侧听不到呼吸音；观察单侧肺通气时气道压力的变化，亦可判断气管插管的位置，如果手控通气感到阻力大，同时无创氧饱和度监测数值有所降低，应当及时调整；如果有条件的话，应当在摆好患者体位后用纤维支气管镜确认气管插管的位置，或用听诊的办法再次明确气管插管的位置是否因搬动患者而改变。

在手术过程中，对患者进行持续监测十分重要。在单肺通气时，应用 8~10ml/kg 体重潮气量维持通气，通过调整呼吸频率来控制二氧化碳的排出，使 $PaCO_2$ 波动在 40mmHg 左右。当持续无创氧饱和度监测提示 SaO_2 降低，应当暂停手术，进行双肺通气，使萎陷的肺脏复张，待状况好转后再继续手术。

2. 体位　大多数胸腔镜手术均采用侧卧位，患侧朝上，与开胸直视手术的体位类似，有时为使肋间隙宽度增加，使胸壁导管更容易进入胸腔，可调节手术床，使患者髋部降低。

3. 操作　选择恰当的胸腔镜操作部位对完成胸腔镜手术至关重要，因为胸腔镜通过肋间进入，位置相对固定，不易调节。胸腔镜置入口通常选在腋中线第 5、6 或第 7 肋间，操作口分别取在镜体入口上 1 至 2 肋间的腋前线和腋后线。

在置入胸腔镜套管之前，应嘱麻醉师进行单肺通气，并将非通气侧的气管插管开放，使肺内气体能够排出，同时在选定的胸腔镜置入口处切开皮肤 1~2cm，用血管钳分离进入胸腔，造成人工气胸，促使肺脏萎陷，万一肺脏萎陷不满意，可以向胸膜腔内注入二氧化碳，但压力一般不超过 10mmHg，以免引起纵隔移位，影响呼吸和循环生理。在置入其他器械操作套管时，应尽量从下一肋骨上缘进入，以免造成肋间神经、血管的损伤。有时为操作方便，可以将常规手术器械经胸壁直接插入胸腔进行操作。

不同疾患的 VATS 具体操作步骤有所不同，请参看以下章节。

在胸腔镜手术操作结束时，应仔细对手术部位止血，同时要检查各个胸壁进入胸腔镜套管的切口，确认无活跃出血，取出镜体，安放胸腔引流管，接水封瓶，嘱麻醉师吸痰后充分膨肺，缝闭胸壁切口。胸管一般置放 24~48 小时，当完全停止漏气，日引流量小于 100ml 时，可以拔除。

第二节　应用胸腔镜诊断肺胸疾病

胸腔镜临床应用的适应证随着临床 VATS 经验和教训的积累而不断变更。临床上已逐渐有一些随机的对比，研究 VATS 比胸穿、经皮穿刺胸膜活检、经皮肺穿刺活检、纤维支气管镜检、经支气管壁肺穿刺活检和开胸手术的优势和弱点，从而对 VATS 适应证的选择起一个基本的指导作用。

【胸膜疾患】

（一）应用胸腔镜诊断胸膜疾患　胸膜包括脏层胸膜和壁层胸膜，其常见病变可以是胸膜的原发性疾患，也可是肺实质内的病变累及脏层胸膜、侵犯壁层胸膜，或是胸膜的转移性病变。各种胸膜病变在临床上常常表现为胸腔积液，抽取胸腔积液、获取胸膜病变组织是诊断胸腔积液病因的关键，常规方法包括胸腔穿刺、闭式胸膜活检和 VATS。

胸腔穿刺胸液细胞学检查在恶性胸腔积液患者的检出阳性率为 45%~80%，间皮瘤患者胸液细胞学检查的阳性率只有20%。反复多次胸液细胞学检查可使其阳性率提高，但增加幅度有限。闭式穿刺胸膜活检对恶性胸膜病变的诊断率大约是50%。根据一组414例胸腔积液患者的临床检查报告，在281例被诊为恶性胸腔积液的患者中，163例（58%）胸液细胞学检查呈阳性，121例（43%）闭式胸膜活检为阳性，183例（65%）胸液细胞学检查或胸膜活检阳性。然而，在这281例患者中，胸液细胞学检查阴性，而闭式穿刺胸膜活检阳性的患者只有20例（7%）。Boutin总结了胸腔穿刺和闭式穿刺胸膜活检在诊断恶性胸腔积液时的三个局限性：①细胞学检查假阳性率为0.5%～1.5%；②确定恶性肿瘤细胞的类型和来源很困难；③检出敏感性直接与肿瘤的临床分期有关。虽然75%的壁层胸膜的恶性病变可以通过闭式穿刺胸膜活检确诊，但由于转移性胸膜肿瘤较多累及脏层胸膜，使单纯胸穿和闭式穿刺胸膜活检对胸膜恶性肿瘤诊断的可靠性减低。尽管临床上有众多的检查手段，仍有10%～27%的胸腔积液患者得不到明确诊断，在这其中大约1/3～1/2的患者最终被定为恶性肿瘤。因此，用胸腔镜诊断不明原因胸腔积液（effusion of unknown origin，EUO）被逐渐重视。

胸腔镜能在直视下准确获取病变组织，使其对各种胸膜良、恶性疾患的诊断有很高的敏感性，为80%～100%，同时很少有假阴性的结果。Boutin等回顾性地分析了215例EUO患者，在150例恶性胸腔积液患者中，通过胸腔镜活检明确诊断了131例（87%），而同期多次胸穿和闭式穿刺胸膜活检阳性的只有62例（41%）。胸腔镜在75例至少经历了两次胸穿和多次闭式胸膜活检均为阴性的患者中，使63例（84%）得到了明确的诊断。Harris等报告胸腔镜对胸膜恶性肿瘤的诊断敏感性为95%，对良性病变的诊断敏感性为100%。更重要的是，在35例术前两次胸液细胞学阴性的患者中，胸腔镜证实24例（69%）为恶性病变，在41例术前两次闭式胸膜活检阴性的患者中，胸腔镜证实27例（66%）为恶性病变。在一项胸腔镜、胸穿细胞学、闭式胸膜活检的比较研究中，Loddenkemper报告其诊断敏感性分别为95%、62%和44%。Menzies和Charbonneau在其102例不明原因胸液的前瞻性研究中报告，胸腔镜对胸膜恶性疾病诊断的准确性为96%，敏感性为91%，特异性为100%。

大多数胸膜间皮瘤的患者在临床上主要表现为慢性胸膜炎（88%）和在放射学检查中能确定的胸膜特征性波纹状阴影（9%）。胸腔镜在胸膜间皮瘤的诊断中能够在直视下准确取得标本，故诊断正确性极高。在Boutin回顾的153例恶性胸膜间皮瘤患者中，胸穿胸液细胞学检查和闭式胸膜活检的综合诊断敏感性为38%，而应用胸腔镜检查，虽然1/4患者在检查过程中需要运用电灼或激光分离粘连，但在150例（98%）患者取得了诊断的阳性结果。与开胸活检相比，胸腔镜能获取高质量的组织标本供诊断用，同时，胸腔镜亦可对恶性肿瘤进行准确的临床分期。

北京协和医院心胸外科自1993年7月起先后用胸腔镜为28例无临床症状的多发胸壁结节患者进行检查，术前X胸像显示胸壁"波纹状"改变，患者均接受多次闭式胸膜活检，结果均为阴性。经VATS检查，12例为壁层胸膜多发的、不规则的、质硬的、白色结节，活检病理为与石棉有关的胸壁玻璃样变结节。10例为胸膜间皮瘤，另外6例是小细胞肺癌或肺腺癌的胸膜转移。

北京协和医院心胸外科还用VATS诊治了27例EUO，其中有23例曾接受10～30次胸腔积液沉渣细胞学检查和闭式胸膜活检，瘤细胞和结核菌均为阴性，胸腔积液颜色由淡黄色转为血性。VATS下发现脏、壁层胸膜遍布小结节样病变，病理最后证实为低分化腺癌和转移性腺癌。1例25岁女性，患大量胸腔积液伴肺内肿物，5次胸腔积液细胞学检查、3次胸膜活检和2次经皮细肿物穿刺，诊断不明。当地医院给予两个疗程的化疗。VATS胸壁和肺内结节切

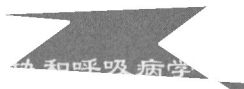

除，病理诊断增生性结核。另 3 例大量胸腔积液患者，VATS 检查发现胸膜腔内有脓性结节和大量纤维素沉积，VATS 切除及清除脓性结节和纤维素样沉积物，并用抗生素后好转，病理检查提示为坏死性非特异性炎症。

（二）胸腔镜的操作方法　对于弥漫性胸膜病变和不明原因胸腔积液患者，胸腔镜检查的目的是要获取胸膜病变的组织标本或找到引起胸腔积液的胸膜病变，因此，胸腔镜的置入口应当照顾到能全面窥视到脏层和壁层胸膜，而且胸腔镜置入口不应当选在靶病变部位。

胸腔镜套管进入后，如果发现大量胸腔积液，应当先将胸液吸净、记量、留取部分胸腔积液进行细胞学检查。在器械的辅助下，探查胸膜腔的各个部位，确定所要进行活检的靶病变，对于弥漫性的胸膜病变，靶病变应当具有代表性，体积应当足够大。

对于壁层胸膜上的病变可以采用电铲、或用带电灼的剪刀将病变分离下胸壁；脏层胸膜上的病变，视其侵及肺实质的情况，或直接切除，或用直线切割缝合器将病变切除，同时闭合肺脏残面。

如果切下的病变较大，可将其放入专用取物囊或剪下橡胶手套的手指将病变放入，再从胸壁切口取出，这样可以避免恶性病变直接与胸壁切口组织接触引起种植。更大的病变还可以在取物囊中先切割、粉碎，然后连同取物囊一并取出。

弥漫性胸膜病变造成的顽固性胸腔积液，在进行胸腔镜检查后胸腔积液仍然不断产生，可造成胸管拔除延迟或拔除胸管后胸腔积液沿切口外溢，因此应当在手术结束时应用胸膜融合剂，如滑石粉、高渗葡萄糖、榄香烯乳剂等，促使脏、壁层胸膜粘连、融合，减少胸腔积液的产生。

【肺间质疾患】

（一）肺间质疾病　肺间质疾病是一类以肺泡壁为主要病变的疾病群，病因繁多，包括各种感染、结缔组织病、药物影响和一些罕见的疾病，如 BOOP、组织细胞增生症等。由于疾病类型和病因各异，其疗效和预后亦各不相同，因此，诊断至关重要。虽然通过临床表现、放射学和实验室资料，一些肺间质疾病能够明确诊断，但最终大约 1/3 患者仍将接受开胸肺活检来明确诊断。当然，经纤维支气管镜肺穿刺活检也是诊断肺间质疾病的一种手段，但因获取的组织标本太小，难以评价间质病变的程度和范围。据文献报道，开胸肺活检的死亡率为 1.7%，手术严重并发症的发生率 2.5%。胸腔镜肺活检由于对胸部肌肉无损伤、对患者肺功能影响小，同时胸腔镜亦能切下较大体积的肺组织供诊断用，尤其是胸腔镜器械的进步，直线切割闭合器能够在切割的同时使肺脏残面闭合，大大减少了术后的并发症，因此，胸腔镜已经逐渐替代开胸来进行肺活检。

Boutin 早期报道的在单筒胸腔镜下，用简单的操作器械进行肺活检就得到了很好的结果。在他们 75 例肺间质病变患者的肺活检中，总的诊断敏感性为 92%，对弥漫性肺部疾患的诊断敏感性为 100%。据文献报道，胸腔镜对各种病因的肺间质病变的诊断率为 90%，其中诊断敏感性最高的是 Ⅱ、Ⅲ 期结节病（98%）和弥漫性肺间质恶性疾患（90%）。

VATS 现已成为替代开胸肺活检的方法。Bensard 对比了 VATS 和开胸肺活检，其结论是，VATS：①能够提供与开胸肺活检同等体积的肺组织标本；②能与开胸肺活检达到同样的诊断准确性；③能够减少胸腔引流管置留时间和住院时间。VATS 肺活检适合于不用机械通气、一般状态平稳的患者。呼吸机依赖的患者由于不能耐受双腔气管插管、单肺通气技术，因此，大多数需要呼吸机辅助呼吸的患者，应当用肋间小切口开胸肺活检，这样，手术时间短，术中用双肺通气，患者的耐受性增强。

北京协和医院心胸外科先后对 61 例肺间质疾病的患者进行 VATS 肺活检。VATS 前，根据临床表现和胸部 CT 均不能最后明确诊断，其中 27 例曾行纤维支气管镜检无阳性发现。VATS 肺活检，最后病理结果为，特发性肺间质纤维化 12 例，其中 UIP 7 例，急性间质性肺炎 5 例，肺结核 9 例，结节病 11 例，BOOP 8 例，炎性结节 5 例，弥漫性泛支气管炎 6 例，肺组织细胞增生症 X 3 例，呼吸性细支气管炎伴间质性肺疾病 4 例，多发肺脓肿 2 例，肺组织炎症 1 例。

我们认为 VATS 肺活检作为一种诊断肺间质病的方法，具有准确率高、并发症少、能明确病变的部位和程度的特点，对部分常规检查和纤维支气管镜未能确诊的病例，具有较大的价值，尤其对罕见病和一些放射学不典型的病例，此类患者一旦确诊，及时治疗，疗效和预后均明显改观。VATS 肺活检，明显提高对各种肺间质疾患的认识，对于理解肺部病理改变与影像学的关系、与病理生理的关系有助。肺间质病患者的疗效和预后取决于其疾病种类分型和分期，因此，VATS 肺活检取得准确病理结果，对治疗有指导意义，VATS 还能帮助诊断和认识罕见疑难病例。

（二）实性肺内结节（solid pulmonary nodule，SPN）　实性肺内结节是指直径小于 3cm 完全被肺包裹、一般与肺间质疾病和淋巴结病变无关的肺内结节。在美国，每年有 150 000 新的 SPN 被发现，有 80 种以上不同的原因。总的来说，大约 44% 为恶性病变，其中大多数（35%）为支气管源性癌。SPN 的恶性危险性取决于结节的大小、生长速度、患者的年龄、吸烟状况和一些放射学征象。

处理 SPN 的方法包括观察、用非侵入的方法测量、细胞学检查、经皮细针穿刺活检、支气管镜获取组织进行病理检查、或进行外科手术切除。经皮细针穿刺活检（tansthoracic needle biopsy，TTNB）的诊断敏感性对恶性肿瘤为 43%~97%，但对良性病变的诊断无助，而 TTNB 气胸发生率是 15%，假阳性率为 1.5%~3%，在恶性组患者中其假阳性率为 3%~11%。支气管镜检查对大的、中心型病变的诊断有意义，但对小的、周边型肿物的明确诊断率为 10%。如果 SPN 通过这些相对较小创伤的检查手段未能确诊，就需要手术探查。

Mack 报告 242 例用 VATS 对在其他检查下未能诊断明确的 SPN 患者，其中 240 例在 VATS 下进行楔状切除，仅有 2 例由于技术上困难，需要转为开胸手术。如果结节不在胸膜下或不邻近胸膜，术前在 CT 引导下进行细针穿刺定位。每个患者均作出明确诊断，127 例（52%）为良性病变，115 例（48%）为恶性病变。在恶性结节中，51 例（44%）为原发性肺癌，64 例（56%）为转移性肿瘤。当患者被确诊为原发性肺的恶性肿瘤，并且患者的肺功能尚好（n=29）就立即转为开胸，进行肺叶切除术。VATS 肺内结节切除组无手术死亡率，并发症发生率为 3.6%。但是，VATS 在处理 SPN 中的确切角色、理想的进行胸腔镜手术的时间尚未确定。

北京协和医院心胸外科为 43 例肺内结节患者进行 VATS 下切除，其中 34 例为单个结节，9 例为多发结节。在 34 例单发结节中，23 例为良性，包括错构瘤 14 例，硬化性血管瘤 3 例，结核球 6 例；在 11 例恶性病变中，7 例为肺泡细胞癌，1 例为腺样类癌，3 例为转移性癌。在 9 例肺多发结节中，6 例为转移性恶性肿瘤，2 例为肺结节病，另 1 例为肺结核。本组 7 例肺泡细胞癌患者平均年龄 70.6 岁，肺功能差，不能耐受开胸根治手术，故仅用 VATS 局部切除，术后辅以化疗，随诊 18 个月~3.5 年仍然存活，并且无复发迹象。另外，2 例较大肺内结节患者，其中 1 例 78 岁男性，右下肺内结节直径 12cm，由于肺功能很差，故用 VATS 行局部切除，最后病理为腺样类癌。另 1 例 45 岁男性，8 年前曾因直肠癌手术治疗，此次发现左上肺结节，直径 8cm，由于患者左侧有假肛，故开胸手术不适宜。我们在加强化疗的基础上，在 VATS 下进行肿物切除，病理为转移性腺癌。

（三）胸腔镜操作要点

1. 弥漫性肺间质病变　对于弥漫性肺间质病变，应当选择肺间质纤维化较重的一侧进行肺活检，以便在手术过程中进行单肺通气时患者能够较好耐受。手术前，应当很好观察 CT，活检部位应当选择纤维化不十分严重处，同时还要兼顾到手术容易操作，因为，纤维化不十分严重的部位的病理检查有可能反映出疾病演变的过程，对诊断有所帮助，而纤维化严重的部位也许只能代表疾病终末期的病理特征。切除的肺组织应当足够大，最好不要过分钳夹，以免破坏组织结构，影响诊断。

2. 肺内结节性病变　VATS 肺内结节切除的关键是定位。国内有些医师在 VATS 前，用 CT 引导经皮细针穿刺留置导管、结节表面注射亚甲蓝和胸腔内超声定位。我们的体会是，用手指通过胸壁进入胸腔内触摸，同时嘱麻醉师膨肺和放气间断进行，从另一操作口放入卵圆钳协助，这样能清楚地确定肺内结节的大小、位置、以及肿物边缘肺实质的情况。直线切割闭合器（EndoGIA 和 EndoPath）是切除结节必不可少的工具。对于恶性病变，应当在 VATS 切除结节后进行快速冷冻病理检查，当恶性病变被诊断，就应当行根治性手术。有报道 VATS 后，肿瘤沿局部切除的边缘复发和沿取出肿物的通道种植。为了防止较大的肺内结节在从较小的胸壁切口中取出时挤压造成肿瘤种植，有人提出将一粉碎袋放入胸腔内，将肿物放入袋中分割成小块后，连同粉碎袋逐渐取出，这样肿瘤不直接与胸壁肌肉组织接触，减少了肿瘤种植的危险。

【纵隔淋巴结活检】

纵隔淋巴结能够反映肺部、食管及纵隔疾患的进展情况，对其转归、选择恰当的治疗有指导意义。目前，影像学检查已经能够很精确地显示纵隔淋巴结的肿大，但不能进行定性诊断。通过胸腔镜可以摘除、活检纵隔淋巴结，有助于对肺癌、食管癌进行正确的临床分期，对纵隔疾患作出正确诊断，如纵隔淋巴结核、淋巴瘤等。

一般经左侧胸腔可以对主动脉窗淋巴结和下肺韧带淋巴结进行活检；经右侧胸腔可以对气管前、上腔静脉后、奇静脉上下区的淋巴结进行活检。主动脉窗和奇静脉下区组织结构复杂，属手术危险区，操作需十分谨慎。

第三节　胸腔镜在肺胸疾患的治疗方面的应用

随着直线切割器的出现和胸腔镜器械的精制，胸外科医师可以用 VATS 来进行以前开胸才能完成的手术。美国电视胸腔镜外科研究组（The Video-Assisted Thoracoscopic Surgery Study Group）收集和分析经标准化的资料，来确定 VATS 在治疗胸内疾病中的作用。从 1992 年 12 月起，1 820 个病例被收入，其中肺内结节切除（48%）、处理胸腔积液（19%）和切除肺浸润性病变（14%）是最常见的 VATS 的指征。在 VATS 下最常进行的操作是，肺楔形切除（49%）、胸膜活检（17%）、胸膜融合术（17%）和肺活检（6%）。在 1 820 例中，有 439 例次（24%）需转为常规开胸手术，原因是需要进一步扩大切除范围（219 例）、VATS 未能发现病变（65 例）和其他技术的原因（155 例），如出血、粘连、不能定位、器械故障。VATS

总的并发症发生率为 12%，其中，漏气（4.7%）是最常见的并发症。在单用 VATS 的患者中，术后死亡 27/1358 例（2%），平均住院时间为 6.3 天。

【胸膜疾患】

（一）脓胸　对于一般的脓胸患者可以通过反复胸穿和胸腔引流而治愈，更积极一些的治疗方法，如开放引流、胸膜剥脱、去除肋骨和胸廓成形。最近已有报告用胸腔镜反复冲洗去除脓苔及胸内感染物治疗脓胸。胸腔镜治疗脓胸的主要步骤是机械性清除感染物质，并促使全肺膨胀。Wakabayashi 报告 20 例用胸腔镜治疗慢性脓胸患者，脓胸均已持续 4 个月以上，其中 18 例患者的肺复张（90%），有 2 例由于肺表面纤维板形成使肺不能复张。Ridley 和 Braimbridge 报告 30 例晚期脓胸患者，曾用各种治疗方法均无效，用 VATS 治疗，有 18 例完全解决了脓胸的问题（60%），还有 12 例在 VATS 后未能完全解决问题，后经开胸有 8 例（66%）脓胸得到治愈。VATS 清创治疗脓胸，可以提供宝贵的时间，来增进单侧脓胸患者的临床状态，使其能耐受更进一步的外科手术。然而，在一些问题上还有争议，认为胸腔镜清创可能延误脓胸的有效治疗。在 VATS 清创治疗脓胸中，患者的选择和手术时机是影响临床效果的重要因素。

应当指出的是，并非所有的脓胸都适合进行胸腔镜手术治疗，如急性脓胸的早期有可能通过胸腔穿刺或胸腔闭式引流治愈；慢性脓胸由于肺表面纤维板明显增厚，粘连紧密不宜行胸腔镜手术，而需要开胸直视手术。应用胸腔镜治疗脓胸重要的是要在胸腔内粘连变得致密之前或在脏层胸膜表面形成机化的纤维板之前，彻底清除脓性物，应用胸腔镜彻底清创，将胸膜切除，并去除肋骨进行胸廓成形。化脓性脓胸胸腔镜手术治疗时间一般在发病后 2 ~ 6 周。

（二）胸膜融合术　胸膜融合术可以通过机械摩擦壁层胸膜、胸腔内喷撒滑石粉或胸腔内注入化学药物来完成。机械摩擦使壁层胸膜表面产生微创伤，并出现炎症反应，最终造成胸膜粘连、胸膜融合。将滑石粉（硅化镁粉末）喷撒于整个肺表面，滑石粉产生化学性刺激，形成粘连性闭合性胸膜炎。Austin 和 Flye 报告，90% 的恶性胸腔积液患者，在 VATS 滑石粉胸膜腔喷撒后产生胸膜融合，使胸腔积液消失。

1. 胸膜摩擦法　胸膜摩擦法适用于自发性气胸、在胸腔镜切除肺大疱或在多发性肺大疱未能完全切除、预计有可能再次复发者。用胸腔镜抓钳或普通卵圆钳夹持干纱布团，沿肋骨走行方向用力摩擦壁层胸膜直到充血为止，摩擦范围原则上应当是全部壁层胸膜，但实际上很难做到，所以至少应当将第五肋至胸膜顶的壁层胸膜进行摩擦。

2. 滑石粉喷洒法　滑石粉喷洒法胸膜融合适用于各种病因的自发性气胸、顽固性胸腔积液、乳糜胸患者。可以用专用的滑石粉喷洒器均匀将滑石粉撒遍脏、壁层胸膜；或者直接将滑石粉经胸壁导管撒进胸腔，然后再用抓钳夹持湿纱布团将滑石粉均匀涂抹在脏、壁层胸膜表面。

Hartman 等用 VATS 向胸膜腔内喷撒滑石粉 4 ~ 6g 治疗顽固性胸腔积液，其中 51 例患者用局麻加静脉强化麻醉，95% 的患者胸腔积液被完全解决，平均住院时间为 4 天，随访 90 天，无复发。Aelony 等前瞻性地研究了胸腔镜滑石粉胸腔内喷撒（2.5g）对于治疗慢性胸腔积液的临床效果，未发现与胸腔镜操作有关的死亡和明显的并发症，患者平均住院 3.9 天，39 例患者随诊 16 个月，所有患者的呼吸困难症状在临床上都有改善，34 例（87%）包括 23/28 例恶性胸腔积液，放射学检查均显示胸腔积液减少。Ohri 等报告 44 例患者反复发作的胸腔积液,并在全麻下用胸腔镜进行滑石粉胸膜腔喷撒(2~5g),胸膜融合成功42例(95%),仅有2例(5%)需要进一步治疗。但是,在这组37例(84%)恶性疾患的患者,有30例可进行临床随访,其平均生存时间仅18周(2~60周),23例死亡,仅有5例患者活过12个月。因此,VATS胸膜融合术可使胸腔积液减少改善患者的临床症状,但对恶性胸腔积液患者,胸膜融合并不治疗恶性肿瘤,不抑制肿瘤的转移和其他生物学行为,故对患者的生存影响不大,但能提高有限生存期的生活质量。

滑石粉胸腔内喷撒的量不尽相同,以能覆盖全部脏、壁层胸膜为宜。VATS可借助器械人为地将滑石粉均匀涂抹在胸膜表面。对于较危重的患者,不能耐受全麻下VATS,也可以将滑石粉调成浆状从胸腔引流管内注入。滑石粉胸膜腔内喷撒有时可引起术后一过性高热,持续48~72小时,对症处理,即可缓解。最近,有一些中药制剂,如鸦胆子乳剂和榄香烯乳剂,胸腔内注入亦有较好的效果,尤其是对恶性胸腔积液的患者,两种药物均有一定程度的治癌作用,机制虽尚不清楚,但可以作为治疗恶性胸腔积液的一个选择。值得注意的是,这两种药物胸内注入后,可引起剧烈疼痛,常需要与局部麻醉药物共同使用,如普鲁卡因等。

3. 胸膜切除法　胸膜切除法适用于反复发作的自发性气胸和顽固的恶性胸腔积液患者。用胸腔镜抓钳夹住壁层胸膜,电刀剪开胸膜,再用卵圆钳夹纱团沿胸膜下钝性分离,特别要注意的是,应当在胸内筋膜浅面进行剥离,以免损伤肋间神经和血管;胸腔后方脊肋角以内的胸膜应当保留,以免损伤胸交感神经干。

4. 常见并发症　滑石粉喷洒法胸膜融合术后,可有轻度胸痛和反应性发热,一般持续3~5天后症状缓解,可以给予对症处理。偶有急性肺炎、急性呼吸窘迫综合征、急性肺水肿发生,其原理尚不清楚。

从理论上讲,胸膜融合术后,尤其是应用滑石粉胸膜腔喷洒之后,会引起胸膜增厚,从而产生限制性通气障碍。Lange等对用滑石粉进行胸膜融合术的患者进行了22~25年的随访,手术后患者有不同程度的患侧胸部的重压感或者紧箍感,并有活动后胸闷、气短等症状,肺总容量(TLC)为术前的89%,仅发生轻度的损害。

【肺间质疾患】

(一)自发性气胸　自发性气胸能发生在任何个体,包括那些既往没有肺部疾患的人,其原因大多是胸膜下小泡或肺大疱破裂所致,治疗的选择与气胸的程度、有无症状、是否有持续漏气和气胸是否反复发作有关。肺脏被压缩20%左右、临床症状不明显的气胸患者,如果心脏功能储备良好,就可单纯穿刺抽气和观察。如果气胸严重、有症状,主要的治疗手段是安放胸腔引流管。自发性气胸第一次发作后的复发率为30%,每次复发后的再发率更高,此时,只安放胸腔引流管对于治疗自发性气胸和预防复发无助。

胸腔镜技术用来治疗自发性气胸的主要程序包括:用钛夹夹闭破裂的肺大疱、用直线切割闭合器切除肺大疱及其肺实质内的基础病变、电灼或用激光烧闭胸膜下小泡、滑石粉胸内喷撒促使胸膜腔闭合。用滑石粉胸内喷撒治疗自发性气胸、预防复发的考虑是,自发性气胸形成的机制各不相同,VATS可以去除目前引起自发性气胸的原因,如肺大疱或基础病变,但不能预防肺内再形成引起新的肺大疱出现的病变,因此,滑石粉胸腔内喷撒引起胸膜腔闭合,即便再有新的肺大疱形成、破裂,亦只能引起局限性气胸,对患者不会产生致命性的威胁。

Van de Brekel等回顾性地分析了710例自发性气胸患者,其中622例用胸腔镜治疗(88%),在胸腔镜下未发现病变的257例,肺大疱247例,胸膜下小泡92例和其他原因22

例。经胸腔镜滑石粉胸内喷撒共 356 例（57%），VATS 手术成功率为 88%，有 37 例（12%）转为开胸，其中 20 例患者在放射学检查上发现肺大疱的结构，但胸腔镜下未见到明确的病灶。VATS 诊断和治疗肺大疱的重要步骤是要仔细观察肺尖部。自发性气胸在胸腔镜滑石粉胸内喷撒后的复发不太常见。在一组 241 例患者自发性气胸用滑石粉喷撒后的随诊研究表明，16 年随诊自发性气胸复发率为 6.6%。Viskum 重新检查了 20 年前用滑石粉胸内喷撒的 99 例自发性气胸患者，其复发率仅 2.5%，而在开胸直视肺大疱切除胸膜融合术后患者，平均随诊 9.1 年，自发性气胸的复发率为 3.6%。

胸腔镜下应用激光（Nd：YAG）对自发性气胸有治疗作用。Torre 对 85 例自发性气胸患者，经胸腔镜应用激光烧灼肺大疱和部分脏层胸膜的瘢痕，患者的平均住院时间为 5 天，80 例患者随诊 5~86 个月无复发。有 2 例激光治疗失败，其病灶均超过 2cm，其余 3 个患者的自发性气胸后期复发。因此，应用激光和电灼治疗肺大疱应注意选择直径较小的肺大疱。

在胸腔镜下，有多种治疗方式使自发性气胸治疗后的复发率降低。自从 VATS 技术出现以后，手术治疗自发性气胸的指证有了一些变化，同时亦成为争论的焦点。有人主张自发性气胸发生后，胸管安放 72 小时无效就应尽快行 VATS；对于复发性气胸，应当更积极地行外科修补手术，在这其中首选 VATS。值得注意的是，较严重的自发性气胸患者，在麻醉时，有可能因为正压通气而使胸腔内积气量增加，引起严重的纵隔移位，所以最好在麻醉前，在患侧安放胸管一根，以确保安全。

北京协和医院心胸外科为 67 例自发性气胸患者进行 VATS，所有患者均有同侧反复多发病史，曾反复胸穿和反复安放胸腔引流管。胸腔镜探查发现，45 例患者在肺尖部有单个肺大疱，22 例为多发性肺小泡。肺大疱和肺内病变分别用钛夹夹闭基底部并切除，或用直线切割闭合器将其切除。同时，胸内喷撒适量滑石粉，并用纱布均匀涂抹在脏层胸膜表面。胸腔引流管安放平均 1.7 天，住院时间 3.8 天。本组中有 13 例术后一过性高热，最高达 40℃，是为对滑石粉的反应。VATS 后随诊 6 个月~8.5 年，患侧肺膨胀良好，再无气胸发作。

（二）肺转移性肿物切除　肺脏转移性肿物的切除，有可能使某些患者延长生存时间。有两种情况可以考虑肺转移性肿物的切除，其一，切除转移性肿物并不能使患者生命延长，但临床上需要作出肺转移的诊断；其二，患者在切除转移性肿瘤之后，其生存能够延长。后外侧切口和胸骨正中切口是进行肺转移性肿瘤切除时常用的入路，这种手术的并发症为 5%~14%，患者住院时间 8~10 天。Dowling 成功地用 VATS 通过直线切割闭合器和激光等手段对 72 例患者的肺内肿物进行切除，切除病变的直径平均 1.6cm（0.2~4.3cm），所有病变均被切除，病理检查提示，肿瘤边缘至少有 1cm 宽的无瘤区。这组患者胸管留置时间和住院时间分别是 2.1 和 4.1 天，7 例患者有并发症（10%），其中 3 例为肺残面漏气。

应用 VATS 进行肺转移性肿瘤切除有几个局限性：①这一技术只能切除周边型肿物；②手术者不能用手仔细探查肺脏，这样有漏切的可能。Roth 等的回顾性研究注意到，45% 的患者术前 CT 显示为单侧病变，而经正中胸骨切口探查发现存在双侧病变；③肺转移性肿瘤也可在沿淋巴途径向肺门转移，单纯周边肿物切除容易忽视肺门淋巴结转移情况。

（三）肺减容手术　各种原因引起的慢性阻塞性肺部疾患（COPD），由于呼气末肺残气量逐渐增多，最终使肺泡壁破坏，肺泡融合，形成张力性、大泡性肺气肿，胸廓的弹性和运动幅度减低，相对正常的肺组织被压迫，临床上出现严重的呼吸功能障碍。同时由于肺间质的破坏，肺血管床大大减少，造成肺动脉高压，最终引起肺心病，右心功能衰竭。近些年来，应用肺减容手术治疗严重的终末期肺气肿在临床上日见成效。虽然肺减容手术不能从根本上治疗肺气肿，但是对患者的临床症状有明显的缓解作用，其基本原理就是切除有张力的大泡性肺气肿，减少肺内残气量，降低胸腔内压，缓解对正常肺组织的压迫，纠正失衡的通气、血流比例，从而改善呼吸功能。

肺减容手术可以通过正中切口，胸骨劈开，同时进行双侧肺减容术，或者分次开胸进行双侧肺减容术。肺减容术主要是切除肺脏边缘和上部的已经形成大泡性气肿的肺组织，切除范围占肺容积的15%~25%，切除过多的肺组织，肺的弥散功能反而会下降。开胸肺减容手术，患者围术期的危险性较大。为了降低并发症的发生率，有人用VATS进行肺减容术，使手术创伤减小，同时用衬有心包片或GoreTex片的直线切割闭合器，减少了术后的持续漏气并发症。

大泡性肺气肿患者最好的手术指征是胸内存在巨大的张力性大泡性肺气肿，或大泡性肺气肿在短期内迅速进展，肺功能在相对短的时间内全面减退，而且其余肺的结构相对正常。Wakabayashi等报告22例用胸腔镜并二氧化碳激光技术进行肺减容手术，患者的肺功能很差，第一秒用力呼气容量占预计值26%。2例患者术后死亡（1例死于心肌梗死，1例肺炎），手术死亡率接近10%，3例（14%）患者因有并发症而转为开胸，其余患者术后呼吸功能明显改善，术后3个月有11例患者进行肺功能检查，FEV_1、FVC和运动时间明显增加。Kaiser对23例患者施行了VATS下肺减容术，无手术死亡率，所有患者的肺功能均有改善。其长期结果尚待确定。

北京协和医院心胸外科对2例严重肺气肿患者进行VATS下肺减容手术，其中1例患者术前在静息状态下有肉眼可观察到的发绀，需要吸氧，只能床边活动，肺功能检查FVC 560ml，占预计值的14.9%，FEV_1 480ml，占预计值的15%。VATS分别对双侧进行肺减容术，胸管持续漏气4.5天。术后2周，肺功能检查FVC 2460ml，占预计值56.9%，FEV_1 1960ml，占预计值56.3%，活动自如。随访6年，肺功能还在不断增加。

（四）肺叶切除术　应用现代VATS技术对局限性肺癌进行肺叶切除是可能的。1992年Lewis率先介绍了胸腔镜肺叶切除术，之后Kirby等报告了41例周边型肺癌患者，其中36例成功地在VATS下进行肺叶切除、淋巴结清扫，并进行临床分期。患者采取侧卧位，以备有可能转为后外侧开胸。胸腔镜导管经腋前线第7、8肋间进入，零度角胸腔镜和摄像转换装置进入胸腔，在腋后线7、8肋间放入另一个胸壁导管，再另作一6cm长的肩胛下胸壁切口，使较大的胸内器械能通过这一切口进入胸腔，同时亦能使手术者更好地观察和触摸肺脏，这两点是单纯VATS的缺陷。这一切口可以使手术者在VATS的引导下直接用器械进行操作，并能安全地、较容易地取出被切除的肺叶标本。为了准确定出肺癌的临床分期，可以在肺门和纵隔各站淋巴结处行多次活检，这些淋巴结站包括隆突后下淋巴结、食管旁肺门和下肺韧带淋巴结。在这41例患者中，无严重手术并发症出现，5例（12%）因为技术的原因需要转为常规开胸手术。平均住院时间5.7天。本研究提示，VATS肺叶切除在技术上是可以完成的，但随后的肿瘤复发率和生存的资料证实，VATS并不比开胸肺叶切除更优越。

在一组前瞻性的、随机的研究中，55例被确定为临床I期的非小细胞肺癌患者，常规进行VATS、借助胸壁切口肺叶切除，并与同期常规开胸肺叶切除相比较，手术时间无明显差异，术中失血、胸管引流时间、住院时间、术后疼痛均无差异。开胸组并发症稍多一些。这一研究表明，VATS肺叶切除尚不能取代开胸手术，因为VATS肺叶切除的优点尚不十分明显。

VATS下肺叶切除和全肺切除是VATS技术的成熟并向高难方向发展的标志。香港威尔士亲王医院的严秉泉报告了 59 例临床 I ~ II 期非小细胞肺癌经 VATS 肺叶切除的经验，除了肺叶切除，患者的肺门和纵隔淋巴结均可通过 VATS 进行广泛切除。但有 1 例在术后 3 个月出现切口瘢痕的肿瘤种植性转移。

胸腔镜肺叶切除术的手术适应证为支气管扩张症、肺动静脉瘘等肺部良性疾患和 I 期非小细胞肺癌（$T_1N_0M_0$），以及需要肺叶切除的肺转移癌。其禁忌证与开胸直视肺叶切除手术的禁忌证相似，另外直径大于 5cm 的 T_2 期肺癌、侵犯胸壁的 T_3 期肺癌及中心型肺癌，在临床上有人尝试在胸腔镜下行肺叶切除，同时进行肺门和纵隔淋巴结清扫，但从手术的安全性和治疗效果出发，目前仍然认为只有临床 I 期非小细胞肺癌才是胸腔镜肺叶切除的适应证。

（五）肺包虫病的治疗　肺包虫病亦称肺棘球蚴病，是细粒棘球绦虫幼虫在肺部寄生引起的疾病，是牧区很常见的一种人畜共患的肺部寄生虫病。人是细粒棘球绦虫的中间宿主，被终宿主狗的粪便污染过的食物被人吞食，虫卵由于消化液的作用脱壳，六钩蚴侵入肠壁，经静脉回流进入肺部，发展成囊肿。囊肿分为外囊和内囊，外囊是宿主形成的纤维包膜，内囊是虫体本身。有时囊肿巨大，容积可达数百乃至上千毫升。我国新疆哈密地区医院报告了用 VATS 切除肺包虫之囊肿，在 VATS 下切开巨大的囊肿，清除内囊，并用石炭酸处理外囊内壁。

【胸腔镜在其他手术方面的应用】

（一）纵隔肿瘤切除　纵隔肿瘤种类多，根据其发生的位置不同，肿瘤的性质亦各不相同。纵隔肿瘤大多为良性。常见的纵隔肿瘤，包括胸腺瘤、畸胎类肿瘤、神经源性肿瘤，各类囊肿，包括心包囊肿、肠源性囊肿、支气管源性囊肿等。良性纵隔肿瘤可以尝试用 VATS 进行切除。北京协和医院心胸外科对 28 例纵隔肿瘤患者进行 VATS，其中 16 例为后纵隔神经源性肿瘤，6 例心包囊肿，3 例纵隔畸胎瘤和皮样囊肿，3 例前纵隔胸腺瘤。

1. 胸腺瘤切除　单纯胸腺瘤不伴其他临床综合征如重症肌无力、纯红细胞再障、肾病综合征等，治疗上可仅将胸腺瘤切除，而对伴有上述临床综合征的患者，治疗上应当采取全部胸腺和肿瘤一并切除。

胸腺切除治疗重症肌无力是临床的经验治疗，一般采取经胸骨正中切口，切除全部胸腺组织，包括正常胸腺、增生的胸腺、同时伴有良性或恶性胸腺瘤的胸腺以及纵隔的脂肪组织。经胸腔镜胸腺切除术，通常采用 45° 右侧卧位，从左侧胸腺下极开始游离，注意不要损伤奇静脉，直至游离整个胸腺上极；然后同法切除右侧胸腺。严秉泉报告了 10 例在 VATS 下进行胸腺切除治疗重症肌无力，其治疗结果与正中胸骨切口胸腺切除组无差异。

2. 后纵隔肿瘤切除　适合胸腔镜手术切除的后纵隔肿瘤主要是神经源性肿瘤，在处理上因患者的年龄而异，在成人，仅有 3% 为恶性，故多数可以用胸腔镜予以切除；对 16 岁以下的儿童，神经源性肿瘤的恶性率可达 60%，因此，是否能够用胸腔镜进行切除，需要在术前进行 CT 和 MRI 的评价。

VATS 切除神经源性肿瘤术中特别应当注意的是，有时肿瘤呈"哑铃"状，一部分位于纵隔内，一部分位于椎管内，VATS 切除纵隔内神经纤维瘤要注意仔细止血，以免引起椎管内肿瘤残面出血、压迫脊髓。

（二）胸导管结扎　胸导管走行于脊柱右前方，位于奇静脉和主动脉之间，与食管并行至第 7 胸椎平面斜行向左，在第 4 ~ 5 胸椎水平从主动脉弓和食管后方越过中线达脊柱左侧，贴食管后面上行，经左锁骨下动脉后方进入颈部。胸导管损伤常见于食管和心血管外科手术误伤，胸部开放和闭合性损伤也可以引起胸导管破裂，造成乳糜胸。一般发生乳糜胸后每日胸腔引流量 >1 000ml 主张应当积极手术治疗。在术前经胃管饲入油类或牛奶，对术中寻找胸导管破口有助。如果术前的放射性核素和淋巴管造影检查不能明确提示胸导管破裂的位置，可以选择经右侧胸腔在膈肌上方、胸主动脉后的椎体上找到胸导管，进行切断或者夹闭。北京医科大学第三附院心胸外科报道用 VATS 为 1 例创伤性乳糜胸患者进行胸导管夹闭术，术后乳糜胸被治愈。

（三）胸交感神经链切断　　1992 年 Landreneau 用胸腔镜行胸交感神经切除治疗手汗症 10 例获得成功。手汗症在中国南方较常见，患者的手掌常年汗湿，严重的可沿手指向下滴汗。用 VATS 在相应的胸交感神经链部位切断，对手汗症有立竿见影的效果。

交感神经链位于脊柱旁在第一肋水平可见到星状神经节，以此为界向下切除 $T_{2~4}$ 交感神经链。要注意的是，在胸交感神经链的前方常有多支静脉，手术中应先将静脉结扎、切断，然后再切除神经链。

（四）食管、贲门疾病

1. 食管肌层切开术治疗贲门失弛缓症　　贲门失弛缓症的外科治疗方法主要为食管黏膜外肌层切开（Heller 手术）。1992 年 Pellengini 开展了胸腔镜下的 Heller 手术，手术创伤小、安全、有效，术后早期即可缓解吞咽困难，患者住院天数少，今后有可能替代经胸或经腹途径直视食管肌层切开术。浙江邵逸夫医院何启才报告在 VATS 下为 4 例贲门失弛缓症患者进行食管下段肌层切开术（Heller 手术），临床效果良好。

2. 食管平滑肌瘤摘除术　　食管平滑肌瘤位于食管肌层和黏膜之间，易于在胸腔镜下进行切除。但手术中要避免损伤黏膜。

3. 食管癌　　自从 1993 年 Cllard 报告对浸润型食管癌用 VATS 进行整块切除以来，VATS 下食管癌切除技术已经发展得比较成熟。沈阳军区总医院曲家骐报告了 8 例非浸润型食管癌 VATS 切除，肿瘤长度 4 ~ 8cm，其中 5 例临床分期为 Ⅱa，2 例为 Ⅱb，1 例根据食管癌的临床分期系统归为 $T_4N_0M_0$。VATS 在胸腔游离食管，另在腹部和颈部各作一切口，通过腹部切口游离胃体，将胃体和游离的胸段食管从颈部切口提出，切除胸段食管，吻合颈段食管和胃。应当指出的是，有些浸润型食管癌，如侵犯主动脉弓和左主支气管膜部，即便是在直视下，手术亦有相当的难度，这类患者最好不用 VATS。

（五）心血管疾病　　VATS 下进行心包开窗治疗良性或恶性心包积液，使心包内的液体引流入胸腔，再通过胸腔引流管引出体外。用双腔气管插管、单肺通气技术，手术操作者可通过胸腔镜清楚地看到纵隔结构，进行心包开窗在技术上无困难。Hazelrigg 等对 35 例药物治疗和心包穿刺治疗无效的患者在 VATS 下进行心包开窗，无手术并发症。但是，对于恶性肿瘤引起的大量心包积液，将液体引入到胸膜腔是否合适，还是一个值得考虑的问题。我们最近开展了局麻下剑突下开窗心包引流的手术方式，简单、微创、而且有效。

VATS 在心脏外科方面的其他应用，还有在胸腔镜下用钛夹夹闭未闭的动脉导管。Laborde 和南京军区福州总医院、白求恩国际和平医院在这方面均有尝试，并取得较好的效果。

目前心脏外科兴起用微创切口进行冠状动脉旁路移植（搭桥）手术，VATS 亦被应用在游离胸廓内动脉，然后小开胸进行心脏不停跳的 LIMA 和 LAD 的旁路移植手术，或在 VATS 下进行激光心肌血管重建术。

第四节　胸腔镜手术的并发症及死亡率

【并发症】

已知的胸腔镜的并发症包括出血、脓胸、伤口感染、持续漏气、沿导管途径的肿瘤种植和死亡。很难总结胸腔镜手术并发症总的发生率，因为这与适应证的选择、麻醉方式、手术器械、患者的类别和手术者的经验有关。

胸腔镜手术发生皮下气肿的发生率为0.5%~7%。感染的危险性在1 145例患者中仅5例（0.5%），术后发热16%，持续漏气在817例患者中为2%。Page回顾性地总结了121例在全麻下胸腔镜诊断病例，总的并发症发生率9.1%，主要是呼吸系统并发症。

胸腔镜胸内滑石粉喷撒的并发症很少。Lange等研究了经胸腔镜滑石粉胸内喷撒治疗自发性气胸后22~35年的患者，发现仅有个别轻度限制性肺功能损害。滑石粉胸内喷撒可引起发热（16%）和疼痛（9%）等其他不良反应，在高剂量胸膜腔内滑石粉喷撒后，偶尔可引起ARDS或急性肺炎。在年轻患者特别是有潜在肺移植可能的患者要注意，因为滑石粉引起的闭塞性胸膜炎和继发的纤维化会使以后开胸手术的并发症增多。

【死亡率】

Boutin等回顾了4300例临床经胸腔镜检查和治疗的患者，其死亡率小于1%。Page报告的121例患者中，1例（0.7%）围术期死亡。Ohri的100例患者中，5例（5%）术后死亡。美国VATS研究组报告的、由40个研究中心统计的1820例患者中共38例死亡（2.5%），在这一大组患者中无一例术中死亡。总的围胸腔镜手术期死亡率为0~9%。

第五节　围绕胸腔镜技术的争论

目前，尚不清楚哪种麻醉技术对诊断性胸腔镜最合适。有些对比研究证实，局麻安全而有效。然而，在手术室里应用双腔气管插管、单肺通气技术，视野清晰，并且在需要的时候很快转为开胸，有明显的优越性，但此方法耗时、费用高。

对不明原因胸腔积液用胸腔镜进行常规检查亦有不同意见。最近，胸腔镜被用在数次常规胸膜活检未能作出诊断的患者，证实胸腔镜确实能提高诊断的正确性。然而，对恶性肿瘤引起的胸腔积液患者，胸腔镜检查虽能明确诊断，但对生存不产生影响，而检查费用很高是否值得。同样，恶性胸膜疾病患者的预后不佳，是否还有必要进行胸腔镜检查，除非将来有效的治疗方法出现。其他可测定的参数，如增进舒适程度、住院天数和费用等，尚需进一步的对比研究。

VATS肺楔形切除可用来治疗临床Ⅰ期的非小细胞肺癌，但在距肿瘤1cm的切缘的肿瘤复发率高于20%。美国肺癌研究组资料表明，Ⅰ期非小细胞肺癌行VATS楔形切除与开胸肺叶切除相比，患者的生存率相同，但肺叶切除的切缘复发比VATS组少。另外，也有报告VATS下肺门和纵隔淋巴结切除与开胸手术效果一样。在进一步的研究资料尚未结果前，似乎更慎重一些好，如果患者的肺功能可以承受，还应当行开胸肺叶切除。

胸腔镜外科的费用问题越来越引起重视。VATS中的一次性器械和消耗品很贵，很明显可以用反复应用的办法减少花费，另外VATS减少术后疼痛、减少住院时间，还有一些对VATS

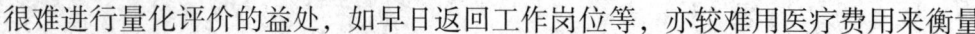

很难进行量化评价的益处，如早日返回工作岗位等，亦较难用医疗费用来衡量

【总结】

现代胸腔镜提供了一种微创伤的诊断和治疗各类肺胸疾病的方法。认真选择 VATS 的患者，严格限定手术指证，熟练掌握胸腔镜技术和标化手术步骤，就能减少 VATS 临床应用的并发症。从某种意义上讲，VATS 延长了外科医师的手，拓宽了内科医师的眼，VATS 在临床应用上有着广阔的前景。但应当提出，VATS 和常规开胸手术共同在诊断和治疗胸内疾病中各自扮演着重要角色。当然，费用和 VATS 相对耗时较长亦是困扰 VATS 广泛开展的一个问题。

（任　华）

参　考　文　献

［1］Dowling RD, Keenan RJ, Ferson PF, et al. Video-assisted thoracoscopic resection of pulmonary metastases. Ann Thorac Surg, 1993, 56：772

［2］Harris RJ, Kavuru MS, Rice TW, et al. The diagnostic and theraputic utility of thoracoscopy. A review. Chest, 1995, 108 (3)：828

［3］Hazelrigg SR, Nunchuck SK, Landreneau RJ, et al. Cost analysis for thoracoscopy: thoracoscopic wedge resections. Ann Thorac Surg, 1993, 56：653

［4］Hazelrigg SR, Mack MJ, Landrenaeu RJ, et al. Thoracoscopic pericardiectomy for effusive pericardial disease. Ann Thorac Surg, 1993, 56：792

［5］Kaiser LR, Bavaria JE. Complications of thoracoscopy. Ann Thorac Surg, 1993, 56：796

［6］Kaiser LR. Video-assisted thoracic surgery: current state of the art. Ann Surg, 1994, 220：720

［7］Kaseda S, Aoki T, Hangai N, et al. Better pulmonary function and prognosis with video-assisted thoracic surgery than with thoracotomy. Ann Thorac Surg, 2000, 70 (5)：1644

［8］Landreneau RJ, Sugarbaker DJ, Mack MJ, et al. Wedge resection versus lobectomy for stage I (T1N0M0) non-small-cell lung cancer. J Thorac Cariovasc Surg, 1997, 113 (4)：691

［9］Mack MJ, Hazelrigg SR, Landrenaeu RJ, et al. Thoracoscopy for the diagnosis of the indeterminate solitary nodule. Ann Thorac Surg, 1993, 56：825

［10］McKenna RJ, Wolf RK, Brenner M, et al. Is lobectomy by video-assisted thoracic surgery an adequate cancer operation? Ann Thorac Surg, 1998, 66 (6)：1903

［11］Miller DL, Allen MS, Trastek VF, et al. Video thoracoscopic wedge excision of the lung. Ann Thorac Surg, 1992, 54：410

［12］Ren H. Thoracoscopic Procedure for intrathoracic diseases. Current status at mainland China. Respirology, 1999, 4：1

［13］Van de Brekel JA, Dururkens VAM, Vanderschueren RG. Pneumothorax: results of thoracoscopy and pleurodesis with talc poudrage and thoracotomy. Chest, 1993, 103：345

［14］Wakabayashi A. Thoracoscopic technique for management of giant bullous lung disease. Ann Thorac Surg, 1993, 56：708

第九章 内科胸腔镜技术及其临床应用

内科胸腔镜（medical thoracoscopy，又称为 pleuroscopy）是一项侵入性操作技术，主要用于经无创方法不能确诊的胸腔积液患者的诊治，能够在直视下观察胸膜腔的变化并可进行胸膜壁层和（或）脏层活检，因此，这项技术的应用对肺胸膜疾病的诊断具有很重要的临床意义。

【内科胸腔镜的概念】

（一）内科胸腔镜的发展史　1910 年，瑞典斯德哥尔摩德内科医师 Jacobaeus 在局部麻醉下，使用胸腔镜对渗出性胸膜炎的患者进行了诊断性检查，这就是最早的"诊断性胸腔镜"。此后 40 年间，人们采用"Jacobaeus 方法"用来进行胸膜粘连的松解治疗，以提高肺结核患者的气胸治疗效果。20 世纪 60 年代早期，随着抗结核治疗药物的进展，结核性胸膜粘连明显减少，一些熟悉胸腔镜应用的欧洲内科医师，开始用胸腔镜诊治肺胸膜疾病，主要用于结核和恶性胸腔积液的诊断；同时，一些美国医师也开始在临床应用这项技术。

20 世纪 90 年代，由于内镜技术的发展和微创操作的要求，出现了"外科胸腔镜"，主要是前一章中提及的电视辅助胸腔镜（video-assisted thoracoscopic surgery，VATS）。外科胸腔镜的应用使得更多的肺科医师了解和使用"内科胸腔镜"。据美国 1994 年的一项 1000 名肺科医师的调查显示，大约 5% 的美国肺科医师使用内科胸腔镜技术诊治肺胸膜疾病。在欧洲，胸腔镜技术包括在肺科医师培训计划中。在我国，近几年也有多家医院采用普通硬质胸腔镜或支气管镜代替胸腔镜进行肺胸膜疾病的诊断。

近几年，一种新型软硬结合的胸腔镜出现，它是由可弯曲的前端与硬质的操作杆部组成的，比传统的硬质胸腔镜更易于操作。许多医师已开始在临床应用这种顶端可弯曲的内科胸腔镜（flexirigid thoracoscopy，或称为 semi-rigid thoracoscopy）。

（二）内科胸腔镜与外科胸腔镜的区别　胸腔镜检查为临床医师提供了直视胸膜腔内病变的机会，并可能对病变进行诊断和（或）治疗。内、外科胸腔镜的主要区别在于以下几方面：①内科胸腔镜由肺科医师或呼吸内镜医师在气管镜室来完成，而外科胸腔镜由胸外科医师在手术室进行；②内科胸腔镜采用局部麻醉（或加用静脉镇静）下胸壁单一切口来完成对胸膜腔的观察和病灶活检，患者容易耐受，外科胸腔镜则需要全身麻醉、双腔气管插管来保证患侧操作；③内科胸腔镜很少使用一次性用品，不需全身麻醉，因此费用明显低于外科胸腔镜；④内科胸腔镜由于视野小，仅有一个观察切口，因此主要用于诊断以及胸膜粘连松解和固定，而外科胸腔镜科可完成病灶切除和粘连严重的胸膜松解等操作。

内、外科胸腔镜各有其不同的适应证。在此，我们主要介绍内科胸腔镜技术及其临床应用，以便更多的呼吸科医师了解和使用这项技术。

【内科胸腔镜的技术操作】

（一）仪器设备　内科胸腔镜是一项侵入性较小的操作，仅需要在胸壁做一个检查切口，所用装置包括胸壁穿刺器套管（trocar）、胸腔镜或代用纤维支气管镜及其光源和图像系统、活检钳及术后所需胸腔引流等物品。不同地区根据条件不同所用检查的胸腔镜不同，主要有

以下 3 种：①普通硬质胸腔镜，它与外科胸腔镜不同，它是将导光束、目镜以及活检孔道全部集于一根金属管中，当操作者在操作时可直接采用硬质活检钳对病灶区域进行活检。通常由于工作孔道较粗，故活检钳也相对较大，活检组织亦较大，病理阳性率较高。其不足是操作不灵活、不易变化方向多角度观察胸腔内改变；②支气管镜代胸腔镜：我国一些作者采用这种方法，它可在没有胸腔镜设备的地区进行胸膜疾病的诊断。与硬质镜比较存在一定的缺点，如：气管镜在胸腔内的定位不易掌控，活组织取材较小；③前端可弯曲电子胸腔镜：这是近几年出现的新型设备，它的硬质杆部具有普通硬质胸腔镜的易操作性，而前端可弯曲部分可多方向观察胸腔内改变，并且它与电子气管镜使用同一光源监视系统，有良好的应用前景。

（二）操作过程

1. 选择穿刺点 胸腔镜操作的前提条件是足够的胸膜腔空间，6～10cm，通常对没有粘连的胸腔积液患者容易进行操作。如果没有足够胸腔空间，则需要在胸腔镜术前或当时在 X 线引导下进行人工气胸来制造一个安全的穿刺空间，避免损伤肺脏。Hersh 等报道经胸壁超声选择穿刺点置入 trocar 既安全有效，又不需要进行术前的人工气胸，同时超声检查节省时间，因此超声定位穿刺进针可以替代内科胸腔镜前的人工气胸。通常患者取健侧卧位，切口选择在患侧腋部胸壁第 4～8 肋间，常用 6～7 肋间。

2. 局部麻醉 穿刺点处给予 2% 利多卡因 5～20ml 局部麻醉，疼痛明显者可给予肌注哌替啶或静脉给予咪达唑仑和芬太尼镇静，并进行心、电、血压、血氧饱和度监测，保持患者自主呼吸良好。

3. 切口、置入胸腔镜和观察胸膜腔 在穿刺点行 9 mm 的切口，钝性分离皮下各层至胸膜，置入穿刺套管，将胸腔镜经套管送入胸膜腔，按照内、前、上、后、侧、下的顺序观察脏层、壁层、膈胸膜和切口周围胸膜。可疑病变可进行活检。遇到胸腔粘连，可采用电凝或电切进行粘连带的松解，但需注意出血，由于内科胸腔镜不如 VATS 止血方便可靠，所以分离时要特别注意，宁慢勿快，比较粗大的粘连带和时间较长的粘连带内容易有小的血管，可首先用去甲肾上腺素局部喷洒，多点分段电凝，慎用电切。遇到恶性胸腔积液或复发性良性积液需行胸膜固定术，常用 3～5g 消毒的干的滑石粉通过雾化装置均匀喷入胸膜腔。对于气胸患者，2～3g 滑石粉即可，术后需要留置胸腔闭式引流进行负压吸引。

4. 术后 操作完成后，经 trocar 置入胸腔闭式引流管，术后行 X 线胸片了解置管位置及胸腔变化。

（三）适应证 内科胸腔镜主要用于诊断，同时也可以进行部分胸腔内治疗。其主要适应证为：①经多种无创方法仍不能明确病因的胸腔积液；②肺癌或胸膜间皮瘤的分期；③对恶性积液或复发性良性积液患者进行滑石粉胸膜固定治疗；④对于自发性气胸中的 I 期和 II 期，局部治疗也是内科胸腔镜的适应证；⑤其他适应证包括需要在膈肌、纵隔和心包进行活检的病例。

（四）禁忌证 内科胸腔镜是一项安全的检查。胸膜腔闭塞是本项检查的绝对禁忌证，因此严重胸膜粘连不宜进行检查。相对禁忌证包括：①出血性疾病，以血小板 $40 \times 10^9/L$ 为临界值；②低氧血症；③严重心血管疾病；④持续的不能控制的咳嗽；⑤极度虚弱者。

（五）并发症及其预防 常见的并发症包括：心律失常、轻度高血压或低氧血症，这些并发症多能够通过吸氧完全纠正。

活检后出血多数可以自行止血，对于相对微小地持续出血，可以采用电凝固来止血，

Loddenkemper 等进行 6 000 余例胸腔镜的经验指出，胸腔镜造成的出血不需要外科进行干预。相对最少见而严重的并发症是血管损伤造成的出血，也是引起死亡的主要原因，需要进行紧急开胸手术止血治疗。活检后气胸、支气管胸膜瘘少见，选择安全的穿刺点和小心地活检可以避免这一并发症。人工气胸造成的最危险的并发症是空气或气体的栓塞，发生率小于 0.1%。胸腔积液吸引后复张性肺水肿发生危险很小，即使几千毫升胸液在胸腔镜期间完全吸出，由于胸腔与大气相通，等量的气体很快会从胸壁穿刺套管中进入胸腔，使肺部不能完全复张。我们的经验未发现心律失常和肺水肿。

胸腔置管时间延长，Hansen 等对 146 例行内科胸腔镜患者研究显示平均术后置管时间为 3.14 天（1～10 天），给予胸膜固定治疗者为 6.47 天（1～19 天）。我们的置管时间为1～8天，无拔管延迟。当出现脓胸时胸腔引流时间明显延长，甚至需要外科治疗。

此外，皮下气肿、滑石粉胸膜固定术后发热、切口局部感染、切口皮肤感觉异常、肿瘤胸部的种植转移均可发生，我们的报道有 6 例出现皮下气肿，未予处理，后自行吸收；置入胸壁套管时疼痛 2 例，活检轻微疼痛 12 例，术后伤口疼痛 28 例；1 例粘连较重患者术中出血约 150ml，局部注射肾上腺素盐水后止血，生命体征稳定；术后发热 6 例，均在术后第 2 天发生，多在 38℃以内，仅 1 例到 39℃，第 3 天体温均降至正常水平；未发生伤口感染。

总之，内科胸腔镜为一项安全的侵入性检查，其并发症发生率报道不同，为 3%～22.6%，但严重并发症少见，已报道的死亡率为 0.01%～0.6%。

【内科胸腔镜的临床应用】

（一）不明原因的胸腔积液的诊断　临床上常见胸腔积液患者经过充分大量的诊断性检查，包括胸腔穿刺和胸膜活检仍不能明确病因，对这类患者行内科胸腔镜检查有助于诊断。我们对 60 例不明原因胸腔积液患者行胸腔镜检查，结果发现恶性肿瘤 32 例（53.3%）、结核 16 例（26.7%）、阴性结果或慢性炎症 5 例（8.3%）、肺炎合并胸膜炎 4 例（6.7%）、粘连严重未能看到胸壁者 3 例（5%）。恶性肿瘤中肺腺癌 11 例、鳞癌 6 例、淋巴瘤 1 例、小细胞癌 3 例、胸膜间皮瘤 3 例、乳腺癌转移 3 例、肾癌转移 1 例、不明原发灶 4 例。

（二）恶性胸腔积液诊治　恶性胸腔积液是内科胸腔镜的主要诊断和治疗适应证。对 208 例恶性胸腔积液患者（58 例弥漫性胸膜间皮瘤，29 例肺癌，28 例乳腺癌，30 例其他肿瘤，58 例不明原发灶，5 例恶性淋巴瘤）分析表明：胸腔积液细胞学的诊断阳性率为 62%，胸膜活检为 44%，内科胸腔镜为 95%，后者显著的高于前二者并且高于前二者结合的阳性率（74%），所有的方法结合起来总阳性率为 97%。通过回顾分析 146 例内科胸腔镜结果显示，对于恶性胸腔积液，内科胸腔镜检查的敏感性为 88%，特异性达 96%。

内科胸腔镜假阴性结果可能与以下因素有关：活检不够充分或没有代表性、操作者缺乏经验、胸腔粘连而不能看到肿瘤组织。对于转移性恶性胸腔积液，壁层胸膜的盲检确诊率低，大约 30% 的患者壁层胸膜常常不受累及，因此直视下脏层或膈胸膜活检可能确诊。此外，胸腔镜活检的标本体积相对大，因此对于病理学家相对容易明确肿瘤组织的来源。

对于恶性胸腔积液，可在内科胸腔镜直视下将脱石棉滑石粉均匀地喷洒胸膜的各部分而进行胸膜固定术，这是传统的胸膜固定术的选择。对一些非肿瘤性复发性胸腔积液患者，如乳糜胸，也可通过内科胸腔镜进行滑石粉胸膜固定术治疗。对较大的胸膜壁层恶性肿瘤也可在镜下采取介入治疗的方法减轻瘤负荷，如：氩气刀、高频电刀、激光等治疗。胸壁单个良性胸膜间皮瘤，若考虑胸壁肿瘤为良性间皮瘤可直接在内科胸腔镜下完全切除，达到治愈目标。

（三）结核性胸腔积液的诊治 有作者认为结核性胸膜炎通过盲法胸膜活检可达90%的阳性率，通常没有必要用内科胸腔镜来诊断结核。但是来自南非的研究显示，胸腔镜诊断率为98%，而胸膜活检阳性率为80%。因此，通过内科胸腔镜检查来诊断结核性胸膜炎同样有很大的临床价值。此外，胸腔镜活检组织的结核培养高阳性率为我们提供了进行抗结核药物敏感试验的可能，这可能会对治疗和预后有一定的影响。另一项关于激素治疗结核性胸膜炎的研究发现，胸腔镜术中胸腔积液完全引流对症状的改善优于任何随后的治疗，可能由于胸腔镜检查改善了胸膜内的粘连和充分引流胸膜腔液体，从而改善了症状。内科胸腔镜可一次性抽净胸腔积液，快速排除胸腔积液，解除局部血液及淋巴循环障碍，促进渗出吸收；排除胸腔积液，消除对胸膜的刺激，避免胸膜肥厚；冲洗掉胸腔蛋白质，降低了胸腔的胶体渗透压，减轻胸腔积液渗出；放净胸腔积液并冲洗胸腔，冲洗掉胸腔中的炎性介质，减轻胸膜的炎症反应，减少渗出；剪断粘连，防止胸膜腔分割，利于胸腔积液引流。胸腔内禁止注入异烟肼等抗结核药，以免加重胸膜粘连及肥厚。

（四）脓胸的治疗 对早期脓胸（发病2周内，无严重胸腔粘连），内科胸腔镜可以进行有效的治疗，用活检钳夹取纤维样改变，使胸膜腔由多房变为一个腔隙，有利于成功的引流和冲洗，因此如果适合留置胸腔闭式引流的患者应当同时进行胸腔镜检查。对于严重胸腔粘连和机化的病变，必需进行外科治疗。

（五）气胸及支气管胸膜瘘的治疗 对于自发性气胸，在插入胸腔闭式引流管前，用内科胸腔镜很容易观察到肺和胸膜的病变。根据镜下观察，按照 Vanderschueren 分级分为以下几期：Ⅰ期为镜下肺正常；Ⅱ期可见肺胸膜粘连；Ⅲ期镜下可见小的肺大疱（直径≤2cm）；Ⅳ期镜下可见大量的肺大疱（直径>2cm）。虽然通过 VATS 或开胸手术可以发现明显病变，但通过内科胸腔镜也可以发现一些肺大疱或胸膜瘘。对于手术后或外伤等引起的较大的瘘口可应用硝酸银后用无细胞组织填充剂填堵。通过内科胸腔镜可以进行肺大疱凝固或脱石棉滑石粉胸膜固定。脱石棉滑石粉胸膜固定术是传统的处理方法，复发率低于10%，只有4%～10%的病例需要外科手术。Ⅳ期患者存在大量的肺大疱，需要行 VATS 或外科手术。

（六）血胸的治疗 胸腔积液中血红蛋白浓度超过同时自身血液血红蛋白一半以上时称为血胸，除见于外伤外，也可见于气胸造成含血管的粘连带断裂所致。若无需要外科手术治疗的情况，可通过内科胸腔镜进行诊断与治疗。镜下找到出血部位后可电凝等止血。有时进镜后找不到出血点，且观察半小时无明显出血时可放置胸腔闭式引流，肺脏膨胀后通过自身的压迫作用也可止血。若较大血管损伤造成的持续快速出血应采取外科胸腔镜或开胸手术治疗。

（七）其他病因所致胸腔积液的诊治 对于既非肿瘤又非结核的胸腔积液患者，内科胸腔镜可以提供镜下的线索来寻找病因，例如：类风湿性胸腔积液、胰腺炎所致胸腔积液、肝硬化性胸腔积液、腹腔积液的蔓延或创伤。这些病因经询问病史、胸腔积液分析和理化检查，通常可以得到诊断，但对于不能确诊的患者，内科胸腔镜有助于确定诊断。当不明胸腔积液是继发还是来源于原发性肺部疾病时，如：肺纤维化或肺炎，胸腔镜检查和活组织检查可明确诊断。对于内科治疗无效的顽固性肝源性、肾源性及心源性胸腔积液也可行胸腔镜治疗，抽净胸腔积液行胸腔闭锁术（方法同恶性胸腔积液的胸膜闭锁术）。

（八）特发性胸膜炎（idiopathic pleural effusion）的诊断 即使经过全面的胸腔积液检查和胸腔镜活检，仍有部分胸腔积液患者不能明确病因，病理诊断为非特异性胸膜炎（non-specific pleuritis)。Venekamp 等通过对胸腔镜病理诊断为非特异性胸膜炎的 75 例患者经过近 3 年的追踪研究，91.7% 为良性过程，仅 8.3% 进展为肿瘤，最终发现不明病因的特发性胸膜炎比例为 25%，与 Hansen 报道相似（23%）。因此，大多数胸腔镜病理诊断为非特异性胸膜炎的患者可以找到病因，仅有部分患者无病因，临床上可以称为真正的"特发性胸膜炎"，病程呈良性过程。

【总结】

内科胸腔镜作为一项呼吸科医师可操作的安全、有效的微创诊疗技术，对胸腔积液和气胸等胸膜疾病的诊断和治疗具有重要的临床应用价值。通过内科胸腔镜可以明确或排除恶性或结核性积液，准确率几乎达到 100%；有助于明确胸膜疾病的病因和恶性积液的预后判断以及制定相应的治疗方案；此外，对脓胸和自发性气胸的治疗亦有很大的意义；通过内科胸腔镜向胸腔内吹入滑石粉治疗恶性胸腔积液和复发性良性积液（如：乳糜胸）。相信不久的将来内科胸腔镜会成为呼吸科医师必须掌握且相当实用的诊疗技术。

（童朝晖）

附：内科胸腔镜典型病例

病例 1

患者，女，56 岁，农民，右侧胸痛 1 年伴双手胀痛 5 个月、发现右侧胸腔积液 3 个月。于 2005 年 7 月 14 日收入院，在外院 4 次抽胸腔积液提示淡黄色渗出液，外院右手活检提示"硬皮病"，给予抗结核和泼尼松治疗无效。为明确诊断收入我院行内科胸腔镜检查，结果见图 3-9-1。

病例 2

患者，女，61 岁，退休工人，咳嗽咳痰 3 月，发现胸腔积液 1 天于 2006 年 1 月 2 日收入院。患者于 14 年前右乳癌切除，此次发现左乳块状物。入院后抽腔积液提示血性渗出液，胸部 CT 提示肺内多发小结节影，胸膜结节，左侧胸腔积液。内科胸腔镜检查结果见图 3-9-2。

病例 3

患者，女，77 岁，发现胸腔积液 10 天收入院。抽胸腔积液草黄色，细胞学（－）。内科胸腔镜检查结果见图 3-9-3。

病例 4

患者，女，60 岁，家庭主妇。体检发现右侧胸腔积液 10 余天，于 2005 年 10 月 28 日入院。在外院 3 次抽血性胸腔积液共约 1900ml，CEA、CA199、CA125 均升高，考虑恶性胸腔积液可能性大。胸部 CT 示右肺下叶纵隔旁软组织密度影占位？胸部增强 CT 示肺内结节影及胸膜小结节影，考虑肺癌所致胸腔积液可能性大。气管镜检查未见异常。内科胸腔镜检查结果见图 3-9-4。

病例 5

患者，女，42 岁，个体职工，发热咳嗽 12 天，发现左侧胸腔积液 6 天。左氧氟沙星治疗体温降至正常。胸部 CT：左下叶肺炎？左侧胸膜肥厚，左侧胸腔积液，胸腔积液化验提示渗出液，为明确诊断进行内科胸腔镜检查，结果见图 3-9-5。

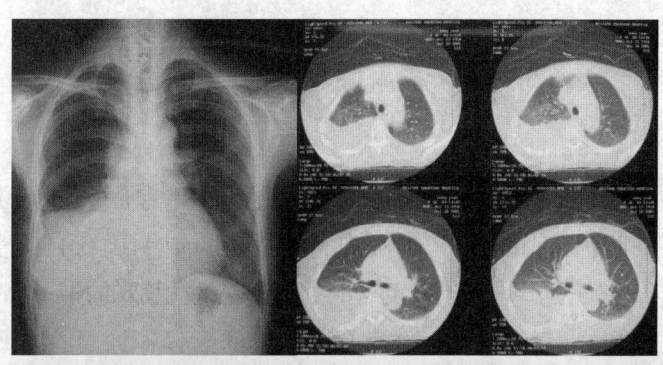

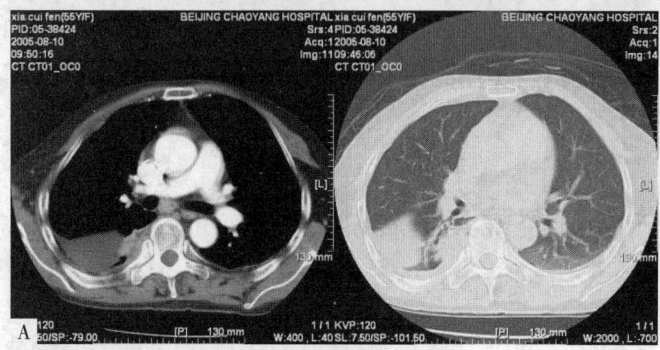

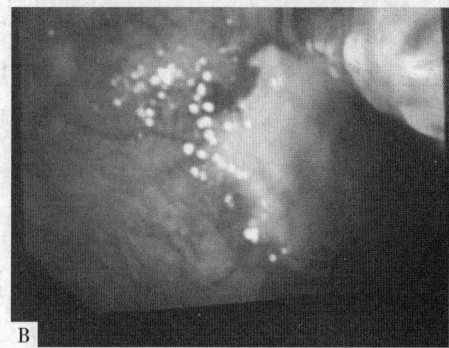

图 3-9-1　病例 1　内科胸腔镜检查结果

A. 胸部 CT 示：支气管隆突下可见 1.8cm×1.3cm 增大淋巴结，右侧胸膜局限性增厚并可见多发结节，右侧胸腔积液；B. 胸腔镜下可见弥漫性病变，部分区域呈白色稍突起改变。病理报告：鳞状细胞癌

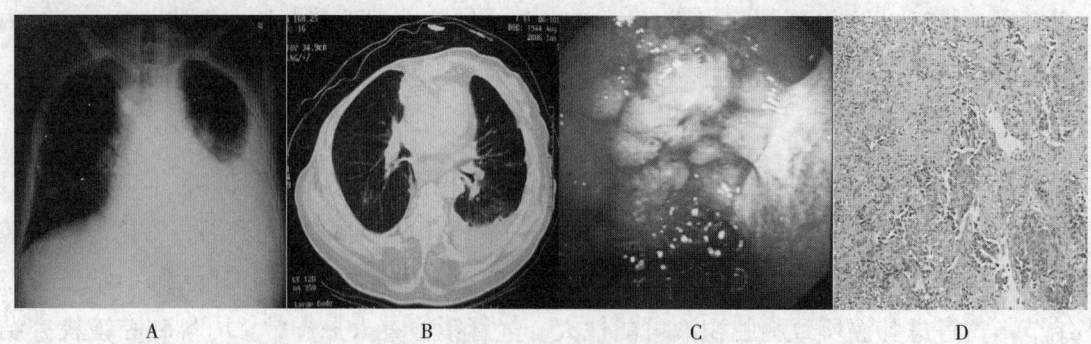

图 3-9-2　病例 2　内科胸腔镜检查结果

A. 胸部 X 线示左侧中量胸腔积液；B. 胸部 CT 示左肺内多发小结节影，胸膜结节，左侧胸腔积液；C. 胸腔镜下特点为壁层胸膜大小不等的结节病变；D. 病理证实为乳腺癌并胸膜转移（HE 染色，100 倍）

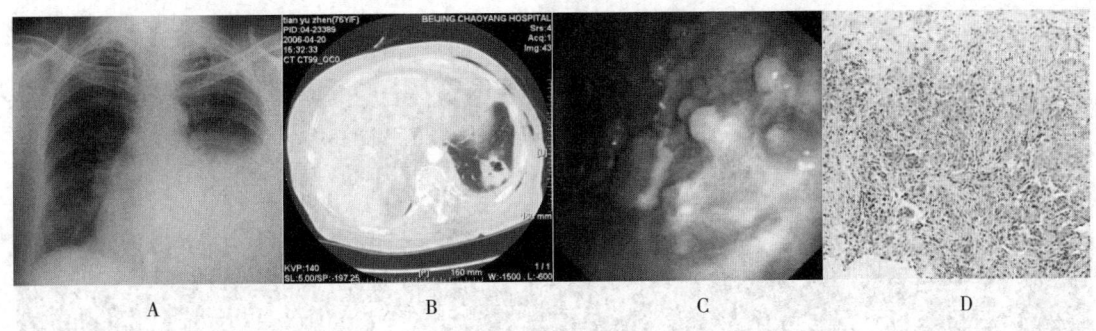

图 3-9-3　病例 3　内科胸腔镜检查结果

　　A. 胸部 X 线片示左侧中量胸腔积液；B. 胸部 CT 示抽水后左下肺团块影，内有空洞；C. 胸腔镜下特点为壁层胸膜大小不等的结节病变；D. 病理证实为肺腺癌并胸膜转移（HE 染色，100 倍）

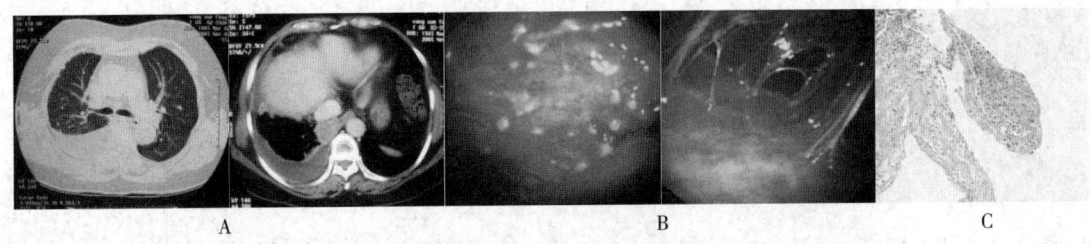

图 3-9-4　病例 4　内科胸腔镜检查结果

　　A. 胸部 CT 示右肺下叶纵隔旁软组织密度影占位，右侧胸腔积液；B. 胸腔镜下特点表现为壁胸膜充血、弥漫性小结节影，胸膜粘连分隔似为良性病变，胸腔镜下难以与结核病变区分；C 病理证实为肺腺癌并胸膜转移（HE 染色，100 倍）

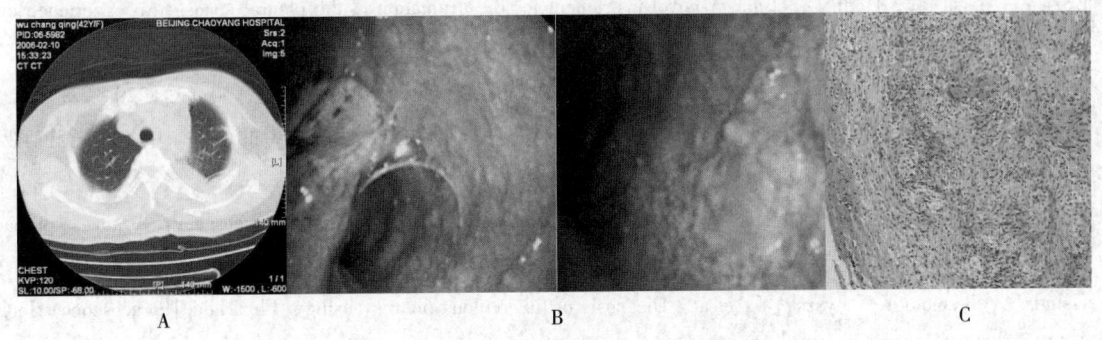

图 3-9-5　病例 5　内科胸腔镜检查结果

　　A. 胸部 CT 示左下叶肺炎？左侧胸膜肥厚，左侧胸腔积液；B. 胸腔镜下特点表现为壁层胸膜充血、弥漫性小结节影；C. 病理证实部分肉芽肿中心可见干酪样坏死，并可见多核巨细胞及类上皮细胞，为结核性胸膜炎（HE 染色，100 倍）

病例 6

　　患者，女，59 岁，教师，间断憋气 6 月余，于 2005 年 11 月 24 日入院。胸透示右侧大量胸腔积液，予胸腔引流、抗炎等治疗后仍未明确诊断。外院增强 CT 示右肺中央型肺癌伴纵隔、肺门及腋窝淋巴结转移，右侧胸膜转移。支气管镜（−），外院考虑不除外结节病，予口服泼尼松治疗，但胸腔积液仍渐增长，故收入院行内科胸腔镜检查，结果见图3-9-6。

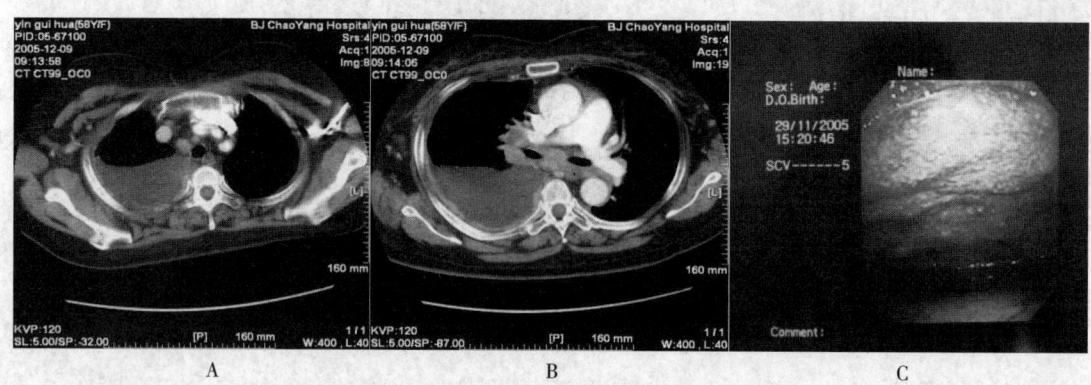

图 3-9-6　病例6　内科胸腔镜检查结果

A. 胸部CT示右侧大量胸腔积液，右肺中央型肺癌伴纵隔、肺门及腋窝淋巴结转移，右侧胸膜转移；B. 胸腔镜下特点为弥漫小点状、充血改变；病理证实：非霍奇金淋巴瘤

（童朝晖）

参 考 文 献

[1] Loddenkemper R. Thoracoscopy：State of the art. Eur Respir J, 1998, (11)：213 - 221

[2] Tape TG, Blank LL, Wigton RS. Procedural skills of practicing pulmonologists：A national survey of 1, 000 members of the American College of Chest Physicians. Am J Respir Crit Care Med, 1995, 151：282 - 287

[3] 薛立福, 苏莉莉, 姜淑娟, 等. 局麻胸腔镜术对胸膜肿瘤的诊断价值. 医师进修杂志（内科版），2004, 27 (8)：35 - 36

[4] 高平, 陈正贤, 郭纪全, 等, 胸腔镜临床检查应用, 中国内镜杂志, 2003, 9 (11)：42 - 44, 54

[5] 付秀华, 等, 纤维胸腔镜对疑难性胸膜腔疾病的诊断价值, 中国内镜杂志, 2004, 10 (9)：99 - 100

[6] Ernst A, Hersh PH, Herth F, et al. A novel instrument for the evaluation of the pleural space：An experience in 34 patients-semirigid pleuroscope to diagnose and treat pleural diseases. Chest, 2002, 122：1530 - 1534

[7] 童朝辉, 王臻, 王辰. 内科胸腔镜技术及其临床应用. 中华结核和呼吸杂志, 2007, 30 (3)：220 - 222

[8] 童朝辉, 王臻, 徐莉莉, 等. 可弯曲电子内科胸腔镜在不明原因胸腔积液诊断中的应用. 中华结核和呼吸杂志, 2007, 30 (7)：533 - 537

[9] Hersh CP, Feller-Kopman D, Wahidi M, et al. Ultrasound guidance for medical thoracoscopy：A novel approach. Respiration, 2003, 70 (3)：299 - 301

[10] Ishida A, Iwamoto Y, Miyazu, Y, et al. Diagnosis of tuberculous pleurisy using a Flexirigid Thoracoscope. Journal of Bronchology, 2004, 11 (1)：29 - 31

[11] Blanc FX, Atassi K, Bignon J, et al. Diagnostic value of medical thoracoscopy in pleural disease：A 6-years retrospective study. Chest, 2002, 121：1677 - 1683

[12] 邓学军, 施增发, 刘野球. 纤维支气管镜代替胸腔镜胸膜活检在顽固性胸腔积液诊断中的作用. 辽宁医学杂志, 2004, 18 (1)：48

[13] Hansen M, Faurschou P, Clementsen. Medical thoracoscopy, results and complications in 146 patients：A retrospective study. Respir Med, 1998, 92 (2)：228 - 232

[14] Colt HG. Thoracoscopy：A prospective study of safety and outcome. Chest, 1995, 108：324 - 329

[15] Jancovici R, Lang-Lazdunski L, Pons F, et al. Complications of video-assisted thoracic surgery：A five-year experience. Ann Thorac Surg, 1996, 61：533 - 537

[16] Colt HG. Thoracoscopy: Window to the pleural space. Chest, 1999, 116:1409 – 1415

[17] Light RW. Diagnostic principles in pleural disease. Eur Respir J, 1997, 10:476 – 481

[18] Ferrer JS, Munoz XG, Orriols RM, et al. Evolution of idiopathic pleural effusion: A prospective, long-term follow-up study. Chest, 1996, 109:1508 – 1513

[19] Schwarz C, Lubbert H, Rahn W, et al. Medical thoracoscopy: hormone receptor content in pleural metastases due to breast cancer. Eur Respir J, 2004, 24:728 – 730

[20] Walzl G, Wyser C, Smedema J, et al. Comparing the diagnostic yield of Abrams needle pleural biopsy and thoracoscopy. Am J Respir Crit Care Med, 1996, 153A460

[21] Wyser C, Walzl G, Smedema J, et al. Corticosteroids in the treatment of tuberculous pleurisy. A double-blind, placebo-controlled, randomized study. Chest, 1996, 110: 333 – 338

[22] Schramel FMNH, Postmus PE, Vanderschueren RGJRA. Current aspects of spontaneous pneumothorax. Eur Respir J, 1997, 10:1372 – 1379

[23] Venekamp LN, Velkeniers B, Noppen M. Does 'idiopathic pleuritis' exist? Natural history of non-specific pleuritis diagnosed after thoracoscopy. Respitation, 2005, 72:74 – 78

第十章　呼吸系统疾病的超声诊断

近年来，超声仪器发展迅速，诊断水平不断提高，诊断方法趋于多样化，由最早的 A 超、B 超发展到现在的彩色多普勒超声、超声造影、导管内镜超声、三维超声、超声引导下的穿刺及活检，还有应用超声进行治疗的高强度聚焦超声。超声在呼吸系统疾病的应用也日益广泛，现在超声已由诊断简单的呼吸系统疾病发展成为可以诊断、鉴别多种疾病并参与部分疾病辅助治疗的影像方法，其诊断价值也愈来愈受到临床医师的重视。本章主要阐述超声在各种呼吸系统疾病诊断和治疗中的应用。

第一节　经胸壁超声

【胸壁疾病的超声诊断】

（一）检查方法

1. 仪器　普通二维超声诊断仪可观测胸壁各层结构，判断有无软组织占位性病变及骨肿瘤；应用彩色多普勒超声诊断仪可探查胸壁血管的分布及占位病变内部血流情况，从而协助鉴别良、恶性。

2. 探头

（1）一般多应用 5~7.5MHz 的高频线阵探头沿肋间扫查。

（2）如患者肋间隙较窄，则可选用 3~4MHz 的小凸阵探头。

（二）正常胸壁的声像图表现　胸壁由胸廓及附着其中的软组织构成，其主要骨性结构为胸骨、肋骨和胸椎。由外至内为皮肤、胸前壁浅筋膜及其内的乳腺、胸大肌、胸小肌、肋骨及肋间肌。超声可探及由皮肤、皮下脂肪、胸壁肌层及肌内外筋膜等结构形成之强-弱-等-弱-强的层状回声。

（三）胸壁病变的超声诊断

1. 胸壁良性肿瘤

（1）临床表现　发生于胸壁软组织及肋骨的肿瘤良性居多，瘤体较小时，一般无明显临床症状，常于查体时意外发现；若瘤体生长迅速或较大，可对邻近器官产生相应的压迫症状。

（2）声像图表现

1）瘤体一般位于胸壁深部软组织层中，胸壁内侧多于外侧，有时与胸膜肿瘤难于鉴别。

2）声像图表现各异，但多表现为边界较清晰、范围局限的圆形或类圆形囊实性占位。

3）神经来源的肿瘤如神经鞘瘤、神经纤维瘤等多呈均匀的结节状低回声，可单发或沿神经分布多发；脂肪瘤呈较均匀之强回声；纤维瘤则多为形态不规则的不均匀强回声。

4）上述肿瘤若内部血流非常丰富、生长速度很快且边界极不规则，则需注意恶变的可能。

2. 胸壁恶性肿瘤

（1）临床表现　胸壁恶性肿瘤依组织来源不同而临床表现各异，较常见的为各种肉瘤、神经源性恶性肿瘤及多种转移癌；较常见的共同特点为生长迅速、压迫和浸润周围组织引起的疼痛，转移肿瘤多伴有原发病症状。

（2）声像图表现

1）肿瘤发生范围较广泛，可向体表隆起，也可向胸壁内侧生长，局部肌层及筋膜层多有因肿瘤浸润破坏而致的连续性中断，形态极不规则。

2）肿瘤一般不随呼吸运动而运动，如侵犯胸膜则可见胸膜连续性中断。

3）原发性肿瘤，瘤体多呈不均匀的强或低回声；转移性肿瘤，瘤体多呈局限性单或多发不均匀结节样低回声。

3．胸壁结核

（1）临床表现　胸壁结核是较常见的胸壁疾病，结核菌沿淋巴管感染，故好发于胸骨和脊柱旁，严重者可形成无痛性冷脓肿，穿透肋间肌突出于前胸壁，甚至穿透皮肤形成窦道或破坏肋骨；另外患者可有结核低热、盗汗等症状。

（2）声像图表现

1）胸壁正常结构消失，破坏明显；侵犯肋骨时，局部骨膜强回声线破坏不连续。

2）较大病灶一般呈形态不规则的低回声，内部欠均匀；局限性可呈结节状中低回声，内部多较均匀；病灶周边回声增厚增强。

3）发生干酪样坏死时，病灶内可见无回声的液化区，多伴有强回声钙化区，后方有声影；有时可见形态不规则的结核脓肿形成，脓腔内壁毛糙不规则。

4）彩色多普勒可见病灶局部血供丰富，流速较高。

【胸膜腔疾病的超声诊断】

（一）检查方法

1．仪器　采用普通二维或彩色超声诊断仪皆可进行诊断，后者对了解胸腔内外血管的分布及其占位性病变血流情况有较高价值。另外，根据病变位置、深度、大小等具体情况的不同可随时按需调节仪器。

2．探头　使用3.5～10MHz的凸阵或线阵探头都可进行胸膜及胸膜腔疾病的探查。

（1）胸壁及表浅胸膜检查以5～10MHz的高频线阵探头为首选。

（2）经胸骨上窝、锁骨上窝、胸骨旁及膈下等位置探查胸膜及沿肋间行胸膜腔深部病变探查时，宜选用3.5～5MHz的扇形凸阵探头。

（3）进行超声介入治疗时，选用穿刺探头或配有穿刺架的探头。

（二）正常胸膜腔的声像图表现　正常胸膜腔为壁层胸膜与脏层胸膜之间的潜在间隙，含微量的液体（3～15ml），在呼吸时起润滑作用，一般不能探及明确的液性无回声、气体回声及其他的异常回声。胸膜分壁、脏二层，因位置表浅，易于在超声下探查显示。正常胸膜呈两条细而光滑的中等偏强回声，厚度应小于3mm，壁层胸膜贴于胸腔内壁，位于肋骨及肋间肌后方，不随呼吸运动，脏层胸膜紧贴与呈强回声的肺表面，呼吸时随肺脏而上下移动。在胸膜与通气肺交界面处，可见"彗星尾"征，随呼吸运动而上下滑动。

（三）胸膜病变的超声诊断

1．胸膜增厚

（1）病因与临床表现　胸膜、肺部的炎症或其他多种疾病都可导致胸膜反应性增生，呈局限性或弥漫性增厚。患者一般有胸痛、咳嗽及发热等表现。

（2）声像图表现   胸壁与肺组织之间见等回声或回声稍增强区，密度尚均匀，覆盖于肺脏强回声之表面及胸壁下方，呈包膜样回声，其厚度超过3mm，范围可波及全部胸膜，亦可局限于部分胸膜，多发于肋膈角处。胸腔内无积液时，轻度胸膜增厚容易漏诊；伴有胸膜腔积液时，在增厚的胸膜回声与肺强回声之间显示液性无回声区，此时胸膜的厚度和边缘都易清晰显示；当发生局部或广泛胸膜粘连时，脏层胸膜在呼吸时随肺脏的上下滑动消失，膈呼吸运动亦受限，活动度减小。

2. 良性胸膜占位性病变

（1）胸膜斑块

1）病因和临床表现   胸膜斑块由局限性的致密结缔组织构成，患者多有长期石棉接触史。

2）声像图表现   一般只累及壁层胸膜，多见于低位肋骨边缘的后侧部，呈局限性强回声，约10%患者伴有内部钙化，注意结合临床与胸膜钙化鉴别。

（2）胸膜钙化

1）病因与临床表现   胸膜钙化常由胸腔内血块钙化或干酪样坏死组织钙盐沉积而致（如在结核性胸膜炎、化脓性胸膜炎、胸外伤胸腔内部出血吸收后等），一般出现于陈旧病灶，临床症状不明显。

2）声像图表现   超声上显示为胸膜内部强回声区，后方伴有声影，可呈圆形、椭圆形、条状、斑片状或点状，超声易诊断。

（3）局限性胸膜间皮瘤

1）病因与临床表现   来源于胸膜下结缔组织，多为良性或低度恶性，起病隐匿，早期一般无症状，常在查体时发现。瘤体大时可有压迫症状，呈胸部钝痛、干咳、气促、乏力等，罕见合并胸腔积液。

2）声像图表现   局限性间皮瘤多单发，大小不等，超声上显示为与胸壁临接的圆形或椭圆形中等回声区，边界清晰，似有包膜，内部回声分布较均匀，有时内部亦可因囊性变而呈无回声区，需注意与局限性胸膜增厚鉴别。

（4）胸膜纤维瘤   局限性胸膜纤维瘤的较罕见，在所有胸膜肿瘤中发生率小于5%，其中约60%为良性，40%为恶性。在超声上呈软组织样强回声，边界较清晰，一般内部无钙化。

3. 恶性胸膜占位性病变

（1）弥漫性间皮瘤

1）临床表现   来源于胸膜间皮细胞，几乎均为恶性。常见症状为持续性胸痛和进行性气促，胸痛逐渐加重，并不因积液增多而减轻症状；肿瘤侵犯胸壁后可出现所谓"冰冻胸"，限制胸廓扩张运动，晚期多出现血性胸腔积液，增长迅速。

2）声像图特点   胸膜呈弥漫性片状或结节样不规则增厚，范围多大于厚度，病灶自胸膜向胸腔内突出，基底较宽，其内部为不均匀的低或等回声，严重者甚至可侵犯心包及纵隔处之胸膜并穿透膈肌向腹腔内播散；此病大多合并有胸腔积液，并多为透声欠佳的血性或脓性。

（2）胸膜转移性肿瘤   主要为肺癌、恶性胸腺癌等直接种植转移或全身其他部位原发肿瘤如乳腺癌、肝癌、恶性淋巴瘤等的胸膜转移。胸膜转移性肿瘤多位于胸壁深侧、胸膜腔或肺表面，可单或多发；其声像图表现胸膜原发恶性肿瘤基本相似，超声上不易区分，需结合原发病变情况或穿刺活检来明确诊断。

（四）胸膜腔病变的超声诊断

1. 胸膜渗出（胸膜腔积液） 超声具有无电离辐射、便捷易行、对胸膜腔积液的诊断极为敏感、定位准确等 X 线成像及 CT 无法替代的优势，已成为临床常用的检查手段。

（1）病因与临床表现 正常胸膜腔内含有 3~15ml 微量液体，其生成与吸收处于动态平衡，失平衡致入量超过出量，即出现胸膜腔积液。多种原因如胸膜炎症、肺周炎症、肿瘤、外伤、手术或低蛋白血症等全身性疾病等都可以引起胸膜反应性渗出，产生量、性质不同的胸膜腔积液。大多患者有胸痛、胸闷、进行性呼吸困难等主诉并可同时伴有发热及其他原发病表现。

（2）声像图表现 胸膜腔积液按形态学及声像图特点分类可分为游离性胸腔积液与包裹性胸腔积液；按内部化学成分及成因不同可分为渗出液及漏出液；另外感染时可出现脓胸；出血时可致血胸。

1）游离性胸腔积液 少量胸腔积液多位于肋膈角处，显示为细条样暗区；积液量较大时肋间扫查纵切呈上窄下宽的三角形，横切则呈片状无回声区，随探头向下移动而液量渐多，呼吸时其范围和形态可略有改变；大量胸腔积液时，整个胸腔均呈大片无回声区，膈肌回声可向下移位，肺叶可受压萎陷并随呼吸漂浮于液体中，心脏亦可向健侧移位，于剑突下及肋下探查时，都可显示胸腔内大量无回声区。

2）包裹性胸膜腔积液 多为大量胸腔积液局限、吸收后形成，可位于胸膜腔的任意位置，如胸壁、肺叶间、肺底等，不受患者的体位与呼吸等因素影响，内部常出现薄厚不定的中等回声纤维条索及分隔，有时甚至可呈蜂窝或网格样回声。在声像图上常显示为肺脏强回声与胸膜之间形态较规则的类圆形无回声区，无流动性，多伴局部胸膜增厚，内部回声欠均一的局限性小包裹积液易误诊为胸膜占位；对于孤立性少量积液，容易漏诊，需仔细探查。

3）渗出液与漏出液 渗出液与漏出液是依胸腔积液内蛋白含量、积液与血清乳酸脱氢酶（LDH）之比及糖含量等生化指标的差别来区分的。漏出液多继发于全身性疾病，胸膜本身可以无病变，声像图上表现为清亮无回声区；渗出液则多由胸膜本身的病变而致，声像图表现复杂多样，无回声区内可见散在或弥漫的点状回声，或有分隔，常伴胸膜增厚，恶性病变所致者还可在胸腔积液的映衬中清楚显示胸膜上之结节；但根据病因不同二者声像图表现可相似，因此不能单纯通过超声诊断对二者进行鉴别。

4）血胸、脓胸及乳糜胸 血胸指胸腔内出血，多为外伤、血管破裂或手术等创伤性因素所致，胸膜腔内成分为全血；脓胸指胸腔积液中含大量白细胞，多为感染性因素所致；乳糜胸指胸腔积液中含有淋巴乳糜成分，为多种原因引起的胸导管与乳糜池受损伤而致。由于三者均致胸腔积液中产生大量的微粒体（如红细胞、炎性细胞、脂肪滴甚至小气泡），因此在声像图上它们皆显示为液性无回声内部均匀的布满中等偏强回声光点，并可有原发或继发性胸膜增厚；确诊赖于临床病史及诊断性穿刺。

2. 气胸 传统观念认为超声无法诊断气胸，多选用胸片进行诊断，Wernecke 等于 1987 年第一次报道超声诊断气胸，此后 Targhetta 及 Lichtenstein 等都曾有类似报道，进一步证实了超声诊断气胸的可行性，当然明确诊断还需参照胸片并结合病史与临床查体情况。

（1）病因与临床表现 气胸是一种常见的可致死的病理情况，临床上大部分为医源性所致，如机械性通气时的气压伤或胸穿、活检等；典型症状为突发胸痛、锐痛，常位于气胸同侧，继之出现呼吸困难和发绀，不能平卧；少量气胸时症状可不明显。

（2）声像图表现

1）正常肋间扫查可于脏层胸膜与通气肺交界面显示的"彗星尾"伪像消失。

2）脏层胸膜在呼吸运动时随肺脏的上下滑动消失，取而代之的是两胸膜之间显示不随呼吸而运动的强反射样气体回声。

3）胸膜腔内少量气体即可使脏层胸膜随呼吸的运动消失，且患者平卧时，胸膜腔内游离气体迅速移至前胸壁，可于腋前线及胸骨旁区显示，不需过分移动患者即可协助临床初步判断可疑气胸患者的胸腔内情况。

（五）超声与 CT 在胸膜疾病诊断价值方面的比较　参见表3-10-1。

综上所述，超声与 CT 在胸膜及胸膜腔病变的诊断中都较常用，二者各有优势。CT 对胸膜占位性病变的诊断水平高于超声，尤其是对弥漫性胸膜病变；而超声在观察肺实质周边病变对胸膜的浸润情况及引导经皮穿刺活检和积液引流方面较 CT 效果更佳，临床医师可根据具体情况的不同加以选择。

表3-10-1　超声与 CT 在胸膜疾病
诊断价值方面的比较

疾　病	超　声	CT
胸膜腔渗出	+	+
局限性胸膜疾病	+（+）	+ +
弥漫性胸膜疾病不伴胸腔积液	−	+ +
弥漫性胸膜疾病伴胸腔积液	+	+ +
经皮穿刺活检与引流	+ +	+

【肺部病变的超声诊断】

对于正常人来说，因为充满肺脏内的气体不是传导超声波的良好媒介，故超声几乎不可能进行肺脏的成像，胸壁与肺组织之间显著的组织阻抗差别使绝大部分的声波强度被反射走。然而，如病灶延伸至胸膜，超声即可对其进行较好的成像。应用超声进行肺部疾病诊断的最早报道可追溯至约 35 年前，随着应用超声诊断肺部病变的报道日益增多，现在已有了一些胸膜疾病与肺周病变的诊断标准，超声引导下穿刺也已应用于对肺炎性病变的微生物诊断和有分隔脓胸的置管引流。

（一）检查方法

1. 经肋间对表浅肺组织探查，宜采用 5 ~ 10MHz 的高频线阵探头。

2. 经肋间胸腔深部的肺组织或经胸骨旁进行纵隔周围区扫查时，宜采用 3 ~ 5MHz 凸阵探头。

3. 在锁骨上窝及胸骨上窝探查肺尖部位，宜采用矩阵或小线阵探头。

4. 对肺底部病变，建议经膈肌处以肝和脾作为声窗观察。

5. 彩色多普勒超声对肺部血管畸形、肺实变及肺占位病变内部血流分布情况的诊断很有价值。

（二）正常肺部声像图　声像图上可见含气体的肺呈现强回声，随呼吸移动，脏层胸膜紧贴其表面同步移动，并与壁层胸膜略有分离，二者临界面处在呼吸时可见"彗星尾"样伪像，肺深部结构因受内部气体影响而无法显示。

（三）周围型肺肿瘤　胸部 X 线片及 CT 扫描检查发现贴近胸膜的肺肿瘤，若表面没有正常肺组织，可通过肋间扫查直接显示。其声像图表现如下：

1. 胸膜后方与强回声肺组织之间的类圆形低回声区，形态不规则，有时边缘可呈虫蚀样改变；手术时见的分叶状肿瘤，常因含气肺对肿瘤两侧部分的遮掩而在声像图上只显示为类圆形。

2. 肿瘤多呈低回声，少数为中等回声，瘤体较大且合并坏死时内部可呈不规则强回声，伴有坏死液化时则可于其内见边缘不整的无回声区。

3. 肿瘤后方为强回声的含气肺，需注意不要将肺的低回声实性占位误诊为囊性肿瘤。

4. 另外，应用实时超声可对肿瘤是否浸润胸膜做出评价，超声对肺肿瘤胸壁侵犯的敏感性及特异性都在90%以上，甚至高于CT，对判断肿瘤分期及手术方式的选择很有帮助，其声像图特征为：

（1）周围型肺肿瘤周围的胸膜及后方的含气肺在呼吸运动时上下伴随运动，则肿瘤未侵润壁层胸膜；若壁层胸膜回声连续性没有中断，更可协助诊断。

（2）如果瘤体周围的胸膜及后方的含气肺活动受限或固定不动，胸膜回声亦有中断，则提示肿瘤对胸膜的浸润固定或反应性炎症粘连。

（3）对生长于脏层胸膜外的肿瘤，若彗星尾伪像仍可产生并随呼吸运动而运动，则可排除瘤体向下生长浸润脏层胸膜。

（4）如果彗星尾伪像在呼吸运动时固定不动，则明显提示脏层胸膜受侵。

（四）中心型肺肿瘤　在通常情况下因肺组织与肿瘤间有气体干扰使超声检查不能显示中心型肺肿瘤，但当肿瘤压迫远端肺组织或浸润远端支气管，使远端肺组织呈局限性不张或阻塞性肺炎时，该段肺组织即成为较好的超声透声窗，常可使深部肿瘤得以显示，但在超声诊断中仍需注意识别肿瘤与实变的肺组织。

1. 瘤体可位于呈楔形的实变肺之尖端或内部，较小瘤体多显示为均匀的低回声区。

2. 大于5cm的瘤体多内部回声不均，内部常有出血、坏死而致斑点状或片状强回声，亦可有液化而致的无回声区。

3. 在不张肺内应用彩色多普勒超声常可辨出显著扩张的含液支气管及与其伴行的扩张的动、静脉，这对于中心部位肿瘤的确认有较高的参考价值。

4. 应用超声评价肺部恶性肿瘤的血流情况　Mathis及Yang等曾报道肺癌及肺转移癌病灶之彩色多普勒显像可见位于肿瘤周边的"螺旋样"血流信号及不规则的动静脉瘘形成；肺肿瘤远端肺血管的血流阻力较单纯肺炎远端肺血管的血流阻力低，这种特征性的"肿瘤性低阻血流"产生自恶性肿瘤的异常新生血管；另外，Yuan等的研究表明，肺癌内血管的平均搏动指数PI为1.43 ± 0.31，阻力指数RI为0.52 ± 0.13，均显著低于肺内良性占位（PI、RI分别为3.32 ± 0.68、0.90 ± 0.06），因此应用彩色多普勒技术测量瘤体内及其远端血管血流阻力可协助鉴别肿瘤的良、恶性。

（五）肺脓肿　肺脓肿是肺组织化脓性病变。早期为化脓性炎症，继而坏死形成脓肿。临床上在痰液或支气管灌洗液检查结果为阴性时，超声引导下穿刺抽吸脓液进行细胞学检查可对78%~94%患者明确诊断。

声像图表现：

1. 只有当病灶接近肺表面、其一边紧贴于胸膜或纵隔，或者脓肿壁与胸壁间肺组织因炎症浸润而出现水肿、充血或炎症渗出时，超声才能较好的显示其大小和内部回声。

2. 早期可见肺组织局部回声增强、不均，其周边呈较弱的低回声，与脓肿内部和正常肺组织回声强度不同，如有产气杆菌感染，则可于脓腔内见小强回声气道，液性回声充盈其中并随呼吸而来回移动。

3. 进一步发展脓肿完全液化时，呈类圆形低回声区，周边较厚回声稍强。

4. 如脓肿内坏死物质部分咳出并有少量空气进入时，内部可显示液性暗区，平面上方可

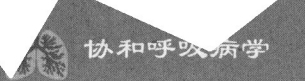

见气体强回声，或仅于脓肿内部见粗大的不均匀斑块状强回声。

5. 慢性肺脓肿的病灶，呈不均匀实性，内可见强弱回声混淆，是为坏死灶。

6. 部分于病变部位可见分隔及胸膜增厚，肺组织可局限性增大并向胸壁膨隆。

（六）肺先天性畸形病变

1. 支气管囊肿　在肺的良性肿瘤中属较多见者，为先天性瘤样变，囊肿内含黏液，50%患者无明显临床症状，声像图表现如下：

（1）位置多位于肋下区，偶尔位于肺实质中央，如靠近胸壁或体积巨大的支气管囊肿易于超声显示。

（2）声像图上显示为无回声或弱强回声区，周围有规则包膜回声，远端有回声增强，在CT无法鉴别病灶的囊、实性时，超声对鉴别有较高价值。

（3）因周围肺组织产生之强烈回声的阻碍，囊肿两侧壁常无法很好显示。

（4）如囊肿与支气管相通，则于液性无回声区内见液平线，线上方为气体强回声。

2. 肺隔离症　为先天性发育异常，一部分肺组织与正常肺分离，单独发育并接受来自胸或腹主动脉的一支体循环动脉供应血液，根据病变位置及血供情况分为叶内与叶外型两种。临床表现非特异性，多于合并呼吸道感染时才有症状，表现为下叶肺炎之症状和体征。其超声诊断图像特点如下。

（1）典型肺隔离症的二维声像图呈均匀或不均质较强回声的实性占位样改变。

（2）在隔离部分中可探及较粗大且走行迂曲盘旋的动脉，有明显搏动性，多发出于胸主或腹主动脉，后者一般自膈下走行向病变方向。

（3）血流频谱显示其内为典型的动脉波形波，高耸的收缩期波形及持续较低的舒张期波形，加速时间较短。

（4）叶内型肺隔离症的隔离部分仍包绕于正常脏层胸膜之内，其静脉系统回流于肺静脉中，多发生于年龄稍大的儿童，Frazier等曾有报道认为此型属获得性疾病。

（5）叶外型隔离部分则有其独自的胸膜包被，静脉一般回流入体循环的奇-半奇静脉系统、门脉或下腔静脉中；最常见的发病位置是近膈处，有时亦可见于肾区，彩色多普勒检查发现增粗的奇-半奇静脉系统是其重要的诊断依据之一，此型多在出生前常规产前检查时即可发现。

（6）在剑突下探查病灶，仔细探寻有无主动脉发出的异常血管系统并检查病灶的静脉回流途径是诊断本病的较好方法。

3. 肺囊性腺瘤样畸形　本病是一种错构瘤样病变，源于细支气管成熟受限及间叶细胞等物质的过度生长，可分为三型，超声表现各异，如下。

（1）Ⅰ型　为最常见类型，呈单或多发的巨大囊肿，常累及整个肺叶。

（2）Ⅱ型　病灶呈强回声占位样改变，内部有大量小囊性回声。

（3）Ⅲ型　病灶呈均质强回声，内部无小囊性回声。

（4）此病与肺隔离症常伴发，单独发病时二者亦很难鉴别，Winters等曾有本病合并主动脉发出之血管供血的报道。

（七）肺实变样病变　因部分或全部肺叶内气体量减少或缺如可引起肺实变样病变。

1. 肺不张　肺不张一般是多种原发病（如胸腔大量积液、胸腔内或肺内实性占位等）引起的全部或部分肺叶萎陷或膨隆不全，患者一般可有胸痛、胸闷、进行性呼吸困难等主诉并可能伴有发热等原发病表现，应用超声可观察到萎陷肺的内部结构，如支气管的情况，声像图表现如下。

（1）一侧肺不张　一侧肺各个肺叶明显缩小，呈低或等回声，类似肝脏回声；内可见分支管状的支气管强回声及伴行的肺动、静脉，回声相似，可通过彩超鉴别，萎陷肺多为楔形或三角形，底部断面呈锐角，可伴有多量胸腔积液；肺叶的大小形态与萎陷之程度、范围及病程的长短相应。

（2）部分肺不张　病变区肺叶萎陷，呈低至中等回声，局部脏层胸膜增厚、不光整或内陷，采取腋中线或腋后线冠状切面扫查易于显示，其中尤以下叶不张的显示相对清晰。

（3）肺膨胀不全　呈中等偏强回声，较肝脏略强，其内可见散在强回声光点飘浮闪动，肺叶体积随呼吸而有改变，如吸气时体积增大，气体强回声范围亦增大，说明支气管未全阻塞，尚有部分通畅，去除病因后易使肺重新充气张开，此时复查超声在声像图上可见肺体积增大，气体强回声较前增多。

2. 肺炎性病变　对于肺炎，胸片是首选诊断方法，但超声对于叶型肺炎尤其是合并胸腔积液的患者，可作为一种较好的辅助诊断方式，并可监测疾病恢复情况。

（1）节段性或小叶性肺炎的声像图表现

1）肺体积没有明显缩小，但因肺末梢不同区域含气量不同，声像图可见肺表面凹凸不平，而肺组织无破坏征象。

2）当部分肺末梢组织发生实变时，可显示为楔形低回声或等回声，尖端朝向肺门，底部靠近胸膜。

3）内部可探及支气管呈分支管状结构，应用彩色多普勒超声可将之与伴行的肺血管鉴别。

（2）大叶性肺炎声像图表现

1）病变早期，肺体积无明显缩小，但形态异常，边缘略微模糊呈不规则锯齿状，肺叶整体呈实性低回声，在约87%肺炎患者中，内部可见细点状回声及分支管样结构，是为支气管回声，呈平行的强回声管样结构，应用彩色多普勒可与伴行血管鉴别。

2）支气管轻度扩张，内可含有液体、气体或气液皆有，含液的支气管仅见于阻塞性肺炎，随呼吸运动可见管道内气体强回声在液体中滑动。

3）经过治疗后复查，可见病变区域范围缩小，而显示为通气肺的强回声面积增大。

（3）Goya 等根据肺炎的超声表现和其内部血流情况将肺炎分为三型，并将其与临床及愈后情况进行了比较，具体如下：

1）Ⅰ型　血管化良好肺炎，此型时变区呈均匀的等回声，与肝实质回声相似，内部有较大量的血管结构，平均住院时间为5.6天。

2）Ⅱ型　血管化欠佳不伴坏死性肺炎，此型病灶内仍为均匀回声，但内部血管结构很少，甚至缺如，平均住院时间为8.2天。

3）Ⅲ型　血管化欠佳伴坏死性肺炎，此型彩超血流极少，内部回声不均匀，周边区呈低回声的空洞样改变，有时可伴内部碎屑样强回声，平均住院时间为23天。

【纵隔病变的超声诊断】

超声探查能显示多数前纵隔、部分中纵隔及一些较大的后纵隔病变，前纵隔及后纵隔病变因贴近胸壁而易显示，但如病变的直径小于胸骨或胸椎的宽度，则显示困难，中纵隔病变因位置较深、受肺内气体干扰明显而显示率较低。

（一）检查方法

1. 一般选用 3.5 ~ 5MHz 的小线阵或凸阵探头沿两侧胸骨旁或脊柱旁纵切探查，发现病变后再沿患侧肋间逐一横切扫查，并与对侧对比。

2. 前及中纵隔的常用探查位置为胸骨上窝及左侧胸骨旁区，另外亦可从锁骨上窝、肋下及剑突下扫查，后纵隔一般自脊柱旁区探查。

3. 根据病变位置深度的不同，随时调节深度、减少聚焦点数目及侧方视野以提高图像的质量。

4. 明确病变与胸腔内大血管或心脏的关系，有助于判断其解剖位置。

（二）正常纵隔的超声表现

1. 经胸骨上窝斜冠状面，可探查气管旁区和主动脉-肺区，前者在正常时为胸膜表面、肺与气管贴近而形成的强回声带，后者呈回声增强的三角形区域。

2. 经胸骨上窝冠状面，此切面对上腔静脉的显示效果较好，可经此诊断中心静脉置管患者发生的上腔静脉血栓，另外亦可显示右肺动脉及其分支。

3. 经胸骨上窝斜旁矢状面，主要显示主动脉-肺区，因有纵隔脂肪而呈半月形的强回声区，此切面还可见左侧颈总动和锁骨下动脉的起始处。

4. 左胸骨旁轴向切面，与肺动脉分叉处同水平，主要可显示锁骨下和大血管前区。

5. 左胸骨旁矢状切面，与升主动脉同水平，在此切面患者配合吞咽运动可识别食管结构，需注意避免因其内部气体引发的"台阶"伪像而误诊。

（三）纵隔疾病的超声诊断

1. 前纵隔常见病变

（1）胸腺囊肿　病变呈边界清晰的单或多房性类圆形无回声区，周边可有钙化，后方回声增强，Avila 等研究发现在 1% HIV 感染的患者中可见多房型囊肿，此类疾病一般不需特殊临床治疗，可应用超声作为随诊工具。

（2）胸腺瘤　常与重症肌无力并发，良性多于恶性，临床上超声可疑胸腺肿瘤患者建议行 CT 或 MRI 进一步检查。

1）良性者表现为边界清晰规整的圆形或类圆形低回声，内部回声均匀，可探及周边包膜样回声，较大者可压迫周围解剖结构移位。

2）恶性胸腺瘤较少见，声像图上表现为形态不规则，边界欠整齐的不均匀低回声，无明显包膜，后方多有回声衰减。

（3）生殖细胞肿瘤　纵隔生殖细胞肿瘤种类繁多，包括畸胎瘤、精原细胞瘤、内胚窦瘤及绒毛膜癌等，其中约 94% 位于前纵隔，少部分见于后纵隔，最常见的为畸胎瘤。畸胎瘤生长缓慢，分囊性和实质性两类，声像图表现如下：

1）囊性畸胎瘤　一般为良性，多呈类圆形，偶见分叶状可为单房或多房；边界清晰，包膜完整，内部可为无回声、低回声，或层叠样强回声区，来源于中胚层或外胚层组织的皮脂、毛发、牙齿、骨骼等显示为强回声伴明显声影或脂液分层征；囊性畸胎瘤声像图表现特异，较易与其他肿瘤鉴别。

2）实质性畸胎瘤　恶变可能性较囊性者大，病灶呈混合回声区，可显示为大小不等的低回声区、不规则团块状中强回声或伴有声影的强回声区；形态较规则的低至中等回声提示内部结构肌肉及脂肪成分较多。

（4）恶性淋巴瘤　常是恶性淋巴瘤全身性病变的纵隔表现，分非霍奇金淋巴瘤与霍奇金淋巴瘤两种。

1）非霍奇金淋巴瘤主要发生在前纵隔和中纵隔，后纵隔少见，霍奇金淋巴瘤可累及胸腺，或局限于胸腺不累及纵隔（是为胸腺霍奇金淋巴瘤）；病变内有纤维组织分隔肿瘤结节。

2）早期淋巴结较小时，因受肺组织气体的影响，位于肺门气管或支气管周围者难以显示。

3）随着病程进展，肿块增大，上纵隔增宽，气管两侧有时可探及部分病变图像。

4）当淋巴结明显肿大或融合成团块时，才可清晰显示其典型图像：病灶可呈圆、类圆形、分叶状或不规则形，轮廓尚清，内部为较均匀的略低或无回声区，少数可呈均匀低回声区，远侧回声可稍有增强。

5）声像图上发现内部有短线状回声，霍奇金淋巴瘤可能性大，若呈不均匀的较强回声时，则提示网状细胞肉瘤的可能性大。

6）如并发胸腔积液或心包积液时，相应部位能探测到积液无回声区。声像图上发现内部有短线状回声，则以霍奇金淋巴瘤可能；若回声较强或分布不均匀时，常提示网状细胞肉瘤的可能性大。

（5）胸内甲状腺肿瘤　病灶声像图表现与颈部甲状腺肿瘤相一致。

1）甲状腺肿表现为胸内甲状腺体积均匀或非均匀性增大，肿大部分是颈部甲状腺的图像延续。

2）甲状腺囊肿呈边界明显，有包膜的无回声区，远侧可有回声增强。

3）甲状腺腺瘤声像图为圆形的均匀等或低回声区，周边常见包膜形成的晕环征，后方回声无衰减，体积较大时内部常发生囊性变。

4）胸内甲状腺癌声像图呈形态不规则的不均匀低回声，后方回声衰减，有时内部见微小钙化灶。

5）应用彩超观察甲状腺及肿瘤内部和周边的血供情况、血流频谱等，有助于判断甲状腺功能亢进的存在，并协助鉴别肿瘤的良恶性。

2. 中纵隔常见病变

（1）中纵隔支气管囊肿　为中纵隔最常见的先天畸形性病变，多位于颈下区域，声像图上一般呈孤立的薄壁无回声区，内含浆液样成分，其形态随呼吸运动而有改变；有时囊内因含有黏液或脂肪成分而在超声上显示为类实性占位样回声，需注意鉴别；此病一般无明显临床症状，但合并内部感染时可致体积突然增大而压迫呼吸气道，故明确诊断并随诊有临床意义。

（2）淋巴结肿大　可发生于前、中、后纵隔中，多见于中纵隔。

1）可继发于感染、原发或转移性肿瘤、免疫性疾病、中毒或代谢性疾病等原因，但以感染因素最为多见。

2）最常见的位置为肺门、颈下及右侧食管旁区。

3）良性淋巴结肿大声像图表现为散在或聚集生长的结节样中、低回声，边界清晰，形态规则。

4）原发或转移恶性肿瘤而致的淋巴结增大则呈内部回声欠均的不规则低回声，轮廓模糊，结合临床不难明确诊断。

5）近年来有较多应用彩色多普勒超声判断淋巴结内部血流变化进行良恶性来源鉴别的报道，但根据 Alexander 等的研究，此方法对浅表淋巴结的敏感性较高，而对纵隔及腹膜后淋巴结，因影响因素较多而欠准确。

3. 后纵隔病变的超声诊断

（1）因气体及骨骼的影响，超声对后纵隔的探查效果较差，此位置的病变常延伸至脊柱旁区，故应用CT或MRI诊断效果更佳。

（2）对于后纵隔下部即近膈肌处及脊椎旁的病变，采用经膈肌或剑突下探查的方式仍可较好的在超声上显示。

（3）后纵隔最常见的病变为神经源性肿瘤（神经鞘瘤、神经纤维瘤等），来源于脊柱旁沟的神经组织，为最常见的纵隔肿瘤之一；声像图表现为边界清晰的圆形或椭圆形均匀实性低回声，后方回声可略增强，有时伴内部结节或斑片状钙化灶。

（4）多发性神经纤维瘤较易恶变，短期内迅速生长，呈形态欠规则的不均匀回声区，彩色多普勒显示内部血流丰富，是良、恶性肿瘤的鉴别点。

第二节　经皮介入性超声

【超声引导下胸膜腔积液的穿刺抽液及置管引流】

超声能够灵敏地显示胸膜腔积液的量及其与胸壁之间的距离，判断游离性积液或包裹性积液并明确后者的具体位置，因此在超声引导下进行胸腔积液穿刺抽吸行实验室检查有助于鉴别积液的性质，置管引流又可达到缓解症状的治疗作用，是一种高效率、低风险、方便易行的诊断和治疗方法，有较高的临床价值。

（一）适应证

1. 经超声或胸部平片检查发现一侧或双侧较大量胸膜腔积液的患者，症状明显需行穿刺抽液或置管引流者。

2. 性质不明的胸膜腔积液，经超声引导下抽液进行细胞学检查鉴别性质。

3. 炎症、肿瘤、手术、创伤等原因而致的胸膜增厚及可疑包裹性积液，临床行非引导性穿刺引流较困难。

4. 恶性肿瘤引起的胸膜腔积液，在行超声引导下抽吸后直接注入化疗药物治疗。

5. 对量较大的积液或反复出现的胸膜腔积液，行超声引导下置管，可避免短期内重复穿刺。

（二）操作步骤

1. 常规方法探查胸膜腔积液，确定积液的量、范围、流动性和包裹情况从而明确穿刺体位。

2. 穿刺点应选取在积液区的下部分或液量最深处上方，同时测量皮肤与积液区中点之间的距离作为进针深度，探头垂直于皮肤确定入针方向。

3. 常规消毒铺巾，2%利多卡因行局部麻醉。

4. 垂直入针有突破感后缓慢前进并回吸，如无明显阻力的抽出液体，则可开始计量抽吸；置管引流则穿刺成功后缓慢送入导管，超声监测下确定导管前端所有侧孔皆位于积液腔中，固定导管与胸部皮肤上。

5. 完成积液抽吸后小心退针，消毒包扎；置管引流患者完成操作后观察引流管是否引流通畅，固定是否良好。

（三）注意事项

1. 穿刺宜在患者呼气后屏气状态下进行。

2. 进针时紧靠肋骨上缘以避免损伤肋间血管。

3. 抽液时拔除注射器时，应及时关闭三通阀，以防空气进入胸腔造成医源性气胸。

4. 初次胸腔抽液量不宜过多，视患者的具体情况而定，一般一侧不超过1000ml。

5. 抽液过程中一旦发现穿刺针随呼吸上下摆动，说明针尖可能触及隔胸膜或肺表面，宜适当退针。

6. 患者如有面色苍白、冷汗、头晕不安、脉弱等"胸膜反应"表现，应立即拔针，让其卧床休息，必要时注射0.1%肾上腺素0.3~0.5ml。

7. 若操作时间长，麻醉作用已过而引起疼痛，宜补充注射局部麻醉药物。

8. 留置导管的患者采用半卧位，抽至800ml后接引流带，在休息期间患者可适当变动体位，另外咳嗽和深呼吸运动有助于引流。

9. 注意引流液性状和量，保证引流管通畅。

10. 脓胸患者在尽可能抽净脓液后，用生理盐水反复冲洗抽吸，而后注入抗生素，以上过程宜尽量在一次进针完成，以免污染胸腔。

（四）临床意义

1. 超声引导下进行穿刺，可清楚显示穿刺针尖位置，与盲穿相比，并发症大大减少。

2. 超声对少量胸膜腔积液极为敏感，因此对于临床难于确诊的疾病，超声引导下抽吸积液进一步检查，可能会为临床提供宝贵的诊断线索。

3. 超声引导下对脓胸、结核、恶性肿瘤而致的积液进行抽吸后行胸腔内注药治疗，安全便捷且效果良好。

【超声引导下胸膜、肺及纵隔病变的组织活检】

（一）适应证

1. 胸片发现占位性病变但纤支镜活检、痰细胞学检查、支气管灌洗液及其他临床检查阴性而无法确诊之患者。

2. 胸膜腔内占位性病变但无法开胸探查者。

3. 肿瘤伴远处转移或合并其他疾病等各种原因无法手术者，为选择放、化疗方案需组织病理学依据。

4. 原发部位不明的转移癌，需穿刺了解转移癌的组织来源者。

5. 需来自病灶的活细胞做组织培养，研究免疫、放射、化学药物的敏感度以指导临床治疗者。

6. 超声引导于病变组织内直接注射化疗药物者。

（二）禁忌证

1. 有严重出血倾向或出凝血时间不正常者。

2. 病变与胸膜之间有部分充气肺或骨组织阻挡，超声探查时无法显示其全部范围者。

3. 呼吸急促或剧烈咳嗽难以屏气合作者。

4. 伴有严重的肺气肿、肺大疱或肺心病患者。

5. 肿瘤内部血流非常丰富或与大血管关系密切难以选择穿刺点者。

6. 纵隔肿物活检伴有肺动脉高压，纵隔病变伴有肺或胸腔化脓性病变，纵隔病变疑为动脉瘤、动静脉瘘、肺动脉畸形等血管病变及患者病变在 X 线透视下正侧位均不能清楚显示者。

（三）注意事项

1. 尽可能选用细针穿刺，距体表略远的较小病变宜采用21G 或20G 细针；取材不理想或靠近体表的较大病变采用19G 或 18G 粗针亦可，应用超声引导自动活检更为安全。

2. 术前准确的超声定位，选择最佳进针途径与穿刺部位，穿刺途径尽量避开肺组织以避免气胸发生。

3. 针尖显示不清时，切忌盲目进针，可稍调整探头角度使针尖显示后再穿刺，上下提插穿刺针亦有助于确认针尖位置。

4. 肋间穿刺进针时紧靠肋骨上缘以避免损伤肋间血管。

5. 进针与抽针不必强求患者用力屏气，嘱其平静呼吸避免活动即可，但操作者动作需敏捷。

6. 尽量减少穿刺次数，细针穿刺一般不超过四针；粗针活检原则上获得足够的组织后不宜做第二针，活检不满意时亦以二针为限；组织学活检可一针二用，取出组织碎片后，针腔血性内容物用于涂片细胞学检查。

7. 穿刺时尽量于肿瘤实质性区取样，避免因取样于中央坏死区而造成假阴性结果。

8. 如果涂片采用 HE 或巴氏染色法，应立即将湿片放入95%乙醇溶液中固定，以保证良好的涂片质量。

9. 穿刺后患者应留观1~3 小时，注意有无并发症并做好必要准备，及时处理。

（四）临床意义

1. 纤维支气管镜及痰液细胞学检查对外周型肺肿瘤的检查阳性率较低，超声引导下细针穿刺活检对肺周肿瘤的效果较佳，尤其是小细胞肺癌和分化较好的鳞状细胞癌，可达到较高的组织学确诊率，对临床诊断和决定治疗方案都有很高价值，免去了许多患者行开胸探查术的痛苦。

2. 国外研究显示，超声引导下经皮穿刺活检对胸腔恶性肿瘤的诊断率大于90%，良性肿瘤的诊断率为50%~83%，我国进行的相关研究亦有超声引导细针穿刺诊断胸腔恶性肿瘤的正确率为 87.5% 的报道。

3. 采用超声实时引导下穿刺，并发症较少，咯血为1%~2%，气胸为2%~4%。

4. 另外，应用彩色多普勒超声可显示病灶周围及内部的血管分布情况，这对于识别下方病变性质，选择安全穿刺途径都很有帮助，进一步减少并发症的出现。

【经皮胸膜腔介入性超声的常见并发症及处理】

（一）气胸　超声引导下肺部病变活检气胸发生率为2%~4%，而纵隔病变活检气胸发生率约为15%，原因是纵隔病变位置较深，穿刺途径多经过肺部；轻度气胸可不予处理，中度气胸（肺压缩 >20%）可用注射器抽气，重度气胸（肺压缩 >40%）需行闭式引流24 ~ 48 小时，同时口服抗生素3 天预防感染。

（二）出血　发生率1%~2%，系因穿刺针针尖刺伤小血管或划破胸膜而致的咯血或胸腔内出血，一般不需特殊处理，但在肺动脉高压患者尤其要引起重视。

（三）感染　术中注意无菌操作，术后常规应用抗生素，即可避免感染发生。

（四）空气栓塞　疑有气栓产生，应让患者采取左侧卧位，头低足高，使气泡远离右心室流出道而进入右心室和右心房，必要时立即进行复苏术，予以高压氧治疗。

第三节 内 镜 超 声

内镜超声诊断方法可弥补一些限制经胸壁超声检查、诊断呼吸系统疾病的解剖学因素，胸部疾病的内镜超声诊断方法种类较多，包括：经食管、经支气管、经血管腔内超声，另外近年来胸腔镜及纵隔镜超声在临床也有较广泛的应用，以下对各种内镜超声进行简单介绍。

【食管内镜超声】

食管内镜超声扫描是将微型超声探头安置在消化道内镜的顶端，随内镜一起送入食管，在观察食管管壁各层次形态特征的同时，亦可对其周围的解剖或病理结构进行成像。高频探头与靶器官的近距离成像弥补了经腹壁或胸壁探查的缺憾；主要缺陷为胸腔内含气器官干扰使观察范围有限（一般小于4cm），纵隔内有部分盲区。

食管内镜超声对呼吸系统疾病的主要应用在于对纵隔腔内主动脉/肺视窗、主动脉与肺门血管间的区域、尤其是后纵隔病变的诊断及引导纵隔占位病变细针抽吸活检。纵隔常见病变为增大的淋巴结或占位病变，由于位置较深，胸腔镜或气管镜检查不易达到，与经胸壁超声相比，食管超声内镜的优势在于可更好地显示如上所述区域内占位性病变的回声性质、形态特征及其与周围脏器和血管的关系，从而更好的协助临床诊断；应用食管内镜超声引导下活检则可鉴别占位病变或淋巴结的良、恶性，判断是否有纵隔淋巴结转移以明确肿瘤分期，为制定肿瘤患者的最佳治疗方案提供依据。

【支气管内镜超声】

纤维支气管镜对支气管内肿瘤的诊断正确率很高，可达90%，但对于腔外性生长的周围型肺肿瘤及淋巴结，诊断阳性率则只有33%左右，当病灶直径小于2cm时，观察效果更差。

经支气管镜超声可弥补这一弱点，将12.5MHz或20MHz的小型高频超声探头置于直径2.8~3.2mm的操作通道内连接于纤维支气管镜上，探头扫查范围为20mm，轴向分辨率为0.1mm。扫查前需在探头与导管之间注入无菌水以排出空气利于声波传导，而后将探头置入水中测试声像图质量；活检时，使用双通道纤维支气管镜，把活检装置与超声导管同时置于病变附近以观察病变深层结构、内部血流情况及病变与周围支气管及血管的结构关系。

支气管内镜超声可较好的显示支气管壁深层结构，发现CT或胸片不易观察到的支气管小占位性病变，了解病变是否浸润支气管壁及其与周围血管的关系，对活检入路的选择有很大的意义。Robert等的研究表明周围型病变中48%因为超声的帮助成功地改变了活检入路，24%使活检入路更为明确。Kelbel等的研究则显示支气管内镜超声可对肺栓塞、肺梗死等支气管周围血管病变进行诊断。

【胸腔镜术中超声】

近年来，胸腔镜技术发展较快，主要应用于肺周围型病变（病灶与肺表面的距离不超过2cm）楔形切除方面。具有损伤小、术后恢复快等特点。手术视野小、术中肺组织明显萎陷致病变位置变化，使得术前定位难以准确，限制了胸腔镜手术临床应用。超声便捷易行、对肺萎陷后内部病变探查敏感性较高，因而术中超声定位具有很高的临床应用价值。其局限性主要为肺内残存的气体可能产生的伪像，限制超声的病变分辨率。

术中将尖端带有弹性的5.0~7.5MHz特殊彩色多普勒超声探头从胸壁切口直接放置于疑有病变的萎陷的肺表面进行扫查，能方便快速地明确病变的大小、个数、部位、形态轮廓，有时可发现胸腔镜直视下难以发现的深部病变；可通过彩色多普勒超声观察病变内部血流分布及其与周围血管的关系，从而保证手术安全顺利进行。

胸腔镜术中超声过程一般需 5～10 分钟，可显示病变并根据临床需要进行快速活检，部分替代术前有创性的定位方法。Greenfield 等在 13 例胸腔镜手术的患者中使用了超声定位法，12 例成功，无一例出现并发症。

【纵隔镜超声】

纵隔镜检查时，应用安装有 15MHz 或 20MHz 的导管化超声探头通过工作通道进入纵隔，可以观察正常的纵隔结构，并可在超声引导下进行淋巴结活检，这对于肺部肿瘤分期很有意义。在纵隔镜检查时可直接观察表面淋巴结的形态，应用超声则可观察到位置较深的淋巴结，并且明确淋巴结和周围较大血管的关系。

纵隔镜超声这些特点给了术者前所未有的信息，减小了活检造成的损伤，提高了纵隔镜淋巴结活检的效率，临床应用价值较高。

【血管内超声】

血管内超声目前的应用并不广泛，Gehling 及 Tapson 等曾分别报道过应用血管内超声进行呼吸系统疾病诊断，主要为肺栓塞、中心型肺癌、纵隔淋巴结等。但是，血管内超声是创伤性检查，因此尚未得到普及并成为一种常规诊断方法，有待于进一步的完善。

（杨　萌　姜玉新）

参 考 文 献

［1］周永昌，郭万学，等. 超声医学. 第三版，北京：北京科学技术文献出版社，1998，751－768

［2］K. Wernecke. Ultrasound study of the pleural. Eur. Radiol, 2000, 10：1515－1523

［3］Sakai F, Sone K, Kiyono K. High resolution sonography of the chest wall. Fortschr Röntgenstr, 1990, 153：390－394

［4］张武，等. 现代超声诊断学手册，北京：北京医科大学中国协和医科大学联合出版社，1996，127－134

［5］Wernecke K, Galanski M, Peter PE. Pneumothorax：evaluation by ultrasound-preliminary results. J Thorac Imaging, 1987, 2：76－78

［6］Yang PC, Luh KT, Chang DB, et al. Value of Sonography in determining the nature of pleural effusion：analysis of 320 cases. AJR, 1992, 159：29－33

［7］Yang PC, Luh KT, Chang DB, et al. Ultrasound evaluation of pulmonary consolidation. Am Rev Dis, 1992, 146：757－762

［8］Yuan A, Chang DB, Yu CJ, et al. Color doppler sonography of benign and malignant pulmonary masses. AJR, 1994, 163：545－549

［9］Frazier AA, Rosado de Christenson ML, Stocker JT, et al. Intralobar sequetration：radiologic-pathologic correlation. Radiographics, 1997, 17：725－745

［10］Winters WD, Effmann EL, Nghiem HV, et al. Disappearing fetal lung masses：importance of postnatal imaging studies. Pediatr Radiol, 1997, 27：535－595

［11］Avila NA, Mueller BU, Carrasquillo JA, et al. Multilocular thymic cysts：imaging features in children with human immounodeficiency virus infecion. Radiology, 1996, 201：130－134

［12］Davis SD, Umlam SL. Radiology of congenital abnormalities of he chest. Curr Opin Radiol, 1992, 4：25－35

［13］Alexander Tschammler, German Ott, Thomas Schang, et al. Lymphadenopathy：Differentiation of benign from malignant disease-color Doppler US assessment of intranodal angioarchitecture. Radiology，1998，208：117－123

[14] Gebhard Mathis. Thoraxsonography-part Ⅱ：peripheral pulmonary consolidation. Ultrasound in Med and Biol，1997，23（8）：1141－1153

[15] 董宝玮，等. 临床介入性超声学. 北京：科学出版社，1990，83－109

[16] Obata K，Ueki J，Dambara T，et al. Repeated ultrasonically guided needle biopsy of small subpleural nodules. Chest，1999，116：1320－1324

[17] Sheh S，Hamper U，Stanley D，et al. US guidance for thoracic biopsy：A valuable alternative to CT. Radiology，1999，210：721－726

[18] Liu JB，Goldberg BB，et al. Endoluminal Ultrasound vascular and nonvascular applications. The United Kingdom：Martin Duntiz，1998，251－257

[19] Kelbel C，Stephany P，Lorenz J. Endoluminal chest sonography. Eur J Ultrasound，1996，3：191－195

[20] Gehling U，Tuengerthal S，Jackowick M，et al. Intravasale sonographie zur präoperativer diagnostik zentraler bronchi-altumoren-erste klinische erfahrungen. Pneumologie，1993，47：19－25

[21] Tapson VF，Davidson CJ，Kisslo KB，et al. Rapid visualization of massive pulmonary emboli utilizing intravascular ultrasound. Chest，1994，105，888－890

第十一章　外科肺活检在弥漫性肺实质性疾病诊断中的作用评价

弥漫性肺实质性疾病（diffuse parenchymal lung diseases，DPLD），即以往所谓的间质性肺病（ILD），包括已知病因（例如结缔组织病、环境、职业或药物相关肺病等）和未知病因两大类。后者包括特发性间质性肺炎（idiopathic interstitial pneumonia，IIP）、肉芽肿性肺病（例如结节病）及其他多种少见疾病如淋巴管平滑肌肉瘤病（LAM）、朗格汉斯细胞组织细胞增生症、嗜酸粒细胞肺炎等（图3-11-1）。IIP包括7种临床病理类型，按发病频率分别是（临床诊断/病理诊断）：特发性肺纤维化（IPF）/寻常型间质性肺炎（UIP）、非特异性间质性肺炎（NSIP）/NSIP、隐源性机化性肺炎（COP）/机化性肺炎（OP）、急性间质性肺炎（AIP）/弥漫性肺泡损伤（DAD）、呼吸性细支气管炎伴间质性肺病（RB-ILD）/呼吸性细支气管炎（RB）、脱屑性间质性肺炎（DIP）/DIP、淋巴细胞间质性肺炎（LIP）/LIP。

【外科肺活检的指证】

外科肺活检包括电视胸腔镜肺活检和开胸肺活检，其在DPLD诊断中的应用指证可以从两个方面考虑。一是不同DPLD的鉴别；二是IIP不同临床病理类型之间的鉴别。

（一）不同DPLD的鉴别　　不同DPLD（图3-11-1）之间的鉴别，一般首先根据临床表现、影像学特征和实验室检查，大多可明确诊断（图3-11-2）。例如，职业、环境或药物相关的肺病，相应的病史采集对于诊断至关重要。结缔组织病相关的DPLD，通过临床表现和血清学检查，常可确诊。结节病支气管内膜活检和/或经支气管肺活检的阳性率很高，可达85%，很少需要外科肺活检。其他罕见或少见的DPLD如淋巴管平滑肌肉瘤病（LAM），一般都具有典型的临床和影像学特征，内科肺活检有助于确立诊断。再如一些影像表现为弥漫性肺间质改变的疾病如癌性淋巴管炎、感染性疾病等，往往有相应的临床表现，必要时通过内科肺活检结合病原学检查，亦可确诊。但对于上述检查仍不能明确诊断者，仍可考虑选用外科肺活检。

（二）特发性间质性肺炎不同临床病理类型的鉴别　　外科肺活检在DPLD诊断中的价值，主要体现在不同临床病理类型的IIP的鉴别上。IIP上述临床病理类型的确诊需要肺活检病理检查，在很多情况下往往需要外科肺活检。小开胸肺活检的诊断率高（可达90%）、并发症和死亡率低（分别为2.5%和0.3%）。外科胸腔镜肺活检的诊断准确率、并发症与小开胸相同。临床实践中不少医师对外科肺活检持非常谨慎的态度，主要原因可能是认为肺活检结果并不能改变已有的治疗方案；另外，担心外科肺活检后得不到满意的病理诊断，也是重要原因之一。但我们应该认识到，在大多数情况下，IIP的诊断仅依靠临床和影像资料显然是不够的。例如，虽然IPF已有统一的临床诊断标准，但即使有经验的专家，也只能对50%的病例可做出肯定的临床诊断。此外，有研究证实，与临床资料和HRCT比较，组织病理学资料对最后诊断的确立具有最重要的影响。特别需要强调的是，组织病理学评价是IIP分类的基础，而且病理学分类可提供重要的预后信息，对治疗方案的实施具有重要的指导价值。因此，如何合理地应用外科肺活检技术，如何更好地利用肺活检病理资料做出正确的诊断，是IIP诊断中的关键环节。

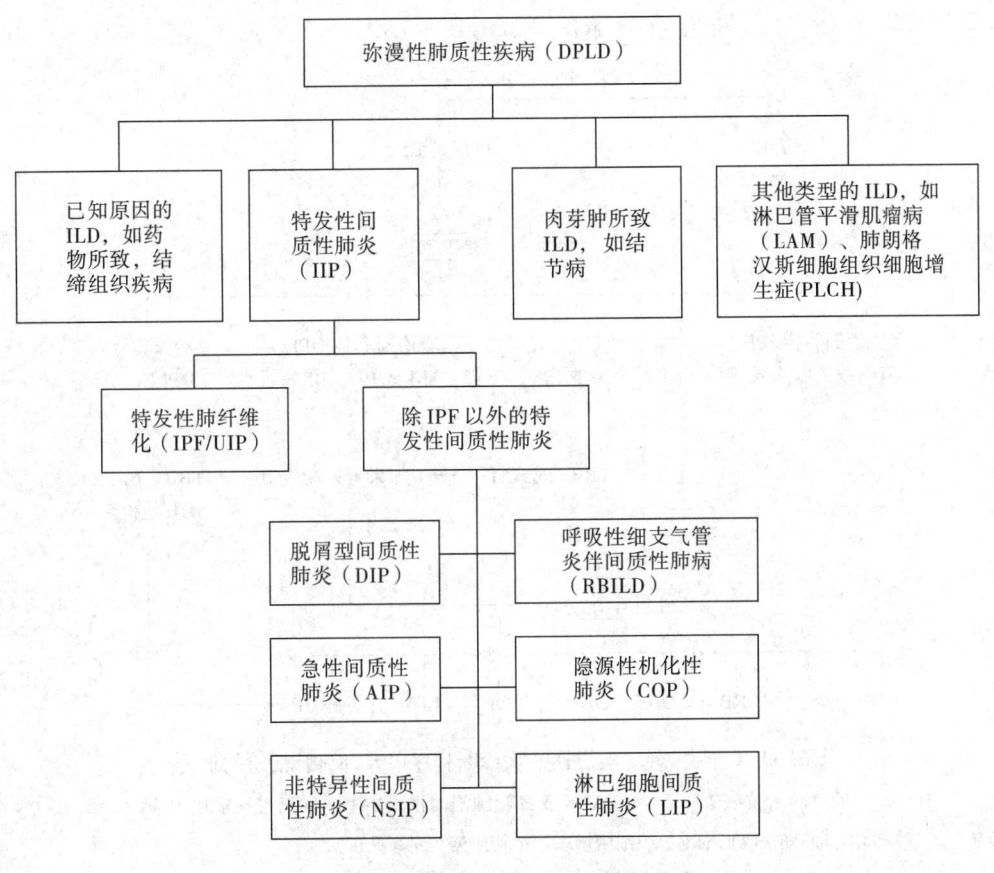

图 3-11-1　弥漫性肺实质性疾病的分类

对于 IIP 不同临床病理类型之间的鉴别，临床和影像学特征（HRCT 表现）有助于确定是否需要肺活检，是选用内科肺活检还是外科肺活检（图 3-11-2）。IPF/UIP 的确诊当然需要外科肺活检；但在没有病理的情况下，临床医师根据临床和影像学标准亦可做出可能的诊断。但这种临床诊断的可靠性，在很大程度上依赖于呼吸科医师和放射科医师的专业水平。因此就 IPF/UIP 的诊断来说，要决定是否需要外科肺活检并不容易：显然并非所有的病例都需要，但对于临床和影像表现不典型的病例、或当临床诊断的确信程度不高的时候，外科肺活检仍然是必要的。

COP 和 AIP 有时通过内科肺活检亦可获得典型的病理表现，而不需要外科肺活检。国内文献报道的 COP 中，不少病例就是通过经支气管肺活检或经皮肺活检确诊的。例如，北京协和医院报告的 18 例 COP 中，10 例通过经支气管肺活检或经皮肺活检确诊，8 例通过外科肺活检确诊。当然对于内科肺活检不能确诊者，仍需考虑外科肺活检。

就发表的文献和我们自己的经验看来，NSIP 也许是目前需要外科肺活检确诊的最常见的 IIP。临床上 NSIP 相对常见，发生率仅次于 IPF。由于现行的专家认为，对于典型的 IPF，可以不需要外科肺活检证实，因此 NSIP 已逐渐成为外科肺活检确诊的最常见的 IIP 之一。目前，NSIP 作为一种疾病实体的地位还不明确，其自然病程尚不清楚，因此得到明确的病理诊断，就显得非常重要。在我们的一组 16 例通过外科肺活检确诊的 IIP 中，NSIP 有 9 例；虽然对初始的皮质激素反应良好，但通过随访，已有 4 例分别在 6～24 个月期间出现结缔组织病的典型临床表现和血清学异常。北京协和医院报道的一组 18 例 NSIP 中，9 例（50%）抗核抗体

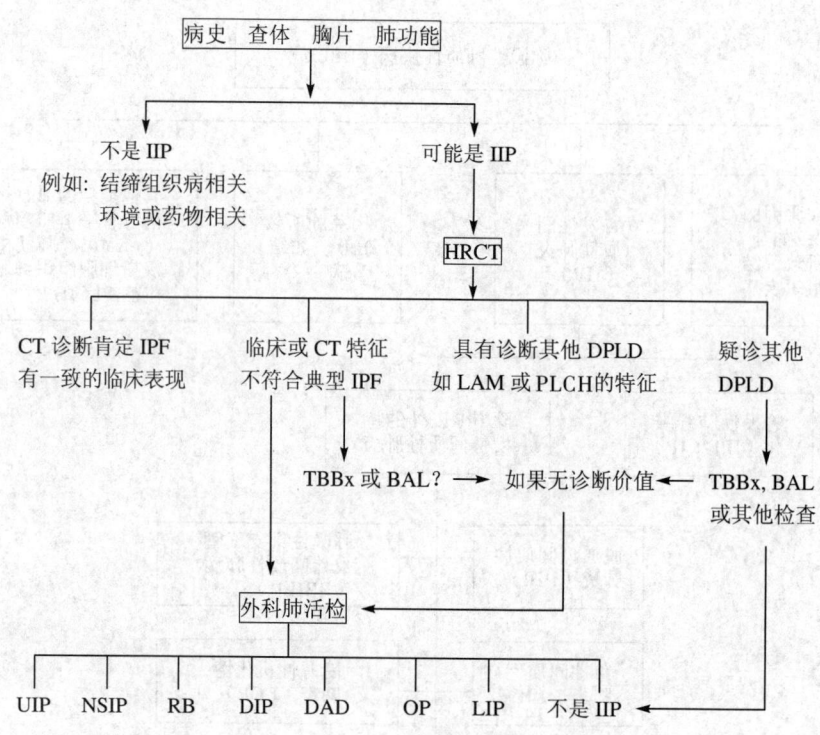

图 3-11-2　弥漫性肺实质性疾病诊断程序以及外科肺活检的地位

TBBx = 经支气管肺活检；BAL = 支气管肺泡灌洗；LAM = 淋巴管平滑肌肉瘤病；

PLCH = 肺朗格汉斯细胞组织细胞增多症；其他英文缩写见正文

阳性（效价 1:80～1:320），这些病例中有的会不会是结缔组织病的先期表现，有待随访观察。另外，NSIP 的病理表现可分为富细胞为主型和纤维化为主型，对皮质激素治疗的反应性及预后也不尽相同。因此，对于临床怀疑 NSIP 的病例，原则上应考虑通过外科肺活检确诊。

【如何应用外科肺活检获得正确的临床病理诊断】

通过外科肺活检获得病理标本后，能不能做出正确的临床病理诊断，有赖于以下几个重要环节。一是标本的代表性（标本的质量），二是病理医师的专业水平，三是临床医师与病理医师的互动。

标本的代表性包括两层涵义。一是获取标本的部位，二是标本的数量。活检时应选择病变的边缘部位，以便包括肉眼看上去正常的肺实质。避免 HRCT 上、或在手术中看上去"最严重"的病变部位，不从舌叶或右中叶的尖端取材，因为从这些部位获取的标本往往缺乏典型的病理特征。活检要深入到胸膜下的肺实质，最大径 3～5cm。上述要点应在术前与胸科医师认真讨论。至于标本的数量，一般推荐多部位取材（2 个或 2 个以上肺叶）。如果只从一个部位取一份标本，有可能反映不出病变全貌。例如，Monaghan 等总结了 64 例外科肺活检确诊的 UIP 和 NSIP 病例，均为多部位活检（至少 2 个部位）。病理分析发现，不同部位均表现为 UIP 者 25 例，均表现为 NSIP 者 31 例，而其余 8 例不同部位标本分别显示 UIP 和 NSIP。对于这种所谓 UIP/NSIP 不一致的病例，其生存率、临床和生理学特征与 UIP 相似，预后较 NSIP/NSIP 一致的病例要差。该研究结果证实了同一病例不同肺叶可存在不同的病理类型，强调了多部位活检的重要性及其预后意义。

研究表明，IIP 的临床、影像和病理诊断，在不同医师之间存在很大程度的不一致性（interobserver variability）。即使根据统一的 IPF 临床诊断标准，呼吸科医师之间、放射科医师之间在诊断上都存在不一致性。即使对间质性肺病比较有经验的病理科医师，对不同 IIP 的组织学诊断有时也不能达成一致。临床研究表明，病理科医师在得知充分的临床和 HRCT 资料后，特别是通过与临床医师讨论后，诊断的一致性会明显提高。在另一项研究中，Hunninghake 等对来自不同医学中心的 91 例疑诊 IPF 的病例进行了前瞻性诊断分析，结果发现一个由 3 名呼吸科医师组成的核心专家小组做出的 IPF 诊断的准确性，要明显高于各医学中心。上述研究结果提示，对于诊断不确定的病例，建议转给一个专家组进行会诊。这个专家小组应该包括呼吸科、放射科和病理科医师。我们自己的经验也说明，不同学科之间的交流和讨论，有助于提高对 IIP 的认识和诊断水平。此外，我们还要认识到，IIP 的诊断没有"金标准"，只有临床-放射-病理综合评价这条"银标准"。例如，COP 的病理改变是各种原因导致肺小血管通透性增加，血浆蛋白渗出到肺泡腔内造成肺泡损伤，是非特异性的。药物肺损伤及结缔组织疾病累及肺时病理可表现为局部机化性肺炎，但更常见的病变是 NSIP 或在 NSIP 基础上同时合并机化性肺炎样改变。由此可见，病理表现为机化性肺炎时临床并不一定能诊断为 COP。临床医师对 COP 的诊断，是在临床特征、影像学表现结合病理形态、除外已知因素后做出的综合判断。等待病理科医师给出"最后诊断"这种通常的诊断思维，在 IIP 的诊断中也许太过"苛求"了。专业水平高而且有经验的病理医师是必需的，但要做出最后的而且是正确的临床-病理诊断，还得依靠"集体"的专业水平和经验。

总之，要更好地利用外科肺活检，提高 IIP 的临床-病理诊断水平，以下几个关键环节值得重视：①掌握适应证，既不能"滥用"，也应避免"保守态度"；②术前讨论：呼吸科医师应与胸科医师、必要时联合放射科医师进行充分讨论，根据 HRCT 表现确定活检部位，以保证得到合格标本以及客观的病理结果；③成立核心专家小组，提供会诊和交流平台，加强呼吸、放射和病理科医师的互动；④进行密切随访，积累诊治经验。得到初步临床病理诊断后，仍需随访疗效，观察病情变化；如果出现新的异常表现，还应该对以前的临床影像资料和病理资料进行回顾、再评价；对暂时不能做出共识诊断的病例更应密切随访。

（孙永昌）

参 考 文 献

［1］ American Thoracic Society/European Respiratory Society International Multidisciplinary Consensus Classification of the Idiopathic Interstitial Pneumonias. Am J Respir Crit Care Med，2002，165：277 - 304

［2］ 孙永昌，陈亚红，姚婉贞，等. 不同肺活检方法对弥漫性肺间质性疾病的诊断价值. 中国呼吸与危重监护杂志，2004，3：210 - 212

［3］ King TE Jr. Clinical advances in the diagnosis and therapy of the interstitial lung diseases. Am J Respir Crit Care Med，2005，172：268 - 279

［4］ Flaherty KR，King TE Jr，Raghu G，et al. Idiopathic interstitial pneumonia. What is the effect of a multidisciplinary approach to diagnosis. Am J Respir Crit Care Med，2004，170：904 - 910

［5］ Fishbein MC. Diagnosis：To biopsy or not to biopsy. Assessing the role of surgical lung biopsy in the diagnosis of idiopathic pulmonary fibrosis. Chest，2005，128：520s - 525s

［6］ 施举红，许文兵，刘鸿瑞，等. 隐源性机化性肺炎 18 例的临床病理特征. 中华结核和呼吸杂志，2006，29：167 - 170

［7］ 李惠萍，范峰，李秋红，等. 肺活检证实隐源性机化性肺炎 25 例临床诊治体会. 中华结核和呼吸杂志，2007，

259 - 264

［8］孙永昌，姚婉贞，郑杰，等. 非特异性间质性肺炎临床-放射-病理诊断分析. 中华结核和呼吸杂志，2004，27：664 - 667

［9］黄慧，徐作军，朱元珏，等. 非特异性间质性肺炎不同病理类型的临床分析. 中华结核和呼吸杂志，2006，29：747 ~ 750

［10］Monaghan H，Wells AU，Colby TV，et al. Prognostic implications of histologic patterns in multiple surgical lung biopsies from patients with idiopathic interstitial pneumonias. Chest，2004，125：552 - 556

［11］Aziz ZA，Wells AU，Hansell DM，et al. HCT diagnosis of diffuse parenchymal lung disease：Interobserver variation. Thorax，2004，59：506 - 511

［12］Nicholson AG，Addis BJ，Bharucha H，et al. Inter-observer variation between pathologists in diffuse parenchymal lung disease. Thorax，2004，59：500 - 505

［13］Hunninghake GW，Zimmerman MB，Schwartz DA，et al. Utility of a lung biopsy for the diagnosis of idiopathic pulmonary fibrosis. Am J Respir Crit Care Med，2001，164：193 - 196

［14］Wells AU. Histopathologic diagnosis in diffuse lung disease. An ailing gold standard. Am J Respir Crit Care Med，2004，17：828 - 829

［15］孙永昌. 外科肺活检在特发性间质性肺炎诊断中的应用. 中华结核和呼吸杂志，2007，30：243 - 245

第十二章　呼出气一氧化氮浓度检测在
评价气道炎症中的作用

一氧化氮（nitric Oxide，NO）是机体内重要的内源性调控分子。它在许多不同的生物学反应中起着信使的作用，例如，外周血流的调控、血小板功能、免疫反应及神经传递。NO 通过激活鸟苷酸环化酶（使 GTP 转化成 cGMP）引起一系列生理反应。Robert F Furchgott 博士等因在此领域的发现而于 1998 年获得诺贝尔生理学奖。

NO 在生物组织中的活性很高，直接检测非常困难。一般只能进行间接检测，即检测 L-瓜氨酸（产生 NO 时的伴随产物）或检测硝酸盐/亚硝酸盐；气态的 NO 在低浓度时相当稳定，并有规律地扩散至邻近的细胞，当产生 NO 的组织或器官与空腔相连时，可通过测定空腔内气体中的 NO 含量而反映其在该组织或器官的含量。

1991 年，Gustafsson 等人首次报道了在呼出气体中检测一氧化氮，随后，Alving 及同事发现，哮喘患者呼出气体中的一氧化氮浓度会增高。现在越来越多的证据显示，测定呼出的一氧化氮浓度是一种有效的、非创伤性评估炎性呼吸道疾病的方法，支气管痉挛并不会引起呼出气一氧化氮浓度的升高，除非合并有炎症。因此，呼出气一氧化氮在哮喘的鉴别诊断及指导皮质激素使用方面均发挥着重要作用。

【呼吸道一氧化氮的形成】

一氧化氮的形成由一氧化氮合成酶调控，后者有两种存在形式——基本异构体（cNOS）和诱导异构体（iNOS）。基本异构体又分为内皮细胞中的 eNOS 与神经细胞中的 nNOS。在呼吸道中一氧化氮合成酶的这 3 种构型均存在。然而，iNOS 能产生比两种基本异构体更多的一氧化氮。iNOS 可在呼吸道上皮细胞内特异表达且其表达在哮喘中会显著增高。另外 Guo 及同事发现，与正常对照相比，哮喘患者其呼吸道 iNOS mRNA 表达会显著增高。而且，接受皮质激素治疗的患者其 iNOS 蛋白和 mRNA 表达水平与未接受此类治疗的患者相比有一定的降低。

许多刺激物，特别是炎性细胞因子，均可诱发 iNOS 的表达，尽管有研究表明转录因子 STAT-1 及 NF-kappaB 可能参与其中，但其确切机制仍未完全明了。

【呼出气一氧化氮（exhaled nitric oxide）的测定】

（一）测量值的流速依赖性　目前，最广泛应用且最灵敏的测定一氧化氮的方法就是与臭氧反应后的化学发光法，其灵敏度可至 1 ppb（parts per billion）。由于 NO 来源于支气管及肺泡两处，在呼气过程中，空气从支气管壁及肺泡腔向支气管腔流动，呼出气 NO 浓度升高。正常状态下 NO 和血红蛋白有较高的亲和力，肺泡来源的 NO 水平较低且维持在一个稳定状态。当呼气流速较低时，NO 有足够的时间从支气管壁向支气管腔内顺浓度梯度弥散，这时测定的呼出气 NO 浓度（fractional exhaled nitric oxide，FENO）主要来源于支气管；当呼气流速较高时，NO 经支气管壁弥散时间缩短，测得的较低水平的 FENO 主要来源于肺泡。在较高流速时，FENO 水平降低，相比较而言，较低流速时，FENO 水平较高。研究显示呼气流速从 4.2 ml/s 提高至 1550 ml/s，FENO 水平下降 35%。同时，较低流速时，重复测量的离散度更大。因此当以浓度的形式表示一氧化氮时，记录其流速就极为重要了。欧洲呼吸学会（ERS）

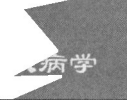

于 1997 年推荐的流速相当高（167～250ml/s），当时多数的研究人员使用 100ml/s。自 1999 年 12 月美国胸科学会（ATS）的关于 FENO 测量的指导原则公布后，多数的研究人员开始使用推荐流速 50ml/s。但在某些情况下仍可采用高些或低些的速率，但均应将流速记录在案。

对同一个体而言，监测不同呼气流速下 FENO 的浓度，可以了解中心或外周气道炎症情况，有助于对疾病类型及严重程度的判断。目前被人们广泛接受的是"两腔室模型"，见图 3-12-1。即将所有肺泡假定成一个腔室，而支气管为另一个腔室，后者形成了一个单管与肺泡腔连接。肺泡部分由一个参数描述，即稳态时肺泡 NO 浓度（CA_{NO}）；支气管部分由两个参数描述：NO 在气道中的弥散能力（Daw_{NO}），以及源于气道壁的 NO 最大总流量（$J'aw_{NO}$）或气道壁 NO 浓度 Caw_{NO}。测定不同呼气流速下的 FENO，与呼气流速间建立线性回归方程，其截距为支气管源性 NO，斜率为肺泡源性 NO。目前研究发现哮喘的气道炎症不仅存在于中心气道还存在于外周气道，而外周气道炎症可能是重症难治性哮喘的病理生理基础。两腔室模型的建立，可以很好地反映哮喘不同部位的炎症，为研究外周气道病变在哮喘发病机制中的作用提供了帮助。已经有研究提示，肺泡源性 NO 同气道反应性相关；中重度哮喘患者肺泡一氧化氮浓度明显升高，口服激素依赖者高于非激素依赖者，且与肺功能中反映小气道功能的指标相关。Slates 等的研究发现在吸入激素治疗的基础上加用口服激素治疗者肺泡 NO 比仅吸入激素治疗者明显降低，深吸气的支气管舒张作用明显改善。

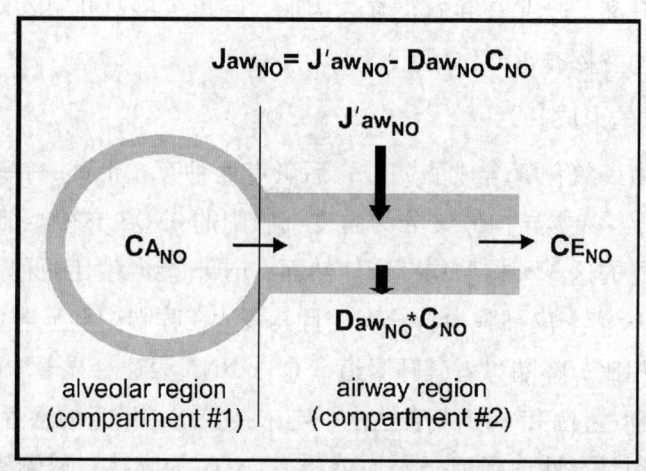

图 3-12-1　NO 气体交换动力学的"两腔室模型"示意图

呼出气 NO 浓度（exhaled NO concentration，CENO）来源于两部分：支气管部分及肺泡部分。肺泡部分由一个参数描述，即稳态时肺泡 NO 浓度（CA_{NO}）。支气管部分由两个参数描述：NO 在气道中的弥散能力（Daw_{NO}），以及源于气道壁的 NO 最大总流量（$J'aw_{NO}$）或气道壁 NO 浓度 Caw_{NO}。

（二）操作方法　FENO 检测具有无创性、操作简便、重复性强等特点。目前国际上已将呼出气 NO 浓度的测定标准化及规范化。FENO 检测采用一口气持续气流技术。具体操作如下：受试者采取端坐位，将口嘴含入口中，用嘴吸气 2～3 秒至肺总量（total lung capacity，TLC）或接近 TLC（如无法达到 TLC），然后立即以均匀的流速呼气。通过屏幕反馈的信息，指导患者在呼气的 10 秒间期内，保持屏幕上的箭头指在中间的绿色区域从而达到压力流速控制。须注意的是检测过程中不应使用鼻夹，因为这会导致 NO 在鼻中蓄积并扩散到气道而影

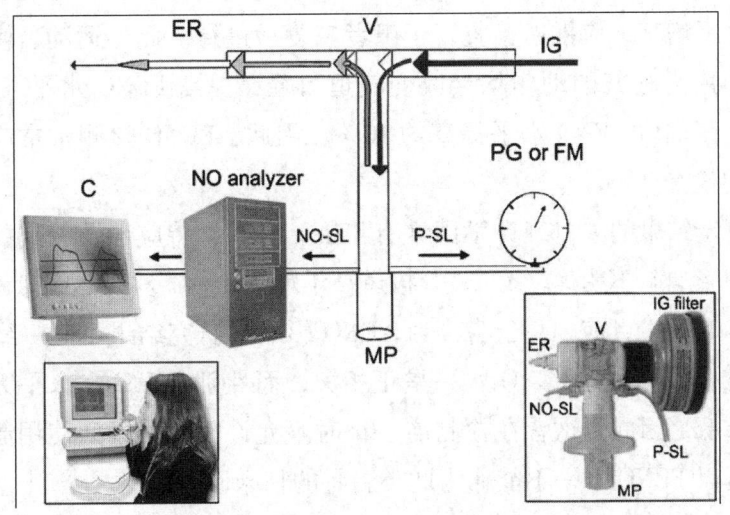

图 3-12-2　受试者使用呼出一氧化氮测定系统时的呼吸回路结构图

C：computer，计算机；ER：expiratory resistance，呼气阻力；FM：flow meter，流速计；IG：inspired gas，吸入气体；MP：mouthpiece，口嘴；NO analyzer：NO 分析仪；NO-SL：nitric oxide sampling line，一氧化氮取样管；PG：pressure gauge，压力计；P-SL：pressure sampling line，压力取样管；V：three-way valve，三通阀门

响测量结果。但如果患者无法自主控制不用鼻吸气或呼气，可考虑使用鼻夹。图 3-12-2 所示为受试者使用呼出一氧化氮测定系统时的呼吸回路结构图。图 3-12-3 所示为受试者正在使用呼出一氧化氮测定仪。

（三）测定的影响因素　呼出气 NO 浓度测定的混杂因素包括吸入气中的周围 NO 以及鼻窦、鼻腔产生的 NO 的影响。患者进行 FENO 检测前不应进食及饮水。研究发现摄入硝酸盐或

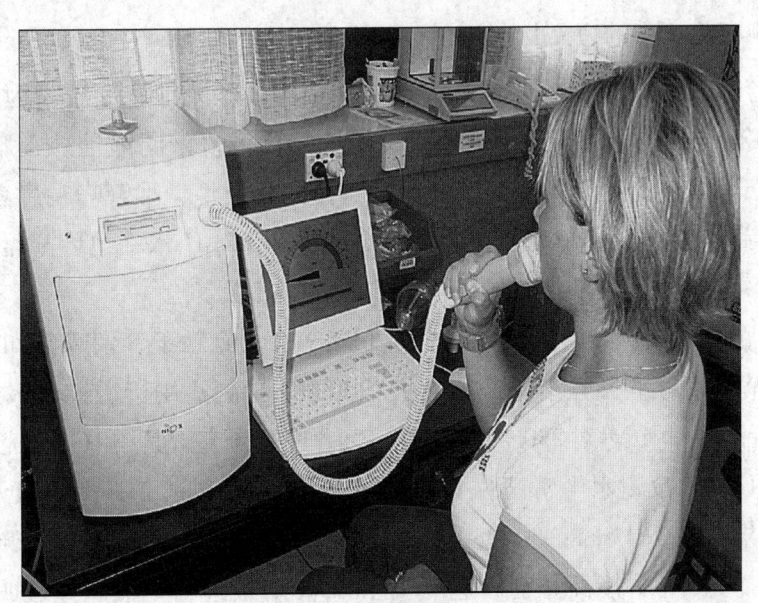

图 3-12-3　受试者正在使用呼出一氧化氮测定仪

通过屏幕反馈的信息，指导患者在呼气的 10 秒间期内，保持屏幕上的箭头指在中间的绿色区域从而达到压力流速控制

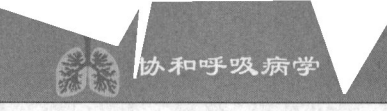

含有硝酸盐的食物（如莴苣）后，FENO 水平增高。饮酒会降低哮喘患者及健康人的 FENO 水平，饮水及摄入咖啡因也可能短暂地改变 FENO 水平。此外上、下呼吸道病毒感染会引起哮喘患者 FENO 水平增高，应推迟检查，于患者恢复后进行。此外运动、使用支气管扩张剂及肺活量计检测中用力呼气的动作均会改变气道口径，提高 FENO 水平。Kissoon 等研究发现，使用支气管扩张剂后 FENO 水平提高约 10%。因此，FENO 检测常常应作为患者抵达实验室后最先进行的检查。

影响 FENO 测定结果的人口统计学因素有年龄、身高、特应性及吸烟状况。健康人中年龄对 FENO 水平的影响尚不明确。Avital 等报道在年龄为 2~41 岁的哮喘患者中，随着年龄增大 FENO 水平明显增高。目前，关于身高对 FENO 影响的研究结果不尽一致。最近的一项研究显示身高、年龄、特应性与 FENO 水平呈正相关，而性别和 FENO 水平无明显相关性。吸烟者 FENO 水平降低，因此受试者在检测前一小时不允许吸烟。近期使用激素治疗 FENO 水平会显著降低，所以 FENO 水平不能作为此类患者的临床诊断依据。

（四）推荐的正常值　目前，国际指南尚未确立呼气流速为 50 ml/s 时 FENO 的正常值。然而，最近的一些研究已经提出了成人及儿童 FENO 的参考范围。Smith 等推荐区分哮喘及非哮喘的合适分割点是 20 ppb。Kharitonov 等的研究数据显示非特应性健康成人 FENO 的正常上限为 33.1 ppb。一项对 405 名儿童的研究显示，FENO 的正常上限（95% 可信区间）具有年龄相关性，FENO 变化范围显示从 4 岁儿童为 15.7 ppb 到青少年为 25.2 ppb。有报道推荐成人及学龄儿童 FENO 的正常上限分别是 33 ppb 和 25 ppb。最近一项对 1131 名健康成人的研究报道 FENO 的正常上限是 24 ppb~54 ppb，同时提出成年不吸烟的健康人群 FENO 的参考公式：$Ln(FENO) = 0.057 + 0.013 × 身高(cm) + 0.0088 × 年龄(岁)$。

监测哮喘控制状态及评价吸入激素治疗的反应需要连续测量 FENO，FENO 检测的可重复性就非常重要。FENO 检测的可重复性好，成人重复测量 FENO 的标准差为 2.1 ppb，儿童为 1.6 ppb。研究报道两次监测 FENO 的差值超过 4 ppb，或变化超过 10% 被认为反映气道炎症的真实变化。

【FENO 检测在临床中的意义】

（一）支气管哮喘　支气管哮喘是以嗜酸性粒细胞、肥大细胞等浸润为主的气道炎症性疾病。研究证明 FENO 与诱导痰、组织活检及支气管肺泡灌洗液嗜酸性粒细胞计数高度相关。研究表明，FENO 与血中的嗜酸性粒细胞水平有明显的相关性，尽管哮喘患者症状缓解多年，支气管活检仍提示存在嗜酸性粒细胞气道炎症，他们的 FENO 水平也明显增高。Mattes 等发现哮喘患者 FENO 和痰嗜酸性粒细胞阳离子蛋白水平正相关。

1. FENO 检测在哮喘诊断中的地位　成人 FENO 检测有助于鉴别哮喘和非哮喘的呼吸道疾病。病毒性疾病会引起假阳性结果，因此推荐 FENO 检测适用于慢性呼吸道症状超过 6 周或更长时间的患者。Dupon 等对 250 例不吸烟的患者进行研究，其中 160 例完全符合哮喘诊断标准，结果显示 FENO 检测水平对哮喘诊断具有较高的预测性，其灵敏度和特异度分别为 85% 和 90%。如果将 FENO 升高（>33 ppb）与肺功能异常（FEV_1 <80% 预计值）相结合，则诊断哮喘的灵敏度和特异度高分别高达 94% 和 93%。最近的一项研究表明，FENO 检测可以用于年轻人的哮喘筛查，其诊断的灵敏度和特异度分别为 52.4% 和 85.2%，其中过敏性鼻炎及吸烟状态是重要的致混淆因素。

特别需要注意的是，即使完全符合哮喘临床诊断标准的患者，尤其是非过敏性的哮喘患者，其 FENO 检测水平也可能正常，FENO 检测水平正常并不能完全排除哮喘诊断。因此，FENO 检测在人群调查和哮喘诊断中并不能取代气道高反应（AHR）检查，只能作为气道高反应检查的补充检查。

2. 评价哮喘控制情况及对吸入激素治疗的反应　有证据表明，FENO 检测水平增高有助于预测哮喘患者病情加重。Jones 等对 78 名使用激素治疗的中度哮喘患者跟踪研究，发现 FENO 检测的水平和患者的症状、FEV_1 及痰嗜酸性粒细胞计数明显相关。Harkins 等随访了 22 名哮喘患者，其中 12 名患者 2 周内出现症状加重。他们发现与患者的肺功能、峰流速、药物使用及症状相比，FENO 水平是唯一对预测病情发展有显著意义的指标。另一项对 40 名无症状的哮喘儿童研究发现，停止吸入激素后复发的患儿第 2 周和第 4 周的 FENO 检测明显高于未复发儿童。这说明 FENO 可以作为停止吸入激素后预测哮喘复发的早期标志物。

对于嗜酸性粒细胞增多的哮喘患者，激素治疗有助于控制气道嗜酸性粒细胞炎症同时改善哮喘患者临床指标。而对无嗜酸性粒细胞增多的哮喘患者，激素治疗的反应性可能较差。研究表明，轻度哮喘患者激素治疗后 FENO 水平下降。Jones 等对 65 名未控制的哮喘患者进行研究，分别给予五种不同剂量的治疗（安慰剂、每天 $50\mu g$、$100\mu g$、$200\mu g$ 和 $500\mu g$ 倍氯米松）。结果发现，激素剂量和 FENO、FEV_1、痰嗜酸性粒细胞计数的变化存在线形剂量-反应关系。此外，研究还表明，激素治疗后 FENO 的变化和痰嗜酸性粒细胞计数的变化存在显著相关性。

3. 指导治疗及调整吸入激素剂量　全球哮喘防治创议（GINA）提议应根据患者的症状、肺功能、急救药物的使用等调整哮喘患者吸入激素的剂量，但目前已有研究应用 FENO 检测指导哮喘患者激素长期治疗。Smith 等对 94 名成人哮喘患者进行 1 年的跟踪研究，其中 46 名患者（FENO 组）根据 FENO 水平调整激素吸入剂量，对照组的 48 名患者则根据 GINA 指南调整治疗。结果 FENO 组平均每天吸入激素氟替卡松的剂量为 $370\mu g$，而对照组为 $641\mu g$（$P=0.003$）。FENO 组平均每人每年急性发作 0.49 次，对照组为 0.90 次。因此，使用 FENO 检测指导治疗可以显著减少患者吸入激素剂量，而不会增加患者急性发作的次数。

（二）慢性阻塞性肺疾病（COPD）　COPD 患者的 FENO 水平不尽一致，一方面可能受吸烟等混杂因素的影响，另一方面它也可能反映了潜在气道炎症的多相性。Clini 等研究报道，COPD 患者的 FENO 水平较正常人没有显著变化。而其他一些研究报道 COPD 患者的 FENO 水平较正常人增高。Brindicci 等研究发现，COPD 患者肺泡 FENO 明显增高，暗示对于 COPD 患者来说，肺泡 FENO 可能较气道 FENO 能提供更重要的信息。

对存在固定气道阻塞的年龄较大患者（> 45 岁），仅使用肺功能等检测并不能区分哪些可能为 COPD 合并哮喘患者。Papi 等报道存在痰嗜酸性粒细胞计数及 FENO 水平增高的 COPD 患者，使用支气管扩张剂后气道的可逆性也较高。Zietkowski 等对 19 名 COPD 患者研究发现，吸入布地奈德（800 $\mu g/d$）2 个月后患者行气道可逆试验的 FEV_1 改善程度与 FENO 基础水平明显相关（$r=0.73$，$P=0.0003$）。目前，仍需进一步的研究明确 FENO 检测在评价 COPD 中的作用。

（三）鼻炎　鼻炎和哮喘是同一症候群的不同表现。研究表明，非哮喘的过敏性鼻炎患者 FENO 水平高于正常人。Rolla 等对 108 名鼻炎患者研究发现，过敏性鼻炎（AR）患者（33%）及慢性鼻窦炎（CRS）患者（42%）哮喘的患病率明显高于非过敏性鼻炎患者（8.7%）。同时，过敏性鼻炎患者和慢性鼻窦炎患者的 FENO 水平均明显高于非过敏性鼻炎患者。Tufvesson 等研究发现，鼻炎合并哮喘患者的外周及中央 NO 浓度均明显高于仅有鼻炎或鼻炎合并支气管高反应性的患者。

（四）非特异性呼吸道症状　FENO 检测在评价难以诊断的慢性呼吸道疾病中具有广阔的前景。研究表明 FENO 水平与气道嗜酸性粒细胞增多的相关性独立于临床诊断之外。Brightling 等研究发现，不完全符合哮喘诊断标准但患有嗜酸性粒细胞支气管炎（EB）的患者 FENO 水平增高。因此，临床上 FENO 可以作为一种无创性评价嗜酸性粒细胞炎症的标志物，可以用于诊断及鉴别诊断嗜酸性粒细胞支气管炎、咳嗽变异型哮喘（CVA）、病毒感染后支气管高反应性（post-viral bronchial hyperresponsiveness）、声带功能障碍、鼻后滴流综合征（PNDs）、胃-食管反流性疾病（GERD）、原发性过度通气综合征。

FENO 检测可同样用于评估患者的治疗反应。EB 及 CVA 均以气道嗜酸粒细胞浸润及 FENO 水平增高为特征，因此可能对糖皮质激素试验性治疗的反应较好。

（五）遗传性过敏症　流行病学研究证实过敏体质者，无论是否有下呼吸道症状，FENO 水平均较正常人增高。同时研究表明，FENO 水平与特异性抗原总 IgE 水平明显相关。这些情况产生的原因可能是即使无症状的过敏体质者仍可能存在轻度的气道炎症，引起 FENO 水平增高。临床上，出现 FENO 水平增高的过敏性体质者的进一步治疗应基于既往是否有显著的呼吸道症状。目前尚无证据支持无症状的患者需要进一步干预治疗。

（六）FENO 检测在其他疾病中的意义

1. 囊性肺纤维化（cystic fibrosis，CF）　目前，尚未发现 FENO 检测对评价 CF 有临床帮助。研究表明 CF 患者 FENO 水平通常正常或较低。这可能与 CF 患者一氧化氮合酶（NOS-2）表达水平降低有关。此外，研究发现 CF 患者呼出气冷凝物亚硝酸盐水平增高，这提示患者气道的黏液及分泌物中 NO 的代谢增加。

2. 原发性纤毛运动障碍（primary ciliary dyskinesia，PCD）　PCD 患者 FENO 水平及鼻 NO 水平较正常人明显降低，其可能原因是一氧化氮合酶活性降低，内源性 NO 生成减少及 NO 生成细胞破坏，引起气道反复感染。研究发现 NO 可能促进纤毛运动，使用 L-精氨酸治疗可提升患者呼出气中 NO 水平，促进纤毛运动。

表 3-12-1　FENO 检测可能有诊断作用的呼吸道及非呼吸道疾病

FENO 增高	报道不统一	FENO 降低
哮喘	支气管扩张	囊性肺纤维化
迟发性哮喘反应	COPD	原发性纤毛运动障碍
过敏性鼻炎	纤维化肺泡炎	肺动脉高压
病毒感染	结节病	HIV 感染
肝肺综合征	系统性硬化病	ARDS
肝拟病态发育		
急性或慢性肺移		
植后梗阻性支气管炎		

3. 肺移植　肺移植后肺功能不稳定的患者 FENO 水平明显增高。研究发现，肺移植后 14 个月出现梗阻性细支气管炎（bronchiolitis obliterans syndrome，BOS）的患者，其 FENO 水平是肺功能稳定未出现 BOS 患者的两倍。Verleden 等报道 FENO 检测对预测 BOS 的灵敏度和特

异度分别92%和84%，阳性率及阴性率分别是80%和94%。但目前尚未明确 FENO 检测在评价肺移植后患者病情变化以及预后中的地位。

【结论】

综上所述，FENO 检测使我们对气道炎症性疾病的认识又向前推进了一步。作为一种炎症标志物，FENO 向临床医师提供了迄今为止难以获得的潜在气道炎症信息，可以作为传统肺功能检查及气道高反应性检测的补充检查。对最近已经使用口服或吸入激素的患者及目前处于吸烟状态的患者，FENO 提供信息的可靠性将受到影响，因此不能作为此类患者的临床诊断依据。同时，尚需要进一步研究以确立 FENO 检测在评价 COPD 中的地位。对慢性和（或）重度哮喘患者，FENO 检测有助于确定嗜酸性粒细胞的炎症状态。对有明确哮喘病史而目前处于缓解期及正使用激素治疗的哮喘患者，FENO 检测可用于预测病情发展及指导调整激素剂量。

（黄克武）

参 考 文 献

[1] Alving K, Weitzberg E, Lundberg JM. Increased amount of nitric oxide in exhaled air of asthmatics. Eur Respir J, 1993, 6：1368 – 1370

[2] ATS/ERS recommendations for standardized procedures for the online and offline measurement of exhaled lower respiratory nitric oxide and nasal nitric oxide, 2005. Am J Respir Crit Care Med, 2005, 171：912 – 930

[3] Brindicci C, Ito K, Resta O, et al. Exhaled nitric oxide from lung periphery is increased in COPD. Eur Respir J, 2005, 26：52 – 59

[4] Buchvald F, Baraldi E, Carraro S, et al. Measurements of exhaled nitric oxide in healthy subjects age 4 to 17 years. J Allergy Clin Immunol, 2005, 115：1130 – 1136

[5] Brugiere O, Thabut G, Mal H, et al. Exhaled NO may predict the decline in lung function in bronchiolitis obliterans syndrome. Eur Respir J, 2005, 25：813 – 819

[6] Dupont LJ, Demedts MG, Verleden GM. Prospective evaluation of the validity of exhaled nitric oxide for the diagnosis of asthma. Chest, 2003, 123：751 – 756

[7] Elphick HE, Demoncheaux EA, Ritson S, et al. Exhaled nitric oxide is reduced in infants with cystic fibrosis. Thorax, 2001, 56：151 – 152

[8] George SC, Hogman M, Permutt, et al. Modeling pulmonary nitric oxide exchange. J Appl Physiol, 2004, 96：831 – 839

[9] Green RH, Brightling CE, Woltmann G, et al. Analysis of induced sputum in adults with asthma：identification of subgroup with isolated sputum neutrophilia and poor response to inhaled corticosteroids. Thorax, 2002, 57：875 – 879

[10] Grasemann H, Gartig S, Wiesemann HG, et al. Effect of L-arginine infusion on airway NO in cystic fibrosis and primary ciliary dyskinesia syndrome. Eur Respir J, 1999, 13：114 – 118

[11] Harkins MS, Fiato KL, Iwamoto GK. Exhaled nitric oxide predicts asthma exacerbation. J Asthma, 2004, 41：471 – 476

[12] Jones SL, Herbison P, Cowan JO, et al. Exhaled NO and assessment of anti-inflammatory effects of inhaled steroid：Dose-response relationship. Eur Respir J, 2002, 20：601 – 608

[13] Kharitonov SA, Gonio F, Kelly C, et al. Reproducibility of exhaled nitric oxide measurements in healthy and asthmatic adults and children. Eur Respir J, 2003, 21：433 – 438

[14] Konstantinos Kostikas, Andriana I Papaioannou, Kalliopi Tanou, et al. Portable exhaled nitric oxide as a screening

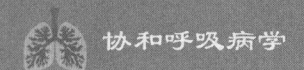

tool for asthma in young adults during pollen season. Chest, 2007, 7 [Epub ahead of print]

[15] Lane C, Knight D, Burgess S, et al. Epithelial inducible nitric oxide synthase activity is the major determinant of nitric oxide concentration in exhaled breath. Thorax, 2004, 59:757-760

[16] Narang I, Ersu R, Wilson NM, et al. Nitric oxide in chronic airway inflammation in children: Diagnostic use and pathophysiological significance. Thorax, 2002, 57:586-589

[17] Olin AC, Bake B, Torén K. Fraction of exhaled nitric oxide at 50 mL/s: Reference values for adult lifelong never-smokers. Chest, 2007, 131:1852-1856

[18] Olin AC, Rosengren A, Thelle DS, et al. Height age, and atopy are associated with fraction of exhaled nitric oxide in a large adult general population sample. Chest, 2006, 130:1319-1325

[19] Pijnenburg MW, Bakker EM, Hop WC, et al. Titrating steroids on exhaled nitric oxide in children with asthma: A randomized controlled trial. Am J Respir Crit Care Med, 2005, 172:831-836

[20] Ricciardolo FL. Multiple roles of nitric oxide in the airways. Thorax, 2003, 58:175-182

[21] Rolla G, Guida G, Heffler E. Diagnostic classification of persistent rhinitis and its relationship to exhaled nitric oxide and asthma: A clinical study of a consecutive series of patients. Chest, 2007, 131:1345-1352

[22] Slates AM, Scont JK. Improvement in bronchodilation following deep inspiration after a course of high-dose oral prednisone in asthma. Chest, 2006, 130:58-65

[23] Smith AD, Cowan JO, Filsell S, et al. Diagnosing asthma: Comparisons between exhaled nitric oxide measurements and conventional tests. Am J Respir Crit Care Med, 2004, 169:473-478

[24] Smith AD, Taylor DR. Is exhaled nitric oxide measurement a useful clinical test in asthma? Curr Opin Allergy Clin Immunol, 2005, 5:49-56

[25] Smith AD, Cowan JO, Brassett KP, et al. Use of exhaled nitric oxide measurements to guide treatment in chronic asthma. N Engl J Med, 2005, 352:2163-2173

[26] Shaw DE, Berry MA, Thomas M, et al. The use of exhaled nitric oxide to guide asthma management: A randomized controlled trial. Am J Respir Crit Care Med, 2007, 176:231-237

[27] Tsoukias NM, George SC. A two-compartment model of pulmonary nitric oxide exchange dynamics. J Appl Physiol, 1998, 85:653-666

[28] Tufvesson E, Aronsson D, Ankerst J. Peripheral nitric oxide is increased in rhinitic patients with asthma compared to bronchial hyperresponsiveness. Respir Med, 2007, 101:2321-2326

[29] Taylor DR, Pijnenburg MW, Smith AD, et al. Exhaled nitric oxide measurements: Clinical application and interpretation. Thorax, 2006, 61:817-827

[30] Verleden GM, Dupont LJ, Van Raemdonck DE, et al. Accuracy of exhaled nitric oxide measurements for the diagnosis of bronchiolitis obliterans syndrome after lung transplantation. Transplantation, 2004, 78:730-733

[31] www. ginasthma. org. Global Strategy for Asthma Management and Prevention, 2006

[32] Zietkowski Z, Kucharewicz I, Bodzenta-Lukaszyk A. The influence of inhaled corticosteroids on exhaled nitric oxide in stable chronic obstructive pulmonary disease. Respir Med, 2005, 99:816-824

第十三章　正电子发射体层成像（PET）在肺癌诊治中的新进展

肺癌是最常见的肺部恶性肿瘤，人们一直在寻找新的灵敏性和特异性较高的无创检查方法。用核素[18]氟标记的 2-（氟-18）-2-脱氧葡萄糖（FDG）的正电子发射体层成像（PET）可以提示病灶的生理和代谢特征，有助于区别良恶性病灶。PET 在肺癌诊断和分期中的作用越来越重要，并且也用于治疗中和治疗后疗效观察中，本文对其作用进行综述。

【PET 在肺癌诊断中的作用】

关于 FDG-PET 在诊断胸片或 CT 无法确定的良恶性病灶中的作用已有多项研究，所报道的 FDG-PET 诊断肺癌的敏感性和特异性均较高。Petz 等报道 51 例患者，经 X 线检查无法明确病灶良恶性，行 PET 检查并经病理证实。结果发现肺癌的 SUR 明显高于良性病灶，分别为 6.8 ± 3.7、1.5 ± 0.9。如果以 SUR≥2.5 作为肺癌的诊断标准，则 FDG-PET 对肺癌的敏感性和特异性分别为 100% 和 89%。其中 2 个假阳性病灶为活动性肺结核。Duhaylongsod 等总结 53 例有肺部阴影患者的 PET 结果，研究发现恶性病灶 SUR 值为 5.9 ± 2.7，良性病灶为 2.0 ± 1.7，两者有显著差异。以 SUR 值≥2.5 作为肺癌的诊断标准，则 FDG-PET 对肺癌的敏感性为 100%，特异性为 79%。病灶直径和 FDG 摄取量，即 SUR 值无相关性。Lowe 等在一个前瞻性、多中心研究中，共入组 89 名肺内单发结节的患者。以 SUR 值≥2.5 作为肺癌的诊断标准，则 FDG-PET 对肺癌的敏感性为 92%，特异性为 90%；用肉眼观察的方法评估，其敏感性 98%，特异性 69%，两种方法比较无显著差异。根据肺内结节直径分为两组：直径 0.7～1.5cm 组和直径 >1.5cm 组，FDG-PET 对两组患者的敏感性和特异性无显著差异。收集北京协和医院 1998 年 9 月～2003 年 4 月间行 PET 和 CT 检查，且诊断明确的 104 例患者的临床资料，对 PET 和 CT 检查结果与病理检查结果进行对比分析。其中肺癌 64 例，肺部良性疾病 40 例。肺癌患者 PET 的标准摄取比值（SUR）中位值为 4.5（1.2～11.7），明显高于良性患者的 1.0（0～7.7），且肺癌患者的 SUR 值与肺癌组织学类型、分化程度、临床分期和病灶大小均无关。PET 诊断肺癌的敏感性、特异性和准确性分别为 88%、85% 和 87%；CT 的敏感性、特异性和准确性分别为 73%、28%、57%，PET 的特异性和准确性显著高于 CT（$P < 0.05$）。可见 PET 诊断肺癌的准确性都在 90% 左右，以 SUR 值 2.5 为诊断界限比较合适。

其他特殊情况对 PET 诊断的影响如何呢？美国 Awab 等分析了 PET 在支气管肺泡癌中的诊断意义，其中约 2/3 的支气管肺泡癌 PET 阴性，因此对这类型的 NSCLC 要提高警惕，进行更积极的诊断方法。韩国 Jeong 等报道了 12 例涎腺来源肿瘤的 PET/CT 结果，结果显示 FDG 的摄取类型和程度相差很大，与分化程度有关。美国 Maldonado 等报道了 11 例机化性肺炎 PET 结果均为阴性。美国 Cerfolio 等研究了放疗后什么时间行 PET 检查准确性最高。共入组了 109 例患者，93 例接受了 60Gy 以上剂量的放疗，放疗后 PET 检查的中位时间为 24 天（2～88 天），然后接受了手术治疗，明确病理分期。结果显示 PET 检查在放疗后 26 天时总的分期准确性最高，29 天时 N_2 分期准确性最高。PET 在放疗后 10 天内进行总的分期的准确性为 38%（3/8），11～20 天为 72%（28/39），21～30 天为 88%（42/49）和 31 天以上为 62%（8/13）。

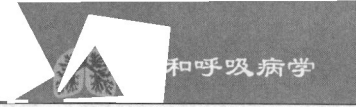

美国 Festic 等观察了支气管镜检查对 PET 结果的影响，共观察了 81 例接受支气管镜和 PET 检查的患者，其中 54 例在支气管镜检查后 4 周内接受了 PET 检查。结果显示 29%（13/54）有 FDG 摄取升高而 CT 无相应病变，其中 23%（3/13）认为是与支气管镜检查相关的。因此，应该在有创检查前进行 PET 检查。

PET 也可用于肺癌的筛查中，对肺部小结节也有诊断价值。意大利 Veronesi 等探讨了 PET 在肺部小结节中的诊断意义，共 5200 例肺癌高危人群每年接受低剂量 CT 检查，当结节明显增大或结节直径大于 8mm 时行 PET/CT 检查。第 1 年 157 例行 PET/CT 检查，66 例行手术治疗，58 例确诊肺癌。其中 PET/CT 的敏感性（SUR 值大于 2.0 为阳性）为 88%（51/58），对直径大于 10mm 的病灶敏感性为 100%。8 例良性疾病中 6 例 PET 阳性，2 例阴性。因此 PET 在肺内小结节的诊断中是有价值的，对小病灶 SUR 的阳性判断值应适当减低。

分期 FDG-PET 检查的假阳性与假阴性的情况，假阳性病灶主要为一些活动性感染或炎症、肺部有创操作或放疗等，包括结核、肺炎、肺脓肿、隐球菌、曲菌和其他感染。北京协和医院资料显示，PET 诊断的假阳性患者 6 例，其中 4 例手术后病理证实（2 例为结核病、1 例为真菌感染、1 例为机化性肺炎），2 例临床诊断肺结核病并经抗结核治疗有效。然而，大部分慢性或急性炎症病灶摄取 FDG 很少，表现为良性病灶的影像学特点，故 FDG-PET 的特异性仍保持很高。假阴性可能出现于 3 种情况：肿瘤的恶性程度较低，代谢特征与良性病灶相似，如细支气管肺泡癌；肿瘤病灶的直径小，特别是小于 0.8cm 的病灶，有研究表明对直径 ≤1.5cm 肺癌病灶，PET 的敏感性降低，仅为 83%；高血糖也可能降低敏感性，特别是急性出现的血糖升高。

【PET 在肺癌分期诊断中的作用】

PET 诊断肺癌不仅灵敏性和特异性较高，而且有助于明确肺癌的分期。研究表明，FDG-PET 在确定有无肺门、纵隔和锁骨上淋巴结转移方面明显优于 CT。Wahl 等为比较 PET 和 CT 对诊断肺癌纵隔淋巴结转移的优劣，前瞻性研究了 23 名拟诊肺癌的患者，并采用了盲法。后经病理证实，23 名患者中 19 名为肺癌，41% 有纵隔淋巴结转移。CT 诊断纵隔淋巴结转移的敏感性、特异性及准确性分别为 64%、44%、52%；而 PET 分别为 82%、81%、81%。Patz 等历经 2 年总结 42 例患者，共有 62 个淋巴结，其中 40 个位于肺门/肺叶，22 个位于纵隔。均在化疗前行 PET 及 CT 检查，结果发现对肺门/肺叶淋巴结转移，PET 敏感性、特异性分别为 73%、76%，CT 仅为 27% 和 86%；对纵隔淋巴结转移，PET 敏感性、特异性分别为 92%、100%，CT 仅为 58% 和 80%。土耳其 Melek 等分析了 PET 在 NSCLC 纵隔淋巴结分期中的作用，于 2004~2006 年间共 170 例 NSCLC 患者行 PET 检查，以 SUR 值 2.5 作为诊断界限，所有患者接受纵隔镜检查，共取淋巴结 687 站，平均每例患者 4.04 站。结果显示 PET 诊断纵隔淋巴结转移的敏感性、特异性和准确性分别为 74%、73% 和 74%；而纵隔镜分别为 84%、100% 和 95%，因此 PET 诊断的准确性不高，纵隔镜仍然是金标准。韩国 Sung 等分析了 PET/CT 对 NSCLC 患者体检阴性的锁骨上淋巴结诊断的意义，于 2005.5~2006.5 间 32 例 NSCLC 患者体检未发现锁骨上淋巴结肿大，但 CT 异常（锁骨上淋巴结的段轴大于 0.5cm）或 PET/CT 异常（FDG 摄取超过周围组织）。共有 35 个淋巴结，细胞学检查证实 34%（12/35）有转移，CT 和 PET/CT 诊断的准确定分为 66% 和 71%，无明显差别；但是 PET/CT 的敏感性和阴性预测值分别为 92% 和 93%，显著高于 CT，因此 PET/CT 阴性有排出诊断的意义。比利时 Tournoy 等前瞻性研究了 PET/CT 对纵隔淋巴结的诊断价值，共 54 例 NSCLC 患者，105 组纵隔淋巴结，其中病理证实恶性占36%。结果提示 PET/CT 的敏感性为84%和特异性为85%，作者认为其准确性低，不能取代有创检查。北京协和医院呼吸内科资料显示对于胸腔淋巴结转移诊断的敏感性、特异性和准确性 CT：N_1 期分别为33%、73%、59%，N_2 期分别为80%、79%、79%，N_3 期特异性及准确性均为97%；PET：N_1 期分别为33%、82%、65%，N_2 期分别为60%、83%、85%，N_3 期特异性及准确性均为85%；两者差异无显著性（$P > 0.05$）。可见 PET 对 N_2 诊断的准确性在70%~90%之间，不能取代纵隔镜等检查。德国 Schimmer 等荟萃分析了 PET 对 NSCLC 患者分期的诊断价值，共448项研究，对纵隔淋巴结诊断的敏感性、特异性和准确性分别为58%~94%、76%~96%和74%~91%；而纵隔镜相应值分别为80%~96%、100%和94%，也证实了这点。

爱尔兰 Al-Sarraf 等分析了 NSCLC 患者 PET/CT N_2 假阴性的特点和预测因素，30月内215例接受了 PET/CT 检查和手术治疗，除外糖尿病、新辅助化疗患者和 N_2/N_3 PET/CT 阳性患者，共153例患者接受了分析。术后病理结果显示16%（25/153）有 N_2 淋巴结阳性（PET/CT 假阴性），单因素分析显示预测因素包括中心型肺癌（$P = 0.049$）、右上叶肿瘤（$P = 0.04$）、CT 淋巴结大于1cm（$P = 0.048$）和 N_1 PET/CT 阳性（$P = 0.006$）。假阴性的淋巴结多为第7站淋巴结（16/25）和第4站淋巴结（4/25）。德国 Hellwig 等分析了 PET 诊断纵隔淋巴结转移时如何选择 SUR 界限值，共分析了95例 NSCLC 患者，371站纵隔淋巴结，测定每站淋巴结的最大 SUR 值，同时根据肉眼观察分为6级评分。结果显示以 SUR 2.5 为界限时假阴性和假阳性之和最小，诊断的敏感性、特异性和阴性预测值分别为89%、84%和96%；以 SUR 4.5 为界限时诊断的准确性最高。对有经验的 PET 医师根据肉眼分级的诊断准确性最高。爱尔兰 Al-Sarraf 等分析了 NSCLC 患者中纵隔淋巴结大小对 PET 诊断的影响，共回顾性分析了206例患者1145站淋巴结。对于直径大于1cm 的淋巴结 PET 诊断的敏感性、特异性和准确性分别为74%、81%和78%；对于直径小于1cm 的淋巴结分别为40%、98%和90%，随着淋巴结增大敏感性提高，但特异性和准确性明显下降。爱尔兰 Al-Sarraf 等分析了 PET 诊断纵隔淋巴结转移发生错误的原因。共总结了100例 NSCLC 患者，其中33例 PET 分期不准确。单因素分析显示结核病史（$P = 0.039$）和2型糖尿病（$P = 0.014$）是显著影响因素。多因素分析显示类风湿关节炎、糖尿病、结核病史、不典型腺瘤样增生和肺炎是主要影响因素。诊断错误的淋巴结主要是4组（11%，$P = 0.01$）、7组（10%，$P = 0.02$）和9组淋巴结（3.5%，$P = 0.01$）。

PET 在发现肺癌远处转移病灶上也有优势，但与 MRI 相比各有优势。Bury 等对109名肺癌患者进行回顾性分析，FDG-PET 对远处转移灶的敏感性为100%，特异性为94%，准确性为96%。根据 PET 结果，34%（37/109）的患者分期进行了纠正，20%以上的患者改变了治疗方案。Barata 等总结了2年内58例 NSCLC 患者的 PET 结果，根据常规方法可接受手术治疗者18例；局部晚期8例；晚期患者32例。可接受手术治疗者 PET 发现3例有远处转移，不能手术；15例接受了手术治疗，14例术后病理分期与 PET 分期一致，1例为假阴性（其他肺叶转移）。德国 Schimmer 等荟萃分析也显示 PET 可提高局部或远处转移发现率12%~62%，改变8%~60%的治疗策略。韩国 Kim 等分析了 PET 在可手术 NSCLC 患者合并肾上腺肿物中的诊断价值，于1997~2005年间共入组了40例患者，分为3组：A组为 CT 和 PET/CT 均提示肾上腺肿物为良性，直接进行肺部手术，共25例；B组 CT 和 PET/CT 不能确定肾上腺肿物性质，进一步 MRI 检查确定为良性，接受肺部手术，共8例；C组 CT、PET/CT 和 MRI 均不能确定肾上腺肿物性质，行肾上腺肿物切除术。平均随访33.1个月（3~104.5个月），A组

1 例出现肾上腺转移，B 组 3 例，C 组病理显示 1 例为肿瘤转移，其他为良性肿大。因此 MRI 在肾上腺转移诊断中价值不大，可根据 PET/CT 结果确定下一步治疗。日本 Ohno 等比较了全身 MRI 和 PET 检查对 NSCLC 患者 M 诊断的准确性，共观察了 90 例患者，结果显示对头/颈部转移和骨转移 MRI 的准确性分别为 95.0% 和 94.8%，显著高于 PET 检查的 89.1% 和 88.2%。

【PET 确定放射治疗范围】

加拿大 Faria 等分析了 PET/CT 对放射治疗范围的影响和病理与影像检查的相关性，共分析了 32 例患者的资料，分别用 CT 和 PET/CT 确定放射治疗的范围，并根据 CT、PET/CT 和病理结果分别进行 TNM 分期。结果显示病理结果改变了 69%（22/32）的 CT 分期和 50%（16/32）的 PET/CT 分期，改变最多的是 N 分期；PET/CT 改变了 56%（18/32）CT 确定的放射治疗范围，但其临床意义不详。荷兰 Fitton 等比较了肿瘤部位对 PET/CT 和 CT 确定肿瘤大小的影响，共 22 例 NSCLC 患者接受了 PET/CT 和 CT 检查，11 位放射治疗医师根据 PET/CT 和 CT 结果确定原发肿瘤的范围。原发肿瘤根据部位分为两组：第一组为肿瘤由肺/脏层胸膜包绕，无静脉浸润，与胸壁/纵隔接触面不超过 1/4；第二组为肿瘤侵犯肺门、心脏、大血管、心包，与纵隔接触面超过 1/4 或有肺不张。结果显示第一组肿瘤确定范围的重复性好，根据 CT 检查和 PET/CT 检查的平均标准误（SD）分别为 0.4cm 和 0.3cm；第二组肿瘤确定范围时两种方法有显著差异，平均 SD 分别为 1.3cm 和 0.4cm，最主要的差别在肺不张与肿瘤之间界限的确定上，因此出现上述情况时可以考虑用 PET/CT 来确定放疗范围。美国 Gerbaudo 等分析了肺不张的 PET/CT 影像的解剖和代谢特点，共 21 例 CT 显示肺不张患者（20 例 NSCLC，1 例卵巢癌肺转移）。肺不张 FDG 摄取表现为弥漫均一性升高，SUR 值为低-中度增高，最高值为 1.44 ± 0.54，肿瘤组织为 6.25 ± 3.58，正常肺组织为 0.70 ± 0.23，SUR 值与肺不张的 CT 值相关，而与肺不张的大小无关。可见 PET 可以修正 CT 确定的放射治疗范围，特别是在有肺不张或肿瘤侵犯大血管等时，但其临床意义有待前瞻性随机对照研究。

【PET 早期观察放疗和化疗疗效】

FDG-PET 能反映肿瘤细胞的代谢特征，其结果可提示肿瘤对治疗的反应及肿瘤预后。Hebert 等在 1991 年 4 月至 1992 年 10 月间共收集 20 名肺癌患者，放疗前均行肺部 PET 检查，放疗后 12 名行肺部 PET 检查。4 名 PET 结果示完全缓解，其中除 1 人死于脑转移外，其余 3 人经 7 ~ 16 个月随访无复发；8 名 PET 结果为部分缓解或未缓解，其中 1 人死于手术后，3 人局部复发，4 人经 11 ~ 24 个月随访无进一步肿瘤复发证据，故 PET 诊断完全缓解可能是真正的缓解，上述 4 例完全缓解者，经 6 个月以上随访均无肿瘤局部复发证据。另一项研究收集了 30 名肺癌患者，放疗前均行 PET 检查，放疗后 20 名行 PET 检查，用肿瘤与肌肉强度比（TMR）来表示 FDG 摄取量，根据肿瘤大小变化评估治疗效果，6 个月后评估预后。结果发现 TMR > 7 的病灶对放疗敏感，其中 79%（19/24）部分缓解；TMR < 7 的病灶对放疗不敏感，33%（2/6）部分缓解，28 人随访 6 个月，TMR > 10 的病灶复发率高达 85%（11/13）；TMR < 10 的病灶复发率为 53%（8/15）。

有人用 FDG-PET 观察肺癌患者对化疗的反应，共总结 13 人，均有纵隔转移。结果示在化疗后 FDG-PET 改变较 CT 出现的早，表现为分期下降，提示 PET 能更好评价疗效。Barata 等总结了 2 年内 58 例 NSCLC 患者的 PET 结果，根据常规方法可接受手术治疗者 18 例；局部晚期 8 例；晚期患者 32 例。32 例晚期 NSCLC 用 PET 评价疗效，其中 17 例与 CT 等评价一致，

15 例发现了更多远处转移，但早期发现进展早期开始二线治疗是否能改善生存仍不确定。日本 Sunaga 等用 PET 早期预测吉非替尼疗效，共 5 例患者，分别为开始用药前、用药后第 2 天和用药后 4 周时行 PET 检查。根据 CT 评价疗效，PR 2 例，SUR 在用药后第 2 天和用药后 4 周时分别下降 $61 \pm 18\%$ 和 $26 \pm 6\%$；SD 2 例，SUR 分别下降 $59 \pm 12\%$ 和 $43 \pm 10\%$；PD 1 例，SUR 分别增加 $153 \pm 4\%$ 和 $232 \pm 73\%$，因此 PET SUR 值变化可能可早期预测吉非替尼疗效。

【PET 与预后的关系】

局部复发率与治疗后残留病灶的 SUR 值明显相关。肺癌经治疗后有两种可能：治疗有效，病灶局部纤维化；效果不佳，肿瘤持续存在或复发。两种情况在 CT 上均表现为异常影像，难以区别。Petz 等试用 PET 来明确诊断，共收入 43 名经过治疗且肺部影像学仍有异常的患者。其中 35 名证实肿瘤持续存在或复发，SUR 值在 $1.9 \sim 18.7$ 之间，平均 7.6；8 名无肿瘤证据，SUR 值在 $0.6 \sim 2.4$ 之间，平均 1.6。以 SUR 值 >2.5 为诊断标准，则敏感性为 97.1%，特异性为 100%。美国 Klopp 等用 PET/CT 来确定放疗范围和 SUR 值对疾病复发的影响，共 35 例患者接受了放疗，共 353 个目标区域（包括原发肿瘤和区域淋巴结，平均每例患者 $9 \sim 11$ 个）。根据 SUR 值和病灶体积，所有目标区域分为低、中和高危险区域：低危险区域为病灶体积小于 $1.2 cm^3$；中危险区域为病灶体积 $\geqslant 1.2 cm^3$ 且 SUR 值 $\leqslant 13.8$；高危险区域为 SUR 值 >13.8。结果显示复发的比例分别为 0、7.3% 和 29%，所以病灶体积和 SUR 值与复发相关。

患者的生存期与治疗前病灶的 SUR 值和治疗前后 SUR 值下降比例相关。最近一项研究表明了肺癌预后与 FDG 摄取的关系，156 名初发的非小细胞肺癌患者接受了 FDG-PET 检查。118 名患者 SUR 值 <10，平均生存期 24.6 月；37 名 SUR 值 $\geqslant10$，平均生存期 11.4 月，明显缩短。肺癌的 FDG 摄取量反映了肿瘤的代谢特征，细胞恶性程度越高、增殖越快，FDG 摄取较高。故临床上表现为 SUR 值高的肿瘤对治疗敏感，但复发率高，临床预后差。欧洲 Berghmans 等荟萃分析了 NSCLC 患者原发病灶 FDG-PET SUR 值与预后的关系。共入选了 13 项研究，共 1474 例患者（范围 $38 \sim 315$ 例），其中 11 项研究认为 SUR 值高的患者预后明显差，另 2 项研究 SUR 值与预后无显著相关性。总的 13 项研究荟萃分析认为 SUR 值高的患者的生存风险（HR）为 2.27（95% CI $1.431 \sim 3.04$）。韩国 Na 等回顾性分析了 NSCLC N_2 淋巴结 PET 结果的临床意义，2000.1 ~ 2005.4 间共 57 例术前接受了 PET 检查，术后病理证实 N2 阳性患者。单因素分析显示 N2 淋巴结 SUR 值和 T 分期与患者预后显著相关；多因素分析显示校正 N2 淋巴结大小、原发病灶 SUR 值和 T 分期后 N2 的 SUR 值与患者的生存期显著相关。荷兰 Geus-Oei 等用 PET 评价化疗的效果，共 51 例 NSCLC 患者，多因素分析结果显示患者生存期和无疾病生存时间均和 PET SUR 值下降变化率明显相关。

综上所述 PET 不仅用于肺癌患者的诊断和分期，也逐渐用于确定放射治疗的范围、判断化疗的效果和指导患者的预后，但主要资料仍然是回顾性分析，需要大规模前瞻性临床试验验证。

（王孟昭）

参 考 文 献

[1] Patz EF, Lowe VJ, Hoffman JM, et al. Focal pulmonary abnormalities: Evaluation with [18F] fluorodeoxyglucose PET scaning. Radiology, 1993, 188: 487-490

[2] Duhaylongsod FG, Lowe VJ, Patz EF, et al. Lung tumor growth correlates with glucose metabolism measured by FDG-PET. Ann Thorac Surg, 1995, 60: 1348-1352

［3］ Lowe VJ, Fletcher JW, Gobar L, et al. Prospective investigation of PET in lung nodule. J Clin Oncology, 1998, 16: 1075 - 1084

［4］ Lowe VJ, Naunheim KS. Current role of positron emission tomography in thoracic oncology. Thorax, 1998, 53 : 703 - 712

［5］ 王孟昭，李龙芸，郑力等. 正电子发射体层成像在肺癌诊治中的作用. 中华内科杂志, 2001, 40 : 150 - 153

［6］ Awab A, Hamadani M, Peyton M, et al. False-negative PET scan with bronchioloalveolar carcinoma: An important diagnostic caveat. Am J Med Sci, 2007, 334 (4) : 311 - 313

［7］ Cerfolio RJ, Bryant AS. When is it best to repeat a 2-fluoro-2-deoxy-D-glucose positron emission tomography/computed tomography scan on patients with non-small cell lung cancer who have received neoadjuvant chemoradiotherapy? Ann Thorac Surg, 2007, 84 (4) : 1092 - 1097

［8］ Festic E, Abraham PJ, Burnett OL, et al. Increased radiotracer uptake on positron emission tomography after invasive thoracic procedures: A case series. Mayo Clin Proc, 2007, 82 (9) : 1060 - 1064

［9］ Veronesi G, Bellomi M, Veronesi U, et al. Role of positron emission tomography scanning in the management of lung nodules detected at baseline computed tomography screening. Ann Thorac Surg, 2007, 84 (3) : 959 - 65; discussion 965 - 966

［10］ Wahl RL, Quint LE, Greenough RL, et al. Staging of mediastinal non-small cell lung cancer with FDG-PET: CT and fusion images: preliminnary prospective evaluation. Radiology, 1994, 191 : 371 - 377

［11］ Patz EF, Lowe VJ, Goodman PC, et al. Thoracic nodal staging with PET imaging with 18-FDG in patients with bronchogenic carcinoma. Chest, 1994, 108 : 1617 - 1721

［12］ Melek H, Gunluoglu MZ, Demir A, et al. Role of positron emission tomography in mediastinal lymphatic staging of non-small cell lung cancer. Eur J Cardiothorac Surg, 2007, 18 [Epub ahead of print]

［13］ Sung YM, Lee KS, Kim BT, et al. Nonpalpable supraclavicular lymph nodes in lung cancer patients: Preoperative characterization with 18F-FDG PET/CT. AJR Am J Roentgenol, 2008, 190 (1) : 246 - 252

［14］ Tournoy KG, Maddens S, Gosselin R, et al. Integrated FDG-PET/CT does not make invasive staging of the intrathoracic lymph nodes in non-small cell lung cancer redundant: A prospective study. Thorax, 2007, 62 (8) : 696 - 701

［15］ Schimmer C, Neukam K, Elert O. Staging of non-small cell lung cancer: Clinical value of positron emission tomography and mediastinoscopy. Interact Cardiovasc Thorac Surg, 2006, 5 (4) : 418 - 423

［16］ Al-Sarraf N, Aziz R, Gately K, et al. Pattern and predictors of occult mediastinal lymph node involvement in non-small cell lung cancer patients with negative mediastinal uptake on positron emission tomography. Eur J Cardiothorac Surg, 2008, 33 (1) : 104 - 109

［17］ Hellwig D, Graeter TP, Ukena D, et al. 18F-FDG PET for mediastinal staging of lung cancer: Which SUR threshold makes sense? J Nucl Med, 2007, 48 (11) : 1761 - 1766

［18］ Al-Sarraf N, Gately K, Lucey J, et al. Lymph node staging by means of positron emission tomography is less accurate in non-small cell lung cancer patients with enlarged lymph nodes: Analysis of 1145 lymph nodes. Lung Cancer, 2007, 5 [Epub ahead of print]

［19］ Bury T, Dowlate A, Corhay JL, et al. Whole-body 18 FDG in the staging of non-small cell lung cancer. Eur Respir J, 1997, 10 : 2529 - 2534

［20］ Barata F, Marques A, Figueiredo A. Positron emission tomographic scan in non small cell lung cancer (NSCLC). Rev Port Pneumol, 2007, 13 (6 Suppl) : 15 - 16

［21］ Kim HK, Choi YS, Kim K, et al. Preoperative evaluation of adrenal lesions based on imaging studies and laparoscopic adrenalectomy in patients with otherwise operable lung cancer. Lung Cancer, 2007, 58 (3) : 342 - 347

［22］ Ohno Y, Koyama H, Nogami M, et al. Whole-body MR imaging vs. FDG-PET: Comparison of accuracy of M-stage diagnosis for lung cancer patients. J Magn Reson Imaging, 2007, 26 (3) : 498 - 509

［23］ Hebert M, Lowe V, Hoffman J, et al. Positron emission tomography in the pretreatment evaluation and follow-up of non-small cell lung cancer patients treated with radiotherapy. Am J Clin Oncol, 1996, 19 : 416 - 421

［24］ Ichija Y, Kuwabara Y, Sasaki M, et al. A clinical evaluation of FDG-PET to assess the response in radiation therapy for bronchogenic carcinoma. Ann Nucl Med, 1996, 10：193 – 200

［25］ Vansteenkiste J, Stoobants S, Delyn P, et al. Prognostic significance of FDG-PET after induction chemotherapy in stage Ⅲ A-N$_2$ non-small cell lung cancer（N2-NSCLC）：Analysis of 13 cases. Proc Am Soc Clin Oncol, 1998, 18：75

［26］ Patz EF, Lowe VJ, Hoffman JM, et al. Persistent or recurrent bronchogenic carcinoma：Detection with PET and 2-［F-18］-2-deoxy-D-glucose. Radiology, 1994, 191：379 – 382

［27］ Winning AJ, Mclvor J, Seed WA, et al. Interpretation of negative results in fine needle aspiration of discrete pulmonary lesions. Thorax, 1986, 41：875 – 879

［28］ Dewan NA, Reeb SK, Gupta NC, et al. PET-FDG imaging and transthoracic needle lung aspiration biopsy in evaluation of pulmonary lesions：A comparative risk-benefit analysis. Chest, 1995, 108：441 – 446

［29］ Dewan NA, Shehan CJ, Reeb SD, et al. Likelihood of malignancy in a solitary pulmonary nodule：Comparison of Bayesian analysis and results of FDG-PET scan. Chest, 1997, 112：416 – 422

［30］ Dewan NA, Reed SD, Gupta NC, et al. Decision analysis to compare the effectiveness and cost of PET-FDG imaging with various treatment strategies for solitary pulmonary nodules［abstract］. Chest, 1994, 106：885

［31］ Gambhir SS, Hoh CG, Phelps ME, et al. Decision tree sensitivity analysis for cost effectiveness of FDG-PET in the staging and management of non-small cell lung carcinoma, J Nucl Med, 1996, 37：1428 – 1436

［32］ Berghmans T, Dusart M, Paesmans M, et al. Primary tumor standardized uptake value（SURmax）measured on fluorodeoxyglucose positron emission tomography（FDG-PET）is of prognostic value for survival in non-small cell lung cancer（NSCLC）：A systematic review and meta-analysis（MA）by the European Lung Cancer Working Party for the IASLC Lung Cancer Staging Project. J Thorac Oncol, 2008, 3（1）：6 – 12

［33］ Na II, Cheon GJ, Choe DH, et al. Clinical significance of（18）F-FDG uptake by N2 lymph nodes in patients with resected stage IIIA N2 non-small-cell lung cancer：A retrospective study. Lung Cancer, 2007, 26［Epub ahead of print］

［34］ Faria SL, Menard S, Devic S, et al. Impact of FDG-PET/CT on radiotherapy volume delineation in non-small-cell lung cancer and correlation of imaging stage with pathologic findings. Int J Radiat Oncol Biol Phys, 2007, 7［Epub ahead of print］

［35］ Fitton I, Steenbakkers RJ, Gilhuijs K, et al. Impact of anatomical location on value of CT-PET Co-registration for delineation of lung tumors. Int J Radiat Oncol Biol Phys, 2007, 31［Epub ahead of print］

［36］ Sunaga N, Oriuchi N, Kaira K, et al. Usefulness of FDG-PET for early prediction of the response to gefitinib in non-small cell lung cancer. Lung Cancer, 2007, 1［Epub ahead of print］

［37］ Klopp AH, Chang JY, Tucker SL, et al. Intrathoracic patterns of failure for non-small-cell lung cancer with positron-emission tomography/computed tomography-defined target delineation. Int J Radiat Oncol Biol Phys, 2007, 69（5）：1409 – 1416

［38］ de Geus-Oei LF, van der Heijden HF, Visser EP, et al. Chemotherapy response evaluation with 18F-FDG PET in patients with non-small cell lung cancer. J Nucl Med, 2007, 48（10）：1592 – 1598

［39］ Gerbaudo VH, Julius B. Anatomo-metabolic characteristics of atelectasis in F-18 FDG-PET/CT imaging. Eur J Radiol, 2007, 64（3）：401 – 405

［40］ Mac Manus MP, Hicks RJ. Impact of PET on radiation therapy planning in lung cancer. Radiol Clin North Am, 2007, 45（4）：627 – 638

［41］ Al-Sarraf N, Aziz R, Doddakula K, et al. Factors causing inaccurate staging of mediastinal nodal involvement in non-small cell lung cancer patients staged by positron emission tomography. Interact Cardiovasc Thorac Surg, 2007, 6（3）：350 – 353

［42］ Turkmen C, Sonmezoglu K, Toker A, et al. The additional value of FDG PET imaging for distinguishing N0 or N1 from N2 stage in preoperative staging of non-small cell lung cancer in region where the prevalence of inflammatory lung disease is high. Clin Nucl Med, 2007, 32（8）：607 – 612

第十四章　呼出气冷凝液检测在呼吸系统疾病中的应用

【简介】

气道内衬液体中含有抗氧化物、可溶性标志物等多种生化分子，构成了肺组织抵御环境中吸入性氧化物（香烟烟雾、臭氧、氮氧化合物）及变应原、微生物感染的屏障。这些生化分子的变化可反映氧化损伤、炎症以及相应治疗导致气道内环境的变化，故可用于监测疾病的变化。但是，标本的采集一直是个难题。传统的方法包括痰液收集、诱导痰以及支气管镜肺泡灌洗液，但这些检查都有明显缺点，限制了其在临床上的广泛应用。

近年来新出现的一种检测方法是呼出气冷凝液的检测。呼出气冷凝液（exhaled breath condensate，EBC）是指气道内衬液体及其所含物质随呼出气呼出体外，在外界温度降低时凝结而形成的产物。目前已在 EBC 中检测出数千种物质，包括水、H_2O_2、半胱胺酰白三烯、白三烯 B_4（LTB_4）和前列腺素、白介素及干扰素等（表 3-14-1）。研究还发现，呼吸道疾病患者 EBC 中某些成分有显著异常，且与患者病情相关；同时，由于 EBC 的收集过程便捷、无创，因此受到越来越广泛的重视。

表 3-14-1　部分呼吸道疾病 EBC 中物质的异常

疾　病	化合物
吸烟者	H_2O_2，8-isoprostane
COPD	H_2O_2，8-isoprostane，IL-1，IL-8，$LT-B_4$，sIL-2R，$TNF-\alpha$，硝酸盐/亚硝酸盐
哮喘	H_2O_2，8-isoprostane，IL-4，$IFN-\gamma$，$LT-B_4$
	cys-LTs，硝酸盐/亚硝酸盐，pH
支气管扩张	H_2O_2
肺囊性纤维化	H_2O_2，8-isoprostane，IL-8，$LT-B_4$，硝酸盐/亚硝酸盐
ALI/ARDS	H_2O_2，8-isoprostane，PGE_2

【EBC 的收集和检测】

用于收集 EBC 设备很多。最简单的 EBC 收集器就是把特氟纶为内衬的管子浸入冰浴中，在其一端呼气，另一端收集。现在已有专用于 EBC 收集的设备（如 EcoScreen）。收集 EBC 时，患者应戴鼻夹，以口器与收集管道连接，平静呼吸，并将气体完全呼入收集管道中，应注意防止唾液的污染。对于重症患者，收集管道可直接与呼吸机的出气管连接。一般情况下成人需要 5~10 分钟，儿童需要 15~20 分钟可以收集到 1~3ml 的 EBC。

由于 EBC 中物质的含量很低，因此，需要相对敏感的检测方法，常用的检测方法包括酶联免疫法、放射免疫法等。部分生化分子水平非常低，需要更加灵敏的检测方法及分子检测技术如磁共振光谱技术及高压液相色谱分析法等。

【呼吸系统疾病中 EBC 检测的意义】

（一）哮喘 EBC 检测在哮喘患者中应用最为广泛。EBC 中已发现多种炎性物质，在哮喘患者和正常人中存在显著差异，也与哮喘的严重程度相关，可作为评价疾病严重程度的生化标记物。由于部分指标的变化先于其他生理指标，因此，检测 EBC 中生化标志物以监测哮喘具有很好的前景。目前研究较多的炎性因子及细胞因子有 8-isoprostane、半胱胺酰白三烯、LTB_4、硝酸盐/亚硝酸盐、IL-4、IL-8、腺苷等。

1. 前列腺素衍生物 EBC 中不挥发物质主要是花生四烯酸的代谢产物，花生四烯酸类物质 8-isoprostane、白三烯在呼吸系统疾病中研究较多。8-isoprostane 是前列腺素 F_2（PGF_2）家族的一个特征性成分，是一种花生四烯酸非酶氧化反应（不依赖于环氧化酶作用，而由自由基催化）产生的前列腺素样的代谢产物，在体外的化学性质比较稳定，是一种特异的脂质过氧化产物，故 8-isoprostane 是一个反映氧化应激损伤及脂质过氧化水平的理想标志物。

Montuschi 等检测了病情严重程度不同的哮喘患者及健康对照者 EBC 中 8-isoprostane 的水平，结果显示，哮喘患者 EBC 中 8-isoprostane 水平显著高于健康对照者，8-isoprostane 水平与哮喘的病情严重程度及肺功能指标无相关性。Baraldi 等的研究结果亦显示，8-isoprostane 水平与年龄、性别及肺功能指标均无相关性。Baraldi 等的另一项研究结果显示，哮喘急性发作期 EBC 中 8-isoprostane 水平显著升高，予泼尼松 1mg/（kg·d）口服治疗 5 天后其水平显著下降，但仍高于健康对照者。以上研究表明，EBC 中的 8-isoprostane 可反映哮喘的气道氧化应激状态，可作为监测气道氧化应激水平的一种无创的检测指标。哮喘急性发作期短期口服糖皮质激素（以下简称激素）治疗可显著降低气道的氧化应激水平，但不能使哮喘的气道氧化应激完全恢复正常，提示将来的哮喘治疗应考虑抗氧化治疗。

2. 白三烯（LTs） 白三烯（LTs）是花生四烯酸经 5-脂氧酶（5-LO）代谢途径形成的代谢产物，包括二羟酸白三烯（LTB_4）及半胱氨酰白三烯（cysteinyl-leukotrienes，Cys-LTs，包括 LTC_4、LTD_4、LTE_4），它们在很多呼吸系统疾病中都起到了很重要的作用。其中 Cys-LTs 可引起支气管平滑肌收缩，增加血管通透性，促进黏液分泌，在哮喘发病的很多环节都起到了重要作用。而 LTB_4 则可以为中性粒细胞的趋化因子，能促进中性粒细胞在气道的聚集，因而在重症哮喘以及 COPD 的发生发展中起到重要作用。

在哮喘患者 EBC 中，Cys-LTs 的水平显著增高，而且随哮喘病情的加重而增加。但是，在中重度哮喘患者中，Cys-LTs 水平与 FEV_1 并无相关性。同时，哮喘患者其 EBC 白三烯水平显著升高，且激素治疗前后无明显变化，这说明激素治疗并不能抑制白三烯对哮喘发病的作用，而应针对白三烯代谢过程或受体进行针对性治疗。

Montuschi 和 Barnes 的研究发现，哮喘患者 EBC 中 LTB_4 水平显著高于健康对照人群。Csoma 等研究了 7～14 岁哮喘儿童 EBC 中的 LTB_4 水平，其中间歇发作哮喘组（未用激素治疗）、轻度持续哮喘组（吸入低剂量激素治疗）、中度至重度持续哮喘组（吸入高剂量激素治疗）及健康对照组各 13 例，结果显示，3 组患儿 EBC 中的 LTB_4 水平显著高于健康对照者，且轻度及中至重度哮喘患儿 EBC 中的 LTB_4 水平显著高于间歇发作哮喘组。Montuschi 等研究了吸入激素治疗过敏性哮喘儿童对其 EBC 中 LTB_4 水平的影响，结果显示，哮喘组未用激素治疗前 EBC 中 LTB_4 水平显著高于健康对照组，吸入氟替卡松治疗 8 周后，EBC 中 LTB_4 水平显著降低，200 μg 氟替卡松治疗后其 LTB_4 水平与健康对照组比较差异无统计学意义，而100 μg 氟替卡松治疗后 LTB_4 水平显著高于健康对照组，故认为，哮喘患者 EBC 中 LTB_4 水平与哮喘的病情严重程度及吸入激素的剂量和疗程相关。

3. 硝酸盐/亚硝酸盐类　内皮细胞、巨噬细胞等存在一氧化氮合酶（NOS），它催化 L_2 精氨酸生成 NO，炎性细胞因子可以激活 NOS，促进 NO 的生成，NO 与 O_2 结合形成的多种产物如硝化酪氨酸（nitrotyrosine）、硝酸盐/亚硝酸盐（nitrate/nitrite）、亚硝基脲（nitrosothiols）等均可在 EBC 中检测出。硝化酪氨酸（nitrotyrosine）是一种稳定的氧化和过（氧化）亚硝酸盐（peroxynitrite），可以反映体内氧化和过氧化的程度，以此反映体内炎症水平。Hanazawa 等比较了 EBC 中硝基酪氨酸在哮喘患者和非吸烟的正常对照之间水平，其中哮喘患者分为轻度哮喘（未使用激素治疗），中度哮喘患者（吸入激素治疗）以及重度哮喘患者（口服激素）。在未使用激素治疗的轻度哮喘患者中，EBC 中硝基酪氨酸水平比正常人有显著增高，而在经过激素治疗后的中、重度哮喘患者则没有升高。硝酸盐/亚硝酸盐（nitrate/nitrite）都是 NO 代谢的稳定的终末产物，EBC 中硝酸盐/亚硝酸盐的含量可以间接反映呼出气中 NO 的水平。Corradi 等的研究发现，哮喘患者其 EBC 中硝酸盐水平为正常对照的 9 倍；Hanazawa 等研究发现，哮喘患者 EBC 中亚硝酸盐的水平是正常对照的 3 倍。Ganas K 等发现，在哮喘患者中，EBC 中总硝酸盐/亚硝酸盐水平显著增高，而且与 H_2O_2 水平正相关。

由于 EBC 硝酸盐/亚硝酸盐的检测方法简单、可靠，已广泛用于气道炎症水平的监测。近年来，已开始使用亚硝基脲（nitrosothiols）对哮喘患者的抗氧化反应进行研究，亚硝基脲是 NO 与抗氧化剂（如谷胱甘肽）作用的产物，轻症哮喘患者中亚硝基脲无明确改变，而严重哮喘患者中其水平有显著升高，这也提示可以通过亚硝基脲的水平来对哮喘严重程度进行分类。

4. 白介素及干扰素　Th1/Th2 细胞功能失衡是哮喘的一个重要的发病机制，主要表现为 Th2 功能亢进，介导了哮喘 IgE 依赖的速发型变态反应及以嗜酸性粒细胞浸润为主的气道炎症，出现高 IgE 血症和嗜酸性粒细胞增多。Shahid 等研究发现，哮喘儿童 EBC 中 IL-4 水平显著高于健康对照组，吸入激素治疗后 EBC 中 IL-4 水平显著下降。Carpagnano 等发现，在阿司匹林哮喘患者中，IL-4 及 IL-6 的水平显著高于其他哮喘患者，且与患者痰液中嗜酸细胞的水平正相关。Carpagnano 等另一项研究显示，吸入激素治疗 6 个月后，轻度持续哮喘患者 EBC 中 IL-4 水平较治疗前显著降低，但仍高于健康对照组。目前认为，EBC 中 IL-4 水平可作为反映哮喘气道 Th2 优势反应的一个无创性检测指标。

5. pH 水平　正常人 EBC 中 pH 水平与痰液和 BALF 中水平相似，而在哮喘急性发作的患者中，pH 值明显下降，经激素治疗后，pH 水平又恢复正常，哮喘患者 pH 水平下降也与呼出气中 NO 浓度的增加呈正相关。这提示通过监测 EBC 中 pH 值的变化，有助于明确抗感染治疗的效果。但由于目前在 pH 检测过程中，很难彻底去除 EBC 中 CO_2，难以避免其对结果的干扰，结果的可重复性较差。

6. H_2O_2　H_2O_2 及反应性硫代巴比土酸（TBAR）（一种脂质过氧化/氧化损害的标志物）在哮喘患者中较正常人有显著增高，而 H_2O_2 和 TBAR 增高的比例一致。而且哮喘患者中，H_2O_2 增高与 FEV_1 的下降呈正相关。吸入皮质激素治疗的哮喘患者其 EBC 中 H_2O_2 水平较安慰剂组患者有明显下降，同时，患者在皮质激素治疗后的 29 日后，其 H_2O_2 水平与其 FEV_1 呈负相关。此外，在停止治疗后 2 周，患者 H_2O_2 的水平仍保持稳定。

7. 腺苷　腺苷是三磷酸代谢产物，与气道特异性腺苷受体 A2b 结合，可使支气管平滑肌收缩，另外腺苷可以调节淋巴细胞、中性粒细胞、嗜酸性粒细胞、巨噬细胞功能，参与气道炎症过程。与健康人相比，哮喘患者 EBC 中腺苷水平升高，激素治疗后腺苷水平可以下降，当哮喘症状加重时腺苷水平进一步升高。故认为，EBC 中过氧化氢、腺苷可作为评价哮喘气道炎症及进行疗效评价的无创性检测指标之一。

（二）慢性阻塞性肺疾病（COPD） COPD 是以不完全可逆性气流受限为特征的疾病，为累及气道、肺实质以及肺血管的慢性炎症。巨噬细胞、T 淋巴细胞（主要 CD8$^+$细胞）和中性粒细胞在肺的不同部位浸润增加。活化的炎症细胞释放各种炎性介质，包括 LTB$_4$、IL-8、TNF-α 以及其他可引起肺组织损伤和/或维持中性粒细胞性炎症的细胞因子。除了炎症以外，肺组织氧化应激以及抗氧化物之间失衡对 COPD 的发生、发展也起到重要作用。

COPD 患者的 EBC 中 H$_2$O$_2$ 比正常人有显著增高，而且在 COPD 急性加重期时比稳定期时又有显著增加。EBC 中 H$_2$O$_2$ 水平还与诱导痰中嗜酸细胞值正相关，但是，不论急性加重期还是稳定期，均未发现 H$_2$O$_2$ 水平与 FEV$_1$ 水平存在相关性。Montuschi 等发现，无论是未吸烟的 COPD 患者还是吸烟患者，EBC 中 8-isoprostane 水平相似，均较正常吸烟者有显著增高。而且，吸烟后 15 分钟，EBC 中 8-isoprostane 即增高 50%，这也反映了吸烟引起下气道氧化应激状态。同时，已证实 EBC 中亚硝酸盐以及亚硝基脲水平在 COPD 患者中，比正常人以及正常吸烟者有显著增高。在稳定期及急性加重期的 COPD 患者，EBC 中 LTB$_4$ 的水平显著增高，经过抗生素治疗后其水平显著下降，这显示中性粒细胞性炎症在 COPD 中的意义。COPD 患者病情稳定 2 个月以后，其 LTB$_4$ 的水平进一步下降，显示监测 EBC 中 LTB$_4$ 的水平是监测 COPD 病情变化一种无创性指标。

上述发现均证实在 COPD 患者中，不论急性加重期还是稳定期，都有气道炎症存在。而且在急性加重期和吸烟后，氧化应激水平均有明显增高。因此，监测 EBC 中的生化指标有助于发现 COPD 的病情变化，是病理生理指标的积极补充。

（三）吸烟者 H$_2$O$_2$，作为氧化代谢的产物，可以反应组织中氧化的活性。在吸烟者中，EBC 中 H$_2$O$_2$ 的浓度为非吸烟者的 5 倍，同时，男性吸烟者中水平高于女性吸烟者。

（四）急性肺损伤/急性呼吸窘迫综合征（ALI/ARDS） ARDS 患者与其他呼吸道疾病包括肺炎患者相比，其 EBC 中 H$_2$O$_2$ 水平有显著增高，也比正常对照有显著增高。其中，由败血症以及严重脑损伤引起 ARDS 的患者，其 EBC 中 H$_2$O$_2$ 水平最高。ALI 患者中，EBC 中 8-isoprostane水平高于其他进行插管机械通气的患者，同时，由于 PGE$_2$ 的水平恒定，这也证实 8-isoprostane 主要由脂质过氧化途径生成。近来的研究还发现，经典的机械通气策略（大潮气量、小 PEEP）可以导致 EBC 和 BAL 中细胞因子（IL-6）的增高，因此，监测 EBC 中这些细胞因子的变化，将有助于及早发现机械通气肺损伤。但是，由于上述结果在 ALI 和 ARDS 患者间缺乏特异性，也限制了其的进一步应用。

（五）其他疾病 新近的研究证实，通过 PCR 检测可发现肺癌患者 EBC 中存在变异 DNA，未来，也许可以通过这种方法以监测高危人群，以提高肺癌的早期诊断率。同样，PCR 检测 EBC 中是否存在致病菌的 DNA，也将有助于感染的诊断。采用 RT-PCR 的方法，在 EBC 中也检测出某些病毒的 RNA，这也许能在未来协助诊断某些特殊的病毒感染。

【呼出气冷凝液（EBC）测定的评价】

EBC 可提供无创、瞬时的肺病理生理功能监测，具有很多优点。由于收集 EBC 的过程完全无创，不会损伤支气管黏膜，而且直接来源于气道，无稀释的可能，因此结果可靠，检测结果可重复性好，与传统的检测方法如诱导痰以及 BAL 相比，结果具有可比性。EBC 的收集方法简单，设备简便，在门诊即可开展，且收集 EBC 的技术适用于任何年龄，任何病况的患者，应用范围广泛，有很好的利用前景。

目前 EBC 的检测仍面临较多的问题。首先，EBC 的收集过程缺乏标准化，各地采用不同的设备采集 EBC，导致试验结果缺乏可比性。其次，由于 EBC 来源于整个气道，缺乏解剖部位特异性，EBC 某物质的临床意义尚待明确。同时，由于某些 EBC 中物质含量很低，检测方法复杂，也限制了 EBC 的临床应用。

（张　弘）

参 考 文 献

[1] Kharitonov SA, Barnes PJ. Biomarkers of some pulmonary diseases in exhaled breath. Biomarkers, 2002, 7：1 - 32

[2] Corradi M, Pesci A, Casana R, et al. Nitrate in exhaled breath condensate of patients with different airway diseases. Nitric Oxide, 2003, 1：26 - 30

[3] Formanek W, Inci D, Lauener RP, et al. Elevated nitrite in breath condensates of children with respiratory disease. Eur Respir J, 2002, 3：487 - 491

[4] Baraldi E, Carraro S, Alinovi R, et al. Cysteinyl leukotrienes and 8-isoprostane in exhaled breath condensate of children with asthma exacerbations. Thorax, 2003, 6：505 - 509

[5] Shahid SK, Kharitonov SA, Wilson NM, et al. Increased interleukin-4 and decreased interferon-gamma in exhaled breath condensate of children with asthma. Am J Respir Crit Care Med, 2002, 165 (9)：1290 - 1293

[6] Peter J Barnes, Badrul Chowdhury, Sergei A Kharitonov, et al. Pulmonary biomarkers in chronic obstructive pulmonary disease. Am J Respir Crit Care Med, 2006, 174：6 - 14

[7] Abigail S Jackson, Alessandra Sandrini, Charlotte Campbell, et al. Comparison of biomarkers in exhaled breath condensate and bronchoalveolar lavage. Am J Respir Crit Care Med, 2007, 175：222 - 227

[8] ATS Workshop Proceedings：Exhaled nitric oxide and nitric oxide oxidative metabolism in exhaled breath condensate. Am J Respir Crit Care Med, 2006, 173：811 - 813

[9] Sergei A Kharitonov, Peter J Barnes. Exhaled Biomarkers. Chest, 2006, 130：1541 - 1546

[10] Bernard, Pietro Apostoli, Antonio Mutti, et al. Exhaled metallic elements and serum pneumo proteins in asymptomatic smokers and patients with COPD or asthma. Chest, 2006, 129：1288 - 1297

[11] Hunt J. Exhaled breath condensate：An overview. Immunol Allergy Clin North Am, 2007, 27 (4)：587 - 596

[12] Chorostowska-Wynimko J, Szpechcinski A. The impact of genetic markers on the diagnosis of lung cancer：A current perspective. J Thorac Oncol, 2007, 2 (11)：1044 - 1051

[13] Liu J, Conrad DH, Chow S, et al. Collection devices influence the constituents of exhaled breath condensate. Eur Respir J, 2007, 30 (4)：807 - 808

[14] Cepelak I, Dodig S. Exhaled breath condensate：A new method for lung disease diagnosis. Clin Chem Lab Med, 2007, 45 (8)：945 - 952

[15] Biernacki WA, Kharitonov SA, Barnes PJ. Increased leukotriene B4 and 8-isoprostane in exhaled breath condensate of patients with exacerbations of COPD. Thorax, 2003, 58：294 - 298

[16] PW Jones, AGN Agusti. Outcomes and markers in the assessment of chronic obstructive pulmonary disease. Eur Respir J, 2006, 27：822 - 832

[17] I. Horva'th, J Hunt, PJ Barnes. Exhaled breath condensate：methodological recommendations and unresolved questions. Eur Respir J, 2005, 26：523 - 548

第十五章　睡眠呼吸障碍诊断技术及方法

第一节　多导睡眠图监测技术评价及进展

大多数临床怀疑患有睡眠呼吸障碍（SDB）的患者都需要接受多导睡眠图（polysomnography，PSG）监测，单独的、简短的临床观察仅是一种无效的检测睡眠呼吸暂停存在及严重性的初筛或诊断手段测。多导睡眠图（PSG）指的是同步记录睡眠中多个生理参数的变化，是诊断睡眠呼吸障碍的一项重要技术手段。1930年Loomis、Harvey、Hobart在8英尺长的多导记录仪上记录了第一份多导睡眠图（PSG）。传统的PSG是利用多用脑电图机将脑电、眼动、肌电、心电、口鼻气流、胸腹呼吸运动等信号同步记录在记录纸上，再在记录纸上对这些信号进行分析、统计，费时费力，而且容易出错。近年来，随着传感技术、计算机技术、数字技术及网络技术的发展，PSG监测也逐渐从传统的走纸记录发展到现在的计算机化的多导睡眠图（computerized polysomnography，cPSG），记录、分析及监测方式有了很大变化。

【系统组成、监测参数及工作原理】

cPSG系统由监测床、传感器、红外线摄像系统、前置放大器、计算机辅助系统等组成，其基本的工作原理如下：

不同的传感器将机体信号收集起来，将干扰滤过后经前置放大器将信号放大，再通过模-数转换器将模拟信号转换成数字信号经电缆线传输到计算机里，同时红外摄像系统可将受试者的影像资料同步传输至计算机，这些信号可在监视器上同步显示并储存在计算机硬盘里。通过计算机辅助软件系统可实时或事后对记录信息进行初步分析后再经专业人员手工校正，即能获得快速而准确的分析结果。

电信号通过贴在患者身上成对的电极测得：一个是记录电极，另一个是参考电极。电信号被输入一个微分放大器，并将两个输入间的电位差成比例放大，这样，相同相位的信号就会被取消，从而删除某些如60Hz电噪的干扰源。

目前大多数cPSG系统都可监测如下参数：

（一）脑电（electroencephalogram，EEG）　脑电信号为低振幅电位（微伏级），是由位于大脑外层（皮层）的大量称锥体细胞的神经细胞产生的，极化和去极化响应不同的刺激，产生EEG波形。这些波动的电位被置于头皮的电极探测到，并经信号放大后显示或记录在cPSG系统里。通过在受试者头皮上放置电极来测量、放大，并以图表形式显示与记录大脑产生的微弱电信号。EEG是区分NREM睡眠中四期的主要指标。其安放部位根据国际通行的10-20系统确定，国际标准仅将C3/A2或C4/A1用于睡眠分期，但很多实验室在中央EEG基础上常再增加枕部EEG（通常为O1/A2或O2/A1）进行辅助分析特别是睡眠开始及觉醒的判定。

（二）眼动（electro-oculogram，EOG）　EOG的记录主要根据眼睛从前到后有较小的电位差，相应于视网膜而言，角膜为正极。因此，靠近角膜的电极为正极，靠近视网膜的电极为负极。眼球活动时，角膜与视网膜位置的改变就可导致电位差的改变，而被安放在旁边的电极记录到，PSG 上即可出现一次眼动波形。记录睡眠时眼动有两个原因：首先，是记录 REM 睡眠的主要特征——快速眼动的相位性爆发（睡眠分期的关键指标）；其次，大多数睡眠开始都伴随慢速眼球转动，这种情况也常发生于睡眠中向 Ⅰ 期转变时，虽然并非必需，但常可提供很有用的信息。

（三）肌电（electromyogram，EMG）　肌肉的收缩而产生的动作电位，经放大后被记录下来的图像称为肌电图。一般记录到的肌电，其频率范围为 20～5000Hz，振幅为 $20\mu V$ 至 50mV。在记录开始后常需调节 EMG 振幅以获得合适的 EMG 记录。测量肌电的电极有针状电极和表面电极两种。PSG 系统的 EMG 通过安放在拟监测肌群皮肤上的表面电极获得，为双极记录。在标准的 PSG 监测上，颏下肌的 EMG 用于 REM 睡眠分期的标准。另外，胫前肌 EMG 对于评价患者是否患有周期性腿动具有重要意义；而肋间肌 EMG 可用于监测呼吸努力。

（四）心电（ECG）　ECG 监测是通过检测心电活动时在皮肤上显示的大约 1mV 的小电压。按照标准导联放置在皮肤上的几个电极可以感知这些电压。一个 ECG 导联至少需要两个电极；第三个电极作为参照以减少电干扰。ECG 的时间间隔和波形可提供患者的心率的快慢、是否有心律不齐或其他异常。

（五）血氧监测

1. 脉搏血氧监测（SpO_2）　脉搏血氧监测是采用分光光电技术通过探头（通常放在成年患者的指尖、耳垂或足尖，及婴儿的足）使用两个 LEDs（发光二极管），发出不同波长的光通过毛细血管床，一个检测器测量氧合血红蛋白和脱氧血红蛋白吸收的光的数量，发射的光转变成与吸收值成正比的电信号，从中计算和显示出 SpO_2 值。所检测到的光的强度决定于动脉搏动改变的幅度、通过血管床的波长及动脉血红蛋白的 SaO_2。这种设备仅对搏动的组织敏感，因此理论上静脉血、结缔组织、皮肤色素及骨骼不会干扰 SpO_2 的测量。必须能检测到最低的脉搏以避免错误的测量。大多数脉搏血氧仪都对 SpO_2 信号进行滤过。有些设备将心率用于滤过，这样，滤过的程度与心率呈反比相关，处于极慢心率的信号会被显著滤过。滤过越多，越不容易检测到短暂的轻度的低氧事件，因此建议使用最少的滤过（即最快的反应）。

脉搏血氧仪在检测 SpO_2 的过程中使用光的两个波长，因此不能识别 3 个以上种类的血红蛋白。重度吸烟者中的碳化血红蛋白水平可达 20%，而在存在碳化血红蛋白时在会过高估计 SpO_2 水平。在高铁血红蛋白浓度增加时，无论真实 SpO_2 的水平是高是低，血氧仪测得的 SpO_2 会维持在 85% 的平台水平。因为光需穿过组织，皮肤里的色素可能会降低血氧仪的性能而提示"探头脱落"或"灌注差"。

活动的干扰可影响睡眠时脉搏血氧仪的诊断价值，但最近已出现一些新技术使得减少这些假阴性事件成为可能。Masimo 血氧仪［the Masimo oximeter（Irvine，CA）］与 the Nellcor 200（Pleasanton，CA）比较发现前者在识别运动中的事件更具优势。如果将脉搏血氧仪的平均时间减至 2 秒，则可发现更多短暂的血氧降低。在儿童睡眠监测时应考虑到脉搏血氧仪的平均时间，因为婴幼儿的呼吸快速，小于 10 秒的短暂呼吸暂停可导致血氧饱和度显著而短暂的降低，但平均时间为 15～20 秒的脉搏血氧仪则有可能不能识别。

2. 经皮测量 PaO_2（$tcPO_2$）　新的测量技术可以从皮肤表面测量 PaO_2 水平，其准确性素决定于通过皮肤的 O_2 流量、局部氧耗量、及皮肤的扩散屏障。这种测量技术通常用于新生儿，因其皮肤很薄。

准确测量经皮 PaO_2 要求通过加热上皮层使其温度达到 43℃ 使局部血管最大扩张，此时血流量最大，因此不受供应组织血流的小变化影响。然而，加热会使血红蛋白解离曲线右移、增加皮肤角质层对氧渗透的阻力、增加真皮组织的代谢率及皮肤血流速度。解离曲线右移及代谢率增加可彼此有效抵消，而留下渗透性及血流作为与 $tcPO_2$ 及 PaO_2 相关的独立因素。因此正确解释 $tcPO_2$ 需了解血流状态，当血流与 PaO_2 合适时，$tcPO_2$ 可反映 PaO_2；在血流量降低而 PaO_2 合适时，$tcPO_2$ 随血流量而改变；当血流与 PaO_2 都降低时，$tcPO_2$ 反映氧的输送。

（六）气流监测　气流的变化是呼吸暂停及低通气、以及呼吸努力相关性微觉醒（RERAs）等定义及诊断标准的一部分，因此气流的检测是 PSG 监测中最重要的部分。呼吸流速计（pneumotachometer）可提供定量测量，因此是测量气流的金标准。在过去的睡眠研究中，通常将呼吸流速仪与面罩相连，虽然这种方法是最准确的，但由于其相对笨重、不舒适，最近已从睡眠监测中淘汰。现在有些较新型的双水平以及持续正压通气机内置了呼吸流速仪，因此可以用来监测气流和呼吸。中枢性呼吸暂停的标志心源性摆动也可被这些系统识别。许多用来检测气流的新的技术和设备已经在 PSG 中使用。

1. 热敏传感器　呼出气体与吸入气体间存在较大的温差，因此测量口鼻前的温度变化即可很容易检测出呼吸来。热敏传感器是对温度敏感的电阻，加载恒定但很小的电流，很小的温度变化即可产生较大的电阻改变，小电流可减少传感器的自身产热。热敏传感器置于口鼻气流通过处。呼出气加热传感器使其电阻增加，吸入气使传感器温度降至室温，电阻减少，其变化被记录下来，即可反应呼吸情况。须保证热敏传感器的工作温度低于人体温度，否则不能检测到呼出气流。

市场上检测气流的设备通常是热敏传感器，也是许多睡眠实验室的标准配置，但同时存在缺限。热敏传感器通过识别呼吸时的温度波动而提供定性信号，因此并不实际检测气流，与气流降低的相关性并不很好。因此识别符合低通气、RERAs 以及呼吸暂停诊断标准的气流变化的可靠性不高。不过当与其他测量气流的设备结合在一起时，该装置则很有用处，尤其是它可识别经口气流，而这对于经口呼吸者是非常重要的。

2. 鼻气流压力传感器　吸气时气道压力低于大气压，呼气时，气道压力高于大气压，因此，测量呼吸时鼻气流压力的变化即可反应气流的大小。将鼻导管与压力转换器相连即可提供半定量的气流信号，可以识别气流受限，因此可以增加识别低通气及 RERAs 的敏感性。鼻导管压力转换器在气流受限方面可以提高 PSG 的诊断敏感性，并可用于小至 2 岁的儿童甚至婴儿的睡眠监测。鼻导管的主要问题是经口呼吸、鼻腔阻塞或分泌物阻塞鼻导管都可影响监测，而这些在儿童中很常见。有些实验室采用鼻压力传感器结合口热敏器来识别经口呼吸而将误差减至最低。

（七）CO_2 的监测　CO_2 水平的监测是另一个可定性测量气流变化的方法。

1. 呼气末 CO_2（$Etco_2$）　呼气末 CO_2 浓度（$Etco_2$）达到最大水平。低通气及呼吸暂停会经常分别导致 $Etco_2$ 信号降低和消失。$Etco_2$ 的测量主要采用红外吸收法，即不同浓度的 CO_2 对特定红外光的吸收程度不同。CO_2 监测有主流式（main-stream）和旁流式（side-stream）。主流式直接将气体传感器置于患者的呼吸气路导管中，直接对呼吸气体中的 CO_2 进行浓度转换，然后将电信号传入监测系统进行分析处理，得到 $Etco_2$ 参数；旁流式的光学传感器置于监测仪内，由气体采样管实时抽取患者呼吸气体样品，送入监测仪进行 CO_2 浓度分析。

但通过压力感受器导管测量呼气 CO_2 在检测呼吸事件方面并未通过可靠性验证，由于这种设备很容易被分泌物阻塞，尤其在儿童中常见，从而有可能低估低通气及其他微小呼吸事件。不过在需要通过评价二氧化碳水平高于某个阈值的时间来检测阻塞性气流或低通气（hypoventilation）时这种设备就非常重要。

Etco$_2$ 监测是无创测量呼出气 CO$_2$ 的方法，在大多数儿童睡眠实验室中是标准配置。通过导管测量鼻腔 Etco$_2$ 时要特别注意，因为在鼻腔附加太多探头会导致医源性气流阻塞。另外，低潮气流快速呼吸的婴幼儿或同时应用正压通气装置或氧气时，由于在测量点附近附加高流速气流，Etco$_2$ 则会被低估。在监测呼出气 CO$_2$ 时的另一个发现是心源性摆动的存在。当呼出气缺乏典型的 CO$_2$ 改变时，则不能区分吸气延长、阻塞性呼吸暂停、中枢性呼吸暂停。此时，只有心源性摆动延长的存在是上气道通畅、存在中枢性呼吸暂停的证据。

2. 经皮测量 PaCO$_2$　经皮监测技术采用不用阻塞鼻气流的无创方法从皮肤表面来测量二氧化碳水平。经皮探头比潮气末探头更加准确，但在皮肤较厚或周围水肿患者中及灌注较差部位其准确性会降低。经皮监测的限制性在于其反应时间慢并且不能识别每次呼吸的 CO$_2$ 改变以及有灼伤的危险。当加热至 43°C 并且采样频率达到 100 Hz 时，其反应时间会明显改善，但在此温度下更容易灼伤敏感皮肤，而探头的位置要每 4 小时一次（有些临床医师建议每 2 小时）更频繁地改变。

（八）肺容积变化及呼吸做功的测量　睡眠中吸气气流受限的定义为胸腔内压力降低（即更负）而没有相应气流速率增加，大多数测量气流的传感器实际上是测量气流的存在，而非定量测量气流的流速。

1. 食管压力测量　仍然是检测呼吸努力增加的"金标准"，ICSD-2 也推荐采用这种设备来提高 RERAs 的诊断，但近年来对婴儿及儿童睡眠障碍学会的调查显示很少有儿童睡眠实验室使用这种设备。采用儿童饲食管而非食管球囊使得这种操作对于成人和儿童都更容易耐受。Virkkula 和同事证实食管压力监测耐受性很好，并可提供很多诊断信息，还可节省资金，虽然仍有部分儿童或父母会对这种创伤性的探头表现顾虑。

2. 变形测量计（strain gauges）　通常由注满可通过电流的导体（多为汞）的密封弹性小管做成。当长度固定时，其电流及电阻也是固定的。拉伸变形测量计改变导体的长度及横切面的大小，继而使电阻增加。电流的大小与测量计的长度呈反比，因此可作为测量计长度的一个指标。因此，这些测量计可用于定性检测呼吸异常。在经过标定后还可用于定量测量动态容积变化。为测量实际容量变化，传感器必须经过独立的容量测量系统标定。而在实际应用时，测量计的数目和长度是可变的。如果并不要求测量结果特别精确，可将一个较短的测量计置于胸壁或腹壁就可产生合适的信号。如果需要更精确的测量容积，则需要使用 2 个或更多的环形测量计，并通过多元线性回归技术得到每个传感器的标定因子。而在实际中使用 2 个测量计（一个用于胸廓，一个用于腹部）即可得到较精确的容量变化的测量结果。

3. 感应性体积描记仪（inductance plethysmograph）　感应系数是与电流变化相反的导体的一个特性。胸廓及腹腔横切面的变化可通过测量感应系数的变化来得到。传感器置于导电性相同的胸廓及腹部。每个传感器都由一个缝在经过弹性化处理的带子上水平方向呈正弦形状的绝缘电线构成。肺容积的变化可改变胸廓及腹部横切面的大小，继而改变每个传感器的直径，这可直接影响传感器的自感应系数。呼吸自感应体积描记仪（respiratory inductive plethysmography，RIP）既可定性测量呼吸努力，在进行准确标定后也可用于无创性地定量测量肺容积。但如果体位变化后没有重新标定则会影响肺容积测量的有效性，而睡眠时体位是会经常变化的，尤其对于儿童来说。RIP 是一个很有希望的诊断工具，但还需要前瞻性研究来评价 RIP 作为呼吸努力的定性测量技术与食道测压的结果进行比较，以及其作为一种无创性肺容积测量方法包的再标定技术。

4. 阻抗式呼吸描记仪（impedance pneumography）　人体在呼吸过程中的胸廓运动会造成

人体体电阻的变化，变化量为 $0.1 \sim 3\Omega$（欧姆），称为呼吸阻抗。阻抗是导体的电阻和感应两个属性的综合效应。在使用阻抗式呼吸描记时，胸部就是导体。将一对电极置于胸廓活动度最大的部位（通常就通过 ECG 导联的两个电极），并用 $10 \sim 100kHz$ 的载频正弦恒流向人体加以 $0.5 \sim 5mA$ 的安全电流，从而在相同的电极上获取呼吸阻抗变化的信号。这种呼吸阻抗的变化图描述了呼吸的动态波形，并可提取呼吸频率参数。经胸阻抗的变化与电极间传导性物质（包括间质液体、血液、淋巴及组织）与非传导性物质（空气）的多少有关。传导性与非传导性物质对阻抗的影响显然不同。肺内空气增加增加阻抗，胸部液体增加减少阻抗。记录下交换气体的容量及总阻抗的变化可区别空气相关或液体相关的阻抗变化。

另外，还有其他许多无创技术已被用于识别呼吸做功增加，包括收缩压趋势、脉搏传递时间（PTT）、采用强迫震荡气流测定上气道阻力及吸气气流波形。在上述方法中，吸气气流波形分析显示可准确识别上气道阻力的变化。正常吸气气流对时间信号的形状是圆形或正弦曲线。如果变平和出现平台表明气流受限。这种气流信号可通过上述压力传感器得到。由于气流变化可能会被隐藏要特别注意防止气流信号被过滤。一种连接到一个较小、结合紧密的鼻罩的轻便定量呼吸流速仪正在实验中。这种装置分量很轻，对睡眠没有明显的影响，目前还在研究中但很快会在市场见到。脉搏传递时间（PTT）是脉搏压力波形从心脏（EKG 上的 R 波）到周围的时间。其原理是血压会随着吸气对抗阻力而摆动，当胸腔压力为负时，血压会降低，因此 PTT 会延长；在阻塞性呼吸暂停时胸腔压力进行性增加与 PTT 振荡幅度的进行性增加有关；而在中枢性呼吸暂停中，这种情况不会发生。因此有人认为 PTT 测量是监测吸气努力的一种无创方法，可用于鉴别阻塞性呼吸暂停与中枢性呼吸暂停。PTT 是一种无创测量呼吸做功的间接方法，使用这种装置可有助诊断 RERAs，但活动时会出现干扰。

（九）其他监测指标　SDB 睡眠中常伴有交感神经系统、血压、及周围血管阻力等自主神经系统的改变，如微觉醒、血压升高及自主神经系统激活等，但过去的技术往往难以评价睡眠中的这些变化，随着近年来监测技术及计算机技术的发展，使得对这些参数的持续监测成为可能。

1. 微觉醒　正常情况下微觉醒的识别决定于 EEG 分析的准确性，但儿童睡眠中上气道阻塞事件终止时可没有可见的 EEG 微觉醒。

2. PTT　已有一些实验室使用 PTT 设备来有效帮助识别微觉醒。PTT 是 BP 变化的一种无创伤性指标，是皮层下觉醒的一个标志。BP 升高与睡眠中的呼吸性微觉醒有关，可导致 PTT 降低。虽然 PTT 在单独使用时其用处会降低，而且在活动时受到限制，但配合其他 PSG 上的呼吸性指数，PTT 可提高识别通过分析 EEG 微觉醒容易漏掉的低通气。也有人认为 PTT 也可用于儿童中微觉醒的识别，即使见不到皮层觉醒。

3. EEG 频谱分析　对整晚及特点性睡眠期的 EEG 信号进行频谱分析，是另一个识别微觉醒活动的新技术。目前对 PSG 上数字化的 EEG 信号进行频谱分析已经成为可能，从而提供新的方法来解释正常和可能导致 SDB 白天症状的病理性微觉醒模式。周期性变化方式（cyclic alternating patterns，CAPs）可允许对一个较长时段的睡眠进行评估，而短暂而频繁的微觉醒似乎是其突出的特点。一个周期性变化模式（CAP）是一个 NREM 睡眠的周期性 EEG 活动，以一系列反复自发的短暂事件为特点（phase A），与伴有一个短暂频率及/或振幅变化背景的节律性睡眠期，而且再次发生的时间间隔在 1 分钟以上。已知呼吸事件可影响微觉醒的形式，而这种形式在采用频谱分析时，可增加将呼吸事件与症状联系起来的 PSG 敏感性

4. 血压　许多实验室的常规临床监测不包括血压，但测量血压的许多新技术越来越多的

用于研究。如周围动脉压力传感器（PAT）采用一种无创体积描记压力计或一种将血氧仪及活动描记仪结合在一起的腕表来测量周围动脉的血管张力。可通过由戴在手指上的微小袖带组成的装置持续测量血压，目前这种设备可长时间使用，因为可交替从邻近的手指进行测量而降低损害手指的危险。另外，如果手臂活动可自动进行流体静力学校正。检测对于手指弯曲所致的活动性干扰很敏感，可用于解释测量的高差异性。这种技术一般用于持续测量平均血压。有研究对家庭环境下的 PAT、无人值守及有人值守 PSG 进行了比较，证实 PAT 能够识别 SDB 事件，因此有可能作为 OSA 筛选的有用工具。PAT 还能可靠识别成人和儿童的微觉醒。因此 PAT 也可能用于儿童 OSA 的筛选，以及在进行前瞻性研究来评价目前微觉醒标准或儿童中的 RERA 事件都有帮助。

5. 自主神经系统（autonomic nervous system，ANS）   虽然自主神经系统改变是心率及血压变化的基础，但很难检测。直接测量睡眠时交感运动神经元既困难又有创伤，通常局限于研究应用。而光电描记仪没有损失，可用来监测末端血流，血管收缩反应也可检测到，但这种技术非常容易产生误差。近来出现了一种可测量节段性脉搏血流的压力感受器，采用这种仪器进行的研究发现睡眠呼吸紊乱事件与其检测到的血管收缩一致，而这种自主神经激活也与睡眠呼吸暂停患者中被强化的交感神经活性指标一致。这种压力感受器识别 AHI 为 20 的 SDB 的敏感性和特异性分别是 90.9% 和 84.2%，因此也有可能成为一种初筛设备。

【计算机化多导睡眠图的发展方向】

由于高效、可靠及可扩展性，计算机化多导睡眠图（computerized polysomnography，cPSG）系统已成为睡眠实验室不可缺少的监测设备，相对于传统的 PSG 监测系统，cPSG 具有以下优点：

（一）无纸化   传统 PSG 是有纸记录，按标准的走纸速度（页/30 秒），整夜监测下来需 800 多页记录纸，成本高，资料储存占用空间大，不易查找原始数据，且有火灾隐患等。cPSG 系统将记录数据储存在硬盘中，并可转存到光盘、可移动磁盘、磁带等储存介质中长期保存，储存量大且占用空间小，易于检索资料。

（二）同步红外摄像监控   传统 PSG 监测仪在受试者床边，值班人员需守在监测仪旁看护仪器及患者，每个值班人员最多能看护两台仪器，工作强度大，效率低。而目前大多数的 cPSG 系统都配备有红外摄像系统，值班人员在中心监控室即可对多台仪器进行监控，对患者睡眠干扰也少，而且，影像资料与其他数据同步，方便数据分析及了解患者监测时的情况。

（三）数字化   既往的 PSG 监测仪记录的信号均为模拟信号，随着数字化技术的发展，越来越多的 cPSG 系统采用了数字化技术，信息经数字化处理后，可减少容量，加快传输速度、减少失真率、降低传输距离及其他干扰的影响，并大大提高计算机辅助诊断的准确率。

（四）信息化、智能化   随着信息技术、数字化技术的应用及计算机软件的发展，计算机辅助诊断的准确率越来越高，大大提高了工作效率；而且，目前许多 cPSG 系统除了对睡眠结构、呼吸、血氧等常规参数进行分析、测量外，还能提供许多既往依靠人工方法无法获得的数据，如动脉增加指数（arterial augmenting index，AAI）、脉搏传递时间（PTT）、脑电频谱分析等，使人们对睡眠呼吸紊乱又有了许多新的诊断认识。

（五）网络化   网络化是现代医疗器械的一个重要发展趋势，也是 cPSG 系统相对于传统的 PSG 系统而言最大的优势。由于网络化技术的应用，通过 cPSG 系统即可实现在线远程浏览、监测、分析及会诊，医师可在自己的计算机上对远程的资料进行采集、查阅、分析，并与异地的医师进行交流、讨论，从而实现远程医疗及医疗资源共享，有助于医疗资源的最佳利用。

（六）个体化、模块化　由于各个睡眠实验室的需要不一样，其对 cPSG 系统的功能要求可能也不一样，功能过于完善势必增加成本。因此，许多 cPSG 系统的监测参数被设计成一个个的模块，医师可根据自己的临床需要对模块进行组合，即组成了符合自己实验室要求的 cPSG 系统。必要时还可根据需要扩充、增加外接设备（如食管压、食管 pH 值、呼气末 CO_2、CPAP 压力等）及软件升级。

第二节　睡眠呼吸障碍诊断方法评价及进展

睡眠呼吸障碍（SDB）为常见病，是重要的公共健康问题，可影响多达 5% 的人口，并可导致严重的健康后果，包括增加交通事故及心血管疾病危险性等，最近也已证实可增加未治疗患者睡眠时心源性猝死的危险及总体死亡率，从而增加医疗资源使用及经济负担。随着公众及临床医师对睡眠障碍越来越重视，在过去 10 年里美国转诊做睡眠研究的人数增加了 12 倍，但同时睡眠实验室的数目仅仅增加 1 倍。仍有高达 82% 的男性和 93% 的女性没有得到诊断。

目前 SDB 的诊断标准仍依据实验室内完整 PSG 监测，经典整夜多导睡眠图（PSG）监测是 SDB 最重要的诊断手段，是诊断 SDB 的金标准。可对睡眠呼吸障碍的类型（如单纯鼾症、上气道阻力综合征及中枢或阻塞性睡眠呼吸暂停综合征等）及其严重程度进行诊断，必要时可进行持续正压通气治疗（CPAP）的压力调定。另外，通过定义监测参数的不同，还可进行多次小睡潜伏时间试验（MSLT）及醒觉维持时间试验对嗜睡症患者的嗜睡程度进行诊断，并可进行夜间癫痫及夜间阴茎勃起功能的监测。

然而 PSG 也会由于数据测量、伪迹及解释而出现误差。另外，PSG 检测可因为夜-夜差异而出现判断失误。基本上大多数阻塞性睡眠呼吸暂停（OSA）患者会接受 CPAP 治疗，这也是 OSA 的最主要的治疗。而在大多数实验室接受这种检查都需要等待很长时间，在美国患者在得到关注前可能已经罹患 OSA 长达 7 年之久并且还要再等 8 个月才能见到睡眠专科医师。而且，进行实验室内 PSG 检查的相关费用也一直较高。为了缩短 OSA 诊断与开始 CPAP 治疗之间的过程，许多医师已经从金标准的实验室内 PSG 检测继以整夜的 CPAP 调定转向其他策略。已报道的更有效的改变包括家庭睡眠研究、自动 CPAP 机器、白天实验室 CPAP 调定，及采用预定方程式调定 CPAP。更近的范例有主观判断 CPAP 压力或患者调定 CPAP 已缩短开始治疗的时间。而分夜检查（即将诊断与 CPAP 压力调定安排在同一晚上进行，split-night study）和便携式监测是其中采用得最多的方法。

【分夜检查（split-night study）】

"分夜检查"即患者的诊断及 nCPAP 压力调定在一个晚上完成，从而避免需要另一个夜晚及其相应带来的费用，而且研究证实在一个晚上可以得到适宜的诊断及 CPAP 治疗水平，这对于许多实验室及患者而言自然很有吸引力，因为可以减少等待诊断和开始 CPAP 治疗的时间及其所需费用。Elshaug 等证实，分夜检测可使患者等待 CPAP 治疗的时间减少 7 个月，McArdle 等的回顾性研究也证实，与整夜研究相比（22 个月），采用分夜研究的患者开始 CPAP 治疗的中位时间（13 个月）较短。因此，美国睡眠学会（AASM）的报告认为如果符

合预定要求（表 3-15-1），采用分夜 PSG 研究是可以接受的。

表 3-15-1　分夜诊断-调压标准

1. 患者睡眠研究中其 2 小时的基线部分的 AHI > 40/h
2. 患者睡眠研究中其 2 小时的基线部分的 40/h > AHI > 20/h，是否需要 CPAP 治疗须根据临床是否有其他危险因素如嗜睡、心脏病、高血压及肺部
3. CPAP 压力调定的时间要 > 3h
4. PSG 可证实 CPAP 消除了 REM 及 NREM 的呼吸事件
5. 如果可以诊断 SDB 但不符合 2、3 的要求，则需进行整夜 PSG 的 CPAP 压力调定

　　但是分夜研究并未得到一致认可，因为佩戴 CPAP 时间较短，某些问题如面罩合适性及张嘴漏气可能不太明显，以及潜在的日程安排问题及交通带来的额外费用，对于离实验室较远的患者进行整夜 CPAP 监测是慎重的。约 80% 的患者可接受这种方法，另外 20% 不适合分夜监测者是否可通过潜在的节省费用来弥补还需要研究，因为这些患者可能需要重新检查或如果 CPAP 水平不合适会导致治疗不恰当。有认为分夜研究会妨碍对睡眠结构以及睡眠障碍严重程度的准确判断，特别是因为即使整夜 PSG 都存在夜-夜差异，另外在分夜研究中可能观察不到 REM 睡眠，而 REM 睡眠时患者的上气道阻塞往往更严重；还有研究认为在同一晚上进行 CPAP 调定对于获得患者的同意及依从性往往较差，这也意味着要对所有患者在开始 PSG 监测前就要进行 CPAP 治疗及 CPAP 前教育。在美国的睡眠中心采用分夜检查似乎很常见。

　　分夜检查对于缩短诊断与确定 CPAP 压力水平所需时间的情况是不同的，有些患者可能需要重新进行 CPAP 压力调定。有数据表明在分夜检查之后，许多患者仍然需要改变 CPAP 压力、鼻罩或转换成 BiPAP 治疗。对于较轻度患者因为需要较长时间的监测以达到诊断要求，因此 CPAP 的调定时间可能不够，在这些患者中的成功性较低。另外，分夜检查的长期有效性也尚未得到证实。显然，分夜检查的应用需要通过确保患者接受了正确的 CPAP 教育并进行了足够时间的压力调定来加强。与整夜 PSG 的诊断及治疗相比，在进行分夜检查前需考虑到患者的接受程度。

　　某些实验室也进行午后小睡检查，但这种方法存在一些问题。因为通常不能得到快速眼动睡眠，而 REM 睡眠是最有意思的睡眠期。另外，如果不能得到诊断性结论，则仍需要整夜 PSG 监测以获得确定的诊断。另外，也有人在白天进行 CPAP 压力调定，并证实白天与夜间 CPAP 压力调定在治疗压力、治疗呼吸紊乱、一周顺应性上具有可比性，虽然这种白天检查从短期经济观点上具有吸引力，但不正确的治疗处方可能导致 CPAP 治疗的失败，患者会带着 CPAP 问题更频繁的来访。需要进一步的睡眠监测会掩盖掉短期的费用优势。由于太多病例最终需要整夜监测以致午后小睡监测成为浪费，大多数实验室已放弃午后小睡监测来诊断睡眠呼吸暂停。

【便携式监测（portable monitor，PM）】

　　实验室内经典的 PSG 多记录血氧、呼吸努力、气流、心电图及神经生理参数（包括脑电 [EEG]、眼动 [EOG]、颏下肌电图 [EMG] 及胫前肌电图 [EMG]），但其技术状态是繁琐、不便及昂贵的，因此人们对于初筛及便携式监测系统有着浓厚的兴趣。一些实验室在研

究睡眠相关性呼吸紊乱时使用仅监测 PSG 导联的一个亚组的系统，除了可减轻患者的压力及不适感外，还可大大减少时间及金钱。便携式数据采集系统多由用于 EEG、ECG、血氧饱和度、呼吸、体温及身体活动的小型化传感器、前置放大器及放大器组成。计算机程序控制着生理数据的收集及储存。对阻塞性及中枢性睡眠呼吸暂停、低通气、低氧血症、及胸廓腹部矛盾进行识别及标记。为大量储存，某些系统采用数据压缩技术用于帮助扩展监测。可在整晚睡眠研究中记录每次呼吸的潮气量、心率及 SaO_2，这些数据然后被传送至计算机进行详细分析、生成报告及归档保存。

许多研究中已经使用 PM 设备来诊断 OSA，但其结果各不相同。大多数设备与实验室内 PSG 的相关性很好，但有些会对较多患者误判、具有较低的敏感性。而且 PM 的失败率也高于实验室内 PSG，而需要重复检查。不过，这种设备可缩短等待诊断的时间、大大降低费用。另一个好处就是患者可以很舒服很方便地睡在自己床上。随着技术的成熟，这种设备越来越成为诊断 SDB 的一个更灵活的选择。但是 PM 也存在一些限制。包括由于无人值守，可能会很大程度影响数据的质量。另外，广泛使用的 PM 设备多没有 EEG 导联，从而不能判断睡眠分期、无法得到总睡眠时间，无法计算 AHI，而只能把总的床上时间都计算进去来计算 RDI 以判断 OSA 的严重程度。其他睡眠中的一些异常如微觉醒指数等也不能计算。将便携式监测作为诊断性初筛工具并不能作为患者详细评估的替代品；事实上即使详细的实验室 PSG 监测也可能会有假阴性结果。

美国睡眠学会（AASM）对于便携式记录的使用指南进行了很好的总结（表 3-15-2）。一系列的检测系统，从简单的血氧仪到基本的全导 PSG，可以在家庭中使用。这些系统根据记录的复杂程度分成 4 级，一级等同与可在家庭中监视的标准 PSG；二级为无监视的 PSG；三级为监测呼吸参数但没有睡眠参数；四级仅监测 1～2 个参数（包括血氧）。

表 3-15-2　诊断睡眠呼吸障碍的便携式记录

	一级 标准多导睡眠图	二级 完全的便携式多导睡眠图	三级 改良的便携式睡眠呼吸暂停检查	四级 连续单或两生理参数记录
参数	最少 7 个，包括 EEG（C4～A1 或 C3～A2）、EOG、下颌 EMG、ECG、气流、呼吸努力、血氧饱和度	最少 7 个，包括 EEG（C4～A1 或 C3～A2）、EOG、下颌 EMG、ECG 或心率、气流、呼吸努力、血氧饱和度	最少 4 个，包括通气（至少两导呼吸活动或呼吸活动及气流）、心率或 ECG、血氧饱和度	最少 1 个
体位	经证实或客观测量	可能客观测量	可能客观测量	不测量
腿动	EMG 或动作传感器建议有但为可选	EMG 或动作传感器建议有但为可选	可能记录	不记录
值班人员	有	无	无	无
人为干预	可能	不能	不能	不能

血氧仪是大多数家庭便携式睡眠监测最常用到的。虽然它们并不如临床医师在手术室或重症监护室里使用的血氧仪那么敏感，但人们对它仍然非常信任。睡眠中一直存在低氧的患

者通常被认为患有更严重的 SDB，有些报告最低血氧饱和度，但有作者并不确信其很有用。因为如果血氧仪从手指滑落，则血氧饱和度会下降，其最低血氧饱和度会不准确地报告成低至 60% 或 70%。单独的家庭血氧仪监测具有明显的限制；虽然对于诊断重度阻塞性睡眠呼吸暂停可能有帮助，但对于程度较轻的 SDB 特别是对于没有基础缺氧的非肥胖患者，详细的 PSG 监测是必要的。因为血氧仪的时间常数较慢；清醒时 PaO_2 水平很高的患者在发生呼吸暂停时可能仅有微不足道的 SaO_2 水平下降，因为 PaO_2 位于血红蛋白离解曲线的平台部分；而且并不知道在检查时患者是否入睡。同样，这种初筛检查不能帮助对患有发作性睡病或周期性腿动的白天嗜睡患者进行诊断。这些许多初筛检查结果"阴性"的患者仍然需要 PSG；由于诊断准确性差，单独的血氧监测的效价性并不好。但无论如何回顾血氧趋势对评估 SDB 会有帮助。

在血氧监测的基础上增加通气监测在一定程度上可提高诊断准确性。然而，有研究证实，即使同时采用血氧监测及静电感应床，也有 34% 的患者不能诊断。一些较新的初筛系统在 SaO_2 的同时可分析鼾声信号。也有人认为仅监测血氧（单独或与录像结合）、胸腹运动及胫前肌电图可能已足够。

便携式监测方法存在许多问题。因为参数中最昂贵的部分不能省略，而且并不清楚采用便携式监测可减少多少时间，实际上反而可能增加诊断的费用及复杂性，因为这些系统很容易记录干扰信号。因此，美国睡眠学会（AASM）建议仅在下述临床情况下使用便携式家庭监测：①患者睡眠呼吸暂停的临床症状严重，急需开始治疗且不可能接受标准的 PSG 检查；②患者不能在睡眠实验室接受监测；③已经诊断并进行治疗的患者的随诊研究。

对于高度怀疑有呼吸暂停的患者不建议使用初筛。因为如果初筛检查结果为阳性，则在建议确定的治疗之前还需要更详细的检查。如果检查结果为阴性，患者通常还需要重新详细检查以确定结果不是假阴性或查找其他睡眠病理状态。

【CPAP 治疗的诊断作用】

一些 CPAP 系统具有内置的诊断系统。有时对于一些困难的病例，确定 SDB 存在的唯一办法就是进行 nCPAP 的试验性治疗；好的治疗反应（如嗜睡改善，气体交换、睡眠结构、心律等正常）可支持 SDB 的诊断。但将 nCPAP 治疗作为常规方法广泛用于怀疑有 OSAS 的患者还缺乏证据。对于某些患者（例如怀疑有 UARS，但没有可诊断的 PSG 设备），这种方法可能也会有帮助。

有时患者白天嗜睡症状非常严重，但 PSG 检查仅为轻度睡眠呼吸暂停。可能合并存在其他疾病如睡眠呼吸暂停与睡眠中周期性腿动，因此导致白天嗜睡的主要原因不太清楚，若使用某些药物如 clonazepam 治疗可能会掩盖真相。对这些患者进行短期的 CPAP 试验性治疗可帮助医师确定睡眠呼吸暂停在白天嗜睡中的作用。

CPAP 试验性治疗还可用于正在使用抗高血压药及精神药物的轻度睡眠呼吸暂停患者，因为这些患者白天嗜睡的症状可能与药物有关。

（钟　旭）

参 考 文 献

[1] Halbower, Ann C, Ishman, et al. Childhood obstructive sleep-disordered breathing: A clinical update and discussion

of technological innovations and challenges. Chest, 2007, 132 (6): 2030 – 2041

［2］ Foo JY. Pulse transit time in paediatric respiratory sleep studies. Med Eng Phys, 2007, 29: 17 – 25

［3］ Gozal D, Kheirandish-Gozal L. Sleep apnea in children-treatment considerations. Paediatr Respir Rev 2006, 7 (Suppl): S58 – S61

［4］ Foo JY, Bradley AP, Wilson SJ, et al. Screening of obstructive and central apnoea/hypopnoea in children using variability: A preliminary study. Acta Paediatr, 2006, 95 (5): 561 – 564

［5］ Petterson, Michael T Begnoche, Valerie L, et al. The effect of motion on pulse oximetry and its clinical significance. Anesthesia & Analgesia, 2007, 105 (6) Supplement: S78 – S84

［6］ Penzel T, Hirshkowitz M, Harsh J, et al. Digital analysis and technical specifications. J Clin Sleep Med, 2007, 15; 3 (2): 109 – 120

［7］ Portable Monitoring Task Force of the American Academy of Sleep Medicine. Clinical guidelines for the use of unattended portable monitors in the diagnosis of obstructive sleep apnea in adult patients. J Clin Sleep Med, 2007, 3 (7): 737 – 747

［8］ Patel NP, Ahmed M, Rosen I. Topics in practice management: Split-night polysomnography. Chest, 2007, 132: 1664 – 1671

［9］ Rory R, Reena M, Strohl, KP. Variations in physician interpretation of overnight pulse oximetry monitoring the American College of Chest Physicians, 2007, 132 (3): 852 – 859

［10］ Ahmed M, Patel NP, Rosen I. Topics in practice management: Portable monitors in the diagnosis of obstructive sleep apnea. Chest, 2007, 132: 1672 – 1677

［11］ Kushida CA, Littner MR, Hirshkowitz M, et al. Practice parameters for the use of continuous and bilevel positive airway pressure devices to treat adult patients with sleep-related breathing disorders. Sleep, 2006, 29: 375 – 380

［12］ Ghegan MD, Angelos PC, Stonebraker AC, et al. Laboratory versus portable sleep studies: A meta-analysis. Laryngoscope, 2006, 116: 859 – 864

［13］ Minal R Patel, Ba, Terence M. Davidson MD. Home sleep testing in the diagnosis and treatment of sleep disordered Breathing. Otolaryngologic Clinics of North America. 2007, 40 (4): 761 – 784

［14］ Bloch KE, Senn O, Brack T. et al. Ambulatory management of obstructive sleep apnea without polysomnography. Annals of Internal Medicine, 2007, 147 (5): 350

［15］ NizarSuleman, MaxHirshkowitz, D ABSM. Economics of Home Monitoring Sleep Medicine Clin, 2006, 1 (4): 465 – 473

［16］ Rahul K. Kakkar, MD, FCCP Gilbert K. Hill, RPSGT Interpretation of the Adult Polysomnogram Otolaryngol Clin North Am, 2007, 40 (4): 713 – 743

［17］ Stephen H. Sheldon, DO, FAAP Diagnostic Methods in Pediatric Sleep Medicine Sleep Medicine Clinics, 2007, 2 (3): 169 – 186

第十六章　介入肺脏病学

第一节　概　　述

【概述】

自 20 世纪 90 年代，伴随着激光技术在气管、支气管腔内的应用以及气道内支架的出现，使得呼吸病学家在解决气道疾病方面的能力得到了明显提升，并引起了广泛关注。而真正将呼吸系统的介入诊断和治疗技术作为一门科学来加以定义和研究，也不过 10 余年时间。在 20 世纪 90 年代中期，国外逐渐有学者在文章中开始使用"interventional pulmonology"一词。1999 年，由两位美国学者 Beamis 和 Mathur 主编的《Interventional pulmonology》一书，正式由 McGraw-Hill 出版公司正式出版，并在世界各地发行。这对于推广和普及各种呼吸病介入诊断和治疗技术，起到了积极的推动作用。2001 年，美国著名的临床医学期刊《The New England Journal of Medicine》刊载文章就"介入肺脏病学"的概念、相关技术及其临床应用评价等进行了介绍。此文发表后，很快引起了欧美等国的介入肺脏病学专家的广泛关注，之后欧洲呼吸病学会（European Respiratory Society，ERS）和美国胸科学会（American Thoracic Society，ATS）共同组织了欧洲和北美等国的专家，起草了一份关于介入肺脏病学方面的纲领性文件《ERS/ATS Statement on interventaional pulmonology》，并发表在 2002 年《Eur Respir J》的第 19 卷上。文中将"介入肺脏病学"定义为："是一门涉及呼吸病侵入性诊断和治疗操作的医学科学和艺术，掌握它除了需要接受标准的呼吸病学的专业训练之外，还必须接受更加专业的相关训练，并能作出更加专业的判断"。

介入肺脏病学的诊治范围侧重于：复杂气道病变的处理；良、恶性病变所致的中央气道的阻塞；胸膜疾病和肺血管性病变等的诊断和治疗。涉及的技术主要包括：硬质支气管镜检术、经支气管针吸活检术（transbronchial needle aspiration，TBNA）、自荧光支气管镜检术、支气管内超声、经皮针吸肺活检术、支气管镜介导下的激光、高频电灼、氩等离子体凝固（argon-plasma coagulation，APC）、冷冻、气道内支架植入、支气管内近距离后装放疗、光动力治疗、经皮扩张气管造口术（percutaneous dilational tracheotomy）、经气管氧气导管置入术、内科胸腔镜以及影像引导的胸腔介入诊疗。但文中特别强调，随着这门学科的发展，其诊治范围和相关技术将不仅仅限于此。像近年开展的支气管镜肺减容术治疗重度肺气肿、支气管腔内射频消融热成形术治疗支气管哮喘以及经皮胸腔穿刺治疗肺部原发及转移性肿瘤等技术和治疗方法的出现，即充分显示出该学科的快速成长性。

【介入肺脏病学的发展历史】

尽管作为一门相对独立的学科，介入肺脏病学的发展不过 10 余年的时间，但作为介入肺脏病学的重要组成部分，支气管镜及其相关技术的开展，却有着 100 多年的历史。现就支气管镜的发明及其演变简述如下：

（一）硬质支气管镜的发明和演变　　早在公元前 5 世纪，希波克拉底曾尝试给窒息患者经喉插入导管以改善患者的通气。至公元 1000 年左右，人们开始采用银制导管用于改善窒息患者的通气。18 世纪中叶，人们提出了经鼻气管插管治疗呼吸困难及气道异物的设想，此后的几十年间，人们设计了多种器械，并用其通过喉盲取异物获得成功。1894 年，德国的 Kirstein 医师有意识地采用食管镜对喉部进行检查时，偶然地将内镜插入了气管，由此他开始系统地对气管进行直接窥视研究。他的这一研究成果在 1895 年 6 月 4 日举行的第二届德国南部喉科医师大会上进行了专题报道。被后人称为"支气管镜之父"的德国弗莱堡大学医院的 Gustav Killian 医师在聆听了报告后立即意识到，Kirstein 的观察对于喉和气管疾病的诊断和治疗具有非常重要的意义。19 世纪末，随着电光源的发明，可卡因对气管进行局部麻醉方法的成熟以及各种内镜器械的不断完善，为支气管镜的问世奠定了基础。Killian 与他的同事们在相关技术进步发展的基础上开展了一系列的工作，开辟了支气管技术及其应用的新纪元。

1897 年，Killian 首次在一名志愿者身上进行试验，他采用经过改良的食管镜通过喉直接对气道进行观察，并且发现气管具有一定的弹性，调整好角度后内镜很容易进入两侧的主支气管，并能看到叶支气管水平——支气管镜从此诞生了。同年，Killian 应用这一硬质支气管镜经喉为气管异物的患者进行了异物摘除术。在以后的几年里，为了满足适应证不断扩大的需求，硬质支气管镜技术被进一步完善。为气道异物的治疗提供了极大的便利，从而解决了当时困扰医学界多年的难题。仅在 1911 ~ 1921 年的 10 年间，Killian 就为 703 例气道异物患者进行了手术，除 12 例患者手术失败外，其余的患者全部治愈，手术的成功率达到 98.3%。

继 Killian 之后，人们不断地对硬质支气管镜进行改进，较具代表性的人物是美国的 Chevalier Jackson 医师。1904 年 Jackson 医师制造了美国的第一台支气管镜，此后他又在其支气管镜的远端装上了一个小灯泡，同时还增加了一个吸引通道，此外他还设计出了一系列用于取异物的辅助器械。1907 年，他出版了第一部系统介绍气管食管病学的教科书，在书中他详细阐述了支气管镜室的设计；设施和人员安排；支气管镜检查的操作规范；并发症的预防及处理等问题。Jackson 医师因此而被喻为："美国的气管食管病学之父"。可以说正是由于 Killian 和 Jackson 两人的努力，为现代硬质支气管镜的发展奠定了坚实的基础。

1962 年，日本学者 Shigeto Ikeda，也就是后来纤维支气管镜的发明人，将玻璃纤维导光照明方法引入到硬质支气管镜中。1963 年，Storz 首次采用 Hopkins 的杆状透镜和纤维导光技术制成冷光源并应用于他发明的硬质支气管镜中，基本形成了现代硬质支气管镜。

从 20 世纪初开始，硬质支气管镜作为气道病变诊断与治疗唯一的手段，一直沿用了将近 70 年。直到 20 世纪 70 年代以后，纤维支气管镜以其所具有的多项优点，很快在气道病变的诊断和治疗方面占据了优势。

（二）可弯曲支气管镜的发明和演变 19 世纪 70 年代，英国科学家 Tymdall 发现，经过高温加热以后的玻璃棒可以被迅速拉成直径仅为 10μm 的玻璃纤维，这种玻璃纤维保持着良好的透光特性，这一发现为光导纤维的兴起和发展奠定了基础。1930 年德国学者 Lamm 提出了采用玻璃光导纤维制造可弯曲胃镜的设计思想。经过众多研究者 20 多年的不懈努力下，到 20 世纪 50 年代英国 Hapkins 和 Kapany 按光学原理将玻璃纤维有规则的排列成束，制造出了用于体腔观察的内镜，并称之为纤维镜（fibroscope）。1957 年美国学者 Hirschowitz 等首创了用作检查胃肠道的胃十二指肠纤维镜（gastro-duodenal fibroscope）。但在当时，内镜的照明是靠安装在内镜顶端的小的电灯泡来完成的，其缺陷是照明亮度有限，故不能够有效地进行动态内镜图像的观察和记录。为了克服这一缺点，人们设想通过玻璃导光纤维将外部更亮光源的光线传送到内镜的前端，从而取代安装于前端的小灯泡。1962 年，日本学者，即后来被人们誉为"可弯曲支气管镜之父"的 Shigeto Ikeda 将这一想法应用到食管镜的设计当中，并由日本的 Machida 内镜公司生产出了样品。它通过一根长的玻璃纤维束，将外置光源产生的强光传递至食管内，这样就可以清楚地看到食管内的动态图像。与此同时，他又按照相似的规格研制出一台外径更细的支气管镜原型。

Ikeda 在获得以上成功的基础上，于 1964 年春，请求 Machida 公司生产出了世界上第一台纤维支气管镜的原型。大约在 1965 年底，他又请 Olympus 光学公司为其生产了相同的纤维支气管镜。

此后，Ikeda 在世界各地不断地向世人介绍和推广纤维支气管镜及其临床应用。并于 1978 年倡议成立了世界支气管镜学会，为支气管镜的普及和推广作出了不朽的贡献。

20 世纪后叶，微电子技术突飞猛进，为电子可弯曲支气管镜的问世奠定了基础。1983 年，美国的 Welch Allyn 公司的工程技术人员率先将电荷-耦合器件（charge-coupled device, CCD），作为"微型摄像装置"安装于内镜的前端部，将探查到的图像以电讯号方式通过内镜传到信息处理器上，信息处理器再将传入的电子信号转变成图像信号展现在电视显示器上，解决了电子内镜的关键技术问题。其与纤维支气管镜的本质区别在于它采用 CCD 取代了传统纤维支气管镜的导像束，使图像更清晰、画面更逼真。

在此基础上，无论是内科和外科胸腔镜的诞生已无任何技术上的悬念。随着临床需求的提高，内、外科电子胸腔镜即应运而生了。

从硬质支气管镜到纤维支气管镜，人们用了半个多世纪的时间；而从纤维支气管镜到电子支气管镜的问世，人们仅用了 20 年的时间。相信随着医学影像技术及分子生物学技术的飞速发展，能够提供显微和三维画面以及生物学图像的新型支气管镜，亦会在不久的将来展现在我们的面前。与此同时，各种物理、化学以及生物治疗技术和方法的诞生和发展，将会给介入肺脏病学的发展提供强有力的支撑。

参 考 文 献

[1] Luis M Seijo, Daniel H Sterman. Interventional pulmonology. The New England Journal of Medicine, 2001, 344 (10)：740 – 749

[2] Chairmen：CT Bolliger, PN Mathur, et al. ERS/ATS statement on interventional pulmonology. Eur Respir J, 2002, 19：356 – 373

[3] Killian G. Üeber directe Bronchoscopie. MMW, 1898, 27：844 – 847

[4] Jackson C, Jackson CL. Bronchoesophagoloy . Philadelphia：Saunders, 1950

[5] Ohata M. History and progress of bronchology in Japan. JJSB, 1998, 20：539 – 546

第二节　介入肺脏病学技术在呼吸病诊治中的应用

随着可弯曲支气管镜的问世，由于其所具有的各项优势，使其很快取代了在临床应用多年的硬质支气管镜，并在临床迅速地普及。常规支气管镜下的检查及其活检和刷检术，为呼吸病的诊断和治疗提供了强大的支撑，尤其是在支气管和肺部肿瘤性疾病以及肺部感染性疾病的诊断方面，发挥了重要的作用。除此之外，在常规支气管镜检及活检术的基础上形成的一些新技术，大大地拓展了支气管镜对呼吸系统疾病诊治的应用范围，现对一些常用技术简述如下：

【诊断性技术】

（一）经支气管肺活检术（tranbronchial lung biopsy，TBLB）　对肺外周部位病变，常规支气管镜检查不能窥见时，将活检钳通过病变部位相应的支气管达到远端病灶进行活检，即经支气管肺活检术。对局灶性病变，通常需要在 X 线透视或 CT 引导下施行，以达到准确取材，提高手术成功率的目的。如为弥漫性病变，则可通过支气管镜直接进行肺活检，无需 X 线或 CT 引导。

TBLB 的适应证：经各项非创伤性检查不能确诊的肺弥漫性病变和肺周围肿块、结节或浸润，同时无出血素质，心肺功能能够耐受该项检查。TBLB 的禁忌证：肺动脉高压和肺大疱患者不宜接受 TBLB 检查。

对局灶性病变肺活检时，操作者在完成常规检查后，将支气管镜直接插入病变区的段支气管，在 X 线导向下将活检钳循所选择的亚段支气管插入，转动体位多轴透视，核对活检钳位置对准活检目标无误后，张开活检钳，向前推进少许，在患者呼气末关闭活检钳，并缓慢退出，如无明显出血，可同法钳取活组织 3～5 小块，置入 10% 甲醛溶液中，如为肺组织则呈绒毛状漂浮于固定液中。为防止钳取后出血，可在活检前预先滴入 1：10000 肾上腺素 1～2ml。

对弥漫性病变肺活检者，活检部位应选择病变多的一侧肺下叶，如两侧病变大致相同，则选择右下叶。支气管镜送达下叶支气管后，经活检孔插入活检钳至事先选择的段支气管内，直至遇到阻力或感到微痛时，再将活检钳后退 1～2cm。此时嘱患者深呼吸，在深吸气末张开活检钳，并向前推进至遇阻力时，一般推进 1cm 左右，于呼气末关闭活检钳并缓慢撤出，术者此时可感到对肺组织的牵拉感。按同样操作在不同的段或亚段支气管取肺组织 3～5 小块，置入固定液中送检。

TBLB 宜限制在一个肺叶内进行，不宜在中叶、舌叶或左右两侧肺同时进行。活检钳必须锐利，关钳用力宜适当，既要钳断肺组织而又不造成肺撕裂伤。活检时患者应无剧烈咳嗽或深大呼吸动作。

通过 TBLB 可以有效获取远端肺组织内的病灶标本，是诊断肺实质局灶性病变和弥漫性肺部的有效技术手段。文献报道，对表现为肺周围性结节的恶性病灶，在无透视引导下行 TBLB 检查的阳性率可以为 54.2%，其中腺癌为 50.9%；鳞癌为 61.5%；低分化癌为 72.7%；小细胞癌可达到 100%，值得注意的是肺内转移性肿瘤的阳性率只有 12.5%。当有透视引导时，其整体阳性率可以达到 82.4%。

（二）经支气管针吸活检术（trans bronchial needle aspiration，TBNA）　TBNA 是一种通过穿刺针吸或切割，获取气道壁、肺实质以及气管、支气管相邻部位纵隔内病灶的细胞学、组织学或微生物学标本的技术。近年来，随着病灶定位方法和穿刺针的不断改进，已广泛应用于各种良、恶性肺及纵隔疾病的诊断，极大地提高了气管镜的诊断率，并拓展了其临床应用范围。由于该项技术可对纵隔淋巴结进行活检，确定肺癌患者纵隔肿大淋巴结的性质，使气管镜检查直接参与肺癌的临床分期和纵隔疾病的诊断，一些发达国家已将此技术列为呼吸专科医师必须掌握的技能。

TBNA 最初是为纵隔病变的诊断而设计的，但随着技术的发展和经验的积累，其适应证范围已大大拓展。其主要适应证包括：①对纵隔和肺门淋巴结的取样，以明确诊断，同时对支气管源性肿瘤进行分期；②对气管/支气管旁的肿块、黏膜下病变和肺外周结节进行取样；③适用于支气管内坏死和出血性病灶的病因诊断；④预测气管、支气管源性肿瘤外科手术的切除范围；⑤纵隔囊肿和脓肿的病因诊断及引流。

受操作者技术水平、穿刺针本身以及助手和病理医师配合等方面的影响，各单位报告的阳性率差异较大。对于肺癌患者，影响 TBNA 阳性率的主要因素是纵隔淋巴结转移的发生率和操作者的熟练程度，因为受到纵隔淋巴结转移发生率的限制，应用 TBNA 对肺癌进行分期，其阳性率为 30%~50%，但其特异性高达 95%。在评价肺外周型结节方面，TBNA 技术可以将常规支气管镜下的刷检和活检的检出率提高 20%~25%。在诊断结节病方面，Trisolini 等报道，对于 I 期结节病采用 TBNA 技术，诊断的阳性率可达到 72%，如联合使用 TBLB，可使诊断阳性率提高到 87%。Morales 等的研究表明，在原有方法上加用 TBNA 技术诊断结节病，可以使 I 期患者的诊断率提高 23%，II 期患者的诊断率提高 7%。此外，TBNA 技术还可以显著提高黏膜下病变、结核及淋巴瘤等纵隔淋巴结增大的病因检出率。

由于 TBNA 的操作者不能直接窥见病灶，要提高活检的阳性率，准确的病灶定位是关键。现有影像学检查只能提供纵隔的平面图像，操作者必须对纵隔解剖结构非常熟悉，并且拥有良好的空间想象力，在想象中重构纵隔的立体结构和病灶的相对位置，才能准确指导穿刺的定位，避开重要结构，保证操作的安全。但新近开发出的支气管腔内超声（endobronchial ultrasound，EBUS）引导下的 TBNA（EBUS-TBNA）可在超声显示下对病灶或淋巴结实施实时穿刺，有效地克服了盲目 TBNA 定位难的缺陷，使 TBNA 的阳性率大幅度提高。研究表明，与传统 TBNA 相比，EBUS-TBNA 可将对隆突下淋巴结的穿刺阳性率由 76% 提高到 84%；而对其他部位淋巴结的穿刺阳性率更由 58% 提高到 84% 以上；对于 CT 可见的肺门、纵隔淋巴结，其敏感性和特异性可分别达到 95.7% 和 100%；诊断准确率高达 97.5%。可见 EBUS-TBNA 在对肺癌的淋巴结分期方面不仅优于传统 TBNA，而且无论是在敏感性和准确性方面均优于纵隔镜检查，故有人预测 EBUS-TBNA 将取代纵隔镜成为肺癌分期的"金标准"。

近 30 年的临床实践证明，TBNA 是一种安全、实用的活检技术。已有报道显示，仅少数患者术后发生气胸，其发生率不足 1%。此外，有极少数的患者发生纵隔气肿和纵隔出血等。TBNA 对支气管黏膜损伤小，尖端具有斜面的穿刺针穿刺时，其出血程度较之活检钳撕裂组织所致者小，一般仅在穿刺部位有少许自限性出血。即使刺入血管或刺入易脆的肿瘤组织内，引起出血量亦不多，目前尚无致命性出血的报道。熟练掌握纵隔结构的解剖学知识，术前认真复习胸部 CT 片，可有效的避免不必要的组织损伤。除此之外，还应避免穿刺针对支气管镜的损伤。

（三）荧光支气管镜　早期诊断是支气管肺癌治疗成功的关键。支气管肺癌的发生发展，通常要经历由不典型增生到原位癌的过程，通常肺癌高危人群中约有 10% 的人存在不典型增生或原位癌。据统计不典型增生阶段可长达 4 年，原位癌的阶段也有 6 个月的时间，对于这一部分患者的及时检出和定期随访，为肺癌的早期根治提供了可能。除此之外，50%~60%的支气管肺癌（特别是鳞状细胞癌）病变的发生部位位于亚段以上支气管，这就为经支气管镜诊断早期支气管肺癌提供了时间和空间上的可行性。

普通白光支气管镜（white light bronchoscopy，WLB）诊断肺癌主要是根据支气管黏膜改变，如局部隆起、黏膜粗糙、水肿、出血等，再行活检、针吸活检、刷检等操作加以明确。但不典型增生或原位癌阶段支气管黏膜局部的改变并不明显，因此诊断的阳性率较低，仅为 15%。随着光学和计算机技术的发展，近 20 年来已研制出主要用于肺癌早期筛查的自荧光支气管镜（autofluorescence bronchoscopy，AFB）。文献报道，WLB 基础上加用 AFB，可将支气管腔内型早期肺癌的诊断阳性率提高至 78%。

"荧光"是一种特殊的物理现象，是指某些物体在特定波长光线的照射下，该物体受激发后，可辐射出波长比照射光线长的光，我们就称其为"荧光"。20 世纪初，人们就发现人体组织存在荧光现象，并发现肿瘤组织和正常组织的荧光显像不同。人体内的荧光反应物质（荧光载体）有很多种类，包括：色氨酸、胶原、弹力蛋白、紫菜碱、磷酸吡哆醛等。人体组织辐射荧光的波长和强度决定于其中不同荧光载体的含量、入射光的最大吸收和反射值以及入射光源自身的特性。

当一束 442nm 的单色光照射在黏膜上时，上皮下的荧光载体被激发，辐射出波长较长的光线。这种荧光是混合光，由波长 520nm 的绿光和波长 630nm 的红光组成。其中，绿光较强、红光较弱，显示屏上看到的是绿色图像。在有组织增生和原位癌（carcinoma in situ，CIS）的部位，荧光辐射会减弱，并且以绿光减弱更明显，图像就会偏红色。引起荧光减弱的原因可能有：上皮增厚（吸收入射光增加）、组织充血（血红蛋白吸收绿光增加）、肿瘤基质中的还原性物质减低了荧光载体的含量等。利用肿瘤组织和正常组织荧光显像的不同，就能分辨普通光线下无法发现的早期肿瘤病灶。

与肉眼可以看见的普通光线不同，支气管黏膜的自发荧光非常微弱，不通过一定的辅助技术，肉眼是无法看到的。目前通常采用的技术分为两大类：①增强照射光的强度和纯度，采用特殊摄像机增加感受荧光的灵敏度；②应用能在肿瘤组织浓聚的光敏药物，增强肿瘤组织的荧光辐射。根据所用技术的不同，可将荧光支气管镜分为两大类。

1. 激光成像荧光支气管镜（laser imaging fluorescence endoscopy，LIFE）　此类荧光支气管镜统称为 LIFE，通过外源性光源照射，激发组织的自发荧光，来分辨肿瘤组织，而不需使用光敏药物。LIFE 系统使用低能量氦－镉激光产生的 442nm 紫外光作为照射光。摄像系统采用两台高分辨率 CCD 荧光摄像机，灵敏度达到普通摄像机的 30 000 倍，分别单独感受绿光和红光，并将数字信号传送到主机进行合成。这样，在监视屏上就能看到支气管黏膜的实时荧光图像。在 LIFE 系统中，肉眼看不到入射的紫外光，正常黏膜为绿色，增生/CIS 黏膜为红色或棕色（图 3-16-1，见彩图插页）。此类荧光支气管镜的代表是加拿大 Xillix 公司生产的 LIFE® 系统（laser imaging fluorescence endoscopy）和日本 Pentax 公司生产的 SAFE-1000 系统。

2. 自荧光成像支气管镜（autofluorescence imaging bronchoscopy，AFI）　此类荧光支气管镜工作时，入射光波长范围 380～460nm。观察时，为增加对荧光的分辨率，需要将大部分直接反射的蓝光屏蔽。同时，为了增强视野的总体光线强度，还要保留一小部分散射蓝光。这样，观察正常黏膜时，由于绿色荧光较强，掩盖了蓝光，显示绿色；增生或 CIS 黏膜的绿色荧光明显减弱，黏膜显像就呈蓝/红色或是两种颜色融合成的暗视野区（图 3-16-2，见彩图插页）。某些光敏药物能选择性浓聚在肿瘤组织中，使用这些药物能增强病变部位的荧光显像，提高成像质量和检出率。早期常用的光敏剂是血卟啉衍生物，因为其光过敏副作用较明显，20 世纪 90 年代起，逐渐被 5-氨基乙酰丙酸（5-aminolevulinic acid，ALA）取代。当患者使用 ALA 后，以荧光支气管镜检查，就可以在肿瘤组织见到较强的红色光（图 3-16-3，见彩图插页）。

AFB 在中央气道黏膜不典型增生、原位癌诊断中是一种有效的早期定性、定位诊断工具，通常需联合 WLB 开展工作。Moro-Sibilot 等联合检查 244 例肺癌高危人群（有症状的吸烟者及有肺癌手术史或头颈部肿瘤手术史者），所有发现异常者都进行活检确认，共发现 92 处鳞状上皮化生、42 处中、重度黏膜不典型增生和原位癌、39 处侵袭性肿瘤病灶。当用于早期中央型肺癌的诊断时，与单独 WLB 检查相比，WLB 联合采用 AFB 可将诊断的敏感性提高 10%~30%，但是特异性会降低 5%~10%，提示 WLB 联合 AFB 可作为癌前病变和早期肿瘤筛查和监测的重要手段。通过对痰检阳性而影像学阴性的肺癌患者的研究发现，AFB 可以观察到的病灶累及范围更接近于病理改变，故用于肺癌的分期更准确，而根据 AFB 检查的结果调整了分期和治疗原则以后，患者的预后获得了相应的改善，说明 AFB 在早期肿瘤的分期中同样具有很高的价值。

（四）内科胸腔镜技术　内科胸腔镜（medical thoracoscopy），又称"胸膜腔镜（pleuroscopy）它有别于外科电视辅助胸腔镜。其操作通常是在清醒镇静加局麻下进行，一般在胸壁上仅行单点穿刺，整个操作可以在支气管镜室或诊所内进行。内科胸腔镜检术主要用于诊断胸膜和部分肺部疾病，并可实施胸膜固定术。

内科胸腔镜检术的适应证包括：①不明原因的胸腔积液；②胸膜占位性病变；③气胸；④弥漫性肺病变及肺外周病变；⑤肺癌分期。

患者术前需建立人工气胸，可于局麻下以过滤空气 400~800ml 注入胸膜腔，对胸腔积液患者应在抽胸液后再注入空气，并行胸部 X 线透视或摄片确认。进镜切口的选择不宜离病灶太近，最好取病灶相对方向，以便于观察病灶；如为弥漫性病变，一般取侧卧位，切口定于腋中线或腋后线第 6~7 肋间，此处进镜便于观察整个胸膜腔。同时，切口的选择应避开胸膜粘连处，以免进镜时使粘连带撕裂出血，影响观察，干扰检查结果。为全面了解病变的范围，检查中必须养成良好的习惯，按顺序观察整个胸腔以免漏诊，然后再观察异常组织的大小、数目、侵及范围、硬度、有无搏动等情况。对每个病变部位需取活检 2~4 块，活检后应仔细观察，如有出血可用冰肾上腺素盐水局部灌注，仍不止血可用凝血酶或电凝止血。术毕，缓慢抽尽胸腔内气体，并留置胸腔引流管行闭式引流，持续引流残余气体或胸液，同时观察有无漏气、出血，必要时可向胸腔内注药或冲洗。

传统的内科胸腔镜多为硬质镜，而新近问世的"软硬镜"为一种改良型的胸腔镜，其镜身为硬质，远端则可弯曲，这样就大大地扩展了其视野。在我国有一些单位采用纤维支气管镜代替胸腔镜进行胸膜疾病的诊断，也取得了一定的效果，其不足就是在活检时，镜体不太容易固定，活检部位的准确性受到一些影响。另需注意的就是镜体的消毒必须彻底，以避免因此而导致的医源性感染。

因为癌性病灶在胸膜上往往呈点状分布；结核病灶多分布于胸膜基底部或膈胸膜，所以直接经胸壁进行胸膜穿刺活检的阳性率较低。而通过内科胸腔镜检查可以直接窥视整个胸膜腔，能发现微小病灶；在直视下进行活检，能避开大血管、清除病变表面糜烂坏死组织及覆盖物，活检标本质量大大提高；不仅能取脏层胸膜、纵隔、膈面胸膜，也能取肋胸膜及肋膈窦处病变，对胸腔积液病因诊断的阳性率明显提高。文献报道以内科胸腔镜检查结合胸液的癌标及细胞学结果，对于癌性胸腔积液，其诊断的准确性可达 90% 以上；而对于结核性胸腔积液，其诊断的准确性可达 100%。此外，对于一些孤立性胸膜转移、结节病等，其诊断的准确性要显著高于常规胸腔穿刺和闭式胸膜活检术。因此在一些发达国家，传统的盲目胸膜活检术已基本被内科胸腔镜检术所替代。其并发症包括：活检部位的出血（绝大多数为自限性）、持续性气胸和肋间神经和血管的损伤。其操作的相关死亡率低，仅为 0.01%~0.24%。

（五）经皮肺活检术　经皮肺活检术（transthoracic needle aspiration/biopsy，TTNA/B）是一种经皮穿刺获取包括胸壁、肺实质及纵隔在内的病变标本，从而进行细胞学、组织学及微生物学检查的技术。

1883 年 Leyden 成功地进行了第一例局灶性肺部疾病的经皮肺针吸活检，找到了致病的肺炎链球菌。3 年后，Menetrier 首次采用经皮肺穿刺诊断了一例肺癌患者。在 20 世纪上半叶曾有不少学者尝试经皮针吸活检，但由于穿刺针和定位技术的限制，这一技术的应用未能得到推广。20 世纪 60 年代后期，随着 X 线透视机的改进；穿刺针的改良；细胞学诊断技术的进步，经皮肺穿刺活检才得到了广泛应用。

经皮肺活检术的适应证包括：通过针刺抽吸或组织切割，诊断肺外周的结节或浸润性病变、胸膜肿块、部分空洞性病变、纵隔肿块、以及其他通过经皮穿刺可及的胸部病变。禁忌证包括：①无法纠正的凝血性疾病；②严重的低氧血症；③血流动力学不稳定；④肺动脉高压；⑤伴有肺大疱的肺气肿；⑥病变太靠近血管。相对禁忌证还包括既往有肺切除术或 FEV_1 <1L。除此之外还应强调，对于双肺均有病灶者，一般不宜同时对两肺进行穿刺。

电视透视和 CT 引导是经皮肺穿刺活检的常用导向方法。电视透视具有费用低、设备普及、可实时观察和调整穿刺方向和针尖位置等优点，适宜对较大病灶的定位。但对小病灶的定位不够准确、对靠近心脏、大血管部位的病灶穿刺危险性较大。CT 对解剖结构显示清晰，可引导穿刺 5mm 以上的结节，对靠近重要部位的病灶也可以准确引导，根据增强 CT 还可以判断病灶内的坏死区域和周围的炎症或不张肺组织，使穿刺更准确。CT 还可以显示叶间胸膜和肺大疱，有利于选择合适进针路线，减少气胸的发生。最新的 CT 透视技术还可以实时引导穿刺过程，提高了穿刺准确性，缩短了穿刺时间。这些优点使 CT 引导成为目前肺穿刺活检最常用的导向方法。除此之外，对于一些靠近胸壁的病灶，亦可在超声引导下进行实时穿刺。

TTNA/B 可以比较准确地获得肺内结节病灶的组织标本，通过 TTNA/B，许多患者可以避免不必要的开胸手术，并可以节约大量的医疗费用。TTNA/B 总的诊断敏感性为 68%～96%，其特异性可接近 100%；对于所有大小的病灶来说，其诊断的准确性为 74%～96%，通常病灶越小，诊断的准确性越低。TTNA/B 最常见的并发症是气胸，大多文献报道气胸的发生率为 20%～40%，但是其中的大部分患者气胸量非常小，无需特殊处理，仅不足 10% 的患者需要胸腔闭式引流。此外，偶有咯血，多为自限性，大咯血非常少见。

【治疗性技术】

（一）经支气管镜介导腔内热烧灼治疗　目前用于支气管镜介导下的腔内治疗的各种方法中，以热烧灼方法最为常用。其中包括了微波、高频电凝、氩等离子体凝固（argon-plasma coagulation，APC）和激光。其原理均是通过将能量聚积到病变组织，使组织产热，进而使病变组织变性、凝固、或是碳化和气化，以达到将病变组织去除，使气道重新恢复开放状态的目的。

气道内热烧灼治疗能够在治疗的当时即刻清除气道内病变组织，迅速获得疗效。所以对导致通气功能障碍，并产生明显症状的中央气道（即气管、主支气管、中间段支气管和叶支气管）的腔内型病变，多数学者均首选上述方法对病灶实施清除，一般都能取得很好的即刻疗效。其适应证包括：①失去手术机会的气管、支气管腔内恶性肿瘤的姑息性治疗；②气管、支气管腔内各种良性肿瘤的根治；③各种炎性、手术、外伤及异物性肉芽肿的切除；④支气管镜可及范围内的气道组织的出血。但是，因为热烧灼治疗只能清除可见范围内的病变组织，不能解除根本的病因，尤其对于肿瘤组织不能有效抑制手术野以外肿瘤组织的生长。所以，单纯热烧灼治疗的疗效维持时间较短，有条件者需联合支架植入、放疗、化疗等综合治疗，以延长疗效维持的时间。需要注意的是气道外压性狭窄是热烧灼治疗的绝对禁忌，治疗前必须仔细鉴别，彻底排除，否则会造成气道穿孔。

因为以上方法的产热原理不尽相同，在临床应用时有其各自的特点。激光（常用的有Nd-YAG 激光和 KTP 激光）的能量最高，对组织的切割效果好，组织穿透力最强、速度最快，但容易造成组织的穿孔和出血，掌握不好还会损坏支气管镜及其他硬件设备，而且价格昂贵；而微波所释放的能量低，对组织的凝固作用比较慢，不适合治疗严重的气管阻塞，但同时也就相对比较安全，而且价格非常便宜；相对前两者，高频电凝及 APC 都是利用高频电放电的原理产生热量，能够较迅速地去除病变组织，同时治疗深度又不太深，便于操作者掌握，是目前较为理想的腔内治疗手段，除此之外，其价格比较适中，较为适合我国的国情。

文献报道以上各种气道内热烧灼治疗方法对于恶性疾病导致的气道阻塞，其近期疗效均可达到90%；对于腔内型的良性肿瘤则可以完全治愈。其主要并发症包括出血和局部组织的穿孔。对于严重的气管阻塞、心肺功能差或预计术中有可能会有出血的患者，操作最好能在全麻下进行，这样可将治疗的风险降至最低限度。

（二）气道内光动力治疗　气道内光动力治疗（photodynamic therapy，PDT）是一种先全身给予光敏剂，由于该类药物具有亲肿瘤特性而在瘤体内聚集，一定时间后通过支气管镜用特定波长的光照射肿瘤，激发光敏剂，使其将能量传递给氧原子而产生具有氧化作用的单线态氧（O_2），后者使肿瘤细胞坏死的治疗气道恶性肿瘤的治疗方法。

PDT 技术自20 世纪80 年代应用于临床，先后被用于治疗皮肤、胃肠道、泌尿系统以及呼吸系统恶性肿瘤的治疗，均取得了满意的疗效。其中肺癌的治疗以日本开展较早，美国和欧洲也积累了一定数量的病例。资料显示，PDT 对早期中央型肺癌、支气管腔的癌性阻塞以及周围型肺癌均有较好的效果，远期有效率为50%～70%。美国 FDA 分别于1997 年和1998批准 PDT 作为治疗晚期食管癌、膀胱乳头状瘤、晚期非小细胞肺癌以及早期肺癌的治疗手段。我国几乎与国外同时开展 PDT 治疗，长海医院呼吸内科曾于1984 年采用 PDT 对10 例不能切除的支气管肺癌进行治疗，结果6 例显效，4 例有效。但由于病例选择、光敏剂和激发光源使用等方面存在这样或那样一些问题，PDT 始终未能形成一种主流的治疗方法。近年来，随着半导体激光发生器以及稳定的新型光敏剂不断问世，国内外学者开始对 PDT 治疗肿瘤的效果寄予了新的希望。

气道内光动力治疗的适应证包括：①不能或不愿接受手术治疗的早期中央型肺癌的根治；②中、晚期肿瘤患者的姑息治疗；③手术、放化疗后局部残留或复发的小肿瘤。

两项包括16 个欧洲中心，20 个美国/加拿大中心的随机对比 PDT 和 YAG 激光对部分阻塞性肺癌疗效的前瞻性研究结果显示：治疗一周后肿瘤对两种方法的反应相似；但一个月后PDT 组欧洲和美国/加拿大中心各有61% 和42% 的患者有效，而 YAG 激光组分别只有36% 和19% 的患者有效。结果显示 PDT 在缓解气急、咳嗽和咯血方面优于 YAG 激光，尤其在疗效维持时间上明显优于热烧灼治疗。其他研究也得出相同的结论，即在适应证范围内，PDT 缓解阻塞及其他症状的效果要好于 YAG 激光。

气道腔内光动力治疗的主要并发症是光过敏和咯血。因此，术前必须行过敏试验，术后2周内要注意避免强光照射和观察有无咯血症状。值得注意的是，由于 PDT 术后肿瘤组织会有明显水肿，如肿瘤已侵犯气管或同时侵犯两侧主支气管，术后可能发生严重气道阻塞，甚至出现呼吸衰竭。对于这样的患者，PDT 治疗应慎重采用，如必需使用者，需备好气管插管等抢救措施，或于支架植入后进行。

（三）气道腔内近距离放射治疗　放射治疗是肺癌治疗的重要手段，其中外照射是标准的治疗方式。但因为正常组织对辐射耐受力有限，限制了对肿瘤组织放射的剂量，所以外照射的疗效受到很大的限制。气道腔内近距离放射治疗（endobronchial brachytherapy），是将放射源导入气道内贴近肿瘤组织进行照射。这样大大减少了对正常组织的辐射剂量，故能对肿瘤组织施以较高剂量的照射，可以尽快打通气道、清除腔内及其周围肿瘤组织，而且副反应小、安全性高，患者易于耐受。

放射性核素^{192}铱以释放β射线为主，局部作用强，穿透力较弱，对正常组织损伤小，易于防护，并且其能量率高、可制成体积很小的放射源，进入人体的各个部位进行放疗，是目前最好，也是应用最广的腔内近距离放射源。1983年，Mendiondo首次报道通过纤维支气管镜插入装有^{192}铱的聚乙烯管进行支气管腔内近距离放疗，其后气道腔内近距离放疗得到了迅速的推广。

腔内近距离放疗的主要适应证有：①中央型肺癌侵犯纵隔或大气道；②气管、支气管腔内恶性病变引起的呼吸困难、阻塞性肺炎、咯血或难治性咳嗽等症状；③肿瘤术后残端未尽或残端复发；④作为Nd：YAG激光治疗或其他腔内介入治疗的后续治疗。

Satio报道，以外放疗联合近距离放疗治疗64例早期腔内型支气管鳞癌患者，结果64例患者的中位随访期为44个月，有9例复发，其中5例通过进一步手术治疗和外放疗再次缓解，4例死亡，随访满5年的患者中无病生存率达87.3%。对于中、晚期肺癌患者，以近距离放疗和外放疗联合或续贯治疗，缓解肿瘤腔内侵犯引起的呼吸困难、阻塞性肺炎、咯血或难治性咳嗽等症状，有效率达到70%，并且维持时间较长。对于大气道阻塞，已接受热烧灼、支架植入等治疗取得良好疗效的患者，也可以通过腔内近距离放疗进一步抑制周围肿瘤组织的生长，大大延长疗效维持时间。

腔内近距离放疗最主要的并发症是咯血和放疗后气道水肿。大咯血可能与累计剂量高有关，也可能是由于肺动脉与主支气管和上叶支气管非常靠近，放射后造成坏死出血。也有作者发现鳞癌接受近距离放疗后较易发生大咯血。所以，当肿瘤是鳞癌、肿瘤位于主支气管或上叶支气管时，要考虑到大咯血的可能性较高。轻度气道水肿不需特殊处理，如果原有重度气道狭窄或肺功能严重减退，气道水肿可能引起致命性呼吸衰竭。对于这些患者除做好气道的前期准备（如用电刀或激光等将气道部分疏通后，再行放疗）外，还可以在治疗前后给予皮质激素减轻水肿。

（四）气道内支架植入术　气道支架的应用最早可追溯到19世纪90年代，但是直20世纪80年代，随着材料科学的不断发展和可弯曲支气管镜在临床的普及，气道内支架置入才真正得以在临床被广泛应用。

气道内支架植入的适应证主要包括三个方面：①中央气道（包括气管和段以上的支气管）狭窄的管腔重建；②气管、支气管软化症管壁薄弱处的支撑；③气管、支气管瘘口或裂口的封堵。

支架主要分两种类型，即由硅酮或塑料制成的管状支架和由金属材料制成的可膨胀式金属网眼支架。相对于金属网眼支架而言，硅酮管状支架的价格便宜，调整位置及取出支架较方便，即便是在支架植入数年以后还能方便地调整位置。但是其贴壁性较差，影响黏液纤毛清除功能，比较容易发生支架移位，植入过程需通过硬质支气管镜进行，操作不便。而金属网眼支架的植入方便，大多数患者均可在局麻下采用可弯曲支气管镜进行置入，并且植入后移位的发生率较低，同时可在一定程度上保留气道的黏液清除功能。同样金属网眼支架也存在着不足，主要包括：价格较贵，植入后移出比较困难，无覆膜支架肿瘤或肉芽组织穿过网眼生长致支架腔内再狭窄的发生率较高等。

因此，对于恶性气道阻塞或仅仅需要暂时性支架置入的患者，有条件开展硬质支气管镜操作的单位可优先选择硅酮管状支架。然而金属网眼支架由于其置入相对比较方便等优点，已使其在临床的应用范围变得越来越广，涵盖了各种良、恶性气道病变。但需要强调的是，对于良性气道狭窄，特别是病变部位尚处于急性炎症期的患者，金属网眼支架置入应当慎重；对血管外压性气道狭窄，多数学者认为金属支架一般不宜使用。

金属支架种类繁多，应用最多的是镍钛记忆合金支架。目前国内常用的镍钛记忆合金支架根据其编织方法的不同又可以分为 Ultraflex 支架和网状支架。Ultraflex 支架设计独特，允许金属丝做轴向及冠向运动，因此支架贴壁性好，与气道壁之间不易产生死腔，适用于不规则或表面凸凹不平的气道病变。但正因为此，支架局部应力不易向周围传递，如长期植入气管，在反复咳嗽动作的作用下容易产生金属疲劳，导致支架断裂。网状支架采用一根镍钛合金丝编织成网而成，结构简单。当支架受到环周或侧向压力时，应力可以向周围传递，支架仍保持圆筒状，同时支架长度变长。所以支架的贴壁效果较差，支架与气道壁之间的空隙容易导致分泌物潴留成为反复感染的源头。但也因为支架应力可以向周围传递，如长期植入气管，不易发生金属疲劳产生支架断裂。所以 Ultraflex 支架适合植入支气管或短期植入气管，而网状支架植入气管的长期安全性相对较好。

Dumon 等报道了他们采用硬质支气管镜放置 Dumon 硅酮支架的多中心研究结果：在 1058 例患者中植入 Dumon 硅酮支架 1574 枚；在良性病变中，支架放置的平均时间是 14 个月（最长 74 月）；在恶性患者中放置的平均时间是 4 个月（最长 55 月），术后所有患者的症状均显著改善。Teruomi 等进行了一项前瞻性的多中心研究评价 Ultraflex 镍钛合金支架的疗效和安全性。分别在透视和支气管镜直视下将 54 枚 Ultraflex 支架植入 34 例恶性气道狭窄的患者气道内，支架植入后 82% 的患者呼吸困难症状立即缓解，气促指数较支架放置前有显著改善，随访过程中未发生支架移位。对于肿瘤向管腔内生长的患者同时接受了激光、电凝等联合治疗，结果支架置入后的中位生存期为 3 个月，1 年生存率为 25.2%。以上研究均提示支架植入是快速解除气道狭窄的有效方法，但其长期疗效还有赖于原发病的控制情况。

支架植入最常见的并发症是植入后的再狭窄。包括肿瘤性的和炎性肉芽肿性的再狭窄，处理包括采用 APC、或高频电灼、或冷冻将支架腔内的组织予以清除。对于恶性阻塞，还可选择腔内近距离后装放疗进行处理。除此之外，还有一些少见的并发症，如大咯血，多见于恶性气道狭窄；支架本身的疲劳性断裂，多见于良性狭窄金属支架植入后。

（五）支气管动脉插管化疗与栓塞治疗　经支气管动脉灌注化疗（bronchial arterial infusion，BAI）和支气管动脉栓塞（bronchial artery embolization，BAE）治疗是支气管肺癌的主要介入治疗手段。与静脉化疗相比 BAI 的局部药物浓度高 2~6 倍，同时还可减少药物与血浆蛋白结合，提药物的细胞毒性作用。

栓塞材料较多选用明胶海绵颗粒或超液态碘油（lipodol）。单纯应用明胶海绵颗粒，只能栓塞相应小动脉，侧支循环仍可建立，肿瘤不容易彻底坏死。超液态碘油能聚集在血管末梢，栓塞肿瘤毛细血管床，栓塞后侧支循环难以建立，肿瘤坏死比较彻底。碘油还可携带化疗药物选择性停滞于肿瘤血管内，具有导向化疗作用。同时，高密度碘油在原发病灶及转移淋巴结内的沉积显示非常清楚，有利于术后 CT 随访。

支气管动脉灌注化疗与栓塞的疗效与肺癌的组织学类型、分期、抗癌药物的种类和用量、支气管动脉供血情况、是否行 BAE 及其他综合治疗措施有关。因所选择的病例差异、药物种类、用药量及治疗次数不同，各家报道疗效有一定差异。但大部分研究认为除化疗反应较小外，疗效并不优于静脉化疗。目前认为影响疗效的因素有：①治疗次数少；②肿瘤对药物不敏感；③肿瘤血供不丰富；④支气管动脉因化疗药物刺激和栓塞致管腔狭窄、闭塞，侧支循环形成；⑤肿瘤有多支血供，尤其是侵犯胸壁、纵隔淋巴结及锁骨上淋巴结转移者，邻近体循环动脉往往增粗，供应肿瘤生长。

支气管动脉化疗栓塞的并发症除肋间动脉栓塞、咯血、咳嗽等以外，最严重的并发症是脊髓动脉的栓塞所导致的脊髓损伤。其虽然发生率低，但后果严重，严重者可造成截瘫，故 BAE 时宜使用 3F 微导管超选择插管以避开脊髓前动脉和神经根滋养动脉，同时应适可而止，切忌过分栓塞，以防反流。脊髓缺血损伤的临床表现为治疗后即感到四肢麻木，尿便障碍，双下肢活动不便等。一旦发现应尽早使用血管扩张剂如烟酰胺、低分子右旋糖酐、丹参等改善脊髓血液循环，并用地塞米松或甘露醇脱水治疗以减轻脊髓水肿，以及其他相应对症处理。如治疗及时，大部分患者可以恢复神经功能。

（六）胸部肿瘤的经皮穿刺介入治疗　对于周围型肺癌需要接受介入治疗的患者，因为支气管镜不能到达病变部位，所以需要选择经皮穿刺的途径进行治疗。与气道腔内介入治疗相比，经皮穿刺介入治疗发展相对较晚，目前常用的治疗方法有射频消融治疗和放射性粒子植入治疗。其适应证为不愿或无法接受手术治疗的早期周围型肺癌及中、晚期周围型肺癌，能耐受肺穿刺操作者。

1. 经皮胸腔穿刺射频消融治疗　采用射频消融（radiofrequency ablation，RFA）技术治疗恶性肿瘤是 20 世纪 90 年代初兴起的一项新技术。消融电极刺入肿瘤，组织中的导电离子和极化分子在射频发生器产生的射频交变电流作用下快速反复振动，但各种导电离子的体积、质量、以及所带有的电荷量不同，它们的振动速度也就不同，因此会剧烈摩擦，产生大量热量。消融电极周围的电流密度极高，因此电极周围就会形成一个局部高温区。当温度达到 60℃ 以上时，组织中的蛋白质会变性，肿瘤细胞成不可逆转性坏死。同时，在凝固坏死区外，还有 43～60℃ 的热疗区，在此区域内的肿瘤细胞被杀灭，而正常细胞可恢复。

1990 年 McGahan 和 Rossi 等先后报道了用射频消融术治疗肝肿瘤，此后这一治疗方法在世界范围内得到广泛的应用。目前，射频消融更多用于肝脏恶性肿瘤的治疗，应用于肺癌治疗领域尚处于探索阶段。Dupuy 等报道 CT 引导下经皮穿刺射频消融治疗 126 例肺癌患者，共 163 个病灶，106 例达到局部控制，其中 24 例接受了 2 次以上治疗。在局部控制的患者中，随访 21 个月，生存率达到 62%。该研究中，以射频消融联合放疗治疗 24 例I期非小细胞肺癌，2 年生存率和 5 年生存率分别达到 50% 和 39%，明显优于单独放疗。Fernando HC 等报道，以经皮射频消融治疗 11 例早期周围型肺癌，随访 18 个月未见肿瘤局部复发。提示射频消融在肺癌治疗领域有良好的应用前景。但相对于肝癌，肺癌治疗的病例数和经验还有待进一步积累。

作为一种局部治疗方法，射频消融与放疗相比最大的优势在于没有最大剂量的限制。因此，理论上讲只要消融区域能将肿瘤完全涵盖即可将所有肿瘤细胞完全清除从而达到根治，且如果患者全身情况允许还可以进行反复治疗，或与其他方法联合治疗，有利于达到最佳的疗效。但是，因为电极周围温度梯度的存在，对于直径超过 3cm 的结节就很难将肿瘤完全杀灭。Nguyen 等治疗 8 例能接受手术的肺癌患者，治疗后切除病灶，病理研究发现其中 3 例肿瘤组织完全灭活者，其瘤体直径均 <2cm。这也证实了这一点。所以，射频消融治疗对于肿瘤直径较小者优势更明显，如何提高对体积较大结节的疗效将是下一步研究的重点。

2. 经皮胸腔穿刺放射性粒子植入近距离放射治疗　肿瘤生长过程中，在增殖周期内 DNA 合成后期及有丝分裂期对射线最敏感，而静止期的细胞对射线不敏感。体外放疗分次短时间照射只能对肿瘤繁殖周期中的一小部分时相的细胞起治疗作用，必然影响疗效。经皮放射性粒子植入治疗是在 CT 或 B 超的引导下，根据三维立体治疗计划系统的测量后将微型放射性粒子源植入肿瘤内或受肿瘤浸润侵犯的组织中，持续放出的低能量的 X 射线及 γ 射线，在一段时间内连续不间断地作用于肿瘤组织，使得任何进入活跃期的肿瘤细胞都被射线抑制和杀灭，经过足够的剂量和半衰期，即可使局部肿瘤得到最为有效的控制。而正常组织则不受损伤或仅受到微小损伤。

20 世纪 80 年代后期，^{125}I 等低能量放射性粒子研制成功，同时影像设备和计算机技术快速发展，使放射性粒子植入治疗肿瘤得以迅速推广。目前，在前列腺癌、鼻咽癌和术中残余肿瘤组织等情况中植入放射性粒子治疗已获得广泛的认可。已经有许多学者开展了经皮放射性粒子植入治疗肺癌的研究工作，但文献报道的病例还比较少。Heelan 等以经皮放射性粒子植入治疗 6 例周围型肺癌，其中 4 例肿块完全消失。2003 年，Lee 等报道对 33 例不能进行根治切除的早期肺癌患者，采用部分切除加放射性粒子植入治疗，5 年生存率 IA 期达到 67%，ⅠB 期达到 39%，疗效达到了根治性手术切除的水平。相信随着早期周围型肺癌检出率的不断增多，经皮介入治疗方法定将会在周围型肺癌的根治方面发挥出其应有的作用。

参　考　文　献

[1] Hsiao CJ, Tang CC, Hui-Chen, et al. The value of transbronchial lung biopsy in the diagnosis of peripheral lung tumors according to cell type. Chang Gung Med J, 2000, 23 (10):584－589

[2] Sung KK, June MK, Seung MK, et al. Sensitivity and specificity of transbronchial lung biopsy (TBLB). Yonsei Med J, 1982, 23 (1):71－74

[3] Wang KP, Brower R, Haponik EF, et al. Flexible transbronchial needle aspiration for staging of bronchogenic carcinoma. Chest, 1983, 84:571－576

[4] Wang KP, Terry PB. Transbronchial needle aspiration in the diagnosis and staging of bronchogenic carcinoma. Am Rev Respir Dis, 1983, 127:344－347

[5] Rocco Trisolini, Luigi Lazzari Agli, Alessandra Cancellieri, et al. The value of flexible transbronchial needle aspiration in the diagnosis of stage I sarcoidosis. Chest, 2003, 124:2126－2130

[6] Morales CF, et al. Flexible transbronchial needle aspiration in the diagnosis of sarcoidosis. Chest, 1994, 106:709－711

[7] Kazuhiro Y, Masako C, Yasuo S, et al. Real-time endobronchial ultrasound-guided transbronchial needle aspiration of mediastinal and hilar lymph nodes. Chest, 2004, 126:122－128

[8] Bolliger CT, Mathur PN. Interventional bronchoscopy. 1st ed, Switzerland：Karger, 2000, 159－186

[9] Moro-Sibilot D, Jeanmart M, Lantuejoul S, et al. Cigarette smoking, preinvasive bronchial lesions, and autofluorescence bronchoscopy. Chest, 2002, 122 (6):1902－1908

[10] Sutedja TG, Codrington H, Risse EK, et al. Autofluorescence bronchoscopy improves staging of radiographically occult lung cancer and has an impact on therapeutic strategy. Chest, 2001, 120 (4):1327－1332

[11] Daniel TM. Diagnostic thoracoscopy for pleural disease. Ann Thorac Surg, 1993, 56:639－640

[12] 薛立福，苏莉莉，刘国梁. 胸腔镜术在内科的应用价值. 中华结核和呼吸杂志, 2001, 4, 24 (4):198－200

[13] Larscheid RC, Thorpe PE, Scott WJ. Percutaneous transthoracic needle aspiration biopsy：a comprehensive review of its current role in the diagnosis and treatment of lung tumors. Chest, 1998, 114:704－709

［14］Li H，Boiselle PM，Shepard JO，et al. Diagnostic accuracy and safety of CT-guided percutaneous needle aspiration of the lung：comparison of small and large pulmonary nodules. AJR Am J Roentgenol，1997，167：105－109

［15］Wallace MJ，Krishnamurthy S，Broemeling LD，et al. CT-guided percutaneous fine-needle aspiration biopsy of small（＜ or ＝1-cm）pulmonary lesions. Radiology，2002，225（3）：823－828

［16］Ohno Y，Hatabu H，Takenaka D，et al. CT-guided transthoracic needle aspiration biopsy of small（＜ or ＝20 mm）solitary pulmonary nodules. AJR Am J Roentgenol，2003，180（6）：1665－1669

［17］Reichle G，Freitag L，Kullmann HJ，et al. Argon plasma coagulation in bronchology：A new method-alternative or comlementay? Pneumologie，2000，54（11）：508－516

［18］Hooper RG，Jackson FN. Endobronchial electrocautery. Chest，1988，93：270－274

［19］Cavaliere S，Farina PC. Nd：YAG laser bronchoscopy. A five year experience with 1396 applications in 1000 pations. Chest，1988，94：15－21

［20］Moghissi K，Dixon K. Is bronchoscopic photodynamic therapy a therapeutic option in lung cancer? Eur Respir J，2003，22（3）：535－541

［21］Satio M，YoKoyama A，Kurita Y，et al. Treatment of roentgenographically occult endobronchial carcinoma with external beam radiotherapy and intraluminal low dose rate brachytherapy. Int J Radiat Oncol Bial Phys，2000，47（3）：673－680

［22］Huber RM，Rohloff R，Duft S，et al. Treatment of tracheobronchial tumors with endoluminal irradiation with iridium 192（afterloading technic）. Prax Klin Pneumol，1988，42（Suppl 11：357－359

［23］Schraube P，Frith P，Becker HD，et al. The results of the endoluminal high dose rate irradiation of central non small cell bronchial carcinomas. Strahlenther Onkol，1993，169：228－234

［24］李强. 气管及支气管支架的临床应用. 中华结核和呼吸杂志 2003，26（7）：393

［25］Dumon JF，Cavaliere S，Diaz-Jimenez JP，et al. Seven-year experience with the Dumon prosthesis. Journal of Bronchol，1996，3：6－10

［26］Teruomi Miyazawa，Michio Yamakido，Sadao Ikeda，et al. Implantation of Ultraflex Nitinol Stents in Malignant Tracheobronchial Stenoses. Chest，2000，118：959－956

［27］Nakanishi M，Umeda Y，Demura Y，et al. Effective use of multi-arterial infusion chemotherapy for advanced non-small cell lung cancer patients：four clinical specified cases. Lung Cancer，2007，55（2）：241－247

［28］Shimizu E，Nakamura Y，Mukai J，et al. Pharmacokinetics of bronchial artery infusion of mitomycin in patients with non small cell lung cancer. Eur J Cancer，1991，27：1046

［29］Dupuy DE，DiPetrillo T，Gandhi S. Radiofrequency ablation followed by conventional radiotherapy for medically inoperable stage I non-small cell lung cancer. Chest，2006，129（3）：738－745

［30］Fernando HC，De Hoyos A，Landreneau RJ. Radiofrequency ablation for the treatment of non-small cell lung cancer in marginal surgical candidates. J Thorac Cardiovasc Surg，2005，129（3）：639－644

［31］Nguyen CL，Scott WJ，Young NA. Radiofrequency ablation of primary lung cancer：results from an ablate and resect pilot study. Chest，2005，128（5）：3507－3511

［32］Heelan RT，Hilaris BS，Anderson LL. Lung tumors：Percutaneous implantation of I-125 sources with CT treatment planning. Radiology，1987，164（3）：735－740

［33］Lee W，Daly BD，DiPetrillo TA. Limited resection for non-small cell lung cancer：Observed local control with implantation of I-125 brachytherapy seeds. Ann Thorac Surg，2003，75（1）：237－242

第三节　介入肺脏病学的新进展及其展望

介入肺脏病学技术的发展，往往有赖于内镜及其相关器械在其工程技术方面所取得的突破，而介入肺脏病学专家与工作技术人员的紧密合作，则是各种新技术和新方法诞生的必备条件。像支气管腔内超声技术、支气管镜肺减容治疗重度肺气肿及支气管热成形术治疗支气管哮喘等，即是近年来介入肺脏病学领域众多新进展中较具代表性的新技术和新方法。现简要介绍如下：

【支气管腔内超声技术（endobronchial ultrasound，EBUS）】

经支气管腔内超声技术是将微型超声探头经支气管镜送入气管-支气管，通过对病变部位的超声扫描，获得管壁及管腔周围结构的超声图像，从而提高常规支气管镜诊断效率的一种方法。通过EBUS，医务人员可以突破气道表面和管壁结构的限制，从而更准确地了解管壁、管周以及纵隔内病变的性质和范围，以帮助临床医师获得诊断。

（一）支气管腔内超声的工作原理　最早应用于临床的经支气管镜微型超声探头，又称为放射状超声探头，其直径为1.7~2.6mm，工作长度约2m，该直径允许其通过支气管镜的工作通道进入气道腔内。

超声探头工作频率可选用12~30MHz，通常采用20MHz，其轴向分辨率为0.1mm，组织穿透深度为2~3cm。带囊型探头注入水后球囊外径为15~20mm，可以与主支气管及各级支气管内表面紧密接触，探头动力由专用外驱动马达提供动力旋转而产生360°的超声图像。但在气管内采用这种超声探头进行工作时，当水囊注水后就会将气道完全阻塞，因此限制了其在气管内的使用。为了克服这一不足，Olympus公司又于2006年推出了可在气管内进行超声检查的扇形超声扫描探头，并将其固定于支气管镜的前端（图3-16-4），这样不仅可以在气管内实施超声检查，而且还可以在实时超声引导下进行TBNA操作，极大地拓展了EBUS的临床应用范围。

（二）支气管腔内超声的临床应用

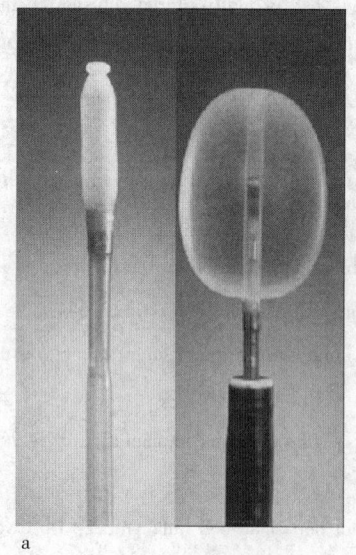
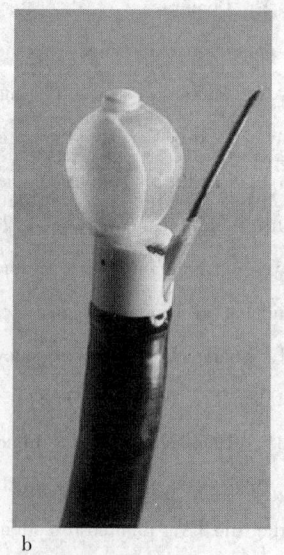

图3-16-4　两种不同类型的支气管腔内用超声探头

a. 为放射状扫描超声探头；b. 扇形扫描超声探头

正常支气管壁结构在EBUS所得的图像，可将支气管壁结构清楚地显示

为7层结构：从管腔内面至外膜分别为：黏膜（高回声）、黏膜下层（低回声）、软骨层内面（高回声）、软骨层（低回声）、软骨层外面（高回声）、结缔组织（低回声）、外膜（高回声）

1. 准确判断气管、支气管肿瘤的管壁侵犯程度　Noriaki 等在 24 例肺癌手术切除的标本上采用 EBUS 探测肿瘤侵犯管壁的深度，结果有 23 例与术后病理一致，准确率为 95.8%。Takahashi 报道了 20 例局限于支气管壁的早期肺癌，在经过 EBUS 检测后，确认病变仅局限于黏膜层，且无软骨层累及后，选择光动力治疗后获得了 80% 的治愈率。因此，有学者认为对于 EBUS 确认病变仅累及支气管黏膜层的早期肺癌，可采用腔内介入治疗方法，如激光或光动力治疗而获得根治；倘若病变已累及支气管软骨层者，则应采取外科手术切除。此外，EBUS 在判断肿瘤是浸润/或是压迫气管、支气管方面的准确性要优于胸部 CT 扫描。Herth 等人在对 131 例大气道邻近区域的肿瘤进行 EBUS 检测，以判断气道是被肿瘤浸润抑或是单纯压迫，并与术后病理进行对照，结果显示 EBUS 检查在区分肿瘤浸润/压迫方面，敏感性为 89%，特异性为 100%，准确率达 94%；而胸部 CT 的敏感性、特异性和准确率则仅为 75%、28% 和 51%。由此可见，EBUS 在判断肿瘤气道侵犯的范围和深度方面具有显著的优势，这对于指导气道肿瘤治疗方案的选择具有重要价值。

2. 可以显著提高 TBNA 的效率　如前所述，TBNA 技术是一项非常实用的临床诊疗技术，但对于初学者来说，穿刺针的定位则是制约穿刺能否获得成功的关键。正是由于这一原因，各家报道的 TBNA 穿刺的准确性存在着很大差异，文献报道在 20%～89%。随着 EBUS 的临床应用，EBUS 引导下的 TBNA，能够更加准确地实施对病灶的穿刺，从而显著提高 TBNA 的准确率。尤其是扇形超声支气管镜的问世，使操作者可以在实时监控下完成整个穿刺过程（图 3-16-5）。

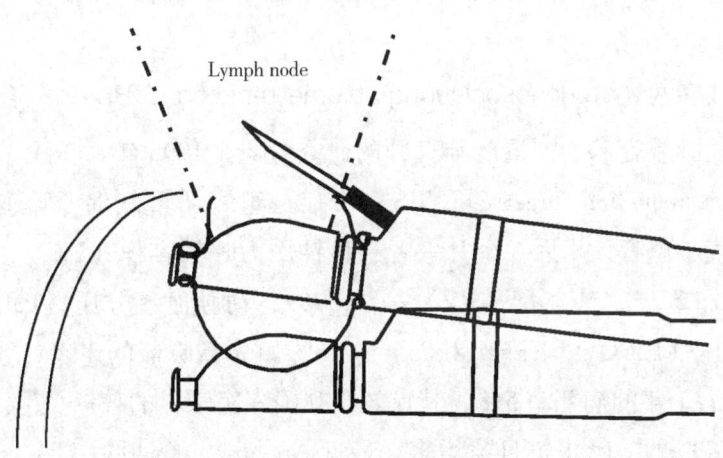

图 3-16-5　实时超声监控下 TBNA 示意图

Herth 等采用非实时监控下 EBUS-TBNA 和传统 TBNA 的诊断效率进行比较。其结果表明，对隆突下淋巴结，EBUS-TBNA 和传统 TBNA 的诊断率（获得特异诊断人数 + 淋巴细胞阳性而无特异诊断人数/所有检查人数）分别为 86%、74%，两者没有统计学差异，而对于其他部位的淋巴结（包括上气管旁、气管前后、下气管旁、主肺动脉穿淋巴结），EBUS-TBNA 的诊断率（84%）远高于传统 TBNA（58%）。Yasufuke 等利用 convex 型超声支气管镜进行实时监控 EBUS-TBNA，70 例入选患者中，68 例得到了足够的标本；EBUS-TBNA 诊断 45 例为恶性病变，25 例诊为良性，同手术病理及随访结果比较，其诊断敏感性为 95.7%，特异性为 100%，准确率为 97%。

3. 在肺周围性病变诊断中的价值　微型超声探头具有非常小的直径，可以进入亚段以远的支气管，在肺周边区域超声探头不需要气囊即可与支气管壁紧密接触，这些小气道周围的病变即可被超声探及。由于 20MHz 的超声具有 0.1mm 的分辨率，可以更精细地显示病变内部结构。支气管周围病变表现为低回声，肺实质富含气体表现为强烈高回声，两者之间形成清晰的边界；邻近肿块的肺不张区域由于肺泡分泌物、肺实质、空气混合形成的多重界面，比肿瘤有更高的回声。

Noriaki 等回顾了 143 例肺周围病变患者行 EBUS 检查的结果，其中 85.1% 的病变可被 EBUS 探及，依据病变内部回声、血管开放情况、高回声区域（反映了病变内肺泡气体和支气管情况），作者将外周病变的超声表现分为 3 型 6 个亚型。Ⅰa 型：均匀回声伴开放的血管、支气管；Ⅰb：均匀回声，无血管、支气管；Ⅱa：点状、弧状高回声，无血管；Ⅱb：点状、弧状高回声伴开放的血管；Ⅲa：混杂回声伴点状、弧状高回声；Ⅲb：混杂回声，不伴点状、弧状高回声。与最终病理诊断相比较，Ⅰ 型病变中 92% 为良性病变，而 Ⅱ、Ⅲ 型病变中 99% 为恶性病变。

此外，EBUS 还可以显著提高 TBLB 的诊断效率，尤其是在小的肺周围型病灶中，Paone 等在一项前瞻性研究中比较了 EBUS-TBLB 和传统 TBLB 的诊断效率，其结果显示，在直径大于 3cm 的病变中，两者的诊断敏感性分别为 82.8%、77.3%，准确性分别为 88%、84%，两者之间的差别没有统计学意义；但在直径小于 3 cm 的病变中，EBUS-TBLB 的敏感性、准确性仍可分别达到 75%、83%，而传统 TBLB 的敏感性、准确性分别降低为 53%、30.7%。

综上所述，EBUS 在判断气管、支气管肿瘤的病变范围、提高传统 TBNA 的诊断效率和准确性、改善肺外周型结节病灶的准确性等方面均具有重要的价值。同时 EBUS 也是一项安全性很高的诊断技术。

【支气管镜肺减容术（bronchoscpic lung volume reduction，BLVR）治疗重度肺气肿】

（一）支气管镜肺减容术治疗重度肺气肿的研究背景　1995 年，美国 Cooper 报道采用肺减容术（lung volume reduction surgery，LVRS）治疗一组有严重气促、胸廓膨隆及明确定位（靶区）的严重肺气肿患者，术后 6 个月患者一秒钟用力呼气容积（FEV_1）增加 82%，用力肺活量（FVC）增加 32%，残气量（RV）减少 39%，动脉血氧分压（PaO_2）增加 1.3kPa，动脉血二氧化碳分压（$PaCO_2$）下降 0.8kPa。有 86% 原先需吸氧的患者停止持续吸氧，运动耐力明显增强，术后 1 年的病死率 5%，其疗效受到国际医学界的普遍关注。此后，西方国家开展 LVRS 治疗肺气肿的文献报道日益增多。最近 Argenziano 等报道 $FEV_1 < 30\%$ 者，药物治疗 3 年生存率仅 40%，而施行 LVRS 后 1 年、2 年、3 年和 42 个月生存率分别为 85%、74%、73% 和 73%；肺功能随访资料表明，FEV_1 和呼吸困难指数（dyspnea index）改善维持 2 年以上。由于在实施 LVRS 手术以后的半年内有较高的病死率（5% ~ 7.9%），因此也有人对 LVRS 治疗重度肺气肿的疗效提出了质疑。鉴于此，美国国立卫生院设计组织了著名的国家肺气肿治疗试验（National Emphysema Treatment Trial，NETT），整个临床试验从 3777 例 COPD 患者中筛选了 1142 例患者，并随机分为 LVRS 组（580 例）和常规药物治疗组（562 例），分别在接受治疗后的 6 个月、12 个月、1 年、2 年、3 年对两组患者的生活质量、运动能力、肺功能指标及死亡率等进行评价。结果显示：在 LVRS 组中，特别是以上叶病变为主的肺气肿患者，在接受 LVRS 治疗后无论是在生活质量、运动能力、肺功能及生存率等方面，均优于常规药物治疗组。

尽管 LVRS 治疗重度肺气肿的疗效已被大家所公认，但由于一些因素的制约，现在的临床应用仍受到明显的限制。目前制约 LVRS 临床开展的主要问题在于：

首先，是手术的安全性，据报道术后 90 天内的死亡率在 5.2% 左右，其主要死亡原因为呼吸衰竭。其次，是术后的肺部缝合区的持续漏气（ >7 天），发生率在 30%~60%，而长期漏气又是导致呼吸衰竭和肺部感染的重要原因。除此之外，手术的费用和远期效果，也是这一方法在临床广泛应用受限的重要原因。

正是由于上述问题的存在，就迫使人们对现有的 LVRS 方法进行改进或寻求一些全新的肺减容方法，以减少手术的并发症和死亡率、降低手术费用、提高远期疗效，正是在这样一种背景下，支气管镜肺减容术治疗重度肺气肿即应运而生了。

所谓"支气管镜肺减容术"即采用支气管镜引导下，将专用的支气管封堵器或具有单向活瓣功效的封堵器置入到肺气肿明显的靶区引流支气管腔内，促使靶区组织萎陷从而获得外科手术切除肺减容治疗肺气肿的功效。

（二）BLVR 治疗重度肺气肿的临床应用现状

1. BLVR 的患者入选和剔除标准　随着 BLVR 临床研究的深入，在 BLVR 的适应证方面也逐渐取得了一些共识，目前在 BLVR 治疗重度肺气肿的临床研究中，较多采用了以下入选和剔除标准：

（1）入选标准　①年龄 50~80 岁；②经临床和影像学确诊的，有临床症状的肺气肿患者；③采用规范化药物治疗后，日常活动仍有明显气促者；④影像学提示存在有非均质性肺气肿。

（2）剔除标准　①FEV_1 < 预计值的 20%；②$PaCO_2$ > 55mmHg；③DLco < 预计值的 25%；④有肺动脉高压；⑤存在活动性肺部感染；⑥患者不愿或不能接受随访研究。

2. 临床疗效及安全性　在进入临床研究之前，各国学者进行了大量的动物试验，在取得了大量的实验数据以后，Snell 等人首次报道了他们采用单向活瓣封堵器进行 BLVE 治疗重度肺气肿的临床研究结果，在接受 BLVR 治疗的 10 例患者中，有 4 例患者的症状明显改善，尽管肺活量检测及 6 分钟行走试验等指标没有明显变化，但 1 个月后患者的肺一氧化碳弥散量（DLco）从（7.45±2.00）ml/（min·mmHg）增至（2.25±2.60）ml/（min·mmHg）。患者平均住院时间 1~8 天。并发症：气胸 1 例（为无症状性气胸），左下叶肺炎 1 例，慢性阻塞性肺疾病（COPD）恶化 3 例等。Toma 等对 18 例严重肺气肿患者行经气道内肺减容，所有患者均行单侧安置单向活瓣封堵器，总共放置了 25 个单向活瓣封堵器。术后 4 例患者的影像学显示肺容积减小，同时，该 4 例患者在肺功能检测时显示多项指标均有大幅度的提高。但部分没有见到肺容积减小的患者，同样出现了 FEV_1 和 DLco 能力上升。提示在 EBV 置入后，V/Q 比值升高。术后 4 周随访，平均 FEV_1 从 0.79L 提高到 1.06L，平均 DLco 从 3.05ml/（min·mmHg）提高到 3.92ml/（min·mmHg）。而残气量、6 分钟行走试验及生活质量评分等无明显变化。整个治疗组无死亡病例报道，有 2 例患者出现气胸（其中 1 例行胸腔闭式引流术），3 例有 COPD 症状恶化。他们的研究为更大规范的经支气管镜肺减容的临床研究奠定了基础，近期美国食物药品管理局（FDA）已经批准 EBV 的临床随机对照试验。

2006 年，Innes 等人首次报道了一组 98 例支气管镜肺减容治疗重度肺气肿的多中心临床研究。本研究所采用的患者入选和剔除标准，如前文所述。结果所有接受 BLVR 治疗的患者随访 90 天时，其 FEV_1、FVC 和 DLco 分别从基线水平平均提高了 4.5%、4.0% 和 6.4%（$P < 0.01$ 和 $P < 0.05$）；运动耐力由基线水平提高了 10.4%（$P < 0.001$）；而 RV 则由基线水平减少了 3.2%（$P < 0.05$）。98 例患者 90 天内并发症的发生情况如下：严重并发症：死亡 1

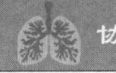

例（1%）；需要外科手术干预的气胸3例（3.1%）；气胸置管后漏气>7天者4例（4.1%）；无一例阻塞远端阻塞性肺炎发生。其他并发症：气胸置管后漏气<7天者2例（2%）；COPD急性加重17例（17.3%）；胸腔积液1例（1%）；非阻塞部位的肺炎5例（5.1%）；其他：5例（5.1%）。总体来看，其严重并发症的发生率要远低于外科手术肺减容的发生率。

此外，在本研究中还发现了一些有趣的现象，即：行单侧肺减容者，其肺功能的改善程度要优于行双侧肺减容者；行整叶肺减容者，其肺功能的改善程度要优于非整叶肺减容者。尽管对于这些现象发生的机制目前尚不完全清楚，但这些经验无疑为今后的临床研究提供了有益参考。相信随着临床研究的不断深入，BLVR治疗重度肺气肿的指征、技术操作规范及患者的围术期处理原则等，都将获得进一步完善，为这一方法在临床的广泛开展奠定坚实的基础。

【支气管热成形术（bronchial thermoplasty，BT）治疗支气管哮喘】

（一）支气管热成形术的研究背景　众所周知，支气管哮喘是一种慢性气道炎症性疾病，长期的慢性气道炎症可以导致以支气管平滑肥厚为特征的气道结构重建。业已证明，哮喘的气道平滑肌的增生和肥厚与哮喘的气道高反应性及急性发作密切相关。因此，人们假设，若能够采用一种有效的方法，将哮喘患者气道过度增生的平滑肌予以部分清除，势必能够降低气道高反应性，同时亦应该能够减轻哮喘的急性发作频率和程度。基于这样的考虑，支气管热成形术治疗支气管哮喘的方法即在科学家的脑海形成了雏形。所谓"支气管热成形术（bronchial thermoplasty，BT）"即是一种将射频能量传递致气道，通过射频消融减少传导性气道过度增殖的气道平滑肌的数量，以达到削弱支气管平滑肌在受到刺激后的痉挛程度，从而缓解支气管哮喘的症状。目前临床采用的射频消融系统是加拿大一家公司生产的Alair射频消融系统，包括一个可通过支气管镜工作孔道的射频电极、一个射频发生器和一个电极板（图3-16-6）。

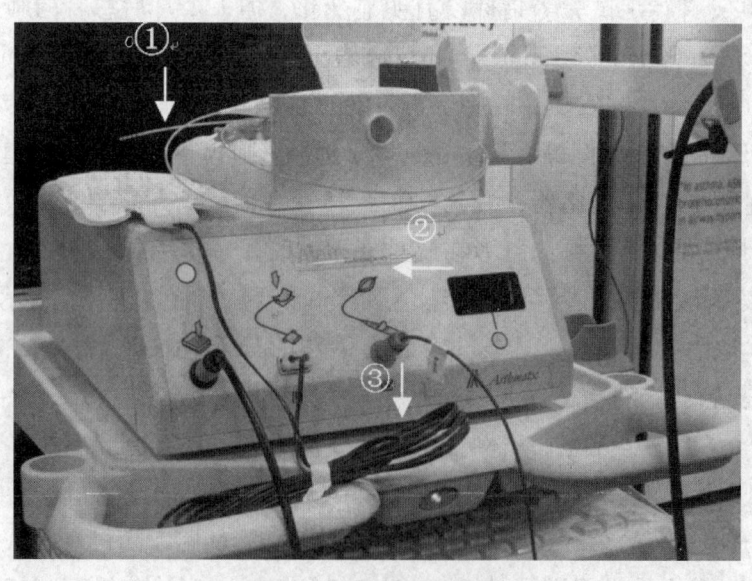

图3-16-6　Alair射频消融系统

其工作原理为，Alair射频发生器所发射的460kHz的低能量的单极射频能量，通过射频电极将射频能量送至直径3～10mm的传导气道，通过电极内设置的四根可膨胀式电极篮贴紧气道壁后，使用65℃的温度，每次消融10秒（图3-16-7）。

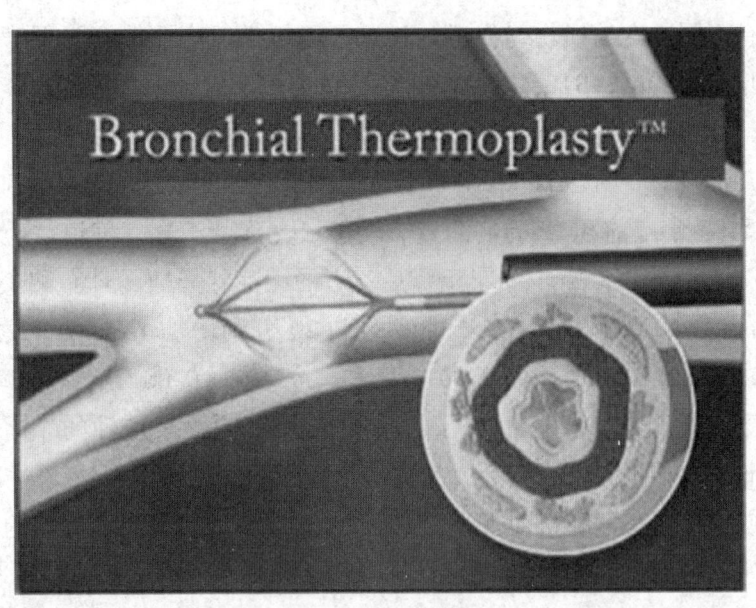

图3-16-7　支气管热成形术的工作原理示意图

（二）支气管热成形的安全性和有效性评价　Danek等通过动物实验进行BT安全性评价，使用3种不同温度的射频能量作用于气道壁，观察其短期和长期的反应。实验对象和方法：对11只健康狗进行常规体检及胸部CT扫描后，基线水平测定Mch激发值，24小时后进行支气管镜下BT治疗，其中各3只狗分别接受55℃、65℃、75℃BT（发射460kHz、低能量、单极射频能量）治疗，剩余2只狗作为对照组。观察基线水平及治疗后1，6，12，30，40，58，105，128和157周的支气管镜下表现、测量气道参数，测定Mch激发值观察气道高反应性。2只狗1周后处死，每3只狗在治疗后6周、12周、157周分别处死观察气道组织学变化。处死前重复行胸部CT扫描。结果显示：

1．测定气道高反应性　55℃治疗组较对照组无统计学差异，65℃、75℃治疗组气道高反应性较对照组各个时间点均有显著降低（$P < 0.01$）。

2．组织学检查　65℃、75℃治疗组较对照组相比，气道平滑肌部分缺失或被梭状成纤维细胞代替，治疗后1周气道平滑肌发生变化，12周后ASM由疏松结缔组织代替。气道高反应性与发生变化的气道平滑肌数量呈负相关（r = −0.54，$P < 0.001$）。而55℃治疗组未发现气道平滑肌发生变化。

3．对狗的检查包括呼吸音、血氧饱和度及动脉血气的数据。BT治疗后出现呼吸音增粗，1周后可改善，血气检查仍维持在正常水平。

结论：BT治疗动物实验安全有效，可以降低气道高反应性，维持时间可达3年。未见因治疗导致的气道狭窄、扩张及气道管腔扭曲变形等不良反应发生，为进入治疗哮喘的Ⅰ、Ⅱ期临床试验打下基础。

在此基础上，Cox等人设计了一项BT治疗后患者气道平滑肌数量和功能以及耐受性方面的临床研究，入选的 9 例患者均为拟行外科手术治疗的肺癌患者，研究者于术前 1~3 周选择将要被手术切除的非手术区域的支气管进行射频消融治疗，试验所选温度为 65℃，治疗后所有患者均有良好的耐受性，除 2 例患者于术后 1~2 周内出现气道局部充血和黏膜肿胀外，无咯血、呼吸道感染及气道反应性增高等不良事件的发生。术后组织学观察发现，气道平滑肌层厚度削减约 50%；气道上皮出现不同程度的损伤，5~20 天基本修复至正常；此外还观察到气道黏液腺管有不同程度的损伤，作者认为这一组织学改变可能会降低哮喘疾病状态下的黏液高分泌。因此得出结论，BT 治疗具有良好的安全性，且对哮喘患者可能具有潜在的治疗效果。

此后，该研究小组即开始了 BT 治疗哮喘的临床研究，作者选择了 16 例轻至中度的哮喘患者，分别在接受 BT 治疗前和 12 周后测定肺功能、无症状天数、气道反应性和患者的耐受情况。结果显示：与基线水平相比，BT 治疗后患者的无症状天数、日间和夜间峰流速值均有明显增加；BT 治疗后 12 周、1 年、2 年患者的 PC20 分别增加了 $2.37 \pm 1.7mg/ml$、$2.77 \pm 1.53mg/ml$ 和 $2.64 \pm 1.52mg/ml$（$P < 0.001$；$P = 0.007$；$P < 0.001$），提示哮喘患者对 BT 治疗具有良好的耐受性，且具有明显的疗效，其降低哮喘气道高反应性的作周至少可维持 2 年以上。在获得了上述初步研究成果以后，为进一步验证 BT 治疗哮喘的疗效和安全性，研究人员进行了更大规模的多中心、随机对照研究，试验选择了 112 例中至重度的哮喘患者，经过筛选以后随机分为 BT 治疗组和对照组，并观察 BT 治疗后 3 个月、6 个月和 12 个月，两组患者的哮喘发作频次、哮喘症状评分、无症状天数、PEF 组、气道反应性及哮喘生活质量量表等指标的变化。结果：与对照组相比，BT 治疗组患者在哮喘发作频次、晨起 PEF 值、哮喘症状评分及无症状天数等方面均有显著改善。在不良反应方面，BT 治疗后的 6 周内不良反应较多，主要表现为咳嗽和喘息等，6 周至 12 个月期间两组间无差异。在本研究中两组患者的 FEV_1 和气道反应性的改善无统计学差异。本文结论认为 BT 治疗可以改善中重度哮喘患者的症状。目前关于 BT 治疗哮喘的更多研究仍在进行当中。

【介入肺脏病学的今后发展方向及展望】

随着现代科学技术的发展，介入肺脏病学也已进入一个快速发展阶段。回顾介入心脏病学的发展历程，我们不难发现，其真正的快速发展是在将冠心病列为其主攻方向以后。因此，介入肺脏病学的发展方向，同样应该是立足像支气管肺癌、支气管哮喘等这样的常见病和多发病上，通过与基础医学、医学工程技术专家的共同努力，力争获得对疾病的长期控制乃至根治的效果。但要达到这一目标，我们还将面临诸多挑战。首先，在我国目前介入肺脏病学专业人才的培养和训练的教育和资格认证体系，尚不够健全和规范；其次，尚缺少相对独立的专门学术机构来组织和开展介入肺脏病学的相关科学研究和学术交流；第三，从事介入肺脏病学的从业人员与基础医学和医学工程技术人员的科研合作和协作，尚有待于进一步加强；第四，与心脏介入诊疗技术相比，介入肺脏病学相关技术操作的收费标准明显偏低，未能将手术操作的风险及所付出的人力因素考虑在内。如此种种的问题，都需要我们介入肺脏病学的从业人员，会同相关专业的科技人员以及卫生行政部门通过共同的、长期不懈的努力，才能获得较好的解决，只有这样介入肺脏病学才能够步入健康、快速的发展轨道。

（李　强）

参 考 文 献

［1］ Okamoto H，Watanabe K，Nagatomo A，et al. Endobronchial ultrasonography for mediasinal and hilar lymph node metastases of lung cancer. Chest，2002，121：1498－506

［2］ Herth F，Ernst A，Schulz M，et al. Endobronchial ultrasound reliable differentiastes between airway infiltration and compression by tumor . Chest，2003，123：458－462

［3］ Noriaki Kurimoto，Masaki Murayama，Shinkiehiro Yoshioka，ET AL. Assessment of usefulness of endobronchial ultrasonography in determination of depth of tracheobronchial tumor invasion，Chest，1999，115：1500－1506

［4］ Takahashi H，Sagawa M，et al. A prospective evaluation of transbronchial ultrasonography for assessment of depth of invasion in early bronchogenic squamous cell carcinoma. Lung Cancer，2003，42：43－49

［5］ Miyazu Y，Miyazawa T，Kurimoto N，et al. Endobronchial ultrasonography in the assessment of centrally located earlystage lung cancer before photodynamic therapy. Am J Respir Crit Care Med，2002，165：832－837

［6］ Herth FJ，Becker HD，Locicero J，et al. Endobronchial ultrasound improves classification of suspicious lesions detected by autofluorescense bronchoscopy. J Bronchol，2003，22：249－252

［7］ Wang KP，Brower R，Haponik EF，et al. Flexible transbronchial needle aspiration for staging of bronchogenic carcinoma. Chest，1983，84：571－576

［8］ Gasparini S，Zucatosta L，DeNictolis M. Transbronchial needle aspiration of mediastinal lesions . Monaldi Arch Chest Dis，2000，55：29－32

［9］ Herth F，Becker HD，Ernst A. Conventional vs endobronchial ultrasound-guided transbronchial needls aspiration：Randomized trial . Chest，2004，125：322－325

［10］ Yasufuku K，Chiyo M，Sekine Y，et al. Real-time endobronchial ultrasound-guided transbronchial needle aspiration of mediastinal and hilar lymph nodes . Chest，2004，126：122－128

［11］ Noriaki K，Masaki M，Shinkichiro Y，et al. Endobronchial ultrasound and peripheral pulmpnary lesions localization and histopathologic correlates using a miniature probe and the flexible bronchscope . Chest，2002，122：1887－1894

［12］ Paone G，Nicastri E，Lucantoni G，et al. Endobronchial ultrasound-griven biopsy in the diagnosis of peripheral lung lesions. Chest，2005，128：3551－3557

［13］ Cooper JD，Trulock EP. Triantatillin AN，et al. Bilateral pneumonectomy for chronic obstructive pulmonary disease. J Thorac Cardiovasc Surg，1995，109：106－119

［14］ Argenziano M，Thomshon B，Jellen PA，et al. Effect ofLVRS on pumonary function and survival in patients with end-stage emphysema：A four year update. The 79th Annual Meeting of AATS. New Orlean，1999，46

［15］ National Emphysema Treatment Trial Research Group. Patients at high risk of death after lung-volume-reduction surgery. N Engl J Med，2001；345：1075－1083

［16］ National Emphysema Treatment Trial Research Group. A randomized trial comparing lung-volume reduction surgery with medical therapy for severe emphysema. N Engl J Med，2003，348：2059－2073

［17］ Innes YP，Tudor PT，Duncan MG，et al. Bronchoscopic lung volume redction for end-stage emphysema：Report on the first 98 patients. Chest，2006，129：518－526

［18］ Danek CJ，Lombard CM，Dungworth DL，et al. Reduction in airway hyperresponsiveness to methacholine by the application of RF energy in dogs. J Appl physiol，2004，97：1946－1953

［19］ Cox PG，Miller J，Mitzner W，Leff AR. Radiogrequency ablation of airway smooth muscle for sustained treatment of asthma：preliminary investigations . Eur Respir J，2004，24：659－663

［20］ Cox G，Miller JD，McWilliams A，et al. Bronchial thermoplasty for asthma. Am J Respir Crit Care Med，2006，173：965－969

［21］ Cox G，Thomson NC，Rubin AS，et al. Asthma Control during the year after Bronchial Thermoplasty. N Engl J Med，2007，356：327－337

第十七章　呼吸系统疾病的生活质量评价

　　随着医学的进展和疾病范畴的改变，以及人民健康需求的提高，现代人群的健康观和医学模式发生了转变，医学模式已经从生物模式转变为生物-心理-社会医学模式。这意味着医学研究的对象是患者，而不仅仅是疾病。早在 1949 年，世界卫生组织（WHO）就明确提出，"健康是指身体上、精神上和社会活动上的完善状态，而不仅仅是没有疾病或衰弱"。因此，健康水平的反映不但要有生物学指标，也应当包括精神心理学测评和社会活动的评价。同样疾病对人体的危害不仅表现为病理解剖和病理生理等方面，也同时表现为损害患者的心理状态和影响其社会角色。

　　现代医学界提出了生活质量（quality of life）的概念。当今医学认为，生命活动应当包括两方面的含义，即生命活动维持的时间（寿命）和生命活动的水平高低（质量）。而疾病则是影响生命活动质量的重要因素。近 30 年来，生活质量研究备受注目，成为了一个国际性的研究热点。1992 年出版了专门的生活质量研究杂志，1994 年成立了国际性的研究协会 ISO-QOL（International Society for Quality of Life）。目前，生活质量的测评被广泛应用于慢性疾病患者、肿瘤及特殊人群（如老年人），并为药物筛选及临床治疗方法、疗效等进行综合评价。研究疾病和治疗措施对生活质量的影响是医务人员义不容辞的责任。一般通过生活质量量表（问卷）对患者进行生活质量评价。生活质量是反映疾病以及治疗措施对躯体、心理和社会活动影响的综合性指标，是全面反映健康水平的参数。

第一节　生活质量的基本概念和简介

【生活质量的概念】

　　"Quality of life" 这一词汇在 1975 年以后的医学文献中才开始以关键词出现。1993 年 WHO 生活质量研究组给 "quality of life" 下的定义为：个人处于自己的生活环境中，对本身生活的一种自我感受，涉及人们在生活中的文化和价值体系所反映出与其生活的目的、期望、标准及其关注的关系。这里既有人生哲理的概念，也有社会和心理诸多方面的因素构成对人们生活质量的综合影响。从医学观点出发，联系医学实践，必然有疾病本身及其对生活质量的影响。因此，衍生出健康相关生活质量（health-related quality of life, HRQL）的概念。HRQL 关注疾病对患者从事日常生活以及享受生活的能力的影响，同时强调对自身价值和自我实现的认知以及对社会的责任和义务。

　　英文 "life" 一词在中文中译为 "生命，生活，一生，寿命，生命力" 等，现在国内将英文 "quality of life" 一词翻译为 "生活质量"、"生命质量"、"生存质量" 等。因为该名词主要是面向患者，我们倾向于采用 "生活质量" 的译法，其理由是：① "quality of life" 的概念，其内涵是指患者对其疾病和相关的医学治疗所产生的在躯体、心理、社会地位和作用上的影响的主观认知和体验；② "生活质量" 这一名词容易为患者所接受和理解，临床上应该采用易被国内患者所认可和通俗的提法，避免发生不必要的误解，从而影响生活质量的正确评估；③实际上在进行生活质量评价时，多种量表或问卷所涉及项目主要是群众日常生活中的活动。所以，中国国内一些医学专家和学者主张在医学领域将其翻译为"生活质量"，实际上也就是"生命活动的质量"，可以简称为"生活质量"。

【生活质量评价的内容】

生活质量测定没有金标准。不同疾病、不同层次人群的生活质量，受测量方式（如访问、信访或问卷）和研究目的等多种因素影响，具体的测定结果可各有侧重。通常认为生活质量应由躯体功能、心理状态、社会功能（包括经济状况、家庭）组成。1993 年 WHO 生活质量研究组大会制订并通过生活质量量表的一般准则，主要包括五大要素。

1. **身体功能** 包括身体出现的疼痛与不适、精力与累倦情况、性生活、睡眠与休息情况以及身体感觉功能（如听力、视觉）等；基本涵盖那些影响生活质量的不舒服感觉。而不同疾病所引起的躯体不适感觉是不同的。如肺癌患者有胸痛、血痰等，以及化学治疗引起的恶心、呕吐和食欲减退，慢性阻塞性肺疾病（COPD）患者则有咳嗽、咳痰、呼吸困难和气喘等难以忍受的感觉。

2. **心理状态** 主要涉及对生活和前途的自信感，思考、学习、认知与思想集中能力，对自身外貌和体型的评价，消极情感（包括愤怒、悲伤、压抑和焦虑等）对自身的影响。一般而言，焦虑、抑郁和恐惧是最常用于生命活质量评价的常用心理学指标。

3. **独立生活、活动能力** 包括独立社会活动能力、日常生活能力、社交能力、工作能力等；通常，工作精力、体力、生活自理能力和日常活动是最常询问的问题。国外现在应用的生活质量评分表中有不少内容是反映国外人群目前生活状况的项目，如上教堂、擦汽车、打高尔夫球、修剪草坪、打网球和游泳等日常活动。由于国情不同，国内生活水平与国外相比存在着一定的差距。国内如果要应用国外的同一生活质量评价量表时，可以使用活动量大致相当的项目取而代之，改以乘公共汽车、上超市、家务劳动、骑自行车、步行距离和提携重物等内容代替。

4. **社会关系** 包括人际关系、实际得到社会支持情况、给予社会支持帮助情况等；通常指家庭关系（夫妻关系，父母职能等），与亲友或同事来往。以及疾病对于工作、学习和社会活动的影响。

5. **环境** 包括身体安全和保险、家庭和社区环境、工作环境、财政资源四个方面。

上述五大类的中心是围绕生理、心理及社会三个方面的内容来评价患者的生活质量，全面评价疾病及其治疗方法对患者身体、心理和社会造成的影响。医学上认为生活质量问题必须涉及与疾病相关的症状以及治疗的副作用对生活质量的影响。

【生活质量评价的层次】

通常，临床上把生活质量的评价概括为以下三个层次。

1. **第一层次** 强调维持患者的生存，保持躯体完好，消除病痛以及为维持生存所需的基本功能，主要面向患者。这个层次其内涵可界定为患者对其疾病和相关的医学治疗所产生的在躯体、心理、社会地位和作用上的影响的主观认知和体验。

显然，在这个层次的研究是目前医学中广为采用的，其目的并不完全在于全面评价患者的生活质量，而在于通过生活质量评价这种手段来说明治疗方案（方法）或干预措施的效果好坏。因此其测定的内容构成上没有必要面面俱到，而应侧重于能体现治疗或干预措施的那些方面。目前存在的大部分面向疾病的特异性测定量表大致属于这种情况。

这个层次的研究的一个重要点就是它与医学中常用的生存率、生存分析等概念一脉相承，联系紧密，因此易被医务人员所接受。

2. 第二层次　不仅强调维持患者的生存，而且强调患者的生活丰富内容、心情舒畅和与社会和谐，即生活得好，其看重的是生活的内容。其内涵可界定为人类对其生活的自然、社会条件以及其自身状况的主观评价和体验。亦即对其整个生活条件和状况（物质的和精神文化的）的主观满意度评价。因此，其构成内容应该包括生活的各个层面，测评的目的往往在于综合反映社会发展情况、探讨生活质量的影响因素等。

3. 第三层次　不仅强调前两个方面的内容，而且还看重患者自身价值的实现和对社会的作用，其内涵可采用 WHO 的界定，即不同文化和价值体系中的个体对与他们的目标、期望、标准以及所关心的事情有关的生存状况的体验。同时强调对自身价值和自我实现的认知以及对社会的责任和义务。

【生活质量评价的方法】

1. 生活质量评价量表　现已设计出多种量表来评价患者的健康相关生活质量（health-related quality of life，HRQL），即 HRQL 量表。其评价指标可以是某种疾病最重要的症状（如 COPD 的呼吸困难），也可以涵盖很多方面包括患者的精神状态（情绪改变及其他精神症状），社会状况（工作及从事家务劳动能力、社会及家庭关系），日常生活能力（自理能力、活动力）及娱乐能力等。任一合格 HRQL 量表，必须具备很好的信度、效度及反应度（敏感性），才能起到正确评价疾病的作用。

（1）信度　即可靠性（reliability），指 HRQL 量表测试结果可靠程度或可重复程度（reproducibility），通常是指某量表在不同场合、不同时期测量同一受检对象得到相同结果的性能。常用的信度有重测信度、分半信度。反映信度的指标还有组内相关系数、一致相关系数、多重表信度等。

（2）效度　即真实性（validity），指 HRQL 量表测试结果符合被测试者生活质量的真实程度，也就是实际测量结果与理论值、真值，即"金标准"符合的程度。常用的效度指标包括内容效度、校标效度和构造效度。HRQL 量表的条目主要来源于患者的切身体会及专家的经验，并经过反复评测，以确实反映患者的实际情况。同时，还将量表评测的结果与其他公认的标准进行对比，如哮喘和 COPD 患者的 FEV_1 等生物学指标，以确定其真实可靠。某一量表的真实性是在不断使用该量表的过程中逐渐建立的。

（3）反应性（responsiveness）　即 HRQL 量表反应 HRQL 变化的敏感程度。通常可以度量生活质量的细微变化，即"检测细微变化的灵敏度"，反映经过有效的医学干预后最小的有意义的临床改变的能力。用于临床试验的量表必须作反应度测定，反应度高的量表才能用于临床试验的疗效评价。这对临床试验及其他研究很重要，因为临床上需要 HRQL 量表来发现和证实细微的、但意义重大 HRQL 的变化，以明确临床治疗的疗效。对临床研究者来说，还需要明确 HRQL 变化有意义的阈值。明确 HRQL 量表反应度是一个很慎重的过程，需要在长期使用该 HRQL 量表中逐渐形成。

（4）适应性（culture and language adaptations）　适应性即适用于不同文化背景和语言环境的患者。例如，自圣乔治呼吸问卷（SGRQ）问世以来，已经应用于欧洲、美洲、大洋洲和亚洲等各个国家以及不同民族和文化背景的患者，证明 SGRQ 可以应用于任何国家和民族，研究显示统计学结果无明显的差异。

2. 健康相关生活质量（HRQL）量表的分类及其特点　HRQL 量表可设计用于评价患者总体的生活质量，也可评价与某疾病相关的特异的生活质量，据此可分为总体量表及疾病特异量表。

（1）HRQL 的总体量表　如疾病对生活的影响（SIP）、疾病治疗结果研究（MOS-SF36）等，其量表条目通常包括生理问题对功能的限制、心理问题对功能的限制以及社会功能受限等部分。

（2）疾病特异性 HRQL 量表　如针对哮喘患者的 Juniper 哮喘生活质量量表（AQLQ）、哮喘问卷（living with asthma questionnaire）等，针对 COPD 的圣-乔治呼吸问卷（SGRQ）、慢性呼吸疾病问卷（CRQ）等，针对肺癌的肿瘤功能状况指数（FLIC）、肺癌患者功能量表（QLQ LC-13）等。这些量表主要针对疾病导致的症状来设计条目，部分条目由患者根据日常生活中受到疾病影响最为明显的项目来设置。由于充分考虑了患者主观的身体、心理体验，有助于提高 HRQL 量表对症状的敏感性。

总体量表和疾病特异 HRQL 量表各有其优缺点，有各自的适用范围。疾病特异 HRQL 量表对微小的变化较敏感，故常用于临床治疗试验效果的观察。同时，因疾病特异 HRQL 量表关注患者的临床症状，也易于医务人员及患者理解和接受。但受限于条目的涉及范围，有时可能忽视一些意想不到的很重要的治疗效果或副作用。HRQL 总体量表的优势在于适用于不同健康状态的人群和不同的疾病，以评价患者总体的生活质量状态。由于总体量表条目涉及范围很广，用于临床试验时，还可发现一些意想不到的治疗效果和副作用。同时，也可评价治疗本身及其副作用对患者总体 HRQL 的影响。另外，总体 HRQL 量表还可用于评价几种不相关的治疗，如评价肺移植是否和肾脏移植同样有意义等。但 HRQL 总体量表对患者症状加重比较敏感，对其症状减轻则不敏感，难以发现细微的治疗效果。

【影响生活质量的因素】

一般而言，生活质量与患者的年龄、性别、病情的严重程度、治疗措施、家庭和社会生活状况等有关。如哮喘患者生活质量与哮喘病情的严重程度、支气管扩张药物的应用和用法以及气道反应性有关。而肺癌患者的生活质量则受到病期和治疗的影响。现以 COPD 为例阐述生活质量的影响因素。

1. 年龄　年龄可影响生活质量，研究报道年龄与 COPD 患者的生活质量呈中度相关。但一般认为对 COPD 患者来说，影响生活质量的主要因素还是疾病的严重程度和病程。

2. 肺功能　气流受限是 COPD 的主要特征之一，通过肺功能检查可发现患者气流受限的程度。（FEV_1）、（$FEV_1/FVC\%$）是反映气流受限的常用肺功能指标。适当的治疗可以缓解患者肺功能下降趋势，从而改善生活质量。Jones 指出 COPD 患者的生理和心理功能与肺功能损害程度有较明显的相关性。

3. 疾病的严重程度　COPD 患者疾病加重发生呼吸衰竭时，由于低氧血症及由此而引起的代谢障碍可影响 COPD 患者的生理功能和心理状态，继而影响生活质量。COPD 患者低氧血症的程度与生活质量明显相关，且对心理的影响较生理功能更为显著。

4. 全身活动能力　6 分钟或 12 分钟步行距离（6 MWD 或 12 MWD）测定是反映 COPD 患者全身活动能力的一种方法。Jones 报道 171 例 COPD 患者的生活质量测评结果表明 6 MWD 测定与患者日常生活能力、抑郁或焦虑心理障碍均显著相关。步行距离测定与生活质量的关系较常规肺功能或血氧饱和度更为密切。

5. 营养　COPD 患者因气流受限造成呼吸负荷加重，呼吸功能和营养需求增加，加上患者食欲减退和胃肠功能障碍等因素，常导致营养不良，进而引起呼吸肌肌力和耐力损害，因此也可能影响生活质量。

6. 呼吸困难　COPD 患者的呼吸困难是疾病的主要症状之一，也是测评项目中重要的组成部分。因此呼吸困难程度直接影响生活质量的评分。呼吸困难症状在 COPD 急性发作期对生活质量的影响较缓解期更为明显。呼吸困难作为一种主观症状与肺功能测定等客观数据有时并无直接联系。一般认为呼吸困难可能较肺功能更能影响生活质量。

【生活质量评价的临床应用】

虽然医学领域中的生活质量研究主要是为解决肿瘤及慢性疾病的疗效评价而兴起的，但从理论上讲，生活质量评价可用于各种人群和病种。如美国的癌症研究所、食品和医药管理总局（FDA）的一个联合工作小组建议把生活质量作为临床试验的终点。而且，FDA 已决定在所有的抗癌新药评价中必须以生活质量为指标，既要有改善生存时间又要有改善生活质量的资料。我国医学界也在呼吁和敦促建立类似的新药评审办法。但鉴于各人群和病种的特殊情况以及生活质量研究的现状，尚不具备普遍的测评条件，因此以优先评价某些人群和病种较为适宜，而且较有实际意义。

目前，生活质量评价现已广泛应用于社会各领域，成为不可或缺的重要指标和评价工具。在医学领域的应用包括以下方面：人群健康状况的测量、资源利用的效益评价、临床疗效及干预措施的比较、治疗方法的选择与决策。

1. 一般及特殊人群健康状况评价　一些普通的生活质量评价量表并不针对某一种疾病患者，评价的目的不在于评价治疗效果，而在于了解一般人群的综合健康状况，甚至作为一种综合的社会经济和医疗卫生指标。用于比较不同国家、不同地区、不同民族人民的生活质量和发展水平以及对其影响因素的研究。这在早期的生活质量评价中较为常见，目前社会经济领域中也多如此。疾病治疗结果研究（MOS-SF36）和目前正在使用的世界卫生组织与健康有关生活质量评价量表（WHOQOL）为跨文化、跨国家量表，都主要用于一般人群的生活质量评价。

2. 肿瘤及慢性疾病患者生活质量评价　肿瘤与慢性疾病（如 COPD、哮喘）患者的生活质量评价是目前医学领域生活质量研究的主流。目前，每年有数百篇文章涉及肿瘤与慢性疾病的生活质量评价。

3. 临床治疗方案的评价与选择　通过对患者在不同疗法或措施中生活质量的测定与评价，为治疗与康复措施的比较提供新的结局指标。如通过对低位直肠癌患者直肠切除术后生活质量的考察，发现低位括约肌保留切除术的患者在饮食、性功能、情绪等方面均优于传统的经腹会阴切除术，从而说明这一方法优于传统方法。

4. 预防性干预及保健措施的效果评价　对预防性干预及保健措施的效果进行综合评价可借生活质量这一高度概括的指标来进行。可通过事先周密的设计而同时达到这两个目的。通过生活质量来评价实行共同保健措施对成人健康状况的影响。

5. 卫生资源配置与利用的决策　卫生经济学中通常用成本-效益或成本-效果分析来实现，其综合的效益指标常用预期寿命来衡量，随着生活质量研究的深入和广泛开展，人们愈来愈倾向于用生活质量这一指标来综合反映卫生经济投资的效益。

6. 探讨健康影响因素与防治重点　探讨影响生活质量的因素有利于找出防治重点，从而促进整体健康水平的提高。如分析影响乳腺癌术后生活质量与生存时间的因素，发现与术后的辅助疗法、肿瘤大小、年龄等有关。

【生活质量测评时的注意事项】

1. 患者的选择　因为不同的疾病对患者的生活质量影响不同，所以，临床研究检测对象，必须排除合并其他可能影响生活质量的疾病的患者。文化水平过低或语言障碍者也很难获得可靠的结果，应予避免或排除。

2. 评价的实施方式　一般采用两种方式。即自测法和交谈法。自测法由患者自己填表回答问卷。交谈法包括电话交谈和面对面交谈。原则上认为生活质量量表的有效测试必须来自患者，生活质量不能由代理者和家属来进行评价，万不得已时的代理评价也应加以说明，以示区别。由于生活质量是反映患者的主观感觉，所以生活质量的测试应由患者自己亲自来完成。患者进行测试、回答问卷时，请陪伴的家属不要待在患者身边，更不要坐在一起讨论如何回答问卷。

3. 测评员的培训　为减少偏差的产生，所有参加测定的人员，必须对问卷的项目有一致的认识。但是，测评员决不能干预、影响和暗示患者有效的自我测评和回答问卷。

4. 语言表达和文化生活习惯　不同的民族有不同的语言、文化传统、生活方式、风俗习惯和民族特性。居住区域也有差异。生活质量问卷的语言表达，要与所调查的民族、居住区域的特点、文化生活习惯和语言表达相一致，且要通俗易懂。使用国外生活质量量表时尤其要注意这一点，译文既要正确无误，忠实于原文；又要表达清楚，符合汉语语言习惯（详见后述）。

【生活质量研究史与展望】

1. 生活质量研究史　生活质量测定始于1949年，近20年来得到较快发展。国外起步较早，制定和发表各种生活质量问卷上百种。Bauga等建立了用于各种癌症患者生活质量测定的模拟线性自评问卷；以后又发表了乳腺癌化疗问卷；Aaronson等发表了EORTC QLQ-C30问卷，并被各国学者试用于临床。其他还有胃肠功能问卷、睡眠问卷、艾滋病问卷等。目前呼吸系统疾病中应用最广泛的呼吸问卷为圣-乔治呼吸问卷（SGRQ），SGRQ是1991年由Jones首先提出，问卷形式是自我评定性的，由患者本人完成问卷。2002年北京协和医院呼吸内科开发出COPD生活质量中文问卷的电子版，应用该软件进行COPD患者的生活质量评价，大大方便了患者和简化了医师的临床工作。国外也报道应用触摸荧屏计算机完成生活质量问卷，即将问卷内容扫描入计算机，被测试者通过触摸荧屏可完成问卷调查，这种方法收集资料量大，处理速度快，能立即打印出结果，省力省钱。计算机完成生活质量问卷的优点也有其他学者提及。国内在生活质量方面的研究刚刚起步，但已取得了不少成绩。我国医学界先后完成了鼻咽癌生活质量量表的编制；视功能损害眼病患者生活质量量表的编制；癌症患者化学治疗生活质量量表的编制；肝癌患者生活质量测定量表等。在呼吸系统疾病的生活质量研究方面，主要集中在COPD和支气管哮喘方面，近年来发表了不少有价值的生活质量学术研究论文。

2. 生活质量研究中存在的问题　迄今为止，部分临床医师对生活质量研究重视不够，其原因有：①怀疑生活质量的可行性；②怀疑生活质量的实际价值；③临床医师不熟悉生活质量研究方法及工具。他们往往注意根治性治疗而忽视姑息性治疗，对于生活质量是否能定义及是否能评价，尚存在着分歧，但仍有许多学者认为生活质量是有意义的，是能评价的，是所有有关疾病结局变量中最敏感和最有力的工具。还有人认为在临床上没有普遍使用生活质量作为结局变量，是由于它作为主观指标缺乏科学的严密性，不像复发率、死亡率、生存期等硬指标那样易于测量。但是，生活质量作为疾病结局来测量必然对临床试验过程产生强有力的影响，随着科学的发展，生活质量评价的严密性、客观性不断完善，其应用范围将不断扩大。

3. 生活质量研究展望　生活质量评价的应用，使健康观察和测量的标准发生了从物质到精神，从客观到主观的转变，生活质量的评价不仅从人的生物属性出发，而且将人作为社会的人来对待，重视了人的社会性和心理状况，充分反映了健康与人的生理，心理和社会之间存在着密切的关系。由于生活质量能够从多维角度反映个体或群体的健康状况，并能从正性和负性两个方面表现健康的积极和消极因素，因此，在新的医学模式下，生活质量无疑是评价健康的重要的发展方向。

（1）国外生活质量量表（问卷）的"汉化问题"　在生活质量评价中，确定了测评对象后的一个关键问题就是制定评价工具（量表）。不同文化习惯、社会背景下的群体结构与价值观念不同，生活质量的内涵也可能存在一定差别，适合我国的生活质量指标体系及其评价方法还有待进一步探讨。但是在目前情况下，是使用国外生活质量量表（问卷）还是自行设计我国自己的量表（问卷）的问题上，我们认为首先应该采用当前国际上常用的生活质量量表，如评价COPD患者生活质量的圣-乔治呼吸问卷（SGRQ），评价哮喘患者生活质量的呼吸问卷（Juniper's asthma quality of life questionnaire，AQLQ）等。对国外常用生活质量量表（问卷），如SGRQ，Juniper的AQLQ是否适合中国呼吸系统疾病患者，常常需要进行可行性和可信性研究，如果临床研究表明适合于中国呼吸系统疾病患者，则使用国际通用的生活质量量表将有利于我国与国际间的学术交流。很显然，利用国际上常用的量表来制定其中国版量表（西方量表的汉化）不失为一捷径。因此，在实际工作中国际上常用的量表应用中存在一个的"汉化问题"——即中国化问题。

在"汉化"过程中要注意文化调适（culture adaptation），即对某些条目进行适当的修订使之适合中国文化的特殊性。比如，中国人对于性生活的一些条目不像西方人那样看重，而且还常不愿回答，这就必须进行修改（如委婉地问法）。"汉化"后的量表还必须进行等价性考察。主要考察如下四个等价性：①概念等价性（conceptual equivalence）指所测概念在不同文化背景下等同，可采取访谈法和多维相似结构分析（multi-dimensional similarity structure analysis）来考察；②语义等价性（semantic equivalence）指评价的具体条目反应的内容在内涵和外延上的等价，同时需检查语义等价性；③技术等价性（technical equivalence）指测量的方式、具体实施过程及语言的等价；④标量等价性（scalar/metric equivalence）指汉化的量表与原量表具有可比的信度、效度和反应度。

（2）关于自行设计新的生活质量量表（问卷）的问题：如果自行设计新的生活质量量表（问卷），则应遵循生活质量量表的制定原理，反复推敲修改，再确定其临床实用价值，在临床实践中需要严格测试新生活质量量表的信度、效度和反应度，并得到医学界的公认。

目前临床上需开发或推广的生活质量评价量表主要有：①癌症患者的评价量表：由一个癌症患者的共性模块和各具体病种的特异模块构成，如有必要尚可进一步分为消化系统癌症、呼吸系统癌症等亚群来构建测定量表群；②慢性呼吸系统疾病量表：包括支气管哮喘、慢性阻塞性肺疾病（COPD）等疾病；③慢性心血管系统疾病量表，包括冠心病、心肌梗死、高血压等疾病；④慢性消化系统疾病量表：包括胃炎、胃溃疡等疾病；⑤慢性代谢与内分泌性疾病量表：包括糖尿病等疾病；⑥慢性风湿性疾病量表：包括关节炎等疾病。

4. 生活质量的研究的深入　与健康有关生活质量的研究已涵盖医学各个领域，预防、医疗和康复均以改善人们的生活质量为已任，且已跨越国界而成为国际性协作的领域。前人虽做了大量的生活质量研究工作，但更多的课题有待深入：①生活质量的概念和构成方面：生活质量的概念和构成已经有了很大的发展，但不同学科、不同人员视角不同，对其认识各异，尤其是我国，生活质量研究起步较晚，多数人至今还感陌生；②生活质量的评价方面：生活质量的评价方法已探讨较多，相对成熟，但仍存在不少方法学问题，比如反应尺度的确定与评分、信度参数的选用与评价、反应度的评价以及样本含量等等；③生活质量资料的分析方面：生活质量的评价是一个非常薄弱的环节，目前多采用一些描述性分析方法及简单的检验方法，如相关分析、t 检验等。鉴于生活质量资料的复杂性（多时点性、多终点性、主观性、隐含性等），一般的统计方法难以解决，不但浪费信息，有些还不合理。尤其是纵向评价资料的分析方法更是鲜有报道，严重阻碍了纵向测评的开展。

【世界卫生组织生活质量评价量表及其中文版简介】

世界卫生组织与健康有关生活质量评价量表（WHOQOL）是由世界卫生组织（WHO）研制、用于评价个体与健康有关生活质量的国际性量表。量表是在 WHO 的统一领导下，全球 15 个（后又增 9 个）处于不同文化背景、不同经济发展水平的国家研究中心共同研制的。WHOQOL 不仅具有较好的信度、效度、反应度等计量心理性质，而且具有国际可比性，即不同文化背景下评价的生活质量得分具有可比性。

随着社会的发展，人们对健康的理解越来越全面健康不仅仅意味着生理上的无疾病，还包括心理的良好状态和社会关系的良好适应。制订生活质量评价量表是 WHO 为实现"人人健康"而实施的众多计划之一。近年来，世界上也出现了许多健康评价量表，但是大多数偏重于测量疾病的症状、残疾的程度，没有全面地评价个体的生活质量，也没有对健康进行全面的评价。另外，许多量表是由北美、欧洲等国家研制的，鉴于文化背景的不同、经济发展的差异，这些量表不适宜应用于其他国家和地区。在这种情形下，研制一个对个体生活质量进行全面评价能用于不同文化背景、评价结果具有国际可比性的量表便成为必需。

按照 WHO 的定义，与健康有关的生活质量是指不同文化和价值体系中的个体对与他们的目标、期望、标准以及所关心的事情有关的生存状况的体验。这是一个内涵广泛的概念，包含了个体的生理健康、心理状态、独立能力、社会关系、个人信仰和与周围环境的关系。这个定义下，生活质量属于个体的主观评价，并且是根植于所处文化、社会环境之中的。根据上述定义，WHO 研制了 WHOQOL 量表，该量表包含 100 条问题，涵盖了与生活质量有关的 6 个领域和 24 个方面。表 3-17-1 列出了 WHOQOL 量表的结构。

目前，WHO 生活质量评价量表（WHOQOL-100 及 WHOQOL-BREF）的中文版已经被WHO 确认，并且为中华人民共和国卫生部定为国家卫生行业推荐标准（WS/T199-1999）。

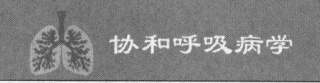
表 3-17-1　WHOQOL 量表的结构

Ⅰ. 生理领域	12. 工作能力
1. 疼痛与不适	13. 个人关系
2. 精力与疲倦	14. 所需社会支持的满足程度
3. 睡眠与休息	15. 性生活
Ⅱ. 心理领域	Ⅴ. 环境领域
4. 积极感受	16. 社会安全保障
5. 思想、学习、记忆和注意力	17. 住房环境
6. 自尊	18. 经济来源
7. 身材与相貌	19. 医疗服务与社会保障：获取途径与质量
8. 消极感受	20. 获取新信息、知识、技能的机会
Ⅲ. 独立性领域	21. 休闲娱乐活动的参与机会与程度
9. 行动能力	22. 环境条件（污染/躁声/交通/气候）
10. 日常生活能力	Ⅵ. 精神支柱/个人信仰
11. 对药物及医疗手段的依赖性	23. 精神支柱/宗教/个人信仰
Ⅳ. 社会关系领域	

第二节　呼吸系统疾病患者的生活质量评价

　　长期以来，呼吸系统疾病一直是危害人民健康和生命的常见病和多发病。随着社会进步以及卫生事业的发展，一些急性呼吸系统感染性疾病已得到一定控制；而由于大气污染、吸烟、人口老龄化等导致的支气管哮喘、慢性阻塞性肺疾病（COPD）、肺癌等慢性呼吸系统疾病的发病率逐渐上升，已成为危害人民健康的主要疾病。目前这些疾病患者都面临长期的治疗，其工作、学习、休闲和社会活动受到极大影响。随着医学模式由单纯的生物医学模式向生物-心理-社会医学模式转变，临床医疗实践正在扩展到生理、心理及社会功能范畴。医疗的目的除控制疾病症状，延长患者生存期外，还应满足患者心理及社会的要求，提高呼吸系统疾病患者的生活质量，而且在某些情况下，提高生活质量更为重要。近年来，国内外对如何提高呼吸系统疾病患者的生活质量以及如何评价生活质量的研究方兴未艾。而且，已经有多种多样的生活质量评价量表应用于临床实践。美国胸科协会（ATS）的网站（http：//www.atsqol.org）内可以检索到各种各样的呼吸疾病量表（问卷）。这些量表特地为各种呼吸系统疾病所设计，如支气管哮喘、COPD、肺癌、囊性肺纤维化、睡眠呼吸暂停综合征和肺间质纤维化等。生活质量的研究成果应用于临床后，已取得显著效果。

【呼吸系统疾病常用生活质量量表（问卷）】

　　1. 疾病对生活的影响（SIP）　SIP 是最常用生活质量总体量表，包含有 136 个条目，涉及活动能力、情感表现、社会影响、交际能力、工作、休息和睡眠、饮食、家务管理、娱乐和休闲等 12 类，以评价患者的生理、心理及总体健康状况，区分不同的健康状况并进行比较。评分范围 0~100 分，0 分表示功能没有障碍，1~10 分表明轻到中度功能障碍，>10 分显示明显功能障碍。

　　2. 疾病治疗结果研究（MOS-SF36）　MOS-SF36 涉及生理功能、生理问题对功能的限制、心理问题对生理的限制、心理健康、精神疲惫、疼痛、健康总体评价及与既往健康的比较等，共有 36 个条目。评分范围为 0～100 分，0 分表示最差的健康状态，100 分表示最好的健康状态。MOS-SF36 较简洁，患者易理解，耗时少，目前也被广泛采用。

3. 哮喘患者生活质量问卷（AQLQ） 由 Juniper 等开发，为最常用的哮喘患者问卷。AQLQ 包含症状、活动受限、情感功能及环境刺激 4 个能区，共有 32 个问题，每个问题评分 1～7 分，1 分完全受限，7 分完全不受限。各能区的评分以该能区的均值表示，总评分以所有问题的均值来计算。该问卷有显著性变化的阈值为 0.5，分值变化 1.0 为中等程度变化，达到 1.5 为较大的变化。该问卷包括普通版、标准版和简写版，已有 30 多个译本，包括中文普通话版本，已在国内有较广泛应用。

4. 圣-乔治呼吸问卷（SGRQ） 目前呼吸系统疾病中应用最广泛的呼吸问卷为圣-乔治呼吸问卷（SGRQ），SGRQ 是 1991 年由 Jone 首先提出，问卷形式是自我评价性的，由患者本人完成问卷。目前通用的问卷形式共有 50 道问题，分为 3 部分：第一部分：症状（symptoms），主要针对患者咳嗽的频率、痰量、喘鸣、呼吸困难等症状；第二部分：活动能力（mobility），关注哪些活动可以引起呼吸困难或因呼吸问题的影响而不能从事某些活动；第三部分：疾病影响（impacts），包括工作情况、患者对疾病的自控力、是否需要就诊及治疗的副反应等。

SGRQ 计算方法较特殊，根据每一条目的描述的症状或患者的状态、及对患者生活质量影响的严重程度，每一条目的每一个备选项都有一个的权重（weights），这是一个经验值以一定的分数来表示，然后将每个部分所有条目的总分累加，再除以该部分最大可能的得分，就得到一个值，以 0～100 分来表示，0 分表示生活质量未受疾病影响，得分越高则受影响程度越大，三部分的平均分为该患者 SGRQ 总分。与总体量表相比，SGRQ 敏感性很高，约为 SIP 的 2 倍。目前认为，某一单项评分和总分提高 4 分，就具有临床意义，表示临床试验治疗有效。

SGRQ 的分值计算是通过多次反复实验确定的，研究对象包括不同性别、年龄、疾病严重程度、肺功能情况的哮喘、慢性阻塞性气流疾病患者，而且分别在英国、芬兰、荷兰和美国、意大利、泰国以及随后在德国、西班牙、日本和中国香港等多个国家和地区调查研究，发现包括种族因素在内的多项指标对分值计算影响性极小，也就是说气流阻塞性疾病种类和疾病严重程度以及患者的人口学资料对 SGRQ 评分的统计结果无影响，所以 SGRQ 适用于全世界范围的气流阻塞性疾病患者，长时间的临床和试验应用也证明了这一点。

现在，生活质量量表的设计愈来愈规范化，目前研究认为任何一个有效的量表必须具备可靠性、真实性、反应性、概念化和通俗化、完善化以及被调查者文化语言适应性和尽量减少测试者和被测试者负担等 8 项基本要求。多次实验证明 SGRQ 具备足够的可靠性、真实性、灵敏性等特点，是一个可以综合评价疾病对健康状况影响的标准化问卷。SGRQ 的缺陷在于条目设计比较复杂，统计方法繁琐，完成问卷的耗时较多，不适用在门诊等时间相对紧迫的场所应用。然而，近来由于 SGRQ 的电脑软件（中文版）由北京协和医院呼吸内科开发成功，使医务人员能够摆脱手工操作，让复杂的计算由电脑完成，大大节约了时间，并且也使患者也能应用电脑回答 SGRQ 问卷。

5. 慢性呼吸疾病问卷（CRQ） 专门用于 COPD 患者生活质量量表，用于评价 COPD 患者病情的程度及康复治疗的效果。CRQ 包括 20 个条目，分为 4 个方面。呼吸困难（5 条），疲惫（4 条），情感状态（7 条），以及疾病控制力（4 条，评价患者控制自己的慢性肺病的情况）。在呼吸困难的方面，条目设计非常"个体化"：要求患者自行选择5条自认为最为重要而且感觉最为费力的日常活动，并且自行评价从事此项活动时的呼吸困难程度。为了帮助患者选择，表中列举了26种日常活动。其他方面的条目设计则比较传统，每一个条目只有一个问题。每一条目患者可选择1~7分，分数越低则该项障碍越明显。很多的研究均证实，CRQ用于COPD患者的生活质量评价，真实性、重复性、敏感性均很好，其总分改变0.5分就具有统计学意义。CRQ主要的缺点是很耗时，需20~30分钟完成问卷，还要求患者有一定的文化程度。其结果计算也比较繁琐。

6. 肿瘤功能状况指数（FLIC）   由Shipper等设计的肿瘤功能状况指数共有个22个条目，内容包括肿瘤引起的症状、治疗的副作用、日常生活能力、社会活动、心理状态、性功能和整体形象以及对治疗的满足度等。该表内容广泛，目的在于评价各种治疗结果、患者康复过程中的行为以及预测未来治疗的反应等。美国亦以此表作为评价新药所致生活质量改变的量表，但该表多次出现"癌肿"一词，可能影响患者的情绪，加重患者的心理负担。

【呼吸系统疾病患者生活质量的特点】

1. 哮喘患者生活质量特点   影响哮喘患者生活质量的因素比较多，主要因素有年龄、性别、文化程度、气道反应性、哮喘发作程度和用药量等。在我国，以30~50岁的哮喘患者的生活质量受到的影响最大，30岁以下的哮喘患者受到的影响最小。在症状、情绪、社会活动及对自身健康关心这些因素中，我国年轻哮喘患者因回避过敏原而在活动受限方面较老年人明显，而在社会活动方面受到的影响则明显弱于老年人。就总体生活质量而言，国内外的研究证实女性哮喘患者受到的影响远远高于男性，国内研究发现在症状、情绪、社会活动及对健康关心等主要因素中，女性受到的损害比男性明显。国内外研究发现哮喘患者气道反应性及基础FEV_1与生活质量呈弱相关；但与心理功能状态、对环境刺激原的反应及活动受限等方面无相关性。哮喘发作的程度和用药量是反映哮喘病情的重要指标，哮喘患者的生活质量与其病情控制与否及药物用量分别呈现较强和中度的相关。同时，研究发现，对哮喘患者进行教育后（包括如何正确认识哮喘、如何恰当应用哮喘药物、哮喘病情恶化的识别及处理、哮喘日记的应用等）其生活质量得到明显提高。

受生活水平、生活方式、风俗习惯、居住环境等的影响，我国哮喘患者对生活质量的评价与国外患者存在显著差异。我国哮喘患者以30~50岁生活质量最差，而国外报道<30岁组患者的生活质量受到的影响最大。我国哮喘患者受影响的活动项目是闲聊、与儿童游玩、下棋或玩牌等，而欧美患者的常见项目有打保龄球、擦洗汽车等。而且对于相同项目，选择频度或评分也不一样，如我国患者选择"身体锻炼"频度仅0.40，而欧美患者则为0.97。在社会活动方面，对"走访亲朋"项目我国患者选择频度为0.67，而欧美患者则为0.38。我国哮喘患者对"濒死感、气不够用"的选择频度高于国外，而对"胸闷、喉头发紧"的选择频度明显低于国外。在心理功能状态方面，哮喘患者除了有烦躁、悲观、担心对药物依赖等以外，我国患者还存在自卑心理，如"觉得自己让别人讨厌"。另外，我国患者选择心理障碍项目的频度高于国外。

2. COPD患者生活质量特点   关于COPD患者生活质量的研究很多，有的试验组患者FEV_1均值为0.75l（仅为预计值的30%左右），有的FEV_1均值为1.86l（为预计值的70%左右）。患者的病情严重程度不一致，但是其生活质量均有明显的下降。研究表明COPD患者在活动能力、社会职能、精神健康状况、健康认知、躯体疼痛等各方面都有明显下降，特别是对患者精神和情感方面（如抑郁）、娱乐、家务劳动以及睡眠和休息影响最为明显。与心脏病、糖尿病和高血压等慢性病患者相比较，COPD 患者生活质量受损更为严重。研究提示，COPD 患者身体活动能力与疾病严重程度有关，但当疾病发展到一定阶段，达某一阈值后，患者精神和情感方面均将受到明显损害，损害程度与病情的严重程度无关。但是，目前 COPD 患者生活质量评分与患者的生理指标相关性尚不一致。大多数研究表明患者生活质量评分与判断 COPD 患者严重程度及预后的主要指标 FEV_1 相关，但也有研究表明两者无相关性。然而，与肺功能（FEV_1）、PaO_2 等其他参数比较，运动耐力与生活质量相关性很好，而且与患者呼吸困难的相关强度也高于 FEV_1、PaO_2。Jones 等的研究表明，患者的肺功能和生活质量相关，但这一相关性完全源于患者的运动耐力的改变。生活质量评价指标之一是患者的呼吸困难，因此呼吸困难程度就与生活质量评分显著相关，这也是生活质量评分的预测指标，其准确性高于患者的肺功能以及血氧指标。

目前 COPD 的治疗虽可改善患者症状，但是否也可改善患者的生活质量呢？对不同的治疗措施的研究有不同的结果。如吸入沙丁胺醇以及口服茶碱的治疗，在治疗前后，选用 CRQ 分别进行生活质量评分，结果表明两种治疗都能提高患者的 FEV_1、运动耐力及 PEFR，同时，患者的生活质量评分也有显著提高。有人在 COPD 的患者中使用抗抑郁药进行治疗。虽然肺功能以及血气的指标以及运动耐力均无明显变化，但随着抑郁及焦虑症状的改善，患者的生活质量均有明显的改善。COPD 合并低氧血症患者，在接受长期氧疗后，其死亡率虽明显下降，但生活质量却没有提高。但氧疗作为目前唯一确定有效的 COPD 治疗方案，应得到推广和采用。但在推荐氧疗时，应告诉患者长期氧疗可使生存期延长，却并不能改善生活质量，这将有助于患者认识和接受氧疗。

COPD 患者虽然病情严重程度不同，但患者生活质量均有一定程度的下降。COPD 患者在活动能力、社会角色表现、社会职能、精神健康状况、健康认知、躯体疼痛等各方面都有显著降低。如与心脏病、糖尿病和高血压等慢性病患者相比，COPD 患者生活质量下降更为明显。COPD 对患者工作的影响不如其他疾病明显，这与 COPD 患者多为老年，多数都已退休有关，这也说明工作情况不是 COPD 患者生活质量的敏感指标。此外，COPD 对患者的精神和情感方面（如抑郁）、娱乐、家务劳动及睡眠和休息影响最为明显。虽然 COPD 患者疾病严重程度差别很大，其肺功能也有显著差异，但患者的生活质量在精神和情感方面的得分分值却非常相似，即 COPD 患者的生活质量均有明显损害。此外，COPD 患者社会活动能力与疾病严重程度有关，但当疾病发展到一定阶段，患者精神和情感方面均将受到明显损害。

现在生活质量量表在临床上有三种用途，即：根据生活质量差异判断 COPD 患者的健康状态，分析 COPD 患者的预后，及观察患者药物治疗前后的病情变化等。当然，生活质量的评价也有一定的适用范围。现有的生活质量量表最常用于观察临床药物试验的治疗效果。生活质量量表的结果，结合其他临床经典的观测指标（肺功能等），可对药物临床试验，即药物治疗效果给予一个科学、综合和客观的评价。

3. 肺癌患者生活质量特点　影响肺癌患者生活质量的因素比较多，可归纳为三个方面：①经济状况、医疗费来源，对生活质量有明显的影响，尤其是整体生活质量和情绪功能；②与疾病和治疗有关的因素如患者的治疗经历、肿瘤类型、临床分期等对生活质量状况尤其是躯体功能状况影响比较大；③与情绪或心理有关的因素，癌症本身是一个巨大的应激，再加上治疗副作用大，对患者的心理冲击很大，研究发现，对治疗知识不了解、无心理准备、感到疾病影响较大的患者其情绪功能较差，由谁告诉患者、怎样告诉患者、何时告诉患者以及病情对患者生活质量的影响，可能与患者对疾病态度和认知水平相关。

Ganz 等使用 FLIC 表评价 40 例晚期非小细胞肺癌患者生活质量，结果发现生活质量评分高的患者生存期长，而且婚姻状况对生活质量和生存期也有影响，未婚患者其分数与生存期相关，已婚的则无相关。Dale 等对 117 例非小细胞肺癌的手术患者进行生活质量评价，发现是否明确肺癌诊断对患者心理、治疗效果和生活质量有一定影响，且手术对患者生活质量的影响主要在手术后前 3 个月。Helsing 等研究晚期非小细胞肺癌患者是否采用化疗对生存期及生活质量的影响，结果发现化疗合并支持治疗者，除了脱发外，无论全身状况还是各种症状均较单用支持治疗者明显改善。化疗合并支持治疗的中位生存期为 29 周，1 年生存率为 28%，单用支持治疗者中位生存期为 11 周，1 年生存率为 8%。国内研究也发现通过生活质量的评价可以增强医护人员和家人关注患者生活质量及其影响因素的意识，同时也发现放、化疗治疗本身对患者生活质量的影响最大，是首要因素。在治疗过程中受影响最大的是躯体功能，其次是疲乏，整体生活质量的恢复也比较慢，受影响最小的是认知功能。总之，生活质量亦已被证实为肺癌的独立预后因素，且可作为评价肺癌有效的最终目的

如前所述，当今医学模式已向生物-心理-社会医学模式转变，医学研究对象不仅是疾病本身，而是患者整体。只有身体、精神和社会活动均处于完善状态才是健康。对呼吸系统疾病患者进行生活质量的评测很有意义，以此可了解患者的生活质量，有助于进行针对性的治疗，同时，通过对生活质量评测，为临床试验提供了更丰富的资料，对决定是否采用某些治疗方法很有帮助，也许一种治疗并不能改善患者的疾病状态，但是却能改进生活质量或延长生存期，如果医师和患者都理解这个矛盾，这将有助于减少患者接受该治疗后的失望情绪，从而提高患者的顺应性。总之，医务人员应掌握生活质量的范畴及评测条目的意义，理解生活质量的重要性及实用性，在临床实践中自觉运用生活质量评测，为呼吸系统疾病防治带来更加积极的作用。

第三节　慢性阻塞性肺疾病患者的生活质量研究

慢性阻塞性肺疾病（COPD）是一种重要的慢性呼吸系统疾病，发病率高，病史长，病死率高。由于 COPD 呈缓慢进行性发展，严重影响患者的劳动能力和生活质量，对个人、家庭和社会造成沉重负担。目前 COPD 在全球已成为第四位的致死原因，COPD 现引起了世界各国的重视。在我国 COPD 同样也是一种常见病，严重影响广大人民的身体健康。近年来对我国北部及中部地区 102230 成年人调查，COPD 约占 15 岁以上人群 3%，其患病率之高是十分惊人的，在世界上处于较高的发病率。据统计，在我国死因顺位中，COPD 占据第三位，而在农村中，COPD 则占死因的首位。由于我国是农业大国，农村人口占 80%，故对 COPD 预防和治疗更具有十分重要的意义。

【COPD 患者的生活质量评价研究】

慢性阻塞性肺疾病（COPD）是一种以慢性气流受限为特征的疾病，现有的临床检测指标如肺功能和动脉血气分析等尚不能很好地反映 COPD 患者生活质量，因此生活质量评价对 COPD 患者相当必要。北京协和医院呼吸内科曾对 86 例 COPD 患者进行生活质量评价，86 例患者均符合《慢性阻塞性肺疾病（COPD）诊治规范》的诊断标准。所有患者除外心、脑血管以及其他呼吸系统疾病；并除外肺部急性感染性疾病。对所有 COPD 患者进行肺功能检测，

包括 FEV_1、$FEV_1\%$、FVC、FVC% 和 FEV_1/FVC。

1. COPD 患者生活质量评价情况　86 例 COPD 患者均自我完成了生活质量评价表，并输入 COPD 生活质量评价电脑软件中文版（圣-乔治呼吸问卷，SGRQ），计算得分如表 3-17-2 所列，所有患者生活质量较正常人均显著下降，在症状、活动能力和疾病影响三项得分中，疾病影响一项分值最低，而活动能力一项分值相对较高。

2. SGRQ 分值与 COPD 严重度分级　COPD 患者根据肺功能进行临床严重度分级，则中、重度患者之间 SGRQ 总分、对活动能力以及对疾病影响均具有显著差异性（37.25±16.83 vs 47.36±17.07，$P<0.05$；50.25±22.19 vs 63.00±21.54，$P<0.05$；26.44±16.01 vs 38.01±19.14，$P<0.05$），并且两组患者三项平均分值差均大于 4 分，所以可以认为 2 组在这三项指标中存在显著差异；虽然症状一项 2 组平均分值差大于 4 分，但是 $P>0.05$（两组数据存在较大的离散度），所以中、重度 COPD 患者之间症状无显著差异（表 3-17-3）。

3. SGRQ 分值与肺功能　SGRQ 分值与肺功能通气参数（FVC、FVC 占预计值%、FEV_1、FEV_1 占预计值%、FEV_1/FVC%）进行直线相关分析，发现 SGRQ 各项分值均与 FEV_1 呈负性相关（r=−0.280～−0.308，$P<0.05$），另外 SGRQ 总分、疾病影响分值与 FVC 占预计值%、FEV_1 占预计值%均有负性相关（r=−0.222，r=−0.263，$P<0.05$；r=−0.352，r=−0.365，$P<0.01$）；活动能力分值与 FEV_1/FVC% 存在负性相关性（r=−0.303，$P<0.01$）；具体数据见表 3-17-4，并且 SGRQ 各项得分均与患者年龄、病史无相关性（$P>0.05$），而症状一项分值与吸烟指数呈正相关（r=0.321，$P<0.01$）。

进一步将年龄、病史、吸烟（包/年）、戒烟时间（个月）、和 FVC 占预计值%、FEV_1 占预计值%、FEV_1/FVC% 等 7 个变量作为因变量，而将 SGRQ 总分、症状、活动能力和疾病影响分别作为自变量，进行前向逐步回归分析（Forword）。结果表明，SGRQ 总分、疾病影响与 FEV_1 占预计值%相关性最强（r=−0.417，$P<0.01$；r=−0.421，$P<0.01$）；对活动能力与 FEV_1/FVC%相关性最强（r=−0.440，$P<0.01$）；而症状与吸烟关系最密切（r=0.309，$P<0.01$）。

表 3-17-2　COPD 患者 SGRQ 平均分值

	例数	总分	症状	活动能力	疾病影响
SGRQ	86	44.99±17.55	51.98±23.21	60.01±22.37	35.53±19.10

表 3-17-3　COPD 中度、重度患者 SGRQ 分值比较

	例数	总分	症状	活动能力	疾病影响
中度	16	37.25±16.83	47.63±25.89	50.25±22.19	26.44±16.01
重度	70	47.36±17.07	54.07±22.36	63.00±21.54	38.01±19.14
F 值		0.504	0.232	0.052	1.410
P 值		0.48	0.631	0.82	0.238
t 值		−2.142	−1.01	−2.124	−2.242
P 值		0.035	0.315	0.037	0.028

表 3-17-4   COPD 患者 SGRQ 分值与肺功能之间的相关关系（直线相关分析法）

	相关系数（Pearson 系数）				
	FVC	FVC%	FEV$_1$	FEV$_1$ 占预计值%	FEV$_1$/FVC%
SGRQ	-0.198	-0.222*	-0.308*	-0.352**	-0.201
症状	-0.150	-0.090	-0.289*	-0.209	-0.102
活动能力	-0.183	-0.150	-0.290*	-0.307	-0.303**
疾病影响	-0.183	-0.263*	-0.280*	-0.365**	-0.157

*：$P < 0.05$；**：$P < 0.01$

【COPD 患者生活质量评价的现实意义】

COPD 是我国常见疾病，尤其多见于老年人，患病率逐年增加，病程迁延并且反复发作，致残率明显增加，对个人、家庭和社会造成沉重负担，到 2020 年将成为全世界经济负担疾病第五位。如何正确评价患者生存质量和治疗疗效评价意义重大，目前已经将提高 COPD 患者运动耐量和改善情绪作为 COPD 治疗标准之一，同控制疾病发展、减轻症状同等重要。北京协和医院呼吸内科应用 SGRQ 对 COPD 患者稳定期生活质量进行相关调查，结果显示：①所有 COPD 稳定期患者生活质量较正常人显著下降；②中、重度 COPD 患者之间 SGRQ 总分、活动能力以及疾病影响均具有显著差异性，而症状则无差异；③SGRQ 各项分值均与 FEV$_1$ 呈负性相关（$r = -0.280 \sim -0.308$，$P < 0.05$），SGRQ 总分、疾病影响分值与 FVC 占预计值%、FEV$_1$ 占预计值%均有负性相关（$r = -0.222$，$r = -0.263$，$P < 0.05$；$r = -0.352$，$r = -0.365$，$P < 0.01$）；活动能力分值与 FEV$_1$/FVC% 存在负性相关性（$r = -0.303$，$P < 0.01$）；并且 SGRQ 各项得分均与患者年龄、病史无相关性（$P > 0.05$），而症状一项分值与吸烟指数呈正相关（$r = 0.321$，$P < 0.01$）。

【SGRQ 在国内 COPD 患者生活质量评价中的应用价值】

1991 年 Jone 首次公开发表了 SGRQ，这是一份标准的评价呼吸系统疾病患者健康状况的调查表。SGRQ 适合于各种呼吸道疾病患者，不仅包括 COPD 和哮喘等气流阻塞性疾病，还包括支气管扩张、肺炎等肺部炎症性疾病和特发性肺间质纤维化、结节病等间质性肺疾病。多项研究证明 SGRQ 适合于不同种族患者，包括英语国家和非英语国家，在中国香港和北京均有相关研究报道。近 10 多年来多次实验证明 SGRQ 具备足够的可靠性、真实性、灵敏性等特点，在国内外广泛应用于呼吸道疾病患者生活质量评价中。

FEV$_1$ 占预计值%是反映 COPD 患者气道阻塞程度最敏感和重要的肺功能指标，中华医学会、美国胸科协会和欧洲呼吸协会均推荐以 FEV$_1$ 占预计值%作为 COPD 严重程度分级标准。研究也发现中重度患者之间 SGRQ 总分、活动能力以及疾病影响均具有显著差异性；SGRQ 总分、活动能力分值和疾病影响分值分别与 FEV$_1$ 占预计值%、FVC 占预计值% 存在负性直线相关性；SGRQ 各项得分均与患者年龄、病史无相关性。这个结果进一步证明了应用 SGRQ 评价国内 COPD 患者病情严重程度是敏感而有效的。国内外许多研究也有相似的报道。

研究显示 SGRQ 问卷中，症状部分在中重度患者之间无显著差异性，但是与吸烟指数密切相关，这可能与症状部分主要是关于咳嗽、咳痰和气喘发作的频率与深度的问题，而这些问题与气道炎症病变关系较密切有关。症状分值与吸烟指数相关，进一步肯定了吸烟对 COPD

发生发展尤其是临床症状的重要性。吸烟可以导致肺部氧化应激和炎症病变。香烟烟雾中含有氧自由基、过氧化氢、NO 等氧化剂在内的约 4700 余种化学物质，焦油中也含有大量氧自由基等过氧化物。这些氧化物通过不同途径刺激肺内炎症反应，将多种炎症细胞如中性粒细胞、嗜酸性粒细胞、巨噬细胞、淋巴细胞等滞留或募集在肺脏，释放多种炎症介质，诱发和加重炎症反应。研究也发现了外周血和呼出气凝集液中氧化指标和炎症指标之间密切相关，进一步肯定了吸烟对气道损伤的作用。

自从 SGRQ 问世，近 10 多年来，已被广泛应用于 COPD 患者临床、科研研究如患者生活质量评价、治疗疗效监测、康复治疗效果和再住院、病死率的预计等。SGRQ 在临床应用于支气管扩张药物疗效监测，发现同肺功能、动脉血气和其他调查问卷结果相比，其敏感性更高；研究还发现 COPD 患者长时间氧疗对患者生活质量无明显改善。对即将出院的 COPD 急性加重期患者进行 SGRQ 测评，发现其得分与今后 12 个月或更长时间内需要再住院和雾化治疗的几率具有很强的相关性，而与性别、年龄和肺功能无关，另一项研究还证明 SGRQ 可以作为预测死亡率的一个独立指标。研究也证明了 SGRQ 各分值分别与肺功能 FEV_1 以及 FVC 占预计值%、FEV_1 占预计值% 存在负性相关；活动能力分值与 FEV_1/FVC% 密切相关，并且 SGRQ 简便易懂，患者需 15~20 分钟即可独立完成，SGRQ 中文电子版可以使问卷迅速量化得出最后分数，所以 SGRQ 作为评价国内 COPD 患者生活质量的工具是可行的、可信的。

研究发现 COPD 患者 SGRQ 各项分值均与 FEV_1 呈负性相关，SGRQ 总分、疾病影响分值与 FVC 占预计值%、FEV_1 占预计值% 均有负性相关；活动能力分值与 FEV_1/FVC% 存在负性相关性，并且症状一项得分与吸烟指数呈正相关，进一步肯定了氧化应激在 COPD 中的作用。SGRQ 简单方便，可以广泛应用于国内 COPD 患者临床和科学研究。

第四节　慢性阻塞性肺疾病评估测试

COPD 评估测试（COPD assessment test，CAT）是圣乔治呼吸问卷（SGRQ）的创始人——Jones PW 在 2009 年开发的、一种全新的、由患者本人即可完成的测试工具，主要用于对 COPD 健康状况进行简便和可靠的评价。尽管 CAT 问卷中问题数目较少，但涵盖了 COPD 患者广泛的健康问题。CAT 应用简单的问卷，量化 COPD 对患者健康的影响程度，从而对现有的 COPD 评估方法（例如肺功能测量等）进行补充。通常完成 CAT 问卷只需要数分钟，患者可以在候诊时或是就诊前在家中完成。与复杂的 SGRQ 问卷相比，CAT 拥有与之非常相似的评估能力，提示其能够以相似的方式来测量 COPD 对患者健康的影响。

1. CAT 的开发过程　CAT 是经过严格的、科学的开发过程后而诞生的一种评估测试方法。开发过程中，全球各地的社区医生、呼吸内科专家和患者广泛地进行讨论。首批验证研究结果显示，与研究中使用的其他较为复杂的健康状况问卷，例如圣乔治呼吸问卷（SGRQ）相比，CAT 具有非常相似的评估能力。但其花费的时间则少得多，因此更适合于临床常规使用。目前已经制定出第一版 CAT 使用指南。其中包括了第一个根据 CAT 评分对 COPD 影响进行评级的方法。

CAT 的开发过程中应用了在制作心理测量工具中广泛接受的诸多方法学。最初问卷项目构建过程中，包含了文献回顾、医师访谈以及患者参与。随后使用结构化的严格的科学方法来简化问卷项目，选择最佳项目并最终产生仅含 8 个项目的问卷。除英语外，CAT 已经被翻译成其他语言，并进行验证。

2. CAT 的适用范围和临床意义　CAT 适用于所有诊断为 COPD 的患者。CAT 是在"慢性阻塞性肺疾病全球倡议，GOLD"定义的各分级阶段的 COPD 患者中进行过验证，并证明其有效性的。CAT 提供了一种测量 COPD 对患者健康状况影响的可靠评估方法。因此可以为目前的诊疗指南所推荐的其他 COPD 临床评估方法（例如，使用肺功能测量评估急性加重的风险和气道阻塞的程度）提供补充信息。CAT 问卷提供了医师与 COPD 患者进行讨论的框架结构，使医师和患者之间可以就疾病对生活的影响程度达成共识并进行评级。CAT 还可以帮助医师了解 COPD 患者在哪些方面对健康和日常生活产生最大影响，采取相应的措施使患者尽可能达到最佳的健康状况（表 3-17-5）。

表 3-17-5　CAT 评分与 COPD 患者的主要临床表现和参考的防治措施

CAT 评分	影响程度	根据 CAT 评分来区分的 COPD 患者的主要临床表现	参考防治措施
>30	非常严重	患者病情已不能从事任何活动，生活困难。如果想要盆浴或淋浴，将花费很长时间。患者无法出门，进行购物、娱乐，或家务劳动。他们通常难以远离自己的床或椅子，感觉自己就好像变成了残疾人	患者健康状况还有很大的改善空间 除轻症和中等程度影响患者的防治措施之外，还可考虑： ·转至专科门诊（如果是社区医务人员） ·增加药物治疗
>20	严重	患者已不能从事大部分活动。在住宅附近散步、洗澡或穿衣时，均会感到呼吸急促。说话也可能气喘。咳嗽使患者非常疲劳，绝大多数夜晚肺部症状干扰睡眠。患者感觉锻炼身体已不再安全，做每件事情都很费力。感觉无法控制肺部问题，并感到害怕和惊恐	·转诊至肺康复部门 ·确保采用最佳治疗方法以减少急性加重至最少化和治疗急性加重
10~20	中等	COPD 成为患者最严重的问题之一。每周有数天比较正常，但大多数时间都会咳嗽、咳痰，每年会有 1~2 次急性加重。他们经常出现气促。并因为胸部压迫感或气促感而醒来。患者弯腰时会气喘，仅能缓慢地走上数级楼梯。他们要不慢慢地做家务劳动，要不只能静养休息	患者有一定改善空间，除轻微影响者的防治措施外，还可考虑其他治疗措施： · 重新评估目前的维持治疗方案 · 转诊至肺康复治疗部门 · 确保采用最佳治疗方法以减少急性加重和治疗急性加重 · 检查病情加重因素——检查患者是否仍旧在吸烟
<10	轻微	大部分时间都很正常，但 COPD 已导致患者发生一些问题，已无法胜任 1~2 件喜欢从事的活动。通常每周有几天咳嗽，并在运动或进行重体力劳动时出现气促。爬山或在平地快速行走时，不得不减慢速度或停下来，且经常容易筋疲力尽	· 戒烟 · 每年接种流感疫苗 · 减少暴露于急性加重危险因素 · 通过进一步临床评价，来保障所采取的治疗措施

CAT 不是一种诊断工具，不同于 FEV_1 测量可用来确诊 COPD，同时评价气道阻塞的程度。所以临床上不能应用 CAT 来诊断 COPD。肺功能检查是诊断 COPD 金标准。CAT 是利用

科学方法建立的一种用于测量健康状况的工具。CAT 和肺功能测量可以互相补充，共同用于患者 COPD 的临床评估，以确保获得最佳治疗。此外，CAT 也不能帮助患有合并症的 COPD 患者制定相应的诊疗措施，因为 CAT 是一种疾病特异性的测量 COPD 对患者影响程度的工具。CAT 不能对合并症进行评估，也不能提供任何有助于指导合并症诊疗决策的信息。使用 CAT 的最佳使用频率需根据临床实践的实际应用需求来确定。目前建议患者常规每 3～6 个月进行一次 CAT 评估。

3. CAT 的分值范围和最小相关变量　CAT 的分值范围是 0～40。对 CAT 评分含义的理解需要与患者的疾病严重程度相联系。虽然许多研究显示 GOLD 分级（基于 FEV_1 测量结果）与患者健康状况评分的关联性通常很差，但是与病情较轻的患者相比，预计病情越重（根据 GOLD 分级）的患者，CAT 评分越高。这也是 CAT 研发的原因之一，并提示 COPD 患者的健康状态评价和 GOLD 分级需要互为补充。

目前正在进行研究，以界定不同严重度的 CAT 评分范围，并更好地理解两次随访中 CAT 评分的最小相关变量（指最小临床重要差异值，MCID）。然而，基于 CAT 与 SGRQ 的高度关联性，临床上患者健康状况的差异或改变后，目前认为患者 CAT 评估测试≥2 分的差异/改变量，即可以提示具有临床意义。但这一判断标准仍需进一步的科学研究证实；但基于现有的研究，目前认为这是合理的 MCID 值。

4. CAT 与 SGRQ 的关系　鉴于 CAT 与 SGRQ 的高度关联性，所以可以将 CAT 评分与特定的 SGRQ 问卷项目相对应。通过四种情况的描述，可以了解不同 CAT 评分水平相对应的患者类型。而其内容完全以 SGRQ 问卷中适合的项目为基础。由于 COPD 对每位患者的影响不尽相同，这四种情况描述仅用于解释说明，但可能有助了解不同 CAT 评分水平相对应的 COPD 的主要临床表现。

5. COPD 急性加重对 CAT 评分的影响　急性加重可对 CAT 评分产生影响。研究表明，中/重度 COPD 急性加重患者的 CAT 评分比稳定期患者的评分高约 5 分，这可能就是 COPD 患者急性加重后 CAT 评分的变化量。一般而言，一次中/重度急性加重可能将使患者需要很长时间才能完全恢复，部分患者可能永远无法完全恢复。因此，CAT 的另一项可能应用即在一次急性加重后的 2～3 个月，通过再次测试 CAT 评分来评估患者的恢复程度。

6. CAT 评价治疗效果　CAT 与 FEV_1 相似，具有良好的可重复性。目前研究表明，可以相信 CAT 评分在诊疗效果的改变幅度上也与 FEV_1 相似。因此，CAT 与 FEV_1 相似，是一种可靠的评价患者组治疗反应的方法，但评价某个患者对特定的治疗措施是否产生一定水平的反应时，可靠性相对较差。对后者的评价一向需要对个体进行全面评估，同时考虑多种影响因素，其中包括 CAT 分数的改变。然而，CAT 提供了测量单个患者健康状态的手段，有助于初步评价并对以后的中长期变化趋势进行评价。

同时 CAT 还可以预测每个患者未来对医疗资源的利用情况。目前，相关的数据分析正在进行之中。CAT 的设计也帮助临床医生更易于识别某个患者与他人相比，健康更易受影响的部分，例如情绪、日间生理功能或睡眠。

7. COPD 评估测试问卷（CAT）　见表 3-17-6。

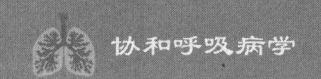

表3-17-6　COPD 评估测试问卷（CAT）

请标记最能反映你当前情况的选项，在方格中打"×"。每个问题只能标记一个。

举例：我很高兴	0	1	2×	3	4	5	我很伤心

我从不咳嗽	0	1	2	3	4	5	我一直在咳嗽
我一点痰也没有	0	1	2	3	4	5	我有很多很多痰
我没有任何胸闷的感觉	0	1	2	3	4	5	我有很严重的胸闷感觉
当我爬坡或上一层楼梯时，我没有气喘的感觉	0	1	2	3	4	5	当我爬坡或上一层楼梯时，我感觉非常喘不过气来
我在家里能够做任何事情	0	1	2	3	4	5	我在家里做任何事情都很受影响
尽管我有肺部疾病，但我对离家外出很有信心	0	1	2	3	4	5	由于我有肺部疾病，我对离家外出一点信心都没有
我的睡眠非常好	0	1	2	3	4	5	由于我有肺部疾病，我的睡眠相当差
我精力旺盛	0	1	2	3	4	5	我一点精力都没有

第五节　哮喘患者的生活质量研究

　　支气管哮喘（以下简称哮喘）是一种慢性气道炎症性疾病，对患者的躯体、情感、社会活动及学习和工作均会产生很大的影响。临床常用的检查，如肺功能的测定，很难对上述因素有一个全面的评价。而生活质量问卷可全面评价疾病对患者的躯体感觉、生理功能、心理功能和社会活动等方面的影响。哮喘控制的重要目标是要让患者的肺功能尽可能维持在正常水平，并能像正常人一样生活、学习、运动和工作，使患者达到所能达到的最好的生活质量。因此，哮喘患者生活质量的评价越来越受到重视，不仅被列为哮喘治疗研究的一项重要观察指标，也成为临床随访患者的一项重要指标。

　　生活质量的评价之所以在在哮喘研究中受到重视，在于其具有以下突出的优点：①生活质量不仅对躯体受损的程度进行评价，还可以对环境、心理和社会活动等多方面的因素同时进行评价，对哮喘这样的慢性疾病非常有意义；②由于哮喘是一种发作性慢性疾病，生活质量的评价着眼于一段时间（如2周），而不是一个时间点，因此能够更好地评价疾病的状况；

③哮喘即使得到有效治疗，也会带来不少疾病相关问题，生活质量的评价能够全面评价哮喘对患者的影响。

【哮喘生活质量问卷（AQLQ）简述和应用】

Juniper 的哮喘患者生活质量问卷（AQLQ）包含 4 个能区：症状、活动受限、情感功能及环境刺激。共有 32 个问题，每个能区所含问题数不等。在这个问卷中，每个问题分值相同（1~7 分），1 分完全受限，7 分完全不受限。各能区的评分以该能区的均值表示。总评分以所有问题的均值来计算。该问卷的信度、效度及反应度均已被证实。该问卷包括普通版、标准版和简写版。问卷可同过自评或访谈两种方式完成。目前已有 30 多个译本，包括中文普通话版本。使用标准版比较节省时间，普通版更具个体针对性，在使用普通版时一定要注意前后活动选项的一致性。

1. 哮喘患者最受限的活动　北京协和医院呼吸内科徐凯峰医师对支气管哮喘患者的生活质量研究表明，哮喘患者最受限制的活动包括：慢跑、锻炼或跑步（64.1%）；跑步上楼或上坡（62.5%）；骑自行车（40.6%）：体育活动（40.6%）；走路上楼或上坡（40.6%）、睡觉（39.1%）或做家务（37.5%）等。1/4 的患者将大笑列为最受限制的活动之一，1/5 的患者将唱歌列为最受限活动之一。在这组病例中，一般的社交活动及拜访朋友和亲戚被选频率较低，分别仅有 2 例和 1 例。因夜间哮喘导致睡眠障碍的比例也非常高，可见哮喘不仅对运动量较大的活动有影响，对日常活动也影响较大。有两项活动没有被选择——清除小卧车上的积雪和修剪草坪，其原因是所列的活动不一定均适用于我国的哮喘患者。

2. 哮喘患者生活质量问卷（AQLQ）评分与肺功能　哮喘患者生活质量问卷（AQLQ）评分与肺功能指标相关但相关性不强，AQLQ 评分的变化与 FEV_1 的变化之间呈弱相关，或者不相关。反应哮喘病情变化较为准确的指标是哮喘控制问卷（ACQ）。AQLQ 评分的变化与 ACQ 评分的变化具有很好的相关性。哮喘全球防治创议（GINA）的哮喘严重度分级也可以作为一个指标来反映哮喘病情的变化。有资料显示，除 FEV_1 和 ACQ 评分外，AQLQ 评分的变化还与症状、PEF、β 受体激动剂使用量的变化相关。研究结果显示，AQLQ 总分及 4 个能区除环境刺激外均与 FEV_1 呈弱相关；不同程度的 FEV_1 的 AQLQ 及 4 个能区评分之间差异有显著性；但是观察前后比较，AQLQ 的变化与相应的 FEV_1 的变化没有相关性。

AQLQ 症状的变化与晨间或晚间 PEF 的变化相关，情感功能的变化与晚间 PEF 的变化相关，而 AQLQ 总分与 PEF 的变化没有相关性。肺功能是哮喘临床评价的一个重要内容，由于 FEV_1 反映的是一个点，而 PEF 反映了一个时间段，后者或许更准确地反映了肺功能的变化。总之，AQLQ 能很好地反映出肺功能的差异，在反映哮喘病情变化时比肺功能指标更敏感。通过研究，再次证实单纯的肺功能指标如 FEV_1 并不能全面反映哮喘患者的疾病状况。

【AQLQ 应用时的注意事项】

使用 Juniper 的 AQLQ，看似简单，却很有技巧。使用时应该注意：①对首次接触 AQLQ 的医师需要进行讲解和培训；②尽量选用自评问卷；③检查前需向患者解释这项检查的意义，请患者选择他所认为最确切的答案，并告诉患者答案没有正确与错误之分，请患者放松回答问题；④在医院完成答卷，不可以将问卷带回家中；⑤在患者进行答卷时，请陪伴就诊的家属不要在患者身边，更不要一起讨论如何回答；⑥提醒患者所答问题仅限于近两周的情况；⑦初次选择受限活动时只选择近两周最受限制的活动，在随访时，不再重新选择受限活动；⑧遇到患者不明白的问题，只能重新复述完整问题，不能解释、提示或仅仅重新复述部分问题，并告诉患者选择他所认为的最确切的答案；⑨对答卷不要有任何评论；⑩在完成答卷后，需要检查一遍，是否回答了所有问题，是否有答案标得不明确的地方（如在两个选项中间）。

总之，哮喘治疗的重要目标之一是改善患者的生活质量。常用的指标，不能全面反映哮喘对患者生活各方面的影响。AQLQ 为评价哮喘患者健康状态提供了一个综合指标。研究表明，哮喘患者生活质量问卷（AQLQ）与肺功能相关，可能比肺功能更敏感和更全面地反映哮喘病情的变化，AQLQ 也适用于我国的哮喘患者。

（蔡柏蔷　柳　涛　张　弘）

参 考 文 献

[1] Jones PW. Quality of life measurement for patients with disease of the airways. Thorax, 1991, 46：676－682

[2] Jones PW, Quirk FH, Baveystock CM, et al. A self-complete measure of health status for chronic airflow limitation. The St George's respiratory questionnaire. Am Rev Respir Dis, 1992, 145：1321－1327

[3] Quirk FH, Baveystock CM, Wilson RC, Jones PW. Influence of demographyic and disease related factors on the degree of distress of associated with symptoms and restrictions on daily living due to asthma in six countries. Eur Respir J, 1991, 4：167－171

[4] Molken MR, Roos B, Van Noord JA, An empirical comparison of the St George's Respiratory Questionnaire (SGRQ) and the Chronic Respiratory Disease Questionnaire (CRQ) in the clinical trial setting. Thorax, 1999, 54：995－1003

[5] Engström CP, Persson LO, Larsson S, et al. Health-related quality of life in COPD：Why both disease-specific and generic measures should be used. Eur Respir J, 2001, 18：69－76

[6] Fernanda MV, Boueri ND, Becki L, et al. Quality of life measured with a generic instrument (short form-36) improves following pulmonary rehabilitation in patients with COPD. Chest, 2001, 119：77－84

[7] Hanneke AH, Wijnboren Mlc, Didi M, et al. Determinants of different dimensions of disease severity in asthma and COPD. Chest, 2001, 199：1034－1042

[8] Juniper E F, GRNorman, FMCox, et al. Comparison of the standard gamble, rating scale, AQLQ and SF-36 for measuring quality of life in asthma. Eur Respir J , 2001, 38－44

[9] Juniper E F, Guyatt G H, Ferrie PJ, et al. Measuring quality of life in asthma. Am Rev Respir Dis, 1993, 147：832－838

[10] Juniper EF, Buist AS, C0x FM, et al. Validation 0f a standardized Version 0f the Asthma Quality 0f Life Questionnaire. Chest, 1999, 115：1265－1270

[11] 方积乾, 万崇华, 郝元涛, 等. 与健康有关生存质量的研究与应用. 统计与预测, 2001, 1：26－28

[12] 柳涛, 蔡柏蔷. 慢性阻塞性肺疾病患者生活质量评估方法及其意义. 中国呼吸与危重监护杂志, 2003, 2(4)：196－197

[13] 朱元珏. 评估生命质量逐渐成为临床试验的新标准. 中华内科杂志, 2003, 42 (11)：753

[14] 徐凯锋, 雒晓春, 陈燕, 等. Juniper 哮喘生命质量问卷在中国哮喘患者中的初步应用. 中华内科杂志, 2003, 42 (11)：760－763

[15] 柳涛, 蔡柏蔷. 圣·乔治呼吸问卷在慢性阻塞性肺疾病生活质量评估中的应用. 北京医学会呼吸病专业学术年会论文汇编, 2004, 251

[16] Jones PW, Harding G. Berry P, et al. Development and first validation of the COPD Assessment Test. Eur Resoir J, 2009, 34：648－654

[17] Jones PW, Harding G, Wiklund I, et al. Improving the process and outcome of care in COPD：development of a standardised assessment tool. Prim Care Resp J, 2009, 18 (3)：208－215

[18] Jones PW. Health status measurement in chronic obstructive pulmonary disease. Thorax, 2001, 56：880－887

第十八章　呼吸系统疾病病理学

病理学是一门基础医学与临床医学之间的桥梁学科，是研究疾病病因，发病机制，病变组织器官的大体及显微镜下改变及疾病的进展和转归等，现代病理学还包含了疾病的分子生物学和生化改变。呼吸系统疾病丰富多样，堪称浩瀚，其病理学分类多种多样，如有按照疾病的病因或损伤类型进行分类的，也有按病变解剖分布进行讨论的，不同的分类方式可以说各有利弊。随着纤维支气管镜及胸腔镜技术的广泛应用，以及影像学技术的进展，除了常规的肺叶切除标本外，在日常诊疗工作中，面临大量的经纤维支气管镜肺活检、CT引导下经皮肺细针穿刺活检及胸腔镜肺活检标本，这些标本的特点是取材组织较少，提供的病理组织学表现有限，这是广大病理工作者面临的巨大挑战。与此同时，描述性病理诊断大量增加，呼吸科医师面对病理描述性诊断常倍感困惑，如何解读这些病理形态变化以及其含义变得非常重要。因此，本章试图按疾病的主要病理变化为基本框架对呼吸系统疾病的基本病理学进行分类讨论。

第一节　细胞损伤的一般特征

当内外因素的刺激作用超过了组织细胞的适应限度时，引起细胞损伤。根据损伤的程度可分为可逆性及不可逆性损伤两类。可逆性损伤细胞仍能存活，在去除损伤因子后，发生可逆损伤的细胞可以恢复或部分恢复其正常功能。不可逆性损伤细胞失去了维持其基本功能的能力，引起细胞死亡。细胞有两种死亡方式：凋亡（程序性细胞死亡）和坏死。本章简单介绍呼吸系统常见的细胞损伤的一般病理特征。

坏死（necrosis）是指活体内局部组织细胞的死亡，坏死后细胞内物质漏出，引起周围组织的炎症性反应。这是鉴别坏死和凋亡的重要形态学依据，坏死后细胞发生一系列的形态学改变，主要表现为核溶解、核固缩和核碎裂、细胞膜破裂及崩解。由于坏死过程中蛋白质酸变性，酶消化及坏死物中成分的差别，坏死在病理形态上可分为多种类型。不同类型的坏死提示不同的病因。在肺组织中常见三种类型坏死，即凝固性坏死、液化性坏死和干酪样坏死。细胞死亡之后发生细胞蛋白的变性，可引起凝固性坏死（coagulative necrosis），凝固性坏死灶大体上表现为灰白色，质实，早期阶段可有微小的肿胀，随时间延长而变得质软，黄色。镜下，可见坏死区细胞及组织结构消失，但保留了细胞及组织外形轮廓。常见于肺栓塞引起的缺血性坏死（图3-18-1，见彩图插页）。液化性坏死（liquefaction necrosis/colliquative necrosis）是由于坏死区细胞内含水分较多或由于水解酶的溶解作用，坏死细胞被完全溶解液化。肺的化脓性感染时，由于大量中性粒细胞的产生，释放水解酶，溶解坏死组织形成肺脓肿属于液化性坏死。大体，病变质软，中心有坏死。显微镜下，中心部位由坏死组织和中性粒细胞构成，随着病变愈合，成纤维细胞和肉芽组织围绕病变。干酪样坏死（caseous necrosis）常与分枝杆菌和真菌感染有关，因肉眼观微黄，质软，细腻，状似干酪而得名。干酪性坏死也可认为是一种特殊类型的凝固性坏死。镜下表现为无结构颗粒状物，看不到细胞及组织结构轮廓，是一种彻底的坏死。结核病的干酪样坏死周边可见上皮样细胞，多核巨细胞围绕（图3-18-2，见彩图插页），外周有纤维组织增生及淋巴细胞聚集。

凋亡（apoptosis）是在不同时相的单个细胞程序性死亡。凋亡作为一种生理机制，消除体内多余的、衰老的或损伤的细胞，因此，在健康成人的器官生长或修复阶段的组织重塑过程中，凋亡都起到非常重要的作用。病理学上，畸形、自身免疫性疾病、肿瘤可以引起凋亡减少，而缺血再灌注、多种感染、急性和慢性变质性疾病损伤可以引起凋亡增多。

在电子显微镜下，凋亡的细胞首先出现细胞连接和特定胞质膜结构的消失，然后出现细胞表面小泡的形成，而后 DNA 裂解，染色质聚集成不规则形、新月形、念珠状及凋亡小体形成。在凋亡过程中，巨噬细胞或邻近的细胞通过吞噬作用消除凋亡小体，而不是通过水解酶或反应性氧原子物质的释放，所以没有炎症反应的表现。早期通过特殊技术标记凋亡细胞中碎片的高度重复脱氧核糖核苷酸（DNA），可在光镜下辨认细胞凋亡。

萎缩（atrophy）是指发育正常的实质细胞体积变小。萎缩可分为生理性和病理性两大类，可由于多种因素引起，如营养不良、失用性、神经支配丧失、血液供应减少、压迫、内分泌紊乱等。萎缩细胞体积变小，细胞内线粒体、内质网等细胞器数量明显减少，自噬空泡增加。萎缩在呼吸系统表现不明显，肺气肿时可有支气管软骨的萎缩；干燥综合征患者累及肺部可有气管、支气管黏膜腺体萎缩。

增生（hyperplasia）是指器官或组织的实质细胞数目增多。增生在许多肺部疾病中均可见到，如各种因素引起肺泡 I 型上皮细胞损伤时，常有 II 型肺泡上皮增生。很多慢性阻塞性肺疾病，尤其是慢性支气管炎，气管支气管黏膜杯状细胞和黏膜腺体细胞增生。哮喘和特发性肺纤维化，可有小气道平滑肌增生。

化生（metaplasia）是一种分化成熟的细胞被另一种分化成熟的细胞所替代的过程。化生是机体对一些慢性损伤的适应性反应，是非特异性的。化生的组织对损伤的抵抗力增加，但同时失去了正常组织的功能，反而削弱其防御能力。呼吸系统常见一下几种化生：①支气管黏膜纤毛柱状上皮的鳞状上皮化生。表现为纤毛呼吸上皮被复层鳞状上皮取代，可见于长期吸烟、维生素 A 缺乏、放疗或细胞毒性药物治疗、支气管扩张、病毒感染等其他慢性损伤。鳞化的支气管黏膜上皮是一种异常增生，由于失去了呼吸道黏膜上皮的纤毛-黏液防御机制，从而增加感染的概率。增生的鳞状上皮可以发生非典型增生，继而癌变；②肺泡上皮鳞状上皮化生和细支气管上皮化生，见于多种慢性损伤；③气管及支气管软骨环的骨化，常见于气管支气管骨化症；④细支气管黏膜上皮的杯状细胞化生（图 3-18-3，见彩图插页）。

细胞内外异常物质积聚　细胞反复及持续性非致死性损伤，可导致正常及异常代谢产物在细胞内外积聚。①含铁血黄素沉积（hemosiderin）：肺泡腔内吞噬含铁血黄素的巨噬细胞聚集见于慢性充血性心力衰竭、各种原因引起的肺出血、Good-pasture 综合征、特发性肺含铁血黄素沉着病等，红细胞或血红蛋白被吞噬细胞吞噬后，通过溶解酶消化形成铁蛋白微粒，这些铁蛋白微粒聚集成形状大小不一的金黄色或棕黄色颗粒，具有折光性，由于含有 Fe^{3+}，普鲁士蓝染色呈蓝色（图 3-18-4）（见彩图插页）；②脂质积聚：可分为内源性和外源性脂质聚集，常见于脂质性肺炎（lipid pneumonia）（图 3-18-5）（见彩图插页）；③脂蛋白沉积：肺泡腔内脂蛋白沉积症主要见于肺泡蛋白沉积症（pulmonary alveolar proteinosis）（图 3-18-6）（见彩图插页），表现为肺泡腔内大量粉染颗粒状脂蛋白物质沉积，其内可有针状裂隙及泡沫细胞，这些脂蛋白物质用淀粉酶消化的过碘酸雪夫氏反应（D-PAS）呈阳性；④骨化（ossification）：肺内骨化可见于多种情况，老年人的气管、支气管软骨环可发生骨化性改变，在慢性营养不良性钙化的基础上也可继发骨化，肺骨化病时在肺实质内见分支状的骨组织，其内尚可见骨髓的造血及脂肪组织；⑤病理性钙化（pathologic calcification）：是指骨及牙齿以外的组织内有固体的钙盐沉积，可分为营养不良性钙化和转移性钙化两种，营养不良性钙化（dystrophic calcification）继发于局部坏死组织及异物的异常钙盐沉积，可见于结核坏死灶、陈旧性瘢痕组织及异物（如石棉纤维、坏死的寄生虫体、虫卵），营养不良性钙化不伴有高钙血症，对机体影响相对较小，高钙血症及钙代谢异常患者可有转移性钙化（metastatic calcification）。在肺组织内转移性钙化可发生于气道、肺泡壁和血管壁，肺泡微石症（pulmonary alveolar microlithiasis）是肺脏发生的一种特殊的钙化类型，原因不明，有些病例有家族史，表现为肺泡腔内或肺实质内有层状同心圆结构的钙化小体。除此以外，外源性物质如各种粉尘、矿物质和重金属等吸入肺内便可引起其在肺组织内沉积及损伤。

肺淀粉样变（pulmonary amyloidosis）可作为许多全身性疾病的一部分，也可是局限于呼吸系统。局限于肺的淀粉样变可表现为四种形式即气管支气管淀粉样变、肺实质结节性淀粉样变、弥漫性肺组织淀粉样变及胸膜淀粉样变。

此外，其他可在肺内检测到的外来物质如灰尘、石棉小体（图3-18-7，见彩图插页）、矿物质和重金属等。

第二节　急性肺损伤

很多因素都可引起肺组织的急性损伤，如感染、休克、结缔组织病、药物反应、放射、吸入有毒气体等等，也有些是原因不明的即特发性肺损伤。这些损伤的病理学特征一般不具有特异性，可表现为肺间质水肿，Ⅱ型肺泡上皮增生，纤维素样渗出，坏死。急性嗜酸细胞性肺炎，肺出血，弥漫性肺泡损伤，也有人把急性纤维素性机化性肺炎归入急性肺损伤的范畴。急性肺损伤可有轻重程度的差异，严重的急性肺损伤患者临床上表现为急性呼吸窘迫综合征（acute respiratory distress syndrome，简称ARDS），其病理组织学常表现为弥漫性肺泡损伤。急性肺损伤或ARDS是一种临床表现，而弥漫性肺泡损伤是描述一种相应的病理改变，二者不可等同。本章将主要介绍弥漫性肺泡损伤。

弥漫性肺泡损伤（diffuse alveolar damage，DAD）是一个病理形态学概念，它首先由Katzenstien等于1976年提出，临床主要表现有急性呼吸困难和X线示肺弥漫性浸润性病变。最常见于急性呼吸窘迫综合征（ARDS）以及其他相关的综合征包括休克肺、非心源性肺水肿、创伤性湿肺、成人透明膜疾病、呼吸器肺等急性呼吸衰竭的患者。现在已知它是由多种原因引起，包括细菌、真菌、病毒等感染、吸入一些有害气体、药物反应、休克、放射、急性间质性肺炎、急性胰腺炎、心肺搭桥、气体栓塞、系统性红斑狼疮等其他原因引起的全身系统性疾病。

大体上，弥漫性肺泡损伤表现为两肺膨隆，体积增大，重量增加，呈灰红或灰黑色，整个肺叶发实，触之较韧，含气量少。肺切面呈灰红色。

根据疾病的发展过程可将DAD分为急性期（渗出期）和增生期（机化期）。在同一个患者病变肺脏两期的病理改变是一个连续的过程，两者没有很明确的分界。急性期（渗出期）：早期的显微镜下主要为渗出性改变。在肺损伤12～24小时，主要表现肺间质和肺泡腔内水肿伴不等量的红细胞渗出（出血）和纤维素沉积。电镜下观察，肺毛细血管内皮细胞和Ⅰ型肺泡上皮细胞肿胀、变性和脱落。在第3～7天有透明膜形成和数量增多。DAD急性期的特征性改变为均质红染的透明膜形成，透明膜是一层紧贴肺泡壁的红染均质样物。电镜下证实其内含有丰富的胞质物和脱落细胞的核碎片及纤维素。在肺泡、肺间质尤其是毛细血管内有大量的中性粒细胞浸润。间质中还可见淋巴细胞，浆细胞，巨噬细胞浸润。在毛细血管或肺小动脉内可见纤维蛋白血栓。增生期：发生在损伤的 1 周后，病理学上表现为 Ⅱ 型肺泡上皮和成纤维细胞明显增生。由于 Ⅰ 型肺泡上皮细胞肿胀，变性甚至脱落，Ⅱ 型肺泡上皮增生并替代 Ⅰ 型上皮细胞衬附在肺泡壁上，增生的 Ⅱ 型肺泡上皮细胞像大头针帽样突向肺泡腔，细胞核较大，核染色质深染，有较大嗜酸性核仁，并可见核分裂。不要把 DAD 增生的 Ⅱ 型肺泡上皮误诊为细支气管肺泡癌。增生的 Ⅱ 型上皮细胞修复损伤的肺泡。正常情况下肺泡壁大约有 95% 被覆 Ⅰ 型肺泡上皮，Ⅱ 型肺泡细胞不足 5%。在弥漫性肺泡损伤时 Ⅰ 型肺泡上皮细胞肿胀变性，大量脱落后，由 Ⅱ 型肺泡上皮细胞增生替代。实验证明 Ⅱ 型细胞增生是一种修复现象，它可以防止肺组织进一步受损，但 Ⅱ 型肺泡细胞覆盖面积的增大，会减少肺气体交换的面积，影响正常呼吸功能。增生期（机化期）：开始在发病的 1 周后或更长时间，其特点是 Ⅱ 型肺泡细胞增生和肺泡间隔内成纤维细胞增生。此期水肿症状减轻，透明膜被吞噬细胞吞噬和降解而数量减少，间质细胞增生和胶原纤维沉积导致间隔明显增厚，病变最终导致间质纤维化，广泛肺实质破坏，可有蜂窝肺形成。

DAD 的分期是一种人为分期，在弥漫性肺泡损伤患者身上很难见到截然分期，再加上患者在治疗过程中也可以有新的病情，例如在给患者吸氧过程中，如果氧浓度过高或患者伴有休克或感染等，又会成为新的致病因素使患者产生新的病变，所以实际临床上往往是两期症状和病变同时存在。弥漫性肺泡损伤预后差，死亡率高，疾病早期诊断和及时治疗非常重要。

第三节　以弥漫性纤维化为主要表现的慢性肺损伤

以弥漫性纤维化为主要表现的肺部疾病主要见于特发性间质性肺炎、结缔组织病累及肺、肺尘埃沉着病、慢性药物反应、慢性外源性过敏性肺炎、结节病、放疗损伤、肺朗格汉斯细胞组织细胞增生症纤维化期等慢性肺损伤。在这组疾病中，特发性间质性肺炎占有非常重要的位置，包括寻常性间质性肺炎（UIP）、非特异性间质性肺炎（NSIP）、机化性肺炎。在病理组织学上，这组疾病相对缺乏特异性，其诊断依据病变组织内组成成分、纤维化时相、分布，常需要结合临床、影像和病理表现。美国胸科协会/欧洲呼吸协会（ATS/ERS）2002 年对特发性间质性肺炎分类发表了多学科共识，见表 3-18-1。本章主要介绍 UIP 和 NSIP 及机化性肺炎三种以纤维组织增生为主的病变。

表 3-18-1　2002 年 ATS/ERS 对特发性间质性肺炎多学科分类

寻常性间质性肺炎（UIP）/特发性肺纤维化（IPF）
/隐源性纤维性肺泡炎（CFA）
非特异性间质性肺炎（NSIP）
机化性肺炎/隐源性机化性肺炎（COP）
弥漫性肺泡损伤（DAD）/急性间质性肺炎（AIP）
呼吸性细支气管炎间质性肺疾病（RBILD）
脱屑性间质性肺炎（DIP）
淋巴性间质性肺炎（LIP）

【寻常性间质性肺炎/特发性肺纤维化（UIP/IPF）】

特发性肺纤维化（idiopathic pulmonary fibrosis，IPF），也称为隐源性纤维性肺泡炎

（CFA），是一种常见的特发性间质性肺炎类型。多见于老年人，常 50～70 岁发病，男性多见，男女比例为 2：1。临床上常表现为隐匿起病，慢性进展性气促，咳嗽。近半数可有杵状指。肺功能检查常表现为限制性功能障碍。典型的胸部 HRCT 表现为双肺下叶基底部和周边部条索状阴影，常有牵拉性支气管扩张和蜂窝肺。

特发性肺纤维化病理组织学表现为寻常性（普通性）间质性肺炎（usual interstitial pneumonia，UIP）。UIP 的病理特征如下：肉眼观察，患者双肺体积缩小，重量增加，质地较硬，脏层胸膜有局灶性瘢痕形成。切面双肺斑片状实变，以双肺下叶周边部和胸膜下为重，病变轻重不一，较轻的部分尚存在较正常的肺结构，严重受累处被厚层纤维性囊壁分隔形成多房囊状结构，即"蜂窝肺"改变。镜下，病变最显著的特点是病变呈斑片状纤维化，分布不一致，常位于双肺周边部或胸膜下，致密的纤维化引起肺结构的重建常伴有"蜂窝肺"形成（图 3-18-8，3-18-9，见彩图插页）。纤维化区可有大量增生的平滑肌束即所谓"肌硬化"。病变时相不一，新老病变并存，病变中既可见大量的胶原纤维沉积，又可见成纤维细胞灶（fibroblast foci）（图 3-18-10，见彩图插页）。纤维化区与正常肺泡组织交错分布，成纤维细胞灶常位于纤维化与正常肺组织交接处。总之，UIP 的病理组织学特点可归纳为病变斑片状，轻重不一，新老病变并存以及有纤维化母细胞灶和"蜂窝肺"形成。

【非特异性间质性肺炎（NSIP）】

非特异性间质性肺炎（nonspecific interstitial pneumonia，NSIP）由 Katzenstein 于 1994 首次提出。Katzenstein 等在研究 IIP 时，发现有一组患者预后好于 IPF，而在病理组织学上无法归入当时已知的 IIP 类型，即不同于 UIP、DIP、LIP 和 AIP，首次将这组难于分类的疾病类型称之为非特异性间质性肺炎。在 2002 年 ATS/ERS 关于特发性间质性肺炎分类的多学科共识中，将非特异性间质性肺炎归入了 IIP 中，并注明作为暂时的疾病类型。非特异性间质性肺炎可为特发性或继发于胶原血管疾病（红斑狼疮、多发性肌炎、皮肌炎、硬皮病、干燥综合征、类风湿性关节炎等）；药物反应（胺碘酮）；有机粉尘吸入等疾病。特别是外源性过敏性肺泡炎可因其类似的病理改变。目前业内普遍接受特发性非特异性间质性肺炎（iNSIP）为 IIP 中的一种特定疾病类型。INSIP 临床上常表现为气促、咳嗽，女性多见，多无吸烟史（69%），中位发病年龄 52 岁。肺功能检查多表现为限制性通气障碍。HRCT 的典型表现为双肺对称性，下肺为主的条索状影，伴牵张性支气管扩张。

病理组织学上，非特异性间质性肺炎分为富细胞型和纤维化型（包括富细胞-纤维化型，纤维化型两个亚型）。富细胞型 NSIP 组织学特征：肺泡间隔增宽，间质轻、中度间质炎细胞浸润，主要为小淋巴细胞，偶见浆细胞，病变呈片状或弥漫分布。间质淋巴细胞聚集和生发中心形成。肺泡Ⅱ型上皮增生。近半数病例有灶性 BOOP 改变，但在整个病变中，它占的比例很小。NSIP 纤维化型组织学主要特征间质纤维化，病变时相一致，经常保留肺脏结构，缺乏 UIP 的新老斑病变并存特征（图 3-18-11，见彩图插页）。在大约 20% 病例可以找到成纤维细胞灶，但数量较少。

NSIP 与 UIP 两者有不同的预后。iNSIP 的预后较好。Travis（2000）等就 iNSIP 的富细胞型/纤维化型及 UIP 进行了随访，iNSIP 富细胞型、纤维化型、UIP 的 5 年存活率分别是 100%、90%、43%；而 10 年存活率分别为 100%、35%、15%。

【隐源性机化性肺炎（COP）】

隐源性机化性肺炎（cryptogenic organizing pneumonia，以下简称 COP），也称为特发性闭

塞性细支气管炎伴机化性肺炎（Idiopathic bronchiolar obliterans with organizing pneumonia，IBOOP）。在 2002 年 ATS/ERS 关于特发性间质性肺炎分类的多学科共识中，提倡应用隐源性机化性肺炎这一名称。这一方面是由于这一名称更贴近其不能病理形态改变，同时也是为了避免与缩窄闭塞性细支气管炎（constrictive bronchiolar obliterans）混淆。

临床上，隐源性机化性肺炎平均发病年龄 55 岁，男女发病率相仿，与吸烟无明显关系。患者常表现为咳嗽、气短，症状常小于 3 个月。可伴有乏力、体重下降、寒战、发热等全身症状。可有血沉加快，C 反应蛋白和外周血中性粒细胞增多。一般无杵状指。肺功能主要表现为轻-中度限制性通气障碍。胸部 HRCT 表现为双肺多发胸膜下或支气管周分布的肺泡实变影和磨玻璃影，常伴有支气管充气症。病变可自发性消退或有游走性。

病理组织学上，隐源性机化性肺炎表现机化性肺炎，即为肺泡管、肺泡和支气管内疏松纤维组织息肉样增生，其疏松纤维组织主要由成纤维细胞和蓝染的黏液样基质构成。病变时相均一，保留肺泡结构（图 3-18-12，见彩图插页），间质可有少许炎细胞浸润。病变内缺乏明显的间质的纤维化，无明显中性粒细胞和嗜酸性粒细胞浸润，无肉芽肿和血管炎。

隐源性机化性肺炎需要与机化性肺炎相鉴别。机化性肺炎可继发性一些呼吸疾病如病毒细菌的感染；有毒物吸入（NO_2）；胺碘酮、榴弹磺胺吡啶等药物中毒；类风湿性关节炎，红斑狼疮；多发性肌炎等结缔组织病，另外肺肿瘤阻塞支气管、肺肉芽肿、血管炎、肺梗阻、嗜酸性肺炎、过敏性肺组织炎、非特异性间质肺炎、肺嗜酸性肉芽肿等肺部病变中有时存在少量的肺泡腔机化。因此，对任何机化性肺炎的病理诊断，临床医生都必须结合临床和实验室检查区别特发性和继发性，特别是感染后机化性肺炎。UIP、NSIP、COP 病理特点比较见表 3-18-2。

表 3-18-2 UIP、NSIP、COP 病理特征比较

病理特征	UIP	NSIP	COP
病变时相	新老并存	单一	单一
间质炎症	少	明显	少
分布	斑片状	弥漫	斑片状
病变部位	间质	间质	细支气管/肺泡腔
BOOP	偶有/灶性	偶有/灶性	较多
成纤维细胞灶	偶有	常有	无
蜂窝肺	很少	有	无

第四节 以组织细胞增生为主要病变的肺损伤

肺组织内组织（吞噬）细胞增多为主要表现的疾病见表 3-18-3。其中脱屑性间质性肺炎（DIP），呼吸性细支气管炎相关间质性肺炎（RBILD）和肺朗格汉斯细胞组织细胞增生症也统称为吸烟相关性间质性肺疾病。本节主要介绍以上三种疾病，并简单介绍 Erdheim-chester 病和 Rosai-dorfman 病两种少见的组织细胞疾病。另外，肺泡腔内泡沫细胞积聚缺乏特异性，可见于很多疾病，如：阻塞性肺炎，胺碘酮药物反应，脂质性肺炎等。慢性肺泡出血时，肺

泡腔内有较多的吞噬含铁血黄素的组织细胞。

表 3-18-3　肺组织内组织细胞增多性疾病

脱屑性间质性肺炎
呼吸性细支气管炎-相关间质性肺炎
肺朗格汉斯细胞组织细胞增多症
阻塞性肺炎
Erdheim-chester 病
Rosai-Dorfman 病
脂质性肺炎
慢性肺出血
药物反应
部分特殊感染

【呼吸性细支气管炎相关性间质性肺炎（RBILD）】

呼吸性细支气管炎（respiratory bronchiolitis，简称 RB），也称为吸烟者细支气管炎，常在无症状的吸烟者的肺组织中看到，肺癌伴严重吸烟者肺切除标本亦会有此形态改变，因此亦称为吸烟者细支气管炎。当呼吸性细支气管炎患者有间质性肺疾病临床症状及特征称为呼吸性细支气管炎相关性间质性肺炎（respiratory bronchiolitis-associated interstitial lung disease，RBILD），RBILD 在病理组织学上表现为：病变斑片状分布，细支气管腔及其周围的肺泡腔内有较多吞噬细胞聚集，这些吞噬细胞胞质较宽，其内可见粉尘样棕黄色色素颗粒。普鲁士蓝染色阳性。细支气管管壁可有轻度的纤维化及散在炎细胞浸润。细支气管周边肺泡上皮细胞可有细支气管黏膜上皮化生。

【脱屑性间质性肺炎（DIP）】

脱屑性间质性肺炎（desquamative interstitial pneumonia，DIP）最早认为其病变中肺泡腔内的细胞为脱落的肺泡上皮细胞，因此得名为"脱屑性间质性肺炎"。随着免疫组织化学的发展和应用，现在已证明，其病变中肺泡腔内的细胞为组织细胞，因此，有人提出脱屑性间质性肺炎的名称不能代表其病变实质，应更名为肺泡组织细胞肺炎，但还没有得到广泛认可。目前临床上仍使用脱屑性间质性肺炎这一名称。DIP 最早由 Liebow 于 1965 年描述，并且认为它是 UIP 的早期阶段。随着对 UIP 的研究及认识的深入，目前认为 DIP 是一个具有不同于 UIP 临床病理特征的独立疾病。多数 DIP 的患者有吸烟史，男性多见，临床上表现为慢性进展的气促、干咳，一半患者有杵状指。肺功能检查有轻度限制性和中度弥散功能障碍。HRCT 常表现为双肺磨玻璃状阴影。

病理组织学表现为弥漫性肺泡腔内巨噬细胞聚集（图 3-18-13，见彩图插页），肺间质有轻度纤维化，炎细胞渗出明显。巨噬细胞胞质丰富，其内可见类似 RBILD 的黄棕色色素颗粒。

【肺朗格汉斯细胞组织细胞增生症（PLCH）】

朗格汉斯细胞组织细胞增生症曾有多种名称，如：嗜酸性细胞肉芽肿、朗格汉斯细胞肉芽肿病、组织细胞增生症 X、Hand-Schuller-Christian 病和 Letterer-Siwe 病。肺部的朗格汉斯细胞组织细胞增生症可以是全身系统性病变的肺部累及，也可是孤立性肺部病变。虽然在病理形态学上非常相似，但无论是病因，还是病变性质二者均有明显差异。因此，二者为两种不同的病变，局限于肺组织的朗格汉斯细胞组织细胞增生症是一种与吸烟密切相关的反应性朗格汉斯细胞增生性疾病，而系统性朗格汉斯细胞组织细胞增生症为组织细胞单克隆性增生的肿瘤细胞病变。

肺朗格汉斯细胞组织细胞增生症（pulmonary Langerhans cell histiocytosis，PLCH）病理形态学上其病变分为两期，即细胞期和纤维化期。病变早期即细胞期，细胞成分较多，在小气道周围可见朗格汉斯细胞、嗜酸性粒细胞聚集形成的结节状病灶，结节牵拉周围的肺泡壁及细支气管壁形成囊腔，囊腔壁无明显的上皮细胞被覆。以上病理组织学改变形成的 PLCH 特征性影像学特征，特别是在 HRCT 上表现为双肺多发小结节及薄壁囊腔改变，上叶多见。朗格汉斯细胞（Langerhans cell）中等大小，胞质透明或嗜酸性，边界不清，核呈卵圆形或肾形，外形不规则，扭曲，常有切迹和核构（图 3-18-14，见彩图插页）。免疫组化染色 CD1a 和 S-100 阳性。电镜检查朗格汉斯细胞胞质内有特征性"网球拍"状的 Biebeck 颗粒。随着病变进展，Langerhans 细胞逐渐减少，纤维组织增生，病变进入纤维化期，最后形成小叶中心性星状瘢痕。

【Erdheim-chester 病】

Erdheim-chester 病（Erdheim-chester disease）是一种罕见的系统性组织细胞疾病，常发生于中年成人，主要累及四肢长骨，一半以上可有骨外累及，常见的部位有皮肤、垂体、眼眶、心包和腹膜后等。1/3 的患者可有肺部病变，累及肺部患者常表现有进行性气促，类脂质样肉芽肿性病变浸润为特征。CT 显示脏层胸膜及小叶间隔增宽，纤细的条索阴影，小叶中心性实变影或磨玻璃影。

病理组织学表现为黄瘤样组织细胞，淋巴细胞及散在的 Touton 巨细胞在肺间质浸润。常伴有显著的胸膜下和沿淋巴管分布的纤维化。免疫组化，组织细胞 CD68 和 ⅩⅢa 阳性，S-100 部分患者阳性而 CD1a 阴性。电镜检查无 Biebeck 颗粒。

【Rosai-Dorfman 病】

Rosai-Dorfman 病（Rosai-Dorfman disease），又称为窦组织细胞增生症伴巨大淋巴结病（sinus histiocytosis with massive lymphadenopethy），是一种罕见的、病因未明的、以淋巴结明显肿大为临床特征的组织细胞增生性疾病。典型的 Rosai-Dorfman 病为颈部巨大、无痛性淋巴结肿大。可伴有发热、血沉快、白细胞增多和多克隆丙种球蛋白血症。1/4 以上的病例可有结外组织累及，结外病变常发生在巨大淋巴结病的基础上。但也有些病例，以结外病变为主要或惟一的表现，易被误诊。结外病变常见于眼眶和眼睑、上呼吸道、皮肤、涎腺、中枢神经系统等。肺组织的 Rosai-Dorfman 病较少见，肺组织病变与淋巴结内病变相似，表现为肺间质的淋巴管扩张，其内有体积大的组织细胞及淋巴细胞浸润和淋巴滤泡形成。病变中的组织细胞胞质丰富，胞质内吞噬完整的浆细胞和淋巴细胞。免疫组化染色体积大的组织细胞 S100 阳性、CD68 阳性，CD1a 阴性。

第五节　肉芽肿性肺损伤

很多呼吸系统疾病可出现肉芽肿病变（表 3-18-4），其原因广泛，包括各种病原体感染、结缔组织病、血管炎病变、过敏性疾病、恶性肿瘤、药物反应等。在弥漫性肉芽肿性疾病的病理诊断中肉芽肿的解剖学分布特点、肉芽肿结节本身的形态及其伴随病变对其诊断非常重要。如结节病、铍中毒的肉芽肿病变沿淋巴管分布，而感染性肉芽肿病变常沿气道中心性分布。典型的肺结核病的肉芽肿结节伴有坏死，而结节病、外源性过敏性肺泡炎为非坏死性肉芽肿结节。同样为非坏死性肉芽肿结节，结节病的肉芽肿结节中上皮细胞排列密集；而外源性过敏性肺泡炎的上皮样细胞松散。本节介绍肺部常见的感染性及非感染性肉芽肿病变。Wegener 肉芽肿病，Churg-Strauss 综合征将在血管炎一节介绍。

表 3-18-4　呼吸系统肉芽肿性疾病

感染性	非感染性
分枝杆菌感染	结节病
结核分枝杆菌	外源性过敏性肺泡炎
非结核分枝杆菌	Wegener 肉芽肿
真菌感染	Churg-Strauss 综合征
组织胞质菌	坏死性结节病样肉芽肿病
隐球菌	支气管中心性肉芽肿病
芽生菌（酵母菌）	铍中毒
球孢子菌	滑石肉芽肿病
其他真菌、细菌、寄生虫感染	吸烟性肺炎
	类风湿性关节炎累及肺
	干燥综合征累及肺
	淋巴细胞性间质性肺炎
	嗜酸细胞性肺炎
	淋巴瘤
	炎性肠病累及肺
	药物反应
	其他

【感染性肉芽肿性疾病】

感染性肉芽肿性病变常表现为坏死性肉芽肿结节，或坏死性和非坏死性肉芽肿结节混合存在。但对于这类病变，病理组织学形态是相对的，非感染性肉芽肿病变也可以出现坏死，如 Wegener 肉芽肿病，坏死性结节病样肉芽肿病常有大片地图样坏死。特别是随着 HIV 感染增加及免疫抑制剂应用，其肉芽肿病变更加不典型。因此，在诊断任何非感染性的肉芽肿病前，均有必要用各种手段寻找病原菌，除外感染性因素。

（一）分枝杆菌感染　近十几年来，随着 HIV 感染不断上升及结核耐药菌株的增多，结核在全世界死灰复燃，我国更是结核病感染的传统大国，肺结核更是多发病和常见病。结核分枝杆菌感染的典型病理形态学表现为坏死性肉芽肿性炎。镜下其坏死彻底呈红染颗粒状，看不到肺组织结构支架。由于坏死物含较多脂质，肉眼呈灰黄色，细腻，呈奶酪样，故也称为干酪样坏死。坏死周边有上皮样组织细胞及多核巨细胞围绕。Ziehl-Neelsen 抗酸染色结核分枝杆菌呈紫红色，杆状，微弯曲，一端膨大。

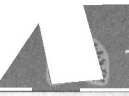
　　非结核分枝杆菌引起的肺部感染，随不同的地区，其发病率及菌株均有不同，慢性肺部疾病、恶性肿瘤、HIV 感染、免疫损伤性疾病及免疫抑制剂治疗均为其易感因素。非结核分枝杆菌可以引起与结核分枝杆菌相似的病理组织学改变，常见坏死性肉芽肿结节，也可表现为非坏死性肉芽肿结节、非特异性炎症反应、梭形组织细胞增生和纤维化、机化性肺炎及急慢性炎细胞浸润等。非结核分枝杆菌抗酸染色可以表现为结核分枝杆菌相似的形态。也有报道一些非结核分枝杆菌，如 M Kansasii 菌体较长，呈 C 形或 S 形弯曲或串珠状。培养及 PCR 检测可以对结核及非结核分枝杆菌进行诊断和菌型鉴定。

　　（二）肉芽肿性真菌感染　真菌可以引起类似分枝杆菌感染的肉芽肿病变，常见的肺部肉芽肿性真菌感染有组织胞质菌、隐球菌、芽生菌（酵母菌）和球孢子菌等。

　　组织胞质菌病（histoplasmosis）是由于感染 H. capsulatum 引起，此菌分布广泛，常存在于土壤中，吸入污染组织胞质菌的尘土颗粒可引起发病，绝大多数组织胞质菌感染患者无症状，只是患者的皮肤及血清出现组织胞质菌抗体或 X 线检测肺部有钙化。根据临床症状及病程组织胞质菌病可以分为急性肺组织胞质菌病，播散性组织胞质菌病及慢性肺组织胞质菌病。病理组织学上组织胞质菌病常表现为坏死性或非坏死性肉芽肿性炎，其坏死区常伴有钙化。播散组织胞质菌病常不形成界限清楚的肉芽肿结节，而表现为肺泡腔及间质内弥漫性组织细胞浸润。组织细胞和多核巨细胞胞质内可见无数的组织胞质菌孢子（图 3-18-15）（见彩图插页）。组织胞质菌体积较小，圆形或卵圆形，大小较一致，直径 1～5μm，平均 3μm，可有出芽。每个真菌菌体中心部有一个小核。银染菌体呈棕褐色，PAS 染色呈红色。

　　隐球菌感染（cryptococci）的病理组织学表现多种多样，在免疫正常的人群可以形成肉芽肿性结节，可以伴坏死或机化性肺炎。但更常见的为非坏死性肉芽肿结节，或表现为在大量慢性炎症背景上散在宽胞质的多核巨细胞。隐球菌存在于细胞内或细胞外，尤以多核巨细胞内较多见（图 3-18-16，见彩图插页）。免疫抑制或免疫异常的患者感染隐球菌可缺乏肉芽肿反应，表现为肺泡腔内大量隐球菌菌体。在 HE 染色切片上，隐球菌为淡蓝色，周围见透亮的晕，圆形或卵圆形，大小不等，之间 2～15μm，直径 4～5μm。银染菌体呈棕褐色（图 3-18-17，见彩图插页），PAS 染色呈红色。由于其菌体荚膜含有丰富的黏多糖，黏卡染色呈现鲜红色（图 3-18-18，见彩图插页），这点可用于隐球菌与其他球状真菌的鉴别。

　　肺的芽生菌病（blastomycosis，也称酵母菌病）和球孢子菌病（coccidioidomycosis）组织病理学上均表现为坏死性肉芽肿病变，其坏死物中含有较多的中性粒细胞微脓肿，因此表现为肉芽肿炎症和化脓性炎症共存。芽生菌菌体大小一致，有厚的折光性胞壁，菌体中心可见一嗜碱性胞核，球孢子菌菌体较大，球状，直径 30～60μm，胞壁较厚，有折光性，菌体内可见内生孢子。

【结节病】

　　结节病（sarcoidosis）是一种原因不明的肉芽肿性多系统性疾病。肺部是其最常见的累及器官，40% 以上有肺部病变。有时病变仅局限于肺部。结节病的病理诊断需结合临床、影像及实验室检查综合判断。

　　在病理组织学上，结节病以非坏死性上皮样细胞肉芽肿和不同程度的肺间质纤维化为其病变特点。偶有少许纤维素样坏死。其上皮样细胞紧密排列，常伴有多核巨细胞，结节周边包裹有显著纤维组织增生及玻璃样变（图 3-18-19，见彩图插页）。结节病的肉芽肿病变常沿淋巴管分布，即分布在支气管血管束、小叶间隔、叶间裂及胸膜下（图 3-18-20，见彩图插页）。由于其以上的分布特点，经支气管镜肺活检常可获取到病变。因此，对临床怀疑结节病的患者，在做支气管镜时，应同时夹取支气管黏膜和透壁肺活检，两者结合将大大提高结节病的诊断率。在肺组织其肉芽肿结节位于肺间质，肺泡腔内没有病变。结节病的细胞内及细胞外可见多种包涵体，如星状小体（asteroid body）（图 3-18-21，见彩图插页）、西曼体（schaumann body）等。以上包涵体并非结节病的特异性改变，也可见于其他疾病。结节病的病变组织中血管壁常可见肉芽肿病变，并压迫管腔，使管腔狭窄，但一般无坏死，也很少引起肺动脉高压。

【外源性过敏性肺泡炎】

外源性过敏性肺泡炎（extrinsic allergic alveolitis）也称为过敏性肺组织炎（hypersensitivity pneumoniotis），是一种肺对吸入的有机性或小分子无机性抗原的炎症反应性疾病。

外源性过敏性肺泡炎临床上根据病程可分为急性、亚急性和慢性。急性过敏性肺炎是由于一次性吸入大量变应原引起，临床表现为急性发热、寒战、咳嗽，常在暴露抗原 4~8 小时发病，24~48 小时完全缓解。由于发病急剧、常有明确变应原，症状短期缓解，一般不需肺活检。急性外源性过敏性肺泡炎很少进行病理组织学检查，有报道急性期表现为肺泡腔内急性炎细胞浸润和坏死。

亚急性外源性过敏性肺泡炎是由于间断性接触小剂量变应原引起，常在几周内发病，症状比急性较轻，HRCT 表现为小叶中心性磨玻璃影，亚急性病理组织学表现为细支气管炎，以细支气管为中心的富细胞性间质性肺炎，非坏死性松散的肉芽肿结节以及小灶状肺泡腔内机化。其病变组织内主要以淋巴细胞，浆细胞浸润，一般无明显嗜酸性粒细胞。病变呈斑片状或弥漫性分布，当其呈弥漫性分布时，如找不到肉芽肿结节，这时富细胞的间质性肺炎与 NSIP 很难区别。外源性过敏性肺泡炎的肉芽肿结节呈散在分布，上皮样组织细胞排列松散，不伴有坏死（图 3-18-22，见彩图插页），有时仅见间质中散在的多核巨细胞。

慢性外源性过敏性肺泡炎为微量抗原持续性或反复性刺激引起，起病隐匿，表现为缓慢起病或反复发作的呼吸困难，伴咳嗽、乏力。其肺组织内出现明显纤维化，可呈 NSIP 或 UIP 样纤维化，但慢性外源性过敏性肺泡炎的纤维化常同时分布在细支气管周围及胸膜下，两者可相交联，形成桥状纤维化。

【铍沉积病】

铍沉积病（berylliosis）是吸入含铍的粉尘而引起的一种慢性肉芽肿性疾病。其病变与结节病相似，表现为沿淋巴管分布的肉芽肿结节。患者的职业接触史对诊断非常重要。

【坏死性肉芽肿血管炎（Wegener 肉芽肿）及 Churg-Strauss 综合征】

（见第七节）

【坏死性结节病样肉芽肿病（NSG）】

坏死性结节病样肉芽肿病（necrotizinig sarcoid granulomatisis，NSG）是一种少见的主要累及肺部的肉芽肿性疾病。关于 NSG 是一个血管炎性综合征还是结节病的一个特殊类型，亦或是一种特殊感染性疾病，一直存在争议。其病理组织学主要表现为丰富的结节病样的上皮样细胞肉芽肿、大片坏死和血管炎。NSG 的肉芽肿结节与结节病的肉芽肿结节形态相似。

【支气管中心性肉芽肿病】

支气管中心性肉芽肿病（bronchoceutric granulomatosis）是一种以气道为中心并破坏支气

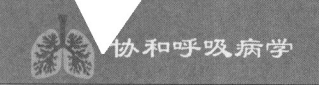

管全层及细支气管壁的肉芽肿性病变。其病理组织学表现为支气管及细支气管黏膜及管壁破坏，管壁见栅栏状的上皮样组织细胞及多核巨细胞，病变中心及支气管管腔内可见坏死物。在过敏性支气管肺真菌病的患者可伴有显著的嗜酸细胞浸润，坏死物中可见真菌菌丝。

支气管中心性肉芽肿病是一种病理形态学改变，可由多种病因引起，包括感染性和非感染性。如以上提到的过敏性支气管肺真菌病，细菌、真菌及芽生菌感染，类风湿性关节炎，坏死性肉芽肿血管炎（Wegener 肉芽肿病）等。区别感染性和非感染性非常重要，临床上伴有哮喘及外周嗜酸细胞增高的患者，常提示非感染性，对所有的病例均应进行特殊染色寻找病原体。

第六节　主要累及小气道的肺损伤

【缩窄闭塞性细支气管炎】

缩窄闭塞性细支气管炎（constrictive bronchiolitis obliterans，简称 CBO）是一种以细支气管管壁纤维化，管腔狭窄为特点的细支气管病变。常见于同种移植（心肺或肺移植）的排异，骨髓移植，青霉胺药物中毒，类风湿性关节炎和病毒、支原体感染，少数原因不明（特发性）。临床表现为进行性气促，咳嗽，肺功能显示阻塞性通气功能障碍。胸部 X 线通常显示肺过度膨胀，而无浸润影。HRCT 表现为气体陷闭和马赛克征。

CBO 的病理组织特征为细支气管管壁纤维组织增生，进而导致管腔狭窄，甚至闭塞。病变早期，细支气管黏膜上皮下纤维组织增生，增生的纤维组织层状环绕细支气管管壁，黏膜上皮和平滑肌之间的间距增宽，细支气管受压，管腔狭窄。最后，管腔消失，残留不规则的平滑肌束，间断的弹性纤维和纤维瘢痕。

CBO（缩窄闭塞性细支气管炎）一定不能与 BOOP（闭塞性细支气管炎伴机化性肺炎）混淆，两者名称中虽有部分相同的字，但无论是病理形态还是临床治疗和预后均截然不同。前者，CBO，是细支气管管壁纤维组织增生，管腔狭窄，糖皮质激素治疗效果差。后者是细支气管管腔内的成纤维细胞息肉样增生，管腔阻塞，糖皮质激素治疗效果较好。

【弥漫性泛细支气管炎】

弥漫性泛细支气管炎（diffuse panbronchiolitis，DPB）为一种特殊类型的小气道病变。亚洲人多见，本病由日本人首次报道和命名。临床表现主要为咳嗽、咳痰、活动时呼吸困难，80% 以上的患者有或既往有慢性鼻窦炎。胸部 CT 对诊断具有重要意义，显示两肺弥漫性小叶中心性颗粒样结节状阴影。肺功能检查主要为阻塞性通气功能障碍。

DPB 的肺组织肉眼检查可见散在多个灰黄色小结节，直径 2～3mm，结节周边常见扩张的细支气管，肺组织可伴有过度充气。低倍镜下，病变沿小气道分布。主要累及呼吸性细支气管及其周围的肺组织，这也是 HRCT 上显示小叶中心性结节状阴影的病变基础。呼吸性及膜性细支气管管壁增厚，其间质及周围的肺泡囊、肺泡壁间隔增宽，间质内有以泡沫细胞为主的炎细胞浸润（图 3-18-23，见彩图插页），其间质中浸润的泡沫细胞数量较多，呈片状、平铺排列，间插少许淋巴细胞、浆细胞。细支气管管腔和其周围的肺泡腔可有成纤维细胞息肉状增生和机化，其机化病灶一般较小。细支气管和小支气管管壁可有淋巴组织增生和淋巴滤泡形成。远离细支气管的肺组织，除肺泡腔可伴有过度充气外，无明显异常。

部分典型的 DPB 患者，通过临床症状、体征及影像学检查，特别是高分辨 CT 可以做出初步诊断。但是，DPB 的临床体征及 CT 表现并非特异性，与其他疾病有重叠。因此，病理组织学检查对 DPB 的最后确诊非常重要。由于 DPB 的特征性病理改变位于呼吸性细支气管及其周围组织，经支气管镜黏膜活检或经支气管镜肺活检常难以取到病变，而影响病理诊断。所以，患者常需采取胸腔镜下肺活检或开胸肺活检标本进行病理检查。

第七节　常见肺部血管性疾病

肺的血管炎性疾病几乎均为全身性疾病的一部分，坏死性肉芽肿血管炎（Wegener 肉芽肿病），Churg-Strauss 综合征（CSS），显微镜下多血管炎（MPA）是最常见的累及肺部的血管炎性综合征。其他偶见的累及肺部的血管炎性疾病还包括高安动脉炎、巨细胞性动脉炎、贝赫切特病、结节性多动脉炎、过敏性紫癜、冷球蛋白血症。另外，可以出现血管壁炎症性改变的疾病还包括结缔组织病、淋巴瘤样肉芽肿、支气管中心性肉芽肿病、坏死性结节病样肉芽肿病、高血压、肺部感染性疾病、恶性淋巴瘤、药物性损伤及放疗后的肺部改变等。由此可见，肺部的血管炎性疾病，病因复杂，常有肺外器官的异常表现，有时肺外表现及实验室检查是诊断的重要指标。甚至是判断预后的重要因素。因此，在肺部血管炎性疾病的诊断中，必须结合临床表现及实验室检查，这些资料对诊断非常重要，可以说是不可或缺的。本节主要讨论 Wegener 肉芽肿病、Churg-Strauss 综合征和显微镜下多血管炎三种常见的肺部血管炎性疾病，三者的鉴别诊断要点见表 3-18-5。

表 3-18-5　WG、CSS 及 MPA 临床、影像及病理特征比较

	WG	CSS	MPA
哮喘	无	有	无
上呼吸道病变	常有，坏死性炎症	过敏性鼻窦炎	无
肾损伤	常有	偶见	常有
心损伤	无	常有	无
外周血嗜酸性粒细胞增多	一般无	有	无
ANCA	阳性（60%～95%），常为 C-ANCA	阳性（50%～70%），常为 P-ANCA	阳性（70%～80%），常为 P-ANCA
影像学	常为双侧多发结节，下叶多见，游走性，可以伴有空洞（25%～50%）	双侧多发性实变结节，周边部多见，一般无空洞形成	双侧肺泡充填影，下叶多见
组织中的嗜酸性粒细胞浸润	偶有（6%）	常有	无
肉芽肿性炎	常有	常有	无
嗜中性粒细胞微脓肿	常有	无	无

【坏死性肉芽肿血管炎（Wegener 肉芽肿）】

Wegener 肉芽肿（Wegener granulomatosis，WG）是一种不明原因的系统性血管炎性疾病，现已改名为坏死性肉芽肿血管炎（详见相关章节）。可以发生于任何年龄，常见于成人，中

位年龄为 50 岁。全身许多器官均可累及，如鼻、鼻窦、眼、耳、涎腺、口腔、肺、肾、关节、皮肤、乳腺、纵隔、胃肠道、胰腺、子宫、阴道、心脏、脾、外周和中枢神经系统。最常累及上呼吸道、肺和肾脏。在鼻部引起坏死性炎症形成"马鞍鼻"。实验室检查 60%～95% 的 WG 患者有血清抗中性粒细胞胞质抗体（the serum antineutrophil cytoplasmic antibodies，以下简称 ANCA）阳性，常表现为 C-ANCA 阳性。这也是 WG 的重要诊断特征之一。WG 的肺部累及约占 45%，临床表现为咳嗽、气促、咳血和胸痛。影像学表现为双肺多发性实变影，病灶大小不等，边界较清楚，下叶多见。病灶可呈游走性。25%～50% 病灶中央可见空洞形成。空洞的壁较厚，不规则。治疗后空洞壁可以变薄或空洞完全消失。

　　WG 大体上表现为双肺多发性实变结节，灰黄色，常伴有地图状坏死。镜下可见肉芽肿性炎症，坏死和血管炎。典型的 WG 的坏死呈地图状、不规则，其内见较多的中性粒细胞及碎裂的细胞核（图 3-18-24，见彩图插页），因此在 HE 染色上呈蓝染，也成为嗜碱性坏死。坏死的周边部常见组织细胞呈栅栏状排列，和多核巨细胞及多种炎症细胞浸润。病变中一般不出现紧密排列的结节病样的上皮样细胞肉芽肿结节。WG 病变中浸润的炎症细胞，成分混杂，可见中性粒细胞、淋巴细胞、浆细胞、组织细胞及嗜酸性粒细胞。常见中性粒细胞聚集形成中性粒细胞微脓肿。WG 的血管炎常累及大于 5mm 的小动脉和静脉。在病灶或坏死的周边部血管壁可见急、慢性多种炎细胞浸润，肉芽肿及多核巨细胞，常有管壁破坏，弹性纤维断裂。治疗后的病例血管壁出现纤维化及管腔狭窄或闭塞。除了以上典型的病理组织学表现外，WG 可以有特殊或少见异型，如，弥漫性肺出血支气管中心性肉芽肿或闭塞性细支气管炎机化性肺炎，有时以上病变为主要改变。

【Churg-Strauss 综合征】

　　Churg-Strauss 综合征（Churg-Strauss syndrome，CSS）是一种以哮喘，外周血嗜酸细胞升高和血管炎三联征为特征的多系统疾病。过去也称为过敏性血管炎和肉芽肿病（allergic angitis and granulomatosis）。由 Churg 和 Strauss 于 1951 年首次报道而得名。

　　1990 年美国风湿协会提出 CSS 的诊断标准，其包括以下 6 条：①哮喘；②外周血嗜酸细胞计数大于 10%；③单发或多发神经病变；④影像学游走性肺部病变；⑤鼻窦病变；⑥活检血管壁外嗜酸细胞浸润。以上 6 条中有 4 条即可诊断为 CSS。以上诊断标准对 CSS 诊断的敏感性为 85%，特异性 99.7%。目前，绝大多数 CSS 通过临床症状和实验室检查可明确诊断，有时经皮肤或神经肌肉活检，一般不需要进行肺活检。

　　CSS 男女发病率大致相同，中位发病年龄为 50 岁，主要累及上呼吸道、肺、皮肤和周围神经系统，部分有心脏和肾脏累及。当伴有心脏和肾的累及常预后较差。实验室检查外周血嗜酸细胞升高，血沉加快及 P-ANCA 炎性及血清 IgE 升高。影像学表现为双肺胸膜下多发性实变或磨玻璃影。一般不形成空洞。

　　CSS 的病程可分 3 期。早期主要表现为过敏性鼻炎，哮喘；外周血嗜酸性粒细胞增多及嗜酸性粒细胞浸润性病变。病变进一步进展进入血管期，此期患者出现血管炎的症状及体征。最后为血管后期，患者有神经病变，高血压，持续性哮喘和过敏性鼻炎，心脏、肾及胃肠道累及。CSS 的典型病理组织学表现为哮喘性支气管炎，嗜酸细胞肺炎及坏死性血管炎和血管外肉芽肿病变（图 3-18-25，3-18-26，见彩图插页）。CSS 的血管炎可以累及动脉、静脉或毛细血管，血管壁可见较多嗜酸性粒细胞、淋巴细胞、上皮样细胞及多核巨细胞浸润，常见纤维素性坏死。血管外可见栅栏状组织细胞及多核巨细胞组成的肉芽肿病变，肉芽肿的中心部可见坏死，坏死物中见丰富的嗜酸性粒细胞及嗜酸性粒细胞核碎裂，这种病理改变也称为"过敏性肉芽肿"。以上典型的病理改变并不一定在每例患者中均可见到，特别是经过激素治疗的患者。

【显微镜下多血管炎】

显微镜下多血管炎（microscopic polyangiitis，MPA），以前称为显微镜下多动脉炎，是一种病变局限于小动脉、小静脉和毛细血管的系统性血管炎病变。其病变不仅累及动脉，还有静脉和毛细血管，因此显微镜下多血管炎更符合其病理特点。MPA 临床上常表现为发热，体重下降，口腔溃疡，听力下降，咽喉疼痛，皮肤红斑及结节，外周神经病变、肾小球肾炎等症状。大约 50% 的患者可有肺部病变。累及肺部可出现气短，咳嗽，咯血，胸痛。约 80% 患者 ANCA 阳性，常为 P-ANCA 阳性。MPA 患者的胸部 CT 上常表现为磨玻璃样阴影及肺泡填充影病变。在病理组织学上，MPA 表现为肺出血，肺泡腔内含铁血黄素沉着及中性粒细胞血管炎。病变局限于小动脉、小静脉和毛细血管。病变区肺泡间隔增宽，间隔内有较多中性粒细胞聚集，毛细血管有纤维素性坏死和中性粒细胞浸润。

【肺动脉高压】

肺动脉高压（pulmonary hypertension）是指静息时平均肺动脉压 ≥25 mmHg。肺动脉高压按病因可以分为原发性（特发性）及继发性。原发性肺动脉高压病因不明，女性多见，多为散发性，偶见家族性发病。家族性肺动脉高压发病年龄较早，为一种常染色体显性遗传性疾病，在其家族中有 $BMPR_2$ 基因突变，此基因位于 2 号染色体长臂 31–32 区带（2q-31-32）。继发性肺动脉高压，顾名思义，是由于继发于其他疾病。很多疾病可引起肺动脉高压，如结缔组织病、先天性肺循环分流、门脉高压、HIV 感染、药物等。

一般情况下，根据临床表现及相关辅助检查，即可作出肺动脉高压的诊断。多数情况下并不需要病理组织学检查。本文主要介绍肺动脉高压基本病理形态改变。肺动脉高压的主要病理组织学改变表现在肺的肌性动脉和细动脉。为了更好的帮助我们观察和分辨以上血管的层次及病变，我们常借助一些特殊染色，如弹性纤维染色就是一种常用的特殊方法。在病理组织学上，肺动脉高压的血管有以下 6 种病理变化：

1. 小动脉中膜肌层增生（muscular hypertrophy in the media of arteries）　肺组织内小动脉中膜平滑肌增生是肺动脉高压常见的病理改变。而且在轻、中度肺动脉高压情况下，中膜平滑肌增生的程度与肺动脉高压的程度呈正比。中膜平滑肌的增生常用中膜面积（或厚度）占血管管腔总面积（或直径）的百分比来表示。不同管径的小动脉，其中膜所占的面积或比例不同。正常情况下，这一比值应小于 20%。肺腺泡前肌性小动脉中膜占管腔的比例是 1%~2%，30%~300μm 的小肌性动脉中膜的比例可高达 5%。

2. 细动脉肌化（muscularization of arterioles）　细动脉的肌化是另一个肺动脉高压的早期改变，即细动脉管壁出现中膜平滑肌层。细动脉肌化后单纯从形态学上与肺小动脉无法区别，但二者的位置不同，小动脉伴随细支气管走行。因此，细动脉的肌化表现为远离细支气管的肺间质内出现肌性的小动脉样结构。

3. 动脉内膜增生和同心圈状层状纤维化（intimal proliferation and conceutric laminar fibrosis）　肺动脉高压时，动脉内膜由于细胞增生及纤维化而增厚，二者常同时存在，内膜显著增厚时，可引起管腔的狭窄和闭塞（图 3-18-27，3-18-28，见彩图插页）。

4. 丛状病变（plexiform lesions）　丛状病变常见于中度肺动脉高压。常见于紧邻中膜和内膜增厚而阻塞的肺动脉远端的肌性小动脉，表现为动脉内膜内皮细胞异常增生，有多个不规则的管腔，形成肾小球样的结构。形态似血栓机化，但二者不同，丛状病变时有内弹力膜破坏。

5. 纤维素样坏死及动脉炎（fibrinoid necrosis and arteritis） 纤维素样坏死和动脉炎常见于中度肺动脉高压。表现为动脉管壁，特别是中膜坏死，弹力膜破坏，及纤维素样物沉积。坏死性动脉炎的血管壁有炎细胞浸润，常为中性粒细胞，偶见淋巴细胞。

6. 血管扩张及血管瘤样病变（dilation and angiomatoid lesions） 肺动脉管腔变薄、扩张、迂曲形成血管瘤样病变。

第八节 肺肿瘤性疾病

肺癌（lung cancer）是常见的和严重威胁人类生命的恶性肿瘤之一，近年来肺癌的发病率及死亡率在全世界范围内均有明显的上升趋势，在我国城市人口中与某些发达国家整体水平一样，肺癌居常见肿瘤的首位。近年来，肺癌的患者群、组织学类型和大体部位均有变化。女性患者肺癌的发病率明显增加，鳞癌的发病率下降，腺癌的发病率增加。目前，肺腺癌是女性患者最常见的组织学类型，同时，在包括我国在内的部分国家中，腺癌已超过鳞癌成为男性最常见的组织类型。伴随以上组织类型的变化，周围型肺癌的比例增加。

肺癌的发生受个体因素和环境因素的双重影响。在环境因素中，肺癌与吸烟有密切的关系，日吸烟量越大，吸烟时间越长，其患肺癌的危险性越大。除吸烟外，肺癌的发生还与大气污染、氡、职业、分子遗传改变等因素有关。

肺癌的临床表现与肿瘤的部位、大小、是否压迫或侵犯邻近器官以及有无转移等情况有着密切关系。早期肺癌特别是周围型肺癌往往无症状，大多在胸部影像学检查时发现，肿瘤侵犯胸膜和胸壁可引起胸痛和胸腔积液。支气管内生长的肿瘤，常出现刺激性咳嗽、咯血等症状。肿瘤阻塞气管和支气管引起阻塞性肺炎、肺脓肿、气管支气管扩张。晚期肺癌压迫周围邻近器官或发生远处转移时，可以压迫或侵犯膈神经、臂丛神经、颈交感神经、上腔静脉、食管等引起相应的临床症状。肺尖部肿瘤侵犯交感神经和臂丛神经引起肩部和尺神经分布区域的疼痛和 Horner 综合征，表现为病侧上睑下垂、瞳孔缩小和胸壁皮肤无汗，这种肺尖部的肿瘤也称为肺上沟瘤或 Pancoast 瘤（Pancoast tumor）。肿瘤压迫上腔静脉引起上腔静脉阻塞综合征。肺的神经内分泌肿瘤可分泌异位激素物，引起副肿瘤综合征，临床上可呈现如关节疼痛、Cushing 综合征、男性乳腺增大、多发性肌肉神经痛等症状。

肺肿瘤根据其发生部位可分为中央型、周围型和弥漫型 3 类。中央型最常见，肿瘤发生于叶支气管以上的大支气管，从支气管壁向腔内或周围肺组织浸润、扩张，形成肺门部肿块。肿瘤易阻塞支气管，引起远端阻塞肺炎和肺不张。周围型肺癌发生于段以下支气管，常在肺周边组织形成结节状肿物。弥漫性肺癌较少见，癌组织弥漫浸润性生长，肉眼呈单发或多发大片实变。

【组织学表型】

根据 2004 年世界卫生组织肺肿瘤分类，肺肿瘤主要包括恶性上皮性肿瘤、良性上皮性肿瘤、淋巴增生性肿瘤、其他肿瘤、转移性肿瘤，具体分类见表 3-18-6。

肺肿瘤，特别是肺癌具有高度的病理形态学异质性，即显微镜下不同视野和不同切片显示不同的形态和分化。有文献报道肺癌的异质性可高达 66%。世界卫生组织肺肿瘤分类中也充分考虑到这一问题，如：复合性小细胞癌、复合性大细胞神经内分泌癌、腺鳞癌，混合亚型腺癌更是高达 80%。经支气管镜肺穿刺和经皮肺穿刺由于创伤小，越来越多的应用于肺肿瘤的诊断，但这些小标本由于组织小和肺肿瘤的异质性，有时不能代表肿瘤全貌，其肺肿瘤的组织学分型与手术切除标本可发生不一致的现象。每一位从事肺肿瘤的临床和病理医师对肺肿瘤的异质性都必须有充分认识。笔者在临床工作中就遇到不至一例病例，经支气管镜肺穿刺病理诊断肺小细胞癌，经针对小细胞癌的化疗后，治疗效果不佳，手术切除标本证实为复合性小细胞癌。以下重点介绍鳞状细胞癌，腺癌、大细胞癌和肺神经内分泌癌的病理组织学表现，后者包括类癌、不典型类癌、小细胞癌和大细胞癌。

表 3-18-6　2004 年 WHO 肺肿瘤组织学分类

恶性上皮肿瘤（malignant epithelial tumours）
鳞状细胞癌（squamous cell carcinoma）
　乳头状（papillary）
　透明细胞（clear cell）
　小细胞（small cell）
　基底样（basaloid）
小细胞癌（small cell carcinoma）
　复合性小细胞癌（combined small cell carcinoma）
腺癌（adenocarcinoma）
　腺癌，混合亚型（adenocarcinoma, mixed subtype）
　腺泡样腺癌（acinar adenocarcinoma）
　乳头状腺癌（papillary adenocarcinoma）
　细支气管肺泡癌（bronchioloalveolar carcinoma）
　　非黏液性（non-mucinous）
　　黏液性（mucinous）
　　混合性非黏液和黏液性或不能确定的（mixed mucinous and non-mucinous or indeterminate）
　伴黏液的实性腺癌（solid adenocarcinoma with mucin）
　　胎儿型腺癌（fetal adenocarcinoma）
　　黏液（胶样）癌［mucinous (colloid) adenocarcinoma］
　　黏液性囊腺癌（mucinous cystadenocarcinoma）
　　印戒细胞腺癌（signer ring adenocarcinoma）
　　透明细胞腺癌（clear cell adenocarcinoma）
大细胞癌（large cell carcinoma）
　大细胞神经内分泌癌（large cell neuroendocrine carcinoma）
　复合性大细胞神经内分泌癌（combined large cell neuroendocrine carcinoma）

续　表

基底样癌（basaloid carcinoma）

淋巴上皮样癌（lymphoepithelioma-like carcinoma）

透明细胞癌（clear cell carcinoma）

大细胞癌伴有横纹肌样表型（large call carcinoma with rhabdoid phenotype）

腺鳞癌（adenosquamous carcinoma）

肉瘤样癌（sarcomatoid carcinoma）

多形性癌（pleomorphic carcinoma）

梭形细胞癌（spindle cell carcinoma）

巨细胞癌（giant cell carcinoma）

癌肉瘤（carcinosarcoma）

肺母细胞癌（pulmonary blastoma）

类癌（carcinoid tumour）

典型类癌（typical carcinoid）

不典型类癌（atypical carcinoid）

涎腺肿瘤（salivary gland tumours）

黏液表皮样癌（mucoepidermoid carcinoma）

腺样囊性癌（adenoid cystic carcinoma）

上皮肌上皮癌（epithelial myoepithelial carcinoma）

浸润前病变（preinvasive Lesions）

原位鳞状细胞癌（squamous carcinoma in situ）

不典型腺瘤样增生（atypical adenomatous hyperplasia）

弥漫性特发性肺神经内分泌细胞增生（diffuse idiopathic pulmonary neuroendocrine cell hyperplasia）

间叶性肿瘤（mesenchymal tumours）

上皮样血管内皮细胞瘤（epithelioid hemangioendothelioma）

血管肉瘤（angiosarcoma）

胸膜肺母细胞瘤（pleuropulmonary blastoma）

软骨瘤（chondroma）

先天性支气管周肌纤维母细胞瘤（congenital peribronchial myofibroblastic tumour）

弥漫性肺淋巴管瘤病（diffuse pulmonary lymphangiomatosis）

炎性肌纤维母细胞瘤（inflammatory myofibroblastic tumour）

淋巴管平滑肌瘤病（lymphangioleiomyomatosis）

滑膜肉瘤（dynovial sarcoma）

单向性（monophasic）

双向性（biphasic）

肺动脉肉瘤（pulmonary artery sarcoma）

肺静脉肉瘤（pulmonary vein sarcoma）

良性上皮性肿瘤（benign epithelial tumours）

乳头状瘤（papillomas）

　　鳞状上皮乳头状瘤（squanmous cell papilloma）

　　　外生性（exophytic）

　　　内翻性（inverted）

　　腺乳头状瘤（glandular papilloma）

　　混合性鳞状细胞和腺乳头状瘤（mixed squamous cell and glandular papilloma）

腺瘤（adenomas）

　　肺泡样腺瘤（alveolar adenoma）

　　乳头样腺瘤（papillary adenoma）

　　涎腺型腺瘤（adenoma of salivary gland type）

　　　黏液腺腺瘤（mucous gland adenoma）

　　　多形性腺瘤（pleomorphic adenoma）

　　　其他（others）

　　黏液性囊腺瘤（mucinous cystadenoma）

淋巴增生性肿瘤（lymphoproliferative tumours）

　　MALT 型边缘区 B 细胞淋巴瘤（marginal zone B-cell lymphoma of the MALT type）

　　弥漫性大 B 细胞淋巴瘤（diffuse large B-cell lymphoma）

　　淋巴瘤样肉芽肿病（lymphomatoid granulomatosis）

　　朗格汉斯细胞组织细胞增生症（langerhans cell histiocytosis）

其他肿瘤（miscellaneous tumors）

　　错构瘤（harmatoma）

　　硬化性血管瘤（sclerosing hemangioma）

　　透明细胞瘤（clear cell tumour）

　　生殖细胞瘤（germ cell tumours）

　　　畸胎瘤，成熟性（teratoma，mature）

　　　不成熟性畸胎瘤（immature）

　　　其他生殖细胞肿瘤（others germ cell tumours）

　　肺内胸腺瘤（onteapulmonary thymona）

　　黑色素瘤（melanoma）

转移性肿瘤（merasratic tumours）

【鳞状细胞癌】

　　肺鳞状细胞癌（squamous cell carcinoma）男女发病率有明显差别，男性多见。鳞状细胞癌的发生与吸烟有密切关系，90% 以上的患者有吸烟史。鳞状细胞癌是由支气管黏膜上皮经鳞状上皮化生、进而不典型增生、恶变而来，这一癌变过程要经历较长时间。鳞状上皮不典型增生是鳞状细胞癌的癌前病变。临床上表现为肿瘤生长缓慢，转移较晚。肉眼多为中央型，肿瘤无包膜，灰白色，实性，常有坏死和空洞形成。鳞状细胞癌组织学上有角化现象，角化珠形成及细胞间桥（图 3-18-29，3-18-30，3-18-31，见彩图插页）。根据其分化程度不同分为高、中、低分化 3 型。电镜检查可见张力微丝和桥粒。鳞状细胞癌包括乳头状、透明细胞、小细胞、基底样鳞状细胞癌 4 种亚型。由于二者治疗原则不同，小细胞鳞状细胞癌尤其需要与小细胞癌相鉴别，小细胞鳞状细胞癌可见胞质，核染色质较粗，有核仁。肺小细胞癌胞质稀少，核染色质细颗粒状，核仁不显著。

【腺癌】

肺腺癌（adenocarcinoma）是伴有腺管状分化或黏液分泌的恶性上皮性肿瘤。近年发病率有不断上升趋势，腺癌已是包括我国在内的部分国家最常见的肺癌类型，也是女性和非吸烟者最常见的肺癌类型。大体上腺癌常呈周边型、结节状肿物，实性、灰白色，边界清楚。较大肿瘤常伴坏死。腺癌偶可表现为弥漫性肺膜增厚，似恶性间皮瘤。镜下肿瘤细胞可呈腺泡样、腺管样、乳头样、微乳头状或实性排列（图 3-18-32，3-18-33，见彩图插页）。多数腺癌为以上组织形态混合存在。腺癌根据其分化程度可分为高分化、中分化和低分化。角蛋白（keratins）是一组多肽物质，其成员根据其分子量和等电点的不同进行区分和名称。不同的角蛋白，在不同器官和不同肿瘤中有不同的表达，这些特点常用于肿瘤的病理诊断及肿瘤来源的推断。肺腺癌角蛋白免疫组化常为 CK7 阳性，同时 CK20 阴性。另一种常用的免疫组化抗体是甲状腺转录因子 1（thyroid transcription factor 1，TTF-1）。甲状腺转录因子 1 是一种 38 ~ 40kD 的蛋白质，可表达于甲状腺和肺上皮细胞。在 60% ~ 75% 的肺腺癌，绝大多数小细胞癌、大细胞癌、不典型类癌和 35% 的典型类癌中，其癌细胞的胞核呈 TTF-1 阳性表达。黏液型细支气管肺泡癌 TTF-1 阴性，而非黏液型 TTF-1 阳性。不典型腺瘤样增生（atypical adeomatous hyperplasia，AAH）为腺癌的癌前病变（图 3-18- 36，见彩图插页），其病变小于 0.5cm，细胞有轻度异型性。

细支气管肺泡癌（bronchioalvolar carcinoma）是肺腺癌的一个亚型，约占非小细胞癌的 4%。大体上呈弥漫型，片状实变或多结节型。细支气管肺泡癌为非浸润性癌（原位癌），镜下见肿瘤细胞沿肺泡管、肺泡壁生长，保留肺泡壁结构（图 3-18-34，3-18-35，见彩图插页）。根据肿瘤细胞形态，细支气管肺泡癌可分为 2 型，即黏液型和非黏液型。非黏液型细支气管肺泡癌肿瘤细胞呈立方状或鞋钉状，似 Clara 细胞或 Ⅱ 型上皮细胞。黏液型肿瘤细胞呈立方状，核位于基底部，上部胞质含有丰富黏液。

【大细胞癌】

肺大细胞癌（large cell carcinoma）是一种光镜下缺乏鳞癌、腺癌分化的未分化非小细胞癌（约占9%），恶性程度高，生长快，转移早。肉眼观肿瘤巨大，质软，灰白色，中央型多见。其镜下主要特点是肿瘤细胞大，胞质丰富，核仁明显，有时可见多个核仁（图 3-18-37，见彩图插页）。大细胞癌的肿瘤细胞在光镜下缺乏鳞癌和腺癌分化和免疫组织化学的特征。在电镜下观察大细胞癌可有鳞状细胞癌或腺癌的超微结构特点。

【神经内分泌肿瘤】

肺神经内分泌肿瘤是一组具有独特形态学、超微结构和免疫组化特征的肿瘤类型，包括类癌、不典型类癌、小细胞癌和大细胞神经内分泌癌 4 种类型。来源于支气管的嗜银细胞（Kulchitsky cell），属于全身弥漫性神经内分泌系统（APUD）的一个组成部分。以上 4 种肺神经内分泌肿瘤均为恶性肿瘤，但其恶性度高低不同，类癌和不典型类癌为低度恶性肿瘤，而小细胞癌和大细胞神经内分泌癌为高度恶性肿瘤。超微结构肺神经内分泌肿瘤胞质内可见神经内分泌颗粒。免疫组化染色显示神经内分泌标记阳性，包括嗜铬素、突触素和 CD56

阳性。

1. 类癌　类癌（carcinoid），发病年龄较广，无性别差异。多发生在大支气管内，少数发生在肺外周部。位于大支气管内类癌常呈息肉状突入腔内，表面黏膜完整。外周型呈多灶性小结节。无包膜，质地均匀，灰粉色。癌细胞呈器官样排列，巢状、条索状、小梁状或假菊形团状，间质血管丰富。肿瘤细胞大小、形态一致，胞核圆形居中，染色质均匀分布，胞质中等。分裂象罕见（图3-18-38，见彩图插页），每10个高倍视野小于2个。缺乏坏死。

2. 不典型类癌　与典型类癌相比，不典型类癌（atypical carcinoid）可有出血及坏死。细胞核具有轻度多形性，大小不等，形状不规则，梭形细胞常见，核较深染。核分裂象较多见，每10个高倍视野2~10个核分裂象。癌巢中心常见局灶性坏死。

3. 小细胞癌　小细胞癌（small cell carcinoma）约占原发性肺癌的20%~25%，是肺癌中分化最低、恶性程度最高的一种类型。生长迅速，转移早，发现时常已伴有肺门，甚至纵隔淋巴结转移。此型肺癌对放疗和化疗敏感。小细胞癌多为中央型，肿物较大，质软，灰白色。组织学上：大小均一的小细胞，核呈圆形或卵圆形，细胞紧密排列，胞质稀少，染色质细颗粒状，核仁不显著。核分裂象多见（图3-18-39，见彩图插页），癌细胞弥漫分布，或实性片状，坏死常见，有时坏死物内血管周围可见深染嗜碱性物沉积——Azzopardi现象（图3-18-40，见彩图插页）。肺小细胞癌属于神经内分泌肿瘤，可产生5-HT，ACTH等激素引起相应的临床症状。小细胞癌组织质软，支气管镜活检非常容易造成组织积压。电镜检查肿瘤细胞胞质可见致密的神经内分泌颗粒。

4. 大细胞神经内分泌癌　肺大细胞神经内分泌癌（large cell neuroendocrine carcinoma）属于大细胞癌的一种亚型，同时具有神经内分泌癌的形态学、免疫组化和超微结构特点。癌细胞体积大，多边形，胞质丰富，核仁常见（图3-18-41），核分裂象多见，每10个高倍视野大于11个核分裂象。常有大片坏死。

（冯瑞娥　张　卉）

参 考 文 献

[1] Lawen A. Apoptosis-an introduction. Bioessays, 2003, 25：888-896

[2] Wyllie AH. Apoptosis：An overview. Br Med Bull, 1997, 53：451-465

[3] Otsuki Y, Li Z, Shibata MA. Apoptotic detection methods-from morphology to gene. Prog Histochem Cytochem, 2003, 38：275-339

[4] Tomashefski JFJ. Pulmonary pathology of acute respiratory distress syndrome. Clin Chest Med, 2000, 21：435-466

[5] Demedts M, Costabel U. ATS/ERS international multidisciplinary consensus classification of the idiopathic interstitial pneumonias. Eur Respir J, 2002, 19：794-796

[6] Selman M, King TE, Pardo A, et al. Idiopathic pulmonary fibrosis：Prevailing and evolving hypotheses about its pathogenesis and implications for therapy. Ann Intern Med, 2001, 134：136-151

[7] Katzenstein AL, Fiorelli RF. Nonspecific interstitial pneumonia/fibrosis. Histologic features and clinical significance. Am J Surg Pathol, 1994, 18：136-147

[8] Travis WD, Matsui K, Moss JE, et al. Idiopathic nonspecific interstitial pneumonia：Prognostic significance of cellular and fibrosing patterns. Survival comparison with usual interstitial pneumonia and desquamative interstitial pneumonia. Am J Surg Pathol, 2000, 24：19-33

[9] Travis WD, Hunninghake G, King TE Jr, et al. Idiopathic nonspecific interstitial pneumonia：Report of an American

Thoracic Society project. Am J Respir Crit Care Med, 2008, 15; 177 (12):1338 – 1347

[10] 刘鸿瑞. 关于间质性肺疾病的病理诊断. 中华病理学杂志, 2004, 33 (2):97 – 99

[11] Epler GR: Bronchiolitis obliterans organizing pneumonia. Arch Intern Med, 2001, 161:158 – 164

[12] Epler GR, Colby TV, McLoud TC, et al. Bronchiolitis obliterans organizing pneumonia. N Engl J Med, 1985, 312:152 – 158

[13] Vassallo R, Ryu JH, Colby TV, et al. Pulmonary Langerhans-cell histiocytosis. N Engl J Med, 2000, 9; 342 (26):1969 – 1978

[14] Egan AJ, Boardman LA, Tazelaar HD, et al. Erdheim-Chester disease: Clinical, radiologic, and histopathologic findings in five patients with interstitial lung disease. Am J Surg Pathol, 1999, 23 (1):17 – 26

[15] Shamburek RD, Brewer HB Jr, Gochuico BR. Erdheim-Chester disease: A rare multisystem histiocytic disorder associated with interstitial lung disease. Am J Med Sci, 2001, 321 (1):66 – 75

[16] Foucar E, Rosai J, Dorfman R. Sinus histocytosis with massive lymphadenopethy (Rosai-Dorfman Disease): Review of the entity. Semin Diagn Pathol, 1990, 7:19 – 73

[17] Furha Cossor, Al-Hareth M, Al-Khater, et al. Laryngeal Obstruction and Hoarseness Associated With Rosai-Dorfman Disease. Journal of Clinical Oncology, 2006, 24 (12):1953 – 1955

[18] Kommareddi S, Abramowsky CR, Swinehart GL, et al. Nontuberculous mycobacterial infections: Comparison of the fluorescent auramine-O and Ziehl-Neelsen techniques in tissue diagnosis. Hum Pathol, 1984, 15 (11):1085 – 1089

[19] Farhi DC, Mason UG 3rd, Horsburgh CR Jr. Pathologic findings in disseminated Mycobacterium avium-intracellulare infection. A report of 11 cases. Am J Clin Pathol, 1986, 85 (1):67 – 72

[20] Marchevsky A, Damsker B, Gribetz A, et al. The spectrum of pathology of nontuberculous mycobacterial infections in open-lung biopsy specimens. Am J Clin Pathol, 1982, 78 (5):695 – 700

[21] Coleman A, Colby TV. Histologic diagnosis of extrinsic allergic alveolitis. Am J Surg Pathol, 1988, 12:514 – 518

[22] Ohtani Y, Saiki S, Kitaichi M, et al Chronic bird fancier's lung: histopathological and clinical correlation. An application of the 2002 ATS/ERS consensus classification of the idiopathic interstitial pneumonias. Thorax, 2005, 60: 665 – 671

[23] Jacobs RL. Hypersensitivity pneumonia: UIP/IPF histopathologic presentation J Allergy Clin Immunol, 2002, 110: 532 – 533

[24] Vourlekis JS, Schwarz MI, Cool CD, et al. Nonspecific interstitial pneumonitis as the sole histologic expression of hypersensitivity pneumonitis. Am J Med, 2002, 112:490 – 493

[25] Churg A, Muller NL, Flint J, et al. Chronic hypersensitivity pneumonitis. Am J Surg Pathol, 2006, 30:201 – 208

[26] Gross WL, Csernok E. Immunodiagnostic and pathophysiologic aspects of antineutrophil cytoplasmic antibodies in vasculitis. Curr Opin Rheumato, 1995, 7 (1):11 – 19

[27] Gal AA, Salinas FF, Staton GW Jr. The clinical and pathological spectrum of antineutrophil cytoplasmic autoantibody-related pulmonary disease. A comparison between perinuclear and cytoplasmic antineutrophil cytoplasmic autoantibodies. Arch Pathol Lab Med, 1994, 118 (12):1209 – 1214

[28] Gaudin PB, Askin FB, Falk RJ, et al. The pathologic spectrum of pulmonary lesions in patients with anti-neutrophil cytoplasmic autoantibodies specific for anti-proteinase 3 and anti-myeloperoxidase. Am J Clin Pathol, 1995, 104 (1): 7 – 16

[29] Travis WD, Hoffman GS, Leavitt RY, et al. Surgical pathology of the lung in Wegener's granulomatosis. Review of 87 open lung biopsies from 67 patients. Am J Surg Pathol, 1991, 15 (4):315 – 333

[30] Yousem SA. Bronchocentric injury in Wegener's granulomatosis: A report of five cases. Hum Pathol, 1991, 22 (6): 535 – 540

[31] Uner AH, Rozum-Slota B, Katzenstein AL. Bronchiolitis obliterans-organizing pneumonia (BOOP) -like variant of Wegener's granulomatosis. A clinicopathologic study of 16 cases. Am J Surg Pathol, 1996, 20 (7):794 – 801

[32] Churg J, Strauss L. Allergic granulomatosis, allergic angiitis, and periarteritis nodosa. Am J Pathol, 1951, 27

(2):277-301

[33] Masi AT, Hunder GG, Lie JT, et al. The American College of Rheumatology 1990 criteria for the classification of Churg-Strauss syndrome (allergic granulomatosis and angiitis). Arthritis Rheum, 1990, 33 (8):1094-1100

[34] 冯瑞娥，刘鸿瑞，梁智勇，等. Churg-strauss 综合征的肺部病理形态观察. 中华病理学杂志, 2008, 37 (2):114-117

[35] Churg A. Recent advances in the diagnosis of Churg-Strauss syndrome. Mod Pathol, 2001, 14 (12):1284-1293

[36] Noth I, Strek ME, Leff AR. Churg-Strauss syndrome. Lancet, 2003, 361 (9357):587-594

[37] Roggli VL, et al Lung cancer heterogenety: A blinded and randomized study of 10 consecutive cases. Hum Pathol, 1985, 16:569-579

[38] Reis-Filho JS, Carrilho C, et al. Is TTF1 a good immunohistochemical marker to distinguish primary from metastatic lung adenocarcinomas? Pathol Res Pract, 2000, 196 (12):835-840

[39] Arrigoni MG, Woolner LB, Bernatz PE. Atypical carcinoid tumors of the lung. J Thorac Cardiovasc Surg, 1972, 64 (3):413-421

[40] Yousem SA, Tazelaar HD, Manabe T, et al. Inflammatory myofibroblastic tumor. In: Travis WD, Brambilla E, Muller-Hermelink HK, et al eds. World health organization classification of tumors, pathology and genetics of tumors of the lung, pleura, thymus and heart. Lyon, IARC Press, 2004, 105-106

第 四 篇

呼吸系统疾病治疗学

第一章　抗菌药物在肺部感染时的应用

常用抗菌药物包括 β-内酰胺类、大环内酯类、氨基糖甙类、四环素类、林可霉素类、糖肽类、氯霉素、利福平等抗生素，以及氟喹诺酮类、磺胺类、甲硝唑、替硝唑等化学合成药。由于当今抗生素的广泛应用，各种广谱、高效、新型的抗菌药物不断开发，肺部感染时的抗菌药物应用也有了相当大的进展，抗感染治疗也在呼吸内科临床中占据了极为重要的地位。本章将从呼吸内科临床出发，讨论近年来临床进展较多的几类抗生素和抗菌药物，重点介绍这些抗生素和抗菌药物的抗菌特点及其在肺部感染中的应用。

第一节　β-内酰胺类抗生素

自青霉素问世以来，经过半个世纪的开发研究，β-内酰胺类抗生素已成为品种众多、临床最常用的一大类抗生素。β-内酰胺类抗生素是指主核结构上含有 β-内酰胺（lactam）的一大类抗生素，按其结构特征可分为：青霉素类、头孢菌素类、碳青酶烯类、氧头孢烯类、单环类及 β-内酰胺酶抑制剂等。

β-内酰胺类抗生素通过干扰细胞壁的生物合成、结合细菌胞膜上的青霉素结合蛋白（PBPs）、抑制转肽酶的交联作用和阻碍细菌壁的合成，来杀灭细菌。β-内酰胺类抗生素，包括一大类、多种药物，每种药物均有活性的 β-内酰胺环。广谱的 β-内酰胺类抗生素类，包括三、四代头孢菌素，碳青酶烯类，特美汀（替卡西林＋克拉维酸）等具有相当广的抗菌谱的抗生素，这些药物能达到很高的血浆杀菌浓度，有很好的组织穿透性，并且毒性低。目前可将 β-内酰胺类抗生素分类如下（表 4-1-1）。

表 4-1-1　β-内酰胺类抗生素分类

β-内酰胺类抗生素分类：
1. 青霉素（penicillins）
   自然青霉素类（natural penicillins）
   耐青霉素酶的半合成青霉素类（penicillinase-resistanry semi-synthetic penicillins）
   氨基苄青霉素类（aminopenicillins）
   羧基苄青霉素类（carboxypenicillins）
   脲基青霉素类（ureidopenicillins）
   脒基青酶烷酸类（amidinopenicillins）
2. β-内酰胺酶抑制剂：
   克拉维酸（clavulanic Acid，棒酸）
   舒巴坦（sulbactam，青酶烷砜钠）
   他唑巴坦（tazobactam）
3. 头孢菌素第一、二、三、四代（cephalosporins）
4. 碳青酶烯类（carbapenems）
5. 单环 β-内酰胺类抗菌素（monobactms）
6. 氧头孢烯类（oxacephems）
7. 头霉素类（cephamycins）

【青霉素（penicillins）】

青霉素：可根据活性分为以下几类：

1. 自然青霉素类　青霉素G和青霉素V为两种自然青霉素。青霉素G可口服，肌内注射和静脉注射。而青霉素V只能口服。青霉素的抗菌谱为肺炎链球菌、β-溶血性链球菌、需氧的和厌氧的链球菌。大部分金黄色葡萄球菌（金葡菌）和表皮葡萄球菌能产生β-内酰胺酶，因而能破坏青霉素G和V。目前青霉素乃可用于治疗链球菌心内膜炎，治疗大多数肺炎双球菌和脑膜炎球菌脑膜炎。由于青霉素G半衰期短，必须间隔4~6小时使用。

2. 氨基类青霉素　为青霉素基础结构的侧链β-酰基上加上氨基。氨基苄青霉素中，氨苄西林为第一种氨基类青霉素，以后有海他西林（hetacillin）、美坦西林（metapicillin）、匹氨西林（pivampicillin）、依匹西林（epicillin）。此类青霉素对β-内酰胺酶不稳定。对流感嗜血杆菌（流感杆菌）、肠类球菌，大肠杆菌有活性。但是铜绿假单胞菌、克雷伯杆菌、肠杆菌等无作用。临床上可用于上呼吸道感染，支气管炎细菌感染加重时，社区获得性肺炎。治疗肺炎双球菌和脑膜炎球菌脑膜炎，肠球菌心内膜炎，常与氨基糖苷类药物合用。口服氨苄西林的变态反应较多，皮疹可达10%。

3. 耐青霉素酶的半合成青霉素　为治疗金葡菌感染，发明了许多不同种耐青霉素酶的青霉素。这些青霉素能抑制金葡菌和肺炎链球菌。但这类抗生素对厌氧和需氧的革兰阴性菌均无效，甲氧西林（methicillin）为第一代抗金葡菌β-内酰胺酶稳定的青霉素。对甲氧西林耐药的金葡菌（methicillin-resistant staphylococci A，MRSA），则对所有的β-内酰胺抗菌素耐药，包括青霉素类和所有的头孢菌素。此时，体内细菌敏感试验是不可靠的，往往会产生假阳性的敏感结果。对甲氧西林耐药的金葡菌，首选抗菌素是万古霉素。由于甲氧西林有相当普遍的副作用，如间质性肾炎，现已少用。

新青Ⅲ号（nafcillin）对金葡菌的活性比甲氧西林强，剂量4~12g/d，取决于感染的严重程度。其他还有口服制剂：邻氯青霉素（cloxacillin）和双邻氯青霉素（dicloxacillin）。

4. 羧基青霉素类　羧苄青霉素为抗铜绿假单胞菌的第一个青霉素。羧苄青霉素（carboxypenicillins）和磺苄西林因抗菌活性差，剂量大，现已很少用。替卡西林（ticarcillin）也是一种羧基青霉素，抗铜绿假单胞菌活性比羧基苄青霉素强4倍，已替代了羧基苄青霉素。这些抗菌素对不产内酰胺酶的流感杆菌等也有良好的作用，但可被克雷伯杆菌的β-内酰胺酶所破坏。替卡西林在治疗院内吸入性肺炎时，疗效是肯定的，替卡西林在抑制铜绿假单胞菌时与氨基糖苷类有协同作用。替卡西林剂量为12g/d，分4次静脉滴注。

5. 脲基青霉素　有阿洛西林（azlocillin），呋苄西林（farbenicillin）、美洛西林（mezlocillin）、阿帕西林（apalcillin）和哌拉西林（氧哌嗪青霉素，piperacillin）可用于铜绿假单胞菌，多数肠杆菌科细菌，流感杆菌，厌氧菌感染的治疗。此类青霉素也能被金葡菌、大肠埃希菌、克雷伯杆菌和拟杆菌β-内酰胺酶所破坏。阿洛西林对铜绿假单胞菌的作用比替卡西林强4倍，对链球菌的作用与氨苄西林相似。能透入脑脊液，但浓度只有血液浓度的十分之一。此类药物主要用于治疗铜绿假单胞菌感染，常用剂量是12~18g/d，分4次静滴。

6. 脒基青霉素烷酸类　美西林（mecillinam）对肠杆菌科革兰阴性杆菌有很强的抗菌活性，但对革兰阳性菌、铜绿假单胞菌等无效。0.4~0.6g，4次/日静脉滴注。匹美西林（pivmecillinam）口服：0.2~0.4g/d。

7. 青霉素类的新品种　近来有两个青霉素新品种问世。福米西林（formidacillin）在体外对肠杆科细菌和铜绿假单胞菌具有很强的抗菌活性，比已有的青霉素强 10 ~ 20 倍，而与泰能相近，对 β-内酰胺酶高度稳定。阿扑西林（aspoxicillin）其主核部对 PBP2 和 PBP1A 有高度的亲和力，同时侧链上的结构又与革兰阴性杆菌特有的外膜脂蛋白的二氨基庚二酸相亲和，是一种具有双重作用的杀菌剂。对革兰阳性菌、革兰阴性菌均具有很强的抗菌活性。该药组织分布广，蛋白结合率低，是所有青霉素中游离浓度最高者，可用于葡萄球菌、肠球菌、肺炎克雷伯杆菌、大肠埃希菌和流感杆菌等细菌感染的治疗。

8. 临床应用青霉素的适应证

（1）窄谱的自然青霉素类，是链球菌属感染的首选药物，包括 A 组 β 溶血性链球菌和肺炎球菌。亦可用于不产酶的化脓性球菌的感染。

（2）窄谱的半合成青霉素类，是抗葡萄球菌青霉素，对产酶和不产酶的葡萄球菌都是首选药，但对非产酶耐药菌无效，如 MRSA、耐青霉素的肺炎链球菌（PRSP）和耐万古霉素肠球菌（VBE）等。

（3）中谱的氨基类青霉素，具有包括自然青霉素的抗菌谱，并对部分不产酶的革兰阴性杆菌有效，如：流感埃希菌、大肠杆菌、奇异变形杆菌和志贺、沙门菌有效。在青霉素类中，氨基类青霉素是粪肠球菌的首选药。

（4）广谱的羧基和脲基青霉素属于抗铜绿假单胞菌的青霉素类，除了具有氨基青霉素的抗菌谱外，并对不产酶革兰阴性杆菌铜绿假单胞菌、肠杆菌属、沙雷菌属和普通变形杆菌等有效。

（5）口服青霉素 窄谱的自然的第一代青霉素的青霉素 V，窄谱的半合成青霉素类和氨基青霉素类，如阿莫西林等，但目前主要选用生物利用度较高的阿莫西林，其次是青霉素 V，而氨苄西林的口服吸收最差。

9. 青霉素的不良反应 青霉素类抗生素是所有抗生素中毒性较低的一类抗生素。青霉素的主要不良反应是不同程度的过敏反应，从轻度皮疹到速发过敏反应。速发过敏反应和迅速出现的皮疹为 IgE 所致。患者在使用青霉素治疗前必须进行青霉素过敏试验（皮试），各种青霉素之间存在完全交叉过敏反应。因此，如对某种青霉素制剂过敏，则不能再应用其他任何青霉素制剂。各种青霉素也可诱发药物热。青霉素的肠道不良反应有腹泻或阵发性结肠炎。青霉素类均可引起粒细胞减少，血小板功能不良和溶血性贫血。新青霉素 Ⅱ、新青霉素 Ⅲ 或羧苄青霉素常可引起谷草转氨酶（SGOT）的轻度升高。肾功能不良的患者，使用大剂量的青霉素 G 会出现抽搐等神经系统反应。甲氧西林常并发过敏性肾炎，甚至间质性肾炎。

【β-内酰胺酶抑制剂合剂】

由于 β-内酰胺类抗生素的广泛使用，以细菌产生灭活酶为主的耐药问题日益严重。目前临床上分离的大多数耐药菌株对 β-内酰胺类抗生素的耐药机制主要是产生 β-内酰胺酶。β-内酰胺酶有多种类型，能水解 β-内酰胺类抗生素的 β-内酰胺环使抗生素失活。现在正应用广谱 β-内酰胺酶抑制剂，能与 β-内酰胺酶结合而使其失活，从而恢复细菌对 β-内酰胺类抗生素的敏感性。β-内酰胺酶抑制剂与 β-内酰胺类抗生素联用，增加抗菌作用，现在已成为抗感染治疗的重要方法。

1. 克拉维酸（clavulanic Acid，棒酸） 为一种强有力、广谱的 β-内酰胺酶抑制剂，1981 年起应用于临床。克拉维酸内有一个 β-内酰胺酶环，可使 β-内酰胺酶失活，从而保护 β-内酰胺类抗生素的抗菌作用。目前临床应用的有：

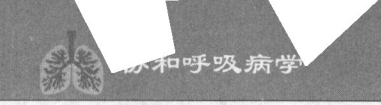

（1）安美汀（augmentin）　阿莫西林（amoxicillin）与克拉维酸的合剂，剂量：375mg，3次/日，重症可用4~6次/日。

（2）特美汀（timentin）　为替卡西林与克拉维酸的合剂，两者合用扩大了替卡西林的抗菌谱。替卡西林/克拉维酸对产β-内酰胺酶的金葡菌、凝固酶阴性葡萄球菌；产β-内酰胺酶的大肠埃希菌、铜绿假单胞菌、流感嗜血杆菌、卡他莫拉菌、淋病奈瑟菌、脑膜炎奈瑟菌、沙门菌属、克雷伯菌属、变形杆菌属、普罗威登菌属、摩氏摩根菌、不动杆菌属、沙雷菌属、柠檬酸杆菌属等有良好抗菌作用。脆弱拟杆菌及其他拟杆菌属如普通拟杆菌、多形拟杆菌等，产气荚膜梭菌、艰难梭菌、梭杆菌、真杆菌属也敏感。

特美汀（替卡西林/克拉维酸）仅有静脉制剂，临床上常用剂量为：3.2g，3~4次/日，静脉滴注。很适用于单独使用或与其他抗生素治疗医院内获得性肺炎。

2. 舒巴坦（sulbactam，青酶烷砜钠）　为一种半合成β-内酰胺酶抑制剂，较克拉维酸稳定。对金葡菌和部分革兰阴性杆菌所产生的β-内酰胺酶由较强的抑制作用，目前常用的有：

（1）优立新（unasyn）或舒氨西林　为氨苄西林和舒巴坦的合剂。口服：375mg　2~4次/日。静脉注射：750mg；2~4次/日。用于金葡菌，流感杆菌，肠杆菌科细菌感染的治疗。

（2）头孢哌酮/舒巴坦（舒普深，sulperazon）　为舒巴坦与第三代头孢菌素头孢哌酮的复方制剂。头孢哌酮对多数β-内酰胺酶稳定性较差，能不同程度地为质粒和染色体介导的β-内酰胺酶所水解。舒巴坦与头孢哌酮合用后，可保护头孢哌酮不被β-内酰胺酶水解，使头孢哌酮抗菌作用增强、抗菌谱扩大。头孢哌酮/舒巴坦对产或不产β-内酰胺酶的大肠埃希菌、克雷伯菌属、肠杆菌属、柠檬酸杆菌属、变形杆菌属、普罗威登菌属、沙雷菌属、沙门菌属、志贺菌属等肠杆菌科细菌、铜绿假单胞菌与不动杆菌属均具良好抗菌活性。淋病奈瑟球菌、脑膜炎奈瑟球菌亦对本品敏感。头孢哌酮/舒巴坦对金葡菌（产青霉素酶和不产青霉素酶的菌株）和表皮葡萄球菌有抗菌作用，对肺炎链球菌、化脓性链球菌等链球菌属亦具抗菌活性。脆弱拟杆菌等拟杆菌属、梭杆菌属、消化球菌、消化链球菌、梭状芽胞菌属、真杆菌属和乳杆菌属等厌氧菌均敏感。

头孢哌酮/舒巴坦适用于慢性支气管炎、支气管扩张合并感染、肺炎、肺脓肿、脓胸和慢性阻塞性肺病合并感染等；泌尿系统感染；胆囊炎、胆管炎、肝脓肿和腹腔感染等；败血症和感染性心内膜炎；创伤或外科伤口继发皮肤软组织感染；骨和关节感染；盆腔炎和盆腔感染等。头孢哌酮/舒巴坦的应用剂量：2~8g/日。

（3）舒他西林　为氨苄西林与舒巴坦的合剂，氨苄西林/舒巴坦可供肌内注射或静脉给药。成人剂量为每次1.5~3g，每6小时一次，每日舒巴坦总量不得超过4g。口服与优立新相似，舒他西林口服，每次375~750mg，每日2次。

3. 他唑巴坦（tazobactam）　也称为三唑巴坦，为一种青酶烷砜衍生物，与其他β-内酰胺类抗生素相同，可与细菌的青霉素结合蛋白结合，抑制细菌中隔和细胞壁形成，产生杀菌作用，抗菌谱与舒巴坦相似，优于克拉维酸和舒巴坦，能抑制Ⅱ~Ⅴ型和部分β-内酰胺酶。哌拉西林/他唑巴坦（piperacillin/tazobactam，特治星）组合可保护后者不被β-内酰胺酶水解，扩大其抗菌谱，使哌拉西林/他唑巴坦对多数革兰阳性球菌和革兰阴性杆菌均具有良好抗菌作用，其抗菌谱较氨苄西林/舒巴坦、阿莫西林/克拉维酸广，与替卡西林/克拉维酸相近，包括产β-内酰胺酶的金葡菌、凝固酶阴性葡萄球菌；产β-内酰胺酶的流感嗜血杆菌、卡他莫拉菌、淋病奈瑟球菌、脑膜炎奈瑟球菌、沙门菌属、大肠埃希菌、克雷伯菌属、变形杆菌属、普罗威登菌属、摩氏摩根菌、不动杆菌属、沙雷菌属、柠檬酸杆菌属；铜绿假单胞菌、产β-

内酰胺酶的脆弱拟杆菌及其他拟杆菌如普通拟杆菌、多形拟杆菌等，产气荚膜梭菌、艰难梭菌等也对本品敏感。哌拉西林/他唑巴坦对肺部感染有效率96.9%，对耐哌拉西林的肠杆菌科菌等有良好疗效，对金葡菌也敏感。

（1）临床应用 哌拉西林/三唑巴坦适用于因产β-内酰胺酶而耐哌拉西林但对本品敏感的细菌所致中、重度感染，如大肠埃希菌、柠檬酸杆菌属、克雷伯菌属、肠杆菌属、沙雷菌属、变形杆菌属、摩氏摩根菌、铜绿假单胞菌、流感嗜血杆菌、不动杆菌属、葡萄球菌属和拟杆菌属所致的下列感染：①慢性支气管炎、支气管扩张合并感染、肺炎、肺脓肿、脓胸和慢性阻塞性肺病合并感染等下呼吸道感染；②泌尿系统感染；③胆囊炎、胆管炎、肝脓肿和腹腔感染；④创伤或外科伤口继发皮肤软组织感染、蜂窝织炎；⑤盆腔炎、盆腔感染等。

（2）用法 哌拉西林/三唑巴坦的常用剂量为每次3.375g静脉滴注，每6小时给药一次；或每次4.5g每8小时给药一次。医院获得性肺炎患者的初始剂量应为每次3.375g静脉滴注，每6小时给药一次，或每次4.5g每6小时给药一次。可联合应用氨基苷类。肾功能不全患者，需按内生肌酐清除率调整给药剂量。血液透析患者的最大剂量为2.25g，每8小时给药1次。血液透析可清除部分药物，透析后应补给哌拉西林/三唑巴坦0.75g。

【头孢菌素】

头孢菌素（cephalosporins）是分子中含有头孢烯和头霉烯两类β-内酰胺类的半合成抗生素，通过破坏细菌的细胞壁的合成，并在繁殖期杀菌。对细菌的选择作用强，具有抗菌谱广、抗菌作用强、耐青霉素酶、过敏反应较青霉素类少见等优点。所以是一类高效、低毒、临床广泛应用的重要抗生素。头孢菌素类和青霉素类同属β-内酰胺类抗生素，不同的是头孢菌素类的母核是7-氨基头孢烷酸（7-ACA），而青霉素的母核是6-氨基青霉烷酸，这一结构上的差异使头孢菌素能耐受青霉素酶。

（一）头孢菌素的临床适应证

1. 中谱头孢菌素 包括一、二代头孢菌素。

（1）第一代头孢烯 如头孢唑啉和头孢氨苄、头孢拉定等。主要对革兰阳性菌和部分阴性菌，如大肠埃希菌、克雷伯杆菌等，但对假单胞菌属、肠杆菌属和沙门氏菌等无效。

（2）第二代头孢烯 如头孢呋辛、头孢替安等保留了第一代头孢烯的抗革兰阳性菌的强度，但对流感杆菌等较一代为优。

（3）第二代头霉烯 如头孢西丁、头孢美唑等抗需氧菌的作用与第二代头孢烯相似，但对厌氧菌有效，所以是具有抗厌氧菌作用的第二代头孢菌素。头霉烯类的另一个优点是对产生超广谱β-内酰胺酶（ESBL）菌，如大肠埃希菌和克雷伯菌等有效。

2. 广谱头孢 包括三、四代头孢菌素。

（1）第三代头孢烯分为两类：

1）第三代氨基噻唑，亚氨基甲基头孢菌素类 包括头孢噻肟、头孢甲肟、头孢唑肟、头孢地秦、头孢曲松等，在临床应用的剂量条件下，抗需氧菌的革兰阳性和阴性比较平衡，但对脆弱类杆菌和铜绿假单胞菌效果差。由于具有良好的通透性和较强抗菌活性，可用于治疗脑膜炎。

2）第三代抗铜绿假单胞菌头孢菌素 即第三代镓基头孢烯类的头孢他啶等，酰基头孢的头孢哌酮、头孢匹胺等，对包括铜绿假单胞菌和肠杆菌科等革兰阴性菌有很强的抗菌活性，抗革兰阳性菌的作用与第三代氨基噻唑头孢烯相似，但头孢他啶抗革兰阳性菌作用较弱。第三代头孢烯对 ESBL 不稳定，如对大肠埃希菌和克雷伯杆菌等产 ESBL 株不敏感，同时第三代头孢烯对染色体介导的 I 类酶（AmpC 酶）不稳定，如对枸橼酸杆菌和铜绿假单胞菌产 AmpC 酶菌等不敏感。

（2）第三代头霉烯如拉氧头孢等抗需氧菌作用与第三代氨噻肟头孢烯相似，其优点是①具有抗厌氧菌的作用，所以是具有抗厌氧菌作用的第三代头孢菌素；②对大肠杆菌、克雷伯菌属等产 ESBL 菌有效。

（3）第四代头孢烯具有第三代氨噻肟头孢烯的氨噻肟基团和第三代镓基头孢烯的镓基，所有兼具了这两类第三代头孢菌素的双重优点，即具有头孢噻肟和头孢他啶的双重优点；同时对枸橼酸杆菌和铜绿假单胞菌等产 AmpC 酶菌有效。

（二）头孢菌素类抗生素分类

（1）头孢菌素按化学结构可分为两大类　头孢烯类和头霉烯类。

（2）头孢菌素类按给药途径可分为注射和口服两类　注射用头孢菌素类和口服头孢菌素类。

（3）按抗菌谱头孢菌素可分为中谱头孢菌素包括第一、二代头孢菌素和广谱头孢菌素，包括第三、四代头孢菌素。

（4）如按抗菌作用的特点分类，一般将常用头孢菌素分为四代。

现在临床上较流行的是将头孢菌素划分为"代"，目前头孢菌素包括第一、二、三、四代。实际上在某一代头孢菌素中，其抗菌活性和药物性能都有显著的不同。

1. 第一代头孢菌素

注射用制剂：cephalothin（先锋 I 号）2～6g/日，分 2～4 次；

　　　　　　　cefazolin（头孢唑啉，先锋 V 号）0.5 克/次，4 次/日；

口服制剂：cephradine（头孢拉定）0.5 克/次，4 次/日；

　　　　　cephalexin（头孢氨苄）0.5g，4 次/日；

　　　　　cephradine（头孢拉定）0.5g，4 次/日；

　　　　　cefadroxil（头孢羟氨苄）0.5g，3～4 次/日；

第一代头孢菌素的主要抗菌特点：①能抑制链球菌 A、B、C 和 G 组，对肺炎链球菌、金葡菌和表皮葡萄球菌的作用较第二，三代为强；②对革兰阴性菌的作用远比第二、三、四代为弱，对沙霉菌属、产气杆菌、拟杆菌、普通变形杆菌和铜绿假单胞菌无效，对 β-内酰胺酶的稳定性较二、三代为差；③对肠杆菌属，大肠埃希菌，肺炎克雷伯杆菌有抑制作用；④某些第一代头孢菌素对肾脏有毒性，如头孢噻吩和头孢唑啉。

2. 第二代头孢菌素　本组头孢菌素按理不应归为一组，因为本组内的头孢菌素，抗菌活性和药物性能都有相当大的差异。第二代头孢菌素的主要抗菌特点：①本组头孢菌素对肠杆科菌和克雷伯杆菌的作用较第一代为强，对嗜血流感杆菌的活性也增加，如头孢克洛（cefaclor，希刻劳）对流感杆菌有治疗作用，并对 β-内酰胺酶部分稳定；②抗革兰阳性球菌的活性与第一代头孢菌素相似或稍弱；③对铜绿假单胞菌及大多数肠杆菌、沙雷菌、不动杆菌等无效；④头孢孟多、头孢替安对青霉素酶稳定，但可被头孢菌素酶破坏；头孢呋辛则对这两种酶均较稳定。现将临床上常用的第二代头孢菌素简述如下：

（1）cefamandole（头孢孟多）　对革兰阳性菌的作用与第一代相近，对肺炎克雷伯杆菌、奇异变形杆菌、流感杆菌、淋病奈瑟菌等的作用较第一代强。对沙雷菌、肠杆菌属、铜绿假单胞菌、不动杆菌、厌氧菌等耐药。对 β-内酰胺酶欠稳定。常用剂量：0.5～1g，4 次/日，静脉注射。

（2）cefuroxime（头孢呋辛）　抗菌谱同头孢孟多，对革兰阴性杆菌的作用稍强于头孢孟多，对β-内酰胺酶稳定，能透过血脑屏障，能抑制大部分链球菌和金葡菌，以及流感杆菌，对产生β-内酰胺酶的肠杆菌科也有效。但对铜绿假单胞菌和拟杆菌无效，副反应小。但由于临床上的广泛应用，对头孢呋辛的耐药菌株有一定的增加。常用剂量：口服：0.25g，3次/日；静脉注射：1.5克/次，3次/日。

（3）cefotiam（头孢替安）　抗菌谱同头孢孟多，对革兰阳性球菌的作用与头孢呋辛、头孢美他醇相近，对革兰阴性杆菌的作用较头孢呋辛、头孢美他醇稍弱，对厌氧球菌也有抗菌活性。

3. 第三代头孢菌素　第三代头孢菌素的主要抗菌特点有：①抗葡萄球菌的作用不如第一、二代头孢菌素，但对链球菌的抗菌活性比第一、二代头孢菌素增强，对肠球菌的作用较弱；②对绝大多数革兰阴性杆菌具有强大的抗菌活性，抗菌谱扩大；③对吲哚阳性变形杆菌、肠杆菌、枸橼酸杆菌、沙雷菌、铜绿假单胞菌、不动杆菌等均有活性，对大多数厌氧菌有抗菌活性；④对大多数β-内酰胺酶（包括青霉素酶和头孢菌素酶）高度稳定，但细菌产生的超广谱酶（ESBLs）能破坏其结构；⑤大多数能透过血-脑脊液屏障，常用于严重院内感染和颅内感染的治疗。

第三代头孢菌素可以划分为两组：

（1）氨基噻唑，亚氨基甲基头孢菌素（aminothiazolyl iminomethoxy, cephalosporins）　临床上常用有：cefotaxime（头孢噻肟，凯复隆）、ceftizoxime（头孢唑肟）、cefmenoxime（倍司特克，头孢甲肟）、ceftriaxone（头孢三嗪）。此类药物对溶血链球菌，肺炎链球菌具有强有力的活性，在小于0.1μg/ml时即有抑制作用。对流感杆菌也有良好的活性。但这几种头孢菌素对铜绿假单胞菌和硝酸盐杆菌均无效。

（2）抗铜绿假单胞菌头孢菌素　临床上常用有：cefoperazone（先锋必素、头孢哌酮）、ceftazidime（头孢他啶，凯复定，复达欣）、cefsulodin（头孢磺苄）等。

现将临床上常用的第三代头孢菌素简述如下：

1）cefotaxime（头孢噻肟，凯复隆）　是最早应用于临床的第三代头孢菌素，对肠杆菌科、流感杆菌、淋病奈瑟菌活性极强，对厌氧菌也有作用，而对铜绿假单胞菌活性较差。临床常用剂量为1.0g，每12小时一次。

2）cefoperazone（头孢哌酮，先锋必素）　能抑制肠杆菌和大部分革兰阳性菌，也能抑制铜绿假单胞菌，但是不如ceftazidime（头孢他啶），能杀灭某些有β-内酰胺酶的大肠埃希菌，克雷伯杆菌和拟杆菌。对β-内酰胺酶稳定性较差。主要从胆汁中排出，胆汁中浓度较高，但难以透过血脑屏障。该药对凝血功能有一定的影响，故应用头孢哌酮时每周补充一次维生素K。常用剂量：2g，2次/日，静脉注射。

3）ceftriaxone（头孢曲松，头孢三嗪）　具有广谱、长效、高效、低毒等优点。对变形杆菌、流感杆菌等的抗菌活性优于头孢噻肟。对铜绿假单胞菌的作用不如头孢哌酮。半衰期为第三代头孢菌素中最长的，每日给药一次即可。常用剂量：每日1~2g。

4）ceftizoxime（头孢唑肟）　抗菌谱广，对革兰阴性杆菌的作用与头孢噻肟相近，对铜绿假单胞菌、葡萄球菌、肠球菌的作用差。对β-内酰胺酶高度稳定，血浓度高，半衰期为2小时左右。常用剂量：2~4g/d，分2~4次。

5）ceftazidime（头孢他啶，凯复定，复达欣）　抗菌谱广，对革兰阴性杆菌的抗菌作用是第三代头孢菌素中最强的品种，对铜绿假单胞菌有强大的活性，但对链球菌和金葡菌不如凯复隆，对β-内酰胺酶极为稳定。组织分布广，易透过血脑屏障，主要从肾脏排出。头孢他啶在治疗肺部感染中为一种优先抗菌素，广泛应用于原因不明的感染，对发热和白细胞升高的患者，可以单用，也可以与氨基糖苷类抗生素或万古霉素合用。常用剂量：1~6g/d，分2~3次。

6）cefsulodin（头孢磺苄）　抗菌谱相对较窄，主要应用于铜绿假单胞菌的感染，对其他部分假单胞菌属、嗜麦芽黄单胞菌也具有强大的抗菌活性。但对革兰阳性球菌抗菌作用较弱。常用剂量：0.5~2.0g/d，分2~4次，静脉滴注。

7）cefodizime（modivid，莫敌，头孢地嗪）　为第一个兼有免疫调节功能的头孢菌素，能促进粒细胞和单核细胞的趋化作用，刺激吞噬细胞的杀菌功能，增强巨噬细胞功能及B淋巴细胞的应答性。抗菌谱及体外抗菌作用同头孢噻肟。半衰期较长，为3.5~3.7小时。常用剂量：2.0~4.0g/d，分2次，静脉滴注。

4. 第四代头孢菌素　第四代头孢菌素是近年来开始应用于临床的新一代头孢菌素，与第三代头孢菌素相比，抗菌谱要更广，抗菌活性更强，而且对细菌产生的β-内酰胺酶更晚稳定。已在临床上应用，代表产品有：头孢匹罗（cefpirome）、头孢吡肟（cefepime，maxipime）和头孢克里定（ceflidin）等。

（1）第四代头孢菌素的主要抗菌特点　①抗菌谱广，能迅速透过细胞外膜而起到强力杀菌作用，对革兰阴性菌（包括铜绿假单胞菌、不动杆菌）有强大的抗菌活性，相当于或优于第三代头孢菌素，对铜绿假单胞菌和肠杆菌科细菌以及革兰阳性球菌和肠球菌的作用，均比其他头孢菌素强。在第四代头孢菌素中以头孢匹罗对革兰阳性菌的作用最强；②第四代头孢菌素虽然对革兰阳性菌（包括产青霉素酶的金葡菌）有一定的抗菌活性，其抗革兰阳性菌的能力与第三代头孢菌素相似或更强，但是对厌氧菌和对耐甲氧西林地金葡菌（MRSA）仍然不理想；③对β-内酰胺酶，包括诱导产生的染色体酶十分稳定，对耐第三代头孢菌素的菌株仍有抗菌活性；④药代动力学特点：第四代头孢菌素的药代动力学特点大致相同，虽然半衰期较短，但血药峰浓度高。

（2）第四代头孢菌素的适应证　目前第四代头孢菌素已经应用于临床，其主要适应证有：医院内获得性肺炎、严重的社区获得性肺炎、粒细胞缺少症合并感染、医院内感染性脓毒症和细菌性脑膜炎等。第四代头孢菌素应用于医院内获得性肺炎的治疗是由于院内感染的特点和其抗菌谱所决定的。临床上机械通气的患者常常在早期出现金葡菌、流感杆菌感染，而后可有肠杆菌细菌和铜绿假单胞菌感染。所以，在明确病原菌之前，应用第四代头孢菌素作为经验性治疗是可取的。严重的社区获得性肺炎常常由于肺炎链球菌、金葡菌、流感杆菌等病原菌所致，这些病菌对第四代头孢菌素均很敏感。

（3）头孢匹罗的抗菌活性　头孢匹罗为超广谱第四代头孢菌素的代表性抗生素之一，对绝大多数革兰阳性菌和革兰阴性菌具有活性。头孢匹罗的化学结构与第三代头孢菌素密切相关，故具有第三代头孢菌素的特征：①可快速穿透革兰阴性菌的外膜；②对位胞质周围的Ⅰ类β-内酰胺酶稳定且亲和力低；③与青霉素结合蛋白亲和力高；④其他内在抗菌活性强于第三代头孢菌素。

头孢匹罗有比较平衡的抗菌谱，包括革兰阳性球菌和阴性球菌，而且对可产生Ⅰ类β-内酰胺酶（可使第三代头孢菌素菌素失活）的肠杆菌科有抗菌活性。另外，包括甲氧西林敏感的金葡菌的抗菌活性强于第三代头孢菌素。

1）对革兰阴性菌的作用　头孢匹罗对肠杆菌科有良好的抗菌活性，绝大多数肠杆菌包括异型枸橼酸杆菌、产气肠杆菌、大肠埃希菌、肺炎克雷伯杆菌、奇异变形杆菌和普通变形杆菌等均对头孢匹罗高度敏感。头孢匹罗对肠道致病菌如沙门菌属、志贺菌属、结肠炎杆菌和霍乱弧菌等也有极好的活性。头孢匹罗对铜绿假单胞菌具有中等程度的抗菌活性，比头孢他啶低2倍。对头孢匹罗耐药的铜绿假单胞菌对头孢他定也耐药，头孢匹罗一般对嗜麦芽假单胞菌（黄单胞菌）无活性。头孢匹罗对卡他莫拉菌和流感嗜血杆菌敏感，对不动杆菌属的活性比头孢他啶、头孢曲松低2~4倍。

2）对革兰阳性菌的作用　在第三、四代头孢菌素中，头孢匹罗对革兰阳性细菌活性最强，头孢匹罗对甲氧西林敏感（MSSA）和凝固酶阴性葡萄球菌的抗菌活性比头孢他啶和头孢塞肟强2~16倍，对甲氧西林耐药的菌株（MRSA）活性较低，但与万古霉素有协同作用。肺炎球菌对头孢匹罗高度敏感，对青霉素中度和高度耐药的菌株，头孢匹罗仍敏感。头孢匹罗对肠球菌具有中度活性。

目前认为头孢匹罗可适用于：①严重的院内获得性肺炎和社区获得性肺炎；②粒细胞减少的患者感染；③重症监护病房（ICU）中的患者合并严重感染；④败血症或菌血症；⑤皮肤和软组织感染；⑥复杂性尿路感染。

（4）头孢吡肟（商品名：马斯平）的抗菌活性

1）抗菌特性　头孢吡肟易于穿透细菌的细胞外膜，特别是对革兰阴性菌的细胞外膜，比第三代头孢菌素的穿透性更强，因此有更多的药物能进入细菌体内。头孢吡肟对于染色体介导的Ⅰ型-β内酰胺酶的亲和力比较弱，不容易被这些酶水解破坏，所以对产生这类酶的细菌比其他头孢菌素更有效。头孢吡肟对产AmpC菌具有强大活性。头孢吡肟不易被质粒介导的酶，尤其是超广谱酶（ESBL）水解，因此受这类酶的影响程度低。而三代头孢菌素（如头孢噻肟、头孢他啶）易被多种超广谱酶所水解而失活。头孢吡肟与细菌的青霉素结合蛋白（PBP3）有强大的亲和力；对PBP2也有比较好的亲和力，加强了抗菌能力。

2）药代动力学特点　第四代头孢菌素的药代动力学特点基本上与第三代头孢菌素相似，肌肉吸收非常完全；并与其他β-内酰胺类抗生素一样，吸收后主要分布在细胞外液；药物半衰期2小时左右；在体内很少代谢，绝大部分经肾脏以原形排出。头孢吡肟在尿液、胆汁、腹膜液、气管黏膜、痰液、前列腺液、胆囊中均能达到治疗浓度。当局部组织有炎症时，药物浓度可较高。这一点对于脑膜特别有意义。虽然在正常脑脊液中头孢吡肟的浓度不是很高但当脑膜有炎症时，在脑脊液中可以达到有效浓度。

与大多数β-内酰胺类抗生素相似，当中度以上肾功能减退时，由于药物的肾脏排出减少，肌酐清除率≤50ml/min时应适当减少剂量。这是由于药物排泄减少，血液浓度增高，故不需要用大剂量。至于轻度肾功能减退（肌酐清除率50~80ml/min）时则不需要调整剂量。头孢吡肟不在肝脏代谢，不会影响肝功能。

3）抗菌活性　头孢吡肟抗菌谱广，对大多数革兰阳性和革兰阴性菌，包括多数耐氨基糖苷类或耐第三代头孢菌素（如头孢他啶）的菌株都有效。对于肠杆菌科细菌，头孢吡肟保持了第三代头孢菌素中优良品种的特点。另外，由于头孢吡肟对染色体介导的Ⅰ型酶的亲和力较弱，不易被这类酶所作用，所以对于产这类酶的细菌作用增强。最常产生这种酶的细菌如黏质沙雷菌、弗劳地枸橼酸杆菌、阴沟肠杆菌、莫根菌属、普罗威登菌等，而第三代头孢菌素对其作用较差。此外，头孢吡肟对铜绿假单胞菌亦有良好的抗菌活性；对肺炎球菌、葡萄球菌等革兰阳性菌也有较好的活性，对近年来出现的青霉素耐药肺炎球菌，也有强大的

作用。

总之，头孢吡肟的抗菌作用保持了与第三代头孢菌素相似的抗革兰阴性杆菌作用，而对革兰阳性菌的作用则优于第三代头孢菌素。

4）临床适应证和剂量　头孢吡肟主要用于治疗敏感细菌引起的呼吸道感染特别是下呼吸道感染，包括医院内和社区获得性的下呼吸道感染，也包括一些社区获得性感染严重病例需住院者；皮肤软组织感染；腹腔感染、妇产科盆腔感染；败血症；中性粒细胞减少伴发热；病原尚未查明的发热（尤其适用于难治性感染）；多重耐药菌感染包括高度青霉素耐药的肺炎球菌感染。头孢吡肟适用于中、重度感染。

治疗中度感染，临床常用剂量为成人每次 1g，q12h，静脉或肌内给药，疗程 7～10 日。严重感染患者，每次 2g，q12h，静脉给药。对于极严重感染患者或个别免疫功能低下、粒细胞减少合并重症感染患者，每次 2g，q8h，静脉给药。

（三）口服头孢菌素类抗生素　头孢菌素已从注射发展到口服，而且口服头孢菌素从第一代发展到第三代（表4-1-2）。第一代口服头孢菌素主要包括头孢氨苄、头孢拉定、头孢羟氨苄等，主要用于产酶耐药的耐青霉素的革兰阳性细菌或青霉素过敏的轻、中度感染。第二代口服头孢菌素如头孢呋辛酯，其适应证与第一代相似而疗效稍高。第三代口服头孢可分为两类，一类是酯化第三代口服头孢菌素，如头孢泊肟酯，另一类是非酯化第三代口服头孢菌素、如头孢克肟等，主要用于敏感的革兰阳性和阴性菌中、轻度感染，和已经对一、二代头孢耐药的革兰阴性菌引起的慢性难治性感染。

表4-1-2　口服头孢菌素的分代

分代		中文药名	外文药名	商品名
第一代	非酯化型	头孢氨苄	cefalexin	cracef
		头孢拉啶	cefradin	sefril
		头孢羟氨苄	cefadroxil	bidocef
第二代	非酯化型	头孢克洛	cefaclor	希刻劳（ceclor）
		头孢丙烯	cefprozil	施复捷（cefzil）
	酯化型	头孢呋辛酯	cefuroxime axetil	zinnat
		头孢替安酯	cefotiam hexetil	
第三代	酯化型	头孢泊肟酯	cefpodoxime proxetil	
		头孢妥仑匹酯	cefditoren pivoxil	美爱克（meiact）
		头孢他美酯	cefetamet pivoxil	
	非酯化型	头孢克肟	cefixime	
		头孢地尼	cefdinir	
		头孢布烯	cefbituben	

现将临床上常用的口服头孢菌素简述如下：

（1）cefalexin（头孢氨苄）　为第一代口服头孢菌素，对产青霉素酶和不产酶葡萄球菌的平均 MIC 分别为 4mg/L 和 2mg/L，对 A 组溶血性链球菌、草绿色链球菌和肺炎球菌的 MIC 分别为 0.1~0.4mg/L，1~6.3mg/L 和 1.6~3.1mg/L，肠球菌属耐药。其他革兰阳性菌对本品大多敏感。梭状芽孢杆菌属比较耐药，革兰阳性厌氧球菌中度敏感。奈瑟菌属对本品敏感，百日咳杆菌中度敏感，流感杆菌的敏感性较差。本品对部分大肠埃希菌、奇异变形杆菌、肺炎杆菌、沙门菌属和志贺菌属有抗菌活性，其余肠杆菌科细菌、不动杆菌属及铜绿假单胞菌皆耐药。梭杆菌属一般对本品敏感。

头孢氨苄不良反应的总发生率为 8%。以恶心、呕吐、腹泻和腹部不适等胃肠道反应较为多见。皮疹、药物热等变态反应少见（1%）。应用头孢氨苄期间出现肾损害者罕见，采用过高剂量时也可出现血尿、嗜酸粒细胞增多和血肌酐升高，停药后上述异常迅速消失。偶有患者出现血清转氨酶升高，Coombs 试验阳性等。

常用剂量：成人剂量为每 6 小时　250~500mg。肾功能减退时应减少剂量，首次剂量 500mg，以后每次 250mg。

头孢氨苄的临床适应证：本品对急性扁桃体炎、咽峡炎、中耳炎、鼻窦炎以及肠炎、支气管扩张、肺脓肿等皆有较好疗效，为治疗呼吸道感染的选用药物。

（2）cefradine（头孢拉定）　抗菌作用与头孢氨苄相仿。本品对不产青霉素酶和产酶金葡菌的 MIC 分别为 2.0mg/L 和 8.0mg/L。除肠球菌属和耐甲氧西林金葡菌（MRSA）外，其余革兰阳性球菌对本品皆敏感。本品对大肠埃希菌、肺炎杆菌和奇异变形杆菌有一定抗菌作用，其余肠杆菌科细菌多耐药。淋病奈瑟菌也对本品敏感，流感杆菌的敏感性甚差。除脆弱类杆菌外，其余厌氧菌多对本品敏感。

头孢拉定不良反应的发生率为 6%，以胃肠道反应较为多见，发生药疹者有 1%~3%。少数患者可有血清尿素氮或转氨酶升高。注射给药时局部刺激少见。

常用剂量：成人剂量为每日口服 1~2g，分 3~4 次。肌酐清除率为 0.167~0.835ml/s 和低于 0.167ml/s 时的剂量为常规剂量的 50% 和 25%。透析可清除本药。

适应证：应用本品可治疗金葡菌、表皮葡萄球菌、淋病奈瑟菌属、大肠埃希菌中敏感菌株所致的轻、中度呼吸道感染、生殖泌尿道感染、软组织感染等效果满意。

（3）cefadroxl（头孢羟氨苄）　抗菌谱与头孢氨苄和头孢拉定相似，本品对 A 组溶血性链球菌和 B 组溶血性链球菌以及草绿色链球菌的抗菌作用较头孢氨苄强 3~4 倍；对沙门菌属和志贺菌属抗菌活性为头孢氨苄的 2 倍；对流感杆菌和淋病奈瑟菌的抗菌活性仅为头孢氨苄的一半。其他肠杆菌科细菌、不动杆菌和铜绿假单胞菌皆对本品耐药。肾功能损害时本品将有积蓄现象，剂量应予调整。肝功能减退患者应用一般剂量时不需调整剂量。血液透析 6~8h 可使血药浓度降低 75%。

头孢羟氨苄的不良反应少而轻，为时短暂，罕有因反应而停药者。总反应发生率为 5% 左右，以胃肠道反应为主，过敏反应如皮疹、皮炎较少见。

常用剂量：一般感染成人剂量每 12 小时　0.5~1g，分 2 次给药。肾功能损害患者的成人剂量分别为每 24 小时和 36 小时 0.5g，进食不影响疗效。由于尿中药物浓度较高，对于无并发症尿路感染的剂量每日 1 次即可。以头孢羟氨苄 0.5~1g 每日 2 次剂量治疗下呼吸道感染的疗效与头孢氨苄 0.25~0.5g 每日 4 次者的疗效相仿。

适应证：头孢羟氨苄主要治疗敏感菌所致呼吸道感染、尿路感染、皮肤软组织感染、骨关节感染等疗效均甚满意。

（4）cefuroxime Axetil（头孢呋辛酯）　为第二代口服头孢菌素，本品脂溶性强，口服吸

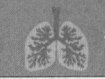

收良好。头孢呋辛酯口服吸收后在肠黏膜和门脉循环中为非特异性酯孢呋酶迅速水解，释放出头孢呋辛而发挥其抗菌作用，因此头孢呋辛酯的抗菌谱和抗菌活性与头孢呋辛同。

头孢呋辛酯的不良反应轻微短暂，多不影响治疗，主要为胃肠道反应，如恶心、呕吐、腹泻等。变态反应与其他头孢菌素相似，伪膜性肠炎偶可发生，嗜酸粒细胞增多及一过性血清转氨酶升高皆有报告。本品对凝血酶原时间无影响。

常用剂量：成人剂量为每次口服250mg，下呼吸道感染加至每次500mg，每日2次，单纯性淋球菌尿道炎单剂疗法剂量为1g。药物应于餐后服用以增加吸收，提高血药浓度，亦可减少胃肠道反应。

适应证：头孢呋辛酯可治疗各种上呼吸道感染、中耳炎、下呼吸道感染、尿路感染及皮肤软组织感染等。

（5）cefaclor（头孢克洛）　为第二代口服头孢菌素制剂，对革兰阴性杆菌的作用明显优于第一代口服头孢菌素，对产酶流感杆菌和卡他莫拉菌也有很强的抗菌活性。口服吸收率高达90%，常用剂量：0.25~0.5g，每日3次。

（6）cefprozil（头孢丙烯，商品名：施复捷）　为广谱的二代口服头孢菌素，其体外抗菌谱广，覆盖了常见呼吸道病原菌，在最低抑菌浓度即可发挥作用，β-内酰胺酶的水解作用稳定，生物利用度高，维持有效血药浓度时间长，胃肠道吸收完全，不受食物影响。这些优良的药代动力学特性决定了其每天仅需给药1~2次的方便的用药方案。

头孢丙烯的杀菌机制是阻碍细菌细胞壁的合成。对大部分革兰阳性需氧菌如：金黄色葡萄球菌（包括产β-内酰胺酶菌株）、肺炎链球菌、化脓性链球菌和草绿色链球菌具有明显抑制作用，对革兰阳性需氧菌如：流感杆菌（包括产β-内酰胺酶株）、卡他莫拉菌（包括产β-内酰胺酶菌株）高度敏感。对厌氧菌中的黑色素类杆菌、艰难酸杆菌、产气英膜杆菌等也具有一定的抑制作用。

头孢丙烯口服吸收迅速，胃肠吸收率约95%。血浆蛋白结合率36%。血浆半衰期虽1~3小时，但由于其MIC很低，使其维持在血浆和组织液中的超过众多致病菌MIC浓度的时间可达6.5~9小时。

头孢丙烯的适应证包括：由敏感菌所引起的呼吸道感染如中耳炎、咽炎、扁桃体炎、鼻窦炎、慢性支气管炎的急性细菌感染发作和急性支气管炎的继发性细菌感染以及皮肤和皮肤软组织感染。治疗上呼吸道感染：包括中耳炎、扁桃体炎、鼻窦炎等，口服：成人每日1次，每次500mg；治疗下呼吸道感染及皮肤软组织感染等，口服，每日2次，每次500mg。

（7）cefditoren（头孢妥仑匹酯，商品名：美爱克）　为广谱的三代口服头孢菌素，头孢妥仑匹酯在分子结构上有如下几个特征：C_7上的氨基噻唑基（aminothiazole　group）扩大了抗菌谱，增强了抗菌活性；C_7上的特戊酰氧甲基（methoxymino group）提高了对各种β-内酰胺酶的稳定性；C_3上的4-甲基噻唑基（4-methylthiazole group）增强了对革兰阳性菌的抗菌活性；C_2上的匹酯基（pivoxil group）提高了口服的吸收性。其中后两个特点是头孢妥仑匹酯所独有的。这些结构上的特点保证了头孢妥仑匹酯的吸收和作用。作为药物前体，头孢妥仑匹酯口服后，在肠壁酯酶的作用下，脱酯形成头孢妥仑发挥作用。

头孢妥仑匹酯对革兰阳性菌及阴性菌具有广泛抗菌谱，尤其对葡萄球菌属，包括肺炎链球菌在内的链球菌属等革兰阳性菌、大肠埃希菌、卡他布兰汉球菌、克雷伯杆菌属、变形杆菌属、流感杆菌等革兰阴性菌以及消化链球菌属、拟杆菌属等厌氧菌显示很强抗菌力。头孢妥仑匹酯对各种细菌产生的β-内酰胺酶稳定，对β-内酰胺酶产生株也显示很强抗菌力。

头孢妥仑匹酯的作用机制为抑制细菌细胞壁合成，与各种细菌青霉素结合蛋白（PBP）的亲和性高，发挥其杀菌性作用。常用口服剂量：一次 200mg，每日 2 次，餐后服用，随年龄及症状适当增减剂量。

（四）头孢菌素类的不良反应

1. 过敏反应　头孢菌素类抗生素可发生过敏反应，临床上表现为皮疹、荨麻疹、红斑和痒疹等，其中以头孢哌酮、头孢三嗪多见。但过敏性休克非常少见。青霉素与头孢菌素的交叉过敏反应率为 3%~7%。此外，也可引起发热、嗜酸粒细胞增多症。

2. 肾毒性　第一代头孢菌素，尤其是头孢噻吩、头孢噻啶有一定的肾毒性。其余头孢菌素类抗生素在常规剂量时对肾脏无明显影响，也不加重氨基糖苷类抗生素的肾毒性。

3. 肝毒性　1%~7% 的患者应用头孢菌素后可出现暂时的转氨酶和碱性磷酸酶升高，但一般不需要停止治疗。

4. 血液系统的影响　应用头孢菌素的患者，约 3% 可出现 Coomb 试验阳性。偶可见 IgG 红细胞抗体引起的溶血性贫血。有时头孢菌素可直接影响肝内维生素 K 的合成，而发生异常出血。此时可应用维生素 K 治疗。

5. 饮酒后反应　服用含甲硫四唑侧链的头孢菌素数日之后，如饮用酒精类饮料，有时会出现潮红、恶性、呕吐、出汗、心动过速、呼吸增快，偶有低血压和意识模糊的临床表现。

6. 腹泻　头孢哌酮和头孢三嗪如在胆汁内浓度增高可引起腹泻。其他头孢菌素偶有难辨梭菌或金葡菌性肠炎。

【碳青酶烯类抗生素】

碳青酶烯类抗生素有以下抗菌特征：①容易进入细菌外膜，有特殊的通透性；②与细菌中所有 PBPs 具有较强大亲和力，特别是与 PBP2 优先结合；③有极强的 β-内酰胺酶稳定性；④有明显得抗生素后作用（PAE），抗生素后效应是指细菌短暂接触抗生素后，细菌生长仍受到抑制的现象；⑤具有快速杀菌作用。以亚胺培南（imipenem，亚胺硫霉素）为代表的碳青霉烯类抗生素具有高效、广谱、耐酶三大特征，已成为治疗严重医院内获得性肺炎、混合感染以及多重耐药菌感染的有效药物。

（1）高效　有高效的抗需氧菌作用，亚胺培南对需氧革兰阳性菌，如金葡菌和表皮葡萄球菌，比第一代先锋霉素分别强 4 和 8 倍，对需氧革兰阴性杆菌也有很强大抗菌活性，其抗铜绿假单胞菌的作用相当于头孢他啶。

（2）广谱　碳青酶烯类抗生素具有相当广泛对抗菌谱，其特点有：①对需氧菌和厌氧菌具有双重抗菌作用；②对需氧的革兰阳性菌和革兰阴性菌具有平衡对抗菌广谱作用，即：从革兰阳性金葡菌到革兰阴性的铜绿假单胞菌都具有广泛的抗菌范围，抗菌谱几乎包括所有临床常见的病原菌，包括肠杆菌科，铜绿假单胞菌，硝酸盐阴性杆菌，流感杆菌，许多革兰阳性菌和厌氧菌，具有特别显著的抗铜绿假单胞菌活性。但是对 MRSA 缺乏活性，如单用该药治疗肠球菌也不可靠。

（3）耐酶　亚胺培南对所有类型的 β-内酰胺酶稳定，对革兰阴性菌外膜有良好的透过性，并对其他 β-内酰胺抗生素无交叉耐药。

碳青酶烯类抗生素的主要缺点有：①有的品种对肾去氢肽酶不稳定，如亚胺培南需与酶抑制剂合用；②有的品种有中枢神经毒性，如亚胺配能治疗小儿脑膜炎 21 例，有 7 例发生痉挛（33%），而美洛培南、头孢他啶仅为 3%，发生机制是因为亚胺培南的部分结构与 GABA

相似；③排泄速度快，半衰期短，都在 1 小时以内，重症患者需每日给药 3 ~ 4 次；④可被碳青霉烯酶（carbapenemase，黄单胞菌产生的酶，属 B 型 β-内酰胺酶）分解，近年来有报道铜绿假单胞菌、沙雷菌、脆弱类杆菌等产生的金属 β-内酰胺酶亦可分解碳青霉烯，而形成细菌的耐药性。由于目前已有耐泰能的铜绿假单胞菌菌株出现，如果治疗铜绿假单胞菌感染，建议泰能与氨基糖苷类合用。

目前临床上常用的碳青霉烯类抗生素有以下几种：

1. 泰能　泰能（tienam）为亚胺培南（imipenem）和西司他丁（cilastatin）的合剂。亚胺培南（imipenem）为硫霉素的脒基衍生物，抗菌谱极广，抗菌活性甚强，对革兰阴性、阳性需氧菌和厌氧菌，以及多重耐药或产生 β-内酰胺酶的细菌皆有良好的抗菌活性。临床上亚胺培南与等量肾去氢肽酶抑制剂-西司他丁合用，其目的是阻断本品在肾脏的代谢和增加泌尿道中原形药物浓度，并消除其可能产生的肾毒性。

临床应用：经过广泛的临床应用，显示泰能对败血症、尿路感染和妇产科感染的临床疗效在 95% 以上。对软组织、骨关节和腹腔内感染的疗效超过 90%，对下呼吸道感染的疗效为 85%。细菌消除情况也甚满意：妇产科感染的细菌消除率为 92%，腹腔感染为 87%，下呼吸道感染为 76%。治疗期中出现细菌寄植或二重感染并非少见，最常见的细菌为假单胞菌属和表皮葡萄球菌。

剂量：成人剂量为每 6 ~ 12 小时静脉滴注 0.25g、0.5g 或 1g；本品有专供肌内注射剂型，用于轻、中度感染。肌酐清除率 < 1.167ml/s 的患者，应调整剂量。肌酐清除率 < 0.0835ml/s 者仅在血液透析时才可使用泰能。

不良反应：泰能的常见药物不良反应有恶心、呕吐、腹泻、药疹、静脉炎、血清转氨酶暂时升高、血小板增多和嗜酸粒细胞增多等。药物剂量较大（大于 4g）、有中枢神经系统疾病、肾功能损害或有其他癫痫诱发因素的患者可发生癫痫发作，发生率自 0.3% 至 1.1% 不等。除铜绿假单胞菌感染外，治疗期间尚未出现细菌耐药现象。

2. 美罗培南　美罗培南（meropenem）对人类肾去氢肽酶-I 稳定，因而不需要与酶抑制剂合用。美罗培南抗菌谱甚广，抗菌活性也极强，对革兰阴性和阳性需氧菌、厌氧菌皆有良好抗菌作用。美罗培南对葡萄球菌和肠球菌属的抗菌作用较亚胺培南稍弱，其中对甲氧西林敏感金葡菌 MIC_{90} 为 0.25mg/L，对肠球菌属细菌 MIC_{90} 为 4mg/L，但甲氧西林耐药葡萄球菌和屎肠球菌对本品耐药。本品对肺炎球菌青霉素敏感株 MIC_{90} 为 0.13mg/L，对耐药株为 1mg/L。李斯德菌属、白喉杆菌亦敏感。

本品对肠杆菌科细菌抗菌活性较亚胺培南强 2 ~ 32 倍，其 MIC_{90} < 0.06mg/L；对流感杆菌活性是亚胺培南的 4 ~ 32 倍；对铜绿假单胞菌等假单胞菌属细菌抗菌活性是亚胺培南的 2 ~ 4 倍。奈瑟菌属、莫拉菌属、包特菌属、阴道加特纳菌也对美罗培南敏感。体外药敏试验提示部分鸟分枝杆菌、偶发分枝杆菌、嗜肺军团菌也对本品敏感。美罗培南对厌氧菌的抗菌活性与亚胺培南相仿。

美罗培南能迅速渗透到靶位，对大多数 β-内酰胺酶包括超广谱酶稳定，但可被嗜麦芽苛养单胞菌、铜绿假单胞菌所产的金属酶水解。美罗培南诱导细菌产 β-内酰胺酶的作用较弱，且不影响其抗菌活性。

吸收、分布和排泄：美罗培南在组织中浓度一般低于血浓度，但在痰液、肺组织、胃肠道、胆管组织、腹腔渗出液、尿路、女性生殖器、心脏、皮肤软组织中都可达到大多数敏感菌的有效浓度。在脑膜炎患者脑脊液中浓度也超过流感杆菌、脑膜炎球菌、葡萄球菌的 MIC。

胆汁中药物浓度与血药浓度相近。本品血清蛋白结合率 <20% 。

本品主要经肾脏排泄，约80%以原形、约20%以代谢产物形式从尿中排出。极少量（2%）经胆管排泄。本品血清半衰期为1小时。合用丙磺舒和肾功能减退者血清半减期延长。本品可为血液透析有效清除，故血透患者应在透析后加用一次剂量。

临床应用：美罗培南治疗败血症，包括肺囊性纤维化合并感染在内的肺部感染、尿路感染、腹腔感染、脑膜炎等都取得了满意疗效。在粒细胞缺乏患者感染的经验治疗中美罗培南取得了与阿米卡星和头孢他啶联合用药相同的疗效。

剂量：成人剂量为 0.5~1g，每6~8小时静脉给药1次，对轻、中度感染患者也可肌内注射给药。

不良反应：美罗培南常见不良反应包括恶心、呕吐、腹泻、瘙痒、头痛、静脉炎，实验室检测异常包括血小板增多、嗜酸粒细胞增多和血清转氨酶，AKP，LDH升高等。偶有癫痫发生，但远较亚胺培南为低。

3. 厄他培南（ertapenem，商品名：INVANZ） 对革兰阳性和阴性的需氧菌、厌氧菌均有相当活性，其抗菌活性主要通过抑制细胞壁合成和与青霉素结合蛋白（PBPs）相结合起作用。厄他培南对各种 β-内酰胺酶稳定，包括青霉素酶、头孢菌素酶和超广谱 β-内酰胺酶（ESBL）。本品对金葡菌（不包括 MRSA）、肺炎链球菌、化脓性链球菌、克雷伯杆菌、流感嗜血杆菌、莫拉菌属均有相当活性。但对铜绿假单胞菌等假单胞菌属无效。可用于中等到重症社区获得性肺炎、腹腔感染、皮肤软组织感染、泌尿系统感染和盆腔感染的治疗。

成人剂量：1.0g，每日1次，静脉滴注（时间大于30分钟），静脉滴注通常不超过14日；本品也可肌内注射（不超过7日）。

常见不良反应：有腹泻、恶心、呕吐、头痛和静脉炎等。

4. 帕尼培南（panipenem） 帕尼培南对人类肾去氢肽酶-I 稳定性优于亚胺培南，但逊于美罗培南。临床上帕尼培南与等量倍他米隆（betamipron）配伍。倍他米隆无抗菌活性，亦非 β-内酰胺酶和肾脱氢肽酶抑制剂，其作用为通过阻断肾皮质摄入帕尼培南而减轻帕尼培南肾毒性。帕尼培南-倍他米隆的剂量以帕尼培南含量计。

帕尼培南抗菌谱与亚胺培南相仿。帕尼培南对革兰阳性菌抗菌活性略强于亚胺培南，对化脓性链球菌和肺炎链球菌的 MIC_{90} 均 ≤0.006mg/L，对粪肠球菌的 MIC_{90} 为 0.78mg/L；帕尼培南对甲氧西林敏感金葡菌 MIC_{90} 为 1.56mg/L；对屎肠球菌和甲氧西林耐药葡萄球菌无抗菌活性。帕尼培南对肠杆菌科细菌抗菌活性与亚胺培南相仿，可抑制大肠埃希菌、肺炎克雷伯菌、阴沟肠杆菌、柠檬酸杆菌属等大多数肠杆菌科细菌。对不动杆菌属的 MIC_{90} 为 0.39mg/L。黄杆菌属、嗜麦芽窄食单胞菌和部分洋葱伯克霍尔德菌对本品不敏感。对大多数厌氧菌具很强抗菌活性，与亚胺培南相仿或稍强。帕尼培南对革兰阳性菌和革兰阴性菌均具抗生素后效应。

临床应用：适用于葡萄球菌属、链球菌属、肠球菌属、消化链球菌属、大肠埃希菌、柠檬酸菌属、克雷伯菌属、肠杆菌属、沙雷菌属、变形杆菌属、摩根菌属、假单胞菌属、卡他莫拉菌、流感嗜血杆菌及拟杆菌属中敏感株所致的以下严重感染：①败血症，感染性心内膜炎；②肺炎、肺脓肿等下呼吸道感染；③复杂性尿路感染，肾盂肾炎及肾周脓肿；④腹腔感染；⑤盆腔感染；⑥骨、关节感染；⑦皮肤及软组织感染；⑧化脓性脑膜炎。

帕尼培南-倍他米隆已经被广泛应用于治疗成人和儿童的败血症、呼吸道感染、尿路感染、腹腔感染、妇科感染及皮肤、软组织感染等各类感染，均取得满意疗效；同时帕尼培南-倍他米隆还可用于治疗儿童化脓性脑膜炎，临床疗效良好，患者耐受性好，因此在日本帕尼培南-倍他米隆亦被批准用于治疗化脓性脑膜炎。

剂量：成人每日 1~2g，每 8~12 小时给药一次；0.5g 溶解于 100ml 生理盐水或葡萄糖注射液中供静脉滴注，每 1g 本品静脉滴注时间应不少于 1h。儿童每日 30~60mg/kg，每 8h 给药一次；重症或难治感染可增加至每日 100mg/kg，每 6~8 小时给药一次，最大剂量不超过每日 2g。老年患者和肾功能损害患者应根据肾功能调整剂量。

不良反应：帕尼培南-倍他米隆不良反应主要有：恶心、呕吐、腹泻等胃肠道反应，皮疹、药物热等过敏反应，头痛、失眠等轻微中枢神经系统症状，以及血清转氨酶升高等实验室检查异常。帕尼培南-倍他米隆胃肠道不良反应和严重中枢神经系统症状均少于亚胺培南-西司他丁，其中惊厥发生率为 0.03%，意识障碍发生率为 0.01%。

注意事项：①帕尼培南-倍他米隆禁用于对其任一成分过敏患者；②帕尼培南-倍他米隆

应慎用于对其他 β-内酰胺类药物过敏患者；③孕妇仅在利大于弊时应用本品；④乳妇应用本品时应停止哺乳；⑤尚缺乏本品在新生儿和早产儿的应用经验，故不推荐用于新生儿和早产儿。

5. 比阿培南（biapenem） 比阿培南（biapenem）是继美罗培南后第二个带 4 位（R）甲基的碳青霉烯类抗生素，为碳青霉烯类中的新品种，2002 年 3 月在日本上市。比阿培南与其他碳青霉烯类抗生素相比，其肾毒性几乎为零，可单独给药，且无中枢神经系统毒性，不会诱发癫痫，能用于细菌性脑膜炎的治疗，抗菌谱很广，且抗菌活性非常强，与美罗培南相当，抑制铜绿假单胞菌和厌氧菌的活性比亚胺培南强 2~4 倍，抑制耐药铜绿假单胞菌的活性比美罗培南强 4~8 倍，是更安全、有效的碳青霉烯类抗生素。

比阿培南对革兰阳性、阴性菌和厌氧菌都具有较强的抗菌活性。对比阿培南高度敏感的革兰阴性需氧菌株包括：大肠埃希菌、肺炎克雷伯菌、奇异变形菌、弗氏柠檬酸菌和黏膜炎莫拉菌，体外抗菌活性高于亚胺培南。未见铜绿假单胞菌对比阿培南产生耐药性，对体外敏感性高于亚胺培南。对革兰阳性需氧菌，如肺炎链球菌、化脓链球菌、对甲氧西林敏感的金葡菌、表皮葡萄球菌和对甲氧西林敏感的凝固酶阴性链球菌均具有很强的抗菌活性。对革兰阴性厌氧菌、革兰阳性厌氧菌及产生 β-内酰胺酶菌株的抗菌活性与亚胺培南相当。与其他许多 β-内酰胺类抗生素相比较，比阿培南对革兰阴性和革兰阳性菌均具有与亚胺培南相当的显著的抗生素后效应。比阿培南有可能成为治疗重症肺部感染的新型药物。

比阿培南临床适用于治疗慢性支气管炎急性发作、肺炎、肺化脓症、肾盂肾炎、复杂性膀胱炎、腹膜炎及子宫附件炎。剂量：静脉滴注 300mg，静脉滴注时间为 30~60 分钟，每日 2 次。

【单环 β-内酰胺抗生素】

这类抗生素的特点：①抗菌谱相对较窄，对革兰阴性杆菌有很强的抗菌活性，包括大肠埃希菌、克雷伯菌属的肺炎杆菌、产气杆菌、阴沟杆菌、变形杆菌属、沙雷菌属等肠杆科细菌以及流感杆菌、淋病奈瑟菌等。对铜绿假单胞菌、不动杆菌有中等程度的抗菌活性；②对 β-内酰胺酶稳定；③由于其单环结构，与其他 β-内酰胺抗生素无明显的交叉过敏反应；④结构简单，可以全合成；⑤对革兰阴性菌需氧菌有强大的抗菌活性，此外，对某些耐先锋类和氨基糖苷类抗生素的铜绿假单胞菌有抑制作用；⑥但对革兰阳性球菌、厌氧菌几乎无抗菌作用，如葡萄球菌、链球菌等需氧革兰阳性菌以及厌氧菌无效。

氨曲南（aztreonam）是第一个问世的单环类，不良反应轻，安全。临床上使用剂量为1~2g，2~3次/日，静脉滴注。卡芦莫南（carumonam）、替吉莫南（tigemonam）等已相继上市。

【氧头孢烯类抗生素】

为一类非典型β-内酰胺抗生素，拉氧头孢（latamoxef，moxalactam）是第一个应用临床的氧头孢烯，对大多数革兰阳性菌、革兰阴性菌均有较强大抗菌活性，包括部分MRSA、肠球菌菌株，对革兰阴性杆菌的作用与第三代头孢相似，但对铜绿假单胞菌、不动杆菌的作用较弱，对大多数厌氧菌有明显的抗菌作用。拉氧头孢可影响凝血酶原、血小板和产生维生素K的细菌，偶尔可导致严重的出血反应，甚至死亡，现在美国已停止使用。

第二个应用于临床的氧头孢烯为氟氧头孢（flomoxef），对革兰阴性菌、厌氧菌抗菌活性与拉氧头孢相近，对革兰阳性球菌包括MRSA活性增强，与泰能相近，其血药浓度是拉氧头孢的1.5倍，至今未发现出血情况。

【头霉素类抗生素】

头霉素类（cephamycins）抗生素化学结构与头孢菌素相似，故亦可将头霉素类归入第二代头孢菌素，但头霉素类对大多数超广谱β-内酰胺酶（ESBLs）稳定，且对脆弱类杆菌等厌氧菌抗菌作用较第二代头孢菌素显著为强。

1. 头孢西丁（cefoxitin）　头孢西丁为半合成头霉素C，对需氧革兰阳性菌、革兰阴性菌及厌氧菌具广谱抗菌作用。本品对革兰阴性菌所产生的多数β-内酰胺酶高度稳定，包括超广谱β-内酰胺酶，但可被Bush I组酶（Amp C）酶所水解。头孢西丁对金葡菌青霉素敏感株及甲氧西林敏感菌株均具抗菌活性，甲氧西林耐药株则耐药。肠球菌属和李斯特菌通常耐药。头孢西丁对大多数质粒或染色体介导的β-内酰胺酶高度稳定，故对某些革兰阴性杆菌，如吲哚阳性变形杆菌，及某些大肠埃希菌、肺炎克雷伯菌、变形杆菌属、摩氏摩根菌均具较强活性；对肠杆菌属和沙雷菌属抗菌作用较弱。本品对多数铜绿假单胞菌、阴沟肠杆菌无抗菌作用。头孢西丁对许多厌氧菌具抗菌活性，如消化球菌和消化链球菌。梭状芽孢杆菌属和放线菌属中度敏感。

（1）适应证　头孢西丁适用于敏感菌所致的感染，肺炎链球菌及其他链球菌、金葡菌（甲氧西林敏感株）、大肠埃希菌、克雷伯菌属、流感嗜血杆菌及拟杆菌属所致的下呼吸道感染；大肠埃希菌、克雷伯菌属、变形杆菌属所致尿路感染。大肠埃希菌、克雷伯菌属、拟杆菌属（含脆弱拟杆菌）及梭状芽孢杆菌属引起的腹腔感染。大肠埃希菌、淋病奈瑟球菌（产青霉素酶及非产酶株）、拟杆菌属（含脆弱拟杆菌）、梭状芽孢杆菌属、消化链球菌属、B组链球菌、黑色消化球菌等所致盆腔感染等。肺炎链球菌、金葡菌（甲氧西林敏感株）、大肠埃希菌、克雷伯菌属、拟杆菌属（含脆弱拟杆菌）败血症。甲氧西林敏感金葡菌、表皮葡萄球菌、链球菌属、大肠埃希菌、克雷伯菌属、奇异变形杆菌、消化球菌属等所致的皮肤及软组织感染。

（2）用法　成人剂量每次1~2g，每6~8小时1次，根据病情严重程度和病原菌对本品的敏感性而定。肾功能损害的患者需根据其损害程度调整剂量。

2. 头孢美唑（cefmetazole）　头孢美唑作用于细菌细胞壁的青霉素结合蛋白，抑制细菌细胞壁的合成，导致细菌死亡。其抗菌谱与头孢西丁相仿，对β-内酰胺酶包括超广谱β-内酰胺酶高度稳定，为头霉素类抗生素中对β-内酰胺酶最稳定者。头孢美唑对葡萄球菌属的作用较头孢西丁强 2 ~ 4 倍，化脓链球菌对头孢美唑高度敏感，肠球菌属和耐甲氧西林的葡萄球菌则耐药。对流感嗜血菌的抗菌活性很强，对大肠埃希菌、克雷伯菌属、奇异变形杆菌、异型枸橼酸杆菌的体外抗菌活性较头孢西丁强 2 ~ 8 倍。对吲哚阳性变形杆菌和普罗菲登菌属的活性与头孢西丁相仿，通常对青霉素类和其他头孢菌素耐药的吲哚阳性变形杆菌对本品亦可呈现敏感。铜绿假单胞菌、弗劳地枸橼酸杆菌、肠杆菌属和沙雷菌属对所有头霉素类抗生素耐药。

（1）头孢美唑适用于金葡菌、大肠埃希菌、肺炎克雷伯菌、吲哚阴性及阳性变形杆菌属、拟杆菌属、消化球菌和消化链球菌中头孢美唑敏感株所致的感染：①败血症；②支气管炎、支气管扩张合并感染、肺炎、慢性肺部疾病合并感染、肺脓疡、脓胸等；③胆囊炎、胆管炎；④腹膜炎；⑤膀胱炎、肾盂肾炎；⑥盆腔感染

（2）用法　成人剂量每天 2 ~ 3g，分 2 次静脉注射或者静脉滴注。严重感染者剂量可增至每天 4 ~ 8g，分 2 ~ 4 次静脉给药。肾功能减退的患者需根据内生肌酐清除率调整剂量。

【β-内酰胺类抗生素的特点和在治疗肺部感染中的作用】

1. β-内酰胺类抗生素的特点

（1）自然和耐青霉素酶的半合成青霉素，除个别例外，主要作用于革兰阳性球菌特别是链球菌和金葡菌。自然青霉素也可治疗脑膜炎双球菌、厌氧球菌、梭状芽孢杆菌属（Clostridium）和产气荚膜杆菌（Perfringens）。

（2）氨苄西林、羧基苄、脲基苄青霉素为广谱青霉素，对许多需氧革兰阴性菌感染的肺炎有效。

（3）脲苄青霉素、氧哌嗪青霉素（哌拉西林）、羧苄青霉素和替卡西林对铜绿假单胞菌有效。

（4）阿莫西林（amoxicillin）、替卡西林、氧哌嗪青霉素、氨苄西林和 β-内酰胺酶抑制剂合剂相结合：如克拉维酸、舒巴坦或他唑巴坦相结合，可扩大抗菌谱、增强抗菌活性，对包括能产生 β-内酰胺酶的细菌也有效。

（5）头孢菌素，从第一到第二代，再到第三、四代，抗生素的作用对需氧革兰阴性杆菌的作用逐渐增强，而对革兰阳性球菌的作用逐渐减弱。但第四代头孢菌素对革兰阳性球菌和肠球菌的作用，均比其他头孢菌素为强。第三代头孢菌素中，头孢他啶具有最强、最可靠的抗铜绿假单胞菌作用。

（6）泰能具有广泛的抗菌谱，可对厌氧和需氧的革兰阳性和阴性菌都起作用。

2. β-内酰胺酶类抗生素在治疗肺部感染中的作用　β-内酰胺酶类抗生素在治疗社区获得性肺炎和医院内获得性肺炎中，起了重要作用。在治疗社区获得性肺炎时可以与大环内酯类抗生素联合使用。由肺炎链球菌所致的社区获得性肺炎，目前在国内青霉素仍为首选药物，如有青霉素耐药的肺炎球菌感染，应改变治疗方案，中度耐药，可用大剂量的青霉素，或选用一种三代头孢，如头孢三嗪或头孢他啶，通常已足够。高度青霉素耐药菌株，需要用下列抗生素：万古霉素，泰能或氯霉素（chloramphenicol）。老年患者或需氧革兰阴性杆菌感染时，可适用广谱抗生素：β-内酰胺/β-内酰胺酶抑制剂或一种第二代头孢菌素。严重感染的患者，特别是 ICU 的患者，具有抗铜绿假单胞菌活性的三、四代头孢菌素可以选用；如头孢他啶或头孢吡肟，也可以用泰能。

医院内获得性肺炎的治疗：如感染为需氧的革兰阴性菌或金葡菌，标准疗法包括一种二

代头孢菌素。例如：头孢呋辛（西力欣）或头孢孟多，一种非抗铜绿假单胞菌感染的三代头孢菌素，如头孢三嗪或凯复隆，或选用一种 β-内酰胺/β-内酰胺酶抑制剂，优立新（ampicillin/sulbactam）。当有铜绿假单胞菌感染时，可用抗铜绿假单胞菌药物，例如，氧哌嗪青霉素、替卡西林、头孢他啶、头孢吡肟、泰能或一种 β-内酰胺/β-内酰胺酶抑制剂、特美汀（替卡西林 + 克拉维酸）或哌拉西林-他唑巴坦（piperacillin-tazobactam）。

以上药物通常应与氨基糖苷类药物合用，（至少是在头几天），如要避免氨基糖苷类药物造成的肾损害或第八对颅神经损害。可用其他组合，喹诺酮药物，例如环丙沙星，或应用两种 β-内酰胺类药物。

第二节　大环内酯类抗生素

1952 年从红色链霉菌（streptomyces erythreus）发现了红霉素，原先主要用于葡萄球菌感染的治疗，随后又用于链球菌、肺炎球菌和支原体感染的治疗。近来又用于军团病菌（legionella）、螺旋杆菌（helicobacter），非典型分枝杆菌的治疗。大环内酯类抗生素在多种细胞中能进入细胞内发挥抗菌作用，包括巨噬细胞、多形核白细胞。大环内酯类（macrolides）主要供口服，为大分子内酯药物，脂溶性较好；静脉注射制剂应用其乳糖酸盐或酒石酸盐，常用有红霉素（erythromycin）及其酯化物；麦迪霉素（medemycin）和螺旋霉素（spiramycin）及其乙酰化衍生物，以及交沙霉素（josamycin）和吉他霉素（柱晶白霉素、leucomycin）等。已有较多的新品种问世，大多为红霉素的衍生物，如：罗红霉素（roxithromycin）、阿齐红霉素（azithromycin）、氧甲红霉素（克拉霉素、clarithromycin）、地红霉素（dirithromycin）以及乙酰麦迪霉素（miokamycin）等。这些新一代大环内酯类抗生素已克服了红霉素的某些缺点，如胃肠道刺激、抗菌谱狭窄、半衰期短等。

大环内酯类的抗菌谱与青霉素 G 相似，属窄谱抑菌抗生素，对需氧革兰阳性菌如葡萄球菌属（已有耐药株）、链球菌属、李斯德菌属、炭疽杆菌等有较强抗菌活性，对肠球菌属也有一定作用。对革兰阴性球菌的作用较差，除嗜肺军团病菌、百日咳杆菌、脑膜炎奈瑟菌、淋病奈瑟菌以及某些流感杆菌、空肠弯曲菌、志贺菌属、布鲁菌属外，绝大多数肠杆科细菌均对本类耐药。支原体（Mycoplasma）和衣原体（Chlamydia）属对本类特别敏感，值得注意。大多数厌氧菌对本类敏感，脆弱类杆菌虽也有敏感株，但耐药者多。

大环内酯类在组织和体液中的分布广泛，组织中浓度可高出血浓度数倍，在胸腔积液、腹腔积液、脓液等中的浓度（血浓度的25%～100%）也可到达有效水平。在痰及支气管分泌物中的浓度约为血浓度的60%。本类药物不易透过血脑屏障，炎症时也仅进入10%。本类主要经肝自胆汁排出，进行肝肠循环；从尿中排出较少（3%～15%），但在尿、粪中均可达较高浓度。血及腹膜透析后很少被清除。血半衰期为 1.5～3 小时，血清蛋白结合率一般低于50%。大环内酯类与氨基糖苷类抗生素和喹诺酮类抗菌药物也相同，体内外对敏感菌菌可发生"抗生素后作用（PAE）"，即浓度低于 MIC 时仍可有抑菌作用。

军团病菌肺炎在医院内获得性肺炎和社区获得性肺炎（CAP）中均在一定的比例，红霉素通常为首选药物，剂量宜较大，治疗初需静脉注射。红霉素也是敏感革兰阳性菌，支原体属、衣原体属所诱致的细支气管炎、肺炎等的首选药物，对社区获得性肺炎（病原菌为肺炎球菌、流感杆菌、军团病菌等）均有应用指征。目前由于新一代的大环内酯类抗生素的出现，使大环内酯类抗生素在肺部感染的治疗中有了新的地位。不少学者认为在肺部感染的治疗中，应首先选用大环内酯类抗生素，而少用第三、四代头孢菌素。

【大环内酯类抗生素的特征、存在问题和不良反应】

1. 与其他抗生素和抗菌药物相比，大环内酯类抗生素具有以下特征：

（1）对一般细菌引起的肺部感染作用较强。

（2）对β-内酰胺类抗生素无效的支原体、衣原体、军团病菌等有效。

（3）对弯曲杆菌（campylobacter）、幽门螺杆菌（helicobacter pylori）和鸟结核分枝杆菌（mycobacterium avium）有较强的抗菌活性。

（4）血药浓度不高，但组织分布与细胞内移行性良好。

（5）毒性低，变态性反应少。

2. 大环内酯类抗生素抗菌以外的作用　近年来，大环内酯类抗生素抗菌外的作用受到日益关注，其作用有：破坏与抑制细菌生物膜形成、免疫和抗炎效应（表4-1-3）等。并已开始应用于临床，如对弥漫性泛细支气管炎（DPB）的治疗。

表 4-1-3　大环内酯类抗生素的抗菌外作用

①对细菌的作用

抑制细菌外毒素或酶的生成，抑制铜绿假单胞菌弹性蛋白酶的合成

对生物膜细菌的作用：破坏生物膜，抑制生物膜的产生

抑制细菌附着细胞，抑制铜绿假单胞菌等附着于气道黏膜

②对炎症和免疫细胞的作用

对免疫细胞（中性粒细胞、吞噬细胞）有良好的渗透性

抑制中性粒细胞浸润

抑制中性粒细胞生成弹性蛋白酶

降低中性粒细胞生成过多的氧自由基

提高自然杀伤细胞的活性

抑制白介素-1和白介素-8的生成

抑制淋巴细胞增殖和活化

促进巨噬细胞分化

③对机体的其他作用

抑制支气管黏膜黏液的分泌

增进气管上皮细胞的纤毛运动

抑制呼吸道上皮细胞的离子转运

促进胃肠道的运动

提高血小板凝聚活性

④其他不明机制的作用

抗真菌作用、抗病毒作用

3. 大环内酯类抗生素存在的缺点和需要改进的问题

（1）抗菌活性　与β-内酰胺等类抗生素相比，大环内酯的抗菌谱偏窄，对肺部感染重要的致病菌，如流感杆菌、肺炎杆菌等革兰阴性菌的抗菌活性较弱。近年应用的阿奇霉素、克拉霉素等抗流感杆菌活性有所增加。

（2）耐药性　红霉素临床应用已四十余年，多种细菌出现了耐药性。1994年北京地区耐

药性监测统计表明：细菌对红霉素的耐药率金葡菌高达68%、表皮葡萄球菌为51%、肺炎球菌为44%。大环内酯之间存在交叉耐药性，14与15元大环内酯在低浓度下又具有诱导耐药性的作用，16元环大环内酯不诱导耐药，但仍与大环内酯交叉耐药。

4. 大环内酯类抗生素的不良反应　大环内酯类抗生素为相对无毒性类抗生素。常见的副作用有：

（1）胃肠道刺激作用　红霉素可引起胃肠道强烈收缩，其收缩作用与血浆中的药物浓度成正比。临床表现为上腹部不适，恶心，腹泻和腹痛等

（2）血管刺激作用　红霉素不能用于静脉注射，因为红霉素可引起血栓栓塞性静脉炎。应用时需将药物稀释后进行缓慢静脉滴注，以避免血管刺激反应。

（3）肝脏的毒副作用　不常见，新一代大环内酯类的副作用与红霉素相似，但更为少见。偶可发生胆汁淤积型肝炎，一般在用药后10日左右发生，临床表现为恶心、呕吐、腹痛，继而出现黄疸、发热或肝功能异常。有时伴皮疹、白细胞或嗜酸粒细胞增多。

（4）红霉素治疗有时可能发生相当罕见的副作用　如：难辨芽孢梭菌导致的伪膜性肠炎，耳鸣，男性不育，低体温，精神紊乱，重症肌无力恶化，暴发性肝功能衰竭，胰腺炎，溃疡性食道炎等，但是这些副作用还没有发现在新一代大环内酯类抗生素的应用过程中。

（5）大环内酯类的药物相互作用较为多见　红霉素可增加地高辛的血浓度，其原因是红霉素抑制了代谢地高辛的肠道菌群。红霉素可引起心动过缓，传导阻滞和室性心律失常，其原理为红霉素的电生理效应类似于1A类和3类抗心律失常药物；使Q-T间期延长，Q-T间期的延长程度与注射速度有关。也与其他因素相关，如心脏疾病，低钾血症，低镁血症和心动过缓等。所以静脉注射红霉素时，应该缓慢滴注并监测Q-T间期。

（6）由于红霉素影响经肝脏细胞色素P-450系统代谢的药物，故当应用红霉素时可增加某些药物的血浓度，例如茶碱、咖啡因、酰胺咪嗪、华法林、特非那汀、阿斯咪唑和环孢菌素等。克拉霉素也可发生类似效应，但阿奇霉素未见报道。阿奇霉素与抗酸药物同服时，其血浓度降低，但总的吸收率相同。

【新一代大环内酯类抗生素的特点】

1. 抗菌活性　阿奇霉素能抑制许多革兰阳性厌氧和需氧菌，多种革兰阴性厌氧和需氧菌。对化脓性链球菌、肺炎链球菌和流感杆菌等有杀菌作用。对肠球菌外，阿奇霉素能抑制大部分致病链球菌。阿奇霉素和红霉素有交叉耐药性，对红霉素耐药的化脓性链球菌和肺炎链球菌以及葡萄球菌等，对阿奇霉素也耐药。对流感杆菌，阿奇霉素比红霉素和克拉霉素有更有效的抗菌作用。对除结核杆菌以外的分枝杆菌（MOTT），阿奇霉素的作用与克拉霉素相似。阿奇霉素与其他大环内酯类药物不同，它能抑制某些需氧的革兰阴性菌，如大部分沙门菌、志贺菌、气单胞菌属（aeromonas）、大肠埃希菌和yersinia。阿奇霉素对革兰阴性菌的作用比红霉素强，尤其对流感杆菌、卡他布兰汉菌、Neisseria和百日咳杆菌、肺炎支原体和衣原体等。阿奇霉素也为治疗弓形体病的最有效的大环内酯类抗生素。

克拉霉素抗葡萄球菌和链球菌的活性比红霉素大2～4倍，对流感杆菌、化脓性链球菌和肺炎球菌具有杀菌作用。对军团病菌和衣原体，克拉霉素为大环内酯类抗生素中最为有效的药物。对螺旋杆菌和大部分厌氧菌，克拉霉素明显优于红霉素。克拉霉素对麻风分枝杆菌也有显著的杀菌作用，包括对常规药物耐药的菌株。对各种分枝杆菌的作用、克拉霉素的抗菌作用比其他红霉素类强。总之，克拉霉素对呼吸道病原菌对抗菌谱更广，在体外是大环内酯

类抗生素中活性最强的，比红霉素强 8～32 倍，在体内活性是红霉素的 6～10 倍。克拉霉素可进入细胞内杀菌，其浓度为红霉素的 178 倍，为罗红霉素的 124 倍。克拉霉素是比红霉素、罗红霉素、阿齐霉素更具有一系列优点的新一代大环内酯类抗生素。

此外，克拉霉素与抗结核药物合用，可以治疗艾滋病患者多发的分枝杆菌感染。1993 年美国食品和药物总署（FDA）已批准克拉霉素作为艾滋病患者分枝杆菌感染的首选药物。

pH 可显著影响大环内酯类抗生素的活性。pH 下降时，阿奇霉素对葡萄球菌的抗菌活性明显增加。通常耐甲氧西林的葡萄球菌（MRSA），通常对红霉素，阿奇霉素和克拉霉素也耐药。大环内酯类抗生素之间也可能有交叉耐药性。

2. 药代动力学　大环内酯类抗生素在组织中的浓度比血浆高，而且维持时间更长。与红霉素相比，新一代大环内酯类抗生素在组织和细胞中的浓度比红霉素更为增高。新一代大环内酯类抗生素具有更好的吸收率和生物利用度，更佳的组织穿透性和更长的半衰期。

阿奇霉素进入组织较慢，48 小时后血浆内浓度可达最高峰，在组织中分布迅速，释放缓慢，其半衰期相当长（超过 60 小时）。阿奇霉素可在吞噬细胞和巨噬细胞中达到较高的浓度，可由多形核白细胞转运到炎症部位。阿奇霉素较低的血浆浓度（0.5g 剂量之后，为 0.4μg/ml），而在痰液，肺组织、扁桃体、鼻窦、胃、子宫、卵巢和前列腺等组织中达到极其高的浓度。在这些组织中的阿奇霉素浓度比血浆中的浓度高 10～150 倍。半衰期的延长，可使阿奇霉素在组织中保持较高的有效浓度，即使血浆浓度低于 MIC 时也可在组织中维持有效浓度。因而阿奇霉素可使用一个相对较短的疗程。阿奇霉素的 MIC 小于或等于 2μg/ml，为敏感，大于或等于 8μg/ml 为耐药。

克拉霉素吸收好，且在组织中分布浓度也高，其组织/血浆比例明显高于红霉素但低于阿奇霉素。克拉霉素的半衰期比红霉素长，但低于阿奇霉素。克拉霉素的生物利用度为 55%，为吸收最好的大环内酯类抗生素，且组织和细胞内分布极好，半衰期延长，可每日给药 1～2次。食物能增加克拉霉素的生物利用度为 25%。此外阿奇霉素能穿透组织和细胞壁，肺泡巨噬细胞和中性粒细胞。

由于食物可降低阿奇霉素的生物利用度，故应空腹服用。约 6% 的阿奇霉素是从尿液中排出，大部分药物经肠道或胆汁或经肝脏代谢去甲基后排出。但是肝脏在阿奇霉素代谢中所起的作用很小，大部分药物在体内没有代谢，肝脏细胞色素 P-450 的诱发或失活均无证据。克拉霉素在肝脏内经羟基化和 N-甲基化代谢。克拉霉素的代谢产物经肾脏排出。40% 的克拉霉素剂量经肾脏排出。

在肾功能衰竭或肝功能衰竭的情况下，阿奇霉素的剂量通常无需改变。阿奇霉素应该在餐前 1 小时或餐后 2 小时服用。常规剂量：第一日 0.5g，以后每日 0.25g，连续 4 天。克拉霉素通常剂量为 0.25～0.5g，每日 2 次，可连续应用 7～14 日。如果肾功能障碍，则应降低克拉霉素的剂量，但是如果在抗菌治疗中羟化代谢是必须的因素，此时如有严重的肝功能障碍，则不应该使用克拉霉素。

【新一代大环内酯类抗生素在治疗肺部感染中的应用】

新一代大环内酯类抗生素，如阿奇霉素和克拉霉素对肺炎球菌、流感杆菌、肺炎支原体、肺炎衣原体和军团病菌均有显著的抗菌作用，如考虑到这些病原体感染时，可选用新一代大环内酯类抗生素单一治疗。

美国 FDA 已批准阿奇霉素和克拉霉素用于流感杆菌、摩拉克菌和肺炎球菌所致的慢性阻塞性肺疾病（COPD）加重期、肺炎球菌肺炎和流感杆菌肺炎的治疗，此外也能用于支原体，衣原体和军团病菌所致的呼吸系统感染等。

1993 年，美国胸科协会（ATS）在关于社区获得性肺炎的会议纪要中，推荐一种大环内酯类抗生素联合应用一种其有抗铜绿假单胞菌活性的三代头孢菌素或广谱抗生素如泰能和环丙沙星，来治疗上述各种致病原所引起的重症社区获得性肺炎（CAP）。在流感杆菌肺炎治疗时，由于红霉素对流感杆菌作用较弱，故在应用红霉素的同时也可加用二代或三代头孢菌素。具体方案摘要如下，以供参考：

1. 60 岁以下的门诊 CAP 患者，致病原为：肺炎球菌、肺炎支原体、肺炎衣原体、流感杆菌、军团病菌或金葡菌等，如无合并症，可单独应用大环内酯类抗生素药物治疗，如选用阿奇霉素或克拉霉素口服。

2. 60 岁以上的门诊 CAP 患者，致病原为：肺炎球菌、流感杆菌、需氧革兰阴性菌、军团病菌、摩拉克菌属或金葡菌等，如伴有合并症，则可应用一种大环内酯类抗生素加一种第二代先锋霉素或 β-内酰胺/β-内酰胺酶抑制剂。

3. 住院 CAP 患者，致病原为：肺炎球菌、流感杆菌、需氧革兰阴性菌、军团病菌、摩拉克菌属、金葡菌或多种致病原感染时，可选用一种大环内酯类抗生素加上一种第二或第三代头孢菌素，或 β-内酰胺/β-内酰胺酶抑制剂。

4. 住院重症 CAP 患者，致病原为：肺炎球菌、流感杆菌、需氧革兰阴性菌、军团病菌、肺炎支原体、金葡菌等，可选用一种大环内酯类抗生素加上一种具有抗铜绿假单胞菌活性的第三代头孢菌素，或其他抗铜绿假单胞菌药物，如泰能或环丙沙星。

【新一代大环内酯类抗生素抗军团病菌的临床应用】

自从发现军团病以来，曾应用过四环素、氯霉素、复方新诺明、利福平、头孢他啶、头孢噻肟、两性霉素 B 及红霉素等药物来治疗军团病，临床效果除红霉素外，其他药物均未取得肯定疗效，红霉素被作为治疗军团病菌感染疾病的首选药物用于临床多年。但由于红霉素的药理性质所限，用药剂量大且口服吸收不完全，血药及组织浓度也达不到满意的治疗效果，故并非为治疗军团病的最理想药物。

随着临床上新一代大环内酯类的不断开发，得到一些具有好的药物动力学特性的大环内酯类品种，它们在血浆组织中的药物浓度高且分布广，并且在组织中药物浓度持久，因而在治疗军团菌感染疾病中获得了较好的效果。

研究表明，新一代大环内酯类抗生素如克拉霉素、美欧卡霉素、罗红霉素、罗他霉素、阿齐霉素、交沙霉素等，抗军团病菌的作用均比红霉素强的多。新一代大环内酯类药物能进入细胞内，杀死寄生在细胞内的军团病菌，达到治疗彻底不复发的效果。而红霉素治疗后复发现象较多见。有报道红霉素 2g/d，治疗 3 周病情好转，停药 1 个月复发，出现脓胸等。

对军团病菌的抗菌作用，以克拉霉素、美欧卡霉素最好，其次为罗他霉素和罗红霉素及交沙霉素、阿齐霉素。这些新一代大环内酯类抗生素抗军团病菌作用均强于红霉素且用药量仅是红霉素的 1/4 ~ 1/2，故减轻了红霉素易产生的胃肠道反应等不良反应的发生。

一般使用剂量：红霉素用量为 2g/d，克拉霉素 500mg ~ 1g/d，阿齐霉素为 500mg/d，然后减至 250mg/d，罗红霉素及罗他霉素为 500mg ~ 1g/d。

新一代大环内酯类药物由于口服方便，吸收完全、血药组织浓度高，并能进入细胞内杀死菌体，故在治疗军团病菌感染疾病中将会有一个非常好的前景。

综上所述，大环内酯类抗生素在 CAP 的治疗中占据了重要的地位。对于大多数门诊 CAP 患者如疑有上述致病原存在，在无合并症时均可单独应用大环内酯类抗生素。这些新一代大环内酯类抗生素与 β-内酰胺类抗菌素同样安全有效。此外，对于重症 CPA 者可以联合应用抗生素治疗，即：一种大环内酯类抗生素加上一种第二或第三代头孢菌素或其他抗铜绿假单胞菌药物，如泰能或环丙沙星等。

第三节　氨基糖苷类抗生素

氨基糖苷类抗生素水溶性好、性质稳定，具有广谱抗菌作用，体外研究表明，氨基糖苷类活性包括对需氧和兼性革兰阳性菌，其中铜绿假单胞菌和新青 II 号（oxacillin）敏感的金葡菌。妥布霉素（tobramycin）对铜绿假单胞菌的作用优于庆大霉素。氨基糖苷类在治疗肺炎中，可用于严重的社区获得性肺炎和院内获得性肺炎的治疗，在铜绿假单胞菌感染时，通常可合用另一种抗铜绿假单胞菌抗生素，例如：氧哌嗪青霉素（哌拉西林）、头孢他啶（凯复定、复达欣）、头孢吡肟、泰能或环丙沙星。某些品种对结核分枝杆菌有良好抗菌作用。此类品种胃肠道吸收不良，仅能肌内注射或静脉注射给药。细菌对不同品种有部分或完全交叉耐药。但是，静脉注射或肌内注射氨基糖苷类抗生素后，肺组织内的氨基糖苷类抗生素水平很低。

【氨基糖苷类抗生素概况】

氨基糖苷类抗生素通常可分为三大类：

第一类：由链霉素属的培养滤液中提取所得，包括：链霉素（streptomyci）、卡那霉素（kananmycin）、巴龙霉素（paromomycin）、核糖霉素（ribostamycin）、妥布霉素。

第二类：由小单孢菌属的培养滤液中提取所得，包括：庆大霉素（gentamicin）、西索米星（sisomicin）、小诺霉素（micronomicin）等。

第三类：半合成氨基糖苷类，包括：阿米卡星（丁胺卡那霉素，amikacin），奈替米星（netilmicin）、阿贝卡星（双去氧卡那霉素，B. dibekacin）等。

细菌对不同品种的氨基糖苷类抗生素有部分或完全交叉耐药，革兰阴性杆菌对氨基糖苷类抗生素产生耐药的机制有 3 种：

第一、核糖体突变引起氨基糖苷类抗生素附着于核糖体的部位发生变化，干扰药物与核糖体结合的能力。此现象主要见于链霉素。卡那霉素、庆大霉素、妥布霉素、阿米卡星。因与核糖体的多个亚单位结合，故很少因单个部位的变化产生耐药。

第二、细菌细胞壁脂多糖结构发生变化，致使细胞壁的渗透性降低。细胞壁渗透屏障的改变使氨基糖苷类抗生素对某些铜绿假单胞菌菌株的抗菌作用降低。

第三、氨基糖苷类抗生素钝化酶的产生，该种机制是细菌对氨基糖苷类抗生素产生耐药性的最重要的原因。细菌产生三类钝化酶使药物失活。①乙酰转移酶（AAC）使游离氨基乙酰化；②磷核苷转移酶（AAD）使游离羟基核苷化；③磷酸转移酶（APH）使游离羟基磷酸化。

【抗菌活性】

氨基糖苷类抗生素中的链霉素因有强大的抗结核分枝杆菌作用，故主要用于治疗结核病。卡那霉素因耳、肾毒性较大、抗菌活性较低，现在临床已不常用。由于同样原因新霉素仅作局部用药、气溶吸入或滴眼，或口服用于肠道感染、腹部手术前的肠道准备或肝性脑病（肝昏迷）患者。西索米星与核糖霉素的抗菌活性与庆大霉素、卡那霉素相似，并无特殊的优点，故临床未能广泛应用。

氨基糖苷类的抗菌作用主要是抗需氧和兼性厌氧的革兰阴性杆菌和金葡菌，对链球菌属作用较差，肠球菌多耐药，对革兰阴性球菌、脑膜炎奈瑟菌作用较弱，对厌氧菌无效。庆大霉素、妥布霉素、奈替米星、阿米卡星对大肠杆菌、克雷伯杆菌属、肠杆菌属、变形杆菌属、志贺菌属、枸橼酸杆菌属等均具强大抗菌活性，对沙雷菌属、假单胞菌属、产碱杆菌属、摩根菌属、不动杆菌属、布鲁菌属、沙门菌属及嗜血流感杆菌等也有一定抗菌作用。

氨基糖苷类抗生素具有较强的抗生素后继作用（post-antibiotic effects，PAE），此种作用因菌种的不同而异，但随细菌接触药物的时间增加和药物的浓度增高而增强。体外试验表明，此类品种的 PAE 一般在 1~3 小时，在体内对金葡菌、肺炎克雷伯杆菌及铜绿假单胞菌的 PAE 可长达 8 小时。

由于氨基糖苷类抗生素具有较强的抗生素后续作用，近年来通过许多实验和临床研究结果表明，每日 1 次用药的方法可得到与每日多次给药方法相同效果，但并不增加临床的毒性反应，因此有人提出将每日剂量 1 次给予。但因氨基糖苷类的毒性反应与机体的状态有关，所以伴有肾功能不全、老年患者或有其他严重全身疾病的患者仍以多次给药为宜。

氨基糖苷类抗生素给药后在人体内的药物浓度差异甚大，因此，为减少毒性反应，给药的方式应尽可能个体化，血药浓度监测是合理给药的重要方法，有条件时应尽可能进行。监测药物浓度需注意给药后的峰浓度（肌内注射或静脉用药后 0.5~1 小时的血药浓度）和谷浓度（维持量给药前的血药浓度），此两种血药浓度是调节维持用量的重要依据。

【临床应用】

氨基糖苷类抗生素影响菌体蛋白合成的全过程，对静止期细菌的杀灭作用较强，临床上广泛应用于各种革兰阴性杆菌及葡萄球菌所致的各系统感染。由于本类抗生素水溶性高，不易透过血-脑脊液屏障，故不宜用于颅内感染的治疗。较少单独应用，而更多的是与 β-内酰胺类、氟喹诺酮类等联合使用。

1. 与 β-内酰胺类抗生素联合应用　β-内酰胺类抗生素作用于细菌细胞壁，使细胞壁缺损，导致胞膜渗透性增高，使氨基苷类抗生素易进入菌体内作用靶位而且协同抗菌作用，并扩大抗菌谱。两者联合有更明显的 PAE，并可减少各自的用药量、降低氨基糖苷类抗生素的不良反应。广泛用于各种感染，特别是严重感染、混合感染的治疗。

2. 与大环内酯类抗生素联合应用　大环内酯类属快效抑菌剂，可抑制细菌繁殖使其处于静止期，从而有利于氨基苷类发挥作用，两者联合产生协同或累加抗菌效果。大环内酯类主要对革兰阳性球菌、革兰阴性球菌、支原体、军团病菌等有较强抗菌活性，两者联合抗菌谱扩大，抗菌活性增强，适用于混合感染。

3. 与糖肽类抗生素联合应用　万古霉素对葡萄球菌及肠球菌，包括 MRSA、耐甲氧西林凝固酶阴性葡萄球菌（MRSCoN）作用强大，它抑制细菌胞壁蛋白质合成，使细胞壁缺损，有利于氨基糖苷类抗生素渗入菌体内，两者联合对葡萄球菌、肠球菌感染具有极强的协同杀菌作用，主要用于某些高度耐药的 MRSA、MRSCoN 及肠球菌感染。但两者联用可能发生耳、肾毒性增强，要求作血药浓度监测。奈替米星耳、肾毒性小，更适宜与万古霉素联用。

4. 与氟喹诺酮类抗菌药物联合应用　氟喹诺酮类抗菌药物通过抑制细菌 DNA 旋转酶而

起到杀菌作用，与氨基糖苷类作用靶位不同，两者联合对肠杆菌科细菌、假单胞菌、不动杆菌等有协同或累加抗菌作用，常用于上述细菌引起的严重院内感染的治疗。

【常用的氨基糖苷类抗生素】

1. 链霉素（streptomycin）　对结核分枝杆菌有强大抗菌作用，非典型分枝杆菌对本品大多耐药。链霉素对许多革兰阴性杆菌如大肠埃希菌、肺炎克雷伯菌、肠杆菌属、沙门菌属、志贺菌属、布鲁菌属、巴斯德杆菌属等也具抗菌作用，脑膜炎奈瑟菌和淋病奈瑟菌对本品亦常敏感。链霉素对金葡菌等多数革兰阳性球菌的抗菌活性差。目前链霉素仍是第一线抗结核药物之一。近年来结核分枝杆菌对链霉素耐药性不断增多，现在主要用于结核病初治病例，与异烟肼、利福平等联合应用。治疗结核病成人每日 0.75g。注射链霉素后可引起头晕、麻木等，此外常见毒性反应有耳毒性、肾毒性和神经肌肉阻滞等。毒性反应与剂量和疗程有关，肾功能减退者用药后易出现毒性反应。

2. 庆大霉素　在基层医院仍作为革兰阴性杆菌感染的第一线药物，但耐药率已较高。对铜绿假单胞菌抗菌活力不强，一般不用于铜绿假单胞菌感染。可与β-内酰胺类联合用于肠杆菌科细菌、肠球菌感染的治疗。

3. 妥布霉素　对革兰阳性球菌、革兰阴性杆菌抗菌活性同庆大霉素，两者几乎呈完全交叉耐药，但对铜绿假单胞菌的抗菌活性较庆大霉素强 4~8 倍，故代替庆大霉素用于铜绿假单胞菌感染治疗。耳肾毒性较庆大霉素稍小。

4. 阿米卡星　抗菌作用较庆大霉素强，不易被细菌钝化酶修饰，对庆大霉素、妥布霉素耐药菌株大多仍有较强抗菌活性，且肾毒性相对低，故临床应用普遍，疗效高，尤适用于耐庆大霉素菌株所致感染的治疗。

5. 奈替米星　抗菌谱、抗菌活性与阿米卡星相近，也不易被钝化酶修饰，耐药菌株少，耳、肾毒性是氨基苷类抗生素中最小的，特别适用于对庆大霉素耐药革兰阴性杆菌感染以及老年、小儿、肾功能不良患者感染的治疗，较其他品种安全。

6. 阿贝卡星　抗菌谱、抗菌活性与阿米卡星相近，尤其对 MRSA、MRSCoN 有强大抗菌活性，与β-内酰胺类抗生素等联合应用于 MRSA、MRSCoN 感染的治疗。本品主要在日本临床使用。

7. 异帕米星　为卡那霉素 B 的半合成衍生物，抗菌谱与阿米卡星相似，对庆大霉素和阿米卡星敏感的肠杆菌科细菌的抗菌作用比阿米卡星强 2 倍，对铜绿假单胞菌较阿米卡星稍弱，对肠球菌无效。

8. 依替米星　为半合成的水溶性氨基糖苷类抗生素，具有广谱抗菌活性。通过抑制敏感菌的蛋白质合成而发挥抗菌作用。对大肠埃希菌、肺炎克雷伯杆菌、沙雷菌属、奇异变形杆菌、沙门菌属、流感嗜血杆菌及葡萄球菌属等有较高的抗菌活性；对部分铜绿假单胞菌、不动杆菌属等具有一定抗菌活性。对庆大霉素、小诺米星和头孢唑林耐药的部分金黄色葡萄球菌、大肠杆菌和肺炎克雷伯杆菌，其体外最小抑菌浓度（MIC）仍在本药治疗剂量的血药浓度范围内；对产生青霉素酶的部分葡萄球菌和部分低水平甲氧西林耐药的葡萄球菌（MRSA）亦有一定抗菌活性。成人常规剂量：静脉滴注一次 100~150mg，每 12 小时 1 次，滴注 1 小时。疗程为 5~10 日。肾功能不全者应调整剂量，并应监测本药血药浓度。

【氨基糖苷类抗生素的不良反应】

1. 神经肌肉阻滞作用　所有氨基糖苷类抗生素均可引起此种作用，虽不常见但一旦发生则危及生命。其发生机制为抑制突触前乙酰胆碱释放和阻滞突触后的乙酰胆碱受体。临床表现为呼吸衰竭、肢体瘫痪，对心肌及血管平滑肌的抑制较少。上述作用多系静脉快速注射或胸腔、腹腔内用药药物浓度过多吸收所致。所以，给药时不宜用高浓度药物大量快速静脉注射或胸腹腔注入。箭毒类药物、琥珀酰胆碱、镁制剂和患肉毒中毒、重症肌无力患者易诱发此症。一旦出现症状、可应用新期的明及钙剂治疗。

2. 耳毒性　氨基糖苷类抗生素均可引起听力毒性和前庭毒性，且不可恢复。听力毒性的机制为破坏柯蒂器的内毛与外毛细胞，导致听神经退行性变；前庭系统的损害主要是壶腹嵴部Ⅰ型毛细胞损伤，此类细胞损害后不能再生，因而其功能是不可逆的。

3. 肾毒性　氨基糖苷类抗生素主要选择性损伤肾皮质细胞，引起近曲小管功能和结构损害。中等剂量使近曲小管上皮细胞肿胀，大剂量时产生急性坏死；亦可引起间质性肾炎，但较少见。其机制为药物被重吸收进入近曲小管上皮细胞，由细胞膜的吞饮作用进入细胞质的空泡，并与溶酶体融合，在溶酶体内形成髓样小体，溶酶体肿胀破裂后，药物再进入其他细胞器，最后导致细胞死亡。临床表现为用药3~6天后出现蛋白尿。管型尿、红细胞、尿量一般不减少，重者可产生氮质血症。尿中可能有 β_2 微球蛋白，亮氨酸氨肽酶、丙氨酸氨肽酶。以上表现多为可逆性变化，一俟停药可渐恢复。

肾毒性发生率约为10%，近期用过氨基糖苷类抗生素者、老年患者、严重水与电解质失衡、合用利尿剂或其他肾毒性药物者易诱发。肾功能减退者并绝对非禁忌，可根据血药浓度监测的结果调整用量剂量，以避免加重肾脏损害。

4. 其他少见的不良反应　有变态反应、嗜酸粒细胞增多、中性粒细胞减少，血小板减少、血清转氨酶增高、凝血酶原时间延长、纤维蛋白原减少及消化道症状恶心、呕吐、腹胀等。

第四节　喹诺酮类抗菌药物

喹诺酮为合成药物，是奈啶酸的衍生物，为杀菌药，临床上可用于需氧革兰阴性菌，包括兼性菌，如军团病菌的治疗。但环丙沙星、氧氟沙星等这些传统喹诺酮药物对肺炎链球菌等则缺乏活性，因而在以肺炎链球菌为重要致病原的社区呼吸道感染中的应用受到限制。近年来新开发的新氟喹诺酮药物，如莫西沙星、吉米沙星和左氧氟沙星等，在抗菌活性与药代动力学方面具有更多的优点，新氟喹喏酮类对分枝杆菌属、肺炎衣原体、肺炎支原体、肠球菌属和厌氧菌等均有相当活性，尤其增加了对革兰阳性球菌的抗菌活性。新氟喹喏酮类已成为治疗下呼吸道感染的重要抗菌药物之一。

【喹诺酮类药物的分类、特点和缺点】

（一）喹诺酮类药物的分类　根据 Andriole V. 在 1997 年 Toronto 的 ICAAC 上提出的喹诺酮类药物分类，后经 Schellhore 整理，喹诺酮类药物共分为四代：

1. 第一代喹诺酮类药物　为口服制剂，血浓度和组织内浓度低，主要对革兰阴性菌效果良好，临床上常用于治疗无合并症的尿路感染，不能用于全身系统性感染的治疗。代表性药物有：奈啶酸（nalidixic acid）、西诺沙星（cinoxacin）、吡哌酸（pipemidic）等。这类药物目前已很少应用。

2. 第二代喹诺酮类药物　第二代中分为两类。①第一类中代表性药物有：诺氟沙星

（norfloxacin，NFLX）、罗美沙星（lomefloxacin）等，为口服制剂，血浓度和组织内浓度低，其抗菌谱增加，与第一代喹诺酮类药物相比较，增加了对革兰阴性菌作用，而对革兰阳性菌作用有限，用于治疗无合并症的尿路感染，乃不能用于全身系统性感染的治疗；②第二类中代表性药物有：氧氟沙星（ofloxacin）、环丙沙星（ciprofloxacin）、氟罗沙星（flerofloxacin）和依诺沙星（enoxacin）等，有口服和静脉制剂，血浓度、组织内和细胞内浓度较高，对非典型致病原有效，其中环丙沙星对铜绿假单胞杆菌有效，临床上可用于复杂性尿路感染和导管相关性感染、伴有严重腹泻的胃肠道感染、医院内感染、性传播性疾病，这些药物由于对肺炎链球菌不敏感，故不能用于社区获得性肺炎的治疗。

3. 第三代喹诺酮类药物　除保持了第二代的抗菌谱、活性强、组织渗透性好的优点外，又进一步扩大抗菌谱和活性，包括对抗细胞内繁殖的病原体（结核分枝杆菌、衣原体、支原体等）。这些喹诺酮类药物对革兰阳性菌有效，尤其是肺炎球菌对作用更强，肝脏代谢途径增加，临床应用更广，多用于呼吸系统感染的治疗，有口服和静脉制剂。其代表性药物有：左氧氟沙星（levofloxacin）、司帕沙星（sparfloxacin）、格帕沙星（grepafloxacin）、妥舒沙星（tosufloxacin）等。

4. 第四代喹诺酮类药物　其抗菌谱更广，可称为超广谱抗菌药物，增加了对革兰阳性菌的作用，并对厌氧菌作用有效，且较少发生耐药。有口服和静脉制剂。除了可以用于上述呼吸系统感染的治疗外，还可以考虑用于腹腔内感染的治疗。代表性药物有：莫西沙星（moxifloxacin）和克林沙星（clinafloxacin）等。

第三、四代喹诺酮类药物，即所谓新氟喹诺酮，其共同特点是提高了对革兰阳性球菌特别是对肺炎链球菌的活性，故又称为呼吸喹诺酮。

（二）喹诺酮类药物的特点

（1）喹诺酮不仅对革兰阴性菌具有十分优秀的活性，而且对革兰阳性菌也有较好活性。其中有些品种对厌氧菌和诸如分枝杆菌、军团病菌以及包括肺炎支原体，肺炎衣原体在内的非典型的难以治疗的呼吸道致病菌也有良好的活性。

（2）喹诺酮的作用机制是抑制细菌 DNA 合成过程中的 DNA 旋转酶。喹诺酮的抗菌作用是由于抑制 DNA 的合成。喹诺酮是 DNA 旋转酶 A 亚单位的专属抑制剂，DNA 旋转酶是一种细菌的 X 型拓扑异构酶，它能通过其独特的超螺旋和舒张活性控制细菌 DNA 的形成和功能。抑制 DNA 旋转酶导致不能控制 mRNA 和蛋白质的合成，延伸成丝状和形成液泡，通过核酸外切酶降解染色体 DNA，所以喹喏酮类药物是一种杀菌药物。

（3）细菌对自然耐药频率很低，目前尚未发现质粒介导耐药性的发生。相反，在适当的环境中，无论体内或体外，喹诺酮均可使细菌的质粒破损。

（4）喹诺酮口服生物利用度好，具有优秀的药动学性质，体内代谢稳定，其中许多品种还可做成非肠道制剂，因此，具有更大的用药灵活性。

（5）喹诺酮对组织和吞噬细胞具有很强的渗透性，体内分布广泛，临床上应用范围广泛。

（6）喹诺酮消除半衰期长，可以一天 1 次或 2 次给药。

（7）毒副反应小，临床耐受性良好。

（8）与其他抗生素制剂相比，氟喹诺酮的实际疗效价格相对便宜。

（三）喹诺酮类药物的缺点

（1）与 β-内酰胺和其他药物相比，某些早期喹诺酮类药物对革兰阳性球菌（尤其是链球菌和肠球菌）的活动相对较低，对厌氧菌也并非最佳抗菌剂，但新氟喹诺酮品种（第三、四代喹诺酮），如莫西沙星对厌氧菌的活性有较大改善。

（2）随着喹诺酮广泛使用，耐药菌出现的速度加快，尤其是对甲氧西林耐药的葡萄球菌、肠球菌、空肠弯曲杆菌、淋病奈瑟菌和假单胞菌（通常由多极突变引起）尤为明显。

（3）一些喹喏酮类品种能抑制茶碱类药物的代谢，或引起与所用剂量相关的轻度胃肠道副作用、神经毒性和光敏性。茶碱类药物是常用支气管扩张药物，某些喹诺酮类药物如环丙沙星、依诺沙星均可使茶碱的血药浓度升高。而新氟喹诺酮药物中，如氟罗沙星、司帕沙星等基本不引起茶碱血药浓度的升高。

（4）基于喹诺酮类药物可致某些实验动物承重关节病，所以，临床上应对18岁以下的儿童和青少年禁用，同时也应对孕妇和哺乳期妇女禁用（尽管其致畸可能性极小）。

（5）对肾功能损伤患者用药时须调整用药剂量。

（6）某些喹诺酮类药物可产生 QT 间期延长、室内传导阻滞和尖端扭转型室性心动过速，如格帕沙星可产生严重 QT 间期延长，发生尖端扭转型室性心动过速致死而停止临床使用。此外，克林沙星有低血糖反应。

尽管它们有这些不足，但是由于喹诺酮具有前述其他药物无法替代的特点，所以，已广泛用于肺部感染的治疗，并且取得了满意的疗效，现在喹诺酮日益被医学界所认可。新氟喹诺酮药物（第三代和第四代喹诺酮）中左氧氟沙星和莫西沙星相对比较安全。

【喹诺酮类药物的药代动力学】

如同氨基糖苷类药物一样，喹诺酮类药物为浓度依赖性杀菌药。血药浓度达到最低抑菌浓度（MIC）的30倍时，喹诺酮类药物的杀菌活性将十分显著。而且喹诺酮类药物具有抗生素后效应1到2小时。当喹诺酮类药物与其他抗菌药物（例如 β-内酰胺类或氨基糖苷类抗生素）联合使用时，并不表现为协同作用。大部分情况显示为相加作用或无关效应。而且如果应用环丙沙星和利福平联合治疗金黄色葡萄球菌感染，则可出现拮抗作用。

喹诺酮类药物吸收很好，具有中等度到优秀的生物学活性。口服后的血药浓度可以与静脉制剂相比拟，因而能够早期将静脉注射制剂改为口服制剂，施行抗生素的序贯治疗。大部分喹诺酮药物的吸收不受食物的影响。但是，喹诺酮类药物易与铝、镁、钙、铁和锌相结合，这一结合可以显著降低药物的吸收和生物学活性，降低血药浓度和组织穿透能力。

喹诺酮类药物的半衰期自1.5至16小时不等。故大多数喹诺酮类药物需要每12至24小时给药一次。喹诺酮类药物通过肾脏和非肾脏途径排除，故在肾脏功能或肝脏功能障碍时需调节药物剂量，以避免药物的副作用。大多数喹诺酮药物从肾脏排泄，但司帕沙星和莫西沙星主要从肝脏排泄。

喹诺酮类药物口服或静脉注射后，全身分布很广。组织中的血药浓度高于血液、胆汁中的浓度。中性粒细胞和巨噬细胞中的细胞内血药浓度尤其显著。当喹诺酮类药物主要从肾脏途径排泄时，则该药在尿路和肾脏的分布浓度相当理想。但是，喹诺酮类药物在前列腺液、唾液、骨骼和脑脊液中的药物浓度并不超过血药水平。由于这类药物的脑脊液中的药物浓度不理想，故喹诺酮类药物不能用于脑膜炎的一线治疗。

【喹诺酮类药物的抗菌活性】

20 世纪80 年代以来，新的三代及四代氟喹诺酮类药物不断出现，由于该类药物中含有氟原子，对组织穿透力增强，口服后生物利用度增高，在体内分布广泛，可用于各种感染的治疗。氟喹诺酮类抗生素对肠杆科细菌均有强大的抗菌作用，包括大肠埃希菌、克雷伯杆菌、

产气肠杆菌、阴沟肠杆菌、变形杆菌属、沙门菌属等。对流感杆菌亦敏感，但有些喹诺酮品种对铜绿假单胞杆菌、不动杆菌等的抗菌作用较差。

严重的社区获得性肺炎患者住院后，特别住入ICU之后，最初的适当疗法应用一种喹诺酮，如环丙沙星加上一种大环内酯药物。如怀疑有铜绿假单胞杆菌的可能性，应再加上一种氨基糖苷类药物。环丙沙星加上青霉素可治严重的社区获得性肺炎。治疗军团病菌感染，大环内酯类抗生素为首选，而喹诺酮，如环丙沙星可作为二线药。

由于喹诺酮有对需氧革兰阴性菌的作用，喹诺酮可用于治疗医院内获得性肺炎，目前常用的有环丙沙星，通常环丙沙星对铜绿假单胞菌等需氧革兰阴性菌有较强活性。氟喹诺酮类对革兰阳性球菌亦具抗菌活力，但较对肠杆菌科细菌差。在临床常用的品种中，环丙沙星对革兰阴性菌的抗菌能力较强。奈氏菌属和布兰汉菌属均对本品种高度敏感，厌氧菌一般对本品种均耐药。环丙沙星与氧氟沙星对结核分枝杆菌和其他分枝杆菌有一定抗菌作用。氟喹诺酮类有良好的细胞内药代动力学性质，可在吞噬细胞的胞液内积聚和扩散，故可用于治疗细胞内感染。环丙沙星和氧氟沙星、对军团病菌属、支原体属、衣原体属亦有一定的抗微生物作用。

由于氟喹诺酮类在支气管黏膜上皮细胞内浓度很高，故宜用于呼吸道感染的治疗。所有品种对流感杆菌和卡他布拉汉菌均有强大抗菌活性，对肠杆菌科细菌亦均有很好抗菌活力。莫西沙星、妥舒沙星、司帕沙星则具有显著的抗肺炎链球菌的作用。抗铜绿假单胞杆菌作用以环丙沙星最强，妥舒沙星次之，其他品种亦均有一定活性。

喹诺酮类药物对胃肠道感染的致病菌均可抑制，包括大肠杆菌、志贺菌属、沙门菌属和弯曲菌属。因为该类药物对儿童有抑制关节软骨生长的作用，所以是否用于儿童腹泻仍有不同意见。

【喹诺酮类药物的耐药情况】

喹诺酮类药物的耐药机制较多，已对临床应用产生显著影响。在喹诺酮类药物的临床应用过程中，细菌可迅速发生基因突变，产生耐药，从而限制了该类药物的临床使用。现在随着氟喹诺酮类药物广泛应用，耐氟喹诺酮类的菌株逐渐出现并增多，已引起密切注意，尤其是口服后的低血药浓度促成了铜绿假单胞杆菌、金葡菌、表皮葡萄球菌、黏质沙雷菌耐药菌株的产生。耐药性的产生与过分使用与使用不当也有明显关系。如临床上常常应用喹诺酮类药物单独治疗感染非常容易造成细菌耐药。耐药菌株的发生频度随地区而有不同，在美国、西欧较少，日本的发生率则稍高，可能与用药的广泛程度有关。通常肠杆菌科细菌对氟喹诺酮耐药比较少见，而铜绿假单胞杆菌、链球菌及葡萄球菌（尤其是MRSA和MRSCoN）较常出现耐药。但近年来大肠杆菌对氟喹诺酮耐药发生率迅速上升是值得关注的。细菌对氟喹诺酮产生耐药可有以下几种机制：

1. DNA旋转酶变异　DNA旋转酶是喹诺酮的作用靶位，A、B亚单位的变异均可产生耐药性，主要为A亚单位变异所致，B亚单位的变异在大肠杆菌、淋病奈瑟菌耐药菌株中有报道。DNA旋转酶基因突变引起亚单位变异，降低了所有喹诺酮的抗菌活性，但对化学结构无关的抗生素无交叉耐药。

2. 细菌外膜通透性降低　喹诺酮类进入细菌体内涉及由外膜蛋白易化扩散及经脂质双层的简单扩散，两者的作用大小则因各药物的疏水性不同而异，由此造成各药物抗菌活性不同的部分原因。

肠杆菌科细菌对喹诺酮通透的微孔蛋白主要为外膜蛋白 Omp F 和 Omp C，Omp F 的缺失变异与编码旋转酶 B 亚单位的 gyr B 基因突变有关，铜绿假单胞菌的通透还涉及 Omp D2 和 Omp G，这些外膜蛋白的变异可使细菌对药物的摄取减少，药物不能与 DNA 旋转酶靶位结合而产生耐药，这种机制的耐药常导致与结构无关的其他抗生素间交叉耐药。

3. 主动外排　革兰阳性菌表面无外膜，但细菌胞膜中可出现主动外流泵，将药物主动泵出细菌从而发生耐药。但尚无质粒介导的喹喏酮耐药的报道。

由于喹诺酮药物的广泛应用，耐药性，尤其是喹诺酮与其他抗生素之间的交叉耐药性也已引起注意。如先用喹诺酮类药物，出现耐药后改用 β-内酰胺类，则细菌对这两类抗生素的耐药性比例增加。所以先用喹诺酮而产生的细菌对 β-内酰胺类抗生素的交叉耐药性明显增加，已引起重视。此外，农业和畜牧业滥用喹诺酮类药物也是造成耐药的一个重要原因。

【喹诺酮类药物的不良反应与相互作用】

1. 不良反应　氟喹诺酮类抗菌药物不良反应的发生率为 1.6%～4.8%，包括以下几类：

（1）胃肠系统反应　此类反应最常见，发生率为 1.2%～3.8%。表现为厌食、恶心、呕吐、腹痛、腹泻等，一般均较轻，不需停药。

（2）中枢神经系统反应　发生率为 0.2%～1.9%。表现为烦躁、失眠、欣快感、震颤、头痛、头晕、神情恍惚、步态不稳、惊厥等，故有癫痫病史者不宜应用。

（3）过敏和皮肤反应　发生率为 0.2%～1.6%。皮肤反应为皮疹、瘙痒、红斑和光敏反应。

（4）关节病　萘啶酸、环丙沙星可引起关节痛，停药后可消失。本品种药物可抑制关节软骨发育，故不宜用于孕妇和儿童患者。

（5）肝肾功能损害　肝功能异常表现为 ALT、ALP 轻度暂时性升高，肾功能变化亦见 BUN 或 Cr 轻度上升。发生率分别为 0.9%～4.3% 和 0.1%～0.7%。

（6）其他实验室异常　其他少见的实验室异常有嗜酸粒细胞增多、白细胞减少、血小板减少、血尿酸增高、溶血性贫血以及在 pH6.5～7.5 时出现结晶尿等。

2. 药物相互作用

（1）因抑制肝脏的药酶系统，使茶碱、咖啡因的代谢减慢，血药浓度上升，产生中毒症状。以依诺沙星的影响最强、环丙沙星次之、培氟沙星再次之，诺氟沙星和氧氟沙星的影响不明显。其他新品种无明显影响。

（2）与非甾体抗炎药如布洛芬等（阿司匹林除外）合用，可能诱发癫痫。其机制为此类药物显著增强喹诺酮类抑制 GABA 对受体的结合。

（3）对消化系统药物的影响　喹诺酮类药物与镁、铝盐合用可降低药物吸收，使血中药物浓度显著减少，凡影响胃排空的药物均能影响喹诺酮类药物的吸收。西咪替丁等组胺 H_2 受体阻滞剂可减慢萘啶酸、诺氟沙星、环丙沙星从肾小管清除，使血药浓度升高。

（4）对抗凝剂的影响　喹诺酮类药物抑制华法林的对应异构体 6 位的羟化，使代谢减慢导致血浓度上升，可能引起出血。

（5）对其他抗生素的影响　某些喹诺酮类与氯霉素、利福平联合应用可产生拮抗作用，与氨基糖苷类或 β-内酰胺类合用时无影响。体外与其他抗结核药物的相互作用研究表明，环丙沙星与链霉素、异烟肼、乙胺丁醇和吡嗪酰胺等无关，但与利副平有拮抗作用。氧氟沙星与其他抗结核药物既无协同作用也无拮抗作用，可能有相加作用。左氧氟沙星与一线或二线抗结核药物联合应用时，可提高药物活性，左氧氟沙星与其他抗结核药物可能呈协同作用。

【常用喹喏酮类药物】

1. 目前临床上常用的喹诺酮类药物有

（1）诺氟沙星（norfloxacin，NFLX）抗菌谱广，包括革兰阳性和阴性菌，对铜绿假单胞菌和其他革兰阴性杆菌的作用较氨基糖苷类强。口服吸收良好，0.2g，每日2~4次。

（2）环丙沙星（ciprofloxacin）　目前所用的喹诺酮中，环丙沙星为一种广谱的抗菌素，对革兰阳性和阴性菌均有作用，对铜绿假单胞杆菌最有活力。剂量为0.2~0.4g，每日2次，静脉注射。美国FDA已批准，严重全身感染病例环丙沙星剂量可增至750mg，每日2次口服，或400mg静脉滴注每日2~3次。

（3）氧氟沙星（ofloxacin）　对革兰阳性球菌的作用优于NFLX，剂量0.2g，每日2~3次。

（4）罗美沙星（lomefloxacin）　作用与性能与NFLX相似，剂量0.2g，每日2~3次。

（5）氟罗沙星（flerofloxacin）　抗菌作用与氧氟沙星相似，半衰期长达10小时，剂量：每日0.4g。

目前已对氟喹诺酮类药物的结构加以改变，使之保留对革兰阴性杆菌和铜绿假单胞菌活性的基础上，增加其对革兰阳性菌、厌氧菌和细胞内病原体的活性，改善其药代动力学性质并降低不良反应。近来已开发出不少新氟喹诺酮药物（第三、四代喹诺酮）。

2. 正在进入临床应用阶段的新氟喹诺酮药物有以下几种

（1）左氧氟沙星（levofloxacin）　抗菌谱与氧氟沙星类似，但抗菌活性比氧氟沙星大一倍，副作用（尤其是对中枢神经系统）也较轻。对葡萄球菌、肺炎链球菌、化脓性和溶血性链球菌等革兰阳性菌，大肠埃希菌、克雷伯菌属、沙雷菌属、变形杆菌属、志贺菌属、沙门菌属、枸橼酸杆菌、不动杆菌属、铜绿假单胞菌、流感嗜血杆菌、淋病奈瑟菌等革兰阴性菌有较强的抗菌活性，对支原体、衣原体及军团菌也有良好的抗菌作用，但对厌氧菌和肠球菌的作用较差。左旋氧氟沙星的组织穿透性好；口服生物利用度达98%，该药支持序贯疗法。成人口服剂量：500mg，每日1次；或500mg静脉滴注，每日1次。国外治疗医院内获得性肺炎时：①肌酐清除率（Ccr）为20~49ml/min时，首次剂量750mg，维持剂量为每48小时750mg；②Ccr为10~19ml/min时，首次剂量750mg，维持剂量为每48小时500mg。

（2）司帕沙星（sparfloxacin）　为广谱氟喹诺酮类药物，对大部分社区获得性肺炎的重要致病菌，如肺炎球菌、肺炎支原体、肺炎衣原体、嗜肺军团菌、结核分枝杆菌（包括多重耐药菌）和其他分枝杆菌等，具有强大的抗菌活性。而且易透入呼吸道分泌物并可在肺泡巨噬细胞中积聚，使其成为治疗社区获得性肺炎的适宜药物。尤其是司帕沙星对结核分枝杆菌的活性是第二代喹喏酮类药物的3~30倍，与异烟肼和利福平相当，有希望成为新的有效抗结核药物。成人剂量为：200~400mg，每日一次，中度以上肾功能减退者应适当减量。该药的光敏反应较高，约7%，用药期间及停药后3~5天内需严格避光，并限制用于慢性支气管炎和鼻窦炎的治疗。

（3）格帕沙星（grepafloxacin）　对肠杆菌科细菌和铜绿假单胞杆菌的抗菌活力与环丙沙星相似，对葡萄球菌（甲氧西林敏感的金葡菌，MSSA）、淋病奈瑟菌、沙眼衣原体亦有良好的作用，呼吸道内药物浓度高，半衰期为11~12.5小时。成人剂量300~600mg，每日一次。

光敏及抽搐少见。但由于其严重的心脏副作用，目前已不再应用。

（4）莫西沙星（moxifloxacin）　对肠杆菌科细菌、铜绿假单胞杆菌的抗菌活力比环丙沙星要差，但是对革兰阳性菌具有强大大抗菌活性，对 MSSA、肺炎球菌、各组链球菌、粪肠球菌、幽门螺杆菌、肺炎支原体、肺炎衣原体、分枝杆菌和厌氧菌等均有良好的作用。成人剂量，400mg，每日一次。

（5）克林沙星（clinafloxacin）　对肠杆菌科和铜绿假单胞杆菌的抗菌活性与环丙沙星相似或稍强，对革兰阳性菌有强大的活性，对非发酵菌、幽门螺杆菌和厌氧菌亦有强大的作用。成人剂量每日 200mg，分 1~2 次。目前因光毒性和低血糖反应而停止使用。

（6）吉米沙星（gemifloxacin）　具广谱抗微生物作用，对革兰阳性菌和革兰阴性菌均有较高抗菌活性，如柠檬酸杆菌属、阴沟肠杆菌、产气肠杆菌等肠杆菌属、大肠埃希菌、克雷伯菌属、变形杆菌属、沙门菌属、志贺菌属、沙雷菌属、不动杆菌属等，对铜绿假单胞菌等假单胞菌属的大多数菌株、嗜麦芽窄食单胞菌亦具有抗菌作用；对流感嗜血杆菌、卡他莫拉菌、淋病奈瑟菌均有抗菌活性。吉米沙星对甲氧西林敏感葡萄球菌、肺炎链球菌、溶血链球菌、化脓链球菌等亦具较高抗菌活性。吉米沙星为喹诺酮类中对肺炎链球菌抗菌活性最强者。此外，尚对肺炎衣原体、支原体、军团菌具有抗微生物作用，对脆弱拟杆菌等厌氧菌亦具一定抗菌作用。

剂量：治疗慢性支气管炎急性加重和肺炎时，成人每日 1 次口服 320mg，疗程 5~7 天。肾功能损害的患者需根据肾功能损害程度调整剂量，肝功能损害者无需调整剂量。

【新氟喹诺酮药物在治疗社区获得性呼吸道感染中的作用】

1. 社区获得性呼吸道感染的主要病原体　最常见的病原体是肺炎链球菌、流感嗜血杆菌和卡他莫拉菌。传统喹诺酮因为对肺炎链球菌疗效较差，故不能作为经验治疗的药物，而新氟喹喏酮药物则对这些病原体有相当疗效，可以作为经验治疗的选用药物。此外，社区获得性呼吸道感染中非典型致病原（肺炎衣原体、肺炎支原体和嗜肺军团菌）也占据了相当的地位，新氟喹诺酮药物也能发挥作用。

2. 新氟喹诺酮药物对常见致病原的作用　新氟喹诺酮对肺炎链球菌有理想的抗菌活性，并且穿透力强，可有效地杀灭细胞内繁殖的各种非典型致病原。因而新氟喹诺酮既对普通致病原有效，也对非典型致病原有效。与大环内酯类抗生素相比，新氟喹诺酮具有相似或更强的杀灭作用。目前在治疗军团菌感染时，已主张应用新氟喹诺酮来代替大环内酯类药物。

现在随着对大环内酯类耐药的肺炎链球菌增加，新氟喹诺酮药物在社区获得性呼吸道感染中的应用价值已日益受到关注。

3. 新氟喹诺酮药物与大环内酯类、β-内酰胺类抗生素的比较　临床上用于治疗社区获得性呼吸道感染的常用抗生素有：β-内酰胺类、大环内酯类和新氟喹诺酮药物。三类抗生素中新氟喹诺酮药物的抗菌谱具有一定的优势。如与 β-内酰胺类抗生素相比，新氟喹诺酮药物可同时覆盖细菌和非典型致病原，而 β-内酰胺类对肺炎衣原体、肺炎支原体和嗜肺军团菌等完全无效。与大环内酯类相比，新氟喹诺酮药物则有更广泛的抗菌谱与更强的抗菌活性，而大环内酯类对革兰阴性杆菌效果较差（虽然新大环内酯类对流感嗜血杆菌效果较好），另外，肺炎链球菌对大环内酯类药物的耐药也逐渐增多。

综上所述，基于上述理由，国内、国外社区获得性肺炎治疗的指南中，都推荐新氟喹诺酮药物作为经验治疗的药物。

【ATS 社区获得性肺炎治疗指南对新氟喹诺酮类药物的评价】

美国 ATS 发表的社区获得性肺炎治疗指南，指出：新氟喹诺酮对肺炎球菌有良好的抗菌活性，在 CAP 治疗方案中地位很重要，优点如下：①一个新氟喹诺酮药物可对革兰阳性菌、革兰阴性菌和非典型致病菌均有效，一般每日一次给药；②对青霉素敏感或耐药的肺炎球菌，新喹诺酮 MIC 效价相似，③喹诺酮对肺穿透性很好，到达肺泡巨噬细胞中的浓度大于血清浓度。

总之，新氟诺酮生物利用度高，口服和静脉应用可达到相似的血清浓度。病情较轻患者可在门诊口服治疗，住院患者可较早从静脉转为口服，减少住院日期。治疗社区获得性肺炎时，新氟喹诺酮类药物应进一步发展，常用有左氧氟沙星、司帕沙星和莫西沙星。

第五节 糖肽类抗生素

【万古霉素】

万古霉素（vancomycin）为窄谱抗生素，是从定向链霉菌中分离出的一种三环糖肽抗生素，对革兰阳性菌具有强大抗菌作用。在 20 世纪 60 年代的制剂中因含有杂质，应用中常引起寒战、高热、低血压等严重不良反应，故一度在临床应用减少。近年来由于制剂提纯，当初的那些不良反应显著减少，已被认为是比较安全的药物。

（一）抗菌活性 万古霉素能有效的对抗大多数革兰阳性球菌与杆菌，如金葡菌（包括耐甲氧西林的葡萄球菌，MRSA），表皮葡萄球菌（包括 MARSE）、肺炎链球菌、草绿色链球菌、肠球菌、牛型链球菌、白喉杆菌、单核细胞增多性李斯特杆菌、放线菌、乳酸杆菌、难辨梭状芽孢杆菌等。淋病奈瑟菌、炭疽杆菌、破伤风杆菌、脑膜炎败血症黄杆菌亦对其敏感。大多数革兰阴性菌、支原体、衣原体、立克次体和真菌均无效。万古霉素用于社区获得性肺炎，尤其当感染为高度耐药的链球菌肺炎时，也可用于医院内获得性肺炎，特别是耐药金葡（MRSA）的感染。

万古霉素很少产生耐药性，与其他抗菌药物不产生交叉耐药现象。该药对由于其他多种抗生素耐药的金葡菌、表皮葡萄球菌，肺炎链球菌等引起的感染有显著疗效，但近年已有报道分离出耐万古霉素菌株，如对万古霉素耐药的肠球菌，虽为数很少，这被认为是一危险的信号。

（二）药代动力学 万古霉素口服后很少被吸收，在肠道可产生高浓度。因局部刺激性大，不宜肌内注射给药。静脉点滴给药可透入各浆膜腔，广泛分布于各组织，但不易穿透血脑屏障。

（三）剂量及用法 万古霉素静脉给药每日 1～2g，分 2 次缓慢点入。1g 药物至少溶于 200ml 溶液中在 1 小时以上滴入。口服法每次 0.25～0.5g，每日 4 次。

（四）临床应用 万古霉素主要用于严重革兰阳性菌感染，尤其宜于耐其他抗生素的金葡菌，表皮葡萄球菌或肠球菌感染的治疗。也用于治疗对青霉素过敏患者的金葡菌等的感染。口服万古霉素治疗由于难辨梭状芽孢杆菌或金葡菌引起的抗生素相关性肠炎是有显著疗效。

（五）万古霉素的不良反应

1. 耳毒性 常先出现耳鸣，相继有高频范围听力消声，如不及时停药可导致耳聋。血药浓度超过 80mg/L 时容易出现耳聋，如血药浓度维持在 30mg/L 以下则较安全。部分患者在早期耳鸣时停药,听力损害仍继续进展直至耳聋。大剂量,长疗程,老年患者或肾功能不全者易引起耳毒性,故对此类患者监测血药浓度非常重要。

2. 肾毒性 肾功能不全时用药后半衰期明显延长,肾功能衰竭时,半衰期可延至 7 天以上。但其峰浓度并不高于肾功能正常患者的血药峰浓度,所以当肾功能不全患者应用万古霉素时仅需延长给药间隔时间。万古霉素对肾的损害并不常见,但在与氨基糖苷类联用者,可增加其肾毒性,需特别注意。

3. 过敏反应 偶有荨麻疹,嗜酸粒细胞增多,粒细胞减少,面部潮红,皮肤痒疹,静滴后恶心等反应。

【替考拉宁】

替考拉宁(壁霉素,teicoplanin)为一种新的糖肽类抗生素,对葡萄球菌(包括产酶菌和MRSA、MRSCoN)、链球菌属,肠球菌和难辨梭状芽孢杆菌等革兰阳性需氧菌和厌氧菌均有抗菌活性,与万古霉素相近或稍强。耳、肾毒性较万古霉素小。主要用于耐药革兰阳性球菌,特别是 MRSA,MRSCoN 及肠球菌感染的治疗。对革兰阴性杆菌无作用。口服基本不吸收,几乎完全经肾脏清除。替考拉宁具有许多优点:机体耐受性良好,不良反应发生率低,药物作用时间长,使用方便(通常每天仅需 1 次给药),可静脉和肌内注射,并可在病房和门诊条件下较长时间应用。

(一)抗菌活性 替考拉宁的抗菌作用机制与万古霉素相似。药物与处于分裂期敏感菌的细胞壁肽聚糖前体末端的氨基酰-D-丙氨酰-D-丙氨酸相结合,阻遏细胞壁的合成,从而抑制和杀灭细菌。替考拉宁的抗菌谱也与万古霉素相似,对革兰阳性需氧菌和厌氧菌具有杀菌作用。对青霉素和半合成青霉素类抗生素耐药的葡萄球菌、甲氧西林耐药性金黄色葡萄球菌和甲氧西林耐药性凝固酶阴性葡萄球菌对替考拉宁敏感;对其他抗菌药物多重耐药的多种葡萄球菌也对替考拉宁敏感。如同万古霉素,对葡萄球菌临床菌株,替考拉宁与氨基糖苷类抗生素和β-内酰胺类抗生素(头孢菌素和碳青霉烯类抗生素等)联用具有体外活性。

A、B、C、G 各组链球菌对替考拉宁敏感。替考拉宁对链球菌的活性超过万古霉素 2~6倍。肺炎链球菌包括青霉素耐药菌株对替考拉宁高度敏感,具有极其重要的临床意义。替考拉宁对肺炎链球菌的 MIC 和 MIC_{90} 分别为 0.05~0.08 和 0.125mg/L,显著低于万古霉素。肠球菌中的粪肠球菌、屎肠球菌和坚韧肠球菌等对替考拉宁敏感。替考拉宁对上述各菌种的MIC 接近或稍高于万古霉素。

(二)适应证和用法 替考拉宁的适应证与万古霉素相似,适用于治疗重症葡萄球菌感染,特别是甲氧西林耐药性葡萄球菌感染,如脓毒症、脓毒性心内膜炎、急性骨髓炎和慢性骨髓炎恶化、脓毒性关节炎、皮肤感染及中性粒细胞减少患者并发感染等。常用剂量为静脉滴注每日一次,每次 200~400mg。对于重症脓毒性感染疾病,替考拉宁的初剂量为 12mg/kg,最初 3 天每 12 小时 1 次,其后每天 1 次。药物的剂量依据血药浓度监测拟定,用药前测定的Cmin 不应大于 10mg/L。

(三)不良反应 如同万古霉素一样,替考拉宁的不良反应主要是过敏反应,耳毒性和肾毒性以及局部刺激症状,但症状远较万古霉素少而轻。万古霉素常发生组胺样效应"红人综合征"、皮肤瘙痒和发红、血管神经性水肿、支气管痉挛、血压降低和心动过速,替考拉宁则很少或不发生"红人综合征"。替考拉宁也很少出现过敏性皮疹。替考拉宁静脉注射后出现的静脉炎和肌内注射后出现的局部疼痛较少见。替考拉宁如与环胞菌素、氨基糖苷类抗生素等其他潜在性肾毒性药物联用，可出现中度肾毒性反应。注射高于越过平均治疗剂量的替考拉宁，血药浓度超过允许浓度2~3倍时，可见耳毒性作用。在药物动力学监测下，替考拉宁在血液中维持治疗浓度时，将不致引起如同用万古霉素那样的耳毒性、肾毒性和造血抑制作用。

（四）肾功能减退时替考拉宁的用法　中度肾功能减退时，静脉注射替考拉宁6mg/kg，每2天1次，或3mg/kg每天1次。重症肾功能减退时，静脉注射替考拉宁6mg/kg每3天1次，或2mg/kg每天1次。处于危重期患者，血药浓度波动较大，此时只能通过经常测定血药浓度的方法来确定用药剂量和方法。

【去甲万古霉素】

国产去甲万古霉素（norvancomycin）与万古霉素结构相似，抗菌谱、抗菌活性及不良反应也与万古霉素相似，0.4g去甲万古霉素相当于0.5g的万古霉素，临床应用同万古霉素。常用剂量：每日1.2~2.0g，分2~3次静脉滴注。

第六节　其他抗菌药物

【林可霉素和克林霉素】

林可霉素（lincomycin）和克林霉素（clindamycin）的结构式与大环内酯类不同，但抗菌谱与大环内酯类相似。克林霉素是以氯离子取代林可霉素分子中第7位的羟基半合成而得的衍生物，其抗菌作用与临床疗效均优于林可霉素。

（一）抗菌作用　林可霉素与克林霉素的抗菌谱相同，有完全交叉耐药性，但克林霉素的抗菌作用较林可霉素强4.8倍。林可霉素与克林霉素对金葡菌（包括产酶株）、表皮葡萄球菌、溶血性链球菌、肺炎球菌和草绿色链球菌均具强大抗菌活性。但克林霉素并不用于对耐甲氧西林葡萄球菌（MRSA）的治疗。与红霉素不同，肠球菌属对之大多耐药。除少数菌株外，白喉杆菌、破伤风杆菌、产气荚膜杆菌和奴卡菌属对本品敏感，但本类药物对奴卡菌感染的确切疗效并未证实。与庆大霉素等联合对葡萄球菌、链球菌等革兰阳性菌常呈协同作用。革兰阴性杆菌多对本类耐药，对脑膜炎奈瑟菌、淋病奈瑟菌、流感杆菌有一定作用。

本类药物最重要的特点为对各种厌氧菌包括消化球菌、消化链球菌、真杆菌、丙酸杆菌、双歧杆菌、脆弱类杆菌和其他类杆菌属、梭杆菌属以及大多数放线菌属具良好抗菌活性。难辨梭菌对本类药物耐药。人型支原体和沙眼衣原体对林可霉素类敏感，但肺炎支原体等其他支原体和其他衣原体均对本类耐药。此外，克林霉素对恶性疟原虫和弓形体也有一定作用。

本类药物的作用机制与红霉素相同，主要作用于细菌核糖体的50s亚基，通过抑制肽链延长而影响蛋白质合成，并可清除细菌表面的A蛋白及绒毛状外衣，使细菌易被吞噬和杀灭。因红霉素与核糖体的亲和力较强，因此本类药不宜与红霉素合用，以免产生拮抗。

（二）吸收、分布和排泄　林可霉素口服吸收差，且易受进食影响。克林霉素口服吸收明显优于林可霉素。本类药物在体内分布较广，在大多数组织、胸腔积液、腹腔积液、唾液、痰液中都可达有效水平，在骨组织中的浓度尤高。药物能透过胎盘，林可霉素在给药后1小时，脐带血中的浓度约为母血药浓度的1/4。在乳汁中的浓度大致与血药浓度相等。两种药都不能渗透正常脑膜，当脑膜炎症时也难渗入脑脊液中，因此不用于中枢神经系统感染。

药物主要在肝内代谢，经胆汁和粪便排泄，但当胆总管梗阻时，则药物不能进入胆汁中。

口服或注射给药后，药物在粪便中的浓度达 200mg/kg，可引起肠道菌群失调。肾功能不全时林可霉素的半衰期可从正常的 4~5 小时延长至 13 小时，而血液或腹膜透析并不能清除药物，故剂量必须减至正常量的 30%。克林霉素在轻、中度肾功能不全时半衰期延长不明显，仅在重度肾功能不全时需减量至正常量的 1/2。

（三）不良反应　不良反应以胃肠道反应为主，口服比注射给药多见。大多表现为轻微的纳差、恶心、呕吐和腹泻等。林可霉素与克林霉素所致腹泻的发生率分别为 10%~15% 和4%，腹泻可能与药物直接刺激或肠道菌群失调有关。少数属难辨梭菌大量繁殖、产生外毒素引起的伪膜性肠炎，临床表现为发热、腹痛、腹胀、腹泻等，大便呈黏液脓血样，大便镜检可发现红细胞和中性白细胞，直肠镜检见结肠黏膜有蚀斑与溃疡。口服给药的伪膜性肠炎发生率比注射给药高 3~4 倍。

其他不良反应包括一过性中性粒细胞减少、血小板减少和嗜酸粒细胞增多。转氨酶升高和高胆红素血症可能因药物干扰比色测定结果而致，并非肝毒性反应，但肝病患者应慎用，新生儿与孕妇均不宜选用。变态反应大多为轻度皮疹、瘙痒和药物热。静脉给药偶致血栓性静脉炎。林可霉素大剂量快速静脉给药可引起血压下降和心电图变化，偶尔因阻滞神经肌肉接头传导而引起呼吸、心跳停止。

（四）剂量及用法　林可霉素成人口服剂量为每日 1.5~2.0g，分 3~4 次服用。成人肌内注射或静脉滴注每日 1.2~2.4g，分 2~3 次给药。克林霉素成人口服每日 0.6~1.8g，分 3~4 次服用。成人肌内注射或静脉滴注常用剂量为每日 0.6~1.2g，严重感染为每日 1.2~2.4g，均分 2~3 次给药。

静脉给药速度不宜过快，2g 林可霉素至少以 250ml 液体稀释，每小时滴入量不宜超过100ml；克林霉素每 0.6g 至少加 100ml 液体稀释，至少 20 分钟滴完。

（五）临床适应证　主要用于各种厌氧菌及金葡菌等革兰阳性菌引起的感染。与甲硝唑相仿，林可霉素类尤其是克林霉素用以治疗类杆菌属感染，包括脆弱类杆菌败血症可获良好疗效，必要时需同时进行外科手术处理。克林霉素对包括吸入性肺炎在内的各种肺炎、腹腔和女性盆腔厌氧菌感染、褥疮有关的败血症均相当有效，也可替代青霉素和甲硝唑治疗牙周性颌面部感染。如合并有革兰阴性杆菌混合感染时，尚需合用庆大霉素等氨基糖苷类抗生素。

本类药物虽可减少腹部手术后的厌氧菌感染，但可能引起伪膜性肠炎，因此不宜作为预防手术后感染，特别是腹部手术患者用药。此外，本类药物对白喉、放线菌病、支原体肺炎和痤疮也有一定疗效。

克林霉素与林可霉素比较：①克林霉素的体外抗菌作用明显为强；②口服吸收较完全，受食物影响小，故采用口服制剂时以克林霉素为宜；③不良反应特别是腹泻和伪膜性肠炎的发生率较低。

【四环素】

四环素类抗生素包括金霉素（aureomycin, chlortetracycline）、土霉素（terramycin, oxytetracycline）、四环素（tetracycline）、去甲金霉素（demeclocycline）、多西环素（doxycycline，强力霉素）、米诺环素（minocycline，美满霉素、二甲胺四环素）。此类抗生素由于抗菌谱广、价格低廉过去曾在广泛应用，但因长期使用后使得耐药菌株大增，现在大多数常见细菌已对四环素产生耐药性。新的半合成四环素类（多西环素、米诺环素）抗菌活性强于四环素，耐药菌株较少，半衰期长，不良反应轻，已成为四环素类抗生素的主要应用品种。

（一）抗菌活性　四环素类抗生素原来对革兰阳性和阴性菌均有强大抗菌活性，因为近年来耐药现象严重，此类药物已不再广泛用于常见致病菌引起的重症感染。金黄色葡萄球菌、溶血性链球菌、肺炎链球菌、大肠埃希菌、克雷伯菌属、肠杆菌属大多对四环素类已耐药。奇异变形杆菌、铜绿假单胞菌对本品种耐药。某些厌氧菌虽对多西环素和米诺环素敏感，但弱于克林霉素、氯霉素和甲硝唑，一般不用于治疗厌氧菌感染。

四环素类对一些不常见的病原菌仍有强大的抗菌活力，包括布鲁菌属，霍乱弧菌，土拉弗菌，多杀巴斯德菌，鼠疫杆菌，梅毒密螺旋体，雅司密螺旋体，钩端螺旋体，回归热螺旋体，放线菌属，某些非典型分枝杆菌（偶发分枝杆菌，海分枝杆菌），支原体属、衣原体属、立克次体和恶性疟原虫等。

四环素类抗生素中的抗菌活性各不相等，以米诺霉素的抗菌能力最强，多西环素次之，四环素再其次。我国目前有 80%~90% 的革兰阳性菌和 90%~97% 的革兰阴性菌对四环素类耐药。细菌对四环素类耐药性主要由染色体和质粒上的基因所决定，大多数革兰阳性和阴性菌的耐药性是通过质粒介导的，可由诱导产生，其耐药程度与药物的亚抑制浓度有关。质粒介导耐药的机制为通过使四环素类抗生素向细胞内流减少和细胞膜主动运转泵出抗生素增加，最后导致细胞内抗生素累积减少、抗菌能力降低。

（二）剂量及用法

1. 多西环素　首次剂量 200mg，口服，以后每日 100mg 口服。静脉剂量与口服剂量相同，每 100mg 药物需溶于 200~500ml 溶液中静脉滴入。

2. 米诺环素　首次剂量 200mg，口服，以后则每次 100mg，每日 2 次口服。静脉用药剂量与口服剂量相同，注意事项同多西环素。

目前四环素类已不用于一般常见菌呼吸道感染，主要用于治疗呼吸道的肺炎支原体、嗜肺军团菌和鹦鹉热衣原体感染。流感杆菌感染可能仍然有效。

四环素类用于其他系统感染的疾病有：①由衣原体或解脲支原体引起的非特异性尿道炎、腹股沟淋巴肉芽肿、子宫颈炎、前列腺炎等；②早期霍乱的治疗和预防；②各种立克次体感染，为流行性斑疹伤寒、蒜虫病、Q 热、鼠斑疹伤寒等；④布鲁菌病；⑤其他：鼠疫、炭疽、野兔热、出血性巴斯德杆菌感染、回归热、气性坏疽、梅毒、雅司等。

四环素类抗生素口服时以空腹为好，不宜与牛奶、制酸剂、含镁、铝、钙、铁等金属离子的制剂或碳酸氢钠同时服用，金属离子可与药物螯合，pH 值升高时可降低药物吸收，影响药物的疗效。

（三）不良反应

1. 对牙及骨髓的作用　四环素类可长期滞留在牙釉质及下层钙化区，引起牙齿黄染。黄染程度与服药剂量及时间相关。半合成四环素类引起的牙齿黄染较轻。四环素类可沉积于生长发育阶段的骨髓，使骨生长发生暂时抑制，因此，此类药物禁用于 7 岁以下的儿童。

2. 消化道　长期大剂量服用四环素类可引起恶心、呕吐、腹痛、腹泻等症状。长期使用可导致菌群失调而引起二重感染。二重感染的病原菌常为真菌、葡萄球菌，大肠埃希菌、铜绿假单胞菌、难辨梭菌等。

3. 肝损害　大剂量应用有明显肝损害，妊娠妇女服用四环素可引起脂肪肝，故禁用。

4. 过敏反应　偶可引起等麻疹，多形性红斑、湿疹、血管神经性水肿和过敏性休克。还可有发热、哮喘、嗜酸粒细胞增多等表现。

5. 致畸作用　妊娠妇女服用四环素类可通过胎盘损伤胎儿，引起先天性肢体异常、白内障、发育不良等。

6. 免疫抑制作用　能抑制中性粒细胞的趋化作用，吞噬细胞的杀菌作用。还能抑制补体旁路活化和淋巴细胞转化。在四环素类中以多西环素的免疫抑制作用最强。有免疫功能减退的患者应尽量避免应用四环素类抗生素。

【甲硝唑和甲硝磺酰咪唑】

甲硝唑（metronidazole，灭滴灵）原为治疗原虫感染（滴虫病、阿米巴病、兰氏贾第鞭毛虫病）的药物，后发现本品对厌氧菌具有强大杀菌作用，故现成为治疗厌氧菌感染的重要药物之一。甲硝磺酰咪唑（tinidazole，替硝唑）与甲硝唑同为硝基咪唑类药物，对原虫和厌氧菌亦有较高活性。但该药对兼性厌氧菌效果差。如同氯林可霉素，在治疗肺炎时灭滴灵具有局限的但有重要的作用。由于其有优秀的抗厌氧作用，可用于治疗肺脓肿或坏死性肺炎。在这些情况下，可能存在需氧-厌氧的混合感染，故该药一般不单独使用。

（一）抗菌活性　甲硝唑对革兰阴性和阳性厌氧菌均有良好抗菌作用，包括：拟杆菌属（脆弱拟杆菌、产黑色素拟杆菌，多形拟杆菌）、梭状芽孢杆菌属（难辨杆菌、产气荚膜杆菌、破伤风杆菌）、梭杆菌属、消化球菌属、消化链球菌属等。浓度为 8mg/L 时，能抑制 95% 的脆弱拟杆菌和全部产黑色素拟杆菌；≤1mg/L 和 ≤2mg/L 时，可分别全部抑制梭杆菌属和梭状芽孢杆菌属。对放线菌属、乳酸杆菌属、丙酸杆菌不敏感，对需氧菌无效。甲硝磺酰咪唑对脆弱拟杆菌及梭杆菌属的作用强于甲硝唑，对梭状芽孢杆菌属则略逊。

（二）剂量和用法

1. 甲硝唑　治疗厌氧菌感染。口服：每日 0.6～2.0g，分 3～4 次口服。静脉给药：首次 15mg/kg，后每 8～12 小时给 7.5mg/kg 静脉滴入，每次静滴需 1 小时以上。疗程 7～10 日。

2. 甲硝磺酰咪唑　治疗厌氧菌感染。口服：首次 2.0g，以后 0.5～1.0g，每日 2 次。静脉给药：400～800mg 静脉滴入，每日 2 次。

（三）不良反应　甲硝唑的消化道不良反应常见。有恶心、呕吐、厌食、腹痛、腹泻等。大剂量时可发生神经系统不良反应。有头痛、眩晕、感觉异常、肢体麻木、共济失调、多发性神经炎等。所以，有活动性中枢神经系统疾病者禁用，治疗过程如发现神经系统反应应及时停药。本品在动物实验中有致突变作用，故妊娠早期不宜应用。甲硝磺酰咪唑的不良反应较少而轻微，仅偶有恶心、呕吐、食欲减退、皮疹等。

【复方新诺明】

复方新诺明（SMZco）是磺胺甲基异噁唑（SMZ）和甲氧苄胺嘧啶（TMP）按 5∶1 配方组成的复合磺胺制剂。每片（支）内含 SMZ400mg，TMP80mg。由于两者体内过程和药效学特征相似，联合后可同时阻断细菌生长繁殖所必需的核酸和蛋白质过程的两个连续步骤，使各自单一的抑菌作用转变为杀菌作用，成为临床重要的抗菌药物。虽然后来崛起的新型头孢菌素类和氟喹诺酮类药物使 SMZco 的应用范围大为缩小，但近来医学界发现 SMZco 对许多感染性疾病仍然有着广阔的应用前景。

1. 肺孢子菌感染　由于 AIDS 的全球性流行，肺孢子菌（PCP）作为一种机会感染亦引起普遍关注。虽然在 HIV 阴性的健康人群中 PCP 携带率可达 15%，但极少发病。而在已有免疫缺陷的 AIDS 者中，50%～80% 带有 PCP，若不加治疗 100% 死亡。目前发现 SMZco 是 PCP 感染的首选特效防治剂。据新近美国统计 35 个随机对照研究 6583 例患者分析，每次 1 粒 SMZco 双效片剂，每周 3 次口服，可显著降低 PCP 和因 PCP 相关疾病死亡的发生率，优于目前常用的喷他脒（pentamidine）雾化吸入和氨苯砜（dapsone）疗法，且极少有不良反应。对PCP感染，应用4.8g/d，分4次口服，2~3周，治愈率>75%，危重者可鼻饲或静脉滴注。

2. 军团病　1976年美国首次报道由嗜肺性军团病菌感染引起的以肺部急性炎症为主的全身性疾病，动物实验表明，感染肺组织中检测抗菌药物浓度时发现，SMZco浓度最高。试以每天30~100mg/kg分次静滴合用利福平0.3~0.6g/d口服，效果与目前首选的大环内酯类抗生素相当，对红霉素耐药或不宜应用者更宜试用SMZco。

3. 奴卡菌病　奴卡菌病亦为一种机会感染，初起于肺，表现类似结核，极易扩散至颅内引起脓肿。治疗：SMZco，2~4片/日，疗程12~16周（个别长达1年）。有人报道一组多发性脓肿合用环丙沙星0.5g，每日2次，或多西环素0.2g/d，16周均痊愈。

SMZco因配伍合理，效果确切，故在近年各类新抗生素层出不穷的化疗时代仍牢牢占有一席之地，而不像四环素、氯霉素等药物那样渐为临床疏远。对本剂敏感的一些慢性或难治性感染，不宜接受其他广谱抗生素者可试用。疗程<1周或小剂量下无加用碱性药物，但长期或大剂量采用时因SMZco乙酰化率较高，有出现结晶尿或血尿的可能，需酌加等量碳酸氢钠同服。

【利奈唑胺】

利奈唑胺（linezolid）为噁唑烷酮类抗生素，通过选择性结合到50S亚单位的23S核糖体核糖核酸上的位点，从而抑制细菌核糖体的翻译过程，防止形成包含70S核糖体亚单位的起始复合物。利奈唑胺对革兰阳性菌（包括对其他抗生素耐药的细菌）有效，对分枝杆菌感染亦可能有效。大肠埃希菌和革兰阴性杆菌通常对本药耐药。

1. 药代动力学　口服本药吸收良好，生物利用度大约为100%，血药峰浓度出现在1~1.5小时，金黄色葡萄球菌对本药起初始反应的时间为36~60小时。静脉给药时，成人血药浓度达峰时间为0.51小时，药物浓度-时间曲线下面积为55.1~138（μg·h）/ml；3个月的儿童到16岁青少年血药浓度达峰时间为0.54小时，药物浓度-时间曲线下面积为44.2（μg·h）/ml。

本药易分布到血流灌注良好的组织以及脑脊液、胸膜积液、胰腺等部位，其总蛋白结合率为31%。利奈唑胺50%~70%在肝脏代谢为吗啉环氧化代谢物，此代谢物没有显著的临床抗菌效价。肾清除率为40ml/min，肾排泄率为给药量的80%~85%，口服剂量大多从尿排泄（30%的原型），7%~12%从粪便排出。清除半衰期在成人大约为5小时，在3个月的儿童到16岁青少年为2.7小时。利奈唑胺可通过血液透析清除。

2. 抗菌作用　利奈唑胺对葡萄球菌属、肠球菌属、链球菌属均显示良好的抗菌作用，对甲氧西林敏感和甲氧西林耐药葡萄球菌属的MIC_{90}均为1~4mg/L，对万古霉素敏感肠球菌属的MIC_{90}为1~4mg/L，对万古霉素耐药肠球菌属MIC_{90}为2~4mg/L，对青霉素敏感和青霉素耐药肺炎链球菌MIC_{90}均为1mg/L。利奈唑胺对厌氧菌亦具抗菌活性，对艰难梭菌的作用与万古霉素相似，对拟杆菌属和梭杆菌属具有一定抗菌作用。利奈唑胺对革兰阴性菌作用差。在兼性厌氧革兰阴性菌中，利奈唑胺对卡他莫拉菌、流感嗜血杆菌、淋病奈瑟菌均具有抗菌作用。对巴斯德菌属和脑膜炎败血黄杆菌有一定抗菌作用。肠杆菌科细菌、假单胞菌属和不动杆菌属等非发酵菌则对该药呈现耐药。有文献报道，利奈唑胺对支原体属和衣原体属、结核分枝杆菌、鸟分枝杆菌亦有一定抑制作用。

3. 临床应用　主要用于治疗多重耐药的革兰阳性球菌感染，特别是对下列由对万古霉素耐药的肠球菌、多重耐药的肺炎球菌和对甲氧西林耐药的金黄色葡萄球菌或表皮葡萄球菌引起的感染；医院内获得性肺炎和社区获得性肺炎；复杂的皮肤和皮肤组织感染（包括未伴发骨髓炎的糖尿病足感染）；不复杂的皮肤和皮肤组织感染。

4. 剂量和用法

（1）静脉给药　①肺炎链球菌（包括多重耐药株）或金黄色葡萄球菌（甲氧西林敏感和耐药株）引起的社区获得性肺炎：推荐剂量为一次600mg，每12小时1次，疗程10～14日；②由肺炎链球菌（包括多重耐药株）或金黄色葡萄球菌（甲氧西林敏感和耐药株）引起的医院内获得性肺炎：推荐剂量为一次600mg，每12小时1次，疗程10～14日；③金黄色葡萄球菌（甲氧西林敏感和耐药株）、化脓性链球菌或无乳链球菌引起的复杂的皮肤和皮肤组织感染（包括未伴发骨髓炎的糖尿病足感染患者）：推荐剂量为一次600mg，每12小时1次，疗程10～14日；④万古霉素耐药的粪肠球菌感染（包括伴发菌血症的患者）：推荐剂量为一次600mg，每12小时1次，疗程14～28日。

（2）口服给药　①肺炎链球菌（包括多重耐药株）或金黄色葡萄球菌（甲氧西林敏感和耐药株）引起的社区获得性肺炎（包括伴发菌血症的患者）：推荐剂量为一次600mg，每12小时1次，疗程10～14日；②肺炎链球菌（包括多重耐药株）或金黄色葡萄球菌（甲氧西林敏感和耐药株）引起的医院内获得性肺炎：推荐剂量为一次600mg，每12小时1次，疗程10～14日；③金黄色葡萄球菌（甲氧西林敏感和耐药株）、化脓性链球菌或无乳链球菌引起的皮肤和皮肤组织感染（包括未伴发骨髓炎的糖尿病足感染患者）：对于复杂的感染，推荐剂量为一次600mg，每12小时1次，疗程10～14日，对于不复杂的感染，推荐剂量为一次400mg，每12小时1次，疗程10～14日；万古霉素耐药的粪肠球菌感染（包括伴发菌血症的患者）：推荐剂量为一次600mg，每12小时1次，疗程14～28日。

（3）肝肾功能不全时剂量　肾功能不全时不推荐调整剂量。但在肾功能不全患者，本药的两个主要代谢物可能产生蓄积。在肌酐清除率为10～80ml/min的成年患者的研究表明，有肾损害时，不需要调整剂量。在轻到中度肝功能不全的患者（Child-Pugh分级A或B），不推荐调整剂量。尚未评价本药在严重肝功能不全患者的药代动力学。

（4）其他　老年患者不推荐调整剂量。建议透析后给予补充剂量（如200mg）。

5. 不良反应　较常见的不良反应包括：腹泻、头痛、恶心、呕吐、失眠、便秘、皮疹、头晕、发热、口腔念珠菌病、阴道念珠菌病；实验室检查有肝功能异常、尿素氮升高、血小板减少症。较少见的不良反应有味觉改变、真菌感染等；实验室异常有总胆红素升高、肌酐升高等，此类异常多无临床症状，且为可逆性。偶见可逆性的骨髓抑制。

6. 禁忌证及注意事项

（1）既往对利奈唑胺过敏者禁用。

（2）本品具有单胺氧化酶抑制剂作用，在应用利奈唑胺过程中，应避免食用含有大量酪氨酸的食品，包括腌渍、泡制、烟熏、发酵的食品。

（3）与伪麻黄碱、苯丙醇胺、右美沙芬、抗忧郁药等合用可能引起血压上升，应注意患者有无高血压史。

（4）口服利奈唑胺混悬剂每5ml含有苯丙氨酸20mg，有苯丙酮尿症的患者应注意。

（5）药物对妊娠的影响　美国食品和药品管理局（FDA）对本药的妊娠安全性分级为C级，即实验动物中无致畸作用，但可见毒性作用，人类中无资料，因此孕妇用药前应充分权衡利弊后决定是否用药。

（6）实验动物中利奈唑胺可分泌至乳汁中，在哺乳期妇女中尚缺乏资料。乳妇应用本品

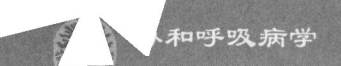

时宜暂停授乳。

7. 药物相互作用

（1）西酞普兰、氯伏胺、依他普仑、非莫西汀、氟辛克生、氟西汀、氟伏沙明、奈法唑酮、帕罗西汀、舍曲林、曲唑酮、文拉法辛、齐美定等选择性5-羟色胺再吸收抑制剂与本药合用可能引起中枢神经系统毒性或高血清素综合征（一种高5-羟色胺能状态，以烦躁不安、肌阵挛、精神状态改变、反射亢进、出汗、战栗和震颤症状为特征）。其机制可能为：本药为可逆性非选择性单胺氧化酶抑制剂，可抑制5-羟色胺的代谢，故上述药物与本药至少间隔14日使用。

（2）本药可能会增强多巴胺、肾上腺素等肾上腺素能药物的升压反应，故对使用本药治疗的患者，上述药物的初始剂量应降低，随后再递增到获得理想反应的剂量。

（3）苯丙醇胺、伪麻黄碱与本药合用可能引起血压正常患者的血压升高，故本药与含有苯丙醇胺、伪麻黄碱的药物（如解充血药和感冒药）合用时应谨慎。

（4）本药与富含酪胺的食物或饮料一起使用时，可能引起显著的升血压反应，因本药可能抑制酪胺的代谢，故应避免两者同时使用。

【替加环素】

替加环素（tigecycline）具有超广谱抗菌活性，对革兰阳性或革兰阴性需氧菌、非典型致病菌以及厌氧性细菌，特别是耐药致病菌，如：耐甲氧西林的金黄色葡萄球菌（MRSA），青霉素耐药肺炎链球菌（PRSP），万古霉素中介和耐药金葡菌（VRE）和对糖肽类抗生素敏感性降低的葡萄球菌等，均具有非常高的活性。另外替加环素对产超广谱β-内酰胺酶（ESBL）的大肠埃希菌、肺炎克雷伯菌和产酸克雷伯菌以及大部分脆弱拟杆菌在内的多数肠杆菌属也具有活性。替加环素作为一种新型的广谱抗菌活性的静脉注射用抗生素，尤其对MRSA也有活性，是甘氨酰四环素类中的首个药品，美国FDA于2005年6月批准上市。

1. 药效学和作用机制　替加环素是甘氨酰四环素类抗生素，为橙色的冻干粉或块状物。由于替加环素口服给药的生物利用度有限，因此采用静脉给药，每小瓶含50mg冻干粉供配静脉输液用。其作用机制为替加环素键合到30S核蛋白体的亚单位上而抑制细菌蛋白体的翻译，并可阻止氨基乙酰信使RNA分子进入蛋白体的A位，从而阻止氨基酸基结合进入延长的肽键。因替加环素是在米诺环素的9位接上甘氨酰氨基，此取代方式在现有的天然和半合成四环素类药物中均未出现过，这就赋予替加环素一些特定的微生物性质，不受两个主要的抗药性机制核蛋白体保护和排出的影响，所以，实验室和体内实验均证实替加环素对广谱的致病细菌具有活性。研究还表明，替加环素与其他抗生素之间未见到交叉抗药性，替加环素不受β-内酰胺酶（包括广谱的β-内酰胺酶）靶位改变、大环内酯排出泵和酶靶变化（例如，回旋酶/拓扑异构酶）抗药机制的影响，未发现替加环素与常用抗生素之间有拮抗作用。替加环素的血浆蛋白结合值的范围在71%~89%。稳态容积分布在500~700L（即7~9L/kg）。说明其在体内分布广泛，除在血浆中外还可进入组织。在水泡细胞和上皮内含液中的AUC值均比血浆中高，而在皮肤水泡含液中则低。在肺、结肠中的浓度较高，而在滑（膜）液和骨中的浓度较低。59%药物经胆和粪便、33%经尿排泄。在尿中的未变化原型替加环素大约为剂量的22%。所以替加环素的消除途径主要是经胆排出原型和代谢物，而葡糖醛酸化和经肾排出未变的原型药物是次要途径。

低、中度肝损伤患者药代动力学显示，系统清除率降低25%，中度肝损伤患者替加环素的半衰期延长了23%，严重肝损伤患者替加环素的系统清除率降低了55%，半衰期延长了43%。根据药代动力学性质的变化，低、中度肝损伤患者不需调整剂量，对严重肝损伤患者，替加环素的起始剂量仍为100mg，而随后的每12小时的维持剂量减为25mg为宜，并注意观测患者肝功能情况。肾损伤患者药代动力学性质无明显改变，也不因血液透析损失掉替加环素，因此对有肾损伤或做血液透析的患者均不需要调整剂量。

研究表明，替加环素对需氧和兼性的革兰阳性菌，如：粪肠球菌、金黄色葡萄球菌、无乳链球菌、咽峡炎链球菌（包括咽峡炎链球菌、中间链球菌、星座链球菌）、化脓链球菌；需氧和兼性的革兰阴性菌，如：弗氏柠檬酸杆菌、大肠埃希菌、产酸克雷伯菌、肺炎克雷伯菌；厌氧菌如：脆弱拟杆菌、多形拟杆菌、单形拟杆菌、普通拟杆菌、产气荚膜梭菌、微小消化链球菌等具有较好的抑制作用。替加环素对金葡菌（MIC_{90} 为 $0.25 \sim 0.5\mu g/mL$）和对糖肽类中介耐药的金葡菌有显著活性，替加环素对耐万古霉素的金葡菌也有抑制作用。至今，尚未发现获得性或天然耐替加环素的菌株，因此可以推测，与临床相关的耐甘氨酰四环素类的菌株不太可能迅速产生。

2. 用法和用量 替加环素可用于由大肠埃希菌、弗氏柠檬酸杆菌（只有万古霉素易感分离菌群）、粪肠球菌（甲氧西林易感和抗性分离菌群）、无乳链球菌、咽峡炎链球菌（包括咽峡炎链球菌、中间链球菌、星座链球菌）、化脓链球菌和脆弱拟杆菌引起的并发性皮肤和皮肤结构感染，以及由弗氏柠檬酸杆菌、阴沟肠杆菌、大肠埃希菌、产酸克雷伯菌、肺炎克雷伯菌、粪肠球菌（只有甲氧西林易感和抗性分离菌群）、金黄色葡萄球菌（甲氧西林易感和抗性分离菌群）、咽峡炎链球菌（包括咽峡炎链球菌、中间链球菌、星座链球菌）、脆弱拟杆菌和微小消化链球菌等引起的并发性腹内感染。为减少抗药性细菌的发展和维持替加环素和其他抗菌药物的效力，应测定细菌对替加环素的敏感性，只有在已证明或认为极大可能的易感菌所致的感染时，才应使用替加环素治疗。

替加环素的初始剂量为100mg，随后每12小时补充50mg。静脉输注应30～60分钟完成给药。并发性皮肤和皮肤结构感染以及并发性腹内感染的治疗持续时间一般为5～14天。治疗的持续时间要依感染的严重性、患者的临床和细菌学进展情况而定。对严重肝损伤患者初始剂量仍为100mg，但随后每12小时的维持量要减为25mg，并密切观察肝功能的变化。

3. 不良反应 ①心血管系统：心动过缓、心动过速、血管扩张；②消化系统：恶心、呕吐、厌食、口干、黄疸、大便异常；③代谢和营养系统：肌酸酐增加、低血钙、低血糖、低血钠；④中枢神经系统：嗜睡；⑤血液和淋巴系统：延长活化部分的促凝血酶原凝血时间，延长凝血酶原时间，血小板减少；⑥泌尿生殖系统：阴道念珠菌病，阴道炎，白带；⑦此外还有注射部位发炎、水肿疼痛、静脉炎，败血性休克，变态反应，畏寒以及味觉异常等；⑧本药物结构与四环素类相似，可能出现相似的不良反应，如光敏性，假脑瘤，胰腺炎，血尿素氮增加，氮血症，酸中毒和低磷酸盐血症。

4. 禁忌证 对替加环素高度过敏的患者禁用。

5. 注意事项 ①对并发性腹内二级感染，临床上出现肠穿孔的患者，用替加环素应特别谨慎；②与其他抗生素药物一样，可引起非敏感生物体过度生长，如真菌，在治疗过程中要随时注意监测，一旦发生双重感染，必须采取适当措施；③在尚未确诊之前，切勿盲目使用替加环素；④替加环素只能治疗细菌感染，不能治疗病毒感染；⑤间歇式不规则用药，或者不完成整个疗程均可能发生降低治疗的效果，增加抗药性产生，甚至今后不能用本品或其他抗生素来治疗；⑥如果替加环素与华法林同时使用，应注意监测凝血酶原时间及其他有关的抗凝血试验；⑦与口服避孕药同时使用会降低避孕药的效果。

6. 配制方法　每只替加环素小瓶中加入0.9%氯化钠注射液或5%葡萄糖注射液5ml，使替加环素的浓度为10mg/ml。微微振摇小瓶，使药物溶解，立即吸取5ml配制液加入100ml静注液袋中。静注袋中溶液的最大浓度应为1mg/ml。配制液的颜色应为黄色或橙色，若有变色应弃去。不经常使用的药品在使用前应特别注意外观检查是否变色。

总之，替加环素是新一类甘氨酰四环素类抗生素，具有超广谱的抗菌活性，包括革兰阳性和革兰阴性的需氧菌及厌氧菌等临床分离的重要致病菌。替加环素能够克服或限制细菌的外排泵和核糖体保护两种耐药机制产生的作用。其优点是广泛的组织分布和较长的清除半衰期的药动学性质。用于肾功能紊乱患者及需进行血液透析患者时，不必进行剂量和时间上的调整。AUC/MIC的比率作为替加环素药动学/药效学的参数最有可能预测其临床和微生物学效果。替加环素已被美国FDA正式批准用于治疗复杂性成人腹腔感染和复杂皮肤及其软组织感染，包括复杂阑尾炎、烧伤感染、腹内脓肿、深部软组织感染及溃疡感染。

【达托霉素】

达托霉素（daptomycin）是一类称为环酯肽类新抗生素家族的第一个产品。美国礼莱公司于20世纪80年代末，得到抗MRSA的新型脂肽类抗生素daptomycin。2003年美国FDA首次批准cubicin（daptomycin注射剂）用于治疗复杂皮肤和皮肤结构感染。达托霉素具有在体外抗绝大多数的临床革兰阳性菌的作用。主要用于耐药菌，如耐万古霉素的肠球菌（VRE），耐甲氧西林的金葡菌（MRSA），糖肽类敏感的金葡菌（GISA），凝固酶阴性的葡萄球菌（CNS）和耐青霉素的肺炎链球菌（PRSP）的感染，对于这些耐药菌临床上可选择的抗生素很少。cubicin第一个此类抗菌药物中被批准上市的产品，与其他抗生素不同，该药主要用于治疗由革兰阳性菌引起的复杂皮肤感染和皮肤结构感染。cubicin不能用于治疗肺炎，因为肺泡表面活性物质可以抑制该药的活性。达托霉素可产生抗生素后效应（PAE），在低于MIC浓度下，达托霉素仍可表现出抗微生物的效应。

cubicin的常见不良反应为胃肠道反应、注射部位反应、发热、头痛、失眠、头昏和疹子，均为轻至中度。临床试验中发现仅少数患者血液检验显示为肌肉损伤，这些患者中大多数无症状，治疗后血液试验恢复至正常。对于接受cubicin治疗的患者，达托霉素相关的骨骼肌肉毒性取决于药物剂量和使用次数，出现肌肉疼痛或无力的或者，应每周检测一次肌酸磷酸激酶的水平。

【奎奴普丁/达福普汀】

奎奴普丁/达福普汀（quinupristin/dalfopristin，链阳霉素）对大多数多重耐药、需氧革兰阳性菌具有良好抗菌作用。对肠球菌（包括*vanA*和*vanB*菌株）的体外抗菌活性很强，但对粪肠球菌无作用。另外，该药对凝固酶阴性和凝固酶阳性的葡萄球菌，包括MRSA和GISA，肺炎链球菌，α、β型溶血性链球菌，脆弱类杆菌、消化链球菌等某些厌氧菌均有很好的体外抗菌活性。对非典型性肺炎、军团菌和衣原体肺炎也效。除卡他莫拉菌和奈瑟菌外，对其他大多数革兰阴性菌无效。美国FDA推荐该药可用于治疗医院内获得性肺炎、皮肤、软组织感染和万古霉素耐药屎肠球菌（VREF）感染的治疗。剂量为静脉注射7.5mg/kg，8~12小时给药一次。

该药通常采用静脉给药，药物在肝脏代谢。有些患者外周静脉注射给药后，出现局部炎症反应、疼痛、静脉炎等，机制不明；其他尚有恶心、呕吐、腹泻、关节痛、肌痛、肌无力和皮疹等，发生率约10%，也可出现无症状的肝功能测定值中度升高，但为可逆的；血清结合胆红素升高及 r-GT 的升高。中心静脉给药可减少给药时的局部反应。该药可能抑制环孢菌素、咪达唑仑、特非拉定和硝苯地平的代谢。由于该药仅有注射剂型，治疗费用高和不良反应（肌痛、关节炎和血栓性静脉炎）使其在临床上的应用受到限制。

第七节　抗真菌药物

【治疗系统性真菌病的常用药物】

治疗系统性真菌病的常用药物见表4-1-4。

表 4-1-4　治疗系统性真菌病的常用药物

	药物	适应证	作用机制	口服吸收率
多烯化合物	两性霉素 B	潜在危及生命的真菌感染，包括曲霉菌病、芽生菌病、系统性念珠菌病、球孢子菌病、隐球菌病、组织胞质菌病、副球孢子菌病、分支孢菌病和 zygomycosis；粒细胞减少发热患者的经验性抗真菌治疗；HIV 患者反复或复发的隐球菌病、组织胞质菌病、球孢子菌病的治疗；某些免疫功能低下患者的抗真菌预防性治疗；治疗某些寄生虫感染，包括利什曼病和由福氏耐格里原虫引起的原发性阿米巴脑膜脑炎	破坏真菌细胞膜。与真菌细胞膜上的麦角固醇结合，造成细胞膜上孔的形成，导致细胞膜的去极和细胞内容物的丢失。而在哺乳动物细胞，多烯化合物与胆固醇结合	—
	两性霉素 B 胶体分散系	侵袭性曲霉菌病，但有肾功能不全或由于毒副反应而使两性霉素 B 无法达到有效剂量；侵袭性曲霉菌病，两性霉素 B 治疗失败		—
	两性霉素 B 脂质复合物	侵袭性真菌感染，两性霉素 B 难以治愈或不耐受		—
	两性霉素 B 脂质复合物	粒细胞减少发热患者的经验性抗真菌治疗；HIV 感染者隐球菌脑膜炎的治疗；两性霉素 B 难以治愈的隐球菌属、念珠菌属、和（或）隐球菌属感染，或肾功能不全、及毒副反应限制两性霉素 B 使用的患者；内脏利什曼病的治疗		
嘧啶	5-氟胞嘧啶（5-FC）	治疗敏感的念珠菌和（或）隐球菌严重感染	由胞嘧啶透（性）酶运到细胞内，被胞嘧啶脱氨（基）酶转化为氟尿嘧啶，随后转化为三磷酸5-氟胞嘧啶，后者与真菌 RNA 结合，干扰蛋白的合成。5-FC 中间产物也抑制胸腺嘧啶合成酶，干扰 DNA 的合成	空腹：迅速 餐后：慢 生物利用度 =90% 是否依赖 pH 值：否

续 表

药物	适应证	作用机制	口服吸收率
echinocandin 卡泊芬净 caspofungin	侵袭性曲霉菌病患者，其他治疗难以治愈或不耐受（例如：两性霉素B，两性霉素B的脂质形式，和/或伊曲康唑）	通过抑制 β-（1, 3）葡聚糖合成酶来抑制 β-（1, 3）葡聚糖的合成。真菌细胞膜主要组成是多糖，而葡聚糖是主要成分。葡聚糖合成酶催化多糖的聚合。抑制了这一重要的酶，导致细胞膜通透性的增加和细胞的溶解	—
吡咯 氟康唑	治疗阴道念珠菌病，口咽和食道念珠菌病，和隐球菌脑膜炎；骨髓移植患者接受化疗和（或）放疗减少念珠菌病的发生而采取预防治疗	通过抑制 CYP-依赖 C-14-α 脱甲基酶，干扰固醇的合成，真菌的这种 CYP 酶将羊毛甾醇转化为麦角固醇起重要作用	空腹：迅速（1~3 小时）餐后：迅速（1~3 小时）生物利用度 >93% 是否依赖 pH 值：否
	伊曲康唑	静脉，口服胶囊：免疫低下或非免疫低下患者；肺或肺外芽生菌病；组织胞质菌病，包括慢性空洞性肺病和弥漫性非脑膜炎组织胞质菌病；曲霉菌病，两性霉素B难以治愈或不能耐受的患者。只口服胶囊：非免疫低下患者；治疗足趾甲癣，伴或不伴手指甲癣，或由于表皮寄生菌引起的手指甲癣。静脉，口服溶液：粒细胞减少发热患者的经验性抗真菌治疗。只口服溶液：治疗口咽部或食道念珠菌病		胶囊—空腹：慢（4~6 小时）餐后：慢（4~6 小时）；生物利用度=30%；是否依赖 pH 值：否；食物：吸收增加 口服溶液—空腹：迅速（1~2 小时）；餐后：慢（1~2 小时）；生物利用度55%；是否依赖 pH 值：否；食物：吸收下降 静脉溶液—N/A
	酮康唑	念珠菌病，慢性黏膜念珠菌病，鹅口疮，念珠菌尿，芽生菌病，球孢子菌病，组织胞质菌病，广色霉菌病，和副球孢子菌病；严重的顽固表皮寄生菌感染，对局部治疗或口服灰黄霉素无效，或不能口服灰黄霉素的患者		空腹：迅速（1~2 小时）餐后：慢（1~3 小时）生物利用度：80% 是否依赖 pH 值：是
	伏立康唑 voriconazole	急性、侵袭性曲霉菌病；由尖端足分支霉菌属和镰刀霉菌属引起的严重真菌感染的补救治疗		空腹：迅速（1~2 小时）餐后：迅速（<1 小时）生物利用度=96% 是否依赖 pH 值：否 食物：吸收下降

【两性霉素 B】

1955 年 Gold 等发现了两性霉素 B（amphoetericinB，AmB）并用于深度和浅表真菌的治疗。两性霉素 B 是抗深部真菌感染的首选药，从结构上讲，属于多烯类抗生素，具有广的杀真菌谱和有效性（表 4-1-4）。

1. 抗菌作用和作用机制　两性霉素 B 对所有深部真菌均具有很强的抗菌活性；对念珠菌的最低抑菌浓度（MIC）为 0.05～2mg/L，对隐球菌、组织胞质菌、皮炎芽生菌、球孢子菌、烟曲霉等的 MIC 为 0.03～1.0mg/L，对毛霉菌的 MIC 为 0.03～2.5mg/L，部分曲霉对两性霉素 B 耐药。本品与氟胞嘧啶联合使用有协同作用。

两性霉素 B 的抗菌机制主要是通过与真菌细胞膜上的麦角甾醇结合，导致真菌细胞膜形成许多小孔，膜通透性增加，致使细胞内重要成分钠、钾、氢离子、氨基酸、核苷酸及蛋白质等外漏，破坏细胞的正常代谢从而导致真菌细胞死亡。两性霉素 B 与细胞膜麦角甾醇的结合首先必须穿越主要由壳质、葡聚糖和甘露聚糖组成的坚硬的真菌细胞壁。两性霉素 B 的另一可能作用机制是刺激机体巨噬细胞和中性粒细胞（PMN）而起到免疫调节作用，这一作用由于氧化代谢（如过氧化氢和药物自身的氧化作用）形成的自由基或单价阳离子膜渗透性的增加而增强。

2. 临床应用　由于本品对深部真菌病的多数病原菌均有良好的抗菌作用，目前仍是治疗危重深部真菌病的首选药物。可用于念珠菌病、隐球菌病、组织胞质菌病、球孢子菌病、副球孢子菌病、皮炎芽生菌病、曲霉病、孢子丝菌病、毛霉菌病、青霉菌病等的治疗。本品治疗隐球菌性脑膜炎及侵袭性肺曲霉病时常需与氟胞嘧啶合用，此时可减少本品的用量，相应减轻不良反应。两者合用时两性霉素 B 的剂量可减至每日 0.3～0.5mg/kg，氟胞嘧啶每日 100～120mg/kg，但需注意由于两性霉素 B 的肾损害可使氟胞嘧啶自肾排出减少，以致在体内积聚，因此有条件者应监测氟胞嘧啶血药浓度以调整剂量。本品对毛霉菌病疗效常不满意。

3. 不良反应　本品不良反应较多。①静脉滴注时易发生高热、寒战、头痛、恶心、呕吐以及注射部位血栓性静脉炎，偶尔出现血压降低、眩晕等即刻反应；②治疗过程中可发生不同程度的肾功能损害，表现为蛋白尿、管型尿、尿中出现红、白细胞，血尿素氮和肌酐升高，肌酐清除率降低，也可引起肾小管性酸中毒，停药后多数反应可消失，但肾活检显示肾小管损害呈永久性；③贫血，偶尔有血小板减少；④低血钾症，因大量钾离子排出所致；⑤偶可有肝毒性，可致肝细胞坏死、急性肝功能衰竭；⑥静脉滴注过快、剂量过大或注入药物浓度过高时可出现心率加快，甚至心室颤动或心脏骤停，此外本品所致的低血钾症亦可导致心律失常的发生；⑦神经毒性，可表现为震颤、抽搐、视力模糊、听觉障碍、弛缓性四肢瘫痪、无动性缄默、意识模糊、谵妄、抑郁、迟钝等，鞘内注射可引起严重头痛、下肢疼痛、感觉异常、瘫痪、颈项强直、尿潴留等；⑧偶可有皮疹、过敏性休克。

不良反应的预防：①静脉滴注本品前 30 分钟给予解热镇痛药或抗组胺药，如阿司匹林、异丙嗪等，或滴注同时予糖皮质激素，可预防或减轻寒战、高热、头痛、血栓性静脉炎等的发生，药液中加入肝素 300U 或在输液前将肝素直接注射入血管也可减少血栓性静脉炎的发生；②使用新制剂或改变给药方法。

4. 用法与用量　①静脉滴注给药：本品在无机盐溶液中会析出沉淀，因此需先将药物溶解于灭菌注射用水，然后加入 5% 葡萄糖溶液中静脉滴注，浓度应小于 0.1mg/ml，一日剂量在 4～6 小时避光缓慢静滴完毕。开始用小剂量，从每日 1～5mg 或按一日 0.1mg/kg 起，以后

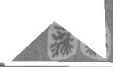

根据患者耐受情况逐渐增加至最大剂量 1.0mg/kg（每日增加 0.05～0.1mg/kg，最大单次剂量不超过 50mg），每日一次或隔日一次静脉滴注给药，总累积量 1500～3000mg，对敏感真菌感染可采用较小剂量，即成人一次 20～30mg；②气溶胶吸入：成人每次 5～10mg，以注射用水溶解成 0.2%～0.3% 溶液吸入，适用于肺部感染；③雾化吸入：成人一日量 5～10mg，以注射用水配制成浓度 0.01%～0.02%，分 4 次超声雾化吸入，适用于肺部感染。

5. 注意事项　①治疗期间应严密监测血象、尿常规、肝肾功能等，如血尿素氮大于 50mg/dl 或肌酐大于 3.5mg/dl，应减量或停药，钠盐的补充可能防止或减轻肾毒性发生；②定期监测血钾，发现低血钾症应及时补钾，通常口服氯化钾溶液即可；③原有肝病者慎用，严重肝病患者禁用；④与氟胞嘧啶合用有协同抗菌作用，但也可增强氟胞嘧啶的毒性反应，应监测氟胞嘧啶血药浓度；⑤与氨基苷类、多黏菌素、糖肽类抗生素及某些抗肿瘤药物等同用肾毒性增强，应予避免；⑥与肾上腺皮质激素合用可加重低血钾症，与洋地黄类同用时低血钾症可增强潜在的洋地黄毒性反应；⑦本品在酸性较强的溶液中易降解，所用葡萄糖注射液的 pH 值不应低于 4.2；⑧静脉滴注时药液漏出血管外可引起局部炎症，可用 5% 葡萄糖注射液抽吸冲洗，也可加少量肝素于冲洗液中；⑨两性霉素 B 在脂肪乳剂（如 20% intralipid）中静脉滴注给药（1～2mg 两性霉素 B/ml 脂肪乳剂）能大大降低高热、寒战、血压降低以及肾毒性的发生率。

【两性霉素 B 脂质体】

两性霉素 B 具有广的杀真菌谱和有效性，其耐药性获得也非常缓慢。然而，两性霉素 B 尚存在某些缺点，对肾有毒性，难溶于水，口服时很少进入血液。其不良反应常见的有寒战、高热、恶心、呕吐，长期使用还会导致肾脏及循环系统损害，表现为蛋白尿、氮质血症、低钾血症、贫血等。因此在治疗过程中需密切注意心电图、肝肾功能及血象等，以便及时调整剂量，这就极大地限制了其应用。为了减少毒副作用，采取了一系列措施，其中之一就是采用新制剂，改变两性霉素 B 在体内的代谢和分布，期望达到减少毒性的目的，近几年出现了一些两性霉素 B 新型制剂，如两性霉素 B 脂质体（LAmB），胶态分散体（ABCD）、混合微团（AmB-mix Ms），这些新型制剂在增大两性霉素 B 血药浓度、减慢代谢、降低毒性方面取得了一定效果。

两性霉素 B 脂质体（liposomal amphotericin B，ambisome）是两性霉素 B 与脂质或脂质体的混合物，使之能迅速地被网状内皮系统所摄取。减少了与蛋白质的结合，从而改善了两性霉素 B 的体内过程和毒理学特性，具有与两性霉素 B 相等的临床疗效，但发生输注相关的毒性反应以及肾脏毒性反应等均明显减少、减轻，从而可明显提高两性霉素 B 的用量。

1. 两性霉素 B 脂质体的作用机制　脂质体是新型药物载体，由单层或多层脂质双分子膜包被水相构成。水溶性药物可分散在其中的水相中，脂溶性药物则分散于脂质双分子层中；通过脂质体的携带，改变药物在体内的分布和代谢。脂质体作为新型药物载体，将药物包入脂质双分子微囊中，因而具备一些其他制剂所没有的特点。目前人们对脂质体的研制开发非常感兴趣，应用于抗生素、抗癌药物载体及免疫佐剂等各个方面，对其作用机制的研究也较为深入。LAmB 的降毒机制大致有以下三点：①脂质体在体内分布特异性，比如易被网状内皮系统（RES）内的巨噬细胞所吞噬而较多地分布在肝、脾等组织，在肾组织中分布较少，这就减少了两性霉素 B 对肾脏的作用；②两性霉素 B 包被于脂质体之中后，从肾小球滤过到达肾小管的两性霉素 B 数量减少，在肾小管上皮细胞膜上的积聚也相应减少，肾毒性下降；

③LAmB 进入体内后与高密度脂蛋白（HDLs）结合占优势。

2. 两性霉素 B 脂质体的用法与用量

（1）试验药量 ①在治疗前，如条件允许，应对患者进行试验用药，试用药时，不得使用任何辅助用药，用药期间，应避光滴注；②将 10ml 无菌注射用水注入 50mg 两性霉素 B 脂质体粉针剂中，溶解后取出 1ml（含 5mg 两性霉素 B 脂质体）稀释于 5% 葡萄糖 50ml 中，30 分钟内静脉滴完；③在静脉滴注开始时第 15 分钟和第 30 分钟时，密切注视患者的体温、脉搏、呼吸和血压，若无异常才继续用药。在静脉滴注结束时及结束后，同样要观察上述指标，无异常则开始正式给药；④如果患者出现严重的不良反应，立即停止用药，在情况无转变前不恢复用药。

（2）每日剂量和滴注时间 ①第 1～4 天日单位剂量和滴注速度：滴注时间约 6 小时，逐渐提高单位剂量，每日单位剂量分别为：第一天：0.5mg/（kg·d），第二天：1.0mg/（kg·d），第三天：2.0mg/（kg·d），第四天：2.0～4.0mg/（kg·d）；②第 5 天以后单位剂量和滴注速度：建议治疗各系统深部真菌感染的剂量为 2～3mg/（kg·d），重症感染者可增加至 4mg/（kg·d）。一般滴注时间为 4～6 小时，视患者对药物的不良反应程度而定。

（3）辅助用药 ①除试用药外，建议在每次滴注两性霉素 B 脂质体之前 30 分钟，给患者消炎痛 25mg 或口服扑热息痛 325～650mg、静脉推注地塞米松 5mg（防止过敏反应）或使用非那根（防止寒战）；②对诊断为隐球菌性脑膜炎、隐球菌肺炎或心内膜炎，建议两性霉素 B 脂质体与氟胞嘧啶联合使用，氟胞嘧啶用法：100～150mg/（kg·d），分 3～4 次口服。对于隐球菌性脑膜炎患者，建议两性霉素脂质体与氟胞嘧啶联合使用同时，加两性霉素 B 去氧胆酸钠鞘内注射，每周 2 次，剂量为 0.1 毫克/次，逐渐递增，最大剂量 0.75 毫克/次，总剂量约 15mg；③对于肾功能受损或肾脏无法承受两性霉素 B 的患者，在使用两性霉素 B 脂质体之前，建议按 250～500ml/m² 在 30～60 分钟内输注 0.9% 的 NaCl。

【氟胞嘧啶】

1. 抗菌作用 氟胞嘧啶（fluorocysine）对隐球菌属、念珠菌属和球拟酵母菌等具有较高抗菌活性，对着色真菌、少数曲菌属亦有一定抗菌活性，对其他真菌抗菌作用均差。氟胞嘧啶为抑菌剂，高浓度时具杀菌作用。其作用机制在于药物通过真菌细胞的渗透酶系统进入细胞内，转换为氟尿嘧啶，替代尿嘧啶进入真菌的脱氧核糖核酸中，从而阻断核酸的合成。真菌对本品易产生耐药性，在较长疗程中即可发现真菌耐药现象。

本品的消除半衰期为 3～6 小时，肾功能不全患者可明显延长；约有 10% 的药物不吸收，随粪便中排出。本品可经血液透析排出体外。本品的血清蛋白结合率甚低，药物广泛分布于肝、肾、脾、心、肺组织中，其浓度约等于或大于同期血药浓度，炎症脑脊液中药物浓度为血药浓度的 50%～100%，本品也可进入感染的腹腔、关节腔和房水中。

2. 不良反应 ①口服时可发生恶心、呕吐、腹痛、腹泻等消化道反应；②有皮疹、嗜酸粒细胞增多等变态反应；③肝毒性反应一般表现为一过性血清转氨酶的升高，引起血清胆红素升高及肝大者甚为少见，偶有发生肝坏死者，因此应用本品时应定期查肝功能；④可致白细胞或血小板减少，偶可发生全血细胞减少，骨髓抑制和再生障碍性贫血，合用两性霉素 B 者较单用本品者为多见，此类不良反应的发生与血药浓度过高有关，应用本品时应定期查周围血象；⑤偶可发生暂时性神经精神异常，表现为精神错乱、幻觉、定向力障碍和头痛、头晕等。

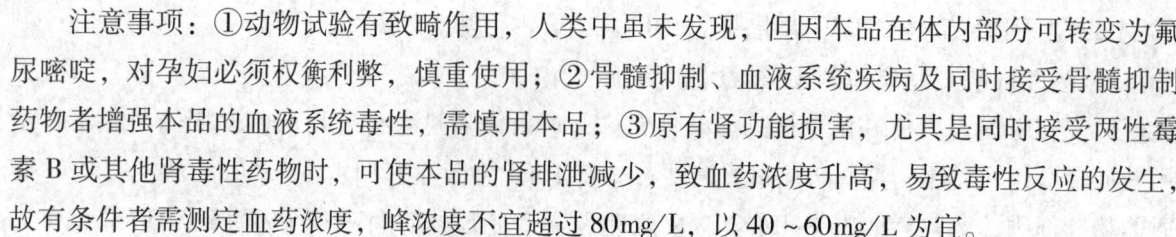

注意事项：①动物试验有致畸作用，人类中虽未发现，但因本品在体内部分可转变为氟尿嘧啶，对孕妇必须权衡利弊，慎重使用；②骨髓抑制、血液系统疾病及同时接受骨髓抑制药物者增强本品的血液系统毒性，需慎用本品；③原有肾功能损害，尤其是同时接受两性霉素 B 或其他肾毒性药物时，可使本品的肾排泄减少，致血药浓度升高，易致毒性反应的发生，故有条件者需测定血药浓度，峰浓度不宜超过 80mg/L，以 40~60mg/L 为宜。

3. 用法和剂量　口服及静脉滴注本品剂量为每日 100~150mg/kg，口服者分 3~4 次；静滴时分 2~3 次，成人每次 2.5g（1%250ml）。有肾功能损害者需减量用药，并应根据血药浓度测定结果调整剂量。定期进行透析治疗的患者，每次透析后应补给 37.5mg/kg 的一次剂量。

4. 临床应用　主要用于念珠菌病、隐球菌病和其他敏感真菌所致的感染。由于本品单独应用时真菌易对其产生耐药性，故在治疗严重深部真菌病疗程较长时均宜与两性霉素 B 等抗真菌药联合应用。本品治疗念珠菌病具良好疗效，用于治疗念珠菌败血症、肺、尿路、消化道真菌感染疗效较佳，但对念珠菌心内膜炎和皮肤黏膜感染疗效欠佳，尤其是前者，常需与两性霉素 B 联合应用。对隐球菌脑膜炎的治疗不主张单用本品，宜与两性霉素 B 联合应用，可减少两药的用量并减少毒性反应的发生。由于两者联合有协同抗菌作用，治疗早期隐球菌脑膜炎的有效率可达 80%。本品至脑脊液浓度高，一般不需鞘内用药。少数对本品呈现敏感的曲菌属所致肺部感染和脑膜炎应用该药治疗时亦可有效，但疗程结束时曲菌属可对本品耐药以致感染复发，故亦宜与两性霉素 B 联合应用于上述感染的严重病例。

【酮康唑】

酮康唑属于吡咯类（azoles）抗真菌药。吡咯类抗真菌药包括咪唑组和三唑组。咪唑组中以酮康唑应用为多，克霉唑、咪康唑和益康唑目前均主要作为局部用药，因后三种药物口服吸收均差，克霉唑及咪康唑不良反应亦多见。三唑组中有氟康唑（fluconazole）和伊曲康唑（itraconazole），前者具有良好的药物动力学特点，是深部真菌病的选用药物之一。

吡咯类抗真菌药具有广谱抗真菌作用，对深部、浅部真菌病的致病菌均具抗菌活性。此类药物的作用机制为直接损伤真菌的细胞膜，使其通透性发生改变，以致细胞内重要物质摄取受影响而使真菌死亡，药物在低浓度时为抑菌作用，高浓度时可为杀菌作用。

1. 酮康唑的抗菌作用　酮康唑对深部感染真菌如念珠菌属、着色真菌属、球孢子菌属、组织胞质菌属、孢子丝菌属等均具抗菌作用，对毛发癣菌等亦具抗菌活性。

酮康唑在胃酸内溶解吸收，胃酸酸度减少时可使吸收减少，进餐后服用可使吸收增加。药物吸收后在全身广泛分布，可分布至炎症的关节液、胆汁、唾液、肌腱、皮肤软组织等，对血脑屏障穿透性差，脑脊液药物浓度低，一般均低于 1mg/L。本品也可穿过血胎盘屏障。药物在体内部分经肝代谢为数种无活性的代谢产物。本品主要由胆汁排泄，由肾排出者仅占给药量的 13%；本品也可分泌至乳汁中。酮康唑的消除半减期为 6.5~9 小时，肾功能减退者应用本品时对血药浓度无影响。

2. 酮康唑的不良反应　①肝毒性，可致血清转氨酶升高，属可逆性，偶有发生严重肝毒性者，主要为肝细胞型，其发生率约 0.01%，临床表现为黄疸、尿色深、异常乏力等，通常停药后可恢复，但也有死亡病例报道，儿童中亦有肝炎样病例发生；②胃肠道反应，恶心、呕吐和食欲减退等；③男性乳房发育，此与本品抑制睾丸素和肾上腺皮质激素合成有关；④其他尚有皮疹、头晕、嗜睡、畏光等。

3. 注意事项　①本品可能有致畸作用，故孕妇应权衡利弊，慎用本品；②本品可分泌至乳汁，使新生儿核黄疸发生的可能性增加，哺乳期亦需慎用；③应用期间定期查肝功能，出现肝损害征象者中止治疗，原有肝病患者应尽量避免应用，有指征应用时则需权衡利弊慎用本品；④西咪替丁、呋喃硫胺、抗酸剂等均减少本品吸收，利福平可使本品血浓度减低1/3，上述药物如需同用时，至少需相隔2小时服用；⑤服药期间禁服酒精类和肝毒性药物；⑥不宜与环孢菌素同用；⑦肾功能损害者应用本品时，不需减量。

4. 用法和剂量　酮康唑用于治疗皮肤黏膜念珠菌感染，除阴道念珠菌病疗程可5天外，均需2周；也可用于芽生菌病、组织胞质菌病、类球孢子菌病的治疗，有效率为65%~80%，疗程需3~6个月或更长；治疗酵母菌和皮肤真菌所致的花斑癣、皮肤真菌病及发癣等疗程为1~8周，治疗该类感染均有良好疗效。由于本品脑脊液浓度低，不宜单独选用于隐球菌脑膜炎的治疗；本品对曲菌病的疗效亦不佳。本品的成人常用量为每日200~400mg，顿服或分2次服。

【咪康唑】

1. 抗菌作用　咪康唑亦具广谱抗菌活性，在4mg/L浓度时可抑制大部分真菌生长，芽生菌属、组织胞质菌属呈现高度敏感，隐球菌属、念珠菌属、球孢子菌属等亦对本品敏感。本品对部分念珠菌属的抗菌活性略差。本品口服吸收差，其消除半衰期为20~24小时，主要在肝脏代谢灭活，约有10%的代谢物和1%的药物以原形自尿中排出，口服量的50%自粪排出。本品在脑脊液、痰液、房水中浓度均甚低。

2. 不良反应　不良反应主要有恶心、呕吐、腹泻、头晕、皮肤瘙痒和皮疹等超敏反应；静脉给药者尚可出现畏寒、发热、静脉炎、贫血、高脂血症等，快速滴注时可出现心律失常，严重者心跳、呼吸停止。

3. 用法和剂量　本品可全身应用治疗深部真菌病患者，对念珠菌病、隐球菌病均有一定疗效，治疗肺念珠菌病、全身念珠菌病和隐球菌脑膜炎时均需静脉给药；用于敏感真菌如芽生菌、组织胞质菌感染等获不同程度的疗效，治疗肺曲菌病时剂量宜较大，疗程宜长。口服本品可用于治疗肠道念珠菌感染。由于咪康唑口服吸收甚少，静脉给药后不良反应多见，因此目前主要制成霜剂、软膏等作为皮肤癣菌或念珠菌所致皮肤黏膜感染。口服给药剂量成人为每日1.5~3.0g，分3次服，静脉给药者可予每8小时静脉滴注200~400mg，最大量不超过每日30mg/kg，每200mg静脉滴注时间至少2小时。治疗真菌性脑膜炎必要时尚可以本品鞘内注射，成人最高量为每次20mg，每3~7天给药1次。疗程视病情而定，一般为2~6周或更长。

【伊曲康唑】

伊曲康唑属广谱抗真菌药，对浅部、深部真菌感染的病原菌均有抗菌作用。伊曲康唑为高度脂溶性化合物，与食物同服可增加药物吸收。该药在组织内浓度为血药浓度的2~5倍。药物在肝内转换为无活性的代谢物，约35%的无活性代谢物和少于1%的药物原形自尿中排出。肾功能不全时对药物代谢无明显影响，血液和腹膜透析不能清除该药。伊曲康唑的不良反应主要为胃肠道反应、头痛、头昏、皮肤瘙痒等。约有不到3%的病例可发生一过性肝功能异常，主要为血清转氨酶的升高。同时服用利福平、苯巴比妥和苯妥英钠可使伊曲康唑血浓度降低，但该药与环孢菌素同用时后者血药浓度升高，因此两者同用时需监测环孢菌素的血药浓度。

伊曲康唑治疗地区流行性真菌病，如芽生菌病、组织胞质菌病、球孢子菌病等（不包括

感染重危者及病变累及脑膜者）具有良好疗效，其有效率80%以上。治疗上述感染的剂量为每日200~400mg，疗程需长至6~24个月。伊曲康唑治疗曲菌病的成功率为39%~70%，疗效与感染部位及患者基础疾病有关。伊曲康唑除用于治疗皮肤黏膜念珠菌感染有效外，对其他部位的念珠菌、隐球菌感染的治疗经验尚少。由于该药在尿中的活性成分甚少，因此不宜用于治疗念珠菌所致尿路感染。

【氟康唑】

1. 抗菌作用　氟康唑具广谱抗真菌作用。其体外抗菌活性明显低于酮康唑，包括白念珠菌等念珠菌属、隐球菌属等，曲菌属多对其呈现耐药。氟康唑的体内抗菌活性则明显高于体外，治疗念珠菌属、隐球菌属、球孢子菌属等所致动物感染模型具有良好疗效。口服氟康唑后吸收完全，单次口服或静脉给药100mg后，平均血药峰浓度为4.5mg/L。多剂口服给药6~10天后，血药峰浓度可增高，约为单次给药的2.5倍。在皮肤、水泡液、腹腔液、痰液中浓度可达血药浓度的1~2倍，在脑脊液中药物浓度可达血药浓度的80%，脑膜炎症时可更高。该药主要经肾小球滤过，以药物原形自尿中排出给药量的在80%以上，消除半衰期27~37小时，肾功能减退时明显延长。氟康唑可自血或腹膜透析中清除。

2. 不良反应　氟康唑的不良反应发生率为10%~16%，有恶心、头痛、皮疹、腹痛、呕吐和腹泻等。一般较轻微，患者多可耐受，只有1.5%患者需中止治疗。实验室异常多为血清转氨酶升高、血清碱性磷酸酶（1.2%）和血总胆红素（0.3%）升高。如同时应用利福平、异烟肼、苯妥英钠、丙戊酸等药物时肝功能异常机会增多，需密切观察。

3. 用法和剂量　氟康唑治疗黏膜皮肤念珠菌感染具有肯定疗效，已用于艾滋病患者的口咽部、食管念珠菌病均获良好疗效；用于真菌菌尿症和尿路感染（白念珠菌）亦获得成功。氟康唑对艾滋病患者急性隐球菌脑膜炎的治疗和减少其复发具一定作用。如为艾滋病患者并发的隐球菌脑膜炎，需首先投予两性霉素B联合氟胞嘧啶，直至病情稳定，然后予氟康唑每日400mg治疗3个月，此后改为每日200mg维持剂量治疗。氟康唑口服及静脉滴注的治疗剂量相同。口咽部或食管念珠菌感染，第一日200mg，此后每日100mg，疗程至少2~3周。深部念珠菌病第一日400mg，继以每日200mg，疗程至少4周。肾功能减退者应减量应用。

氟康唑治疗某些地方流行性真菌病，如皮炎芽生菌病、组织胞质菌病和孢子丝菌病亦有效，但略差于伊曲康唑，宜作为不能应用伊曲康唑者的替代选用药物；最小剂量为每日400mg~800mg。氟康唑目前尚用于艾滋病及其他免疫缺陷者真菌感染的预防，减少了条件致病真菌感染的发生，但长程预防用药已导致了真菌对吡咯类抗真菌药耐药性的增长。

【伏立康唑】

1. 抗菌作用　伏立康唑（voriconazole，商品名vfend，威凡），是一种结构上与氟康唑相似、抗菌作用与伊曲康唑相似的三唑组类抗真菌药，主要用于治疗侵袭性曲菌病及尖端足分支霉菌引起的顽固性感染。对于深部真菌感染的治疗，伏立康唑在安全性及有效性方面优于两性霉素B。伏立康唑可杀死曲霉菌，对耐氟康唑的白色念珠菌有相当好的抗菌活性，对病原性酵母菌的抗菌活性高于氟康唑，对足分支霉菌属、镰刀菌属、荚膜组织胞质菌、皮炎芽生菌和新生隐球菌也有活性作用。

2. 不良反应　①视觉障碍：30%患者服药后30分钟内发生与剂量相关的视觉障，包括亮度增加、模糊、色彩改变和畏光，但仅于30分钟内，建议服药后30分钟内不要驾驶车辆；②其他：发热、头痛、腹痛、恶心、呕吐、腹泻、外周水肿、皮疹、呼吸障碍和转氨酶升高；

③偶可发生幻觉、暴发性肝衰竭、光敏反应和 Stevens-Johnson 综合征；如出现肝功能障碍、皮疹和视觉障碍，常需停药。

3. 与其他药物的相互作用　利福平、利福喷汀、卡马西平及长效巴比妥类可加速本品代谢，因而降低本品血浓度，禁忌合用。本品还不能与以下药物合用：特非那定、阿斯咪唑、西沙必利（普瑞博思）、奎尼丁、麦角胺、苯巴比妥和西罗莫司等。此外，本品与环孢素、泼尼松、奥美拉唑、华法林和喹诺酮类药物也有相互作用。

4. 用法和剂量　本品有注射剂（200 毫克/支）和片剂（50 毫克/片，200 毫克/片）两种剂型。

负荷量：第一日可每 12 小时静脉注射 6mg/kg；或者应用口服制剂：体重大于 40kg 口服 400mg，小于 40kg 口服 200mg。

维持剂量：第二日起静脉注射 4mg/kg，每日 2 次；应用口服制剂：体重大于 40kg 口服 200mg，小于 40kg 口服 100mg，每日 2 次。

对于顽固性感染者，上述剂量均可增加 50%。对轻、中度肝硬化者，负荷量不变，但维持量减半；对于中、重度肾功能损害者宜口服。

【泊沙康唑】

泊沙康唑（posaconazole）化学结构基本上与伊曲康唑相似，只是在卤代苯环以 2，4 二氟取代了氯原子，同时在侧链尾端的丙基仪碳上多一个羟基。2006 年 9 月美国 FDA 批准泊沙康唑的口服混悬液（商品名 naxafil）用于骨髓移植后免疫力减弱和癌症化疗白细胞减少的患者，以防止曲霉菌和念珠菌引起的感染。

泊沙康唑目前只有口服制剂：①抗菌谱：对念珠菌、新型隐球菌、曲霉菌、毛孢子菌、结合菌、组织胞质菌、镰刀霉菌等具有较好的抗真菌活性，但对光滑念珠菌、克柔念珠菌疗效较差；②药代动力学：50～800mg 剂量范围内血药浓度和药时曲线下面积与剂量呈等比例增长，能够较好地透过血脑屏障；③临床应用：用于治疗曲霉菌、镰刀霉菌和结合菌等引起的难治性、对其他药物不能耐受或对其他药物耐药的真菌感染。

泊沙康唑的常见不良反应包括恶心、呕吐、腹泻、皮疹、血液中钾含量降低和血小板减少，肝功能检验异常，极罕见的可能与该药物有关的不良反应还包括 QTc 延长（心律异常）和肝功能损害。为达到对泊沙康唑的最大吸收，必须餐时服用。

临床上应用泊沙康唑时，对肝功能的监测实验应该贯穿于治疗的起始及全过程，且禁忌与特非那定、阿斯咪唑、西沙必利、匹莫齐特、卤泛群、奎尼丁等药物联用，因可能引起这些药物的血浆浓度增加。导致 QTc 延长和尖端扭转型室性心动过速。也应禁忌与麦角生物碱类联用。当开始用泊沙康唑治疗时。应减低环孢菌素、他克莫司和西罗莫司的给药剂量.并增加临床监测次数。在欧盟国家中，泊沙康唑被推荐用于 18 岁以上（含 18 岁）的患者。

【卡泊芬净】

卡泊芬净（caspofungin）是一种由 Glarea Lozoyensis 发酵产物合成而来的半合成脂肽（echinocandin）化合物。醋酸卡泊芬净能抑制许多丝状真菌和酵母菌细胞壁的一种基本成分——β（1，3）-D-葡聚糖的合成。哺乳类动物的细胞中不存在β（1，3）-D-葡聚糖。体外药理学研究显示，卡泊芬净对许多种致病性曲霉菌属和念珠菌属真菌具有抗菌活性。

1. 临床应用　念珠菌所致的食管炎、菌血症、腹腔脓肿、腹膜炎及胸膜腔感染。对其他药物治疗无效或不能耐受的侵袭性曲霉菌病。

（1）念珠菌属　卡泊芬净在体内外实验中对大多数念珠菌具有杀菌作用，包括白色念珠菌、克柔念珠菌、热带念珠菌、伪热带念珠菌、光滑念珠菌、近平滑念珠菌、葡萄牙念珠菌、季也蒙念珠菌和都柏林念珠菌。对念珠菌体外抗菌实验研究表明，并与氟康唑和伊曲康唑进行比较。发现卡泊芬净对念珠菌作用最强，96%菌株的 MIC 值≤2mg/ml。其中，白色念珠菌、都柏林念珠菌、热带念珠菌和光滑念珠菌的 MIC 值仅为 0.25~015mg/ml；季也蒙念珠菌较不敏感，MIC 值＞8mg/ml。对氟康唑和伊曲康唑耐药菌株，卡泊芬净也有明显抗菌效果，其 MIC 值≤1mg/ml。对大多数念珠菌，卡泊芬净的杀菌和抑菌浓度相近，作用呈浓度依赖性。

（2）曲霉属　卡泊芬净对多种曲霉如烟曲霉、黄曲霉、黑曲霉和土曲霉均具有抑菌作用。对临床分离的丝状真菌进行体外药敏实验研究，发现卡泊芬净浓度≤1mg/ml 时即可抑制 95% 的曲霉生长；浓度≤0.5mg/ml 即可抑制土曲霉的生长。

（3）其他　卡泊芬净通过抑制葡聚糖合成，影响肺孢子菌的囊壁形成，从而对囊前期肺孢子菌有很强杀灭作用。动物实验显示小剂量卡泊芬净即可选择性抑制肺孢子菌的囊壁形成，但对滋养体无明显作用；预防性使用卡泊芬净可有效控制动物模型肺孢子菌感染。实验也提示卡泊芬净可作为肺孢子菌病的预防用药。

2. 用法与用量

（1）曲霉菌病　首日给予单次 70mg 的负荷剂量静脉滴注，之后给予一日 50mg 的维持剂量。对于疗效欠佳且对卡泊芬净耐受性较好的患者可将维持剂量加至一日 70mg。与药物清除诱导剂和（或）混合诱导剂或抑制剂合用时，应将维持剂量加至一日 70mg。疗程取决于临床反应。临床研究的平均疗程约为 30 日，也有患者持续接受治疗长达 160 日的报道。

（2）食管念珠菌病　①推荐剂量为一日 50mg；②一日 50mg 或 70mg，持续治疗 2 周对治疗念珠菌性食管炎有效，包括 HIV 感染及 CD4 细胞计数低的患者。

（3）念珠菌血症和其他念珠菌感染　首日给予单次 70mg 的负荷剂量，之后给予一日 50mg 的维持剂量，持续用药直至最近一次培养阳性后至少 14 日。持续性中性粒细胞减少的患者需要更长时间的治疗，直至中性粒细胞减少的缓解。

肾功能不全时剂量：尚无在血液透析患者中的资料。一般无需进行剂量调整。轻度肝功能不全患者：无需进行剂量调整；中度肝功能不全患者：维持剂量减至一日 35mg；重度肝功能不全患者：尚缺乏用药的临床经验。应考虑进一步的减量或终止治疗。老年人无需进行剂量调整。

3. 注意事项　对卡泊芬净过敏者禁用。如果有一下情况慎用：①肝脏功能不全或肝脏疾病患者（用药后病情可能恶化）；②骨髓抑制患者（用药后病情可能恶化）；③肾功能不全患者（用药后病情可能恶化），不推荐 18 岁以下的患者使用卡泊芬净；④目前对妊娠的影响尚不明确，动物试验发现本药能透过胎盘屏障并有胚胎毒性作用，除非必要，孕妇不得使用卡泊芬净，美国药品和食品管理局（FDA）对卡泊芬净的妊娠安全性分级为 C 级，应用卡泊芬净期间不宜哺乳。

4. 不良反应　卡泊芬净的药物有关的不良反应和实验室检查异常一般都是轻微的，而且极少导致停药。其中不良反应有静脉炎或血栓性静脉炎，头痛，血清总蛋白降低，低白蛋白，低钾、钠、钙，尿蛋白、红细胞和白细胞增多，肌酸酐升高罕见；肝脏酶学水平升高。胃肠道的不良反应有恶心、腹泻、呕吐。血液系统方面的不良反应包括贫血、白细胞减少、嗜酸性粒细胞增多、血小板减少、中性粒细胞减少、部分凝血激酶时间延长、凝血酶原时间延长等。某些患者出现皮疹、瘙痒、皮肤潮红。其他不良反应有发热、疼痛、静脉输注并发症，少于2%的患者出现过敏反应。

【米卡芬净】

米卡芬净（micafungin）是继卡泊芬净之后第二种棘白菌素类抗真菌药物。米卡芬净钠为一种半合成脂肽类物质，由真菌 Coleophomaempetri 的发酵产物研制而得。米卡芬净钠可特异性抑制真菌细胞壁的组成成分 β（1，3）-D-葡聚糖的合成，破坏真菌细胞结构，使之溶解。由于哺乳动物细胞不合成 β（1，3）-D-葡聚糖，因此米卡芬净钠一般不会产生类似两性霉素 B 样的细胞毒性。目前米卡芬净钠的抗念珠菌活性已明确，但其抗曲霉菌活性则需进一步研究。尚未观察到两性霉素 B 或唑类抗真菌药与米卡芬净钠之间存在交叉耐药性，也不清楚真菌是否会对米卡芬净钠产生耐药性。

1. 临床应用　米卡芬净在体外和真菌感染动物模型中对念珠菌属和曲霉菌属均有很高的抗菌活性，对耐唑类药物的白色念珠菌、光滑念珠菌、克柔念珠菌和其他念珠菌均有良好的抗菌活性，但不能抑制新型隐球菌、毛孢子菌属、镰孢属或结合菌。米卡芬净钠治疗食管念珠菌病的推荐剂量为150mg/d，预防造血干细胞移植患者的念珠菌感染的推荐剂量为 50mg/d。在临床试验中，米卡芬净钠用于上述两种适应证时的平均疗程分别为 15 天和 19 天。

2. 用法与用量　米卡芬净钠只能用生理盐水（可用 5% 葡萄糖注射液代替）配制和稀释。配制时，每 50mg 米卡芬净钠先加入 5ml 生理盐水溶解。为减少泡沫的产生，须轻轻转动玻璃瓶，不可用力振摇。随后将已溶解好的米卡芬净钠溶液加入到 100ml 生理盐水中滴注给药，给药时间至少 1 小时，否则易产生不良反应。给药前输液管路应先用生理盐水冲洗，加药输液应注意避光保存。

3. 注意事项　健康志愿者和患者在应用米卡芬净钠后可能出现肝功能异常。部分同时给予米卡芬净钠和其他药物的患者曾经出现过肝功能失调、肝炎，甚至恶化为肝衰竭。如果患者在给予米卡芬净钠后出现的肝功能异常情况持续发展，那么这些患者须密切观察其肝功能变化情况，以确定继续给药治疗所带来的益处是否大于可能存在的风险。

有报道指出米卡芬净钠可能导致患者血尿素氮和肌酐水平升高，个别病例还曾出现肾功能失调和急性肾功能衰竭。因此，肾功能检查异常患者应密切留意肾功能变化情况。此外，部分患者在米卡芬净钠治疗过程中还出现过溶血和溶血性贫血。因此，对出现有关症状的患者须密切观察，同时积极评价患者继续治疗的风险/利益比。

4. 不良反应　肝功能异常是主要的不良反应，但发生率并不高。米卡芬净钠还有可能引起与组胺有关的不良反应，如皮疹、瘙痒、面部肿胀和血管舒张。当给药剂量在 50 ~ 150 mg/d时，米卡芬净钠可能引起注射部位反应，如静脉炎和血栓性静脉炎。这些不良事件通常发生在通过外周静脉给药的患者当中。使用米卡芬净钠前，医师应该询问患者是否对此药或其他药物过敏，以及既往病史，包括是否患有肝病、肾病或血液疾病（如贫血、骨髓功能降低等）。

5. 药物相互作用　已经在健康志愿者中进行了 11 项米卡芬净钠与其他药物之间的药物相互作用临床研究，其中包括霉酚酸酯、环孢霉素 A、他克莫司、泼尼松龙、西罗莫司、硝苯地平、氟康唑、利托那韦和利福平。在这些研究中，未发现上述药物会影响米卡芬净钠的药代动力学；单剂量或多剂量米卡芬净钠也不会对霉酚酸酯、环孢霉素 A、他克莫司、泼尼松龙、氟康唑的药代动力学产生影响。

与米卡芬净钠合用时，西罗莫司的药时曲线下面积（AUC）将升高 21%，最大峰浓度

（Cmax）则不受影响；硝苯地平的 AUC 和 Cmax 则分别升高 18% 和 42%。因此，联合应用西罗莫司/米卡芬净钠和硝苯地平/米卡芬净钠的患者应留意西罗莫司或硝苯地的毒性反应，同时在必要时可减少此两种药物的给药剂量。米卡芬净钠不是 P 糖蛋白的抑制剂，因此，此药不会影响 P 糖蛋白介导的药物转运。

【安多芬净】

安多芬净（anidulafungin）是一种新型棘白菌素类的广谱抗真菌药，经化学修饰改良的天然分子，可用于口服和注射，适用于治疗食管性念珠菌病和所有曲霉菌病。

1. 药效学和作用机制　安多芬净的血药浓度和药时曲线下面积与剂量成正比，血浆蛋白结合率 >80%，在体内不经过肝、肾代谢，而是在血液中进行缓慢的化学降解，消除半衰期长达 50 小时，在肝、肾功能不全者体内无蓄积，不需要调整剂量。

2. 抗菌谱　安多芬净的体外抗真菌谱与卡泊芬净、米卡芬净相似，对几乎所有念珠菌（包括耐氟康唑菌株）均具有强大的杀菌活性，对曲霉则表现为抑菌活性，相比较而言，安尼芬净对烟曲霉、土曲霉以及黑曲霉的抑菌活性更强，而对黄曲霉的抑菌活性则较弱，对新生隐球菌以及毛霉、根霉和犁头霉等接合菌无活性。

3. 临床应用　安多芬净已批准的适应证为念珠菌血症、腹腔念珠菌脓肿、念珠菌腹膜炎以及食管念珠菌。对于念珠菌血症、腹腔念珠菌脓肿或念珠菌腹膜炎，推荐剂量为首剂 200mg 静脉滴注，然后以 100mg/d 静脉滴注维持，疗程应持续至末次阳性血培养后 14 天。对于食管念珠菌，推荐剂量为首剂 100mg 静脉滴注，然后以 50mg/d 静脉滴注维持，疗程取决于临床反应，通常需要达到或超过 14 天，或持续至症状消失后 7 天。一项多中心随机双盲临床试验的结果显示，在治疗终点、治疗结束后 2 周及 6 周，安尼芬净治疗念珠菌血症和其他侵袭性念珠菌病的总有效率分别为 76%、65% 和 56%，均优于氟康唑治疗组。

体外试验证明，安多芬净具有如两性霉素 B 等多烯类化合物的杀菌效果，同时不具有吡咯类化合物如氟康唑等引起的抗药性问题，作为一种广谱抗真菌药，安多芬净具有很高的体外抗严重真菌感染活性，预临床试验显示体外暴露于安多芬净 5 分钟即可以杀灭包括氟康唑抗药株在内的 99% 的假丝酵母，实验室很难产生安多芬净抗药性，且不会与吡咯类或两性霉素 B 之间产生交叉耐药，Ⅰ 期临床研究表明，当与目前的慢性免疫抑制剂环孢素联用时，机体对安多芬净有良好的免疫耐受性。对于治疗侵入性念珠菌病和侵入性曲霉菌也有效果，Ⅱ 期临床结果非常可观，副作用主要是静脉炎或血栓性静脉炎、头痛、呕吐和发热等。

第七节　抗生素和抗菌药物的耐药问题

虽然新的抗生素不断地开发和应用，诊断和治疗技术日益进步。但细菌感染并没有得到完全有效的控制。相反，近 10 年来耐药病原菌不断产生和传播。尤其是产酶菌的不断增多，β-内酰胺酶抗生素的疗效远不如以前，病原体对抗生素的耐药已成为肺部感染治疗中的重要问题。

抗生素的有效抗菌活性取决于：①能穿透细菌外膜：抗生素穿透细菌外膜的多少取决于其分子代大小，分子越小其透过细菌外膜间孔越容易，进入菌体的含量亦越多；②能抵挡 β-内酰胺酶的水解或破坏，并保持其抗菌活性；③能与青霉素结合蛋白（PBPs）位点相互作用，抗生素与 PBPs，结合越多，抗菌作用亦越大。细菌耐药是指细菌通过各种方式逃避了抗生素的有效抗菌活性作用，即：抑制或致死作用。

细菌耐药的主要机制有：①细胞内抗生素药物浓度的降低，包括外排增加，细菌外膜通透性降低而阻止抗生素进入细胞内以及浆膜运输功能的降低；②作用位点结构的改变，由于 PBPs 位点结构的改变，进入细菌体内地抗生素不能与 PBPs 位点发生相互作用，无法发挥杀菌效能；③药物的灭活：病原菌产生 β-内酰胺酶、修饰酶和灭活酶等，尤其 β-内酰胺酶可水解破坏进入细菌体内的抗生素，是 β-内酰胺类抗生素产生耐药的最重要地机制，此点占耐药机制的 80%。β-内酰胺酶分为四类：①革兰阴性菌，如铜绿假单胞菌、肠杆菌、不动杆菌和克雷伯杆菌等，为染色体介导产生的头孢菌素水解酶（AmpC）；②包括革兰阳性菌的青霉素酶，质粒介导的 TEM 和 SHV 酶及其衍生物组成的超广谱 β-内酰胺酶（ESBLs）、羧苄青霉素酶等；③由假单孢菌属、脆弱拟杆菌属、产黄菌属、沙雷菌属和嗜麦芽黄单胞杆菌属产生的可水解羧苄青霉素的金属酶；④其他不能为克拉维酸完全控制带青霉素酶。

1. 耐青霉素的肺炎链球菌　青霉素自问世以来就成为治疗肺炎链球菌感染的首选药物，20 世纪 40 年代肺炎链球菌对青霉素相当敏感。然而，1967 年澳大利亚首先报道了对青霉素相对耐药的肺炎链球菌，20 世纪 70 年代在南非发现了对青霉素高度耐药的肺炎链球菌。现在，普遍认为耐青霉素的肺炎链球菌所占比例有增加大趋势。但是，各个国家和地区耐青霉素肺炎链球菌的发生率有较大的差别，如在西班牙肺炎链球菌耐药的发生率已高达 55%。然而，在中国肺炎链球菌高度耐药的发生率只占 4%。中度耐药为 10%～16%。

美国临床检验委员会（NCCLS）根据肺炎链球菌对青霉素最小抑菌浓度（MIC）标准，将其分为三种：①MIC≥2μg/ml 为耐青霉素肺炎链球菌（PRSP）；②MIC 为 0.1～0.2μg/ml，则称为中等度耐药（PISP）或低度耐药；③MIC≤0.06μg/ml 为敏感肺炎链球菌（PSSP）。对于耐青霉素肺炎链球菌对治疗应该选用有效对抗菌药物，一般应根据 NCCLS 对肺炎链球菌对 MIC 和纸片敏感试验标准探讨其治疗。一般可应用第二代或第三代头孢菌素，对高度耐药菌株需应用万古霉素或泰能，对中度耐药菌株也可使用大剂量青霉素，根据药物敏感试验也可以应用克林霉素、大环内酯类抗生素等。

2. 多重耐药的革兰阴性杆菌　随着 β-内酰胺类抗生素的广泛应用，阴性菌产生了 β-内酰胺酶，从而出现了更多的耐药病原体，其中有常见的大肠杆菌、肺炎克雷伯杆菌和耐药性更强的阴沟肠杆菌、嗜麦芽黄单胞菌和不动杆菌。这些细菌的主要耐药机制是产生 β-内酰胺酶。以后在 20 世纪八十年代从欧洲肺炎杆菌和大肠杆菌中，又发现了超广谱 β-内酰胺酶（ESBLs）。ESBLs 的出现使临床抗感染治疗产生了更严重大问题，ESBLs 不但破坏老一代的头孢菌素和氨基苄青霉素，而且能水解新型青霉素和第三代头孢菌素。

因 β-内酰酶抑制剂可以保护青霉素类和头孢菌素类抗生素不被灭活，因而可保持有效的抗菌活性。目前常用的 β-内酰胺类抗生素与 β-内酰胺酶抑制剂联合制剂有：氨苄青霉素-舒巴坦（优立新）、头孢哌酮-舒巴坦（舒普深）、羟氨苄青霉素-克拉维酸（安美汀）等。

3. 耐甲氧西林的金黄色葡萄球菌（MRSA）　1961 年英国的 Jevons 发现耐甲氧西林金葡菌（MRSA），MRSA 现已被认定为多重耐药菌。随着 MRSA 广泛传播，糖肽类抗生素（万古霉素和替考拉宁）已成为治疗 MRSA 感染的主要药物。1997 年日本首次发现万古霉素中介金葡菌（vancomycin intermediate staphylococcus aureus，VISA），VISA 菌株通过增厚细胞壁产生耐药。2002 年美国报道了第一例耐万古霉素金葡菌（vancomycin resistant staphylococcus aureus，VRSA）。VRSA 的出现是金黄色葡萄球菌耐药性不断提高的必然结果。当今 MRSA 的流行病学主要有下列 4 种趋势：①多重耐药株（尤其是 MRSA）引起的感染得到了极大关注；

②MRSA 的检出率相对较低；③社区获得性肺炎中发现 MRSA（CA-MRSA）；④已出现万古霉素中介和耐药金葡菌（VRE）。目前 MRSA 感染已经成为全球性的公共卫生问题，与乙型病毒性肝炎和艾滋病并称为世界三大感染性疾病。

（1）医院获得性 MRSA（healthcare-acquired methicillin-resistant Staphylococcus aureus，HA-MRSA）和社区获得性 MRSA（community-acquired methicillin-resistant Staphylococcus aureus，CA-MRSA）

人类是耐甲氧西林金黄色葡萄球菌（MRSA）的携带者，也是造成 MRSA 传播的重要来源。通常 30%～60% 的健康成人体内有金黄色葡萄球菌定植，其中 10%～20% 为长期定植，定植部位主要在鼻前庭。1 型糖尿病、血液透析、静脉途径吸毒者、外科手术以及获得性免疫缺陷综合征的患者，其金黄色葡萄球菌（包括 MRSA）的定植率明显增加。金黄色葡萄球菌（金葡菌）定植者发生金葡菌感染的危险性明显增加。在医院内，MRSA 可通过患者与患者、环境与患者以及器械与患者之间进行传播。然而，患者与患者之间传播常通过医务人员的手进行传播。这可能是医院内、尤其是 ICU 中 MRSA 主要的传播途径之一。另外，特别需要注意 MRSA 可在医疗器械和用品表面存活数天至数周。现在 MRSA 已经成为医院内感染的重要病原体之一。

医院内获得性 MRSA 的危险因素包括老年患者、男性、入住 ICU、慢性病患者、先前曾有抗菌药物的用药史、皮肤黏膜屏障破坏、导管的放置等。外科 ICU 中最常见的 MRSA 感染是血流感染，其次是 MRSA 肺炎和切口感染。ICU 病房内 MRSA 感染的有显著意义的危险因素包括：入住 ICU 的时间、机械通气、中心静脉导管的放置、完全胃肠外营养、先前抗菌药物的使用、鼻前庭 MRSA 定植以及在同一个 ICU 中同时有 2 名以上的患者有 MRSA 定植。MRSA 的危险因素分别为：①患者的来源，是否来自疗养院；②先前抗菌药物的使用经历；③医院内发生的感染；④接受胰岛素治疗的糖尿病；⑤血管内介入装置。

CA-MRSA 患者往往缺乏上述的危险因素。CA-MRSA 是区别于 HA-MRSA 的另一种病原所致，分离的许多菌株是极具有毒力的，且多发于健康人群，可以引起肺炎、坏死性筋膜炎、脓毒血症。CA-MRSA 是指在门诊或入院 48 小时内即分离出 MRSA 菌株；患者无 MRSA 感染或 MRSA 定植的病史，一年内无护理中心住院史，未接受过临终关怀，也未经血液透析，过去一年内无外科手术史及无永久性导管或医疗装置植入。CA-MRSA 感染多发生在社区儿童和年轻人，常出现皮肤或皮肤软组织感染。主要危险因素有：经济条件差、居住环境恶劣以及身体接触多的人群，包括男性同性恋、运动员、士兵以及监狱内人员等。CA-MRSA 通常只对 β-内酰胺类抗生素耐药，而 HA-MRSA 菌株可以对多种药物耐药。由此可见，CA-MRSA 和 HA-MRSA 在危险人群、基因型、细菌毒力和药物敏感性等方面均存在显著的不同（表 4-1-5）。

（2）耐甲氧西林金黄色葡萄球菌的治疗　HA-MRSA 主要引起医院内高危患者肺部感染和血流感染；而 CA-MRSA 则更容易导致皮肤软组织感染，但也可能引起如坏死性肺炎和骨髓炎等严重感染。MRSA 常有迁移到包括骨、关节、肾脏和肺等特定部位形成脓肿的倾向，成为反复发生感染的潜在病因，所以临床上已经给予适当的治疗、但仍然持续发热的患者，应该注意有无发生迁移性脓肿的可能性。

表 4-1-5　CA-MRSA 和 HA-MRSA 特征的比较

	CA-MRSA	HA-MRSA
危险人群	儿童、男性同性恋、运动员、士兵、监狱内人员、特定种族人群和静脉药物滥用者	长期应用医疗设施，糖尿病患者，血液透析患者，ICU 患者，导管的放置等
SCC-mec 类型	Ⅳ，Ⅴ	Ⅰ，Ⅱ，Ⅲ
MRSA 菌株	USA300，USA400	USA100，USA200
产毒素	多种	相对少
PVL（杀白细胞素）	常见	罕见
相关临床症状	皮肤软组织感染，感冒后坏死性肺炎	医院获得性肺炎，导管相关泌尿系感染，血行感染，皮肤软组织感染
医疗设施应用	较少	频繁
耐药情况	只对 β-内酰胺类抗生素耐药，克林霉素敏感，磺胺甲基噁唑敏感	多种药物耐药，磺胺甲基噁唑敏感
药物敏感性		
氯霉素	通常敏感	频繁耐药
克林霉素	通常敏感	频繁耐药
红霉素	耐药	通常耐药
氟喹诺酮	有可变性	通常敏感
TMP-SMZ（复方新诺明）	通常敏感	通常敏感

　　万古霉素、替考拉宁等糖肽类药物既往一直作为治疗 MRSA 感染的首选药物，但近来因为 MRSA 对糖肽类药物的敏感性正在逐渐下降，尤其是异质性万古霉素中介的金黄色葡萄球菌（heterogeneous vancomycin intermediate staphylococcus aureus，h-VISA）、万古霉素中介的金黄色葡萄球菌（VISA）以及万古霉素耐药的金葡菌（VRSA）的出现使耐药金葡菌的治疗出现了严重的困难，而 CA-MRSA 的出现则需要对 MRSA 感染的治疗原则进行重新认识。

　　h-VISA 的发现可以解释体外药敏试验对万古霉素敏感的 MRSA 感染病例、而在临床治疗过程中却未获得成功的现象。由于常规的检测方法很难发现 h-VISA，因此 h-VISA 的发生率明显增加预示着糖肽类抗菌药物的疗效将越来越差，病死率将不断增加。

　　MRSA 除对甲氧西林耐药外，临床上对包括 β-内酰胺类药物在内的多种抗菌药物也表现出耐药。HA-MRSA 携带葡萄球菌染色体 mec 盒（staphylococcal chromosomal cassette mec，SCC-mec）Ⅰ、Ⅱ、Ⅲ；CA-MRSA 主要携带 SCC-mec Ⅳ和Ⅴ。SCC-mec Ⅰ、Ⅱ、Ⅲ基因片段较大，携带多重耐药基因，除对 β-内酰胺类抗菌药物耐药之外，对大环内酯、林可酰胺类等多种非 β-内酰胺类抗菌药物耐药；SCC-mec Ⅳ基因碱基序列长度短，缺乏编码对除 β-内酰胺类之外抗菌药物耐药的基因。因此，目前对于 HA-MRSA 感染的病例糖肽类药物仍为首选，此外，治疗金葡菌的新药：利奈唑胺、达托霉素、替加环素也可选用。CA-MRSA 感染除了上述药物之外，还可以根据病情选择林可酰胺类、大环内酯类、氟喹诺酮类以及复方新诺明等抗菌药物。

第八节　肺部感染时抗菌药物的应用

肺部感染时抗菌药物的合理使用，是指在有明确抗感染治疗指征的情况下，选择适当的、有针对性的抗菌药物，使用合宜的剂量、途径及疗程，以达到控制肺部感染和（或）杀灭致病病原菌的目的，治疗中应尽可能防止药物所致的各种不良反应及细菌耐药性的产生。现在临床上不正确使用或滥用抗菌药物的现象较为普遍，不合理的临床用药有：①选用无效的抗菌药物；②抗菌药物的剂量不足或过量；③未能严格掌握抗菌药物的适应证，如肺部病毒性感染使用抗菌药物；④临床用药途径不适当；⑤在细菌发生耐药后仍继续使用该种抗菌药物；⑥在出现严重药物毒性反应或过敏反应后仍继续使用此种或同类抗菌药物；⑦过早停用抗菌药物；⑧临床上不重视病原学检查；⑨不合理的联合用药；⑩忽视患者的全身状况，等等。导致患者得不到积极有效的治疗，并使耐药菌株急剧增加。

【明确病原学诊断】

正确的病原学诊断是合理选用抗菌药物的重要条件。要使抗菌药物有针对性地作用于敏感致病菌，达到安全、有效地治疗，减少耐药性出现，就必须采取各种可靠手段取得病原学依据。尽量争取在抗菌治疗之前或更改抗菌药物之前留取标本作细菌培养及药敏试验。痰培养是最简便的病原学诊断方法，但需要确定标本是否确实来自下呼吸道，应作痰标本湿涂片检查，如每个低倍视野内中性粒细胞大于 25 个，鳞状上皮细胞少于 10 个，或两者比例大于 2.5：1 时可认为是合格标本。但由于痰中杂菌多，经过口咽部时污染难以避免，因此应作定量培养以区分污染菌抑或感染病原菌。对重症感染、老年人及免疫功能低下患者肺部感染、医院内感染、机械通气以及先前反复应用多重抗生素或经验性治疗失败的病例，准确的病原学检查和药敏试验尤为重要，要采用必要的防污染技术获取标本，常用方法有经纤维支气管镜保护性标本刷（PSB）采样、经纤维支气管镜防污染支气管肺泡灌洗（PBAL）及环甲膜穿刺吸引（TTA）等。对病原菌明确的肺部感染，应根据病原菌种类针对性选择用药，并结合药物敏感试验结果，从中选择敏感性高、抗菌谱窄、毒副反应小的药（表 4-1-6）。

表 4-1-6　已知病原菌的肺部感染的处理

病原菌	治疗方案
革兰阴性菌	
硝酸盐阴性杆菌	特美汀＋氨基糖苷类抗生素（如：妥布霉素）
	头孢他啶（凯复定、复达欣）＋妥布霉素
	泰能
肠杆菌/沙雷菌	第三代头孢菌素＋庆大霉素或妥布霉素
大肠埃希菌	首选：广谱青霉素，头孢一代
	其他选择：氟喹诺酮类、头孢二、三代，氨基糖苷类，氨曲南
	泰能，阿莫西林/克拉维酸
流感杆菌	首选：氨苄西林、头孢一代
	其他选择：凯复隆，头孢三嗪，氨苄西林/舒巴坦，阿莫西林/克拉维酸，新一代大环内酯类，其他头孢二、三代，氟喹诺酮类

病原菌	治疗方案
克雷伯杆菌	首选：头孢一、二代
	其他选择：氟喹诺酮类，第三代头孢菌素 + 氨基糖苷类，氨曲南，泰能
变形杆菌	首选：氟喹诺酮类
	其他选择：氨基苄青霉素，第三代头孢菌素，氨基糖苷类
铜绿假单胞菌	首选：哌拉西林 + 妥布霉素或奈替米星
	其他选择：头孢他啶或头孢哌酮 + 氨基糖苷类
	泰能或美洛培南（meropenem） + 氨基糖苷类
	抗铜绿假单胞菌青霉素类 + 氨基糖苷类
	头孢吡肟 + 氨基糖苷类
	特美汀 + 氨基糖苷类，舒普深，哌拉西林/他唑巴坦，
	替卡西林/克拉维酸，氟喹诺酮类
革兰阳性球菌	
葡萄球菌（金葡菌、凝固酶阴性葡萄球菌）	
青霉素敏感株	首选：青霉素 G
	其他选择：广谱青霉素，大环内酯类，林可霉素类，头孢一代
产青霉素酶株	首选：耐酶青霉素，头孢一代
	其他选择：头孢二代 + 氨基糖苷类，氨苄西林/舒巴坦，克林霉素，阿莫西林/克拉维酸，万古霉素
MRSA	首选：万古霉素
	其他选择：利奈唑胺，利福平，磷霉素，米诺环素
肺炎链球菌	首选：青霉素 G
	其他选择：广谱青霉素，大环内酯类，头孢一代，林可霉素，万古霉素
肠球菌	首选：青霉素 G 或氨苄西林 + 氨基糖苷类
	其他选择：氟喹诺酮类，万古霉素，泰能
军团病菌	首选：大环内酯类，利福平
	其他选择：氟喹诺酮类，SMZ/TMP
其他厌氧菌	首选：青霉素 G
	其他选择：甲硝唑，氯林可霉素
支原体、衣原体	首选：大环内酯类，四环素
	其他选择：氟喹诺酮类

　　在作普通药物敏感试验的同时，留取菌株作血清杀菌滴度测定，即患者经抗菌药物治疗后取其血清与自身致病菌进行抑菌试验，测定其血清抑制细菌生长的最大稀释倍数，稀释度在 1∶8 以上常可获较高的治愈率，比测定 MIC 更有价值。

　　金葡菌 90% 以上由于产青霉素酶对青霉素耐药，如药敏显示对苯唑西林敏感，可选用耐酶青霉素或第一代头孢菌素；如为 MRSA 感染，万古霉素则是单独用药有效的抗生素，利奈唑胺也可选用。β-内酰胺类抗生素即使体外药物敏感试验显示敏感，但实际治疗往往失败，故应避免选用。对于肺炎链球菌感染者，青霉素 G 大多仍较敏感，可采用大剂量青霉素 G 静脉滴注治疗，部分对青霉素耐药的肺炎链球菌感染，可选用阿莫西林、红霉素或克林霉素等治疗，高度耐药者需采用万古霉素治疗。

对于克雷伯杆菌、大肠埃希菌等革兰阴性肠杆菌科细菌感染，目前多选用第二或第三代头孢菌素，单独或联合氨基苷类抗生素治疗，治疗成功率可达85%；近年来由于第三代头孢菌素的广泛应用，部分（约5%）肺炎克雷伯杆菌及大肠杆菌由于产超广谱酶对第三代头孢菌素耐药，需选用碳青霉烯类抗生素（泰能）治疗。氟喹诺酮类抗菌药物对革兰阴性肠杆菌科细菌敏感性较高，而且肺组织药物浓度也较高，故也可选用，但由于大肠杆菌对氟喹诺酮的耐药性近年增长十分迅速，因此对明确为大肠埃希菌感染者需严格根据药敏选用。肠杆菌属耐药性严重，第三代头孢菌素、非典型 β-内酰胺类抗生素、氟喹诺酮以及氨基糖苷类抗生素是可选药物，提倡联合用药以减少耐药性产生。流感杆菌由于产生 β-内酰胺酶对氨卡西林耐药率已达40%，可选用氨苄西林/舒巴坦、阿莫西林/克拉维酸、第二、三代头孢菌素等，氟喹诺酮对流感杆菌依然有很高敏感性，可作第二线选择药物。

铜绿假单胞菌对大多数抗生素天然耐药，目前敏感性较高的有头孢他啶、泰能、环丙沙星、哌拉西林/他唑巴坦、舒普深（头孢哌酮/舒巴坦）以及氨基糖苷类类抗生素中的阿米卡星、奈替米星等，通常需联合用药，多选择一种 β-内酰胺类抗生素联用一种氨基苷类抗生素，对生物膜（biofilm）型铜绿假单胞菌感染者尚可加用小剂量大环内酯类抗生素长程治疗，如红霉素、罗红霉素、阿奇霉素或克拉霉素。

厌氧菌感染时大剂量青霉素 G、克林霉素、甲硝唑等均可选用。对于支原体或衣原体感染，大环内酯类抗生素或四环素类抗生素仍为首选药物，军团菌感染则以红霉素或利福平效果肯定。

【经验性治疗前的病原学判断】

病原学检查常常需要一定时间，常规细菌培养和药物敏感试验报告时间至少需 2 天，部分病原体所需时间更长；也可由于取不到合格标本、已经使用抗生素或因培养条件、技术设备等原因不能分离出病原体。临床上，30% ~ 60% 的社区获得性肺炎患者常常不能作出病原学的诊断。但患者因病情往往需要立即治疗，故在等待病原学检查结果的同时，需要仔细收集患者患病的一切临床资料，包括起病原因、症状、胸部体征、胸部 X 线表现、周围血象、痰液性状以及感染严重程度、感染来源（社区获得性感染抑或医院获得性感染）、有无基础疾病、流行病学史、先前抗生素使用史等，结合以往积累的病原学诊断和治疗的经验和本地区、本医院肺部感染常见病原体及其耐药状况，分析本次感染的可能病原体和药物敏感特点，选择可能敏感的抗菌药物进行抗感染治疗，即所谓经验性治疗。

经验性用药前最好作痰涂片检查，通过革兰染色或一些特殊染色，可大致确定感染的病原菌是革兰阳性球菌还是革兰阴性杆菌，以及细菌的大致数量，甚至可初步确定某些菌种，如肺炎链球菌呈革兰阳性成对排列，荚膜染色显示有荚膜。特别对留取标本前已应用抗生素、培养阴性可能性较大的病例，痰涂片在很多情况仍可检出病原菌，对选择合适的抗菌药物有重要指导价值。

以下将从四个方面分析肺部感染的病原体，即临床资料、影像学资料、肺部感染性质和可能诱因。

1. 临床资料　首先应了解患者的基础疾病及其治疗措施，例如：患者是否有慢性疾病、糖尿病、呼吸衰竭、肾功能衰竭、胸腹手术史，是否已接受气管插管、机械通气、免疫抑制剂或抗生素等药物。其次应明确患者的免疫功能和健康状况，是否长期卧床、营养不良、有无慢性消耗性疾病等。尤其应注意患者的痰液形状：细菌性肺炎患者的痰液常常呈黄色黏稠，量增加。克雷伯杆菌肺炎患者的典型痰液为砖红色，血样或呈果冻状，类似草莓果酱，甚黏稠。链球菌肺炎的痰液可为铁锈状，铜绿假单胞菌肺炎的痰液常为绿色。厌氧杆菌所致肺部感染的痰液有恶臭味。肺阿米巴感染典型的痰液呈棕褐色并带腥臭味。白色念珠菌感染的痰呈白色，很黏，不亦咳出，可拉成长丝。

2. 影像学资料　临床上影像学检查，包括普通胸部 X 线片和 CT，对患者的常见病原体感染可作出初步判断。

（1）肺炎链球菌肺炎　典型的肺炎链球菌肺炎的胸部 X 线表现，常常呈现为大叶性、肺段或亚肺段分布的均匀性密度增高阴影。近年来以肺段性病变分布多于大叶性分布，一般为单叶性，同时累及两个肺叶或多侧多发性肺段较为少见。

（2）金葡菌肺炎　金葡菌肺炎的胸部 X 线表现为多发性肺段性浸润或大叶性炎症改变。初期常常为片絮状阴影，随后密度增高，出现蜂窝状透亮区或空洞，在炎症阴影周围可出现一个或多个肺气囊，病灶迅速改变，出现空洞，也可累及胸膜。总之，金葡菌肺炎的四大 X 线征象为肺浸润、肺脓肿、肺气囊和脓胸。

（3）克雷伯杆菌肺炎　克雷伯杆菌肺炎的 X 线征象多变，右肺、双下肺和上叶后段为好发部位，早期为小叶浸润，后期迅速扩展为大叶实变和脓肿形成，因其炎性渗出液多黏稠而重，故叶间裂常常呈弧形下垂，叶间隙可膨出。易形成多发性蜂窝状空洞或大空腔。少数呈支气管肺炎或双肺外周浸润。

（4）流感杆菌肺炎　这类肺炎 3/4 呈支气管肺炎的改变，1/4 呈大叶或肺段实变，很少形成脓肿，但少数可伴有脓胸。

（5）铜绿假单胞菌肺炎　此种肺炎的 X 线常表现为弥漫性双侧支气管肺炎，可累及多个肺叶，以下肺后基底段为常见。病变呈 0.3 ~ 2cm 直径的结节状浸润影，其间可见多发性小脓腔，也可融合成片状实变阴影。胸部高电压 X 线片上有时可见支气管气道征。

（6）支原体肺炎　支原体肺炎的 X 线形态多样，可呈模糊的羽毛状或均匀的阴影，一般近肺门区阴影浓密，向肺野外逐渐变浅，边缘不清，也可呈游走性。少部分病变呈多发的斑片状阴影，X 线阴影 2 周左右开始消退。

以上典型的胸部 X 线片对肺部感染的病原体诊断有提示作用，但是临床上大多数院内获得性肺炎却缺乏典型的胸部 X 线改变。

3. 肺部感染的性质　常见肺部感染的经验性抗菌药物选择，也可根据以下情况来判断。

（1）社区获得性肺炎　如患者较年轻、病程短、既往健康状况良好、无慢性基础疾病和反复住院史，或未曾应用大量、多种抗生素治疗，多为革兰阳性球菌，如肺炎链球菌、金葡菌等或流感杆菌、军团病菌、支原体、衣原体等感染。

如患者年龄大、病程较长、一般情况差、有慢性基础疾病和反复住院治疗史、或曾反复使用多种抗生素者以及医院内感染，以革兰阴性杆菌感染可能较大，最常见的有铜绿假单胞菌、克雷伯杆菌、肠杆菌以及不动杆菌等。

（2）医院内获得性肺炎　革兰阴性菌占 61% ~ 75%，铜绿假单胞菌最为常见，尤其用通气机治疗的患者；金葡菌占 22% ~ 33%，其中有 MRSA（耐甲氧西林金葡），此外还有厌氧菌，真菌感染的可能。

（3）吸入性肺炎　在吸入性肺炎，昏迷，厌氧菌和需氧菌的混合感染，金葡菌，铜绿假单胞菌，军团病菌等细菌感染的合并存在，细菌种类 2～9 种不等，应按不同的致病细菌而选用相应的抗生素。

（4）免疫低下性肺炎　致病菌除革兰阴性菌，厌氧菌，真菌等外，还可有肺孢子菌等。

4. 院内获得性肺炎的常见致病菌及其可能诱因　院内获得性肺炎的常见致病菌有铜绿假单胞菌、肺炎克雷伯杆菌、肠杆菌属、大肠埃希菌、流感杆菌、黏质沙雷菌、不动杆菌和金葡菌。

（1）铜绿假单胞菌　常见于气管插管或气管切开后应用机械通气的患者，以及长期或大量使用抗生素或抗菌药物、皮质激素、慢性肺疾病和营养不良者。

（2）流感杆菌　未用过抗生素者。

（3）金葡菌　可见于昏迷、糖尿病、头部外伤、肾功能衰竭、近期流感、已使用过多种抗生素者（多为 MRSA 感染）。

（4）军团菌　应用大量皮质激素、细胞毒化疗药物、未应用过抗生素者。

（5）厌氧菌　大量误吸胃内容物，近期作过胸腹部手术的患者。

（6）曲霉菌　已使用过多种抗菌药物或慢性阻塞性肺疾病合并应用糖皮质激素者。

（7）混合性细菌感染　慢性阻塞性肺疾病、食管反流伴误吸、反复应用抗菌药物者。

【确定合适的给药方案与疗程】

药物疗效与感染轻重、细菌对药物的敏感性及机体免疫功能有关外，药物本身的药代动力学特性、肺组织药物分布等也与疗效密切相关，故要求临床医师熟悉各类抗菌药物的抗菌活性、生物利用度、血药浓度、半衰期、组织分布、代谢途径等，确定合适的给药剂量、途径、给药间隔以及疗程。

轻、中度感染，如急性支气管炎、慢性支气管炎急性发作等，或选用的药物对细菌抗菌作用强、血药浓度超过细菌 MIC5 倍以上时，可选择口服或肌内注射给药，疗程不必过长，通常感染症状、体征消失或病情明显缓解即可停药。重症感染或细菌耐药程度较高时，尽量选用可供静脉途径给药的相对较敏感的药物，疗程要足；近年提倡重症感染先予大剂量静脉用药，待病情得到控制后改为肌内注射或口服给药，即所谓序贯治疗，以减轻患者治疗费用、缩短住院时间，例如病情较重时先予头孢呋辛静脉给药 3～5 天，病情趋稳后改服头孢呋辛片剂，并可出院在门诊治疗观察。

β-内酰胺类抗生素的抗菌作用呈时间依赖性，每天需至少保持血药浓度高于细菌 MIC12 小时以上，但绝大多数 β-内酰胺类品种的半衰期为 0.5～1.5 小时，因此需间隔 6～8 小时给药一次，每日剂量一次给药是不可取的。如果细菌对抗菌药物高度敏感，如肺炎链球菌、流感杆菌等对大多数第三代头孢菌素的 MIC_{90} 低于 0.5mg/L，一次给药血药浓度在细菌 MIC_{90} 以上的持续时间达 12 小时，故也可间隔 12 小时给药，但假单胞菌、不动杆菌、沙雷菌等由于敏感性低，每日 2 次给药仍显不足。头孢曲松是迄今惟一已临床使用的长效第三代头孢菌素，半衰期达 8 小时，对绝大多数敏感细菌感染每日一次给药即可。

氨基苷类抗生素的抗菌作用呈浓度依赖性，较高的药物 Cmax 可使疗效明显提高，而且本类抗生素对革兰阳性和阴性细菌均有明显的 PAE，因此目前主张每日总剂量一次给药。氟喹诺酮类抗菌药物由于半衰期较长（4～10 小时），也有一定的 PAE，故通常每日 2 次用药，个别品种如司氟沙星，半衰期长达 8 小时，每日一次给药即可。

至于抗菌药物的用量，临床应用时偏大、偏小都很普遍。剂量偏小不仅导致治疗失败，而且将诱导细菌产生耐药性，如氨基苷类抗生素庆大霉素、妥布霉素、奈替米星的常规剂量为每日 3～5mg/kg，阿米卡星每日 12～20mg/kg，但国内用量普遍偏小。目前国内主要问题是剂量偏大，特别是抗菌活性很高的第二、三代头孢菌素以及非典型 β-内酰胺类抗生素。

另外，在选择肺部感染的抗菌药物时尚需注意到药物在肺组织、痰液中的分布。大环内酯类抗生素和利福平的分子量较大，青霉素 G 和 TMP 的脂溶性较高，均易渗入支气管-肺组织中，红霉素和氯霉素在痰液中的浓度为血浓度的 40%～60%，TMP 的痰中浓度甚至超过血浓度。氨基苷类的痰中浓度为血药浓度的 20%～30%，脓痰中的钙、镁离子及脓腔中的酸性和厌氧环境常影响本类药物的抗菌活性。β-内酰胺类系通过弥散进入支气管-肺组织，其在痰液中的浓度远较血浓度为低，一般仅为后者的 1%～10%，但本类品种安全性高，可用较大剂量，且肺部炎症时渗入的药物浓度明显升高而达有效治疗水平，因此仍是最常选用的品种之一。氟喹诺酮类药组织渗透性好，痰液中药物浓度多达血药浓度的 50%，肺组织浓度可达血浓度的 4 倍。克林霉素应用一般剂量后在痰中可达有效浓度，并较容易穿透痰中糖蛋白成分，糖蛋白有保护细菌的作用，很多抗菌药物不宜透入。

第九节　抗生素的合理应用

合理使用抗生素，系指在明确指征下选用适宜的抗菌药物，并采用适当的剂量和疗程，以达到消灭致病病原菌和（或）控制感染的目的；同时采取各种相应措施以增强患者的免疫力和防止各种不良反应的发生。这里涉及的内容很广，如应用抗生素及其各种联合的适应证；抗生素和抗菌药物的抗菌活性，药动学和药效学；感染性疾病的经验用药；抗菌药物的剂量、疗程、给药途径；特殊情况下如肝肾功能减退、年老、年幼、妊娠、免疫缺陷、难治性感染等抗菌药物的应用。

【及早确立感染性疾病的病原诊断】

如前所述，确立正确诊断为合理使用抗生素的先决条件，应尽一切努力分离出致病原。在给抗生素前多次抽血送培养，成人每次血量不宜少于10ml，可提高感染性心内膜炎、败血症、菌血症（伴发于肺炎等）等的病原菌检出率。痰中杂菌多，并常混有唾液，很难确定何者为致病微生物。可多次以无菌生理盐水清洁口腔，鼓励深咳嗽，气溶吸入高渗盐水（3%～10%）以获得较满意的痰标本，并作涂片和送培养。痰涂片中中性粒细胞应占优势（＞25/LP），如鳞状上皮细胞较多，则标本需重新采集。分离出和鉴定病原菌后必须作细菌对抗生素的敏感性试验（药敏），有条件单位宜同时测定联合药敏。

【掌握抗生素的抗菌作用和特点】

在药敏结果未知晓前或病原菌未能分离而临床诊断相当明确者，可先进行经验治疗，选用药物时应结合其抗菌活性、药代动力学（吸收、分布、代谢、排泄、血药半减期、给药途径的生物利用度等）、药效学、不良反应、药原、价值与效益等而综合考虑。药敏结果获知后是否调整用药仍以经验治疗后的临床效果为主要依据。

1. 老年人　由于生理功能的减退和器官组织萎缩等的原因，老年人易发生感染性疾病，尤其是严重肺部感染。在抗生素的疗程中，不良反应的发生率也高于中、青年人，故应按老年人的特点拟订给药方案。

（1）老年人药物代谢特点　老年人由于胃黏膜萎缩、胃酸分泌减少，胃液 pH 值增高、黏膜表面具吸收的细胞减少等，从而影响口服药物在老年人中的吸收。老年人肌内注射药物的吸收也减少，乃与老年患者体力活动减少，以及局部血流量减少有关。

老年人心排出量降低，加上局部血流量减少，此可影响药物的分布。药物主要在肝脏代谢。老年人随着年龄的增长，肝组织缩小，使老年人的药物代谢能力下降，解毒功能明显减退。老年人的血浆白蛋白随年龄而日益降低，肾功能也随年龄而日益减退，以致采用同量抗菌药物后血药浓度较青壮年为高，药物半减期也见延长。许多主要经肾脏排出的抗菌药物如氨基苷类和 β-内酰胺类的大多品种排泄减慢，清除率降低，消除半衰期延长，血药浓度增加，药物容易在体内蓄积而产生毒性作用。故老年人应用毒性较大的抗菌药物如氨基酸苷类、万古霉素等时，用量宜偏小，并根据肾功能减退程度给予调整，如能定期监测血峰、谷浓度则更为妥当。

（2）老年人感染时抗菌药物的应用　由于抗菌药物在老年人体内代谢过程的改变，药物体内清除减少，血药浓度的增高，及老年人心血管系统、呼吸系统、中枢神经系统、泌尿系统的生理特点，使抗菌药物在治疗过程中易发生不良反应。故老年患者在抗菌治疗时需注意：

1）避免使用不良反应多的抗菌药物　氨基苷类抗生素、万古霉素和去甲万古霉素以及两性霉素 B 等抗菌药物尽量避免应用，如有明确指征时则需调整给药方案。这些药物治疗浓度范围狭窄，即治疗药物体液浓度与中毒浓度接近。当肾功能因年龄增长而减退时，药物清除亦相应减少，可造成药物在体内积聚，血药浓度升高，耳、肾毒性发生率增高。因此老年患者应用时需进行血药浓度监测，调整给药方案，或测定内生肌酐清除率。

2）老年患者减量应用 β-内酰胺类抗生素　青霉素类、头孢菌素类及其他 β-内酰胺类抗生素大多主要从肾排泄，老年患者的药物清除明显减少，血半衰期延长。如青霉素在老年人的血半衰期可延长 2 倍以上，因此常规剂量的应用可使血药浓度升高。高剂量使用后尚可出现中枢神经系统的毒性反应，如大剂量青霉素应用后所致的"青霉素脑病"就可能与药物肾清除减少，以致血药浓度和脑脊液浓度增高有关。上述药物的应用需根据患者内生肌酐清除率降低的情况减量用药。一般无肾病史的 70 岁以上患者可减半量用药，必要时亦可进行治疗药物浓度监测以调整剂量。但这些药物的治疗浓度范围较大，一般不需常规进行血药浓度监测。

2. 妊娠期　妊娠期间血浆容量增多，血流增速，肾血流量、肾小球滤过率和肌酐清除率均增加，导致主要通过肾清除的氨基糖苷类及大多数 β-内酰胺类等的清除加快。因此孕妇的抗菌药物用量需略高于一般常用量。

妊娠期由于肝负荷的增加而易遭受药物的损伤，故应避免使用四环素类、红霉素酯化物等抗菌药物。四环素每日静脉滴注 2g 以上导致严重肝脂肪变，且本类药物尚可使胎儿的牙齿黄染和影响骨骼发育。孕妇应用红霉素酯化物 3 周以上时，血清转氨酶升高者可达 10%。

妊娠全过程除四环素和红霉素酯化物外，尚应避免应用氟喹酮类、复方新诺明、呋喃妥因等；权衡利弊后可谨慎使用氨基糖苷类、万古霉素、异烟肼等，并应监测血药浓度，用异烟肼者需加用维生素 B_6，妊娠早期避免使用 TMP、甲硝唑、利福平、乙胺嘧啶等，妊娠晚期避免使用氯霉素。在妊娠全过程可予应用者为 β-内酰胺类（包括青霉素类、头孢菌素类等），除酯化物外的大环内酯类及林可霉素类、磷霉素等。

3. 抗生素在肝功能减退时的应用　目前，各种肝功能试验尚不能确切反映肝脏对药物的代谢和清除能力，因此肝病患者选用抗生素时，应以药物对药动学的影响和药物可能发生的毒性反应为依据。

（1）药物如青霉素 G、头孢唑林、头孢他啶、氧氟沙星、氨基糖苷类、万古霉素等在肝功能减退时不需调整剂量。

（2）主要经肝代谢或清除，肝病时可导致毒性反应的药物如氯霉素、利福平、异烟肼、红霉素酯化物、两性霉素 B、四环素类、磺胺药、酮康唑等，应避免使用。

（3）药物经肝肾两途径清除，肝、肾功能均减退时血药浓度将明显升高，故肝病患者需减量应用。属此类者脲基青霉素中的阿洛西林、美洛西林、哌拉西林等，头孢菌素类中的头孢哌酮、头孢曲松、头孢唑林等以及氟喹诺酮中的培氟沙星、环丙沙星等。

（4）药物主要经肝清除，肝病时虽清除减少，但无明显毒性反应发生，故酌减剂量后仍可应用。属此类者有大环内酯类（酯化物除外）、林可霉素、克林霉素等。

4. 抗生素在肾功能减退时的应用　大多数抗生素经肾排泄，故肾功能减退对药物在体内清除过程的影响最大；此时应用常用量后可导致血药浓度升高和血半减期延长，选用何种抗生素，应综合考虑感染的严重程度，患者的肾功能减退状况，药物的肾毒性，病原菌的药敏，药物的其他排泄或清除途径等。有条件时应进行血药浓度监测，由此制订个体化给药方案，这对毒性较大、治疗浓度和中毒浓度比较接近的氨基糖苷类尤为重要。

（1）维持原剂量者　这包括主要由肝代谢及肝胆系统排泄的抗生素，如大环内酯类、利福平、多西环素、克林霉素等。

（2）在肾功能轻度减退时维持原剂量，但在中重度减退时需减量使用，这包括经肝肾两途径排泄或在体内代谢的抗生素，如青霉素类中的氨苄西林、阿莫西林、苯唑西林等头孢菌素类中的头孢哌酮、头孢曲松、头孢噻肟等，可给原用量的 2/3。

（3）剂量需适当调整者　这包括主要经肾排泄，肾功能减退时药物虽对肾脏无明显毒性或仅呈轻度毒性，但可在体内积聚，而造成对某些系统（中枢神经系）的损害如青霉素脑病和引起电解质平衡失调等。属于此类药物有青霉素、头孢他啶、头孢唑林、头孢唑肟、氧氟沙星等。

（4）剂量必须严格减少者　系指主要经肾排泄同时具明显肾毒性的抗生素，如氨基糖苷类、万古霉素、多黏菌素类（现已少用）等。宜严格按照肾功能减退程度而调整用药，有条件单位可多次监测血药峰。

（5）在肾功能减退时不宜应用的药物　四环素、呋喃妥因、奈啶酸等。这些药物主要经肾小球滤过排泄，在肾功能减退时可在体内产生积聚，发生严重的毒性反应。

5. 抗生素在免疫缺陷者感染中的应用　免疫缺陷者出现发热时应首先考虑感染的可能。感染大多数由细菌引起，细菌常为对多种抗菌药物耐药的革兰阴性杆菌如大肠埃希菌、铜绿假单胞菌、肺炎杆菌、不动杆菌属、阴沟杆菌等，或革兰阳性球菌如青霉素金葡菌、肠球菌属、耐甲氧西林葡萄球菌属（MRSA、MRSE）等，患者的病情大多危重，病程进展迅速，在获知病原微生物和药敏结果前，患者可因多脏器损害和休克而死亡。因此，应及早选用广谱、杀菌、高效、低毒的抗菌药物进行经验治疗。

符合广谱、杀菌、高效、低毒的药物有 β-内酰胺类如哌拉西林、第二、三、四代头孢菌素、泰能等以及氟喹诺酮等。如患者无肾功能减退，也可酌情联用氨基糖苷类（阿米卡星等），本类药物与 β-内酰胺类联合时常出现协同作用。免疫缺陷感染一般用两种药物联合即可。泰能或哌拉西林-他唑巴坦也可单独应用。

第十节　肺部感染时的抗生素序贯治疗

临床上约22%的肺部感染患者须住院治疗，因病情较重，且病原菌不易确定，因此治疗初期多按经验性治疗原则，采用广谱抗生素作静脉滴注治疗，疗程7～10天。但临床研究表明大多数患者在用药48小时后感染的临床表现即有明显好转，有可能及时改用口服抗菌药物治疗，从而提出序贯治疗的概念。即在感染的早期阶段采用静脉（肌内）注射给药，疗程2～3天，待临床症状基本稳定或改善后，改为口服给药，称为序贯治疗（sequential antlbiotic therapy，SAT）、轮换治疗（switch therapy）、降级治疗（step down therapy）或跟踪治疗（follow-on therapy）。

采用序贯治疗方案需要考虑患者具体情况及选择适当时机，20%以上的患者在病情缓解或稳定后仍需继续住院治疗，因而造成医疗资源的浪费。有报道，采用头孢呋辛序贯治疗社区获得性肺炎和慢性阻塞性肺病急性加重者；其中21%和18%患者能早日出院，在家继续口服抗菌药物。但并非所有患者都能接受序贯治疗，约10%的患者未能由静脉给药转为口服抗生素治疗，或需要静脉给药较长疗程。例如老年患者、有各种合并症者如恶性肿瘤，心力衰竭，心、肾功能障碍，严重贫血，糖尿病及胃肠功能障碍等。

【序贯治疗的原理】

临床和细菌学证明，在感染早期阶段，病灶部位细菌大量繁殖，抗菌药物治疗的目标和最佳用药方案是，使血清和感染部位药物浓度迅速超过致病菌的最小抑菌浓度（MIC）并得以持续，经最初2～3天静脉给药治疗后，血清和下呼吸道病灶部位药物浓度迅速升高，可有效杀灭致病菌，使病情有所改善和稳定。而在后续口服治疗中，维持血药浓度持续超过MIC，可达到最佳治疗目标。研究证实，口服头孢肤肟酯、氧氟沙星、阿奇霉素和多西环素均有很好的生物利用度。

序贯治疗的原则为，采用同类抗生素或抗菌谱相仿的不同类药物分两阶段进行治疗，前阶段为静脉给药2～3天，后阶段为口服给药至第7～10天。由静脉给药改为口服给药的临床标准为：

1. 经静脉给药后病情好转或稳定　①咳嗽或呼吸窘迫逐渐改善；②体温恢复正常至少24小时；③白细胞计数和分类计数恢复正常。

2. 口服能耐受　①无胃肠道吸收障碍；②无其他能引起相互作用而影响吸收的药物；③无对口服药物过敏史。

3. 无不稳定的合并症，如心力衰竭和休克。

4. 无脓胸并发症。

5. 无明确高危因素和耐药菌感染，如心内膜炎。

【药物选择】

在病原菌未明确的情况下，根据经验选择序贯治疗的抗生素，应考虑常见致病菌及病情严重程度等因素，治疗初先采用第二、三代头孢菌素类药物静脉途径给药，后续药物也应为同一类，如第二、三代头孢菌素口服途径给药；若先用 β-内酰胺/β-内酰胺酶抑制剂，则后续药物为同一类；若先用红霉素静脉给药，则后续药物应为红霉素或其他新一代大环内酯类药物口服等。

但后续药物亦可采用抗菌谱相似的其他类药物。因此，理想的后续口服药物应具备以下特点：①与静脉应用抗生素有相同或相似的抗菌谱；②较好的顺应性，每天用药 1~2 次；③很高的生物利用度；④没有或仅有轻微的不良反应；⑤价格相对较便宜。

序贯治疗静脉和口服采用同一类药物包括头孢呋辛/头孢呋肟酯、头孢环己烯、环丙沙星、左氧氟沙星、羟氨苄青霉素、红霉素和甲硝唑。

序贯治疗静脉和口服采用非同一类药物包括头孢噻肟/头孢呋肟酯、头孢噻肟/头孢克肟、氨苄青霉素烷砜脂/羧苄青霉素、头孢噻甲羧脂/环丙沙星、头孢三嗪/头孢氨苄。

头孢唑肟或头孢三嗪/头孢克肟；头孢噻甲羧肟/头孢布烯；羧氨苄青霉素/羧氨苄青霉素棒酸盐的序贯治疗方案，也取得满意效果。

另外，亦应考虑口服药物时患者的依从性。因为后续口服药物治疗，患者往往出院在家服药。故每天服药次数会影响患者用药依从性。若每天服药 4 次，患者的依从性仅 39%，每天服药 2 次，依从性为 81%；每天服药 1 次，可达 87%。依从性的高低，直接影响远期预后。

目前，较多采用 β-内酰胺抗生素作序贯治疗，该类药物的杀菌作用时间依赖性，而非浓度依赖性，即其疗效更多依赖于血药浓度大于 MIC 的持续时间，而非抗生素所达到的高峰浓度。若浓度大于 MIC 的持续时间超过 2 次给药间隔时间的 40%，则可得到最佳疗效。以头孢呋辛 750mg 静脉注射，其血药浓度保持 MIC_{90} 以上的时间占两次给药间隔的时间分别为 67.5%（q8h）和 46%（q12h）。头孢呋辛 750mg bid 或 tid 静注，头孢呋肟酯 500mg bid 口服，其血药浓度达 2mg/L 以上的时间分别占两次给药间隔时间的 46%、69% 和 38%，故能有效治疗常见社区获得性肺炎的病原菌。

已有很多采用头孢呋辛/头孢呋肟酯作序贯治疗的报道。该方案所用头孢呋辛和头孢呋肟酯系同一药物的不同剂型，因此调整给药方式不至影响抗菌谱和抗菌活性。该药对常见社区获得性下呼吸道感染致病菌有很好的杀菌作用。如肺炎链球菌、流感杆菌和卡他莫拉菌等，且对 β-内酰胺酶稳定，耐药菌株较少发生。头孢呋肟酯为头孢呋辛的前体药物，口服后在肠道黏膜脱脂化成为头孢呋辛。餐后服用其生物利用度可达 60%，口服 500mg 血清峰浓度近 10mg/L，8h 后仍 >1mg/L。药物进入呼吸道浓度较高。肺炎住院患者住院初用头孢呋辛 1.5g，3 次/日静脉注射。3 天后改为头孢呋肟酯 0.5g，2 次/日，口服。并于第 1、3、4、6 天首剂用药后 0、1、2、3、6 小时分别测定支气管分泌物平均药物浓度为 (1.6±2.1) mg/L，相当于血药浓度的 6%；口服药物 3 小时后，支气管分泌物药物浓度为血药浓度的 12%，均超过 MIC 值。从药代动力学角度说明口服该药可作为序贯治疗的后续药物。

早日出院可减少发生医院获得性感染的机会，即使部分患者仍继续住院，但因采取口服给药，因此能早日起床活动，减少静脉炎等并发症的发生，提高了生活质量。

美国社区获得性肺炎住院患者以往多静脉注射抗生素，疗程 7 天；改用序贯治疗方案后，可使平均住院时间减少 4.6 天。临床上采用头孢呋辛或头孢呋肟酯序贯治疗方案，可使医疗费用降低 38%。因此，序贯治疗对社区获得性肺炎住院患者与全程使用抗生素静脉途径给药者相比，临床疗效相同，其优点有：①较早停用静脉途径给药；②提高生活质量；③减少并发症；④减少医院感染；⑤早日出院；⑥减少医疗费用；⑦节约医疗资源。

但序贯治疗也可能失败。主要因为后续治疗阶段，患者在家中服用抗菌药物，若未能遵照医嘱规则全程服药或因口服多种其他药物的相互作用，影响口服抗菌药物的生物利用度等，均可影响病情演变，甚至因疾病复发而再度住院治疗。

第十一节 呼吸内科抗菌药物临床实用参考方案

【急性细菌性上呼吸道感染】

急性上呼吸道感染是最常见的社区获得性感染，大多由鼻病毒、冠状病毒、流感病毒、副流感病毒、腺病毒等病毒所致，病程有自限性，不一定需要使用抗菌药物，予以对症治疗也可痊愈。但如果是细菌性感染或在病毒感染基础上继发细菌性感染，则应予以抗菌治疗。

急性细菌性咽炎及扁桃体炎：患者扁桃体有渗出物、颈淋巴结肿大、发热伴白细胞及中性粒细胞升高有助于细菌性感染的临床诊断。如患者已出现猩红热样皮疹，或有扁桃体周围脓肿，则可诊断为细菌性感染。急性细菌性咽炎及扁桃体炎的病原菌主要为 A 组 β 溶血链球菌，少数为 C 组或 G 组 β 溶血链球菌。

1. 治疗原则　①针对 β 溶血链球菌感染选用抗菌药物；②给药前先留取咽拭子培养，可做快速抗原检测试验（RADT）作为辅助病原诊断；③由于溶血链球菌感染后可发生非化脓性并发症——风湿热和急性肾小球肾炎，因此抗菌治疗以清除病灶中细菌为目的，疗程需10 天。

2. 病原治疗

（1）青霉素为首选，可选用青霉素 G，也可肌内注射普鲁卡因青霉素或口服青霉素 V，或口服阿莫西林，疗程均为 10 天。某些患者的依从性较差，预计难以完成 10 天疗程者，可予苄星青霉素单剂肌内注射。

（2）青霉素过敏患者可口服红霉素等大环内酯类，疗程 10 天。

（3）其他可选药有口服第一代或第二代头孢菌素，疗程 10 天，但不能用于有青霉素过敏性休克史的患者。此外，磺胺类药不易清除咽部细菌，A 组溶血性链球菌对四环素类耐药者多见，这两类药物均不宜选用。

【急性细菌性下呼吸道感染】

1. 急性气管-支气管炎　本病以病毒感染多见，多数病例为自限性。

（1）治疗原则　以对症治疗为主，不宜常规使用抗菌药物；某些病例可由肺炎支原体、百日咳博德特菌或肺炎衣原体引起，此时可给予抗菌药物治疗。

（2）病原治疗　可能由肺炎支原体或百日咳博德特菌引起者，可采用红霉素等大环内酯类；肺炎衣原体感染可用四环素或多西环素，或红霉素等大环内酯类。

2. 慢性支气管炎急性发作　可由病毒和细菌感染、环境污染、存在变应原或吸烟等许多因素引起。

（1）治疗原则　①伴痰量增加、脓性痰和呼吸困难加重等提示可能存在细菌感染的患者，可应用抗菌药物；②应选用能覆盖流感嗜血杆菌、肺炎链球菌、卡他莫拉菌、肺炎支原体、肺炎衣原体及肺炎克雷伯菌等革兰阴性杆菌的抗菌药物；③对疗效不佳的患者可根据痰液培养和药敏试验结果调整用药；④轻症患者给予口服药，病情较重者可用注射剂。

（2）经验治疗（表4-1-7）

表 4-1-7　慢性支气管炎急性发作时的经验性抗菌治疗

合并情况	可能致病菌	首选药物	次选药物
轻中度患者	流感嗜血杆菌、卡他莫拉菌、肺炎链球菌	阿莫西林、多西环素、SMZ/TMP 或头孢克洛、头孢丙烯等口服头孢菌素	阿莫西林/克拉维酸、氨苄西林/舒巴坦
严重患者及使用糖皮质激素者	同上，克雷伯菌属等革兰阴性杆菌、铜绿假单胞菌	氨苄西林/舒巴坦、阿莫西林/克拉维酸、阿奇霉素、克拉霉素	左氧氟沙星、莫西沙星

（3）病原治疗（表4-1-8）

表 4-1-8　慢性支气管炎急性发作时的抗菌药物选择

病原	首选药物	次选药物	备注
流感嗜血杆菌	氨苄西林，阿莫西林，氨苄西林-舒巴坦、阿莫西林/克拉维酸	复方磺胺甲噁唑，头孢克洛、头孢呋辛酯、头孢丙烯、头孢泊肟等第二、三代口服头孢菌素，氟喹诺酮类	国内 8%～18% 菌株产 β-内酰胺酶
肺炎链球菌			
青霉素敏感	青霉素或阿莫西林	氨苄西林、头孢菌素或头孢曲松	青霉素耐药率（中介及耐药）在 10%～40%，约 90% 菌株产酶
青霉素中介及耐药	第三代头孢菌素	氟喹诺酮类	
卡他莫拉菌	复方磺胺甲噁唑，头孢拉定、头孢克洛、头孢呋辛酯、头孢丙烯等第一、二代口服头孢菌素	氟喹诺酮类，阿莫西林-克拉维酸，氨苄西林-舒巴坦	约 90% 菌株产酶
肺炎支原体	大环内酯类	多西环素，氟喹诺酮类	
肺炎衣原体	大环内酯类	多西环素，氟喹诺酮类	
肺炎克雷伯菌等肠杆菌科细菌	头孢克洛、头孢呋辛酯、头孢丙烯、头孢泊肟等第二或第三代头孢菌素	氟喹诺酮类	

3. 慢性阻塞性肺疾病急性加重（AECOPD）　AECOPD 是指 COPD 患者的呼吸困难、咳嗽和（或）咳痰在基础水平上出现急性改变，超出每天日常的变异，需要改变治疗。急性加重的原因可以是感染性的或非感染性的。严重程度分级目前尚无一致意见，通常分为三级。一级：门诊治疗；二级：住院治疗；三级：急性呼吸衰竭-住 ICU 治疗。

（1）治疗原则

1）AECOPD 患者抗菌药物治疗的指征　根据 3 个症状（呼吸困难加重、痰量增加、脓性痰）把 AECOPD 分成 3 类：Ⅰ型（具有全部 3 个症状）；Ⅱ型（具有 2 个症状）；Ⅲ型（仅有

1 个症状）。目前认为，AECOPD 的抗菌药物治疗适用于以下人群：①Ⅰ型；②包括脓性痰的Ⅱ型；③需要有创或无创通气的严重 AECOPD 患者。无脓性痰的Ⅱ型 AECOPD 以及Ⅲ型 AE-COPD 患者均不需要抗菌药物治疗。

2）AECOPD 的病原学诊断　推荐对于严重的 AECOPD 患者，如果有难治细菌（如：铜绿假单胞菌）或耐药菌（近期抗菌药物治疗史或糖皮质激素治疗史；每年 4 次以上发作；$FEV_1 < 30\%$）；有感染耐药菌危险因素存在的患者，可常规进行痰培养和气管吸出物（气管插管患者）培养。

3）AECOPD 分组和抗菌药物治疗　传统上把 AECOPD 分成 3 组（表4-1-9）。A组：轻症COPD，一般不需要住院；B组：需要住院的中重度 COPD，无铜绿假单胞菌感染危险；C组：中重度 COPD，有铜绿假单胞菌感染危险。AECOPD 铜绿假单胞菌感染的危险因素有：①最近住院史；②经常（每年 4 次）或最近抗菌药物治疗史（最近 3 个月）；③病情严重（$FEV_1 < 30\%$）；④既往急性加重时曾分离出铜绿假单胞菌或稳定期有铜绿假单胞菌的定植。

表 4-1-9　AECOPD 患者分组：根据每组潜在的病原体选择抗菌药物

分组	定义	病原体
A	轻度 COPD	流感嗜血杆菌，肺炎链球菌，卡他莫拉菌，肺炎支原体，肺炎衣原体
B	中等/严重 COPD 无铜绿假单胞菌的危险因素	A 组病原体 + 肠杆菌，肺炎克雷伯菌，大肠埃希菌，变形杆菌
C	中等/严重 COPD 伴有铜绿假单胞菌的危险因素	B 组病原体 + 铜绿假单胞菌

（2）病原治疗　三组 AECOPD 抗菌药物经验治疗见表4-1-10。

表 4-1-10　AECOPD 分组及抗菌药物选择

分组	定义	口服首选抗菌药物	口服次选抗菌药物	静脉抗菌药物
A	轻度 COPD 无合并症	通常不需要，如需要：阿莫西林，四环素	复方阿莫西林-克拉维酸，大环内酯类，左氧氟沙星，莫西沙星	
B	中等/严重 COPD 无铜绿假单胞菌的危险因素	复方阿莫西林-克拉维酸	左氧氟沙星，莫西沙星	阿莫西林/克拉维酸，第二、三代头孢菌素*左氧氟沙星，莫西沙星
C	中等/严重 COPD 伴有铜绿假单胞菌的危险因素	环丙沙星	环丙沙星或抗铜绿假单胞菌-内酰胺类▲氨基糖苷类	

注：*头孢曲松，头孢噻肟；▲头孢吡肟，哌拉西林/三唑巴坦，碳青酶烯类

4. 支气管扩张合并感染

（1）病原体

1）支气管扩张合并急性细菌感染时，常见病原菌为流感嗜血杆菌、肺炎链球菌、厌氧菌等；在病程长、重症、合并有全身基础疾病的支气管扩张症患者中，肺炎克雷伯菌等肠杆菌科细菌和铜绿假单胞菌较多见。

2）稳定期支气管扩张患者60%~80%气道内有病原微生物定植。支气管扩张合并急性细菌感染时，最常见的是流感嗜血杆菌和铜绿假单胞菌，另外还可以有肺炎链球菌、金黄色葡萄球菌和厌氧菌等，少见的有奴卡菌、曲霉菌和分枝杆菌。

3）在病程长、重症、合并有全身基础疾病的支气管扩张症患者中，肺炎克雷伯菌等肠杆菌科细菌和铜绿假单胞菌较多见。定期监测支气管扩张患者定植菌对治疗是有帮助的，大多数支气管扩张急性加重抗菌药物治疗可能受益。推荐抗菌药物治疗前（特别是需要住院的支气管扩张急性加重患者）留痰标本进行细菌培养。

（2）治疗原则 经验性抗菌药物选择（4-1-11）要根据有无铜绿假单胞菌感染的危险（危险因素判定参照 AECOPD 铜绿假单胞菌感染的判定标准），并根据细菌培养结果适当调整抗菌药物。支气管扩张症患者合并急性细菌感染时可予抗菌治疗，并保持呼吸道引流通畅。

表4-1-11 支气管扩张急性加重分组和经验性抗菌治疗

分组	口服抗菌药物	静脉抗菌药物
无铜绿假单胞菌感染危险	阿莫西林/克拉维酸 莫西沙星 左氧氟沙星	阿莫西林/克拉维酸 头孢曲松 头孢噻肟 莫西沙星 左氧氟沙星
有铜绿假单胞菌感染危险	环丙沙星	环丙沙星/左氧氟沙星 + 抗铜绿假单胞菌-内酰胺类 * 或氨基糖苷类

注：*头孢他啶，头孢吡肟，哌拉西林/三唑巴坦，碳青酶烯类

（3）病原治疗：见表4-1-12。

表4-1-12 支气管扩张合并感染的病原治疗时抗菌药物选择

病原	首选抗菌药物	次选抗菌药物
流感嗜血杆菌	氨苄西林，阿莫西林/克拉维酸，氨苄西林/舒巴坦	头孢克洛、头孢呋辛酯、头孢丙烯阿奇霉素、头孢噻肟等
肺炎链球菌		
青霉素敏感	青霉素或阿莫西林	氨苄西林、头孢噻肟或头孢曲松、氟喹诺酮类
青霉素中介及耐药	第三代头孢菌素	氟喹诺酮类
厌氧菌	阿莫西林/克拉维酸，氨苄西林/舒巴坦	克林霉素，甲硝唑

续　表

病原	首选抗菌药物	次选抗菌药物
肺炎克雷伯菌等肠杆菌科细菌	头孢噻肟、头孢曲松	氟喹诺酮类，头孢吡肟
铜绿假单胞菌	氟喹诺酮类	哌拉西林±氨基糖苷类，抗铜绿假单胞菌头孢菌素±氨基糖苷类、头孢吡肟、哌拉西林/他唑巴坦

注：表中"±"是指两种及两种以上药物可联合应用，或可不联合应用

【肺炎】

1．社区获得性肺炎（CAP）

（1）治疗原则

1）CAP治疗初期，常常缺乏病原学资料，故治疗初期大多数CAP的抗菌药物治疗都属于经验性治疗。临床资料也可以指导抗菌药物的选用，如酗酒者有吸入的高危因素，抗菌谱应覆盖厌氧菌。

2）疾病严重程度评估有助于指导抗菌药物的应用和选择抗菌药物的应用途径。当地的治疗方案及抗菌药物耐药情况对抗菌药物的选用有指导意义。

3）早期使用抗菌药物可以改善预后。入院前使用抗菌药物会影响后来的病原学检查结果，但是如患者病情严重，就应立即使用抗菌药物治疗。

4）30%～50%的住院患者需要静脉使用抗菌药物治疗。通常以下情况应考虑静脉使用抗菌药物：重症肺炎、吞咽反射丧失、吸收功能障碍、意识障碍。

5）口服抗菌药物治疗　对于门诊治疗或住院治疗的病情较轻、且无禁忌证的肺炎可以选用口服抗菌药物治疗。另外需要覆盖抗厌氧菌治疗的情况，例如：意识障碍的患者可能存在吸入性肺炎，或者胸部X线或CT检查怀疑肺脓肿，应考虑使用甲硝唑。

6）通常情况下如果患者对于治疗有明确的疗效或者体温正常24小时，应尽快从静脉使用抗菌药物转换为口服抗菌药物。

7）抗菌药物的疗程　目前尚无指导治疗疗程方面的证据，但通常认为：非重症、无并发症的肺炎：7天；病原菌不明确的重症肺炎：10天；军团菌、葡萄球菌或怀疑为革兰阴性菌感染的肺炎：14～21天。

（2）CAP的经验治疗　见表4-1-13。

表 4-1-13　CAP 初始治疗期间抗菌药物选择原则

	经验治疗首选抗菌药物
门诊治疗	患病前健康良好者： 　　青霉素、氨苄西林、大环内酯类抗菌药物、多西环素 有合并症或近期使用抗菌药物者： 氟喹诺酮；包括莫西沙星、左氧氟沙星、吉米沙星（gemiloxacin） β-内酰胺类抗菌药物 + 大环内酯类抗菌药物或多西环素 泰利霉素（telithromycin）-如果无革兰阴性杆菌感染的危险性
住院治疗	氟喹诺酮：包括莫西沙星、左氧氟沙星、吉米沙星（gemiloxacin） β-内酰胺类抗菌药物，首选药物包括：头孢呋辛、头孢噻肟、头孢曲松、氨苄西林-β-内酰胺酶抑制剂、厄他培南（ertapenem）＋大环内酯类抗菌药物或多西环素
住院治疗的重症肺炎	无铜绿假单胞菌感染的危险性： 　　β-内酰胺类抗菌药物 + 阿奇霉素或呼吸喹诺酮 　　包括头孢噻肟、头孢曲松、氨苄西林-β-内酰胺酶抑制剂等 有铜绿假单胞菌感染的危险性： 　　首选：抗肺炎链球菌/抗铜绿假单胞菌的 β-内酰胺类抗菌药物 + 环丙沙星或左氧氟沙星 　　包括：哌拉西林/他唑巴坦、亚胺培南、美罗培南、头孢匹肟等 　　次选：抗肺炎链球菌氟喹诺酮药物 + 阿奇霉素 + 氨基糖苷类药物 　　或抗肺炎链球菌/抗铜绿假单胞菌的 β-内酰胺类抗菌药物 + 氨基糖苷类 + 阿奇霉素 怀疑有 MRSA 感染：万古霉素、替考拉宁或利奈唑胺

（3）病原治疗　见表 4-1-14。

表 4-1-14　CAP 明确病原菌后的抗菌药物推荐治疗

病原菌	首选抗菌药物	次选抗菌药物
肺炎链球菌 青霉素敏感（MIC $<2.0\mu g/ml$）	青霉素 G 阿莫西林 500mg~1g，3 次/日，口服 或苯唑西林 1.2g，4 次/日，静脉注射	红霉素 500mg，4 次/日，口服 或克拉霉素 500mg，2 次/日，口服， 或阿奇霉素 500mg，1 次/日，口服 或头孢呋辛 0.75~1.5g，2 次/日，静脉注射
青霉素耐药（MIC $\geqslant2.0\mu g/ml$）	考虑应用：头孢噻肟、头孢曲松、万古 霉素和氟喹诺酮	或头孢噻肟 1~2g，3 次/日，静脉注射 或头孢曲松 2g，1 次/日，静脉注射 泰利霉素（telithromycin）
肺炎支原体和肺炎 衣原体	红霉素 500mg，4 次/日，口服/静脉注射 或克拉霉素 500mg，2 次/日，口服或静 脉注射 或阿奇霉素 500mg，1 次/日，口服或静 脉注射 多西环素	四环素 250~500mg，4 次/日，口服 或氟喹诺酮类口服或静脉注射 泰利霉素

续　表

病原菌	首选抗菌药物	次选抗菌药物
鹦鹉热衣原体和贝氏衣原体	四环素 250～500mg，4 次/日，口服或 500mg，2 次/日，静脉注射	红霉素　500mg，4 次/日或克拉霉素 500mg，2 次/日或阿奇霉素 500mg，1 次/日口服或静脉注射均可
军团菌属	克拉霉素 500mg，2 次/日，口服或静脉注射 ± 利福平 450mg，1 次/日，口服或静脉注射；阿奇霉素 500mg，1 次/日，口服或静脉注射 ± 利福平 450mg，1 次/日，口服或静脉注射	氟喹诺酮类口服或静脉注射多西环素 ± 利福平
卡他莫拉	第二或第三代头孢菌素，TMPco，大环内酯类抗菌药物，多西环素，内酰胺类/β-内酰胺酶抑制剂	氟喹诺酮类
流感嗜血杆菌	不产 β-内酰胺酶：阿莫西林 500mg，3 次/日，口服或氨苄西林 500mg，4 次/日，静脉注射产 β 内酰胺酶：阿莫西林/克拉维酸钾 625mg3 次/日，口服或 1.2g　3 次/日，静脉注射	头孢呋辛 750mg～1.5g，2 次/日，静脉注射或　头孢噻肟 1～2g，3 次/日，静脉注射或　头孢曲松 2g，1 次/日，静脉注射　或　氟喹诺酮类，口服或静脉注射或　克拉霉素口服或静脉注射或　泰利霉素
厌氧菌	克林霉素，β-内酰胺类/β-内酰胺酶抑制剂，β-内酰胺类抗菌药物 + 甲硝唑	碳青酶烯类（carbapenems）
肠道革兰阴性杆菌	头孢呋辛 1.5g，2 次/日，静脉注射或头孢噻肟 1～2g，3 次/日，静脉注射或头孢曲松 1～2g，1 次/日，静脉注射	氟喹诺酮类抗菌药物静脉注射或亚胺培南 500mg，4 次/日，静脉注射　或美罗培南 0.5～1g，3 次/日，静脉注射
克雷伯杆菌	第三代头孢菌素或头孢吡肟 ± 氨基糖苷类碳青酶烯类	
铜绿假单孢菌	环丙沙星 500～750mg，2 次/日，口服头孢他啶 2g，3 次/日静脉注射 + 庆大霉素或妥布霉素（注意治疗药物的监测）	环丙沙星 400mg，2 次/日，静脉注射或哌拉西林 4g，4 次/日，静脉注射 + 庆大霉素或妥布霉素
金黄色葡萄球菌	MSSA：氟氯西林 1～2g，4 次/日，静脉注射 ± 利福平 450mg，1 次/日或 2 次/日，口服或静脉注射MRSA：万古霉素 1g，2 次/日，静脉注射（注意治疗药物的监测）	头孢呋辛、头孢噻肟、头孢曲松、克林霉素，氟喹诺酮替考拉宁 400mg，2 次/日，静脉注射　±　利福平 450mg，1 次/日或 2 次/日，口服或静脉注射利奈唑胺 600mg，2 次/日，口服或静脉注射

2. 医院内获得性肺炎（HAP） 免疫功能正常的患者发生 HAP 后，常见的病原菌为肠杆菌科细菌、金葡菌，亦可为肺炎链球菌、流感嗜血杆菌、厌氧菌等。重症患者及机械通气、昏迷、糖皮质激素应用等危险因素患者的病原菌可为铜绿假单胞菌、不动杆菌属及甲氧西林耐药金葡菌（MRSA）等。

（1）治疗原则 ①应重视病原检查，抗菌治疗前先采取痰标本进行涂片革兰染色检查及培养，体温高、全身症状严重者同时送血培养和药敏试验；②尽早开始经验治疗。首先采用针对常见病原菌的抗菌药物，明确病原后，根据药敏试验结果调整用药；③疗程根据不同病原菌、病情严重程度、基础疾病等因素而定，宜采用注射剂，病情显著好转或稳定后并能口服时改用口服药。

（2）常见病原体的临床判断 HAP 的常见致病菌有铜绿假单胞菌、肺炎克雷伯杆菌、肠杆菌属、大肠埃希菌、流感嗜血杆菌、黏质沙雷菌、不动杆菌和金葡菌。①铜绿假单胞菌：常见于气管插管或气管切开后应用机械通气的患者，及长期或大量使用抗菌药物或抑菌药物、皮质激素、慢性肺疾病和营养不良者；②流感嗜血杆菌：常见于未用过抗菌药物治疗的患者；③金葡菌：见于昏迷、糖尿病、头部外伤、肾功能衰竭、近期流感、已使用过多种抗菌药物者（多为 MRSA 感染）；④军团菌：应用大量皮质激素、细胞毒化疗药物，未应用过抗菌药物治疗的患者；⑤厌氧菌：大量误吸胃内容物，近期做过胸腹部手术的患者；⑥曲霉菌：已使用过多种抗菌药物或慢性阻塞性肺疾病合并应用皮质激素者；⑦混合性细菌感染：慢性阻塞性肺疾病、食管反流伴误吸，反复应用抗菌药物。

（3）初期经验性抗菌药物的选择 初期经验性抗菌药物的选择要根据当地细菌流行病学监测结果，另一方面取决于有无多药耐药（MDR）菌感染的危险（表 4-1-15、16）。MDR 菌感染的危险因素包括：90 天内使用过抗菌素治疗、近期内住院时间 5 天以上、当地社区或所在医疗机构内抗菌药物耐药发生率高、存在危险因素，如本次感染前 90 天内住院史、住院 > 2 天，住养老院或康复医院，本次感染前 30 天接受静脉抗菌药物、化疗或伤口护理，定期到医院接受血液透析治疗；免疫缺陷或接受免疫抑制剂治疗。临床上无 MDR 感染危险的 HAP 患者可以选择窄谱抗菌药物治疗，反之则需要选择广谱抗菌药物，甚至多药联合使用。虽然氟喹诺酮肺组织浓度高，而且肾毒性小，但是临床研究表明，β-内酰胺类抗菌药物与氨基糖苷类的联合疗效高于 β-内酰胺类抗菌药物与氟喹诺酮的联合。

表 4-1-15 无 MDR 菌感染危险的 HAP 经验性抗菌药物选择

可能致病菌	推荐抗菌药物
MSSA	头孢曲松
肺炎链球菌	或
流感嗜血杆菌	左氧氟沙星，莫西沙星，或环丙沙星
革兰阴性肠杆菌（不包括铜绿假单胞菌）	或
－ 肠杆菌属	氨苄西林/舒巴坦
－ 大肠埃希菌	或
－ 肺炎克雷伯菌属	厄他培南
－ 变形杆菌属	
－ 黏质沙雷菌属	

表 4-1-16　需要覆盖 MDR 菌感染的 HAP 经验性抗菌药物选择

可能致病菌	抗菌药物联合治疗
表 4-1-15 的致病菌，加上 MDR 菌	抗铜绿假单胞菌的头孢菌素（头孢他啶，头孢吡肟） 或抗铜绿假单胞菌的碳青霉烯类（亚胺培南，卡巴培能） 或 β-内酰胺/β-内酰胺酶抑制剂（哌拉西林/三唑巴坦）
铜绿假单胞菌 肺炎克雷伯菌（产 ESBL） 不动杆菌属	加上抗铜绿假单胞菌的氟喹喏酮（环丙沙星，左氧氟沙星） 或氨基糖苷类（阿米卡星，庆大霉素，妥布霉素）
耐甲氧西林金黄色葡萄球菌 嗜肺军团菌	加上万古霉素、或去甲万古霉素、或替考拉宁或利奈唑烷 如果怀疑嗜肺军团菌肺炎，联合应用抗菌药物中应该包括：大环内酯类抗菌药物或氟喹喏酮类药物

注：ESBL，超广谱 β-内酰胺酶；MDR，多药耐药

（4）病原治疗　见表 4-1-17。

表 4-1-17　HAP 明确病原菌后的抗菌药物推荐治疗

病原菌	首选抗菌药物	次选抗菌药物
肠道革兰阴性杆菌	重症 HAP 患者的治疗： 碳青霉烯类 或 β-内酰胺/β-内酰胺酶抑制剂 或头孢吡肟 或氟喹喏酮 + 氨基糖苷类	第三代头孢菌素 + 氨基糖苷类
铜绿假单胞菌	所有抗铜绿假单胞菌的 β-内酰胺类 + 氨基糖苷类 碳青霉烯类 + 氨基糖苷类	环丙沙星 + 氨基糖苷类 环丙沙星 + 抗铜绿假单胞菌的 β-内酰胺类
不动杆菌	氨基糖苷类 + 哌拉西林或者一种碳青霉烯类	多西环素，黏菌素（colistin） 氨苄西林-β-内酰胺酶抑制剂
奴卡菌	TMPco	亚胺配南 ± 阿米卡星 多西环素或米诺环素（minocycline）
伯钠特柯克斯体（Coxiella burnetii Q 热）	多西环素	氟喹诺酮

3. 免疫抑制患者的 HAP 治疗

（1）病原体判断　免疫抑制患者 HAP 的病原体判断见表 4-1-18 和 4-1-19。

表 4-1-18　CD4⁺ 淋巴细胞数与常见肺部感染的关系

CD4⁺ 淋巴细胞数	常见可能的肺部感染
≤500/μl	细菌性肺炎（肺炎链球菌肺炎、流感嗜血杆菌肺炎、铜绿假单胞菌肺炎）；结核
≤200/μl	肺孢子菌肺炎 隐球菌病（肺部感染为系统性感染的一部分） 弓形体病（肺部感染为系统性感染的一部分）
≤50/μl	巨细胞病毒肺炎 非典型分枝杆菌肺炎

表 4-1-19　从胸部 X 线片阴影判断 HAP 可能的病原体

浸润阴影的特征	分类	可能病原体
浸润阴影	细菌	常见细菌，军团菌（多发浸润影）
	真菌	支原体，结核 隐球菌
结节状浸润阴影	细菌	奴卡菌
	真菌	曲霉菌，隐球菌，毛霉菌
空洞形成	细菌	金黄色葡菌球菌，克雷伯杆菌，铜绿假单胞菌，奴卡菌，非典型分枝杆菌
	真菌	曲霉菌
弥漫性间质浸润阴影	细菌	巨细胞病毒
	真菌	肺孢子菌

（2）经验性抗菌药物治疗　免疫抑制患者 HAP 的经验性抗菌药物治疗

1）中性粒细胞减少症　①中性粒细胞数在 500 ~ 1000/μl，选用第三代头孢菌素或第四代头孢菌素；②中性粒细胞数少于 500/μl，选用伊曲康唑联合以下一种抗菌药物治疗方案：

*第三代头孢菌素 + 氨基糖苷类抗菌药物；

*第四代头孢菌素；

*碳青霉烯类。

2）体液免疫抑制　大部分体液免疫抑制患者患肺炎后，病原体主要是细菌：流感杆菌和肺炎链球菌；10% 流感杆菌产 β-内酰胺酶；50% 肺炎链球菌对青霉素不敏感（PRSP）。如果 IgG 水平低于 500mg/dl，免疫球蛋白联合以下一种抗菌药物：第三代头孢菌素或第四代头孢菌素或碳青霉烯类。

3）细胞免疫抑制　细胞免疫抑制患者如果发生 HAP，病原体多种多样，经验治疗困难；需考虑常见细菌、肺孢子菌、军团菌等感染的可能性。①CD4⁺ 淋巴细胞在 200 ~ 500/μl 之间（CD4⁺ 淋巴细胞正常值为 850 ~ 1600/μl），选用第三代头孢菌素或第四代头孢菌素；②CD4⁺ 淋巴细胞少于 200/μl，或者双肺浸润阴影和（或）PaO₂ < 70mmHg，应选用以下方案之一：

*TMPco 12 片/d + 氟喹诺酮 + 伊曲康唑 + 第三代头孢菌素；

＊TMPco 12 片/d + 氟喹诺酮 + 伊曲康唑 + 第四代头孢菌素；

＊TMPco 12 片/d + 氟喹诺酮 + 伊曲康唑 + 碳青霉烯类。

4. 吸入性肺炎

（1）导致吸入性肺炎的疾病　常见有神经系统疾病，包括脑血管疾病（急性和慢性期），巴金森病，意识丧失（昏迷、酒精中毒、镇静剂或麻醉剂过量）；卧床不起；口腔疾病、胃和食管疾病，包括食管憩室病，食管运动异常（食管失弛缓、进行性系统性硬化），食管肿瘤，食管反流，胃切除术后（胃全部或大部切除），胃管进食。

（2）吸入性肺炎的经验性抗菌药物治疗　吸入性肺炎以老年人多，多有基础疾病，肺炎严重程度以中～重度居多。通常推荐应用抗菌药物：β-内酰胺/β-内酰胺酶抑制剂，或碳青霉烯类或第三、四代头孢菌素 + 克林霉素。

5. 呼吸机相关性肺炎　呼吸机的应用在现代医学中占有十分重要的地位。但是，在呼吸机使用过程中会有许多并发症，呼吸机相关性肺炎（VAP）随应用机械通气治疗时间的延长而增加。VAP 的发生拖延通气时间，并增加病死率。VAP 的经验性抗菌药物治疗方案如下。

（1）轻、中症 VAP　治疗与医院内肺炎治疗相同。

1）常见病原体　肠杆菌科细菌、流感嗜血杆菌、肺炎链球菌、甲氧西林敏感金黄色葡萄球菌（MSSA）等。

2）抗菌药物　第一、二代头孢菌素（不包括具有抗铜绿假单胞菌活性者）、β-内酰胺类或 β-内酰胺酶抑制剂；青霉素过敏者选用氟喹诺酮类或克林霉素联合大环内酯类。

（2）重症 VAP

1）常见病原菌　铜绿假单胞菌、耐甲氧西林金黄色葡萄球菌（MRSA）、不动杆菌、肠杆菌属细菌、厌氧菌。

2）抗菌药物　氟喹诺酮类或氨基糖苷类联合下列药物之一：①抗假单胞菌 β-内酰胺类，如头孢吡肟、头孢他啶、头孢哌酮、哌拉西林、替卡西林等；②广谱 β-内酰胺类或 β-内酰胺酶抑制剂，如替卡西林或克拉维酸、头孢哌酮或舒巴坦钠、哌拉西林或他唑巴坦；③碳青霉烯类，如亚胺培南、美罗培南；④真菌感染可能性大时应选用抗真菌药物。

3）联合万古霉素（针对 MRSA）

【肺脓肿】

常见病原菌为肺炎链球菌、金黄色葡萄球菌、肠杆菌科细菌及厌氧菌（主要为口腔厌氧菌）等，下呼吸道分泌物、血液、胸腔积液培养（包括厌氧菌培养）以及药物敏感试验，对确定病原诊断、指导抗菌治疗有重要价值。

1. 治疗原则　①保持脓液引流通畅至关重要；②在病原菌未明确前应选用能覆盖上述细菌的抗需氧菌和抗厌氧菌药物，明确病原菌后，根据药敏试验结果结合临床情况调整用药；③抗菌药物总疗程 6～10 周，或直至临床症状完全消失，胸片显示脓腔及炎性病变完全消散，仅残留纤维条索状阴影为止。

2. 病原治疗　见表4-1-20。

表 4-1-20 肺脓肿的抗菌药物选择

病原体	首选药物	次选药物
厌氧菌	青霉素（大剂量），克林霉素，β-内酰胺类或 β-内酰胺酶抑制剂	氨苄西林-舒巴坦，阿莫西林-克拉维酸，氨苄西林或阿莫西林 + 甲硝唑
金黄色葡萄球菌		
甲氧西林敏感	苯唑西林，氯唑西林，阿莫西林	头孢唑啉，头孢呋辛，克林霉素
甲氧西林耐药	万古霉素或去甲万古霉素 ± 磷霉素	万古霉素、替考拉宁或去甲万古霉素 + 利福平，万古霉素或去甲万古霉素 + 复方磺胺甲噁唑利奈唑胺
肺炎链球菌		
青霉素敏感	青霉素	氨苄西林，阿莫西林
青霉素耐药	头孢噻肟，头孢曲松	万古霉素或去甲万古霉素
溶血性链球菌	青霉素 G 或青霉素 V	氨苄（阿莫）西林，第一代头孢菌素，克林霉素
肠杆菌科细菌	第二或第三代头孢菌素 ± 氨基糖苷类	氟喹诺酮类，β-内酰胺类或 β-内酰胺酶抑制剂

【胸膜腔感染】

1. 脓胸 脓胸大多由多种细菌所引起。常见的病原菌在婴幼儿（<5 岁）多为金黄色葡萄球菌、肺炎链球菌、流感嗜血杆菌；在 >5 岁、发生于急性肺炎后者，多为肺炎链球菌、A 组溶血性链球菌，金黄色葡萄球菌、流感嗜血杆菌；在亚急性和慢性患者，多为厌氧链球菌、拟杆菌属、肠杆菌科细菌。

（1）治疗原则 ①首先取脓液做涂片及培养，并结合临床经验用药；②按照治疗效果、细菌培养和药敏试验结果调整用药；③急性期宜注射用药，必要时也可胸腔内注射（限用于包裹性厚壁脓肿）；④积极引流，排除脓液，促进肺复张；⑤给药剂量要足够充分，疗程宜长，通常应于体温正常后 2 周以上，患者周围血白细胞恢复正常，X 线胸片显示胸液吸收，方可考虑停药，以防止脓胸复发，总疗程 3~6 周；⑥慢性脓胸患者应采取外科处理。

（2）病原治疗 见表 4-1-21。

表 4-1-21 脓胸的抗菌药物选择

病原	宜选药物	可选药物
厌氧菌	青霉素（大剂量），克林霉素，β-内酰胺类/β-内酰胺酰抑制剂	氨苄西林或阿莫西林 + 甲硝唑
金黄色葡萄球菌		
甲氧西林敏感	苯唑西林，氯唑西林，阿莫西林	头孢唑啉，头孢呋辛，克林霉素
甲氧西林耐药	万古霉素或去甲万古霉素 + 磷霉素	万古霉素、替考拉宁或去甲万古霉素 + 利福平利奈唑胺
肺炎链球菌		
青霉素敏感	青霉素 G	氨苄西林，阿莫西林

续　表

病原	宜选药物	可选药物
青霉素耐药	头孢噻肟或头孢曲松	万古霉素或去甲万古霉素
流感嗜血杆菌	氨苄西林，阿莫西林	氨苄西林-舒巴坦、阿莫西林-克拉维酸，第一代或第二代头孢菌素
肠杆菌科细菌	第二或第三代头孢菌素 ± 氨基糖苷类	氟喹诺酮类、β-内酰胺类或β-内酰胺酰抑制剂，氨基糖苷类（联合用药）

【肺部真菌感染】

近来由于造血干细胞移植、器官移植的广泛开展、高强度免疫抑制剂和大剂量化疗药物的应用以及各种体内介入等，侵袭性肺部真菌感染（invasive pulmonary fungal infections，IPFIs）的发病率明显上升。IPFIs 也日益成为导致器官移植受者、恶性血液病和恶性肿瘤患者及其他危重病患者的死亡原因之一。

1．治疗原则

（1）拟诊治疗　即经验性治疗（empiric therapy），适用于病情危急、难以获取或不能等待病原学诊断的患者，应综合考虑广谱、有效、安全和性价比等因素选择抗真菌药物。

（2）临床诊断治疗　亦称先发治疗（pre-emptive therapy），在高危患者开展系统性连续监测，包括每周两次胸部摄片或 CT 扫描，宜采集体液、分泌物或皮肤黏膜（皮肤皱褶、腋窝、口咽部、尿道口、会阴）拭子真菌培养，或根据条件进行真菌抗原检测。如发现阳性结果，按临床诊断 IPFI，立即开始抗真菌治疗。药物选择参考所检测到的真菌种类而定。

（3）确诊治疗　即靶向治疗，针对真菌种类进行特异性抗真菌治疗。药物选择参考药物抗菌谱和有关药理学特点、真菌种类、临床病情和患者耐受性等综合权衡后选定。

2．病原治疗

（1）支气管－肺念珠菌病　白念珠菌感染应用氟康唑，参考病情严重程度确定剂量。亦可选择伊曲康唑、两性霉素 B（或含脂制剂）、卡泊芬净、伏立康唑。非白念珠菌对氟康唑耐药率在增加，实验室应鉴定至种。推荐按表 4-1-22 选择用药，疗程视治疗反应而定，要求肺部病灶基本吸收方能停药。

表 4-1-22　白念珠菌感染的抗真菌药物选择

菌种	推荐药物
白念珠菌	氟康唑、伊曲康唑、两性霉素 B、卡泊芬净
光滑念珠菌	两性霉素 B、伏立康唑、卡泊芬净、伊曲康唑*、氟康唑*
近平滑念珠菌	氟康唑、伊曲康唑、两性霉素 B、伏立康唑、卡泊芬净
热带念珠菌	同上
克柔念珠菌	两性霉素 B、伏立康唑、卡泊芬净、伊曲康唑*
季也蒙念珠菌	氟康唑、伊曲康唑、伏立康唑、卡泊芬净
葡萄牙念珠菌	同上

*剂量依赖性敏感

（2）侵袭性肺曲霉病　传统治疗应用两性霉素 B（或含脂制剂），但目前通常选用伊曲康唑治疗侵袭性肺曲霉病，耐受性较佳。危重患者抢救时亦可选择伏立康唑或卡泊芬净，必要时可联合二种抗真菌药物治疗（参阅表 16-6-1．曲霉病的治疗总结）。

（3）肺隐球菌病　播散型肺隐球菌病或病变虽然局限，但宿主存在免疫损害时，推荐两性霉素 B（可联合氟胞嘧啶）或氟康唑，疗程 8 周至 6 个月，重症患者先用两性霉素 B，病情好转后改用氟康唑 400mg，1 次/日，继续 8～10 周。不伴脑膜炎的非 AIDS 患者亦可选择伊曲康唑溶液 400mg/d，疗程视病情适当延长。

（4）肺毛霉病　目前惟一有效的治疗是两性霉素 B 或联合 5-氟胞嘧啶。两性霉素 B 可采用迅速增量法或含脂剂型。此外，控制和治疗基础疾病特别是糖尿病酸中毒和中性粒细胞减少对肺毛霉病的治疗十分重要。局限性病变能胜任手术者可外科手术治疗。

（5）肺孢子菌肺炎（参阅表 5-24-1．PCP 预防和治疗用药）

1）急性重症患者（呼吸空气时 $PaO_2 < 70mmHg$）：SMZ-TMP［按 SMZ 75mg/（kg·d）+ TMP 15mg/（kg·d）］静脉滴注，分 2 次给药，每次滴注 6～8 小时，疗程 21 天。SMZ-TMP 给药前 15～30 分钟开始应用糖皮质激素，可口服泼尼松 40mg 2 次/日，连用 5 日，随后 40mg/d 连用 5 日，然后 20mg/d 连用 11 日，或等效剂量静脉激素制剂。另选方案为：泼尼松 + 克林霉素（600mg 每 8 小时静滴 1 次）+ 伯氨喹（含基质）30mg/d×21 天，口服，（注意伯氨喹溶血不良反应）：或喷他脒 4mg/（kg·d）静脉滴注×21 天。

2）非急性轻中症患者（呼吸空气时 $PaO_2 > 70mmHg$）　SMZ-TMP 2 片每 8 小时口服 1 次连用 21 天，或氨苯砜 100mg，每日一次顿服 + TMP 15mg/kg，分 3 次口服，连用 21 天。另选方案为：克林霉素 300～450mg，每 6 小时口服，1 次 + 伯氨喹（含基质）15mg/d，口服，连用 21 天。

（蔡柏蔷）

参 考 文 献

［1］Petrikkos G，Skiada A．Recent advance in antifungal chemotherapy．International J of Antimocrobial Agents，2007，30：108－117

［2］张象麟．药物临床信息参考．北京：国家药品监督管理局药品审评中心出版，2007

［3］Skrupky LP，Micek ST，Kollef H．Optimizing Therapy for MRSA Pneumonia．Semin Respir Crit Care Med，2007，28：615－623

［4］Rossi F，Andreazzi D．Overview of Tigecycline and its role in the era of antibiotic resistance．The Brazilian Journal of Infectious Diseases，2006，10（3）：203－216

［5］Archer GL，Polk RE．Treatment and prophylaxis of bacterial infections．In：Wilson JD et al：Harrison's Principles of Internal Medicine．14 ed．McGRAW-HILL，Inc．New York，1998，856－869

［5］汪复．氟喹诺酮类药物临床应用进展．中华内科杂志，1999，38（1）：65－66

［6］王选锭．肺细菌感染的抗菌治疗．见：周汉良，陈季强主编．呼吸药理学和治疗学．北京：人民卫生出版社，1999，539－581

［7］Berstein JM．Treatment of community-acquire pneumona-IDSA guidelins．Chest，1999，115：9s－13s

［8］Bartlett JG，Breiman RF，Mandell LA．Community-acquire pneumonia in adults：Guidelins for management．Clinical Infectious Diseases，1998，26：811－838

［9］American Thoracic Society Documents．Guidelines for the management of adults with hospital-acquired，ventilator-associated，and healthcare-associated pneumonia．Am J Respir Crit Care Med，2005，171：388－416

［10］Cunha BA. Pneumonia Essentials. New York：Physicians' Press，2007，91

［11］Mandell LA，Wunderink RG，Anzueto A，et al. Infectious Diseases Society of America/American Thoracic Society consensus guidelines on the management of community-acquired pneumonia in adults. Clinical Infectious Diseases 2007，（44）：S27－S72

［12］Woodhead M，F. Blasi，S. Ewig，G. et al. ERS Task Force in Collaboration with ESCMID：Guidelines for the management of adult lower respiratory tract infections. Eur Respir J，2005，26：1138－1180

［13］The Japanese Respiratory Society. The Japanese Respiratory Society guidelines for management of hospital-acquired pneumonia. Respirology，2004，9：S1－S59

［14］中华内科杂志编辑委员会. 侵袭性肺部真菌感染的诊断标准与治疗原则. 中华内科杂志，2006，45（8）：697－700

［15］《抗菌药物临床应用指导原则》编写专家组. 抗菌药物临床应用基本原则. 中国抗感染化疗杂志，2004，特刊：29－34

第二章　支气管扩张药的临床应用

支气管扩张药有抗支气管收缩的作用，它通过舒张支气管平滑肌能够迅速逆转哮喘患者的气道阻塞症状，同时减少微血管漏出，减少炎症细胞释放的支气管收缩介质，从而缓解气道狭窄。

目前用于临床的支气管扩张药包括以下三类：β 肾上腺素能受体激动剂、茶碱及抗胆碱类药物。其他，如色甘酸钠可阻止支气管收缩，但对支气管扩张并无直接作用，故一旦支气管开始收缩，本药无效。抗白三烯药（如白三烯受体阻断剂及5-脂氧化酶抑制剂）对某些患者有微弱的支气管扩张效应。糖皮质激素虽然可逐渐缓解气道阻塞，但对气道平滑肌收缩并无直接作用，因此认为它并非支气管扩张药。本文所述药物剂量除非特殊说明，均指成人剂量。

【β_2 肾上腺素能受体（以下简称 β_2 受体）激动剂】

（一）肺内 β_2 肾上腺素能受体分布及功能　　肾上腺素能受体因不同组织的效应不同，分为 α 和 β 两种亚型，其中 β 肾上腺素能受体又根据其选择性生理学效应的不同，分为 β_1 和 β_2 两种。在人类，气道和肺组织中广泛分布 β_2 受体。气道平滑肌中含有的 β 受体几乎均为 β_2 肾上腺素受体，具有舒张支气管，促进纤毛运动的作用；终末气道和肺泡混合分布有 β_2 和 β_1 受体；上皮和黏膜腺体也含有 β_2 受体，因此 β_2 受体在调控黏液分泌方面发挥了重要作用；β_2 受体还存在于包括肺泡巨噬细胞等的气道炎症细胞中。

（二）作用机制　　β_2 肾上腺素能受体激动剂与 β_2 肾上腺素能受体在包括气道平滑肌细胞、气道上皮细胞、肥大细胞、血管内皮细胞、血管平滑肌细胞等的许多气道细胞的细胞膜上结合。然而，β 肾上腺素能受体激动剂的主要作用体现在气道平滑肌细胞上。β_2 肾上腺素能受体与 β_2 肾上腺素能受体激动剂结合之后，触发了一系列级联反应，并因此导致气道平滑肌的舒张。这些反应包括：抑制 1，4，5 三磷酸肌醇的产生，抑制细胞间游离钙的增加，钙激活的钾通道的活化，改变收缩附件的敏感性，增加钙自细胞质中的泵出，以及细胞膜的过度去极化。这些事件主要是通过以下途径实现：G 蛋白偶联的 β_2 受体活化，导致腺苷酸环化酶刺激 β_2 受体与 β_2 激动剂结合，从而使细胞的 cAMP 的增加，产生上述效应。

（三）与其受体的结构与功能的关系　　β_2 受体是 G 蛋白偶联超家族中的一员，有 7 个跨膜区。β_2 受体激动剂的结合部位包括在至少 3 个 α 螺旋部位的残基，它们能穿过细胞膜。沙美特罗活化作用的延长被认为是由于第四个跨膜区的亲脂尾端与其残基结合得更加紧密所致。这一过程基本是不可逆的。而福莫特罗的作用延迟机制尚不明了。有人认为是由于其细胞膜上的亲脂区域形成一储存库，使其与受体相互作用延长。β_2 受体激动剂在临床应用上的重要结构在于，它带有 2 个碳原子的苯环和（或）一氨基酸头端或一替代氨基酸头端。如果第 3 或 4 苯环上出现氢氧根，则构成了儿茶酚结构，此物质被称为儿茶酚胺。如果氢氧根被替代或重新定位，则其药物作用往往不及合成的儿茶酚胺（如，异丙肾上腺素）有效。这种效果的减弱可能比经儿茶酚甲基异构酶（COMT）的代谢降低所致的儿茶酚胺的相对耐受性更重要。例如特布他林相比，沙丁胺醇（舒喘灵）仅是部分激动剂。沙美特罗活化的持续时间延

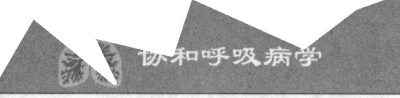

长是由于一长侧链的替代，它在受体的第四个跨膜区附加部位结合。α 碳原子的替代有助于阻止单胺氧化酶（MAO）的氧化。肾上腺素、去甲肾上腺素和异丙肾上腺素等儿茶酚胺的作用通过交感神经末端或其他分布神经组织，如平滑肌等的摄取而被终止。在分布神经组织中主要的酶是 COMT，而在交感神经末端主要的代谢降解途径是通过 MAO 所介导的氧化而完成。除降解外，外源性的 β_2 受体激动剂也能在肝或肺内转化成硫酸盐或葡糖苷酸。药物摄取后部分经首过效应代谢，这一效应导致短效药物如沙丁胺醇约 50% 被代谢。

（四）β_2 受体激动剂的临床药理学　β_2 受体由于其支气管扩张作用，主要用于治疗气流阻塞性疾病。但在治疗哮喘和 COPD 中有所不同。气流阻塞的可逆性常常被用来作为诊断哮喘的指标，并有助于将诊断困难的哮喘患者从 COPD 患者中区别开来。这些患者主要包括，慢性哮喘而同时有吸烟史，或是曾经吸烟而后来又出现喘息症状的人。然而，与逆转哮喘患者的气流受阻相同的是，β_2 受体激动剂可能能保护支气管对刺激的收缩反应。这可能是因为 β_2 受体激动剂存在潜在的抗炎作用。在体外，β_2 受体激动剂能阻止肥大细胞等炎症细胞释放炎症介质。然而，体内试验表明，产生这种效果的浓度远远高于肺内的实际浓度。β_2 受体激动剂还有其他作用，如阻止离体的肺肥大细胞释放介质；阻止在白三烯、组胺等介质刺激后导致支气管黏膜水肿的微血管渗漏；增加黏膜下腺的黏液分泌和气道上皮的离子转运；减少人类气道胆碱能神经的神经传递。以上这些作用可能在缓解支气管收缩的过程中起间接作用。

（五）短效 β_2 受体激动剂在哮喘和 COPD 中的作用　正如上文所述，β_2 受体激动剂逆转气道受阻的能力是哮喘的特点，如果可逆性大于 15%，则可诊断为哮喘。β_2 受体激动剂确实能在正常人以及 COPD 和支气管扩张等气流受阻性疾病的患者中产生一定的支气管扩张效应，但其程度很弱，对正常人的支气管扩张效果往往只能依靠特殊的气道传感器方能测出。这种对正常人作用微弱，而对哮喘患者作用显著的现象，令早期的学者推测 β_2 受体信号途径的原始缺陷可能是导致哮喘的原因。但这一假设不能解释哮喘过程中存在多种炎症成分的原因。

β_2 受体激动剂除具有扩张支气管的活性之外，还能保护支气管免受收缩的刺激。在大多数哮喘患者中可见到一个现象，即吸入包括变应原在内的刺激物后能产生非特异的气道高反应性。最常用的刺激物是组胺和乙酰甲胆碱，也可在运动、变应原和其他刺激下出现。通过短效的 β_2 受体激动剂的预处理后，使 FEV_1 降低 20% 的所需吸入组胺和其他药物的剂量明显增加（常常需要 3 次加倍的剂量方能达到）。这种支气管高反应性也可见于包括 COPD、支气管扩张、囊性肺纤维化等其他疾病中，但其程度明显低于哮喘患者。但由于短效 β_2 受体激动剂的耐受性，它不宜作为哮喘的维持治疗，以防哮喘加重时，需要更多的抗炎药方能控制症状。

（六）哮喘和 COPD 中长效 β_2 受体激动剂的效果　虽然规律吸入 β_2 受体激动剂对 COPD 患者症状的改善作用甚微，它仍常用于治疗中到重度 COPD，但却不能长期用于治疗哮喘。这是由于 20 世纪 60 ~ 70 年代新西兰的流行病学资料认为大剂量应用异丙肾上腺素和非诺特罗与哮喘的死亡有关。许多研究认为快速脱敏疗法是哮喘患者吸入 β_2 受体激动剂的结果的可能性。总的来讲，研究力图证明对 β_2 受体激动剂的支气管扩张作用的快速减敏不能证明临床上反应丧失的重要性，虽然当观察得很仔细时，也可以见到些微的效果。然而，与之相反，β_2 受体激动剂对非特异的气道刺激的支气管保护作用显示，快速减敏常常在 24 小时之内发生。因此，β_2 受体激动剂对运动、组胺以及乙酰甲胆碱刺激的保护作用的程度，在应用之数个周期后被减弱了。然而，即使这种保护作用不及治疗后的最初数小时，其对支气管的总体效果仍是对抗气道收缩。显而易见，β_2 受体激动剂对气道非特异性刺激的保护作用确实会出现快速减敏现象，但这并非问题的全貌。因为即使有快速减敏存在，患者应用 β_2 受体激动剂仍较不用药物好得多。这样，问题的核心就成为患者应持续应用还是间断应用 β_2 受体激动剂。在停用 β_2 受体激动剂治疗之后，气道反应性会出现轻微的反跳。早期研究表明，规律应用 β_2 受体激动剂会造成哮喘恶化，但近来的临床研究表明，规律使用 β_2 受体激动剂或按需使用对治疗哮喘并无明显差别。然而，也并没有证据说明规律使用 β_2 受体激动剂会有更好的效果。

长效 β_2 受体激动剂的应用再度引发上述争论。在长期随诊中，并且已发现最初设想的沙美特罗可加重哮喘的情况。沙美特罗是一部分激动剂，它与肾上腺素能受体不可逆地结合。然而，其他长效 β_2 受体激动剂，如福莫特罗，目前却在按需使用。

虽然轻度 COPD 患者仅按需使用 β_2 受体激动剂，但在 COPD 患者中规律应用吸入或雾化吸入高剂量 β_2 受体激动剂的人数远较哮喘中多。然而，严重 COPD 患者应用上药对肺功能及症状的改善并不明显。没有资料表明 COPD 患者长期应用大剂量 β_2 受体激动剂会使肺功能恶化。但有报道大剂量雾化吸入 β_2 受体激动剂会导致低血钾，室上性和室性心律失常，且常发生在家中应用雾化吸入的 COPD 和哮喘患者中。

（七）哮喘和 COPD 患者的 β_2 受体多态性及对 β_2 受体激动剂的敏感性下降　β_2 受体多态性的基因的确定，再次引起了人们对 β_2 受体信号通路异常是否参与了气道疾病病理基因的可能性的兴趣。β_2 受体基因定位于 5q31-33 染色体上，这一区域显示出对哮喘和（或）特异质与介导表型的关联。β_2 受体基因及其直接控制区在其 9 个单核苷酸上有高度多态性。在这 9 个编码区中，第五种多态性退化（即不改变受体的氨基酸编码）。然而，其他 4 个均导致单个氨基酸的替代。密码子 34（Val34Met）的多态性很少出现，且没有功能效应，其他 3 个未退化的多态性产生受体行为的功能改变。因此，少见的 Thr164Ile 多态性导致儿茶酚配体的亲和力下降，以及受体序列轮廓的改变。有趣的是，Thr164 与沙美特罗的受体第 4 跨膜区的结合部位非常相似，似乎 164 位异亮氨酸的替代可能改变沙美特罗与 β_2 受体的结合特性。然而，高加索人种的这种多态性的等位基因出现频率仅有 2%~3%，因此，纯合子个体罕见，目前尚无确切的研究。

与此相反，在密码子 16（Arg16Gly）和 17（Gln27Glu）处 2 个 N-末端多态性很常见。虽然无一改变了激动剂结合受体的特性，二者均导致经长期激动剂暴露后的下调。因此，当 Glu27 受体形态部分的保护下调作用时，Gly16 和 Gln27 的受体形态增加了的激动剂暴露后的受体下调作用。这一结果可见于转型的细胞和人类平滑肌细胞的原代培养中。5 引物未翻译区多态性中，其可能的功能效应最有力的证据是 -47 T-C SNP（单核苷酸多态性）改变了短开放读取框架编码的 β 上游肽（也被认为是 β_2 受体 5 引物引导的顺反子）；这一肽链对维持受体表达非常重要，并且这一肽链中 Cys19Arg 的多态性可能增加对 β_2 受体翻译的抑制。

β_2 受体多态性的机制在哮喘中被广泛研究。目前，主要的研究未能阐明 β_2 受体多态性与哮喘的本质联系，虽然一些（并非全部）研究发现 IgE 与支气管高反应性的水平有微弱的联系。这些效应可能部分是由于与其他在染色体 5q，如邻近 Th2 细胞因子部位的不平衡连锁所致。这些多态性对 COPD 的发展的可能性已有研究，但尚不明了。

β_2 受体多态性的其他潜在作用在于它对药理基因方面研究的作用。β_2 受体多态性可以预计治疗反应的可能性，特别是由于改变下调的个体携带特定的基因型的程序（如 Gly16，Glu27），在长期暴露于其激动剂的情况下，这种可能性被许多机构研究过。最初的研究表明，Gly16 和长期应用福莫特罗对支气管的舒张效果有关系，并且降低了支气管扩张剂对沙丁胺醇的反应。Gly16 与夜间哮喘也有关。然而更近期的研究未能证实 Gly16 和严重哮喘之间的联系。且总的来讲，这些对治疗反应的多态性的效果似乎相对较弱，且在临床上的效果可疑。这一区域的多态性群体的总和可能比孤立单一多态性更具有功能效应的决定性。确定这些多态性是否与 COPD 治疗反应相关有待研究。

出现对 β_2 受体激动剂的敏感性下降的原因除了受体下调之外，还可能与 β_2 受体基因在气道平滑肌中比周围肺的数目明显高有关，因为这里的 β_2 受体合成率高。此外，对 β_2 受体起磷酸化和失活作用的酶，β 肾上腺能受体酶（βARK），在气道平滑肌中含量很少，因此 β_2 受体激动剂的间接效果更容易丧失。

（八）副作用　β_2 受体激动剂的副作用是剂量依赖性的，且与肺外的 β_2 受体的刺激有关。不同药物其副作用相似，且作用的持续时间也相似。

1. 肌肉震颤　是由于对骨骼肌的 β_2 受体的刺激所致，是 β_2 受体激动剂最常见的副作用。老年人更为严重。

2. 心律失常和心悸　通过对主动脉 β_2 受体的直接刺激，导致周围血管扩张，从而产生对心脏的刺激；当 β_2 受体激动剂用量增加时，可能出现对心肌 β_1 受体的刺激。持续用药后，对之耐受，这一副作用可消失。

3. 对代谢的影响　大剂量全身应用后，可能出现血游离脂肪酸增加，胰岛素增加，血糖、丙酮酸和乳酸升高等。

4. 低钾血症　是较为严重的副作用。可能是由于胰岛素分泌增多后，刺激钾进入骨骼肌。在合并有低氧时，变得更为严重。但在临床上，尚未见到急性哮喘患者雾化吸入 $\beta2$-激动剂后出现严重心律失常的报道。

5. 心室灌注失调　由于低氧造成肺血管扩张，导致心室血液分流减少及动脉缺氧。临床上应用 β_2 受体激动剂所致的血氧下降很微弱（不超过 5mmHg），且可经吸氧改善。

（九）临床应用　下面简介临床常用的 β_2 受体激动剂。

1. 中效选择性 β_2 受体激动剂

（1）沙丁胺醇（salbutamol）（舒喘灵、羟甲叔丁肾上腺素）

1）作用　选择性 β_2 受体激动剂，是水杨醇类的代表药，对呼吸道的选择性较高，作用比儿茶酚胺持久，有较强的支气管扩张作用，而对心血管和中枢神经系统副作用小，是较安全的平喘药。口服 15 分钟起效，1~3 小时达最大效应，气雾吸入 5 分钟起效，10~15 分钟作用最强，作用持续 4~5 小时。静脉注射较小剂量就能明显扩张气道，随剂量增大才有增快心率的作用，但静脉用药平喘效果并不优于气雾吸入，故临床上常用气雾吸入给药。

2）用法　气雾吸入，100μg/喷，1~2 喷/次，每日 3~4 次；慢性频发的患者，可口服 2~4mg，每日 3~4 次。控释沙丁胺醇片 4mg，早晚各一次口服；雾化吸入，1ml 加生理盐水 4~10ml，每日 3~4 次。

（2）特布他林（terbutatine）（间羟舒喘灵、博利康尼、间羟叔丁肾上腺素）

1）作用　为选择性 β_2 受体激动剂，间羟酚类的代表，气道扩张作用较沙丁胺醇稍弱。气雾吸入 5 分钟起效，皮下注射可迅速控制症状。

2）用法　口服，2.5~5mg，每日 2~3 次；气雾吸入，0.25mg/喷，200 喷/瓶，1 喷/次，每日 3~4 次；皮下注射，0.25mg，如 15~30 分钟无明显改善，可重复注射一次，但 4 小时内总量不能超过 0.5mg。

（3）氯喘通（chlorprenaline）（氯喘、喘通、邻氯喘息定）

1）作用 对 β_2 受体的选择性作用低于沙丁胺醇。

2）用法 口服，5～10mg，每日3次；气雾吸入，5～10mg，每日3次。

（4）丙卡特罗（procaterol）

1）作用 为第三代 β_2 受体激动剂，口服吸收良好，30分钟起效，可维持12小时。其支气管扩张作用强而持久，尚有较强的抗过敏及促进呼吸道纤毛运动的作用。

2）用法 口服，25～50μg，每日2次，或睡前50μg。

（5）克仑特罗（clenbuterol）

1）作用 为加氯、加胺类的代表。气道扩张作用强而持久，约为沙丁胺醇的100倍，极小量就有明显的平喘作用，并有明显的增强纤毛运动而促进排痰的作用。

2）用法 口服，30μg，每日3次；舌下含服，60～120μg；气雾吸入，10～20μg，每日3～4次；直肠内给药，栓剂60μg，每日1～2次，或睡前给药1次。

（6）海索那林（hexoprenaline）

1）作用 扩张支气管平滑肌的作用较沙丁胺醇强，对心血管系统影响小，对动脉血氧分压无不良影响。

2）用法 口服，0.5～1mg，每日2～4次；气雾吸入，0.75～1.5mg/d。

2. 长效选择性 β_2 受体激动剂 与中效相比，长效 β_2 受体激动剂气道扩张作用更强大、持久，支气管扩张作用超过12小时，并且对支气管收缩起保护作用，它们对夜间哮喘特别有效，且有显著的抗炎作用，不良反应少，是近年来气道扩张药的重要进展。目前长效吸入 β_2 受体激动剂仅用已吸入皮质激素的哮喘患者。此外，它们对COPD也有益处。长效吸入 β_2 受体激动剂已有混合剂型（沙美特罗＋氟特卡松，福莫特罗＋布德松），以改善依从性，并降低患者应用此药作为长期治疗的危险。

（1）福莫特罗（formaterol）

1）作用 β_2 受体选择性很高，作用强而持久，有明显的抗炎作用，可抑制抗原诱导的嗜酸性粒细胞聚集与浸润。吸入后1.7分钟后起效，2～4小时达高峰，作用持续12小时左右。口服后约30分钟起效。主要用于慢性哮喘、COPD的治疗，对夜间哮喘作用好，尚未发现耐受性产生。亦可用于预防运动性哮喘。

2）用法 气雾吸入，12～24μg，每日2次，6小时内不超过24μg，24小时内不超过72μg；口服，40～80μg，每日2次。

（2）沙美特罗（salmaterol）

1）作用 对 β_2 受体的选择性更高，作用持续时间长，有明显的抗炎作用。吸入后15分钟起效，较福莫特罗慢，3～4小时达高峰，可维持12小时以上，较福莫特罗更持久。不适用于控制哮喘的急性发作，主要用于慢性哮喘、COPD的维持与预防发作。

2）用法 气雾吸入，轻中度患者，25～50μg，每日2次。

3. 非选择性 β_2 受体激动药

（1）异丙肾上腺素（isoprenaline） 除平喘外，还可使心率增快、心肌耗氧量增加、舒张压降低。不宜口服，因服药后药物在胃内破坏。治疗哮喘多用气雾吸入，吸入后4分钟起效，作用维持1～3小时。气雾吸入大剂量或过于频繁并不能提高疗效，但副作用会增加。长期反复使用可出现低敏感的现象，停药7～10天可逐渐恢复。

1）用法 舌下含服10mg，每日3次；0.25%气雾剂吸入，1～2喷/次，每日3次，可重复使用，间隔不少于2小时。

2）不良反应　对心脏兴奋作用较大，可致心率增快、心律失常等，心衰患者有导致心跳骤停的危险，心动过速者慎用，心绞痛、心肌梗死、甲状腺功能亢进症患者禁用。目前临床应用较少。

（2）肾上腺素（adrenaline）

1）作用　对 α 和 β 受体均有强大的激动作用。由于激动呼吸道黏膜血管的 α 受体，可减轻黏膜充血和水肿的程度，但由于静脉也过度收缩，又可加重黏膜充血和水肿程度。长期应用的患者呼吸道黏膜水肿现象更为常见。本品只适用于哮喘急性发作，可迅速缓解症状。

2）用法　静脉注射，生理盐水稀释后缓慢注射，0.25～1mg，必要时每 2～4 小时一次。

3）不良反应　心动过速、心律失常甚至心室颤动，手指震颤、头痛、面色苍白等。由于不良反应多见，逐渐被 β₂ 受体激动剂所替代。

3）麻黄素（ephedrine）（麻黄碱）

1）作用　对 α 和 β 受体均有的激动作用，既兴奋 β₁ 受体，又兴奋 β₂ 受体，因此除平喘作用外，还有血压升高、兴奋、失眠、不安等副作用。现临床应用较少，偶用于预防支气管哮喘发作和缓解轻度哮喘发作。

2）用法　口服，25mg，每日 3 次；皮下注射或肌内注射，15～30mg。极量：口服 60mg，总量 150mg/d；肌内注射，50mg，120mg/d。

3）不良反应　可引起血压升高、震颤、焦虑、失眠、心悸等副作用。甲状腺功能亢进症、高血压、心绞痛及前列腺肥大患者禁用。

【茶碱】

由于茶碱类药物价格便宜，故至今它仍是全世界治疗气道疾病应用最为广泛的药物。但在很多工业化国家，茶碱却成为三线用药，仅被少数人应用。这一观念被许多治疗指南所强化。甚至一些人对是否将此药用于哮喘产生了疑问，虽然也有人认为茶碱制剂对治疗 COPD 和哮喘特别有效。然而，相对于吸入 β₂ 受体激动剂的有效性和吸入皮质激素的强大的抗炎作用，茶碱的副作用发生率高，效果相对较差，导致其应用减少。虽然茶碱用于治疗哮喘已有 70 余年的历史，但是它对哮喘的作用方式和治疗机制始终未明。由于它的副作用问题，经努力改进，近来研制出选择性的磷酸二酯酶（PDE）抑制剂，它能加强优点，减少不良反应的发生。

（一）化学结构　茶碱是一种甲基黄嘌呤，它的结构类似于食物中的黄嘌呤咖啡因和可可碱。人工合成的衍生物很多，但多数并不由于优于茶碱。而其丙基衍生物，恩丙茶碱，却有更强大的活性，而不良反应相对较少。最常用的茶碱盐类是氨茶碱，乙烯二胺盐增加了它在中性 pH 值时的溶解性，使之得以静脉应用。

（二）作用的分子学机制　虽然茶碱的临床应用已有 70 年的历史，但是对其作用的分子水平机制和活性部位仍然未明。可能有许多分子学机制参与作用，但临床应用的有效浓度远远低于研究所用浓度。

1. 磷酸二酯酶抑制剂　茶碱是微弱的非选择性 PDE 抑制剂，在细胞中分解环核苷酸，从而导致细胞间 cAMP 和 cGMP 浓度增加。然而，在茶碱的治疗剂量时，其抑制的程度很微弱。因此，人肺提取物的总 PDE 活性仅被 5%～10% 的茶碱治疗浓度所抑制。体外试验表明，茶碱通过 PDE 活性的抑制剂舒缓气道平滑肌，但是为达到最大舒张效应，需要较高浓度。与之相似，茶碱对从肺泡巨噬细胞中释放的介质的抑制效应，是通过这些细胞内的 PDE 活性抑制剂起中介作用的。没有证据表明炎症细胞的气道平滑肌对茶碱有浓聚效应。PDE 抑制剂与 β 受体激动剂有协同作用，但体内未能得到证实。这可能是因为，在没有 cAMP 参与的情况下，β 受体激动剂对气道平滑肌的松弛作用，可能是通过刺激 G 蛋白，开放了钾通道，从而导致 β 受体的直接偶联。

PDE 至少有 10 种异构酶，其中一些对松弛气道平滑肌起重要作用，它们是 PDE3，PDE5。然而，尚无可信的证据表明，茶碱对 PDE 异构酶导致的气道平滑肌松弛有更强的抑制作用。PDE 异构酶可能在哮喘患者的气道中表达增加，慢性炎症过程和治疗后也可能导致相同的结果。由 β 受体激动剂所致的 cAMP 增高可能导致 PDE 活性增加，因此限制了 β 受体激动剂的作用效果。哮喘患者的肺泡巨噬细胞中的 PDE 活性确有增高。这提示茶碱可能对哮喘患者的气道比对正常人的气道中的 PDE 的抑制作用更强。临床上也可以发现正常人对茶碱不表现出支气管扩张效应。

2. 腺嘌呤受体阻断剂　茶碱在治疗浓度时是有效的腺嘌呤受体抑制剂，它对 A_1 和 A_2 受体均有效，对 A_3 受体作用较差。体外试验表明，腺嘌呤对正常人气道平滑肌作用微弱，但是，它能通过组胺和白三烯的释放来收缩哮喘患者的气道，提示腺嘌呤是从肥大细胞中释放其介质的。在小鼠肥大细胞中，参与作用的受体是 A_3 受体，而人类为 A_{2B}。吸入致哮喘物质后，嘌呤导致支气管收缩。支气管收缩的机制是引起气道肥大细胞释放组胺，从而间接收缩气道。治疗浓度的茶碱可以阻止腺嘌呤所致的支气管收缩效应。然而，这只能证明治疗浓度的茶碱能拮抗腺嘌呤的效应，而不能说明其抗哮喘的重要性。然而，腺嘌呤受体阻断剂能解释茶碱的部分副作用，如中枢神经系统刺激，心律失常，胃过度分泌，胃食管反流以及利尿效应等。

3. 内源性儿茶酚胺的释放　茶碱使肾上腺髓质分泌肾上腺素增加，虽然血浆浓度增加不明显，也不足以引起任何支气管扩张效应。

4. 介质的抑制作用　茶碱在体外拮抗了血管平滑肌的一些前列腺素效应，但是在治疗浓度时尚未看到这一效应，且与其气道效应也没有关系。茶碱通过周围血的单核细胞来抑制肿瘤坏死因子（TNF）-α 的分泌，并增加抗炎细胞因子 IL-10 的分泌。然而，茶碱治疗患者的支气管肺泡灌洗液中获得的肺泡巨噬细胞中，并不出现这一效应。茶碱也可能干预 TNF-α 的活性，而 TNF-α 可能参与了严重哮喘和 COPD 患者的炎症过程。一种相关的复合物，己酮可可碱，能阻止 TNF-α 诱导的肺损伤，并加强了低氧性肺血管收缩，但其机制未明。

5. 钙内流　茶碱可能干预气道平滑肌的钙动员。茶碱对电压依赖的钙通道导致的钙进入不产生影响，但可能通过受体调控的钙通道发挥作用。

6. 对转录的影响　茶碱能阻止前炎症转录因子 NF-κB 进入细胞核的易位，从而潜在地降低哮喘和 COPD 患者的炎症基因的表达。近来的研究表明，茶碱增加组蛋白去乙酰基转移酶的活性，它被皮质激素募集到转录复合物上，以关闭炎症基因。茶碱的这一活性在治疗浓度时出现，且不通过腺苷拮抗剂的 PDE 抑制剂介导。提示茶碱和皮质激素之间可能存在协同作用。

7. 对凋亡的影响　凋亡减少所致的粒细胞生存延长可能在哮喘和 COPD 患者的持续慢性炎症中起重要作用。茶碱在体外抑制嗜酸性粒细胞和中性粒细胞的凋亡。这与抗凋亡因子蛋白 bcl-2 的减少有关。这一效应并不通过 PDE 抑制剂所介导，但是中性粒细胞可能通过腺苷 A_{2A} 受体阻滞剂所介导。

（三）细胞效应

1. 对气道平滑肌的作用　茶碱的基本效应是松弛气道平滑肌。在体外研究中显示它对大、小气道有相同的作用。经手术切除的气道，约25%对β受体激动剂无反应，但对茶碱均有反应。支气管舒张的分子学机制几乎可以确定与PDE抑制剂导致的cAMP升高有关。在人类气道中，茶碱的支气管扩张效应被一种可抑制大量传导的钙活化钾通道（maxi-K通道）的毒素所诱导，提示茶碱通过增加cAMP开放maxi-K通道。茶碱作为一个功能性的拮抗剂，能抑制多种致痉物质的收缩反应。死于哮喘的患者尸检标本中发现，其气道对β受体激动剂的反应减弱，而对茶碱的反应则与正常气道相似。致命性哮喘患者的气道平滑肌的β受体出现解偶联，茶碱可能因此比β受体激动剂对缓解严重哮喘更有效。然而，茶碱在治疗浓度时对支气管的舒张作用微弱，提示有其他一些靶细胞与抗哮喘作用可能关系更为密切。

体内静脉应用氨茶碱对哮喘患者有急性的支气管舒张作用，它最可能是通过松弛气道平滑肌起作用的。而对慢性哮喘患者，茶碱的效果不及β受体激动剂。许多研究发现，茶碱对组胺，乙酰甲胆碱或运动均有微弱的保护作用。这一保护作用与支气管扩张效应并没有良好的相关，并且这种保护作用在茶碱的血浆浓度低于10mg/L时就出现。这些临床试验提示，茶碱的一部分抗哮喘作用可能与其支气管扩张作用无关。

2. 抗炎效应　茶碱对哮喘和COPD是否有抗炎作用上有争议。在体外，高浓度的茶碱能抑制组胺自肥大细胞释放，并抑制肺内介质的释放。茶碱也能抑制人类中性粒细胞释放超氧阴离子，并抑制体内中性粒细胞中腺苷的反馈刺激作用。在体外，治疗浓度时，茶碱可能通过对腺苷受体的抑制效应来增加超氧化物的释放，因为内源性腺苷可能对这些细胞发挥抑制效应。在人类嗜酸性粒细胞中也可看到类似的结果。在治疗浓度时，超氧阴离子自嗜酸性粒细胞中释放增加。茶碱对超氧化物家族的抑制效应仅出现于高浓度时（大于10^{-4}mol/L），这时能抑制PDE。应用茶碱的患者的巨噬细胞对氧化暴发反应下降，但前炎症细胞因子，如TNF-α或GM-CSF等的释放并未减少。茶碱通过对腺苷A_{2A}受体的抑制来抑制中性粒细胞的趋化。

在啮齿类动物体内，茶碱在高剂量时，抑制介质诱导的气道微血管渗漏，但在治疗浓度时，并不出现这一效应。过敏性鼻炎患者中，茶碱对变应原诱发的鼻分泌物的血浆渗出有抑制效应，这可能是继发于介质的释放。

哮喘患者的过敏原刺激研究中，静脉应用茶碱抑制了对变应原的晚期反应，同时对早期反应也有一些作用。长期口服茶碱对变应原刺激也有类似作用。在低剂量应用茶碱之后，气道对变应原的反应导致的嗜酸性粒细胞浸润减少。小剂量茶碱抑制了夜间哮喘患者的中性粒细胞流入，在第二天清晨，患者的嗜酸性粒细胞也有所减少。口服茶碱也抑制了甲苯二异氰酸酯（TDI）敏感性哮喘患者对TDI的晚期反应，但并不增加对乙酰甲胆碱的反应。相似的是，茶碱对继发于变应原刺激的气道反应无效，也不降低长期摄入后哮喘患者的气道反应。这些研究提示，茶碱本身可能对急性气道炎症有效，但对慢性炎症过程可能作用不佳。

茶碱能减少COPD患者诱导痰中性粒细胞的比例，并降低IL-8的浓度，提示它可能有与皮质激素不同的抗炎效应。

3. 免疫调节作用　T淋巴细胞现在被认为在哮喘中是调控慢性炎症反应的中心环节。茶碱对T淋巴细胞的功能有许多作用，提示它可能在哮喘中有免疫调节作用。茶碱对抑制性T细胞（CD8⁺）有刺激作用，CD8⁺细胞与控制气道慢性炎症有关，并且对移植排斥反应有抑制作用。在体外，茶碱抑制人类T淋巴细胞中IL-2的合成。这一效应继发于细胞间cAMP浓度的上升。高浓度的茶碱通过抑制PDE4来抑制CD4⁺和CD8⁺细胞的增殖。茶碱也能通过对PDE的抑制来抑制T淋巴细胞的趋化作用。在豚鼠变应原诱导的气道炎症中，茶碱对嗜酸性粒细胞浸润有明显的抑制作用，提示它可能抑制参与嗜酸细胞反应的 T 细胞衍生的细胞因子。茶碱能降低哮喘患者循环中 IL-4 和 IL-5 的浓度。哮喘患者应用小剂量茶碱治疗将导致其循环中活化的 CD4$^+$ 和 CD8$^+$ 的 T 细胞的增多，但同时降低了气道中这些细胞的数目，这一现象提示茶碱可能减少活化的 T 细胞运输到气道中。过敏原刺激的研究发现，变应原刺激之后，应用小剂量茶碱患者的支气管肺泡灌洗液中活化的 CD4$^+$ 和 CD8$^+$ 细胞数目减少，而周围血上述细胞数目略有增多，同样支持上述结论。这一效应也见于吸入大剂量皮质激素的患者中。提示茶碱的分子作用与皮质激素不同。茶碱诱导 T 淋巴细胞的凋亡，因此缩短其存活期。这一效应可能是通过对 PDE4 的抑制而实现的，因此可能与茶碱的临床剂量无关。茶碱的治疗范围是基于对茶碱快速摄入的即刻支气管舒张作用的大小。然而，茶碱的非支气管舒张作用，如抗炎和免疫调节作用等，可能也是茶碱治疗的机制之一。

4. 肺外作用　很长时间以来，人们认为茶碱在哮喘和 COPD 患者中的作用部分是通过其气道外活性获得的。例如，吸入茶碱时，即使达到其治疗的有效血药浓度，也不出现作用。这一现象说明，茶碱的作用是通过细胞发挥，而不是对气道的直接作用。可能的靶细胞之一是血小板，茶碱被认为能抑制血小板的活性。

茶碱的对气道平滑肌的效果仍有争议。氨茶碱增加膈肌的收缩，并能逆转膈肌疲劳。但这一结果并未得到认同。因此，茶碱对 COPD 的治疗效果是否与这些作用有关尚有争议。

（四）药效学　茶碱的血药浓度与其对气道功能的迅速改善之间有密切的关联。10mg/L 以下对气道功能的迅速改善方面的治疗效果不明显。而高于 25mg/L 时，其副作用过大，抵消了其治疗效果带来的好处。因此治疗浓度被定为 10～15mg/L（55～110μmol/L）之间。但是当血浆浓度低于 10mg/L 时，却可看到茶碱的非支气管舒张效应，对患者的临床益处可能是由这种低浓度的茶碱带来的。这提示我们应对茶碱的抗哮喘作用的治疗浓度进行重新定义，而不单纯取决于茶碱的支气管舒张作用。茶碱的治疗浓度在不同的研究中，差别很大，主要是与其廓清能力不同有关。此外，对茶碱的支气管舒张作用也因人而异，对急性的支气管收缩可能需要高浓度的茶碱方能发挥其支气管舒张作用。

茶碱能迅速并完全地被吸收，但是，因为肝脏代谢能力的不同，其廓清的个体差异很大。茶碱经肝脏的细胞色素 P450/P448 微粒体酶系统代谢，许多因素能影响肝脏的代谢。茶碱主要被 CYP1A2 酶所代谢，在较高浓度时，CYP2E1 也参与作用。

1. 增加廓清的因素　儿童（1～16 岁）对茶碱的廓清能力较强，吸烟草和大麻的患者廓清快。合用苯妥英和苯巴比妥时，增加了 P450 的活性，因而使茶碱代谢加快。此时应加大茶碱的用量。

2. 减少廓清的因素　肝病，肺炎和心力衰竭的患者对茶碱的廓清能力下降。此时剂量应减半，并密切监测其血药浓度。某些药物也减少茶碱的廓清，包括红霉素，喹诺酮类抗生素（如环丙沙星，而氧氟沙星不影响其廓清），别嘌呤醇，西咪替丁（而雷尼替丁不影响），5-羟色胺摄取抑制剂（氟伏沙明）和干扰 CYP1A2 功能的脂加氧酶抑制剂。因此，患者在合并应用上述药物时，应减少茶碱的用量。病毒感染和预防接种时也可能减少廓清，这在儿童中应得到重视。由于对茶碱廓清的个体差异，其治疗应个体化，在应用缓释制剂之前，应进行血药浓度的监测。茶碱的代谢没有生理节律，但夜间吸收延迟，这可能与夜间的体位有关。

（五）用法

1. 静脉应用　静脉应用氨茶碱治疗急性严重哮喘已有很长时间。目前的推荐剂量是：在 20～30 分钟内静脉注射 6mg/kg，此后，以 0.5mg/（kg·h）维持。如果患者已应用茶碱，或有使茶碱廓清减慢的因素，则剂量应减半，并密切监测药物浓度。

2. 口服　普通茶碱片剂易于吸收，生物利用度几乎 100%，半衰期 1~2 小时。有效血浓度为 10~20mg/L，快速吸收的茶碱一般在口服后 1~2 小时，缓慢释放的茶碱在 4~6 小时，每日 1 次的缓释剂在服药后 8~12 小时达血药峰浓度。其血浆药物浓度差异很大，因此应按患者所用的药物剂型、用法等监测血药浓度。目前临床已有缓释茶碱，其 12~24 小时内的血浆浓度相对稳定，更适合用于临床。可每日 2 次长期用药。对夜间哮喘患者，也可每日睡前服用缓释茶碱一次，可能比预防性口服缓释 β₂ 激动剂更为有效。一旦达到理想的药物浓度，如不改变影响因素，则其血药浓度较为稳定。

3. 其他途径　茶碱可直肠内给药，但是由于其吸收不稳定，且会导致直肠炎，最好避免使用。吸入茶碱有刺激性，效果也不好。茶碱肌内注射非常疼痛，不宜用。

（六）临床应用

1. 急性严重哮喘　静脉注射氨茶碱治疗急性严重哮喘已有 50 年的历史。但由于与雾化吸入 β₂ 受体激动剂相比，其副作用较多，限制了它的使用。对急性哮喘患者而言，静脉注射氨茶碱不及雾化吸入 β₂ 受体激动剂有效，因此仅用于对 β₂ 受体激动剂无反应的患者。有证据显示，在急诊室，氨茶碱的应用减少急性哮喘被收入院的机会。一个包括 13 个研究的荟萃分析发现，加用静脉氨茶碱，与单用雾化吸入 β₂ 受体激动剂相比，没有明显的益处。因此，氨茶碱不应常规作为雾化吸入 β₂ 受体激动剂的附加治疗，因为这样不但没有增加疗效，反而副作用明显增加。有静脉使用氨茶碱后死亡的一些报道。在英格兰南部的一个有关 43 例哮喘死亡的分析中，死亡组的中毒剂量的茶碱浓度出现频率明显高于对照组（21% 与 7%）。因此，仅对雾化吸入 β₂ 受体激动剂无反应的患者方考虑静脉使用茶碱。一旦应用，应缓慢注射，密切监测，并监测其药物浓度。

2. 慢性哮喘　当大剂量吸入皮质激素仍不能控制症状时，对大部分哮喘患者的治疗指南均将茶碱列为附加治疗方式。而长效 β₂ 受体激动剂的应用进一步动摇了茶碱的应用地位，因为 β₂ 受体激动剂的副作用较少而效果更明显。茶碱是否有除支气管扩张作用之外的其他作用是大家所关注的问题。在长期的研究中，对于控制变应原引起的哮喘症状而言，口服茶碱与色甘酸钠一样有效。即使对已规律使用皮质激素的患者也是如此。一个对少年难治性哮喘的研究中，口服和吸入皮质激素，雾化吸入 β₂ 受体激动剂以及吸入抗胆碱药的患者如规律加用口服茶碱，则一旦停用口服茶碱，将导致哮喘症状加重，且不能被加大皮质激素用量缓解，而仅对再度应用口服茶碱有效。这一研究提示，部分严重哮喘患者对茶碱特别有效。在一个病例对照研究中，停用茶碱而改用安慰剂为对照，会明显加重哮喘患者的症状和肺功能。也有证据表明，需用大剂量吸入皮质激素控制的严重哮喘患者，加用茶碱比 β₂ 受体激动剂能更有效地改善哮喘症状。这提示对严重哮喘的治疗中，茶碱仍有用武之地。它能进一步控制需要大量吸入皮质激素的患者的症状。

茶碱是治疗夜间哮喘的有效手段之一。睡前预防性应用缓释茶碱能有效地控制夜间哮喘的发作。有证据表明，缓释茶碱预防性给药比口服或吸入 β₂ 受体激动剂对控制夜间哮喘更为有效。对控制夜间哮喘而言，茶碱几乎与沙美特罗一样有效，但应用沙美特罗的患者睡眠质量较高。茶碱对夜间哮喘的作用机制可能是，它抑制了一些夜间增多的炎症反应成分。

许多研究表明，对于未能控制症状的患者，在吸入皮质激素的基础上，加用小剂量的茶碱比加倍应用吸入皮质激素更有效。且对轻、中、重度哮喘均有相同的反应。有意思的是，它对 FVC 的改善好于对 FEV$_1$ 的改善，可能说明它对周边气道起作用。因为茶碱对肺功能的改善作用较慢，提示其抗炎作用比其支气管舒张作用更明显。当茶碱的血浆浓度低于 10mg/L 时更是如此。这一研究提示，低剂量的茶碱可能适用于吸入中等剂量皮质激素效果不佳而需增加皮质激素用量的哮喘患者，其费用比吸入长效 β$_2$ 受体激动剂低。

3. COPD　茶碱可能对 COPD 患者也有好处。虽然它未能改善患者的肺容量，但能提高患者的运动耐力。然而，茶碱可能降低其捕获气量的大小，提示它对周边气道的作用。这可能解释了为什么 COPD 患者在未增加其肺容量的情况下，却获得了症状的改善。虽然茶碱被认为能改善 COPD 患者的呼吸肌疲劳，但许多研究未能证实茶碱在治疗浓度时会对呼吸肌有任何效果。茶碱降低了 COPD 患者诱导痰中的中性粒细胞数目，提示茶碱可能有一定的抗炎作用。

4. 与 β$_2$ 受体激动剂的相互作用　如果茶碱是通过对 PDE 的抑制来发挥作用，则与 β$_2$ 受体激动剂合用就是恰当的。许多研究发现二者合用确实有叠加作用，但没有协同作用。现已弄清了茶碱与 β$_2$ 受体激动剂作用的分子机制。β$_2$ 受体激动剂可能通过许多途径导致气道平滑肌的松弛。经典途径是，它们增加细胞间 cAMP 的浓度来产生松弛反应。β$_2$ 受体激动剂舒张支气管的作用至少部分是通过开放气道平滑肌上的钾通道（maxi-K 通道）来实现的。低浓度的 β$_2$ 受体激动剂可开放 maxi-K 通道，而这一作用与茶碱的治疗效应相关。现在尚没有证据表明，通过 Gs 的 α 亚单位，maxi-K 通道会直接使 β 受体倍增，从而在不增加 cAMP 的情况下导致其舒张，并因此使之不具有协同作用。另一导致其不具有协同作用的原因是，茶碱抗哮喘作用的最主要目标可能是气道平滑肌细胞之外的其他细胞。

反复应用 β$_2$ 受体激动剂可能导致对其出现耐受性。这可能是由于参与 PDE 酶（特别是 PDE4D）上调的 β$_2$ 受体的下调，并因此使 cAMP 的降解加速。茶碱因此理论上阻止了耐受性的出现。然而这一推测尚未得到临床的验证。茶碱可能对 COPD 患者有额外的支气管舒张作用，甚至当 β$_2$ 受体激动剂已达最大效应剂量时也是如此。这说明，如果应用 β$_2$ 受体激动剂未获得最佳的支气管舒张效应，则应用茶碱可能有益。

（七）不良反应　虽然茶碱在阻塞性气道疾病中的作用不容忽视，但由于它的不良反应多，限制了其临床应用。茶碱的副作用常与其血药浓度有关，在 >20mg/L 时更易出现。然而，一些患者在较低的血药浓度时也会出现副作用。但有时，在逐渐增加剂量到治疗浓度时，其副作用反而减轻。

最常见的不良反应是头痛、恶心、呕吐和腹部不适及不安。此外，它会使胃酸增多，出现胃食管反流和多尿。近来发现，治疗浓度的茶碱也可能导致行为异常和学生的学习障碍。虽然，对这一现象缺乏适当的对照研究来明确。在高浓度时，可能出现惊厥和心律失常。而在急诊室静脉使用氨茶碱可能是导致严重哮喘患者死亡的原因之一。

一些茶碱的不良反应（如中枢刺激，胃分泌增多，多尿和心律失常）可能是由于对它腺苷受体的作用。PDE 抑制剂可能有助于避免这些不良反应的出现。茶碱最常见的不良反应是恶心和头痛，可能是由于它对呕吐中枢中 PDE4 的抑制作用所致。如发现毒性反应，应立即停药并进行对症处理。口服过量者可给予催吐，血药浓度过高者给予血液透析和（或）氧疗，必要时呼吸支持。

（八）展望　虽然茶碱近来在发达国家的应用越来越少，但是由于它在低剂量时（5 ~ 10mg/L）的抗炎作用和免疫调节作用，它在慢性哮喘中的治疗作用应重新被认识。在这一剂量时，药物的应用更为安全，且药物之间的相互作用也较少出现，因此，在临床中更易于应用。茶碱与皮质激素的作用不同，并因此常为低剂量皮质激素的有效的合并用药。茶碱的抗炎作用的分子机制逐渐明了，并且它与皮质激素有协同作用。因为作为预防用药，缓释茶碱比长效吸入 β_2 受体激动剂和抗白三烯药物便宜，因此在发展中国家不失为一种较好的治疗方法。此外，口服治疗的依从性比吸入治疗好。这提示低剂量茶碱在现代中、重度哮喘治疗中有重要作用。

有证据表明，茶碱对 CODP 患者有抗炎活性，且可能因此适用于高剂量吸入皮质激素不能产生抗炎作用的 COPD 患者。

（九）目前常用的茶碱类药物

1. 氨茶碱（aminophylline）

（1）作用　为茶碱与二乙氨的复盐，碱性较强，水溶性较大，局部刺激性大，口服后易引起胃肠道症状。能直接舒张支气管平滑肌，并间接抑制组胺等介质的释放，有抗炎作用，为常用的平喘药。此外有增强心肌收缩力、扩张冠脉血管和轻度利尿的作用，因此也适用于心源性哮喘患者。口服疗效不及静脉注射。

（2）用法　口服，100～200mg，每日 3 次，或 8mg/kg，每日 2 次，夜间哮喘患者对之反应常比 β 受体激动剂好；静脉推注，0.125～0.25g 加 50% 葡萄糖注射液 20～40ml 稀释后缓慢静推；静脉滴注，250mg 加入 100～250ml 葡萄糖液体中，首剂 4～6mg/kg，继而以 0.4～0.5mg/（kg·h）的速度维持静脉滴注，速度 <1mg/（kg·h）。如原已用过本药则不宜给予首剂负荷量，并监测其血药浓度。静脉泵入，500～1000mg 配葡萄糖或生理盐水至 50ml，每小时 2mg 泵入。极量 1.5g/d。

2. 双羟丙茶碱（diprophylline）

（1）作用　与氨茶碱相似，但作用较弱，1000mg 的气道扩张作用只有茶碱 400mg 的一半。在胃液中较稳定，对胃黏膜刺激小，口服吸收好，不良反应轻，副作用较氨茶碱小。

（2）用法　口服，0.1～0.2g，每日 3 次；肌内注射，每次 0.25～0.5g；亦可静脉滴注。

（3）注意　对胃刺激轻，对心脏兴奋作用小，可用于有心率增加的哮喘患者。

3. 控释剂

（1）作用　为茶碱控释片，茶碱血浓度波动小，维持时间长，增加了茶碱的疗效，减少了其不良反应。但不适用于支气管痉挛的急性发作期的患者。

（2）用法　每次 0.1～0.2g，每日 2 次口服；或每次 0.4g，每晚 1 次口服。

【抗胆碱能药】

抗胆碱药物，如阿托品，存在于许多植物的根、茎、叶中。因此，许多世纪以来，它们作为草药，被广泛使用。17 世纪有人用曼陀罗叶治疗哮喘。1802 年，这种治疗方法传入欧洲。1859 年，有人报道向迷走神经注射阿托品能有效地治疗严重支气管痉挛。然而，天然抗胆碱药物有许多副作用，因此难以被患者接受。随着 20 世纪 20 年代肾上腺素的发现，抗胆碱药物逐渐被肾上腺素以及甲基黄嘌呤所取代。抗胆碱药再次被人们所关注是由于副交感系统在控制气道紧张性中的作用的认识，以及副作用少而活性高的抗胆碱药的合成。

（一）应用抗胆碱药扩张支气管的合理性

1. 气道管径的自主控制　在人类气道中，自主神经大部分为胆碱能神经。支气管的迷走神经穿过气道和支气管周围的突触，主要分布在中心气道。静脉曲张和终末神经节后神经释放乙酰胆碱，激活了毒蕈碱受体，从而刺激平滑肌收缩，自黏液腺体释放出黏液，并可能加速纤毛运动频率。在静息的动物中，胆碱水平低，以迷走神经支配占优势。这种胆碱能活性能通过许多种刺激，经神经路径得到增强。激活的受体和位于上、下气道的 C 纤维，以及食管和颈动脉体可增强传入路径。这些冲动通过迷走传入途径传递，经迷走神经核，然后到达迷走神经的传出通路，再支配大气道。刺激这些受体反应的因素有，机械刺激，刺激性气体，气溶胶，原子，干冷空气，以及组胺和支气管收缩的二十烷类物质（类花生酸类物质）等特殊介质。有证据表明，哮喘和 COPD 患者支气管均以胆碱能占优势。通过与乙酰胆碱竞争毒蕈碱受体，抗胆碱药物能抑制紧张的胆碱活性，并扩张气道。然而，气流受限很少能被完全逆转。因为在哮喘和 COPD 患者中，迷走神经活性增强仅起部分作用。抗胆碱药物不能抑制平滑肌收缩的其他介质，也不能影响哮喘和 COPD 患者气道阻塞的其他机制。

2. 气道中毒蕈碱受体的亚型　人类气道中至少有 3 种毒蕈碱受体亚型。它们分别有不同的生理功能。目前我们认识的 M1 受体分布于支气管周围神经节，促进胆碱的转运，并增强支气管收缩；M3 受体分布于平滑肌细胞和黏膜下腺体，介导平滑肌收缩和黏液分泌；M2 受体为自身受体，它的兴奋导致胆碱能神经进一步释放乙酰胆碱的反馈性抑制，并因此限制了迷走神经的支气管收缩效应。M2 受体可以被某些病毒和嗜酸性粒细胞产物选择性破坏，这可能造成病毒感染有关的支气管痉挛和哮喘。但是现有的抗胆碱支气管舒张剂无一对毒蕈碱受体亚型有选择性，故尚无最佳药物。

（二）药理学　抗胆碱制剂因其第 3 或 4 铵复合物以及托品环是 3 价或 5 价的氮原子的不同而分类。天然的抗胆碱制剂如阿托品和东莨菪碱，为 3 铵复合物。它们可溶于水和脂类，并可被黏膜表面和皮肤很好地吸收。它们在体内广泛分布，可穿过血脑屏障，参与几乎所有系统的副交感作用，并产生广泛的剂量相关的系统效应。例如，阿托品，成人应用 1.0 ~ 2.5mg 时产生支气管舒张作用，常常也出现皮肤潮红，口干，并可能出现心动过速。在较高剂量时，产生视物模糊，尿潴留和精神症状，如易激惹，意识混乱和幻觉。阿托品及其类似物的治疗范围狭窄，造成其应用的困难。

4 铵复合物均为合成，如溴化异丙托品。其 5 价氮原子的改变导致它很难被黏膜表面吸收。这一制剂在其沉积部位发挥其全部的抗胆碱作用。如滴眼，将产生扩瞳作用；如吸入，将产生扩张支气管作用。然而它们从这些部位的吸收有限，即使超大剂量应用，血中也检测不到，也不产生系统效应。4 铵复合物制剂因此被认为是阿托品的局部作用形式。除溴化异丙托品之外，其他制剂有：溴化氧托品，甲基硝酸阿托品，甘罗溴铵和噻托溴铵〔tiotropium bromide（思力华，spiriva）〕。

思力华（spiriva）是毒蕈碱受体的选择性的拮抗剂，它介导支气管收缩，且作用时间长。它的长半衰期使其可以每日仅应用一次。因此它可以比溴化异丙托品的每日 3 至 4 次用药更为方便，也能产生更为持久的支气管舒张作用。此外，对胆碱的支气管收缩效应的延长保护作用将改善对夜间支气管收缩的控制，这时胆碱发挥了更重要的作用。因此，噻托溴铵成为较好的抗胆碱药物。在一个 288 名稳定的 COPD 患者参与的随机临床试验中证实，经 13 周的治疗之后，噻托溴铵比异丙托品确实能更为有效的改善患者的肺功能。

阿托品定量地从气道吸收，1 小时后达到血中峰值。成人循环中的半衰期是 3 小时，但在儿童及老年人中有所延长。可在粪便和乳汁中可以检测到少量。异丙托品的放射标记研究表明，口服或吸入后，血浆中的水平极低，其峰值在 1 ~ 2 小时，半衰期约为 4 小时。大部分药物经尿液原形排出。吸入之后，支气管的扩张效果比阿托品稍长，可能是因为其不能经气道排出。口服后的大部分药物经粪便排出，少量变成无活性的代谢产物经尿排出。极少量可达到中枢神经系统。其分布与噻托溴铵相似。

（三）临床效果

1. 剂量反应　以往的研究描述了经不同吸入方式的抗胆碱药物的剂量反应。雾化吸入溴化异丙托品，其最佳剂量在成人为 500μg，儿童为 125～150μg。MDI 方式吸入的最佳剂量，治疗哮喘在年轻成人为 40～80μg，而用于 COPD 的老年患者则明显增高，约为 160μg，特别是当气道阻塞严重时。新型的吸入装置是用不含推进剂的干粉剂替代了目前常用的悬浮液。干粉剂的最佳剂量比悬浮液稍低。例如，10μg 的异丙托品干粉剂相当于 20μg 的 MDI 制剂。oxitropium 干粉剂的最佳剂量约为 200μg。较少应用的制剂其最佳剂量如下：阿托品，0.025～0.04mg/kg；甲基硝酸阿托品，0.015～0.02mg/kg；甘罗溴铵，0.02mg/kg。2 个独立的研究表明，噻托溴铵的最佳剂量分别为 10～80μg 或 4.5～36μg 不等。在这两个研究中，均可见剂量相关的气流改善。

2. 对特异性刺激的保护作用　当逐渐增加对支气管的痉挛性刺激时，抗胆碱药表现出不同程度的保护作用。它们对胆碱激动剂如乙酰甲胆碱起或多或少的保护作用。在哮喘中，它们阻止由 β 受体阻断剂和心源性因素诱发的支气管痉挛。它们对其他刺激，如组胺，前列腺素，非特异性粉尘和刺激性气溶胶，运动以及干冷空气诱发的过度通气仅起部分的保护作用。在后面的这些因素中，肾上腺能制剂常常起更有效的保护作用。异丙托品对白三烯诱发的哮喘没有任何预防效果。

3. 稳定期哮喘　大量的研究比较了抗胆碱药与肾上腺能制剂对哮喘患者的支气管扩张能力。许多研究发现人们更愿意用推荐剂量，而不是最佳剂量。抗胆碱药较肾上腺能药物到达峰效应慢，常常需 1～2 小时，而后者仅需 15 分钟。一些哮喘患者对抗胆碱药反应微弱，而另一些患者对之的反应却与肾上腺能制剂一样好。

很难确定哪些哮喘患者对抗胆碱药治疗的反应更好。异丙托品的支气管扩张效应随年龄增长而增加，而对沙丁胺醇的作用正好相反。内源性哮喘的个体和哮喘患病已久的患者可能也比外源性哮喘的患者对之的反应好。然而，这些因素对预测其反应的作用有限。

近来，人们开始关注鼻后滴漏在哮喘中的作用。异丙托品喷鼻剂能改善鼻漏，从而减轻哮喘症状。

4. 急性严重哮喘　大部分研究提示 β 受体激动剂对急性严重哮喘的支气管扩张更为有效，且抗胆碱药不宜作为最初用药单独应用。1987 年，Rebuck 等发现联合雾化吸入 500μg 的异丙托品与 1.25mg 的非诺特罗比单用二者之一有更明显的支气管扩张作用。此外，更严重的气道阻塞患者从这种联合用药中大为获益。最近 10 年中，许多研究论述了相同的问题。10 个类似研究的汇总分析（共统计 1377 名患者）得出如下结论：应用异丙托品降低了住院率（相对危险度为 0.73），与单用 β_2 受体激动剂组相比，FEV_1 增加了 7.5%（平均 100ml，95% 可信区间为 50～149ml）。这些益处在临床上和统计学上均有显著性差异。

两种支气管扩张剂均被推荐用于急性严重哮喘患者，特别是在治疗的早期，患者有着严重的气流阻塞时。

5. 儿童气道疾病　20 世纪 80 年代，对儿童急性严重哮喘的 2 个研究表明，加用异丙托品比单用沙丁胺醇能更明显地加速气流的改善率。然而，一系列对联合治疗的效果的研究却产生了有争议的结论。对 10 个研究的系统回顾得出如下结论：不同剂量的异丙托品联合治疗是安全的，能改善肺功能，降低住院率，特别是在严重哮喘患儿中更是如此。在成人哮喘状态中，肾上腺素能药物与异丙托品联合治疗也比单用舒喘灵更有效，对严重加重的患者作用更明显。

在稳定的哮喘患儿中，联合应用上述二药是否有益尚不明了。已发表了的 2 个研究得出了相同的结论，他们均认为，虽然异丙托品对儿童是安全的，但与单用肾上腺素能制剂相比，其益处并不明显。一些将异丙托品用于囊性肺纤维化，病毒性支气管炎，运动诱发的支气管痉挛和支气管肺发育不良等其他儿童疾病的零星的报道，未能得出其对这些疾病的益处的有力证据。

6. 稳定期 COPD　大量的研究比较了抗胆碱药与其他支气管扩张药在 COPD 患者中的应用。虽然 COPD 患者与哮喘患者相比，常常并没有显示出对气流受限的明显改善，但大部分研究发现抗胆碱药比其他支气管扩张药对 COPD 患者的支气管扩张作用明显。经大量累积剂量后，单独应用抗胆碱药就能达到有效的支气管扩张作用。因此，COPD 患者与哮喘患者是明显不同的。有人比较了基础气流相似的 COPD 与哮喘患者对支气管扩张药的反应，发现 COPD 的患者对异丙托品的反应比联合应用氨茶碱和非诺特罗的反应好（FEV_1 的改变分为为 0.29L 和 0.18L），而对哮喘患者而言，异丙托品比联合用药的效果差。产生这种差异的原因在于，至少部分是由于气道炎症所致的气流受阻能被肾上腺素能制剂减轻，而不是抗胆碱药；而 COPD 中，主要的可逆成分是支气管动力性，它能很好地被抗胆碱制剂所逆转。

异丙托品目前被欧洲呼吸协会和美国胸科协会作为治疗稳定期 COPD 患者的一线推荐用药。然而，应当指出的是，异丙托品以及其他支气管扩张药对于短期内症状的缓解仍然有限，而且也没有长期应用异丙托品对 COPD 自然病程的影响的研究。在肺部健康研究中，对健康吸烟者的大规模多中心队列研究，未能发现规律应用异丙托品对吸烟所致的肺功能的加速恶化有明显的效果。

7. 急性加重期 COPD　4 个研究比较了支气管扩张药对急性加重期 COPD 患者的效果，未能发现肾上腺能药物、抗胆碱药或二者联用有任何差异。然而，美国胸科协会、欧洲呼吸协会以及英国胸科协会发表的指南均推荐联合应用上述二药。

8. 对睡眠质量的影响　慢性支气管炎和哮喘患者常常出现睡眠障碍。在 Tucson 的流行病学研究中，41% 的气道阻塞性疾病患者至少有一种睡眠障碍的症状。稳定期 COPD 患者常经历夜间氧气去饱和，特别是在 REM 睡眠时，即使是没有阻塞性睡眠呼吸窒息的患者也是如此。这是肺动脉高压，红细胞增多和心律失常的发展所致。哮喘儿童中的睡眠障碍与心理因素和记忆损害有关。一项对 36 名中、重度 COPD 患者进行的随机双盲的研究表明，异丙托品增加了总的睡眠时间，降低了夜间去饱和的严重程度，并改善了患者的睡眠质量的感知力。

9. 与其他支气管扩张药的联合应用　不同类型的支气管扩张药联合应用常常比单一用药有更强的支气管扩张作用，且这种效应被许多研究所证实。然而，大部分临床研究采用的是推荐剂量，而不是最佳剂量，因此多种制剂的效果可能仅是累积效应，而不是增强作用。然而，因为抗胆碱药，肾上腺素能制剂和甲基黄嘌呤类药物通过不同的机制起作用，它们分别影响不同大小的气道，并且有不同的药效学和药代动力学特性，它们的联合应用是合理的，并可能获得支气管扩张的改善。在这 3 种药物之间没有不良的相互作用，因此在增强了它们的支气管扩张作用的同时，没有增加其副作用。在实践中，常常应用两种甚至 3 种药物治疗严重的气道阻塞。

至少在 20 世纪 50 年代，就有容纳不同吸入性支气管扩张药的 MDI 装置。自 20 世纪 70 年代后开始广泛联合使用异丙托品和 β_2 受体激动剂的。对需要两种药物的患者，复合 MDI 的费用低，且应用方便，因此提高了患者的依从性。对 COPD 患者应用这种复合制剂的临床研究表明，它确实拥有上述所有的优点。一个综述性研究回顾了2个试验，其观察时间为85天，有1067名患者参与，结论是联合用药有更好的费用效应比。在用药后4~5小时，支气管扩张药的作用较强，而单一用药则持续时间短，而且没有发现联合用药后副作用增加。与之相似的是，863名中度严重COPD患者联合雾化吸入溴化异丙托品和硫酸沙丁胺醇比单用沙丁胺醇对支气管扩张的改善高30%，比单用异丙托品改善了32%。

（四）副作用　阿托品产生许多与副交感神经系统功能相关的一系列副作用。这一效应在发挥支气管扩张作用的同时或比之稍高的剂量即可出现。阿托品不宜用于青光眼和前列腺肥大的患者。抗胆碱药的优点在于它很难从黏膜吸收，因此造成这些副作用的危险并不高。即使大量应用本药也不会对人产生明显影响。异丙托品作为目前研究最为广泛的抗胆碱药，未发现它会产生阿托品样副作用。例如，青光眼患者应用此药时，只要并不直接眼部喷雾给药，并不出现眼压升高表现。在老年患者也不会引起尿潴留。此外，也不改变患者的呼吸黏膜的黏滞度和弹性，以及黏膜的廓清能力。对血流动力学，分钟通气量和肺循环也没有显著影响。因此，抗胆碱药不似肾上腺素能制剂那样加重低氧血症，对急性加重期的哮喘COPD患者更应考虑应用。在正常的临床应用中，异丙托品的副作用是口干，轻微咳嗽和反常的支气管收缩。约0.3%的患者出现反常的支气管收缩，可由于雾化装置的张力减退，对溴和防腐剂洁尔灭的特异体质，以及对M2受体的选择性作用所致。这一效应也可见于其他抗胆碱药。在近20年的广泛临床应用中，这一效应的发生率是极低的。

（五）临床应用　临床上，抗胆碱支气管扩张药在稳定期哮喘常与其他支气管扩张药一同发挥作用。常规应用它与肾上腺素能制剂一同治疗急性严重哮喘。它们被作为稳定期COPD的常规用药，此时它们常常也是最有效的支气管扩张药。因为它们起效较慢，故最好规律应用，长期维持。常用的抗胆碱药的剂量和用法于下文详述。

1. 溴化异丙托品（ipratropium bromide）

（1）作用　为阿托品的异丙基衍生物，对呼吸道平滑肌具有较高的选择性，其抗胆碱作用较阿托品强，口服不吸收故多作雾化吸入。与β_2受体激动剂联合应用对扩张支气管有协同作用。

（2）用法　气雾吸入，0.025%溶液，20~80μg，每日3~4次。

附：异丙托溴铵（爱全乐）雾化吸入溶液（ipratropium bromide solution for inhalation）

雾化溶液：500μg/2ml，250μg/2ml

用法和用量：异丙托溴铵雾化吸入溶液只能通过合适的雾化装置吸入，不能口服或注射。首先准备雾化器以加入雾化吸入液。将小瓶中的药液挤入雾化器药皿中。安装好雾化器，按规定使用。吸入用爱全乐（异丙托溴铵）溶液可使用普通的雾化吸入器。在有给氧设施情况下，吸入雾化液最好在以每分钟6~8L的氧流量的条件下给予雾化吸入。用量应按患者个体需要做适量调节，通常成人每次吸入500μg/2ml。

2. 山莨菪碱（anisodamine）

（1）作用　为抗胆碱药，能拮抗乙酰胆碱所致的气管平滑肌痉挛，作用弱于阿托品。

（2）用法　气雾吸入，0.1%~0.5%溶液，5~8ml，每日1~2次；口服，5~20mg，每日3次。

3. 异丙东莨菪碱（isopropylscopolamine）

（1）作用　为东莨菪碱的异丙基衍生物，其抗胆碱作用与东莨菪碱和溴化异丙托品相似。

（2）用法　气雾吸入，0.075%~0.103%溶液，3喷/次，每日2~3次。

4. 可必特（combivent）

（1）作用　为溴化异丙托品与沙丁胺醇的混合制剂。作用于交感和副交感神经。同时舒张大、中、小气道，延长作用时间。吸入后起效时间 5 分钟，作用维持 6 小时。

（2）剂型　气雾剂，每喷 20ng，200 喷/支。

（3）用法　气雾吸入，2 喷/次（含沙丁胺醇 100μg + 溴化异丙托品 21μg/喷），每日4 次。

附：吸入用复方异丙托溴铵溶液（可必特，combivent）

雾化溶液：2.5ml；含有异丙托溴铵 0.5mg 和硫酸沙丁胺醇 3.0mg（相当于沙丁胺醇碱2.5mg）。

用法和用量：通过合适的雾化器或间歇正压通气机给药。适用于成人（包括老年人）和 12 岁以上的青少年。

急性发作期：大部分情况下 2.5ml 的治疗剂量能缓解症状。对于严重的病例 2.5ml 的治疗剂量不能缓解症状时，可使用 2 × 2.5ml 的药物剂量进行治疗。

维持治疗期：每天 3 ~ 4 次，每次使用 2.5ml 药物剂量即可。

5. 噻托溴铵（tiotropium bromide）　为一种选择性和长效的抗胆碱能药物，作用时间长，具有特异、强大的抗胆碱作用。可显著缓解 COPD 患者呼吸困难，持续显著改善肺功能，提高生活质量。

用法：药物吸入，18μg，每日 1 次。

【新型支气管扩张剂】

目前研制了一些新型支气管扩张药，如：磷酸二酯酶抑制剂、心房钠尿肽、钾离子通道开放剂等。但这些药物常常同时有潜在的扩张血管的作用，而且很难比治疗哮喘的吸入 β_2 受体激动剂和治疗 COPD 的抗胆碱能药更有效，故目前尚无临床应用价值。

正在研究和开发中的新一代超长效 β_2 受体激动剂（ultra-long acting β_2-agonists）有 indacaterol，只需每日一次用药，对于 COPD 和支气管哮喘均有明显疗效。其他还有卡莫特罗（carmoterol）、milveterol 等。

新型长效抗胆碱药物（novel long-acting antimuscarinic agents，LAMAs）也在研发之中。如 aclidinium bromide 具有抗胆碱能活性，较噻托溴铵起效更快，较异丙托溴铵作用时间更久，具有 24 小时持续活性，目前处于 Ⅲ 期临床试验阶段。其他还有：glycopyrronlum bromide、darotropium bromide 和 dexpirronium 等。

新型长效 β_2 受体激动剂和新型长效抗胆碱药物联合制剂正在研制的有：indacaterol/glycopyrronlum bromide、cclidinium/福莫特罗、福莫特罗/dexpirronium 等。

【炎症介质阻断剂和抗组胺药】

本类药并非支气管扩张药。但由于临床中常用于哮喘患者的长期治疗，故在此一并讲述。

本类药通过三方面起平喘作用：①稳定肥大细胞膜，阻止脱颗粒释放炎症介质；②降低呼吸道末梢感受器的兴奋性或抑制迷走神经反射弧的传入支，防止各种刺激引起的支气管痉挛；③降低非特异的气道高反应性。主要不良反应可有口干、咽喉干痒、胸部压迫感、用药初期出现嗜睡、疲倦、头晕等反应，甚至诱发哮喘。用药期间不能突然停药，必须逐渐减量。孕妇慎用。

1. 色甘酸钠（sodium cromoglicate）

（1）作用　吸入后 10~20 分钟达峰值血浆浓度。可预防速发型和迟发型过敏性哮喘。平喘机制未明，曾认为本品可抑制肺组织肥大细胞膜外侧的钙通道部位，与 Ca^{2+} 形成复合物，加速该通道关闭，抑制钙内流，从而稳定肥大细胞膜，阻止抗原诱发的脱颗粒。此外，本品还可能抑制嗜酸性粒细胞和巨噬细胞的活性而发挥作用。本品可降低气道反应性，使气道对非特异性刺激的敏感性降低而减少气道痉挛的发作，对运动性哮喘疗效好，对内源性哮喘疗效较差，为哮喘的预防用药。

（2）用法　干粉吸入，20mg，每日 2~4 次；气雾吸入，3.7~7mg，每日 3~4 次。用药 1 个月应见效，用药 8 周无效者弃用。

（3）不良反应：咽喉及气管局部刺激症状。

2．甲哌噻庚酮 [ketotifen，zaditen（酮替酚）]

（1）作用　为强效 H_1 受体阻断剂，作用时间长。能阻断生物活性介质的释放及抗组胺作用。对抗原及组胺诱发的气道痉挛有保护作用，可用于预防哮喘发作。

（2）剂型　片剂，每片 1mg。

（3）不良反应：镇静、疲倦、头晕、口干等。

3．阿司咪唑（astemizote）

（1）作用　为一种无中枢镇静和抗胆碱能作用的强效、长效的组胺 H_1 受体阻断药。

（2）用法　口服，3mg，每日 1 次。

（3）不良反应　极少。长期服用体重可能增加，孕妇慎用。

4．曲尼司特（tranilast）

（1）作用　可稳定肥大细胞和嗜酸性粒细胞膜，阻止细胞裂解，从而抑制组胺等过敏反应介质的释放。

（2）用法　口服，0.1g/d，每日 3 次。

（3）不良反应　食欲不振、恶心、呕吐、嗜睡。

5．扎鲁司特（zafirlucast）

（1）作用　选择性半胱氨酰白三烯受体阻断剂，常用于哮喘的长期预防和治疗，可改善肺功能，哮喘症状，并可减少 β_2 受体激动剂的使用。

（2）用法　口服，20mg，每日 2 次。可逐渐加大至最大量 40mg，每日 2 次。

（3）不良反应　肝功能损害者慎用。

6．孟鲁司特（miontelukast）

（1）作用　本品为新型长效白三烯受体阻断剂。

（2）用法　口服，10mg/d，每日 1 次。

7．盐酸西替利嗪（cetitzin hydrochloride）

（1）作用　本品为 H_1 受体选择性长效阻断剂，能抑制组胺继发的气道高反应性，对 I 型变态反应的晚期炎症有一定抑制作用，无嗜睡等副作用。

（2）用法　口服，10mg，每日 1 次。

不良反应　偶见轻微头晕或口干，妊娠期及哺乳妇女禁用，儿童慎用。

8．噻拉米特（tiaramide）

（1）作用　用于支气管哮喘，其疗效与色甘酸钠相近。还有镇痛、抗炎、解热和拮抗前列腺素 $F_{2\alpha}$ 的作用。

（2）用法　口服，100mg，每日 4 次。

9. 奈多米罗（nedocromil）

（1）作用　为长期预防用药，有抗炎作用。

（2）用法　吸入，2喷/次，每日2次。

（田欣伦）

参 考 文 献

［1］Murray JF, Nadel IA eds. Textbook of respiratory medicine. 3rd. Philadephia：WBSaunders Company, 2000, 267－291

［2］Barnes PJ, Drazen JM, Rennard S, eds. Asthma and COPD, basic mechanisams and clinical management. Elsevie Science Ltd, 2002, 521－546

［3］Dweik RA. Anticholinergic therapy in COPD. In：Rose BDed. Up To Date, Wellesley, 2001

［4］Mwasen FP, Smeets JJ, Sledsens TJ, et al. Tiotropium bromide, a new long-acting antimuscarinic bronchodilator：A pharmacyodynamic study in patients with COPD. Dutch Study Group. Eur Respir J, 1995, 8：1506－1513

［5］Van Noord JA, Bantje TA, Eland ME. A randomised controlled comparison of tiotropium in the treatment of COPD. Thorax, 2000, 55：288－294

［6］Brophy C, Ahmed B, Bayston S, et al. How long should Atrovent be given in acute asthma? Thorax, 1998, 53：363－367

［7］Plotnick L, Ducharme F. Should inhaled anticholinergics be added to β2 agonists for treating acute childhood and adolescent asthma? A systematic review. BrMedJ, 1998, 317：971－977

［8］American Thoracic Society. Standards for the diagnosis and care of patients with COPD. AmJ Respir Crit Care Med, 1995, 152：S77－S121

［9］Friedman M, Serby CW, Menjoge SS, et al. Pharmacoeconomic evauation of ipratropium plus albuterol compared with ipratropium alone and albuterol alone in COPD. Chest, 1999, 115：635－641

［10］Grodd N, Tashkin D, Miller R, et al. Inhalation by nebulization of albuterol-ipratropium combination（Dey combination）is superior to either agent alone in the treatment of COPD. Dey Combination Solution Study Group. Respiration, 1998, 65：354－362

［11］Feoktistov I, Biaggioni I. Pharmacological characterization of adenosine A2B receptor：studies in human mast cells co-expressing A2A and A2B adenosine receptor subtypes. Biochem. Pharmacol, 1998, 55：627－633

［12］Oliver B, Tomita K. Keller A, et al. How does theophylline does not exert its anti-inflammatory effects in mild asthma through upregulation of interleukin-10 in alveoliar macrophages. Allergy, 2001, 11：1087－1090

［13］Ito K, Lim S, Adcock IM, et al. Effect of low dose theophylline on histone descetylase activity in patients with mild asthma. Am. JResp Crit Care Med, 2000, 161：A614

［14］Kraft M, Trovik JA, Trudeau JB, et al. Theophylline：potential anti-inflammatory effects in nocturnal asthma. JAllergy Clin Immunol, 1996, 97：1242－1246

［15］Hidi R, Timmermans S, Liu E, et al. Phosphodiesterase and cyclic adenosine monophosphate-dependent inhibition of T-lymphocyte chem otaxis. Eur Respir J, 2000, 15：342－349

［16］Wilson AJ, Gibson PG, Coughlan J. Long acting beta-agonists versus theophylline for maitenance treatment of asthma. Cochrane Database Syst Rev, 2000, CD001281

［17］Lim S, Jatakanon A, Gordon D, et al Comparion of high dose inhaled steroids, low dose inhaled steroids plus low dose theophylline, and low dose inhaled steroids alone in chronic asthma in general practice. Thorax, 2000, 55：837－841

［18］Johnson M. The β-adrenoceptor. Am. JResp Crit Care Med, 1999, 158：S146

［19］Sears MR, Taylor DR, Print CG, et al. Regular inhaled β-agonist treatment in bronchial asthma. Lancet, 1990,

336：1391

[20] Wong CS, Pavord ID, Willaims J, et al. Bronchodilator, cardiovascular, and hypokalaemic effects of fenoterol, salbutamol, and terbutaline in asthma. Lancet, 1990, 336：1396

[21] Drysdale CM, McGraw DW, Stack CB, et al. Complex promoter and coding region β2-adrenergic receptor haplotypes alter receptor expressions and predict in vivo responsiveness. Proc, Natl Acad Sci USA, 2000；97：10483－10488

[22] Heredia JL. Tiotropium Bromide：An Update. The Open Respiratory Medicine Journal, 2009, 3：43－52

[23] Cazzola M, Matera MG. Emerging inhaled bronchodilators：An update. Eur Respir J, 2009, 34：757－769

第三章 镇咳祛痰药物的应用

【镇咳药】

咳嗽反射由感受器、传入神经、传出神经及咳嗽中枢四个环节组成，只要能抑制咳嗽反射的任何一个环节，均能达到镇咳的作用。镇咳药物按作用机制可分为中枢性和周围性镇咳药及双重作用药。

（一）中枢性镇咳药　中枢性镇咳药的作用主要是抑制延脑咳嗽中枢，适用于各种原因引起的剧烈干咳。偶尔有恶心、头痛、头晕、倦睡、腹胀等不适，孕妇及哺乳期妇女慎用。

1. 可待因（codeine）（甲基吗啡）

（1）作用　对延脑的咳嗽中枢有较强的抑制作用，镇咳作用强而迅速。只适用于各种原因所致的干性咳嗽，对痰多黏稠者不适用。

（2）用法　口服，每次 10～20mg，4～6 小时 1 次；皮下注射，每次 15～30mg。极量，120mg/d。

（3）不良反应　本药反复使用可成瘾。剂量过大可引起烦躁不安及中枢神经兴奋作用和便秘。中毒解救可用纳洛酮。

2. 喷托维林（pentoxyverine）

（1）作用　对咳嗽中枢有选择性抑制作用，兼有阿托品样作用和局麻作用，无成瘾性。

（2）用法　口服，每次 25mg，每日 3 次；溶液，每次 10ml，每日 3 次。

（3）不良反应　轻度头痛、头晕、口干、恶心、腹胀、便秘。痰多者宜与祛痰药合用。青光眼患者禁用。

3. 吗啡（morphine）

（1）作用　镇咳疗效非常显著，但使痰液难以咳出，并抑制呼吸中枢，极易成瘾。目前仅用于癌症或主动脉瘤引起剧烈咳嗽并伴极度痛苦、急性肺梗死或急性左心衰伴有剧烈咳嗽的患者。应严格掌握适应证。

（2）用法　皮下注射或口服，每次 5～10mg，每日 1～3 次。极量，皮下，每次 20mg；60mg/d。

（3）不良反应　便秘、呕吐、尿潴留、嗜睡、血压下降、呼吸抑制，成瘾。支气管哮喘时慎用。

4. 右美沙芬（dextromethorphan）

（1）作用　中枢性镇咳药，作用强度与可待因相当，不抑制呼吸，无成瘾性及耐药性。

（2）用法　口服，单方制剂，每次 10～20mg，每 4～8 小时 1 次；复方右美沙芬，1～2 片/次，每日 3 次。极量，120mg/d。

（3）不良反应　头晕、恶心、嗳气等。痰多者慎用。

5. 苯海拉明（diphenhydramine）

（1）作用　抑制了延髓咳嗽中枢，同时也具有周围性作用。

（2）用法　口服：每次 25～50mg，2～3 次/日；肌内注射：每次 20mg，1～2 次/日。

（3）不良反应 有镇静和抗胆碱作用。

6. 异米尼尔（isoaminil）（异丙苯戊腈）

（1）作用 可抑制咳嗽中枢，并有轻度局麻和平喘作用，无成瘾性，对呼吸和血压影响小。

（2）用法 口服，每次40mg，每日3次。

（3）不良反应 头晕、恶心、便秘及药疹。

7. 普罗吗酯（promolate）

（1）作用 中枢性镇咳药兼有轻度镇静作用，无成瘾性。

（2）用法 口服，每次250mg，每日3次。

（3）不良反应 口干、胃部不适、恶心等。

8. 替培定（tipepidine）

（1）作用 无成瘾性。除镇咳外，还能够促进气管黏膜纤毛上皮运动，加速痰液清除。

（2）用法 口服，每次20～40mg，每日3次。

（3）不良反应 头晕、胃肠道反应等。

（二）周围性镇咳药

1. 二氧丙嗪（dioxopromethazine）

（1）作用 较可待因镇咳作用强，并可用于过敏性哮喘、荨麻疹、皮肤瘙痒症。

（2）用法 口服，每次5～10mg，每日2～3次。极量，每次10mg或每日30mg。

（3）不良反应 困倦、乏力等。

2. 地布酸钠（sodium dibunate）（双丁萘磺钠）

（1）作用 主要抑制咳嗽反射弧中的传入途径，属于非麻醉性的强效镇咳药，无成瘾性，有祛痰作用。

（2）用法 口服，每次0.03g～0.1g，每日3次，饭后及睡前服用。

（3）不良反应 大剂量可引起呕吐、腹泻、食欲不振等症状。

3. 苯佐那酯（benzonatate）

（1）作用 有较强的局麻作用，吸收后分布于呼吸道，抑制肺-迷走神经反射，抑制咳嗽。不抑制呼吸，并可使哮喘患者通气量增加。镇咳作用比可待因稍弱。服后10～20分钟生效，持续2～8小时。常用于急性支气管炎、肺炎、支气管哮喘、支气管检查及肺癌所致刺激性干咳。

（2）用法 口服，每次50～100mg，每日3次。

（3）不良反应 有时有嗜睡、恶心、眩晕、胸闷、皮疹和口咽部麻痹。

4. 复方甘草片（glycyrrhizin Co）

（1）作用 含阿片和甘草流浸膏，口服后部分残留在咽部黏膜上而减弱对咽黏膜的刺激，从而缓解咳嗽。

（2）用法 口服或含服，1～2片/次，每日3～4次。

（3）不良反应 连续服用可出现排钾潴钠和轻度水肿。

（三）双重作用镇咳药

1. 苯丙哌林（benproperine）

（1）作用 非麻醉性镇咳药，具有较强的镇咳作用。其镇咳作用兼具中枢性和外周性双重机制。

（2）用法 口服，每次 20～40mg，每日 3 次。

（3）不良反应 口干、胃灼热、乏力、头晕、药疹等。

2. 磷酸苯哌丙烷（benproperne phosphate）

（1）作用 对末梢神经有抑制作用，可阻断肺-胸膜的牵张感受器产生的肺迷走神经反射，同时直接抑制咳嗽中枢，不抑制呼吸。用于治疗刺激性干咳。

（2）用法 口服，1～2 片/次，吞服。

（3）不良反应 口干、头晕、胃灼热、药疹。

【祛痰药（expectorants）】

吸入呼吸道的尘粒（包括病毒和细菌），依赖于气道上皮黏液对尘粒的捕捉和上皮细胞纤毛的协调活动移送到咽喉部通过咳嗽作用得以有效清除。气道上皮黏液由气管、支气管的上皮细胞、黏膜下腺体及肺泡上皮所分泌，铺垫在黏膜表面上而形成包括水样层和凝胶层的黏液毯，炎症、细菌产物以及交感和副交感神经都可刺激黏液腺和杯状细胞使其分泌增加。呼吸道黏液分泌异常或分泌过多，就形成痰液。痰液黏稠度主要与黏液中酸性糖蛋白增加有关。炎症存在时大量炎症细胞破坏释放的 DNA 使痰液的黏稠度显著提高形成脓痰而不易咳出。另外，痰的 pH 值也影响其黏稠度，酸性液体中痰的黏稠度增加，碱性液体中黏稠度下降。除痰的黏稠度之外，痰量、纤毛运动状况、水样层与凝胶层的比例等均影响痰液的排出。

祛痰药是指能使痰液变稀，黏稠度降低，易于咳出，或能加速呼吸道黏膜纤毛运动，促进痰液排出的药物。按作用机制可分为 3 类：①恶心性祛痰药和刺激性祛痰药，如氯化铵、碘化钾等口服后可刺激胃黏膜，引起恶心、反射性地促进呼吸道腺体分泌物增加，使痰液稀释，易于咳出；②黏液溶解剂，如乙酰半胱氨酸可分解痰液的黏液成分，使痰液液化而易于咳出；③黏液调节剂，如溴己新和羧甲半胱氨酸，作用于支气管的黏液产生细胞，促进其分泌黏滞性低的分泌物，使痰变稀，易于咳出。

（一）恶心性祛痰药 口服药物后能刺激胃黏膜迷走神经纤维产生冲动传入中枢，引起轻度恶心，从而反射性兴奋支配气管、支气管黏膜腺体的迷走神经传出神经纤维，促进支气管浆液分泌增加，从而稀化痰液，易于咳出。作用温和，对稠厚黏痰作用不明显。肺出血和急慢性胃肠病患者不宜服用。

1. 氯化铵（ammonium chloride）

（1）作用 口服后刺激胃黏膜迷走神经，引起轻度恶心，反射性引起呼吸道分泌物增加；入血的氯化铵经呼吸道排除时带出水分，使痰液变稀。

（2）用法 口服，每次 0.3～0.6g，每日 3 次，小儿 30～60mg/kg。

（3）不良反应 过量可导致高氯性酸中毒；严重肝、肾功能减退、溃疡病及代谢性酸中毒者忌用。

2. 碘化钾（potassium iodide）

（1）作用 刺激性祛痰药。有黏液溶解和黏液清除的作用。能松解黏液，但对痰量和痰液的黏性无明显改善。常用于慢性支气管炎痰少而黏稠者。

（2）用法 口服，每次 6～10ml，每日 3 次。小儿减半。

（3）不良反应 味苦，可有胃部不适，痤疮。对碘过敏者可见发热、皮疹、唾液腺肿痛及感冒样症状。儿童长期应用可能导致中到重度甲状腺肿大。

注意：不宜与酸性药物同时服用。不宜用于甲状腺疾病患者。

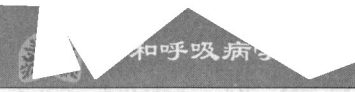

3．愈创木酚甘油醚（guaifenesin）

（1）作用　同氯化铵，并有消毒、防腐作用，减少痰液臭味。大剂量有平滑肌松弛作用。适用于慢性化脓性支气管炎、肺脓肿和支气管扩张等。

（2）用法　口服，每次0.2~0.4g，每4小时1次，最大剂量每日2.4g；糖浆，每次10~20ml，每日3次。

（3）不良反应　恶心、胃部不适。大量使用可导致嗜睡。肺出血、急性胃、肠炎忌用。

4．愈创木酚磺酸钾

（1）作用　可温和的刺激呼吸道黏膜分泌增加，产生祛痰作用。

（2）用法　口服，每次5~10ml，每日3次。

（3）不良反应　与愈创木酚甘油醚相似。

5．吐根（radix ipecacuanha）

（1）作用　小剂量有恶心性祛痰作用，用于急性呼吸道炎症引起的干咳。

（2）用法　口服，吐根酊，每次0.5~1ml，每日3次；吐根糖浆，每次3~5ml，每日3次。

（3）不良反应　大剂量时可引起恶心、呕吐。

6．棕胺合剂（棕色合剂和氯化铵）

（1）作用　祛痰、止咳。

（2）用法　口服，每次10~20ml，每日3~4次。

（3）不良反应　同氯化铵。

7．高渗氯化钠（1.8%~2%）

（1）作用　能激活蛋白水解酶，加速黏蛋白分解，与黏蛋白分子间的结合力，并引高渗吸入水分使痰液变稀，有利于痰的湿化。

（2）用法　雾化吸入或气管内滴入，每日3~4次。

（3）不良反应　高浓度吸入可引起支气管痉挛。

8．高渗碳酸氢钠

（1）作用　其碱性环境能降低黏性痰的吸附力，加强内源性蛋白酶的活性，并能促进纤毛运动，并可取代黏蛋白的钙离子，促进黏蛋白解聚。由于高渗作用，可吸入水分进入呼吸道使痰稀释，易于咳出。

（2）用法　雾化吸入或气管内滴入，每日3~4次。

（3）不良反应　高浓度（5%~7.5%）吸入可引起支气管痉挛。

（二）溶解性祛痰药

1．乙酰半胱氨酸（acetylcystine）

（1）作用　由于其游离的硫氢根与黏液蛋白中的焦硫酸盐结合后的相互作用，导致黏液变得稀薄，从而溶解黏痰，降低痰的黏滞性，并使之液化。适用于大量黏痰阻滞引起呼吸困难，术后咳痰困难，各种原因引起痰液黏稠者；并可用于对乙酰氨基酚中毒的解救；因其抗氧化作用，近来用于逆转肺间质纤维化。口服吸收迅速，缓慢释放。

（2）用法　口服，每次100~1200mg，每日3次；雾化吸入，以10%溶液吸入，每次1~3ml，每日3~4次；气管注入，急救时从环甲膜处注入气管腔内，每次5%溶液0.5~2ml；气管滴入，急救时以5%溶液经气管插管或直接滴入气管内，每次1~2ml，每日2~6次。

（3）不良反应　气管内滴入可引起呛咳、恶心、呕吐、胃刺激症状、支气管痉挛（可用支气管舒张剂缓解）。口服制剂副作用少见。

注意：雾化剂仅能临用时配制，配制的溶液只能冰箱保存 48 小时，只能用玻璃或塑料制品为容器。其最适 pH 值为 7~9，可用等量的 20% 溶液与 5% 碳酸氢钠溶液混合雾化吸入。

2. α-糜蛋白酶（α-chymotrypsin）

（1）作用 能分解肽键，使稠厚黏痰和脓性痰稀化。

（2）用法 气管内滴入或雾化吸入用 0.5mg/ml，每日 2~4 次。

（3）注意 临用时用生理盐水或注射用水配制；严重肝病、凝血功能障碍、不足 12 岁及玻璃体不固定的创伤性白内障患者忌用；禁止静脉注射；如有过敏反应可用抗组胺药治疗。

（三）黏液调节剂

1. 溴己新（bromhexine）（必嗽平、溴己铵、溴苄环己胺）

（1）作用 作用于支气管腺体，使黏液分泌细胞的溶酶体酶释放而使痰液中的酸性蛋白纤维断裂；还通过刺激胃黏膜反射性兴奋胆碱能受体使支气管腺体分泌增加而起恶心性祛痰药的作用。主要用于慢性支气管炎、支气管扩张、矽肺等有白黏痰不易咳出的患者。

（2）用法 口服，每次 8~16mg，每日 3 次；肌内注射，每次 4~8mg，每日 2 次。

（3）不良反应 偶有恶心、胃部不适，减量或停用后可消失。溃疡病患者慎用。

2. 氨溴索（ambroxol）

（1）作用 为溴己新在体内的有效代谢产物，还可增加黏膜纤毛运动，促进肺表面活性物质的释放，促进痰液排出。祛痰作用超过溴己新，且毒性小，耐受性好。

（2）用法 口服，每次 30mg，每日 3 次；静脉注射，每次 15~30mg，每日 2~3 次；雾化吸入，每次 15~30mg，每日 2~3 次。

（3）不良反应 偶见胃肠道不适。

3. 羧甲半胱氨酸（carbocisteine）

（1）作用 使低度黏痰黏滞性降低，易于咳出。服后 4 小时生效。用于慢性支气管炎、哮喘等痰液黏稠、咳出困难者。亦用于术后咳出困难和肺炎合并症。用于小儿非化脓性耳炎，有防聋效果。

（2）用法 口服，每次 0.5g，每日 3 次。

（3）不良反应 偶有轻度头晕、恶心、胃部不适、腹泻、胃肠道出血、皮疹等。

4. 桃金娘油（myrtol）（强力稀化黏素）

（1）作用 通过促溶、调节分泌及主动促排作用，使黏液易于排出。适用于急性、慢性支气管炎、支气管扩张、慢性阻塞性肺疾患、肺部真菌感染等。

（2）用法 口服，成人，急性患者，每次 300mg，每日 3~4 次；慢性患者，每次 300mg，每日 2 次；4~10 岁儿童，急性患者，每次 120mg，每日 3~4 次；慢性患者，每次 120mg，每日 2 次。

（3）不良反应 极少，仅有胃肠道不适。

（四）中草药

1. 枇杷止咳露

（1）作用 主要成分为枇杷叶流浸膏、氯化铵等。有镇咳、祛痰作用。适用于各种原因引起的咳嗽、多痰。

（2）用法 口服，每次 10ml，每日 3 次。

2. 桔梗流浸膏

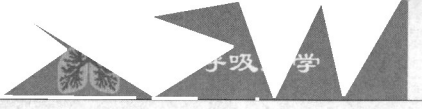

（1）作用　为恶心性祛痰药。有祛痰、镇咳作用。

（2）用法　口服，每次 10ml，每日 3 次。

（五）继发性黏液清除剂

1. 肾上腺能药物　β 肾上腺素受体激动剂在舒张支气管的同时，能增加纤毛运动，从而促进黏液清除。α-肾上腺素能制剂也能通过减少黏膜充血，促进黏液清除。

2. 甲基黄嘌呤　茶碱也能通过增加纤毛运动促进黏液排出。此外，茶碱可能导致恶心，通过恶心性祛痰药的机制发挥作用。

3. H_1 受体阻断剂　常因其抗胆碱活性而产生黏液清除作用。

4. 皮质激素　能改变气道细胞的分泌，炎症细胞的聚集以及分泌细胞对炎症反应所致的增生，从而治疗黏液的过度分泌。

5. 抗感染药　红霉素能抑制黏液分泌。在体外实验中，广谱抗病毒药利巴韦林能促进纤毛的摆动，因此可能有促进黏液排出的作用。

（田欣伦）

参 考 文 献

［1］Witek T J Jr, Schachter EN. Pharmacology and therapeutics in respiratory care. Philadelphia：WB Saunders Company, 1994，239 - 258

［2］Murray JF, Nadel IA eds. Textbook of respiratory medicine, 3rd ed, philadelphia：WB Saunders Company, 2000, 267 - 291

［3］Barnes PJ, Drazen JM, Rennard S, eds. Asthma and COPD, basic mechanisams and clinical management. Elsevie Science Ltd, 2002, 521 - 546

第四章 肺动脉高压治疗的新型药物

在过去的几十年中肺动脉高压（PAH）的治疗进展相当缓慢。自从 PAH 发现后，20 世纪 50 年代 Dresdale 和 Woal 等学者就提出了经验性治疗这一概念，即通过各种血管扩张剂来降低肺动脉压力。于是多种血管扩张剂开始试用于 PAH 的治疗。包括：异丙肾上腺素、乙酰胆碱、硝酸酯类、α 受体阻断剂、血管紧张素转换酶抑制剂、肼苯达嗪以及钙离子通道阻断剂（calcium channel blockers，CCB）等（表 4-4-1）。但是临床研究很快发现，除了某些钙离子通道阻断剂以外，其他类型的血管扩张剂均未显示出明确的临床疗效。在 20 世纪 80 年代，曾经发表过应用口服抗凝药物和钙离子通道阻断剂治疗 PAH 的非对照临床研究结果，CCB 就成为 PAH 治疗的主要药物。后来心肺移植或肺移植也成为 PAH 的治疗手段之一。在进入新世纪后，PAH 的治疗新药物不断涌现，使 PAH 的临床治疗进入了一个崭新的时代。目前临床应用降低肺动脉压力的新药包括：前列环素及其结构类似物、内皮素受体阻断剂和 5 型磷酸二酯酶抑制剂。

表 4-4-1 肺动脉高压治疗的编年史

年 代	治疗方法
1950 ~ 1980	经验性应用血管扩张剂
1980 ~	口服抗凝药物；钙离子通道阻断剂；心肺移植或肺移植
1990 ~	静脉应用前列环素；经皮球囊房间隔造口术
2000 ~	新一代肺动脉高压治疗药物

【前列环素】

前列环素类似物是人工合成制剂，与人体内的前列腺素 I_2 的作用相似。前列腺素 I_2 是花生四烯酸的主要代谢产物，主要有血管内皮细胞产生，研究表明，前列环素（PGI_2）缺乏可导致 PAH。前列环素不仅有强力扩张肺血管和体循环血管作用，另外还有抗血小板聚集的作用。而在 PAH 病理检查中发现肺动脉镜下原位小血栓形成。Christman 的一项里程碑式研究报道，PAH 患者体内前列环素缺乏而血栓素过多。Tuder 证实，重度 PAH 患者肺内前列环素合成酶表达减少。前列环素类似物可能通过以下机制使血管平滑肌舒张：①刺激 cAMP 的产生；②抑制血管平滑肌细胞增生；③抑制血小板聚集，从而提高心排血量，减缓平滑肌细胞生长，使肺动脉压力和右心房压力下降，氧饱和度上升，症状改善甚至几乎消失。常用的前列环素类似物包括：静脉用依前列醇，口服贝前列素，皮下用曲前列环素和吸入用伊洛前列环素。

（一）依前列醇　通用名：依前列醇。英文：epoprostenol。商品名：flolan。化学名：(5Z, 9a, 11a, 13E, 15S)-6, 9-环氧-11, 15-二羟基前列腺-5, 13-二亚乙基三胺-1-羧基。分子量：374.45。分子式：$C_2OH_{31}NaO_5$。

1. 药理作用　具有直接扩张肺循环及体循环动脉血管床和抑制血小板聚集两大作用。动物实验显示，该药扩张血管后使左右心室后负荷降低，心排出量增加。对动物心率的影响是剂量依赖性的。小剂量时，刺激迷走神经引起的心动过缓，大剂量时由于扩张了血管，血压下降，反射性引起心动过速。药物本身对心脏传导束没有影响。动物体内观察到该药具有扩张支气管平滑肌、抑制胃酸分泌、减缓胃排空的作用。

2. 药效学及药代动力学　在体内正常 pH 值状态下迅速水解或被酶分解。动物实验显示，用氚标记的依前列醇血浆清除率较高〔93ml/（kg·min）〕，容积分布小（357ml/kg），血浆半衰期为 2.7 分钟。动物注射后达峰时间为 15 分钟。目前尚无人体内该药的药动学资料。在体外，该药在 pH 值 7.4 室温 37℃ 条件下半衰期为 6 分钟。体内半衰期小于 6 分钟。体外血浆中该药半衰期无性别差异。依前列醇在体内迅速分解为 6-酮-PGF1α，6，15-二酮-13，14-二氢 d-PGF1，两种代谢产物生物学活性均低于依前列醇本身，半衰期为 2~3 分钟，其代谢物较稳定，但生物活性极弱。

3. 依前列醇治疗肺动脉高压的临床疗效　早在 20 世纪 80 年代静脉用依前列醇就用于特发性肺动脉高压的治疗，1995 年美国食品和药物管理局（FDA）批准该药用于肺动脉高压的治疗。在一项由多中心参加的历时 12 周的前瞻、随机、开放的临床验证中，将 81 例重度特发性肺动脉高压（IPAH）患者（纽约心肺国内分级：NYHA 分级为 Ⅲ~Ⅳ 级）分为 2 组，治疗组 41 例患者除接受静脉用依前列醇治疗外还常规治疗（口服血管扩张剂，抗凝治疗等），对照组 40 例患者只接受常规治疗。研究结果表明：在使用依前列醇治疗 12 周后，治疗组患者除临床症状减轻外，6 分钟步行距离由基线状态 315m 提高到 12 周后的 362m，对照组患者基线状态平均 6 分钟步行距离为 270m，12 周后降低为 204m。治疗组平均肺动脉压力下降了 8%（对照组上升了 3%），平均肺动脉阻力下降了 21%（对照组上升了 9%）。对照组有 8 例患者死亡，而治疗组无死亡。

另外一项多中心、随机、对照、开放研究证实，长期静脉输注依前列醇可改善硬皮病相关性 PAH 患者的运动耐量和血流动力学状态。该研究将患者随机分为依前列醇 + 常规治疗组及常规治疗对照组。研究的主要观察指标是运动耐量，次要指标包括观察心肺循环血流动力学、患者的症状、体征及生存率。治疗 12 周后结果表明，依前列醇治疗组的运动耐量改善，平均 6 分钟步行距离由基线状态的 270m 提高到 12 周后的 316m，而对照组的平均 6 分钟步行距离由基线状态的 270m 下降到 12 周后的 192m。治疗 12 周后 2 组的平均 6 分钟步行距离差值为 108m，两组比较有显著统计学差异。依前列醇组 12 周后血流动力学改善，平均肺动脉压下降 5mmHg，对照组升高 0.9mmHg。治疗组肺血管阻力下降 4.6mmHg/（L·min），对照组增加 0.9mmHg/（L·min）。依前列醇组 21 例患者的 NYHA 心功能分级得到改善，而对照组患者无 1 例改善。依前列醇治疗组 Borg 呼吸困难评分和呼吸困难-疲倦比值均得到改善，雷诺现象的严重程度和指（趾）端溃疡的发生率较对照组明显降低。依前列醇治疗组和对照组分别有 4 例和 5 例患者死亡。

McLaughlin 连续对 162 例 IPAH 患者长期给予依前列醇治疗，平均随访 36.3 月（中位随访 31 个月）。随访包括心功能分级、运动耐量和血流动力学。随访发现治疗后 PAH 的 1 年、2 年和 3 年的生存率分别为 87.8%、76.3% 和 62.8%，明显高于以往报道的 58.9%、46.3% 和 35.4%。预测基线状态生存率采用运动耐量、心功能分级、右心房压力、腺苷急性血管扩张试验等标准。依前列醇治疗 1 年后，预计基线状态生存率采用运动耐量、心功能分级和平均肺动脉压的改善程度。

同样，Sitbon 等人也对持续输入依前列醇对 IPAH 患者长期生存率的影响进行研究，他们首先假设依前列醇能改善 NYHA 心功能分级Ⅲ或Ⅳ级 IPAH 患者的生存率。从 1992 年 12 月到 2001 年 1 月间，他们入选 YNHA 心功能分级为Ⅲ或Ⅳ级的 178 例 IPAH 患者给予依前列醇治疗。在基线状态、治疗 3 个月和每年均进行 6 分钟步行距离测试和右心导管检查。结果表明依前列醇治疗 1 年、2 年、3 年和 5 年时患者生存率分别是 85%（对照组为 58%）、70%（对照组 43%）、63%（对照组 3%）、55%（对照组 28%）。通过变量分析发现，与预后不佳相关的基线状态因素包括曾有右心衰竭史、NYHA 心功能Ⅳ级、6 分钟步行距离≤250m（中位值）、右房压≥12mmHg 以及平均肺动脉压≥65mmHg。对基线状态及治疗 3 个月时的资料进行多变量分析发现，与生存率较低有关的因素包括曾有右心衰竭史、3 个月内持续 NYHA 心功能分级持续Ⅲ级或Ⅳ级以及总的肺血管阻力较基线状态下降小于 30%。

因此，研究者认为，接受依前列醇治疗的 IPAH 患者长期生存率与治疗前基线状态严重程度及治疗 3 个月时对药物的反应有关。因此他们建议对依前列醇治疗 3 个月后 NYHA 心功能分级持续Ⅲ或Ⅳ级，或者血流动力学无改善者，或同时符合这两种情况的 PAH 患者均可考虑进行肺移植。截至 2003 年底，美国有 2550 名肺动脉高压患者正在接受此药治疗，研究显示经过一年的治疗，肺动脉压可降低 20%，心排量可增加 60%，肺血管阻力减少 50%。

4. 用法、安全性和耐受性

（1）用法　依前列醇的应用比较复杂，需要持续静脉输注。常温下性质不稳定，输注前需要低温保存，血液半衰期短。因此只能通过静脉持续注射给药。为使患者长期得到治疗，通常在锁骨下静脉植入便携式静脉泵，应用依前列醇治疗时一般从小剂量开始，1～2ng/（kg·min），随后依据药物的副作用和患者的耐受程度以 1～2ng/（kg·min）的速度逐渐上调药物剂量，许多患者似乎最终都能达到一个稳态浓度，这时就不需继续上调药物剂量。许多患者的稳态剂量都在 20～40ng/（kg·min），但由于个体差异较大，稳态剂量的变化范围也较大。

（2）副作用　依前列醇的常见副作用：咀嚼时下颌关节痛，头痛，腹泻，恶心，面色潮红，肌肉骨骼疼痛，皮肤出血性疱疹。这些副作用是轻微的，是剂量依赖性的，往往在药物慎重减量时减弱或消失。过量使用可引起严重副作用。

在静脉应用依前列醇时应避免突然停药。因为可导致部分患者的 PAH 反弹，使症状恶化甚至死亡。对于高度依赖依前列醇的重度 PAH 患者，即使停药较短时间（20～30 分钟）也可导致病情恶化。因此建议患者在随身携带备用输液泵的同时，还携带一个装有预混药物的备用盒。万一中心静脉通路出现问题（如导管阻塞或移位），患者应立即寻求医疗急救机构的帮助，在中心静脉通道恢复之前，需建立外周静脉通道以保证药物继续输入。患者通常需要在医疗机构留观，确保新建立的中心静脉通道万无一失。

长期静脉输入依前列醇的其他并发症包括与插管相关的感染，可表现为穿刺部位局限性感染、脉管炎、蜂窝组织炎或脓毒血症、与置管相关的静脉血栓形成、血小板减少和腹水。中心静脉置管偶尔可导致气胸或血胸。每年有 0.1%～0.6% 的患者发生输液泵相关的败血症，输液泵的失灵及中心静脉置管移位也常见，可导致药物供给中断，严重时可危及生命。肺静脉阻塞病患者使用依前列醇后，由于扩张了毛细血管前静脉，而毛细血管后静脉处于闭塞状态，出现严重肺水肿，可致患者死亡。

（3）药物相互作用　与利尿剂、降压药及其他的扩血管药合用可使血压降低。抗血小板药物及抗凝药与依前列醇合用时有出血的潜在危险性。但临床试验中，PAH 患者使用依前列醇时合并用抗凝药物并未发现出血现象。临床试验中，依前列醇可与地高辛、利尿剂、抗凝药物，口服扩血管药物等合用。

由于依前列醇临床应用复杂（包括长期留置导管，药物要临时调配，输液泵的操作），故强烈建议患者到 PAH 专科医疗机构接受治疗。长期应用依前列醇需要在有丰富临床经验的护士和内科医师的指导下进行。

在当前依前列醇治疗时代，对 PAH 患者的预后判断引起大家重视。一些过去认为预后极差的患者长期静脉输注依前列醇后生存时间相对延长。许多 IPAH 患者长期持续应用依前列醇可受益数年。Barst 等人在数个医疗中心进行的小样本研究中发现，早期应用依前列醇可使 PAH 患者长期受益。最近 Shapiro 和 MaLaughkin 进行了更大规模持续静脉输注依前列醇的研究，结果也证实患者可长期获益。应用该药如果能使患者的平均肺动脉压和肺血管阻力下降，心排出量增加，许多患者可受益多年。

（二）曲前列环素　通用名：曲前列环素。英文名：treprostinil。商品名：remodulin。分子量：412.49。分子式：$C_{23}H_{33}NaO_5$。尚未在中国上市。

1. 药理作用　直接扩张肺血管及全身血管床，抑制血小板聚集。动物模型显示，曲前列环素的扩血管作用可降低左右心室的后负荷，增加心排出量。该药可导致剂量依赖的负性肌力作用，对心脏传导束无影响。像依前列醇一样，曲前列环素对大多数肺动脉高压患者有帮助，能改善呼吸困难指数、肺动脉的临床症状和体征，能提高患者运动耐量。

2. 药效学、药代动力学和新陈代谢　本药为皮下用前列环素，在室温下稳定，且半衰期为 3 小时。remodulin 是皮下脂肪内持续注射的曲前列环素。该药皮下注射后吸收迅速，其绝对生物利用度几乎为 100%，血浆稳态浓度在注射后 10 小时出现，皮下注射起始量为 1.25ng/（kg·min），逐渐增加至最大剂量 22.5ng/（kg·min）。体外活性浓度为 330 ~ 10000μg/L，91% 与血浆蛋白结合。大部分通过肝脏代谢，有 5 种代谢产物（HU1-HU5），代谢产物的生物活性和转归目前尚不清楚。体外试验有关肝脏细胞色素 P450 与曲前列环素相互作用表明，该药不抑制 CYP-1A2，2C9，2C19，2D6，2E1 及 3A。药物清除为双向，给药剂量的 79% 由尿排出，其中 4% 为原形，64% 为代谢产物。给药剂量的 13% 由粪便排泄。对一个 70kg 体重的健康人，体循环清除率为 30L/h。由于曲前列环素通过肝脏代谢，肝功能轻中度受损患者起始剂量应减少为 0.625ng/（kg·min）。目前尚无重度肝功能受损患者应用曲前列环素的临床资料。也尚无肾功能受损患者使用该药的资料。曲前列环素不影响地高辛及华法林血浆药物结合力。体外研究显示，镇痛药物对乙酰氨基酚 1000mg 每 6 小时 1 次，连续给药 7 次，对曲前列环素代谢没有影响。皮下注射的速度为 15ng/（kg·min）。

3. 治疗肺动脉高压的临床疗效　为验证这种药物对 PAH 患者的疗效，研究者选用 14 例 IPAH 患者静脉给予依前列醇和曲前列环素进行敏感试验，结果证明，两种药物的血流动力学相似——非血管阻力分别下降 22% 和 20%。为进一步验证曲前列环素皮下给药的疗效，研究者对 25 例 IPAH 患者先后通过静脉和皮下给药并进行比较，结果 2 种给药途径使患者肺动脉平均压分别下降 6% 和 13%，肺血管阻力分别下降 23% 和 28%。另一项对入选的 26 例 IPAH 患者分别历时 8 周、治疗组与安慰剂对照组例数为 2:1 的随机研究表明，短期皮下注射曲前列环素能改善患者心肺循环血流动力学。治疗组中 2 例患者因发生无法耐受副作用而退出研究，另 15 例接受曲前列环素的患者在 8 周内，6 分钟步行距离增加（37±17）m（治疗前 373m 治疗后 379m），对照组 6 分钟步行距离减少 6±28m（治疗前 384m 治疗后 379m）。两组比较没有统计学意义。同样有用曲前列环素治疗 8 周后患者肺血管阻力指数下降 20% 这种血流动力学改变对患者有益，但仍然没有统计学意义。同依前列醇一样，曲前列环素常见的副作用有头痛、腹泻、颜面潮红、下颌关节痛及脚痛。也可发生皮下给药部位疼痛，偶尔疼痛可十分剧烈并可出现皮下红斑和硬结。几乎所有皮下给药的患者均出现注射部位疼痛的副作用。该研究结果表明，这种新型的皮下给药制剂能安全有效的应用于门诊患者，并为其他大规模研究奠定了基础。

目前，评价皮下注射曲前列环素治疗 PAH 疗效的规模最大、安慰剂对照的随机研究有多个国家共同完成，以特发性 PAH（IPAH）、结缔组织病或先天性体-肺循环分流导致的 PAH 患者为研究对象，选择自 1998 年 11 月至 1999 年 10 月间北美的 24 个医学中心和欧洲、澳大利亚以及以色列的 16 个医学中心就诊的 470 例 PAH 患者，随机分成常规治疗联合皮下注射曲前列环素组和常规治疗联合皮下注射安慰剂对照组（不含曲前列环素的赋形剂）。由于在上述研究中出现了给药部位疼痛和局部反应的副作用，所以该研究所用药物的初始剂量更低，在治疗 12 周末最大允许剂量限制在 22.5ng/（kg·min）。研究主要观察终点是运动耐量，通过 6 分钟步行距离来评价。结果表明曲前列环素治疗组运动耐量改善而安慰剂组没有变化，治疗组中为差值提高 16m（$P = 0.006$）。这种运动耐量的提高似乎是剂量依赖性的。药物剂量小与平均剂量一半的患者 6 分钟步行距离几乎没有改善，而剂量大于 13.8ng/（kg·min）的患者步行距离平均增加 36m。曲前列环素治疗组的其他指标如呼吸困难-疲倦比值和 Borg 呼吸困难评分也得到改善。另外，曲前列环素能够显著的改善血流动力学参数如平均右房压、平均肺动脉压、心脏指数、肺血管阻力和混合静脉血氧饱和度等。

尽管以上指标在统计学上有显著差异，但曲前列环素治疗组 6 分钟步行距离增加 16m 还是相对较少，低于静脉应用依前列醇治疗 PPH 和硬皮病激发 PAH 研究中的 6 分钟步行距离增加值，分别为 47m 和 99m。其中的原因是多方面的，就患者的入选标准而言，曲前列环素研究入选的患者范围比其他两个依前列醇研究更广。依前列醇研究仅选择心功能 III 或 IV 级的 PAH 患者；而曲前列环素则入选了 53 例心功能 II 级的患者，治疗后 6 分钟步行距离平均增加 17m，34 例心功能 IV 级患者平均增加 54m。在曲前列环素的研究的基线资料中，药物治疗组和安慰剂对照组 6 分钟步行距离分别是 326±5m 和 327±6m；依前列醇治疗 IPAH 研究的基线资料中常规治疗联合依前列醇治疗组和单独常规治疗组分别为 315m 和 270m。在硬皮病相关 PAH 研究中，则分别为 272m 和 240m。这表明曲前列环素研究入选患者的病情较轻，这可能是曲前列环素疗效相对不显著的原因。此外，药物的治疗效果还与基线步行距离有关，治疗前步行距离到达 351～450m 的患者，治疗后距离的增加不明显；相反，步行距离在最低范围内即 50～150m 的患者，治疗后可增加 51m。曲前列环素入选多种类型 PAH，除 IPAH 外和硬皮病相关的 PAH 外，还包括先天性心脏病相关的 PAH，后者在既往从未被纳入研究范围。并且在该实验中表明曲前列环素对其无任何疗效，可能与病程太长有关，很难在较短的 12 周内对治疗产生反应。

4. 安全性与耐受性　皮下注射曲前列环素可导致给药部位出现疼痛和红斑。虽然有多种方法可治疗此种副作用，但没有一种治疗方法能够对所有患者有效。不同患者对疾病治疗如局部热敷和冷敷，局部使用止痛剂和消炎药的反应不同。一些患者对口服非甾体抗炎药有良好的效果，部分患者经过几个月的治疗后局部疼痛和红斑改善。有些患者发现每 3 天改变注射部位要比每天改变效果更好。最常选用的注射部位是腹部皮下脂肪多的部位，亦可选用臀部或股外侧或上臂内侧。由于曲前列环素半衰期较长，如果导管移位或输液泵功能失调导致给药中断，产生的后果并不严重，这种情况下重置导管或更换备用泵都不会引起严重的后果。

曲前列环素给药装置—mini-med 泵大小如同寻呼机，体积比依前列醇给药用的 CADD 泵小。同时还有专门有预混药物的注射器，患者只需将注射器直接连接在泵上加药即可，无需每天按无菌操作原则配药。

常见副作用有：注射局部疼痛，约有 85% 的患者发生。疼痛阻止剂量进一步的增加。在一项大规模研究中，8% 的患者无法忍受在任何剂量所造成的疼痛而早期退出试验。目前认为疼痛的感觉在不同患者之间，甚至在同一患者不同的注射部位之间差异大，建议患者每 3 天更换注射部位。其他副作用同依前列醇。但是副作用发生的速度并不快，并且通常比较轻。在使用该药 6~18 个月后，患者中 30%~50% 会在咀嚼时有颚部疼痛。在使用 5 月后，一些患者会出现腹泻。多数患者有注射部位的反应。少数曾有颜面潮红、头痛、恶心、皮疹、头晕、水肿、瘙痒或低血压。

尽管有上述的副作用，但与依前列醇比较，少有突然停止给药的风险，对于静脉使用依前列醇后出现危及生命的副作用时，可用皮下注射前列环素替代。treprostinil 2002 年在美国被批准用于肺动脉高压的治疗。

（三）贝前列素　通用名：贝前列素（贝拉普罗）。英文名：beraprost。商品名：德纳，dorner。分子式：$C_{24}H_{29}NaO_5$，分子量：420.48。

1. 药理作用

（1）抗血小板作用　末梢循环障碍的患者和健康成人口服本品，可抑制血小板聚集和血小板黏附。能抑制聚集诱导物质引起的人血小板聚集，对人血小板凝集块有溶解作用（体外实验）。

（2）扩张血管、增加血流量作用　健康成人口服本品后，皮肤血流量增加。末梢循环障碍的患者口服本品，可以提高安静时组织内氧分压，缩短肢体缺血试验的缺血恢复时间，用激光多普勒方法可测出皮肤血流量的增加。另外，对 K^+、$PGF_{2\alpha}$ 引起收缩的狗股动脉、肠系膜动脉等各种离体动脉显示扩张作用（体外实验），增加犬各脏器血管的血流量。对病理模型的作用：慢性动脉闭塞性疾病模型：在月桂酸诱发的大鼠后肢循环障碍、麦角胺-肾上腺素诱发的大鼠尾循环障碍以及电刺激诱发的家兔动脉血栓模型中，可抑制缺血性病变的恶化和血栓形成。血栓模型：对大鼠动脉血栓性疾病和大鼠静脉血栓性疾病有抑制血栓形成的作用。皮肤溃疡模型：促进由醋酸引起的大鼠皮肤溃疡的愈合。

（3）作用机制　与前列环素一样，本药通过血小板和血管平滑肌的前列环素受体，激活腺苷酸环化酶、使细胞内 cAMP 浓度升高，抑制 Ca^{2+} 流入及血栓素 A_2 生成等，从而有抗血小板和扩张血管的作用。

2. 药效学及药代动力学　贝前列素（beraprost）是第一个具有稳定的生物学效应，可以口服的前列环素制剂。空腹很快吸收，30 分钟达峰值，生物半衰期为 35~40 分钟。血浆中浓度：8 名健康成年人 1 次口服贝前列素钠 $10\mu g$ 时，Tmax 为 1.42 小时，Cmax 为 0.44ng/ml、半衰期为 1.11 小时。另外，连续 10 日口服贝前列素钠每次 $50\mu g$，1 日 3 次，最高血浆原药浓度是 0.3~0.5ng/ml，没有出现因反复给药引起的药物蓄积。12 名健康成年人 1 次口服贝前列素钠 $50\mu g$ 后，24 小时内尿中原形药物的排泄量是 $2.8\mu g$，β-氧化物的排泄量是 $5.4\mu g$。原形药物和 β-氧化物也可以葡萄糖醛酸结合物的形式排泄，总排泄量中游离形式的原形物和 β-氧化物的比率分别是 14% 和 70%。经口给予小鼠和大鼠本品的 LD_{50} 为 11.6~48.3mg/kg，狗经口给予本品 5、10、20mg/kg 时未出现死亡。用豚鼠及大鼠血清进行的抗原性试验中，没有发现本品有抗原性。

3. 贝前列素治疗肺动脉高压的临床疗效 贝前列环素有预防野百合碱诱导的 PAH 模型的肺血管损伤作用。而且大剂量的贝前列环素似乎对离体豚鼠心肌有正性肌力和负性频率作用。另外，贝前列环素还曾用于治疗外周血管性疾病（如间歇性跛行、系统性硬化导致的雷诺现象和指/趾端坏疽）。但是结论不一。日本 1995 年开始应用贝前列环素治疗 PAH。有几项小样本、开放、非对照研究报道贝前列环素可改善 IPAH 患者的肺血流动力学。绝大多数患者治疗 2 个月后心功能得到改善。肺血管阻力平均下降 26%。在一项回顾性、开放、非对照研究中，24 例 PAH 患者接受贝前列环素治疗，其生存率比 34 例接受常规治疗的 PAH 患者的生存率明显提高，3 年生存率分别为 76% 和 44%。

在一项为期 12 周的随机、双盲、安慰剂对照研究中，选择 130 例 NYHA 心功能分级为 Ⅱ级或 Ⅲ 级的多种类型的 PAH 患者（包括 IPAH 以及结缔组织病、先天性体-肺循环分流、门静脉高压和 HIV 感染等相关的 PAH）为研究对象，给以口服贝前列素平均剂量为 $80\mu g$，每日 4 次，并以 6 分钟步行距离来评价患者的运动耐量。结果全部患者 6 分钟步行距离平均增加 25m，其中 IPAH 患者增加 45m，而由相关因素导致的 PAH 亚组则没有明显增加。但以上 2 个亚组的心肺循环动力学参数及生存率没有显著差异。贝前列环素扩张体循环血管导致的副作用较常见，多发生在给药初期，提示 PAH 患者对贝前列环素的耐受性是影响患者是否能长期治疗的主要因素。

另一项为期 12 个月、随机双盲、安慰剂对照研究中选择 116 例 NYHA 心功能分级分别为 Ⅱ级或 Ⅲ 级的 PAH 患者，研究表明贝前列环素治疗 6 个月后，患者得病变进展程度较对照组慢，这也进一步证实了以前的研究结果：口服贝前列素治疗 3 个月及 6 个月后，患者 6 分钟步行试验的距离比基线状态分别增加 22m 和 31m，与安慰剂组比较有显著性差异。然而，这种效应持续到 9 及 12 个月时逐渐消失。患者的血流动力学状态与基线比较没有显著差异。两组的生存率也无显著差异。这些资料提示贝前列环素的疗效可能随着用药时间的延长而减弱。

4. 安全性与耐受性 由于贝前列素的半衰期短，患者需要用 120mg，每天 4 次。一些患者注意到在药物被清除过程中，症状会再次出现。但所有患者都能耐受。主要副作用：恶心、颜面潮红、头痛、颚部疼痛、腿痛和足背水肿。系统血压下降，特别是在加量后出现。

（1）严重不良反应 ①出血倾向：脑出血（低于 0.1%）、消化道出血（低于 0.1%）、肺出血（发生率不明）、眼底出血（低于 0.1%），应密切观察、如出现异常时，应停止给药，给予适当的处置；②休克（发生率低于 0.1%）：有引起休克的报告，应密切观察，如发现血压降低、心率加快、面色苍白、恶心等症状时，应停止给药，给予适当的处置；③间质性肺炎（发生率不明）：曾有出现间质性肺炎的报告，应密切观察，如出现异常时，应停止给药，给予适当的处置；④肝功能低下（发生率不明）：曾有出现黄疸和 GOT、GPT 升高等肝功能异常的报告，应密切观察，如出现异常时，应停止给药，给予适当的处置；⑤心绞痛（发生率不明）：曾有发生心绞痛的报告，如出现异常时，应停止给药，给予适当的处置；⑥心肌梗死（发生率不明）：曾有发生心肌梗死的报告，如出现异常时，应停止给药，给予适当的处置。

（2）其他不良反应 ①有发生下列不良反应的可能性，应密切观察，并给予适当的处置；②出血倾向：出血倾向、皮下出血（发生率低于 0.1%），鼻出血（发生率不明）；③血液：贫血、嗜酸性粒细胞增多（发生率低于 0.1%），血小板减少、白细胞减少（发生率不明）；④过敏：皮疹（发生率 0.1%~5%），湿疹、瘙痒（发生率低于 0.1%）；⑤精神、神经系统：头痛、头晕（发生率 0.1%~5%），眩晕、嗜睡、蒙眬状态、麻木感（发生率低于 0.1%）；

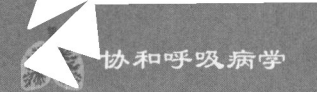

⑥消化系统：恶心、腹泻、腹痛、食欲不振（发生率0.1%~5%），胃溃疡、呕吐、胃功能障碍、口渴、胃灼热（发生率0.1%~5%）；⑦肝脏：GOT升高、GPT升高、γ-GTP升高、LDH升高（发生率0.1%~5%），胆红素升高、ALP升高（发生率低于0.1%），黄疸（发生率不明）；⑧肾脏：BUN升高（发生率0.1%~5%），血尿（发生率低于0.1%），尿频（发生率不明）；⑨循环系统：颜面潮红、发热、头晕、心悸、皮肤潮红（发生率0.1%~5%），血压下降、心率加快（发生率低于0.1%）；⑩其他：三酰甘油升高（发生率0.1%~5%），水肿、疼痛、胸痛、关节痛、胸闷、耳鸣、乏力、发热、出汗（发生率低于0.1%），背痛、脱毛、咳嗽（发生率不明）。

（3）禁忌证　①妊娠或可能妊娠的妇女禁服本品（有关妊娠期间用药的安全性尚未确立）；②出血的患者（如血友病、毛细血管脆弱症、上消化道出血、尿路出血、咯血、眼底出血等患者服用本品可能导致出血增加）禁服本品。

（4）注意事项　①下列患者请慎重服药：正在使用抗凝血药、抗血小板药、血栓溶解剂的患者；月经期的妇女；有出血倾向及其因素的患者；②孕妇及哺乳期妇女用药：妊娠或可能妊娠的妇女禁服本品（有关妊娠期间用药的安全性尚未确立）。哺乳期妇女应避免服用本品，必须服用时，应停止哺乳（大鼠的动物实验表明，本药可以在乳汁中分布）；③儿童服药的安全性尚未确立（没有使用经验）；④老年患者用药：老年患者服用时应注意用药量（通常老年人生理功能有所下降）。

（5）药物相互作用　①与下列药物有协同作用：抗凝血药，华法林等，抗血小板药，阿司匹林、噻氯匹定等，血栓溶解剂，尿激酶等，有增加出血倾向的可能，应密切观察，如发现异常，应给予减少剂量或停止合并用药等适当的处置；②与前列腺素 I_2 制剂可能有协同作用，合用时有可能导致血压下降。

该药在日本已经批准用于PAH的治疗，目前正在接受欧洲药品监督局的审核。贝前列环素能否成为综合、多向治疗药物中的一种还需要进一步研究。另外，缓释制剂的出现有望改善PAH患者的风险-效益比值。

（四）伊洛前列环素　通用名：伊洛前列环素。英文名：iloprost。商品名：万他维，ventavis。化学名：5-（E）-（1S，5S，6R，7R）-7-羟基-6-［（E）-（3S，4RS）-3-羟基-4-甲基-1-辛烯-6-炔基］-双环［3.3.0］辛-3-亚基-戊酸。分子式：$C_{22}H_{32}O_4$。分子量：360.49。

1. 药理作用　伊洛前列环素是一种人工合成的前列环素类似物。具有以下药理学作用：①吸入后可选择性作用于肺动脉血管床，可持续降低肺动脉压力与肺血管阻力，增加心排出量，使混合静脉血氧饱和度得到明显改善，对体循环血管阻力以及动脉压力影响很小；②抑制血小板聚集，黏附及其释放反应，抑制血栓形成；③通过cAMP传导通路抗细胞增殖作用；④抗炎作用，如抑制内皮损伤后白细胞的黏附以及损伤组织中白细胞的聚集，并减少肿瘤坏死因子的释放，增加毛细血管密度以及降低微循环中存在的炎症介质如5-羟色胺或组胺所导致的血管通透性增加；⑤通过抑制纤维蛋白及细胞因子活性而具有抗纤维化作用。

肺动脉高压的吸入治疗在10多年前就有了吸入NO的应用。腺泡内肺动脉被肺泡单位紧紧围绕，因此吸入肺泡的血管扩张药物首先沉积在肺泡表面，使部分邻近肺泡的小血管优先扩张，并且在药物进入血液循环之前，毛细血管前括约肌和微动脉平滑肌细胞内的药物浓度已经很高，可以持续作用于这部分微小血管一段时间，可使这些血管扩张。伊洛前列环素的气溶胶剂型雾化的粒子足够小（直径3~5pm）可以确保肺泡沉积，因此在扩张肺血管的同时能减少大多数前列环素的副作用。目前上市的药物为伊洛前列环素（ILOPROST，万他维），还可用于静脉、口服。

2. 药效学及药代动力学　肺动脉高压患者吸入伊洛前列环素（伊洛前列环素在口含器内剂量为5μg），末期的血清最高药物浓度为100～200ng/ml。这一血浆浓度下降的半衰期为5～25分钟。在吸入伊洛前列环素30分钟到1小时之后，血浆浓度低于25ng/ml。

目前尚未进行吸入药物分布方面的研究。健康志愿者在静脉输注伊洛前列环素后，稳态表观分布容积为0.6～0.8L/kg体重。血浆浓度在30～3000ng/ml范围内时，与血浆蛋白的结合呈浓度依赖性，最高结合率大约为60%，其中75%是与白蛋白结合。

目前也未进行吸入药物代谢方面的研究。伊洛前列环素主要通过β-羧基氧化酶进行大量代谢。原形药物不能排泄。其主要代谢产物为四去甲-伊洛前列环素，这一代谢产物在尿中以自由和结合的4种非对映异构体形式存在。动物实验表明四去甲-伊洛前列环素无药理活性。体外研究表明无论静脉给药或吸入给药，伊洛前列环素在肺内的代谢产物均相同。

年龄与性别：年龄与性别与伊洛前列环素的药代动力学无临床相关性。

3. 伊洛前列环素治疗PAH临床疗效　特发性肺动脉高压患者吸入伊洛前列环素比吸入NO可产生更有效的血管扩张效应。在一项历时3个月的非对照的开放性研究中，入选了特发性肺动脉高压的19个患者，每天分6到12次吸入50到200μg的伊洛前列腺素，提高了功能分级、活动能力（6分钟步行距离平均增加了148m）和肺血流动力学。在3个月的研究期间有4个患者死亡。

在另一项历时1年的非对照开放性研究中，入选了24个患特发性肺动脉高压的患者，每天6～8次雾化吸入伊洛前列环素到全天总量100～150μg，提高了活动能力（6分钟步行距离平均增加了75m）和肺血流动力学。这项治疗一般说来耐受性很好除了在一些患者有轻微的咳嗽、轻微的头痛和下颌痛。

一项吸入伊洛前列环素的历时3个月的随机双盲安慰剂对照的欧洲多中心试验已经完成。总共入选了203个心功能Ⅲ到Ⅳ级的特发性肺动脉高压、伴随结缔组织病的肺动脉高压或者未手术的慢性肺血栓栓塞性PAH患者。伊洛前列环素每天用量是2.5或5μg每天6～9次（最大剂量45μg/d、平均剂量30μg/d）。17%的接受治疗的患者达到了主要联合终点即6分钟步行距离增加10%和心功能分级改善而无临床恶化或着死亡，相比较安慰剂组5%的患者达到了此联合终点。有利于伊洛前列环素的6分钟步行距离治疗效果是在整体人群增加了36m、在特发性肺动脉高压亚组增加了59m。伊洛前列环素在NYHA功能分级（$P < 0.05$）、生活质量（$P < 0.05$）、Mahler呼吸困难指数（$P < 0.05$）的改善方面也有明显的统计学意义。在3个月后，肺循环血流动力学在吸入伊洛前列环素后测量时与基线值相比有明显的改善。重要的是，两组在吸入治疗前肺循环血流动力学无变化，而安慰剂对照治疗组明显恶化。研究期间，伊洛前列环素组有1例患者死亡，而安慰剂组有4例患者死亡（不显著）。

4. 耐受性和安全性　因吸入伊洛前列环素有相对短的作用时间，所以要获得持续的临床效益，需要1天吸入6～9次。用喷射式雾化器，每次吸入药物的时间大约花费15分钟，用超声雾化器，吸入时间可缩短到5分钟。总体来说，吸入伊洛前列环素耐受良好，可减少耐药性产生，尽管咳嗽、脸红、头痛在伊洛前列环素组更常发生，但这些不良事件轻微而且是一过性的。

未进行吸入药物排泄方面的研究。肾功能与肝功能正常的志愿者静脉输注伊洛前列环素后，大多数情况下表现为双相消除的特点，半衰期分别为3～5分钟以及15～30分钟。伊洛前列环素的总清除率大约为20ml/（kg·min），这表明伊洛前列环素存在肝外代谢途径。应用³H-伊洛前列环素在健康志愿者进行质量-平衡研究。静脉输注后，总放射性的回收率为81%，尿液与粪便中的回收率分别为68%和12%。代谢产物通过血浆与尿液双相排除，经计算半衰期分别为2~5小时（血浆）和2~18小时（尿液）。

（1）副作用　①肾功能异常：一项静脉输注伊洛前列环素的研究表明，终末期肾功能衰竭接受间断血液透析治疗的患者伊洛前列环素的清除率〔平均 CL = 5 ± 2ml/（kg·min）〕与肾功能衰竭无需接受间断血液透析治疗的患者〔平均 CL = 18 ± 2ml/（kg·min）〕相比明显降低；②肝功能异常：由于伊洛前列环素主要通过肝脏进行代谢，肝功能的变化将影响药物的血浆水平。一项对8名肝硬化患者静脉应用伊洛前列环素的研究中，伊洛前列环素的平均清除率大约为10ml/（kg·min）。

年龄与性别：年龄与性别与伊洛前列环素的药代动力学无临床相关性。

（2）毒理研究

1）全身毒性　急性毒性研究发现，口服或单次静脉给予超过静脉治疗量2个数量级（100倍）的剂量，伊洛前列环素可引起严重的中毒症状或死亡。与前列环素一样，伊洛前列环素有血流动力学作用（血管扩张，皮肤发红，低血压，抑制血小板功能，呼吸窘迫），以及常见的中毒症状如淡漠、步态异常以及姿势改变等。

啮齿类或非啮齿类动物持续静脉或皮下注射伊洛前列环素，剂量超过人体全身治疗量的14~47倍（根据血浆药物浓度计算），疗程26周，未出现任何组织毒性。只出现预期的药理学作用如低血压，皮肤发红，呼吸困难，肠蠕动加快等。

2）潜在的遗传毒性与致癌性　在细菌和哺乳动物细胞体外实验中，未发现伊洛前列环素能够导致基因突变，此外，中毒剂量的伊洛前列环素未引起人淋巴细胞畸变，且微核试验中亦无致畸变作用。在对大鼠和小鼠致癌性研究中，未发现伊洛前列环素有潜在致癌性。

3）生殖毒性　在大鼠胚胎及胎毒性研究中，持续静脉给予伊洛前列环素，一些幼鼠发生前爪单一趾骨异常，这一现象与伊洛前列环素的剂量无关。在兔以及猴身上进行的类似胚胎毒性研究中，伊洛前列环素达到最大使用剂量并未造成幼兔及幼猴指（趾）发育异常或其他明显的组织结构异常。在大鼠研究中发现乳汁中含有极微量的伊洛前列环素。

4）局部耐受性，接触致敏以及潜在的抗原性　在大鼠吸入伊洛前列环素的研究中，给予20μg/ml的伊洛前列环素26周，未出现上呼吸道与下呼吸道明显的局部刺激性症状。

在豚鼠身上进行的皮肤致敏作用（极大化检测）以及抗原性研究中未发现有潜在的致过敏作用。

（3）用法用量

1）成人　每次吸入应从2.5μg开始（吸入装置中口含器所提供的剂量）。可根据不同患者的需要和耐受性逐渐增加伊洛前列环素剂量至5.0μg。根据不同患者的需要和耐受性，每天应吸入伊洛前列环素6~9次。根据口含器与雾化器所需的药物剂量，每次吸入时间大约应为5~10分钟。肾功能或肝功能不全患者、肝功能异常以及肾功能衰竭需要血液透析的患者，伊洛前列环素的清除率是降低的，应考虑减少用药剂量（参见［注意事项］以及［药代动力学］）。

2）儿童以及青少年（18岁以下）　目前还没有在儿童或青少年中应用的经验。除非有资料支持，否则本药不能应用于18岁以下的患者。疗程：长期治疗。雾化器的使用：如果某种雾化器能达到下列标准，则认为它适用于本药溶液的雾化；液滴的中位空气动力学直径（MMAD）或中位直径（MMD）为3~4mm；口含器输出剂量为：每次吸入伊洛前列环素2.5

或 5μg；一个剂量为 2.5 或 5μg 伊洛前列环素的雾化时间：大约为 4～10 分钟（为了避免全身性副作用，4 分钟内输出的伊洛前列环素不得超过 5μg）。为了尽可能减少意外暴露，吸入伊洛前列环素时推荐使用装有过滤器或吸入触发装置的雾化器，并保持房间的良好通风。

（4）不良反应　除了由于吸入用药的局部不良反应如咳嗽加重外，吸入伊洛前列环素的不良反应主要与前列环素药理学特性有关。临床试验中最常见的不良反应包括血管扩张，头痛以及咳嗽加重。

非常常见的不良反应（100 位患者中可能有 10 或者更多的人出现下述情况）：因血管扩张而出现潮热或者面部发红；咳嗽增加；血压降低（低血压）。

1）常见不良反应（100 位患者中可能有 1～10 人出现下述情况）　头痛；颊肌痉挛（口腔开合困难）；晕厥：晕厥是该疾病的一种常见症状，临床试验中伊洛前列环素治疗组与对照组晕厥的发生率无明显差异，但是也可能在使用本药时发生，请参见注意事项部分。

2）其他可能的反应　如果患者服用抗凝剂（抗凝血剂），也许会发生微量的出血。由于大部分肺动脉高压患者服用抗凝药物，常见出血事件（大部分为血肿）。伊洛前列环素组出血事件的发生频率与安慰剂对照组相比无明显差异。

3）以下患者禁用　对伊洛前列环素或任何赋形剂过敏者禁用。出血危险性增加的疾病（如活动性消化性溃疡，外伤，颅内出血或者其他出血）患者禁用，由于本药对血小板的作用可能会使出血的危险性增加。

（5）注意事项　①对于体循环压力较低的患者（收缩压低于 85mmHg），不应当开始用本药治疗；②应注意监测以避免血压的进一步降低，对于急性肺部感染，慢性阻塞性肺疾病，以及严重哮喘的患者应作密切监测；③对于能够进行外科手术的栓塞性肺动脉高压患者不应首选本药治疗；④有晕厥史的肺动脉高压患者应避免一切额外的负荷和应激，如运动过程中，如果晕厥发生于直立体位时，每天清醒但未下床时吸入首剂药物是有帮助的，如果晕厥的恶化由基础疾病所造成，应考虑改变治疗方案；⑤肝功能异常患者，肾功能衰竭需要血液透析的患者，伊洛前列环素的清除均是降低的，因此应考虑减低剂量；⑥本药不能给妊娠期妇女使用，从开始治疗和治疗期间请使用可靠的避孕方法，妊娠妇女不得经空气接触本药。目前并不清楚本药是否经乳汁分泌，因此哺乳期妇女不应使用此药物，当开始使用本药治疗，请立即停止哺乳，目前尚无儿童及青少年的用药经验，除非得到足够资料的支持，否则本药不能应用于 18 岁以下的患者，新生儿、婴儿不得经空气接触本药；⑦老年患者用药：对老年人应用此药物无特殊要求。

（6）药物相互作用　伊洛前列环素可增强 β 受体阻断剂、钙离子通道阻断剂、血管扩张剂以及血管紧张素转换酶抑制剂等药物的抗高血压作用。

因为伊洛前列环素有抑制血小板功能的作用，因此与抗凝药物（如肝素，香豆素类抗凝药物）或其他抑制血小板聚集的药物（如乙酰水杨酸，非类固醇抗炎药物，磷酸二酯酶抑制剂以及硝基血管扩张药）合用时可增加出血的危险性。

对静脉输注伊洛前列环素与地高辛，乙酰水杨酸以及组织型纤溶酶原激活剂（t-PA）的相互作用作了研究。结果表明，静脉输注伊洛前列环素不影响患者多次口服地高辛后的药代动力学，对同时给予的 t-PA 的药代动力学也无影响。动物实验发现伊洛前列环素可能导致 t-PA 稳态血药浓度降低。

动物实验表明，预先给予糖皮质激素可减轻伊洛前列环素的扩血管作用，但不影响对血小板聚集的抑制作用。这一发现对于本药用于人体的意义尚不清楚。

注意本药溶液不可接触皮肤以及眼睛，并且要避免口服。

【内皮素受体阻断剂】

1988 年，Yanagisawa 等首次分离了内皮素-1（endothelin-1，ET-1），它是一个含 21 个氨基酸的多肽，分子量 2492kD。随即发现了内皮素家族的其他 2 个成员（ET-2、ET-3），他们具有共同的高度同源的氨基酸序列。人 ET-1、ET-2、ET-3 位于不同的染色体，在不同组织中分布也不同，肾脏细胞表达高水平的 ET-2；ET-3 主要在肠道和脑组织中有高浓度表达。ET-1 主要由内皮细胞分泌，是一种强效的内源性血管收缩剂，并有使血管平滑肌细胞增生，致纤维化和致炎作用，在肺动脉高压患者的血浆和肺组织中浓度较高。ET-1 表达增加与肺动脉高压严重度和预后紧密相关。

（一）ET-1 的生理和病理作用　ET 家族有 ET_A 和 ET_B 两个受体，均属于鸟嘌呤核苷酸 G 蛋白偶连受体，ET_A 受体位于肺血管平滑肌细胞，与 ET-1 和 ET-2 有高度亲和力，与 ET-3 亲和力较低；ET_B 受体位于肺血管内皮细胞和平滑肌细胞，与 3 种 ET 游离体的亲和力基本相似。

激活的 ET-1 与 ET_A 受体结合，通过 G 蛋白激活磷脂酶 C 和 1-4-5-三磷酸肌醇途径，导致血管平滑肌细胞内贮存池释放钙离子，引起强烈的缩血管作用；同时，ET_A 受体和 ET_B 受体也中介 ET-1 的有丝分裂作用，导致包括血管平滑肌细胞在内的多种类型细胞的增殖。血管内皮细胞的 ET_B 受体不仅可通过增加一氧化氮和前列环素的表达导致血管扩张，而且有助于清除循环血浆中 ET-1。正常情况下肺脏释放和清除 ET 的量基本相似（均约 50%），肺动脉和肺静脉 ET-1 水平无明显的梯度变化。ET-1 通过 ET_A 受体发挥收缩血管和（或）促细胞增殖作用，而通过 ET_B 与舒张血管和（或）抑制细胞增殖作用，两种受体比例调节着二者作用的平衡。在肺动脉高压病理条件下，血浆循环 ET-1 水平升高，内皮素受体表达异常，ET_A 和 ET_B 受体都介导了内皮素有害作用，ET-1 在肺动脉高压发病中起重要作用（图 4-4-1）。

（二）ET-1 受体阻断剂的分类

1. 双重 ET_A/ET_B 受体阻断剂　波生坦（bosentan）是一种特异竞争性的非肽类双重 ET_A/ET_B 受体阻断剂，与血管中的 ET_A 受体及脑、上皮和平滑肌细胞中的 ET_B 受体，竞争性地抑制 ET-1 与 ET_A 受体、ET_B 受体的结合，阻滞 ET-1 的作用，是第一个用于治疗肺动脉高压的口服药物。2001～2002 年，波生坦先后在加拿大和美国获得批准，可应用于肺动脉高压 WHO/NYHA Ⅲ 或 Ⅳ 级患者的治疗，可作为 WHO/NYA 功能 Ⅲ 级的 IPAH 和结缔组织病相关性肺动脉高压患者的一线药物，还可用于拒绝或者不能耐受有创治疗（例如静脉注射伊前列醇）的患者。

2. 选择性 ET_A 受体阻断剂　司他生坦（sitaxsentan）是高选择性的 ET_A 受体阻断剂。目前已完成一项治疗肺动脉高压的随机、安慰剂、对照研究（即 STRIDE-1 试验），结果表明，司他生坦可改善患者运动耐量和血流动力学，减少临床事件发生（但仅限于低剂量 100mg/d）。针对该药物的另一项治疗肺动脉高压的预初研究也显示出类似结果。但至今缺乏司他生坦和波生坦治疗肺动脉高压的对比研究。目前尚未获美国 FDA 批准。

安贝生坦（ambrisentan）是另一种高选择性的 ET_A 受体阻断剂。至今正在进行一项治疗肺动脉高压有效性和安全性的预初研究，初步结果显示，安贝生坦可提高运动耐量、改善血流动力学，作用与其他选择性 ET_A 受体阻断剂相似。目前尚未获美国 FDA 批准。

其他一些针对司他生坦和安贝生坦的 Ⅲ 期对照临床试验正在进行或在计划中，这些研究

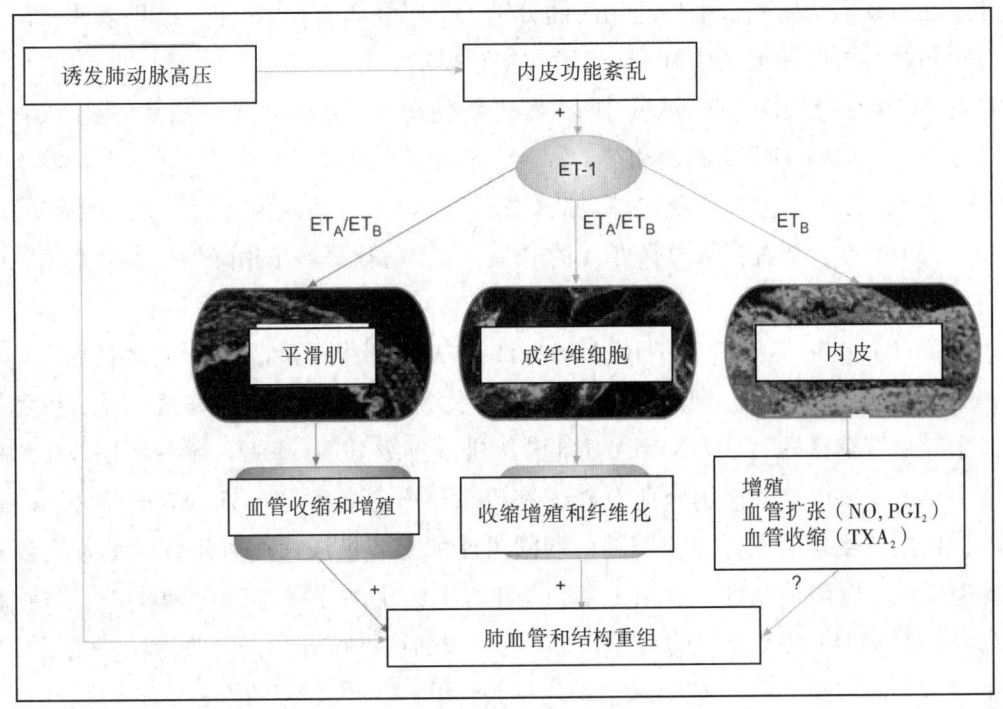

图 4-4-1 ET-1 在肺动脉高压发病中的作用

NO：一氧化氮；PGI_2：前列环素；TXA_2：血栓素 A_2；＋：刺激作用；?：作用不明

将进一步探讨选择性 ET_A 受体阻断剂的疗效和不良反应，并与波生坦进行比较。

（三）波生坦的药代动力学和疗效

1. 药代动力学 波生坦是一种高度替代的嘧啶衍生物（无手性中心），化学名称：苯磺胺，4-（1，1-二甲基）-N-［6-（2-羟基乙氧基）-5-（2-甲氧苯氧基）［2，2'-双嘧啶］-4-yl］，单水化物，分子式：$C_{27}H_{29}N_5O_6S \cdot H_2O$，商品名：全可利。波生坦口服生物利用度50%，血浆蛋白结合率98%以上，平均分布容积 $17.8 \pm 3.6L/h$，每日2次口服，3～5天血浆水平达到稳态，服药后3～4小时达最大血浆浓度，清除半衰期5.6小时，通过细胞色素 P450（CYP450）酶系统 CYPZC9 和 CYP3A4 在肝脏代谢，90%以上通过胆道排泄。肾脏对波生坦的清除作用极少，经尿液排泄的未代谢的波生坦仅占0.13%。

2. 临床疗效 2001年 Channick 等完成了第一个双盲、随机、安慰剂对照的波生坦治疗肺动脉高压的研究，简称为351试验。2003年 Rubin 等进行了多中心、大样本、双盲、随机、安慰剂对照、波生坦治疗肺动脉试验研究，简称为 BREATHE-1 试验。目前已完成4项波生坦作为一线药物治疗肺动脉高压的随机对照研究、2项依前列醇联合波生坦治疗肺动脉高压的随机对照研究及相应的随访研究，结果表明，双重 ET_A/ET_B 受体阻断剂可改善患者运动耐量、血流动力学、心功能分级和多普勒超声心动图参数，推迟临床恶化时间。现已被美国 PDA 批准用于肺动脉高压的治疗。

尽管波生坦治疗 PAH 有效，但 BREATHE-1 试验证明，16周后 WHO/NYHA 功能分级提高到Ⅰ级或Ⅱ级的患者比例不足40%，并主要提高 IPAH 患者的运动能力（延长行走距离：6MWT 波生坦组延长46m，而安慰剂组缩短5m），而对于硬皮病相关 PAH 患者则只能防止行走距离缩短（波生坦组延长3m，而安慰剂组缩短40m）。因此，Sitbon 和 McLaughlin 等分别对上述最早的两项随机试验（351 试验和 BREATHE-1 试验）中 29 例和 169 例 IPAH 患者继续进行了开放性后续随访研究，平均随访时间分别为 1 年和 2.1±0.5 年，结果表明：波生坦作为一线治疗药物，可改善进展型 IPAH 患者的生存率。

2003 年 Sitbon 等报道了 351 试验中 29 例患者随访 1 年的结果：波生坦治疗改善 WHO/NYHA 功能分级，提高 6MWT 的运动能力，1 年内病情无反复。其中 11 例患者在波生坦治疗 15±4 月后，行右心导管检查发现血流动力学持续改善，与基础值相比，长期随访发现心脏指数增加（约 18%），肺血管阻力降低（约 18%），肺动脉平均压稍降低，所有患者均未发现任何低血压症状。

2005 年 McLaughlin 等报道了 BTREATH-1 试验中 169 例随访结果，平均随访时间 2.1±0.5 年，16 例患者随访超过 3 年。研究中 19 例患者死亡，3 例患者接受肺移植，没有患者接受房间隔造口术。长期存活的 WHO/NYHA 功能分级 Ⅲ 或 Ⅳ 级 IPAH 患者，单一应用波生坦治疗的患者存活 1 年和 2 年以上的比例分别为 85% 和 70%（预期生存率分别为 69% 和 57%）；治疗方案中包括应用波生坦的患者（长期随访期间可能加上或换成另一种治疗，如前列环素类药物或第 5 型磷酸二酯酶抑制剂）存活 1 年和 2 年以上的比例分别为 96% 和 89%，故推荐将波生坦作为 WHO/NYHA 功能 Ⅲ 级的 IPAH 患者的一线药物治疗方案，可改善长期预后。目前还没有波生坦对其他类型 PAH（如结缔组织病相关性 PAH）长期存活率影响的研究。

另外，BREATHE-2 试验观察了波生坦联合持续静脉注射依前列醇治疗肺动脉高压的有效性和安全性研究。2002 年 Barst 等报道了 BREATHE-3 试验：一项有关波生坦治疗儿童 PAH 的多中心、开放性、非对照、平行设计的单剂量和多剂量临床研究，19 例患者（IPAH 10 例、先天性体-肺循环分流相关 PAII 9 例）的 WHO/NYHA 功能分级为 Ⅱ 级（78.9%）和 Ⅲ 级（21.1%），其中 10 例患者同时接受静脉持续注射依前列醇治疗，12 周后的评估结果表明：无论是否联合应用依前列醇，波生坦治疗儿童肺动脉高压改善血流动力学和 WHO/NYHA 功能分级，耐受性良好，与成人相似。

近年来，人们又相继进行了 BREATHE-4 和 BREATHE-5 试验。其中 BREATHE-4 试验为多国家、多中心、非对照的开放试验，观察波生坦治疗 HIV 感染相关肺动脉高压的有效性和安全性。结果显示：波生坦明显改善 HIV 感染相关肺动脉高压患者运动量和血流动力学，药物耐受性良好，可以与抗病毒药物合用。BREATHE-5 试验为波生坦对先心病艾森曼格综合征患者的有效性、安全性和耐受性的研究。54 例患者以 2:1 比例随机入选至波生坦组和安慰剂组，结果表明：波生坦可改善患者的运动量和血流动力学，耐受性良好，不引起艾森曼格综合征患者的外周动脉血氧饱和度恶化，即波生坦对先心病艾森曼格综合征患者可能是新的重要的治疗选择。

总之，波生坦可以提高 IPAH、食欲抑制剂和结缔组织病相关性 PAH 患者以及 HIV 感染相关 PAH、先心病、艾森曼格综合征和儿童 PAH 患者的运动量，改善血流动力学，抑制病情恶化。临床长期研究发现，波生坦可以延长 IPAH 患者的生存期。

（四）波生坦的安全性和副作用　波生坦的副作用主要表现为肝脏损害，肝脏转氨酶［如丙氨酸转氨酶（alanine，ALT）和天冬氨酸转氨酶（aspanrtate，AST）］的升高具有剂量和时间依赖性，但是可逆的。658 例波生坦治疗患者中 11% 有 3 倍以上的 ALT 或 AST 升高（280 例安慰剂组中仅有 2%），其中 0.3% 同时出现总胆红素升高，波生坦 250mmHg 每日 2 次口服或更高剂量，其引起转氨酶升高的程度越严重，90% 以上患者肝脏酶学变化出现在波生坦治疗的前 16 周。肝脏酶学异常大多数是无症状的，少数表现为腹痛、发热、疲劳或流感样症状，97%患者在停药或降低剂量后几天至9周内肝功能即恢复正常，尚未发现有严重或持久的肝功能损害。引起肝脏损伤的原因为波生坦竞争性抑制胆盐从肝细胞清除的泵出通道。因此，必须在治疗前和后每周检测肝脏转氨酶水平。中度和重度肝功能不全以及转氨酶基线水平升高大于3倍正常值高限的患者禁忌应用波生坦；如果应用波生坦后肝脏转氨酶水平升高，必须改变治疗方案：转氨酶水平升高在3~5倍正常值高限而无临床症状患者，降低波生坦用量至62.5mg每日2次；在5~8倍正常值高限而无临床症状患者，降低波生坦用量至62.5mg每日1次，逐渐停掉或继续减量；如果肝脏转氨酶水平升高的同时出现肝脏损害的临床症状或胆红素升高大于2倍正常值上限，治疗必须立即停止。波生坦的其他副作用包括血红蛋白和血细胞比容出现剂量依赖性下降（占10%）等。建议使用波生坦治疗1和3个月后检测血红蛋白浓度，以后每隔3个月检查1次。最早两项pH对照试验的165名PH患者口服波生坦125mg每日2次，具有良好的治疗耐受性，因不良反应（主要为肝功能异常）而终止治疗的发生率5%（安慰剂组3%）。

动物试验证实波生坦具有致畸作用，因此，妊娠期禁用波生坦；波生坦治疗前必须除外妊娠；治疗期间应采取可靠方法避孕，每个月进行妊娠测试，停用后至少3个月内不能妊娠。

由于波生坦既是CYP450同工酶的底物又是其诱导剂，同时服用通过CYP450酶代谢的药物可影响波生坦的浓度和疗效。因此，应用格列苯脲和环孢素时，禁忌联合应用波生坦；酮康唑、伊曲康唑或利托那韦唑可升高波生坦血药浓度，必须更频繁监测肝功能；波生坦可降低辛伐他汀、洛沙坦、地高辛血浆浓度，必须监测胆固醇或地高辛血药浓度水平，并调整剂量；临床研究表明，波生坦125mg或250mg每日2次剂量对华法林活性没有明显影响，二者联合应用不需要调整华法林和类似口服抗凝剂的首次剂量，但应严密监测INR。

（五）联合用药 波生坦联合前列环素（epoprostenol）是非常有潜力和吸引力的肺动脉高压治疗方法，二者联合治疗的随机、双盲、安慰剂对照试验（BREATHE-2）已完成。波生坦加5型磷酸二酯酶抑制剂联合治疗，不良反应没有增加。BREATHE-2研究评价了IPAH和硬皮病相关PAH患者，33例患者开始持续静脉注射依前列醇16周，然后随机分配至伊前列醇联合波生坦组125mg每日2次（n=22）和安慰剂（n=11），16周后评估结果表明：联合用药与单纯静脉注射依前列醇疗效均较明显，但依前列醇加波生坦组与依前列醇加安慰剂组的WHO/NYHA功能分级和6MWT距离改善没有统计学上的差别。因此，尽管有的患者受益于波生坦加依前列醇的联合疗法，但考虑到疗效、安全性和费用，联合疗法在成为标准疗法之前还要经过大样本随机控制试验研究。静脉或皮下注射依前列醇或曲前列环素治疗PH有效后，波生坦可用作序贯治疗药物，至今已有3项临床研究证实该方案安全可行，约65%的PAH患者可成功将静脉或皮下注射依前列醇或曲前列环素换成口服波生坦，换药前mPAP越低、换药越顺利。

【5型磷酸二酯酶抑制剂】

近年来，对5型-磷酸二酯酶（PDE5）在肺循环中作用认识的进一步深入，使磷酸二酯酶抑制剂为临床治疗肺动脉高压带来了新希望。5型-磷酸二酯酶抑制剂最初被开发用于治疗男性勃起功能障碍，由于肺和阴茎的生物化学相似，在这两个器官内，磷酸二酯酶高度集中，它在阴茎中可影响勃起，在肺部则会促使血管变细。西地那非有针对性地抑制该种酶的产生，通过松弛血管平滑肌使血管扩张进而导致血流更加通畅，从而改善肺动脉高压患者的血液流通状况。已上市的5型-磷酸二酯酶抑制剂有：sildenafil（西地那非）、tadalafil（他达拉非）、

vardenafil（艾力达），主要用于男性勃起功能障碍，对于肺动脉高压的治疗只有西地那非有系列临床试验数据。

西地那非通用名：枸橼酸西地那非片。商品名：万艾可。主要成分及其化学名称为：1-｛4-乙氧基-3-（6，7-二氢-1-甲基-7-氧代-3-丙基-1 氢-吡唑并［4，3d］嘧啶-5-基）苯磺酰｝分子式：$C_{22}H_{30}N_6O_4S \cdot C_6H_8O_7$。分子量：666.70。

（一）药理作用　血管平滑肌细胞内环磷酸鸟苷（cGMP）水平在维持血管张力及血管平滑肌生长中起关键作用。NO 扩血管作用主要通过血管平滑肌内的 cGMP 来完成。NO 一旦产生就会激活可溶性鸟苷酸环化酶，使得 cGMP 产生增多，cGMP 能激活 cGMP 激酶，使钾通道开放，从而引起血管平滑肌舒张，使肺动脉压力下降。由于 cGMP 可被磷酸二酯酶迅速降解，细胞内 cGMP 的血管舒张效应维持时间短暂。磷酸二酯酶是一个水解环化核酸的家族，能水解环磷酸腺苷酸（cAMP）和 cGMP，使它们转化为无活性的产物的 5′-磷酸腺苷和 5′-磷酸鸟苷，限制了它们细胞内信号传导作用。cAMP 特异磷酸二酯酶抑制剂茶碱类药物能抑制支气管平滑肌收缩，临床广泛用于治疗支气管哮喘，但抑制 cAMP 特异的磷酸二酯酶药物（茶碱）对肺循环的效应相对微弱。在急慢性肺动脉高压动物模型中，选择抑制 cGMP 特异的磷酸二酯酶药物显示出放大内源性 NO 或吸入 NO 的舒张肺血管平滑肌的效应。研究显示，5 型-磷酸二酯酶在人类肺中高表达，在慢性肺动脉高压患者肺组织中，5 型-磷酸二酯酶基因表达和活性均增强，这为 5 型-磷酸二酯酶抑制剂治疗肺动脉高压提供了理论基础的实验室依据。

（二）药效学及药代动力学　体外实验显示，西地那非对 PDE5 具有选择性。该药对 PDE5 的作用远较其他已知的磷酸二酯酶强（是对 PDE5 作用的 80 倍、对 PDE2 或 PDE4 作用的 1000 多倍）。西地那非对 PDE5 的选择性大约是 PDE3 的 4000 倍，后者与心肌收缩力的控制有关，因此该特点有重要的意义。西地那非对 PDE5 的作用约是对 PDE6 作用的 10 倍。PDE6 是存在于视网膜中的一种酶。西地那非对 PDE6 的选择性相对较低，是它在高剂量或高血浆浓度时出现色觉异常的原因。除人海绵体平滑肌外，在血小板、血管和内脏平滑肌以及骨骼肌内也有低浓度的 PDE5 存在。西地那非对这些组织中 PDE5 的抑制，可能是其增强 NO 的抗血小板聚集作用（体外实验）、抑制血小板血栓形成（体内实验）以及舒张外周动静脉（体内实验）的基础。

西地那非在实验性肺损伤的动物模型治疗中显示可降低 PAP，在麻醉猪的实验中，用25、50、100mg 西地那非，分别在用药后的 30、60、90 分钟测肺动脉压力，发现小剂量西地那非在 30 分钟后即显著降低肺动脉压力，并能维持 30~60 分钟，大剂量则能维持 90 分钟。在野生型及血管内皮 NO 合成酶缺乏的大鼠实验中，西地那非除能降低缺氧诱发的肺动脉高压外，还能降低右心室收缩压力的增高。

本品口服后吸收迅速，绝对生物利用度约为 40%。药代动力学参数在推荐剂量范围内与剂量成比例。药物清除以肝代谢为主（细胞色素 P450 同工酶 3A4 途径），生成有活性的代谢产物，其性质与西地那非近似。细胞色素 P450 同工酶 3A4（CYP4503A4）的强效抑制剂（如红霉素、酮康唑、伊曲康唑）以及细胞色素 P450（CYP450）的非特异性抑制物如西咪替丁与西地那非合用时可能会导致西地那非的代谢降低。西地那非及其代谢产物的半衰期约为 4 小时。空腹状态下口服 30~120 分钟（中位值 60 分钟）后达到血浆峰浓度。与高脂肪饮食同服时，吸收速率降低，达峰时间平均延迟 60 分钟，血浆峰浓度平均下降 29%。西地那非及其代谢产物大约有 96% 与血浆蛋白结合，蛋白结合率与药物总浓度无关。西地那非主要通过肝脏的微粒体酶细胞色素 P4503A4（主要途径）和细胞色素 P4502C9（次要途径）清除。主要循环代谢产物是 N-去甲基化物，后者将被进一步的代谢。N-去甲基代谢产物具有与西地那非相似的 PDE 选择性，在体外，它对 PDE5 的作用强度约为西地那非的 59%。此代谢产物的血浆浓度约为西地那非的 40%，故西地那非的药理作用大约 20% 来自其代谢产物。口服或静脉给药后，西地那非主要以代谢产物的形式从粪便中排泄（约为口服剂量的 80%），小部分从尿中排泄（约为口服剂量的 13%）。特殊人群的药代动力学：老年人：健康老年志愿者（≥65 岁）的西地那非清除率降低，游离血药浓度比年青健康志愿者（18 ~ 45 岁）高约 40%。肾功能不全：轻度（肌酐清除率等于 50 ~ 80ml/min）和中度（肌酐清除率等于 30 ~ 49ml/min）肾损害的志愿受试者单剂口服西地那非 50mg 的药代动力学没有改变。重度肾损害（肌酐清除率等于 ≤30ml/min）的志愿受试者，西地那非的清除率降低，与无肾脏受损的同年龄组志愿者相比，血浆浓度时间曲线下面积（AUC）和最大浓度（Cmax）几乎加倍。肝功能不全：肝硬化（Child-Pugh 分级 A 级和 B 级）志愿受试者的西地那非清除率降低，与同年龄组无肝损害的志愿者相比，AUC 和 Cmax 分别增高 84% 和 47%。因此，年龄 65 岁以上、肝功能损害、重度肾功能损害会导致血浆西地那非水平升高。

（三）西地那非治疗肺动脉高压的临床研究　西地那非是一种强效、高选择性 PDE5 抑制剂，随着对肺循环中 PDE5 活性的深入了解，对西地那非的急性血流动力学效应和长期治疗 PAH 的疗效有了进一步认识。

1. 单药治疗肺动脉高压中的作用　研究显示，西地那非能阻断正常人由于急性缺氧引起的肺血管收缩。显著降低 PAH 患者的平均肺动脉压（mPAP）。Michelakis 等人入选 13 例 PAH 患者以评价西地那非疗效，结果表明西地那非能降低 mPAP 和 PVR，增加心脏指数。该药降低 mPAP 的效应与 NO 相似，但有明显影响体循环血流动力学的效应。特发性肺动脉高压患者服用西地那非 1 ~ 2 小时后，心排出量明显增加，同时肺动脉压、肺血管阻力和平均肺动脉压则明显降低。服用后 8 小时的肺动脉压和平均动脉压仍显著低于用药前的基线值。

几项非随机、单中心研究表明，西地那非是一种有前途的治疗 PAH 药物。Bharani 和同事们采用十字交叉设计，对入选的 10 例 PAH 患者分别给予西地那非或安慰剂治疗 2 周。2 周后接受西地那非治疗的患者，6 分钟步行距离显著增加，呼吸困难指数明显改善，超声心动图估测的收缩期 PAP 下降。另外的一项研究对 29 例患者给予西地那非（25 ~ 100mg，tid）治疗 5 ~ 20 个月，结果发现 NYHA 心功能分级、6 分钟步行距离和呼吸困难指数改善，非侵入性检查估测的收缩期 PAP 中度下降。临床研究显示无论是服用西地那非 2 周的疗效验证，还是 5 ~ 20 个月临床观察，肺动脉高压患者在 6 分钟步行和呼吸困难指数方面均有明显的改善。超声心动图评价的收缩期肺动脉压力结果不尽相同，一些研究显示服药后肺动脉压力明显下降。也有研究显示，尽管患者临床症状明显缓解，但肺动脉压力仅轻微下降。

许多重度慢性血栓栓塞性 PAH（CTEPH）即使经过外科手术和长期内科治疗（包括抗凝剂治疗）后，PAH 仍然会继续进展。研究显示，一些 CTEPH 患者的非阻塞血管也会不断发生重塑，且血管反应性不断增加，因此长期应用西地那非可能对 CTEPH 患者有益。Gohfrani 等人报道，慢性血栓栓塞性肺高压患者接受 6 个月的西地那非治疗。患者平均肺动脉压（mPAP）和肺血管阻力（PVR）分别降低了 15% 和 30%，同时 6 分钟步行距离显著增加。除头痛和恶心外，该药没有其他明显的副作用。该研究显示长期应用西地那非能够有效地治疗 CTEPH。

2. 联合用药在肺动脉高压中的治疗作用　当联合吸入 NO 时，sildenafil 可扩大和延长吸入 NO 的效应。Sildenafil 联合 NO 吸入降低肺动脉楔压、增加心脏指数，获得比任何一个单药更大程度的降低 PVR。西地那非还可以可防止 NO 吸入突然撤出后的反弹性肺血管收缩。

除了 sildenafil 联合 NO 吸入的急性血管反应研究外，吸入伊洛前列环素（iloprost）比 sildenafil 能更显著的降低平均肺动脉压（mPAP）和肺血管阻力（PVR），而联合治疗可获得比任何单药更多及更长的 mPAP 和 PVR 的下降。西地那非单独或联合吸入伊洛前列环素能提高特发或继发肺动脉高压患者的活动耐力。Stiebellehner 等人报道了 3 例对长期静脉使用依前列醇反应不明显的 PAH 患者，联合应用西地那非治疗后临床症状获得肯定性改善。研究显示患者 6min 步行试验距离增加与临床气短症状缓解是相一致的。药物耐受性好，对心律及血压无影响。这一结果表明长期联合应用药物对治疗重度 PAH 意义重大。前列环素主要通过刺激 cAMP 起作用，磷酸二酯酶抑制剂能放大前列环素引起的血管扩张作用，并使前列环素发挥作用的时间延长。西地那非和前列环素协同效应的机制还不很清楚，但这些发现表明环核苷酸之间存在显著的交叉反应。可能的机制是：①1，5-磷酸二酯酶抑制剂可增加平滑肌内 cAMP 的含量。这或许只是单纯链条并联通路外的附加效应；②前列环素通过 NO-cGMP 信号通路起作用。

（三）安全性和耐受性 西地那非起始剂量 25mg 每 8 小时 1 次，口服，如患者可耐受，将剂量增加至 50mg 每 6 小时 1 次或 0.5mg/（kg·4h）。

临床常见的副作用有腹泻、皮疹、头痛、潮红、消化不良、鼻塞及视觉异常等。视觉异常为轻度和一过性的，主要表现为视物色淡、光感增强或视物模糊。一些研究显示了其有效性而且相对非常小的副作用（比如，头痛、鼻充血、视力障碍）。实验性肺损伤动物模型用西地那非治疗后，尽管由于通气-血流比值失调使气体交换能力下降，但 PAP 持续降低。这一点提示对合并严重肺脏疾病的 PAH 患者应用该药治疗时需要慎重。

西地那非-硝酸酯类影响合用时对血压的影响：两者同时给药时，发现从给药开始到所观察的 6 小时内，均可看到血压的下降。所以，在任何情况下联合给予西地那非和有机硝酸酯类或提供 NO 类药物（如硝普钠）均属禁忌。

其他药物对西地那非的作用：体外实验研究显示本品主要通过细胞色素 P450 3A4（主要途径）和 2C9（次要途径）代谢，故这些同工酶的抑制剂会降低西地那非的清除。体内实验表明，健康志愿者同时服用本品 50mg 和西咪替丁（一种非特异性细胞色素 P450 抑制剂）800mg，血浆内西地那非浓度可增高 56%。单剂西地那非 100mg 与细胞色素 P450 3A4 的特异性抑制剂红霉素（500mg，每日 2 次，共 5 天达到稳态）合用时，西地那非的药时曲线下面积（AUC）升高 182%；单剂西地那非 100mg 与另一种 CYP450 3A4 抑制剂 HIV 蛋白酶抑制剂 saquinavir 合用，达到稳态时（1200mg，每日 3 次），则后者的 Cmax 提高 140%，AUC 增加 210%，西地那非不影响后者的药代动力学；酮康唑、伊曲康唑等更强效的 CYP450 3A4 抑制剂，上述作用可能更大；当与 CYP450 3A4 抑制剂（如酮康唑、红霉素、西咪替丁）合用时，西地那非的清除率降低。同时服用 CYP450 3A4 的诱导剂（如利福平）也将降低血浆西地那非水平。抗酸药（氢氧化铝/氢氧化镁）对本品生物利用度没有影响；CYP450 2C9 抑制剂（如甲苯磺丁脲、华法林）、CYP450 2D6 抑制剂（如选择性 5-羟色胺再摄取抑制剂、三环抗抑郁药）、噻嗪类药物及噻嗪类利尿剂、血管紧张素转换酶抑制剂、钙离子通道阻断剂等，对西地那非的药代动力学没有影响。袢利尿剂和保钾利尿剂可使西地那非活性代谢产物（N-去甲基西地那非）的 AUC 增加 62%，而非选择性-受体阻断剂使其增加 102%。这些对西地那非代谢产物的影响不会引起临床变化。西地那非对其他药物的作用：本品是一种细胞色素 P450

1A2、2C9、2C19、2D6、2E1 和 3A4（$IC_{50} > 150\mu mol/L$）的弱抑制剂。由于服用推荐剂量西地那非后其血浆峰浓度约为 $1\mu mol/L$，故西地那非不会改变这些同工酶作用底物的清除。高血压患者同时服用西地那非（100mg）和氨氯地平 5mg 或 10mg，收缩压平均降低 8mmHg，舒张压平均降低 7mmHg。未发现经 CYP450 2C9 代谢的甲苯磺丁脲（250mg）和华法林（40mg）与西地那非有明显的相互作用。西地那非（50mg）不增加阿司匹林（150mg）所致的出血时间延长。健康志愿者平均最大血浆酒精浓度为 0.08% 时，西地那非（50mg）不增强酒精的降压作用。西地那非（100mg）不影响 HIV 蛋白酶抑制剂 saquinavir、ritonavir 稳态时的药代动力学，后二者都是 CYP450 3A4 的底物。

（四）结论　早期的研究证实长期应用西地那非能有效治疗慢性 PAH，副作用少、发生率低（如头痛、鼻充血和视力障碍）。由于口服给药方便，临床疗效显著，副作用少，所以西地那非尤其适合长期治疗。尽管已有治疗效果肯定的相关报道，仍需要设计合理的大规模的随机临床试验评价西地那非的疗效（目前正在进行中），也需要设计其他临床研究比较该药和其他药物的疗效，以及在联合治疗中所起的作用。

美国胸科协会（ACCP）在 2004 年肺动脉高压治疗指南中已经将磷酸二酯酶抑制剂列为可选择的治疗药物之一。美国及欧洲 FDA 分别在 2005 年及 2006 年批准磷酸二酯酶抑制剂西地那非作为特殊用药，用于肺动脉高压的治疗。磷酸二酯酶抑制剂主要用于其他药物治疗失败或不适合的肺动脉高压患者。也可与其他药物联合应用。联合用药主要与内皮素受体阻断剂、前列环素或吸入 NO 合用。

（五）其他　目前上市的 5 型-磷酸二酯酶抑制剂还有 tadalafil（他达拉非）、vardenafil（艾力达），尽管这两种药物与西地那非相似，但尚未获得治疗肺动脉高压的临床疗效观察资料。

（施举红）

参 考 文 献

[1] Driscoll JA, Chakinala MM. Medical therapy for pulmonary arterial hypertension. Expert Opin Pharmacother, 2008, 9：65 – 81

[2] Dupuis J & Hoeper MM. Endothelin receptor antagonists in pulmonary arterial hypertension. Eur Respir J, 2008, 31：407 – 415

[3] Benedict N, Seybert A, Mathier MA. Evidence-based pharmacologic management of pulmonary arterial hypertension. Clin Ther, 2007, 29：2134 – 2153

[4] Nakayama T, Shimada H, Takatsuki S, et al. Efficacy and limitations of continuous intravenous epoprostenol therapy for idiopathic pulmonary arterial hypertension in Japanese children. Circ J, 2007, 71：1785 – 1790

[5] Naeije R, Huez S. Expert opinion on available options treating pulmonary arterial hypertension. Expert Opin Pharmacother, 2007, 8：2247 – 2265

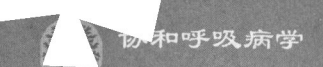

第五章　湿化疗法和雾化吸入疗法

第一节　湿化疗法

　　湿化疗法是指应用湿化器将溶液或水分散成极细微粒（通常为分子形式），以增加吸入气体中的湿度，使呼吸道和肺吸入含足够水分的气体，达到湿润气道黏膜，稀释痰液，保持黏液纤毛正常运动和廓清功能的一种物理疗法。

【湿化疗法的生理和病理基础】

　　（一）气道湿化的生理和病理改变　呼吸道必须保持湿润，维持分泌物的适当黏度，才能维持呼吸道黏液-纤毛系统正常生理功能和防御功能。通常情况下呼吸道内的温度和湿度是稳定和恰当的。鼻腔具有加温、滤过和湿化气体的功能，气体进入鼻腔，可加温到 $30 \sim 34℃$，相对湿度 $80\% \sim 90\%$，到达气管隆突时，温度已接近体温（37℃），相对湿度 95% 以上，至肺泡时，温度 37℃，相对湿度 100%。此时 1L 气体内含 43.9mg 水气，产生的气体分压为 6.27kPa（47mmHg，1kPa = 7.5mmHg）。呼出气含有饱和水蒸气，常使呼吸道丢失一部分水分。但呼出气通过鼻腔时温度下降，部分水蒸气凝结在鼻黏膜上，可保留其中 20% ~ 25% 的热量和水分。在一般情况下，呼吸道失水量为每小时 $8 \sim 12ml/m^2$ 体表，按此计算，成人和体重 10kg 的婴儿每天呼吸道失水量分别为 300 ~ 500ml 和 80 ~ 130ml。

　　在某些病理情况下，如施行气管插管或气管切开时，上呼吸道加温和湿化的功能丧失，吸入气体必须全部由气管及其以下的呼吸道来加温和湿化，呼吸道分泌物中水分的丢失因此增加。患者高热，呼吸频快，过度通气或吸入干燥气体（如吸氧或机械通气时湿化不足），均可导致呼吸道的水分和热丢失显著增加，造成不良后果。

　　干燥气体的吸入引起呼吸道上皮细胞的损伤，所发生的组织病理学改变见表 4-5-1。这些组织学改变导致肺功能的改变，终致低氧血症。

表 4-5-1　吸入气体湿化不当所引起的气道组织病理学改变

纤毛活动减弱或消失	细胞质和胞核的变性
黏液腺损伤	细胞脱屑
气道上皮细胞结构破坏	黏膜溃疡
基底膜的结构破坏	反应性充血

　　（二）呼吸道湿化不足的危害

　　1. 削弱纤毛的运动　气道内干燥使纤毛运输分泌物的时间延长。有研究表明，当进入气道的气体湿度低于 70% 湿度（绝对湿度 30mg/L）时，即可使纤毛运动发生障碍，湿度越低纤毛运动障碍越严重。在正常情况下，呼吸道黏膜的纤毛运动，可在 20 ~ 30 分钟内把隆突部位的分泌物运送到声带，当吸入气体干燥时，时间要延长 3 ~ 5 小时。

2. 增加排痰困难及缺氧　直接吸入干燥气体，可使血管黏膜干燥充血，使分泌物黏稠、结痂、增加排痰困难，甚至发生黏液栓阻塞气道，导致严重呼吸困难，甚至窒息。慢性支气管炎患者黏膜增生肥厚，分泌物增多，增加痰液的黏稠度，使其难以咳出。如果吸入气湿化不足，黏稠的痰液更易积聚于支气管内，严重妨碍通气功能，使氧疗效果减低。同时可导致吸入气体在肺内分布不均，通气/血流比例失调，加重缺氧。

3. 引起或加重炎症　分泌物排出不畅，使细菌繁殖生长，引起炎症的发展和加重，甚至形成黏膜溃疡或组织的坏死脱落，气管穿孔。单纯干燥作用也可以引起呼吸道炎症。

4. 降低肺的顺应性　如气道得不到湿化，肺的顺应性将逐步降低。其主要原因是肺表面活性物质遭到破坏或黏液栓的气道阻塞，形成肺小叶或肺泡的微小不张。

但若吸入气湿度过高，也会对机体造成不利影响，使黏液纤毛系统受损，PaO_2下降，肺泡-动脉血氧分压差增大，肺顺应性下降。为了避免不良后果的发生，必须对吸入气体进行恰当的湿化。

【湿化疗法的适应证和湿度要求】

（一）湿化疗法的适应证　目前临床上湿化疗法的适应证见表4-5-2。常需进行湿化疗法的情况有以下几种。

表4-5-2　湿化疗法的适应证

1. 正常气管旁路（例如气管插管或气管切开）时，为吸入气体提供生理性的湿度和温度。无论自主呼吸（大每分通气量、吸入冷空气和干燥的医疗气体）或机械通气时，均需湿化疗法
2. 吸入高流量（＞40L/min）医疗气体进行治疗时
3. 为了预防或纠正低体温
4. 因疾病导致气道黏液运输功能障碍的患者，为改善黏液纤毛的运输功能
5. 气道高反应性患者，为避免吸入干冷空气诱发支气管痉挛

1. 气管旁路　气管旁路患者，不管是自主呼吸或应用机械通气，均是湿化疗法的最常见适应证。气管插管或气管切开患者，由于上呼吸道的湿化和温热功能完全丧失，进入的气体必须充分湿化和温热，尤其是经人工气道行机械通气者，更是湿化疗法的强烈适应证。美国国家标准研究所（American National Standards Institude，ANSI）规定，对气管插管或气管切开患者，所有湿化器的输出功率至少需达到30mg/L的湿度，认为这是防止分泌物结痂和避免黏膜损伤的最低湿度要求。

2. 吸入气体过于干燥　如进行氧疗时，高压氧源或氧气筒内的气体往往湿度很低，在吸入人体前常需进行湿化。用面罩或鼻罩吸氧时患者是否需要湿化，取决于氧流量、空气的湿度和温度，以及每分通气量。当室内空气又热又干燥时，如给予湿化，可使患者更舒适地呼吸，并保护鼻和气道黏膜，预防鼻出血和上气道炎症。ANSI制定的标准：10mg/L是最低的可接受的湿度水平，在各种环境和条件下，只有不低于此湿度，才可减少黏膜的损伤。

3. 高热、脱水　同样的室温和湿度，体温越高，从呼吸道丢失的水分就越多。在患者脱水情况下，气道水分供应不足，对吸入气体的湿化将不能充分和正常地进行，呼吸道分泌物将变稠厚，结痂，难以排出。对这些患者一方面应补液，纠正体内水的失衡，另一方面同时进行湿化疗法是必要的。

4. **呼吸急促或过度通气** 引起呼吸急促或过度通气的原因很多，常见病因有肺源性（如肺炎、肺纤维化、ARDS 等）、心源性、神经精神性、血源性、中毒性。除病理情况外，还有些生理性因素，如处于运动状态，应激状态等均可使呼吸加快，通气量增加，使气道丢失水分和热量增加。

5. **痰液黏稠和咳痰困难** 患有慢性支气管炎、支气管扩张、肺脓肿、肺囊性纤维化、肺炎等疾病时，由于分泌物化学成分的改变，痰液黏稠度可明显高于正常而难以咳出。分泌物异常或滞留的患者，吸入气体是否需要补充湿度需要具体分析。喉气管支气管炎（哮吼）患儿，补充湿度会有好处，因为湿化可降低因局部刺激引起的气道阻力的增加，避免上气道的黏液结痂。昏迷、衰弱、手术或神经肌肉疾病，致使咳嗽反射减弱或消失，也常需加强湿化使痰液稀释便于排出。

6. **气道高反应性** 气道高反应性（如哮喘）、上气道湿度需求增加（如喉气管支气管炎、哮吼）或肺的分泌和廓清异常的患者，适当增加吸入气体的湿度可能有良好治疗效果。一些哮喘患者在运动、睡眠或呼吸冷空气时可诱发喘息或气道阻塞，如将吸入气体湿化和温热达 20mg/L 和 23℃，可减轻气道阻塞性反应，给予吸入 43.9mg/L、温度与体温相同的气体可消除支气管痉挛。运动性哮喘患者在游泳时往往不诱发气道痉挛，现认为是由于在游泳池环境里，患者气道内的温度和湿度并没有明显丢失。夜间哮喘症状的发作可能是由于整个身体温度的降低，气道也发生冷却的缘故。

7. **低体温** 低温冻伤者在复温过程中，已提倡应用加热湿化的气体进行呼吸，尤其是当患者通过人工气道呼吸时，这种重新加温法是相当有效的，与其他有创性技术比较也简单得多。

（二）气道湿化疗法的标准 目前临床上常用的气道湿化疗法的标准，是根据呼吸系统的进气部位与正常情况下气道内的湿度水平相比较而制定的，具体见表 4-5-3。

表 4-5-3 应用呼吸治疗时当前推荐的湿度

呼吸系统进气部位	举例	温度（℃）	相对湿度（%）	绝对湿度（mg/L）
鼻 部	低流量导管鼻罩	22	50	10
咽 部	面罩鼻导管（插至鼻咽）	29～32	95	28～34
气 管	机械通气机气管造口套管	32～34	95～100	36～40

1. **医疗气体经鼻应用** 室内空气通常应保持于 22℃，相对湿度 50% 左右。经鼻应用的情况包括鼻氧气面罩，低流量鼻导管、按需鼻导管（demand nasal cannulas）或氧罩（持续高流量氧导管也许需要较高的相对湿度）。以室内空气来稀释吸入的氧气时，室内空气的湿度是决定性的因素，只要室内空气的湿度适当，补充氧流量≤4L/min，一般不需额外补充湿度。

2. **医疗气体经口咽应用** 经口咽部进入呼吸系统的气体，温度 29～32℃，相对湿度 100%。经口咽部进气的情况包括：不重复呼吸的氧气面罩或部分重复呼吸的氧气面罩。但不包括 Venturi 面罩，因为进入这种面罩的大部分是室内气体，干燥的医疗用气已被室内空气的湿度所稀释，并不一定需要额外的湿化装置。

3. **医疗气体经人工气道应用** 经人工气道吸入气体，温度应达 32℃，相对湿度 95%～

100%（绝对湿度至少 36mg/L）。如果温度和湿度低于以上水平，就产生湿度缺少，如果温度和湿度高于此水平，即可能发生液体过度负荷和患者感觉不适。

【湿化装置和湿化方法】

（一）气泡式湿化器（bubbler humidifier） 氧气筒或中心供氧管道释出的氧气湿度很低，一般在 4% 左右，吸入人体之前常需湿化，气泡式湿化器是氧疗中最常应用的。如图 4-5-1 所示。如果气泡太大，湿化效果就差。若氧通过湿化瓶内的筛孔、多孔金属或泡沫塑料，形成细小气泡，即可增加氧气和水的接触面，增加湿化瓶的高度，也可增加水-气接触时间，从而提高湿化效果。

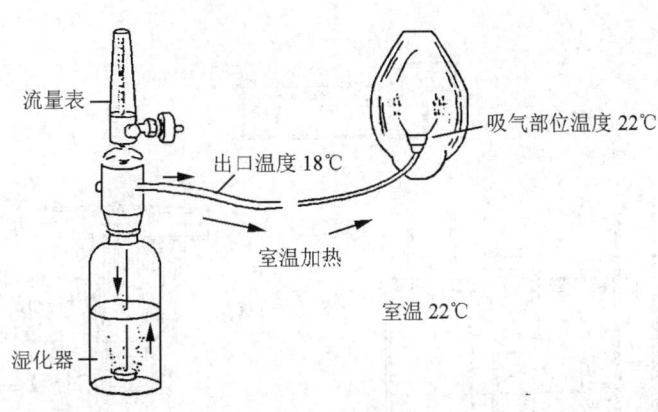

流量表
出口温度 18℃
吸气部位温度 22℃
室温加热
室温 22℃
湿化器

图 4-5-1 气泡式湿化器示意图

气泡式湿化器一般用于低流量（如 1.5～5L/min）给氧，无论经鼻导管或面罩（简单面罩、附贮气袋面罩）给氧均可应用。良好的气泡式湿化器在室温下正常应用，一般为 40% 左右的体湿度。

气泡式湿化器在临床应用中很少发生技术问题。需要注意的是：应及时添加水（最好是蒸馏水），每次加水不能超过刻度线，以避免由于气泡的搅拌作用使水溢入管道。多孔金属或筛眼需经常刷洗，以避免水垢阻塞网孔。有报告水封瓶和滤孔内有绿脓杆菌生长，应用后导致医院内肺炎的发生，因此必须定期对湿化器及全套管道系统进行消毒处理。

按照美国国家标准研究所（ANSI）制定的标准，机械通气时应用的湿化装置应提供至少 30℃ 的温度和 30mg/L 的湿度。根据这一标准，气泡式湿化器是不能用于机械通气时湿化的。

（二）加热"主流式"湿化器（heated mainstream humidifiers） 加热湿化器是以物理加热的办法为干燥气体提供恰当的温度和充分的湿度。所谓"主流"式是指患者吸入的全部气体都是通过湿化器湿化的。

ANSI 规定加热湿化器的功率是：输出气体的湿度至少达 30mg/L（相当于 30℃ 时 100% 的相对湿度），美国急救治疗研究所（The Emergency Care Research Institute，ECRI）推荐的湿度要求是 37mg/L（相当于 32.5℃ 时的 85% 相对湿度）。如上所述，对于气道正常的患者，医用气体安全的最小湿度，医师们的意见并不都是一致的。

加热湿化器通常用于已安置人工气道，需要机械通气、在氧帐内吸入干燥气体、哮喘和需要高流量送气系统（如行 CPAP）的患者。所谓"高流量"也许需要 60～100L/min，对高流量气体的湿化强调用加热湿化器。存在肺分泌物异常黏稠，黏液栓或气管插管内有痰痂形成时都要选用加热湿化器而不是用人工鼻。

ECRI将加热型湿化器分为3类：①回流式（pass-over）；②阶式蒸发器式（cascade）；③回流管芯式（pass-over wick）。图4-5-2为几种有代表性的加热湿化器的构造示意图。三类装置均可提供加热的能互相接触的水-气界面。应用回流式湿化器时，气体进入湿化器，回流通过水的表面，然而进入送气系统。常用的阶式湿化器是非常有效的泡式湿化器，气体从水贮罐下面进入，气泡向上通过格栅。虽然一般认为阶式湿化器是输送水蒸气的，但它也可向患者输送微气溶胶，尚不清楚这会引起什么临床后果，但一般认为湿化罐内的水是无菌的，因罐内工作时的温度可以灭菌。管芯式湿化器是回流式湿化器的变型，用这种湿化器时，气体进入与吸墨纸管芯在连的圆罐。管芯被加热器所围绕，管芯基底浸在水中，当气体通过潮湿、加热的管芯时，气体的相对湿度增加。

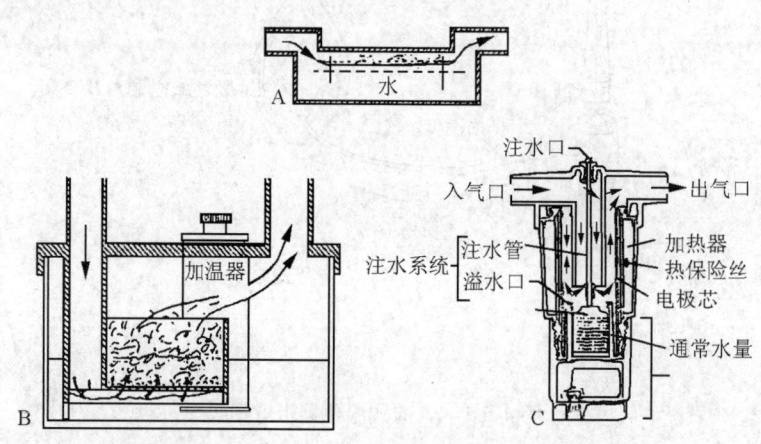

图4-5-2　湿化器结构示意图
A. 回流式湿化器；B. 阶式湿化器；C. 管芯式湿化器。

湿化器贮罐内的水平面靠人工加水维持，或靠连续给水系统来保持水面的恒定。闭路给水系统比较理想，因为这可以减少贮罐污染的危险。连续给水系统可避免所输气体的温度波动，还维持几乎是充满的水，这就维持了可压缩气体容量于低水平。应用间歇注水的湿化器时，水量的减少会导致可压缩容量的增加，这可以引起容量控制通气时输送的潮气量减少。湿化器可能是伺服控制的，也可能非伺服控制的，伺服控制湿化器有各种热敏电阻（电子温度计），以微处理机维持特殊温度，热敏电阻的电极通常安装于靠近患者接口的吸气回路内。理想的气体温度设定于热敏电阻上，此系统维持输送的温度。这些热敏电阻的反应较慢，只反应吸入气的平均温度，实际温度随着呼吸周期的气体流量，在平均温度的上下波动。为了维持通气机回路患者端的理想温度，湿化器贮罐内的温度通常大于输送给患者的气体温度，气体在从湿化器输送给患者的管路内降温而发生冷凝。管路内凝结的水可成为医院内感染的来源。这种水也可意外地灌入患者的气道，因此管内的冷凝水应收集于存水瓶（或存水弯管）内，这种水应认为是污染的，决不能引流回湿化器贮罐。

为了防止输气管内温度的降低，可以对输气管进行加热，以便输送温度更准确的气体给患者。靠对吸气和呼气管的加热，减少或防止管内冷凝量。如果管内温度低于湿化器的送气温度，管内会发生冷凝。另一方面，如果输气管内温度高于湿化器的送气温度，气体的相对湿度就会降低（当对输气管加热时这是可以发生的），可导致分泌物干燥。当用加热输气管为育婴箱内或射热器下的婴幼儿送气时，情况可变得更复杂，因为输送的气体接触两种温度，室温和育婴箱内（或射热器下）的温度，遇此情况通常将热敏电阻放在育婴箱（射热器）之外，而不是靠近患者的气道。与在通气机回路内应用湿化器有关的另一问题是流量阻力。取决于通气机感知患者用力的敏感性（触发敏感性），加热湿化器的应用可能影响辅助通气时通气机感知患者用力的敏感性和反应能力。如果湿化器置于患者和通气机触发点之间，将会增加患者的呼吸功，但如果在紧靠患者气道处测定触发压，那么通过湿化器的流量阻力即无重要意义。

加热湿化器的功能广泛，已在临床上普遍应用，既适合低流量也适合高流量的通气。临床应用为了确保安全，对加热型湿化器提出了以下功能要求，详见表4-5-4。

（三）人工鼻（artificial noses） 人工鼻是模拟人体解剖湿化系统的机制所制造的替代性装置。它将呼出气中的热和水气收集和利用以温热和湿化吸入的气体。人工鼻主要应用于气管插管和气管切开的患者。

表 4-5-4 加热型湿化器的功能要求

1. 过热的保护：患者吸入气体的温度不应高于40℃，在热敏电阻测得温度超过40℃时，加热器能自动停止加热，并发出报警信号。如果自控装置的电极被无意忽略，装置也不应有过热危险。正处于加热状态，气流突然阻断，湿化器不会过热，接触的表面不应太热，如果超过50℃，应该有警告标记

2. 加热时间：在适当的时间内湿化器应达到理想的温度并稳定于所要求的温度水平（即达恒温要求）

3. 电磁波干扰：邻近电器的电磁波干扰不应影响湿化器，如水溅出，也不应影响湿化器工作或引起触电危险

4. 电安全性：决不会由于水的溢出而发生触电危险，也不会因此影响湿化器的功能

5. 装配错误：重新装配湿化器后，无论如何不会导致患者危险，正确的气流方向应该在湿化器上标明

6. 可看见湿化器内的水平面：在室内光线下，无论是安装着或拆卸下均可清楚看见湿化器内水的多少

7. 可承受压力：湿化器应经得起9.81kPa（100cmH$_2$O）的通气压

8. 内部的顺应性或可压缩容量的丢失：在通常的通气压力范围内能传送准确的潮气量，湿化器的顺应性应少于患者的肺顺应性。用于新生儿的湿化器，其顺应性建议1ml/cmH$_2$O水平，当容器内水量变化时，顺应性也应保持稳定

9. 通气压降低：通过湿化器后压力下降，在通气量50L/min时，应少于0.490kPa（5cmH$_2$O）。自主呼吸的患者，低气流吸气时，通过湿化器后的压力下降应少于0.049kPa（0.5cmH$_2$O）

人工鼻所应用的基本物理学原理是：患者呼气时，相当于体温和饱和湿度的气体进入人工鼻在人工鼻的内侧面凝结，同时释放以蒸气状态保存的热量；吸气时，外部干燥的气体进入人工鼻，在人工鼻内得到湿化和温热，然后进入肺内，如此往复循环，不断利用呼气中的热度和湿度来温热和湿化吸入的气体（图4-5-3）。人工鼻两侧间的温度梯度是人工鼻的效率或输出功率的指数，人工鼻内气体的温度越高，它能提供的湿度水平也越高。

如今市场上已出现名为"热湿交换器"（heat and moisture exchanger，HME）、"热湿交换滤器"（heat and moisture exchanging filters，HMEF）、"吸湿性冷凝湿化器"（hygroscopic condenser humidifier，HCH）和"吸湿性冷凝湿化滤器"（hygroscopic condenser humidifier filters，HCHF）等多种人工鼻。

影响各种人工鼻效果的物理因素有以下4点：①吸入气体的温度和湿度水平；②吸入和呼出气体的流速，较快的气体流速常使达到平衡的时间减少，也减少水分和热的存放时间；

③人工鼻内表面的大小将限制它的热湿交换能力。即较大的表面积可使较多的热和水分充分接触（但人工鼻内的容积也被认为是"死腔"或呼出气重复呼吸的容积）；④人工鼻内部材料的热传导性良好而外罩的热传导性很差，以便贮热，减少热量的丢失。

人工鼻主要用于人工气道的患者，在呼吸室内空气，干燥的医疗用气或应用机械通气时，用以湿化吸入的干燥气体。人工鼻的外口和内口（15/22mm）适合于联接通气机和管道。因为它简单、安全（没有电和热的危险）、轻便，与标准加热型湿化器比较也价廉得多。一些持久气管造口的患者在自主呼吸时可应用人工鼻。如天气过于寒冷或气道分泌物很黏稠，则提示需要另添便携式湿化装置。

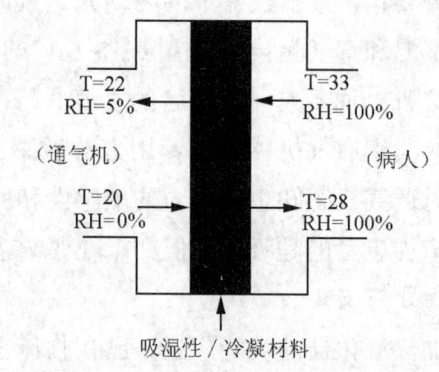

图 4-5-3　人工鼻示意图

图中注有吸气和呼气时，在人工鼻的患者侧和通气机侧的温度（T）和相对湿度（RH）

还没有专门建立人工鼻的应用标准，目前主要用于患者运输时的通气或麻醉时，在常规机械通气患者中的应用，如不超过 72 小时，也一般安全有效。是否能长期应用，即学者间意见不一，有待今后进一步研究。实验研究的结果显示：在成人吸气流速和每分通气量的通常范围内时，人工鼻的输出气湿度为 22～28mg/L，温度大约 30℃。应用吸湿性材料的人工鼻确实比未用这些材料的人工鼻效果要好。表 4-5-5 总结了临床应用人工鼻的影响因素。

表 4-5-5　临床应用人工鼻的影响因素

1. 漏气：有文献报告，一些人工鼻漏气可导致通气量的显著丢失。已提议：漏气量在 30cmH₂O 压力时应少于 30ml/min 和应经受住 100cmH₂O 的压力

2. 通过人工鼻的阻力或跨人工鼻的压力降低：为减少自主呼吸时的吸气用力，建议在流速 50L/min 时，跨人工鼻的压力降低应少于 3cmH₂O。随着应用时间的延长，元件的吸水和对气流的阻力增加，导致呼吸功增加

3. 人工鼻的重量：减轻重量有利于减轻对气道的牵拉力

4. 人工鼻的容量：人工鼻的容量可影响死腔及顺应性，应尽可能的低，但又要尽量不损害温湿输出效率。对新生儿或婴幼儿尤应注意死腔宜小

5. 颗粒物质的排出率和微生物学的安全性：应不影响热湿交换器内颗粒物质的排出。人工鼻制造商宣称：这些装置能诱捕细菌或具抑菌作用，可减少患者回路的自动污染。有报告人工鼻可滤出灰尘或真菌，在防止患者通气机污染方面有肯定的效果

6. 以人工鼻来维持气道适当湿度的失败：如短期应用，与加热湿化器比较未见有显著差异。如应用人工鼻后患者的痰液变黏稠或痰液性质的改变，可能提示需改用加热湿化器

在呼吸治疗中应用人工鼻有以下好处：①装置的设计，安装和维修简单（尤适用于患者运输或短期通气）；②价格低廉；③没有电和热的危险；④相对地可避免湿化不足或过度的情况。

因为人工鼻只是利用患者呼出气体来温热和湿化吸入气体，并不额外提供热量和水气，所以对于那些原来就存在脱水、低温或肺疾患引起的分泌物潴留患者，人工鼻并不是理想的

湿化装置。此外，某些人工鼻实际上也还存在内部无效腔，这对于因通气需要而撤机困难的患者也许是禁忌的，在机械通气期间，人工鼻是否能避免细菌的污染也还有争论。

Hess D 和 Kacmarek RM 提出，以下一些临床情况应属应用人工鼻的禁忌证：

（1）大量分泌物的患者　人工鼻的芯内存在分泌物将显著增加气流阻力。人工鼻被分泌物污染以后应予以更换。如果患者有大量分泌物，达不到治疗湿度可引起分泌物稠厚。

（2）非常小或非常大潮气量的患者　小潮气量（<0.15L）时，人工鼻的死腔可损害通气，导致二氧化碳潴留，人工鼻的死腔为 10~90ml。大潮气量（>1.0L）时，人工鼻对吸入气的湿化能力受损。

（3）低同步间歇指令通气（SIMV）频率的患者　患者应用 SIMV 频率≤4 次/分时，应慎用人工鼻。因为流量通过人工鼻所需压力随时间增加而下降，这可能引起某些患者的自主呼吸困难。

（4）自主呼吸而通气储备低的患者　随流量通过人工鼻所需压力的下降，对于低通气储备的患者来说，可引起呼吸能力的衰竭。

（5）有很高的自主每分通气量（>10L/min）的患者　自主呼吸每分通气量大时，流量也大，通过人工鼻时阻力增加，这可导致呼吸功的增加。

（6）呼出潮气量低于吸入潮气量20%的患者　功能正常时，吸入气体和呼出气体都必须通过人工鼻，支气管胸膜瘘或气管插管套囊封闭不严的患者会没有足够的呼出气量通过人工鼻。

（7）低体温患者　体温低于 32℃，不应该应用人工鼻。

（8）雾化治疗时，应从通气机管路中卸除人工鼻。

（四）雾化器　喷射式雾化器和超声雾化器均可用以湿化气道。

（五）简便湿化法　没有任何湿化器时，可通过一细塑料管向气管插管或气管切开套管内滴入液体，但滴入液量不能过多，一般每次滴液量 1.5~3ml。成人每日湿化液量在 400~500ml 较妥，确切的滴液量可根据痰的性质来决定，如痰液稀薄，容易吸出，表明湿化满意。如痰液过稀过多，频繁咳嗽，需经常吸痰即表明湿化过度，痰液黏稠结痂，则表明湿化不足。

危重患者常用的各种湿化方法的比较见表4-5-6。

表 4-5-6　危重患者常用湿化方法的优缺点比较

湿化类型	湿化方法	优点	缺点	费用
盐水滴注	盐水滴入气管	简单，辅助分泌物排出	污染，增加分泌物量，需断离通气机，冷却气道，不增加吸入气体的湿度	低
加热型湿化器	气体迂回或气泡通过水并加热	湿化效果好，维持体温	管路内冷凝，增加机械通气时的可压缩容量，电和灼伤的危险	昂贵
人工鼻	呼出气内的湿度再循环	简便，不需要能量，过滤细菌	湿化效果较差，增加死腔和阻力，可能被分泌物阻塞	低
雾化器	喷射或超声	简单，增加分泌物的排出	增加患者的水负荷，如不加热，可冷却气道，气道潜在污染的可能	低

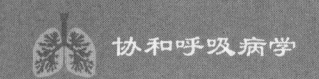

【湿化疗法的副作用及注意事项】

（一）湿化不足和过度　湿化不足可导致黏液栓形成，从而引起低通气，气道阻力增加和气体陷闭。呼吸治疗时推荐的绝对湿度应超过 $30g/m^3$，湿化不足通常发生于应用人工鼻时，然而用加热式湿化器的有效性可因增加流量和滴水而降低，输气管末端以上（即 Y 型接头和直角接头间距离）每隔10cm，管内温度约下降1℃，必要时可在输气管内放置加热导丝来防止温度的降低。高频通气时常发生的湿化不足可用置入气管内导管的温度热敏电阻对输入气体的加热湿化来克服。湿化过度可使气道阻力增加，甚至诱发支气管痉挛；水潴留过多，可增加心脏负担，有心肾功能不全者更易发生；对婴幼儿进行湿化治疗时，也应警惕水中毒的发生。湿化过度还可使肺泡表面活性物质遭受损害，引起肺泡萎陷或肺顺应性下降。患者应用某种湿化系统后，医生应评价湿化的效果，可通过咳出或吸出的痰的性质来评价气道湿化是否恰当，若患者痰液稀薄，需要频繁吸引或患者频繁呛咳，可能湿化过度，而痰液黏稠，没有人工气道的患者鼻面部感觉干燥不适即可能是湿化不足。听诊肺部，在黏液潴留增加时可闻及干鸣音，而肺不张区可闻及湿啰音。

（二）湿化气温度　如进入气管的湿化气温度低于30℃，可引起支气管纤毛活动减弱，气道过敏者易诱发哮喘发作，个别患者可引起寒战反应。湿化气温度超过40℃，也可使支气管黏膜纤毛活动减弱或消失，呼吸道灼热感，甚至体温增加，出汗、呼吸加速。严重者因吸入气体散热障碍，可发生高热反应。因为正常人体内热量的散发约90%由皮肤负担，7%～8%由肺负担，如长时间吸入温度过高气体，即肺的散热功能丧失，吸入的热量皮肤来不及散发时，导致体温升高。为增加皮肤散热，皮肤血管扩张，外周循环血量增加，从而加重心脏负荷。通过湿化器的气流随通气水平的改变而改变，医师应监测湿化器的功能，减少或增加气流量对患者吸入的气体温度也有影响。气道温度降低或升高时，医师应注意吸气流量、每分通气量的改变、装置的功能障碍或湿化器的性能范围。

（三）额外增加呼吸功　对于 ICU 患者来说，湿化器增加的呼吸功是一重要的额外呼吸负荷。用加热湿化器和人工鼻时，额外呼吸功随吸气流量的增大而增加。人工鼻内含水量的进行性增加也会增加阻力。研究表明，Fisher-Paykel 湿化器所附加的呼吸功比 Bennett 阶式湿化器要小。在低吸气流量时，大多数人工鼻的附加呼吸功很小，但在流量 60L/min 时，压力差大于 $5cmH_2O$ 并不少见。

（四）值得注意的一些问题　医师应经常观察通气管路内有无冷凝水滴，看积水瓶水量的多少。积水应及时倒掉，以免瓶中的积水溢出倒流入患者的气道。机械通气患者的痰中可迅速发现细菌的寄殖，故通气机管道应定期更换，但也不必像以前强调的那样每24小时更换一次，不少专家认为每周更换一次通气机管路也许已经足够。现认为，患者自己口咽和胃肠内菌丛沿人工气道气囊周围漏入气道是通气机相关肺炎（VAP）的最重要来源。尽管靠近患者的管道内有污染，但加热湿化器的温度具有杀菌作用，可保持湿化器内无菌。目前尚无证据表明，某些湿化器的设计（如阶式与管芯式湿化器比较）或热湿交换器（HME）可改变通气机相关肺炎的发生率。所有加热型湿化器对水加热时均用交流电，若不安全用电，存在触电的可能。也可发生热损伤气道或使管道熔化。机械通气时，由于湿化器的死腔使可压缩容量增加而导致通气不足。湿化器选择不当，操作错误或功能障碍均可导致对患者的危害。湿化器的盖子未拧紧或与管路连接处漏气，可妨碍呼吸回路中足够压力的维持，导致低通气。因此，在给患者应用通气机之前，应检查通气机管路的连接是否紧密，有无漏气问题。机械通气期间应设置低压或低容量报警。高阻力的湿化器可阻止通气机的低压报警以至不能及时发现漏气和脱接。

持续注水系统的功能障碍或安装错误，如果水流入吸气管道可引起危险。加热湿化器若温度过高可引起气道灼伤，引起过热的最常见错误是回路内没有安置自动反馈控制温度探针，回路内气流变化很大或装置故障也会发生过热。近年对加热报警系统的改进已减少了此危险性。然而，在非自动控制系统，仍可发生操作错误。

（五）干稠分泌物湿化后膨胀　黏稠结痂的分泌物在吸湿后可膨胀，因而进一步加重气道阻塞。临床上有用湿化疗法引起气道堵塞而突然死亡的报道，此可见于长时间机械通气，先无湿化后又突然增加湿化的情况。哮喘持续状态的患者使用湿化疗法也应慎重。在遇湿化后黏稠分泌物膨胀，气道阻塞加重时，可转动患者体位，叩拍背部或用导管吸痰，以利痰液排出。

第二节　雾化吸入疗法

吸入疗法与其他途径给药相比较有许多显著的好处。气溶胶（aerosols）微粒有一个十分有利的表面积与容量的比例，有利于药物迅速弥散，进入气道后有广泛的接触面（成人肺泡面积 $40 \sim 70m^2$）且作用部位直接。给药剂量很低，体内的吸收很少，因此副作用很轻微。药物开始作用的时间迅速而作用持续的时间满意。以支气管舒张药为例，吸入法和口服法的比较见表4-5-7。

欲达到吸入疗法的满意疗效，必须让气溶胶微粒通过复杂的气道防御系统吸进肺内。理想的吸入，是使气溶胶微粒能在肺内达到最大沉降，影响气溶胶微粒在肺内沉降的因素很多，因此有必要进一步了解气溶胶力学及其沉降的知识。

表 4-5-7　吸入与口服支气管舒张剂的比较

	吸入法	口服法
剂量	低	高
开始作用时间	快	慢
作用持续时间	5~6 小时	5~6 小时
作用部位	直接	间接
副作用	少	多
用法	需要指导	容易

【有关气溶胶的基础知识】

（一）气溶胶力学　所谓气溶胶，就是微小的液体或固体微粒悬浮于空气中。能悬浮于空气中的微粒的大小范围为 $0.01 \sim 100 \mu m$。液体微粒气溶胶也称为"雾"，固体微粒气溶胶又称为"尘"或"烟"。治疗用气溶胶无论是由溶液、混悬液或纯药的粉剂产生的，都是呈非均相分散的（heterodisperse），也就是说气溶胶内的大量雾滴或微粒的大小是不规则的，只是微粒的物理直径、形态和运动速度有一个范围，微粒的物理特性对气溶胶吸入后在气道不同

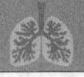

部位的沉降有决定性影响，尤其是微粒的直径，是影响其吸入肺内的剂量和剂量在肺内分布的主要因素。气溶胶微粒在空气中运送和播散，用于描述形态不规则的微粒大小的参数是气体动力学直径（aerodynamic diameter），气体动力学直径是在 1g/ml 的密度，假定微粒的运动速度相同条件下球形微粒的直径。所谓气体的动力学质团微粒的中位数直径（aerodynamic mass medium diameter，AMMD），是指微粒的直径以此均分，如 AMMD 为 5μm，即指该质团有 50% 的微粒直径大于 5μm，50% 的微粒直径小于 5μm。

气溶胶微粒进入气道以后并不像气流那样顺着支气管顺利前进，而是按照其物理学原则沉降在呼吸道各个部位。决定气溶胶微粒在气道内沉降的有 5 种力学机制，即惯性冲撞、重力沉降、弥散、阻截和静电凝结。因为即使与最小的气道相比，微粒也是极小的，因此"阻截"对微粒的沉降影响不大；静电凝结只是在微粒刚产生时发生，进入气道以后微粒的静电凝结就已不明显；因此前三种：惯性冲撞、重力沉降和弥散是微粒在各级支气管上沉降的主要形式。

1. 惯性冲撞　惯性的大小与其重量和速度有关。以惯性冲撞的方式沉降一般都是瞬间发生的，它的作用受局部气道形态和气流方式影响很大。因此，惯性冲撞沉降主要发生于大气道（咽、喉、气管和主支气管）和较大的微粒（重量较大，惯性也大）。上气道的湍流也增加了微粒的冲撞沉降。研究表明直径 >5μm 的微粒大多数以惯性冲撞方式沉降于上气道。若欲以惯性冲撞的方式沉降，微粒直径至少大于 3μm。

2. 重力沉降　如果微粒以重力沉降的方式沉降，就有一个时间依赖性的过程，微粒在气道内集聚的有效性随其在气道内停留的时间而增加。此外，微粒在气道内的位置也与重力沉降密切相关。气溶胶微粒随气流进入下气道后，流速显著减慢并变为层流，微粒在气道内停留时间延长，因此，重力沉降主要发生于下气道和较小的微粒，研究表明：直径 1~5μm 的微粒主要沉降于第 10~17 级支气管壁，直径 0.5~1μm 的微粒主要沉降于细支气管壁和肺泡壁。

3. 弥散　当气溶胶微粒随气流进入呼吸性细支气管和肺泡时，极小的微粒在没有气流的情况下，以布朗运动的方式（即纷乱的不断的运动）黏着沉降在细支气管和肺泡壁。直径小于 0.5μm 的微粒大多以此种方式沉降于末梢气道和肺泡壁。

气溶胶微粒大小和在上气道、气管支气管树及肺内的相应沉降情况见图 4-5-4。

（二）影响气溶胶微粒在气道沉降的因素　气溶胶输送药物的目的是利用气体的物理性质来输送一定浓度的药物到气道和肺。影响气溶胶微粒在气道内沉降的因素见表 4-5-8。

表 4-5-8　影响气溶胶微粒在气道内沉降的因素

物理因素	呼吸因素	解剖因素
微粒直径	潮气量	气道口径
微粒形态	吸气流速	疾病引起的解剖改变
微粒密度	吸气后屏气时间	
异向传播	呼吸频率	
吸湿效应	经口或鼻呼吸	
温度	湿度	

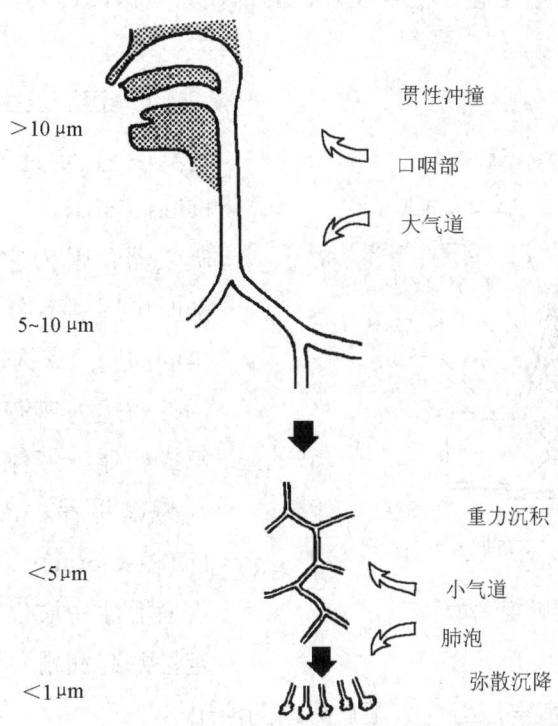

図 4-5-4　气溶胶微粒大小和在口咽部、气管支气管树及肺内的沉降示意图

1. 气溶胶微粒大小　研究表明，直径 1～5μm 的微粒在下气道和肺内有较多的沉降，其中 1～3μm 的微粒有最理想的细支气管和肺泡内沉降，直径 5～10μm 的微粒大部分沉降于上气道，大于 10～15μm 的微粒即几乎 100% 沉降于口咽部。而小于 1μm 的微粒吸入肺后悬浮于空气中，虽能以弥散方式沉降，但沉降量不多，大部分随呼气流又被呼出。

2. 呼吸方式　增大潮气量，减慢吸气流速，即保持深而慢的呼吸有利于增加气溶胶微粒在下气道和肺泡的沉降，反之，低潮气量的浅而快呼吸将导致吸入气溶胶微粒的分布不均，也影响微粒进入下气道。气溶胶微粒的沉降随呼吸频率的增加而降低。吸气后屏气可增加微粒的沉降，因此，进行气溶胶吸入时，应训练患者的呼吸方式，这在应用定量吸入器时尤其重要。

3. 解剖因素　当气管有炎症、黏膜水肿使管径呈均匀性缩窄时，同样的吸气量可使微粒在气管的沉降率增加。当气管内存在分泌物时，可形成气-液相界面，高速气体通过时使液体产生移动波，增加与微粒接触的机会，气管内微粒沉降率增加。由于大量微粒在分泌物表面沉降，与气道壁相隔绝，因而气溶胶吸入的疗效会明显降低。

4. 气溶胶发生装置　气溶胶发生装置的类型和功能不同，所产生的微粒大小也不一样，故对疗效有重要影响。一般说来，理想的雾化装置，如定量吸入器（MDI）、小容量雾化器（SVN）和干粉吸入器（DPI），在正常人自主呼吸时，也只有 10%～12% 的气溶胶微粒沉降于下气道和肺，经气管内导管吸入时，沉降率降至 4%～5%。

5. 吸入药物的药代动力学　药代动力学对吸入药物的药理学和药效学具有重要影响。若气溶胶吸入目的，是希望药物在肺内或肺间质内局部发挥作用，则药物微粒在肺内滞留长时间可显著延长药物作用时间。选用气道内有很高的局部活性，而吸收至全身时很快灭活的药物，如吸入用激素，可减轻或避免全身的副作用。若为了让药物能经气道吸收，在身体其他部位发挥作用，则应选用呼吸道黏膜吸收好，局部代谢率低的药物，故理想药物的选择和研制可提高吸入疗法的效果。

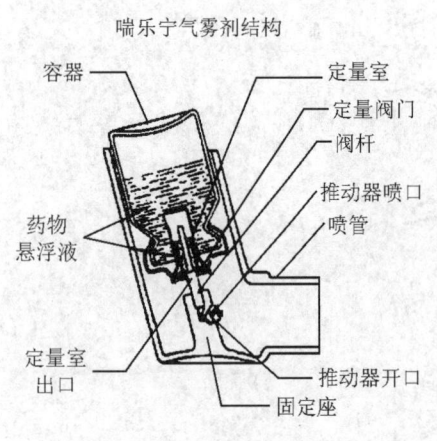

喘乐宁气雾剂结构

容器　　　　　　　　　定量室
　　　　　　　　　　　定量阀门
　　　　　　　　　　　阀杆
　　　　　　　　　　　推动器喷口
药物　　　　　　　　　喷管
悬浮液
定量室　　　　　　　　推动器开口
出口　　　　　　　　　固定座

图 4-5-5　MDI 结构示意图

【气溶胶发生装置及其应用技术】

（一）定量吸入器（metered dose inhalers，MDI）　MDI 已成为最受欢迎的吸入器，因为它便于携带，操作简单，随时可用，不必定期消毒，没有继发感染的问题。其构造如图 4-5-5 所示。密封的贮药罐内盛有药物和助推剂，药物溶解或悬浮于液体助推剂内，现常用助推剂为氟里昂，沸点很低，为预防微粒（直径 <5μm）聚积，通常添加低浓度的表面活性物质以改进药物悬浮的物理稳定性并起润滑作用。罐内始终保持大约

400kPa（3003mmHg）的恒定压力，直至贮罐内药液用尽。

每次手压驱动，计量活瓣供应 25～100μl 溶液，助推剂在遇到大气压后突然蒸发而迅速喷射，卷带出气溶胶微粒。气溶胶的初速度很快，大约 30m/s，但在几厘米以内即减慢，微粒因继续蒸发而变小并形成圆锥形的雾团。某些患者吸入冷助推剂后感觉不适。

目前常用 MDI 所产生的气溶胶通常是非均相分散的，气溶胶微粒动力学中位数直径（AMMD）为 3～6μm，随着温度的升高和蒸发，导致微粒 AMMD 迅速减小，在距喷口 10cm 处时，AMMD 大约为 1.4～4.3μm。影响气溶胶特点的其他因素有药物组成的浓度，浓度增加时产生的气溶胶微粒可能增大，活瓣杆和驱动器开口的设计也对产生的气溶胶有影响。

MDI 产生的气溶胶在理想吸入后，只有 10% 的药液能到达肺脏（图 4-5-6），50% 的药物因惯性冲撞停留在口腔，然后被咽下。最后 90% 的药物均被吞咽入胃。虽然可以经胃肠吸收，但因为 MDI 所给的每个剂量很小，药物经胃肠吸收后所起的药理作用仍很微小，吸入 MDI 气溶胶的治疗效应主要是沉降在肺的 10% 的药液的作用。因此，正确掌握 MDI 的吸入技术非常重要。正确的吸入动作是：摇匀药液，呼气到功能残气位，张口并将喷嘴置于口前 4cm 处，或放入口内，吸气慢（0.5L/s）而且深（达肺活量程度），开始吸气时指压喷药，吸气末屏气（约 10

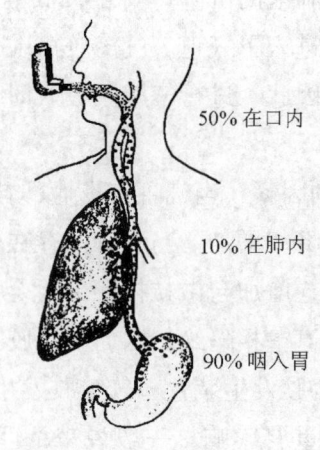

50% 在口内

10% 在肺内

90% 咽入胃

图 4-5-6　应用 MDI 气溶胶后药物在呼吸道内的沉降

秒），然后缓慢呼气，休息 1～3 分钟后再重复作另一次吸入。吸气过快可增加气溶胶在上气道的惯性冲撞沉降。屏气不足或没有屏气会减少气溶胶在肺内的沉降。不要把吸气用力动作

延续到呼气过程，因为这容易引起咳嗽和喘息。此方法可应用于吸入任何药物（如 β 受体激动剂，色甘酸钠，激素等）和所有患者（如患哮喘，支气管炎或不同程度的气道阻塞者）。医师必须耐心仔细地给患者示教正确应用 MDI 的方法。因为大多数患者凭阅读说明书并不能学会正确应用 MDI 的方法。虽然患者应用 MDI 的方法不当也可获得一定疗效，但可显著减少气溶胶微粒在肺内的沉降量而降低疗效。当气道阻塞很严重时，吸入气溶胶的肺内沉降率减少，药物作用会降低。婴幼儿和年老体弱患者，要完成这套吸气和喷药的协调动作会有困难。有以下两种解决方法。

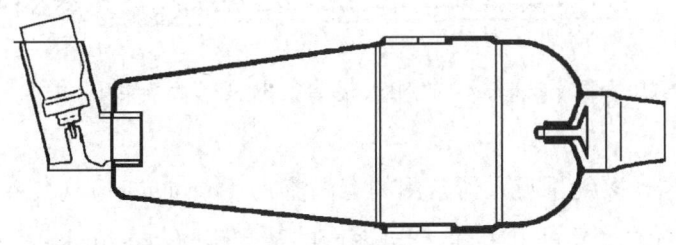

图 4-5-7　定量吸入器（MDI）和带活瓣贮雾器

1. 贮雾器（spacer）　有各种形态和大小不同的贮雾器来克服应用 MDI 时的协调问题。已设计的贮雾器有管形，长方形，杯形或可折叠的袋式，最常用的贮雾器有 Aerochamber、ImspirEase 和在接口腔端装有单向吸气活瓣的贮雾器（图 4-5-7）。应用贮雾器可降低 MDI 的喷射初速度，增加 MDI 喷口和口腔的距离，减少气溶胶微粒在口腔的沉降，并可不必要求吸气和喷药的协调动作。肺内沉降是否增加，主要取决于贮雾器的形态，出口活瓣，气溶胶在贮雾器内的停留时间以及患者从贮雾器吸入气溶胶时的吸气流速。应用适当的没有单向活瓣的贮雾器比应用有单向活瓣的贮雾器可得到较高的肺内沉降。因为在活瓣处产生的湍流增加了气溶胶在贮雾器内的沉降。贮雾器的缺点是体积较大，携带不便。

2. 吸气按需活瓣（inspiratory demand valve）　气溶胶微粒的喷射由患者的吸气流所触发，自动的喷入口内，并经口吸入下气道直至患者停止吸气。如能在最大吸气后屏气 5 秒钟可增加肺内的沉降。临床上应用的这类吸入器，如自动吸器（autohaler，商品名 zaisin）或同步吸器（synchron，商品名 etoscol），每次应用都需用简单小把手来开关，我国市场尚无此产品。

正确应用 MDI 有困难的患者，若在室外活动需频繁吸入气溶胶来缓解症状，可推荐应用吸气按需活瓣式的自动吸器。而贮雾器尤其适用于吸入激素治疗，因为吸入激素一般在家中进行，器具体积大的缺点并不重要。即使能正确应用 MDI 的患者有时也应用贮雾器，以减少口咽部药物的沉降。吸入激素时，使用贮雾器可减少声嘶、口咽部霉菌感染等副作用。

（二）干粉吸入器（dry power inhalers，DPI）　干粉吸入器有两种，单剂量干粉吸入器和多剂量干粉吸入器：

1. 单剂量吸入器　单剂量干粉吸入器应用较少，因为它使用和携带不如 MDI 方便。色甘酸钠吸入较常采用单剂量吸入器，如旋转式（spinhaler）（图 4-5-8）或转动式吸入器（rotahaler），药物通常盛于胶囊内另外放置，需要吸入时将内盛干粉的胶囊装入吸器，然后稍加旋转，让吸器的针刺破胶囊，患者在接嘴处深吸气而带动内部的螺旋桨叶片搅拌干粉将药物吸入。只有 5%～6% 的药物被吸入肺内。这可能与药粉内的载体——乳糖颗粒较大（直径

30～60μm）和药物微粒（2.6μm）在吸器内被搅动时发生黏聚有关，药粉内加入乳糖载体颗粒是为了改善胶囊的排空。单剂量吸入器目前仍有很小的市场，主要用于儿童过敏性哮喘的预防。因为每次只给单剂量，可避免儿童滥用和浪费药物。

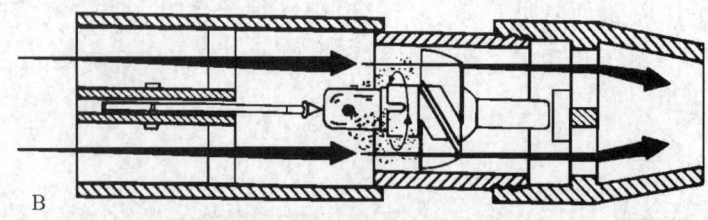

图4-5-8   旋转式吸入器（spinhaler）的剖面，患者吸气时驱动螺旋桨叶片搅拌干粉将药物吸入

2. 多剂量吸入器   多剂量吸入器常用的有涡流式（turbuhaler）（图4-5-9），碟式吸入器（diskhaler）（图4-5-10），重庆葛兰素公司生产的喘宁碟（ventodisk）和必酮碟（becodisk）即属此类。吸入器内一次可装入多个剂量（一般4～8个剂量），拉推滑盆每次转动送一个剂量，在拉起盖壳（连接刺针）将包装在药粉外面的囊泡刺破以后，即可口含吸嘴进行深吸气将干粉吸入，吸气后屏气数秒，然后慢呼气，反复数次，直至药粉吸完，药粉吸入时也靠螺旋桨推进，因为吸入器有较高的吸气阻力导致较慢的吸入气流，药粉微粒大小理想（直径 < 5μm），吸入后微粒在口咽部的沉降与MDI大致相似，在肺内的沉降也较好。这种吸入器每次传送相同剂量，可反复使用，操作方法也不难掌握，且携带方便，故颇受欢迎。在一些明令禁用或即将禁用氟里昂的国家，MDI（以氟里昂作助推剂）的应用受到限制，近年来有改用多剂量吸入器的趋势。干粉吸入器是呼吸驱动的，因此不需要患者像应用MDI那样，吸气和手揿喷药的动作协调，不能正确应用MDI者可改用多剂量干粉吸入器；对吸入MDI内的助推剂过敏者也可改用干粉吸入器。吸入器的吸气阻力较大，通常需要较高的吸气流（>30L/min）才能驱动螺旋桨吸入药物，严重哮喘发作患者或幼小儿童可能难以完成。干粉微粒直径 < 5μm，一般 1～2μm，但

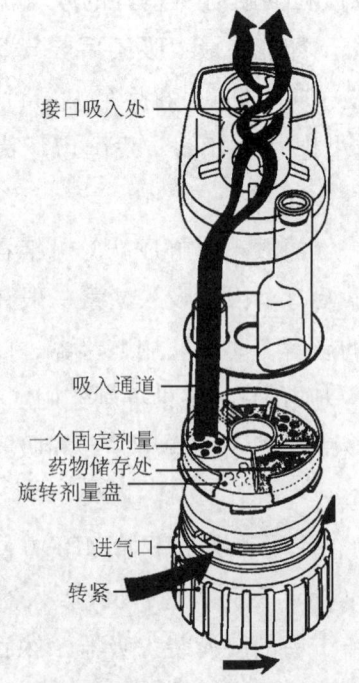

接口吸入处

吸入通道
一个固定剂量
药物储存处
旋转剂量盘

进气口
转紧

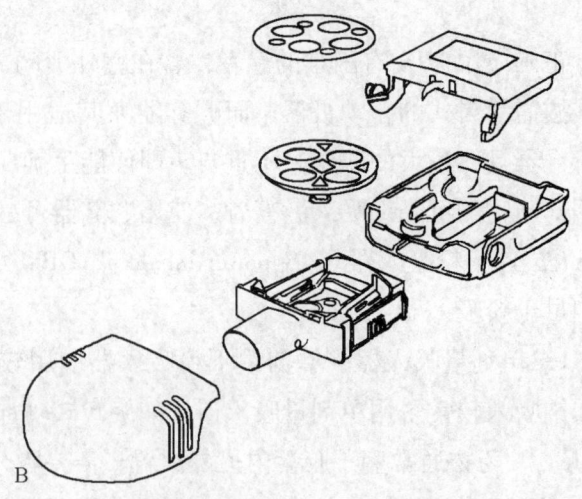

B

图4-5-9   涡流式干粉吸入器的内部结构图   图4-5-10   碟式干粉吸入器内部结构图

添加剂-乳糖或葡萄糖颗粒的直径 20～25μm，吸入时大部分沉降在口咽部，可引起刺激和短暂咳嗽，这是因为迷走神经受刺激的缘故。干粉易吸湿，药泡应该在临吸入时才刺破，若干粉受潮，微粒易凝结而增加直径，影响疗效。呼气进入吸器可减少干粉剂量，临床应用中偶见吹撒药粉或药粉落入眼中者，为避免药粉撒出，当药泡装入吸器并破壳后就不能将吸器倾斜。与干粉吸入器疗效有关的因素总结为表 4-5-9，干粉吸入器的应用技术见表 4-5-10。

表 4-5-9　与干粉吸入器有关的问题	表 4-5-10　干粉吸入器的应用技术
一些干粉吸入器需要较高的吸气流速	安装干粉吸入器（DPI）
气体吹进吸器可减少药物剂量	利用干粉吸入器装置的特殊技术打开药泡胶囊
高湿度时干粉的吸湿性可使粉剂结块	正常呼气到功能残气位
口咽部的沉降量与 MDI 相似	将 DPI 吸嘴放入口内，闭合双唇
婴儿或 6 岁以下儿童不推荐使用	通过 DPI 迅速吸入（没有必要呼吸屏气）
气管插管或气管切开患者不适用	反复吸入直至胶囊内药粉被吸净
危及生命的气道阻塞不适用	若吸入激素，每次吸入治疗后应漱口
药物的配方制作技术要求较高	观察患者的疗效和副作用

（三）雾化器（nebulizers）

1. 小容量雾化器（small-volume nebulizer，SVN）已有许多种 SVN，为临床上常用于气溶胶吸入治疗的雾化器，也常被称为小容量喷射雾化器（jet nebulizers）、手动雾化器、医用雾化器或湿式雾化器。喷射雾化器的驱动力为压缩空气或氧气气流，高速气流通过细孔喷嘴时，根据 Venturi 效应在其周围产生负压携带贮罐内液体，将液体卷进高速气流被粉碎成大小不等的雾滴（图 4-5-11）。雾滴颗粒 99% 以上由大颗粒组成，通过喷嘴两侧挡板的拦截碰撞落回贮罐内从而除去较大颗粒，使雾粒变得细小，撞落的颗粒重新雾化。据测定，国产 QW-1 型喷射雾化器产生的雾粒 1～10μm 约占总雾粒数的 94%。大约 50% 的液体永久保留在挡板上和罐内不能被雾化，构成所谓"死腔容量"，即约有一半的药液不能被利用。因此每

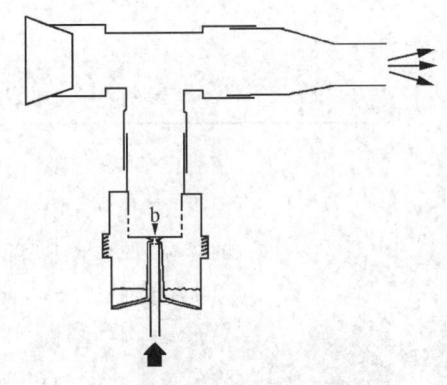

图 4-5-11　喷射雾化器

大箭头表示进入喷射式雾化器的气流，b 为 Venturi 发生处，右上小箭头表示雾化吸入的气流

次雾化应将药液增加到 4ml，而不是通常建议的 2ml，以弥补"死腔容量"的丢失。

临床上可用各种不同的喷射雾化器来雾化吸入支气管舒张剂、激素、抗过敏和抗微生物药液。各种雾化器性能不同，但观察其性能主要看两点：产生的雾粒大小和单位时间气雾产量。产生的雾粒大小很重要，这主要取决于雾化器内挡板的设计，也与压缩气源的气流有关。临床上常用驱动气流量为 4～12L/min。压缩气源的气流量影响气雾微粒大小和每分气雾量。较高的气流量产生较多的气雾和较小的气雾微粒。当然气雾总量取决于所给药液量以及气流量。一般喷射型雾化器置入药液 4～6ml，驱动气流量 6～8L/min，常可产生理想的气雾量和雾化微粒。为了有效的雾化一些黏性较大的抗生素溶液，可能需要较高的驱动气流量（10～

12L/min)。以高压氧气为驱动源可用于伴有低氧血症的哮喘患者,但对慢性呼吸衰竭低氧血症伴高碳酸血症患者应慎用。雾化器理想的喷射产生的气雾微粒 AMMD 应 1~5μm,药液耗减(转化为气雾)0.5~2ml/min,耗减药液 2/3 为药,1/3 为水蒸气。影响 SVN 效果的因素有:SVN 设计的性能,贮罐的应用,药物的死腔容积和加压气体的流量,温度和湿度,患者的技术和通气方式,以及雾化液的黏滞性。SVN 并不是高效率的雾化器,自主呼吸的患者在理想的情况下,有 8%~12% 的药液沉降于患者的肺。

连续雾化过程中,贮罐内温度因蒸发可降至比大气温度低 4~7℃,这会导致气雾量的减少,气道高反应性患者可因吸入气雾温度过低而诱发支气管痉挛。将 SVN 牢固地握在手掌内可减少温度的降低。也由于溶剂的蒸发、贮罐内的药液越来越浓缩以及释出的气雾中含药量减少,气雾微粒也将增大。医疗上应用喷射雾化器时雾化吸入的时间各有不同,取决于所用驱动雾化器的压缩气体流量,患者的每分通气量、雾化吸入时间一般 5~15 分钟。

有些喷射雾化器设计有第 2 个通气孔,雾化时经第 2 个通气孔携带室内空气,这可使气雾产量大增,但由于空气的稀释、气雾中含药率减低,气雾微粒大小一般影响不大。若带入的空气湿度很高,气雾微粒可能增大。用这种喷射雾化器一般可增加气雾微粒在肺内的沉降。应用喷射型雾化器可以根据临床需要来调节气雾微粒大小,如果病变主要在大气道,可用较大的气雾微粒,而治疗小气道和肺泡病变可用较小气雾微粒,这只要调整供给喷射雾化器的压缩气体流量即可做到。

呼吸方式也影响气溶胶微粒沉降于下呼吸道的量,受推荐的呼吸方式是:缓慢的吸气(0.5L/s)和正常的潮气量,偶然的吸气到肺总量和吸气末屏气。SVN 的应用技术见表 4-5-11。

表 4-5-11　小容量雾化器(SVN)的应用技术

将药液放入雾化器

用适量稀释液将 SVN 内的药液稀释到 4ml

酌情调整驱动气体的流量(常用 8L/min)

用喷嘴或面罩将 SVN 与患者连接

用面罩时嘱患者张口呼吸,如用喷嘴则嘱其闭唇

将 SVN 握于手掌心以便治疗时维持其温度

嘱患者缓慢吸入正常的潮气量

嘱患者偶然深吸气到肺总量位,吸气后屏气 4~10 秒钟

定时拍打 SVN 的周壁以减少死腔量

连续治疗直到雾化器内没有气溶胶再发生

观察患者吸入治疗后的效果和副作用

应用 SVN 时,大多数药液丢失在雾化器内或被呼出,因此,与应用 MDI 时比较,应用 SVN 时的药物剂量常大 10 倍左右。如用 SVN 时,沙丁胺醇的推荐剂量为 2.5mg,稀释于生理盐水,12% 的沉降率即为 0.3mg(300μg)。相反,用 MDI 时的推荐剂量是 2 揿,或 180μg,12% 沉降就是 21.6μg。与雾化吸入支气管舒张药时 2~5μm 微粒大小不同,在治疗肺实质感染时,需要更小的气溶胶微粒(0.8~3μm)。

与 MDI 比较,SVN 的好处有:患者使用时,较少需要动作的协调配合,可提供较大剂量

或连续雾化。与 MDI 相比，优先选用 SVN 的临床情况有：①患者不能正确使用 MDI 时；②患者的肺活量少于预计值的 1.5 倍（7ml/kg），或吸气流量<0.5L/s，或呼吸屏气<4 秒。SVN的缺点是：消耗气源的气体较多，携带欠方便，如消毒不严，有污染的可能。

2. 大容量气动雾化器　自从吸入疗法发展以来，已用主流式雾化器来雾化液体（主要是水和生理盐水）。以大容量雾化器来雾化无刺激性液体的主要适应证是为气道旁路患者提供医疗气体的湿化，也可用凉雾来使局部血管收缩以治疗上气道的炎症和水肿，或以此诱发痰液的产生（最常用于诊断的目的）。应用大容量雾化器进行吸入治疗的适应证总结见表 4- 5-12。以温和（无刺激性）

表 4-5-12　应用大容量雾化器进行吸入治疗的适应证

上气道水肿的存在

继发于喉气管支气管炎（哮吼）

会厌下水肿

拔管后水肿

上气道手术后的治疗

上气道旁路的存在

诱发痰液的生成

气溶胶（bland aerosol）来作为湿化目的，不如加热型湿化器或人工鼻那样有效。它增加支气管痉挛和感染的潜在危险，要维持适当温度也较困难。

压缩空气驱动的大容量雾化器其贮罐容量大于 100ml，可以根据产生气溶胶的技术来分类，通常分为两类：普通型大容量雾化器和 Babbington 型雾化器。前者以喷射方式来产雾，后者用高压气源产雾。

普通型大容量雾化器的工作原理与小容量雾化器一样，但能产生更多的气雾和气流量以满足患者的吸气需要。许多雾化器可以用室内空气来稀释氧气，控制吸氧浓度，但输送气体流量的水平有限（例如≤15L/min），呼吸治疗师应该熟悉各种气动雾化器在不同吸氧浓度（FiO_2）情况下的气体输出量。除了 FiO_2 以外，只有气流量输出满足或超过患者的需要，才能保证恒定的氧浓度。面罩上的通气孔和开放的回路设计可让患者吸入额外的气体来稀释氧气，此时就降低了 FiO_2。大多数制造商限制进气孔以允许气源流量约 15L/min，当设置于 100% FiO_2 时，这是气体总输出量。严重呼吸困难患者可能需要 60～90L/min 的流量，如果不能适应吸气需要，患者就吸入必要的室内空气。近年，制造商已生产了设有第二个气源和空气卷吸的流量可达 40L/min 的雾化器。

雾化器的加热靠加热棒浸入液体，也可用周边或底板加热器（在贮罐内加热水）或出口的环状加热器（加热气溶胶）。

Babbington 型雾化器用高压气源而不是喷射方式，气体进入以液体连续覆盖的玻璃球（图 4-5-12）。少量的水以气泡上升的形式提升到玻璃球之上的滴水室。来自气源的部分气体在水槽内的管子里转动，在两个上升的气泡之间携带水。气体从球的裂缝间冲出，打破水膜，将气溶胶微粒喷向碰撞器。

在气溶胶产生过程中，喷射式和 Babbington 装置均可自由选择卷吸室内空气的量。靠管理罐

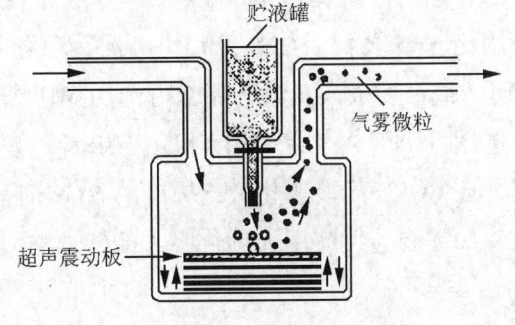

图 4-5-12　超声雾化器

超声频率震动的薄板将溶液转化为雾粒，大量雾粒随气流输出

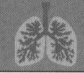

内开口的大小，可选择不同的 FiO_2（从 0.3 ~ 1.0 的 FiO_2）。大多数雾化器可以直接与 50psi（磅/平方英寸）的气源连接，或与通过直径指数安全系统的流量计相接。主流式喷射雾化器的水输出量（水蒸气和颗粒）主要取决于雾化器是加热的还是冷却的，大多数雾化器产生的气溶胶大小在 1 ~ 10μm，输雾量 0.5 ~ 5ml/min，依不同制造商，温度、气流量和雾化器的管子长度而异。然而，因为这些装置是为了将气溶胶微粒沉降于整个气道，颗粒的大小并不如输送药物的雾化器那么重要。

Babbington 气动雾化器现有多种，如 Solosphere、Hydrosphere 和 Maxicool 等。这些装置产生 3 ~ 5μm 的气溶胶，水总输出量 60 ~ 70mg/L，这超过了 100% 体湿度水平。Solosphere 临床上可用于面罩、氧帐、T 型管或气管切开项圈。它可通过流量计与气源连接，或直接从 50psi 的高压气源中接出。后两种是高输出量装置，气体输送进入气溶胶封闭物（如氧帐）内，大量的气流可冲洗出氧帐内的热和二氧化碳，通常不需要冷却装置来维持环境温度在大气温度之下。当应用低驱动气流（即与流量计相接）时，Hydrosphere 或 Maxicool 的应用与超声雾化器类似。

3. 超声雾化器（ultrasonic nebulizers）　通过超声发生器薄板的高频声波（通常 1MHz）震动将液体转化为雾粒（图 4-5-12），超声发生器中的换能器将部分能量转化为热能使雾粒温热，超声雾化器对药液的浓缩作用少于喷射雾化器，雾粒大小与超声频率成反比，即震动频率越高，雾粒越小，超声波震动的强度决定了产生雾粒的数量，震动越强，产生的雾粒越多。总的说来，超声雾化器产生的气雾量比喷射雾化器要大，消耗药液一般 1 ~ 2ml/min，但产生的气雾微粒也较大，微粒 AMMD 一般为 3.7 ~ 10.5μm。超声雾化吸入后雾粒在肺内的沉降率范围较大，为 2% ~ 12%，一般认为只要超声雾化器的性能良好，使用得当，患者吸入得法，气雾微粒在肺内的沉降率可达 10% 以上。超声雾化器的死腔量一般为 0.5 ~ 1ml。超声雾化器的缺点是增加感染的危险，易过度湿化和增加气道阻力。

除以上气溶胶发生装置以外，间歇正压呼吸（IPPB）装置有时也可用作气溶胶吸入。但产生的气雾微粒大小，吸入后在肺内的沉降，各装置间差异较大，一般均没有超过常用雾化器。

【气溶胶装置的选择】

（一）一般患者气溶胶装置的选择　当医师决定采用气溶胶吸入治疗时，必须同时决定用哪一种装置。MDI、DPI、SVN 和 USN 之间各有优缺点，它们之间的比较见表 4-5-13。

既往常首选小容量雾化器，然而近些年来，人们更多用 MDI 来代替 SVN，已有很多研究证明，患急性疾病，如哮喘、COPD 成年患者，应用 SVN 和 MDI 具有相同的效果。而 MDI 的费用比 SVN 要低。如今，MDI 已成为气溶胶吸入治疗的首选装置。如果患者不能正确使用 MDI，或需要吸入激素，那么可选用 MDI 加贮雾器。如果患者不能应用 MDI 加贮雾器，那么再选用 SVN，或考虑应用 DPI。当患者需频繁或大剂量吸入时，宜选用 SVN 或 USN 较方便实用，在 COPD 病情恶化时，标准的 SVN 剂量可实际输送比 MDI 更多的气溶胶微粒给下气道和肺。如需要连续应用或湿化吸入的气体，可用大容量 USN。

表 4-5-13　各种医用雾化器的特点比较

	MDI（单独用）	MDI + 贮雾器	DPI	SVN	USN
不依赖流量	−	+++	−	+++	+++
不依赖容量	−	+++	−−	+++	+++
不依赖协调性	−	+++	+	+++	++
口腔沉降少	−	+++	−	−	−
易于应用	++	+++	+++	+++	++
便于携带	+++	+++	+++	+	−
快速供雾	+++	+++	+++	−	+
价格低廉	+++	++	++	−	−−−
感染危险性低	+++	+++	+++	−−−	−−−
有效性，在					
严重哮喘	+	+++	+	+++	+
幼儿儿童	−	+++	−	+++	++
通气机	−	+++	−−	++	−
非常用药物	−−	−−	−−	+++	+

注：MDI = 定量吸入器；DPI = 干粉吸入器；SVN = 小容量雾化器；USN = 超声雾化器

+：正面的，肯定的作用；−：负面的，否定的作用

（二）婴儿和儿童气溶胶装置的选择　婴儿和儿童也常用气溶胶吸入疗法来有效治疗哮喘或支气管肺发育不良。但有关研究儿童，尤其是婴儿应用气溶胶吸入治疗的资料远比成人要少。临床研究表明，婴儿和儿童即使气溶胶在下呼吸道的沉降率低至 1%，仍发生较显著的药理学作用。应用 SVN 时，气溶胶吸入剂量必须预定得适合每位患儿的反应。

很多儿童可有效地应用 MDI。小于 10 岁的患儿应用 MDI 时手揿和吸气动作的协调性差，应加用贮雾器。小于 3 岁的患儿可用带面罩的辅助装置。因为气溶胶进入下呼吸道的量，儿童比成人要低，因此每次应用 MDI 的揿压次数不能因患儿体重少而减少。儿童和成人一样，也需要详细的如何应用 MDI 的指导。医师还应定期检查患儿应用 MDI 的技术，及时纠正错误的应用方法。

（三）气管插管、机械通气者气溶胶装置的选择　气管插管患者常需雾化吸入支气管舒张剂来治疗支气管痉挛。然而气管插管像一道屏障，阻碍气溶胶进入下呼吸道，若欲达相同的疗效，一般需要较高的剂量。气管插管患者常选用小容量雾化器（SVN），将 SVN 安置于通气机的 Y 形管或管路的复式接头上，位于通气机和 Y 型管之间。雾化器的驱动力可用压缩空气或连续氧气气流。研究显示，机械通气患者应用 SVN 时，仅有 3% 的气溶胶沉降于肺。但如果雾化器以复式接头与通气机管道连接和只在吸气时开放，那么可显著增加患者吸入的气溶胶量。机械通气时应用 SVN 可发生以下一些问题：污染的雾化器可以是通气机回路内细菌性气溶胶的来源。当应用定容通气模式时，来自 SVN 的连续气流增加潮气量（和相关压力）。来自 SVN 的连续气流产生一偏流（a bias flow），当应用辅助通气模式（如压力支持通气、辅助-控制通气），需产生负压来触发时更加困难。此外，SVN 气溶胶的连续气流也可损害某些通气机的呼气流量传感器。机械通气时应用 SVN 的技术见表 4-5-14。

表 4-5-14 机械通气患者应用 SVN 的操作步骤

1. 将雾化药液放入雾化器

2. 将雾化液稀释到所需要的容量（一般为 4～6ml，根据雾化器的要求而定），保证最大的产雾效果

3. 将雾化器插入通气机吸气管回路，离 "Y" 形管至少 30cm

4. 将雾化器的驱动气流量调至 6～8L/min

5. 调整通气机潮气量 10～15ml/kg（成人≥500ml），设置通气频率 8～12 次/分，如果可能，调整吸气时间/呼吸周期时间（Ti/Ttot）>0.3

6. 如果需要的话，根据通过雾化器的额外气流量酌情调整每分通气量

7. 将湿化器旁路或从回路中除去人工鼻 +

8. 关闭通气机中的 "flow-by" 或连续流量模式

9. 开动雾化器，应用过程中观察雾化器的产雾情况

10. 轻拍雾化器侧壁可减少雾化器死腔量

11. 连续雾化直到没有气雾再发生

12. 从通气机回路中卸下雾化器

13. 重新将通气机参数调整到雾化治疗前状态

14. 观察患者的治疗反应和副作用

* 雾化器可以连续雾化或仅在吸气时雾化，后一种方法是更加有效的。有些雾化器由通气机提供吸气流量，而有些雾化器由另外的连续气流来驱动雾化器，通气机的每分通气量应分别不同情况来调整。+ 有些学者不主张在雾化治疗时停止湿化，而以酌情增加雾化药量来代偿气路湿化对气溶胶沉降的影响，故可略去此步骤

气管插管患者也可应用 MDI。现市场上有很多接口可用于将 MDI 安装于通气机回路上（图 4-5-13）。这些设计不同的接口均可用于临床，尚无资料证明那种接口比其他接口更好。研究表明：气管插管患者应用 MDI 时 3%～6% 的气溶胶微粒通过气管导管，机械通气时应用 SVN 效果与应用 MDI 差不多，而应用 MDI 的好处是可避免与应用 SVN 相关的各种问题，且价格较低廉。机械通气时应用 MDI 的技术见表 4-5-15。若患者可短暂中断机械通气，那么也可采用 MDI 气雾剂经 19～22WG（标准金属丝量规）粗细，长度与气管导管相仿的细长导管喷射吸入，也可获理想效果。

表 4-5-15 机械通气患者应用 MDI 的技术

1. 辅助通气时，将潮气量调至 >500ml（成人）

2. 调整吸气时间（除吸气暂停时间以外）>整个呼吸周期的 0.3

3. 保证通气机的呼吸与患者的吸气同步

4. 强烈地摇动 MDI

5. 将 MDI 的贮罐装入位于通气机吸气回路上的圆筒形贮雾器上的接口 *

6. 在通气机送气开始时揿动 MDI，使之与患者呼吸同步。若应用雾化器，在机械送气之前 1～2 秒或接近呼气末揿压 MDI，取决于呼吸频率

7. 在吸气末允许吸气后屏气 3～5 秒（可按通气机的吸气末屏气钮）

8. 让患者被动呼气

9. 在 20～30 秒后重复揿动，直至达到药物总剂量 +

10. 将通气机调整到雾化吸入前的参数

11. 观察患者的治疗效果和副作用

* 应用 MDI 以后，可让贮雾器保留在通气机回路内，以避免每次雾化吸入支气管舒张剂治疗都需拆接通气机回路。虽然将湿化器旁路可增加气溶胶的输送，但它延长了每次治疗的时间，并需要拆接通气机回路。+ 制造商推荐在 1 分钟后给重复剂量，然而在相隔 20～30 秒后再重复给剂量并不损害药物的输送

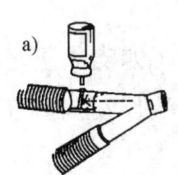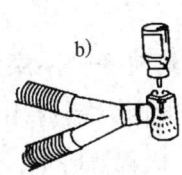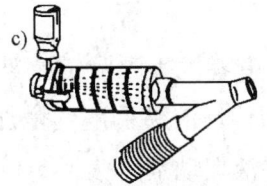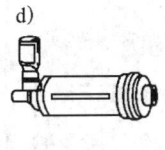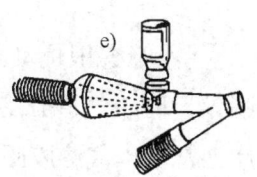

图 4-5-13　用于连接 MDI 气雾罐和通气机回路的各种贮雾器和接头

a）在连接头；b）弯形接头；c）连到通气机吸气回路的可缩性圆筒形贮雾气和接头；d）不可缩性圆筒形贮雾器；e）气雾扩增（ACE）贮雾器，据此 MDI 的气雾逆向患者喷射

【雾化吸入疗法的临床应用】

如今，气溶胶吸入已广泛应用于临床上对某些疾病的诊断和治疗。诊断用气溶胶用于评价各种肺疾病。纤毛功能障碍时，可用气溶胶颗粒的黏液纤毛廓清时间来评价。^{99m}锝标记白蛋白（或胶化硫）和中性^{133m}氯化铟是用来证明黏液纤毛活动能力的常用制剂。可用支气管激发试验来证明患者是否存在气道高反应性，以协助诊断支气管哮喘，常用支气管激发药物有乙酰甲胆碱，组胺、普奈洛尔等。当一秒用力呼气容积（FEV_1）减少基础值的 10%～20% 时，可确定激发试验阳性。吸入放射性标记气溶胶（如^{133}氙），然后靠 T 射线检测器来检查其肺内分布，即所谓"肺通气扫描"，可协助诊断肺血管疾病（如肺栓塞）或局限性气道疾病。

吸入疗法在治疗上也已得到广泛应用，尤其是在治疗哮喘和阻塞性肺疾病、肺实质感染性疾病方面应用普遍并取得明显疗效。近年来在治疗其他疾病方面的应用也正在迅速增加，如吸入喷他脒治疗艾滋病（AIDS）继发卡氏肺孢子虫感染，吸入利巴韦林治疗呼吸道合胞病毒感染，吸入局部作用的皮质激素治疗肺结节病，吸入麦角胺治疗血管性头痛和偏头痛，吸入肝素进行全身抗凝，吸入肺泡表面活性物质治疗 ARDS 等，都已取得明显进展，把气溶胶吸入疗法的临床应用推进到了一个新阶段。吸入疗法所用药物和治疗的疾病见表 4-5-16。

表 4-5-16　临床上常用的气溶胶

药物种类	常用药物（品牌）举例	治疗的疾病
支气管扩张剂		
抗胆碱能类制剂	溴化异丙托品（atrovent）	哮喘或支气管痉挛
拟交感类制剂	沙丁胺醇（ventolin）	哮喘或支气管痉挛
减充血剂/血管收缩剂		
拟交感类制剂	消旋肾上腺素（vaponephrine）	上气道水肿（如哮吼）
抗组胺类	色甘酸钠（intal）	预防支气管痉挛
抗炎皮质激素	曲安西龙（azmacort）	哮喘或炎症
黏液调节剂		
黏液溶解剂	乙酰半胱氨酸（mycomyst）	分泌物潴留
蛋白溶解剂	γhDNAse（pulmozymel）	感染（囊性纤维化）
气道电解液	阿米洛利	囊性纤维化
抗微生物制剂		肺感染的局部治疗
抗菌药物	庆大霉素	假单胞菌
抗真菌药	喷他脒（nebupent）	肺孢子菌
抗病毒	利巴韦林（virazol）	呼吸道合胞病毒（RSV）
麻醉剂	利多卡因（xylocaine）	插管前和呃逆
表面张力活性剂	50% 乙醇	肺水肿

（一）黏液促动剂的吸入治疗　当患者发生呼吸道感染或其他呼吸系疾病（如支气管哮喘等）时，气道分泌物常显著增多，并伴痰液黏稠度的增加。此时常需应用黏液促动剂。临床上常常以气溶胶吸入的方式来应用黏液促动剂（表4-5-17），以提高疗效。

表4-5-17　常用气溶胶黏液促动剂类药物

药　名	常用雾化剂量	评　论
痰易净（N-乙酰半胱氨酸）10%~20%溶液（国外品牌有Mucomyst，Mucosil）	每6h 2~5ml	裂解二硫键，使黏液溶解。有恶臭味，可引起支气管痉挛，溶液应以相同容量的等张盐水或碳酸氢钠来稀释，因为它在碱性环境中更有效
碳酸氢钠2.1%~7.5%溶液	每6h 2~5ml 范围：1~10ml，q2~8h	低浓度时为表面活化剂，高浓度时为支气管黏液促动剂，有促进蛋白沉淀，使氨基酸链稳定性下降，黏痰稀化作用。可与其他药物联合应用
氯化钠0.45%~20%溶液	每6h 2~5ml 范围：1~10ml，q2~8h	低张溶液适用于限钠患者。高张溶液刺激咳嗽，具有黏液溶解作用，尤适用于诱发痰液的产生。生理盐水为标准的稀释剂
1，2丙二醇2%~25%溶液	每4h 2~5ml 范围：1~10ml，q1~8h	2%溶液对气管支气管炎具有减轻刺激作用。稳定雾滴在治疗性气溶胶时应用可改善远端的沉降。15%或更强的溶液可有效诱发咳嗽，但极少应用
重组人脱氧核糖核酸酶（dornase alfa）0.1%溶液（国外品牌有pulmozyme）	每12~24h 2.5mg	化解脓性痰液，对囊性纤维化患者有效，也可用于慢性阻塞性气道疾病
α-糜蛋白酶	5ml稀释为5~10ml	有分解蛋白，抗炎、消肿作用，用时新鲜配液
胰脱氧核糖核酸酶	5~10μl稀释为3~5ml	有分解脱氧核糖核酸的作用。对支气管刺激性大，需与支气管扩张剂合用
溴己新（必嗽平，溴苄环己胺）	2~4mg稀释为5~10ml	使痰中黏多糖纤维裂解而液化，此类药物不能加热，不宜与青霉素或头孢菌素类合用
英可嗽平（溴环己胺醇）	15~30mg稀释至5~10ml	作用同溴己新

（二）平喘药物的吸入治疗　在欧洲，20多年来吸入疗法已成为治疗哮喘的最常用方法。据报告，英国每年购买β受体激动气雾剂的处方就有1000万张，比片剂处方多600万张。平喘药物气溶胶可分为两类，一类用以控制症状，如β受体激动剂和抗胆碱制剂，吸入后作用迅速，3~5分钟生效，作用维持4~6小时，无论对过敏性，感染性还是运动性哮喘，喘息型支气管炎均有效；另一类为预防用药，包括局部作用的肾上腺皮质激素，抑制过敏性介质释放的药物如色甘酸钠，奈多罗米钠（nedocromil sodium）等，长期应用可避免哮喘的发作，减轻气道的炎症反应，降低气道的高反应性。茶碱类药物现一般已不作气溶胶吸入。平喘药物的气溶胶吸入剂量及用法见表4-5-18，表4-5-19和表4-5-20。

表4-5-18　气溶胶吸入支气管扩张剂溶液的用法和剂量

药物/英文商品名	浓度（%）	初始剂量*	
		手控雾化器（吸入次数）+	上吸式或压缩器++
肾上腺素/		2~3	
adrenalin	1		0.25~0.7
消旋肾上腺素/		1~6	
asthma nephrin	2.25		0.4~0.8
racepinephrine	2.25		
vaponefrin	2		0.25~0.7
异丙肾上腺素§/		6~12	
dispos-a-Med	0.25,0.5（在0.5ml中）	6~12	0.25~1
isoproterenol	0.25,0.5（在0.5ml中）	6~12	0.5~1
isuprel	0.5,1	3~17	0.25~0.5
异他林++/		3~7	
arm-a-med	0.062~0.25（在2.5~5ml中）		2~4
bronkosol	1		0.25~1
bronkosol unit dose	0.25		2
isoetharine	0.062~1		0.25~4
奥西那林/		4~15	
alupent	5		0.1~0.3
alupent unit dose	0.4,0.6（在2.5ml中）		2.5
arm-a-Med	0.4,0.6（在2.5ml中）		2.5
metaprel	5		0.1~0.3
metaproterenol	5		0.1~0.3
比托特罗/tornalate	0.2	1~6	0.5~1.75
沙丁胺醇/		4~15	
albuterol	0.083（在3ml中）		3
proventil	0.5		0.25~0.5
proventil unit dose	0.083（在3ml中）		3
ventolin	0.5		0.25~0.5

*：这些剂量均系国外的药品厂家所推荐，供国人应用时参考；+：剂量可有相当的改变；++：推荐量可用1~3ml生理盐水稀释。有些药品有单剂量预包装剂型，并配有稀释剂；§：普通剂型标有不同浓度，应按照药厂说明书来确定剂量

表4-5-19　治疗支气管痉挛的抗胆碱能气溶胶

药名/商品名	气溶胶剂量	开始作用时间（min）	高峰作用时间（min）	作用持续时间（h）
阿托品溶液/				
sulfate（1%）	0.025～0.075mg/kg	15～30	30～170	3～4
methonitrate	1～1.5mg	15～30	40～60	4～8
异丙托溴铵＊/at-rovent MDI	20～120μg	3～30	90～120	4～8
atrovent（0.1%）	500μg	3～30	90～120	4～8
东莨菪碱/	（not by aerosol）	10～30	60～120	2
溴环扁吡酯/（rob-inul）	500～2500μg	15～30	30～45	2～12
氧托溴铵/	200～500μg	15～30	90～120	6～10

＊：可以和沙丁胺醇合用

表4-5-20　可用于气溶胶吸入的皮质激素

药品名	商品名	局部抗过敏强度＊	用MDI时每揿剂量（mg）	成人气溶胶剂量（mg/d）
双丙酸倍	beclovent，Vanceril	500	0.042	0.12～0.84
氯美松	beconase，+Vancenase+			0.17～0.34+
地塞米松	decadron Respihaler	10	0.084	0.33～1
磷酸钠	decadron Turbinaire+		0.084+	
氟尼缩松	aeroBid，Nasalide+	30	0.25，0.025+	1～2，0.15～0.20+
曲安奈德	azmacort，Nasacort+	100	0.1	0.8～1.6
布地奈德	rhinocort+	100	0.032	0.25+
丙酸氟替卡松	flovent，Flonase+	100	0.044，0.110，0.220	0.176～0.76

＊：与氢化可的松比较，氢化可的松的作用强度为1；+：经鼻用气雾剂

　　一般说来，吸入抗胆碱能药物的支气管舒张作用弱于吸入β受体激动剂，但对于某些慢性支气管炎尤其是气道分泌物多的患者，则具有相仿或较好的疗效。

　　色甘酸钠，奈多罗米钠吸入后可经肺迅速吸收，对过敏性哮喘和运动性哮喘具有肯定的预防作用。色甘酸钠既往均用干粉吸入，近几年已可用MDI吸入，文献报告对儿童过敏性哮喘有特别的保护作用，对成人过敏性哮喘的保护率为70%～90%。

　　吸入局部用皮质激素也可经肺吸收，但进入血循环后即被迅速灭活，故无全身的激素副作用。每天吸入倍氯米松400～800μg，药效可相当于口服泼尼松10mg。文献报告如每天吸入1500μg，约2/3的激素依赖哮喘患者可将全身用激素减量或停用。加量吸入后，口咽部白色念珠菌感染发生率增加，但这通常是自限性的，不至于发生全身真菌病，以1∶5000的制霉菌素溶液涂抹口咽或漱口治疗有效。另一局部副作用是声音嘶哑（大剂量应用发生率可高达

50%），咽喉部检查的典型改变为声带内收肌麻痹，伴畸形或弯曲，为可逆的激素性肌病表现。以上副作用均与吸入时气溶胶药粒在口咽部过多沉降有关，加用贮雾器或每次吸药后漱口则可显著减小或避免。

20 世纪 60 年代以来曾有人认为，哮喘死亡率的增加与应用 MDI 吸入 β 受体激动剂（异丙肾上腺素）的增加有关，但实际上每次吸入法进入体内的药量只是口服法的 $1/400 \sim 1/100$，大多数研究指出：这些患者死亡时用药剂量均在常规口服或注射剂量水平之下而不是过量，死亡的潜在原因在于病情恶化，对 β 受体激动剂无效时未进一步采取治疗措施。近年来不断开发的新药作用于 $β_2$ 受体的特异性增加，对心血管系统的影响进一步减少。但此争论并没有终止和作最后结论。Robin 认为，个别患者吸入 β 受体激动剂后死亡原因非通气衰竭，而是心源性猝死，与用药后体表心电图上 QTc 延长有关。如果用药前后能监测心电图的 QTc 变化，识别高危状况患者，及时采取措施可防治这些患者猝死的发生。这种观点的可靠性还没有证明。Molfino 最近的报告则说明，凡活着来到急诊室的频死哮喘患者，其主要异常是因严重气道阻塞导致的严重呼吸性酸中毒。

β 受体激动剂长期应用可发生减敏现象（subsensitivity），剂量反应曲线右移，使支气管舒张作用减弱和作用持续时间缩短，发生率和作用减弱的程度报告不一，不论口服或气溶胶吸入均可发生，但继续用药仍有一定疗效。其原因，有人认为是 β 受体的功能因持续受刺激而下调，这是一个可逆的过程，一般在停药一周后可恢复。合用糖皮质激素可以纠正这种现象，Kerrebign 等最近报告，吸入皮质激素可使因长期应用 β 受体激动剂引起的气道反应性增加逆转。近年来不少学者提倡吸入 β 受体激动剂与吸入皮质激素合用，可有利于克服长期应用 β 受体激动剂的各种副作用。在支气管痉挛的症状严重时，以 MDI 吸入 β 受体激动剂的剂量虽然可以适当增加，但应反对严重超常剂量的应用，尤其是老年人，以避免严重心律失常的发生。

少数患者雾化吸入后不仅没有出现支气管舒张，反而诱发支气管痉挛，出现所谓"治疗矛盾现象"，其原因：①可能与雾化液系低张而非等张有关；②可能是雾化液中的防腐剂（如氯化苯甲羟胺或次亚硫酸氢盐）或稳定剂（如乙二胺四醋酸）诱发；③气雾的温度过低；④对雾化的药液过敏，但较罕见。

（三）抗感染药物的吸入治疗

1. 细菌性感染的气溶胶治疗　早在 20 世纪 40 年代，青霉素就被用于气溶胶吸入来治疗肺囊性纤维化继发感染，取得近期疗效。此后即有很多种抗生素如新霉素、庆大霉素、卡那霉素、妥布霉素、羧苄西林、多黏菌素 E 等经气溶胶吸入途径给药，相继用于临床，20 世纪 60 ~ 70 年代一度盛行。气溶胶给药的主要好处是气道局部的药物浓度高，全身的吸收少，副作用很低。研究表明，氨基糖苷类药物经气溶胶吸入的全身吸收比气管内直接注射要少得多，因此几乎无副作用，即使是肾功能受损的患者也如此。气溶胶吸入后药物在肺内的分布比气管注药要均匀，但对人体的研究表明，即使是气溶胶吸入，药物微粒也主要沉降于大气道（口咽部、气管和主支气管），沉降于肺泡的较少，气道内的药物浓度明显低于气管内注药。对于气溶胶抗菌药物吸入防治呼吸系感染的效果一直有较大争论和不一致的研究结果，较为普遍的看法是：它对消灭上呼吸道和口咽部细菌的寄植有效；但对肺实质感染即需同时全身用药，气溶胶抗菌药物吸入只能在减少呼吸道排菌方面起辅助作用；长期气雾吸入可导致耐药菌的产生和增加。

20 世纪 80 年代以来不少学者报告了雾化吸入抗生素治疗肺囊性纤维化（CF）伴铜绿假单胞菌感染的结果，对改善肺功能和减少住院频率方面均给人以深刻印象。Hodson 等报告，以羧苄西林 1g 和庆大霉素 80mg 气雾吸入每天 2 次，治疗 CF 伴铜绿假单胞菌慢性感染的随机双盲对照结果显示治疗组患者的主要症状和客观指标（FEV_1，FVC 等肺功能检查）均显著改善。Penketh 等也用以上方法治疗 41 例 CF 伴感染，平均治疗 21 个月，最长治疗 5 年，住院频率从治疗前每人平均每年 1.8 次，降至治疗后 1.03 次，副作用少见：喉痛 1 例（2.4%）、药疹 1 例（2.4%），恶心 5 例（12.2%）。没有发生铜绿假单胞菌对庆大霉素和羧苄西林的耐药问题。Wall 等以妥布霉素 80mg 和替卡西林 1g 每天 2 次气雾吸入，治疗 CF 伴铜绿假单胞菌感染 11 例，治疗前共观察 89 个月，共住院 31 个月；治疗后也观察相同时间，只有 5 个月住院。Littlewood 等以多黏菌素 E50 万 U 气雾吸入，每天 2 次，痰培养假单胞菌阳性率治疗前为 42%，治疗后仅 6%。Steal 等分别以头孢他啶、庆大霉素加羧苄西林气雾吸入治疗 CF 伴铜绿假单胞菌感染，治疗 4 个月后，两组患者的体重均增加，肺功能改善，住院频率减少，两组疗效相仿，均显著高于气雾吸入生理盐水的对照组。

综上所述，气溶胶抗生素吸入治疗 CF 伴铜绿假单胞菌感染是有效的，现疗法与过去不同之处是：①所用抗生素剂量大，浓度高，且大多为联合用药；②疗程长，一般几个月，最长 5 年；③应用性能良好的雾化器以使气雾微粒在肺内有最多的沉降。多次实验证明，虽经几月或几年的雾化抗生素吸入，在细菌耐药，体内菌群失调和继发霉菌感染等副作用方面未见明显增加，但临床应用时仍应监测以上指标。

2. 呼吸道病毒感染的吸入疗法　利巴韦林（ribavirin）雾化吸入治疗小儿呼吸道合胞病毒肺炎，是近年来抗病毒疗法的重要进展之一。美国在"食物和药品管理委员会"批准应用此法后 3 年，就有近 50 000 婴儿应用此法，疗效可靠且安全。此法采用特制的小颗粒雾化器，气雾微粒直径 1.2 ~ 1.4μm。利巴韦林剂量，婴儿 1.7 ~ 1.9mg/（kg·h），成人 0.9mg/（kg·h），以 200μg/L 的气雾浓度（雾化液浓度 20mg/ml）吸入 11h，共 4 天。另一为大剂量短程疗法，气雾浓度 400 ~ 600μg/L（雾化液浓度 40 ~ 60mg/ml，每次 2h，每天 2 ~ 3 次）。文献报告利巴韦林雾化吸入对流感 A 和 B 型、副流感也有较好疗效。

3. 艾滋病的吸入疗法　大约 80% 艾滋病患者继发卡氏肺孢子虫肺炎（PCP），虽经治疗，每次发作的病死率约 20%。PCP 的常规治疗用喷他脒或复方新诺明，但长期注射或口服两药均有严重副作用，包括白细胞减少、肝损害、恶心呕吐等，约有半数患者被迫中止治疗。已有多篇文献报告喷他脒雾化吸入防治轻中度 PCP 的有效性和安全性。Montgomery 等以喷他脒 600mg 加入 6ml 水雾化吸入，每天 1 次，连续 21 天，结果 13/15 患者主观症状和客观检查均改善，无全身副作用。在吸入喷他脒 18 ~ 24 小时后收集支气管肺泡灌洗液检查，仍有很高的药物浓度，而血中药物水平却很低。

小剂量吸入喷他脒预防 PCP 感染的有效性也已有多个研究结果证明。Golden 等报告，102 例艾滋病或艾滋病毒感染者，用"Ultravent"雾化器每月吸入喷他脒 300mg，能延迟复发时间平均 6 个月，减少复发率 50%。原先没有 PCP 感染的艾滋病患者，预防性吸入喷他脒后，即使以后继发 PCP，病情也轻，病死率降至 9%。

雾化吸入喷他脒的疗效与雾化器质量有关，RespirgardⅡ型雾化器产生的气溶胶微粒 AMMD 是 1.4μm，故疗效较好。O'Docherty 等证明，将喷他脒溶于 6ml 溶液比溶于 3ml 中雾化吸入效果要好，仰卧位吸入比其他体位吸入效果要好，因为仰卧位吸入，药物在肺尖区的沉降量较多。

主要副作用是雾化吸入时可引起刺激性咳嗽，偶见诱发支气管痉挛。用药前先吸入支气管舒张剂可减轻咳嗽和气道刺激症状。

（四）非呼吸系疾病的吸入治疗　近年来应用吸入疗法治疗全身性疾病日益增多，所用药物和治疗疾病的范围十分广泛，有些已取得较满意疗效，但不少临床报告仅是初步的，尚待深入研究，在此择要介绍。

偏头痛，血管神经性头痛患者用 MDI 吸入麦角胺的有效率可达 72%，与栓剂、舌下含片比较，开始作用的时间迅速，疗效较好，副作用较少。

已有多个报道以气溶胶胰岛素吸入法来降低血糖，研究表明吸入胰岛素后可迅速转运到血，半衰期 15～25 分钟。Kohler 等给 12 位志愿者（5 位吸烟，7 位不吸烟）吸入胰岛素，用特制的气溶胶吸入装置（AMMD<2μm）吸入后测定受试者的支气管内沉降量和转运到血的剂量。结果转运到血的剂量，非吸烟组约 30%，吸烟组约 65%。作者认为丢失的部分药物可能贮存在支气管细胞或被支气管内的蛋白水解酶所破坏，但有意思的是：血清胰岛素的峰值两组均出现在相同的时间，故作者假定：通过支气管黏膜的转运是主动机制，不是单纯的弥散。Bhalla 和 Crocker 已证明了白蛋白和过氧化酶（peroxidase）参与了这种机制。

雾化吸入肝素情况则完全不同，吸入的肝素似乎贮存于支气管细胞的巨噬细胞内并缓慢释放入血。因为吸入肝素后发生的抗凝作用可持续 24 小时以上。肝素是一个用途广泛的药物，在心外科手术，在动脉粥样硬化的抗血栓和防治血栓栓塞病、血液透析、DIC 及其他抗高凝状态方面均有重要作用。因此雾化吸入肝素有可能成为抗凝治疗的常用方法。

气溶胶吸入多肽类激素和前列腺素的资料不多。但今后对多肽类激素的应用很可能增加，因为它们的半衰期短和主要影响生物的控制系统。

为了改善与嗜烟者戒烟后有关的副作用，气溶胶吸入尼古丁比口服或经皮注射要好，因为它酷似吸烟那样给予。

总之，经气溶胶吸入途径治疗非呼吸系疾病已受到人们重视，改进气溶胶发生系统以便能使气溶胶药物微粒更多地沉降于肺，这是目前需要注意的问题。

【气溶胶吸入治疗的副作用和注意事项】

（一）气溶胶吸入治疗的副作用和并发症　每一类气溶胶发生器有特殊的问题，这已在描述各种装置时叙述。表 4-5-21 列出了与气溶胶治疗相关的主要并发症和不良反应。

1. 药物的副作用

（1）支气管扩张剂　①拟交感类制剂（如肾上腺素），副反应有心动过速、血压改变、心悸、对中枢神经系统的影

表 4-5-21　气溶胶治疗的并发症和危险性

药物相关的不良反应
支气管痉挛
医院内感染
气道灼伤
噪声使听力受损（只发生在新生儿和婴儿）
呼吸治疗师与感染和药物的接触
无效的气道水化

响（头痛、精神紧张、易激动、焦虑、失眠症）、肌颤、恶心、血糖增高、动脉血氧分压降低、阵发性咳嗽或伴晕厥；②副交感神经药物（如阿托品），副反应有：口和皮肤干燥、心动过速、视物模糊、吞咽困难、发音困难、排尿困难、意识模糊或过度兴奋。

（2）平喘药（例如色甘酸钠）　支气管痉挛、声嘶和口干。

（3）黏液溶解剂（例如乙酰半胱氨酸）　支气管痉挛、支气管黏液溢和恶心。

（4）皮质激素（例如曲安西龙）　上气道的真菌，如念珠菌或曲菌感染、喉部刺激、口

干和咳嗽。

（5）抗微生物制剂　过敏反应和对某种药物的特殊反应。

2. 支气管痉挛和鼻刺激　气道高反应性患者，当吸入气溶胶时，易引起气道阻力的增加。某些物质尤具有刺激性，如乙酰半胱氨酸、色甘酸钠（干粉）、高张盐水和抗微生物药物，这些药能诱发患者的阵发性咳嗽，严重者甚至发生晕厥。为预防发生，可预先或同时吸入快速起效的β肾上腺素能支气管扩张剂。用无菌蒸馏水或生理盐水进行雾化吸入也可引起支气管痉挛，尤其是应用高输出量雾化器时。个别患者吸入支气管扩张剂后不仅没有产生支气管扩张，反而诱发支气管痉挛，所谓"矛盾性反应"。α肾上腺素能激动剂的并发症有鼻刺激，烧灼感，喘息发作，黏膜溃疡或出血。过多吸入治疗鼻炎的药物可引起血管过度收缩后的舒张，所谓"反跳"。

3. 感染的播散　如果没有执行严格的消毒制度或消毒方法不当，可发生气溶胶系统的细菌污染。20世纪60年代，在应用氧化乙烯（ethylene oxide）气体来进行消毒之前，气溶胶系统的污染问题比较突出。大容量雾化器具有最大的危险性，革兰阴性杆菌是最常见的感染致病原。工作人员在更换雾化溶液或水时的手的污染，受污染的冷凝液的回流以及应用受污染的水都可能导致感染的播散。

4. 气道的灼伤　加热雾化器底板安置不当或热保护装置发生故障、贮水罐的水溢出、加热气体直接吸入，可发生气道烧灼伤，气道温度超过44℃可烧伤气道黏膜表面。

5. 噪声水平　新生儿在密闭罩，如通风橱或保育箱内接受湿化的氧气补充，气动雾化器的噪声水平可引起听力丧失。美国儿科学会环境危险评估委员会推荐的噪声水平应低于58dB，而大多数主流式雾化器，即使用60cm的导管与密闭罩相连，其噪声也往往超过此水平。因此应优先考虑应用加热湿化器。

6. 过度水化或盐负荷　长期或持续应用高输出量雾化器来雾化吸入的患者可发生液体或氯化钠的过度负荷。气管插管机械通气的患者，因没有通常的呼出水分的丢失，以及抗利尿激素水平的增加，可发生水的正平衡，新生儿或儿科患者、肾功能衰竭和充血性心力衰竭患者具有最大的危险性。监测尿量、体重、电解质浓度和肺分泌物的黏稠度可及时发现这方面的问题。

7. 雾化治疗实施者受感染的危险　由于雾化液污染或患者咳嗽，雾化治疗操作者（如呼吸治疗师）受感染的危险性增加。有些患者呼出的气溶胶，主要是抗微生物制剂（如喷他脒和利巴韦林）也有一定的毒性，呼吸治疗师处于吸入这些有毒气溶胶的危险中，可应用的预防措施有：让患者用密封罩，层流通风橱，呼气过滤器，操作者戴口罩，或改用刺激性少的气溶胶来化痰等。

（二）注意事项

1. 定期消毒雾化器，避免污染和交叉感染。

2. 支气管痉挛严重时，以MDI吸入β受体激动剂的剂量虽然可以适当增加，但应反对超常剂量的应用，尤其是老年人，以避免严重心律失常的发生。

3. 注意少数患者雾化吸入后，不仅没有出现支气管舒张，反而诱发支气管痉挛，即所谓"治疗矛盾现象"，其原因可能是：药液低渗，防腐剂诱发，气雾的温度过低或对药液过敏，应寻找原因，注意避免。

4. 长期雾化吸入抗菌药物者应监测细菌耐药，体内菌群失调和继发真菌感染等副作用。

5. 能引起过敏反应的药物，如青霉素类，头孢菌素类等，吸入前应先作过敏试验。

6. 对呼吸道刺激性较强的药物不宜作雾化吸入。油性制剂也不能以吸入方式给药，否则可引起脂质性肺炎。

（俞森洋）

参 考 文 献

［1］ American Association for Respiratory Care. Clinical practice guideline：Humidification during mechanical ventilation. Respir Care, 1992, 37：887

［2］ ECRI. An overview of heated humidifiers. Technology for Respiratory Therapy, 1994, 15：1

［3］ Miyao H, Miyassaka k, Hirokawa T, et al. Consideration of the international standard for airway humidification using imulated secretions and an artificial airway. Respir Care, 1996, 41：43

［4］ Chatburn RL, Primiano FP, A rational basis for humidity therapy. Respir Care, 1987, 32：249

［5］ Danzl DF, Pozos RS. Accidental hypothermia. N Engl Med, 1994, 331P：1756

［6］ Hess DR, Branson RD. Humidification：Humidifiers and Nebulizers. In：RD Branson, DR Hess, RL Chataburn (eds). Respiratory Care Equipment. Philadelphia：JB Lippincott, 1995

［7］ McPherson SP. Respiratory Care Equipment. St. Louis, Mosby-Year Book, 1995

［8］ Op't Holt T. Aerosol Generators and Humidifiers. In：TA Barnes (ed)：St. Louis, Mosby-Year Book, 1994

［9］ Emergency Care Research Institute. Heat moisture exchangers. Health Devices, 1983, 12：155

［10］ Branson RD, Hurst JM. Laboratory evaluation of seven airway heat and moisture exchangers. Respir Care, 1987, 32：741

［11］ Weeks DB, Ramsey FM. Laboratory evaluation of six artificial noses during endotracheal anesthesia. Anesth Analg, 1983, 62：753

［12］ Emergency Care Research Institute. Heated humidifiers. Health Devices, 1987, 16：223

［13］ Rhame FS, Streifel A, McComb C, et al. Bubbling humidifiers produce microaerosols which can carry bacteria. Infect Control, 1986, 7：403

［14］ American Association for Respiratory Care：Clinical practice guideline：Selection of aerosol delivery device. Respir Care, 1992, 37：891

［15］ American Association for Respiratory Care. Clinical practice guideline：Delivery of aerosols to the upper airway. Respir Care, 1993, 38：803

［16］ American Association for Respiratory Care. Clinical practice guideline：Bland aerosol administration. Respir Care, 1993, 38：1196

［17］ MacIntyre NR, Brougher P, Hess DR, et al. Aerosol consensus statement 1991. Respir Care, 1991, 36：916

［18］ O'Donahue WJ. Guidelines for the use of nebulizers in the home and domiciliary sites. Chest, 1996, 109：814

［19］ Dolovich M. Clinical aspects of aerosol physics. Respir Care, 1991, 36：931

［20］ Kacmarek RM, Hess D：The interface between patient and aerosol generator. Respir Care, 1991, 36：952

［21］ Newman SP. Aerosol generators and delivery systems. Respir Care, 1991, 36：939

［22］ Loffert DT, Ikle D, Nelson HS. A comparison of commercial jet nebulizers. Chest, 1994, 106：1788

［23］ Alvine GF, Rodgers P, Fitzsimmons KM, et al. Disposable jet nebulizers：How reliable are they? Chest, 1992, 101：316

［24］ Loffert DT, Ikle D, Nelson HS. A comparison of commercial jet nebulizers. Chest, 1994, 106：1788

［25］ Waldrep JC, Keyhani K, Black M, et al. Operating characteristics of 18 different continuous-flow jet nebulizers with beclomethasone dipionate liposome aerosol. Chest, 1994, 105：106

［26］ Smith EC, Denyer J, Kendrick AH. Comparison of twenty three nebulizer/compressor combinations for domiciliary use. Eur Respir J, 1995, 8：1214

[27] American Association for Respiratory Care. Clinical practice guideline: Assessing response to bronchodilator therapy at-point of care. Respir Care, 1995, 40:1300

[28] Manthous C, Hall JB. Administration of therapeutic aerosols to mechanically ventilated patients. Chest, 1994, 106:561

[29] Gross NJ, Jenne JW, Hess D. Bronchodilator Therapy. In: Tobin MJ (ed). Principles and Practice of Mechanical Ventilation. New York: McGraw-Hill, 1994

[30] Rau JL, Restrepo RD, Despande V, Inhalation of single vs. multiple metered-dose broncholator actuations from reservoir devices. Chest, 1996, 109:969

[31] Gay PC, Patel HG, Nelson SB, et al. Metered dose inhalers for bronchodilator delivery in intubated, mechanically ventilated patients. Chest, 1991, 99:66

[32] Newhouse MT, Fuller HD. Rose is a rose is a rose? Aerosol therapy in ventilated patients: Nebulizers versus metered dose inhalers-a continuing controversy. Am Rev Respir Dis, 1993, 148:1444

[33] Hindle M, Newton D, Chrystyn H. Dry powder inhalers are bioequivalent to metered-dose inhalers. Chest, 1995, 107:629

[34] Hess DR. Aerosol therapy. Respir Care Clin North Am, 1995, 1:235

第六章　氧 气 疗 法

第一节　低氧血症与缺氧

氧是生命存在的必要物质。一旦缺氧，体内代谢和生理便会紊乱，严重者可导致重要脏器组织损害和功能障碍，甚至细胞死亡，危及生命。氧气疗法（oxygen therapy，氧疗）是纠正缺氧的一种治疗方法。其原理是提高吸入气中氧浓度，从而促进氧在肺内弥散，提高血氧含量，纠正或缓解缺氧状态。

【缺氧与低氧血症的机制】

组织缺氧是指由于组织因对氧利用的不足或缺乏足够的氧而导致能量不足，造成代谢和生理紊乱，甚至组织损害和功能障碍的一种病理生理状态。这涉及两个方面：组织对氧利用的能力和组织氧输送。对氧的利用能力与组织细胞所处的状态有关，而组织氧输送则由下面的公式决定：

$$组织供氧量 = Q_T \times Hb \times SaO_2 \times 1.34^*$$

*（由于物理溶解的氧量极少，可以忽略，所以未在公式中反映）。

Q_T 为心排出量，Hb 为血红蛋白量，SaO_2 为动脉血氧饱和度。由此可见，氧输送到组织涉及循环、血液和呼吸这三个系统。组织缺氧的原因见表4-6-1。

表 4-6-1　组织缺氧的原因

原因分类	临床举例	实验室检查		
		PaO_2	PvO_2	Q_T
细胞型	氰化物中毒	N，↑	N，↑	N
需氧型	运动，高代谢状态	N，↓	↓	↑
循环型	心力衰竭，休克	N，↓	↓	↓
血红蛋白型	贫血，血红蛋白异常	N	N，↓	N，↑
低血氧型	见表（4-6-2）	↓	N，↓	N，↑，↓

＊N：正常；↑：上升；↓：下降

动脉血氧分压（PaO_2）正常范围：

$$13.3 - （0.04 \times 年龄）\pm 0.67kPa 或 100 - 0.3 \times 年龄 \pm 5mmHg$$

吸入气氧浓度降低、呼吸系统病变或功能异常，可导致 PaO_2 降低，当低于同龄人正常下限时称为低氧血症。常见原因见表4-6-2。

表 4-6-2　低氧血症的原因及对氧疗的反应

原　因	临床举例	对氧疗的反应
摄氧减少	高原居住	PaO_2 迅速增加
肺泡通气不足	慢性阻塞性肺疾病（COPD）	初始反应 PaO_2 增加，后期反应不肯定，取决于氧疗后是否抑制呼吸
通气/灌注比例失调	阻塞性气道疾病，ARDS	PaO_2 中度迅速升高，有时欠满意
动-静脉分流	心房间隔缺损，肺动-静脉瘘	取决于分流量
弥散障碍	间质性肺炎	PaO_2 中度迅速升高

【低氧的病理生理】

急性低氧血症的生理学反应是维持氧输送（图 4-6-1）。当 PaO_2 低于 55mmHg，通气驱动增加，以提高 PaO_2，同时也造成低碳酸血症。这时低氧组织血管舒张，通过心跳加快，增加心排出量和氧输送。肺对低氧血症的反应是血管收缩，增加通气血流比和 PaO_2。随后，促红细胞生成素分泌增加，红细胞增多，提高运氧能力。这些适应性改变增加了氧输送。不幸的是，这些反应的短期效应如果长期存在，却能并发许多不良效应。长期的肺血管收缩和心排出量增加能造成肺动脉高压，右心衰和生存率降低。另外，因分钟通气量增加而产生的呼吸氧耗（O_2COB）增加，还能造成慢性营养不良。因此，对于低氧血症患者，氧疗成为打断此恶性过程的重要一环。

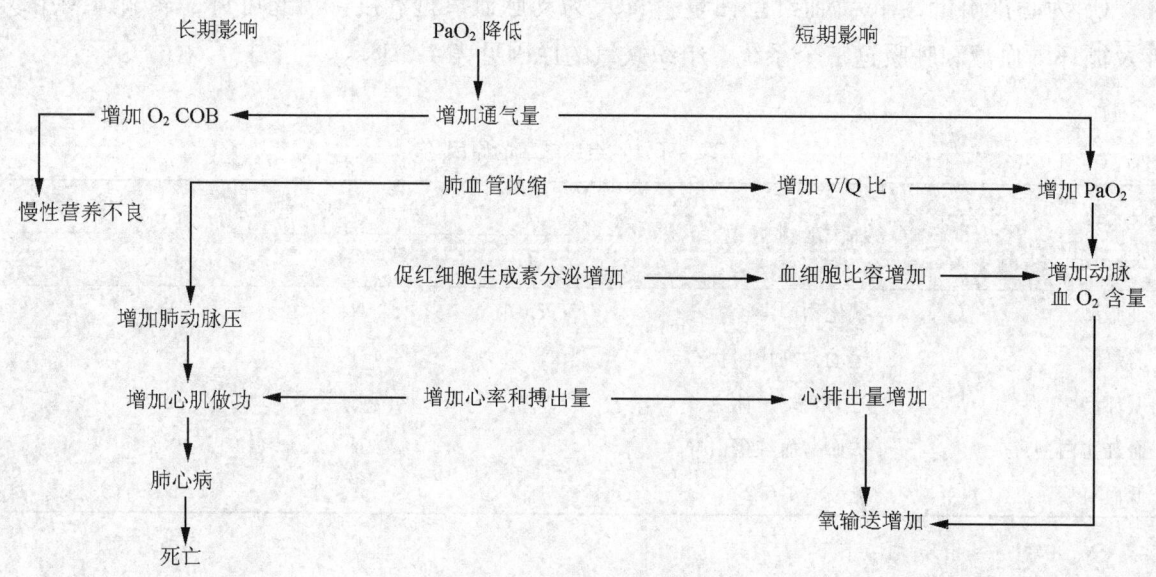

图 4-6-1　低氧血症的短期和长期生理学改变

【临床表现】

缺氧的临床表现各不相同，取决于基础疾病的轻重，发生缺氧的缓急，患者的活动水平和代谢状况及其对缺氧的适应性和代偿能力。与急性缺氧有关的症状和体征见表 4-6-3。其中发绀往往是严重低氧血症最常见的体征。许多临床医师也爱用发绀来判断低氧血症。但是，由于发绀是毛细血管内还原血红蛋白异常增高所致，非低氧血症或缺氧所致的还原血红蛋白增高也能表现为发绀；而皮肤黝黑者却难以发现。所以，发绀并非低氧血症或缺氧的可靠体征。

表 4-6-3　急性缺氧的症状和体征

系统	症状和体征
呼吸	呼吸困难，呼吸急促，肺水肿倾向，发绀
心血管	心排出量增加，心悸，心动过速，心律失常，低血压，心绞痛，血管扩张，出汗和休克
中枢神经	欣快感，头痛，倦怠，判断力减低，行为不准确，迟钝，烦躁不安，视盘水肿，视网膜出血，抽搐，感觉迟钝和昏迷
肌肉神经	衰弱无力，震颤，扑翼样震颤，反射亢进，共济失调
代谢	水钠潴留，乳酸酸中毒

对于实验室检查，临床上常用 PaO_2 和 SaO_2 来划分低氧血症的严重程度，见表 4-6-4。

表 4-6-4　低氧血症的分级

程度	发绀	PaO_2（mmHg）	SaO_2（%）
轻度	无	>50	>80%
中度	有	30~50	60%~80%
重度	显著	<30	<60%

低氧血症的存在往往导致组织缺氧，这可以通过 PaO_2 和 SaO_2 来观察。但与低氧血症无关的导致组织缺氧的原因或两种情况共存的组织缺氧，就需要其他的实验室指标，如混合静脉血氧分压（PvO_2），磁共振光谱镜（magnetic resonance spedtroscopy，MRS）组织 PaO_2 的增加——胃张力计（gastric tonometry），来评价组织氧合状况。但这些技术操作较复杂，有时也难以反映局部氧合的情况，因而还未在临床上广泛使用。所以，现在组织缺氧在临床上尚无准确判定的标准。

第二节　常规氧疗

【常规氧疗的目的和临床操作指南】

氧疗的最终目的是在心肺做功最小的情况下维持适当的组织氧供。氧疗的特殊临床目的是：

1. 纠正已证实的或被怀疑的低氧血症。

2. 减轻慢性缺氧的症状。

3. 减少因缺氧导致的心肺负荷的增加。

为了指导操作者更好的提供安全有效的治疗，美国呼吸治疗协会（AARC）出台了氧疗临床操作指南（表 4-6-5）。

表 4-6-5 氧疗临床指南

指针:

明确的低氧血症

成人、儿童和 28 天以后的婴儿:$PaO_2 < 60mmHg$ 或 $SaO_2 < 90\%$

新生儿:$PaO_2 < 50mmHg$、$SaO_2 < 88\%$ 或毛细血管 $PO_2 < 40mmHg$

急症时考虑有低氧血症

严重创伤

急性心肌梗死

短期治疗(比如:麻醉复苏)

禁忌证:

有适应证时,氧疗一般无特殊的禁忌证。

预防措施和(或)可能的并发症:

$PaO_2 > 60mmHg$ 可能会抑制某些慢性高碳酸血症患者的通气

$FiO_2 > 0.5$ 时可能造成肺不张、氧中毒,和(或)纤毛或白细胞功能低下

在早产儿,当 $PaO_2 > 80mmHg$ 时,可能会产生新生儿视网膜病

如果对于百草枯中毒或接受博来霉素治疗的患者,增加其 FiO_2,可能会增加肺损伤

进行支气管镜激光治疗时,应用最小的氧浓度,以防止支气管内燃烧

高浓度氧的存在增加了火灾的危险

同时进行雾化或湿化治疗时,有增加细菌感染的危险

氧疗前评估:

通过有创或无创的方法,和/或临床表现判断 PaO_2 和(或)SaO_2 是否降低,以决定是否进行氧疗

效果的评估:

在患者对治疗有足够的反应后,通过临床和生理学评估,了解氧疗的效果

监测:

患者

临床监测包括心、肺和神经系统状态

对 PaO_2、SaO_2、SpO_2 等生理学参数进行评估:治疗开始时的以及

当 $FiO_2 < 0.40$ 时,每隔 12 小时

当 $FiO_2 \geq 0.40$ 时,每隔 8 小时

心肌梗死时,每隔 72 小时

主要诊断为 COPD 时,每隔 2 小时

如果是新生儿,每隔 1 小时

设备

所有的氧输送系统至少一天检查一次

在下列情况下需要更频繁些

氧流量变化可能较大的系统(如头罩、高流量混合系统)

人工气道支持者

输送含有被加热的气体

临床症状不稳定或 FiO_2 需要 > 0.50 的患者

对新生儿的标准操作是,至少每 4 小时一次 FiO_2 监测,但并不一定每次监测时做记录。

For complete guidelines see Respir Care, 1991, 36:1410-1413

【常规氧疗的实施】

（一）低氧血症性组织缺氧　理论上，只要 PaO_2 降至正常水平以下就可以氧疗，但实际应用要更加严格些。为了避免血氧处于氧离曲线的陡峭部，在海平面，标准状况下，一般需要将 PaO_2 维持在 60mmHg 以上。也就是说，当 $PaO_2 < 60mmHg$ 时可以考虑常规氧疗。在不同海平面和环境里，PaO_2 的标准应作相应调整。同时，一些长期缺氧的患者对低氧的环境已有较好的代偿，氧疗的标准还需针对其病情进行调整（表4-6-5）。

单纯低氧血症（Ⅰ型呼吸衰竭），可给予高浓度的氧以迅速提高 PaO_2，而不必担心 CO_2 潴留的发生。氧疗一开始就可调节 FiO_2 接近 0.4，以后根据动脉血气分析结果调整吸氧浓度。其 PaO_2 的目标值往往定为 60～80mmHg。

低氧血症伴高碳酸血症（Ⅱ型呼吸衰竭）给氧后因 PaO_2 升高而有抑制呼吸中枢的危险，应采取控制性氧疗。其具体方法是：①先吸入 24%～26% 的氧，以后复查 PaO_2 和 $PaCO_2$，并观察患者神志，若 PaO_2 轻度升高，$PaCO_2$ 升高不超过 10mmHg，患者神志仍清楚，可适当提高氧浓度，但不超过 35%；②24 小时持续给氧；③长期氧疗，一般不少于 3～4 周，以后根据病情，可采用长程氧疗。其目标值为 50～60mmHg，且 $PaCO_2$ 的上升不超过 20mmHg。

（二）血氧正常的缺氧　在表 4-6-1 中，可发现低氧血症仅是组织缺氧的一种原因。对于其他原因造成的组织缺氧，如心排出量降低，急性心肌梗死，贫血，CO 中毒等情况，目前临床上的普遍做法是明确这些疾病后，不管 PaO_2 是否处于需要氧疗水平，一般均予氧疗。但在一些如深静脉血栓形成，组织器官存在严重分流等情况下，氧疗效果往往不肯定。总之，对于该种类型的缺氧，氧疗只是作为一个短期的支持过渡手段，组织缺氧更需要对因处理。

（三）机械通气时的氧疗　机械通气能通过多种手段改善机体组织缺氧的病理生理。有多种因素影响吸入氧浓度 FiO_2 的调节。因此机械通气的氧疗原则有其特殊性。

1. 吸入气氧浓度的调节　由于能对呼吸节律进行机械控制，所以即使是在Ⅱ型呼吸衰竭患者，也可以将 PaO_2 的目标设定于较合适水平（60mmHg 左右）。同时，由于机械通气浓度调节范围广，从 0.21 到 1.0，并且高浓度氧的毒副作用也有一定的反应时间，所以，在疾病早期可以给予高浓度氧甚至纯氧，以迅速逆转机体缺氧状态，维持 PaO_2 在较合适的 65～80mmHg 水平。而后根据患者病情变化、血气监测和高浓度氧使用时间逐渐调低 FiO_2。

2. 影响 PaO_2 的其他参数和措施　呼气末正压 PEEP、吸呼比、潮气量、气道压等参数都能影响 PaO_2。同时，机械通气的存在为气道通畅，通气支持和适当的镇静提供了条件，同时又降低了呼吸功和氧耗量，改善 PaO_2 和全身氧合。综合上述这些措施，一般能使 FiO_2 维持在一个适当的水平。

但是，在机械通气时，可能会出现通气过度和心排出量下降，而影响全身氧合。所以机械通气时，除注重提高 PaO_2 外，还要注意控制通气压力，观察血压和重要脏器的血流灌注情况。

【常规氧疗的危险和预防】

（一）氧毒性　氧毒性主要影响了肺和中枢神经系统。两个因素决定氧毒性：①PaO_2；②暴露时间。PaO_2 越高、暴露时间越长，氧毒性就越容易出现。神经系统的反应（包括颤抖，抽搐和惊厥）通常在吸入氧浓度大于一个大气压时出现（高压状态）。而肺部反应在一般临床情况时就能出现。

表4-6-6总结了在海平面吸入纯氧时的生理学效应。患者较长时间暴露在高浓度氧的状态下会出现支气管肺炎的表现。在X片上显示为不完全的渗出，大多数在下肺野明显。暴露在高氧状态首先损伤的是毛细血管的上皮细胞，接着是间质水肿，同时造成了气血屏障的增厚。如果继续进展，则I型上皮细胞出现损伤，II型细胞增生。渗出的继续则造成低的V/Q比、生理性分流和低氧血症。

当肺损伤出现恶化，血氧饱和度将难以维持。如果这时再通过增加氧供来纠正低氧血症，则氧毒性将进一步加深（图4-6-2）。然而，如果FiO_2能降低并维持患者的生命，则肺损伤能在一定时间后修复。

氧毒性主要由氧自由基的过度释放造成。氧自由基是细胞代谢的产物。这些自由基能导致严重的损伤或者杀死细胞。然而，正常情况下，一些特殊的酶如过氧化物酶能在氧自由基出现严重毒性前将其灭活。还有一些如维生素E、C和β-胡萝卜素也能起到抵御氧自由基的作用。

通常，这些防御机制能有效保护暴露在空气中的细胞但在高氧环境中，自由基的产生超

表4-6-6　吸入100%纯氧后的生理学反应	
吸入时间（小时）	生理学反应
0~12	肺功能正常
	支气管肺炎
	胸骨后疼痛
12~24	肺总量降低
24~30	肺顺应性下降
	$P_{(A-a)}O_2$增加
	运动耐量下降
30~72	弥散量下降

Adopted from Jenkinson SG：Respir Care 28：614-617，1983

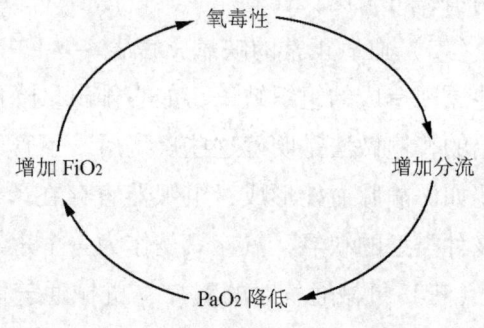

图4-6-2　氧中毒后的恶性循环

过了抗氧化系统的能力，导致细胞损伤。细胞损伤反过来激活了免疫系统，造成中性粒细胞和巨噬细胞在组织的浸润。这些炎性细胞能释放炎性介质，进一步使间质损伤加重。同时，浸润的中性粒细胞和血小板还释放更多的自由基，使损伤不断加深。

究竟多少氧浓度是安全的，现在还在争论。大多数学者认为长时间吸入50%的氧对肺没有损害。但很明显，目的是利用最低的吸入氧浓度以保证适当的组织氧合。一般地，如果可能，患者吸入100%纯氧的时间应小于24小时，70%的氧浓度小于2天，50%的氧浓度小于5天。在成长过程中的肺往往对氧浓度较为敏感，所以要给予婴幼儿更多的关注。高浓度的氧在婴儿还能造成早产儿视网膜病和支气管肺发育不良。不管使用何种方式，都不能对缺氧患者过于控制给氧。尽管给予高浓度的氧是有严重毒性的，但反过来，组织缺氧是能导致死亡的。

（二）抑制通气　给氧后COPD患者通气驱动降低的原因，可能是由于高的氧浓度解除了低氧对通气驱动的刺激作用。这些患者对高碳酸血症的反应是迟钝的，而主要的通气驱动是由缺氧完成的（通过外周感受器）。升高的血氧水平能抑制外周感受器，从而降低通气驱动和升高血CO_2水平。高水平的血氧还能使正常的V/Q失衡，造成V_D/V_T和$PaCO_2$增加。

（三）早产儿视网膜病　早产儿视网膜病（ROP，晶状体纤维增生）是早产儿或低体重儿在接受氧疗后出现的一种眼的不正常状态。过高的血氧水平导致视网膜血管收缩，进而血管出现坏死。作为反应，血管开始出现增生，同时，新生血管容易出血，并在视网膜后有瘢痕形成，造成视网膜脱落和失明。ROP大多影响一个月以内的婴儿，而这正是视网膜血管成

熟的关键时间段。但是，过高的氧合不是 ROP 的惟一原因，其他的原因还包括高碳酸血症、低碳酸血症、心室内出血、感染、乳酸酸中毒、贫血、高钙血症和低体温。

因为早产儿经常需要氧疗，所以 ROP 的威胁成为一个棘手的问题。美国儿科协会推荐维持血氧饱和度在 80mmHg 水平以下是最好的预防 ROP 的方法。

（四）吸收性肺膨胀不全　当 FiO_2 超过 0.50，就有吸收性肺膨胀不全的危险。通常，N_2 较为丰富的存在于肺泡和血液中。吸入高浓度氧能降低体内 N_2 的浓度，这时静脉血中的气体分压也迅速下降。此时，任何大气压水平的体腔气体均快速地进入静脉。可利用这一特性来清除陷闭在体腔内的气体。比如，给予患者高浓度的氧以帮助患者清除陷闭在腹腔和胸腔的气体。

但这一现象还能造成肺泡的塌陷，尤其是在阻塞的肺泡区域。在这种情况下，氧气迅速的被吸收入血。如果这时没有气体的补充，则总的气体分压迅速下降，直至塌陷。因为塌陷的肺泡只有灌注没有通气，所以吸收性肺膨胀不全能增加生理分流和氧合的恶化。

在麻醉、外伤或中枢神经功能障碍的患者，其潮气量较小，吸收性肺膨胀不全的危险性就更为显著。在这些患者，通气较差的肺泡在氧吸收大于补充时，显得很不稳定。这表现为肺泡的逐渐缩小，甚至完全陷闭。这种情况甚至会在没有氧疗的患者身上出现。但在清醒的患者这或许并不成为威胁，因为患者能通过叹气使肺复张。

【氧输送系统】

传统上可根据氧输送装置的设计对其进行分类。基本的设计分为：低流量贮氧器和高流量系统。选择氧输送系统主要依据两个因素。一是需要知道各系统能提供多少氧（FiO_2 或氧流量）；二是需要知道该系统能否满足患者变化的氧需要。

尽管 FiO_2 是不断变化的，但能大致将氧输送系统提供的氧浓度分为低（<35%）、中（35%~60%）和高（>60%）浓度。当然，有些氧输送系统能提供各浓度的氧（21%~100%）。

一个系统提供的 FiO_2 是变化还是固定的，这取决于患者吸入气体是否全由该系统提供。如果该系统提供了患者全部的吸入气体，则 FiO_2 是固定的，甚至在患者对氧的需求改变时也如此。另一方面，如果系统提供的气体只占患者吸入气体的一部分，而另一部分的吸入气体需要由患者从周围取得，这时系统外的气体则稀释了系统提供的气体。这时，FiO_2 就由系统外吸入气体量决定，FiO_2 也就不断的处于变化中。

图 4-6-3 显示了低流量、贮氧器和高流量系统给氧方式。低流量给氧时（图4-6-3A），一旦吸气流量大于系统给予流量，氧就会被稀释。吸气流量越大，氧浓度就越低。相反，高流量给氧时因为系统流量一般大于患者自主的流量，所以给予的氧浓度就较为固定（图4-6-3B）。使用贮氧器给氧时也能获得固定的氧浓度（图4-6-3C），但这时贮氧器贮存的气量要等于或大于患者的潮气量，且系统没有气体泄露。

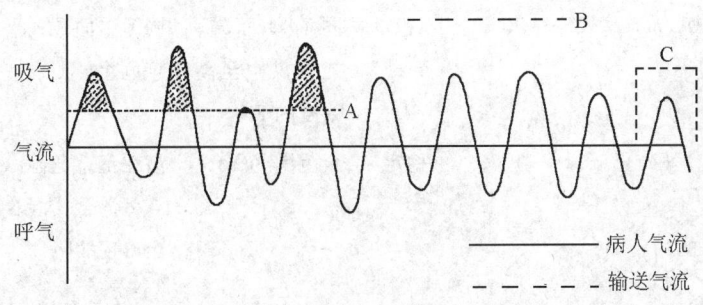

图 4-6-3　氧输送系统的差异

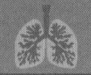

表4-6-7总结了现行氧疗系统的特点。下面是各系统的详细介绍。

表4-6-7　氧疗系统总览

分类	装置	流量	FiO₂范围	FiO₂稳定性	优点	缺点	适用
低流量	鼻导管	1/4~8L/min（成人）≤2L/min（婴儿）	22%~45%	不稳定	能用于成人、儿童、婴儿；一次性使用；易耐受；成本低	不易固定，易脱落；高流量时不舒适；会造成干燥/出血；鼻息肉或鼻中隔偏曲能导致气流阻塞	只需要低FiO₂、易于固定鼻导管的患者；需要长期家庭氧疗的患者
	经鼻导管	1/4~8L/min	22%~45%	不稳定	能用于成人、儿童、婴儿；一次性使用；易固定；成本低	难以插入；高流量能产生反冲压；需定期更换；鼻息肉或鼻中隔偏曲会影响安置；可能会诱发呕吐，吞气入胃	支气管镜检查时；婴儿的长期氧疗
	经气管导管	1/4~4L/min	22%~35%	不稳定	氧损耗低，减轻鼻/皮肤不适；增加耐受；便于活动，改善形象	费用高；外科并发症；感染；黏液栓管道脱落	家庭治疗或需要增加活动度的或难以接受鼻氧的患者
贮氧器	贮氧导管	1/4~4L/min	22%~35%	不稳定	氧消耗低；增加患者活动能力；低流量增加患者舒适度	有损外观；顺应性差；需要定期更换呼吸方式影响操作	家庭治疗或需要增加活动度的患者
	简单面罩	5~12L/min	35%~50%	不稳定	能使用于成人、儿童、婴儿；能快速而且简单地使用；一次性；不昂贵	不舒适；吃饭时必须摘下；妨碍散热；妨碍昏迷患者呕吐物的排出	急性、短期需中度FiO₂的氧疗
	部分可重复呼吸面罩	6~10L/min（防止贮气袋在吸气时陷闭）	35%~60%	不稳定	同简单面罩；能提供中至高浓度的FiO₂	同简单面罩；有潜在的窒息危险	急性、短期需中至高FiO₂的氧疗
	非重复呼吸面罩	6~10L/min	55%~70%	不稳定	同简单面罩；能提供中至高浓度的FiO₂	同简单面罩；潜在窒息危险	急性、短期需中至高FiO₂的氧疗
	非重复呼吸环路（闭合）	3×V_E（防止贮气袋在吸气时陷闭）	21%~100%	稳定	全范围FiO₂	潜在窒息危险，需要空氧混合，混合器常会出现故障	需要准确FiO₂的患者

分类	装置	流量	FiO$_2$ 范围	FiO$_2$ 稳定性	优点	缺点	适用
高流量系统	空气卷吸面罩	可变，需提供 > 60L/min 的输出气流	24%~50%	稳定	易于使用；一次性；不昂贵；易固定，FiO$_2$ 精确	仅使用于成人，不舒适，有噪音；进食时要摘下；难以保证 FiO$_2$ > 0.40；后阻力会影响 FiO$_2$	需要低 FiO$_2$，装置不易固定的患者
	空气卷吸雾化面罩	10~15L/min 输入；并保证输出气流达到 60L/min 以上	28%~100%	稳定	提供温控和额外的湿化	FiO$_2$ < 28% 或 > 0.40 时会出现不稳定；后阻力会影响 FiO$_2$；感染几率大	经人工气道进行低至中度 FiO$_2$ 氧疗的患者
	混合系统	提供 60L/min 以上的输出气流	21%~100%	稳定	全范围 FiO$_2$	需要空氧压力；混合可能失败或不够准确	需要高 FiO$_2$ 的高分钟通气量的患者

（一）低流量系统　典型的低流量系统直接向气道输送 8L/min 左右的氧气。因为一般患者的吸气气流要大于 8L/min，所以低流量给氧会被空气稀释，产生一个浓度低的和可变的 FiO$_2$。低流量系统包括鼻导管、经鼻导管和经气管导管。

1. 鼻导管　鼻导管是长数尺柔软的塑料细导管，在连接患者处有约 1cm 的延长以伸入患者鼻腔（图 4-6-4）。使用时，将接氧气端连接在氧流量表上或湿化器上。大多数情况下，只是在使用 4L/min 以上的氧流量时才连接湿化器。一般地，氧流量在 6~8L/min 时，患者才会感觉到不舒适，包括鼻腔干燥和出血，这时就需要额外的湿化。对于婴幼儿，使用的流量一定要小于 2L/min。

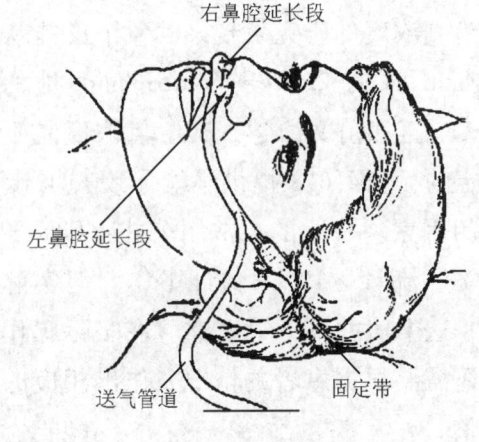

图 4-6-4　鼻导管

2. 经鼻导管　经鼻导管是一根柔软的顶端有小孔的塑料导管，使用时将导管插入鼻腔，并使其置于悬雍垂的后上方。如果在插入时感觉阻力较大，可以换插另一鼻腔。一旦插管到位，可将导管固定在鼻梁。如果不能目测插管的位置，可以进行盲插，深度与从鼻到耳垂的距离相近。因为插管太深会导致患者的误吸，所以在插管后要听一下是否有嘎嘎或尖锐的气流声音，了解插管是否合适。同时，由于经鼻导管影响分泌物清除，需要至少 8 小时更换一次经鼻导管，并将新导管置于对侧。详细见图 4-6-5。

3. 经气管导管　Heimlich 于 1982 年首先使用了经气管导管。使用时，通过一根引导管将一根细的 Teflon 导管插入第 2、3 软骨环间，进入气管。因为给氧的流量较低，所以导管的另一端可直接接于氧流量表上，而不需湿化器。

因为经气管导管直接在气道中（图 4-6-6），所以吸入氧气由吸气时导管直接给予的氧气

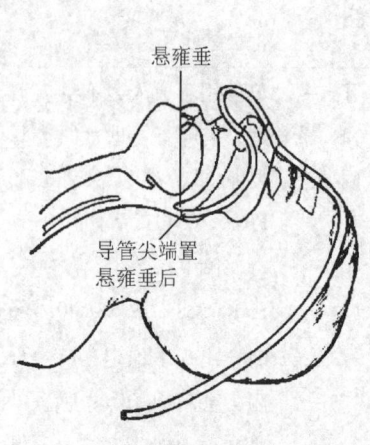

图 4-6-5   经鼻导管

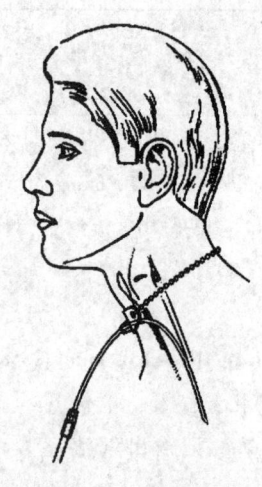

图 4-6-6   经气管导管

和呼气时贮存在气道中的氧气两部分组成,这使得 FiO_2 升高了。与鼻导管相比,经气管导管能节省 40%~60% 的氧。实际中,我们一般只需要给予 0.25L/min 的氧就能满足患者氧合的需要。这对于需要长期氧疗的患者来说就能节省花费,另外,低流量的给氧能延长便携式贮氧器的单次供氧时间,也就是显著的增加了患者的活动能力。

    另一方面,经气管导管也有明显的问题和危险。这需要我们进行细致的患者选择、严格的患者教育和专业随访,帮助患者进行自我护理,使有关危险降低到最低水平。表4-6-7列举了经气管导管的优点、缺点、最佳使用情况和 FiO_2 的范围及稳定性。

    4. 低流量系统的特点   鼻导管低流量给氧浓度的研究发现,其氧浓度能从 1L/min 时的 22% 升至 15L/min 时的 60%。正如前文所述,其给氧浓度是不稳定的,表4-6-8提供了能导致 FiO_2 变化的因素。一般的,常用公式: FiO_2 = 21% + 流量×4% 来估计 FiO_2。但实际上,这个值并不十分可靠。在实际工作中还需要根据患者的情况,作出相应的调整。

    5. 低流量系统的缺陷   低流量系统的一般缺陷有:流量不准确、系统泄露和阻塞、移位和皮肤干燥。

表 4-6-8   低流量系统导致 FiO_2 变化的因素

FiO_2 升高	FiO_2 降低
高的氧气输入	低的氧气输入
闭唇呼吸	张口呼吸
低的吸气流量	高的吸气流量
低的潮气量	高的潮气量
小的分钟通气量	大的分钟通气量
长的吸气时间	短的吸气时间
高的吸呼比	低的吸呼比

    (二)贮氧器系统   贮氧器系统将供气和贮存气体的功能合于一身。当患者吸气的气流大于系统供气气流时,贮氧器中的气体能相应地释放出。因为没有空气的稀释作用,所以能提供比低流量系统高的氧气浓度,同时更省氧气量。现今常用的贮氧器系统有贮氧导管、贮氧面罩和非重复呼吸环路。

    1. 贮氧导管   贮氧导管有两种形式,鼻贮氧和下垂式贮氧。表4-6-7列举了贮氧导管的优点、缺点、最佳使用情况和 FiO_2 的范围及稳定性。鼻贮氧方式实施时,在患者呼气时,充近20ml 氧气于鼻下的膜质贮氧器中，使患者能在吸气早期吸入（图4-6-7）。这使得患者获得的氧增加，同时也减少了在给定 FiO₂ 时的氧流量。尽管该装置佩带比较舒适，但由于患者不满意它的外观，现在并不常作为处方治疗方案。而下垂式贮氧方式能克服鼻贮氧方式在审美方面的缺陷，因为它将贮氧器掩盖在前胸的衣服后面（图4-6-8）。尽管不可见，但是下垂式贮氧器的额外重量却使得耳和面部不舒适。

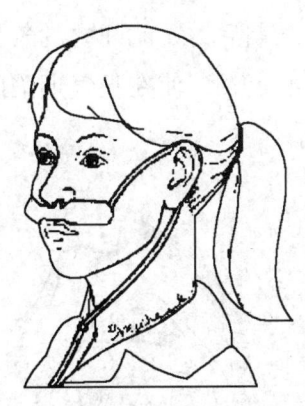 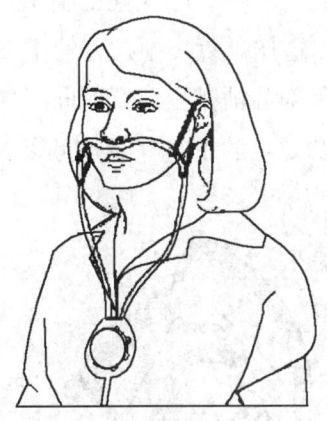

图 4-6-7　鼻贮氧式贮氧导管　　　　　　图 4-6-8　下垂式贮氧导管

　　在低流量时，贮氧导管能减少约75%的氧气使用。比如，一个患者休息时，需要标准导管 2L/min 的氧流量以使 SaO₂ 在90%以上，而这时贮氧导管只需要 0.5L/min。在运动时，贮氧导管能降低大约66%的氧流量，而在高流量时也能节省大约50%的氧耗量。

　　虽然该装置节省流量是可知的，但诸如鼻腔的解剖结构和呼吸方式的因素能影响该装置的实施。因为这些装置的实施是通过低流量实现的，所以患者必须通过鼻呼气（这才能使膜贮氧器重新充气）。另外，如果患者通过缩唇进行呼气还能阻止膜贮氧器的重新充气。正因此，给予氧疗前，需要分别监测患者在休息和运动时不同的 SaO₂。

　　低流量时，贮氧导管给氧一般不需要湿化。但事实上，过于干燥能妨碍膜贮氧器的正常工作，同时即使是规律的使用，膜也会老化。所以，患者需要至少每3个星期更换一次贮氧器。此外，更换贮氧器会部分抵消因为节省氧气而产生的经济效益。

　　2. 贮氧面罩　面罩给氧一般都使用贮氧系统。现在的贮氧面罩有三种样式：简单面罩、部分可重复呼吸面罩和非重复呼吸面罩。表4-6-7列举了贮氧面罩的优点、缺点、最佳使用情况和 FiO₂ 的范围及稳定性。

　　简单面罩是同时罩住嘴和鼻的一次性塑料用具。面罩的本身能在患者呼吸间隙起聚集和贮存氧气的作用。患者呼出气能直接从面罩上开放的孔排出。同时一旦输入气流中止，患者能从这些孔中和面罩边缘吸入所需的气体。

　　简单面罩的输入气流一般从 5L/min 到 12L/min。一般地，如果用 12L/min 以上的氧流量来获得我们满意的氧合，可能需要更换其他的装置来提高 FiO₂。同时，如果使用的氧流量小于 5L/min，这时面罩的容量会成为死腔并造成 CO₂ 重复呼吸。

　　因为在吸气时，空气能很容易的从面罩的孔和边缘进入面罩，造成氧气的稀释，所以简单面罩提供的 FiO₂ 是可变的。FiO₂ 的可变度与所给的氧流量、面罩体积、空气泄露和呼吸方式有关。

如图4-6-9和图4-6-10所示，部分可重复呼吸面罩和非重复呼吸面罩的设计相似。都有一个1L大的可变的贮氧袋与氧气的输入端相连。因为贮氧袋增加了贮存体积，所以比简单面罩能提供更高的FiO_2。它们之间最关键的区别是：是否使用了单向阀。部分可重复呼吸面罩没有单向阀（图4-6-9）。在吸气时，氧源的气体能直接进入面罩供给患者，而在呼气时，氧源气体进入贮氧袋。然而，因为没有单向阀分隔面罩和贮氧袋，所以有部分患者呼出气也能进入贮氧袋（大约在呼气期的前1/3）。早期呼出气来自解剖死腔，主要含有高氧气体，CO_2含量较少。这样贮氧袋中贮存的主要是氧气和死腔气。呼气期后2/3时间内的气体（CO_2含量较高）大部分被排出面罩。同时氧源的氧气在此时输入贮氧袋，使在吸气期陷闭的贮氧袋复张。所以CO_2的重复呼吸是可以忽略的。

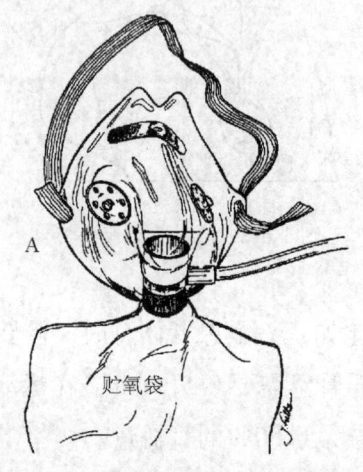

图4-6-9　部分重复呼吸贮氧面罩

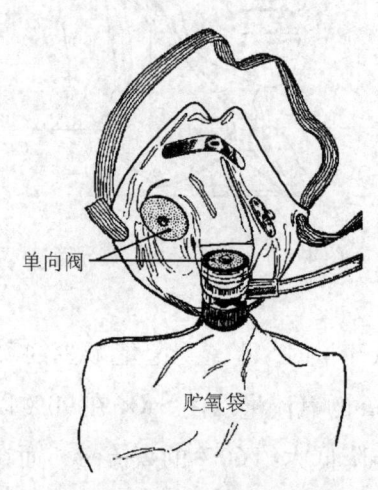

图4-6-10　非重复呼吸面罩

尽管能提供比简单面罩更高的FiO_2，但标准的一次性部分可重复呼吸面罩也受空气稀释的显著影响。这使得部分可重复呼吸面罩提供的FiO_2为中等浓度的氧，同时也是不稳定的。其不稳定性的影响因素与简单面罩的影响因素相同。

非重复呼吸面罩有防止重复呼吸的单向阀（图4-6-10）。其中吸气阀能盖住贮氧袋的口，而呼气阀则能覆盖住面罩的呼出孔。在吸气期，面罩内负压使得呼气阀关闭，防止空气稀释。同时，吸气阀打开，氧气进入面罩供给患者。在呼气期，阀使得气流方向逆转。面罩内正压关闭了吸气阀，防止呼出气进入贮氧袋。同时，单向呼气阀打开，引导呼出气排入大气。

因为是密闭系统，无漏气的非重复呼吸面罩，带有可靠单向阀和足够的氧源气流，防止吸气时贮氧袋陷闭，所以能够提供100%的纯氧。然而，现在用的一次性非重复呼吸面罩提供的氧浓度一般不超过70%。大量的泄露是关键因素，气体泄露存在于面罩体周围和始终开放的呼气孔。这个开放的呼气孔主要是为了在氧源停止时给患者提供一定的空气。不幸的是，当患者吸气流量或潮气量过大时，它为空气稀释提供了条件。所以，尽管非重复呼吸面罩能提供中高浓度的氧，它提供的FiO_2依旧会根据空气泄露量和呼吸方式而变化。

3. 非重复呼吸环路　非重复呼吸环路与非重复呼吸面罩的设计原理基本相似，但用途更广。与非重复呼吸面罩不同的是，它能提供各浓度的FiO_2（21%～100%），而且插管和非插管的患者都能使用。如图4-6-11，典型的非重复呼吸环路使用了空氧混合系统，同时混合气体还要经过湿化，现在理想的湿化应是自主控温的。这时混合气体通过管道输送到带有安全阀的吸气贮气袋。最后，患者通过闭合供气装置的单向阀吸入混合气体。如果换用带有单向阀的 T 管，则可用于气管插管或气管切开的患者。

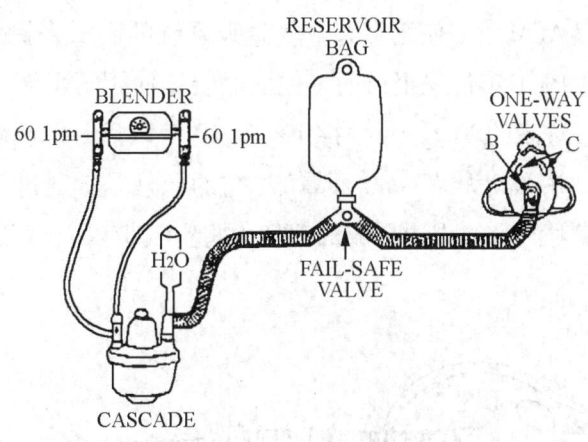

图 4-6-11　非重复呼吸环路

4. 贮氧器系统的故障　贮氧面罩的一般问题包括装置脱落、系统漏气和阻塞、不恰当的流量和皮肤压伤（表 4-6-9）。

（三）高流量系统　高流量系统提供的气流一般大于患者吸气的峰流速，也只有这样它才能保证给予患者恒定的氧浓度。该系统有空气卷吸和混合系统两类。

表 4-6-9　临床上常见的故障

故障	原因	解决方法
患者不停摘面罩	幽闭恐惧症意识障碍	改变方法约束患者
无气流供给	未接上气源系统泄露	接上气源检查各个连接处
湿化器报警	湿化器远端阻塞高的吸气流量吸气阀堵塞	找出/纠正阻塞检查湿化器
患者吸气时贮氧袋陷闭	气流不足面罩漏气	增加流量纠正漏气
患者吸气时贮氧袋保持充气	吸气阀堵塞或翻转	修理/更换面罩
患者面部/耳出现红斑	器械导致的压伤或炎症	重新安置面罩/固定带使用棉球垫于受压点

1. 空气卷吸系统　如图 4-6-12，空气卷吸系统的喷嘴直接与高压氧源相连，而在喷嘴的周围有一成环状的进气通道，以供空气稀释。空气进入的量与以下因素直接相关：①环形通道的大小，②喷嘴处氧气的流速。环形通道越大，氧流量越大，进入的空气就越多。

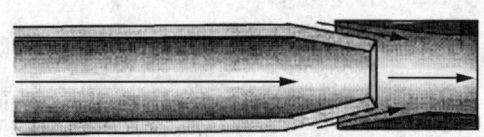

图 4-6-12　喷嘴

因为总有空气进入稀释氧气，所以该装置提供的氧气浓度总是小于100%。空气进入越多，氧浓度就越低。所以高流量供气只在低浓度吸氧时采用，也就是说高流量系统的空气卷

吸功能仅能提供低 FiO_2。如果空气卷吸系统提供的输出气量小于患者的吸气气流，这时空气稀释就将出现并导致 FiO_2 变得不够稳定。最常用的空气卷吸系统包括空气卷吸面罩（AEM）和空气卷吸湿化器。

（1）空气卷吸面罩（AEM） 使用带有空气卷吸系统的面罩来提供控制的 FiO_2 的做法，是由 Barach 和 Eckman 在 1941 年首先报道的。他们的装置使用了可调节的空气卷吸喷嘴来控制空氧混合，并提供了相对高的 FiO_2（大约 40%）。20 年以后，Campbell 改进了此面罩，使之能提供可控的低 FiO_2，并称其为"Venti 面罩"。它的原理是：通过一定的喷嘴，氧气形成一高速的喷射流量，该喷射流量的周边形成的剪切力将空气带入。喷嘴越小，喷射流量越高，带入的空气也就越多。

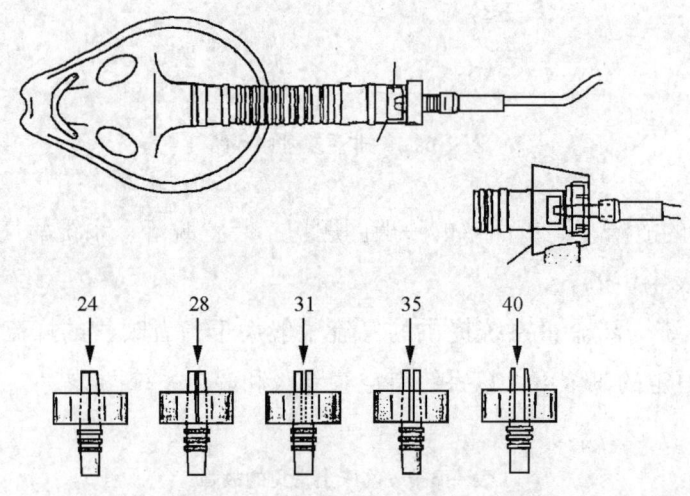

图 4-6-13 空气卷吸系统

图 4-6-13 显示了一典型的 AEM，该面罩含有一个喷嘴，在其周围有空气的入口，能提供低至中等浓度的 FiO_2（0.24~0.40）。在面罩体上有数个大的缺口，是用来排出过多的喷射气流和患者的呼出气的。在该装置，FiO_2 的控制是通过选择适当的喷嘴来实现的。其他的一些 AEM 对 FiO_2 的调控是通过对喷嘴的选择和空气入口大小的调节共同完成的，这样提供的 FiO_2 具有更大的范围。为了防止空气的稀释使提供的 FiO_2 不恒定，提供的 AEM 输出气流必须大于患者吸气的峰流速，而此时需要的气流流速一般要在 60L/min 以上，也就是说空氧混合比要超过 5:1，此时 AEMs 提供的 FiO_2 小于 35%。然而当设置值高于 35% 时，总的 AEMs 流量会下降很快，并导致 FiO_2 不稳定。比如，设置了 50% 氧浓度的流量，而实际中 AEMs 提供的 FiO_2 只在 39% 以下。

（2）空气卷吸雾化器 气动空气卷吸雾化器除与 AEMs 有相同的特点外，还比 AEMs 多了湿化和温控的特点。其中，雾化喷嘴能产生气雾，而可调式加热器能控制温度，这些使得额外的水分能够进入气道。

由于加入了雾化和加温的功能，气动空气卷吸雾化器成为一种能给人工气道患者进行供氧的传统装置。经常地，它被当作 T 管和气管切开管面罩。同时，它通过气罩（aerosol mask）或面帐（face tent）给上气道完整的患者提供含有气雾的氧（图 4-6-14）。

AEMs 可以通过调节喷嘴或空气入口大小来获得想要的 FiO_2，但气动空气卷吸雾化器的喷嘴一般是固定的。这样空氧比例只能通过调节空气入口的大小来改变，但大多数非一次性气动空气卷吸雾化器的空气入口的大小一般也是固定的，如100%、70%和40%。而一次性湿化器通常能提供一连续的设定，从28%到100%。

如同AEMs，气动空气卷吸雾化器的总输出流量只有满足或超过患者的吸气需要才能正常工作。然而，与AEMs不同的是，通常不能简单的通过增加雾化气流来增加输出流量。如同大多数雾化系统，极小的喷嘴（为了产生气雾）使得在50psig时，输出气流被限制在12～15L/min。这样，如需输送40% O_2，总的输出流量只有48～60L/min，虽然它能满足大多数患者，但在高吸气流量或分钟通气量的患者就不适用了。

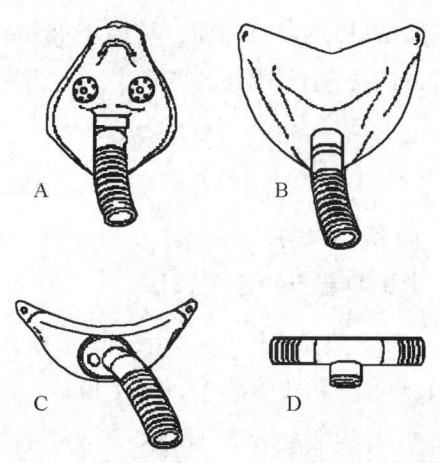

图4-6-14　空气卷吸雾化器

A. 气罩；B. 面帐

C. 气管切开管；D. T管

所以，气动空气卷吸雾化器一般只适用于对氧浓度要求较低的患者（35%或更低）。如果需要给氧浓度要求较高的患者使用，就需要评估该装置是否能够满足患者对吸气气流的要求。评估的方法有两种：一是T管法。首先根据 FiO_2 将输出流量调至最大值，然后接上患者，观察T形管的呼气端。如果在患者吸气时还能观察到有气体流出，说明该气流能满足患者的需要，提供的 FiO_2 是稳定可靠的。二是观察输出流量是否大于患者吸气峰流速。一般的，患者吸气峰流速是患者潮气量值的3倍。如果输出气流大于此值，提供的 FiO_2 就稳定可靠；如果小于此值，则此装置就成为低流量系统，提供的 FiO_2 也就可变。

（3）空气卷吸系统的缺陷　空气卷吸系统的最大难题是如何保证输送给患者的 FiO_2 稳定可靠。一般在低浓度时（ $FiO_2 < 0.35$ ）这不成问题，但在提供中高浓度氧时，就需要格外注意了。

2. 混合系统　当空气卷吸系统难以提供足够的氧浓度或流量时，我们可以考虑使用混合系统。混合系统使用的是压力不同的空气和氧气气源，通过手工调节或混合阀对氧浓度进行调节，然后获得所需要的 FiO_2 和总的输出气流。一般混合系统提供的气流超过60L/min，也就是说提供的 FiO_2 是稳定的。在成人，混合系统的输送系统可以是开放系统，如气罩或T形管，也可以是闭合非重复呼吸系统。

（四）氧帐　氧帐作为一种氧疗手段曾被广泛的应用于临床。对于氧帐来说，其最大的问题是：氧浓度因经常性开放而不稳定。另外，持续性漏气也使得高 FiO_2 难以实现。例如，以持续12～15L/min的氧流量给较大的氧帐供气，也仅能达到40%的氧气浓度。现在，除给儿童使用外，在成人已很少使用。

头罩作为氧帐是在儿童中使用最为广泛的一种形式，也是控制性氧疗的最佳方式。氧气头罩仅罩住患儿头部，便于身体护理。输入头罩的氧气可以通过加热空气卷吸雾化器或加热湿化混合系统。同时，最小流量应在7L/min以上，以避免 CO_2 在氧帐中聚积。通常我们输送的流量为10～15L/min以保证能维持相对恒定的高氧浓度，而具体流量可根据头罩大小调节。更高的流量会产生有害的噪音，可能是不需要的。

对于早产儿，混合气体的加温加湿可能特别重要，而且气体不能直接吹向患儿的头部或面部。因为早产儿头部温度过低会增加氧的消耗甚至呼吸暂停。所以给婴幼儿氧帐提供的气体必须预先控制在适当热度环境（neutral thermal emironment，NET）。NET 的调控主要根据患儿的年龄和体重。例如，对体重低于 1 200g 的新生儿，其 NET 为 35℃，而体重大于或等于 2 500g的婴儿，NET 就要低些，大约为 30℃。

第三节　长期氧疗

【长期氧疗的效应】

（一）生存率　1970 年，Neff 和 Petty 发现在给予持续氧疗后，严重 COPD 患者的死亡率与文献报道相比下降了 30%~40%。现有实验证明，生存率的提高与每天给氧的小时数相关。所以，对缺氧患者（$PaO_2 < 55mmHg$ 或 $SaO_2 < 88\%$）现行推荐的方法为每天 24 小时持续氧疗。另外，PaO_2 在 55~59mmHg 或 $SaO_2 < 89\%$，伴有肺心病或红细胞增多症的患者，长程持续氧疗同样有益。

因为长程氧疗会改变生活方式，同时经济负担较重，所以患者氧疗必须满足长程氧疗规范的某些标准。首先，患者必须坚持最佳药物治疗和戒烟。此外，患者需被观察 3 个月以确定其持续缺氧是否需长程氧疗。

（二）肺血流动力学　尽管氧疗增加生存率的原因不是很清楚，但有证据表明氧疗能改善肺血流动力学，减少心脏做功和增加氧输送。首先，非对照低氧血症研究显示，持续氧疗 6~8周能缓解肺动脉高压（PAH）。虽然，NOTT 和 MRC 对照研究发现血流动力学无确切改善，但在 MRC 实验中，平均肺动脉压（PAP）在接受每天 15 小时氧疗组维持恒定，而对照组却有明显的升高。在 NOTT 试验中，持续氧疗组治疗 6 个月以后肺血管阻力（PVR）有轻微下降，夜间氧疗组也仅有极小升高。然而，两个研究结果并不十分可靠，它们仅是做了预测工作，随访短，并且未对所有患者进行评估。

长程氧疗对于患有 COPD 和明显低氧血症的患者在生存率和肺动脉高压方面是有益的。但是最近，大多数研究不支持在氧疗后对肺动脉压的急性改变进行监测，无论是进行有创的还是无创的监测，认为该监测并不能准确预测 PAP 的改善、肺血管改变和生存率。所以，长程氧疗近来广泛使用于严重低氧血症患者（$PaO_2 \leqslant 55mmHg$）；同时也因为氧疗的益处难以全面解释以及其他治疗手段匮乏，对于中度或短暂低氧血症患者现尚无支持 LTOT 的证据。

（三）运动　大多数 COPD 患者进行运动训练时最大的限制因素是通气，而不是循环。运动训练的实施与气流受限有很大关系。许多研究发现氧疗能提高运动耐量，如增加步行距离，踏车时间和自行车测力时间。现在对耐力改善的准确机制尚不清楚，一些研究显示，进行一定工作量的运动时，如果给予氧疗，能减少分钟通气量和呼吸频率，甚至改善呼吸肌功能。氧疗后，腹部矛盾运动的出现延迟，同时膈肌肌电图从高频向低频的转变变缓，也说明了呼吸肌疲劳的延迟。通常，运动时给氧需有 $PaO_2 \leqslant 55mmHg$ 或 $SaO_2 < 88\%$ 的书面证据。弥散能力测定作为一个有用的辅助检查能预测患者运动时出现氧合下降。Owens 和他的同事发现弥散能力 >55% 预示 100% 不会出现氧合下降。

（四）通气氧耗　氧疗除提高动脉血 PaO_2 外，还有一些证据表明氧疗能通过减少气道阻力和呼吸功来改善低通气。Astin 和 Penman 研究了 18 例 COPD 患者，发现气道阻力与 PaO_2 存在显著的相关性。给 30% 的氧 20 分钟后，这些患者的气道阻力平均下降 20%。其次，还发现 30% 的氧疗能增加中度低氧血症（平均 $PaO_2 = 61mmHg$）患者气流流速。

另外，气道阻力效应还表现在，COPD 患者氧疗通过面罩或气管插管的方式进行后，分钟通气量下降。正由于上述效应，氧疗能减少呼吸功（the work of breathing，WOB）或呼吸氧耗（the oxygen cost of breathing，O_2COB），以及因此而改善的呼吸困难。基于这些结果，氧疗改善呼吸困难和运动耐量的原因可能部分由于氧疗后 WOB 和 O_2COB 的效应。

（五）神经生理效应　20 世纪三四十年代的飞行研究促进了中至重度的低氧血症对正常年轻人影响的认识。一些结果表明即使是中度低氧血症（$PaO_2$45～60mmHg）也能影响人的判断力、认知力和短期记忆。为了了解慢性缺氧对人的影响，研究开始关注低氧血症的 COPD 患者神经生理学改变。

低氧的 COPD 患者较差的神经生理学表现，曾被解释为衰弱、疲乏和抑郁。然而，越来越多的证据表明脑组织本身的缺氧对功能损害起到一定作用。中度脑缺氧会导致 ATP 生成障碍，这种传统认识可能是有误的。值得关注的是，越来越多的证据表明乙酰胆碱起记忆和学习的作用。一些研究发现低氧能导致乙酰胆碱的示踪前体合成乙酰胆碱减少。

（六）睡眠　对快动眼动期（REM）睡眠的描述始于 1953 年。这一时相，我们观察到呼吸运动变得不规律。接着，又发现在这一睡眠时相胸廓运动和氧合下降。COPD 患者睡眠时低氧血症的机制包括低通气，功能残气量（FRC）下降以及通气血流比改变。REM 睡眠造成低氧血症的主要原因是低通气，其表现为浅快呼吸和长时间的低呼吸，但不是真正意义上的呼吸暂停。另外，不管是低氧还是高碳酸血症，通气的反应是减弱的。但造成 REM 睡眠低通气的原因还不很清楚，似乎与脑干周期性神经活性改变有关。在 REM 期，胸廓造成的通气下降18%～34%，这与肋间肌低的神经刺激和辅助呼吸肌低动度是有关系的，这或许对于需要辅助呼吸肌辅助呼吸的 COPD 患者特别重要。尽管现在普遍认为快动眼相睡眠的低通气能导致通气血流比失调，但对于快动眼相低氧血症的重要性还不可知。虽然，COPD 患者中的一部分有睡眠呼吸暂停，但没有证据表明有 COPD 比没有 COPD 更具普遍的睡眠呼吸暂停。

一些研究测定了 COPD 患者睡眠时肺的血流动力学，发现急性氧饱和度下降患者 PAP 升高。另外，一些研究认为，白天 PaO_2>60mmHg 的 COPD 患者肺血管高压（PH）是与夜间氧饱和度下降有关。是否给低氧血症患者进行氧疗以改善睡眠质量，现在还在争论，因为各种研究显示的结果矛盾。一些研究发现只有少数低氧血症患者氧疗后，总的睡眠时间和 REM 睡眠增加。

虽然发现夜间平均氧饱和度（SaO_2）和夜间 SaO_2 最低值与生存率相关，但有研究表明，这些参数的预后价值并不优于肺活量和醒觉时 SaO_2。另外，夜间低氧血症大大超过预计的患者，却没有表现出生存率的不同。目前，醒觉时伴有低氧血症的患者睡眠时也应给予氧疗。在醒觉时血氧良好宜夜间氧疗的情况是：睡眠时的低氧饱和度对氧疗有较好的反应，同时伴有睡眠时低氧的并发症，如肺动脉高压，白天嗜睡或心率失常等。

【长期氧疗的适应证】

目前，认为 COPD 患者和运动或睡眠时出现明显的低氧血症的患者有较强的长期氧疗指针。但因为每天 15 小时以上的氧疗费用较大，并且还需要医务人员经常性的指导，所以要在治疗前选择好适应证（表4-6-9），并在充分了解患者意愿和经济状况的前提下，灵活掌握适应证。

在其他一些慢性肺疾病，如肺间质纤维化，脊柱后凸侧弯，高度肥胖等引起的严重低氧血症，患者确实认为氧疗能减轻其缺氧的不良反应，并愿意承担相应费用，可给予长期氧疗，并制定较为详细的方案。

表 4-6-9　长期氧疗的适应证

连续给氧

静息时：$PaO_2 <7.33kPa$（55mmHg）或 $SaO_2 <88\%$

静息时：$PaO_2 7.47\sim7.86kPa$（56~59mmHg）或 $SaO_2 <89\%$，如果存在肺心病的以下任何一条：

（1）重力依赖性水肿，提示充血性心力衰竭

（2）心电图上出现肺性 P 波

红细胞增多（血细胞比容 >56%）

静息 $PaO_2 >7.86kPa$（59mmHg）或 $SaO_2 >89\%$，一般氧疗与常规治疗无效

不连续给氧

运动时：$PaO_2 <7.33kPa$（55mmHg）或 $SaO_2 <88\%$ 并伴有用力的水平低下

睡眠时：$PaO_2 <7.33kPa$（55mmHg）或 $SaO_2 <88\%$ 并伴有相关的并发症，如肺动脉高压，白天嗜睡和心律失常

＊ 氧流量和每天给氧的时间必须根据患者情况给予明确规定

【氧源的选择】

（一）氧收集器　大多数患者需要氧气的稳定来源，这来源通常是氧气收集器。因为收集器与液氧相比相对廉价，不需要频繁的家庭随访。该电动力装置利用分子筛从空气中将氧分离出来，再输送给患者，而氮气返还给大气。典型的 Zeolite 筛在低流量情况下能获得 97% 的氧，高流量时也能获得 94% 的氧。但是，它较重，对电压有要求，而且它们都基本上需要配套氧源。因此患者还需要压缩气体或液氧作为可移动装置。

（二）压缩氧气　多年来，压缩氧气是合金或铝质高压筒运送的，这些容器的重量从 90.8、7.2、4 到 1.8kg 不等，2L/min 的氧气分别能维持 2.4 天、5.2 小时、2 小时和 1.2 小时不等。小容器能反复灌装，但过程并不十分有效，且有潜在的危险性。压缩氧气的主要优点是花钱少和应用广。缺点是重量重，难以再灌装和维持时间短。

（三）液氧　液氧贮存的温度非常低，以保证内部气体体积不足其在大气压水平时的 1%。固定装置重 140 磅，2L/min 流量能维持 7 天。轻便的装置重 4 磅，能维持 2L/min 的持续气流达 12 小时。与压缩氧气相比，相等重量的容器，液氧更轻便，更易于重灌，它的缺点包括费用高，各厂商产品不兼容以及因重灌时需要压力释放而导致未用完的气体浪费。

表 4-6-10 总结了各种治疗方法的优缺点，包含了重量，花费，便携性，再灌装难度和应用范围等方面。因为家庭氧疗的提供要履行偿还政策，而与装置使用无关，氧疗供应便试图提供最廉价的装置。

选用何种便携系统要依据患者的活动情况。如果患者活动较多，液氧可作为便携系统以供选择。因为液氧维持时间长，容器易于重灌和携带。Lock 等比

表 4-6-10　氧提供方式

系统	优势	劣势
气体	花费少	重
	应用广	难重灌
	较轻便	短的维持时间
液体	重量轻	花费大
	轻便	产品互不兼容
	易重灌	压力需要释放
收集器	花费少	重
	应用广	不轻便

较了液体和气体氧的使用，发现使用液氧患者使用时间更长（23.5 比 10 小时）和出门的时间更多（19.5 比 15.5 小时）。

第四节　高压氧疗

超过一个大气压的纯氧，称为高压氧。呼吸高压氧而达到增加组织氧合的方法，叫高压氧治疗（HBO）。高压氧治疗的特殊设备，称高压舱或高压氧舱。一般 HBO 的压力为 2~3 个大气压。

【机制】

1. 高压氧对气体交换的作用，能够提高氧的摄取、动脉血的氧含量、增加组织的氧含量和储氧量、提高组织内氧的弥散，但会阻碍组织内二氧化碳的运输。

2. 高压氧对血管的收缩作用，能够减轻外周组织和脑组织的水肿。

3. 高压氧对侧支循环的改善作用，能够促进血管的新生和新骨痂的生长。

4. 高压氧能减少血中气泡的生成。

5. 高压氧对某些恶性肿瘤细胞有增加其对化疗和放疗敏感性的作用。

6. 高压氧有抑制细菌的生长和繁殖，杀灭厌氧菌的作用。

【方法】

高压氧疗的方法有两种，即全舱给氧法和面罩给氧法。前者是用纯氧洗舱，冲淡舱内空气一定次数后，向舱内充纯氧于一定压力，患者直接吸舱内氧气。后者是用空气升高舱压后，带上供氧面罩吸氧。

【适应证】

高压氧疗作为一种特殊的氧疗方式，除了改善组织缺氧状态外，还有诸多的作用。理论上，高压氧疗能应用于许多疾病。但是，由于昂贵的设备、有限的治疗空间和高压环境，给医疗和护理带来了极大的不便，阻碍了高压氧疗在临床上的应用。现今，高压氧疗主要运用于：CO 中毒、各种有害气体和毒物的中毒、各种原因造成的脑缺氧与脑水肿以及烧伤、植皮和断肢（指）再植术后等。

【并发症及副作用】

1. 气压伤　中耳、鼻窦及肺部在压力增加时易导致损伤，如耳膜破裂、鼻窦损伤、气胸（特别是未经控制的气道痉挛者）。

2. 氧中毒　肺、脑和眼睛等是高浓度、高压力氧气易损害的器官。主要表现有肺弹性及肺活量减少，气体交换受损，抽搐和晶体屈光改变。

【禁忌证】

根据 HBO 潜在的气压伤和氧中毒原理，对于未经处理的气胸、早产儿 HBO 是禁忌的。相对禁忌证为：有自发性气胸病史或胸部手术史者、低氧血症伴高碳酸血症者、有癫痫病史者、高热者，以及其他如遗传性球形红细胞增多症、幽闭症、鼻窦炎等。

（钱　骏）

参 考 文 献

[1] Craig L. Scanlan and Al Heuer. Medical Gas Therapy. In：Craig L, Scalan, Robert L Wiltins, James T Stoller (eds). Etan's Fundamentals Respiratory Care, 7th ed, 1999, 737 – 770

[2] Bartolome R Celli. Long-term Oxygen Therapy. In：Peter J Barnes, Jeffrey M Drazen, Stephen Rennard, et al (eds). Thomson. Asthma and COPD Basic Mechanisms and Clinical Management. North Yorkshire：J&L Composition, 2002, 587 – 597

[3] 王曾礼，冯玉麟主编. 呼吸病诊疗手册. 北京：人民卫生出版社，2000，636 – 643

[4] 俞森洋主编. 现代机械通气的理论和实践. 北京：中国协和医科大学出版社，2000，683 – 708

[5] 朱蕾，钮善福主编. 机械通气. 上海科学技术出版社，2001，51 – 61

第七章　肾上腺皮质激素在呼吸系统疾病中的应用

肾上腺皮质激素是目前为止治疗哮喘最有效的药物，应用皮质激素治疗哮喘是医学史上的一个重要的里程碑。吸入糖皮质激素革新了哮喘的治疗，并成为治疗慢性哮喘的主要手段。但是，糖皮质激素对慢性阻塞性肺疾病（COPD）的治疗效果欠佳。现在已对糖皮质激素的分子学机制有了更多的认识，例如糖皮质激素如何抑制哮喘的炎症途径，为何对 COPD 效果欠佳，以及为何少数患者出现糖皮质激素耐受现象。本章讨论目前糖皮质激素活性的机制及糖皮质激素在气道疾病方面的应用。

【分子学机制】

糖皮质激素在治疗哮喘的抗炎作用方面非常有效。其分子机制为抑制气道炎症反应。糖皮质激素对哮喘有效是因为他们阻断了哮喘异常激活的多种炎症过程。糖皮质激素的抗炎活性广泛。

1. 糖皮质激素受体　糖皮质激素与糖皮质激素受体（GR）特异性结合。GR 位于靶细胞的胞质中。糖皮质激素与受体的 C-末端相连，而受体的 N-末端参与其基因的转录过程。在二者之间是 DNA 结合区，它有 2 个手指样伸出的区域，是由 1 个锌分子与 4 个胱氨酸残基结合至 DNA 双螺旋而成。未活化的 GR 与一蛋白复合物相结合，包括 2 个 90kD 热休克蛋白分子和作为分子伴娘的阻止未结合的 GR 移动到核心区的其他蛋白。一旦糖皮质激素结合到 GR，其受体结构的改变将导致这些分子伴娘的分裂，借此在 GR 上暴露出核定位信号，导致活化的 GR-糖皮质激素复合物快速的核定位，并且结合到 DNA 上。2 种 GR 作为二聚体结合到 DNA 上，导致其转录的改变。GR 接合的变异，被命名为 GR-β，被证实不与糖皮质激素结合而与 DNA 结合，在理论上干预了糖皮质激素的活性。

2. 增加基因转录　糖皮质激素通过活化 GR 产生对反应细胞的效果，从而直接或间接调控特定靶基因的转录。由糖皮质激素直接调控的每个细胞的基因数目估计为 10~100 个。但许多基因是通过与其他转录因子的相互作用而间接被 GR 调控。GR 的二聚体结合到 DNA 的固定部位，此处被命名为糖皮质激素反应元件（GREs），它位于糖皮质激素反应基因的 5'-启动子上游区。这种相互作用改变了其转录率，导致了基因的诱导或抑制。活化的 GR 同源二聚体与 GRE 相结合常增加转录，并导致蛋白合成的增加，GR 可能通过大量的协同活化分子增加转录。GREB 结合蛋白（CBP）结合到转录的起始区，并控制 RNA 多聚酶的开启，导致信使 RNA（mRNA）的合成，从而合成蛋白质。活化的 GR 与 CBP 结合，导致核心组蛋白的乙酰化增加，在其周围 DNA 缠绕在染色体上。这将导致 RNA 多聚酶的活化，从而进一步导致 mRNA 的形成。

3. 减少基因的转录　在控制性炎症中，糖皮质激素的主要效应是抑制细胞因子等炎症蛋白的合成。最初，认为这种作用是通过 GR 与阴性 GREs 的相互作用，导致转录的抑制而完成的。然而，阴性 GREs 的研究很少。GR 可能也通过核糖核酸酶降解 mRNA 来降低 mRNA 的稳定性，从而影响一些蛋白质的合成。

转录因子的相互作用：活化的 GRs 可能作为蛋白-蛋白相互作用而与许多其他活化因子结

合。这可能是糖皮质激素反应的重要决定因素，并且是糖皮质激素关闭炎症基因的关键机制。哮喘中绝大多数被活化的炎症基因在其启动子区并不出现 GREs，却被糖皮质激素所抑制。越来越多的证据表明糖皮质激素能抑制转录因子调控编码炎症蛋白的基因编码，如细胞因子、炎症酶、黏附分子和炎症受体等。这些炎症转录因子包括活化蛋白-1（AP-1），核因子-KB（NF-KB），它们调控许多开启哮喘的气道反应的炎症基因。

4. 染色质结构的效应　越来越多的证据表明糖皮质激素可能对染色质结构起作用。染色体中的 DNA 被组蛋白缠绕形成了核小体。许多转录因子与大量的协同作用的分子，如 CBP 和相关分子 P300 相互作用，它们与基础转录因子附件相结合。许多转录因子与 CBP 直接结合，它们包括 AP-1，NF-κB。在显微水平，染色质可能因为组蛋白核心周围的 DNA 的缠绕或展开而变得浓密或不透明。CBP 和 p300 通过与 AP-1 和 NF-κB 等转录因子结合而被活化，从而具有组蛋白乙酰化活性。组蛋白残基的乙酰化导致盘绕在组蛋白周围的 DNA 被展开，因此打开了染色质的结构，更利于转录因子的结合，因而增加了转录。基因的抑制通过组蛋白的去乙酰化逆转了这一过程。组蛋白的去乙酰化增加了组蛋白残基周围的 DNA 的缠绕，导致染色质结构变密，使转录因子难以接近其结合部位，并因此导致炎症基因转录受抑。活化的 GR 可能与许多转录协同抑制分子相结合，这些分子与具有组蛋白去乙酰化活性（HDACs）的蛋白质有关，并导致组蛋白的去乙酰化，增加了组蛋白残基周围 DNA 的缠绕，从而减少了转录因子接近其结合部位，并因此抑制了炎症基因。此外，活化的 GR 募集 HDACs 到转录起始部位，导致组蛋白的去乙酰化，并减少炎症基因的转录。

5. 靶基因在炎症调控中的作用　糖皮质激素可能通过抑制哮喘的多种炎症过程来控制炎症。例如，可通过增加抗炎症基因的转录，和降低炎症基因的转录而发挥作用。

（1）抗炎症蛋白　糖皮质激素可能通过增加抗炎症蛋白的合成，来抑制炎症。例如，糖皮质激素增加了 lipocortin-1 的合成，并因此抑制了脂质介质的产生。lipocortin-1 是一种 37kD 的蛋白质，它对 PLA2 有抑制作用。糖皮质激素在许多细胞中都能诱导 lipocortin-1 的形成，且重新合成的 lipocortin-1 有抗急性炎症的特点。然而，吸入糖皮质激素治疗哮喘时，lipocortin-1 并不增加。但糖皮质激素能增加其他潜在的抗炎蛋白的表达。这些抗炎蛋白有：IL-1 受体拮抗剂（作用是抑制 IL-1 与其受体结合），分泌型白细胞抑制剂（作用为抑制胰酶等蛋白酶），中性内肽酶（作用为降解激肽等支气管活化肽），IL-10（一种免疫调节蛋白），NK-κB 的抑制剂（IκB-α）和 IL-10（一种抗炎细胞因子）。

（2）β_2 肾上腺受体　糖皮质激素通过增加转录，增加了 β_2 肾上腺受体的表达。人类 β_2 肾上腺受体基因有 3 个潜在的 GREs 部位。在体外实验中，糖皮质激素使 β_2 肾上腺受体的转录率加倍，导致 β_2 肾上腺受体表达增加。应用糖皮质激素治疗鼻黏膜疾病时，也可见到相同的效应。因为糖皮质激素可能阻止 β_2 受体对 β_2 受体激动剂的延迟反应的下调作用，因此可能与哮喘相关。小鼠中，长期应用 β_2 受体激动剂后，糖皮质激素能阻止 β_2 受体的下调，并降低其转录。

（3）细胞因子　糖皮质激素对细胞因子的抑制效应，在控制哮喘炎症中显得格外重要。糖皮质激素抑制了许多哮喘相关的细胞因子和趋化因子的转录。对调控这些细胞因子基因诱导的转录因子的抑制效应，至少部分参与了糖皮质激素的抑制作用。这些细胞因子基因包括，AP1 和 NK-κB。例如，嗜酸细胞活化趋化因子（eotaxin）可将循环中的嗜酸细胞选择性地趋化至气道中。它部分是通过 NK-κB 和其被糖皮质激素抑制气道上皮细胞的表达产物所调控。除 AP-1 和 NK-κB 之外，许多转录因子也参与哮喘中的炎症基因的调控。在过敏性炎症中，

IL-4 和 IL-5 在 T 细胞内的表达起重要作用。同时，活化的 T 细胞的转录因子核因子（NF-AT）也起重要作用。AP-1 是 NF-AT 转录复合物的成分。因而，糖皮质激素至少部分是通过抑制 NF-AT 的 AP-1 成分来抑制 IL-5 的。

不同细胞和不同细胞因子对糖皮质激素的抑制活性显著不同，而这取决于不同细胞中转录因子的相对丰富程度。因此，在肺泡巨噬细胞和周围血单核细胞中，糖皮质激素对 GM-CSF 分泌的抑制比 IL-1β 和 IL-6 的分泌更有力。

（4）炎症酶类　一氧化氮（NO）合成酶可能被前炎症细胞因子所诱导，导致 NO 的产生。NO 可能放大哮喘的炎症反应，并通过形成过亚硝酸盐，有助于上皮细胞的脱落和气道高反应性的形成。NOs 的可诱导形式（iNOs）可被糖皮质激素所抑制。在培养的人肺上皮细胞中，前炎症细胞因子诱导 iNOs 的表达增加和 NO 的形成增多，这是由于 iNO 基因的转录增多。而这一效应可通过抑制 NK-κB 抑制糖皮质激素的活性而实现。糖皮质激素抑制许多其他炎症介质的合成。这些炎症介质通过对酶诱导产生的抑制效应影响哮喘。这些酶类包括，环氧化酶-2（COX-2）和磷脂酶（PLA）等。

（5）炎症受体　糖皮质激素也降低编码特定受体基因的转录能力，从而使 NK1-受体基因（一种介导气道中速激肽炎症效应的基因）在哮喘中增多，并可能是通过对 AP-1 的抑制效果而被糖皮质激素所抑制。糖皮质激素也抑制 NK2-受体的转录。它介导速激肽和缓激肽 B_1、B_2 受体的支气管收缩效应。

（6）黏附分子（AM）　黏附分子在运送炎症细胞到炎症部位的过程中起关键作用。许多表达于内皮细胞上的 AM 通过细胞因子和糖皮质激素所诱导，并通过其对 IL-1β 和 TNF-α 等细胞因子的抑制效应间接导致 AM 的表达下降。糖皮质激素可能也对 AM 的表达有直接的抑制作用。例如，糖皮质激素对 ICAM-1 和 E-选择素在基因转录水平上就有抑制作用。在支气管上皮细胞链和单核细胞上，ICAM-1 和 VCAM-1 的表达可被糖皮质激素所抑制。

（7）凋亡　糖皮质激素能明显降低嗜酸性粒细胞等特定炎症细胞的生存时间。嗜酸性粒细胞存活期取决于某些细胞因子，如 IL-5 和 GM-CSF 的存在与否。糖皮质激素的应用阻断了这些细胞因子的效应，并导致编程死亡或凋亡。COPD 患者中性粒细胞占主导地位，因此，糖皮质激素的抗炎效果不佳可能与此有关。

（8）细胞功能的效应　糖皮质激素可能直接抑制哮喘患者的许多炎症细胞和结构细胞的活性。

（9）巨噬细胞　糖皮质激素在体外抑制肺泡巨噬细胞释放炎症介质和细胞因子。吸入糖皮质激素能减少哮喘患者肺泡巨噬细胞分泌趋化因子和前炎症细胞因子，而使 IL-10 的分泌增加。

（10）嗜酸性粒细胞　糖皮质激素直接抑制嗜酸性粒细胞释放介质，虽然它对抑制反应性氧物质和嗜酸性粒细胞基础蛋白的分泌效应影响甚微。重要的是，糖皮质激素通过抑制由 IL-3，IL-5 和 GM-CSF 所致的生存时间延长而诱导凋亡，导致在哮喘患者的诱导痰中嗜酸性粒细胞的数目增多。在哮喘患者中，嗜酸性粒细胞的凋亡减慢，而糖皮质激素治疗可逆转这一过程。糖皮质激素对哮喘的最大作用在于降低了循环中嗜酸性粒细胞数目，这反映了它对骨髓中嗜酸性粒细胞可能产生了作用。

（11）T-淋巴细胞　Th2 在哮喘中可能通过释放 IL-4、IL-5、IL-9 和 IL-13 等细胞因子来发挥重要调控作用，糖皮质激素治疗哮喘的重要目的也在于此。糖皮质激素增加 T 细胞的凋亡，但这一过程的分子机制尚未明确。

（12）肥大细胞 糖皮质激素对肺肥大细胞释放介质没有直接作用，而长期的糖皮质激素治疗与黏膜肥大细胞数目的减少有关。这可能是由于 IL-3 和干细胞（SCF）的产生减少所致。这两种物质对肥大细胞在黏膜表面的表达是必不可少的，肥大细胞也分泌多种细胞因子（TNF-α，IL-4，IL-5，IL-6，IL-8），而这些细胞因子也能被糖皮质激素所抑制。

（13）树突状细胞 呼吸道上皮中，树突状细胞对肺内的抗原递呈起重要作用。因为它们能够收集抗原并加工成肽，并通过 MHC 分子在细胞表面表达，以递呈给未分化的 T 淋巴细胞。实验动物模型中，全身或吸入糖皮质激素可减少树突状细胞的数目，从而减轻气道的免疫反应。

（14）中性粒细胞 在哮喘患者的活检组织中，中性粒细胞并不占主导地位。中性粒细胞对糖皮质激素的作用不敏感。全身性应用糖皮质激素能增加外周血中性粒细胞计数，这可能是因为糖皮质激素对中性粒细胞的凋亡有抑制作用，使之存活时间延长。大剂量吸入糖皮质激素不能影响由臭氧诱导的气道中性粒细胞增多。

（15）内皮细胞 GR 基因在气道中的表达以在支气管循环和气道上皮细胞的内皮细胞为中主。糖皮质激素对黏附分子（AM）的表达不产生直接的抑制作用。虽然它们可能通过对参与 AM 表达调控的细胞因子的抑制，从而间接抑制细胞的黏附。糖皮质激素可能能间接抑制由炎症介质诱导的气道微血管的外漏。这一效应直接作用于毛细血管后静脉的上皮细胞。虽然哮喘患者中，没有办法来直接衡量糖皮质激素对气道微血管外漏的效果，但是规律吸入糖皮质激素治疗，能降低稳定期哮喘患者支气管肺泡灌洗液中升高了的血浆蛋白水平。

（16）上皮细胞 上皮细胞是哮喘患者气道中许多炎症介质的重要来源。上皮细胞还可能通过前炎症细胞因子、趋化因子和炎症肽的分泌，引导并放大气道的炎症反应。气道上皮可能是哮喘中吸入糖皮质激素最主要的靶细胞。吸入糖皮质激素抑制气道上皮细胞中许多炎症蛋白的表达。例如，吸入糖皮质激素能抑制 iNOs 在哮喘患者中的气道上皮和炎症细胞中增加了的表达。这是由于在吸入糖皮质激素之后，可降低哮喘患者增高了的呼出 NO 水平。

（17）黏液分泌 糖皮质激素抑制气道的黏液分泌。这可能是由于糖皮质激素对黏膜下腺体的直接作用。糖皮质激素可能也抑制 MUC2 和 MUC5AC 等的基因表达增加。此外，还通过减少刺激黏液分泌增多的炎症介质而间接抑制黏液的分泌。

【对哮喘炎症的效应】

糖皮质激素对控制哮喘患者的气道炎症有显著作用。而且，它对多种细胞均有效应。对哮喘患者的活检研究发现，吸入糖皮质激素能降低气道黏膜和支气管肺泡灌洗液中炎症细胞的活化和数目。这些效应可能是由于对炎症和结构细胞中细胞因子的合成的抑制作用，以及对黏附分子而发挥的。在应用吸入糖皮质激素治疗之后 3 个月，被破坏的上皮细胞被修复，并使纤毛细胞与杯状细胞的比例恢复正常。也有一些证据表明，吸入糖皮质激素也能减轻基底膜的增厚。但是，在应用这种治疗 10 年之后，也不能改变哮喘患者基底膜增厚的特征。

对气道高反应性的研究：通过减轻气道反应，吸入糖皮质激素能持续地减轻哮喘成人及儿童患者的气道高反应性（AHR）。长期吸入糖皮质激素治疗能减轻患者对组胺、胆碱能激动剂、变应原（早发及迟发反应）、运动、烟雾、冷空气、缓激肽、腺苷和二氧化硫及其代谢产物等刺激的反应。AHR 的减轻需要数周，而且可能需要数月方能达到效应的高峰。减轻 AHR 的程度因人而异，但均不能达到正常人水平。因此糖皮质激素可能不能逆转这种持续存在的结构改变。吸入糖皮质激素不但使气道对刺激不那么敏感，而且也限制了气道对变应原的最大收缩效应。

【哮喘患者吸入糖皮质激素的临床效果】

吸入糖皮质激素对控制任何年龄和何种严重程度的喘息症状均非常有效。吸入糖皮质激素改善了哮喘患者的生活质量，使他们过上了正常人的生活，改善了肺功能，减少了加重的次数，并阻止气道发展成不可逆的改变。吸入糖皮质激素最初被用于减少严重哮喘患者的口服糖皮质激素用量。许多研究均表明，大部分患者能通过吸入糖皮质激素最终停用口服糖皮质激素。

1. 对成人的研究　因为即使是轻度哮喘患者，也存在炎症反应，所以轻度哮喘患者也推荐使用吸入糖皮质激素。慢性哮喘患者如每日至少需吸入一次 β_2 受体激动剂，则应将吸入抗炎药物作为其一线药物。这一方案已被写入国内和国际的哮喘治疗指南。新诊断的哮喘患者吸入糖皮质激素（布地奈德，600 微克/次，每日 2 次）后，能缓解症状，减少 β_2 受体激动剂的用量，并改善肺功能。在一个长达 2 年的研究中，这一效应持续存在。单独应用 β_2 受体激动剂，则不能明显改善患者的症状和肺功能。在其他研究中，轻度哮喘患者应用小剂量的吸入糖皮质激素（布地奈德，每日 $400\mu g$），减轻了症状，数月后，肺功能呈进行性的改善，且许多患者能达到症状消失的程度。此外，吸入糖皮质激素还能明显减少加重的次数。虽然，吸入糖皮质激素对 AHR 的作用需数月方能达到平台期，而减轻哮喘的症状却较早出现。

目前，更为严重的哮喘患者推荐使用大剂量吸入糖皮质激素。大剂量糖皮质激素能显著减少口服糖皮质激素的需要量，并对严重、不稳定的哮喘的治疗有革命性的作用。吸入糖皮质激素可用于治疗夜间哮喘，它能减少夜间觉醒时间，减少气道功能的昼夜变异。

控制哮喘急性加重时，大剂量吸入糖皮质激素可能替代口服类固醇激素。对大部分哮喘患者而言，大剂量的氟替卡松（每日 $2000\mu g$）与口服泼尼松龙是同样有效的。虽然，轻度哮喘患者加重时，推荐应用双倍剂量的吸入糖皮质激素，但这似乎没有太大效果，而应用 4 倍剂量则有效。

吸入糖皮质激素能有效地控制哮喘炎症，但需规律应用。虽然也有一些轻度哮喘患者在经长期的吸入糖皮质激素治疗后，症状可能不再出现。但是当停用吸入糖皮质激素之后，常常会导致症状加重，气道反应性再度恢复到治疗前的水平。减少吸入糖皮质激素的用量与症状的增加有关，并且继发于呼出一氧化氮的增多和痰中嗜酸性粒细胞增加。

2. 对儿童的研究　吸入糖皮质激素对儿童同样有效。一个对儿童的 7～17 年的研究表明，吸入糖皮质激素与吸入 β_2 受体激动剂相比，它对症状，峰流速的变异和肺功能均有明显的改善。而停用糖皮质激素后，哮喘症状加重。儿童中，吸入糖皮质激素控制哮喘比 β_2 受体激动剂更有效。吸入糖皮质激素对小儿的效果也是同样的。3 岁以下患儿雾化吸入布地奈德能减少口服糖皮质激素的需要量，改善肺功能。经大容量装置吸入糖皮质激素能改善哮喘的症状，并减少学龄前儿童及婴儿的哮喘加重次数。

3. 剂量反应的研究　令人惊讶的是，吸入糖皮质激素的剂量-反应曲线相当平坦。几乎所有的研究都表明了吸入糖皮质激素的临床益处，但是它产生的最大效应所需的最小剂量却很难界定。提示增加吸入糖皮质激素的用量时，不能明显增加其临床疗效，反而会增加副作用。然而，吸入糖皮质激素的剂量反应效果可能依赖于测量的参数。也许当应用传统的肺功能计难以辨别时，同样存在阻止哮喘加重的剂量反应。因此，在临床上，每日应用 $800\mu g$ 的布地奈德与应用 $200\mu g$ 相比，能更好地阻止重度的轻度哮喘的发作。通常，需要 4 倍甚至更多的药物用量方能检测到症状，PEF，β_2 受体激动剂用量以及肺功能等方面的统计学差异，即使是这样，其差异也并不明显。这些发现提示，肺功能检查或症状对评价吸入糖皮质激素的效果方面，其敏感性很低。很明显，吸入不同的糖皮质激素或不同的剂型的临床比较的解释很重要。在临床研究中，确定患者的类型也很重要。症状轻的患者吸入糖皮质激素后，所能改善的空间很小，因此其最大的改善程度在较低剂量时即可获得。而重度或不稳定的哮喘患者可能改善的空间较大，并可能因此对增加的剂量表现出更好的改善能力。但是，在临床试验中，很难将这类患者列入对照组中。

需要更多的研究来评价是否有其他对 AHR 结果的测量方式，或是对炎症的更为直接的测量方式（如，痰嗜酸细胞或呼出气一氧化氮等）。这些指标可能比传统的症状或肺功能等结果测量方式更为敏感。较高剂量吸入糖皮质激素对控制 AHR，改善症状和改善肺功能方面是必需的，并且在减少气道结构的改变方面，可能有更好的远期预后。

4. 阻止不可逆的气道改变　一些哮喘患者出现了不可逆的气流阻塞，但对这一改变的病理生理学基础尚未明了。可能是由于长期气道炎症，或是由于未应用吸入糖皮质激素治疗所致。有些证据表明肺功能的逐年递减可以被吸入糖皮质激素所减缓。越来越多的证据也表明，推迟开始吸入糖皮质激素的时间可能导致它对哮喘患者肺功能的改善作用变小。这些研究提示，哮喘一经诊断，就应该开始吸入糖皮质激素治疗方能达到最佳效果。许多大规模的研究表明，在儿童和成人，尽早使用吸入糖皮质激素将获得收益。然而，没有证据表明早期应用糖皮质激素就能治愈哮喘。即使一经诊断就用吸入糖皮质激素治疗，一旦停药，患者的症状和肺功能又会恢复到治疗前的水平。

5. 降低死亡率　吸入糖皮质激素可能降低哮喘患者的死亡率。但几乎无法进行前瞻性研究。在对哮喘患者进行的死亡危险和抗哮喘治疗的回顾性研究中，规律吸入糖皮质激素有明显的保护作用。

6. 吸入皮质激及素之间的比较　有许多种糖皮质激素被用于治疗哮喘。对不同吸入糖皮质激素之间的疗效比较的研究很少。这是因为应用不同剂量的吸入糖皮质激素后，用临床参数进行评价的剂量反应曲线相对平坦，因此很难看到不同吸入糖皮质激素之间的效果差异。人们更多关注的是同等效价剂量时不同的全身反应。同等剂量的布地奈德与丙酸倍氯米松（BDP）用于哮喘患者时，其抗哮喘的作用是相似的。而丙酸氟替卡松（FP）则为前二者作用的 2 倍左右。FP 和的布地奈德的全身作用不及 BDP，氟羟泼尼松龙和氟尼缩松。

【哮喘中吸入糖皮质激素的临床应用】

吸入糖皮质激素现已成为所有有持续症状的哮喘患者的一线用药。任何每周需用 3 次以上 β_2 受体激动剂吸入的患者，均应开始吸入糖皮质激素的治疗。传统的方法是，开始吸入低剂量的糖皮质激素，然后逐渐增加剂量，直到哮喘得到控制。然而，这往往需要一段时间才能得到控制。更合适的方法是，起始剂量就为中等剂量（即 400 微克/次，每日 2 次），以使哮喘症状得到迅速的控制。一旦控制了症状，则应逐步减少吸入糖皮质激素的用量，直到用能控制症状的最低剂量维持。患者常常需要 3 个月的时间方能达到反应的平台期，而且只要改变剂量，就应维持 3 个月以上。当每日所需的剂量超过了 800μg，就应该使用大容量的 MDI 装置。吸入干粉制剂后应漱口，以减少对局部和全身的副作用。吸入糖皮质激素常常每日 2 次给药，以增加患者的依从性。当哮喘不稳定时，可每日 4 次给药。当每日应用布地奈德小于 400μg 时，每日 1 次给药与 2 次给药，其效果相同。

必要时，可每日吸入糖皮质激素达2000μg，而更高剂量将引起全身效应。此时应加用小剂量的口服糖皮质激素。因为吸入更大剂量的糖皮质激素价格昂贵，且局部副作用也随之增加。雾化吸入布地奈德有助于增加吸入的剂量，从而减少口服糖皮质激素的用量，但是，这种治疗价格较贵，且所获得的效果大部分是通过其全身吸收获得的。

1. 附加治疗　传统的方法是，如果哮喘未得到控制，则逐步增加吸入糖皮质激素的剂量，其理由是认为气道存在残余的炎症。然而，现已明确，吸入糖皮质激素的剂量反应效果相对平坦。因此，在剂量加倍时，肺功能的改善并不明显。可供选择的另一方案是，加用其他控制症状的药物。

（1）吸入长效 β_2 受体激动剂　每日2次应用 BDP 200μg 未能控制症状的患者，加用每日2次 50μg 的沙美特罗，与增加吸入糖皮质激素到 500μg，每日2次相比，能更有效地控制症状。另一个关于吸入长效 β_2 受体激动剂，福莫特罗的研究中，福莫特罗能额外地降低轻重度哮喘的加重频率。这一研究促进了糖皮质激素与长效 β_2 受体激动剂混合制剂的发展，使之更方便使用。这样，患者在应用长效支气管扩张药的同时，也能坚持糖皮质激素的使用。

（2）茶碱　加用小剂量的茶碱（血浆浓度 <10mg/L）比加倍吸入布地奈德对治疗轻、重度哮喘更为有效。

（3）抗白三烯药物　虽然加用抗白三烯药物不及 β_2 受体激动剂有效，但是也可看到类似的有益结果。

（4）机制　尚不清楚为什么加用控制症状的药物比单纯高剂量吸入糖皮质激素更为有效。但这确能提示存在一种对糖皮质激素不敏感的炎症，导致哮喘的不可逆。如上文所述，吸入糖皮质激素的剂量反应曲线平坦，且大部分患者仅吸入小剂量糖皮质激素就能够起到控制炎症的作用。附加治疗可用于治疗对吸入糖皮质激素不敏感的患者。这常是由于气道平滑肌的异常或气道壁的水肿所致。应用长效 β_2 受体激动剂对糖皮质激素的抗炎效果也有增强作用。β_2 受体激动剂增强 GR 的核易位，从而增强糖皮质激素的抗炎效果，同时也增强了细胞因子的抑制作用。

2. 性价比　虽然吸入糖皮质激素与短效吸入 β_2 受体激动剂相比，费用明显提高。但它却是控制哮喘性价比最好的方法。因为它减少了患者的发作次数，减少了总的治疗费用。吸入糖皮质激素改善了患者的生活质量，并使患者过上了正常的生活，从而间接地节省了开支。

3. 糖皮质激素的节约治疗　持续应用糖皮质激素治疗的患者如发生严重副作用，可采取一些办法来减少口服激素的用量，这些方法被称为糖皮质激素节约治疗。这一名称可能会误导人们增加了其他哮喘治疗方法（包括支气管扩张药的应用）。事实上，这些办法所能节省的糖皮质激素用量非常有限。

许多免疫抑制剂也有糖皮质激素效应，包括甲氨蝶呤，口服金制剂和环孢素 A 等。这些治疗方法均有副作用，甚至有些比口服糖皮质激素的副作用更为严重。因此它们仅作为减少糖皮质激素用量的附加办法。在这些治疗中，没有一种是特别有效的。但有些患者可能对之会出现良好的反应。因为其副作用，它们不能作为减少吸入糖皮质激素用量的方法。许多其他药物，包括硫唑嘌呤，氨苯砜，羟氯喹等，也并无明显好处。大环内酯类抗生素，二乙酰夹竹桃霉素也有糖皮质激素节约效应，但仅见于泼尼松龙组，其效应是通过减少了这种糖皮质激素的代谢所致，因此并没有太多好处。

【药物动力学】

吸入糖皮质激素的药物动力学，对决定药物到达靶细胞的浓度，药物到达全身循环的部分，以及因此产生的副作用等方面均有重要意义。吸入糖皮质激素益处良多。它对吞入部分的系统生物利用度较低，对任何糖皮质激素到达全身循环的快速代谢廓清快。吸入之后，大部分药物（80%~90%）沉积在喉，并被吞入，经过肝脏吸收至全身。应用大容量 MDI 装置，或漱口，以及停止使用干粉制剂者会明显减少这部分药物的吸收。10%~20% 的药物能进入呼吸道，沉积在气道中，而这一部分也被吸收入全身循环。由于大部分早期关于应用吸入糖皮质激素的研究是在健康志愿者身上进行的，因此尚不清楚炎症疾病，气道阻塞，患者的年龄或合并用药等是否影响吸入糖皮质激素的沉积。

BDP 在包括肺在内的许多组织中被代谢成为更具活性的倍氯米松单丙酸盐，但人类对这一产物的吸收和代谢尚无资料。氟尼缩松和布地奈德在肝脏内被大量首过清除，因此很少能到达全身循环。对去炎松的分布也知之甚少。FP 几乎完全被首过清除，因此降低了其全身作用。

当吸入糖皮质激素被作为首选用药时，应每日 4 次给药。但现在许多研究认为，每日给药 2 次就能很好地控制症状。虽然 4 次给药可能对症状严重的患者更为适宜，但是除非症状严重，患者很难做到如此频繁的用药。轻度哮喘患者，如每日用量不超过 400μg，则每日给药 1 次即可。

【吸入糖皮质激素的不良反应】

（一）局部不良反应 吸入糖皮质激素沉积在喉部，可导致局部副作用，其出现与应用的剂量，频率和吸入装置均有关系。

1. 发声困难 应用 MDI 的患者有 50% 会出现声音嘶哑（发声困难）。应用干粉制剂会减少其出现率。发声困难可能是由于喉部肌肉的肌病所致，停药后会消失。这一副作用将给歌唱家和讲师带来不便。

2. 口咽部念珠菌感染 口咽部念珠菌感染（鹅口疮）在老年人，持续吸入糖皮质激素，每日 2 次以上的患者中较为常见。大容量的吸入装置通过减少药物在口咽部的沉积，减少了这一副作用的出现。

3. 其他 没有证据表明，吸入糖皮质激素会增加下呼吸道感染（包括结核感染）的机会。即使应用吸入糖皮质激素治疗 10 年以上，也没有证据认为它会造成气道上皮的萎缩和结构改变。咳嗽和喉部刺激常与支气管收缩相伴出现。这些症状可能是由于施压的气溶胶的表面活性物质所致，因为换用干粉装置后，症状会消失。

（二）全身性不良反应 吸入糖皮质激素的治疗效果是无可置疑的，但是其长期应用的全身不良反应令人关注。30 年来，其安全性已得到充分检验。吸入糖皮质激素不良反应的出现与许多因素有关，包括患者摄入的药物剂量，吸收的部位（包括胃肠道和肺），药物传送系统，以及患者对糖皮质激素反应的个体差异。近来的研究表明，哮喘症状较为严重的患者，吸入糖皮质激素的全身副作用较轻，这可能是由于到达肺外周的药物较少所致。

1. 输送系统的效果 吸入糖皮质激素的全身影响取决于药物吸收到全身循环中的量。从 MDI 中吸入的约 90% 剂量沉积在口咽部，并被吞入胃肠道，从而被吸收。贮雾罐能明显减少口咽部的沉积，从而减少吸入糖皮质激素的全身效应，虽然 FP 的口服生物利用度很低。干粉吸入装置同样也能减少全身效应，是通过漱口来实现的。所有每日吸入糖皮质激素超过 800μg 的患者均应使用贮雾罐或漱口，从而减少系统性吸收。MDI 装置中大约有 10% 的药物进入肺内，这一被认为是具有治疗效应的部分也可能被全身循环吸收。因为吸入糖皮质激素在口咽部的沉积减少，所以其到达肺的部分相应增多。因此肺内的更有效的运送常常伴随着其全身吸收的增加，但这一作用通过降低了对气道炎症的最佳控制被抵消了。例如，干粉吸入装置能递送 2 倍左右的药物到达肺内，并因此增加了全身效应，但是其所需剂量仅为其他装置的一半左右。

（1）对下丘脑-垂体-肾上腺轴的作用　糖皮质激素通过减少 ACTH 的生成，减少了肾上腺分泌的可的松，从而导致对下丘脑-垂体-肾上腺（HPA）轴的抑制作用。对 HPA 的抑制程度取决于用药的剂量，持续时间，频率和糖皮质激素的应用时机等。用于检测 HPA 轴的方法有：清晨血浆可的松水平，24 小时尿游离皮质醇等。

有许多课题研究了哮喘患者吸入糖皮质激素后的 HPA 轴功能，但是其结果有相互矛盾之处。这是因为，入选的患者往往未能设立对照，且常有口服糖皮质激素的历史，而这可能影响 HPA 轴长达数周。大剂量应用 BDP，布地奈德和 FP（＞1600μg/d）降低了清晨血浆可的松水平和 24 小时尿游离皮质醇，且呈剂量依赖关系，虽然其水平尚在正常范围之内。然而，应用贮雾罐装置时，每日应用 2000μg 的 BDP 或布地奈德对 24 小时尿游离皮质醇的影响却非常微弱。HPA 轴功能的刺激实验同样显示，不超过 1500μg 的吸入糖皮质激素对之没有明显的效果。在大剂量时，即布地奈德和 FP＞1500μg/d，对 HPA 轴的影响比 BDP 轻。儿童中，应用 BDP 小于或等于 800μg/d 时，对尿游离皮质醇没有抑制作用。如果频繁地定时监测血浆可的松浓度，则可发现，即使每日仅吸入 BDP 400μg，也会出现可的松峰浓度的明显下降，然而，在 400~1000μg/d 的范围内，不出现剂量反应关系。这一效应的临床意义不明。

总之，在成人，每日应用不超过 1500μg，在儿童，每日应用不超过 400μg 时，吸入糖皮质激素不会对 HPA 轴的功能产生明显抑制作用。

对 HPA 轴功能的抑制作用在临床上表现为类肾上腺皮质功能亢进综合征。主要表现有糖、脂肪代谢及水盐代谢紊乱，可出现满月脸、水牛背、向心性肥胖、多毛、毛细血管扩张、水肿、低血钾、高血压、糖尿病等（表 4-7-1）。

表 4-7-1　不同制剂作用时间及潴钠作用

制剂	相当药效（mg）	血浆半衰期（min）	HPA 抑制时间（h）	相对潴钠作用
短效				
可的松	25	30	6~12	++
氢化可的松	20	80~90	++	
中效				
泼尼松	5	60	12~36	+
泼尼松龙	5	210~250	+	
甲泼尼龙	4	30	很小	
长效				
地塞米松	0.75	280	48~72	很小
吸入				
去炎松	4	＞300	66	几无
倍他米松	0.6	＞300	80	几无
二丙酸倍氯松	1	几无		
布地奈德	1	几无		

（2）对代谢的影响　成人每日吸入 BDP 达 2000μg，或儿童每日吸入布地奈德 800μg 之后，其瞬时血糖和胰岛素没有变化。在正常人中，大剂量吸入糖皮质激素可能轻微地增加胰岛素抵抗。然而，未经控制的哮喘患者，高剂量应用布地奈德和 BDP 之后，反而降低了胰岛素抵抗，并改善了糖耐量，提示疾病本身会导致碳水化合物代谢的异常。成人每日应用 BDP 2000μg，或儿童每日应用布地奈德 800μg 均不会对血浆胆固醇或三酰甘油产生影响。

（3）对骨代谢的影响　糖皮质激素对骨的形成和吸收有直接作用。通过对 HPA 轴的抑制，影响间质中钙的吸收，影响肾小管对钙的重吸收和继发性甲状旁腺功能亢进，从而对骨质起间接作用，二者均导致骨质减少。口服糖皮质激素对骨质疏松的影响，以及它导致脊柱和肋骨骨折等作用已被广泛认识，但长期吸入糖皮质激素是否会增加骨折的危险尚没有证据。应用骨密度剂来检测吸入糖皮质激素患者的骨密度发现，大剂量应用的患者的骨密度确实偏低，但是对这一事实的解释也可能是由于这些患者往往间断应用了口服糖皮质激素。即使每日应用 2000μg 的吸入糖皮质激素，也没有发现它对骨钙素分泌产生任何影响。但是经传统的 MDI 方式给予 BDP 和布地奈德时，会出现对血清骨钙的急性可逆性的剂量相关的抑制作用。在同等剂量时，布地奈德的作用不及 BDP 明显，而且仅布地奈德在大剂量时会增加尿中的羟脯氨酸。然而，如果应用贮雾罐，无论是 BDP 还是布地奈德，均不会对血浆骨钙素浓度产生影响。联合应用尿吡啶翁和羟脯氨酸二项指标，能更准确地检测骨和胶原的降解。在吸入糖皮质激素后（BDP 每日应用超过 1000μg），即使患者间断应用了口服糖皮质激素，这两项指标也没有增加。骨代谢的影响对生长发育期的儿童尤为重要。极低剂量的口服糖皮质激素（每日泼尼松龙 2.5mg）也会导致血浆骨钙素和尿羟脯氨酸的显著改变，而每日应用 BDP 和布地奈德达 800μg，对之却未产生影响。这提示即使应用高剂量的吸入糖皮质激素，特别是用贮雾罐装置时，对骨结构也不产生远期影响。

总之，吸入糖皮质激素并不增加患者骨折的危险，长期应用吸入糖皮质激素对骨密度也不产生影响。相反，老年患者由于应用糖皮质激素后，改善了活动能力，骨密度反而增加。

（4）对生长发育的影响　人们对吸入糖皮质激素是否会影响小儿的生长发育格外关注。与许多慢性疾病一样，哮喘本身也会导致青春期延迟，生长速度下降。然而，哮喘患儿生长期长，因此其最终身高是正常的。哮喘所致的生长影响使吸入糖皮质激素对生长影响的研究变得复杂，特别是患者同时应用了口服糖皮质激素后，使这一研究更为困难。队列研究表明，每日吸入糖皮质激素 800μg 以内，应用 5 年，不会对患儿的生长状况造成明显影响。一个包括了 21 个研究，有 800 例患儿参与的荟萃分析中，儿童期较大剂量、长期吸入 BDP 不会对患儿的身高产生明显影响。另一个长期随诊的研究表明，糖皮质激素对患儿的最终身高不会产生影响。

但是，短期的研究表明，低剂量口服糖皮质激素（泼尼松龙 2.5mg/d）也足以对下肢的生长产生影响。而吸入布地奈德 400μg/d 不会产生影响，但 800μg 或 BDP400μg 则会产生影响。但是尚不清楚这些影响是否会改变患儿的最终身高。

（5）对结缔组织的影响　口服和局部应用糖皮质激素导致皮肤变薄，毛细血管扩张和易挫伤，可能是因为糖皮质激素抑制了真皮层成纤维细胞，造成真皮层细胞间物质减少。有报道认为大剂量吸入 BDP 将导致患者的皮肤易出现挫伤和紫癜，但是这些患者应用口服糖皮质激素的情况不详。老年人更容易出现吸入糖皮质激素相关的皮肤易挫伤，而儿童中尚未见报道。

（6）对眼部的影响　长期口服糖皮质激素增加后囊下白内障的危险，近年研究了吸入

BDP 或布地奈德后，裂隙灯检查未发现白内障患病率增加。即使每日用量达 2000μg，总疗程长达 10 年之久，也是如此。然而，流行病学的研究发现，长期大量吸入糖皮质激素会增加白内障的发病率，青光眼的发病率也有轻度的增加。

（7）对血液系统的影响　吸入糖皮质激素可能降低哮喘患者循环中嗜酸性粒细胞的数量，可能是由于气道中局部细胞因子的效应所致。吸入糖皮质激素可能导致循环中中性粒细胞数目的轻度增加。

（8）对中枢神经系统的影响　吸入糖皮质激素后可能引起精神失常，包括，情绪不稳定，欣快感，抑郁，进攻性和失眠。目前仅报道了 8 例患者出现以上症状，提示出现的几率极低。

（9）在妊娠期的安全性　大量的临床研究证明，吸入糖皮质激素在妊娠期是安全的。在妊娠期，生产过程中或对胎儿未发现任何副作用。相反，未得到控制的哮喘可能增加围产期的死亡率，造成宫内发育迟滞，因此吸入糖皮质激素对哮喘的有效控制将减少这些事件的发生。

【全身应用糖皮质激素】

在某些情况下，可以口服或静脉应用糖皮质激素。泼尼松需在肝脏内转化成具有活性的泼尼松龙方能发挥作用，因此口服泼尼松龙优于泼尼松。而在妊娠期，却适宜应用，这是因为它不会在胎儿的肝脏转化为泼尼松龙，从而削弱了胎儿糖皮质激素的暴露。泼尼松龙的肠溶片能降低副作用，特别是其胃部副作用，并使其血浆浓度的峰值降低，且延迟出现。虽然其生物利用度和疗效，与未处理的药物相同，泼尼松龙和泼尼松优于地塞米松，倍他米松或曲安西龙，它们的血浆半衰期较长，因此副作用多。

短程应用口服糖皮质激素（每日予泼尼松 30～40mg，1～2 周或至峰流速达最佳水平）适用于哮喘加重时，症状缓解后，这一剂量应再维持 1 周，但这一过程也并非必须。但一些患者需以此来稳定疗效。对于症状极为严重的患者，且经过每日吸入糖皮质激素达 2000μg，同时加用支气管扩张药，仍未能控制症状时，方考虑使用口服糖皮质激素。应使用能控制症状的最低的口服剂量维持，且应缓慢减量（例如，每月减 2.5mg 至 10mg，此后每月减 1mg）。口服糖皮质激素常晨起单次给药，，使之与皮质醇分泌的节律一致，从而减少副作用。有文献认为，对夜间哮喘加重的患者可改在下午给药，从而达到最佳的治疗效果。隔日给药也能降低不良反应，但是可能会导致某些患者在不用药的日子出现症状加重。

肌内注射丙酮曲安西龙（每月 80mg）是治疗严重哮喘患者口服糖皮质激素的替代办法之一。适用于依从性差的患者。但这种疗法会增加氟化糖皮质激素相关性肌病的发生率。一些对泼尼松龙无反应的患者，也可能对倍他米松有效。这可能是由于这些患者存在糖皮质激素的药代动力学的异常。

全身应用糖皮质激素在停药时可能出现停药综合征。停药反应是指长期应用糖皮质激素的患者，突然停药或减量过快时，由于糖皮质激素反馈性抑制腺垂体 ACTH 的分泌，使肾上腺萎缩或功能低下，在短时间内患者若遇严重创伤、大手术等应激状态，即可能发生肾上腺危象，出现恶心、呕吐、乏力、低血压甚至休克等症状。反跳现象是指患者突然停药或减量过快后，原来的病变复发或加重，多与患者对糖皮质激素产生依赖或病情尚未稳定有关。因此需严格适应证，防止滥用，且不可突然停药或减量过快，以免发生停药反应及反跳现象。停药前可先进行肾上腺皮质功能测定，必要时可使用 ACTH。

急性严重哮喘发作时，可静脉使用氢化可的松 200mg。虽然有人怀疑糖皮质激素对急性哮喘发作的益处。但是也有人发现，静脉使用糖皮质激素能迅速缓解症状。极大剂量的静脉应用糖皮质激素也不会出现明显的副作用（如，甲泼尼龙可用至1克）。然而，静脉使用糖皮质激素有时与急性严重的肌病有关。静脉应用氢化可的松50、200或500mg，每6小时1次，未发现它们对缓解急性严重哮喘的症状方面有什么差别。而且，在另一个病例对照研究中，静脉使用糖皮质激素没有明显的好处。静脉使用糖皮质激素被推荐用于肺功能小于30%预测值，以及经雾化吸入β_2受体激动剂，症状没有明显改善的患者。静脉应用糖皮质激素到出现满意的效果时，即可换用口服糖皮质激素。口服泼尼松龙40~60mg与静脉使用氢化可的松的效果相似，而前者更易为患者接受。口服泼尼松龙适用于没有口服禁忌的急性严重哮喘患者。而有证据认为大剂量雾化吸入糖皮质激素可能对控制哮喘患者的急性加重同样有效，且起效更快。全身应用糖皮质激素的不良反应较多，可能导致合并感染，结核病灶播散；类固醇性糖尿病，脂肪重新分布，高脂血症，消化性溃疡等，此外，还可能导致水肿和高血压，低钾血症，骨质疏松和股骨头坏死等。因此应严格掌握适应证，小心使用。

【糖皮质激素抵抗性哮喘】

虽然糖皮质激素对控制哮喘和其他慢性炎症或免疫性疾病方面非常有效，但是也有一小部分哮喘患者对大剂量口服糖皮质激素无反应。对糖皮质激素治疗效果的抵抗也可见于其他炎症和包括类风湿关节炎、炎症性肠病等免疫性疾病中。糖皮质激素抵抗的患者虽不常见，但是却会导致治疗的困难。近年，糖皮质激素抑制慢性炎症的机制为研究糖皮质激素抵抗哮喘的分子基础提供了新途径。

糖皮质激素抵抗性哮喘是指，在每日口服泼尼松龙30~40mg，2周之后，经证实口服的泼尼松龙确实被摄入（可通过血浆泼尼松龙水平或清晨可的松水平的下降来证实），患者的FEV1或PEF的改善不超过15%。这些患者不应包括原发性肾上腺皮质功能减退和家族性糖皮质激素抵抗的性染色体异常的患者。这些患者的血浆可的松水平和外源性可的松对肾上腺的抑制是正常的，因此他们也会出现糖皮质激素的副作用。

完全性糖皮质激素抵抗的患者在哮喘中非常少见。其发生率小于1:1000。更为常见的是患者对糖皮质激素的反应下降，因此需大量吸入或口服糖皮质激素方能较好地控制哮喘症状，此即糖皮质激素依赖性哮喘。

在诊断糖皮质激素抵抗性或依赖性哮喘之前，应明确患者确实是哮喘患者，而不是COPD，假性哮喘（一种累及声带的癔症），左心衰或囊性纤维化等对糖皮质激素无反应的疾病。还要确定有无造成症状加重的因素，如过敏原，药物及精神因素等，因为这些因素可能加重哮喘症状，从而产生治疗抵抗。

糖皮质激素抵抗的机制有许多种。某些细胞因子，如IL-3、IL-4、IL-13等，可能导致T淋巴细胞等炎症细胞中糖皮质激素受体的亲和力下降，从而导致对糖皮质激素炎症活性的局部抵抗作用。还可能通过炎症细胞因子增加了转录因子AP-1的活化，使AP-1消耗了活化的糖皮质激素受体，因此减少了它们对发炎部位的炎症的抑制作用。AP-1的成分之一，c-Fos的表达有所增加。然而，活化的酶导致AP-1过度活化的原因未明。此外，还可能增加了GR-β的表达，但是，任何GR-β的增加均不足以降低对糖皮质激素的反应。

【糖皮质激素在COPD中的应用】

虽然糖皮质激素治疗哮喘非常有效，但是，对同样存在气道炎症和肺部炎症的疾病，COPD，其收效甚微。

1. 对炎症的作用　即使应用口服糖皮质激素，CODP 患者的诱导痰中也不出现炎症细胞，细胞因子或蛋白酶的减少，这可能从一侧面反映了糖皮质激素不能抑制 COPD 患者炎症。糖皮质激素不能抑制气道中的中性粒细胞性炎症，并可能延长中性粒细胞的存活。有证据表明，COPD 患者中的气道炎症是糖皮质激素抵抗性的，因为糖皮质激素对细胞因子等炎症蛋白没有抑制作用，而它在正常情况下是能被糖皮质激素抑制的。吸烟对组蛋白脱酰酶有抑制作用，从而干扰了糖皮质激素的重要抗炎活性，这可能能部分解释 COPD 患者对糖皮质激素反应的缺乏。

2. 临床研究　4 个为时 3 年的大规模研究表明，吸入糖皮质激素不能改善轻到中度 COPD 患者肺功能的恶化。有证据表明，吸入大剂量糖皮质激素能减少更为严重的 COPD 加重，但是这一作用甚微，仅与支气管扩张药的作用相似。一些 COPD 患者（约 10%）对吸入糖皮质激素有反应，但这些患者的痰中常见嗜酸细胞，且呼出一氧化氮增加，这些恰是哮喘的特征，提示这些患者其实合并哮喘，因此对他们应与哮喘同样治疗。其余的大部分 COPD 患者不能受益于糖皮质激素。在老年人，活动少，进食差的患者给予大剂量糖皮质激素常导致其骨质疏松、白内障等副作用的出现。此外，大剂量吸入糖皮质激素的价格也较为昂贵。

【展望】

吸入糖皮质激素现已成为许多国家治疗成人和儿童哮喘的一线用药，因为但目前为止，它是治疗哮喘的作有效药物。当然，也有一些患者，特别是对较严重的哮喘患者，存在过度治疗的危险；对一些轻度哮喘患者，可能仅需小剂量糖皮质激素，却被误用了大剂量激素。临床上的一个重要进展是认识到，通过加用长效 β₂ 激动剂，小剂量茶碱和抗白三烯药物等治疗手段来控制哮喘，比单纯增加吸入糖皮质激素更有效。糖皮质激素与长效 β2 激动剂的混合制剂极大地简化了哮喘的治疗，并能取得良好的效果。

布地奈德和 FP 是两种新型糖皮质激素。布地奈德和 FP 由于比 BDP 有明显的肝脏首过清除效应，因此其全身副作用低，是吸入糖皮质激素的重要进展。然而，目前所有的糖皮质激素均是通过肺吸收，进入全身循环，因此出现一定程度的全身作用是不可避免的。

一类新型的糖皮质激素是在肺内代谢的，被称为"软"糖皮质激素，它们有：替泼尼旦（tipredane）和 butixocort。但它们的效果并不好，可能是因为它们在气道内被过快地代谢了。另一种新型糖皮质激素 ciclesonide，是一药物前体，在被肺内的酶活化之后，出现糖皮质激素效应。ciclesonide 的效果较好，已开始用于临床。尚未弄清吸入糖皮质激素在哮喘中的抗炎效果是否完全是对气道局部作用所介导。或许它对全身也有一定作用。也不清楚在气道局部沉积的吸入糖皮质激素是否会通过局部循环到达外周气道。如果确实如此，则在循环中被酶降解的糖皮质激素将不能到达小气道中的炎症部位。

对糖皮质激素活性的分子学认识促进了新一代糖皮质激素的发展。如上文所述，糖皮质激素抗炎效果的主要机制在于它对通过前炎症细胞因子活化的 NF-κB 和 AP-1 等转录因子的抑制作用（即转抑制）。与之相反，糖皮质激素与其副作用相关的内分泌的代谢效果是通过 DNA 结合所介导（即转活化）。因此，人们开始研究有选择性抑制作用、以减少其系统性副作用的糖皮质激素。因为糖皮质激素与同一 GR 相结合，一旦 DNA 结合到 GR 同型二聚体上，则与 NF-κB 和 AP-1 等转录因子的相互作用仅有一个 GR 的参与。在糖皮质激素受体选择性突变的转染细胞中，建立受体基因，可出现转抑制和转活化的分离。此外，一些类固醇激素，如 RU486 拮抗剂，其转抑制作用强于转活化作用。确实，目前用于治疗哮喘的局部类固醇激

素，如 FP 和布地奈德，其转抑制作用强于转活化作用，因此有助于其作为抗炎药的选择性的发挥。近来发明的类固醇激素 RU24858 和 RU40066，有强大的转抑制作用，而转活化作用很小，它们在体外有抗炎效果，但在体内，其抗炎效果与全身副作用似乎并没有被分开。但这提示，发展更为安全有效的类固醇激素是可能的。

【在其他呼吸系统疾病中的临床应用】

（一）结节病

1. 活动的结节病可追踪观察，暂不用激素。

2. 活动的结节病和累及胸外重要脏器时需用激素治疗。

3. 一般用泼尼松片 30～40mg/d 起始，重者可用至 40～60mg/d，1～3 个月后，每 1～2 个月减量 5mg。按具体病情，疾病活动程度及治疗反应，连续观察，决定减量速度。一般疗程 1～2 年。

（二）弥漫性肺间质疾病（diffuse parenchymal lung disease，DPLD）　由于该类疾病诊断困难，需认真与其他相似的疾病鉴别，取得可靠诊断后再考虑糖皮质激素的使用。

1. 特发性肺间质纤维化（IPF）　泼尼松龙起始 0.5mg/（kg·d）（<20mg/d），分 2～3 次口服，连服 1～2 月。如症状、影像学、肺功能好转，每 2～3 月减量 2.5mg，至维持量 5～7.5mg/d，顿服，疗程不少于 1 年；如症状、影像学、肺功能无好转，可快速减量。老年、胸片示广泛肺纤维化、蜂窝肺者不推荐使用。与其他特发性间质性肺炎（如非特异性间质性肺炎，NSIP）不同，对 IPF 多推荐联合使用细胞毒类药物，如硫唑嘌呤或其他药物。

已经证明泼尼松龙（逐渐从 0.5mg/day 到 10～20mg/d）、联合硫唑嘌呤（azathioprine，2mg/kg，最大 150mg/d）及 N-乙酰半胱氨酸（NAC，600mg tid），比单一泼尼松龙或硫唑嘌呤有显著的治疗作用。然而，尚需进一步的研究。不推荐在未联合 NAC 情况下单独使用泼尼松龙和硫唑嘌呤。

2. 隐源性机化性肺炎（COP）　泼尼松龙 1mg/（kg·d），维持 1～3 个月。症状和病变改善后逐渐减量，以 20～40mg/d 或 10～20mg 隔日 1 次维持，疗程不少于 1 年。

3. 外源性过敏性肺泡炎　重症病例可用泼尼松龙 30～60mg/d，或氢化可的松 100～300mg/d，2 周后视病情减量至停药。对慢性病例、肺已明显纤维化及蜂窝肺者无效。

4. 急性间质性肺炎（AIP）　本病少数患者对肾上腺糖皮质激素有一定反应，宜早期、足量应用。用法：泼尼松 40～80mg/d，持续 3 个月，病情稳定后方逐渐减量，维持时间当视病情发展而定，但疗程不宜短于 1 年。如果减量过程中病情复发加重，应当重新加大剂量以控制病情。如果病情凶险，可使用冲击疗法：静脉滴注甲泼尼龙 500～1000mg/d，持续 3～5 天，病情稳定后再改为口服。

（三）变态反应性支气管肺曲霉菌病（ABPA）　治疗的目的为终止变态反应，清除气道过敏原。目前首选糖皮质激素泼尼松龙，0.5mg/（kg·d），连服 2 周，然后改为隔日口服；或隔日口服 0.5mg/（kg·d），共 3 个月，然后逐渐减量，3 个月内停用。并需根据病情考虑联合抗真菌治疗。

（四）结核病　结核病应以抗结核治疗为主，一般不使用激素。但在下列情况下，在有效抗结核治疗的基础上，可加用糖皮质激素。

1. 结核性渗出性胸膜炎一般不常规应用激素。仅在诊断明确，有大量胸腔积液且渗出多且中毒症状重的病例，在抗结核及抽胸腔积液治疗的同时可局部使用糖皮质激素治疗。

2. 危重症结核病，有严重结核中毒症状时，如急性血行播散性结核病、重症结核性脑膜炎可短期应用糖皮质激素。

（五）其他自身免疫性疾病、变态反应性疾病、血液系统疾病在肺部有表现时，根据原发病应用激素。

【禁忌证】

1. 绝对禁忌证　严重精神病，严重癫痫，活动性消化性溃疡，严重高血压，未控制的糖尿病，抗生素未能控制的感染，严重肾上腺皮质功能亢进，单纯疱疹性角膜炎等。

2. 相对禁忌证　一般精神障碍，新近胃肠吻合手术，骨折，创伤修复期，孕妇，角膜溃疡，未经控制的结核病等。

【临床常用的糖皮质激素】

1. 氢化可的松（hydrocortisone）（皮质醇）

（1）作用　抗炎作用为可的松的 1.25 倍，还具有免疫抑制、抗毒、抗休克等作用，以及一定程度的盐糖皮质激素活性，具有水钠潴留及排钾作用。

（2）用法　口服，10~20mg/次，每日 3~4 次；静脉滴注，100~200mg/次，每日 1~2 次。

（3）注意　为酒精制剂，因此一般不用于哮喘或对酒精过敏者。

2. 氢化可的松琥珀酸钠（hydrocortisone sodium succinate）

（1）作用　作用与用途同氢化可的松，可用于哮喘。

（2）用法　静脉滴注，100~300mg/d。

3. 泼尼松（prednisone）（强的松、去氢可的松）

（1）作用　具有抗炎及抗过敏作用，能抑制结缔组织增生，降低毛细血管壁和细胞膜的通透性，减少炎性渗出，并能抑制组胺及其他毒性物质的形成与释放，可用于严重中毒性感染、变态反应性疾病、自身免疫疾病等。

（2）用法　口服，15~60mg/d，晨顿服或分次口服。

（3）注意　本品及可的松均需经肝脏代谢活化为氢化可的松或氢化泼尼松才有效，故肝功能不良者不宜应用。

4. 泼尼松龙（prednisolone）（强的松龙、氢化泼尼松）

（1）作用　与泼尼松同，疗效与泼尼松相当，抗炎作用强，水盐代谢作用很弱。故不适用于原发性肾上腺皮质功能不全。无需经肝脏转化，可用于肝功能不良的患者。

（2）用法　口服，15~60mg/d，晨顿服或分次口服；静脉滴注，根据病情决定用量。

5. 甲泼尼龙（methyprednisolone）（甲基强的松龙）

（1）作用　抗炎及糖代谢作用较强，水盐代谢作用很弱，作用同氢化可的松。

（2）用法　静脉滴注，40~80mg/次，每人 2 次；冲击治疗时，静脉滴注，500~1000 毫克/次，每日 1 次，连用 3 日。必要时再考虑口服片剂。

（3）注意　注射液在紫外光和荧光下易分解破坏，故应避光。

6. 地塞米松（dexamethasone）（氟美松）

（1）作用　抗炎作用及控制皮肤过敏作用比泼尼松更显著，而水钠潴留和促进排钾作用较轻微，对垂体-肾上腺皮质轴的抑制作用较强。

（2）用法　口服，每日 0.75~2mg，分 2 次服；维持剂量，每日 0.5~0.75mg。肌内注射，8~16毫克/次，间隔2~3周一次；静脉滴注，2~20毫克/次。

（3）不良反应　较大剂量时，易引起糖尿病及类库欣综合征，溃疡病、活动性肺结核忌用或慎用。

7. 倍他米松（betamethasone）

（1）作用　为强效糖皮质激素，抗炎作用较地塞米松强，具有抗炎、抗过敏、止痒等作用。

（2）用法　口服，每日0.5~2mg，分2次口服。维持量为每日0.5~1mg。

（3）不良反应　不宜用于肾上腺皮质功能不全。孕妇忌用。

8. 倍氯米松（beclomethasone）

（1）作用　为强效糖皮质激素，具有抗炎、抗过敏、止痒等作用。

（2）用法　气雾剂，0.05~0.2毫克/次，每日3次。

（3）不良反应　长期应用咽部真菌感染。

9. 布地奈德（budesonide）

（1）作用　本品为非卤化糖皮质激素，具高脂溶性，局部活性强，吸入治疗可对抗气道炎症反应而无全身副作用，对支气管哮喘疗效良好，尤适用于慢性哮喘。

（2）用法　气雾剂吸入：成人，200微克/次，每日2次，哮喘发作其剂量可增至1.2mg。儿童50~200微克/次，每日2次。

（3）不良反应　偶可引起咽部轻度刺激和声嘶，口腔念珠菌病极少见。

附：吸入用布地奈德混悬液（budesonide suspension for inhalation）

雾化溶液：0.5mg/2ml；1mg/2ml

用法和用量：一次1~2mg，一日2次。吸入用布地奈德混悬液应经合适的雾化器给药。根据不同的雾化器，患者实际吸入的剂量为标示量的40%~60%。雾化时间和输出药量取决于流速、雾化器容积和药液容量。对大多数雾化器，适当的药液容量为2~4ml。

10. 氟替卡松（fluticasone）

（1）作用　临床疗效优于布地奈德。

（2）用法　气雾剂，16岁以上儿童和成人，100~1000微克/次，每日2次，起始剂量：轻度哮喘，100~250微克/次，每日2次；中度哮喘，250~500微克/次，每日2次；重度哮喘，500~1000微克/次，每日2次；4岁以上儿童，50~100微克/次，每日2次。

（3）不良反应　一些患者可能出现口腔及咽喉念珠菌病和声音嘶哑，在用药后用水漱口有助于避免上述现象的发生。

【糖皮质激素与长效 β$_2$ 受体激动剂联合应用】

哮喘和COPD的病理生理相当复杂，为了达到最佳治疗效果，往往需要联合一种以上的药物。糖皮质激素与长效 β$_2$ 受体激动剂（LABA）联合应用，可产生互补的作用，两药合用可对疾病过程中的不同方面产生影响。糖皮质激素增加 β$_2$ 受体的合成，减少受体的不敏感性；而长效 β$_2$ 受体激动剂则通过修饰糖皮质激素受体，使受体依赖糖皮质激素的激活更为敏感。这些相互作用表现为抗炎症活动的增强及对气道结构重塑的逆转。

1. 目前临床上常用的复方制剂　①舒利迭（seretide）为沙美特罗（50μg）和丙酸氟替卡松（100μg、250μg、500μg）的复方制剂；②信必可都保（symbicort）为布地奈德和福莫特罗的复方制剂。这些复方制剂能更好地控制哮喘或COPD的症状，减少发作次数，有利于发挥糖皮质激素与长效 β_2 受体激动剂之间的协同作用或相加作用。

（1）舒利迭（seretide，沙美特罗替卡松）

1）作用　糖皮质激素与长效 β_2 受体激动剂（LABA）联合制剂，主要成分为沙美特罗、丙酸氟替卡松。沙美特罗为选择性长效 β_2 肾上腺素受体激动剂，具支气管扩张作用，且作用至少持续 12 小时；丙酸氟替卡松可在肺内产生糖皮质激素抗炎作用。适用于对支气管哮喘、慢性阻塞性肺疾病进行常规联合用药（长效 β_2 激动剂和吸入型糖皮质激素）。

2）用法　经口吸入给药，根据病情的严重程度，一次 1 吸（以沙美特罗计 50μg），一日 2 次。本药只供经口吸入使用，通过准纳器吸嘴吸入药物，勿经鼻吸入。

3）不良反应　少部分患者可出现口腔及咽喉念珠菌病和声音嘶哑，用药后漱口有助于避免上述现象的发生。

（3）信必可都保（symbicort）

1）作用　主要成分为布地奈德、福莫特罗。布地奈德为糖皮质激素，福莫特罗为长效选择性 β_2 受体激动剂。两种成分通过不同的作用方式增加支气管扩张作用、对改善肺功能有协同作用。

2）用法　经口吸入给药，一次 1 吸（每吸 80μg/4.5μg 或 160μg/4.5μg），一日 2 次。

3）不良反应　少部分患者可出现口腔及咽喉念珠菌病和声音嘶哑，每次吸药后应用水漱口，以减少副作用。

2. 正在研制的糖皮质激素和长效 β_2 受体激动剂联合制剂　卡莫特罗（carmoterol）/布地奈德是一种新型联合制剂，作用为信必可都保的 2 倍，可用于哮喘和 COPD 的治疗。福莫特罗/mometasone 以及福莫特罗/ciclesonide 是正在研发中的新一代联合制剂，其特点是每日只需吸入 1 次。Indacaterol/mometasone 也在开发之中。

（田欣伦）

参 考 文 献

[1] Murray JF, Nadel IA eds. Textbook of respiratory medicine, 3rd. W. B. Saunders Company, Philadelphia, 2000, 267–291

[2] Barnes PJ, Drazen JM, Rennard S, eds. Asthma and COPD, basic mechanisams and clinical management. Elsevie Science Ltd, 2002, 521–546

[3] Barnes PJ. Efficacy of inhaled corticosteroids in asthma. J Allergy Clin. Immunol, 1998, 102：531–538

[4] Barnes PJ. Anti-inflammatory actions of glucocrticoids：molecular mechanisms. Clin. Sci. 1998, 94：555–572

[5] Belvisi MG, Wicks SL, Battram CH, et al. Therapeutic benefit of a dissociated glucocorticoid and the relevance of in vitro separateion of transactivation activity. J. Immunol, 2001, 166：1975–1982

[6] Culpitt SV, Nightingale JA, Barnes PJ. Effect of high dose inhaled steroid on cells, cytokines, and proteases in induced sputum in COPD. Am. J. Respir. Crit. Care Med, 1999, 160：1635–1639

[7] Sousa AR, Lane SJ, Cidlowski JA, et al. Glucocorticoid resistance in asthma is associated with elevated in vivo expression of the glucocorticoid receptor β-isoform. J. Allergy Clin. Immunol, 2000, 105：943–950

[8] Gagliardo R, Chanez P, Vignola AM, et al. Glucocorticoid receptor α and β in glucocorticoid dependent asthma. Am. J. Respir. Crit Care Med, 2000, 162：7–13

[9] Keatings VM, Jatakanon A, Worsdell YM, et al. Effects of inhaled and oral glucocorticoids on inflammatory indices in asthma and COPD. Am. J. Respir, Crit. Care Med, 1997, 155：542–548

[10] Lim S, Jatakanon A, Gordon D, et al Comparion of high dose inhaled steroids, low dose inhaled steroids plus low

dose theophylline, and low dose inhaled steroids alone in chronic asthma in general practice. Thorax, 2000, 55: 837 - 841

[11] Vestbo J, Sorensen T, Lange P, et al. Long-term effect of inhaled budesonide in mild and moderate COPD: a randomized controlled trila. Lancet, 1999, 353:1819 - 1823

[12] Barnes PJ, Pedersen S, Busse WW. Efficacy and safety of inhaled corticosteroids: an update. Am. J. Respir, Crit. Care Med, 1998, 157:S1 - S53

[13] Cazzola M & Matera MG. Emerging inhaled bronchodilators: an update. Eur Respir J, 2009, 34:757 - 769

第八章　抗病毒药物在呼吸道病毒感染时的应用

病毒为细胞内寄生的微生物，利用宿主细胞代谢系统进行增殖复制，按病毒基因提供的遗传信息合成病毒的核酸与蛋白质，然后再装配并从细胞内释放出来。病毒感染机体引起疾病，主要取决于病毒与宿主两方面的多种因素，病毒与机体的相互作用可影响疾病的发生和发展，因此抗病毒治疗应包括抗病毒复制和调节机体免疫应答等两方面。

多数抗病毒药物对人体的细胞均有一定毒性，因而近来开发新的抗病毒药物试图从分子生物学水平寻找病毒与宿主代谢间的差异，发现抗病毒攻击的靶点，如病毒酶抑制剂、病毒吸附细胞、病毒基因组脱壳、子代病毒颗粒的装配、抑制病毒的核酸合成或选用针对病毒独有的特性与复制的薄弱环节的药物，以避免损害宿主细胞。但通常抗病毒药物对处于隐匿状态的病毒无效。

调节机体的免疫应答可通过输入抗体或免疫调节因子、使机体产生免疫活性物质以清除体内的病毒。目前应用广泛的主要是一些生物因子如干扰素、白细胞介素-2、特异性抗病毒免疫核糖核酸、转移因子、胸腺肽等，但它们的确切疗效还有待于进一步研究和观察。

在临床治疗中常出现耐药性毒株，由于病毒基因组的自然突变以及药物的选择性压力使耐药性毒株出现。诱发因素有：病毒复制量多，某些毒株的内在突变率高以及所受选择性压力大。常见的耐药性毒株多见于免疫功能低下者合并单纯疱疹病毒、带状疱疹病毒、巨细胞病毒及人免疫缺陷病毒-1 等病毒感染中，其耐药机制目前尚未阐明。

抗病毒复制药物的研究起源于 20 世纪 50 年代，由于病毒的复制与正常宿主细胞的代谢密切相关，阻断病毒复制的药物也常对宿主细胞的正常代谢产生副作用。20 世纪 80 年代以来随着医学分子病毒学、生物工程技术的飞跃发展，尤其对多种病毒的基因结构与功能、编码蛋白及复制周期的深入了解，提供了应用生物技术从分子水平抑制病毒复制的方法和策略，大大推动了抗病毒治疗的研究。近 10 年来，艾滋病（AIDS）及其病原——人类免疫缺陷病毒（HIV）的发现，尤其近来重症急性呼吸综合征（SARS）和甲型 H1N1 流感的出现，使病毒药物的发展和应用得到广泛重视。现将常用药分述如下。

第一节　抗病毒药物概述

【病毒的繁殖过程】

病毒是一类体积微小、结构简单、无细胞装置，含一种类型核酸（DNA 或 RNA）只能寄生在宿主细胞内生长繁殖的非细胞形态的微生物，病毒以复制的形式在宿主细胞内进行繁殖。从病毒感染宿主细胞到子代病毒从细胞中释放为一繁殖周期，包括吸附、穿入、脱壳、核酸合成，mRNA 转译病毒蛋白，装配和成熟等阶段，阻断任何环节，就能阻断病毒的增殖和控制病毒感染的发展。

【抗病毒药物治疗的原理】

（一）抑制病毒与宿主细胞的结合、穿入及脱壳

1. 与病毒竞争细胞表面的受体、阻止病毒的吸附　如肝素和重组可溶性 CD4（通过与病毒包膜蛋白结合，中和游离病毒，保护正常细胞）。

2. 应用针对病毒中和决定簇或细胞受体的抗体来阻断病毒感染　现已制备出对 HSV gB 和 gD 糖蛋白的人源化抗体，在体内外均证实具有良好的保护作用。

3. 阻止病毒的穿入或脱壳　如副黏病毒的吸附通过 HN 糖蛋白，而穿入则依赖病毒 F 蛋白的裂解片段——F1 多肽，其 N 端与细胞膜脂质双层相互作用，导致病毒包膜与细胞膜的融合。应用与 F1 片段 N 端氨基酸序列相似的合成寡肽，可通过竞争性结合胞膜抑制病毒与细胞融合。病毒穿透细胞膜后具有感染性的基因组从衣壳中释出。金刚烷胺和金刚乙胺作用于病毒脱壳阶段，可阻止病毒 RNA 自衣壳中释出而阻断病毒的复制。

（二）干扰病毒基因组的转录、调节　病毒基因的转录是以 RNA 为模板，RNA 片段或蛋白质因子为合成引物、在 RNA 多聚酶或反转录酶的作用下，转录形成 RNA 和 cDNA。设计、合成的寡核苷酸、可与模板 RNA 和蛋白质引物结合，从而抑制模板 RNA，抑制识别 RNA 引物，竞争结合 RNA 多聚酶或蛋白质引物，即通过抑制病毒转录或反转录达到阻断病毒复制的目的。

第三股螺旋 DNA 技术（triplex technique）可通过抑制调节蛋白与双链 DNA 的结合，关闭病毒基因的表达。此技术已在关闭 HIV 基因方面取得成效，并可望应用于其他病毒性疾病如 HSV、CMV、HBV 等。

（三）抑制病毒基因组的复制和蛋白质合成　病毒进入细胞后其核酸从衣壳中释出，借助细胞以及病毒特有的酶系统进行转录、翻译或复制，设法改变病毒核酸的结构、抑制参与核酸和蛋白质合成的特异酶类是现有大多数抗病毒制剂的作用环节，也是当前设计抗病毒制剂最活跃的领域。

1. 改变病毒核酸的结构和代谢　一类为核苷类似物，它们的结构与核酸前体相似，可竞争核酸合成的酶系统取代正常核酸的前体。如碘苷、三氟胸苷等，这些药物虽能在一定程度上通过改变核酸结构，抑制病毒核酸和蛋白质的合成，但都存在选择性差、毒性大的缺点，因此限制了其在临床的广泛应用。

第二类为 IFN-α，主要通过激活 2'-5' 寡核苷酸合成酶，合成 2'-5' A 寡核苷酸、再激活 RNase L 或 RNase F 或通过激活蛋白激酶，切断病毒 mRNA，抑制病毒蛋白质翻译。

第三类为反义核酸，即与病毒 DNA/RNA 互补的 DNA/RNA 分子。应用反义核酸抑制病毒复制或抗原表达是近几年研制抗病毒制剂的热点，已在阻断病毒感染方面取得可喜进展，有望发展成为潜在的抗病毒化疗制剂。

2. 抑制病毒合成酶类　①抑制病毒 DNA 多聚酶：如阿糖腺苷、阿昔洛韦；②抑制病毒 RNA 多聚酶：如利巴韦林；③抑制病毒特异性 TK：如阿昔洛韦；④抑制病毒核苷酸还原酶：核苷酸还原酶抑制剂；⑤抑制反转录酶：如齐多夫定、双脱氧胞苷、双脱氧肌苷。

（四）抑制病毒蛋白的翻译后加工　有些病毒蛋白翻译后需病毒特异的蛋白酶作用，断裂成小分子后才能发挥作用。如在 HIV 和一些反转录病毒，由 gag 基因编码的多聚蛋白，需经 pol 基因编码的蛋白酶作用才能裂解为病毒复制、成熟所必需核心蛋白，内膜蛋白、核蛋白等。因此蛋白酶也成为抗病毒制剂的作用靶点。目前已开发出两类蛋白酶抑制剂，一类为寡肽、与蛋白酶结合后可抑制其活性；另一类抑制剂主要通过阻止二聚体形成，抑制蛋白酶活性。

【抗病毒药分类】

迄今，已经开发的抗病毒药已有 40 多种，包括抗 HIV 药 16 种，抗单纯疱疹药 13 种，抗流感病毒药 2 种，其他抗病毒药 5 种及干扰素（共 7 个亚型）等。从化学结构看，除 2 个 10 碳环胺衍生物、1 个磷酸盐外，大部分是核苷衍生物。

1. 抗疱疹病毒药　包括阿昔洛韦、伐昔洛韦、更昔洛韦、泛昔洛韦、喷昔洛韦、西多福韦、磷钾酸钠（foscarnet）、碘苷、曲氟尿苷、阿糖腺苷等，均以抗 DNA 病毒为主。

2. 抗逆病毒药　此类药物又分为 3 类，主要用于抗艾滋病。

（1）核苷反转录酶抑制剂（NRTI）　如齐多夫定、拉米夫定、去羟肌苷、扎西他滨（zalcitabine）、司他夫定、阿巴卡韦（abacavir）和阿地福韦（adefovir）。

（2）非核苷逆转录酶抑制剂（NNRTl）　如奈韦那平（N-virapine）、viramune（维乐命）、依法韦仑（efavirenz，sustiva）和地拉韦定（delavirdine rescriptor）。

（3）蛋白酶抑制剂　如茚地那韦、利托那韦、沙奎那韦、安普那韦、奈非那韦和洛比。

3. 神经氨酸酶抑制剂　磷酸奥司他韦（oseltamivir，达菲），扎那米韦（zanamivir）BCX-1812（RWJ270201）。

4. 血凝素抑制剂　盐酸阿比朵尔。

5. 其他抗病毒药　如金刚烷胺、金刚乙胺、利巴韦林、福米韦森（fomivirsen）以及干扰素等。

第二节　呼吸系统常用抗病毒药物

【金刚烷胺和金刚乙胺】

盐酸金刚烷胺与金刚乙胺两药均为窄谱抗病毒药，是 A 型流感病毒的特异性抑制剂，对治疗和预防 A 型流感病毒具有一定作用。对 B 型流感病毒无效。可使发热和症状减轻 5%，其作用机制是通过阻滞病毒 M2 蛋白离子通道而抑制病毒的复制，进而影响其渗透和脱壳，阻止病毒与宿主相互作用的早期阶段。因此，两药宜在患流感或感冒的 48 小时内服用，方可减轻症状，缩短疗程。

金刚烷胺口服吸收完全，1~4 小时血中浓度到达峰值，血清半衰期为 20 小时，在人体内不被代谢，以原形从尿中排出，易透过生物膜，脑脊液中浓度为血中的 60%。金刚乙胺口服 90% 吸收，2~6 小时血中浓度到达峰值，峰值为金刚烷胺的 44%~46%，血清半衰期为 30~36 小时，在人体内代谢为邻、对、间位羟基化的 3 种代谢产物从尿中排出。金刚烷胺和金刚乙胺的治疗剂量分别为 400mg/d 和 200mg/d，分两次口服，疗程 5~7 天。可以缩短病程，减轻症状，而且可作为流感的流行季节高危人群的预防用药。

金刚烷胺口服易吸收，生物利用度 >90%，Tmax 约 2 小时，$t_{1/2}$ 约 10 小时，有效血药浓度为 1μg/ml。年龄大于 60 岁的老年人，Tmax 与 $t_{1/2}$ 较年轻人更长，Cmax 是年轻人的 3 倍，主要以原型药经肾排泄，故老年人应根据肾功能调整剂量。

金刚乙胺的性能及疗效与金刚烷胺基本相似，金刚乙胺与金刚烷胺的最大的区别是：①吸收虽完全但很缓慢，Tmax 是金刚烷胺的 2 倍，而 Cmax 仅为金刚烷胺的一半；②肾功能不全（肌酐清除率 60~10ml/min）时不必调整剂量；③中枢神经系统毒性较低，金刚烷胺的停药率为 13%，金刚乙胺仅为 6%；金刚烷胺适用于 >1 岁人群的防治，金刚乙胺预防适用于 >

1 岁，而治疗则适用于 >18 岁，病毒变异可导致 M2 通道中某种氨基酸的改变，从而使两药发生耐药性，且彼此具有交叉耐药，患者发生耐药率可高达 35%。

不良反应主要为头晕、嗜睡、失眠、激动、幻觉、言语不清、运动失调等神经系统症状，其中金刚乙胺的耐受性要好于金刚烷胺。偶可出现恶心、呕吐、腹痛、腹泻等胃肠道症状。有致畸性，可通过乳汁分泌。M2 蛋白中氨基酸突变而很快对金刚烷胺耐药。由于不良反应和耐药的情况限制了其使用。

【神经氨酸酶抑制剂】

神经氨酸酶（neuraminidase，NA）和血凝素（hemagglutin，HA）是流感病毒表面两个高度保守的膜蛋白，在病毒的复制中起重要作用。HA 和呼吸道上皮细胞表面含神经氨酸残基的功能区结合，病毒侵入细胞进行复制，然后通过 HA 出芽释放出宿主细胞。NA 切断 HA 和神经氨酸残基之间的连接，在病毒的复制中主要起三方面的作用：病毒出芽后 NA 切断 HA 和受感染细胞表面神经氨酸残基之间的连接，在病毒的释放中起到重要作用；病毒颗粒表面有大量的神经氨酸残基，可以与其他病毒颗粒表面的 HA 结合而产生自我聚集，NA 切断病毒颗粒之间的连接，保证病毒自由活动；呼吸道黏液中也含有大量的神经氨酸残基，NA 可以使病毒能在呼吸道黏液中自由活动。神经氨酸酶抑制剂使抑制 NA 活力，病毒颗粒的释放和在呼吸道黏液中的运动出现障碍，并发生自我聚集，病毒的毒力明显下降。

流感病毒对神经氨酸酶抑制剂的耐药可能存在两种机制，NA 非依赖性和 NA 依赖性，前者指植物血凝素受体结合部位或其邻近部位的氨基酸突变，引起病毒出芽等减少，因此 NA 在病毒复制中的作用减弱；后者指 NA 活性部位的氨基酸突变，导致酶的稳定性、活性或最佳酸碱度发生变化，使神经氨酸酶抑制剂对病毒复制的影响减少，病毒对奥司他韦的耐药。在体外实验中，已证实 A 型流感病毒 H1N1 和 H4N2 经奥司他韦多次诱导可产生耐药性。在免疫力正常的成人中分离的流感病毒仅约 1% 为 NA 耐药，在进一步的动物实验中显示此类病毒的毒力明显下降。在儿童和免疫力低下者中 NA 耐药流感病毒也在进一步研究中，目前资料显示病毒耐药的问题并不影响此类药物在临床中的应用。

（一）磷酸奥司他韦（oseltamivir，Tamiflu™，商品名：达菲）　1994 年由 GileadSciences 和 Hoffmann-LaRoche 共同研制了神经氨酸酶抑制剂磷酸奥司他韦，是用于治疗和预防流行性感冒的一种新药，其在体内肝脏脂酶作用下转化为活性成分，后者可以高度选择性与 A 型与 B 型流感病毒 NA 结合，Ki 值为 0.5 ~ 1.2nmol/L。

药物口服后从胃肠道吸收，在肝脏脂酶作用下转化为活性成分起作用，其绝对生物利用度为 75% ~ 80%。Wood ND 等在 48 例健康男性中观察了奥司他韦及其活性成分的药代学特征，服药 100mg 后，30min 内血浆中可以测到奥司他韦活性成分，约 3.7 小时达到峰值 250μg/L，12 小时后血浓度仍保持为峰值的 35%。奥司他韦较其活性成分血浓度峰值出现早、峰值低、清除迅速，提示了奥司他韦在体内可迅速转化为活性成分。进食对奥司他韦的药物吸收影响不大，可能会使峰浓度延迟出现。

奥司他韦口服迅速吸收，在肝脏经脂酶水解成有活性的奥司米韦羧酸盐，$t_{1/2}$ 为 6 ~ 10 小时，主要由尿排泄，肌酐清除率低于 10ml/min 时应酌情减量。本品一般剂量为 75mg，2 次/日，疗程 5 天。对于流感危重或重症病例，奥司他韦剂量可酌情加至 150mg，2 次/日。对于病情迁延病例，可适当延长用药时间。

奥司他韦在抗病毒治疗时存在时间窗，一般应在症状发作后 48 小时内用药，流感病程超过48小时，抗病毒治疗疗效差。流感发病48小时开始应用奥司他韦抗病毒治疗最为有效，但如果流感病程延长或病情严重，则可在发病48小时后应用奥司他韦开始抗病毒治疗。

奥司他韦治疗可使发热症状缩短1.3～1.5天。与安慰剂相比，可显著减少因并发中耳炎、鼻窦炎、支气管炎以及肺炎所需抗菌药的用量。对高危人群，如患有心脏病的老人或呼吸道疾病患者也可应用。临床药理研究表明，即使是普通流感，奥司他韦在早期使用前提下仅能减轻流感症状，缩短流感病程。

奥司他韦及活性成分可分布至所有流感病毒感染的部位，包括肺、气管、鼻黏膜和中耳。其活性成分的表观分布容积为23～26L，与人体细胞外液相似，提示药物在组织中的浓度与血浆相似。在大鼠中口服或静脉注射奥司他韦后，血清及肺泡灌洗液的药物浓度与时间曲线表明肺泡灌洗液中药物峰浓度与血清相似，但肺泡灌洗液中的半衰期是血清的4倍。也提示药物可有效达到流感病毒侵袭和定居的部位。

体外研究表明奥司他韦及其活性成分均不是细胞色素P450的底物，因此与P450相关的药物无相互作用。奥司他韦与对乙酰氨基酚联合应用可使血清奥司他韦的峰浓度下降10%左右，但无统计学和临床意义。奥司他韦和其他通过肾小管阴离子通路分泌的药物如丙磺舒合用，可以使药物的有效清除率下降50%，使奥司他韦有效成分的半衰期延长2.5倍，但奥司他韦的安全范围广，故不需调整药量。

药物清除与肌酐清除率呈线性相关，在肾功能受损的患者，奥司他韦的清除会减慢，血药浓度升高，但由于奥司他韦的安全范围很大，不需调整剂量。但在肾脏肌酐清除率低于30ml/min时，建议调整药物剂量，可使用75mg/d。奥司他韦通过肝脏脂酶转换为活性成分，但在肝功能异常时此酶很少受累，仍能保持较高活性，故不需要根据肝功能调整药量。

1997～1998年冬天，在欧洲/加拿大/香港和美国进行了两项大规模的Ⅱ/Ⅲ期治疗研究，了解奥司他韦75mg 2次/日、150mg 2次/日共5天对自然获得的流行性感冒的疗效。均在症状发生后36小时内开始治疗，共1348例发生流感症状后随机接受奥司他韦治疗或安慰剂。在两项研究中，全部症状的缓解时间缩短了30%（在美国的研究中，75mg与150mg 2次/日组的时间中位数从103.3小时分别缩短到71.5小时和69.9小时；在非美国研究中，75mg与150mg 2次/日组的时间中位数从116.5小时分别缩短到87.4小时和81.8小时）；接受奥司他韦治疗的受试者，其症状总分中位数显著下降了约35%，需应用抗生素的并发症减低了43%～61%。可以看到两个剂量所得到的临床结果没有差别，从受试者的角度来看，暴露于双倍的剂量并不能获得额外的益处；同时该研究还说明治疗越早效果越好，最好在流感症状出现24小时内开始治疗。病毒感染后的免疫反应没有损害，因为在安慰剂和奥司他韦治疗的受试者中，所检测的病毒抗体水平相似。

奥司他韦对流感的预防作用也是大家关注的问题，在两项随机、双盲、多中心研究中有1559例未接种流感疫苗的健康成人志愿参加，在流感局部流行期间接受奥司他韦75mg 1次/日、150mg 1次/日或安慰剂共6周，并监测发热和流感的症状。结果示流感症状发生率三组分别为1.2%、1.3%和4.8%。经实验室证实的流感在奥司他韦组和安慰剂组分别为5.3%和10.6%。

奥司他韦应用初期发现副反应较少，在人体中进行的临床药理学研究采用的单次剂量高达1000mg，多次给药高达500mg 2次/日，为期7天。单次剂量小于500mg以及多次给药200mg 2次/日均表明有很好的耐受性。治疗组与安慰剂组相比，常见不良反应是胃肠道症状，主要是恶心、呕吐。临床表现为与治疗有关的恶心和呕吐发生率升高，主要发生于首次用药

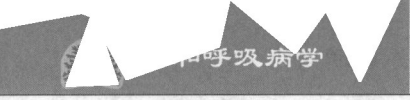

后，2 天后症状消失，于饭后服药可以明显减少胃肠道不适。Hayden 等报告安慰剂、75mg 1 次/日治疗组、75mg 2 次/日治疗组恶心发生率分别为 7.1%、12.1% 和 14.6%，治疗组明显高于对照组；呕吐发生率分别为 0.8%、2.5% 和 2.7%，但无统计学差异。Treanor 等报告安慰剂、75mg 2 次/日治疗组、150mg 2 次/日治疗组恶心发生率分别为 7.4%、17% 和 19%，治疗组明显高于对照组；呕吐发生率分别为 3.4%、13.1% 和 15.1%，治疗组明显高于对照组。但因胃肠道等不良反应中断治疗的病例很少，治疗组和安慰剂组相似。在预防性研究中发现头痛的症状在治疗组中高于对照组；其他观察到的不良反应还有腹痛、腹泻、皮疹等，但发生率低，治疗组和安慰剂组相似。

奥司他韦应用广泛后也发现了一些较为严重的不良反应。奥司他韦治疗儿科流行性感冒时，发现了一些神经和行为症状的产生与奥司他韦相关，包括幻觉、谵妄、行为异常等，有时会产生致命后果。这些不良反应既可在脑炎或脑病时发作，也可在没有明显的严重疾病情况下发生。虽然这些不良反应不常见，但通常是急性发作和快速转归。临床使用中，若出现以上神经精神症状，应对每一个患者应谨慎评估其继续使用奥司他韦的风险和疗效。

（二）扎那米韦（zanamivir，Relenza™，Diskhaler™；商品名：依乐韦）　扎那米韦是于 1993 年合成的第一个抗流感病毒的 NA 抑制剂。该药口服生物利用度很低，约为 2%，不能穿透细胞膜，故不能为胃肠道所吸收，肾脏清除快，因此只能局部用药。应用时需通过吸纳器将药物直接释放到气道内病毒感染和复制的部位。鼻腔内给药和吸入给药的绝对生物利用度分别为 10% 和 20%。吸入给药血浆中的药物半衰期为 3~5 小时。

用法：推荐剂量为 10mg，经口吸入，每日 2 次，共 5 日，出现症状后 48 小时内立即进行。老年人或肝肾功能障碍的患者不需要调整剂量。不主张用于小于 12 岁的儿童、孕妇或哺乳期的妇女。

Silagy 等分别流感治疗的试验中发现，扎那米韦可以减少主要症状的持续时间 1~2.5 天，且不良反应无明显增加，治疗剂量为 10mg/d。Fred 等报告了 1995~1996 年在欧洲和北美洲 14 个国家参加的随机双盲对照研究，结果显示扎那米韦治疗组患者在健康状况、睡眠质量、整体状态和对治疗的满意程度上均由于对照组患者。Arnold 等对 1107 例健康成人在流感流行季节前给予扎那米韦预防治疗，结果发现扎那米韦对流感样疾病的预防有效率为 67%，对伴有发热的流感预防有效率为 84%，而不良事件的发生率与安慰剂比无差异。

常见的不良反应为鼻部不适、腹泻、恶心、头痛、咳嗽和咽痛等。Wutler 等进行的扎那米韦安全性对比试验结果显示其不良事件的发生率为 33%，安慰剂组为 38%。此外，个别哮喘和慢性阻塞性肺疾病（COPD）患者吸入扎那米韦后可出现支气管痉挛和肺功能恶化，个别哮喘和 COPD 患者的 FEV_1 下降程度甚至超过 20%。扎那米韦通常不推荐应用于患有气道疾病的患者。如果必须使用，则在应用扎那米韦吸入时，应该准备好快速作用的吸入支气管扩张剂。

扎那米韦干粉剂成分内因含有乳糖，不能用于雾化治疗，机械通气时可阻塞管路，影响呼吸机的功能。

（三）帕拉米韦（peramivir）　帕拉米韦为第三种神经氨酸酶抑制剂，该药目前处于研发阶段。与其他神经氨酸酶抑制剂相比较，具有明显优势，首先，奥司他韦（达菲）为口服药物，而扎那米韦（依乐韦）为吸入药物。帕拉米韦则是注射药物，药物可以较高浓度静脉应用，发挥药物治疗的时间较长。2009 年美国食品药品管理局（FDA）宣布，研发中的抗病毒药帕拉米韦已获得紧急使用授权（EUA）。该授权特别指出，2009 年度甲型 H1N1 流感确诊病例或疑似病例住院后可接受神经氨酸酶抑制剂帕拉米韦静脉用药治疗。其适应证包括：①口服或吸入性抗病毒药物治疗对患者病情无效；②除静脉途径用药外，医生认为使用其他任何用药途径均不可靠或不可行；③以及鉴于其他情况，根据临床判断，适宜静脉用药治疗—仅针对成人患者。在帕拉米韦静脉用药之前，必须至少满足上述3项标准之一方可在紧急使用授权下用药。成人帕拉米韦的标准剂量为600mg，静脉用药，1日1次，疗程5~10日。

至今在帕拉米韦的临床试验中，有大约1891例患者接受了帕拉米韦静脉用药或肌内注射治疗，其中有478例接受单剂600mg静脉用药治疗。帕拉米韦静脉用药临床试验中常报告的不良事件有腹泻、恶心、呕吐以及中性粒细胞减少症。随着应用的普及，可能会出现其他与本药相关的不良事件，其中也可能会有一些严重的不良事件。

【盐酸阿比朵尔（Arbidol hydrochloride）】

盐酸阿比朵尔（商品名：恩尔欣），为血凝素抑制剂，是非核苷类抗病毒药物，抑制病毒释放颗粒进入复制。可通过激活2-，5寡聚腺苷酸合成酶特异性抑制病毒囊膜和宿主细胞膜的融合，从而阻断病毒的复制。另外可以诱生干扰素，在动物和人实验中都观察到给药24小时可测出最大滴度的干扰素水平。该药首先是由苏联药物化学研究中心研制，盐酸阿比朵尔于1993年在俄罗斯首先上市，用于防治流行性感冒和其他呼吸道病毒感染。其特点有：对甲型和乙型流感病毒均有效；可以治疗，也可以用于预防；为非核苷类化合物，毒性低；有直接抑制病毒和诱导内源性干扰素的作用。

1992年第八届地中海化疗会议和1993年第九届国际病毒学会议上，苏联的研究人员报道了盐酸阿比朵尔的抗病毒活性，对甲型和乙型流感病毒的抑制率分别为80%和60%。1983~1990年，在苏联对9500例甲型或乙型流感或其他呼吸道病毒感染的患者进行了临床研究。0.8g/d，分4次口服，共3天。结果显示可以缩短病程，减轻症状和减少并发症。研究中未见明显的副反应，耐受程度很好。2002年12月至2003年4月北京协和医院等对232例流感患者应用盐酸阿比朵尔进行治疗，0.2g，每日3次。发现盐酸阿比朵尔在流感发病后早期使用，可以缩短疾病的持续时间、减轻症状的严重程度。而且其安全性和耐受性好，不良反应很少，适合在临床中推广使用。

【利巴韦林】

重症急性呼吸综合征（SARS）的流行促使了静脉或口服利巴韦林的临床应用。利巴韦林于1970年研制成功，是一种核苷类似物，具有广谱抗病毒活性。在加拿大，利巴韦林被批准用于婴儿呼吸道合胞病毒（RSV）感染的治疗，利巴韦林联合干扰素 $\alpha_2 b$ 也用于丙型肝炎的治疗。目前对利巴韦林治疗SARS是否有效还有很大争论，但是如果临床上要使用利巴韦林，一般应静脉给药。

（一）临床药理学 利巴韦林是一种嘌呤核苷类似物，虽然对它的作用机制仍有争论，但它能通过抑制次黄嘌呤核苷单磷酸脱氢酶而抑制许多RNA和DNA病毒的复制。次黄嘌呤核苷单磷酸脱氢酶参与三磷酸鸟嘌呤核苷的合成。因此利巴韦林能引起RNA基因组的致死性突变。在体外，利巴韦林对RSV、流感病毒、副流感病毒的抑制浓度为3~10μg/ml。

利巴韦林的血浆清除分两相，第一相的半衰期相对较短，为2小时，第二相有较长的终末半衰期，为16~164小时。此药的活性代谢物利巴韦林三磷酸盐存在于红细胞中，从红细胞缓慢释出，半衰期为40天。利巴韦林有两条代谢通路，其一为可逆的磷酸化通路，其二为降解通路，包括脱核糖基化和氨基化合物的水解。利巴韦林主要经肾分泌排出，肾功能不全时需降低剂量（表4-8-1）。

利巴韦林可以口服（绝对生物利用度为40%~50%）、静脉应用或雾化吸入。成人口服600mg后的血浆峰浓度为1.3μg/ml。静脉应用1000mg后的平均血浆浓度为24μg/ml。雾化吸入后的血浆浓度为0.2~1μg/ml（此时呼吸道分泌物中的药物浓度可达1000倍以上）。利巴韦林治疗成人SARS患者的建议剂量见表4-8-1，治疗儿童SARS患者的建议剂量见表4-8-2。

表4-8-1 利巴韦林治疗成人SARS临床诊断者的建议

肌酐清除率 >60ml/min
　400mg，iv，每8小时一次，连续3天，然后1200mg，口服（与食物同服），每天2次，连用7天
肌酐清除率 30~60ml/min
　日剂量减少50%
　300mg，iv，每12小时一次，连续3天，然后600mg，口服（与食物同服），每天2次，连用7天
肌酐清除率 <30ml/min
　日剂量减少75%
　300mg，iv，每24小时一次，连续3天，然后600mg，口服（与食物同服），每天1次，用至疗程结束（目前疗程的长短依经验而定）

表4-8-2 利巴韦林治疗儿童SARS临床诊断者的建议

静脉：
　负荷量：33mg/kg，iv，仅给一次（最大量为2克/次）
　给予负荷量后6小时，开始如下治疗：16mg/kg（最大量为1克/次），iv，每6小时一次，连续4天
　给予最后一次16mg/kg剂量后8小时，改为如下治疗：8mg/kg（最大量为500毫克/次），iv，每8小时一次，连续3~6天，疗程依临床情况而定
雾化：
　20mg/ml，每天雾化18小时
　或60mg/ml，每8小时雾化2小时（例如每天6小时）

（二）临床应用　利巴韦林雾化吸入最初是用于治疗住院儿童所患的RSV细支气管炎和肺炎，利巴韦林的疗效在一定程度上优于安慰剂。此药主要用于有原发危险因素（如慢性肺病或免疫缺陷）的儿童或患有严重肺病（如高碳酸血症或低氧血症）、需机械通气的儿童的治疗。

静脉利巴韦林已用于治疗拉沙热、伴肾病综合征的出血热、汉坦病毒感染以及免疫缺陷儿童的严重腺病毒感染。已初步得到利巴韦林治疗这些疾病的有效性和安全性证据。口服利巴韦林联合干扰素α能有效治疗丙型肝炎。

（三）不良反应　利巴韦林雾化吸入的不良反应有恶心、头痛，罕见支气管痉挛恶化，这些不良反应见于儿童以及暴露于此药的医护人员。其他不良反应有皮疹、结膜炎或晶状体接触部位的混浊。

全身使用利巴韦林（静脉或口服）可引起剂量依赖的溶血性贫血和骨髓抑制，二者均可逆。溶血性贫血通常发生于治疗10天后，但用药后3~5天也可出现，这种现象常见于剂量达1~2g或更高时。原有心脏疾病的患者出现贫血后，心脏状态恶化的危险性增加。在接受

利巴韦林以及其他核苷类似物治疗（作为高活性抗反转录病毒治疗的一部分）的 HIV 患者中，有乳酸和丙酮酸浓度升高的报道。推测这可能是继发于这两种药物的线粒体毒性效应。根据最近使用利巴韦林治疗 SARS 的经验，发现应用高剂量利巴韦林后有出现低钙血症和低镁血症的现象。有报道，在接受低剂量利巴韦林治疗（作为联合治疗的一部分）的病毒性肝炎患者中也有低钙血症的发生。除了这些电解质紊乱（低钙血症和低镁血症）以外，高氨血症和胰腺炎也有报道。此外尚有中枢神经系统副作用，包括中枢神经系统抑制和情绪改变，然而这些副作用通常仅见于同时接受干扰素治疗的丙型肝炎患者中，而干扰素有明确的神经精神效应。

须避免使用或改变剂量使用利巴韦林的患者人群见表 4-8-3。对接受利巴韦林治疗的患者应给予的监测措施见表 4-8-4。

表 4-8-3 避免使用利巴韦林或需改变剂量使用利巴韦林的患者

孕妇或可能怀孕者

对利巴韦林有明确高敏史者

存在其他疾病，如血红蛋白病（例如地中海贫血或镰状细胞贫血）、不稳定性心脏疾病或痛风（尤其需要注意）

肾功能不全的患者（表 4-11-1）

表 4-8-4 接受利巴韦林治疗的患者需进行的实验室监测

实验室监测项目

糖和电解质水平（尤其是血清钙、镁、磷），以后每天监测，如果数值稳定，逐渐过渡到按需监测

血红蛋白或血细胞比容（或两者）、白细胞和血小板水平，以后每天监测，如果数值稳定，则按需监测

肝功能试验和酶学水平，包括总胆红素、碱性磷酸酶和乳酸脱氢酶，如果基线值异常，则以后每天监测

肌酐激酶水平，如果基线值异常，以后每天监测。同时进行尿的监测

血清淀粉酶和脂肪酶水平，接受利巴韦林治疗期间每天监测 2 次

尿酸水平，接受利巴韦林治疗期间每周监测 2 次

乳酸水平，接受利巴韦林治疗期间每周监测 2 次

（四）药物的相互作用 病例报告提示，在接受利巴韦林治疗期间华法林的作用被抑制，这种抑制作用可持续到停服利巴韦林后 1 月。应避免同时使用利巴韦林和核苷类似物反转录抑制剂（如齐多夫定和斯塔夫定），因为有出现乳酸酸中毒和其他线粒体毒性效应的危险，在同时患有丙型肝炎的 HIV 患者中这种危险更高。

（五）致畸危险 由于利巴韦林是一种核苷类似物，可以干扰 DNA 和 RNA 的复制，因此会对胎儿产生影响。对啮齿类动物的研究显示，利巴韦林在相对较低的剂量（1 ~ 10mg/kg）即有致畸性，但 60 ~ 120mg/kg 的利巴韦林对非人灵长类无致畸性。药代动力学模型已提示雾化利巴韦林对医护人员有致畸危险。

利巴韦林对人类的真正致畸危险尚不清楚。目前尚无利巴韦林对母乳喂养婴儿致畸性的资料。显然，静脉利巴韦林治疗 SARS 的现有经验可能会导致胎儿暴露量的增加，目前的建议是妊娠期及哺乳期避免使用利巴韦林。

利巴韦林的细胞内半衰期长，由此而产生的致畸危险目前尚不清楚，因此妇女接受利巴

韦林治疗期间以及治疗结束后至少 6 个月应采取有效的避孕措施。虽然未得到证实，但一些人士仍关注利巴韦林对精子的潜在影响，然而对约 1000 名男士的登记显示，应用利巴韦林后未出现精子畸形。由于利巴韦林仅在胚胎形成期（如人类妊娠前 3 个月）有致畸性，因此在妊娠晚期使用利巴韦林不会增加致畸的危险。

（六）利巴韦林治疗 SARS 的有效性　香港和加拿大公布的报告为利巴韦林联合其他抗菌药，加用或不加用皮质激素治疗 SARS 提供了早期经验。

在多伦多，7 名患者接受了口服 oseltamivir、广谱抗生素和静脉利巴韦林治疗，利巴韦林的剂量为：2g 负荷量，继以每 6 小时 1g，连续 4 天，然后每 8 小时 500mg，连续 4～6 天。这个剂量方案是基于最近发表的利巴韦林治疗出血热病毒感染的剂量方案而制定。在这 7 名患者中，1 人死亡，1 人机械通气得到改善，其余 5 人在 5 天内均有改善。注意，与其他两人相比，除抗病毒以及抗菌治疗外，有改善的 5 人接受了更早、也更为积极的支持治疗。在痊愈后的 3 周随访期内，5 人中有 3 人呼吸困难严重，2 人有轻度呼吸困难。相比之下，仅接受广谱抗生素治疗的 3 名患者中 2 人死亡，1 人到写稿时为止仍住在 ICU 接受通气治疗。自从 3 月底这一病例系列发表后，陆续有报告显示一小部分患者未接受利巴韦林治疗而痊愈，且未遗留呼吸困难等不适。

在香港，10 名患者接受了经验性的利巴韦林治疗，其中 9 人接受静脉利巴韦林治疗，剂量为 8mg/kg，每 8 小时一次；1 人口服利巴韦林治疗，剂量为 1.2g，每 8 小时一次。所有患者均使用了氢化可的松或甲泼尼龙。开始治疗时间为症状出现后 3～22 天（平均为 12.5 天）。作者报道，8 人于治疗后 2 天内体温正常，心率下降，其他 2 人由于呼吸衰竭死亡。

香港 138 名 SARS 患者中，若发热持续 48 小时以上，同时血常规显示白细胞减少、血小板减少或两者同时减少，则给予利巴韦林和皮质激素联合治疗。与香港的其他研究相似，研究者并没有根据患者是否接受利巴韦林治疗而对结果进行分析。

在这些早期的报告中存在着许多方法学问题，尚无法得出利巴韦林治疗 SARS 有效性的结论。由于目前公认引起 SARS 的病原体为一种新的、以前未感染过人类的新型冠状病毒，因此有必要获得更多的关于这种病毒对利巴韦林以及其他抗病毒药体外敏感性的信息。如能够获得更多关于利巴韦林有效性和 SARS 最佳治疗方案的信息，才有可能建议继续使用利巴韦林，至少在病情较重的患者。临床医生应该熟悉利巴韦林的禁忌证以及已报道的药物副作用，同时应该对接受利巴韦林治疗的患者严密监测，以发现目前尚未描述的药物的短期和长期副作用。

【阿昔洛韦】

阿昔洛韦（acyclovir，ACV），又名无环鸟苷，系 2'-脱氧鸟苷的无环类似物，属核苷类抗病毒药，1975 年问世，自 20 世纪 80 年代投入临床应用以来，其抗 DNA 病毒的作用得到广泛认可，近来有文献报道其对 RNA 病毒也有一定作用。

（一）药理学　阿昔洛韦进入病毒感染细胞后，被病毒编码的特异性胸苷激酶磷酸化，迅速转化为无环苷单磷酸，然后在细胞苷激酶的作用下转化为无环苷二磷酸，再在其他细胞酶作用下转化为无环苷三磷酸，无环苷三磷酸可通过两种方式抑制病毒复制：①作为病毒 DNA 复制的底物与脱氧鸟嘌呤三磷酸酯竞争病毒 DNA 聚合酶，从而抑制病毒 DNA 合成；②在 DNA 多聚酶作用下，与增长的 DNA 链结合，引起 DNA 链的延伸中断。阿昔洛韦对病毒有特殊亲和力，但对哺乳动物宿主细胞毒性低，故很少引起正常宿主细胞代谢改变。

（二）药代动力学　阿昔洛韦口服吸收差，15%~30%由胃肠道吸收。进食对血药浓度影响不明显。健康成人给予本药5mg/kg和10mg/kg静脉滴注1小时后，平均稳态血药浓度分别为9.8μg/ml和20.7μg/ml；滴注7小时后，谷浓度分别为0.7μg/ml和2.3μg/ml。每次口服200mg或400mg，每4小时用药一次，给药5日，测得的生物利用度为15%~20%。其中服用200mg剂量者，平均血浆峰浓度为0.56μg/ml，谷浓度为0.29μg/ml；服用400mg者峰浓度为1.2μg/ml，谷浓度为0.62μg/ml。阿昔洛韦能广泛分布至各组织与体液中，包括脑、肾、肺、肝、小肠、肌肉、脾、乳汁、子宫、阴道黏膜与分泌物、脑脊液及疱疹液。在肾、肝和小肠中浓度高，脑脊液中浓度约为血中浓度的一半。药物可通过胎盘。阿昔洛韦还具有良好的眼内穿透力。本药的蛋白结合率低（9%~33%）。在肝内代谢，主要代谢物占给药量的9%~14%，半衰期约为2.5小时。肌酐清除率为50~80ml/min和15~50ml/min时，半衰期分别为3.0小时和3.5小时。无尿者的半衰期长达19.5小时，血液透析时降为5.7小时。

阿昔洛韦主要经肾由肾小球滤过和肾小管分泌而排泄。口服给药约14%的药物以原形由尿排泄；注射时45%~79%的药物以原形由尿排泄。经粪便排泄率低于2%。呼出气体中含微量药物。血液透析6小时约清除血中60%的药物。腹膜透析清除量很少。

（三）阿昔洛韦在DNA病毒感染中的治疗作用

1. 单纯疱疹病毒

（1）单纯疱疹病毒性角膜炎　在小鼠眼单纯疱疹病毒Ⅰ型（HSV-1）感染模型中，阿昔洛韦治疗与IgG治疗比，潜在HSV DNA拷贝数下降。Barron报道，角膜基质炎患者接受阿昔洛韦治疗后，6个月时视力改善人数明显高于对照组。最近有研究显示，长期阿昔洛韦治疗能降低复发性单纯疱疹病毒性角膜上皮炎及角膜基质炎的发生率。

（2）生殖器疱疹　对234名患有复发性生殖器疱疹的孕妇的研究显示，阿昔洛韦治疗能显著降低分娩时临床生殖器疱疹的发生率（由14%降低到6%），治疗组单纯疱疹病毒培养阳性率亦较安慰剂组明显降低。Wald等的研究亦显示，复发性生殖器HSV-2型感染患者接受2天的阿昔洛韦治疗，病损持续时间、病毒排出时间均较安慰剂组缩短。

（3）单纯疱疹病毒性脑炎　早期动物实验显示阿昔洛韦治疗能显著降低单纯疱疹病毒性脑炎的死亡率。以后的研究显示，阿昔洛韦能显著抑制单纯疱疹病毒的复制及感染后早期iNOSmRNA的表达，而iNOS介导的NO的产生可能参与病毒感染后脑损伤的发生。

2. 水痘带状疱疹病毒　对接受异体造血干细胞移植的患者的研究显示，长期低剂量阿昔洛韦（400mg/d）口服可使移植后1年水痘带状疱疹的复活率从33%降低到10%。双盲安慰剂对照研究显示，阿昔洛韦治疗能降低水痘的持续时间及严重性。阿昔洛韦在加快免疫抑制患者水痘带状疱疹症状恢复及病毒转阴方面优于阿糖腺苷。

3. EB病毒（epstein-barr virus）　传染性单核细胞增多症是由EB病毒引起的一种急性或亚急性传染病。研究显示阿昔洛韦［每次15~20mg/（kg·d），静脉滴注7~10天］对此病的疗效明显高于青霉素/利巴韦林（病毒唑）组，两组有效率分别为96.7%和50%。阿昔洛韦在退热天数、淋巴结缩小天数、肝脾缩小天数以及白细胞恢复正常天数方面亦优于利巴韦林。

4. 巨细胞病毒　巨细胞病毒（CMV）阳性肾移植患者接受阿昔洛韦治疗后，病毒血症的发生率显著低于对照组，但阿昔洛韦不能延缓CMV感染的发生，也不能减少症状性病毒血症的发生率。也有报道CMV阳性肝移植患者接受阿昔洛韦治疗后，CMV的发病率由对照组的27%降至5%，两者差异显著。

（四）阿昔洛韦在 RNA 病毒感染中的治疗作用

1. 柯萨奇病毒　手足口病是由柯萨奇病毒 A16 引起，对 13 名患者进行了研究，于发生皮疹的 1~2 天内给予阿昔洛韦口服，结果治疗后 1 天体温恢复正常，皮损亦减轻。连续治疗 5 天，皮损完全消退。疱疹性咽峡炎也是由柯萨奇病毒引起，对 210 例患儿的研究显示，阿昔洛韦治疗在热退时间、疱疹消退时间及病程方面均明显短于病毒唑加青霉素，阿昔洛韦治疗组的总有效率达 93.5%，明显高于对照组的 72.5%。其他研究结果亦显示，利巴韦林联合阿昔洛韦治疗在平均退热及平均住院天数方面均优于单独利巴韦林治疗。

2. 腮腺炎病毒　96 例流行性腮腺炎患者中，治疗组接受阿昔洛韦治疗［儿童：15mg/（kg·d），3/d，成人每次 300mg，3/d，饭后 30min 服用，疗程 5 天］，对照组常规应用板蓝根注射液或病毒唑注射液治疗，结果治疗组的平均退热时间、腮腺肿大消退时间及病程均明显短于对照组，两组治愈率均为 100%。此外，对 172 例流行性腮腺炎患者的研究亦得到了相似的结果。

3. 呼吸道合胞病毒　毛细支气管炎主要是由呼吸道合胞病毒引起。对 95 例患儿进行了研究，发现川芎嗪加阿昔洛韦治疗的总有效率（98%）明显高于对照组（73.3%）。

4. 乙型脑炎病毒　研究显示，阿昔洛韦（5mg/kg，每日 2 次静滴，连用 5~10 天）联合安宫牛黄丸口服治疗流行性乙型脑炎，不论在改善临床症状、体征上，还是在缩短病程上均优于对照组，治愈率亦显著高于对照组（分别为 96.5% 和 76.0%）。但也有研究显示阿昔洛韦在改善临床症状、体征、缩短病程及治愈率方面均与对照组无显著差异。因此阿昔洛韦对乙型脑炎的治疗价值尚有待于进一步研究。

5. 风疹病毒　用阿昔洛韦治疗 94 例风疹患者，结果总有效率 97.8%，退疹时间比病程规律提前。

由于阿昔洛韦抗病毒的作用取决于在感染细胞中的磷酸化过程，该过程的激活需胸苷激酶，疱疹病毒类能编码此酶，因此阿昔洛韦对疱疹病毒疗效良好，对巨细胞病毒和 EB 病毒也有抑制作用，但对单纯疱疹病毒的潜伏感染和复发无明显效果，故不能根除病毒。阿昔洛韦对其他 DNA 病毒及 RNA 病毒的疗效则需进一步的大规模随机双盲研究加以证实。

（五）阿昔洛韦与其他药物间的相互作用　阿昔洛韦与以下药物联合应用时有协同作用：①本药与三氟腺苷合用时有明显的协同作用；②与膦甲酸钠联用时，能增强本药对 HSV 感染的抑制作用；③本药与糖腺苷合用时有协同作用，并使耐药性受到抑制；④本药与免疫增强剂（如聚肌苷酸-聚胞苷酸、左旋咪唑）联用治疗病毒性角膜炎时有协同作用；⑤本药与糖皮质激素联用治疗急性视网膜坏死综合征及带状疱疹时有协同作用。

阿昔洛韦与以下药物联合应用时有一定的副作用：①阿昔洛韦与齐多夫定（zidovudine）合用可引起肾毒性，表现为深度昏睡和疲劳；②阿昔洛韦与丙磺舒竞争性抑制有机酸分泌，合用丙磺舒可使阿昔洛韦的排泄减慢，半衰期延长，体内药物量蓄积；③阿昔洛韦静脉给药时，若与干扰素或甲氨蝶呤（鞘内）合用，可能引起精神异常；④阿昔洛韦静脉给药时与肾毒性药物合用可加重肾毒性；⑤β 内酰胺类可提高阿昔洛韦的血药浓度。

（六）阿昔洛韦的不良反应　阿昔洛韦的不良反应较其他抗病毒药为少，多出现在血药浓度超过 25mg/L 时。常见副作用有：①中枢神经系统：注射用药时常见轻度头痛，罕见昏迷、意识模糊、幻觉、癫痫等中枢神经系统症状，长期口服本药可出现头痛、晕眩等，少见失眠；②消化系统：可出现轻度肝损害，表现为血清胆红素和碱性磷酸酶（ALP）的升高，短期用药时少见食欲减退，长期口服本药可出现恶心、呕吐、腹泻等；③内分泌/代谢：长期给药偶见月经紊乱；④肾脏/泌尿生殖系统：注射给药特别静脉注射时，少见急性肾功能不全、血尿等，大剂量注射给药时可致动物睾丸萎缩和精子数减少，然而人体每日口服 400mg 和 1000mg 连续 6 个月未见类似情况；⑤心血管系统：注射给药特别静脉注射时，偶见低血压；⑥皮肤：注射给药后常见注射部位的炎症或静脉炎、皮肤瘙痒或等麻疹，口服给药后少见皮肤瘙痒，局部用药后可出现轻度疼痛、灼痛和刺痛、瘙痒、皮疹；⑦眼：眼局部用药可出现浅层点状角膜病变、烧灼感、结膜充血、滤泡性结膜炎、眼睑过敏和泪点阻塞；⑧过敏反应：偶见皮疹、等麻疹、发热等过敏反应，停药即可消退；⑨局部用药可有局部烧灼或刺痛感；⑩其他：注射用药时少见多汗；长期口服本药可出现关节疼痛。

（七）应用阿昔洛韦时的注意事项

1. 过敏和交叉过敏 对其他鸟嘌呤类抗病毒药（如更昔洛韦、伐昔洛韦、法昔洛韦）过敏者也可能对本药过敏。对阿昔洛韦有过敏史者禁用。

2. 有以下情况者应慎用 肝、肾功能异常者；精神异常者（静脉应用本药易产生精神症状）；以往对细胞毒性药物出现精神反应者（静脉应用本药易产生精神症状）；临床上有脱水者。

3. 儿童中未发现特殊不良反应，但婴儿排泄功能低。需减量给药。

4. 由于生理性肾功能的衰退，故老年人使用本药时，用药剂量与用药间期需调整。

5. 阿昔洛韦能通过胎盘，孕妇勿口服或静脉注射，但可外用。

6. 药物对哺乳的影响 阿昔洛韦在乳汁中的浓度为血药浓度的 0.6 ~ 4.1 倍，但未发现乳儿异常。

7. 静脉给药可引起肾小管阻塞，使血肌酐和尿素氮增高。但如剂量恰当、水分补给充足则一般不会引起。通常用药前或用药期间应检查肾功能。

8. 阿昔洛韦不可用于肌内或皮下注射。

（八）阿昔洛韦临床应用方法

1. 口服给药 ①口服本药胶囊可同时进食，对吸收无明显影响；②生殖器复发性疱疹感染以口服间歇短程疗法给药有效；③由于动物实验曾发现本药对生育的影响及致突变，因此本药的口服剂量与疗程不应超过推荐标准，生殖器复发性疱疹感染的长程疗法也不应超过 6 个月；④口服给药时应给予患者充足的水，以防止本药在肾小管内沉淀。

2. 静脉给药

（1）阿昔洛韦钠专供静脉滴注，药液至少在 1 小时以上匀速滴入，避免快速滴入或静脉推注，否则可发生肾小管内药物结晶沉积，引起肾功能损害。静脉滴注时注意不要使滴注液漏至血管外。因外溢时注射部位可出现炎症。

（2）静脉滴注后 2 小时，尿药浓度最高，此时应让患者饮用充足的水，以防止药物沉积于肾小管内。

（3）配液方法 将注射用阿昔洛韦钠 0.5g 中加入 10ml 注射用水中，使浓度为 50g/L，充分摇匀成溶液后，再用 0.9% 生理盐水或 5% 葡萄糖注射液稀释到至少 100ml，使最后药物浓度不超过 7g/L，若浓度太高（10g/L）可引起静脉炎。

（4）新生儿不宜以含苯甲醇的稀释液配制静滴液，否则易引起致命性的综合征，包括酸中毒、中枢抑制、呼吸困难、肾衰竭、低血压、癫痫和颅内出血等。

（5）肥胖患者的剂量应按标准体重计算。

（6）本药水溶性差，注射液在寒冷气候下易析出结晶，用时需使之溶解。

（7）本药钠盐偏碱性，不宜和其他药物配伍使用。

3. 用药过量的处理 本药无特殊解毒药，主要采用对症治疗和支持疗法：补给充足的水分以防止药物沉积于肾小管；血液透析有助于排泄血中的药物，对急性肾衰竭和血尿者尤为重要。

4. 肾功能不全者不宜用本药静滴，因滴速过快时可引起肾衰竭。

5. 唇周单纯疱疹用阿昔洛韦霜剂或油膏效果很好。

6. 成人常规剂量

（1）口服给药 ①生殖器疱疹初治：每次 200mg，每日 5 次，共 5～10 日；或每次 400mg，每日 3 次，共 5 日；②带状疱疹：每次 800mg，每日 5 次，共 7～10 日；③复发性感染的慢性抑制疗法：每次 200mg，每日 3 次，共 6 个月，必要时剂量可加至每日 5 次，每次 200mg，共 6～12 个月；④水痘：每次 20mg/kg，每日 4 次，共 5 日，出现症状立即开始治疗。

（2）静脉滴注每日最高剂量为 30mg/kg，或按体表面积 1.5g/m²。①重症生殖器疱疹初治：按体重每次 5mg/kg（按阿昔洛韦计，下面相同），每 8 小时一次，共 5 日；②免疫缺陷者皮肤黏膜单纯疱疹或严重带状疱疹：每次 5～10mg/kg，每 8 小时一次，静脉滴注 1 小时以上，共 7～10 日；③单纯疱疹性脑炎：每次 10mg/kg，每 8 小时一次，共 10 日；④乙型肝炎：每次 7.5mg/kg，每日 2 次，药物溶于适量输液，维持滴注时间约 2 小时，连续应用 10～30 日；⑤急性视网膜坏死：每次按体重 5～10mg/kg，每日 3 次，隔 8 小时滴注 1 次，静脉滴注 1 小时以上，连续给药 7～10 日，以后口服用药，参见口服给药项。

7. 肾功能不全时剂量 应按下表调整剂量。

表 4-8-5 肾功能不全时，阿昔洛韦的剂量及给药间期的调整

肌酐清除率（ml/min）	剂量（mg）	给药间期（h）
生殖器疱疹起始或间歇治疗		
＞10	200	4（每日 5 次）
0～10	200	12
生殖器疱疹慢性抑制疗法		
＞10	400	12
0～10	200	12
带状疱疹		
＞25	800	4（每日 5 次）
10～25	800	8
0～10	800	12

透析时剂量：一次血液透析可使血药浓度降低 60%，因此血液透析后应补给一次剂量

【更昔洛韦】

更昔洛韦（ganciclovir，DHPG，丙氧鸟苷）是去氧鸟苷类化合物，属于核苷类抗病毒药。化学结构与阿昔洛韦相似，但在侧链上多一个羟基。本品进入细胞后迅速被磷酸化为单磷酸

化合物，然后经细胞激酶的作用成为三磷酸化合物，在已感染巨细胞病毒的细胞内其磷酸化较正常细胞更快。更昔洛韦可竞争性抑制 DNA 多聚酶，并掺入病毒及宿主细胞的 DNA 中，从而抑制 DNA 合成。本品对病毒 DNA 多聚酶的抑制作用较宿主细胞多聚酶为强。动物实验中本品有致畸、致癌、免疫抑制作用和生殖系统毒性。

1. 药代动力学　更昔洛韦在体内广泛分布于各种组织中，并可透过胎盘。脑脊液内浓度为同期血药浓度的 7%～67%；本品亦可进入眼内组织。分布容积（Vd）为 0.74L/kg。蛋白结合率低，为 1%～2%，在体内不代谢。成人静脉滴注 5mg/kg（1 小时内）后的血药峰浓度（Cmax）可达 8.3～9mg/L，血消除半衰期（$t_{1/2}\beta$）为 2.5～3.6 小时，肾功能减退者可延长至 9～30 小时。本品主要以原形经肾排出。

2. 适应证　①适用于免疫缺陷患者（包括艾滋病患者）并发巨细胞病毒视网膜炎的诱导期和维持期治疗；②亦可用于接受器官移植的患者预防巨细胞病毒感染及用于巨细胞病毒血清试验阳性的艾滋病患者预防发生巨细胞病毒疾病。

3. 剂量及用法　免疫缺陷者合并巨细胞病毒（CMV）视网膜炎，肾功能正常的成人患者诱导期每次用 5mg/kg 静脉滴注 1 小时以上，每 12 小时 1 次，共 14～21 天。维持期可采用：①每日 1 次，更昔洛韦 5mg/kg，静滴 1 小时以上，或每日 1 次 6mg/kg，静滴 1 小时以上，每周 5 天；②更昔洛韦胶囊一日 3 次，每次 1g，进餐时服；或每 3h 服 0.5g，1 日 6 次，进餐时服，如患者在维持期用药病情加重，可重新转为诱导期用药。晚期 HIV 感染患者预防发生 CMV 感染，患者肾功能正常，口服更昔洛韦胶囊每日 3 次，每次 1g，进餐时服用。接受器官移植预防 CMV 感染，患者肾功能正常者①成人每日 5mg/kg，静脉滴注 1 小时以上，每 12 小时 1 次，7～14 天，继以每日 5mg/kg 静脉滴注，一日 1 次；或一日 1 次 6mg/kg 静滴，每周用药 5 天；②成人口服更昔洛韦胶囊一日 3 次，每次 1g，进餐时服。

4. 不良反应　①骨髓抑制作用是最常见的毒性反应，用药后约 40% 的患者中性粒细胞数减低至 1×10^9/L 以下，约 20% 的患者血小板计数减至 50×10^9/L 以下，此外在可有贫血，故在疗程中应经常检查血细胞数，中性粒细胞数低于 0.5×10^9/L 时需停药；②中枢神经系统症状如头痛、精神混乱、异常等，偶可引起昏迷、抽搐等，发生率约 5%；③其他如皮疹、药物热、静脉炎、肝功能异常、血肌酐值增高、恶心、呕吐等，更昔洛韦在动物实验中有致畸、致癌、免疫抑制及生殖系统毒性等。

5. 注意事项　①更昔洛韦的化学结构与阿昔洛韦相似，对阿昔洛韦过敏的患者也可能对本品过敏；②本品并不能治愈巨细胞病毒感染，因此用于艾滋病患者合并巨细胞病毒感染时往往需长期维持用药，防止复发；③更昔洛韦须静脉滴注给药，不可肌内注射，每次剂量至少滴注 1 小时以上，患者需给予充足水分，以免增加毒性；④本品可引起中性粒细胞减少、血小板减少，并易引起出血和感染，用药期间应注意口腔卫生；⑤用药期间应经常检查血细胞数，初始治疗期间应每 2 天测定血细胞计数，以后为每周测定 1 次。对有血细胞减少病史的患者（包括因药物、化学品或射线所致者）或粒细胞计数低于 1×10^9/L 患者，应每天进行血细胞计数，如中性粒细胞计数在 0.5×10^9/L 以下、或血小板计数低于 25×10^9/L 时应暂时停药，直至中性粒细胞数增加至 0.75×10^9/L 以上方可重新给药，少数患者同时采用粒细胞-巨噬细胞集落刺激因子（GM-CSF）治疗粒细胞减低有效；⑥肾功能减退者剂量应酌减，血液透析患者用量每 24 小时不超过 1.25mg/kg，每次透析后血药浓度可减低约 50%，因此在透析日宜在透析以后给药；⑦本品需充分溶解后缓慢静脉滴注，滴注液浓度不能超过 10mg/ml，一次最大剂量为 6mg/kg，本品溶液呈强碱性（pH 值 =11），滴注时间不得少于 1 小时，并注意避免药液与皮肤或黏膜接触或吸入，如不慎溅及，应立即用肥皂和清水冲洗，眼睛应用清水冲洗，避免药液渗漏到血管外组织；⑧育龄妇女应用本品时应注意采取有效避孕措施，育龄男性应采用避孕工具至停药后至少 3 个月；⑨用药期间应每 2 周进行血清肌酐或肌酐清除率的测定；⑩艾滋病合并巨细胞病毒视网膜炎患者，在治疗期间应每 6 周进行一次眼科检查，对正在接受齐多夫定治疗的上述患者，常不能耐受联合使用本品，合用时甚至可出现严重白细胞减少。

6. 药物相互作用　①影响造血系统的药物、骨髓抑制剂及放射治疗等与更昔洛韦同用时，可增强对骨髓的抑制作用；②更昔洛韦与肾毒性药物同用时（如两性霉素 B、环孢素）可能加强肾功能损害，使本品经肾排出量减少而引起毒性反应；③与齐多夫定同用时可增强对造血系统的毒性，必须慎用；④与去羟肌苷同用或先后使用可使后者药时曲线下面积显著增加（增加 72%~111%），两者经肾清除量不变；⑤本品与亚胺培南-西司他丁同用可发生全身抽搐；⑥与丙磺舒或抑制肾小管分泌的药物合用可使本品的肾清除量减少约 22%，其药时曲线下面积增加约 53%，因而易产生毒性反应；⑦应避免与氨苯砜、喷他咪、氟胞嘧啶、长春碱、多柔比星、甲氧苄啶、磺胺类及核苷类药物合用。

【干扰素】

干扰素（interferon，IFN）是人体受各种诱导物刺激而产生的一类蛋白质，具有抗病毒、免疫调节及抗增殖作用，因而抑制病毒的生长。IFN 可分为 α、β、γ 三种主要类型，分别为人白细胞干扰素（α-IFN）、人纤维母细胞干扰素（β-IFN）和人免疫细胞干扰素（γ-IFN）。α-IFN 与 β-IFN 主要与抗病毒作用有关，α-IFN 包含 24 个不同的种类；β-IFN 则由抗原物质、分裂素等刺激而产生，其抗病毒作用较弱但具强大免疫调节作用（激活巨噬细胞等）。目前临床所用者大多为 DNA 基因重组的产物。

1. 抗病毒作用　IFN 并不直接进入宿主细胞损伤或抑制病毒，而是在细胞表面与特殊受体结合，导致产生二十余种细胞蛋白，其中某些蛋白对不同病毒具特殊抑制作用。针对不同宿主细胞和不同病毒，IFN 可通过抑制病毒进入宿主细胞，阻止其脱壳、mRNA 的合成或甲基化，阻止病毒蛋白的翻译或病毒装配和释放等作用而抑制病毒生长繁殖。另一方面 IFN 并可作用于机体免疫系统，包括增加前炎性细胞因子的产生，增强（低浓度）或抑制（高浓度）抗体生成，增强 NK 细胞活性，增强巨噬细胞的吞噬作用和溶细胞作用，抑制巨噬细胞移动，增强细胞表面 MHC 抗原的表达，增强细胞毒 T 淋巴细胞的溶解作用，增强职介导的组胺释放及淋巴细胞和辅助细胞 Fc 受体表达，以及干扰激素与某些毒素在细胞膜上神经节苷脂受体的附着等。总之，IFN 通过其直接抗病毒作用和对免疫反应的调节作用而有利于病毒感染的减轻和消除。但 IFN 亦可在某些病毒感染中产生一些全身症状和由免疫反应引起的组织损伤。

2. 吸收、分布和排泄　本品口服无效，α-IFN 静脉注射吸收快。肌内注射 3×10^6 IU/ml 后，3~4 小时血中即可测出其活力。肌内注射 5~8 小时，皮下注射 8~16 小时血内浓度最高，以后迅速从血循环中消失，24 小时仍可测出其活力。每日肌内注射 3×10^6 IU，血清药物浓度可达 80~300IU/ml。半衰期 4~6 小时，每日给药 1~2 次即可。干扰素主要在体内灭活，仅少部分经尿排出。连续肌内注射峰值逐日上升，提示体内有积聚作用。干扰素不易进入 CSF 中，血药浓度比 CSF 药浓度高 30 倍。可能存在胎盘屏障、血脑屏障和血-呼吸道屏障。β-IFN 因在肌肉组织中易被灭活，因此静脉滴注较为合适。

3. 不良反应 ①流感样综合征，出现不同程度的发热、寒战、全身不适、肌痛，基因工程 IFN 纯度虽高仍有此症状出现；②部分患者有骨髓暂时抑制，停药后可恢复；③1/3 病例轻度脱发；④心动过速（与以往患有心血管病及曾接受心毒性药物治疗有关）；⑤大剂量 IFN 可致脑病、癫痫及低钙血症和高钾血症等代谢异常；⑥用于治疗慢性肝炎时可见血清 ALT 升高。

4. 剂量 ①全身用药，常用量 $2 \times 10^6 \sim 5 \times 10^6$ IU 肌注。皮下注射或静脉滴注，疗程酌情而定。②配成提纯制品 8000～15000 IU/ml 雾化吸入和滴鼻，每日 3～5 次，疗程 3～7 天，防治流感和呼吸道病毒感染；③配成 $2 \times 10^3 \sim 5 \times 10^5$ IU 油膏局部涂敷；④配成 $3 \times 10^3 \sim 3 \times 10^6$ IU/ml 眼药水供临床使用。

5. 临床应用 干扰素具有广谱抗病毒作用，可用于流感及其他呼吸道病毒感染，对腺病毒、呼吸道合胞体病毒引起的肺炎，有改善症状、缩短病程的作用。干扰素与阿昔洛韦合用治疗 EB 病毒引起的骨髓移植后的巨细胞病毒肺炎可取得较好的疗效。

（蔡柏蔷 徐 凌 王孟昭）

参 考 文 献

[1] Huang YC, Lin TY, Lin YJ, et al. Prophylaxis of intravenous immunoglobulin and acyclovir in perinatal varicella. Eur J Pediatr, 2001, 160 (2):91-94

[2] Torre D, Tambini R. Acyclovir for treatment of infectious mononucleosis: a meta-analysis. Scand J Infect Dis, 1999, 31 (6):543-547

[3] Gubareva LV, Kaiser L, Hayden FG. Influenza virus neuraminidase inhibitors, The Lancet, 2000, 355:827-835

[4] He G, Massarella J, Ward P. Summary of the clinical pharmacokinetics of the prodrug oseltamivir and its active metabolite (Ro 64-0802). Clin Pharmacokinet, 1999, 37:471-484

[5] Treanor JJ, Hayden FG, Vrooman PS, et al. Efficacy and safety of oral neuraminidase inhibitor oseltamivir in treating acute influenza: a randomized controlled trial (US oral neuraminidase study group). JAMA, 2000, 283:1016-1024

[6] Nicholson KG, Aoki FY, Osterhaus AD, et al. Efficacy and safety of oseltamivir in treatment of acute influenza: a randomized controlled trial (neuraminidase inhibitor flu treatment investigator group). Lancet, 2000, 355:1845-50

[7] Hayden FG, Atmar RL, Schilling M, et al. Safety and efficacy of a selective oral neuraminidase inhibitor (oseltamivir) to prevent influenza. N Engl J Med, 1999, 341:1336-1343

[8] Silagy C, Campion K, Keeno O, et al. Randomized trial of efficacy and safety of inhaled Zanamivir in treatment of influenza A and B virus infection. The MIST (Management of Influenza in the Southern Hemisphere Trialists) Study Group. Lancet, 1998, 352:1877-1881

[9] Fred YA, Douglas MF, Adrian DG, et al. Impact of Zanamivir treatment on productivity, health status and healthcare resource use in patients with influenza. Pharmacoeconomics, 2000, 17:187-195

[10] Wutzler P, Vogel G. Neuraminidase inhibitors in the treatment of influenza A and B-overview and case reports. Infection, 2000, 5:261-266

[11] Koren G, King S, Knowles S, et al. Ribavirin in the treatment of SARS: A new trick for an old drug? CMAJ, 2003, 168 (10):1289-1292

[12] 徐文静，周伟琳. 呼吸道病毒感染的治疗. 见周汉良，陈季强主编. 呼吸药理学与治疗学. 北京：人民卫生出版社，1999，603-620

[13] 李龙芸，蔡柏蔷，王孟昭. 磷酸奥司他伟治疗流行性感冒的多中心临床研究. 中华内科杂志，2001，40 (12):838-842

[14] 王孟昭，孙武装，李龙芸，等. 磷酸奥司他伟治疗流行性感冒的进展. 中华内科杂志 2001，40 (12):854

-855

[15] 王孟昭，蔡柏蔷，李龙芸，等. 阿比朵尔治疗流行性感冒的随机、双盲、安慰剂对照多中心临床研究. 中国医学科学院学报，2004，26（3）：289-294

[16] Leneva IA, Russell RJ, Boriskin YS, et al. Characteristics of arbidol-resistant mutants of influenza virus: Implications for the mechanism of anti-influenza action of arbidol. Antiviral Research, 2009, 81:132-140

第九章　呼吸系统疾病的营养治疗

呼吸系统是由呼吸道和肺两大部分所组成，呼吸道包括鼻、咽、喉、气管、各级支气管、肺泡管和肺泡，肺包括肺实质（支气管树和肺泡）及肺间质（结缔组织、血管、淋巴管、淋巴结和神经）。骨骼和肌肉（如肋间肌、腹肌和膈肌）为呼吸系统提供不可缺少的支持作用。妊娠一个月时，胎儿的呼吸系统结构就已可以辨别；孕期和幼年时期，呼吸系统逐步发育和成熟；而随着人体的衰老，呼吸系统的功能的也逐渐衰退。呼吸系统的主要功能是气体交换。通过气体交换，机体获得氧（O_2）用于细胞代谢并排出所产生的二氧化碳（CO_2）、调节酸碱平衡。呼吸道还具有过滤、加温、加湿吸入气体的作用。肺还具有合成表面活性物质、合成花生四烯酸、催化血管紧张素 I 生成血管紧张素 II 等作用。合适的营养能够促进呼吸系统各器官结构和功能的完善。

呼吸道黏膜上皮层为假复层纤毛柱状上皮（主要含有杯状细胞和纤毛上皮细胞），杯状细胞和黏膜下层的腺体能分泌黏液，保持气道湿化状态。吸入气中的异物颗粒和微生物被黏液黏附，和黏液一起在纤毛上皮细胞纤毛的持续摆动的作用下向上移动至咽部，当吞咽时，进入消化道。肺泡上皮表面含有大量巨噬细胞，肺泡巨噬细胞能够吞噬无活性的物质（如衰老的红细胞）和微生物。一些抗氧化营养素能够保护肺遭受氧化损伤。营养对呼吸系统的免疫防御功能的影响是关注的焦点。全身营养状态和一些特殊营养物质在呼吸系统和其他全身组织的发育和成熟中以及保护肺的功能方面都具有重要的作用。

营养是呼吸器官的物质基础，也是机体维持其正常生理活动和提供能量的源泉。组织为有效地利用营养物质获得能量，必须进行细胞呼吸，而氧气是此新陈代谢过程中必不可少的物质。因此当负责吸入氧气和排出二氧化碳进行气体交换的呼吸器官发生病变时，就可能影响机体的营养状态。同样如机体发生营养不良亦会引起呼吸功能和结构的异常。营养状态的改善虽然不能治愈呼吸系统疾病，但是营养可以提供能量、蛋白质和其他各种机体必需的物质，因而有助于肺组织的修复和正常呼吸功能的恢复。针对各种不同的疾病，合理地提出营养治疗的方案，可以积极地影响病情的转机，改善机体代谢功能，增强机体抵抗力，达到促使疾病好转或痊愈的目的。

呼吸系统作为机体生命活动必不可少的部分，与机体营养代谢活动十分密切，因此营养治疗在呼吸系统疾病综合治疗，特别是慢性呼吸系统疾病的康复治疗和急性呼吸衰竭的治疗过程中有着重要的作用，与其他疗法既是相辅相成的，又是不能相互替代的。

第一节　营养不良对呼吸系统结构和功能的影响

【营养不良与肺的结构和代谢】

早在 19 世纪初已经认识到营养对维持正常呼吸功能的重要性。营养不良对肺的结构、弹性和功能，呼吸肌的质量、收缩能力和耐受性，呼吸运动的调节，呼吸系统的免疫防御功能，都具有不良的影响。例如，蛋白质和铁的缺乏可以导致贫血，血液氧含量下降。矿物质的缺

乏，如钙、镁、磷、钾等，可以在细胞水平影响呼吸肌的功能。低蛋白血症降低胶体渗透压，使血管内液体向肺间质移动，引起肺水肿。表面活性物质包括多种蛋白质和磷脂，其合成减少会导致肺泡塌陷，增加呼吸功；肺部的结缔组织包含胶原，这些物质合成需要维生素 C；正常气道黏液由水、糖蛋白、电解质等多种物质组成。人们发现进食低能量的葡萄糖 7 天后，平均吸气流速下降 26%。正常人禁食 10 天后，对低氧和二氧化碳潴留的通气反应明显下降，还出现氧耗量和膈肌功能的显著降低。死于营养不良的患者尸检发现肺气肿的发生率较高。

实际上机体从胚胎时起，营养的摄入就可影响肺脏的生长和发育。出生前发育研究结果表明，营养不良可引起肺容积、肺泡和肺表面积减少。动物研究亦证实，早期营养缺乏可导致肺细胞数目减少，肺容积减小。营养不良还可影响肺表面活性物质的产生，易导致新生儿呼吸窘迫综合征。

营养不良对成年人肺结构和功能的影响，因实验条件限制，至今尚无系统的研究资料。目前有关该方面的资料大多来源于动物试验，现概述如下：

1. 肺重量　营养不良或禁食后可导致肺重量的降低，进一步研究发现干肺重量下降较湿肺重量下降更为明显，究其原因，有学者认为可能与营养不良导致肺水增加有关。Amours 等用肺组织中 DNA 浓度作为指标，判断肺重量降低与肺细胞数目之间的关系，发现实验前后肺组织中 DNA 无改变，故他们认为营养不良所致肺重量下降不是由于细胞数目减少所致，而与结缔组织中蛋白和脂肪消耗有关。Sahebjami 等给小鼠禁食 10 天后，再重新恢复喂养一周，发现肺重量可以恢复。

2. 形态学　营养不良可导致肺泡腔增大，肺泡大小形态不一，肺泡间隔变薄，不规则。肺泡孔数目增多，孔的直径增大。肺弹性纤维变短、数量减少，而网状纤维无上述明显改变，形态学上类似于肺气肿表现。

3. 肺机械力学　肺机械力学特征主要用容量-压力（V-P）曲线来描述。短期禁食和长期营养不良对肺机械力学的影响有所不同。Rhoades 和 Alvarez 等报道，禁食对肺容积和肺顺应性无明显影响，对肺泡表面活性物质的影响也很小。但 Sahebjami 等发现，给小鼠 1/5 能量 3 周后，肺表面张力增加，组织弹性降低，作者认为表面张力的增加可能与表面活性物质减少有关，而肺弹性降低则可能与肺间质结缔组织减少所致。

4. 肺生化代谢　营养不良时可出现肺泡表面活性物质生成的减少，使肺机械力学发生改变。Garbagni 等 1968 年首先观察了表面活性物质与营养不良之间的关系，发现禁食的小兔肺实质细胞释放液体小泡的速度和数量减少。继之，许多学者对此进行了探讨，现已证实：营养不良可以改变表面活性物质的代谢，其机制目前尚未完全弄清，推测可能与下列因素有关：①磷脂合成酶的活性降低；②肺氧化代谢活性降低；③合成或释放表面活性物质所必需的能量缺乏；④用于表面活性物质合成的原料消耗。另外，长期营养不良的动物可观察到肺组织中蛋白和结缔组织分解增加。

此外，营养不良可削弱肺脏的抗氧化防御系统的功能，各种蛋白酶的活性下降，并伴有肺胶原蛋白的减少。从而使肺组织对损伤后的修复功能降低，肺泡和气管上皮的复制减弱，气管切开处易出血、溃疡，并发症增加。

5. 呼吸系统疾病对机体营养状态的影响　营养不良可以对呼吸系统造成一定的影响，同样呼吸系统疾病对机体营养状态也会产生相当的影响。众所周知，呼吸系统疾病的患者能量需求大幅度增加。呼吸系统疾病的并发症以及相关的治疗可能导致食物的摄入和消化困难，营养成分的吸收、运输、细胞利用、储存和排泄等方面的障碍。呼吸系统疾病对营养状态的不良影响包括：增加机体的能量消耗，其原因与患者的呼吸做功增加、长期的慢性感染、内科治疗（如支气管扩张剂、理疗的应用）、药物的副作用等有关。另一方面，由于疾病的缘故，患者摄入能量减少，这与临床上限水、呼吸困难、缺氧、进食时氧饱和度下降、慢性疾病导致的厌食、胃肠道处于应激状态和恶心呕吐等因素相关。其他原因还包括：疲乏所致的饮食制作困难、贫困、婴儿和儿童喂养困难、营养的代谢改变等。

【营养不良与呼吸肌群结构和功能】

呼吸肌群具有足够的收缩力和耐力是保证正常通气所不可缺少的条件。人的呼吸肌群主要由膈肌、肋间肌和腹肌三大部分组成，和其他骨骼肌一样，这些肌肉均含有红肌纤维即慢收缩抗疲劳纤维（Ⅰ类纤维）和白肌纤维即快收缩纤维（Ⅱ类纤维）。Ⅱ类纤维又可分为快收缩耐疲劳纤维（ⅡA纤维）和快收缩快疲劳纤维（ⅡB纤维）。营养不良主要导致Ⅱ类肌纤维的萎缩，而Ⅰ类肌纤维的数目不变。其原因有学者认为是由于白肌纤维蛋白分解较红肌纤维蛋白分解快之故。在人类，正常吸气过程中，膈肌起的作用约占呼吸肌群总作用的60%~80%，因此膈肌在整个通气过程中的作用非常重要。Arora等发现无呼吸系统疾病的营养不良患者［<71%理想体重（IBW）］，其呼吸肌收缩力仅有正常人的37%，其中有60%是由于膈肌功能低下所致。

此外，这些患者的肺活量（VC）、每分钟最大通气量（MVV）分别为正常体重人的63%和41%。他们还通过对此研究发现当膈肌厚度下降25%时，跨膈压会减少66%。Turlbecd等总结了184例慢性阻塞性肺疾病（COPD）患者尸解材料，发现其膈肌重量明显下降，厚度明显变薄，并且膈肌重量与体重下降显著有关，说明营养不良本身可导致膈肌蛋白分解增加，加之慢性阻塞性肺疾病时，呼吸道阻力增加导致呼吸功增加，肺过度充气导致呼吸肌纤维长度-张力关系失常以及缺氧、二氧化碳潴留和pH值降低导致呼吸肌群能量代谢障碍等，均可造成呼吸肌收缩力和耐力的降低，导致通气功能障碍。

【营养不良与肺通气功能】

营养不良对呼吸系统最显著的影响，是减少维持正常通气的动力（包括呼吸肌和呼吸中枢驱动力）。COPD伴营养不良者其最大吸气压（MIP）、最大呼气压（MEP）、每分钟最大通气量（MVV）和肺活量（VC）较无COPD的营养不良患者降低更加明显。肺一氧化碳弥散功能（DLco）也明显受损，且与体重下降程度明显相关。COPD患者的%IBW与FEV_1、DLco和MIP高度相关，与$PaCO_2$、氧耗量（VO_2）呈负相关。肺气肿患者营养良好组FEV_1的下降率为104ml/年，而营养不良组下降率为145ml/年。关于营养不良对呼吸中枢的作用机制，目前尚未完全清楚，多数学者推测可能与营养不良导致呼吸中枢对缺氧的反应能力下降有关。COPD患者呼吸肌肌力和耐力减低，加之呼吸中枢对通气的驱动能力下降，造成通气功能严重受损。当MIP<4.89kPa（1kPa=7.5mmHg）时，$PaCO_2$开始升高，当吸气肌肌力较正常减低30%时，可发生高碳酸血症性呼吸衰竭。

【营养不良与肺防御】

和免疫功能的影响营养不良可严重损害肺的防御和免疫功能，表现在以下几个方面：①体内抗氧化机制受损：呼吸系统在自身代谢和气体交换过程中会产生许多氧化剂如氧自由基、超氧化物等，这些氧化剂如不及时清除，则会损害呼吸道上皮、肺泡上皮及基膜，正常情况下，体内存在着完整的抗氧化剂系统——超氧化物歧化酶和过氧化氢酶系统，此两个系统均需铜、铁、硒、含硫氨基酸等参与，此外维生素C、E对自由基也有高度抑制作用。当营养不良造成机体缺乏上述物质时，体内抗氧化剂系统功能就会受损；②肺泡表面活性物质分泌减少：如前所述，营养不良时可导致肺泡表面活性物质的减少，肺泡表面活性物质不仅在降低肺表面张力方面具有重要作用，而且在清除进入肺泡的有害物质以及增强肺泡巨噬细胞吞噬功能方面也有一定作用，因此肺表面活性物质的减少势必造成肺泡非特异性防御功能的减退；③由于营养不良，蛋白质合成能力降低影响肺泡和支气管上皮细胞的再生和修复；④支气管纤毛运动功能减弱，细菌对支气管上皮细胞的附着性增强；⑤细胞免疫功能低下，表现为对李斯特菌的清除能力下降以及外周血中 T 淋巴细胞总数降低和机体对结核菌纯蛋白衍生物（PPD）反应性下降；⑥体液免疫功能下降：表现在血清和呼吸道黏膜各种免疫球蛋白水平减低，在呼吸道具有重要免疫功能的分泌型 IgA 水平的明显减少；⑦营养不良可导致补体系统活性和吞噬细胞功能降低。

【营养不良与电解质】

营养不良时对体内电解质浓度可产生一定影响，而一些电解质的浓度异常也可影响呼吸肌群的功能。低磷血症对红细胞代谢呈负性作用，减少红细胞对氧的运输功能，还可以影响骨骼肌功能而直接加重呼吸衰竭。机械通气的患者在纠正低磷血症后，可以增加跨膈压和提高膈肌的收缩力。因此维持正常的血磷浓度相当重要，特别是对准备脱离机械通气机的患者。低镁血症也可以引起呼吸肌群无力，所以在危重症患者中如使用利尿剂，应警惕利尿剂所致的低镁血症。此外，低血钾和低血钙也能使膈肌收缩力量进行性下降。一些微量元素和维生素的缺乏使肺对氧化损伤的发生和呼吸道感染的易患性增加，从而影响肺部感染的恢复和对抗生素治疗的效应。血清锌和铜的比例及维生素 C 的减少，将加重支气管炎的症状。

第二节　慢性阻塞性肺疾病患者的营养支持

慢性阻塞性肺疾病（COPD）的特征是慢性进行性气流受限，这种气流受限通常呈进行性进展、不完全可逆、多与肺部对有害颗粒物或有害气体的异常炎症反应有关。COPD 常伴有一些显著的肺外效应，这些肺外效应与患者疾病的严重性相关。COPD 的主要危险因素是大量吸烟，其次是环境空气污染（包括通风不良的厨房）和遗传易感性。COPD 可分为肺气肿型或粉喘型（pink puffer, PP）和支气管炎型或紫肿型（blue bloater, BB），肺气肿型患者常常体型消瘦，年龄偏大，有轻度低氧血症，但血细胞比容正常，在疾病的后期，会发生肺动脉高压。相反，支气管炎型患者体重正常或超重，低氧血症比较明显，血细胞比容升高，肺动脉高压发生较早。

严重的 COPD 患者常常伴有体重进行性下降，临床上称为"肺恶病质综合征"（pulmonary cachexia syndrome），这类患者往往有相对较高的病死率。研究表明，大多数患者中的营养状态情况与其 COPD 的基本病情密切相关。目前认为，对有肺恶病质综合征的 COPD 患者进行必要的营养支持，是 COPD 综合治疗中的重要组成部分。对稳定或重症 COPD 患者，也是必不可少的治疗措施，成功的营养支持可以显著地改善 COPD 患者的预后。

【肺恶病质在 COPD 患者中的发生机制】

COPD 患者的营养状态和体内肌肉组织的状态、功能和构成受多种因素的影响，包括年龄、活动、缺氧、代谢、炎症和药物（皮质激素）应用等，故 COPD 患者肺恶病质综合征的发生与发展是因人而异的。

1. 肌肉组织的减少　与年龄相关的体内肌肉组织的减少称为"肌肉贫乏（sarcopenia）"。成人期后随年龄增加，体内组织的结构可发生变化，瘦体组织呈进行性减少，而脂肪组织可逐渐增加。在肌肉组织内的非脂肪成分减少尤为显著，并伴有肌肉强度、力度静态和动态功能的降低。体内肌肉部分的变化能发生明显的效应，包括基础代谢率的下降和最大的运动能力的限制。在年迈的 COPD 患者中，考虑营养问题和治疗时，需注意年龄影响因素。

肌肉组织质量和强度的丧失并不是随着年龄增长而必然发生的，这些改变也可能与其生活和运动习惯相关。老年人如有良好的活动习惯，与不爱活动的人相比较，其肌肉质量和强度的下降相对较为缓慢。研究表明，老年人进行适度的训练可使肌肉的强度和构成得到改善。故体育活动也是肌肉蛋白合成的一个调节因素。但是 COPD 患者，由于其心肺功能受损，运动能力大大受到限制，这也成为肌肉萎缩的重要因素之一。

一般而言，骨骼肌为身体中无脂肪的组织，体重与膈肌的质量存在着密切相关关系。COPD 患者膈肌的重量明显低于其预计数值。COPD 患者呼吸肌群的质量下降，使生理功能受到严重损害。动物实验表明，膈肌重量的减少，伴随的最大吸气力量的下降与体重的降低成正比。

稳定期的 COPD 患者，如果无感染或右心功能衰竭，其前臂肌肉的细胞溶质和 pH 均正常。然而如果增加患者前臂的活动量，肌肉中的无机磷与肌酸磷酸的比率有异常的增加，这与 COPD 患者的肌肉氧化功能受损害相一致。可能与组织血氧量的下降有关，总之 COPD 患者的骨骼肌功能是异常的，尤其在急性加重期更为显著。

2. 体内代谢因素的改变　代谢因素的改变是 COPD 患者能量代谢的特征之一。正常老年人代谢率有所降低，而 COPD 患者肌肉组织的基础代谢率并无相应的下降。营养不良的 COPD 患者，与正常老年人相比较，其静息代谢率高于相应的预计值。这种高代谢状况与呼吸所需的氧量增加有关。体重降低的 COPD 患者，如给予营养支持和适当能量摄入，达到能量正平衡，可使患者获得氮正平衡，恢复其肌肉组织，从而使患者的体重增加。

当然，所有 COPD 病中，如出现肺恶病质综合征，不能单单用高代谢来解释。高代谢也不是 COPD 患者体重减少的惟一原因。

3. 组织缺氧　组织氧债（组织内氧化不足，dysoxia）可以解释 COPD 患者体重的下降。组织内氧释放（DO_2）和 VO_2 之间适当的平衡，才能使组织内氧合状态处于最佳状态。而 COPD 患者在体重下降时，组织内氧释放和氧耗量均可有异常表现。COPD 患者呼吸功的增加，可出现氧耗量的增加。在通气功能不全时，呼吸肌能量消耗的增加尤为明显。

COPD 患者中，氧释放量往往难以满足较高的氧耗量，尤其是肺气肿患者更为明显。正常情况下，安静状态下的氧释放量超过氧耗量。COPD 患者在适当的氧疗之后，运动耐力可有所改善，并有氧耗量的增加。

COPD 表现为肺气肿型（PP 型）的患者常有营养不良，这类患者常伴有弥散功能的下降。比较 PP 型与支气管炎型（BB 型）两类肺气肿患者的心脏功能可以发现，PP 型患者较BB 型有较低的心脏指数。此外，PP 型患者与 BB 型相比较，组织的氧摄取率即动-静氧分压差是增加的，以满足组织的能量需求。活动时 PP 型患者往往不能增加心排出量。有时尽管PP 型患者在临床上有较为正常的动脉血氧饱和度，但实际上氧释放功能是受损害的。通过对在 PP 和 BB 型患者的心脏和通气参数的研究，可以发现心脏因素而不是通气参数，能区分这两类不同的 COPD 患者，即 PP 型或 BB 型。PP 型患者心脏功能的降低，实际是一种代偿反应，可以使血液通过肺循环的时间延长，尽量使红细胞得到适当的氧合，以避免低氧血症。

研究表明，COPD患者在低氧血症时，周围和呼吸肌群中的肌酸磷酸和腺苷三磷酸（ATP）是缺乏的。如果氧供应得到改善，这些变化可以获得逆转。组织水平的能量供应受限可使代谢发生改变，有潜在的肌肉组织减少的趋势。稳定期COPD患者的前臂肌肉细胞内有机磷比例水平有异常地增加，随着运动量的增加，组织内的pH有异常的下降。

研究细胞内pH和ATP、磷酸肌酸（PCr）、无机磷的相对浓度，可测量局部组织的能量代谢。COPD患者表现有氧化代谢的改变和较为过早地出现无氧代谢。

COPD患者在活动时，由于通气量需增加，呼吸和非呼吸肌群的能量供应均需增加。为满足机体的能量供应增加，必须通过心排出量的增加来实现氧释放量的增加。但是由于COPD患者伴随的心脏功能受损，就难以实现氧供应量的增加。此种情况下，机体首先满足重要脏器的氧供应量和组织的需要，如心、脑、肾和呼吸肌群等，而周围其他组织可能出现氧和营养物质的功能性缺乏。这种现象在体重下降的COPD患者，尤其在PP型的COPD患者中特别明显，说明组织内氧缺乏对COPD患者的体重下降有着密切的关系。体内组织的氧缺乏通常伴有能量储存（ATP）和营养代谢功能的受损。

4. 感染因素   COPD患者全身炎性反应的过程，例如肺部感染的加重，也是体重下降的一个重要原因。以高代谢为特征的消耗过程中，多种炎性细胞因子，例如肿瘤坏死因子（TNFα）等，起了重要作用。单核细胞和巨噬细胞能产生肿瘤坏死因子。TNFα可以抑制脂蛋白酶的活性，且有产热效应。体重下降的PP型COPD患者，其体内TNFα的生成是增加的。TNFα的增加能解释肺恶病质综合征。对这类患者如进行适当的营养支持疗法，其TNFα的生成量可受到抑制。但也有人认为，COPD患者TNFα水平的增加是由于肌肉萎缩所造成的。而不是TNFα水平增加引起了肌肉萎缩。

此外，肺部感染后还能促使释放其他细胞因子，包括白介素-1和白介素-2，这些细胞因子有调节能量消耗的效应，以及氨基酸代谢和肌肉蛋白分解代谢。在肺恶病质的患者中，各种细胞因子均有增加，COPD患者的体重下降和高代谢效应与这些细胞因子密切相关。

5. 药物治疗   药物治疗也对COPD患者的体重调节起了重要作用。尤其是皮质激素可以抑制蛋白的合成，促使蛋白的分解代谢，从而导致严重的心肌萎缩。研究表明，皮质激素可使Ⅱ类肌纤维萎缩，并使肌肉耐力下降。COPD患者皮质激素的效应与剂量有关。大剂量的皮质激素（60mg/d）可使患者的呼吸肌群强度在2~4周出现下降，而且肌力的恢复相当缓慢。但是对较小的剂量（20mg/d）皮质激素对呼吸肌群的作用争论较大。研究表明，较小剂量的皮质激素对正常人的呼吸肌群无明显影响，而在COPD患者中仍可能降低呼吸和呼气肌群的强度。

COPD患者的循环血液中去甲肾上腺素（不是肾上腺素）的水平是升高的。吸入β受体兴奋剂是否会增加机体的代谢率尚未肯定。健康人口服β受体激动剂2周，其代谢率的增加小于8%。

6. 机体能量消耗增加   COPD患者由于呼吸道阻力增加和胸肺有效顺应性减低，使呼吸功和氧耗量（VO_2）增加，并且由于肺脏过度充气，使膈肌收缩效率降低。COPD患者每日用于呼吸的耗能为1 799~3 012kJ（430~720kcal），较正常人高10倍。VO_2的增加与气道阻塞程度即一秒钟用力呼气容积（FEV_1）呈负相关。提示COPD患者在确定能量需要时，应充分考虑到静息能量消耗（resting energy expenditure，REE）的增加。

近来应用无创伤性能量代谢研究方法，对稳定期COPD患者做了热量测定。安静状态下的患者24小时中能量消耗的主要部分为静息能量消耗，其中饮食相关的热量生成约占全部能量的15%。运动相关的能量生成随运动量大小而定，在活动量较小的患者中相对较低。

对许多 COPD 患者的代谢研究表明，其能量消耗的基础代谢率，高于由 Harris-Benedict 方程式（根据年龄、身高、体重和性别计算）推算的能量预计值为 10%～20%。能量消耗高于能量摄入的 10%～20%，可以解释 COPD 患者的体重下降。如果患者每日能量消耗高于摄入约 500kJ，那么预计在 1～2 年可丧失其体重的 10% 左右。COPD 患者中平均 FEV_1 为 1L 时，约 40% 的患者有高代谢率的表现，病情越严重，高代谢率的程度越明显，体重下降也越显著。代谢率的增加与呼吸肌群做功增加有关，COPD 患者病情进展时，由于通气做功增加，能量消耗也随之增加。因而，肺功能恶化的 COPD 患者，呼吸功必然随之增加。

所以，当能量消耗超过摄入食物中的能量时，也就是处于能量负平衡时，COPD 患者可出现体重下降。COPD 患者在急性加重期可有体重的降低，但是病情好转时体重即能恢复。而大部分患者其体重下降是逐渐发生的，甚至在病情稳定状态下也如此。一些体重下降的 COPD 患者的能量需要如果呈现异常增加时，这些患者的能量摄入则可出现相对的缺乏。

7. 胃肠道消化吸收功能障碍　由于长期缺氧、高碳酸血症、心功能不全、胃肠道淤血、以及长期使用广谱抗生素，胃肠道正常菌群失调，导致消化和吸收功能障碍。部分患者可由于心肺功能严重不全或进食活动受限，限制了营养物质和必需营养素的摄入。抗生素和茶碱等药物对胃黏膜的刺激也影响患者的进食。重症 COPD 患者由于咀嚼和吞咽问题可能对其呼吸类型发生影响，而使 PaO_2 降低。另外胃部的充盈可导致功能残气量（FRC）的减少，而增加呼吸困难。很可能 COPD 患者的下丘脑的食欲调节功能是异常的。某些较为严重的呼吸困难患者，其能量消耗可明显高于常规预计标准值，由于呼吸生理上的原因，通过口服增加其能量摄入往往较为困难。

8. 机体分解代谢增加　由于感染、细菌毒素、炎性介质、缺氧、焦虑、恐惧等因素引起机体内分泌紊乱，使之处于严重的应激和高分解状态，能量消耗和尿氮排出量显著增加。COPD 患者的大量排痰也是氮丢失的一个途径。有作者观察到机械通气患者排痰中的氮量相当于蛋白质 4.3g/d。

总之 COPD 患者，尤其是 PP 型患者在病程晚期，出现肺恶病质综合征的原因相当多，包括呼吸肌群代谢的增加，活动量减少，能量摄入受限，慢性细菌性感染和频繁使用皮质激素等。

【营养不良对 COPD 患者的影响】

1. 营养不良对肺气肿发病的影响　肺气肿的发生是由于肺组织损伤和修复之间的失衡所致。机体在高度应激和营养不良的共同作用下，可能会影响抗胰蛋白酶的产生。氧化剂可直接损伤肺结缔组织，加剧弹性蛋白酶引起的组织损伤。体内主要的抗氧化剂是超氧歧化酶和过氧化氢酶系统。铜是超氧歧化酶的辅助因子，铜严重缺乏可能会影响该酶的功能。铁的缺乏多伴有过氧化氢酶的功能障碍。另外一个重要的抗氧化剂是谷胱甘肽过氧化物酶。当硒缺乏时组织中谷胱甘肽过氧化物酶活性降低，使对氧化剂损伤的敏感性增加。各种自由基的清除剂在体内也起到抗氧化剂的作用。维生素 C 和维生素 E 对自由基有高度抑制作用，从而增强肺内抗氧化剂防御系统。

2. 营养不良对呼吸肌结构和功能的影响　营养不良时，膈肌重量减轻。在由弹性蛋白酶和饥饿所致的肺气肿动物模型中，膈肌重量的下降与体重有关，并且下降的比例一致，提示膈肌重量的减轻并不单纯是由于肺气肿本身，也与消耗性蛋白质能量营养不良有关。肺气肿患者膈肌的重量与体重的相关系数男女分别为 0.76 和 0.77。呼吸肌群具有足够的收缩力和耐力是保证正常通气所不可缺少的条件。营养不良时通过减少对能量底物的利用率来改变肌纤维的结构，从而损害了肌肉的功能。呼吸肌的收缩不断消耗营养底物，因此呼吸肌肌力明显受营养状态的影响。影响呼吸肌耐力的主要因素是呼吸肌纤维类型的分布和呼吸肌能量的供需平衡。当呼吸肌的能量消耗超过能量供应时，其耐力将随之下降。

3. 营养不良对通气功能的影响　营养不良对呼吸系最显著的影响是减少维持正常通气的动力，主要影响呼吸中枢和呼吸肌。营养不良使呼吸肌群的储备能力下降。COPD 伴营养不良者其最大吸气压（MIP）、最大呼气压（MEP）、最大通气量（MVV）和肺活量（VC）更加明显降低。肺—氧化碳弥散功能（DLco）也明显受损，与体重下降程度明显相关。COPD 患者的理想体重（%PIBW）与 FEV_1、DLco 和 MIP 高度相关，与 $PaCO_2$、VO_2 呈负相关。COPD 患者营养良好组 FEV_1 的下降为 104ml/年，而营养不良组下降率为 145ml/年。营养不良还影响通气驱动力，降低呼吸中枢对缺氧的反应。对于依靠缺氧刺激而维持通气的 COPD 患者，营养不良可使机体对缺氧的反应能力下降。COPD 患者呼吸肌肌力和耐力减低，加之中枢对通气的驱动能力下降，造成通气功能严重受损。当 MIP < 4.9kPa（1kPa = 7.5mmHg）时，动脉血二氧化碳分压（$PaCO_2$）开始升高；当呼吸肌肌力较正常减低 30% 时，可发生高碳酸血症性呼吸衰竭。

4. 营养不良对肺防御和免疫功能的影响　营养不良可严重损害肺的防御和免疫功能。如 COPD 合并呼吸衰竭的患者皮肤 PPD 试验的阳性率低于正常人。营养不良的 COPD 患者在发生呼吸衰竭时，进行机械通气治疗后，发生通气机相关肺炎的几率大大增加。其原因有：① COPD 合并营养不良者，体内抗氧化保护机制受到损害，尤其在缺乏含硫氨基酸、铜、硒和维生素者更加明显；②肺泡表面活性物质分泌减少，并常与具有保护功能的抗氧化酶水平的减低相平行；③影响肺泡和支气管上皮细胞的再生和修复，从而增加感染的机会；④支气管纤毛运动功能减弱，细菌对支气管上皮细胞的附着性增强；⑤损害细胞免疫功能，尤其损害 T 淋巴细胞的功能；⑥影响体液免疫功能，使血清免疫球蛋白水平减低，同时还使免疫球蛋白的更新能力受损，由于影响呼吸道上皮细胞再生，致使分泌型 IgA 减少；⑦补体系统活性降低和吞噬功能减低。

5. 营养不良对 COPD 患者预后的影响　COPD 患者中，哮喘型患者的营养不良是临床上一个重要问题。研究表明，1/4 以上的稳定期 COPD 患者，体重低于理想体重。如果营养不良状况加重，可伴有气道阻塞症状的恶化，住院 COPD 患者中，50% 以上的患者有营养不良的表现。COPD 患者营养不良也是死亡的重要原因之一。而且这种营养不良所致的高病死率，与 COPD 患者的气道阻塞程度无关。呼吸肌肌群功能和力量的下降，以及对感染的易患性，常为营养不良的后果。由于 COPD 患者中营养不良常见，而且直接威胁到患者的生存。有人发现 COPD 患者出现体重进行性下降后，其平均寿命仅为 2 年。

【COPD 患者营养状态的评价】

1. 身体形态的测量营养状态的评价　主要是通过对人体的测量和有关实验室指标来反映身体组成的变化和功能。目前评价 COPD 患者的营养状态主要有两项特异的指标：①理想体重的百分数（percent ideal body weight，PIBW）：体重是营养状态的综合性指标，可从身高与理想体重表中查出"理想值"。理想体重百分率（%）=（实测体重/理想体重）×100%；②无脂肪组织指数（fat-free-mass index，FFMI）：流行病学调查证明，COPD 患者的体重营养参数指标，可以预测疾病的严重程度及病死率。体重小于90%理想体重的患者与正常人或体重大致正常的COPD患者相比较，其五年病死率较高，而且与肺功能的严重程度无关。尤为明显的是，体重下降的负效应，即使对轻度气流阻塞的COPD患者（$FEV_1 > 46\%$预计值），也会产生重要影响。所以PIBW <90%是COPD患者预后不佳的重要指标。

第二项评价COPD营养状态指标是利用生物电阻抗分析（bioelectric impedance analysis, BIA）来测定FFMI。全身机体能以一种两室模式的形式，而分为两大部分：一为脂肪组织、二为非脂肪组织（肌肉）。BIA应用时，将电极放于身体单侧的手和足上，测定总体阻抗。BIA理论上把身体假定为一系列的圆柱体所组成，其电阻抗由圆柱体的长度和面积所决定。在人体，体内水分和电解质可以传导电流，由于体内的水分和电解质主要集中在体内肌肉组织，故人体的高度，对电流的阻抗以及肌肉组织的形式之间存在着某种数学关系。由于BIA技术简便、安全、价格低廉并具有重复性，故能应用营养不良的人群，作为评价营养状态的一项可靠的营养指标。

在COPD患者中，应用BIA技术测定FFM，FFM与预计PIBW之比为FFMI，在COPD患者中，可以发现63%的女性和67%的男性患者伴随有运动能力的降低，其中部分患者体重为正常（PIBW为90%~110%），另一部分患者体重下降（PIBW <90%）。这表明，机体组成的类型不同可伴有不同的生理功能。例如，COPD患者出现体重下降，体内脂肪明显消耗，对运动耐力也会产生不利的影响。但是，如患者出现肌肉组织的消耗则可能更为有害。

其他人体测量技术也可以用于评价COPD患者的营养状态，包括三头肌皮肤皱褶厚度（TSF）、骨骼宽度、身体各部位的周径。其中以TSF和上臂周径为常用。应用分类测量的回归方程可以推断机体的密度，以测量全身的脂肪。应用两室模型，FFM可由人体测量得到的脂肪组织和全身体重之差来决定。与生物电阻抗分析相比，人体测量所得到的FFM值稍高。现将这些人体测量技术简述如下：

（1）三头肌皮肤皱褶厚度（TSF）　反映人体脂肪储备情况。其实测值占群体理想值（男为12.5mm，女为16.5mm）的百分比，可作为评估营养不良程度的参考指标之一。

（2）臂肌围　大体上能反映人体主要瘦体组织（肌群）的情况。需从已测的臂围及三头肌皮肤皱褶厚度推算。

$$臂肌围 = 臂围 - [0.314 \times 三头肌皮肤皱褶厚度]$$

（3）肌酐指数　人体24小时肌酐排泄量大致与瘦体组织多少相关。实测24小时尿肌酐（mg）/患者理想值（mg）×100%即为肌酐指数（%）。

（4）内脏蛋白与血浆蛋白包括多种转换率很高的蛋白质，它们虽只分别占总体蛋白的11.5%和2.3%，因其在维持内脏功能中不断更新，必须及时得到补充。具体的指标有：①血清白蛋白：低于35g/L，提示内脏蛋白空虚，但因其半衰期长，不能及时监视营养变化和治疗效果；②血清转铁蛋白：其半衰期为4~5天。能较血浆白蛋白敏感地反映内脏蛋白动态，正常值为2~4g/L；③血清前白蛋白及维生素A结合蛋白，这两种蛋白质都能快速反应营养缺乏的动态和营养支持的效果，在评估营养状况时，可作内脏蛋白质储备状态的指标。但是在营养不良的COPD患者中，有时这些指标不出现异常的改变，故常规测定意义不是很大。

（5）免疫功能低下　营养不良会使患者的免疫功能受累。常用指标：①淋巴细胞计数：其标准值为1.2×10^9/L，可以用患者的实际淋巴细胞数占其标准值的百分数评估营养不良的程度；②迟发型皮肤过敏试验：在蛋白质缺乏者此试验的皮肤反应明显减弱，甚至阴性，常用的抗原有结核菌素纯蛋白衍生物（PPD，5TU/ml），链激酶和植物血凝素（PHA）等。

由于假定人体内脂肪是均匀分布的，故上述人体测定价值受到一定的限制。在老年COPD患者中，该项测量可能为不正确的，因为这些患者的脂肪常沉积于躯干部位。然而人体测量法对评价COPD患者的营养状态仍然是有用的，因为该法不仅仅用体重来监测营养状况，而且也能鉴别营养效应的不利一面。COPD患者体重增加可能是有益的，但是如果体重增加仅仅是脂肪组织的增多，那也许反而不利。在COPD患者康复治疗过程中，详细的人体测量技术可以提供有价值的资料。

2. 肌肉生理研究　体重、人体测量、生物电阻抗和血清白蛋白测定可以大致评价COPD患者机体组成状况（脂肪组织、肌肉组织及内脏蛋白储备）。如果要进一步评价COPD患者的营养状态，则需要应用更为复杂的"功能"测定技术。

COPD患者的营养状态和呼吸肌群的功能存在着一定的关系。营养不良时，呼吸肌群的肌力和最大通气量可有明显的降低，如增加能量摄入则可以恢复患者的呼吸肌群肌力和最大通气量。蛋白质和能量营养不良时对肌肉功能的影响，包括肌肉收缩功能的降低和易发生肌肉疲劳。

肌肉收缩功能的降低，也与肌纤维形态和参数相关。骨骼肌有蛋白合成和分解的特征，当有蛋白质-能量营养不良存在时，可出现典型的分解代谢。在有蛋白质和能量营养不良的动物模型中，膈肌会出现特征性的变化，膈肌纤维的频数可保持不变，但是Ⅱ型纤维出现萎缩，肌纤维强度也减少。在蛋白质和能量营养不良时，细胞内电解质消耗，包括钙、镁和磷的消耗，也会影响呼吸肌的功能。所以在营养不良的COPD患者中，肌肉强度特征性的降低可用来作为评价营养状态的指标。临床上营养不良研究中，主要集中在拇收肌，这与尺神经易于用于神经刺激试验有关。

低频率刺激时，拇收肌仅出现抽动，只产生较小的最大肌力的百分比。刺激大于20Hz，肌肉出现强直，50Hz产生最大肌力。营养不良时，较高刺激频率（50Hz）所产生的肌力降低，并伴有肌耐力的缩减。呼吸肌群（如膈肌和胸锁乳突肌）对电刺激也可产生同样的神经生理效应。COPD患者在营养不良时与正常人相比较，胸锁乳突肌可在较短的时间内出现疲劳。如果对这类COPD患者进行3个月的营养支持疗法，上述效应可以逆转。研究表明，营养不良时，COPD患者的呼吸肌群比非呼吸肌群更易受到累及。但是，在评价营养状态时，应用神经肌肉刺激法的仪器和技术设备限制了其广泛应用。实际上，一项简便的神经生理测量方法是应用最大肌力强度随意测定。例如握力计或呼气压力和吸气压力。

握力计测定比其他营养状态的评价方法，如三头肌皮肤皱褶或白蛋白测定。而且握力计测定可用作营养治疗和康复锻炼效果系列观察指标。

3. 营养状态评价的局限性　COPD患者中营养状态的评价，与呼吸肌群强度的关系，有时难以判断。这与下列原因有关：

（1）COPD患者的肌肉质量评估较难，标准方法是测定24小时尿肌酐。这项检测需要饮食控制和细致地收集尿标本，对门诊患者来说相当不现实。另外，其他较为实用的指标，如体重或臂部肌肉周径，与尿肌酐指标之间的相关性较差。

（2）COPD患者伴有气流阻塞时，过度充气可以损害患者的吸气肌群。这样在体重下降、过度充气的患者中难以直接判断营养状态、吸气肌群功能、起主要损害作用的因素等。然而过度充气并不损害呼气肌群，因而呼气肌强度的降低可作为肌肉功能测定的最好指标。虽然受到这些限制，但仍然能发现COPD患者经营养支持疗法，其呼吸功能随着体重的增加，可有明显的改善。故在 COPD 的康复治疗中，应用吸气和呼气肌肉强度测定方法，做连续系列观察，仍可适当的评价 COPD 患者营养状态和活性功能的改变。

测定患者的免疫状态，是第二项评价营养状态的"功能"指标。蛋白质-能量营养不良时可对细胞免疫功能造成部分损害。细胞免疫功能的异常包括对常见抗原缺乏延迟皮肤超敏反应、淋巴细胞总数减少等。COPD 患者营养不良时，这些"标记"均有异常改变，而营养状态改善后可恢复。

上述肌肉强度或免疫功能测定，如作为营养状态的功能评价指标，有一定限制，原因与这两项功能指标受多种因素影响有关。T 细胞功能的改变与年龄、皮质激素的应用、慢性感染和营养不良均有关系，而 COPD 患者中上述所有因素都参与了调节。

由于上述指标没有任何一项能全面的反应患者营养的状态，所以只有对上述指标进行全面的综合性分析才能揭示出患者营养状态的特征。有的营养学家将营养不良分为三类：

（1）蛋白质营养不良　部分 COPD 患者常因感染等因素，病情急剧加重，出现呼吸衰竭或多脏器功能衰竭，如未及时给予合理的营养支持，则患者常因高分解及营养摄入不足，而陷入蛋白质营养不良。尽管此时患者的外表和人体测量值均在正常范围之内，但反映内脏蛋白丢失的指标及淋巴细胞已偏离正常范围。

（2）蛋白质-能量营养不良　这是慢性肺疾病患者最常见的营养不良。其临床特征与上述蛋白质营养不良相反，人体测量值低于正常值，但血液蛋白质仍在正常范围，临床营养不良的表现也多显而易见。

（3）混合型营养不良　具有上述两型营养不良的特征。此时患者体内蛋白质、脂肪储备空虚，常伴有多脏器和系统功能损伤，因而会降低患者生存率。以 COPD 患者为例，慢性迁延期的营养不良者多为蛋白质-能量营养不良。

综上所述，目前对 COPD 营养状态的评价，首先做常规系列体重监测。如出现体重进行性下降或 PIBW 小于 90% 应视为高度危险人群，应做进一步研究和处理。体重下降常有最大运动能力的降低。此时应用电阻抗或类似的方法去测定肌肉组织的状态，可以发现患者肌肉组织的缺乏。生物电阻抗或人体测量指标，可与肌力或免疫功能的检查相结合，来评价康复治疗或营养支持的效果（表4-9-1）。

【COPD 稳定期患者的日常饮食与营养】

综上所述，在 COPD 稳定期，患者对营养的需求主要受疾病状态、氧疗、药物、体重和急性的体液变动等因素影响。为了维持和恢复 COPD 患者的肺

表 4-9-1　COPD 患者营养状态的评价

（一）身体形态的测量

1. 体重（% 理想体重）

2. 身体状态的测定

　①生物电阻抗分析（无脂肪组织指数）

　②人体测量

　③肝脏合成蛋白的测定

（二）功能分析

1. 免疫指标

　①T 细胞指数

　②皮肤超敏反应延迟

2. 肌肉生理研究

　①神经生理研究

　　a. 拇指内收肌

　　b. 胸锁乳突肌

　②临床评价

　　a. 握力计

　　b. 呼吸肌群力度（最大吸气压力和最大呼气压力）

功能、肌肉力量、免疫功能，每天的蛋白质摄入量应在每千克体重 1.2～1.7g。蛋白质、脂肪、碳水化合物提供的能量比例分别占 15%～20%、30%～45%、40%～55%，这样的比例有利于维持合适的呼吸商。提供充足但不过量的能量是营养治疗的长期目标。COPD 患者可能合并心血管疾病、肾病、癌症、糖尿病等，这些疾病影响了食谱的总热量、营养的比例和食物种类的制定。

在 COPD 稳定期，患者对维生素和矿物质的需要量主要受疾病状态、其他并发症、治疗药物、体重状态、骨密度等影响。未戒烟的 COPD 患者应额外的补充维生素 C，研究表明患者每天吸烟一包需要增加 16mg 维生素 C，而每天吸烟两包需要增加 32mg 的维生素 C，才能维持正常的维生素 C 血液浓度。

COPD 患者，电解质尤其是镁和钙在肌肉的收缩和舒张中有重要作用，因此电解质的摄入量至少应该在膳食营养素推荐的范围内。镁和磷是 ATP 代谢的辅助因子，因此在接受积极的营养支持治疗的患者，应该监测它们的水平。COPD 患者常存在骨密度降低或骨质疏松，双能 X 线吸收法是测定骨密度的最佳方法，据此检查结果决定患者的营养和运动方案，另外结合患者的营养史和糖皮质激素的用药史，决定是否需要补充维生素 D 和维生素 K。COPD 患者如果合并肺动脉高压和液体潴留，则需要限制钠和水的摄入，同时结合利尿剂的用量，增加饮食中钾的摄入。

营养治疗和教育对 COPD 患者有重要作用。首先要调整患者的膳食食谱。适量运动、补充液体和易咀嚼的食物纤维可以增加胃肠道的活动。当胃肠胀气时，应该限制饮食中与产气相关的食物。应该采取一些特定有效的措施，如餐前休息、提供少量富含营养素的食物、避免在进餐时服用祛痰药等，增强患者的食欲、提高进食量、减少准备膳食和进食时的乏力，对于大多数患者，餐时吸氧、细嚼慢咽、多参加社会交往可以增加饮食量、营养代谢和快乐感。为了避免误吸，要保持好呼吸和吞咽的顺序及坐姿。对于活动受限的患者，应该有人帮助采购食品和准备膳食，有条件的情况下，一些社区可以提供集体餐或送餐，这部分患者可以利用这些社区资源，改善饮食和营养。一些 COPD 患者，可以经口或胃管补充肠内营养，但这可能增加给患者的焦虑感、工作量和费用。随着肠内营养的补充，患者的营养状态会逐渐转好，但如果停止肠内营养，患者的营养状态又会恶化。夜间经胃管进食的患者有发生误吸和其他不良反应的可能性。

【COPD 患者营养支持的方法】

1. 营养支持实施

（1）能量供应　能量是生命的基础，其需要量的计算可根据患者的性别、年龄、身高和体重先估算基础能量消耗（BEE），再从患者的疾病状态和活动计算其附加值。一般从临床营养学考虑，可用 Harris-Benedict 公式计算：

男性所需 BEE：每日所需能量（kJ/d）=［66.47＋5.0×身高（cm）＋13.75×体重（kg）－6.76×年龄（岁）］×4.184

女性所需 BEE：每日所需能量（kJ/d）=［655.1＋1.85×身高（cm）＋9.56×体重（kg）－4.68×年龄（岁）］×4.184

然后根据 BEE 计算患者的每日能量供应：

每日能量供应（kJ/d）= BEE×C×1.1×1.3

式中 C 为校正系数，男性为 1.16，女性为 1.19。1.1 为使患者的体重下降得以纠正，应增加的 10% BEE。1.3 为轻度活动系数，如果卧床则为 1.2；中度活动系数为 1.5；剧烈活动为 1.75。

（2）营养补充的途径　对缓解期的 COPD 患者可采用经胃肠道营养治疗，以口服营养物质为主的方案。口服补充营养符合正常的生理机制：①口腔服用可促进胃肠道的消化腺的分泌，有助于营养物质的吸收；②可直接提供肠黏膜所需的营养物质，维护其功能；③在重症 COPD 患者中可减少应激性溃疡的发生和胃肠道出血的可能，对某些口服困难的呼吸衰竭患者可采用胃管进行营养补充治疗，少数患者需应用短期静脉营养支持疗法，通过静脉滴注脂肪乳和氨基酸获得营养。

（3）营养支持的理论和临床应用　COPD 患者因慢性或急性呼吸衰竭可导致高碳酸血症，其治疗目标之一为降低 $PaCO_2$ 水平。理论上，通过增加 CO_2 的排出或减少 CO_2 的生成即可达到这一目的。但对已有肺功能受损的 COPD 患者则难以用增加通气的方式来实现。因而可以应用降低 CO_2 生成的方式来实现。营养物质的结构成分能影响 CO_2 生成和呼吸驱动力。所以，对 COPD 患者的营养支持时需考虑到营养物质的组成和对气体交换的影响。

1）呼吸商（respiratory quotient，RQ）的气体交换　大量营养物质如蛋白质、脂肪和糖类转化为能量的过程中，氧被消耗，并生成二氧化碳（CO_2）。CO_2 生成量和氧耗量之比称为呼吸商（RQ）。糖类、脂肪和蛋白质产生的 RQ 分别为 1.0、0.7 和 0.8。在氧耗量一定的情况下，糖类代谢而产生的 CO_2 多于脂肪或蛋白质所产生的 CO_2。脂肪代谢产生的 RQ 最低。通常混合食物的 RQ 为 0.85。

2）糖类与脂肪　COPD 患者因呼吸衰竭可发生 CO_2 潴留和血氧分压降低，治疗的目的之一是降低血液中 CO_2 水平。进食时如适当增加脂肪并降低糖类的含量，则能减少 CO_2 生成和 RQ，从而降低通气的需求。这一机制对 COPD 患者，尤其对因高碳酸血症而发生呼吸衰竭患者，以及对需要脱离通气机的患者特别实用。

气道疾病的患者中，如给予大量糖类食物可增加 CO_2 生成和气体量。正常人如果消耗大量的糖类，也能使潮气量、肺部通气、肺泡通气、CO_2 生成、氧耗量和呼吸交换率发生显著的增加。此外，稳定期的肺部疾病患者，给予负荷量的糖类，观察到每分钟通气量、RQ、CO_2 生成和氧耗量有显著的增加。如果 COPD 患者已有 CO_2 潴留，那么给予糖类食物后则可以使 $PaCO_2$ 明显上升。

Brown 等观察了 15 例稳定期的慢性阻塞性肺病（COPD）患者一次给予 3 849kJ（920kcal）液体的糖类，并与患者本人不同日期进食一般食物相比。结果发现，进食高糖类时，每分钟氧耗量（VO_2）和每分钟二氧化碳产生量（VCO_2）分别增加 10% 和 20%，动脉血 $PaCO_2$ 正常与高碳酸血症的患者每分钟通气量分别增加 25% 和 14%。

3）蛋白质　给予足量的蛋白质对于合成代谢相当重要，但应避免过度摄入蛋白质。虽然进食蛋白质对 CO_2 生成无明显影响，但是摄入蛋白质可以使通气驱动机制负荷增加。正常人中高质量的蛋白质饮食能刺激呼吸驱动力和增加每分钟通气量。呼吸驱动力的增加，表明患者能对刺激物起反应，这种反应可能是有益的。然而，如果患者不能对刺激起反应，而使每分钟通气量增加，那这种刺激只能增加呼吸功并使患者产生呼吸困难。

（4）配方组成成分的原理　肺部疾病营养支持的配方有特殊要求，以益菲佳（pulmocare）为例，益菲佳是美国一公司生产的一种特别为肺部疾病患者设计的液态营养物质，具有高能量、高脂肪、低糖类的特征，临床应用后能明显减少患者的二氧化碳生成。可用于全部或部分营养支持疗法。益菲佳的能量分布，16.7%来自蛋白质，55.1%来自脂肪，28.2%为糖类。1ml益菲佳能产生6.276kJ（1.5kcal）能量，每罐容量237ml，可生成1485.32kJ（355kcal）。如每日服用4罐，则能获得5941.28kJ（1420 kcal）能量，并且可满足机体对24种维生素和矿物质的需要。益菲佳适用于成人及4岁以上的儿童。

临床上应用时，患者可口服或采用胃管注入的方法。益菲佳有多种水果香味（如香草、草莓等），如经冷藏可增加其口感。如采用胃管注入的方法，则需要根据患者的病情和耐受程度，来调节滴速、入量和进行适当的稀释。

每罐益菲佳成分：蛋白质14.8g，脂肪22.1g，糖类25.0g，维生素A、D、E、K、C、B_1、B_2、B_6和B_{12}适量，还包括叶酸、烟酸、胆碱、辅酶R、泛酸、钠、钾、氯、镁等多种微量元素。

1）益菲佳的能量和摄入　益菲佳中一半以上的能量（55.1%）来自脂肪，脂肪混悬液由多不饱和、单不饱和及饱和脂肪酸平衡混合后所组成。高脂肪、低糖类饮食由于使CO_2生成减少，故可以降低通气需要。肺功能边缘状态的患者，如进食高糖类饮食可导致呼吸衰竭。益菲佳是专门为呼吸功能不全的患者而设计的一种饮食。

与目前常用经肠营养物质相比较，益菲佳具有明显的低糖类的特征，临床上给COPD伴呼吸功能不全的患者使用后，可以显著地减少CO_2生成和降低RQ。应用糖类较低的益菲佳，理论上其呼吸商为0.80，而糖类适中的饮食，RQ为0.87；高糖类饮食RQ为0.93。服用益菲佳后生成4184kJ（1000kcal）能量所产生的CO_2为174.85L，而服用安素（ensure）生成4184kJ（1000kcal）能量，所产生的CO_2为186.46L，如应用Vital HN，产生同等热量时生成的CO_2高达196L。CO_2生成的减少必然会降低肺部排出这些CO_2的所需通气量。对患有呼吸功能不全的COPD患者而言，这种效应尤为重要，因为这些患者不能通过增加肺泡通气来排出这些过多的CO_2。

对COPD患者而言，过多的糖类和过高的能量都是不利的。COPD患者的能量摄入应该接近于其能量需要。进食过多可导致脂肪生成，并使CO_2生成增多及RQ增加。每个患者应根据其每日活动量和病情变化，适当调节所需热卡。

2）脂肪　益菲佳提供的能量大都来自脂肪，故能减少CO_2的生成量和增加能量摄入。益菲佳中的脂肪能携带机体所需的脂溶性维生素和防止必需脂肪酸的缺乏。对人体而言，亚油酸、亚麻酸和花生四烯酸为必需的脂肪酸。益菲佳的营养成分能提供这三种必需脂肪酸。益菲佳中的脂肪成分中20%为中链三酰甘油。这种三酰甘油易被肠道吸收，并不需胆酸乳化，故比长链脂肪酸易被组织利用和吸收。益菲佳中21%的脂肪混悬液为玉米油和高油酸红花油，具有低胆固醇、高不饱和脂肪酸的特征，胆固醇含量<25mg/L。其余脂肪混合物为乳化的大豆磷脂。

3）糖类　1401.64kJ（335kcal）益菲佳中含25g糖类。每日消耗2970.64～5941.28kJ（710～1420kcal）的益菲佳内所提供的糖类足以防止产生酮症和组织蛋白的分解代谢。益菲佳内的糖类，46%为水解玉米淀粉、54%为蔗糖，两者易消化和吸收。益菲佳内无乳糖，可以被不耐受乳糖的患者应用。

4）蛋白质　益菲佳能提供足够的蛋白质来保证机体合成代谢。但其蛋白质水平并不过量。虽然蛋白质对CO_2生成量无明显影响，但较高的蛋白质饮食能使呼吸驱动力增加，这样可以对已有呼吸功能不全的COPD患者造成损害。益菲佳中的蛋白质水平经计算能促进合成代谢和维持机体的肌肉组织。

5）维生素和矿物质　益菲佳含有机体所需的无机盐和维生素。每日服用定量的营养物质，能满足成人的无机盐和维生素需要。

（5）应用益菲佳对 COPD 患者的营养支持　北京协和医院呼吸内科应用益菲佳对 30 例 COPD 患者进行夜间营养支持治疗，观察了益菲佳对 COPD 患者二氧化碳生成量、氧耗量、呼吸商、每分钟通气量和肺功能等的影响，结果如下：

1）呼吸商（RQ）　在营养支持治疗前，益菲佳组和对照组的呼吸商分别为 0.92 ± 0.07 和 0.91 ± 0.07，两组呼吸商无显著性差异。营养治疗 3 周后重复测定呼吸商，益菲佳组为 0.83 ± 0.06，较营养支持治疗前显著降低（$P < 0.05$）。对照组为 0.90 ± 0.05，显著高于益菲佳组。

2）二氧化碳生成量（VCO_2）　益菲佳组和对照组患者进行营养疗法前，两 VCO_2 无显著性差异（$P > 0.05$），分别为（308 ± 36）ml 和（295 ± 37）ml。3 周后益菲佳组的 VCO_2 是（269 ± 37）ml，与营养支持之前相比有明显降低（$P < 0.05$）。而对照组的 VCO_2 基本保持在以前相似的水平，为（301 ± 41）ml。两组间的 VCO_2 则产生了明显差异（$P < 0.05$）。

3）氧耗量（VO_2）　营养支持治疗前，益菲佳组和对照组的氧耗量分别为（358 ± 46）ml 和（347 ± 59）ml，两组氧耗量无显著性差异。营养治疗 3 周后重复测定氧耗量，益菲佳组为（324 ± 37）ml，较前明显降低（$P < 0.057$，对照组为（353 ± 42）ml，显著高于益菲佳组。

4）每分钟通气量（VE）　益菲佳组和对照组患者在进行营养疗法前，两组的 VE 无显著性差异（$P > 0.05$），分别为（12.5 ± 2.8）L/min 和（11.6 ± 2.3）L/min。营养支持 3 周后益菲佳组的 VE 是（10.2 ± 1.9）L/min，与营养支持之前相比有明显降低（$P < 005$）。而对照组的 VE 基本保持在以前相似的水平，为（12.1 ± 2.4）L/min。两组间的 VE 则产生了明显差异（$P < 0.05$）。

5）第一秒用力肺容积与预计值的百分比（FEV_1 占预计值%）　益菲佳组和对照组患者在进行营养疗法前，两组的 FEV_1% 无显著性差异（$P > 0.05$），分别为（36.4 ± 12.0）% 和（38.6 ± 11）%。三周后两组的 FVE_1% 均有不同程度的改善，益菲佳组的 FVE_1% 升至（47.8 ± 9.2）%，对照组上升到（42.3 ± 10.8）%。但益菲佳组的 FEV_1% 的改善程度明显高于对照组（$P < 0.05$）。益菲佳组的患者接受营养治疗以后，呼吸肌群营养状况得到了改善，呼吸肌力亦有明显增加，表现在通气功能改善，FEV_1% 增加较为显著。

研究表明，在 COPD 患者中应用益菲佳进行营养支持，益菲佳比常规普通饮食更有临床应用价值。COPD 合并高碳酸血症的患者中应用益菲佳，可以使 VCO_2 下降，$PaCO_2$ 水平降低，RQ 低于 0.87。益菲佳还可降低氧耗量和每分钟通气量，增加 FEV_1%。这说明高脂类含量的益菲佳，对低氧与 CO_2 潴留的 COPD 患者十分有益。

2. 其他营养支持的临床试验　研究表明，口服营养物质支持疗法，可使 COPD 患者体重增加，所测试的肌群，尤其是呼吸肌群的肌力可得到增加，患者体重增加较前明显，但仍小于 5kg。文献报道，对营养不良的 COPD 患者，通过胃管进行经肠营养治疗，随机、安慰剂对照研究表明：16 天的营养支持疗法之后，患者体重增加显著；最大呼吸压力和平均持续吸气压力也有明显改善。此外，也有报道对严重营养不良的 COPD 患者（体重 <85% 预计理想体重），进行夜间经肠营养支持疗法，疗程为 4 个月，并保证适当的能量摄入，每日能量为所计算的安静能量消耗两倍以上。平均体重增长也仅为 3.3kg（6% 的体重基础值），而且体重增长部分大都为脂肪组织。治疗组与对照组相比较，生理功能无显著差别。

以上临床研究表明，对 COPD 患者，在疾病进展和体重下降的情况下，进行适宜的营养支持是有益的。尽管有的疗效并不十分肯定，但是 COPD 患者体重的增加或稳定有可能改善肌肉强度。蛋白质-能量补充营养治疗的效果也支持高代谢率为进行性恶病质的一个重要原因。如上所述，COPD 患者中出现的肺恶病质综合征，其原因是多方面的。故对有肺恶病质综合征的 COPD 患者，必须进行全面的综合康复治疗，营养支持为其中重要组成部分。但是仅仅是营养支持，对有肺恶病质的 COPD 患者是远远不够的。

3. COPD 患者营养支持疗法的局限性　对伴有肺恶病质综合征的 COPD 患者，进行营养支持疗法，受到多种因素的限制。COPD 患者常伴有胃肠道症状，因而可限制能量吸收。常见主诉有：腹胀、饱满和餐后呼吸困难。这些症状的病因为多种因素，包括消化性溃疡、药物的不良反应（如茶碱类制剂）或因肺气肿而导致膈肌和胃的位置异常。饮食相关的氧合血红蛋白去饱和，也能限制能量摄入。饮食后血红蛋白去饱和，主要与某些在安静状态也有低氧血症的 COPD 患者有关。

加强营养治疗，增加能量摄入，有时也不能保证 COPD 患者的肌肉组织复原。这与能量失衡只是 COPD 患者的肌肉组织消耗的一个因素有关。动物实验表明：体重下降25%的动物，虽经营养支持治疗，然而膈肌的肌组织萎缩并无明显改善，只有在加用一种合成代谢激素，如生长激素，膈肌肌肉组织可以得到恢复。但生长激素的应用仍仅局限于临床研究。

4. COPD 患者营养支持疗法的建议

（1）注意营养物质的能量　对 COPD 患者加强营养支持必然伴有基础代谢的增加，这与能量摄入后的产热效应有关。能量氧化和储存的基础化学计算表明：能量摄入的组成形式可影响 CO_2 生成（VCO_2），并进而影响通气的需求。如上所述，摄入较多的非蛋白质类似脂类为基础的热量，COPD 患者能减少 CO_2 生成和降低通气需求。

对因呼吸衰竭而进行通气机通气治疗的患者，比较产生同等能量的糖类和糖类及脂肪混合物的代谢效应，脂肪混合物可产生较少的 CO_2。如果应用糖类的量，在显著超过患者的能量需要（>1.5倍 REE）时，VCO_2 会明显增多。研究表明：在呼吸衰竭的患者中，糖类的摄入能量为 $1 \times REE$ 时，VCO_2 平均增加15%；如达到 $1.5 \times REE$，则 VCO_2 增加33%；当达到 $2 \times REE$ 时，VCO_2 可增加54%。如果将摄入能量控制在 $1.3 \times REE$，此时改变脂肪与糖类的比例（40%、60%、75%的糖类），VCO_2 则改变不大。

（2）注意营养物质的组成和效应　COPD 患者在摄入 3849.28kJ（920kcal）的糖类食物，餐后的运动功能可出现明显的下降。如果摄入脂肪比例较高的食物，其餐后运动功能降低的程度较小。

蛋白质的摄入可通过改变呼吸的化学感受器（通气驱动力），而影响 COPD 患者的通气功能，临床上有增加患者对低氧血症和高碳酸血症的通气反映。研究表明支链脂肪酸在蛋白质调节通气驱动力方面起了重要作用。通过竞争性运输血脑屏障中的底物，氨基酸的摄入可以影响中枢神经系统的神经传递物质。但是，临床上试用支链氨基酸来增加患者的呼吸驱动力并没有取得明显的功效。

营养缺乏的患者，常给予静脉注入脂肪乳，可提供必需脂肪酸以及能量来源。在某些情况下，静脉滴注脂肪乳也可以对肺部气体交换产生一定的影响。正常人中，静脉应用脂肪乳后，在安静状态和较大运动量的情况下，常伴有肺弥散容量的下降。这种效应可能影响 COPD 患者的氧合作用并加重病情，故在使用中需注意静脉滴注的速度。静脉滴注脂肪乳加重低氧血症的机制，最初认为与高三酰甘油血症有关，现在认识到与输注脂肪乳之后，肺内前列腺素调节水平有关。脂肪乳静脉输注对气体交换的影响相当轻微，一般无明显临床意义，如果以缓慢的速度注入（4~8 小时）则可消除这种影响。口服或经胃肠道应用脂肪溶剂对气体交换无影响。

（3）注意营养支持与其他治疗相配合 COPD 患者体重下降是疾病进展的一个重要标志。由于肺恶病质综合征的原因很多，首先必须针对其病因进行治疗。如果缺乏其他有效的治疗，那营养支持的疗效相当微不足道。纠正低氧血症和高碳酸血症，改善通气，治疗肺部感染，有限地使用皮质激素，参加康复训练等有助于增强肌肉组织。然而，对有高代谢的 COPD 患者，常常需要蛋白质-能量支持。研究表明：老年 COPD 患者适当的运动锻炼加上营养支持康复疗法能明显增加肌肉组织，其效果优于单用营养支持疗法本身。

（4）注意胃肠道营养的益处 大部分 COPD 患者的胃肠道功能是好的，可以适当地使用胃肠道内营养支持疗法。对大部分 COPD 患者，可以进行适当的饮食辅导，以增加能量摄入。方法有制定合宜的营养配膳方案，配以适当的食物，在家庭内即可增加营养，对大多数 COPD 患者来说，能量摄入约为 $1.3 \times REE$，以满足能量需要并阻止体重的下降。过高的能量摄入（$1.7 \times REE$）对 COPD 患者也不利，因为这可能使患者的通气负荷加重。使用较为积极的营养治疗方法，如经肠营养，对 COPD 患者仍不常应用。此外，如果患者的胃肠道功能正常，则也不采用肠外营养的方法，如静脉营养，因为这种肠道外营养的方法，有其不良反应。

第三节 急性呼吸窘迫综合征患者的营养支持

危重患者的营养支持是重症监护医学领域中的一项重要措施，尤其对急性呼吸窘迫综合征（ARDS）尤为重要。营养不良对呼吸可产生明显的影响，从而增加 ARDS 患者的病死率。改善 ARDS 患者的营养状态，可以改善呼吸功能状态，对预后起了相当重要的作用。对 ARDS 患者的营养处理也相当复杂，因为临床上许多疾病都可导致这一综合征。为了便于描述和处理 ARDS 患者的营养状态，可以根据患者的营养状态和有无高代谢状态来进行分类。每一种分类都按其特异的、特征性的代谢改变来划分，其营养支持的方法和目的也有所差别。营养状态是根据有无营养不良的存在来确定，而高代谢状态是按在疾病时的代谢超过程度来判断。

通常急性呼吸衰竭患者的营养分类可以根据上述标准来进行临床分类：COPD 患者伴急性呼吸衰竭时，常有营养不良但高代谢状态不明显，然而 ARDS 患者伴有严重脓毒血症时，虽然患者营养状态良好，但因处于极度高代谢状态，患者可有明显的营养缺乏。本节将着重讨论 ARDS 患者的营养病理生理学、处理目的和营养支持的方法和特点。同时还要讨论 ARDS 患者的营养评估、营养补充的措施和营养支持的监测。

【ARDS 的营养不良】

ARDS 的营养不良是需要探讨的一个重要领域，通常可分为两个方面：ARDS 特征性的高分解代谢状态对中间代谢的效应，以及 ARDS 高代谢状态的作用。

1. 高代谢状态对中间代谢的效应 危重症患者面临着多种代谢应激状态，例如：脓毒血症、全身炎症反应综合征（SIRS）或创伤等，这些均显著地增加了能量的需要。烧伤、创伤或脓毒血症的患者有全身代谢的加速。因而，危重疾病和损伤等均参与了代谢改变、导致了严重的营养供需失衡和营养不良。这一过程集中表现为对损伤或应激状态所产生的代谢改变。

损伤或严重感染之后，常伴随有特征性的代谢改变，通常所测得的患者能量消耗大于预计的能量消耗。糖类、脂肪和蛋白质代谢的改变不同于饥饿状态下所产生的代谢应激反应。此种情况下，糖皮质激素和胰高血糖素水平的增加，刺激了糖原异生，但消耗了体内的肌肉组织，主要是骨骼肌组织。尽管体内分解代谢加速，但蛋白质合成也增加了。然而其最终结果是蛋白质的丢失，其表现为尿氮排泄增加和血清白蛋白水平降低。周围组织因不能有效地利用糖原，造成血糖水平的升高，但此时的胰岛素水平是正常的或增加，脂肪酸被用来作为能量消耗。这些代谢异常的程度直接与损伤的程度和范围成比例。

损伤后的代谢状态可分为两期：衰退期和加速期。衰退期为一种代谢的初期休眠状态，其特征为氧耗量的降低，循环障碍，体内液体失衡和细胞内休克。持续 24~36 小时，随后出现代谢的高峰或加速期——一种高动力状态，动用体内物质以产生能量。加速期的特征是细胞活性和激素活性的增加，代谢率增加，体温上升和氮丢失加速。高代谢的临床征象包括心排出量的增加、心动过速、脉搏洪大和脉压增加。高代谢状态的患者，心排出量和氧消耗量两者均与疾病的严重程度成比例。高代谢状态的患者常有发热，体温的增加常伴有代谢率的增加。当体温超过37℃时，每增加1℃，则代谢率增加约10%。很显然，高代谢的患者增加了代谢的消耗，因而也增加了能量的需要。

损伤应激反应的显著特征之一是蛋白质的分解代谢，伴随有尿氮的丢失和肌肉的萎缩（一种高分解状态）。饥饿的患者每天丧失约75g肌肉蛋白，或200~300g的肌肉组织。而这种应激反应的患者每日损失肌肉蛋白更多，每天丢失约250g的肌肉蛋白，或750~1000g的肌肉组织。随着蛋白质分解代谢的增加，机体通过氨基酸的脱氨基作用来满足能量的需要，这一过程是在糖原异生的部位（如肝脏），提供了碳的结构，从而生成糖。骨骼肌是移到肝脏氨基酸的主要贮存部位。肌肉内氨基酸的丢失是由于肌肉蛋白分解率增加和合成率的下降。蛋白的分解与损伤之后所产生的其他反应相似，氮的丢失程度与损伤的严重程度成正比。

高代谢的应激反应导致了能量需要的增加。代谢在受损伤患者中的上调反应，至少部分与激素和炎性介质相关。不适当的胰岛素水平和胰高血糖素的增加，以及糖皮质激素和儿茶酚胺水平的增加等，这些均使糖生成增加，但是以消耗氮储备为代价（也就是蛋白分解代谢的结果）。随后产生高血糖征和胰岛素耐药。下丘脑-垂体轴被刺激，生长激素加强了胰岛素对糖原异生的反应，动用脂肪储备并改善了氮平衡。除了激素调节过程受影响外，多种炎性介质——包括细胞因子，如肿瘤坏死因子（TNF）和多种白介素（IL），如 IL-1、IL-2、IL-6和 IL-8 等均参与了高代谢反应。

2. ARDS 的高代谢状态　ARDS 患者在疾病的各个时期均可有高代谢状态。但是，ARDS时的高代谢状态最多见于感染，特别是脓毒血症的患者。当 ARDS 是多器官功能障碍综合征（MODS）的一部分时，高代谢的临床症状和体征常见。ARDS 发病之后，患者的病情进展可有以下几种预后。

ARDS 患者如临床过程良好，其特殊表现为高代谢状态的消失和呼吸衰竭的好转，通常在起病后 7~10 天，患者也不再有发生进一步损伤的先兆因素。几周后 ARDS 的临床表现可消失，患者存活、肺功能异常得到减轻。

ARDS 患者如临床过程恶化，则可在长期呼吸功能不全之后出现进一步衰竭，直至死亡。死亡的常见原因为 MODS，其中高代谢状态和感染常见。某些少见病例则在肺功能衰竭之后，出现肺顺应性的明显下降和低氧血症的迅速恶化，患者病情急转直下，很快发生死亡。当然此类患者通常不会出现高代谢状态。

一般而言，高代谢状态发生在 ARDS 发病之初或疾病进展过程中。高代谢的时期通常与其病因和治疗的效果相关。近来有人发现，ARDS 晚期出现的纤维浸润期常伴随有高代谢状态，与感染相似，但是并不能发现感染的原因。

【ARDS 患者营养支持的监测】

对 ARDS 患者进行营养支持治疗时，需根据治疗目标，即能量正平衡和氮平衡，来进行密切监测。评价能量正平衡的方法有数种。连续监测体重是一种重要的方法，但用以评价能量支持是否适当仍需证实。然而，危重症患者的体液变化，使评估组织增长或消耗变得困难。但是，在危重症患者中，如果没有使用利尿剂，体重下降仍提示能量支持不够。

对接受营养支持疗法的患者，均应评估其氮平衡。氮平衡以下列公式来表示。

$$氮平衡 = 氮摄入（g）- 氮生成（g）$$

或

$$氮平衡 = [蛋白质摄入（g）/6.25] - 氮生成（g）$$

尿氮的测定以 24 小时尿液尿素氮排出（UUN）为标准。因为尿液尿素氮通常占总尿氮的 80%。故测定所得到的 UUN 乘以 1.25 约等于总的尿液中氮的排泄。然而，如果合并肾功能衰竭，在肌酐清除率小于 20ml/min 的情况下，UUN 则不够正确。通常应在营养支持稳定后，立即测定氮平衡，此后如果患者没有合并肾功能衰竭，则应每周评估一次。

【营养支持的途径】

营养支持的途径有胃肠道外营养（parenteral nutrition，PN）和胃肠道内补充营养两种方法。对于危重症患者 PN 仍然为一种重要的营养补充方法，因为这类患者不能接受胃肠道补充营养。但是对于胃肠道功能良好者仍提倡用胃肠道补充营养。胃肠道补充营养可以恢复肠道黏膜的完整，并维护胃肠道的屏障功能。实验动物研究表明，胃肠道补充营养可以减轻消化道的萎缩和保护消化道黏膜。胃肠道补充营养能纠正消化道的 pH，并能抑制细菌生长，而且可减少消化道出血的发生。早期胃肠道营养也能通过增加胃的排空而促进胃肠道蠕动。

但是，ARDS 患者由于胃肠道功能紊乱，应该使用 PN 方法来进行营养支持。有些专家在 PN 营养支持时，继续进行胃肠道补充营养，尽可能使一些营养物质与胃肠道接触。

【ARDS 患者营养支持的能量需要】

ARDS 患者营养支持时，需注意能量需要与氮平衡（表 4-9-2）。当有足够的能量提供时，并等于能量消耗时可以达到能量平衡。正氮平衡的实现，只有当蛋白质的供给（摄入）速率与蛋白质的消耗（排泄）相平衡时才能达到。适当的维生素和矿物质也是必需的。液体摄入应该维持在适当的水平。

表 4-9-2　ARDS 患者营养支持的基本目标

保存机体的肌肉组织
保证适当的、但不能过多的能量贮存
建立正氮平衡
提供适当的维生素、矿物质和脂肪
提供适当的液体

1. 能量需要　为避免营养的浪费，所提供的能量应该等于总的能量消耗。总的能量消耗（total energy expenditure，TEE）等于24小时内所消耗的能量，这可以应用直接测量（能量消耗）或间接测量（气体交换法，即测定氧消耗和CO_2生成量）来计算。ARDS患者的TEE等于基础能量消耗（basic energy expenditure，BEE）加上进食、寒战所致的产热作用、活动和应激反应等情况下的能量消耗之总和。危重症患者中因进食和寒战所致的产热作用而引起的能量消耗较少，可忽略。

一种"应激因素"或者根据ARDS患者病情严重程度来计算能量消耗增加的百分比，可用于下列公式作计算。

$$TEE = BEE \times 应激因素$$

应激因素根据患者的代谢需要和安静状态的代谢需要，以及与体温、身体活动和损伤程度相关的改变来进行计算。大部分ARDS患者平均应激因素为1.2。但是严重的高代谢患者，其应激因素可增加到1.4。一般而言，ARDS患者在接受机械通气治疗时，建议每日能量供应为105kJ/kg。

2. 营养成分的组成　目前对ARDS患者营养支持时的营养成分组成，尚未取得一致意见，尤其是糖类和脂肪的比例，变化较大。但是一般推荐，糖类占能量的比例为60%～70%，脂肪的比例为20%～30%。蛋白质比例为20%（表4-9-3）。因为ARDS患者，摄入过多的蛋白质可增加呼吸功，导致呼吸肌群进一步衰竭；并且增加每分钟通气量，氧消耗和通气对低氧血症、高碳酸血症的反应。故蛋白质的摄入应该暂时减少。但是长期的蛋白质缺乏可加剧营养不良。

表4-9-3　ARDS患者的营养组成推荐

测定每日应需的能量（总热量）
营养成分
　蛋白：总热量的20%；每日1～2g/kg
　碳水化合物：总热量的60%～70%
　脂肪：总热量的20%～30%

3. 营养的免疫增强功能　近来发现，改变营养物质的组成成分可以促进免疫系统的功能，尤其在高代谢状态的患者中特别明显。现在已对几种特殊的营养物质作了研究，如谷氨酰胺（glutamine）、精氨酸（arginine）和ω-3脂肪酸（omega-3 fatty acids）。

谷氨酰胺是一种条件性的必需氨基酸，在应激状态下，其利用增加。正常情况下，谷氨酰胺是在骨骼肌内合成和储藏。对肠道和涉及宿主防御功能的细胞复制时，谷氨酰胺是一种主要的能源。当谷氨酰胺的利用增加，而得不到适当补充时，谷氨酰胺会出现负平衡。适当补充谷氨酰胺可恢复其消耗。谷氨酰胺对维持肠道黏膜的完整性和防止肠道黏膜的萎缩，起着重要的临床作用。故谷氨酰胺可以减轻肠道的萎缩。临床上如出现肠道萎缩，可使细菌转移至肠系膜淋巴结，从而增加感染的危险性。近来研究表明，与接受肠外营养的患者相比较，谷氨酰胺有改善肠道上皮渗透的功能。

精氨酸是另一种引人注目的氨基酸。精氨酸可能有增强损伤、外科创伤和应激反应所引起的免疫反应低下。动物实验证明，补充精氨酸能改善免疫细胞反应。

ω-3 脂肪酸可能具有抗炎性质。但是临床评价其营养构成的作用，尚待进一步证实。

第四节　机械通气患者的营养支持

急性呼吸衰竭和慢性呼吸衰竭急性发作的患者常需机械辅助通气。这些患者因气管插管、气管切开或病情危重、神志不清等因素，大多不能进食，因此营养支持是必不可少的。

【机械通气患者每日能量的供给】

机械通气患者由于常伴有发热、感染等因素，多处于高代谢负氮平衡状态。在此阶段，三大营养素的代谢发生了较大变化。在糖类代谢方面，由于应激状态导致体内肾上腺皮质激素、肾上腺素等分泌增加，造成胰岛素相对分泌不足，表现在患者血糖升高，而组织细胞对葡萄糖的利用能力降低；在脂肪代谢方面，当糖类代谢出现障碍时，机体本应优先分解脂肪作为主要能源，但事实上体内脂肪分解和细胞利用脂肪酸的过程均较正常情况有所降低，因此机体只有通过蛋白质不断分解，为重要脏器如大脑、心脏等提供必要的能量。在这种复杂状态下，利用 Harris-Benedict 方程或其他方法计算出的 BEE，显然不能真正反映出机体实际能量。Weissman 等观察到在非感染性休克机械通气患者，由于应激因素所导致的能量消耗相当于 BEE 的 29%~54%。Pingleton 等也报道，非感染性休克患者，应激因素导致的额外能量消耗为 BEE 的 50%左右。广州呼吸病研究所郑劲平等通过对呼吸监护病房 20 例机械通气患者安静时能量消耗（REE）测定，发现 REE 较 BEE 明显增加。

$$REE = [BEE + 0.12 \times (T-37) + 575] \times 4.184$$

如前所述，BEE 为 Harris-Benedict 方程计算值（见前述），T 为患者的体温（℃）。

考虑到患者每日要付出因疾病（如剧烈的呛咳、寒战等）、常规护理、体检、胸部物理治疗及校正营养不良等项能量消耗，此值相当于患者本人 BEE 的 65%。因此他们认为，对于机械通气患者每日实际所需能量应为：

实际所需能量（kJ/d）= [BEE + 0.12 × (T-37) + 0.65 × BEE + 575] × 4.184

总之，由于机械通气患者常合并有严重肺部感染、休克、多器官功能衰竭等情况，其能量代谢较为复杂，临床上不能单凭某一公式来确定每日热卡量，而应在营养治疗中，根据氮平衡测定结果，对能量供给量进行适当调整。

【机械通气患者营养物质的供给途径】

若无特殊禁忌情况，机械通气患者的营养供给仍以胃肠道作为首选途径。胃肠道营养可通过放置胃管或十二指肠管进行。胃管放置比较容易，临床上较为常用，但存在着导致胃内 pH 值升高和食物反流，造成吸入性肺炎或院内感染性肺炎的可能性。故临床上常采取下列措施以降低机械通气患者吸入性肺炎或院内感染性肺炎的发生率：①患者呈 45°头高脚低卧位；②营养物质经胃管持续缓慢滴入或泵入，不用注射器一次性注入；③严格控制胃内容物不超过 150ml；④尽量不使用能中和胃酸的碱性药物。经十二指肠营养，由于营养素经十二指肠管直接送入十二指肠，故吸入性肺炎的发生率相对较低，但该管放置较为困难，临床上一般盲目放置的成功率约 50%，若应用床边 X 线透视或胃镜引导放置，则成功率大为增加。

胃肠道补充营养配合静脉营养，该途径不仅避免了由于全胃肠道营养造成的胃肠道负担过重而出现的腹胀、腹泻等，而且也相对降低了吸入性肺炎的发生率，故对胃肠功能尚未完全恢复正常的患者，不失为一种较为理想的途径。

对于病情危重胃肠功能较差，尤其是机械通气开始头几天的患者，可采用全胃肠道外营养疗法，经静脉给予营养。因静脉营养刺激性较大，长期应用者多从深部静脉输注。输入能量及营养物质分配详见有关章节。

【营养治疗中应注意的问题】

营养治疗的目的是为机体提供足够的能量，过少的营养不能满足机体的活动需要，过多的营养则会对机体产生不利影响，进食或输入过多的糖类会加重通气负担。故在通气储备功能较差的患者补充营养时应注意通气负荷情况。过量蛋白质的摄入会使呼吸中枢的通气驱动作用增强，每分钟通气量增大，增加呼吸负荷，不利于患者恢复。过多的脂肪摄入不仅可造成肺通气/血流比值失调，导致动脉血氧饱和度和二氧化碳弥散能力的降低，而且严重者还可导致肝功能损害或脂肪肝。此外，经消化道营养治疗时，过多的营养补充可引起消化吸收不良而出现腹胀、腹泻、恶心、呕吐等。

【营养支持治疗与撤机】

呼吸肌群能否产生足够的力量以保证机体最低有效肺泡通气量是撤机的关键。临床上导致呼吸肌肉无力的因素很多，包括中枢驱动力下降、神经肌肉病变、肌肉初长度和形状的改变、呼吸肌负荷增加、代谢因素以及能量供应不足等。但不同的疾病，其原因各不相同。对因呼吸系统疾病而进行的机械通气患者来说，营养不良导致的呼吸肌无力是这类患者撤机困难原因中一个不容忽视的因素。

对机械通气撤机困难的患者进行营养支持治疗，其目的是改善呼吸肌功能，但其治疗效果受患者代谢状态及机体对营养利用情况的影响。为了改善氮潴留和蛋白质合成，增加肌肉特别是呼吸肌质量，近十多年来，人们试图应用营养支持治疗加用生长激素的方法促进因营养不良导致的呼吸肌无力的患者体内蛋白质的合成，取得了一定效果。Pape 等报告了 7 例 COPD 患者在平衡饮食 [146kJ/（kg·d），氮摄入 1g/（kg·d）] 1 周后，皮下注射重组人生长激素（rHGH）3 周。结果表明第一周平衡饮食期间体重无明显增加，在 rHGH 治疗第一周期间体重即明显增加，治疗后氮平衡明显改善，最大吸气压增加。Ulrich 等报告 6 例 COPD 合并营养不良患者采用全胃肠外营养支持治疗，并用 60μg/（kg·d），供给能量仅 1.3×BEE，结果与不用 rHGH 每日供给能量 1.75×BEE 的患者取得了同等的正氮平衡效应 [34mg/（kg·d）]。北京协和医院对 5 名（男 3 例、女 2 例）长期机械通气（平均机械通气时间为 54 天）脱机困难患者使用营养支持治疗同时加用生长激素治疗（7~14 天，平均 10.4 天）。结果 5 名患者均在生长激素开始使用 20 天内（平均为 14 天）完全脱机，提示营养支持治疗加生长激素对呼吸肌群无力或脱机困难患者具有较好的治疗作用。

第五节　其他呼吸系统疾病患者的营养和饮食问题

【支气管哮喘】

1. 病理生理　哮喘是由于气道炎症和气道高反应性引起的气流阻塞性疾病。如果哮喘长期得不到控制，可能会发生哮喘持续状态（重症哮喘），这可能危及患者的生命。遗传、免疫和环境因素在哮喘的发生中都有作用。营养因素，包括妊娠时母体的营养、婴儿和儿童期的营养、以及在青年和成年时期的肥胖，都可能和哮喘相关。哮喘可能因暴露于某些过敏原而加重，食物（如虾）、食品添加剂（如亚硫酸盐）、草本植物（如驱虫剂中的香茅、天然蜂蜜中的杜鹃花、草本茶中的草莓）等都可能是人体的过敏原。哮喘的一个常见的体征是持续性张口呼吸，在儿童，这会导致永久的口腔结构畸形。

2. 营养治疗　科研人员一直致力于研究食物和个体化的营养方案在哮喘的病因和治疗方面的作用，如 ω-3、ω-6 多不饱和脂肪酸在减少白三烯等支气管收缩剂方面的作用、镁离子在舒张支气管平滑肌和抗炎方面的作用，含有甲基黄嘌呤的物质如咖啡因在舒张支气管方面的作用，抗氧化物质在保护气道组织遭受氧化应激损伤方面的作用。营养评价和治疗必须考虑到患者常用的药物，包括支气管扩张剂和抗炎药物等。要注意患者可能出现许多和营养相关的副反应，如口干、咽干、呕吐、腹泻、手颤、头痛、头晕、血糖升高、钠潴留、低钾血症等。另外一个值得注意的副反应是药物和慢性咳嗽所致的胃食管反流。可以用 X-线吸收法监测长期使用糖皮质激素对骨密度的影响。

在目前哮喘的病因还不完全清楚的情况下，有关哮喘的营养评价和治疗的推荐意见有：评价环境中的和个体发病相关的诱发因素和过敏物质，制定有益健康的食谱以提供合适的能量、适量的纤维素和保持营养素的平衡，纠正发现的能量或营养素的缺乏或过剩，注意药物-食物-营养素的相互作用，经常监测肺功能，教育患者、家庭和社区。

【肺癌】

肺癌多发生在长期吸烟的人群中，戒烟是大多数健康计划的一部分，也是营养教育的基础。因为呼吸系统和外界环境相通，环境中的污染物也可能引起癌变，癌变的原发部位为支气管黏膜或腺体，随后可以转移到其他器官，如骨、脑、肝、皮肤。由于目前尚无有效的预防和治疗肺癌的方法，全世界一直在关注食物或食物中的各种营养成分在肺癌的起始、发展和治疗中的作用。

迄今为止，肺癌的治疗方法主要有放疗、化疗和手术，这些治疗对患者的营养状态都有负面的影响。肺癌患者的呼吸负荷加重，肺容量下降。肺癌患者预后不良的因素有体重下降、癌症相关营养不良引起的人体测量指标和生化指标的恶化。

对于患者，由于肿块的压迫，采购食物和准备膳食都很可能是非常困难的任务；由于严重的疼痛、呼吸困难、消化不良等原因，进食困难，因此以不同的方式在合适的时间给肺癌患者提供食物、饮料和营养补充是非常重要的，另一种方法是在口服药物的同时补充高能量的食物。

【结核】

1. 病理生理　结核是由结核分枝杆菌（主要包括人型、牛型和非洲型）引起的传染性疾病，常发生在经济困难的人群（如移民、无家可归者、儿童）和密集居住的人群（如因犯、难民、军人）中。健康人吸入患者咳嗽、打喷嚏时喷出的带菌飞沫而受感染，这种带菌飞沫可以在空气中飘浮数小时。发病的高危人群有：卫生保健人员、在辅助生活机构、疗养所和医院居住的人员、免疫低下的患者（如癌症、慢性肾病、AIDS）。结核的流行导致了结核菌的耐药和高毒力菌株的出现。结核患者与营养相关的症状和体征有：营养低下、体重下降、盗汗、乏力、气短、咯血等。

2. 营养治疗　结核的营养评价和治疗要关注疾病导致的机体异常变化和患者的社会状态。结核患者对能量和水的需求是增加的，如果没有禁忌，应该大量补充。肺结核的治疗包括多种药物，主要是抗生素，一线药物有异烟肼、利福平、乙胺丁醇、吡嗪酰胺，这些抗结核药物均有药物-食物-营养的相互作用。例如食物可以减少异烟肼的吸收，因此异烟肼应该在进食后 1~2 小时服用；异烟肼和维生素 B6 的结构相似，可以增加维生素 B6 经肾的排泄量；异烟肼可以影响维生素 D 的代谢，进而减少钙和磷的吸收，因此需要分别或从食物中补充这些维生素和矿物质。

目前在呼吸系统疾病的生理学、生化学、分子生物学、药理学、药物治疗、手术治疗和营养治疗等方面的研究都有很大的进展。未来的研究方向包括患者在细胞水平的能量代谢机制、达到和维持患者身体各种组分正常的方法、营养素和草本药在呼吸系统疾病的预防和治疗中的作用。

科学研究将为平衡的营养治疗策略提供依据。仔细的营养评价、治疗和监测必须结合患者的疾病状态并持续至患者生命结束。多学科相互合作和相互促进的营养治疗策略在婴儿、儿童和成人的疾病预防和治疗中有重要作用。

【呼吸衰竭】

1. 病理生理　当呼吸系统不能完成其生理功能时即发生了呼吸衰竭。病因有创伤、手术、医疗相关、多器官功能衰竭（MODS）、急性呼吸窘迫综合征（ARDS）等。多器官功能衰竭是各器官之间异常的相互作用导致的多器官功能紊乱。不管是何种病因，呼吸衰竭的患者都需要氧气治疗，但病因不同，氧疗的方式不同，有的只需要鼻导管，有的需要机械通气，所需氧疗的持续时间和氧气浓度也不一样。呼吸肌疲劳和二氧化碳潴留是呼吸衰竭患者不能成功脱离氧气治疗或机械通气的主要原因。呼吸衰竭患者本身存在慢性的呼吸系统疾病（如支气管哮喘、肺气肿等）、营养不良、老年、治疗的不积极影响患者的预后。在一些患者，如囊性肺纤维化，肺移植可能是最后一个值得尝试的选择。

2. 营养治疗　由于病因、患者以前的营养状态和年龄的不同，不同呼吸衰竭患者的营养需求变化很大。患者很可能存在高分解代谢或高新陈代谢。和其他呼吸系统疾病一样，对于呼吸衰竭的患者，人体测量指标的变化是评价患者营养状态的有用指标，许多患者体重下降非常明显，因此连续准确的测量这些指标在患者的整个治疗过程中是至关重要的。有的患者，这种监测需要持续至生命结束。各种生化指标也需要监测，但在解释实验室检查结果时，需要考虑到出入量的不平衡、药物和机械通气等影响检查结果的因素。其他需要评价的状况有：气短、经口呼吸、吞气症、运动耐量、抑郁、免疫功能等。

对于呼吸衰竭的患者，营养治疗的目标是保证基础的能量需求、维持体重、恢复呼吸肌的体积和收缩力、维持液体平衡、增强抵抗力、帮助脱离氧疗或机械通气。这要求根据呼吸系统清除二氧化碳的能力来决定能量的供给量。营养治疗的方法决定于患者的基础疾病、是急性或慢性起病、是否有采取机械通气治疗的必要等。

3. 能量　因为呼吸衰竭患者存在高分解代谢和高新陈代谢，能量需求增加，所以必须提供充足的能量，避免消耗机体蛋白质和脂肪。但也必须避免过度的热量支持。患者的能量需求是不断变化的，需要连续的测定一些观察指标来决定供给量。在估计患者的能量需求时，可以利用经基础疾病、活动量、应激等因素修正的 Harris-Benedict 公式。间接测热法可用于大多数患者的热量测定，但机械通气会影响测定结果，因此在此类患者不能采用这种方法。

呼吸衰竭的患者常存在负氮平衡，应该提供足够的蛋白质来重建氮平衡，但不管是肠内营养中的蛋白质或肠外营养中的氨基酸，都会影响呼吸商。碳水化合物和脂肪的基础需要量受患者的潜在器官或系统失代偿程度、呼吸状态和通气方式等影响。在决定患者的营养物质的合适比例时，总会存在矛盾，一般来讲，最重要的是要给患者提供充足但不过量的能量支持，刚开始提供的能量可为 1.2~1.4 倍静息能量代谢率，提供的蛋白质可为每日每千克体重 1.2~1.5g 蛋白质。非蛋白热量应该在脂肪和碳水化合物之间平衡分布。监测患者每天的能量摄入量是至关重要的。水的需要量主要由氧疗的方法、环境、基础疾病进程和治疗药物等因素决定。

4. 维生素和矿物质　呼吸衰竭的患者对各种维生素和矿物质的具体需要量是不清楚的，推测至少应该在根据年龄和性别调整的每日膳食营养素推荐量的基础上加上患者的丢失量。适当增加与合成代谢、伤口修复、免疫功能和抗氧化功能相关的维生素和矿物质的摄入量。例如，在机体处于合成代谢的状况下，必须尽早监测矿物质的水平，预防再进食综合征的发生。再进食综合征是指患者在长期饥饿后再进食（包括经口摄食、肠内或肠外营养）所引起的、与代谢异常相关的一组临床表现，包括严重水电解质失衡、葡萄糖耐受性下降和维生素缺乏等。故对这些患者尤其要注意监测电解质，因为电解质和出入量、呼吸性酸中毒、呼吸性碱中毒等密切相关。由于药物的副作用，尿中可能丢失大量的钾、钙和镁。

6. 饮食策略　膳食的搭配和食物的选择应该符合患者的营养需求、个人偏好和生活安排等。一些慢性呼吸衰竭患者可以参加肺部康复计划。大多数无气管插管或者已经行气管切开的患者可以经口饮食满足自己的营养需求。进食小部分患者喜爱的食物可以增加患者的进食量。必须监测患者的进食情况，以保持合适的热量供给和蛋白质、碳水化合物和脂肪的比例。

提供足够的氧对于食物的消化和吸收有重要作用，供氧不足可能会导致患者厌食、早饱、不适、胀气、便秘或腹泻等。气管插管的患者通常需要鼻饲或肠外营养治疗。

虽然鼻饲可能会导致误吸或细菌过度繁殖，但鼻饲仍然是呼吸衰竭患者营养治疗的首选。减少误吸的进食方法有：让患者连续少量进食，而不是一次大量进食，放置空肠营养管而不是胃管，使用小孔径的鼻胃管，胸部至少抬高45度、经常评价胃内食物残留量、气管插管套囊充气。

第六节　呼吸系统疾病营养支持治疗的并发症

胃肠道营养疗法和 PN 均可出现多种并发症，认识这些合并症对患有呼吸系统疾病的患者尤为重要。并发症可分为以下数种：机械方面、胃肠道、感染和代谢等。这里主要讨论胃肠道补充营养的并发症（表4-9-4）。

表4-9-4　胃肠道补充营养的并发症

机械方面：妨碍气管插管的管理
胃管阻塞
胃肠道内营养物质被吸入
胃肠道、呕吐、腹胀和腹泻
代谢、高血糖症、高磷酸血症、高碳酸血症

1. 机械方面　经胃肠道营养支持的机械方面合并症与胃管的尺寸和位置相关，包括影响经鼻气管插管的通过、胃管阻塞和故障等。

2. 与吸入相关的并发症　吸入胃肠道内的营养物质，对患呼吸系统疾病的患者而言，这是一个相当重要的不良反应。吸入大量的经胃肠道补充的营养物质可能参与或恶化急性呼吸衰竭。少量吸入则可引起院内获得性肺炎，并可伴有脓毒血症。临床上多种因素可影响吸入的发生率和严重程度。很显然，气管插管的存在和气管插管的型号均影响吸入的发生率。吸入的其他危险因素还有患者意识水平的降低、声门关闭功能障碍、人工气道的存在以及肠梗阻或胃肠道麻痹。

通常推荐使用小孔胃管，这样可减少胃肠道反流，从而降低吸入的发生率。研究表明，患者的体位也是胃肠道反流的重要因素，仰卧位时吸入的发生率比半卧位约高4倍。仰卧位时间越长，吸入的发生率也越高。

临床上证实有吸入存在是困难的。预防胃内容物吸入的方法有：减少引起胃食管反流的机械因素，胃管应放置在适当部位，经常检查胃内容物的残留程度，尤其是对有胃排空障碍的患者特别重要。

3. 胃肠道并发症　胃肠道补充营养的并发症有呕吐、腹胀和腹泻。ARDS 患者可出现胃肠道运动的改变，临床表现为肠梗阻和腹泻。如50%的机械通气患者可有肠鸣音的减少和腹胀。其原因有电解质紊乱，如低血钾、麻醉药物（吗啡等）的应用降低了肠道的蠕动。及时纠正电解质紊乱，减少麻醉药物的用量和胃肠道吸引可以减轻腹胀并增加肠蠕动。当患者有明显腹胀或肠鸣音消失时，应暂停胃肠道补充营养。空肠内补充营养较少发生腹胀，可以试用。

ARDS 患者接受胃肠道补充营养时，腹泻的发生率为50%。其原因有感染、药物（抗酸药物、西咪替丁、抗菌药物）的使用等。除此之外，还有代谢的异常，由于低血压致使肠黏膜循环障碍，脓毒血症或多脏器衰竭伴随细胞功能障碍等，从而导致肠道吸收容积下降。危重症患者中，由于低蛋白血症伴容量扩张和分解代谢异常也与腹泻有关。

4. 代谢　营养支持的代谢并发症有电解质异常、高血糖和低血磷等。低血磷可参与或加重急性呼吸衰竭，尤其是 ARDS。急性呼吸衰竭的患者在应用胃肠道补充营养或 PN 后的重要代谢并发症是营养相关的高碳酸血症。临床上可使 ARDS 患者呼吸困难加重，并使呼吸肌群的做功增加，从而恶化急性呼吸衰竭症状，某些机械通气的患者可造成撤机困难。

CO_2 生成增加，从而产生高碳酸血症的原因有两个：①糖类氧化后产生较多的 CO_2，而脂类氧化后，如产生与糖类相同的能量，则生成的 CO_2 比糖类要少22%；②糖类能量过多的摄入导致脂类生成，可显著地增加 RQ（见前），通常摄入能量的增多，会明显地增加 CO_2 生成，故在营养支持治疗时不仅要注意糖类与脂肪的比例，而且要注意适当的能量供给，对急性呼吸衰竭的患者要避免过多地提供总能量。

总之，营养支持在慢性肺部疾患和急性呼吸衰竭治疗中起了重要作用，目前已受到呼吸内科医师和营养师的广泛关注。随着科学技术的进步，人们认识的提高，营养治疗的方法不断推陈出新，治疗方案和营养物质的配方也在逐步完善和改进。营养支持必将成为呼吸系统治疗中的必不可少的方法，从而得到普及和推广，并促使呼吸系统疾病患者早日恢复健康，提高生活质量。

（蔡柏蔷）

参 考 文 献

［1］蔡柏蔷，朱元珏，马毅，等．营养支持对慢性阻塞性肺疾病患者的临床作用．中华结核和呼吸杂志，1999，22（12）：743－744

［2］林江涛．缓解期慢性阻塞性肺疾病患者的营养状态与营养治疗．中华结核和呼吸杂志，1996，19（5）：261－264

［3］郑劲平．慢性阻塞性肺疾病呼吸衰竭与人工通气中的营养支持．见：钟南山，府军，朱元珏主编．现代呼吸病进展．北京：中国医药科技出版社，1994，310－319

［4］Donahoe M. Nutritional support in advanced lung disease. The pulmonary cachexia syndrome. Clinics in Chest Medicine, 1997, 18（3）：547－561

［5］Muers MF, Green JH. Weight loss in chronic obstructive pulmonary disease. Eur Respir J, 1993, 6：729－734

［6］Pinard B, Geller E. Nutritional support during pulmonary failure. Critical Care Clinics, 1995, 11（3）：705－715

［7］Pingleton SK. Nutrition in acute respiratory failure. In：Fishman AP eds. Fishman's Pulmonary Diseases and Disorders. 3rd ed. New York：McGraw Hill, 1998, 2727－2738

［8］Ross Products Division, Abbott Laboratories. Rationale and clinical support for specialized nutrition in pulmonary disease. Nutrition Support in Pulmonary Disease, 1994, 2：1－16

［9］Sridhar MK, Galloway A, Lean MEJ et al. An out patient nutritional supplementation programme in COPD patients. Eur Respir J, 1994, 7：720－724

［10］Mueller DH. Medical nutrition therapy for pulmonary disease. In：Kathleen L M, Sylvia E S. Krause's Food, Nutrition & Diet Therapy. 11 ed. Philadelphia, WB Saunders, 2004, 937－960

第十章　结核病的化学治疗

自1882年，Koch发现结核分枝杆菌是结核病的致病菌以来已有一个多世纪，但结核病至今仍是一个全球性的公共卫生问题。AIDS的流行，耐药结核病，尤其是耐多药结核病（MDR-TB）的增多对结核病控制规划的实施构成了严重的威胁，对已被公认并广泛推行的有效抗结核的化学治疗无疑也是严峻的挑战。

结核病的化学治疗不仅是治疗、控制疾病的手段，而且也是结核病防治规划的重要组成部分。成功的化学治疗将会带来结核病疫情变化，显著降低感染率、死亡率及患病率。

第一节　抗结核药物概况

目前，国际通用的抗结核药物有十余种，一般可分为基本抗结核药物（即一线药物）及次要抗结核药物（二线药物，复治治疗用药）两大类。随着耐多药结核病的增多，又增加了新药类。

【抗结核药物的国际通用名及其略语】

因为抗结核药物种类较多，在治疗方案中又常以其略语词出现，为了以后叙述方便，便于读者了解，现首先将国际通用名及其略语介绍如下：

异烟肼（isoniazid，INH，H）

利福平（rifampicin，rifampin，RFP，R）

吡嗪酰胺（pyrazinamide，PZA，Z）

乙胺丁醇（ethambutal，EMB，E）

链霉素（streptomycin，SM，S）

利福喷汀（rifapentin，RFT，L）

对氨柳酸（para-aminosalicylic acid，PAS，P）

卡那霉素（kanamycin，KM）

丁胺卡那霉素，阿米卡星（amikacin，AK）

卷曲霉素（capreomycin，CPM）

乙硫异烟胺（ethionamide，1314Th，ETH）

丙硫异烟胺（prothionamide，1321Th，PTH）

氨硫脲（thiacetazone，TB_1，T）

环丝氨酸（cycloserine，CS）

氧氟沙星（ofloxacin，Oflx）

左旋氧氟沙星（levofloxacin，LVFX）

斯巴沙星（sparfloxacin，SPFX）

【抗结核药物的分类】

（一）基本抗结核药物　WHO提倡使用的基本药物共有异烟肼（INH），利福平（RFP），吡嗪酰胺（PZA），链霉素（SM），乙胺丁醇（EMB），氨硫脲（TB₁）。但氨硫脲副作用较多目前已较少应用。

（二）二线抗结核药物　包括卡那霉素（KM），丁胺卡那霉素（AK），卷曲霉素（CPM），对氨柳酸（PAS），乙硫异烟胺（ETH），丙硫异烟胺（PTH），环丝氨酸（CS）。

抗结核药物的常用剂量、血清峰值及 MIC 见表 4-10-1。

表 4-10-1　抗结核药物常用剂量、血清峰值及 MIC（成人）

药 物	剂 量 （g/d）（mg/kg）	血清峰值（药量） （μg/ml）	MIC（μg/ml）
INH	0.3～0.4（5～6）	3～5（0.3）	0.025～0.05
RFP	0.45～0.6（10.0）	14（0.6）	0.05～0.2（0.39～1.56）
RFT	0.45～0.6 BIW	15（0.6）	≤0.125
RFB	0.3（5～10）	0.49（0.3）	0.04～0.16
PZA	1.5～2.0（15～30）	30～40（1.5）	6.25～50.0
EMB	0.75～1.0（15～25）	2～5（2.5mg/kg）	0.5～2.0
SM	0.75～1.0（15）	20－50（1.0）	0.25～2.0
KM	0.75～1.0（15）	22（7.5mg/kg）	1.5～3.0
AK	0.4～0.6（8～10）	33（7.5mg/kg） 55（15mg/kg）	0.5～1.0
CPM	0.75～1.0（15）	20～47（1.0）	1.25～2.5
PAS	8.0～12.0（150）	9～35（4.0）	1.0～10.0

第二节　结核病化学治疗的发展及其理论基础

当代结核病的化学治疗（下称化疗）经历了一个长期、反复的历程，有成功的经验，也有失败的教训，但总体而言是一个不断提高认识，不断发展，不断完善的过程。共可包括以下六个方面。

【确立化学治疗是结核病治疗的主要方法】

1944 年链霉素（SM）问世，挽救了结核病脑膜炎等危重患者的生命。1946 年又证实了对氨柳酸（PAS）对结核病的疗效。20 世纪 40 年代 SM 问世前德国已广泛采用氨硫脲（TB₁）治疗结核病。1952 年具有显著疗效的抗结核药物异烟肼（INH）问世，从此开始了结核病的化学治疗的新纪元。在结核病治疗中，确立了化学治疗的主导地位。

【确定联合用药治疗结核病的原则】

化疗早期，大量的临床资料表明：单药治疗结核病可以获得短暂的疗效，但其后则是高失败率和高复发率，并伴同耐药菌株的出现。1948 年英国医学研究委员会 BMRC 报告 41 例肺结核患者单用链霉素治疗后 6 周即有 26 例的菌株对 SM 产生耐药，治疗 20 周时 35 株（85%）为耐 SM 菌株。1962 年 BMRC 报告 12 个月 SM、INH、PAS 联合治疗方案发生的耐药率为 3%，而 12 个月 INH、PAS 方案耐药率则为 16%。东非/BMRC 观察结果也证明接受 6 个月 INH 治疗的患者耐药率 54%（38/70），而联合用药（HR）的产生率仅 1.8%（c3/170）。还有作者报告，单用 SM 治疗结核病，60 天内即有 40% 患者产生耐药性。Tempel 等报告：单用 SM1.0～2.0g/d 连续治疗 4 个月，76% 患者分离的结核菌为耐 SM 菌株。单服 PAS12g/d，33% 患者耐药，而两药并用 4 个月后则无一例出现耐药菌株。自此开始认识到结核病化疗时联合用药的重要性。20 世纪 60 年代初期，Mitchson、Canetti 等研究进一步肯定至少采用二药治疗活动性结核病的原则，同时还认识到当一个化疗方案无效时，决不在此失败的化疗方案的基础上加用另一单个药物，从而导致产生对另一新药的耐药性，对结核病联合化疗的认识是一个突破性的进展。

【化学治疗过程包括强化期和持续期两个阶段的概念】

早在 1962 年，英国医学委员会（BMRC）就进行一次临床研究：采用的化疗方案为初期采用 SM、INH、PAS，而以后则采用 INH、PAS 两药，总疗程为 1 年，治疗失败率为 3%，而对照组为全程采用 INH、PAS，其失败率高达 16%。Canetti 及 Grosset 在观察分枝杆菌野生株在改良罗氏培养基上生长情况时，发现在大量菌群中有较多的耐 INH 株存在。以后 David 进一步证实：在分枝杆菌野生株的样本中对各种药物的自然耐药株（自然变异株）的发生频率各为：INH：3.6×10^{-6}，SM：3.8×10^{-6}，RFP：3.5×10^{-8}，EMB：0.5×10^{-4}。如按 Canetti 等报告，范围相等的结节性病灶内含菌量为 10^2，干酪病灶内菌量约为 10^5，而一个结核空洞其含结核杆菌为 10^8，那么在如此大量菌群中如采用单药治疗，则产生 RFP、INH 和 SM 耐药株的几率将分别是 10^1、10^2、10^2。如联合用药则会显著降低。当 INH 并用 SM 时，耐药株产生几率则降至 10^{-12}。RFP 与 INH 并用耐药株产生的几率则为 10^{-14}。因此，在治疗开始的 2 个月联用 3～4 种药物，可增强杀菌、灭菌的效果，将耐药株的产生降低到最低限度。

【短程化学治疗】

20 世纪 70 年代前所采用的 SM、INH、PAS 的标准化疗方案，其疗程常需 12～24 个月不等，以期减少复发率。1959 年 Ross 曾观察发现：化疗≤6 个月者复发率 13.8%，6～12 个月者 7%，≥12 个月者 0.9%，≥18 个月者为 0%，24 个月者为 1.1%，提示标准化疗的疗程不宜少于 18 个月。但是冗长的治疗，患者难以接受，常中断治疗，不规则治疗而导致治疗失败、耐药株产生。自从对细胞内、外结核菌均有杀菌活性的利福平问世，吡嗪酰胺对细胞内菌群的灭菌活性被认识，缩短化疗疗程乃成为可能。20 世纪 70 年代，东非/BMRC 又进行一次包括 700 余例涂阳肺结核的 4～6 个月的短程化疗的研究，疗效均十分满意，痰菌阴转率 95%～100%，5 年复发率 2%～5%。英国胸科学会的研究结果也显示，2 个月 HRZS 或 HRZE 的强化期继之 4 个月 HR 持续期的方案是高效的，2 年复发病例数各为 1/125 例及 3/132 例。在我国，全国结核病化疗研究协作组也进行了多批的临床研究，取得同样的效果。目前对短程化疗上取得如下的共识：

（一）6 个月方案是高效的、可行的、安全的　HRZ 是短程化疗强化期的核心药物，必要时也可加用 SM 及（或）EMB。如因各种原因不能使用 PZA 者，则疗程以 8～9 个月为宜。人们还为进一步缩短疗程进行了不少探索，如 4 个月、3 个月或 2 个月等超短程方案，均因复发率较高而未被认同。关于 5 个月方案，我国已有近期疗效的报道，但尚无远期结果，有待进一步观察。

（二）短程化疗的生物学基础　许多细菌学、药代动力学、药效学等多方面的研究也阐明了结核病短程化学治疗的生物学基础，进一步指导结核病化学治疗的实践，为联合、规律、适量的短程化疗提供了理论依据。结核病化学治疗的微生物学目的：①杀灭繁殖活跃菌以控制疾病，减少传染性——早期杀菌作用（early bactericidal activity，EBA）；②杀灭慢生长菌，减少复发至最低限度——灭菌作用（sterilizing activity）；③预防药物耐药性产生。

1. 根据 Mitchison 的菌群假说　按细菌的代谢情况，可将结核菌分为 4 个菌群，不同药物对其作用不同：A 菌群，乃是代谢旺盛、迅速繁殖的菌群，INH、RFP 对其有强杀菌活性，SM 次之；B 菌群，乃是指生长缓慢的结核菌群（细胞内菌群），PZA 对其有灭菌活性，RFP 次之，而 INH 对其仅有抑制活性；C 菌群，乃是间歇生长菌群（常存在于闭合的干酪灶内、氧供应差的环境内），仅 RFP 对其具有杀菌活性；D 菌群，乃是指完全休眠菌群，各种抗结核药物均无效。

2. 细胞内、外的药物的浓度　采用治疗剂量的条件下所达到的细胞内、外浓度与最低抑菌浓度（MIC）的比值，常藉以评价抗结核药物的活性；一般认为，血药峰浓度/MIC 之比值 >10 时，则该药具有杀菌活性，<10 时，则为抑菌药。细胞内、外药物浓度/MIC 的比值均 >10 时，则为全价杀菌药。仅细胞内或外药物浓度/MIC > 10 时，则为半价杀菌药。INH、RFP 均有较强的通透性，细胞内、外药物浓度均超过 MIC10 倍以上。现已认识抗结核药物采用顿服法可明显提高血药峰值，可提高疗效。

3. 抗结核药物的早期杀菌作用（early bacteriocidal activity，EBA）　早期杀菌作用乃是指在治疗开始 0～14 天，尤其 0～2 天内杀灭生长旺盛菌的活性。Jandani 等观察肺结核患者在治疗过程中，0～14 天中痰结核菌活菌数的变化（cfu），发现在开始治疗的 2 天痰菌量迅速下降，以后 12 天则十分缓慢，不同药物间有显著差异，其中以 INH 最强，其次为 RFP、SM 等。

4. 灭菌作用（sterilization）　乃是指尽可能杀灭病灶中的结核菌（B 菌群及 C 菌群）的活性。动物实验时，评定灭菌活性是依据化疗后动物各脏器如肝、脾、肺的组织匀浆接种的细菌生长情况而定。临床上则根据化疗 2 个月末痰菌培养阴转率以及化疗停止后的复发率而决定其灭菌活性。根据动物实验及大量临床观察资料证明，RFP、PZA 具有最强的灭菌活性。

5. 抗结核药物对结核菌作用机制及途径　已了解，结核药是通过以下一种或数种方式达到其杀菌或抑菌活性的：①阻碍蛋白质合成；②阻碍核糖核酸合成；③破坏菌体内酶活性；④干扰其他重要物质，如 INH、ETH 干扰分枝菌酸合成从而影响细胞壁的合成；又如 PAS 阻碍叶酸的合成，从而干扰分枝杆菌生长。

总之，抗结核药物的作用主要有以下三种：

（1）预防结核菌对其他同用药物产生耐药性　在这方面，INH、RFP 属高效，EMB、SM、PZA 属中效。

（2）早期杀菌作用　INH 具有最显著的作用，RFP、SM 等次之。

（3）灭菌作用　RFP、PZA 作用最强。

因此，有作者将化学治疗分为三期：第一期（治疗开始 1～2 周）：A 菌群显著减少，传染性显著降低，以 H、R 作用最强，其次为 S；第二期（治疗 1～2 个月）：主要作用于 B 菌群、C 菌群，其间 Z、R 作用最强；第三期，即持续期：杀灭极少数耐药菌株（persister）。

【间歇治疗】

20 世纪 70 年代，Dickinson 等通过试管试验将结核菌与不同的抗结核药物接触 6～24 小时后，洗去药物，再接种于无药的培养基上继续培养，观察其延缓生长期的时间，如需经数天乃至数十天结核菌才开始繁殖，则表示该药有延缓生长期的作用，提示可适宜采用间歇期治疗。试验证明 INH、RFP、PZA、EMB 及 SM 均有延缓生长期作用，而 TB1 则无。

上述实验结果为间歇治疗提供了理论依据。临床试验证明：持续期乃至化疗全程采用每周 2~3 次用药，均可取得良好疗效。但间歇治疗时用药剂量需酌量增加。由于用药次数的减少，提高了患者的依从性，保证化疗的完成。

【DOTS】

DOTS（directly observed treatment short-course）策略是结核病治疗最有效的保证，是防止耐药结核病的最有效策略。在结核病化学治疗发展过程中，人们认识到化疗期间对患者用药的管理，提高患者的依从性（compliance），保证患者按疗程规律服药对成功治疗是十分重要的。

20 世纪 70 年代，Fox 等推行全程督导化疗（fully supervised chemotherapy），强调患者每次均需在卫生人员督导下服药。但限于各国、各地区的社会经济交通及医疗条件，有些地区则有所改良和变动，而采用部分督导化疗（partial supervised chemotherapy）。强化期采用督导化疗，持续期则自行服药，定期门诊及（或）家访。有些医疗单位则采用全程管理（whole-course monitored chemotherapy），治疗期间患者自行服药或经过培训的家属督导服药，定期家访检查。

至 20 世纪 90 年代，WHO 则统称为 DOTS，近年来，DOTS 策略的含义已不仅仅是"直接面视下的服药"，还包含以下 5 个内容：

（1）以痰涂片阳性患者为防治重点。

（2）患者在卫生人员直接观察下服药。

（3）观察、确认化学治疗的效果。

（4）采用有效的化学治疗和必要的疗程。

（5）政府对 DOTS 的支持与承诺。

通过上述的发展与演变，结核病的短程化疗已是被公认为确切、可行、有效的抗结核治疗。目前，广义的 DOTS 已被 WHO 广泛推行并已在不少国家、地区所证实是防治结核病的根本策略。

第三节　结核病化疗的原则

【原则】

在 1963 年及 1978 年，我国全国结核病学术会议上，总结国内外抗结核药物治疗肺结核的经验，制定了化学治疗的原则，即：早期、联合、全程、规律、适量的原则。应该说这一原则至今仍是适用的。

（一）早期　早期的结核病变，常以渗出性病变为主，肺泡内炎性细胞浸润，肺泡壁充血，局部血供良好，有利于药物渗透入病变而发挥杀菌作用，且早期活动的病变内结核杆菌生长繁殖旺盛，以 A 菌群为主，易于被药物杀灭。早期治疗可明显缩短传染期，减少传染机会。

（二）联合　如前所述，鉴于病变中四种菌群对各种药物的敏感性不同，产生自然变异菌株几率不同，各种药物作用机制和靶位不同，因此联合用药可达到互补、全方位的作用，不仅提高疗效，达到早期杀菌和灭菌作用，减少复发，还可防止耐药菌株的产生。

（三）全程 抗结核治疗的疗程，不是以人的主观意志为转移的而应以具有多种、确切有效的抗结核药物为物质基础。正是由于 H、R、Z 等高效药物的先后问世，才可能由既往12～18个月的长程治疗缩短至6～9个月的短程化疗。因此要保证一定的疗程，防止治疗失败及复发。

（四）规律 Dickinson 等试管试验证明，不同抗结核药物对结核杆菌的延缓生长期不等，长则5～10天，短则2～3天，有些药物则无此作用，因此要采取规律用药才能奏效。

（五）适量 为了发挥药物的最大活性，达到有效的血药浓度及组织浓度，产生最小或不产生副作用，药物必须适量，按规定的剂量用药，还要考虑患者的年龄、体重、肝肾功能以及其他多种因素。还应认识到药物间可能发生的相互作用。如利福平作为有力的肝药酶诱导剂可促进多种在肝内代谢的药物的灭活加速。

【化疗方案制定的依据】

在制定化疗方案时：①要依据病情，尤其以痰菌检查结果作为化疗方案的主要依据，痰菌阳性者则意味着病变内结核杆菌多，多发生于肺内有空洞或干酪渗出病变的患者，治疗方案中尤其强化期应包含对细胞内外菌均有杀菌活性的全价杀菌药 INH、RFP 和灭菌活性的 RFP、PZA，为防止耐药性的产生还可联合应用 EMB 及/或 SM，对 INH 原发耐药率高的地区尤应如此；②还要依据是新发现的初治病例还是既往已经过治疗的复发病例而制定化疗方案：初治者即既往未曾接受过任何抗结核药物或用药不足一个月者，则宜选用一线药物，而复发病例：即：初治失败或治疗后复发者则要根据既往的用药情况，包括用药时间、用药方式（联合或单用）考虑耐药性存在的可能而制定合理方案；③制定治疗方案时，在保证化疗方案的高效的同时还必须考虑患者的安全性、耐受性、可接受性。

【常被推荐的、证明有效的化疗方案】

（一）初治痰涂片阳性肺结核常用方案

$2HRZ/4HR^*$

$2HRZ/4H_3R_3^{**}$

$2HRZE（S）/4HR$

$2HRZE（S）/4H_3R_3$

$6HRZE_3^{***}$

$6HRZES_3$

$2SHRE/7HR$

$2HRE/7HR$

＊即2个月强化期服用 HRZ，4个月持续期服用 HR

＊＊即2个月强化期服用 HRZ，4个月持续期每周3次服用 HR

＊＊＊即6个月全程每周3次的间歇治疗

（二）初治菌阴肺结核

$1HRZ/3HR_3$

表4-10-2 3个月或4个月方案的复发率

	方　案	复发率(%)
东非	2HRPS/2HRP	16.3
东非	2HRPS/2HP	31.6
东非	2HRPS/2HP	40.0
东非	2HRPS/2HR	10.6
新加坡	2HRPS/2HRP	11.4
德国	3HRPS	20

$1HRZ/3HR_2$

$2SHR/2HR$

$4H_3Z_3L_2$

（三）复治菌阳肺结核

$2SHRZE/1HRZE/5HRE$

$2HRZE（S）/4HRE$

$2SHRZE/6HRE_3$。

3 个月或 4 个月治疗方案的复发率见表 4-10-2。

第四节　耐多药结核病的治疗

耐药结核病，尤其耐多药结核病的增多和耐多药结核菌的传播所致的原发耐多药结核病是目前结核病控制工作中面临的难题。据估计，全球已有 5 000 万以上人口感染了耐药结核菌。

【耐多药结核病（MDR-TB）的定义】

耐多药结核病乃是指结核患者其痰或其他标本分离出的结核杆菌至少耐 INH、RFP 两种主要抗结核药物或 HR 两种以上的药物。但也有作者主张耐 5 种基本抗结核药物（HRZES）中 2 种或 2 种以上者即为耐多药结核病。

【耐多药结核病的预防与治疗】

（一）发生耐多药结核病的危险因素

1. 医务人员的责任　初治方案不当、复治方案不当、不能及时发现治疗失败而采取合理的措施，或仅在失败方案中加用单一药物。

2. 患者的责任　不合作、不依从医嘱坚持治疗，也可由于药物毒副反应及经济问题而中断治疗，单用药等。

3. 病变性质　如空洞性病变可含有大量结核杆菌，自然变异几率增多。

4. HIV（+）/AIDS 者。

5. 非 AIDS 的免疫缺陷　如长期免疫抑制剂使用者、老人、糖尿病、肺尘埃沉着病（矽肺）等患者。

6. 贫困、营养不良、无家可归者等。

7. 药物供应问题　包括不合格的、生物利用度差的药物等。

（二）预防 MDR-TB 的措施

1. 坚持早期、联合、规律、全程、适量用药提高初治成功率，减少失败，减少耐药菌株形成。

2. 建立合理的化疗方案　WHO 推荐的初治方案为 2HRZ/4HR，但如果该地区 INH 原发耐药率 >4%，则宜采用 2HRZE（S）/4HR，如采用不含 PZA 的方案，则宜采用 9HRE。

3. 推广 DOTS 的化学治疗管理方式。

4. 推行固定复合剂，可防止采用不合理方案、防止患者单一用药。目前采用的有卫非特（HRZ 复合剂）和卫非宁（HR 复合剂）已被证明具有良好生物利用度及临床疗效。国内也有相应的产品。

（三）耐多药结核病的治疗　由于对 HR 两种主要药物耐药，MDR-TB 的治疗十分困难，对耐多药结核病的治疗意味着：其疗程可长至 24 个月，将选用毒副反应较多、较不易耐受的、价格比较昂贵的、二线或新抗结核药物，且治愈率低、病死率高、外科治疗的可能性增加、预后差。1993 年，Goble 及 Iseman 报告：134 例耐多药结核病，经多方治疗后，治疗失败率44%，治疗失败病例中46%死亡。

1. 建立有效的合理的化疗方案　WHO 耐多药结核病治疗指南规定：根据既往用药史及耐药性测定结果，最好选用 4~5 种药物，其中至少选用 3 种从未用过的药物，如吡嗪酰胺、卡那霉素、卷曲霉素、氟喹诺酮类药、丙硫异烟胺及静脉滴注 PAS 等。推荐的药物中还包括环丝氨酸、氯苯吩嗪（clofazimine）等。

2. 加大力度开发新药

（1）利福霉素类新药

1）苯并恶嗪利福霉素（KRM1648）　有研究证明 KRM1648 对结核杆菌的 MIC 为 0.007~0.125μg/ml，MBC 为 0.007~0.25μg/ml，动物实验也证明对小鼠腹腔内 RFP 敏感结核菌及低耐结核菌有抑菌活性，而对高耐菌株则活性降低。

2）利福布丁（ansamycin，RFB）　对结核杆菌、麻风杆菌及堪萨斯、海鱼、鸟分枝杆菌均具有较强的杀菌作用，是治疗非结核分枝杆菌感染的重要药物之一。且其体外 MIC 0.16μg/ml 优于 RFP（1.25μg/ml），对巨噬细胞内结核杆菌的 MBC 0.125μg/ml，也优于 RFP（0.25μg/ml）。RFB 的特点：①口服后可完全吸收，迅速进入全身组织以肝组织浓度最高，也可进入 CSF，在酸性环境下不易被破坏；②与脂肪的亲和力强，具有良好的通过细胞壁的能力；③对细胞内外结核杆菌的 MIC 相等；④体外试验发现有12%~40%耐 RFP 株对 RFB 敏感，但在临床试验中并未被肯定，Boulahbal 采用含 RFB 方案治疗86 例耐 HR 的慢性复治肺结核，30% 患者获得良好效果，但香港 22 例 MDR-TB 患者的疗效则令人失望；⑤对鸟复合分枝杆菌（MAC）有较强的抑菌活性，研究表明：AIDS 患者口服 RFB300mg/d 可预防 MAC 菌血症发生。

（2）氟喹诺酮类（fluoroquinolones）　是广谱抗菌药物，体外试验表明，对分枝杆菌也有抗菌活性。研究较多的氟喹诺酮类药物有氧氟沙星、环丙沙星、左旋氧氟沙星及斯巴沙星等。

除环丙沙星外，其他三药口服吸收良好。左旋氧氟沙星高峰浓度可达5.7μg/ml；氧氟沙星（口服600mg），则可达5.6μg/ml。可广泛分布肺、肾、肝等组织，肺组织内的药物浓度最高，且易于透入巨噬细胞内维持高浓度及高活性。但不易通过血脑屏障，脑脊液浓度仅为血药浓度的5%~10%，脑膜炎时 50%~90%。1985 年以来已有不少含 OFLX 方案治疗肺结核的临床报告，初治病例痰菌（培养法）阴转率可达98%，MDR-TB 可达 60%~80% 阴转率。近年来，Lalande 等报告 sparfloxacin 对小鼠实验结核病有良好的治疗效果。Baohong 等也实验证明左旋氧氟沙星体内外抗结核活性均优于氧氟沙星。

喹诺酮类药物仍处于临床试用阶段，虽国内外多项临床试验均证明氧氟沙星或左氧氟沙星与其他有效抗结核药物联合应用对初治肺结核及耐多药肺结核有效，但尚未被 FDA 正式通过作为抗结核药物，但鉴于其体外活性、组织穿透力强，与现有抗结核药物无交叉耐药及低毒性等特点以及不少临床研究报告，故在 WHO 耐多药结核病治疗指南中已被推荐。为了防止对其产生耐药性，主张与从未应用过的2~3 种新药联合使用。

氟喹诺酮类药物的作用机制主要是抑制细菌 DNA 旋转酶（gyrase，拓扑异构酶Ⅱ），从而抑制 DNA 复制转录，以发挥其抗菌活性。也有作者认为此类药物可直接抑制分枝杆菌酸的代谢而发挥作用。还有证明：氧氟沙星、斯巴沙星与乙胺丁醇联用有相加作用，氧氟沙星与吡嗪酰胺有协同作用。

近年来有作者证明两种新的氟喹诺酮类药物 moxifloxacin 及 ABT-255 在试管内和小鼠实验结核病的抗结核活性。

Miyazaki 等还通过小鼠结核模型证实 moxifloxacin（MOFX）的体内抗结核活性。小鼠口服100mg/kg后，血药峰浓度为 7.5μg/ml、Cmax/MIC（0.25μg/ml）为30，按100mg/（kg·d）剂量持续治疗4周后，肺、脾组织匀浆培养的菌落形成单位（cfu）各为 0.63 ± 0.22 及 1.51 ± 0.24，显著低于空白对照组

表 4-10-3 氟喹诺酮类药物体外抗结核活性

药　名	MIC（μg/ml）
氧氟沙星	1.0（0.25~2.0）
环丙沙星	1.0（0.25~2.0）
左氧氟沙星	0.25~1.0（0.39）
斯巴沙星	0.25~1.0（0.12~0.5）
莫昔沙星	0.25~1.0（0.12~0.5）
ABT-255	0.016~0.031

（各为5.64±0.12 及4.88±0.18）（$P<0.001$）。治疗8周后肺、脾组织的 cfu 各为 0±0 及 0.74 ±0.79 显著低于空白对照组及 INH 治疗组。MOFX + INH 组则达到灭菌活性。肺、脾组织的 cfu 均为0。提示 MOFX 具有高效的抗结核活性。

若干种氟喹诺酮类药物的体外抗结核活性列于表 4-10-3，药代动力学参数列于表 4-10-4。

表 4-10-4　6 种氟喹诺酮类药物的药代动力学参数

药名	血峰浓度（mg/L）	AUC mg/（L·h）	AUC/MIC	生物利用度（F%）	尿中排出率（%）
环丙沙星（0.6）	1.4~2.3	9.9	9.9	71.7	30.6
氧氟沙星（0.6）	5.2	57.5	57	90.0	72.9
左氧氟沙星（0.3）	2.97	28.9	102	90.0	80.3
（0.5）	5.0	51.0	—		
斯巴沙星（0.4）	4.96	—			30.2
莫昔沙星（0.4）	3.1	35.0	125	—	19.0
加替沙星（0.4）	3.8				

但喹诺酮类药物在治疗结核病方面尚存在不少问题，如目前临床上氧氟沙星日剂量为0.6~0.8，左氧氟沙星为0.4，但29届 IUATLD MDR-TB 会议上有专家推荐强化期左氧氟沙星日剂量为1.0，持续期为0.5~0.7，毫无疑问血峰值浓度可显著提高，但是否能耐受尚待观察。由于喹诺酮类药物作用靶位是结核杆菌的 DNA 旋转酶，其间必然存在着交叉耐药性，因此宜选用高效喹诺酮类药物，且应坚持联合用药的原则，至少包括3种或3种以上未用过或敏感的药物，防止耐药菌株的产生，成为更为难治的 MDR-TB。应严格适应证，仅限于 MDR-TB 及确对一、二线抗结核药物有过敏反应或明显毒副反应者，关于喹诺酮类药物与其他抗结核药物间的相互影响的研究尚少，仍需进一步研究。

（3）卷曲霉素 它是丛链丝菌 Streptomyces capreolus 培养液中分离的多肽类。1967 年 Wilson 首先证明其抗结核活性，MIC 为 $1 \sim 8mg/L$，其抗结核活性相当于 SM 的一半。耐 SM 结核杆菌对其仍敏感，但与卡那霉素、紫霉素有交叉耐药，其副作用与 SM 相似，还可发生过敏反应、肾功能损害、低血钾、低血钙、低血镁。近年来，由于耐药及耐多药结核病增多，CPM 在耐药结核病治疗中受到关注。有报告 172 例结核病患者临床分离株（159 例 HIV + ）对 CPM 全部敏感，在 46 株耐药株中，耐 CPM 者 20% 。还有作者报告采用 Bacrec-460 法 CPM 对结核杆菌的 MIC 为 $1 \sim 2mg/L$，上述结果表明在耐多药结核病的联合化疗方案中，CPM 不失为可选用的有效药物之一。

（4）新大环内酯类 新大环内酯类药物主要对非结核分枝杆菌有较强的抑菌活性。以罗红霉素（roxithromycin）的体外活性最强，MIC_{90} 为 $4\mu g/ml$，且与 INH 与 RFP 联合使用有协同作用。Clarithromycin 也有较高的抑制结核菌活性。肺组织浓度高，巨噬细胞内浓度均显著高于血浆浓度。

（5）结核放线菌素-N（tuberactinomycin-N，TUM-N，又名 Enviomycin EVM） 为多肽类，其抗结核活性相当于 KM 的一半，与紫霉素（viomycin，VM）相似，对结核菌的 MIC 为 $1.56 \sim 6.25\mu g/ml$，其特点是对耐 SM、耐 KM 菌株仍有效，且其对肾和听力的损害作用低于 KM 和 VM。

（6）β-内酰胺类与 β-内酰胺酶抑制剂的复合剂 早在 1966 年 Kasik 等研究发现，抑制结核杆菌的 β-内酰胺酶活性可使苄青霉素对小鼠结核有抗菌活性。随着各种 β-内酰胺酶抑制剂，如棒酸（clavaulanic acid）、苏巴坦（sulbactam）的开发，有作者发现 amoxicillin 与棒酸联合应用时，对 15 株临床分离的结核菌株，14 株有杀菌活性。Wong 等报告 amoxocillin 对结核杆菌的 $MIC_{90} > 32\mu g/ml$ 而 amoxicillin/clavulanic acid 则 MIC_{90} 为 $4\mu g/ml$。1998 年 Chambers 等还对 31 例涂（ + ）肺结核患者分别观察 INH、奥复星、奥格门汀的早期（$0 \sim 7$ 天）杀菌活性，动态观察痰标本的定量培养，结果显示，INH（11 例）早期杀菌活性最强，结核菌落形成单位（cfu）的降低率为 $0.60 \pm 0.30logcfu/$（$ml \cdot d$）。奥复星（10 例）和奥格门汀（10 例）其降低率则各为 0.32 ± 0.05 和 0.34 ± 0.03，提示除 INH 外，奥格门汀与奥复星等有相似的早期杀菌作用。1991 年 Nadler 等首先报告采用含奥格门汀成功治疗 2 例耐多药肺结核的经验。Yew1995 年治疗的 5 例中 2 例痰菌阴转。氨苄青霉素与克拉维酸，口服替卡西林与克拉维酸（特美汀，timemtin）也发现有一定的抑制结核菌的活性，但也有作者提出此药较少透入人的巨噬细胞，故对细胞内菌群作用不强。

（7）氯苯吩嗪（clofazimine） 过去只用于治疗麻风病，但其对于结核菌和鸟胞内分枝杆菌复合群（MAC）也有良好的抗菌活性。对结核菌的 MIC $0.1 \sim 0.33\mu g/ml$，对鸟分枝杆菌的 MIC 为 $0.1 \sim 1.0\mu g/ml$。近年来，此药试用于治疗 MDR-TB、AIDS 患者和 MAC 感染。但本药副反应较多如胃肠道不适，皮肤变红色以及其结晶沉着于细胞内引起器官损害，曾有引起肺泡巨噬细胞内氯苯吩嗪结晶沉着的报告。

（8）力克肺疾 是 INH 与 PAS 化学合成的抗结核药物。其抗结核活性主要是分子中所含的 INH，等剂量的 PAS 结合在 INH 分子结构的 N 位点，有效地阻滞 INH 在体内的乙酰化，提高 INH 的血药浓度，延长 INH 的半衰期，增强 INH 的抗结核作用，在耐药结核病的治疗方案中可选用。

【外科治疗】

如 MDR-TB 患者肺内病变为不可逆性，如厚壁空洞且病变较局限，心肺功能尚可，可考虑外科治疗，术后继续坚持有效的化疗至少 12 个月。Iseman 等报告 57 例 MDR-TB 手术治疗后 50 例长期存活，49 例痰菌长期阴性，证明外科治疗在 MDR-TB 的治疗中有比较重要的地位。

【免疫治疗】

免疫治疗对 MDR-TB 可能有一定的辅助作用，如胸腺肽、转移因子、草分枝杆菌疫苗、母牛分枝杆菌疫苗、IL-2 等。

近年来，有报道反应停（thalidomide）可抑制巨噬细胞过度产生 TNF，从而减轻结核病患者发热、体重下降等症状，实验还证明反应停可提高 $IFN\gamma$ 水平，调节 IL-2 及 IL-12，临床上也有报告可作为结核病的辅助治疗。

第五节　特殊人群的抗结核治疗

【伴有肝病者】

包括乙型肝炎、丙型肝炎、慢性酒精肝及营养不良等。INH、RFP、PZA、PTH、ETH、PAS 等抗结核药物均可能具有肝毒性作用，且有效的抗结核治疗均需多药的联合治疗，无疑更增加肝毒性反应的可能性。据报告，在服用 INH 的起始数月，20% 患者可出现无症状的一时性转氨酶增高，RFP 也可引起一时性转氨酶增高，而且由于竞争性干扰胆红素的排泄导致血清胆红素增高。Gronhagen-Riska 等报告，INH、RFP 联用时，血 ALP 及胆红素增高，319 例中有 186 例转氨酶增高。印度曾报告，营养不良者接受 INH 或 RFP 治疗者，10.9% 有肝炎临床表现，50% 转氨酶增高，明显高于对照组（2%~8%）。还有报告乙肝标志物阳性者发生药物性肝炎者几率增高，因此，已证明有肝功能损害者可首先采用 SHE/HE 或 SE + OFLX 治疗，紧密监测肝功能，如有明确的适应证，以后可酌增利福平类药物。

【伴有肾功能受损者】

SM、KM、AK、CPM 等氨基糖苷类药物均具有肾毒性作用，故对肾功能不全者应慎用或禁用。进行肾透析者，因 SM 可被透析，如临床上有较强适应证时可根据肌酐清除率减量使用，在透析前 6~8 小时肌内注射。EMB，因 75%~80% 经尿排出，故肾功能不全者其剂量应根据患者的肌酐清除率而定。有作者建议 Ccr 50~100ml/min 者 EMB 剂量为 25mg/kg，1 周 3 次；30~50ml/min 者则为 25mg/kg，1 周 2 次；10~25ml/min 者则为 15mg/kg，36~48 小时 1 次，如同时进行 1 周 3 次肾透析者则其剂量为 25mg/kg，透析前 4~6 小时服药。因部分 INH 以原形经尿排出，严重肾功能不全者 INH 日剂量降至 200mg。喹诺酮类药物 OFLX、LVFX 大部分经肾排出，肾功能低下者的用量也宜酌减。偶有报告：RFP 可引起间质性肾炎导致急性肾功能不全。

【老年结核病】

抗结核治疗原则与其他年龄组相同。值得注意的是老年患者的药物副反应发生频率显著高于青壮年。Mackey 及 Cole 回顾性分析：在 116 例发生毒副反应者中 65 岁以上者占 40%。Ormerod 等报告：1317 例结核患者中，共有 5.1% 患者因毒副反应而需调整治疗方案。发生频率随年龄增加而增高。≥60 岁组为 8.4%，显著高于 0~19 岁组（2.3%）、20~29 岁组（4.6%）、40~59 岁组（7.1%）。1970 年美国曾对 13 838 例接受 INH 预防治疗者发生 INH 相关性肝炎的频率进行分析：<20 组为 0、20~34 岁组为 0.3%、35~49 岁组为 1.2%，而≥50 岁组为 2.3%。

随着年龄的增长，肾小球滤过率，肾小管重吸收率和分泌能力均呈进行性下降，因此氨基糖苷类药物宜慎用或禁用。喹诺酮类药物用量也应根据肾功能作相应调整。

老年结核病治疗时还要注意药物相互间的影响。由于老年人常有各种慢性病，使用药物品种较多，而利福平作为肝药酶的诱导剂，可促进磺脲类降糖药、茶碱、普萘洛尔（心得安）、强心苷、维拉帕米（异搏停）、抗凝剂等灭活加速，从而影响各种伴发症的治疗。

【并发 HIV 感染/AIDS 者】

HIV（+）/AIDS 患者为结核病的易感者，1/3 晚期患者死于结核病，结核病又可加速 HIV 的复制，缩短 HIV 感染的潜伏期。HIV/TB 患者常需积极抗结核及抗反转录病毒的治疗。但需考虑到利福平与抗反转录病毒药物间的相互影响。已知 RFP 可加速抗反转录病毒的蛋白酶抑制剂的代谢而达不到治疗所需要的浓度，而蛋白酶抑制剂可降低 RFP 的代谢使 RFP 浓度增高而增加毒副反应。RFB 肝药酶的诱导作用较弱，故 RFB 有与 indinavir 或 nelfinavir 并用的可能（表 4-10-5）。

美国 CDC 建议：HIV 患者未行蛋白酶抑制剂治疗者可积极采用含 RFP 的治疗方案。HIV/TB 患者正在进行蛋白酶抑制剂治疗者可停止对 HIV 的治疗首先完成含 RFP 的抗结核治疗方案，或停止蛋白酶抑制剂首先至少完成含 RFP 的 4 药强化治疗，然后以 RFB 代替、或继续蛋白酶抑制剂与 indivir 或 nelfinavir，同时采用含 RFB 的 4 药治疗。

此外，有作者注意到晚期 AIDS 患者常有腹泻而影响药物的吸收，使血药浓度低下而难以奏效。有报告 HIV（+）/AIDS 患者接受 RFP 治疗时 20% 患者有副反应，HIV（+）者接受氯苯吩嗪治疗可发生严重的剥脱性皮炎，毒性表皮坏死松解或 Stevens-Johnson 综合征。

近年来还有报告，HIV/TB 患者在抗反转录病毒治疗时 36% 可发生发热、纵隔淋巴结肿大，肺部出现新病变或浸润性病变增多，胸腔渗液等暂时恶化现象（paradoxical wozsening），多发生在治疗后 3~6 周。而未接受抗反转录病毒治疗者仅 7%。

表 4-10-5　利福平与蛋白酶抑制剂（PI）及非核苷反转录酶抑制剂（NNRTIs）

	利福平对 PI 或 NNTRTIs AUC 的影响（%）	（RFB）（%）
Saquinavir	↓80	↓40
Ritanavir	↓35	—
Indinavir	↓90	↓24
Nelfinavir	↓82	↓32
Nevirapine	↓58	Unchanged
Delavirdine	↓90	↓75
Efavirenz	↓6	Unchanged

【妊娠妇女的用药问题】

至今虽未发现 INH、RFP、PZA、EMB 对人类有致畸作用，但动物实验发现 RFP 有致畸作用且易通过胎盘，故一般主张妊娠前 3 个月内禁用，妊娠 3 个月后慎用。妊娠期间禁用链霉素等氨基糖苷类抗生素，以防止致畸。有报告：链霉素致畸率可达16.9%，而未使用者为1.4%~6.0%。35例致畸者中，34例为第8对脑神经损伤。还有报告：双氢链霉素肌内注射后30分钟及6小时，乳汁内药物浓度可含2%~3%及12%~47%，故对哺乳妇女也需考虑其潜在的副作用。有报告ETH（PTH）有致畸作用，妊娠妇女不宜选用。氟喹诺酮类药物因对胎儿、儿童的软骨发育有不良影响，也不宜采用。假如临床上结核病进展、恶化需积极治疗者则应中断妊娠。

【结核性脑膜炎及脑膜脑炎的治疗】

治疗原则与治疗其他部位结核病相同，结核性脑膜炎是结核病的急、重类型，不仅可威胁生命，且易有各种并发症、后遗症，故更需及早积极治疗。建立治疗方案时需考虑到药物能否通过血脑屏障达到脑实质及脑膜等因素。INH分子量小，蛋白结合率低（0~10%），不论脑膜有无炎症均能通过血脑屏障。脑脊液浓度可高于MIC多倍，是治疗结核性脑膜炎的重要药物之一。一般成人剂量为0.6~0.75g/d。PZA在脑膜炎任何阶段，脑脊液中药物浓度可达血清同等水平。RFP、SM、EMB则在脑膜有炎症时才能通过血脑屏障，CSF中可达一定水平，虽然如此但仍常采用，尤其RFP，因为结脑常是全身结核病的一部分，在其他部位结核病的治疗中RFP是不可缺少的。

表4-10-6 抗结核药物在脑脊液中可达到的浓度

药物	MIC（μg/ml）	血清峰值（剂量）（μg/ml）	脑脊液峰值（μg/ml）结脑组	对照组
INH	0.025~0.05	4.4（9mg/kg）	3.2	—
RFP	0.05~0.2	11.5（11mg/kg）	0.78	0
		1~12（0.6）	0.3	—
PZA	12.5	50（48mg/kg）	50	—
		35~49（1.5g）	29~50	—
EMB	1.0	1.2~8.0（25mg/kg）	0~1.6	0
			0.9~4.2	—
SM	0.4~1.0	30（13mg/kg）	2.0	
ETH	0.6~2.5	0.8~3.0（0.25）	1.0~2.6	
			2.3~5.6	
OFLX	0.5~2.0	2.9~5.6（0.4）	50%~70%	5%~10%
LVFX	0.5~1.0	5.7（0.5）	40%	—

ETH或PTH与INH一样，不论脑膜有无炎症均能良好的通过血脑屏障，故常采用。在氟喹诺酮类药物中OFLX在CSF中可达到70%的血峰值，LVFX可达到40%，因此必要时也可采用。为了减少渗出、减少粘连，在SHRZ为主的强化治疗同时常需并用糖皮质激素，由于利福平的肝药酶诱导作用加速糖皮质激素的灭活，也是需要注意的。

若干种抗结核药物在脑脊液中的浓度见表4-10-6。

第六节　抗结核药物的常见副作用

【异烟肼】

INH 是最安全、毒副反应最少的抗结核药物，副作用发生率 1.7% 左右，偶有过敏反应，约 0.7%。

（一）肝毒性反应　可引起一过性 ALT 升高，偶尔发生黄疸，一般认为，嗜酒者、老年人、同服 RFP 者、乙肝病毒携带者较为常见。但 Mc Glynn 等通过大量口服 INH 化学预防病例的观察，并未肯定乙肝病毒携带者的关系。

（二）末梢神经炎　常规剂量并不多见，大剂量时可发生，可能与 INH 和维生素 B_6 化学结构相似，代谢时共同竞争阿扑色氨酸酶，妨碍维生素 B_6 的利用或导致维生素 B_6 缺乏，故大剂量使用 INH 时可加服维生素 B_6。但因试管试验表明维生素 B_6 可降低 INH 的抑菌活性，故一般剂量不加用。

（三）中枢神经系统症状　如嗜睡、兴奋、失眠、记忆力减退、注意力不集中等。

【利福平】

（一）肝毒性反应　大剂量、老年、酗酒者更易发生且多发生在治疗早期，可一过性 ALT 升高，也可出现黄疸、肝大。

（二）过敏反应　可出现寒战、高热、头痛、关节疼痛的流感样反应，还可出现支气管哮喘样发作，胃肠道绞痛、皮疹以及白细胞减少、血小板减少、全血细胞减少。间歇治疗时过敏反应发生的可能性增多。

偶可发生急性间质性肾炎导致急性肾功能不全。

（三）胃肠道反应　恶心、呕吐、腹痛、腹泻、食欲不振等。

【吡嗪酰胺】

（一）肝毒性及胃肠道反应。

（二）关节痛伴血清尿酸增高　可能与 PZA 抑制肾小管对尿酸的排泄有关，有作者报告与 RFP 合用时则发生频率降低。

【链霉素】

（一）第Ⅷ对脑神经的损害　引起耳鸣、听力下降及前庭功能障碍。

（二）肾功能损害　偶出现蛋白尿、管型尿，血 BUN、Cr 增高。老年人及肾脏病患者尤应注意。

（三）过敏反应　包括发热、皮疹等。还可引起口唇周围麻木。

【乙胺丁醇】

（一）视神经损害　引起视力下降、视野缩小等。既往使用剂量为 25～35mg/kg 时多见，但目前常用剂量为 0.75g/d（≤15mg/kg）则较前明显少见。

（二）末梢神经炎　偶见。

【对氨柳酸】

主要毒副作用有胃肠道反应、肝功能损害、过敏反应，还可引起甲状腺功能低下。

【乙硫异烟胺及丙硫异烟胺】

副作用较多，可引起恶心、呕吐、食欲不振等，肝功能损害也较多见（10% 左右），个别患者可有精神症状、男子乳房发育、皮肤色素沉着、口腔炎等。另外，可能有致畸作用。

【氟喹诺酮类】

（一）胃肠道反应　发生率1.2%～3.8%，包括腹部不适，恶心、呕吐、腹泻、食欲不振等。

（二）中枢神经系统反应　主要有头痛、头晕、失眠，偶可诱发癫痫发作，可能与此类药物抑制作为中枢神经系统抑制传导介质的γ-氨基丁酸（GABA）与受体的结合有关。

（三）过敏和皮肤反应　轻者皮肤瘙痒、皮疹，偶有引起急性喉头水肿，呼吸困难。光敏性皮炎发生率0.04%。偶可引起轻度嗜酸性粒细胞增多，白细胞减少。

（四）可能影响儿童及胎儿的软骨发育。

（五）其他　如关节痛，血尿素氮、肌酐轻度上升。曾有发生过敏性间质性肾炎、肾功能不全的病例报告，肝功能异常发生率0.9%～4.3%。

（马　玙）

参 考 文 献

［1］Global Tuberculosis Control-WHO report 1999

［2］Tempel CW. Combined intermittent regimens employing streptomycin and para-aminosalicylic acid in the treatment of pulmonary tuberculosis. Am Rev Tuberc, 1951, 63：295－311

［3］David HL. Probability distribution of drug-resistant mutants in unselected population of M tb. Appl Microb, 1970, 20：810－814

［4］Ross JD. Relapse during and after treatment of pulmonary tuberculosis. Bull of IUAT, 1959, 29：710

［5］Grosset J. The sterilizing value of rifampicin and pyrazinamide in experimental short-course chemotherapy. Tubercle, 1978, 59：287

［6］East African/British Medical Research Council Controlled clinical trial of four short-course （6-month） regimens of chemotherapy for treatment of pulmonary tuberculosis. Lancet, 1972, 1：1079－1085

［7］Mitchison DA. The action of antituberculosis drugs in short-course chemotherapy. Tubercle, 1985, 66：219－255

［8］Mc Glynn CA, Lustbader EP, Sharrar RG, et al. Isonizid prophylaxis in hepatitis B carrier. Am Rev Respir Dis, 1986, 134：666－668

［9］Lalande V, Truffot-Pernot C, Paccaly-Moulin A, et al. Powerful bactericidal activity of sparfloxacin （AT4140） against M. tb in mice. Antimicrob Agents Chemother, 1993, 37 （3）：407－413

［10］Baohong JI, Lounis N, Truffot-Pernot C, et al. In vitro and in vivo activity of levofloxacin against M. tb. Antimicrob Agents Chemother, 1995, 39 （6）：1341－1344

［11］Wong CS, Palmer GS, Cynamon MH. In vitro susceptibility of M. tb、M. bovis and M. kansasii to amoxicillin and ticarcillin in combination with clavulanic acid. J Antimicrob Chemother, 1988, 22：863－866

［12］Rieder HL. Intervention to Tuberculosis Control and Elimination Paris international Union Against Tuberculosis and Lung Dis. 2002, 15－93

［13］Niemi M, Backman J T, Neuvonen M, et al. Effects of rifampin on the pharmacokinetics and phamacodynamics of glyburide and glipizide. Clin Pharmacol Ther, 2001, 69：400－406

［14］Jaruratanasirikul S, Sriwiriyajan S. Effect of indinavir on the pharmacokinetics of Rifampicin in HIV-infectec patients. Pharm Pharmacol, 2001, 53：409－412

［15］Fu LM, Fu-Liu CS. Thalidomide and tuberculosis. Int J Tuberc Lung Dis, 2002, 6 （7）：569－572

［16］Miyazaki E, Miyazaki M, Chen ZM, et al. Moxifloxacin （BAY 12-8039）, a new methoxyquinolone, is active in a mouse model of tuberculosis. Antimicrob Agents Chemother, 1999, 43 （1）：85－89

第十一章　肺癌化疗新药物

肺癌是目前世界上发病率和死亡率最高的肿瘤之一。约70%的非小细胞肺癌（NSCLC）确诊时已为晚期，无法根治。此时只能以全身化疗为主，结合放疗、免疫调节治疗等多学科综合治疗以提高疗效，改善患者生活质量。小细胞肺癌（SCLC）确诊时绝大多数患者已出现淋巴结或远处转移，也主要靠联合化疗延长患者生存期，缓解症状。因此，在肺癌的治疗中，化疗药物有着举足轻重的地位。

虽然20世纪80年代始第二代化疗药如顺铂、依托泊苷、异环磷酰胺、丝裂霉素、长春地辛和长春花碱等就已经显示出对NSCLC较强的抗癌活性，但是自20世纪90年代后第三代化疗药物如多西他赛、紫杉醇、长春瑞滨、吉西他滨和伊立替康等进一步取得了更为可观的单药疗效。SWOG 9380试验比较了顺铂/诺维本与顺铂单药的疗效，证实了二药联合治疗的优越性，确立了铂类联合第三代化疗药物可作为治疗晚期NSCLC的标准一线方案，此类方案的缓解率（RRs）可达40%，中位生存期为8~11个月，既优于顺铂单药疗效，也优于第二代化疗药物联合化疗的效果。三药联合化疗可能有更高的缓解率，但相应的毒副反应也更明显，总生存期改善不明显，反而降低患者生活质量。对于老年或一般情况较差的患者，可能以单药化疗更为合适。美国东部肿瘤协作组（ECOG）的一项大样本临床随机研究比较四种新型含铂的两药联合方案（顺铂/紫杉醇、顺铂/吉西他滨、顺铂/多西他赛和卡铂/紫杉醇）治疗晚期NSCLC的疗效，结果显示四种化疗方案治疗晚期NSCLC的缓解率和中位生存期均无显著差异，都可作为治疗NSCLC的一线方案。

近年来，人们对肿瘤发病机制中细胞受体及增殖调控分子进一步认识，又诞生了"分子靶向治疗"（molecular targeted therapy）。肺癌分子靶向治疗是近年发展迅速的利用肿瘤细胞与正常细胞间分子生物学上的差异，阻断信号传导通路、封闭受体、抑制血管生成，作用于肿瘤细胞特定的靶点，特异性地抑制肿瘤细胞增殖、侵袭和转移，促进其凋亡的治疗方法。由于靶点特异，分子靶向治疗比传统化疗具有更高的选择性，所以更少毒副作用。其抑制细胞生长的作用机制使之更适于连续口服的给药方式，可适用于所有肺癌患者。虽然，目前肺癌分子靶向治疗药物对小细胞肺癌（SCLC）疗效不显著，但是针对非小细胞肺癌（NSCLC）有效的药物则不断涌现，主要包括细胞生长因子受体抑制剂、血管生成抑制剂及信号传导抑制剂等。其中针对信号转导、生长因子及其受体的分子靶向药物在肺癌治疗中的地位已日益受到重视。

为此，肺癌治疗药物已经逐渐分化为两大类型，即传统的细胞毒性化疗药物（图4-11-1）和分子靶向药物（图4-11-2）。在肺癌治疗越来越提倡个体化的今天，需要临床医生不断掌握新药的特点及使用指征，熟悉治疗方案的获益人群及毒副反应，从而提高肿瘤的缓解率和控制率，延长患者生存时间，减少不必要的过度治疗，甚至有害治疗。

【细胞毒性化疗药物】

1. 培美曲塞（pemetrexed）　培美曲塞作为新一代叶酸拮抗药，与甲氨蝶呤结构相似，但其核心含有吡咯嘧啶基团，具有多靶点抗叶酸作用。培美曲塞通过三种转运体进入细胞内，

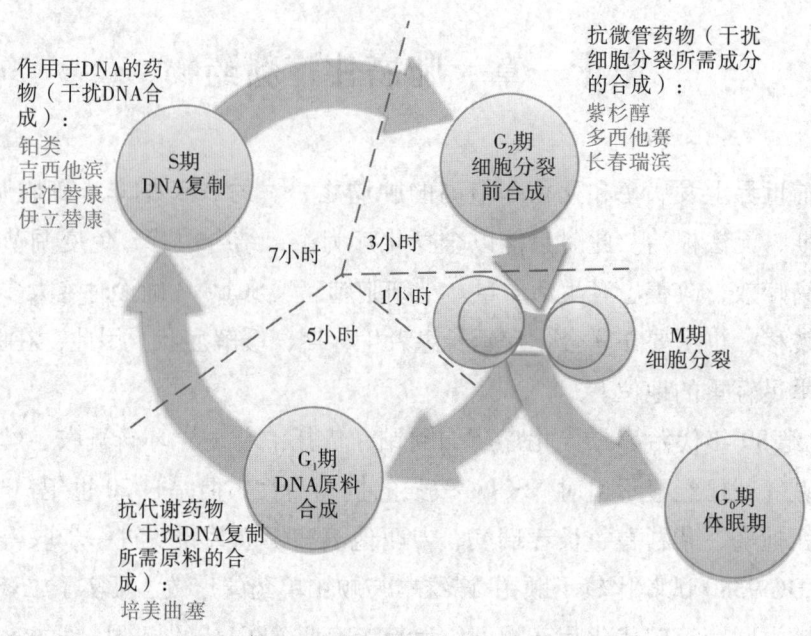

图 4-11-1　细胞毒性化疗药物与细胞周期

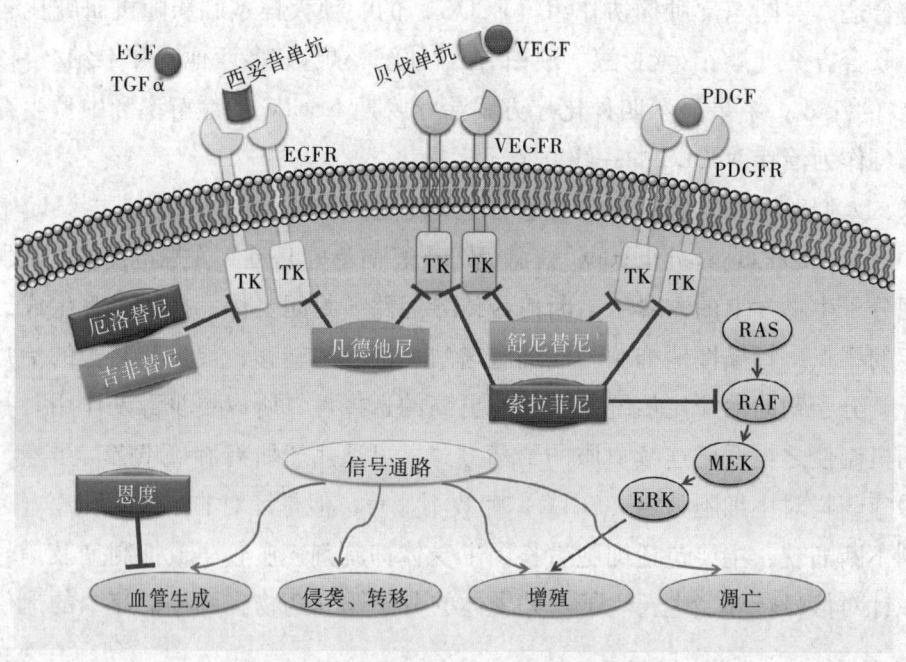

图 4-11-2　肺癌分子靶向药物作用机制

它们分别是还原型叶酸载体（reduced folate transporter）、叶酸盐 α 受体（α-folate receptor）以及质子耦联叶酸转运体（proton-coupled folate transporter）。培美曲塞一旦进入肿瘤细胞，即在叶酰多谷氨酸合成酶（folylpolyglutamate synthetase）的作用下进行多谷氨酸化（polyglutamated），转化为具有药理活性的多谷氨酸叶酸盐。该活性产物在肿瘤细胞内大量积聚，可抑制合成胸腺嘧啶核苷和嘌呤核苷所必需的四种叶酸依赖性酶：胸苷酸合酶（thymidylate synthase,

TS)、二氢叶酸还原酶（dihydrofolate reductase，DHFR）、甘氨酰胺核苷酸甲酰转移酶（glycinamide ribonucleotide formyltransferase，GARFT）及氨基咪唑羧酰胺核苷甲酰基转移酶（aminoimidazolecarboxamide ribonucleotide formyltransferase，AICARFT），借此破坏细胞内叶酸依赖性的正常代谢过程，干扰胸腺嘧啶核苷酸和嘌呤核苷酸的生物再合成，抑制肿瘤细胞复制生长（图4-11-3）。而正常细胞内多谷氨酸的浓度很低，故受培美曲塞影响不大。临床研究发现补充外源性叶酸和维生素 B_{12} 可以预防或降低培美曲塞的血液学毒性和胃肠道不良反应，且并不降低培美曲塞的抗肿瘤作用。培美曲塞最早被应用于不宜手术切除的恶性胸膜间皮瘤的治疗，但随着多项临床试验结果的公布，培美曲塞已被批准用于晚期非鳞癌型 NSCLC 患者一线（与顺铂联合）、二线及维持治疗。

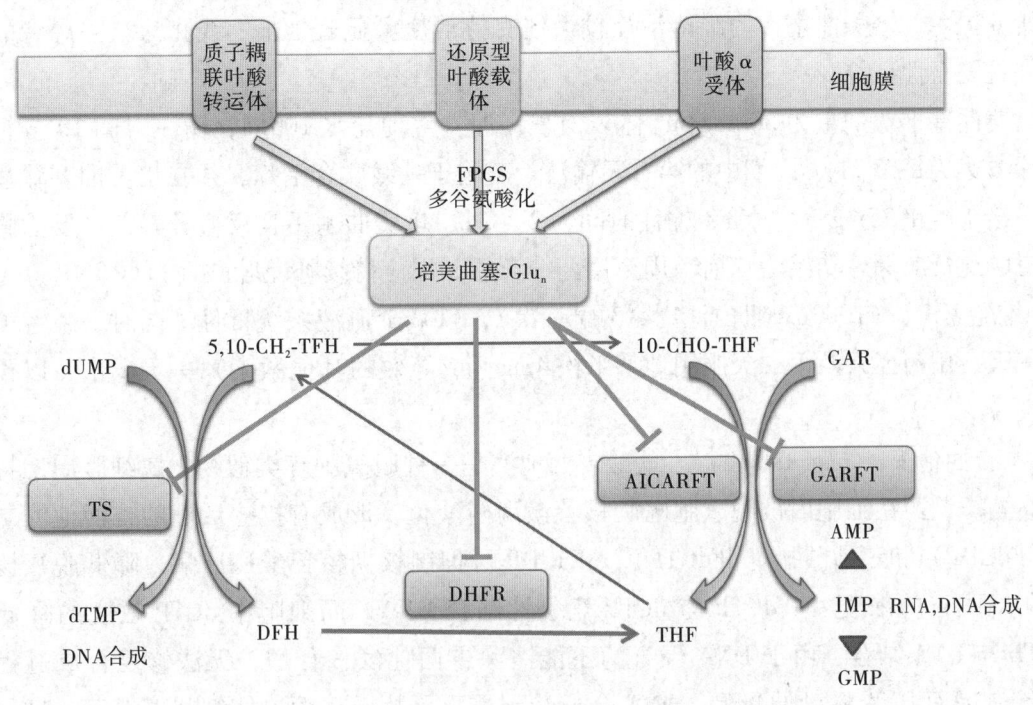

图 4-11-3　培美曲塞的作用机制

FPGS：叶酰多谷氨酸合成酶；IMP：次黄嘌呤核苷酸；TS：胸苷酸合酶；DHFR：二氢叶酸还原酶；
GARFT：甘氨酰胺核苷酸甲酰转移酶；AICARFT：氨基咪唑羧酰胺核苷甲酰基转移酶；DHF：二氢叶酸；
THF：四氢叶酸；GAR：甘氨酰胺核苷酸

2008 年 Scagliotti 等报告的 JMBD 研究比较了培美曲塞/顺铂与吉西他滨/顺铂两者一线治疗晚期 NSCLC 的疗效。结果表明培美曲塞组的总生存期（OS）、客观有效率和缓解时间与吉西他滨组相仿。但病理亚组分析表明，培美曲塞对非鳞癌患者生存期的改善显著优于吉西他滨；但鳞癌患者则得到相反结果。该研究第一次显示化疗药物对不同病理亚型 NSCLC 患者的不同疗效。培美曲塞对非鳞癌型 NSCLC 效果优于鳞癌的原因目前尚未确定，可能与不同病理亚型 NSCLC 表达的胸苷酸合酶（TS）高低有关，TS 是胸苷酸从头合成的关键酶，腺癌表达较低，而小细胞肺癌表达最高。检测肿瘤组织表达的 TS 可能有助于决定是否选择培美曲塞作为一线化疗药物。

JMEI 研究（培美曲塞 vs 多西他赛）主要目的在于评价培美曲塞在 NSCLC 二线化疗的疗

效，研究结果提示与标准二线化疗多西他赛相比，培美曲塞疗效相仿，但中性粒细胞减少、中性粒细胞减少性发热及中性粒细胞减少性感染的发生率明显减少，毒副反应明显降低。因此已被美国 FDA 批准用于 NSCLC 的二线标准治疗。

由于培美曲塞毒副反应相对较轻，单药抑制肺癌有效率较高，故被认为可以作为晚期 NSCLC 维持治疗的药物之一。2009 年 ASCO 公布的 JMEN 研究。结果（培美曲塞 vs 最佳支持治疗）证实培美曲塞维持治疗能显著改善总生存期和无进展生存期，在非鳞癌亚组中尤其明显，而鳞癌患者未能从培美曲塞维持治疗中获益。培美曲塞发生 3/4 级不良反应和 3/4 级血液学毒性的几率很低。长期用药者不良反应的发生率并无增加，亦无药物治疗相关死亡的报道。据此，NCCN 指南推荐非鳞癌患者接受培美曲塞维持治疗。JMEN 研究是迄今为止在维持治疗中惟一得到延长总生存期阳性结果的研究。而其他药物的维持治疗研究，如 2005 年吉西他滨、2007 年多西他赛和 2008 年的吉非替尼等，均只显著改善了 PFS，而 OS 未获显著改善。此项研究提示，培美曲塞作为维持治疗较最佳支持治疗可显著延长一线化疗获益患者的生存期，并且安全性良好。

培美曲塞推荐剂量为 $500mg/m^2$ 体表面积，加入生理盐水 100ml，输注时间 10 分钟。单药治疗方案为每个 21 天周期中的第 1 天输注。若用于一线联合治疗，须在培美曲塞输注后半小时，给予顺铂 $75mg/m^2$ 剂量，输注时间为 2 小时。培美曲塞不良反应较轻，主要为骨髓抑制、胃肠道反应等。初始治疗前一周至用药结束后 3 周应持续补充叶酸（口服 $350 \sim 1000\mu g/d$）和维生素 B_{12}（$1000\mu g$ 肌内注射，3 周一次），以减少血液系统毒性。同时，患者须在用药前一天、用药当天及第二天服用地塞米松 4mg（或等效的其他激素）一天 2 次，以预防皮肤副反应。

2. 吉西他滨（gemcitabine）　盐酸吉西他滨是一种脱氧胞苷类似物，属细胞周期特异性抗肿瘤药。该药在细胞内被脱氧胞嘧啶核苷激酶磷酸化，形成有抗癌活性的吉西他滨二磷酸盐（dFdCDP）和三磷酸盐（dFdCTP）。dFdCDP 可抑制核糖核苷酸还原酶，降低脱氧核苷酸（包括 dCTP）的浓度。dFdCTP 与 dCTP 竞争性结合 DNA，而细胞中 dCTP 浓度的降低促使 dFdCTP 与 DNA 结合，由于 DNA 聚合酶不能清除吉西他滨核苷酸，无法修复合成过程中的 DNA 链，因而 DNA 链延伸受阻，DNA 合成受到严重干扰，从而迫使细胞停滞于 S 期，并最终导致其死亡。该药在细胞内停留时间较长，同时具有在细胞内浓度自增强及掩蔽链终止的特点，体现了它独特高效的抗癌作用。吉西他滨主要作用于 DNA 合成期（S 期）的细胞，也可阻断细胞由 G1 期向 S 期发展。该药对多种肿瘤细胞有明显的细胞毒活性，广泛应用于肺癌、胰腺癌及鼻咽癌等多种肿瘤的治疗。多项 Ⅱ 期临床试验证实吉西他滨单药治疗非小细胞肺癌缓解率为 20%~27%，而对复治的 NSCLC，单药缓解率也近 20%。

吉西他滨联合顺铂（GP 方案）为临床上常用的治疗晚期 NSCLC 一线方案。2002 年公布的 ECOG 1594 研究中，GP 方案（4 周方案）与紫杉烷联合铂类方案相比，总生存期无显著性差异。GP 方案的疾病进展时间（time to progression，TTP）优于紫杉醇联合顺铂方案，但该组的肾毒性副反应较其他组发生率高且严重。2008 年 JHSE 研究比较了 GP 3 周和 4 周方案的疗效与安全性，证实两种 GP 方案的 OS 和 PFS 均无显著差异，而 3 周方案的不良反应显著减少，证实 3 周的化疗周期是 GP 方案的较好选择。Le Chavalier 等人的荟萃分析显示，与其他化疗方案相比，GP 方案可将疾病进展和死亡风险分别降低 12% 和 10%，其 PFS 和 OS 与第一/二代方案相比有显著延长，与其他第三代方案相比 GP 方案在 PFS 方面同样显著占优。Grossi 等人的荟萃分析比较了 4 种第三代含铂化疗方案，证实含吉西他滨方案较其他方案可降低疾病进展风险12%。

对于体力状态评分（PS）>2的患者，吉西他滨单药较吉西他滨＋卡铂疗效相当且耐受性更好。在老年患者中，吉西他滨＋卡铂对适合接受含铂化疗者的疗效优于吉西他滨单药，无法耐受联合方案者也可选择吉西他滨单药，单药吉西他滨治疗老年晚期非小细胞肺癌有效率为24.1%～33.3%，且耐受性较好，可有效改善KPS评分，提高1年生存率。2006年中欧肿瘤协作组（CECOR）进行的一项随机多中心Ⅲ期临床试验证实在接受4个周期GP方案一线化疗后无进展的晚期NSCLC患者，随机接受吉西他滨单药维持或支持治疗。结果显示吉西他滨单药维持化疗与支持治疗相比，可以显著改善TTP，分别为6.6个月和5.0个月（$P < 0.001$）。而亚组分析发现KPS>80分的患者接受维持化疗有生存获益。吉西他滨维持化疗组毒性反应较轻，最常见的3/4度毒性反应为中性粒细胞减少。提示晚期NSCLC在完成4周期标准一线方案治疗后，如果疾病无进展且功能评分良好，可以选择低毒单药维持化疗来改善生存。

临床上吉西他滨常用剂量一次$1g/m^2$体表面积，静脉滴注30分钟，化疗周期的第1、第8天用药，每3周为一疗程。或每周$1g/m^2$，连用3周，停药1周，每4周重复一次。该药不良反应较轻，主要为轻至中度骨髓抑制，多为中性粒细胞减少，血小板减少常见。如中性粒细胞绝对计数大于$1 \times 10^9/L$和血小板计数大于$100 \times 10^9/L$时，不需要减量；中性粒细胞为$(0.5 \sim 1.0) \times 10^9/L$或血小板为$(50 \sim 99) \times 10^9/L$时，使用原剂量的75%；中性粒细胞小于$0.5 \times 10^9/L$或血小板计数小于$50 \times 10^9/L$时应停药。吉西他滨可促进放射损伤，增加放射性肺炎的发生，故在同步放化疗时忌用GP方案。

3. 紫杉醇（paclitaxel） 紫杉醇是从短叶紫杉中提取或半合成的一种新型抗微管药。该药物可作用于细胞微管蛋白系统，促进微管双聚体装配成微管，抑制微管的解聚，或诱导细胞形成无功能微管，抑制微管网的正常动态重组，影响细胞的生命周期和分裂功能，最终导致细胞死亡。体外实验证明，本药具有放射增敏作用，可能使细胞停滞于对放疗敏感的G_2和M期。本药在血浆中消除呈二室模型，清除半衰期为5.3～17.4小时。主要在肝脏代谢，经胆汁随粪便排泄，仅有少量以原形从尿中排出，故在肾功能不全时无须调整剂量。

紫杉醇单药治疗NSCLC的缓解率为21%～31%。临床上常联合铂类作为NSCLC的一线化疗药物。紫杉醇联合卡铂一线治疗NSCLC的Ⅱ、Ⅲ期临床试验缓解率为46%左右，1年生存率为27%～54%。2000年ECOG报道的一项随机临床试验，收治599例未接受过化疗的晚期NSCLC患者，随机分组后分别接受顺铂/VP-16、顺铂/紫杉醇（$135mg/m^2$）和顺铂/紫杉醇（$250mg/m^2$）治疗，结果显示接受紫杉醇联合顺铂的患者中位生存期近10个月，患者1年总存活率为38.9%，高于接受VP-16组的7.6个月与31.8%。而接受不同剂量紫杉醇治疗的两组患者的生存期和存活率无显著差异。

紫杉醇常见的不良反应为骨髓抑制和外周神经病变。骨髓抑制是紫杉醇主要的剂量限制性毒性，骨髓抑制与剂量和给药方案有关，其中给药方案影响更突出。一般来说，每周给药方案的血液毒性低于3周给药方案，而持续24小时输注发生严重的中性粒细胞减少的频率高于3小时输注。中性粒细胞最低值一般出现在给药后8～10天；而血小板减少的发生率相对较少。使用紫杉醇前应保证外周血中性粒细胞数$>1.5 \times 10^9/L$，血小板$>10 \times 10^9/L$时。外周神经疾病与剂量密切相关，但与给药方案无关。六成患者可有轻度四肢麻木感，少数患者可有明显感觉异常，运动障碍及腱反射减弱。在紫杉醇治疗过程中曾有严重中性粒细胞减少症

（中性粒细胞小于 0.5×10^9/L 超过一周或者更长时间）或者外周神经疾病的患者，在随后治疗中应减少20%紫杉醇的剂量。紫杉醇可引起不同程度的过敏反应。过敏反应的发生和程度不受紫杉醇治疗剂量和时间的影响。严重的过敏症状常出现于紫杉醇治疗的第一个小时，多表现为呼吸困难、面部潮红、低血压、血管神经性水肿、胸痛和全身性荨麻疹等。为预防过敏反应，紫杉醇治疗前均应接受药物预防：使用前12小时及6小时口服地塞米松10~20mg，治疗前30~60分钟给予苯海拉明肌内注射20mg，静脉滴注西咪替丁300mg或雷尼替丁50mg。一般来说，3个疗程后发生严重过敏反应的可能性很小。

紫杉醇的另一剂型为蛋白结合紫杉醇。蛋白结合紫杉醇为紫杉醇的白蛋白结合型纳米微粒，提高了紫杉醇的溶解性，白蛋白受体介导的紫杉醇转运机制有利于紫杉醇通过血流到达潜在的肿瘤组织中。与紫杉醇的普通剂型相比，本药不需要加入聚氧乙烯蓖麻油和乙醇等毒性溶剂，使静脉输注时间更短、过敏反应发生率降低，且无须在治疗前给予地塞米松、苯海拉明和西咪替丁等药物预防过敏反应。

4. 多西他赛（docetaxel）　多西他赛又名多西紫杉醇，属于紫杉醇类药物，为细胞周期特异性抗肿瘤药，可特异性作用于G2和M期细胞。本药可与β-微管蛋白结合，可促进小管聚合成为稳定的微管，并抑制其解聚，以显著减少游离微管蛋白的数量，也可通过破坏微管的网状结构，抑制细胞有丝分裂，从而发挥抗肿瘤的作用。体外实验证实本药对多种小鼠及人体肿瘤细胞株有细胞毒作用，抗瘤谱较紫杉醇广。动物实验证实本药对肺癌、结肠癌、乳腺癌、黑色素瘤、卵巢癌等多种移植于小鼠的人体肿瘤有效。临床前研究表明，本药与环磷酰胺、依托泊苷、氟尿嘧啶联合给药有协同作用，对放疗也有增敏作用。尚有研究表明，本药与紫杉醇之间具有不完全交叉耐药性，与顺铂和氟尿嘧啶无交叉耐药性。

本药可分布于全身各脏器，以肝脏、胆汁、肠、胃中含量较高，中枢神经系统中含量极少。蛋白结合率高于95%。主要在肝脏代谢，大部分药物通过胆汁清除，并随粪便排泄，经尿液排泄仅占6%，仅有小部分以药物原形排出体外。多西他赛由细胞色素 P3A4（CYP3A4）同工酶代谢，故酮康唑、红霉素等 CYP3A4 抑制剂可干扰多西他赛的代谢，增加多西他赛的毒副反应。

来自 TAX317 和 TAX320 两项Ⅲ期临床试验的结果分别证实与最佳支持疗法，或与长春瑞滨、异环磷酰胺化疗相比，多西他赛可改善患者的生存期及生活质量，故是首个被批准为治疗晚期非小细胞肺癌的二线药物。TAX326 研究结果显示多西他赛/顺铂方案在生存率和毒性方面优于长春瑞滨/顺铂方案，且显著提高生活质量。SWOG9504 研究的数据显示，在接受了联合放化疗的局部晚期不可切除的非小细胞肺癌患者中，加用多西他赛作为巩固治疗较联合放化疗后停止的疗效更好。

目前多西他赛可单药用于局部晚期或转移性非小细胞肺癌患者化疗失败后的二线治疗；也可与铂类联合用于以前未接受过化疗的不可手术切除、局部晚期或转移性非小细胞肺癌患者的一线化疗。而多西他赛能否作为一线化疗后维持治疗的临床试验也在进行中，Fidias 等进行的一项Ⅲ期临床试验将完成 GC 方案化疗后的 NSCLC 患者随机分别接受即刻多西他赛治疗或随访至进展再给予多西他赛治疗。根据目前数据，即刻治疗组和延迟治疗组的无进展生存期（PFS）分别为5.7和2.7个月（$P < 0.0001$），总生存期（OS）分别为12.3和9.7个月（$P = 0.0853$），同时生活质量无统计学差异（$P = 0.76$）。这显示出多西他赛维持治疗对改善PFS方面效果明显，并有改善总生存率的趋势，同时不会明显增加毒性和降低生活质量。多西他赛作为细胞周期特异性细胞毒药物，能将肿瘤细胞周期固定于M期，此期的肿瘤细胞最

易出现放射损伤，故多西他赛因有放射增敏作用而成为 NSCLC 同步放化疗的首选化疗药物。

多西他赛常用剂量为 $75mg/m^2$，输注时间为 60 分钟，每 3 周一次。在输注多西他赛前一天开始，口服地塞米松 $8 \sim 10mg$，bid，连续 3 天。

骨髓抑制为多西他赛最常见的不良反应，可有贫血、白细胞减少及血小板减少。以中性粒细胞减少发生率最高，为本药剂量限制性毒性。使用多西他赛前应注意外周血中性粒细胞计数不得少于 $1.5 \times 10^9/L$。如有粒缺性发热、中性粒细胞计数少于 $0.5 \times 10^9/L$ 超过一周，多西他赛剂量应从 $100mg/m^2$ 减量到 $75mg/m^2$，或者从 $75mg/m^2$ 减少到 $60mg/m^2$；如果在 $60mg/m^2$ 的剂量出现以上反应，应暂停使用多西他赛。非血液毒性有水潴留、皮疹、过敏反应、关节肌肉酸痛等，少数患者可有肝功能损害。为预防液体潴留和过敏反应，推荐在用药前 1 日开始口服地塞米松（一日 16mg，连用 $4 \sim 5$ 天）。如用药后仅发生面部潮红或局部皮肤反应，无须停止治疗。如发生严重过敏反应（血压下降、气道痉挛或全身皮疹/红斑），则需立即停止给药，并给予对症治疗。已发生过严重不良反应者，不能再次使用本药。如出现严重的周围神经病变、严重的或累积性皮肤反应，也应在下一疗程减量给药。

5. 长春瑞滨（vinorelbine）　长春瑞滨为第三代的半合成长春碱类抗癌药物，为细胞周期特异性药物，通过阻止微管蛋白聚合或诱导微管解聚，高浓度影响轴突微管蛋白，可迫使 G_2 与 M 期细胞停滞于有丝分裂中期，从而导致进入间期或下一分裂周期的细胞死亡。

长春瑞滨常与铂类制剂联用作为治疗晚期 NSCLC 的一线用药，其中位生存期为 $8 \sim 9$ 个月，有效率为 $20\% \sim 28\%$，但毒副反应较大，比其他几种一线方案更易出现 $3 \sim 4$ 度粒细胞减少，且恶心、呕吐等非血液毒性也较常见，部分老年患者耐受性较差。

本品推荐剂量为每次 $25 \sim 30mg/m^2$，21 天为一周期，分别在第 1 和第 8 天各给药一次，3 周为一疗程。本品必须先用生理盐水稀释至 50ml，于短时间（$6 \sim 10$ 分钟）内经静脉输入，然后用 $250 \sim 500ml$ 生理盐水冲洗静脉。必须确认注射针头在静脉内方可开始注射，药物若渗出静脉可导致局部组织坏死。一旦药液外漏应立即停止注药，余药另换静脉注入。如药物不慎进入眼睛应立即用大量清水或等渗液冲洗。长春瑞滨常见的毒副反应为骨髓抑制，周围神经毒性反应，偶有感觉异常，长期用药可出现下肢无力，局部静脉炎等。

6. 喜树碱衍生物

（1）托泊替康（topotecan、TPT）　托泊替康是一种半合成的喜树碱衍生物。拓泊替康能与 DNA 拓扑异构酶 I 聚合形成稳定的共价复合物，在缺乏拓扑异构酶的情况下，DNA 复制和转录过程中的双螺旋结构快速解螺旋时扭力增加，使转录和复制过程无法完成，从而抑制 DNA 的修复和复制，阻断细胞增殖。该药主要作用于 S 期的肿瘤细胞。

拓扑替康被认为是目前二线治疗 SCLC 最有效的药物之一，国外报道单药二线治疗难治性和敏感性 SCLC 的缓解率分别为 $2\% \sim 11\%$ 和 $14\% \sim 37\%$。欧洲肿瘤协作组的一项研究结果证实，拓扑替康单药治疗复发性 SCLC 的中位生存期接近其他药物二线治疗的两倍。一项 III 期随机临床研究比较了 TPT 单药与 CAV 方案治疗复发性 SCLC 的疗效，两组的缓解率、中位疾病进展时间、中位生存期无显著差异，两组血液系统和非血液系统的毒性相似，但拓扑替康组在改善肿瘤相关症状（包括呼吸困难、乏力、食欲减退、声嘶、活动障碍等）方面优于 CAV 组。

EORTC 应用 TPT + DDP 治疗 110 例 SCLC，一组患者为一线治疗后 3 个月内病情进展的患者，另一组为一线治疗停止 3 个月后病情进展的患者。两组的 ORR 率相似，分别为 29.4% 和 23.8%，中位生存时间分别为 6.4 个月和 6.1 个月。主要的毒性反应为骨髓抑制，两组的 4 度中性粒细胞下降分别为62%和49%，发热性中性粒细胞下降分别为19%及15%，4度血小板下降分别为54%及44%。3～4度非血液毒性不明显。结果显示TPT＋DDP联合化疗治疗难治性SCLC有积极的抗肿瘤活性。

拓扑替康的另一优势为组织分布快，能快速透过血脑屏障，静脉滴注72小时后脑脊液中的浓度约是血浆浓度的50%。一些小型研究报道拓扑替康对化疗后脑转移的SCLC患者的有效率60%左右，对曾接受全脑放疗的脑转移患者的有效率为30%左右。

目前拓扑替康主要用于化疗后复发的SCLC患者的二线化疗。常用剂量为1.5mg/（m^2·d），连用5天。在此推荐剂量下，患者骨髓多有抑制明显，3/4度中性粒细胞减少、血小板减少和贫血的发生率较高，治疗中常需使用集落刺激因子或需减量以减轻毒性。而非血液系统毒性反应轻微，常见的有乏力、恶心、呕吐、食欲减退、发热等。

（2）伊立替康（irinotecan、CPT-11）　伊立替康是另一种喜树碱的水溶性衍生物，在体内在羧酸酯酶作用下转变为活性代谢产物SN-38，抑制拓扑异构酶I，以阻断DNA复制，使单链DNA断裂而发挥抗肿瘤作用。SN-38与VCR、ADM、DDP、VP-16、5-FU等合用可增强抗肿瘤作用，与现有抗肿瘤药物无交叉耐药作用。本品抗瘤谱广，为细胞周期特异性药物，主要作用于S期细胞。与铂类制剂联合可作为小细胞肺癌的一线化疗用药。

美国的一项Ⅲ期临床研究比较了伊立替康/顺铂方案（IP）和VP-16/顺铂（EP）方案治疗广泛期SCLC，两组的MST、中位TTP、RR均无差异，3/4级骨髓抑制在EP组更多，3/4级的腹泻和呕吐在IP组更多。而另一项日本的Ⅲ期临床试验也对比了EP方案和IP方案，IP组的中位生存期和2年生存率均较EP组明显改善。

伊立替康联合铂类也被用于晚期NSCLC的一线治疗。2006年日本的一项随机研究证实NSCLC患者IP（伊立替康/顺铂）化疗方案的RR、MST和1年生存率与TC（紫杉醇/卡铂）、GP（吉西他滨/顺铂）、NP（诺维本/顺铂）方案没有显著差异。

伊立替康推荐剂量为350mg/m^2，静脉滴注30～90分钟，每3周用一次。若出现严重毒性反应（3～4级）时，本品剂量应减少15%～20%。常见毒副反应有急性胆碱能综合征、胃肠道反应、骨髓抑制、肝功能损害、脱发、口腔黏膜炎、乏力、皮肤毒性（包括手足综合征）等。

【肺癌分子靶向治疗药物】

1. 表皮生长因子受体酪氨酸激酶抑制剂（EGFR-TKIs）　表皮生长因子受体（EGFR）又名Her1/ErbB-1，其信号通路参与调控细胞的生长、增殖、血管生成、细胞运动、侵袭及转移等。表皮生长因子受体酪氨酸激酶抑制剂（EGFR-TKI）是一类作用于EGFR胞内区酪氨酸激酶的ATP结合位点的小分子药物，能够抑制酪氨酸激酶自身磷酸化，阻断其下游信号传导，从而抑制肿瘤生长、转移和血管生成，并促进肿瘤细胞凋亡。目前临床上应用于NSCLC治疗的主要有吉非替尼和厄洛替尼。

（1）吉非替尼（gefitinib，iressa）　吉非替尼系苯胺喹唑啉衍生物，是一种选择性的EGFR酪氨酸激酶抑制剂。本药对晚期或转移性NSCLC具有抗肿瘤活性，可改善临床症状。对于EGFR敏感性突变阳性的晚期NSCLC患者，吉非替尼可考虑推荐为一线治疗；EGFR敏感性突变阴性或未知的患者，则首选化疗，吉非替尼可作为二三线治疗。吉非替尼与铂类和吉西他滨联合并不能提高疗效，故不推荐联合化疗。

IDEAL研究中，一线或二线治疗失败的NSCLC，随机双盲接受吉非替尼每日250mg或

500mg，有效率分别为18.4%和19.0%；症状改善率为40.3%和37.0%，中位生存期为7.6和8.0个月，两组的疾病控制率（RR + SD）分别为54.4%和51.4%，二线与三线治疗之间的疗效差别无显著性。最常见的毒性反应为1~2级腹泻、皮疹。该研究对患者的肿瘤组织的EGFR突变进行检测。EGFR突变型的有效率为46%，野生型为10%（$P = 0.005$）；突变型的无进展生存时间也优于野生型，但两者的总生存率没有差异。基于该研究结果，吉非替尼相继在日本、韩国、中国等亚洲国家被批准用于NSCLC的二线和三线治疗。

ISEL研究中入组的患者多为PS评分差，既往治疗失败的难治性NSCLC，吉非替尼组与安慰剂组相比，中位生存期并未达到统计学差异。但多变量分析显示不吸烟、腺癌和亚裔是生存期延长的独立预测指标。

INTACT研究中，EGFR的突变率为10.6%，无进展生存和总生存与EGFR突变有关，但与基因扩增无关。如有EGFR活性突变，化疗联合TKI的有效率达72%，而单化疗只有40%。

SWOG0126研究为针对细支气管肺泡细胞癌采用吉非替尼单药治疗的Ⅱ期临床试验，该研究同时分析了K-ras和EGFR突变。结果提示吉非替尼对没有K-ras突变的肺泡细胞癌或有EGFR突变者有更好的疗效，提示K-ras可作为吉非替尼耐药的潜在分子标志。

INTEREST研究比较了吉非替尼与多西他赛在既往接受过治疗的晚期NSCLC的疗效。结果提示吉非替尼与NSCLC标准的二线治疗多西他赛相比，在总生存期、客观缓解率和无进展生存期上相似，但安全性更好，更能改善患者的生活质量。临床亚组分析显示，非吸烟、亚裔、腺癌及女性人群接受吉非替尼和多西他赛治疗OS获益相同，且OS比总人群更长。但尚无临床指标或生物学指标能够预测吉非替尼疗效优于多西他赛。

近年来有关吉非替尼一线治疗非小细胞肺癌的研究日益增多。韩国的Lee等回顾性研究了吉非替尼一线或二线治疗ⅢB/Ⅳ期NSCLC，总有效率为25.7%，中位生存期10.6个月，一年生存率47.7%，初治者的有效率高达52.2%。单因素和多因素分析均发现：初治者的中位PFS、OS明显好于复治患者，差异有统计学意义。日本的一项多中心研究显示初治的Ⅳ期NSCLC一线采用吉非替尼治疗，客观有效率为26.5%。这些来自亚洲的报道有效率要普遍高于欧美的报道。

在亚洲多个国家和地区进行的IPASS研究，其对象为ⅢB/Ⅳ期未接受过化疗、无吸烟或曾轻度吸烟的腺癌患者，随机接受吉非替尼或CP方案化疗（卡铂/紫杉醇）。该研究对部分患者的肿瘤组织进行EGFR突变检测，其中60%的患者为突变阳性，这部分患者中，吉非替尼组的中位PFS显著延长，ORR显著增加。而在EGFR突变阴性患者中，吉非替尼组的中位PFS和ORR均不如化疗组。该结果表明，在经选择的晚期NSCLC患者中，吉非替尼一线治疗疗效优于常规化疗，而EGFR基因是否存在敏感突变具有重要的指导价值。2009年7月，欧盟批准吉非替尼用于治疗EGFR基因具有敏感突变的NSCLC的全线治疗。

由于EGFR基因突变的检测受到方法学、组织来源不足、肿瘤异质性、化疗或疾病进展后基因突变变异、血清与组织检测有一定差异等因素的影响，在临床上使用EGFR敏感性突变来指导EGFR-TKI的应用存在一定难度。如果有明确EGFR敏感性突变，EGFR-TKI可考虑应用于晚期NSCLC的全线治疗；若EGFR无活性突变或突变状态不明，可在不吸烟、腺癌、亚裔等优势人群中选择EGFR-TKI作为二、三线治疗。

吉非替尼推荐剂量为250mg/d。其不良反应包括间质性肺炎，发生率约1%，其中1/3左右可致命，如明确为间质性肺病，应停止使用本药。常见轻至中度皮疹、瘙痒、皮肤干燥和痤疮，多位于颜面部，多在用药1个月内出现，停药后可消失；罕见角膜篏肉形成和视网膜缺血等副反应。

（2）厄洛替尼（erlotinib, tarceva）　厄洛替尼也属于表皮生长因子受体的小分子酪氨酸激酶抑制剂，尚不明确是否对其他受体酪氨酸激酶有特异性抑制作用。主要作为二三线药物用于化疗失败的局部晚期或转移性非小细胞肺癌治疗，与卡铂、紫杉醇、顺铂或吉西他滨联合用于一线治疗局部晚期或转移性 NSCLC 未见患者受益，故不推荐用于上述联合化疗方案。

BR. 21 研究对厄洛替尼和最佳支持治疗进行比较，该研究共收治 731 例ⅢB 或Ⅳ期完成一线或二线化疗后病情进展但又不能耐受继续化疗的非小细胞肺癌患者（ECOG 评分为 0 ~ 3分），结果显示厄罗替尼有效率为 8.9%，而安慰剂有效率为 1%，厄洛替尼组在 PFS 和 OS 方面均较最佳支持组有明显提高（$P < 0.0001$），且该组患者的生活质量及症状（癌痛、呼吸困难、咳嗽、乏力等）缓解率均得到显著改善。2008 年 ASCO 会议公布的 TRUST 研究结果提示厄罗替尼治疗 NSCLC 的疾病控制率为 69%，中位 PFS 为 14.3 周，1 年生存率为 38.6%。分层分析提示 EGFR 基因突变、EGFR 蛋白表达阳性及基因拷贝数增加与更好的厄洛替尼治疗效果相关，但只有 EGFR 基因突变与生存结果显著相关，EGFR 突变患者接受厄洛替尼治疗的有效率较高。

西班牙肺癌协作组（SLCG）的研究显示，作为一线治疗，厄洛替尼在 EGFR 基因突变患者中取得了优异疗效。该研究从 2507 例患者中经活检筛选出 217 例 EGFR 突变患者，并以厄洛替尼进行一线治疗，获得总有效率 70.6%，TTP 为 14.0 个月，中位 OS 为 27 个月。完全缓解和部分缓解的患者经厄洛替尼一线治疗可分别取得 58.7% 和 32.5% 的 3 年生存率。分层分析显示，在该研究患者群体中，女性、EGFR 19 位外显子突变和发生客观缓解患者的 OS 显著占优。此外，荟萃分析显示，与化疗相比，EGFR 突变患者经 EGFR-TKI 一线治疗的 PFS 显著延长。

目前以厄罗替尼作为维持治疗的临床试验均证实厄洛替尼在 NSCLC 维持治疗中的重要意义。SATURN 研究对一线化疗后厄洛替尼维持治疗的疗效作了评估，结果显示，厄洛替尼维持治疗的患者和 EGFR 阳性患者，无进展生存期均有显著改善。厄洛替尼组的疾病控制（完全缓解、部分缓解及疾病稳定 >12 周）率较高（40.8% vs 27.4%，$P < 0.0001$）。分子标志物分析证实 EGFR 野生型患者也可经厄洛替尼维持治疗显著延长 OS。ATLAS 研究显示，在治疗晚期非小细胞肺癌（NSCLC）的维持治疗中，和单独使用贝伐单抗相比，以贝伐单抗和厄洛替尼联用作为一线治疗后的维持治疗能使无疾病进展的存活时间延长 39%，由此体现了厄洛替尼和贝伐单抗联合在维持治疗中的优势。

厄洛替尼常用剂量为 150mg/d，在餐前 1 小时或餐后 2 小时服用，持续用药至疾病进展或出现不能耐受的毒性反应。重度肝功能不全者应考虑减量或暂时停药，老年患者无需调整剂量。该药的毒副反应常见腹泻、食欲减退、恶心呕吐等胃肠道反应，可见肝酶升高，偶见间质性肺病，可见痤疮样皮疹、皮肤干燥等。厄洛替尼治疗过程中若出现新的急性发作或进行性肺部症状，如呼吸困难、咳嗽和发热，应暂时停药并进行诊断评估，若确诊为间质性肺病应停药并给予适当的治疗。若出现腹泻，可给予洛哌丁胺，如使用洛哌丁胺无效或出现脱水时应减量或停药。出现严重皮肤反应时应减量或暂时停药。

2. 多靶点酪氨酸激酶抑制剂　受体酪氨酸激酶（RTKs）是一类酶联受体蛋白，在细胞生长调控中起着重要的作用，许多肿瘤细胞存在 RTKs 的突变和过度表达。RTKs 主要由三部分结构组成，胞外区是含有特异性多肽结合位点的结构域，跨膜区为单次跨膜的疏水 α 螺旋区，胞内区由一个酪氨酸激酶蛋白区域和附加的调节序列组成，激活的 RTKs 利用 ATP 催化反应，使受体酪氨酸激酶自身磷酸化，启动细胞增殖、分化等相关的下游信号瀑布。由于考虑毒性问题，新药开发更多的关注了高选择性抑制剂。但是，事实证明多种 RTKs 抑制剂具有可以接受的毒性，同时有助于克服实体肿瘤细胞的遗传异质性和遗传不稳定性。目前有前景应用于 NSCLC 治疗的多靶点酪氨酸激酶抑制剂有凡德他尼、舒尼替尼、索拉菲尼。

（1）凡德他尼（vandetanib，zactima） 凡德他尼是一种合成的苯胺喹唑啉化合物，为口服的小分子酪氨酸激酶抑制剂（TKI），可同时作用于 EGFR、VEGFR 和 RET 酪氨酸激酶，作为双通道阻断剂，凡德他尼具有抑制肿瘤细胞增殖和血管生成的双重作用。

凡德他尼单药作为晚期 NSCLC 二三线治疗，其效果得到肯定。ZEST 研究比较凡德他尼（300mg/d）和厄洛替尼对一线或二线化疗失败的 ⅢB/Ⅳ 期 NSCLC 的疗效，研究结果显示凡德他尼与厄洛替尼两组在中位 PFS 和中位 OS 上无差异。非劣性分析显示凡德他尼与厄洛替尼两组治疗效果相当。而在不良反应方面，腹泻（50%）和高血压（16%）在凡德他尼组发生率更高，而厄洛替尼组皮疹（38%）发生率更高。凡德他尼组出现 ≥3 度毒性反应比例高于厄洛替尼组（50% vs 40%）。

在与细胞毒性药物联合应用方面，凡德他尼也显示出一定的优势。ZEAL 研究比较了凡德他尼联合培美曲塞与单用培美曲塞用于晚期 NSCLC 二线治疗的效果，结果显示凡德他尼联合培美曲塞未能延长患者的 PFS 与 OS，联合治疗组缓解率较高（19.1% vs 7.9%），但皮疹、腹泻、高血压发生率较高。联合凡德他尼治疗可减轻培美曲塞的毒性反应，如贫血、恶心、呕吐、疲乏、食欲减退。在 ZODIAC 研究中，多西他赛联合凡德他尼二线治疗较多西他赛单药延长晚期 NSCLC 患者 PFS，提高总体缓解率（17% vs 10%），总生存期也有延长趋势。

凡德他尼推荐剂量为 300mg/d，与细胞毒性药物联合应用时推荐剂量为 100mg/d。其常见不良反应包括皮疹、腹泻、高血压、恶心、呕吐、QT 间期延长等。

（2）舒尼替尼（sunitinib，sutent） 舒尼替尼是一种小分子受体酪氨酸激酶（receptor tyrosine kinase，RTK）抑制剂，具有同时抑制多种 RTK 的作用，其中包括血小板源性生长因子受体（PDGFRα、PDGFRβ）和血管内皮生长因子受体（VEGFR1、VEGFR2、VEGFR3），它们在肿瘤血管生成和肿瘤细胞增殖中起到重要作用。同时抑制这两类受体可减少肿瘤血管新生，促进肿瘤细胞凋亡，最终促使肿瘤缩小。舒尼替尼还具有抑制干细胞因子受体（KIT）、胶质细胞源性神经营养因子受体（RET）、集落刺激因子 1 受体（CSF1R）、Fms 样酪氨酸激酶 3（FLT3）等多种 RTK 的作用。已被 FDA 批准用于治疗肾细胞癌和胃肠间质瘤。舒尼替尼在 NSCLC 治疗中的应用研究已获得可喜进展，但仍需等待大规模 Ⅲ 期临床试验结果。

Ⅱ 期临床试验研究了 ⅢB/Ⅳ 期 NSCLC 患者接受含铂化疗失败后给予舒尼替尼作为二线治疗的两种方案的安全性和有效性，即 4/2 方案（50mg/d，用药 4 周后停药 2 周）和 37.5mg/d 持续用药方案。结果显示，前者入组的 63 位患者中，7 人获得部分缓解（ORR 为 11%），疾病稳定时间大于等于 8 周者达 44%，中位 PFS 为 11.3 周，中位 OS 为 23.9 周（95% CI：17.0，28.3）。后者入组的 47 位患者中 1 人获得部分缓解（ORR 为 2.1%），疾病稳定时间大于等于 8 周者 23.4%，中位 PFS 为 11.9 周，中位 OS 为 37.1 周（95% CI：31.1，69.7）。该研究提示舒尼替尼对晚期难治性 NSCLC 可能是一种潜在的治疗药物。

舒尼替尼目前有两种用药方案，一种为 50mg/d，连服 4 周，停药两周后进行下一个疗程；另一种方案为 37.5mg/d，持续服用。必要时可以 12.5mg 为梯度增加或降低剂量，最高日剂量为 87.5mg。舒尼替尼常见不良反应有疲乏、腹泻、恶心、食欲减退、高血压、皮肤变色、手足皮肤反应、口腔炎、便秘等。3~4级不良反应发生率小于10%，主要包括高血压、疲乏、无力、腹泻、手足综合征。舒尼替尼会使左心室射血分数降低至正常值以下。服用舒尼替尼前12月内曾发生心梗等心血管事件的患者，在使用舒尼替尼期间，需要密切观察左心室射血分数。对用药后出现充血性心力衰竭的患者，建议立即停药。用药期间需要观察患者的血压，对于需要进行抗高血压治疗的患者给予常规的降压治疗。在严重高血压的情况下，需要停药直到血压得到控制。舒尼替尼通过细胞色素P450酶CYP3A4代谢，和药酶诱导剂或抑制剂联合应用时，需要适当调整剂量。

（3）索拉非尼（sorafenib，nexavar）　索拉非尼是一种小分子多激酶抑制剂，能同时抑制多种存在于细胞内和细胞表面的激酶，包括Raf激酶（Ras/Raf/MEK/ERK丝裂原信号通路）、血管内皮生长因子受体（VEGFR1、VEGFR2、VEGFR3）、血小板源性生长因子受体β（PDGFRβ）、KIT、RET和FLT3。索拉非尼具有双重抗肿瘤效应，一方面，它通过抑制Ras/Raf/MEK/ERK信号传导通路，直接抑制肿瘤生长；另一方面，它又通过抑制VEGFR和PDGFR阻断肿瘤新生血管的形成，间接抑制肿瘤细胞的生长。索拉非尼已被批准用于晚期肾细胞癌和晚期原发性肝细胞癌的治疗。其在肺癌治疗中的应用尚待大规模临床试验进一步证实。

Ⅱ期临床试验研究了索拉非尼单药治疗复发或难治的晚期NSCLC患者的有效性和安全性，结果显示51位接受索拉非尼治疗的患者中，未观察到部分或完全反应效果，59%患者达到SD，中位PFS为2.7个月，中位OS为6.7个月。试验中3~4级治疗相关不良反应包括手足皮肤反应（10%）、高血压（4%）、疲乏（2%）、腹泻（2%），其中有一例患者出现治疗相关的肺出血。该研究提示索拉非尼具有维持疾病稳定作用。

索拉非尼联合含铂化疗的治疗方案迄今尚未显示其优势。一项比较卡铂、紫杉醇联合或不联合索拉非尼一线治疗ⅢB和Ⅳ期NSCLC效果的Ⅲ期临床试验显示，两组中位OS（10.7个月 vs 10.6个月）无差异。另一项索拉非尼联合吉西他滨、顺铂的Ⅲ期临床试验亦正在进行。

索拉非尼推荐剂量为400mg，每天2次，饭前1小时或饭后2小时服用。无法耐受毒性反应时，应减量至400mg/d，或400mg隔天使用。索拉非尼引起的常见不良反应包括皮疹、腹泻、高血压、疲乏、手足皮肤反应。在临床试验中，3~4级治疗相关不良事件主要有腹泻、疲乏、呼吸困难、手足皮肤反应、咯血等。

3. EGFR单克隆抗体　西妥昔单抗（cetuximab，Erbitux）：西妥昔单抗属于人-鼠嵌合型IgG1单克隆抗体，作用于EGFR胞外配体结合区，与EGFR特异性结合，亲和力为内源性配体的5~10倍，因此可竞争性阻碍内源性配体与EGFR的结合。该药与EGFR胞外区结合后，可阻断其依赖于配体的受体活化，阻断其介导的下游信号传导通路，进而诱导EGFR内吞与降解。西妥昔单抗也可通过抗体依赖细胞介导的细胞毒作用，杀伤表达EGFR的肿瘤细胞。体外研究表明西妥昔单抗可以抑制表达EGFR的人类肿瘤细胞的增殖并诱导其凋亡。

FLEX研究比较了顺铂、长春瑞滨（CV方案）联合西妥昔单抗与单用CV方案作为ⅢB/Ⅳ期NSCLC患者一线治疗的疗效。所有患者经免疫组化检测肿瘤组织EGFR表达阳性。结果显示，联合西妥昔单抗组的中位OS为11.3个月，1年生存率为47%，与化疗对照组的10.1个月和42%相比，差异具有显著性（$P=0.044$）。FLEX研究中，联合西妥昔单抗组的发热性中性粒细胞减少、痤疮样皮疹、腹泻和输液相关不良反应的发生有所增加，但发热并未增加菌血症的发生，也未影响给药，患者总体耐受良好。FLEX研究证实在免疫组化检测EGFR阳性的NSCLC患者中，以铂类为基础的两药一线化疗联合西妥昔单抗，可以提高生存期。该研究是迄今为止惟一一项对各种病理类型的 NSCLC 患者均有显著延长 OS 的研究。而西妥昔单抗相关的主要副反应为痤疮样皮疹，56% 的患者在治疗 3 周内出现痤疮样皮疹，该亚组的中位 OS 为 15 个月，远高于无早发皮疹的 8.8 个月。因此早发皮疹可能是西妥昔单抗治疗是否有生存益处的独立预测因素。

Thatcher 等报道了西妥昔单抗联合含铂化疗一线治疗非小细胞肺癌随机对照 II/III 期临床试验的 Meta 分析，该分析共纳入了 4 项研究共 2018 例患者，使用的化疗方案包括顺铂/长春瑞滨、卡铂/多西他赛、卡铂/紫杉醇、顺铂/吉西他滨和卡铂/吉西他滨，结果提示无论采用何种含铂化疗方案，也不论何种病理亚型的非小细胞肺癌，西妥昔单抗加入一线化疗显著提高了总生存期、无进展生存期和客观有效率。

目前西妥昔单抗治疗 NSCLC 的适应证要求患者肿瘤细胞 EGFR 表达阳性，故应用前应使用免疫组化方法检测肿瘤组织有无 EGFR 表达。但 BMS099 研究发现西妥昔单抗联合紫杉醇/卡铂治疗 NSCLC 的疗效与 K-Ras 或 EGFR 突变、EGFR 蛋白表达或 EGFR 基因拷贝数无明显相关性，提示目前尚无合适的生物学标志来确定西妥昔单抗治疗 NSCLC 合适的靶人群。

目前推荐西妥昔单抗的负荷量为 $400mg/m^2$ 体表面积，维持量为 $250mg/m^2$ 体表面积，每周一次，静脉给药。负荷量给药时间应超过 2 小时，维持量给药时间应超过 1 小时。在使用前应进行过敏试验，剂量为 20mg。每次给药后 1 小时内监测过敏反应。预防性抗组胺治疗和延长注射时间可以预防过敏反应的发生。西妥昔单抗常见的不良反应为超敏反应和皮肤反应。如患者出现轻中度超敏反应，应减慢西妥昔单抗的滴注速度。严重超敏反应多发生于初次滴注过程中或滴注结束 1 小时内，一旦出现严重超敏反应，应立即进行处理，并永久禁用本品。如严重的皮肤反应（3 级）首次发生，无需调整本品剂量。但如为第 2 或第 3 次出现，必须再次中断使用本品。只有当反应缓解到 2 级，才能重新开始以较低剂量（第 2 次发生：$200mg/m^2$；第三次发生：$150mg/m^2$）继续治疗。如严重的皮肤反应为第 4 次发生，或停药后皮肤反应无法缓解至 2 级，则须永久停止应用本品进行治疗。

4. VEGF 单克隆抗体——贝伐单抗（bevacizumab, avastin）　贝伐单抗为重组人源化单克隆抗体，以血管内皮细胞生长因子（VEGF）为靶点，直接与 VEGF 特异性结合，抑制 VEGF 的生物活性，进而抑制肿瘤血管生成。贝伐单抗与化疗联合使用可以明显增强其抗肿瘤作用，但其机制目前尚不完全清除。可能是因为肿瘤的血管排列极为无序，导致肿瘤内部缺血乏氧，抗 VEGF 治疗可以使肿瘤血管"正常化"，改善肿瘤内部缺血乏氧状态，使药物能更好地输送至肿瘤组织，改善乏氧状态的肿瘤细胞对化疗药物的敏感性。贝伐单抗已被批准与一线化疗联合用于治疗晚期非鳞癌型 NSCLC 患者。

基于早期临床研究发现贝伐单抗在鳞癌患者中存在致命性出血的风险，故在评价贝伐单抗联合卡铂/紫杉醇（PC 方案）治疗晚期 NSCLC 的疗效及安全性的 ECOG 4599 研究中只入选晚期非鳞 NSCLC 患者。该研究结果显示，与单纯 PC 方案化疗组相比，贝伐单抗联合 PC 方案化疗组中位 OS 较长（12.3 个月 vs 10.3 个月），中位 PFS 较长（6.2 个月 vs 4.5 个月），RR 较高（35% vs 15%），1 年生存率（51% vs 44%）和 2 年生存率（23% vs 15%）均较高。基于此项研究结果，美国 FDA 批准贝伐单抗联合含铂的两药方案用于晚期 NSCLC 的一线治疗。而此后的 AVAIL 研究评价了不同剂量（15mg/kg 和 7.5mg/kg）贝伐单抗联合吉西他滨、顺铂（GP）方案治疗 IIIB/IV 期初治或复发的非鳞状上皮细胞 NSCLC 患者的效果。结果显示，与安慰剂组相比，联合贝伐单抗组的有效率较高，PFS 显著延长，但中位 OS 未获改善。该研究提示 GP 方案中加入贝伐单抗一线治疗晚期非鳞癌型 NSCLC 无改善总生存优势。

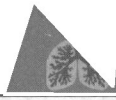

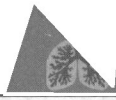

贝伐单抗在晚期 NSCLC 一线治疗疾病稳定后的维持治疗中也有用武之地。ATLAS 研究比较了一线含铂化疗＋贝伐单抗治疗后，贝伐单抗维持治疗与贝伐单抗＋厄洛替尼维持治疗的疗效。结果显示，贝伐单抗＋厄洛替尼组中位 PFS 为 4.8 个月，6 个月无疾病进展率为 40.3%，均优于贝伐单抗组（3.7 个月和 23.4%）。

贝伐单抗的推荐剂量为 5mg/kg 体重，每 2 周静脉注射 1 次直至疾病进展。首次应用阿瓦斯汀应在化疗后静脉输注 90 分钟以上。如果第一次输注耐受良好，第二次输注可为 60 分钟以上。如果 60 分钟也耐受良好，以后的输注可控制在 30 分钟以上。贝伐单抗主要的不良反应为高血压、血栓、出血、蛋白尿、中性粒细胞减少等，胃肠道穿孔和伤口开裂亦有报道。由于前期研究中鳞癌患者有致命的出血风险，故贝伐单抗联合标准化疗主要适用于非鳞癌、无咯血史、无脑转移、血压能控制、PS = 0 ~ 1、目前未使用抗凝药物的晚期初治或复治的 NSCLC 患者。

5. 恩度（rh-endostatin，endostar）　血管抑素和内皮抑素是新发现的高效、特异的血管抑制因子。血管抑素分子量为 38×10^3，是一种内源性蛋白质，能特异性抑制血管内皮细胞生长、增殖而抑制血管生成。内皮抑素可抑制内皮细胞增殖，抑制血管生成及抗肿瘤转移。恩度为重组人血管内皮抑制素，通过抑制形成血管的内皮细胞迁移来达到抑制肿瘤新生血管的生成，阻断肿瘤细胞的营养供给，从而达到抑制肿瘤增殖或转移的目的。它能阻断内皮上的 $\alpha_5\beta_1$ 整合蛋白（integrin，是血管生成中的细胞黏附分子），并通过阻断内皮细胞选择素显示其抗血管生成活性；另外也能阻断基质金属蛋白酶 2、9 和 13 的活性，是多重的血管生成抑制剂。

恩度主要联合顺铂、长春瑞滨（NP）方案用于初治或复治的 III/IV 期 NSCLC 患者。由孙燕等进行的 III 期临床试验评价了 NP 方案联合恩度与 NP 联合安慰剂治疗晚期 NSCLC 的有效性和安全性。研究结果显示，恩度组和对照组的总缓解率分别为 35.4% 和 19.5%（$P = 0.003$），TTP 分别为 6.3 个月和 3.6 个月（$P = 0.0001$），无论初治者还是复治者，恩度联合化疗能提高晚期 NSCLC 的 RR 及中位 TTP，且安全性较好。

恩度常于化疗当天开始给药，每天 7.5mg/m^2，加入生理盐水 250 ~ 500ml，滴注 3 ~ 4 小时。连续给药 14 天，每 3 周一疗程。通常可进行 2 ~ 4 个疗程的治疗。常见的药物不良反应主要为心脏不良反应（1/100 < 发生率 < 1/10）、消化道不良反应和皮肤附件的不良反应。用药初期少数患者可出现轻度疲乏、胸闷、心慌，多数经对症处理后可以好转。发生心脏不良反应的患者主要表现为用药 2 ~ 7 天内发生心肌缺血，可有窦性心动过速、轻度 ST-T 改变、房室传导阻滞、房性早搏、偶发室性早搏等表现，常见于有冠心病、高血压病史者。建议在临床应用过程中定期监测心电图，对有心脏不良反应的患者建议使用心电监护。消化道不良反应主要为腹泻、肝功能异常。皮肤不良反应主要为过敏反应，表现为全身斑丘疹伴瘙痒。

（白春学）

参 考 文 献

[1] Schiller JH, Harrington D, Belani CP, et al. Comparison of four chemotherapy regimens for advanced non-small-cell lung cancer. N Engl J Med, 2002, 346:92-98

[2] Pallis AG, Serfass L, Dziadziusko R, et al. Targeted therapies in the treatment of advanced/metastatic nsclc. Eur J Cancer, 2009, 45:2473-2487

［3］ Baldwin CM, Perry CM. Pemetrexed: a review of its use in the management of advanced non-squamous non-small cell lung cancer. Drugs, 2009, 69: 2279 – 2302

［4］ Ciuleanu T, Brodowicz T, Zielinski C, et al. Maintenance pemetrexed plus best supportive care versus placebo plus best supportive care for non-small-cell lung cancer: a randomised, double-blind, phase 3 study. Lancet, 2009, 374: 1432 – 1440

［5］ Noble S, Goa KL. Gemcitabine. a review of its pharmacology and clinical potential in non-small cell lung cancer and pancreatic cancer. Drugs, 1997, 54: 447 – 472

［6］ Bonomi P, Kim K, Fairclough D, et al. Comparison of survival and quality of life in advanced non-small-cell lung cancer patients treated with two dose levels of paclitaxel combined with cisplatin versus etoposide with cisplatin: results of an eastern cooperative oncology group trial. J Clin Oncol, 2000, 18: 623 – 631

［7］ Reynolds C, Barrera D, Jotte R, et al. Phase ii trial of nanoparticle albumin-bound paclitaxel, carboplatin, and bevacizumab in first-line patients with advanced nonsquamous non-small cell lung cancer. J Thorac Oncol, 2009

［8］ Azzoli CG, Jr Baker S, Temin S, et al. American society of clinical oncology clinical practice guideline update on chemotherapy for stage iv non-small-cell lung cancer. J Clin Oncol, 2009

［9］ Giaccone G, Herbst RS, Manegold C, et al. Gefitinib in combination with gemcitabine and cisplatin in advanced non-small-cell lung cancer: a phase iii trial-intact 1. J Clin Oncol, 2004, 22: 777 – 784

［10］ Kim ES, Hirsh V, Mok T, et al. Gefitinib versus docetaxel in previously treated non-small-cell lung cancer (interest): a randomised phase iii trial. Lancet, 2008, 372: 1809 – 1818

［11］ Mok TS, Wu YL, Thongprasert S, et al. Gefitinib or carboplatin-paclitaxel in pulmonary adenocarcinoma. N Engl J Med, 2009, 361: 947 – 957

［12］ Shepherd FA, Rodrigues PJ, Ciuleanu T, et al. Erlotinib in previously treated non-small-cell lung cancer. N Engl J Med, 2005, 353: 123 – 132

［13］ Morabito A, Piccirillo MC, Falasconi F, et al. Vandetanib (zd6474), a dual inhibitor of vascular endothelial growth factor receptor (vegfr) and epidermal growth factor receptor (egfr) tyrosine kinases: current status and future directions. Oncologist 2009, 14: 378 – 390

［14］ Novello S, Scagliotti GV, Rosell R, et al. Phase ii study of continuous daily sunitinib dosing in patients with previously treated advanced non-small cell lung cancer. Br J Cancer, 2009, 101: 1543 – 1548

［15］ Socinski MA, Novello S, Brahmer JR, et al. Multicenter, phase ii trial of sunitinib in previously treated, advanced non-small-cell lung cancer. J Clin Oncol 2008, 26: 650 – 656

［16］ Jr Blumenschein GR, Gatzemeier U, Fossella F, et al. Phase ii, multicenter, uncontrolled trial of single-agent sorafenib in patients with relapsed or refractory, advanced non-small-cell lung cancer. J Clin Oncol, 2009, 27: 4274 – 4280

［17］ Scagliotti G, Novello S, von Pawel J, et al. Phase iii study of carboplatin and paclitaxel alone or with sorafenib in advanced non-small-cell lung cancer. J Clin Oncol, 2010

［18］ Gridelli C, Maione P, Ferrara ML, et al. Cetuximab and other anti-epidermal growth factor receptor monoclonal antibodies in the treatment of non-small cell lung cancer. Oncologist, 2009, 14: 601 – 611

［19］ Pirker R, Pereira JR, Szczesna A, et al. Cetuximab plus chemotherapy in patients with advanced non-small-cell lung cancer (flex): an open-label randomised phase iii trial. Lancet, 2009, 373: 1525 – 1531

［20］ Cohen MH, Gootenberg J, Keegan P, et al. Fda drug approval summary: bevacizumab (avastin) plus carboplatin and paclitaxel as first-line treatment of advanced/metastatic recurrent nonsquamous non-small cell lung cancer. Oncologist, 2007, 12: 713 – 718

［21］ Reck M, Von Pawel J, Zatloukal P, et al. Phase iii trial of cisplatin plus gemcitabine with either placebo or bevacizumab as first-line therapy for nonsquamous non-small-cell lung cancer: avail. J Clin Oncol, 2009, 27: 1227 – 1234

第十二章　肺　移　植

第一节　肺移植发展简史

肺移植的实验研究开始于苏联 1946 年。此后在动物实验的基础上，于 1963 年 6 月 11 日，美国密西西比大学医学中心 James Hardy 等人为一位 58 岁左侧肺门部鳞癌、对侧肺气肿的患者进行了首例人类肺移植，患者术后第 18 天死于肾功能衰竭。1971 年比利时 Derome 为 23 岁的终末期矽肺患者做了右肺移植，术后出现支气管吻合口狭窄、慢性感染和排斥。患者住院 8 个月，出院后只活了很短时间，但此患者是 1963～1983 年间 40 多例肺移植受者中存活时间最长的一个，其余病例都于术后短时间内死于支气管吻合口漏、排斥反应、感染、肺水肿等并发症。

Veith 等认识到支气管吻合口并发症是肺移植后死亡的主要原因，供肺支气管的长度与支气管吻合口并发症有直接关系，缩短供肺支气管长度可以减少并发症的发生。进而又证实套入式支气管吻合可以减少缺血性支气管并发症。同期斯坦福大学的 Reitz 等成功完成心肺移植术，大大促进了临床肺移植工作。此时新的抗排斥反应抑制剂环孢霉素 A（CsA）也开始应用于临床。同时应用带蒂大网膜包绕支气管吻合口改善支气管血运供应，促进吻合口愈合。

1983 年 11 月 7 日 Cooper 医师为一位 58 岁男性终末期肺纤维化患者行右单肺移植，6 周后患者出院恢复工作，参加旅游，6 年半后死于肾功能衰竭。1983～1985 年 Cooper 领导的多伦多肺移植组共报告了 7 例单肺移植，5 例存活，更进一步促进了肺移植工作的开展。1988 年法国巴黎 BeaIIon 医院的 Mal 和 Andteassian 成功地为 2 例肺气肿患者做了单肺移植，术后患者恢复良好，肺通气/灌注（V/Q）比例无明显失调，患者术后基本恢复了正常生活。否定了慢性阻塞性肺疾病（COPD）不适合单肺移植的论述，论文发表后很快 COPD 就成为单肺移植的适应证。

随着单肺移植经验的积累，1990 年 Abissonk 开始双侧序贯式肺移植。通过横断胸骨的双侧开胸，相继切除和植入每一侧肺，将单肺移植技术分别用于每一侧肺移植，使双肺移植变得简单而安全。多数情况下不需要体外循环，需要体外循环时也只是短时间的部分转流，不需要心脏停搏。目前序贯式双肺移植技术已被普遍采用，在 2000 年后全世界单、双肺移植的数量已经持平。只有一两个中心仍然使用整块肺移植技术，并在移植时用血管吻合直接重建支气管循环。

近年来另一个新进展是应用肺移植治疗特发性肺动脉高压或艾森曼格综合征，同时修补心内畸形，肺移植减轻右室后负荷后可以促进心室功能的恢复。单肺移植术后肺灌注扫描，发现移植肺接受超过 80% 的血流灌注而没有不利影响，这些都支持新移植肺能够耐受绝大部分（如果不是全部）心排出量的观点，肺动脉高压单肺移植术后心功能恢复良好。

在 20 世纪 90 年代，肺移植在世界各地广泛开展，在南北美、欧洲和大洋洲都取得了巨大成功，而亚洲地区肺移植相对落后。1996 年 Takagi 调查了亚洲 11 个国家及地区，泰国 1993 年 2 月完成了双肺移植，至 1995 年行肺移植 22 例；香港 3 例；至 1994 年沙特阿拉伯报告行单肺移植 4 例；韩国曾行 2 例肺移植但未成功；此外还有以色列做过。近 10 年来中国台湾肺移植工作发展很快，1991 年 7 月 10 日首先为一矽肺患者行单肺移植，术后半年因感染死亡，1995~1999 年共做 29 例次。1999 年 5 月在日本东京召开的亚洲肺移植研讨会上，日本、韩国、泰国、菲律宾及我国台湾、香港和大陆都报道了肺移植手术病例。2003 年日本报道活体肺叶肺移植治疗小儿终末期肺病 10 余例。

我国肺移植起步很早，1979 年北京结核病研究所辛育龄教授为 2 例肺结核患者行单肺移植术，因急性排斥及感染无法控制，分别于术后 7 及 12 天将移植肺切除。经过长期停滞后，1995 年 2 月 23 日首都医科大学北京安贞医院为一终末期结节病合并肺纤维化的患者行左单肺移植，术后存活 5 年 10 个月，成为我国首例成功的单肺移植。1998 年 1 月 20 日北京安贞医院又为一名特发性肺动脉高压患者在体外循环下行双侧序贯式肺移植，术后存活 4 年 3 个月，成为我国首例成功的双肺移植。1994 年 1 月至 1998 年 1 月间我国共做了近 20 例肺移植，只有北京安贞医院的这 2 例肺移植患者术后长期生存，其余患者均在术后短期内死亡，以后肺移植工作在我国停滞了近 5 年。2002 年 9 月 28 日在江苏无锡，肺移植中心成功完成了国内第 1 例单肺移植治疗肺气肿，使得停滞 5 年的临床肺移植工作在中国内地再一次燃起生机。

第二节　肺移植现状和进展

据国际心肺移植协会（the International Society for Heart and Lung Transplantation，ISHLT）统计数据显示，自 1983 年加拿大多伦多总医院的 Cooper 教授成功完成临床肺移植以来，至 2006 年底全球 210 个医疗单位共计完成单、双肺移植 23716 例，且每年以 2100 例的速度增长，越来越多的终末期呼吸系统疾病患者有望获得新生。随着肺保存技术、肺移植操作技术和免疫抑制剂的进步，肺移植治疗终末期肺病效果已被广泛认可，1994 年 1 月~2004 年 6 月间接受肺移植者的 1 年、3 年、5 年、10 年生存率分别为 78%、61%、49%、25%。

当前制约肺移植发展的主要障碍是供肺短缺、受者死亡率高、术后早期原发性移植物失功（primary graft dysfunction，PGD）、慢性排斥反应，等，这也是国际上肺移植研究的焦点。

【国外肺移植进展】

1. 移植肺的基因表达及基因治疗　早期 PGD 与移植前及移植后的多种肺损伤，如脑死亡相关的肺损伤、缺血/再灌注损伤及免疫介导的肺损伤等有关。Keshavjee 等认为基因转染可以修复受损移植器官。利用基因芯片及实时定量 PCR 技术检测肺缺血/再灌注损伤大鼠模型肺组织 RNA 样本，发现有 404 个基因片段表达上调 2 倍，187 个基因片段表达下调。这些基因的相关表达产物有 IL-6、IL-8、TNF-α、IFN-γ、IL-1β、IL-10、细胞间黏附因子-1、P-选择素、基质金属蛋白酶-8、基质金属蛋白酶-9、趋化因子等。加拿大多伦多总医院研究者对猪和小鼠供肺植入前转入腺病毒转染的 IL-10 基因，实验结果表明 IL-10 可明显减轻缺血/再灌注所造成的急性移植肺损伤的程度，甚至有可能改善闭塞性细支气管炎综合征（bronchiolitis obliterans syndrome，BOS）。给予一定量的免疫抑制剂可以显著提高转染效率和体内表达持续时间及减少腺病毒转染的不利影响。另有研究发现，器官获取过程中经支气管内转基因治疗较切取后保存过程中的转基因治疗效果更佳。因此可经支气管内给予转基因治疗以减少 PGD 发生。

2. 体外膜肺氧合和 NovaLung 膜氧合装置的应用　供体紧缺一直是移植技术进步的一个

瓶颈，也使得大量需要器官移植的患者失去生存机会。据加拿大安大略省的资料显示，每年有 20%～25% 的患者在等待移植期间死亡，终末期肺病患者的这一比例可能更高。不过，体外膜肺氧合（extracorporealmembrane oxygenation，ECMO）与 NovaLung 的相继问世与应用，在一定程度上缓解了这一矛盾。ECMO 是将体内的静脉血引出体外，经过特殊材质人工心肺旁路氧合后注入患者动脉或静脉系统，起到部分心肺替代作用，维持人体脏器组织氧合血供。ECMO 的基本结构包括血管内插管、连接管、动力泵（人工心脏）、氧合器（人工肺）、供氧管、监测系统。ECMO 可作为人工心肺，维持患者心肺功能以赢得等待供肺的时间（图 4-12-1）。ECMO 技术代替常规体外循环，能完全满足肺移植术中的体外转流需要，减少并发症，提高肺移植手术的成功率。ECMO 还能减少术后 PGD 的发生率，使术后 ICU 的管理更加安全。一旦发生 PGD，术后早期应用 ECMO 仍可以显著降低受者死亡率。德国学者 Fischer 在 2003 年研制出一种简易的体外膜氧合装置——NovaLung，已在欧洲开始应用。该技术操作简单，采用股动、静脉插管，体外接 NovaLung 膜氧合装置（图 4-12-2，3），其特点是血流阻抗小，管道流量大，仅依靠心脏输出泵血，无需采用体外人工血泵。它只需将体内部分血液引出体外氧合，氧合效率高，二氧化碳清除完全，一般 6 小时以内即可明显改善高碳酸血症。配合采用保护性肺通气策略可以达到较满意的效果，且基本上避免了 ECMO 技术的主要副作用。Fischer 等首先报道了 2003 年 3 月～2005 年 3 月对 12 例呼吸机依赖的高危高碳酸血症患者采用 NovaLung 膜氧合装置的情况，其中 10 例成功过渡到接受肺移植，4 例死于多器官功能障碍综合征（移植前、移植后各 2 例），8 例至今仍存活，1 年存活率为 80%。12 例采用 NovaLung 膜氧合装置患者平均使用时间（15±8）d，最长使用 32d，使用后动脉二氧化碳分压显著下降，pH 值恢复正常。相信该技术广泛应用于临床后可抢救更多的潜在肺移植受者。

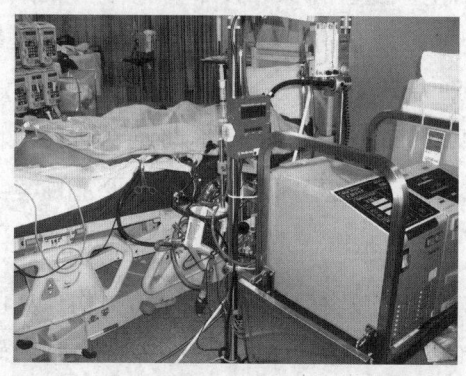
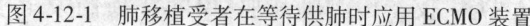

图 4-12-1　肺移植受者在等待供肺时应用 ECMO 装置

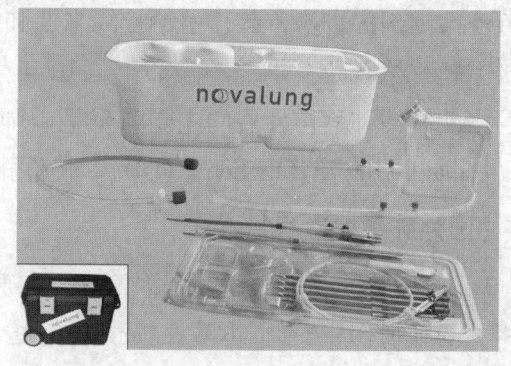

图 4-12-2　NovaLung 股动、静脉插管的设备及氧合器

3. 供体利用　美国每年有 4000 名患者在等待供肺，供体严重短缺，且供体中仅 10%～20% 为标准供体。为最大化利用供体，目前在体外进行供肺评估的基础上（图 4-12-4），许多研究中心将扩大供体及边缘供体作为供体来源的重要补充，尤其是应用无心跳供肺。在 Loyola 大学，因病情较重不能等待标准供肺而接受无心跳供肺移植受者 18 例，平均热缺血时间 36min（19～93min），平均冷缺血时间 349min（221～480min）。结果 88.8% 的受者康复出院（16/18），1 年存活率为 87.5%（14/16），最长存活 3410d（9 年 4 个月），达到了与有心跳供肺移植相似的疗效。图 4-12-5 即为从无心跳供体获取的双侧供肺，其中右下肺有炎性改变，但临床上仍可考虑应用移植。

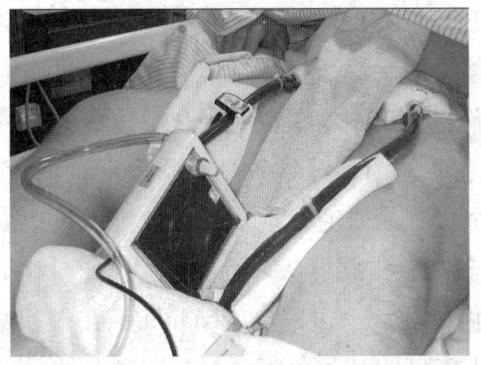

图 4-12-3　经左右股血管插管转流的氧合器

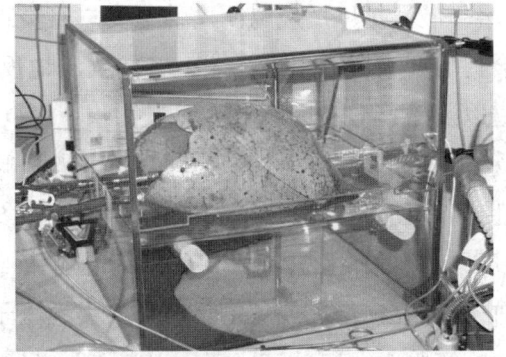

图 4-12-4　离体供肺体外肺功能的评估

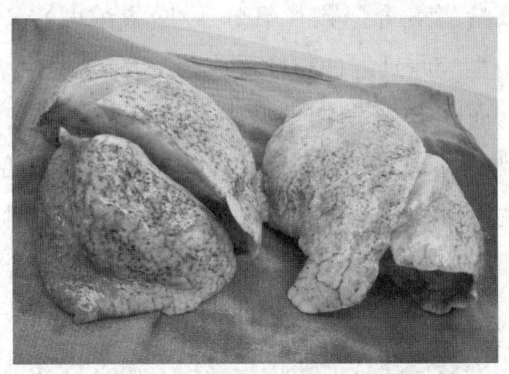

图 4-12-5　从无心跳供体获取的双侧供肺

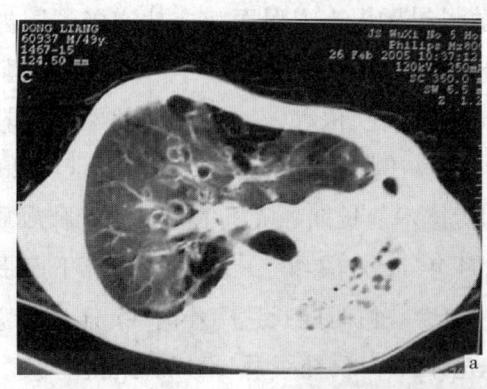

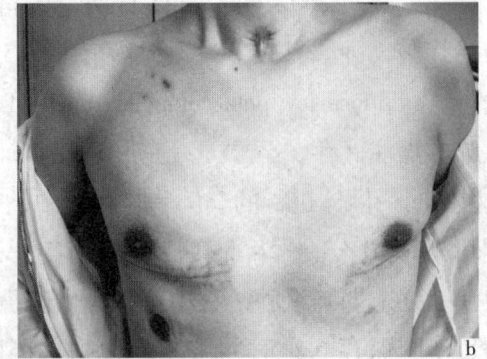

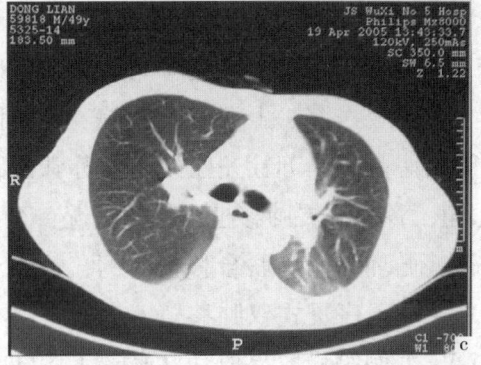

图 4-12-6　1 例 43 岁男性双肺移植受者移植前后资料

a：术前胸部 CT 显示左肺多发囊肿毁损，右肺代偿性肺气肿，支气管囊状扩张，纵隔左移

b：术后颈部气管切开伤口、双侧前胸小切口愈合良好

c：术后 2 个月胸部 CT 显示双侧移植肺清晰

4. 慢性排斥反应与闭塞性细支气管炎综合征（BOS）　　BOS 的病名最早由国际心肺移植协会提出并被广泛采用。这一名称直观地反映了肺移植术后慢性排斥反应的组织学特点：小气道以及瘢痕形成进而阻塞细支气管，可同时伴有血管内皮的增厚以及硬化。BOS 是肺移植后受者主要的晚期慢性并发症，该病是影响预后的主要原因，可导致受者移植后远期死亡。慢性排斥反应是移植器官局部损伤、组织修复的一个过程。研究发现：在慢性排斥反应发生率较高的患者肺组织中，IL-6、IL-8、单核细胞水平较高，由此可认为慢性排斥反应是移植物缺血/再灌注损伤后或免疫反应释放炎性因子促进肺修复的一个过程。Bobadilla 等在人和啮齿类动物实验中发现，肺移植后 V 型胶原刺激了 IL-17 依赖的细胞免疫反应，V 型胶原反应是 $CD4^+T$ 细胞和单核细胞介导的，并依赖 IL-17、IL-1β 和 TNF-α。与非 V 型胶原反应患者相比，出现 V 型胶原延迟性超敏反应者氧合指数（氧分压/吸氧浓度）于 6～72 小时明显降低。单变量分析结果显示移植前 V 型胶原延迟性超敏反应与 PGD 发生相关。正常的 V 型胶原存在于血管与支气管的基底膜下，而在 BOS 动物模型中发现血管及细支气管周围有 V 型胶原的沉积。经研究发现 V 型胶原既是抗原又可以作为免疫耐受原，术前给予一定剂量的 V 型胶原可以减少慢性排斥反应的发生。相信不久的将来 V 型胶原可以应用于临床，从而延长肺移植受者的存活。

【国内肺移植近况】

1979 年辛育龄教授等尝试通过肺移植治疗肺结核，1994 年 1 月～1998 年 1 月间全国共开展了近 20 例肺移植术，只有北京安贞医院陈玉平等报道的 2 例受者长期生存，其余受者均在术后早期死亡。至 2002 年 9 月 28 日南京医科大学附属无锡市人民医院成功实施了国内首例肺移植治疗肺气肿，打破了我国肺移植工作 5 年的沉寂。同时该中心自行研制了棉子糖-低钾右旋糖酐（raffinose-low-potassium dextran，RLPD）供肺灌注保存液，并在全世界率先应用于临床供肺的灌注保存，至今先后完成 91 例肺移植，第一例肺移植患者术后生存 6 年；2003 年 6 月在利用同一供体进行的 2 例单肺移植中，一例受体术前长期呼吸机依赖，尽管肺冷缺血时间长达 6 小时 30 分，术后早期肺功能仍良好；2004 年 12 月成功完成非体外循环下序贯式双肺移植治疗终末期肺气肿，其中第 2 个供肺植入时肺冷缺血时间长达 7 小时 45 分，均超过目前国内传统肺保存 6 小时的限制，达到了国际先进水平，填补了我国生产肺灌注保存液的空白。

2003 年 7 月全国第一届肺移植会议在江苏无锡举行，会议期间北京安贞医院、江苏无锡第五医院、上海肺科医院、上海胸科医院、上海中山医院、广州医院、广州南方医院、哈尔滨医科大学附属二院、山东滨州医院、江苏徐州医院、江苏常州医院、沈阳军区总医院和北京健宫医院等 10 多家医院报道了各自开展肺移植工作的情况：全国已开展单肺移植 20 多例，其中大部分病例长期存活。体外循环下心肺联合移植 2 例、整体双肺移植 1 例、体外循环下序贯式双肺移植 2 例，非体外循环下序贯式双肺移植 1 例，应用右肺移植同时修补心内畸形治疗艾森门格综合征肺动脉高压 1 例等均取得成功。患者术后肺功能明显提高，生活质量明显改善。治疗的病种包括阻塞性肺病肺气肿、特发性肺纤维化、矽肺、支气管肺囊肿、特发性肺高压（IPAH）和继发性肺高压等。

到 2009 年已经在江苏无锡相继举行了 4 届全国肺移植会议，这对我国的肺移植工作的发展起到很大的推进作用。目前全国开展肺移植 150 多例，其中有 1 个中心每年能完成 10 例以上的肺移植。总的来说，我国肺移植尚处于起步阶段。

1. 手术技术还未完全成熟　目前国内单肺、双肺、肺叶移植手术均已成功开展。在我国一般开展肺移植的单位均以单肺移植起步，然后逐渐开展双肺移植，因此大部分移植中心能进行单肺移植，而双肺移植目前仅南京医科大学附属无锡市人民医院、上海胸科医院、北京安贞医院有成功的病例报告。近年南京医科大学附属无锡市人民医院率先在国内开展了不横断胸骨双侧前胸小切口非体外循环下序贯式双肺移植（图4-12-6）。2009年2月上海同济大学附属上海肺科医院完成国内首例亲体双侧肺叶移植手术。在双肺移植中是否应用体外循环，国内不同的移植中心有所不同，上海胸科医院报道的均为体外循环下序贯式双肺移植，而南京医科大学附属无锡市人民医院为大部分肺气肿患者进行非体外循环下序贯式双肺移植。是否要转体外循环进行肺移植主要取决于供、受者的情况和术中单肺通气后血流动力学的管理，外科医师与麻醉师的台上、台下的严密配合和娴熟的外科手术技巧可减少或避免应用体外循环。近年来我国的另一个新进展是心肺联合移植治疗艾森曼格综合征。而目前为了尽可能利用供器官，此类患者国外均进行肺移植同期心脏畸形修补，具有与心肺联合移植同样的疗效。近年来我国也进行此类手术的尝试，如滨州医学院附属医院为1例先天性心脏病室间隔缺损合并艾森门格综合征患者成功进行了同种异体单肺移植同期心内缺损修补术，受者已存活4年。肺移植减轻了右室后负荷从而促进心室功能恢复，通过术后肺灌注扫描发现移植肺接受超过80%的血流灌注。但目前我国还没有完成双肺移植同期心脏畸形修补治疗艾森曼格综合征的报道。另外ECMO在肺移植中也得到了进一步的推广应用，效果良好。

2. 受者的选择还有许多困难　在我国肺移植受者与国外一样也以肺气肿和肺纤维化患者为主。由于肺移植在我国尚处于起步阶段，另外由于文化、观念及经济的差别，我国的患者不到迫不得已不选择肺移植手术治疗，与国外肺移植受者相比，我国目前接受肺移植的患者年龄大、基础条件差，高危因素多，很多患者待到呼吸机依赖才要求肺移植。对于这样的高危患者，可通过谨慎选择受者、手术时机和积极的术前术后处理以提高移植效果。

3. 长期存活率有待提高　根据国际心肺移植协会2006年的统计，肺移植受者术后3个月的存活率为87%，术后30天内的主要死因中手术技术占8.4%、PGD占28.4%，而急性排斥反应及感染分别占5.1%及21.2%。术后1、3、5年受者存活率分别为78%、61%、49%。在我国即使肺移植手术成功，有些受者也无法度过围手术期，主要问题在于感染与排斥反应的鉴别困难以及肾功能保护不够，同时忽视了对PGD的治疗。提高肺移植受者术后存活率与外科医师、呼吸内科医师、麻醉科医师、ICU监护医师、物理治疗师和护士等团队配合及围手术期管理是分不开的。南京医科大学附属无锡市人民医院近7年来开展了91例单、双肺移植，1年受者存活率已达73%。2007年5月我国实施了《人体器官移植条例》，全国160多家医院可以开展人体器官移植技术，而可以开展肺移植的医院仅有22家。我国临床器官移植有了准入制，相信我国的肺移植必将与其他器官移植一样，随着我国的经济发展、医疗条件及人们思想观念的进步在新世纪迎来一个快速发展阶段。

第三节　肺移植受体的选择

肺移植与其他实体器官移植一样，选择合适的肺移植受体是移植成功最重要的决定因素之一。当前国际上肺移植发展的主要障碍是可利用供体的短缺，受体常常因为等不到合适的供体病情加重而死亡。因此，供体器官资源应最优化分配和使用，确保肺移植受体为终末期肺疾病，无其他可以替代措施时才能选入等候移植名单。为了帮助全世界的医师更好地选择具有潜力的肺移植受体，此领域具有卓著贡献的专家一致建议，并基于一个中心，多个中心甚至是多国家移植中心的资料进行回顾性分析，1998 年在国际心肺移植协会支持下初步制定了肺移植指南，在此基础上 2006 年又重新修订了肺移植指南。

【适应证】

肺移植是一种姑息治疗法，目的是为了延长患的生命，改善生活质量。因此，肺移植主要适用于慢性肺疾病终末期的治疗。慢性肺疾病患者，经最大努力和合理的治疗，肺功能仍进行性降低，无进一步的内科或外科治疗可能，预期存活时间短（小于 2 年），即应考虑肺移植。肺移植的主要适应证包括慢性阻塞性肺疾病（COPD）或 α_1 抗胰蛋白酶缺乏/肺气肿、特发性肺纤维化（IPF），囊性纤维化（CF），特发性肺动脉高压（IPAH）等。纵观肺移植原发病构成比变化，发现自 1995 年后，IPF 的比例呈增加趋势，而 CF、IPAH、和 α_1 抗胰蛋白酶缺乏的比例呈轻度减少趋势。手术方式中单肺移植与双肺移植数目基本相同。对于 COPD 和 IPF 而言，单肺移植是双肺移植的 2 倍余；α_1-抗胰蛋白酶缺陷性肺气肿，单肺移植与双肺移植被采用的频率相似；肺血管病如特发性肺动脉高压、先天性心脏病/Eisenmenger 综合征以双肺移植为主，囊性肺纤维化及其相关的支气管扩张几乎都是双肺移植。肺移植的适应证为：①严重的慢性肺疾病，生理功能严重受损；②内科治疗无效或不可能；③估计存活期短于 2～3 年；④可以配合康复训练；⑤营养状态达到理想体重的 80%～120%；⑥情绪稳定和较好的心理素质。

【禁忌证】

1. 绝对禁忌证　①2 年内的恶性肿瘤，表皮鳞癌和基底细胞癌除外。肺移植术在治疗局限的支气管肺泡细胞癌中的应用还留有争议；②难以纠正的心、肝、肾等重要脏器功能不全；冠心病不能通过介入治疗或冠脉旁路移植手术治疗缓解或伴有严重的左心功能不全是肺移植的绝对禁忌证，但是部分患者经过严格选择后可以考虑心肺联合移植；③无法治愈的肺外感染，如慢性活动性病毒性肝炎（乙肝或丙肝）和艾滋病感染者；④显著的胸壁或脊柱畸形者；⑤患者的依从性差，不能配合医师治疗或定期随访；⑥未治疗的精神病或心理状况无法配合治疗者；⑦没有家庭支持或社会保障的患者；⑧近 6 个月内仍然持续的严重不良嗜好，如嗜用酒精，烟草或麻醉药等。

2. 相对禁忌证　①患者的年龄是受体选择的一项参考条件，虽然对于年龄的上限并无绝对的标准，但是随着相对禁忌证的出现将会增加患者的风险。（指南中推荐年龄不超过 65 岁，但由于我国肺移植受者的现实情况，结合我国肺移植中心经验，经评估无其他手术且全身情况良好者可适当放宽，目前我国成功的肺移植受者年龄最大为 75 岁）；②病情危重或通气、血流动力学不稳定［休克、需要机械通气或体外膜氧合（ECMO）］；③严重的运动功能障碍，不能进行康复训练；④存在着高致病性的感染，如细菌、真菌或者分枝杆菌感染；⑤重度肥胖（BMI > 30kg/m^2）；⑥严重的骨质疏松；⑦机械通气，对于移植前使用机械通气支持的患者需要谨慎对待，要排除其他重要脏器急性或慢性功能不全，并且要积极地让其参与康复锻炼以提高肺移植术的成功率；⑧其他情况：如同时伴有其他未达到终末期的脏器功能不全的，如糖尿病，高血压病，消化性溃疡或胃食管反流症等，可以在移植前先予治疗，冠心病应在肺移植术前先经介入治疗或搭桥术。

【移植时机的选择】

对于终末期肺疾病患者，根据临床、实验室检查、肺功能和心脏超声检查等评估患者的存活，当患者2~3年的生存率小于50%和（或）按照NYHA（纽约心脏协会）心功能Ⅲ~Ⅳ级水平者应该考虑进行肺移植评估。尤其是特发性肺间质纤维化，囊性纤维化或特发性肺动脉高压患者相对于肺气肿或艾森曼格症患者来说能够耐受等待供体的时间更短，应及早进行肺移植评估。

1. 慢性阻塞性肺疾病　慢性阻塞性肺疾病是肺移植术最多的原发病。对于COPD患者，只有当内外科治疗，包括戒烟，最大程度的支气管扩张，康复锻炼，长期吸氧和外科肺减容等，都无法阻止疾病的发展时可考虑予肺移植治疗。选择适当的移植时机是一个非常复杂的问题。

因COPD急性加重伴高碳酸血症入院的患者大多预后不良，一般2年生存率为49%。未经移植的患者生存率随着年龄的增长而下降，并与低氧血症、高碳酸血症和肺动脉高压的程度及第一秒用力呼气量（FEV_1）、弥散功能（DLco）及体重指数（BMI）相关。

美国国内肺气肿治疗实验研究结果显示：对于中位生存率为3年的肺气肿患者给予肺减容手术及术后使用药物治疗，较肺移植术后的生存率更低。这些患者主要为FEV_1<20%、DLco<20%或者弥漫性肺气肿。故BODE指数7~10的患者或者有下列表现之一者，可考虑行肺移植术。2006年肺移植受体选择指南提出了新的COPD移植推荐和移植标准：

（1）移植推荐标准　BODE指数>5。

（2）移植标准　①BODE指数7~10或至少符合下列1条；②有因COPD急性加重伴高碳酸血症（$PaCO_2$>50mmHg）住院历史；③氧疗下肺动脉高压和或肺源性心脏病；④FEV_1<20%、DLco<20%或者均质性肺气肿。

2. 囊性肺纤维化（CF）和其他原因引起的支气管扩张　囊性肺纤维化（CF）是一种常见于白人的遗传性疾病，在国际上是位居第三的最常见的肺移植适应证。囊性肺纤维化患者常伴有慢性感染，移植后还有病原微生物残存在大气道、上呼吸道和窦道，应用免疫抑制后可能会导致感染的发生。尽管如此，囊性纤维化的患者肺移植后的成活率相近甚至高于因其他疾病而肺移植的患者。明显的脓毒血症是肺移植术的绝对禁忌证。另外，肺移植前的有创机械通气，或合并有糖尿病、骨质疏松症、鼻窦炎、胃食管反流等也是增加术后死亡率的因素之一。

美国囊性肺纤维化基金会调查了大量的患者，进行统计分析后发现，当出现FEV_1下降30%，并且下降非常迅速时，可以考虑进行肺移植。对于年龄小于20岁的女性患者，如果疾病进展迅速，宜尽早行移植术，因为预后不良。尤其要考虑因肺功能恶化而收住入而且可能需要迁入ICU治疗的患者，移植术前要进行综合性的评价，其中比较重要的指标是：FEV_1、需氧量的增加、高碳酸血症、需无创呼吸机辅助呼吸、功能状态（如6分钟步行试验）和肺动脉高压。2006年肺移植受体选择指南提出的关于肺囊性纤维化的移植推荐和移植标准如下：

（1）推荐标准　①FEV1≤30%的预计值或FEV_1迅速降低，尤其是在年轻女性；②急性加重需要住ICU；③频繁加重并需要抗生素治疗；④顽固性和（或）反复气胸；⑤反复咯血不能经过栓塞控制。

（2）移植标准　①呼吸衰竭需要氧疗；②高碳酸血症；③肺动脉高压。

3. 特发性肺间质纤维化（IPF）和非特异性间质性肺炎　特发性肺间质纤维化是实施肺移植术中位居第二的疾病。目前没有特别有效的治疗方法，预后极差，如果不做肺移植，IPF患者的中位生存率为2.5年至3.5年。因此，从其他间质性肺疾病中区分出IPF非常重要。

IPF 患者在等待移植期间具有非常高的病死率，故 IPF 患者一经诊断，就应进入肺移植术评估。世界范围内等待肺移植术的 IPF 患者存活率都非常低，因此倡议在分配供体器官时更应优先考虑 IPF 患者。2006 年肺移植受体选择指南推荐和移植标准：

（1）推荐标准　①无论肺功能如何，只要组织学或影像学证实为 UIP；②组织学证实为纤维化性 NSIP。

（2）移植标准　①组织学或影像学证实 UIP，并符合下列任一项：DLco < 39%；6 个月内 FVC 降低 10% 或者更多；6 分钟步行试验中氧饱和度下降至 88% 以下；高分辨 CT 显示蜂窝状改变（纤维分数 >2）；②组织学改变证实 NISP 并符合下列任一条：DLco < 35%；6 个月的随访中 FVC 降低 10% 或更多或 DLco 降低 15%。

4. 结缔组织疾病　结缔组织疾病相关的弥漫性实质性肺疾病和（或）肺动脉高压仅在很少的情况下进行肺移植，占肺移植的 0.6%。然而，目前尚无统一的指南标准。通常情况下，对于系统性疾病处于静止或相对稳定状态，而肺疾病处于终末期的患者，才进行推荐；而对于有任何活动性血管炎证据的患者都不应该进行肺移植推荐。

5. 肺动脉高压　肺动脉高压（PAH）是由肺循环血管阻力增高引起的进行性加重的紊乱，最终导致右心衰甚至死亡。20 世纪 90 年代前，严重肺动脉高压的治疗主要是以钙通道阻断剂为基础的扩张血管治疗及抗凝、利尿、强心与氧疗，然而，这些治疗的效果很有限，以至于特发性肺动脉高压（IPAH）患者的中位存活仅 2.8 年。肺移植可以使 IPAH 患者的 5 年生存率提高到 50% 左右，因此，长期以来肺移植被作为治疗 IPAH 的唯一有效手段。在肺移植开展比较广泛的北美和欧洲，通常是患者一旦被诊断 IPAH，就立即被推荐到肺移植中心进行肺移植的评估和等待。然而，自从 20 世纪 90 年代以来，一些新药尤其是前列腺素类药物的问世和应用，明显地提高了 IPAH 的治疗效果，改善了 IPAH 患者的预后，中位生存期接近 6 年，运动耐力和生活质量明显改善。一个单中心研究显示 IPAH 患者如果在依前列醇治疗 3 个月后，功能改善到（纽约心脏协会功能分级，NYHA）Ⅱ级，肺静脉阻力降低 30% 以上，5 年的存活率可以达 90%。北美资料显示 2004 年的肺移植等待队列中，列于静止队列的 IPAH 患者明显多于活跃队列（18% vs 8%）。因此，以依前列醇为代表的前列腺素类药已越来越多地替代了肺移植或作为进行肺移植的桥梁，这样更多等待肺移植的 IPAH 患者免除了肺移植或推迟了肺移植。2006 年肺移植受体选择指南提出了新的移植推荐和移植标准：

（1）推荐标准　①无论治疗与否，心功能 NYHA Ⅲ 或 Ⅳ 级；②疾病迅速进展。

（2）移植标准　①内科药物治疗发挥至极下，心功能Ⅲ级或Ⅳ级；②6 分钟步行实验 < 350m；③静脉给予依前列醇等类似药物治疗无效；④心脏指数（CI）<2L/（min·m^2）；⑤右心房压（RAP）>15mmHg。

6. 结节病　约有 2.6% 的结节病患者为肺移植的适应证。由于结节病呈慢性和变化的自然病程，因此很难确定合适的移植推荐时间。某些迹象可表明预后不良，包括非洲-美洲种族性低氧血症，肺动脉高压，心脏指数减低和右房压升高等。右房压升高提示严重的右心室功能不全，是死亡的危险因素。最近的研究显示，等待肺移植的结节病患者病死率可为 30%～50%，与肺纤维化患者接近。2006 年肺移植受体选择指南关于结节病的移植推荐和移植指征：

（1）推荐标准　心功能 NYHA Ⅲ 或Ⅳ级。

（2）移植标准　①运动耐受力下降，并符合下列任一项；②静息状态下低氧血症；③肺动脉高压；④右房压（RAP）>15mmHg。

7. 淋巴管平滑肌增多症　淋巴管平滑肌瘤病（PLAM）一种罕见病，在肺移植患者中仅占 1.1%。早期的研究显示，几乎所有的淋巴管平滑肌瘤病患者都死于症状开始后 10 年内，最近的研究显示 10 年存活率为 40%~78%。预后不良的相关因素包括 FEV_1/FVC 下降，肺总量增加和囊性病变为主的组织学改变。2006 年肺移植受体选择指南关于肺淋巴管平滑肌瘤病的移植推荐和移植标准：

（1）推荐标准　心功能 NYHA Ⅲ 或 Ⅳ 级。

（2）移植标准　①严重的肺功能损害和运动耐力下降（$VO_2max < 50\%$ 的预计值）；②静息状态下低氧血症。

8. 肺朗格汉斯细胞组织细胞增生症　肺朗格汉斯细胞组织细胞增多症（PLCH）在肺移植患者中仅占 0.2%，此病发病率较低，且仅少数病例发展为严重的肺功能损伤。由于肺微循环的疾病，这些患者常可发生严重的继发性肺动脉高压，导致小气道肺实质损伤。此类患者的中位生存为 13 年，不良预后相关的因素主要有：老龄，FEV_1 和 FEV_1/FVC 严重下降，残气量增加、残气量和肺总量的比率增加、弥散量降低和肺动脉高压。2006 年肺移植受体选择指南关于 PLCH 的移植推荐和移植指征：

（1）推荐标准　心功能 NYHA Ⅲ 或 Ⅳ 级。

（2）移植标准　①严重肺功能受损和运动耐力下降；②静息状态下低氧血症。

第四节　供肺获取和灌注保存技术

经过两个多世纪的发展，肺移植已从实验阶段发展成为治疗终末期肺部疾病的主要方法。肺保存技术的进步已明显增加了可供使用的供体。移植过程中每个肺都有不同程度的损伤，大多数患者肺移植后失功保持在轻到中度，然而，仍有 10%~20% 的患者供肺损伤十分严重以至于需要延长正压通气支持、药物治疗甚至有时需要体外膜氧合器支持气体交换。

目前，临床供肺获取后肺保存时间在 4~6 小时，即缺血时间最长不得超过 6 小时，近年来虽然在动物实验肺保存可以长达 18~24 小时，甚至更长，但临床仅个别报道可保存 9~12 小时。延长供肺的保存时间、保持供肺的氧合功能是肺移植成功的保证，因此对供肺进行获取灌注保存技术一直是实验室及临床研究的重点。

【供体肺的评估及选择】

供体为脑死亡者，其肺并不一定适合移植。在健康的年轻人中，外伤是常见的脑死亡原因。急骤发生的脑死亡原因可能直接引起肺实质或支气管损伤，颅内压的升高也可引起神经源性肺水肿；另外，在昏迷状态下，可能吸入胃内容物引起肺损伤，一些患者在 ICU 救治一段时间，经过气管插管和机械通气，肺炎相当常见，所有这些常可导致供肺不能使用。因此需要我们对供肺进行仔细的评价。

1. 动脉血气　在取供肺前，供肺的 X 线相片和血液气体交换必须达到起码的标准。当供者的 FiO_2 为 1，且 PEEP 为 $5cmH_2O$ 时测定动脉血气，PaO_2 应大于 300mmHg。在取肺前每 2 小时测定一次血气，如果动脉血气不理想，在宣布此肺为不合格之前，应保证它的通气充足，气管内插管的位置正确，潮气量应足够。同时必须经气管镜吸引以排除大气道内分泌物的阻塞，只有在充分通气和维持最佳体液平衡后，才能在血气不良的情况下，作出供肺不适合移植的结论。

2. 纤维支气管镜　供肺常规行纤维支气管镜检查，吸出物进行细菌学检查，供体和受体都应培养药敏使用抗生素。有时候纤维支气管镜可发现严重的气管-支气管炎，特别当脓液被吸出后仍从段支气管的开口涌出，提示肺炎的存在，供肺无法使用。由多伦多肺移植组推荐的"理想"、"扩展"、"边缘"供体的选择标准参见表4-12-1。

表 4-12-1　多伦多肺移植组推荐"理想、扩展、边缘"供体的选择标准

选择标准	标准条件 （理想供体）	扩展条件 （扩展供体）	禁忌 （边缘供体）
ABO 相容性	完全相同	适合	不适合
供体病史			
年龄（岁）	<55	>55	-
吸烟史（年）	<20		>20
胸外伤	无	局部外伤	广泛肺外伤
机械通气时间（h）	<48	>48	
哮喘史	无	有	
癌症史	无（皮肤癌、原位癌除外）	原发的中枢神经系统肿瘤	有癌症史
氧分压（mmHg）[a]	>300	<300	-
痰革兰染色	阴性	阳性	-
胸片	清晰	局部异常	弥漫性浸润
气管镜	清楚	分泌物在主气道	化脓/抽吸物阳性

a 在手术室连续血气分析 FiO_2 100%　PEEP 5cmH_2O

3. 供肺大小的估计　肺是唯一存在于相对限制空间中的器官，肺纤维化时，肺容量比同年龄同身体条件的人的预期值小，横膈的位置较高，胸廓的容量较小。而肺气肿患者横膈下降和肋间隙增宽，胸廓的容量较大。因此选择受者时需要加以考虑。术后最初2周内受体横膈、胸壁会在一定范围内逐渐与新的移植肺相适应。

【供肺的维护】

一旦确定供体可用，在肺移植组来取肺前，要对供肺足够好的维护，静脉注射甲泼尼松龙（methylprednisolone）15mg/kg，供体气管插道，肺机械通气吸入氧浓度（FiO_2）低于0.5，呼气未正压通气 PEEP 5cmH_2O，潮气量 V_T 10ml/kg。有时需加用 30 秒钟的 PEEP 30cmH_2O，以防止肺的不张及肺泡的萎陷，这对于呼吸停止的患者尤为重要。必要时重复纤维支气管镜检查，吸净支气管分泌物，确保肺良好地扩张，尤其是防止肺下叶不张。要经常进行胸片和血气的检查，供体要做到血流动力学稳定以免发生肺水肿。供体处理见表4-12-2。

表 4-12-2 供体处理

调整代谢紊乱

    酸碱度（参考标准 pH 值 7.40 ~ 7.45）

    贫血（参考标准 血细胞比容 >30%，血红蛋白 >100g/L）

    电解质平衡 K^+、Mg^{2+}、Ca^{2+}

补充激素

    甲泼尼龙 15mg/kg

    胰岛素 1U/h，边增加边观察保持血糖在正常范围

    抗利尿激素：1U 初始剂量，然后 0.5 ~ 4.0U/h 边增加边观察保持系统血管阻力在 800 ~ 1200dyne/（s·cm^5）

    考虑应用甲状腺激素类药物（T_3）：4μg 初始剂量，如果超声心动图提示左心室射血分数 <45% 则继续以

3μg/h 维持

血流动力学处理

    考虑插 Swan-Ganz 导管，如果左心室射血分数 <45%

    考虑使用多巴胺/多巴酚丁胺，抗利尿激素

    逐渐减少去甲肾上腺素，肾上腺素

    参考用量多巴胺 <10μg/（kg·min）或多巴酚丁胺 <10μg/（kg·min）

调整液体量和维持血管张力：

    平均动脉压 >60mmHg 或收缩压 >90mmHg

    中心静脉压 4 ~ 10mmHg

    肺动脉契压 8 ~ 12mmHg

    系统血管阻力 800 ~ 1200 dyne/（s·cm^5）

    心脏指数 >2.4L/（min·m^2）

供肺处理

    经常支气管内吸痰

    支气管镜检查并吸除支气管内黏液栓

    支气管肺泡灌洗并送染色检查和培养

    保持潮气量 10ml/kg，PEEP 5 ~ 10cmH_2O

    以最小 FiO_2 保持 PaO_2 >80mmHg 或 SaO_2 >95%

    保持 $PaCO_2$ 30 ~ 35mmHg

【供肺的获取及保存】

1. 灌注保存液的准备　准备5℃左右的改良 LPD 液 3 袋（2 升/袋），临时每升加入前列腺素 E_1（PGE_1）125μg，每袋悬挂高于手术床约 40cm 以保存一定的灌注压力，在灌注时可以用一测压导管连接肺动脉灌注插管，以测定肺动脉压力，使其保持灌注压力 15mmHg，防止压力过高，导致肺水肿。

2. 顺行灌注（anterograde flush）　准备取肺时，供体静脉注射肝素 3mg/kg，供体仰卧位，正中劈开胸骨进胸，充分打开心包，游离上、下腔静脉上阻断带，游离升主动脉和肺动脉圆锥，轻轻牵开上腔静脉和主动脉，升主动脉插入常规心脏停搏灌注管。在主肺动脉分叉处插入肺灌注管，将 500μg 前列腺素 E_1 注入肺动脉。剪下下腔静脉、左心耳行双侧肺灌注，同时关闭升主动脉，共用 4 升 LPD 交替进行双侧肺灌注（50 ~ 60ml/kg）。灌注时机械通气维持 FiO_2 0.5，V_T 10ml/kg，PEEP 5cm H_2O，同时用冰屑覆盖肺表面降温，灌至双肺完全发白。在主动脉钳闭处下方切断主动脉，在结扎处离断上腔静脉，关闭气管，整体取下心肺后体外

分离心脏。

3. 逆行灌注（tetrograde flush）　逆行灌注即从左房袖或肺静脉灌注液体，从肺动脉中流出。将1L LPD连接一根带球囊的导尿管，球囊充盈4～5ml，以确保能插入上、下肺静脉内阻塞管口，从一侧上下肺静脉内分别灌注，大约使用LPD液250ml/PV，共需用LPD液1000ml，逆行灌注时可以轻轻抚压肺组织，肺动脉朝下仍可见到有少量微小血块灌洗出。直至肺动脉流出的灌注液清晰为止。最后使用双层塑料袋以保证安全和保持无菌，将肺浸在3L 5℃ LPD液中放入装有冰块的保温箱子中小心运送至医院，避免肺被冰块挤破，塑料袋中的空气必须尽量排除。在手术室移植前再次修剪供肺。

目前国内报道最常用的是肺动脉顺行灌注，其优点是方法简单可行，但它也有许多缺点，肺动脉顺行灌注仅仅增加肺实质的灌注，经常发生肺动脉血管收缩，而逆行灌注液同样能通过支气管动脉灌注支气管循环，增强气道的保护。由于肺静脉循环是低阻力高容量的循环，实验显示逆行灌注能到达肺段的血管，而顺行灌注达不到，在顺行灌注后立即进行逆行灌注，使顺行灌注后留下的血凝块、末梢血管床上的血栓均能被冲洗掉。另外逆行灌注能增强肺表面活性物质的功能，尤其是在无体外循环序贯式双肺移植时，逆行灌注可以延长第二个肺植入时临床缺血耐受时间，有助于加强顺行灌注的质量，减少术后肺水肿，改善术后肺的氧合，增强术后早期肺功能。当前，由于技术上简单的原因多数中心采用单纯肺动脉顺行灌注的方法保存供肺，多伦多肺移植组供肺的获取灌注保存技术，主要是LPD液顺行灌注后加逆行灌注，以取得较好的临床效果。

【肺灌注保存液的研究进展】

目前临床上使用的灌注液分为细胞内液型和细胞外液型。细胞内液型如改良欧洲柯林液（Euro-Collins，EC）或威斯康星液（University of Wisconsin，UW），为高钾溶液115 mmol/L，我国报道的肺移植中大都使用该类灌注液。细胞外液型以低钾右旋糖酐（low-potassium dextran，LPD）液和Celsior液为代表，为低钾溶液4mmol/L。历史上，EC液是为肾移植发展而来，UW为肝移植发展而来，Celsior为心脏移植发展而来，只有LPD液是专为肺移植而发展的。

20世纪80年代中叶日本的Fujimura和同事证明在延长供肺保存方面，改良的细胞外液优于细胞内液EC液。之后，Keshavjee和同事证明在犬单肺移植模型中，使用LPD液保存的缺血12小时的肺具有较好的肺功能，Steen和同事重复了这一实验并在左单肺移植和双肺移植模型发现LPD液提供的安全肺保存时间是12～24小时。

在LPD液中右旋糖酐和低钾是关键的成分，低钾对内皮细胞的结构和功能损伤较小，右旋糖酐维持渗透压，5%的浓度时产生24mmHg的渗透压，保护红细胞不被破坏，阻止受损的红细胞继续恶化，另外可附着于内皮表面和血小板上防止血栓形成，这一作用可改善肺的微循环和保护内皮-上皮屏障，进一步防止无再灌现象和再灌注时水及蛋白的外渗程度。另外，研究表明LPD和EC液或UW液相比在肺冷缺血期间，LPD液能抑制中性粒细胞的趋化作用，对Ⅱ型肺泡细胞的细胞毒性小，并有较好的保护肺泡内皮细胞的Na^+-K^+-ATP酶的功能，这一作用使得在缺血末期和再灌注后脂质过氧化少，有较好的保护肺表面活性剂的功能。2001年多伦多肺移植组报告了LPD用于临床取得很好的疗效，LPD液已通过了FDA临床验证，多个中心已开始用LPD液作为临床肺移植的保存液。

而UW液中存在的棉子糖（raffinose），被认为具有高的渗透压，它可明显减少肺水肿的发生。2001 年多伦多小组在最初 LPD 液的基础上，又进行了改良，他们在 LPD 液中加入了棉子糖，棉子糖是一种三糖，平均分子量 594 D，比单糖和二糖更能有效地阻止肺水分的渗出和肺水肿。提高保存液的胶体渗透压以防止水的弥散和细胞肿胀。加入少量的葡萄糖在肺膨胀时提供有氧代谢的底物，鼠的肺移植实验证实 LPD-Raffinose 液能减少缺血 24 小时后的肺移植体的气道峰压并改善供氧，可减轻缺血末期组织损伤和保持细胞完整性（图 4-12-7，8），提高再灌注后移植肺功能，减轻肺缺血再灌注损伤，术后肺的氧合功能增加，但国外目前尚未用于临床。

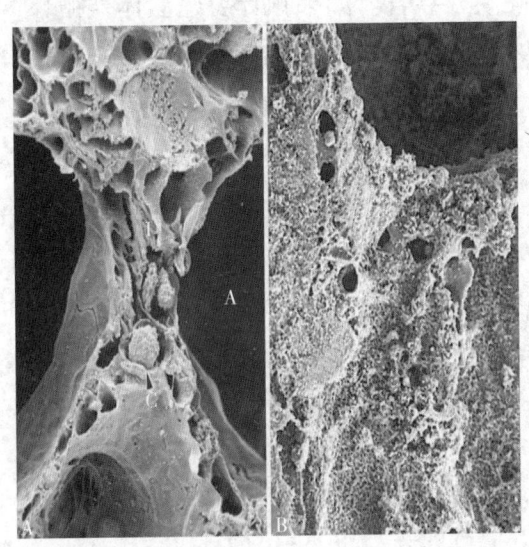

图 4-12-7 电镜下 LPD 液保存的肺组织结构

左：灌注前 右：灌注后

A 肺泡腔，C 肺泡内皮细胞，I 血管内皮细胞，＊灌注液

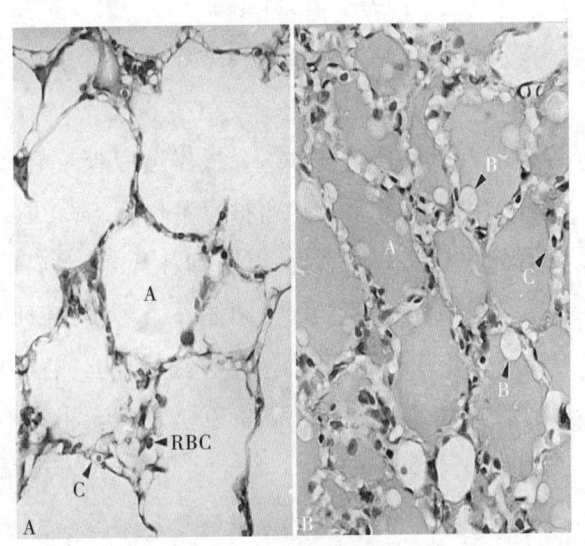

图 4-12-8 光镜下 LPD 液保存的肺的组织结构

左：灌注前 右：灌注后

A 肺泡腔，B 吸收空泡，C 肺泡内皮细胞，RBC 红细胞，I 血管内皮细胞，＊ 灌注液

无锡市人民医院肺移植中心据此配制成改良 LPD 液，在 LPD 液中加入棉子糖 30mmol/L，经检测 pH 值 7.5，液体性能稳定，无杂质、无热原、无细菌污染，医院进行的大动物猪肺移植动物实验，从病理组织学及术后氧合功能上得出了类似的结果，在此基础上于 2002 年 9 月 28 日在国内首先应用于临床供肺的灌注保存，至今先后完成 91 例肺移植，第一例肺移植患者术后存活 6 年。2003 年 6 月在利用同一供体进行的 2 例单肺移植中，一例受体术前呼吸机依赖，尽管肺冷缺血时间长达 6 小时 30 分，术后早期肺功能仍良好；2004 年 12 月成功完成非体外循环下序贯式双肺移植治疗终末期肺气肿，其中第 2 个供肺植入时肺冷缺血时间长达 7 小时 45 分，超过目前国内传统肺保存 6 小时的限制，患者术后 40 天康复出院，肺功能良好。充分说明该灌注液及肺灌注保存技术的优越性，因此进一步开展国人研制的改良 LPD 液肺灌注保存的临床研究和应用，对我国开展肺移植有非常重要的学术意义和经济价值。

第五节 肺移植技术

自从 1983 年第一例肺移植成功以来，肺移植的外科技术在不断改进。由于明显的并发症（尤其是气管吻合口并发症），现在已经不再采用整体双肺移植。最初采用的网膜覆盖技术虽

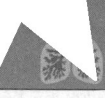

能降低气道吻合口缺血并发症，但因其手术复杂现也已弃用。支气管动脉血管重建现在也很少采用。围手术期常规应用激素对气道吻合口愈合未产生曾经令人担心的副作用结果。随着临床经验的积累，支气管和血管吻合口缝合材料，单肺和双肺移植的切口选择都已得到进一步改良。目前国际上序贯式双肺移植得到了进一步推广。2000年以来双肺移植的数量已与单移植的数量持平。控制性白细胞滤过再灌注作为一项预防缺血再灌注损伤的新颖方法得到了推广。

【肺移植受体术前准备和手术切口选择】

1. 受体准备　在麻醉诱导前，大多数患者需置硬膜外导管。如果预计要建立体外循环，因需肝素化，则不放置硬膜外导管。常规行气管内双腔插管。当移植的适应证是感染性肺部疾病时（肺囊性纤维化，支气管扩张症），可先插入大口径的单腔管以便通过成人纤维支气管镜吸取脓性分泌物。这一操作可以保证在单肺通气期间有最佳的通气效果，减少使用体外循环的可能性。常规的监护设备包括 Swan-Ganz 导管，桡动脉和股动脉置管，Foley 导管，经食管超声探头。患者仰卧位，肢体固定，双手置于两侧。

对于以下病例常规使用体外循环：儿童肺叶移植，不能插双腔管的病例（如，很小的成年人），合并心脏疾病需心腔内操作的，有肺动脉高压的大多数病例。当然，绝大多数病例无需使用体外循环，但都准备以防急需。也没有必要常规使用细胞收集器，因为大多数移植术中出血少于 500ml。

2. 切口的选择

（1）双侧前外侧切口　对大多数患者，特别是胸膜粘连较少的阻塞性肺疾病患者，采用两个局限性前外侧切口，不横断胸骨即可完成序贯式双肺移植。该切口可以防止胸骨愈合并发症。皮肤切口取第四肋间沿乳房下折痕切口，不游离覆盖胸骨的皮肤。游离乳房组织和胸肌下缘并向上牵开，经第五肋间进入胸腔。辨别双侧内乳动脉，游离结扎。也可保留内乳动脉，在胸骨旁将第四肋软骨切除1cm，以便牵开时增加第四肋的移动性。从胸腔内分离肋间肌直到脊柱旁肌肉，可获得更大的移动性。不分离前踞肌，保留胸长神经。将其向后牵开，显露后侧肋间隙进路。从垂直方向再放置另一牵开器可获得理想暴露（图4-12-9）。需要时可

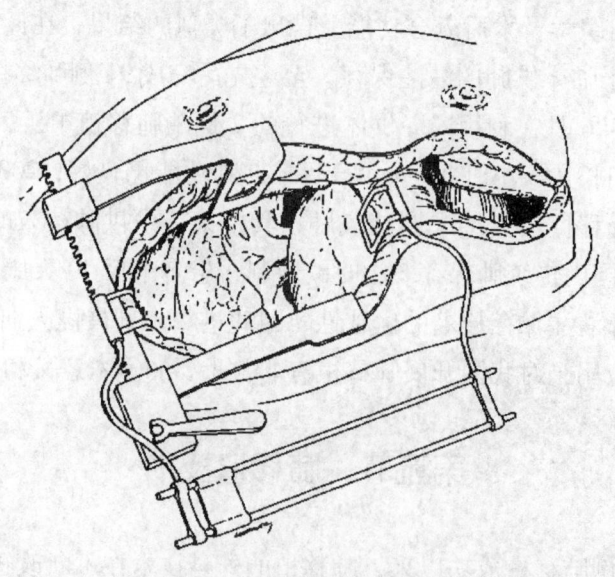

图4-12-9　双侧前外侧不横断胸骨开胸

将手术床向左或右倾斜30°左右，以保持解剖肺门，肺切除和肺移植吻合时的最佳暴露。

（2）横断胸骨开胸　横断胸骨开胸使切口成"蛤壳状"能更好地暴露肺门结构、纵隔和双侧胸腔（图4-12-10）。两侧牵开器牵开胸壁。目前，对于以下情况选择本切口：①合并心脏手术，须在体外循环下进行手术者；②肺动脉高压继发心脏扩大症者；③对于限制性肺疾病和小胸腔患者，采用双侧前外侧切口开胸不能充分暴露时。关胸时，可选择5号胸骨线作8字缝合可使胸骨固定。有人认为采用右前外侧切口作升主动脉和右房插管同样容易，而不必采用蛤壳状切口。

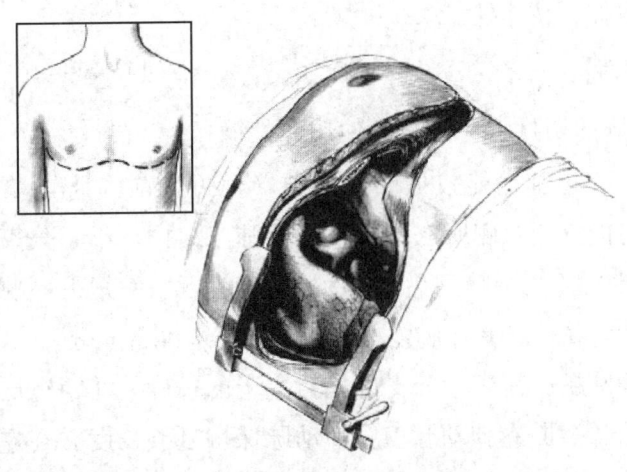

图4-12-10　横断胸骨开胸的"蛤壳状"切口

（3）左后外侧开胸和右前外侧开胸　限制性肺疾病和小胸腔病例及继发肺动脉高压和心脏扩大症的病例，心脏可能占了更多的左前半胸腔，因而通过前路径暴露左肺门十分困难。对于这种情况，选择左后外侧切口开胸行左肺移植可以避免使用体外循环。然后患者取仰卧位，选择右前外侧切口开胸行右肺移植（图4-12-11）。

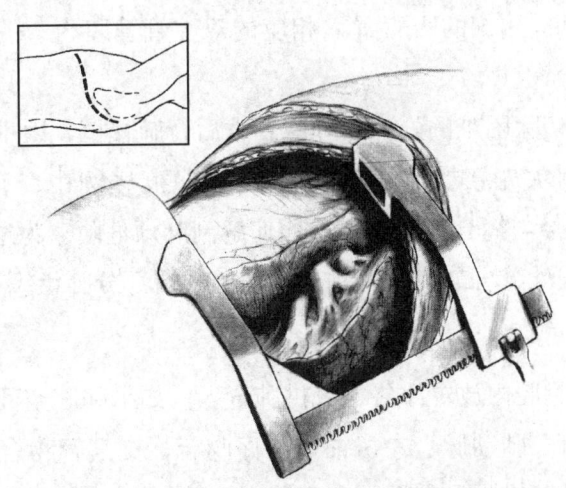

图4-12-11　肺动脉高压心脏扩大的病例选择左后外侧切口和右前外侧开胸

（4）腋前线保留肌肉开胸　有些外科医师为慢性阻塞性肺气肿患者行单肺移植时选择腋前线保留肌肉开胸切口（图4-12-12）。据推测，该切口能够改善术后胸壁和肩部的机械牵拉约束。

（5）胸腔镜辅助小切口肺移植　Fisher及其同事采用了胸腔镜辅助小切口行肺移植，他们报道采用该技术可以使前外侧切口更小且视野良好。术中在预计放置下胸管的位置放置胸腔镜。如术中要CPB，可以在术后放上胸管的位置插管转体外。

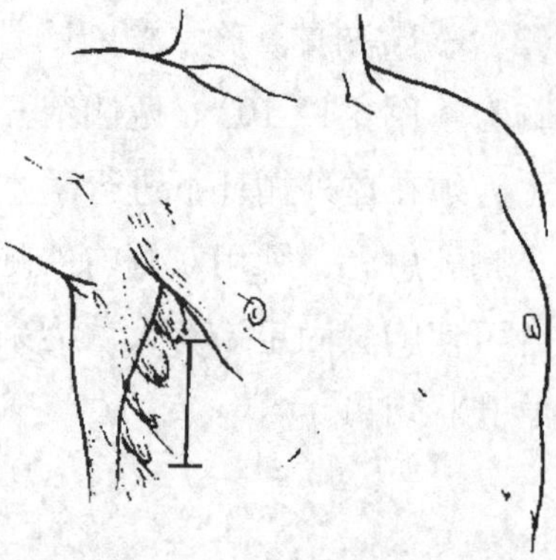

图 4-12-12　腋前线保留肌肉开胸切口

【病肺切除技术要领】

1. 肺移植受体病肺的切除术　为减少使用体外循环的可能，应先切除和移植肺功能较低一侧的肺（通过术前肺通气和灌注扫描评估决定）。在一侧肺移除前，尽可能分离双侧所有胸腔粘连及肺门结构。小心分离避免损伤膈神经（位于肺门前方）和迷走神经（位于肺门后方）。预先解剖可以缩短另一侧移植肺缺血时间，减少肺再灌注水肿可能性。在切除受体肺之前，供肺应修剪准备充分。

解剖肺动脉和肺静脉超过其第一分支以保持主干的长度。在距离已结扎的右上叶第一分支前1cm处以血管缝合器离断右肺动脉。左肺动脉保持足够长度并在左上叶第二分支前以血管缝合器离断。静脉分支通常以丝线结扎，在其第二分支处离断，保证受体房袖口缝合的长度。近隆突2个软骨环处离断左或右主支气管。分离结扎支气管动脉，结扎或电凝周围淋巴管，主支气管周围的结缔组织不必过分游离，以免影响术后支气管吻合口血供。

从胸腔移除病肺，胸腔内电灼止血，手术野为移植做准备。血管钳钳夹肺动脉残端向前牵引显露支气管。钳夹肺静脉残端侧向牵引，打开其周围的心包。剪开心包后，肺静脉暂时向前牵引固定。这样可以更好地显露主支气管。左双腔插管可能会影响左主支气管修剪，可以将插管退出数毫米。此时应对后纵隔严密止血，在移植完成后针对这部分术野的止血操作很困难。最后，在移植期间用细的吸管置入相应的双腔管管腔内，随时吸除支气管内的出血及气道分泌物。

2. 肺减容术后病肺切除困难的处理　肺减容术后行肺移植，因术中肺胸壁紧密粘连手术较困难，有报道在35例预先接受肺减容手术的肺移植病例中，有2例发生膈神经损伤（5.7%）。经常发生膈神经与缝合线粘连，从而使解剖麻烦危险。为避免膈神经损伤，可选择用肺缝合器在远离缝合线处缝合分离紧密粘连组织并残留部分肺组织在膈神经上。

【单肺和双肺移植】

1. 单肺移植　受体胸腔内放置冰袋，将供肺置入。如果胸腔空间允许，可预先在胸腔内放置一层冰泥。按支气管、肺动脉、左房袖口顺序吻合。支气管吻合时，在支气管前壁中点缝牵引线，牵引支气管远离纵隔显露视野。开始吻合时，将供体、受体支气管后壁靠近，4-0可吸收缝线连续缝合支气管膜部。4-0可吸收缝线间断8字缝合软骨环部，也可采用U字形套入缝合。通常在预先缝的牵引线两侧各缝两针就够了，但有时也需要在前壁的中间加一针间断缝合。剪去前壁中点的牵引线并用冷盐水冲洗气道，将前壁缝合线打结。如果支气管管腔小（多见于左侧支气管），可选择以3-0 Vicry 1缝线单纯间断缝合支气管前壁以防止气道狭窄。支气管吻合口完成后，以支气管周围组织覆盖吻合口。整个吻合口重建均使用 4-0 单股可吸收缝线。

接下来行动脉吻合。调整好供体和受体肺动脉的位置后，用小的 Satinsky 钳夹闭受体肺动脉，此时应小心避免误夹 Swan-Ganz 导管。在供体和受体动脉尺寸相匹配的位置剪除血管缝合线。修剪供体和受体肺动脉，防止血管过长术后发生扭曲。以二根 5-0 Prolene 连续缝合动脉吻合口。吻合需精密，针距小，同时要避免吻合口狭窄。

牵引两肺静脉干，在受体左房安置 Satinsky 钳，尽可能适度钳夹左心房，同时应观察血流动力学有无变化。常用脐带胶布带系紧钳子，防止在以后侧向牵引钳子时发生滑脱。然后切断受体肺静脉干并分离两干之间的连接，形成房袖口。另外，可在下肺静脉上方 2~3cm 处的心包上缝牵引线（注意避开膈神经），部分悬吊心脏，可以更好地显露左房吻合口。吻合口以二根 4-0 Prolene 从后壁连续缝合。也可采用褥式缝合技术，褥式缝合可以使内膜对合更好，避免血栓形成。前壁的最后数针放松，肺部分膨胀，短暂开放肺动脉，冲洗残留在肺内的灌注液，然后松开左房钳排尽左房气体，收紧左房缝线打结，撤除左房钳。恢复通气和灌注后，所有吻合口缝线处和心包切缘都应检查止血。

2. 双肺移植 非体外循环下序贯式双肺移植时，一侧单肺移植完成后，采取同样方式行对侧肺移植。通常选用两根大口径胸管引流胸腔，一根成角的，一根直的。分别放在胸顶、膈肌。用单股非吸收缝线间断 8 字缝合闭合肋骨。胸肌，筋膜及皮下组织用标准缝合材料缝合。皮肤使用缝合器缝合。切口使用干的无菌敷料覆盖。在离开手术室前，行纤维支气管镜检查，查看支气管吻合口并清除气道分泌物，摄胸片了解移植肺缺血再灌注损伤情况。患者鼻插管或气管插管状态下送 ICU 术后监护。

3. 肺移植与体外循环（cardio-pulmonary bypass，CPB） 一般成人单肺移植除了个例以外，均无需应用 CPB，整体双肺移植要用 CPB，儿童肺移植和肺叶移植的患者则要在 CPB 下完成。序贯式双肺移植时根据具体情况决定是否要用 CPB。在多伦多肺移植中心双肺移植占了 90%，约 35% 的患者术中使用体外循环，除了原发性肺动脉高压的患者均使用外，肺纤维化占 49%，囊性肺纤维化占 26%，肺气肿占 13%。在 35% 术中使用体外循环的手术中，45% 的患者因为有原发性或继发性肺动脉高压或术中需心内直视修补，术前就决定术中常规使用体外循环；另外 55% 的患者术前未决定使用体外循环，当术中受体不能耐受单侧肺通气，在单侧肺动脉阻断时就开始启用体外循环。另外，通常于双肺移植术中第一只肺植入后即开始使用体外循环。目前术中体外循环应用指征：①术中高碳酸血症和酸中毒用药物不能纠正；②单侧移植肺通气 $PaO_2 < 6.7kPa$（50mmHg）；③术中循环不稳定、肺动脉高压右心功能不全或手术误操作等。

计划使用体外循环的病例，应在肝素化和插管前完成胸腔、肺门的解剖分离以减少使用体外循环。经右房行上下腔插管，升主动脉插管，也可经股动静脉插管进行。插管完成后，全流量运行循环泵并切除双肺。一侧肺移植完成后，左房排气并移除左房钳。仍保留肺动脉钳。如果保留左房钳，则在对侧肺移植时没有足够的左房供安置房钳。行对侧肺移植时以冰盐水保护移植好的肺。

4. 供肺移植时的特殊处理

（1）受体小胸腔 受体小胸腔常见于限制性肺疾病的受体，常导致暴露困难。为扩大操作空间，可在膈肌腱部缝一根牵引线，通过胸壁插入 14# 导管，用钩针导出牵引线，拉紧固定，降低膈肌（Davis，个人交流）。移植完成后，剪除牵引线。另一增加胸腔空间的方法是在前后肋间插入可伸缩牵开器，压低膈肌。

（2）受体房袖口不足　安置左房钳后，在比较少见的情况下，由于心脏血流动力学变化，房袖口不足影响吻合口的缝合。在这种情况下，可选择保留供体房袖口完整，将供体静脉口与受体静脉分别吻合（保留供体静脉间的房连接），另外，也可分离供体房袖口，分别行静脉吻合。Robert 及其同事采用受体上下肺静脉联合成形，形成袖口，然后再用标准方法吻合。Massad 及其同事采用供体房袖口与受体心耳吻合。此时，Satinsky 钳夹在受体左心耳，并切开左心耳形成吻合袖口。仔细检查分离心耳的小梁，确保吻合口通畅。然后以标准吻合方法吻合。

（3）肺动脉尺寸不匹配　受体和供体肺动脉尺寸不匹配通常是可以调整的。吻合时仔细调整每针针距来矫正吻合口。此外，可以将大的受体动脉游离至已结扎的第一分支，从而与小的供体动脉匹配。反之，小的受体动脉可以向近心端游离以增大其周径。

5. 控制性再灌注　为了进一步减少肺冷却血再灌注损伤，可采用缓慢松开肺动脉钳数分钟，使新移植的肺缓慢再灌注。在实验研究的基础上，国外有移植组已经开始采用控制性再灌注联合白细胞滤过技术。Lick 及其同事报道了这项技术在人类肺移植中的应用。他们将根据实验研究改良的技术应用于经挑选的少量病例，并报道没有发生再灌注损伤。在行控制性再灌注前，收集 1500ml 受体血液储存在容器内并加入营养液以备改良灌注。在肺动脉吻合口通过未打结处安置插管，Satinsky 钳仍然夹闭。左房吻合口缝线暂不打结，放松可使改良灌注液流出。Satinsky 钳仍然夹闭左房。再灌注时，以白细胞滤过后的改良灌注液灌注移植肺，控制流速（200ml/min）和灌注压（<20mmHg），灌注时间约 10 分钟。从左房吻合口流出的灌注液以细胞收集器收集再循环灌注。控制性再灌注完成后，分离灌注液红细胞回输。再灌注期间保持 50% 吸入氧浓度通气。该技术的缺点是增加用血量，出现低血容量性低血压。

第六节　肺移植术后并发症

肺移植术后常见并发症按照时相分布分为：即刻（<24 小时），早期（24 小时至 1 周），中期（8 天至 2 月），后期（2 至 4 月）和远期（>4 月）（表4-12-3）。此外，并发症还主要包括免疫抑制剂的毒副作用，如肾功能不全、骨质疏松、术后远期胃肠道并发症、神经系统并发症、心血管系统并发症等。

【即刻发生的并发症（<24 小时）】

1. 监护相关操作引起的并发症　气管插管引起的纵隔气肿、气胸，肺气肿，机械通气导致的气压伤，放置中央静脉导管或 Swan-Ganz 导管可能导致到气胸，失血性事件，如血胸和内部和胸腔外血肿，心律不齐。胸管放置不当导致无效引流。

2. 供受体大小不匹配　供受体之间肺或胸腔的大小不匹配，会导致机械并发症，如肺不张。这些并发症在术后是立即显现的。因肺气肿而接受单肺移植的患者，会感到供肺相对患者的胸腔而显的小，但供肺和受者胸腔大小差异在 10%~25% 是可以接受的。

3. 超急性排斥反应　受体体内预存的针对供体 ABO 血型抗原和同种异体 HLA 抗原的抗体，在超急性排斥反应中发挥重要作用。在肺移植术后可立即出现，并迅速发展，甚至导致死亡。

表 4-12-3　肺移植术后并发症发生时相

划分	术后时相分布	并发症
即刻发生的并发症	<24 小时	监护相关操作引起的并发症
		供受体大小不匹配
		超急性排斥反应
早期并发症	24 小时至 1 周	缺血再灌注
		急性胸腔并发症
中期并发症	8 天到 2 月	急性排斥反应
		气道并发症
		感染
原发性晚期并发症	2~4 月	支气管狭窄
		巨细胞病毒感染
		其他呼吸道病毒
		曲霉菌感染
		肺动脉栓塞和梗死
远期并发症	>4 个月	分枝杆菌感染
		慢性排斥反应
		隐源性机化性肺炎
		移植后淋巴组织增生症

【早期并发症（24 小时至 1 周）】

1. 缺血再灌注　缺血再灌注损伤是一种非心源性肺水肿，临床上表现为原发性移植物功能障碍（PGD），是移植后早期发病和死亡的首要原因，通常多发生移植后 24 小时，高峰可延迟至术后第 4 天，大部分患者在术后 1 周开始明显缓解。水肿可能会持续到术后 6 个月，但在大多数肺移植受者，在术后 2 个月左右完全清除。缺血再灌注损伤有许多可能的原因，包括手术创伤、供肺缺血、支气管动脉循环中断、淋巴循环中断以及供肺失神经支配等。病理机制为肺血管内皮细胞和上皮细胞的活性氧直接损伤，产生炎症级联反应，黏附分子表达上调。PDG 发生和加重的相关危险因素（表 4-12-4）。目前缺血再灌注损伤的治疗以采用保护性呼吸机支持、积极利尿等，吸入一氧化氮为具有预防和治疗 PGD 的潜力，可保护肺毛细血管完整性和预防白细胞和血小板黏附聚集在紧急性情况下可用体外膜肺氧合（ECMO）支持，美国华盛顿 B-J 医院在 12 个患者中应用 ECMO，存活 7 例，7 例患者均是在不可逆的肺损伤发生前、移植后 24 小时内开始使用 ECMO 的。

表 4-12-4　PGD 相关危险因素

分类	PGD 危险因素
供体固有性因素	年龄 >45 岁
	年龄 <21 岁
	美国黑人
	女性
	吸烟史
供体获得性因素	机械通气时间延长
	吸入
	创伤
	脑死亡后血流动力学不稳定
受者因素	诊断为特发性肺动脉高压
	肺动脉高压
	弥漫性实质性肺病
手术相关因素	应用体外循环
	输血液制品

2. 急性胸腔并发症　气胸，血胸，胸腔积液，脓胸，持久或临时漏气是术后早期常见并发症，发生率为 22% 左右。其中最常见的是气胸。一般来说，术后胸腔积液往往在 2 周内改善。漏气的原因很多，包括气道缺血和支气管裂开。漏气超过 7 天即定义为持续的漏气，表现为持续性气胸、纵隔气肿或皮下气肿。这些泄漏和脓胸都与死亡率增加。

【中期并发症（8 天到 2 月）】

1. 急性排斥反应　急性排斥反应通常由细胞免疫介导，发生在术后第 2 周。反复发作的急性排斥反应被认为是闭塞性细支气管炎的诱发因素。胸部高分辨率 CT 表现为小叶间隔增厚、胸腔积液和磨玻璃样影，在急性排斥反应的诊断中具有 35%～65% 的敏感性。尤其是经甲泼尼龙治疗后，48 小时内影像学明显改善者更倾向为急性排斥反应。目前，经支气管肺活检，明确血管、气管周围炎症或淋巴细胞浸润诊断的金标准（表 4-12-5）。急性排斥反应分级参照表 4-12-5。

2. 气道并发症　虽然近年来在供体获取、器官保存、手术技巧、免疫抑制药物、感染控制等方面取得了飞速发展，大大减少了气道并发症的发病率，但是全球大部分移植中心报道各种气道并发症的发病率仍有 7%～18%，相应病死率为 2%～4%。

肺移植术后气道并发症分类较为复杂，至今还没有一种方法能够被广泛接。一般认为，肺移植术后气道并发症有 6 种基本类型：吻合口狭窄、裂开、肉芽增生、气管支气管软化、吻合口瘘、吻合口感染。有报道把气道并发症为早期（<3mo）和晚期（>3mo）。吻合口黏膜坏死裂开一般发生于早期；支气管狭窄和软化则一般发生于晚期。

表 4-12-5　肺移植术后急性排斥反应病理分级

分类	级别		表现
A：急性排斥反应	0	没有	正常肺组织
	1	少量	小单核细胞在血管周围不明显的浸润
	2	轻度	血管周围略明显的浸润，偶可见嗜酸性粒细胞
	3	中等	血管周围浸润，并向间隙延伸，可包含内皮、嗜酸性粒细胞和中性粒细胞
	4	严重	弥漫性的血管周围、间质、肺泡腔内浸润，可见中性粒细胞
B：气道炎症	0	没有	没有气管炎症依据
	1R	低级别	气道黏膜下散见单核细胞
	2R	高级别	气道黏膜下见大量大淋巴细胞浸润，可包含嗜酸性粒细胞和浆细胞
	X	无法定级	所获组织中未包含细支气管
C：慢性气道排斥	0	缺乏	管腔被纤维结缔组织堵塞
D：慢性血管排斥	1	目前未定级	动脉的纤维内膜增厚，静脉玻璃样变常需要开胸肺活检来诊断

各种危险因素在气道并发症的发病机制中的作用地位不同。手术技巧中支气管吻合技术可能是减少气道并发症的关键因素。尽可能缩短供体支气管长度以及望远镜式吻合已经被证明在预防气道并发症方面是有效的。但是，也有一些研究表明望远镜式吻合并不比断端连续吻合更有利。

支气管缺血在气道并发症的发病机制中起着主要作用。由于供体获取时，支气管动脉循环的丢失，术后早期支气管主要依靠压力较低的肺动脉逆行供血。国外有人尝试应用直接支气管动脉重建术，然而，至今尚无证据支持其优越性。另外，有人认为在供体获取时，采取双正向及逆向灌注，可保护支气管循环，有利于支气管恢复，从而降低吻合口并发症发生率。

既往认为围手术期糖皮质激素应用不利于恢复。然而，有研究认为糖皮质激素有预防排异和减轻再灌注损伤的作用，因此低剂量糖皮质激素（15mg/d）可能是有益的。

支气管狭窄有多种治疗方法。对于吻合口肉芽组织增生，可使用硬质气管镜和激光消融治疗，还可以采用支架植入。吻合口及远端的瘢痕缺血性狭窄（非肉芽肿性单纯狭窄）可通过反复应用经硬质气管镜或纤维支气管镜下球囊扩张术治疗。另外，行袖式切除狭窄支气管肺叶可取得良好效果，特别当狭窄延伸至上叶或下叶支气管，肺叶切除、全肺切除或再移植可能是惟一的解决方法。支气管裂开是肺移植术后严重的并发症，一般发生于术后早期，治疗困难，死亡率高。

3. 感染　感染是肺移植术后发病和死亡率居首位的原因，并可发生于移植后任何时间。易患因素包括病原体定植、肺叶膨胀不全，纤毛运动功能受损，供体肺去神经支配，淋巴回流中断，接受免疫抑制治疗等。术后早期感染的危险因素包括：供体肺过度缺血（＞76小时），器官收获前没有足够动脉氧分压（＜350mmHg），受者年龄超过40年，长期通气支持和大量的气管分泌物。细菌是肺移植术后肺部感染的最常见的原因，特别是革兰阴性菌，如铜绿假单胞菌，克雷伯菌属。

近几十年来，由于术后常规抗感染药物的应用，使细菌感染的发生率发生了很大变化。西班牙的一项前瞻性多中心的研究包括了 236 名肺移植受者，平均随访期为 180 天，显示平均每 100 个肺移植受者中每年有 72 个肺炎。2/3 的（57 例）患者有病原学依据，82% 为细菌感染。24.6% 分离到铜绿假单胞菌（$n=14$），鲍曼不动杆菌和金黄色葡萄球菌分别为 14%。大肠埃希菌，肺炎克雷伯菌和嗜麦芽窄食单胞菌分别为 5.3%，恶臭假单胞菌，黏质沙雷菌，洋葱假单胞菌分别为 1.8%（$n=1$）。分枝杆菌为 5.3%（3.5% 为结核杆菌，1.8% 为鸟分枝杆菌）。

肺移植术后第一个月是肺部感染发生的高峰，6 个月后风险随之下降。早期的细菌性肺炎主要来自于供体肺。在对供体肺进行微生物学检查的同时进行术后预防性抗感染治疗，以改善预后。后期发生的感染与闭塞性细支气管炎有关。对于肺移植术后诊断为闭塞性细支气管炎综合征的患者，感染可急性加重病情，甚至导致死亡。

【原发性晚期并发症（2~4 个月）】

1. 支气管狭窄，气管软化和支气管吻合口狭窄通常出现在肺移植术后 4 个月。

2. 巨细胞病毒感染　巨细胞病毒（CMV）是肺移植术后最重要的病原微生物。像其他疱疹病毒一样，巨细胞病毒可终身潜伏于宿主体内，有复发可能。CMV 阳性的肺移植供体是重要的传播途径。有 CMV 潜伏的肺移植受者具有肺移植术后发病的风险，然而受者 CMV 血清学阴性，但供体 CMV 阳性者具有更高的发病风险。

CMV 的发病率及发病时间随着预防措施的改变近 10 年来发生了很多变化。预防措施下，CMV 感染的在肺移植术后出现的更晚。而没有经过预防的患者，典型的 CMV 症状出现于术后第 1 个月至第 4 个月。进行 CMV 预防治疗具有出现耐药毒株的可能，基因型主要分为两类：UL97 和 UL54。耐更昔洛韦病毒株最常发生的突变位点是磷酸转移酶基因（UL97），在该处出现的突变抑制了药物的合成代谢，降低了更昔洛韦的磷酸化作用，因而抑制其转化成有活性的细胞内三磷酸盐复合物。导致 CMV 耐药的危险因素有：①CMV 错配（CMV 阴性血清的受者和 CMV 阳性血清的供体）；②过长的口服更昔洛韦预防治疗；③免疫抑制过度。

CMV 除了带来直接器官损伤，它还能引起免疫系统的改变，称为 CMV 感染的间接效应。CMV 的间接效应能导致机会感染的增多，可引起急性排斥反应和慢性排斥反应。

3. 其他呼吸道病毒　社区获得性呼吸道病毒（CARV）包括多种病毒，如：小 RNA 病毒（鼻病毒和肠病毒），冠状病毒科（冠状病毒），副黏病毒科（呼吸道合胞病毒、副流感病毒、肺炎病毒），正黏病毒科（流行性感冒样病毒 A、B），腺病毒科（腺病毒）。肺移植术后患者的 CARV 发病率很高，出现明显气道症状者可达 57%。CARV 感染的气道症状表现不一，可以从无症状到轻度上呼吸道感染，一直到重症肺炎。感染的严重程度也和感染的病毒类型有关。腺病毒感染移植肺可引起相当高的死亡率。在 CARV 基础上再继发细菌和真菌感染是其严重的并发症。

CARV 移植肺感染与急、慢性排斥反应有关。多伦多一项前瞻性的研究包括 50 例具有呼吸道病毒感染的肺移植受者（痰培养阳性或巨细胞病毒抗原阳性者除外），对照组为 50 个稳定的肺移植术后受者。有呼吸道症状的患者中 66% 经鼻咽或口咽拭子进行 CARV 检测为阳性（包括：呼吸道合胞病毒，副流感 1~3 病毒，流感病毒 A 和 B，腺病毒，人肺病毒，鼻病毒，肠病毒，冠状病毒）。对照组中仅 8%（4 例）患者出现鼻病毒阳性。3 个月后上述感染组患者，急性排斥反应发生率为 16%，18% 患者出现 FEV_1 下降 20% 以上。而上述对照组中没有病例出现急性排斥反应或 FEV_1 下降 20% 以上。

然而，另一项由 Milstone 和同事进行的前瞻性研究显示，CARV 引起的呼吸道感染并没有增加肺移植术后患者闭塞性细支气管炎的发生率。他们的研究包括 50 例肺移植受者，历经一个单一的呼吸道病毒季节（11 月~3 月）。其中 32 例患者出现呼吸道感染症状。17 例患者经检测为 CARV 阳性（包括呼吸道合胞病毒 A 和 B 型，副流感病毒 1~3，流感病毒 A 和 B，腺病毒）。1 年后这 17 例 CARV 阳性患者中，出现 1 例闭塞性细支气管炎（BOS），而在 33 例 CARV 阴性患者中有 3 例 BOS。

4. 曲霉菌感染　曲霉菌感染可以进一步被分为：支气管吻合口感染、支气管感染、侵袭性肺部感染或播散感染。Singh 和 Husain 总结前人经验发现肺移植术后受者曲霉菌感染的发生率为 6.2%。58% 的患者有支气管或者吻合口感染，而 32% 的患者有肺部侵袭性感染，10% 有浸润性播散。肺移植术后曲霉菌感染的高峰集中在头 3 个月，75% 的曲菌感染出现在气道，而 18% 为肺实质侵袭性感染，7% 为全身播散性感染。有趣的是，单肺移植受者发病较双肺移植受者晚。

最常见的曲霉菌是烟曲霉（91%），黄曲霉和黑曲霉感染的发生率为 2%，不同种类曲霉菌混合感染达 5%。侵袭性曲霉菌感染的总体死亡率为 52%，而肺侵袭性曲霉菌感染的死亡率为 82%。

侵袭性曲霉菌的感染诊断困难。55% 的肺移植术后患者气道内有曲霉菌定植。肺移植术后曲霉菌感染的检测方法灵敏度较低，痰培养的阳性率为 8%~34%，BAL 分离和培养的阳性率也仅为 62%。

侵袭性肺曲霉菌感染患者的 CT 可表现为节结影和实变，但并非特异性表现。Halo 晕轮征是侵袭性曲霉菌性肺炎的特征性改变，但肺移植患者中罕见。实验室的发展带来曲霉菌诊断的新方法。半乳糖甘露聚糖是曲霉菌的细胞壁成分，并在其生长过程中释放。在肺移植患者血清半乳糖甘露聚糖检测的阳性率较低（30%）。目前对 BAL 中半乳糖甘露聚糖的分析似乎更有意义。通过酶免实验证实，BAL 中半乳糖甘露聚糖分析用于诊断侵袭性曲霉菌病的灵敏度为 60%，特异性为 98%。然而，抗真菌预防（假阴性）和三唑巴坦＋哌拉西林抗炎治疗（假阳性）能影响实验结果的质量。另用实验采用 1 到 3-b-D-葡聚糖（3-Beta-D-Glucan）用于诊断。真菌细胞壁多糖成分并非特异性存在于曲霉菌，目前尚无肺移植受者的相关研究报道。

最后，常规纤维支气管镜检查对于侵袭性曲霉菌感染的诊断非常重要。气管、支气管和吻合口附近的曲霉菌感染可以通过气管镜看到病灶，并获取标本进行培养和组织学检查。

5. 肺动脉栓塞和梗死　肺动脉栓塞和梗死肺血栓栓塞事件往往发生移植后 4 个月内，据报道发病率为 27%。术后早期延长机械通气时间（超过 48 小时）被认为是危险因素，推测机制可能是机械通气增加了移植肺的血流灌注，而动脉吻合口的创面为血栓好发部位。CT 肺动脉造影可辅助诊断。

【远期并发症（>4 个月）】

1. 分枝杆菌感染　典型或非典型结核分枝杆菌感染均相对罕见，通常出现的时间较迟，在手术后 4 个月或以上。在这方面，原发或继发病例均有报道。影像学表现为多个小结节集群，结节性磨玻璃混浊或渗透，空洞，小叶间隔增厚，胸膜增厚，单侧或双侧胸腔积液及淋巴结肿大。

2. 慢性排斥反应　慢性排斥反应通常发生在肺移植后大约 6 个月，是引起肺移植术后晚期发病率和死亡率的主要原因。闭塞性细支气管炎综合征（BOS）是一种慢性肺移植排斥反应的表现，由于小气道纤维化闭塞呈进行性不可逆的发展，使移植肺的功能逐渐丧失，出现胸闷、气急，呈进行性的、不可逆的阻塞性通气功能障碍，直接影响了患者的生活质量和长期生存。肺移植术后生存期超过 5 年的患者中，50%～60% 会发生 BOS，因 BOS 而死亡的病例占到了肺移植术后长期生存患者死亡的 30% 以上。闭塞性细支气管炎的病理变化为小气道上皮细胞损伤、上皮基底膜增厚、气道炎性细胞浸润、进行性纤维化和胶原组织沉积导致小气道闭塞。导致 BOS 的原因包括急性排斥、巨细胞病毒感染、HLA 错配等。

目前治疗方法有吸入环孢素局部气道的抗炎，口服他克莫司替代环孢素可稳定肺功能，阿奇霉素抑制炎症介质，他汀类药物免疫调节，减轻 BOS 的严重程度（改善肺功能），改善生存率。

3. 隐源性机化性肺炎　隐源性机化性肺炎在肺移植术后发生率为 10%～28%，其特点是小气道、肺泡腔内炎症，肉芽组织浸润。虽然机化性肺炎和 BOS 都被报道与细菌和巨细胞病毒感染有关，但其实最常见于急性排斥反应，且对大剂量糖皮质激素治疗敏感。

4. 移植后淋巴组织增生症　淋巴增生障碍症常见于移植术后第一年。它主要是 B 淋巴细胞来源，且 90% 的患者同时伴有 EB 病毒血清阳性。移植术后 1 年该病的发病率为 2.8%～6.1%。该病若发生在术后早期，往往对抗病毒治疗和免疫抑制减量反应良好。晚期病变可胸腔外受累，往往需要化疗及放疗治疗。

（陈静瑜　张　稷）

参 考 文 献

［1］Hardy JD，Webb WR，Dalton ML，et al. Lung transplantation in man. JAMA，1963，186：1065－1074

［2］Derom F，Barbier F，Ringoir S，et al. Ten-month survival after lung homotransplantations in man. J Thorac Cardiovasc Surg，1971，61：835－846

［3］Veith FJ，Koemer SK，Siegelman SS，et al. Single lung transplantation in experimental and human emphysema. Ann Surg，1973，178：463－476

［4］Goldberg M，Cooper JD，Lima 0，et al. A comparison between cyclosporin A and methylprednisolone plus azathioprine on bronchial healing following canine autotransplantation. J Thorax Cardiovasc Surg，1983，85：821－826

［5］Morgan WE，Lima 0，Goldberg M，et al. Improved bronchial healing in canine left lung reimplantation using omental pedicle wrap. J Thorax Cardiovasc Surg，1983，85：134－139

［6］Toronto Lung Transplant Group. Unilateral lung transplantation for pulmonary fibrosis. NE/M. 1986，314：1140－1145

［7］Cooper JD，Pearson FG，Patterson GA，et al. Techniques for successful lung transplantation in humans. J Thoruc Cardiovasc Surg，1987，93：182－198

［8］Mal H，Andreassian B，Pamela F，et al. Unilateral lung transplantation in end-stage pulmonary emphysema. Am Rev Respir Dis，1989，140：797－802

［9］Tagaki H. Organ transplants still too tew in Japan and Asian countries. Transplant Proceed，1997，29：1580

［10］陈静瑜，郑明峰，何毅军，等，单肺移植治疗终末期肺气肿一例报告，中华器官移植杂志，2004，25（4）：230－231

［11］Maurer JR，Frost AE，Estenne M，et al. International guidelines for the selection of lung transplant candidates. The International Society for Heart and Lung Transplantation，the American Thoracic Society，the American Society of Transplant Physicians，the European Respiratory Society. J Heart Lung Transplant，1998，17：703－709

［12］Jonathan BOrens，MD，a Marc Estenne，MD，b Selim Arcasoy，MD，et al. International Guidelines for the Selection of Lung Transplant Candidates：2006 Update—A Consensus Report From the Pulmonary Scientific Council of the International Society for Heart and Lung Transplantation．J Heart Lung Transplant，2006，7：745 – 755

[13] Mayil SKrishnam，Robert DSuh，Anderanik Tomasian，et al．Postoperative Complications of Lung Transplantation：Radiologic Findings along a Time Continuuml Radio Graphics，2007，27：957 – 974

[14] Christie JD，Kotloff RM，Ahya VN，et al．The effect of primary graft dysfunction on survival after lung transplantation．Am J Respir Crit Care Med，2005，171：1312 – 1316

[15] Ferrer J，Roldan J，Roman A，et al．Acute and chronic pleural complications in lung transplantation．J Heart Lung Transplant，2003，22：1217 – 1225

[16] Tereza Martinul，Dong-Feng Chen，and Scott M．Palmer Acute Rejection and Humoral Sensitization in LungTransplant Recipients．Proc Am Thorac Soc，2009，6：54 – 65

[17] Stewart S，Fishbein MC，Snell GI，et al．Revision of the 1996 working formulation for the standardization of nomenclature in the diagnosis of lung rejection．J Heart Lung Transplant，2007，26：1229 – 1242

[18] Jose Fernando Santacruz，Atul C Mehta．Airway Complications and Management after Lung Transplantation Ischemia，Dehiscence，and Stenosis．The Proceedings of the American Thoracic Society，2009，6：79 – 93

[19] Speich R，van der Bij W．Epidemiology and management after lung transplantation．Clin Infect Dis，2001，33：S58 – S65

[20] Valentine VG，Bonvillain BS，Gupta MR，et al．Infections in lung allograft recipients：ganciclovir era．J Heart Lung Transplant，2008，27：528 – 535

第 五 篇

感染性疾病

第一章　上呼吸道感染、急性气管及支气管炎

第一节　上呼吸道感染

上呼吸道感染（upper respiratory tract infection）是最为常见的疾病，占急性呼吸道疾病的一半以上。上呼吸道感染大多数是病毒感染所致，少数为细菌感染所引起。大部分患者临床症状轻微，且能自限，但某些较重的患者，如出现扁桃体周围脓肿、会厌炎、侵入性真菌性鼻窦炎，则有潜在的生命危险。

一、普通感冒

【定义及概况】

普通感冒（common cold）是一种轻度、能自限的上呼吸道感染。成人平均每年有 2~4 次感冒，儿童每年可有 6~8 次感冒。感冒的常见病原体有鼻病毒、冠状病毒、流感病毒、副流感病毒、呼吸道合胞体病毒、柯萨奇病毒和腺病毒等。其中以鼻病毒和冠状病毒最为常见。感冒通常在寒冷季节发病率较高。年幼的儿童常常是呼吸道病毒的主要携带者，故抚养儿童的成人比较容易患感冒。感冒通常通过两条途径转播，吸入感染的"飞沫"或接触感染的分泌物后，随后由手到鼻部的"自我接种"方式感染。鼻病毒感染的发病机制为：病毒进入鼻孔，随后感染上呼吸道的上皮细胞。48 小时内为病毒复制的高峰，持续 3 周。在病毒接种后 16~72 小时后可出现症状，持续 1~2 周。

【诊断要点】

（一）临床表现　感冒的临床表现个体差异很大。一般而言，普通感冒的潜伏期较短、起病急。患者在早期有咽部不适、干燥、打喷嚏、流清涕、鼻塞。全身症状有畏寒、低热。咳嗽、鼻部分泌物增加是普通感冒的特征性症状。起病初患者鼻部出现清水样分泌物，以后可变稠，呈黄脓样。鼻塞 4~5 天。感冒如进一步发展，可侵入喉部、气管、支气管，出现声音嘶哑。咳嗽加重或有少量黏液痰。症状较重者有全身不适，周身酸痛、头痛、乏力、食欲减退、腹胀、便秘或腹泻。部分患者可伴发单纯性疱疹。

普通感冒后继发性细菌感染并不多见。有时可继发鼻窦炎、扁桃体炎、中耳炎等。此时，患者有发热和局部疼痛、肿胀。实验室检查如有白细胞计数升高，则提示有细菌感染。

流感病毒、柯萨奇病毒等感染后偶可损伤心肌，或进入人体繁殖而间接作用于心肌，引起心肌局限性或弥漫性炎症。一般在感冒 1~4 周内出现心悸、气短、呼吸困难、心前区闷痛及心律失常，且活动后加剧，此时应考虑急性心肌炎的可能。心电图及相关实验室检查有助于诊断。

（二）诊断　普通感冒的临床症状和体征无明显的特异性。细菌性感染、过敏性鼻炎和其他疾病所致的上呼吸道感染与普通感冒有相似之处。但根据患者的病史和临床症状，并结合发病季节以及症状的发生和发展过程，可以将普通感冒与其他疾病相鉴别。临床上应注意

排除某些疾病，如过敏性鼻炎、细菌性上呼吸道感染、急性传染病前驱期的上呼吸道炎症症状（麻疹、流行性脑膜炎、脊髓灰质炎、伤寒等）。患者如有发热和较重的症状，通常需要与流感相鉴别。

渗出物涂片镜检有助于细菌感染和过敏反应的鉴别。分泌物中嗜酸性粒细胞增加提示为过敏原因。在病毒性呼吸道感染的早期阶段，如将鼻咽部分泌物作病毒学鉴定有助于诊断。血清学检查则可证实特异的感染。

【治疗】

（一）对症治疗 对于呼吸道病毒感染，目前还无特异的治疗方法。大多数病毒对抗菌药物还不敏感，化学药物治疗病毒感染尚未十分成熟。对无并发症的普通感冒患者，不需特别处理。但患者需要有一个温暖舒适的环境，应多饮水，病情较重者卧床休息。并应采取措施避免感冒的直接转播。发热头痛、全身酸痛时可应用解热镇痛药。在某些情况下，如应用阿司匹林可增加病毒的排出，但对改善症状的效果甚微，现在不主张常规应用。此外，阿司匹林对儿童感冒患者可能会增加发生 Reye 综合征的危险性。如有继发感染，则应用抗生素。

消除鼻部充血、缓解鼻塞流涕可用1%麻黄素滴鼻，也可应用其他缓解鼻充血的药物。对有鼻过敏者应用抗组胺药物，可减轻鼻部症状。

（二）中药 中药对治疗普通感冒有一定疗效。一般常用的中成药有：感冒冲剂、板蓝根冲剂、银翘解毒片等。复方柴胡注射液对病毒性感冒也有效。

二、链球菌咽炎

【定义及概况】

咽炎（pharyngitis）是患者最常见的就医原因之一。但咽炎只是一个症状，严重的咽部疼痛大多数由病毒感染所致，只有少数患者（10%~40%）咽炎为链球菌感染的结果。诊断和治疗链球菌咽炎有时较为困难，因为链球菌咽炎的临床表现不特异，实验室检查又必须结合患者的病史、症状和体征。表5-1-1 列举了急性咽炎的重要病原体。

表 5-1-1 急性咽炎的病原体

常 见	少 见
EB 病毒	溶血性棒状杆菌
淋病奈瑟菌	白喉杆菌
腺病毒、普通感冒病毒、柯萨奇病毒	土拉弗菌（Francisella tularensis，亦称野兔热杆菌）
支原体	急性反转录病毒综合征（acute retroviral syndrome）
化脓性链球菌	
流感杆菌	

以上这些病原体中，以流感病毒、EB 病毒、巨细胞病毒、柯萨奇病毒和单纯疱疹病毒等常见。值得指出，急性反转录病毒综合征可表现为发热、淋巴结大和咽炎等。此时，如早期诊断，对治疗人类免疫缺陷病毒（HIV）感染有重要意义。急性期 HIV 感染后有较高水平的病毒血症而抗体阴性，这就需要对有危险因素和咽炎的患者作 HIV RNA 的检出。

细菌感染所致的咽炎中，除链球菌外，流感杆菌、卡他摩拉菌等也是上呼吸道感染的重要病原体，均能引起细菌性气管炎，临床表现有咽痛等。这些细菌所致的咽炎与链球菌咽炎相似。其他病原体还有支原体和衣原体。

【诊断要点】

（一）临床表现　链球菌咽炎的症状常见为突然发热、头痛，查体可发现扁桃体渗出、颈前部淋巴结肿大。儿童患者有腹痛。A 组链球菌感染后，有猩红热的临床表现：皮肤淤斑、草莓舌、皮疹［（后可出现皮肤脱屑，皮肤皱褶处可出现红线（Pastia 线）］。

（二）诊断　实验室检查包括革兰染色和培养。扁桃体分泌物的咽拭子涂片，如发现革兰阳性球菌成链状和急性炎性细胞，能迅速、灵敏地诊断链球菌感染。也可应用扁桃体分泌物作培养，所得结果较晚，但可发现非链球菌感染的可能性，如流感杆菌、淋病奈瑟菌等病原体。

抗链球菌 O（ASO）血清学有相当的特异性，对既往的咽部感染诊断有相当的灵敏度，而皮肤感染后 ASO 抗体的效价并无明显升高。链球菌感染后，ASO 抗体的效价在 1 周左右开始上升，2 ~ 4 周后达到高峰。适当的抗生素治疗可以阻止 ASO 效价的升高。如果无并发症或复发，ASO 抗体的效价在 6 ~ 12 个月回到其基线水平。由于 ASO 抗体效价上升较晚，在诊断急性链球菌感染时，ASO 抗体的临床诊断价值不大，只起回顾性诊断的作用。由于这个原因，ASO 可用于风湿热的诊断，而不用于急性链球菌咽炎的诊断。

【治疗】

链球菌感染后标准抗生素疗法仍首选青霉素，只要抗菌治疗的疗程适当，几乎完全能根治链球菌感染。表 5-1-2 列举了常用的抗菌药物及疗程。应用抗菌药物时特别应注意剂量及疗程。如过早停用抗菌药物可导致治疗的失败。先锋霉素对治疗链球菌感染是有效的，在青霉素耐药时尤为适用。如应用第二代先锋霉素可使疗程缩短（4 ~ 6 日）。

表 5-1-2　链球菌咽炎的抗菌药物治疗

抗菌药物	成人剂量	疗程
青霉素 V	1000mg 每日 2 次	10 日
阿莫西林	500mg 每日 3 次	10 日
长效西林	1.2 百万 U im	单次剂量（水平维持2 ~ 4周）
头孢氨苄	500mg 每日 3 次	10 日
头孢羟氨苄	1g 每日 1 次	5 ~ 10 日
头孢呋辛	250mg 每日 2 次	4 ~ 10 日
Cefpodoxime proxetil	100mg 每日 2 次	5 ~ 10 日
阿奇霉素	250mg 每日 1 次（第 2 ~ 5 日）第 1 日 500mg	5 日
克拉霉素	500mg 每日 2 次	10 日
红霉素	500mg 每日 2 次	10 日
克林霉素	150mg 每日 3 次	10 日

对青霉素过敏者，可使用红霉素或克林霉素（clindamycin）替代。但红霉素的副作用较多，且大环内酯类抗生素的血液内及细胞外药物浓度比 β-内酰胺类抗生素的浓度要低。目前在治疗链球菌咽炎时推荐应用新一代大环内酯类抗生素，如阿奇霉素或克拉霉素。

三、鼻窦炎

【定义及概况】

鼻窦炎通常是病毒、细菌和真菌感染，以及过敏反应所致的鼻窦炎症过程。鼻窦炎的诱因有吸烟、粉尘、工业污染物、废气、汽车尾气以及各种病原体（病毒、细菌、真菌等）。机体患有免疫缺陷病则易发生鼻窦炎。鼻窦炎的病程可为急性、亚急性或慢性，取决于炎症/感染的期限。

急性鼻窦炎常常与上呼吸道感染有关，其常见病原体有肺炎链球菌、流感杆菌和葡萄球菌等。厌氧菌在慢性鼻窦炎的病程中起了重要地位，31%的患者厌氧菌为惟一感染的致病菌。革兰阴性杆菌也可使慢性鼻窦炎加重。少数情况下真菌也可感染鼻窦，其中有曲菌属、毛霉菌属、念珠菌属等。曲菌属感染可引起过敏性曲菌病，产生鼻阻塞及流清涕。此外，约25%的病例，其慢性鼻窦炎起源于齿源性感染。

上呼吸道感染时水肿的鼻黏膜阻塞了鼻窦的开口，鼻窦内的氧气为黏膜血管所吸收。形成的鼻窦内相对负压（真空性鼻窦炎），因而可引起剧痛。如真空性鼻窦炎持续存在，来自黏膜的渗出液聚集在鼻窦内，形成细菌的培养基，细菌从窦口或通过黏膜固有层播散的蜂窝织炎或栓塞性静脉炎进入窦腔。血清和白细胞外渗与炎症抗争的结果，从而导致阻塞的鼻窦内形成剧痛性正压。黏膜变得充血和水肿。

【诊断要点】

急性和慢性鼻窦炎的症状和体征相似。病变鼻窦的表面区域可有压痛和肿胀。上颌窦炎引起的上颌窦区疼痛、牙痛和前额头痛。额窦炎产生额窦区的疼痛和额部头痛。筛窦炎引起眼后和双眼间的疼痛，以及常常描述为"裂开痛"样的额部头痛。来自蝶窦炎的疼痛无明确的定位，可反应到额部或枕部区域。患者全身不适、发热和寒战，则提示感染有向窦外扩散的可能。

查体可发现鼻黏膜的红肿、有黄或绿色的脓涕。在上颌窦、前组筛窦和额窦炎时可在中鼻道内，以及后组筛窦炎可在嗅沟处见到浆液脓性或黏液脓性的渗出液。

在急性或慢性鼻窦炎，水肿的黏膜和潴留的渗出液，X线片上可见病变的鼻窦不透光。CT能较好地确定鼻窦炎程度和范围。牙齿根尖的X线摄影有助于排除根尖周围脓肿。

【治疗】

改善引流和控制炎症是急性鼻窦炎治疗的目标。蒸气吸入能有效地收集鼻黏膜和促进鼻窦引流。局部血管收缩剂如0.25%新福林喷入，每3小时1次，但不应超过7天。辅助治疗应包括休息、饮水和应用祛痰剂。

急性或慢性鼻窦炎，抗生素应连续使用10~14天。急性鼻窦炎首选抗生素是青霉素 G 或 V 250mg 口服，每6小时1次，次选红霉素 250mg 口服，每6小时1次。急性鼻窦炎时的其他抗菌药物应用见表5-1-3。当慢性鼻窦炎加剧时，使用广谱抗生素如氨苄西林 250~500mg 或四环素 250mg 口服，每6小时1次较好。连续使用4~6周的长期抗生素治疗，常能使慢性鼻窦炎完全消退。从窦腔渗出物中培养细菌的药敏结果以及患者的反应，可指导抗生素治疗。

对抗生素无效的鼻窦炎需手术治疗（上颌窦的 Caldwell-Luc 术，筛窦切除术和蝶窦开放术），以改善通气与引流和除去黏稠的黏液脓、上皮脱屑和增生的黏膜。慢性额窦炎可行额窦骨成形闭塞术。

表 5-1-3　急性鼻窦炎的抗菌治疗

抗生素	成人口服剂量
氨苄西林（ampicillin）	500mg 每 6 小时 1 次
阿莫西林	500mg 每 8 小时 1 次
安美汀	500mg 每 8 小时 1 次
希刻劳	500mg 每 6 小时 1 次
头孢呋辛	250mg 每 12 小时 1 次

第二节　急性气管-支气管炎

【定义及概况】

急性气管-支气管炎（acute tracheo-bronchitis）是一种自限性的下呼吸道疾病，通常有病毒感染参与其病程，主要临床特征为持久和严重的咳嗽，可发生于肺部正常的人群，因而能够与慢性阻塞性肺疾病的急性加重期相鉴别。

急性气管-支气管炎是一种相当常见的疾病，在门诊患者中比肺炎病例多 20 倍，比支气管哮喘多 10 倍。大多数急性气管-支气管炎患者在病程初期有病毒感染，几乎所有能在呼吸道内寄植的病毒都可参与急性气管-支气管炎的发病，流感病毒、副流感病毒、柯萨奇病毒、鼻病毒、腺病毒和冠状病毒为最常见的病原体。患者的痰液中有时也能培养出肺炎链球菌、流感杆菌等细菌，但这些细菌在急性气管-支气管炎中的致病作用并不肯定。近来证实百日咳杆菌感染是持久咳嗽的原因之一。肺炎支原体和肺炎衣原体为呼吸道感染的重要病原体，也可能参与急性气管-支气管炎的发病，但是对抗生素的治疗反应尚待于研究。

急性气管-支气管炎时，气管和支气管常伴发气道炎症和溃疡。许多病毒、尤其是流感病毒和呼吸道合胞体在呼吸道感染的 5 周时间内能产生大量的组胺，与咳嗽的平均病程时间大致相当。近半数患者的肺功能检查表现为呼出气肺活量（FEV_1）的降低，故有人认为急性气管-支气管炎可以称为"短暂的哮喘"，而不是"肺部感染"。

【诊断要点】

（一）临床表现　急性气管-支气管炎发病初期常常表现为上呼吸道感染症状，患者通常有鼻塞、流清涕、咽痛和声音嘶哑等临床表现。而全身症状较为轻微，但可出现低热、畏寒、周身乏力，自觉咽喉部发痒，并有刺激性咳嗽及胸骨后疼痛。早期痰量不多，但痰液不易咳出，2~3 日后痰液可由黏液性转为黏液脓性。如果患者受凉、吸入冷空气或刺激性气体往往可使咳嗽加剧或诱发咳嗽。患者在晨起时或夜间咳嗽常常较为显著。咳嗽也可为阵发性，有时呈持久性咳嗽。咳嗽剧烈时常常伴有恶心、呕吐及胸部、腹部肌肉疼痛。如伴有支气管痉挛，可有哮鸣和气急。一般而言，急性气管-支气管炎的病程有一定的自限性，全身症状可在

4～5 天内消退，但咳嗽有时可延长数周。

急性气管-支气管炎的严重并发症较为少见，只有相当少的患者会发生肺炎。偶尔严重的咳嗽可造成肋骨骨折，有时会发生晕厥、呕吐、尿失禁和肌酸磷酸激酶的升高。

查体有时可发现干性啰音，咳嗽后消失；肺底部偶可听到湿性啰音，伴有支气管痉挛时，可听到哮鸣音。通常白细胞计数正常，胸部 X 线片检查也无异常发现。

（二）诊断和鉴别诊断　急性气管-支气管炎的诊断主要依靠病史和临床表现，X 线检查无异常或仅有肺纹理增深。在病毒感染者白细胞计数并不增高，淋巴细胞相对轻度增加，细菌感染时则白细胞总数和中性粒细胞比例均升高。痰涂片或痰培养、血清学检查等有时能发现致病的病原体。

多种急性感染性疾病如肺结核、肺脓肿、支原体肺炎、麻疹、百日咳、急性扁桃体炎等、以及鼻后滴流综合征、咳嗽变异性哮喘、胃食管反流性疾病、间质性肺疾病、急性肺栓塞和肺癌等在发病时常常有咳嗽，类似于急性气管-支气管炎的咳嗽症状，故应深入检查，临床上需详加区别。

流行性感冒的症状与急性气管-支气管炎颇相似，但从流感的广泛性流行，急骤起病，全身明显的中毒症状，高热和全身肌肉酸痛等鉴别并不困难，病毒分离和补体结合试验可以确诊。

【治疗】

患者有全身症状时，应注意休息和保暖。治疗的目的是减轻症状和改善机体的功能。患者常常需要补充液体和应用退热药物。可适当应用镇咳药物，对久咳不愈的患者，必要时可使用可待因：10～30mg，每日 4 次，或退嗽（benzonatate），100mg，每日 3 次，可试用。

痰量较多或较黏时，可应用祛痰剂，如沐舒坦 30mg 每日 3 次，或溴己新（必嗽平）16mg 每日 3 次。对有家族史的患者，如查体发现哮鸣音，可吸入支气管扩张剂，如喘乐宁或喘康速等，每 4 小时 2 喷。

现在大多数急性-支气管炎的患者都接受抗生素治疗。但国外应用抗生素治疗气管-急性支气管炎的六项对照研究表明，抗生素并无明显的治疗效果，研究表明，抗生素与支气管扩张剂的疗效是一致的，对缓解症状并无显著性差别。因此，临床医师在治疗急性-支气管炎患者时应避免滥用抗生素。但如果患者出现发热、脓性痰和重症咳嗽，则是应用抗生素的指征。对急性气管-支气管炎的患者应用抗生素治疗，可应用针对肺炎衣原体和肺炎支原体的抗生素，如红霉素，每日 1g，分 4 次口服，也可选用克拉霉素（clarithromycin）或阿奇霉素（azithromycin）。

在流行性感冒流行期间，如有急性气管-支气管炎的表现应该应用抗流感的治疗措施。

（蔡柏蔷）

参 考 文 献

[1] 杨献基. 急性上呼吸道感染及气管-支气管和细支气管炎. 见：崔祥瑛等主编. 实用肺脏病学. 上海：上海科学技术出版社，1994，223-224

[2] Missouri C. Acute bronchitis. In：Rakel RE eds. Conn's Current Therapy Philadelphia：WB Saunders Company，1999，210-211

[3] Blinkhorn RJ. Upper respiratory tract infections. In：Baum GL, Wolinsky E eds. Textbook of Pulmonary Diseases.

5th ed, Boston: Little, Brown and Company, 1994, 399 - 409

[4] Erkow R. Merck Manual of diagnosis and therapy. 16th ed, Rahway, NJ Merck & Co., Inc, 1992, 190 - 192

[5] Brown Rb, Harwell JI. Streptococcal pharyngitis. In: Rakel RE ed. Conn's Current Therapy. Philadelphia: WB Saunders Company, 1999, 236 - 238

[6] Durand MD, Merchant SN, Baker AS. Infections of the upper respiratory tract. In: Fishman AP ed. Pulmonary Diseases and Disorders. 3rd ed, New York: McGraw-Hill, 1998, 1973 - 1983

第二章　流行性感冒

流行性感冒（influenza，流感）是一种由流行性感冒病毒所诱发的急性呼吸系统感染性疾病，是人类面临的主要公共健康问题之一。据统计，流感每年的发病率为 10%~30%。我国是流感的高发区，20 世纪 4 次世界性的流感大流行有 3 次起源于我国。流感可以累及上呼吸道和（或）下呼吸道，常常伴有全身症状：如发热、头痛、肌痛和乏力。几乎每一个冬季都会有流感不同程度和范围的暴发流行。流感的暴发流行在普通人群中造成发病率的显著增加，尤其在高危人群中，流感的扩散增加了死亡的危险性。

流感的传染源主要是急性期的流感患者。患病初 2~3 日传染性最强，病后 1~7 日均有一定传染性。流感病毒在外界环境中存活时间极短，主要通过飞沫传染。除新生儿外，其他人群对流感普遍易感。病后有一定的免疫力，但流感病毒类型之间无交叉免疫力；加之流感病毒不断发生变异，故可引起反复发病。流感常常突然发生，迅速蔓延，发病人数多，流行过程集中，可从城市向农村扩散。甚至可引起地区性大流行或世界性大流行。

流感临床症状较重，起病急剧，并发症发生率高，并且可以引起死亡，死亡者大多为年迈体衰、年幼多病或有慢性基础疾病者。对上述人群进行疫苗接种是控制流感的主要方法。人群通过感染或接种会产生免疫力，但对新的变异病毒株并无保护作用。目前认为抗流感病毒治疗是流感控制的重要手段。而早期诊断对开展有效的特异性病原学治疗有重要意义。

【流感病毒的结构和特性】

流感病毒是正黏病毒科的一种 RNA 病毒，有包膜，呈球形或长形，直径为 80~120nm，包膜由基质蛋白、双层类脂质和糖蛋白组成，其糖蛋白位于病毒颗粒表面。包膜分内、外两层，内层包膜由基质蛋白 M_1 构成，M_1 在颗粒核蛋白体（vRNP）的包质、包核间的有序转移及病毒体的成熟过程中具有重要的调节作用。外层包膜由一脂质双层构成，上面嵌有三种病毒蛋白：血凝素（hemagglutin，HA）、神经氨酸酶（neuraminidase，NA）和基质蛋白 M_2（仅 A 型流感病毒存在）等成分，都具有抗原性和亚型存在。HA 是主要抗原，能使人体产生抗体而对机体具有保护作用，但其变异较快。NA 为另一种重要的抗原，能促进病毒的释放，有助于感染扩散，其抗体无保护作用。由于 HA 的不断变异，以及人与动物之间病毒基因可重组的特性，有的动物病毒株可直接感染人群，明显增加了预防的难度。双层类脂质和基质蛋白（M1）分别位于包膜内侧，起到稳定病毒结构的作用。病毒核心内由核蛋白（NP）、RNA 和聚合酶蛋白等组成，形成具有特定空间构象的结构，称为 vRNP，具有依赖 RNA 的 RNA 聚合酶活性。核蛋白抗原性比较稳定，根据核蛋白和基质蛋白的抗原性差异将流感病毒分为 A、B、C 三型。A 型流感病毒常以流行形式出现，能引起世界性大流行；B 型常引起流感局部爆发；C 型主要以散发形式出现。由于流感病毒抗原性变异较快，所以人类无法获得持久的免疫力。

而 A 型流感根据 HA（H_1、H_2、H_3）、NA（N_1、N_2）的抗原性又分为诸多亚型。人群中有 A 型的多种亚型和 B 型流感病毒，而动物中包含有 A 型的多种亚型和 C 型流感病毒。

在 20 世纪，流感病毒已经有 4 次大流行（1918 年 H_1N_1，1957 年 H_2N_2，1968 年 H_3N_2，

1977 年 H_1N_1），其中 1918 年是最严重的一次，全世界患者数在 5 亿以上，死于流感的人数超过 2000 万。而我国是流感的主要发源地。我国学者已证实，禽 H_9N_2 亚型流感病毒能够传染给人。流感病毒宿主广泛，属人畜共患的动物疫源性疾病，其中与人关系密切的有鸡、猪、马等，马流感传染给人尚未见报道，而鸡、猪与人接触较密切，应该引起注意。

【临床表现】

流感常见临床表现为全身症状的突然发生，例如：头痛、发热、寒战、肌痛或全身不适，并伴有呼吸系统症状，主要有咳嗽和咽痛。然而，临床表现的范围和程度变化相当大，轻症患者只有相当轻微的呼吸道症状，如咳嗽而无发热，这与普通感冒相似。流感亦可逐渐出现或突然暴发，临床表现严重者可有明显衰竭的症状，而呼吸系统症状相对较少。患者一般均有发热，体温 38～41℃。起病后第一天可出现体温的急骤上升，2 日后体温逐渐下降。偶尔体温可延续一周以上，有时患者伴有寒战、畏寒。全头痛或前头痛较为普遍，全身肌痛常见，常累及下肢和腰背部，也可发生关节痛。随着全身症状的消退，患者呼吸系统的主诉变为突出，患者有咽痛或持续性的咳嗽，可持续一周或更长时间，伴有胸骨后不适。眼部的症状和体征包括眼球运动时疼痛、畏光和眼部烧灼感。

无并发症的流感患者通常无明显体征。疾病早期，患者皮肤潮红、干燥和发热、有时肢体可多汗或呈花斑状，尤其在老年患者中较为显著。虽然患者有显著的咽痛，但咽喉部检查常无明显阳性发现，但有时有黏膜充血和鼻后部分泌物增多。颈部淋巴结有轻度肿大。大部分患者胸部查体正常，少数患者有干啰音、哮鸣音和散在湿性啰音。如有明显的肺部并发症时、患者可有呼吸困难、呼吸急促、发绀、双肺弥漫性啰音和肺部实变体征。流感患者如无并发症，急性症状可于 2～5 日消退，大多数病例 1 周内可缓解。然而，极少数患者，尤其是老年患者中，衰弱或乏力（流感后衰弱）将持续数周。

【流感的并发症】

1. 原发性流感病毒性肺炎　流感的最常见并发症是肺炎，原发性流行性感冒病毒性肺炎可继发细菌性肺炎，或病毒和细菌混合性肺炎。原发性流感病毒性肺炎相当少见，但是最为严重的肺部并发症。发病后流感的症状非但不缓解，反而急剧进展，有持久的高热、呼吸困难和发绀。痰量不多，但可有血痰。早期患者无体征，重症患者，肺部有弥漫性湿啰音，胸部 X 线片示弥漫性间质浸润或表现为急性呼吸窘迫综合征的影像学改变。此类患者有低氧血症的表现。

呼吸道和肺实质分泌物的病毒培养，尤其在疾病早期采集标本，病毒的滴度明显升高。重症原发性病毒性肺炎病例中，组织病理学可发现肺泡间隔有明显的炎症反应，伴水肿和淋巴细胞、巨噬细胞的浸润，偶可见浆细胞和中性粒细胞浸润。肺泡毛线血管有微小血栓形成，伴有坏死和出血。原发性流感病毒性肺炎的易发因素有：心脏病、尤其是二尖瓣狭窄的患者、老年慢性肺疾病者以及某些孕妇。

2. 细菌性肺炎　急性流感后可合并细菌性肺炎，在流感症状缓解 2～3 日后，又出现发热，伴有细菌性肺炎症状和体征，包括咳嗽、咯脓性痰。胸部影像学检查示肺部实变。常见致病细菌有：肺炎链球菌、金黄色葡萄球菌和流感嗜血杆菌，正常情况下，这些细菌寄殖于鼻部，当支气管和肺脏的防御功能减退时，可引起肺部感染。流感后继发肺部感染常见于患有慢性心肺疾患的患者。

3. 混合性病毒和细菌性肺炎　这类肺炎具有原发性流感病毒性肺炎和继发性细菌性肺炎

的特征。患者的临床症状可逐渐加重或在短暂的症状改善后，又出现临床表现的恶化，最后出现细菌性肺炎的特点。痰培养可发现流感 A 病毒和上述致病细菌。

4. 肺外并发症　Reye 综合征（脑病脂肪肝综合征）是 B 型流感的一种严重并发症，多见于 2～16 岁儿童，临床特征是在出现恶心、呕吐后 1～2 天，伴发中枢神经系统症状。常见有精神状态改变，从嗜睡到昏迷，甚至出现谵妄和癫痫发作。查体有肝大。实验室检查血清转氨酶和乳酸脱氢酶水平的增加，可出现低血糖。脑脊液压力升高而无其他明显改变。本综合征的发病机制尚不清楚。已发现应用阿司匹林治疗病毒性感染与其后发生的 Reye 综合征有一定关系。

流感后偶可并发肌炎、横纹肌溶解和肌红蛋白尿。急性肌炎时受累肌群可有非常明显的触痛，最常发生在腿部，严重时肌肉呈明显肿胀而无弹性。血清肌酸磷酸激酶可明显增加。个别患者因肌红蛋白尿而导致肾功能衰竭。

流感时可出现中枢神经系统并发症，包括脑炎、横贯性脊髓炎及吉兰-巴雷综合征。此外，老年人如有心血管、肺脏疾病及肾脏疾病时流感可促使这些原有疾病恶化，导致不可逆的改变和死亡。

【实验室检查】

流感急性期可从咽拭子、鼻咽洗出液或痰中分离出病毒。免疫荧光或血凝抑制试验可确定流感病毒的类型。用亚型特异性抗血清作血凝抑制试验能区分 A 型流感病毒血凝素亚型（H_1、H_2、H_3）。血清学诊断需要对急性期血清和发病后 10～14 天的血清抗体滴度进行比较，主要用作回顾性诊断。如应用血凝抑制试验、补体结合试验检出抗体呈 4 倍以上升高，或 ELISA 检出抗体效价显著增高，则对急性流感的诊断有较大的意义。白细胞数量的变化较大，早期阶段白细胞较低，以后可为正常或稍升高。如有严重的病毒或细菌感染时，白细胞可显著减少。当白细胞高于 $15 \times 10^9/L$ 时，提示继发性细菌性感染。

【流感的诊断】

（一）流感的诊断依据

1. 流行病学史　在流行季节，一个单位或地区出现大量上呼吸道感染患者或医院门诊、急诊上呼吸道感染患者明显增加。

2. 临床症状　急性起病，畏寒、高热、头痛、头晕、全身酸痛、乏力等中毒症状。可伴有咽痛、流涕、流泪、咳嗽等呼吸道症状。少数病例有食欲减退，伴有腹痛、腹胀、呕吐和腹泻等消化道症状。婴儿流感的脑床症状往往不典型，可见高热惊烦；部分患儿表现为喉气管支气管炎，严重者出现气道梗阻现象；新生儿流感虽少见，但一旦发生常呈败血症表现，如嗜睡、拒奶、呼吸暂停等，常伴有肺炎，病死率高。

3. 实验室检查　①外周血象：白细胞总数不高或减低，淋巴细胞相对增加；②病毒分离：鼻咽分泌物或口腔含漱液分离出流感病毒；③血清学检查：疾病初期和恢复期双份血清抗流感病毒抗体滴度有 4 倍或以上升高，有助于回顾性诊断；④患者呼吸道上皮细胞查流感病毒抗原阳性；⑤标本经敏感细胞过夜增殖 1 代后查流感病毒抗原阳性。

4. 诊断分类　①疑似病例：具备流行病学史和临床症状；②确诊病例：疑似病例，同时实验室检查符合②或③或④或⑤。

（二）鉴别诊断

1. 普通感冒　流感的临床表现无特异性，易与普通感冒相混淆。除了注意收集流行病学资料以外,通常流感全身症状比普通感冒重,而普通感冒呼吸道局部症状较重。流感与普通感冒的临床症状鉴别见表 5-2-1。

表 5-2-1 流感与普通感冒的鉴别诊断

	症 状						
临床表现	发热	头痛	全身疼痛	疲乏、虚弱	鼻塞、喷嚏、咽痛	胸痛不适及咳嗽	并发症
普通感冒	少见	少见	轻微	轻微	常见	轻度至中度	少见
流感	典型症状,常为高热(39～40℃)持续 3~4 天	显著	常见且严重	早期出现,显著,可持续 2~3 周	有时伴有	常见,可能严重	支气管炎、肺炎,可威胁生命

2. 其他全身或上呼吸道感染性疾病。

【治疗】

流感治疗的基本原则

1. 隔离患者,流行期间对公共场所加强通风和空气消毒。

2. 及早应用抗流感病毒药物治疗 抗流感病毒药物治疗只有早期(起病 1～2 天)使用,才能取得最佳疗效。

3. 加强支持治疗和预防并发症 休息、多饮水、注意营养,饮食要易于消化,特别在儿童和老年患者更应重视。密切观察和监测并发症,抗生素仅在明确或有充分证据提示继发细菌感染时有应用指征。

4. 合理应用对症治疗药物 早期应用抗流感病毒药物大多能有效改善症状。病程已晚或无条件应用抗病毒药物时,可对症治疗,应用解热药、缓解鼻黏膜充血药物、镇咳祛痰药物等。儿童忌用阿司匹林或含阿司匹林药物以及其他水杨酸制剂,因为此类药物与流感的肝脏和神经系统并发症即 Reye 综合征相关,偶可致死。

流感的治疗应按患者有无并发症、发病时期及症状的轻重等分别对待(图 5-2-1)。治疗措施包括对症处理、治疗并发症、对某些流感患者应用抗生素和抗病毒药物等。

(一)抗病毒药物的应用

自 1966 年起就开始应用抗病毒药物对流感进行治疗,常用药物有金刚烷胺(amantadine)和金刚乙胺(rimantadine)。但由于药物的副作用、缺少理想的治疗效果并且有诱发产生耐药病毒株的倾向。这些药物的临床应用价值有限。其他抗病毒药物还有:盐酸阿比朵尔(arbidol hydrochloride,商品名:恩尔欣)为血凝素抑制剂。当前新一代治疗流感的抗病毒药物,即神经氨酸酶抑制剂(neuraminidase inhibitor)已开始在临床应用,目前有 2 个品种已经应用于临床,即奥司他韦(oseltamivir,商品名:达菲)和扎那米韦(zanamiver,商品名:依乐韦)。帕拉米韦为第三种神经氨酸酶抑制剂,该药目前尚处于研发阶段。这些治疗流感的抗病毒药物分别作用于流感病毒的三种病毒蛋白:血凝素、神经氨酸酶和基质蛋白 M_2,而发挥治疗作用(图 5-2-2)。

1. 金刚烷胺和金刚乙胺 金刚烷胺和金刚乙胺的体内外抗病毒活性主要限于 A 型流感病

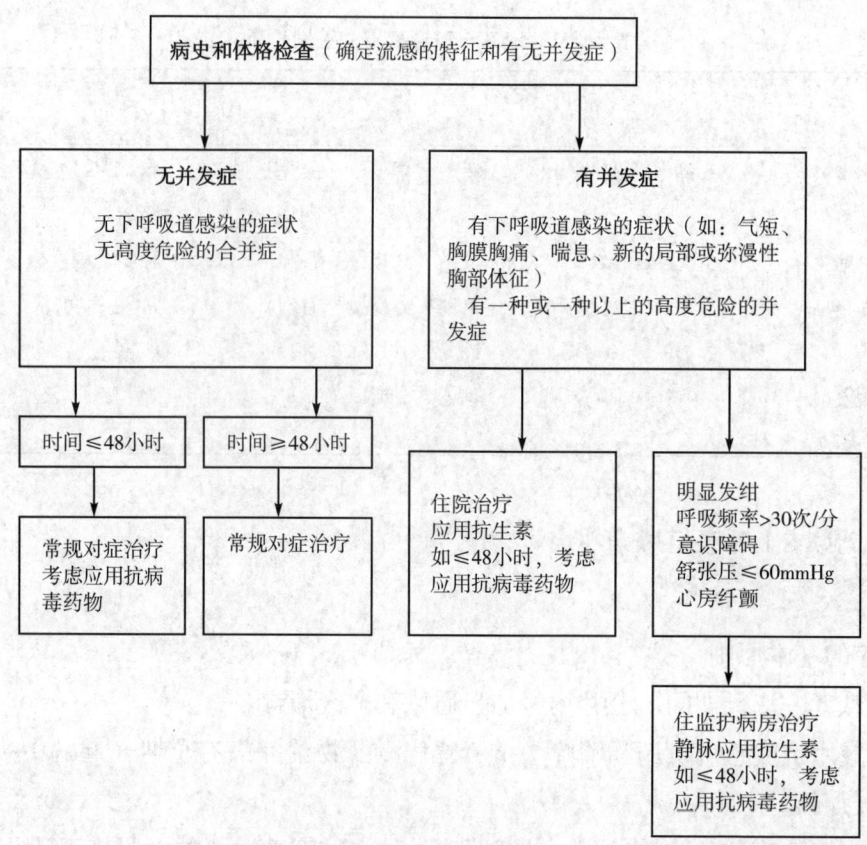

图 5-2-1　流感患者的治疗方案

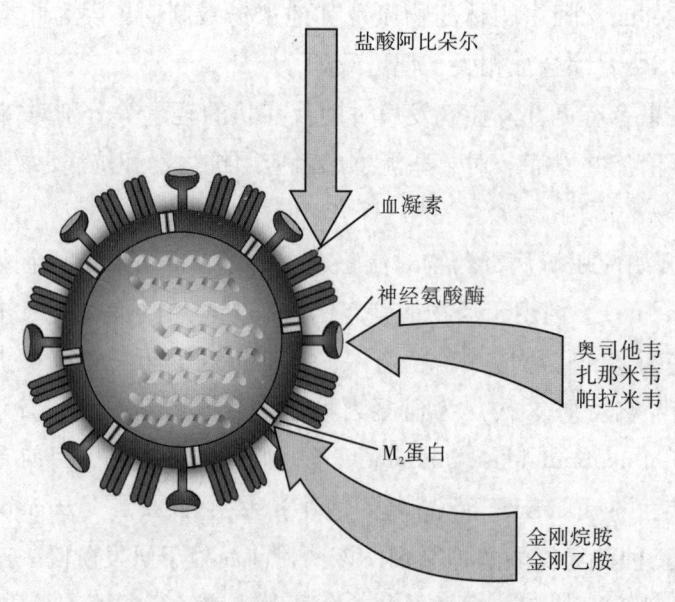

图 5-2-2　流行性感冒病毒和抗病毒药物作用示意图

毒，金刚乙胺的抗病毒活性与金刚烷胺相平行，但对某些 A 型流感病毒株的活性比金刚烷胺强 2 ~ 4 倍。金刚烷胺和金刚乙胺主要抑制 A 型流感病毒在细胞内复制，可用于预防和治疗亚洲 A II 型流感病毒引起的流感，尤其当病毒的抗原变异株引起流感大流行时，临床应用意义更大。

当流行的流感病毒株与疫苗的病毒株免疫原性相差很大时，或接种人群中不能耐受流感疫苗时，金刚烷胺和金刚乙胺可以作为免疫接种的替代和辅助治疗。一般用药要早，在流行期间应持续用药，通常需要 6 周，其有效率可达 90%。

用药剂量：1 ~ 9 岁，每日 3 ~ 4mg/kg，1 日 1 次或分成 1 日 2 次，每日剂量不超过 150mg；9 岁以上患者每日 200mg，每次或分成 1 日 2 次；大于 65 岁者，每日 100mg，每日 1 次。对肾功能不全或有活动性癫痫大发作的患者可适当减量。高危人群免疫接种的同时，口服金刚烷胺直至机体对免疫接种起保护性免疫应答反应，一般需要用药 2 周。

治疗流感应在发病 24 ~ 48 小时应用，可减轻发热和全身症状，减少病毒的排出，防止流感病毒的扩散。疗程一般为 5 ~ 7 日或在症状改善后再维持 48 小时。文献报道，高剂量金刚烷胺和金刚乙胺（每日 400 ~ 500mg）可缩短流感病毒肺炎的病程。金刚烷胺和金刚乙胺也可采用气溶胶形式给药，浓度为 10g/L，1 日 2 次，每次 30 分钟，疗程 1 ~ 2 周。

金刚烷胺每日剂量小于 200mg，不良反应的发生率较低，1%~2%。中枢神经系统不良反应有神经质、焦虑、注意力不集中和轻微头痛等，其中金刚烷胺较金刚乙胺的发生率高。每日剂量超过 300mg 时，患者可出现失眠、焦虑、注意力不集中等不良反应，偶可引起惊厥，故癫痫患者慎用。胃肠道反应主要表现为恶心和呕吐，这些副作用一般较轻，停药后大多可迅速消失。长期用药双下肢可出现网状青斑，可能与儿茶酚胺释放引起外周血管的收缩有关。金刚烷胺的最大耐受剂量为每日 400 ~ 500mg。金刚乙胺的耐受性较好，极少引起中枢神经系统的不良反应。

肾功能不全患者的剂量调整：金刚烷胺的剂量在肌酐清除率 <50ml/min 时酌量减少，并密切观察其不良反应，必要时可停药，血透对金刚烷胺清除的影响不大。肌酐清除率 <10ml/min 时金刚乙胺推荐减为 100mg/d，但只要有肾功能不全包括老年患者均应密切监测其不良反应。

2. 盐酸阿比朵尔（arbidol hydrochloride，商品名：恩尔欣） 为血凝素抑制剂，可用于防治流行性感冒和其他呼吸道病毒感染。其特点有：为非核苷类化合物，毒性低；有直接抑制病毒和诱导内源性干扰素的作用。对甲型和乙型流感病毒均有效；可以治疗，也可用于预防。剂量：0.2g，每日 3 ~ 4 次。疗程 3 ~ 5 天。

3. 神经氨酸酶（NA）抑制剂

（1）作用机制 神经氨酸酶（NA）和植物血凝素（HA）是流感病毒表面两个高度保守的膜蛋白，在病毒的复制中起重要作用。HA 和呼吸道上皮细胞表面含神经氨酸残基的功能区结合，病毒侵入细胞进行复制，然后通过 HA 出芽释放出宿主细胞。NA 切断 HA 和神经氨酸残基之间的连结，在病毒的复制中主要起三方面的作用：①病毒出芽后 NA 切断 HA 和受感染细胞表面神经氨酸残基之间的连接，在病毒的释放中起到重要作用；②病毒颗粒表面有大量的神经氨酸残基，可以与其他病毒颗粒表面的 HA 结合而产生自我聚集，NA 切断病毒颗粒之间的连接，保证病毒自由活动；③呼吸道黏液中也含有大量的神经氨酸残基，NA 可以使病毒能在呼吸道黏液中自由活动。神经氨酸酶抑制剂使抑制 NA 活力，病毒颗粒的释放和在呼吸道黏液中的运动出现障碍，并发生自我聚集，病毒的毒力明显下降。磷酸奥司他韦在体内肝

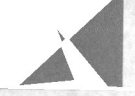

脏脂酶作用下转化为活性成分，后者可以高度选择性与 A 型与 B 型流感病毒 NA 结合，Ki 值为 0.5~1.2nmol/L。

故神经氨酸酶抑制剂是一类新型的抗流感病毒药物，具有选择性地抑制 A 型与 B 型流感病毒的作用。由于神经氨酸酶抑制剂优于其他抗流感病毒药物，因此具有良好的临床应用前景。

（2）常用神经氨酸酶抑制剂

1）奥司他韦（oseltamivir，商品名：达菲） 常用剂量，成人为 75mg，每天 2 次，连服 5 天，应在症状出现 2 天内开始用药。奥司他韦不良反应少，一般为恶心、呕吐等消化道症状，也有腹痛、头痛、头晕、失眠、咳嗽、乏力等不良反应的报道。对肌酐清除率 < 30ml/min 的患者，奥司他韦减量至 75mg，每天 1 次。危重或重症流感病例，奥司他韦可增加至 150mg，每天 2 次。流感病情迁延病例，可适当延长用药时间。

2）扎那米韦（znamiver，商品名：依乐韦） 扎那米韦为新一代特异性的、设计合理的抗病毒药物。神经氨酸酶（NA）的主要作用是从感染的气道上皮细胞中释放新的病毒颗粒，NA 抑制剂通过抑制病毒 NA 的作用而发挥其治疗作效应。扎那米韦能有效地抑制流感病毒 A 和 B 的所有病毒株。扎那米韦不能容易地穿透细胞膜，故不能为胃肠道所吸收。由于这一缘故，应用该药时需通过一个吸纳器将药物直接释放到气道内病毒感染和复制的部位。

扎那米韦的剂量和用法：对治疗流感病毒 A 或 B 所致的流感，推荐剂量为 10mg，经口吸入，每日 2 次，共 5 日，治疗应该在出现症状后 48 小时内立即进行。对老年人或肝肾功能障碍的患者不需要调整剂量。目前不主张应用于年龄小于 12 岁的儿童，孕妇或哺乳期的妇女不推荐使用该药。

个别哮喘和慢性阻塞性肺疾病（COPD）患者吸入扎那米韦后可出现支气管痉挛和肺功能恶化，某些哮喘和 COPD 患者 FEV$_1$ 下降程度甚至超过 20%。美国 FDA 建议，扎那米韦通常不推荐应用于患有气道疾病的患者。如果必须使用，则在应用扎那米韦吸入时，应该准备好快速作用的吸入支气管扩张剂。扎那米韦吸入后其他常见的不良反应有头痛、恶心、咽部不适、眩晕等。肾功能不全的患者无需调整扎那米韦的吸入剂量。

3）帕拉米韦（peramivir） 帕拉米韦为第三种神经氨酸酶抑制剂，与奥司他韦和扎那米韦相比较，具有明显优点，奥司他韦为口服药物，而扎那米韦为吸入药物。帕拉米韦则是注射药物，药物可以较高浓度静脉应用，发挥药物治疗的时间较长。2009 年美国食品药品管理局（FDA）宣布，研发中的抗病毒药帕拉米韦已获得紧急使用授权（EUA）。该授权特别指出，2009 年度甲型 H1N1 流感确诊病例或疑似病例住院后可接受帕拉米韦治疗。其适应证包括：①口服或吸入性抗病毒药物治疗对患者病情无效；②除静脉途径用药外，医生认为使用其他任何用药途径均不可靠或不可行；③以及鉴于其他情况，根据临床判断，适宜静脉用药治疗——仅针对成人患者。成人帕拉米韦的标准剂量为 600mg，静脉用药，1 日 1 次，疗程 5~10 日。

至今在帕拉米韦的临床试验中，有大约 1 891 例患者接受了帕拉米韦静脉用药或肌内注射治疗，其中有 478 例接受单剂 600mg 静脉用药治疗。帕拉米韦静脉用药临床试验中常报告的不良反应有腹泻、恶心、呕吐以及中性粒细胞减少症。随着应用的普及，可能会出现其他与本药相关的不良反应，其中也可能会有一些严重的不良事件。

（二）对症治疗 过去曾用水杨酸盐作为流感时的退热药物，由于现在已发现水杨酸盐与流感的并发症之一、即 Reye 综合征有一定的关系，尤其在儿童中。目前推荐使用扑热息痛（acetaminophen），该药有解热镇痛作用外，还能降低机体对氧的需要，减少发热时所致的水分丧失等。

抗胆碱能喷鼻剂，如溴化异丙托品（ipratropium bromide）能抑制鼻部分泌物。使用鼻孔内滴入苯羟肾上腺素（phenylephrine）或盐酸羟甲唑林（oxymetazoline）可减轻鼻部充血。此外应注意避免应用镇咳药物，因在早期阶段镇咳药可影响分泌物的清除并损害纤毛运动功能。此外，还应注意适当补液和休息。

（三）抗菌药物　流感很难与其他病毒性呼吸道感染相鉴别，是否应用抗生素治疗流感患者继发性细菌感染或社区获得性肺炎，是临床医师值得重视的一个问题。大部分无并发症的流感患者并不需要抗生素治疗。流感的下呼吸道并发症常见为气管炎和气管支气管炎，此时如应用抗生素并不能减轻急性支气管患者的临床症状。

流感常可加重慢性阻塞性肺疾病（COPD）患者的病情，抗生素治疗的效果有时较好，目前以为 COPD 患者出现以下临床症状时应该使用抗生素，即：呼吸困难加重、痰量增加和痰呈脓性样。

继发性细菌性肺炎是流感的一个重要并发症，常常是金黄色葡萄球菌感染所致，而肺炎链球菌、流感嗜血杆菌、革兰阴性菌感染较为少见。金黄色葡萄球菌肺炎常造成临床症状迅速恶化。应选用适当的抗生素针对可能的病原体进行治疗。通常抗菌药物中应包括一种具有对抗金黄色葡萄球菌的药物。

【预防】

预防流感的最重要的公共卫生措施是应用流感病毒减活疫苗。疫苗的组成每年应有变化，取决于当前流行的病毒和既往的变异情况。近 15 年来，流感病毒疫苗主要包含 H_1N_1，H_3N_2 和 B 抗原。流感病毒疫苗推荐应用于以下人群：6 个月以上的任何人，具有流感并发症的高度危险性者（表 5-2-1）；卫生工作人员和护理人员，与高危人群有密切接触者；希望减少患流感发病机会的任何人群。通常，每年儿童在一个月内应分开两次接种流感疫苗，而成人每年只需接种一次。如果流行的病毒与疫苗相匹配时，65 岁以下的健康人群中，流感疫苗的预防率可达 75%。在老年人中接种流感疫苗后，因流感和肺炎而住院的比例可下降 30%～70%。

表 5-2-1　流感疫苗的特殊适应人群

1. 流感相关并发症增加的人群

①年龄 ≥65 岁者

②护理院内居住者和其他长期应用医疗辅助装置以治疗慢性疾病的人群

③长期随诊的成人或儿童患者或住院患者，既往患有慢性代谢性疾病（包括糖尿病）、肾功能不全、血红蛋白病或免疫抑制性疾病（包括应用药物所致的免疫抑制）

④儿童或青少年（6 个月至 18 岁）长期应用阿司匹林者，因而在流感后有发生 Reye 综合征的高度危险性

2. 容易传播流感的高度危险人群　临床上或亚临床上接触或护理流感高危人群者，因而有可能将流感病毒传播给这些高危人群。这些具有流感高度危险性的人群（如：老年人、器官移植者、艾滋病患者）对流感疫苗有较低的抗体反应。通过减少接触者和护理人员流感的可能性，可以达到保护这些流感高危人群的目的，故以下人员应为流感疫苗接种的对象

①医师、护士和其他在住院和门诊部工作的人员；护理院和为患者服务的医疗辅助器械工作人员

②为护理院中高危人群提供服务的人员（如：随访护士和自愿人员）

③为高危人群（包括儿童）进行看护的家庭保姆

目前所使用的流感疫苗以被高度纯化，故很少有副作用。但25%～50%的接种者可有局部的接种反应，5%的接种者在8～24小时会出现低热或轻微的全身症状，如发热等。由于疫苗是鸡胚制做的，所以对鸡蛋过敏者应首先进行脱敏或不应接种疫苗。

（蔡柏蔷　王孟昭）

参 考 文 献

[1] Dolin R. Influenza. In：Fauci AS eds：Harrison's Principles of Internal Medicine. 14th. New York：McGraw-Hill，1998，1112－1116

[2] Nicholson KG. Managing influenza in primary care. 1st. London：Blackwell Science，1999，83－99

[3] Greenberg SB. Viral infections of the lung and respiratory tract. In：Fishman AP eds：Pulmonary Diseases and Disorders. 3rd. New York：McGraw-Hill，1998，2333－2346

[4] Gubareva LV，Kaiser L，Hayden FG. Influenza virus neuraminidase inhibitors. Lancet，2000，355：827－835

[5] 徐文静，周伟琳. 呼吸道病毒感染的治疗. 见周汉良，陈季强主编：呼吸药理学与治疗学. 北京：人民卫生出版社，1999，603－619

[6] 李龙芸，蔡柏蔷，王孟昭. 磷酸奥司他伟治疗流行性感冒的多中心临床研究. 中华内科杂志，2001，40（12）：838－842

[7] 王孟昭，孙武装，李龙芸，等. 磷酸奥司他伟治疗流行性感冒的进展. 中华内科杂志，2001，40（12）：854－855

[8] 中华医学会呼吸病分会. 流行性感冒临床诊断和治疗指南（草案）. 中华结核和呼吸杂志，2002，25（2）：66－68

[9] 苏楠，林江涛. 抗流行性感冒病毒药物的应用进展. 中华结核和呼吸杂志，2002，25（2）：108－111

[10] 郭元吉，程小雯. 流行性感冒病毒及其实验技术. 北京：中国三峡出版社，1997，71－74

[11] 王孟昭，蔡柏蔷，李龙芸. 阿比朵尔治疗流行性感冒的随机、双盲、安慰剂对照、多中心临床研究. 中国医学科学院学报，2004，26（3）：289－293

[12] Leneva IA，Russell RJ，Boriskin YS，et al. Characteristics of arbidol-resistant mutants of influenza virus：Implications for the mechanism of anti-influenza action of arbidol. Antiviral Research，2009，81：132－140

第三章　社区获得性肺炎

社区获得性肺炎（community-acquired pneumonia，CAP）是指在医院外罹患的感染性肺实质（含肺泡壁，即广义上的肺间质）炎症，包括具有明确潜伏期的病原体感染而在入院后潜伏期内发病的肺炎。CAP 为肺实质的急性感染，临床上伴有急性感染的症状，胸部 X 线片示急性浸润性阴影，听诊发现与肺炎的临床表现一致，例如呼吸音的改变或局部的湿啰音，通常发生于非住院的患者，或者症状出现前长期居住在看护单位内达 14 日以上者。患者可有急性下呼吸道感染的症状，包括发热或低体温、寒战、多汗、新出现咳嗽症状、伴有或不伴有咳痰、慢性咳嗽者呼吸道分泌物的颜色发生变化、胸部不适或出现呼吸困难。大多数患者可有一些非特异症状，如乏力、肌痛、腹痛、厌食和头痛。CAP 患者一般只需在门诊治疗，且病死率较低。但是，CAP 患者如病情严重则需住院治疗，这部分患者可能有相对较高的病死率。

本章将讨论 CAP 的发生、临床特点、主要病原体、病原体的诊断和鉴别诊断、影响死亡率的危险因素以及重症 CAP 患者的处理和治疗。

第一节　社区获得性肺炎的流行病学和临床表现

CAP 的最常见的致病病原体有：肺炎链球菌、流感嗜血杆菌（流感杆菌）、金黄色葡萄球菌（金葡菌）、军团病菌、革兰阴性菌、肺炎支原体、肺炎衣原体、结核分枝杆菌、病毒、厌氧菌。

【流行病学】

1. 肺炎链球菌肺炎　肺炎链球菌是 CAP 最为常见的病原体，通常占 30%～70%。呼吸系统防御功能的损伤（酒精中毒、抽搐、昏迷、麻醉）后可使患者喉咽部大量含有肺炎链球菌的分泌物吸入到下呼吸道。病毒感染和吸烟可造成纤毛运动受损，导致局部防御功能下降。充血性心力衰竭也为细菌性肺炎的先兆因素。脾切除或脾功能亢进的患者可发生暴发性的肺炎链球菌肺炎。多发性骨髓瘤、低丙种球蛋白血症或慢性淋巴细胞白血病等疾病均为肺炎链球菌感染的重要危险因素。在美国，艾滋病（AIDS）患者的肺炎链球菌肺炎的发生率比普通人群高 5.5～17.5 倍。人类免疫缺陷病毒（HIV）感染患者，菌血症的发生率也相对较高。

肺炎链球菌易感染老年人或身体衰弱的成年人，也能对所有年龄组的人群产生感染。典型的肺炎链球菌肺炎表现为肺实变、寒战，体温 > 39.4℃，多汗和胸膜疼痛。这些临床表现多见于原先健康的年轻人且常伴有菌血症。相反，老年患者中肺炎链球菌肺炎的临床表现隐匿、常缺乏典型的临床症状和体征。典型的肺炎链球菌肺炎的 X 线表现为肺叶、肺段的实变。但是，需注意肺炎链球菌肺炎的其他不典型的胸部 X 线表现；30% 患者表现为支气管肺炎的影像学改变，肺叶、段实变的患者易合并菌血症。

肺炎链球菌肺炎合并菌血症的病死率为 30%～76%，合并菌血症患者的病死率比无菌血症者高 9 倍，如有其他并发症可增到 11 倍。肺炎链球菌的初期治疗往往都是经验性的，选择抗生素时最好以本地区肺炎链球菌的药物耐药发生率为指导。通常敏感菌株（MIC < 0.1μg/ml）首选青霉素或口服羟氨苄青霉素等；中敏菌（MIC 0.1~1μg/ml）可选用氨基苄青霉素等；对高度耐药菌（MIC≥2μg/ml），应选用氟喹诺酮类、万古霉素等有抗菌活性的药物。

2. **军团菌肺炎**　军团菌肺炎占 CAP 的 2%~6%，但在入 ICU 的 CAP 患者中占 12%~23%，占第二位，仅次于肺炎链球菌，为 CAP 的重要病原体。军团菌肺炎多见于男性、年迈、体衰和抽烟者，原患有心肺疾病、糖尿病和肾功能衰竭者患军团菌肺炎的危险性增加。临床上军团菌肺炎的潜伏期为 2~10 日。患者有短暂的不适、发热、寒战和间断的干咳。肌痛常常很明显，胸痛的发生率为 33%，呼吸困难为 60%。胃肠道症状表现显著，恶性和腹痛多见，33% 的患者有腹泻。不少患者还有肺外症状，急性的精神神志变化、急性肾功能衰竭和黄疸等。偶有横纹肌炎、心肌炎、心包炎、肾小球肾炎、血栓性血小板减少性紫癜。

实验室检查为非特异性的。50% 的患者有低钠血症，此项检查有助于军团菌肺炎的诊断和鉴别诊断。军团菌肺炎的胸部 X 线表现：特征性改变为肺泡型、斑片状、肺叶段状分布或弥漫性肺浸润。这种类型的 X 线表现常常难以与 ARDS 区别。胸腔积液相对较多。此外，20%~40% 的患者可发生进行性呼吸衰竭，15% 以上的病例需机械通气。军团菌肺炎的治疗药物，包括红霉素、阿奇霉素、左氧氟沙星等。

3. **金黄色葡萄球菌肺炎**　金葡菌肺炎为 CAP 的一个重要病原体。在非流行性感冒时期，细菌性肺炎中金葡菌感染的发生率为 1%~5%；但如在流行性感冒时期，CAP 中金葡菌感染的发生率可高达 25%。通过对 66 例金葡菌感染的 CAP 病例分析，发现约 50% 的病例有某种基础疾病的存在。呼吸困难和低氧血症较为普通，病死率可达 30%，需入住 ICU 的金葡菌 CAP 患者，病死率为 64%，如需机械通气病死率可达 90%。90% 以上的患者死亡发生在最初 48 小时。胸部 X 线检查常见密度增高的实变影。金葡菌 CAP 为一种化脓性、坏死性肺炎，常常伴发肺脓肿和脓胸。

耐甲氧西林金葡菌（MRSA）为 CAP 中较少见的病原菌。然而一旦明确诊断，则成为该区域中的大问题，通常选用万古霉素、替考拉宁和利奈唑胺作为 MRSA 治疗的抗菌药物。对甲氧西林敏感的金葡菌可使用邻氯青霉素或新青霉素Ⅲ。

4. **革兰阴性菌 CAP**　在 CAP 中，革兰阴性菌感染约占 20%，病原菌包括：肺炎克雷伯杆菌、不动杆菌属、变形杆菌、沙雷菌属。肺炎克雷伯杆菌所致的 CAP 虽不多见（占 1%~5%），但其突发的临床过程却较为危重。易发生于酗酒者、慢性呼吸系统疾病患者和衰弱者。临床表现有明显的中毒症状，典型的胶冻状痰并不多见。胸部 X 线的典型表现为右上肺叶的浓密浸润阴影、边缘清楚，早期可有脓肿形成。虽经积极治疗，病死率仍可高达 50%。这种暴发形式的肺炎克雷伯杆菌肺炎在住院患者中并不常见，住院患者常因吸入口咽部寄殖的菌群而产生医院内获得性克雷伯杆菌肺炎。

5. **肺炎衣原体肺炎**　CAP 的流行虽年度和地区而变化，5%~15% 的 CAP 病例为肺炎衣原体所致。肺炎衣原体感染已是 CAP 的第三或第四位常见病因，约占所有门诊和住院 CAP 患者的 10%。肺炎衣原体 CAP 的临床表现包括从无症状的感染到重症肺炎所致的死亡各个阶段，但是肺炎衣原体感染所致的病例相对较轻，病死率较低。肺炎衣原体肺炎可表现为咽痛、声嘶、头痛等重要的非肺部症状，其他可有鼻窦炎、气道反应性疾病及脓胸。肺炎衣原体呼吸道感染的主要症状表现为发热、咳嗽，肺部可闻湿啰音。反复感染常见，肺炎衣原体常常与其他病原菌发生共同感染，特别是肺炎链球菌。老年患者肺炎衣原体肺炎的临床症状较重，有时可为致死性的。此外，肺炎衣原体感染可能参与 COPD 的发病。重症 COPD 患者的肺炎衣原体感染的百分比为71%，中等程度COPD患者的肺炎衣原体感染率为46%。

根据肺炎衣原体培养、DNA检测、PCR、血清学（微免疫荧光抗体检测）可提示肺炎衣原体感染存在。目前认为，最佳的诊断方法为恢复期较急性期血标本抗体滴度升高4倍，同时有PCR或培养支持的证据。治疗可使用大环内酯类抗生素和四环素（包括脱氧土霉素）以及氟喹诺酮类药物（氧氟沙星、左氧氟沙星或莫西沙星等）。

6. 肺炎支原体肺炎 肺炎支原体是呼吸道感染的常见原因，主要见于5~9岁的儿童和青年人，老年CAP患者中占2%~30%。潜伏期为2~4周。常见症状有发热、寒战、头痛和咽痛等，以后出现干咳或咳黏液样痰。咳嗽以夜间为重，可持续3~4周。肺外的临床表现有冷凝集反应、溶血性贫血、恶心、呕吐、肌痛、皮疹及多种神经性综合征。

诊断肺炎支原体感染的实验室检查有：支原体培养、血清学检查、PCR。IgM、IgG滴度在多数病例中升高，但反应常延迟，故对早期诊断受限。冷凝集素滴度≥1:64支持诊断，而且冷凝集反应与肺部症状的严重性相关，但该相检查缺乏特异性。目前认为，补体结合试验（CF）抗体滴度≥1:64，结合冷凝集素滴度≥1:64，则支持支原体感染。抗体反应常常出现在症状出现后7~10日，约3周达到高峰。胸片变化无特异性。

肺炎支原体肺炎的治疗可选用四环素或大环内酯类抗生素，氟喹诺酮类药物亦可选用。治疗应持续3周以减少复发的可能性。

7. 肺孢子菌肺炎（PCP） PCP仅发生于细胞免疫缺损的患者，但是PCP仍是一种相对重要的肺炎，特别是HIV感染的患者。国外一项研究表明，385例CAP患者中，46%有HIV感染。而PCP常常是初步诊断AIDS的依据。PCP的临床特征性表现有干咳、发热和在几周内逐渐进展的呼吸困难。患者肺部症状出现的平均时间为4周，PCP相对进展较为缓慢可区别于普通细菌性肺炎。PCP的实验室异常包括：淋巴细胞减少（总淋巴细胞计数<1 000/ml），CD4淋巴细胞减少，低氧血症，胸片显示双侧间质浸润，有高度特征的"磨玻璃"样表现。但有30%的患者胸片可无明显异常，PCP成为惟一有假阴性胸片表现的肺炎。

8. 流感杆菌肺炎 流感杆菌感染占CAP病例的8%~20%，老年人和COPD患者常常为高危人群。流感杆菌肺炎发病前多有上呼吸道感染的病史，起病可急可慢，急性发病者有发热、咳嗽和咳痰。COPD患者起病较为缓慢，表现为原有咳嗽症状的加重。婴幼儿肺炎多较为急重，临床上有高热、惊厥、呼吸急促和发绀，有时可发生呼吸衰竭。听诊可闻及散在或局限的干、湿啰音，但大片实变体征者少见。胸片表现为支气管肺炎，约1/4呈肺叶或肺段实变影，很少有肺脓肿或脓胸形成。

流感杆菌肺炎缺乏特异性的临床表现，故诊断依赖于病原学培养。由于正常人鼻咽部常常带菌，因而可污染痰液，所以普通培养结果不能作为诊断的依据。临床上诊断流感嗜血杆菌肺炎应作痰定量培养，或在避开咽部污染的条件下，直接取下呼吸道的分泌物培养。

流感杆菌肺炎的治疗可选用广谱青霉素、或第一、二代头孢菌素、多西环素、β-内酰胺类/β-内酰胺酶抑制剂、氟喹诺酮类，如耐药可应用第三代头孢菌素。

【临床表现】

1. 症状 一般包括发热、寒战、胸膜胸痛和咳嗽。咳嗽可为干咳、咳黏痰或脓性痰，有时会咳铁锈痰或血痰，甚至咯血；伴发肺脓肿时（厌氧菌感染）可出现恶臭痰。临床上可将肺炎分为两大类，一类为典型肺炎，常常为化脓性病原菌感染所致；另一类为非典型肺炎，其病原菌有：肺炎支原体、肺炎衣原体、军团菌等。两种肺炎在临床上有所不同，非典型肺炎起病隐匿，常常以干咳或咳少量黏痰为临床特征。故从病史和查体可以发现肺炎病原体的线索（表5-3-1）。所以，一份详细的病史对CAP的诊断相当重要，流行病学线索可为诊断提供某些参考。急性发病、寒战和胸膜炎是肺炎链球菌的一些特征。低钠血症、明显的高热和头痛提示军团菌感染。COPD是细菌性肺炎常见的基础疾病，脓臭痰提示厌氧菌感染。

表5-3-1　从病史和查体发现肺炎病原体的线索

临 床 特 征	提示病原体
环境	
暴露于污染的空调冷却环境，近期内居住过旅馆	军团菌
接触过军团菌污染的水源	
在地区性暴风雨后发生肺炎	球孢子菌属
贫困、居住条件差的人群中暴发肺炎	肺炎链球菌、结核分枝杆菌、肺炎衣原体
接触污染的蝙蝠穴	组织孢浆菌属
接触动物	
暴露于感染的临产的猫、牛、羊等	伯纳特立克次体
暴露于鸡、鸭和鹦鹉	鹦鹉热衣原体
宿主因素	
糖尿病酮症	肺炎链球菌、金葡菌
酗酒者	肺炎链球菌、肺炎克雷伯杆菌、金葡菌
慢性阻塞性肺疾病	肺炎链球菌、流感嗜血杆菌、卡他莫拉菌
器官移植后3个月发生肺炎	肺炎链球菌、流感嗜血杆菌、军团菌 肺孢子菌、巨细胞病毒
HIV感染	肺孢子菌
口腔卫生差	厌氧菌
肺结构性疾病（支气管扩张等）	铜绿假单胞菌、金葡菌、cepacia、Burkholderia
气道阻塞	厌氧菌
CD4细胞数<200/μl	肺炎链球菌、流感嗜血杆菌、新型隐球菌、结核分枝杆菌、红球菌
查体发现	
牙周病伴有臭味痰	厌氧菌感染或为需氧菌和厌氧菌混合感染
鼓膜炎	肺炎支原体
意识水平的改变、或近期内抽搐	吸入性肺炎，可为需氧菌和厌氧菌混合感染
多形红斑	肺炎支原体
结节红斑	肺炎衣原体、结核分枝杆菌
坏疽脓疱	黏质沙雷菌、铜绿假单胞菌属
皮下结节和脓肿、中枢神经系统发现	诺卡菌属

　　肺炎的肺外表现包括：头痛、恶心、呕吐、腹痛、腹泻、肌痛和关节痛等，这些肺外症状也常见于肺炎患者。但是，需注意老年人患CAP后主诉和症状比年青患者要少。

　　2. 查体　CAP患者通常有发热，但有些患者可表现为低体温，这往往为预后不良的先兆，有些病例（20%）不发热。受累肺区能闻及湿啰音，有肺实变的表现，如叩诊呈实音、触觉语颤增强和语音增强、可有支气管管性呼吸音等。但是，这种典型的肺实变表现只占 CAP 患者的20%。此外，约10%的病例可闻胸膜摩擦音。

3. 胸片表现　CAP 患者的胸部 X 线检查可以发现不透明的片状阴影，这是临床上诊断肺炎的"金标准"。但是，这种阴影也可为其他疾病过程（如血管炎或药物反应）所致的炎症，或梗死、出血、水肿及恶性肿瘤等所致。胸片表现不可能鉴别细菌性感染或非细菌性感染，但是某些放射学改变常常可以提示某些病原菌感染（表5-3-2）。

表5-3-2　以胸部 X 线表现为基础对 CAP 的常见类型作病原菌鉴别诊断

局部阴影	多发性阴影
肺炎链球菌	金葡菌
肺炎支原体	伯纳特立克次体
嗜肺军团杆菌	嗜肺军团杆菌
金葡菌	肺炎链球菌
肺炎衣原体	
结核分枝杆菌	
皮炎芽生菌	
肺间质改变	粟粒样改变
病毒	结核分枝杆菌
肺炎支原体	组织胞质菌
肺孢子菌	皮炎芽生菌
鹦鹉热衣原体	水痘带状疱疹
间质性肺炎伴淋巴结肿大	叶或段肺炎伴淋巴结肿大
E-B 病毒	结核分枝杆菌（原发感染）
野兔热佛郎西丝菌	非典型风疹
鹦鹉热衣原体	
肺炎支原体	
真菌	
空腔形成	肺气囊肿
混合性厌氧和需氧菌感染（肺脓肿）	金葡菌
需氧革兰阴性菌	化脓性金葡菌
结核分枝杆菌	肺孢子菌
嗜肺军团杆菌	
新型隐球菌	
星状诺卡菌	
以色列放线菌	
球孢子菌属	
肺孢子菌	
肺叶间隙膨出	"圆"形肺炎
肺炎克雷伯杆菌	伯纳特立克次体
嗜肺军团杆菌	肺炎链球菌
	嗜肺军团杆菌
	金葡菌

【临床诊断依据】

1. 新近出现的咳嗽、咳痰或原有呼吸道疾病症状加重，并出现脓性痰，伴或不伴胸痛。
2. 发热。
3. 肺实变体征和（或）闻及湿性啰音。
4. WBC $>10\times10^9/L$ 或 $<4\times10^9/L$，伴或不伴细胞核左移。
5. 胸部 X 线检查显示片状、斑片状浸润性阴影或间质性改变，伴或不伴胸腔积液。

以上 1～4 项中任何 1 项加第 5 项，并除外肺结核、肺部肿瘤、非感染性肺间质性疾病、肺水肿、肺不张、肺栓塞、肺嗜酸性粒细胞浸润症及肺血管炎等后，可建立临床诊断。

第二节　病原学诊断

目前在 CAP 诊断和治疗中强调对肺炎患者的病原学检查。强调对 CAP 患者建立病原学诊断的原因有：①有助于选择针对特异病原菌的抗生素（对耐青霉素酶的肺炎链球菌尤其有用）；②有助于选择抗生素，以控制抗生素的耐药和药物的不良反应，并可控制滥用抗生素所致的医疗费用增加；③可确定有重要流行病学意义的病原菌，如军团菌、汉坦病毒和耐青霉素的肺炎链球菌；④虽然 CAP 患者咳出痰的病原菌检出率只有 30%～40%，但是检出率可随着技术的发展而提高；而且阴性标本增加了非典型病原菌的可能性，一个高质量的标本培养如果没有发现金葡菌或革兰阴性杆菌则提示不存在这些细菌感染。

但是，由于肺炎的病原学诊断不能从临床表现中获得，而且病原学和微生物学检查也不可能在 48 小时内完成，所以肺炎对临床医师来说是一个难题。甚至如从痰里分离出某种微生物，然而临床上仍不可能确定这种微生物就一定是引起肺炎的病原菌。目前在临床上将肺炎的病原学检查划分为"确定"、或"可能诊断"是有意义的（表5-3-3）。

表 5-3-3　明确 CAP 病原学检查指南

能确定病原学的检查
　　血培养阳性而且获得某种致病原
　　胸腔积液培养阳性而且获得某种致病原
　　从诱生痰液或支气管肺泡灌洗液中发现的肺孢子菌
　　对肺炎支原体、肺炎衣原体抗体滴度 4 倍或 4 倍以上的增加
　　分离出嗜肺性军团杆菌，或抗体滴度增加 4 倍，或尿中抗原测定为阳性可诊断军团病
　　直接荧光抗体测定阳性，加上抗体滴度 ≥1∶256 可诊断军团病
　　血清或尿的肺炎链球菌抗原测定阳性
　　痰中分离出结核分枝杆菌
病原学的可能诊断
　　痰培养时时发现的细菌性病原体呈明显或中度程度的生长，并与革兰染色相符合
　　痰培养显示某种病原菌呈轻度生长，痰革兰染色所显示的某种病原菌与培养结果一致

【CAP 感染特定病原体的危险因素】

临床上如果患者合并某些危险因素（表5-3-4）或者存在某些并发症（表5-3-5），则有

可能感染某种特定病原体，治疗时应该考虑。

表 5-3-4 某些特定细菌感染风险的危险因素

特 定 细 菌	危 险 因 素
耐药肺炎链球菌	年龄 <65 岁，近 3 个月内应用过 β-内酰胺类抗生素，酗酒，多种临床合并症，免疫抑制性疾病（包括应用糖皮质激素治疗），接触幼儿园的儿童
军团菌属	吸烟，细胞免疫缺陷，器官移植者，肾功能衰竭或肝功能衰竭，糖尿病，恶性肿瘤
肠道革兰阴性杆菌	居住养老院，心肺基础疾病，多种临床并发症，近期应用过抗生素治疗
铜绿假单胞菌	结构性疾病（如：支气管扩张、肺囊肿、弥漫性泛细支气管炎等），应用糖皮质激素（泼尼松 >10mg/d），过去 1 个月中广谱抗生素应用 >7 天，营养不良，外周血中性粒细胞计数 $<1 \times 10^9/L$

表 5-3-5 某些特定状态下 CAP 患者易感染的病原体

状态或合并症	易感染的特定病原体
酗酒	肺炎链球菌（包括耐药的肺炎链球菌）、厌氧菌、肠道革兰阴性杆菌、军团菌属。
COPD/吸烟者	流感嗜血杆菌、铜绿假单胞菌、军团菌属、肺炎链球菌、卡他莫拉菌、肺炎衣原体
居住在养老院	肺炎链球菌、肠道革兰阴性杆菌、流感嗜血杆菌、金葡菌、厌氧菌、肺炎衣原体
流感患者	金葡菌、肺炎链球菌、流感嗜血杆菌
接触鸟类	鹦鹉热衣原体、新型隐球菌
吸入因素	厌氧菌、革兰阴性肠道病原菌
结构性肺病（支气管扩张、肺囊肿、弥漫性泛细支气管炎等）	铜绿假单胞菌、洋葱伯克霍尔德菌、金葡菌
肺脓肿	社区获得性耐甲氧西林金葡菌（CA-MRSA）、口腔厌氧菌、地方性真菌性肺炎、结核分枝杆菌、非典型分枝杆菌
支气管内阻塞	厌氧菌、肺炎链球菌、流感嗜血杆菌、金葡菌
静脉吸毒	金葡菌、厌氧菌、结核分枝杆菌、肺炎链球菌
近期应用抗生素	耐药肺炎链球菌、肠道革兰阴性杆菌、铜绿假单胞菌

【病原体标本的采集】

我国在"2006 年社区获得性肺炎诊断和治疗指南"中也强调了 CAP 的病原学诊断，并对 CAP 的病原学标本的采集提出如下建议。

1. 病原体检测标本和方法　见表 5-3-6。

2. 痰细菌学检查标本的采集、送检和实验室处理　痰是最方便和无创伤性病原学诊断标本，但咳痰易遭口咽部细菌污染。因此痰标本质量好坏、送检及时与否、实验室质控如何，直接影响细菌的分离率和结果解释，必须加以规范。

表 5-3-6 社区获得性肺炎主要病原体检测标本和方法

病原体	标本来源	显微镜检查	培养	血清学	其 他
需氧菌和兼性厌氧菌	痰液、经支气管镜或人工气道吸引的下呼吸道标本、BALF、经 PSB 采集的下呼吸道标本、血液、胸液、肺活检标本、尿液	革兰染色	+	—	免疫层析法检测肺炎链球菌尿抗原
厌氧菌	经支气管镜或人工气道吸引的下呼吸道标本、BALF、经 PSB 采集的下呼吸道标本、胸液	革兰染色	+	—	
分枝杆菌	痰液、经支气管镜或人工气道吸引的下呼吸道标本、BALF、经 PSB 采集的下呼吸道标本、肺活检活检	姜-尼染色	+	+	PPD、组织病理
军团菌属	痰液、肺活检标本、胸液、经支气管镜或人工气道吸引的下呼吸道标本、BALF、经 PSB 采集的下呼吸道标本、双份血清、尿液	FA（嗜肺军团菌）	+	IFA，EIA	尿抗原（嗜肺军团菌 I 型）
真菌	痰液、肺活检标本、胸液、经支气管镜或人工气道吸引的下呼吸道标本、BALF、经 PSB 采集的下呼吸道标本、血清	KOH 浮载剂镜检、HE、GMS 染色、黏蛋白染色卡红（隐球菌）	+	G 试验 GM 试验	组织病理
衣原体属	鼻咽拭子、血清	—	+（有条件时）	MIF（肺炎衣原体）、CF、EIA	
支原体属	鼻咽拭子、血清	—	+（有条件时）	颗粒凝聚、EIA、CF	
病毒	鼻腔冲洗液、鼻咽吸引物或拭子、BALF、肺活检、血清	FA（流感病毒、呼吸道合胞病毒）	+（有条件时）	CF、EIA、LA、FA	组织病理（检测病毒）
肺孢子菌	导痰、经支气管镜或人工气道吸引的下呼吸道标本、BALF、肺活检标本；经 PSB 采集的下呼吸道标本	姬姆萨染色、甲苯胺蓝染色、GMS、FA	—	—	组织病理

注：BALF：支气管肺泡灌洗液；PPD：精制蛋白衍化物；FA：荧光抗体染色；IFA：间接荧光抗体法；EIA：酶免疫测定法；KOH：氢氧化钾；ID：免疫弥散法；HE：苏木素伊红染色；GMS：Gomori 乌洛托品银染色；CF：补体结合试验；MIF：微量免疫荧光试验；LA：乳胶凝集试验；PSB 防污染毛刷

（1）采集　须在抗生素治疗前采集标本。嘱患者先行漱口，指导或辅助患者咳嗽，留取脓性痰送检。无痰患者检查分枝杆菌和肺孢子菌可用高渗盐水雾化吸入导痰。真菌和分枝杆菌检查应收集 3 次清晨痰标本；对于通常细菌，要先将标本进行细菌学筛选，1 次即可。

（2）送检　尽快送检，不得超过 2 小时。延迟送检或待处理标本应置于 4℃ 保存（疑为肺炎链球菌感染不在此列），保存标本应在 24 小时内处理。

（3）实验室处理　挑取脓性部分涂片作革兰染色，镜检筛选合格标本（鳞状上皮细胞 <10 个/低倍视野、中性粒细胞 >25 个/低倍视野，或二者比例 <1:2.5）。以合格标本接种于血琼脂平板和巧克力平板两种培养基，必要时加用选择性培养基或其他培养基。用标准 4 区划线法接种作半定量培养。涂片油镜检查见典型肺炎链球菌或流感嗜血杆菌有诊断价值。

3. 血清学标本的采集　采集间隔 2~4 周急性期及恢复期的双份血清标本，主要用于非典型病原体或呼吸道病毒特异性抗体滴度的测定。

【检测结果诊断意义的判断】

2006 年中华医学会呼吸病学分会在"社区获得性肺炎诊断和治疗指南"中对检测结果诊断意义的判断，提出如下建议：

1. 确定　①血或胸液培养到病原菌；②经纤维支气管镜或人工气道吸引的标本培养到病原菌浓度 $\geq 10^5$ cfu/ml（半定量培养 ++）、支气管肺泡灌洗液（BALF）标本 $\geq 10^4$ cfu/ml（+ ~ ++）、防污染毛刷样本（PSB）或防污染 BAL 标本 10^3 cfu/ml（+）；③呼吸道标本培养到肺炎支原体、肺炎衣原体、嗜肺军团菌；④血清肺炎支原体、肺炎衣原体、嗜肺军团菌抗体滴度呈 4 倍或 4 倍以上变化（增高或降低），同时肺炎支原体抗体滴度（补体结合试验）$\geq$ 1:64，肺炎衣原体抗体滴度（微量免疫荧光试验）$\geq$1:32，嗜肺军团菌抗体滴度（间接荧光抗体法）$\geq$1:128；⑤嗜肺军团菌 I 型尿抗原检测（酶联免疫测定法）阳性；⑥血清流感病毒、呼吸道合胞体病毒等抗体滴度呈 4 倍或 4 倍以上变化（增高或降低）；⑦肺炎链球菌尿抗原检测（免疫层析法）阳性，儿童除外。

2. 有意义　①合格痰标本培养优势菌中度以上生长（$\geq$ +++）；②合格痰标本细菌少量生长，但与涂片镜检结果一致（肺炎链球菌、流感杆菌、卡他莫拉菌）；③3 日内多次培养到相同细菌；④血清肺炎衣原体 IgG 抗体滴度增高 $\geq$1:512 或 IgM 抗体 $\geq$1:16（微量免疫荧光法）；⑤血清嗜肺军团菌试管凝集试验抗体滴度升高达 1:320 或间接荧光试验 IgG 抗体 $\geq$ 1:1024。

3. 无意义　①痰培养有上呼吸道正常菌群的细菌（如草绿色链球菌、表皮葡萄球菌、非致病奈瑟菌、类白喉杆菌等）；②痰培养为多种病原菌少量（< +++）生长；③不符合 1. 和 2. 中的任何一项。

【病原学诊断方法的选择】

1. 门诊治疗的轻、中度患者不必普遍进行病原学检查，只有当初始经验性治疗无效时才需进行病原学检查。

2. 住院患者应同时进行常规血培养和呼吸道标本的病原学检查。凡合并胸腔积液并能够进行穿刺者，均应进行诊断性胸腔穿刺，抽取胸腔积液行胸液常规、生化及病原学检查。

3. 侵袭性诊断技术仅选择性地适用于以下 CAP 患者　①经验性治疗无效或病情仍然进展者，特别是已经更换抗菌药物 1 次以上仍无效时；②怀疑特殊病原体感染，而采用常规方法获得的呼吸道标本无法明确致病原时；③免疫抑制宿主罹患 CAP 经抗菌药物治疗无效时；

④需要与非感染性肺部浸润性病变鉴别诊断者。

第三节 社区获得性肺炎的诊断评估措施和临床分组特征

【诊断评估措施】

CAP患者住院后，临床上为判断感染的严重程度和明确病原学诊断，并提出有效的治疗方案，常常需要对患者作一系列的检查，从询问病史、体格检查、临床基本评估、实验室检查、痰液、分泌物培养和检查以及其他细胞学和微生物学检查等（表5-3-7）。

表5-3-7 社区获得性肺炎的诊断评估措施

1. 基本评估

　　胸部X线检查：以确定肺炎的诊断，发现关联的肺部疾病，推测病原菌，估计疾病严重程度和作为评估治疗反应的基础

2. 实验室检查

　　痰涂片革兰染色，常规细菌培养

　　生化检查：包括空腹血糖、血清钠水平、肝肾功能等

　　HIV血清学检查

　　血气分析

　　治疗前血培养（两次）

　　对某些患者作抗酸染色、检查结核分枝杆菌，尤其对咳嗽1个月以上、有其他常见症状或相应的胸部X线表现的患者

　　对某些患者作军团菌检查，尤其对未明确诊断的重症CAP患者、年龄>40岁、免疫抑制者、对β-内酰胺类抗生素治疗无反应、临床表现提示军团菌病或在流行地区居住的患者

　　作肺炎支原体和肺炎衣原体相关检查（不作为常规，因其敏感性、特异性和可行性受限）；

　　对有胸腔积液的患者性胸腔穿刺，作胸液涂片、培养、测定pH、白细胞计数和白细胞分类

3. 其他可以代替咯出痰液的检查

　　从气管插管、气管切开和经鼻气管插管吸出气道内分泌物作相关检查（处理与咳出痰液相似）

　　诱生痰液（推荐用于结核分枝杆菌或肺孢子菌病的检查）

　　支气管镜（推荐用于对不能咳出痰液的患者作结核分枝杆菌检查、肺孢子菌，某些诊断不明确的病例，尤其对常规治疗无反应的患者，免疫抑制患者等）

　　常规支气管镜标本与咳出痰标本一样，可用于常规病原菌检查。支气管肺泡灌洗液（BALF）或保护性毛刷作定量培养能改善诊断的特异性

　　经支气管吸引和经胸壁细针吸引（推荐只用于诊断不明确的肺炎病例）

4. 其他细胞学和微生物学检查

【临床分组特征】

1. 临床分组 根据CAP患者的治疗地区（门诊、住院、或ICU）；是否存在心肺基础疾病（COPD、充血性心力衰竭）；存在"危险因素"：存在耐药肺炎球菌、革兰阴性菌（包括

居住看护院)、铜绿假单胞菌(尤其是 ICU 患者)感染的危险因素等,可将患者分为四组(图5-3-1)。

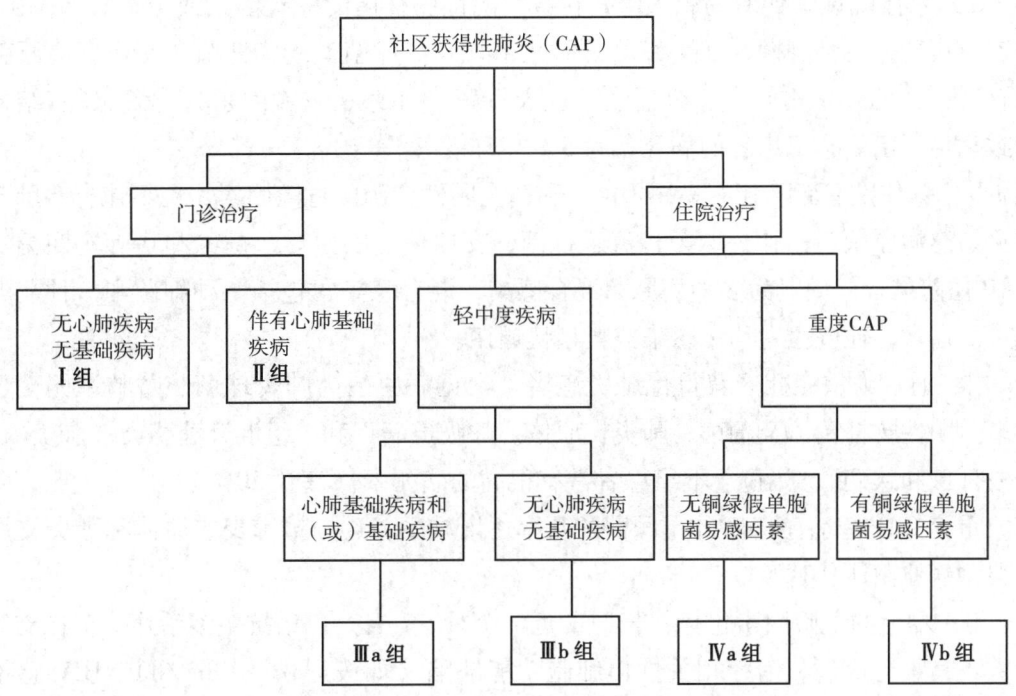

图 5-3-1　社区获得性肺炎患者分组示意图

四组患者依据以下因素分组:

Ⅰ. 无心肺基础疾病和危险因素的门诊患者。

Ⅱ. 伴有心肺基础疾病(充血性心力衰竭、COPD)和(或)其他危险因素[耐药肺炎球菌感染(DRSP)或革兰阴性菌易感因素]的门诊患者。

Ⅲ. 具有以下因素、但未入住 ICU 的住院患者:

a. 伴有心肺疾病和(或)其他危险因素(包括来自于看护院);

b. 无心肺疾病并没有其他危险因素。

Ⅳ. 具有以下因素的 ICU 患者:

a. 无铜绿假单胞菌感染危险因素;

b. 伴有铜绿假单胞菌感染危险因素。

2. 各组患者的病原体特征

第Ⅰ组患者:无心肺基础疾病、无感染耐药肺炎链球菌(DRSP)和革兰阴性菌危险因素,这组患者最常见的病原菌为:肺炎链球菌、肺炎衣原体、肺炎支原体和呼吸道病毒。混合病原体包括军团菌(重症患者常见)、结核分枝杆菌和致病性真菌。此组患者如有吸烟史,则易患流感杆菌感染。第Ⅰ组患者病死率小于5%。

第Ⅱ组患者:即具有心肺基础疾病(COPD、充血性心力衰竭)或易感 DRSP 因素(包括年龄>65 岁)或易感革兰阴性菌(包括居住于看护院)因素,本组中最常见病原菌与第一组不同。肺炎球菌仍为最常见病原菌,但常对青霉素或其他药物耐药(如大环内酯类和复方新诺明)。此外,如患者来自看护院,则有感染需氧革兰阴性菌,如大肠埃希菌、克雷伯杆菌甚

至铜绿假单胞菌（如果存在支气管扩张）的可能性。如患者口腔卫生较差、伴有神经疾病病史、意识不清或吞咽困难，则易患吸入性厌氧菌感染。不常见的病原菌包括卡他莫拉菌、军团菌、分枝杆菌和致病性真菌。本组病死率也小于5%。

第Ⅲa组：住院患者伴有易感DRSP和革兰阴性肠杆菌的危险因素或伴有心肺基础疾病，本组患者感染革兰阴性杆菌，如肠杆菌属的几率与肺炎球菌、流感杆菌和非典型病原菌（单独或混合感染）的几率相同，还包括吸入性厌氧菌（如存在危险因素）。其次还有结核分枝杆菌和致病性真菌。本组患者的病死率为5%～25%。

第Ⅲb组：住院患者不伴有易感DRSP和革兰阴性杆菌的危险因素，也不伴有心肺基础疾病，常见易感病原菌为：肺炎球菌、流感杆菌、支原体、衣原体、病毒和嗜肺军团菌。研究证明CAP住院患者，一般为多种病原菌混合感染，混合感染常包括一种细菌和一种非典型病原菌感染。通常，住院患者均可感染非典型病原菌。

Ⅳa组：通常为重症社区获得性肺炎患者。常见病原菌为肺炎球菌、嗜肺军团菌、流感杆菌、革兰阴性肠杆菌、金葡菌、肺炎支原体、呼吸道病毒和一组混合菌感染（肺炎衣原体、结核分枝杆菌和致病性真菌）。本组患者常有很高的病死率（高达50%），研究表明，随着时间推移，重症CAP患者感染嗜肺军团菌的几率逐渐减少，逐渐被肺炎衣原体和肺炎支原体等其他不典型病原菌所代替。

Ⅳb组：本组的危险因素包括：长期（近1个月>7天）广谱抗生素治疗、存在支气管扩张、营养不良、与疾病和治疗相关性白细胞功能缺陷（如泼尼松>10mg/d）。HIV感染也为是铜绿假单胞菌感染的一个危险因素。金葡菌感染占重症CAP的比例不同，分别占患者的1%～22%，危险因素包括新近流感病毒感染、糖尿病和肾衰竭。

第四节　CAP的治疗和抗菌药物应用

CAP的治疗包括两个方面，一般治疗和特异性治疗。特异性治疗就是抗菌药物的应用，除此之外，其他各种疗法均属于一般治疗。

【一般治疗】

一般治疗的目的在于：①缓解临床症状，减少合并症状；②提高机体免疫防御功能；③提供有效的生命支持措施；④基础疾病的治疗和改善一般状态；⑤为患者提高合宜的休息环境，尤其需注意适当的室内温度。

（一）对症治疗

1. 咳嗽、咳痰的处理　咳嗽是一种保护性预防机制，但过于激烈的咳嗽可能会发生各种并发症，如咳嗽晕厥、肋骨骨折、气道痉挛和气压伤等等。肺炎早期尤其是某些非典型肺炎，如果以干咳为主，则需要酌情使用镇咳药物。痰量增加或有脓痰时，患者可能会发生咳痰不畅，需要降低痰液的黏稠度、促进痰液的咳出。常用方法有：①补充适当的水分和呼吸道湿化：临床上患者发热、出汗过多时，应该补充适量的液体，避免痰液干结、黏稠，必要时可以通过呼吸道雾化吸入非方法来降低痰液的黏稠度，促进排痰，但需注意雾化吸入应当适量，因为过多的吸入雾粒可能加重气流受限，尤其是COPD患者，此外应该注意雾化装置的消毒，防止雾化吸入发生院内感染；②物理疗法：体位引流和翻身拍背，必要时辅以气管吸引，可以促进痰液引流，改善气体交换。尤其适用于合并支气管扩张、肺脓肿的患者，对COPD继发肺部感染时也适用；③祛痰药物：祛痰药物也称为黏液溶解剂，可以降低痰液的黏稠度，有利于患者排痰。

2. 发热的处理　体温过高时尽量采取物理降温的措施，过度应用解热退烧药物可以造成患者大量出汗，产生水和电解质紊乱，老年患者可能因此发生虚脱和血压降低。故临床上应用退热药物时需要慎重，尽量使用小剂量的退热药物。

（二）营养和水电解质平衡的维持　CAP 患者多数能够经胃肠道补充营养物质，保证蛋白质和热卡的摄入即可。重症 CAP 患者如果如果进食困难，不能保证足够的热卡和蛋白质摄入时，可能需要经肠营养或者完全胃肠外营养。如果发生脱水或电解质紊乱，需要及时纠正。

（三）氧疗　CAP 时由于支气管黏膜充血水肿和气道内分泌物聚集，可以引起气道阻塞和通气分布不均，肺炎的实变区域通气缺如而血流依旧不变，可以造成通气/血流比例失调和分流的增加，这是 CAP 患者低氧血症的主要原因。当 $PaO_2 \leqslant 60mmHg$ 时，需要进行氧疗。如果有基础心肺疾病或有明显呼吸困难，氧疗指征可以适当放宽。

（四）免疫调节治疗　CAP 患者在抗感染治疗的同时，需要提高患者的免疫防御应答。抑制或调节过度的免疫炎症反应。免疫球蛋白（IVIG）制剂可以有效地预防肺部感染，协助治疗重症 CAP，减轻肺部损伤。其他细胞免疫增强剂如胸腺肽等也可试用。

【经验性抗菌药物治疗】

CAP 抗生素治疗的原则：第一个原则是迅速给予抗生素，一般在住院 2 小时内，住 ICU 1 小时内就要开始抗生素治疗。第二个原则是要根据 CAP 的严重程度分层进行抗生素选择：住院 CAP 患者肺炎链球菌是最主要的致病菌；其次是流感嗜血杆菌、肺炎支原体和肺炎衣原体；需要住 ICU 的重症 CAP 最重要的致病菌是军团菌、革兰阴性肠杆菌、铜绿假单胞菌等。第三个原则是要了解当地常见细菌的耐药率。最后抗生素要给予足够的剂量，同时又不产生毒副反应。

CAP 患者开始治疗初，往往还没有病原学诊断的结果，此时，选择抗菌药物要考虑许多因素，包括疾病的严重程度、患者的年龄、对抗菌药物的耐受性或副作用、临床表现、合并联合用药情况、接触史和流行病学等。此种情况下常需要经验性抗菌治疗。

CAP 患者在未得到病原学检查结果前，一般可先按下列方案选用抗菌药物：

（1）首选　红霉素、克拉霉素、阿奇霉素或一种氟喹诺酮*加头孢呋肟、头孢三嗪或一种 β-内酰胺类/β-内酰胺酶抑制剂**。如怀疑流感杆菌感染则首选克拉霉素或阿奇霉素。

（2）调整因素　如患者有肺结构性疾病（支气管扩张症等），应选用抗单胞菌青霉素、碳青霉烯或 cefepime 加一种大环内酯类抗生素（红霉素、克拉霉素或阿奇霉素等）；或氟喹诺酮类*加一种氨基苷类。

如青霉素过敏：可选用氟喹诺酮类*合并或不合并克林霉素。

（3）怀疑吸入性肺炎　氟喹诺酮累加克林霉素或甲硝唑或一种 β-内酰胺类或 β-内酰胺酶抑制剂**。

注：*氟喹诺酮类：左旋氧氟沙星、莫西沙星、吉米沙星或一种其他的具有加强的抗铜绿假单胞菌活性的氟喹诺酮。

**β-内酰胺类/β-内酰胺酶抑制剂：氨苄青霉素/舒巴坦、替卡西林/棒酸或氧哌嗪青霉素/他唑巴坦；对于有肺结构性疾病者：替卡西林/棒酸或氧哌嗪青霉素/棒酸。

（一）美国胸科学会（ATS）CAP 抗生素经验治疗方案　2001 年美国胸科学会（ATS）在"社区获得性肺炎治疗指南：诊断、疾病严重程度评估、抗菌治疗和预防"中提出了 CAP 新的抗生素经验治疗方案，现摘录如下以供参考。

1. 第一组（Ⅰ组） 门诊患者，无心肺疾病，无危险因素。常见的感染病原体有：肺炎链球菌、肺炎支原体、肺炎衣原体（单一或混合感染）、流感杆菌、军团菌、呼吸系病毒、结核分枝杆菌、地方性真菌或其他。对其中某些细菌性感染的患者，临床上可选用以下抗生素：新一代大环内酯类抗生素，如阿奇霉素或克拉霉素、或强力霉素。

2. 第二组（Ⅱ组） 门诊患者，伴心肺疾病，有/无危险因素。常见的感染病原体有：肺炎链球菌（包括 DRSP）、肺炎支原体、肺炎衣原体、混合感染（细菌＋非典型病原体、病毒）、流感杆菌、肠道革兰阴性菌、卡他莫拉菌、军团菌、吸入（厌氧菌）、结核分枝杆菌、地区性真菌、呼吸系病毒等。对其中某些细菌性感染的患者，临床上可选用以下抗生素：β-内酰胺类抗生素（口服），如 cefpodoxime、阿莫西林、阿莫西林/克拉维酸、静脉滴注头孢曲松（其后使用 cefpodoxime）、加用：大环内酯类抗生素或强力霉素或抗肺炎链球菌的氟喹诺酮（单用）。

3. 第三组-A（Ⅲa组） 住院患者 A 组伴有心肺疾病和（或）伴有其他危险因素，但未住入 ICU。常见的感染病原体有：肺炎链球菌（包括 DRSP）、流感杆菌、肺炎支原体、肺炎衣原体、混合感染（包括非典型病原体）、肠道革兰阴性菌、吸入性肺炎时厌氧菌感染、病毒、军团菌、其他（结核分枝杆菌、肺孢子菌等）。对其中某些细菌性感染的患者，临床上可选用以下抗生素：静脉注射 β-内酰胺类抗生素（头孢噻肟、头孢曲松、阿莫西林/苏巴坦）＋静脉应用大环内酯类抗生素或强力霉素。

4. 第三组-B（Ⅲb组） 住院患者 B 组无心肺疾病、无危险因素，也未住入 ICU。常见的感染病原体有：肺炎链球菌、流感杆菌、肺炎支原体、肺炎衣原体、混合感染（细菌加非典型病原体）、军团菌、病毒、其他（结核分枝杆菌、真菌和肺孢子菌等）。对其中某些细菌性感染的患者，临床上可选用以下抗生素：单独应用阿奇霉素静脉注射，如大环内酯类抗生素过敏或耐药，可应用强力霉素和一种 β-内酰胺类抗生素或者应用一种抗肺炎链球菌的氟喹诺酮作单一治疗。

5. 第四组-A（Ⅳa组） 住入 ICU 的患者，A 组患者无铜绿假单胞菌感染的危险性。常见的感染病原体有：肺炎链球菌（包括 DRSP）、军团菌、流感杆菌、肠道革兰阴性菌、金葡菌、肺炎支原体、呼吸系病毒、其他（结核分枝杆菌、真菌、肺炎衣原体等）。对其中某些细菌性感染的患者，临床上可选用以下抗生素：静脉注射 β-内酰胺类类抗生素（头孢噻肟、头孢曲松）加上静脉注射大环内酯类抗生素（阿奇霉素）或静脉注射氟喹诺酮。

6. 第四组-B（Ⅳb组） 住入 ICU 的患者，B 组有感染铜绿假单胞菌的危险因素。常见的感染病原体有：所有上述 A 组的病原体加上铜绿假单胞菌。此时治疗应该选择静脉注射抗铜绿假单胞菌 β-内酰胺类抗生素（cefepime、泰能、美洛培南、特治星）加上静脉注射抗铜绿假单胞菌喹喏酮（ciprofloxacin），或者选择静脉注射抗铜绿假单胞菌 β-内酰胺类抗生素（cefepime、泰能、美洛培南、特治星）加上静脉注射氨基糖苷类抗生素，或加上静脉注射大环内酯类抗生素（阿奇霉素）或者抗铜绿假单胞菌氟喹诺酮。

（二）我国"社区获得性肺炎诊断和治疗指南"关于 CAP 抗生素经验治疗的建议

1. CAP 抗生素经验治疗的建议（表5-3-8）

表 5-3-8　不同人群 CAP 患者初始经验性抗感染治疗的建议

不同人群	常见病原体	初始经验性治疗的抗菌药物选择
青壮年、无基础疾病患者	肺炎链球菌，肺炎支原体、流感嗜血杆菌、肺炎衣原体等	①青霉素类（青霉素、阿莫西林等）；②多西环素（强力霉素；③大环内酯类；④第一代或第二代头孢菌素；⑤呼吸喹诺酮（左氧氟沙星、莫西沙星等）
老年人或有基础疾病患者	肺炎链球菌、流杆嗜血杆菌、金葡菌、需氧革兰阴性杆菌、卡他莫拉菌	①第二代头孢菌素（头孢呋辛、头孢丙烯、头孢克洛等）；②β-内酰胺类/β-内酰胺酶抑制剂（如阿莫西林/克拉维酸、氨苄西林/舒巴坦）单用或联合大环内酯类；③呼吸喹诺酮
普通病房住院患者	肺炎链球菌、流感嗜血杆菌、混合感染（包括厌氧菌）、需氧革兰阴性杆菌、金葡菌、肺炎支原体、肺炎衣原体、呼吸道病毒等	①静脉注射第二代头孢菌素单用或联合静脉大环内酯类；②静脉注射呼吸喹诺酮类；③静脉注射 β-内酰胺类/β-内酰胺酶抑制剂（如阿莫西林/克拉维酸、氨苄西林/舒巴坦）单用或联合大环内酯类；④头孢噻肟、头孢曲松单用或联合应用静脉注射大环内酯类
需入住 ICU 的重症患者		
A 组：无铜绿假单胞菌感染的危险因素	肺炎链球菌、需氧革兰阴性杆菌、金葡菌、流感嗜血杆菌、肺炎支原体、嗜肺军团菌等	①头孢曲松或头孢噻肟联合静脉注射大环内酯类；②静脉注射呼吸喹诺酮联合氨基糖苷类；③静脉注射 β-内酰胺类/β-内酰胺酶抑制剂（如阿莫西林/克拉维酸、氨苄西林/舒巴坦）单用或联合静脉注射大环内酯类；④厄他培南联合静脉注射大环内酯类
B 组：有铜绿假单胞菌感染的危险因素	A 组常见病原体 + 铜绿假单胞菌	①具有抗假单胞菌活性的 β-内酰胺类抗生素（如头孢他啶、头孢吡肟、派拉西林/他唑巴坦、头孢派酮/舒巴坦、亚胺培南、美罗培南等）联合静脉注射大环内酯类，必要时还可以同时联用氨基糖苷类；②具有抗假单胞菌活性的 β-内酰胺类抗生素联合静脉注射喹诺酮类；③静脉注射环丙沙星或左氧氟沙星联合氨基糖苷类

2. CAP 抗生素经验治疗的说明和注意事项　①对于既往健康的轻症且胃肠道功能正常的患者，应尽量推荐用生物利用度良好的口服抗感染药物；②我国成人 CAP 致病肺炎链球菌对青霉素的不敏感率（包括中介与耐药）在 20% 左右，青霉素中介水平（MIC 0.1 ~ 1.0mg/L）耐药肺炎链球菌肺炎仍可选择青霉素，但需提高剂量，如青霉素 G 240 万 U 静脉滴注，1 次/4 ~ 6小时，高水平耐药或存在耐药高危险因素时应选择头孢曲松、头孢噻肟、厄他培南、呼吸喹诺酮类或万古霉素；③我国肺炎链球菌对大环内酯类耐药率普遍在 60% 以上，且多呈高水平耐药，因此，在怀疑为肺炎链球菌所致 CAP 时不宜单独应用大环内酯类，但大环内酯类对非典型致病原仍有良好疗效；④支气管扩张症并发肺炎，铜绿假单胞菌是常见病原体，经验性治疗药物选择应兼顾及此，除上述推荐药物外，亦提倡联合喹诺酮类或大环内酯类，此类药物易穿透或破坏细菌的生物被膜；⑤疑有吸入因素时应优先选择氨苄西林或舒巴坦钠、阿莫西林或克拉维酸等有抗厌氧菌作用的药物，或联合应用甲硝唑、克林霉素等，也可选用莫西沙星等对厌氧菌有效的呼吸喹诺酮类药物；⑥怀疑感染流感病毒时，一般并不推荐联合应用经验性抗病毒治疗，只有对于有典型流感症状（发热、肌痛、全身不适和呼吸道症状）、发病时间 <2 天的高危患者及处于流感流行期时，才考虑联合应用抗病毒治疗；⑦对于危及生命的重症肺炎，建议早期采用广谱强效的抗菌药物治疗，待病情稳定后可根据病原学进行

针对性治疗或降阶梯治疗，抗生素治疗要尽早开始，首剂抗生素治疗争取在诊断 CAP 后 4 小时内使用，以提高疗效，降低病死率，缩短住院时间；⑧抗感染治疗一般可于热退和主要呼吸道症状明显改善后 3~5 天停药，但疗程视不同病原体、病情严重程度而异，不宜将肺部阴影完全吸收作为停用抗菌药物的指征，对于普通细菌性感染，如肺炎链球菌，用药至患者热退后 72 小时即可，对于金葡菌、铜绿假单胞菌、克雷伯菌属或厌氧菌等容易导致肺组织坏死的致病菌所致的感染，建议抗菌药物疗程≥2 周，对于非典型病原体，疗程应略长，如肺炎支原体、肺炎衣原体感染的建议疗程为 10~14 天，军团菌属感染的疗程建议为 10~21 天；⑨重症肺炎除有效抗感染治疗外，营养支持治疗和呼吸道分泌物引流亦十分重要。

【针对病原菌的治疗】

CAP 患者经临床和实验室有关检查，已经明确或高度怀疑某种病原菌，此时抗菌治疗的选择就可以有的放矢，根据已确定的病原菌选择抗菌治疗的方案见表 5-3-9。

表 5-3-9 根据病原菌选用抗菌药物治疗

病 原 菌	首选抗菌药物	其他抗菌药物的选择
肺炎链球菌		
青霉素敏感（MIC < 0.1μg/ml）	青霉素 G 或青霉素 V，阿莫西林	头孢菌素＊、大环内酯类★、克林霉素、氟喹诺酮类▲、多西环素
青霉素中度耐药（MIC：0.1~1μg/ml）	静脉用青霉素、头孢曲松或头孢氨噻肟、阿莫西林、氟喹诺酮▲、根据体外药敏选择其他抗菌药物	克林霉素、多西环素、口服头孢菌素
青霉素高度耐药（MIC ≥2μg/ml） 经验选择	根据体外药敏选择其他抗菌药物氟喹诺酮类▲、万古霉素根据药敏结果	克林霉素、多西环素、万古霉素替考拉宁；利奈唑胺
流感嗜血杆菌	二、三代头孢菌素、多西环素、β-内酰胺类/β-内酰胺酶抑制剂、氟喹诺酮类▲	阿奇霉素、复方新诺明
卡他莫拉菌	二、三代头孢菌素、复方新诺明、阿莫西林/克拉维酸	大环内酯类★、氟喹诺酮▲
厌氧菌	克林霉素、青霉素＋甲硝唑、β-内酰胺类/β-内酰胺酶抑制剂	青霉素 G 或青霉素 V、氨苄西林/阿莫西林合用或不合用甲硝唑
金葡菌		
甲氧西林敏感	新青霉素Ⅲ/苯唑西林、合用或不合用利福平或庆大霉素、氟喹诺酮类	头孢唑林或头孢呋肟、万古霉素、克林霉素、复方新诺明 需要体外药敏试验
甲氧西林耐药	万古霉素合用或不合用利福平或庆大霉素	替考拉宁±利福平；利奈唑胺
肠杆菌科		
（大肠埃希菌、克雷伯杆菌、变形杆菌、肠杆菌）	三代头孢菌素合用或不合用氨基糖苷类、碳青霉烯类	氨曲南、β-内酰胺类/β-内酰胺酶抑制剂、氟喹诺酮类▲

病 原 菌	首选抗菌药物	其他抗菌药物的选择
铜绿假单胞菌	氨基糖苷类＋抗假单孢杆菌 β-内酰胺类：替卡西林、哌拉西林、美洛西林、头孢他定、头孢吡肟（cefepime）、氨曲南或碳青霉烯类	氨基糖苷类＋环丙沙星或左氧氟沙星、环丙沙星或左氧氟沙星＋抗假单胞杆菌 β-内酰胺类
军团菌属	大环内酯类★、合用或不合用利福平、氟喹诺酮类▲	多西环素合用或不合用利福平
肺炎支原体	多西环素、大环内酯类★、氟喹诺酮类▲	
肺炎衣原体	多西环素、大环内酯类★、氟喹诺酮类▲	
鹦鹉热衣原体	多西环素	红霉素、氯霉素
诺卡菌	磺胺嘧啶合用或不合用米诺环素或阿米卡星、复方新诺明	泰能合用或不合用阿米卡星、多西环素或米诺环素
伯纳特立克次体	四环素	氯霉素

注：头孢菌素＊：头孢唑林、头孢呋辛、头孢氨噻肟、头孢曲松

大环内酯类★：克拉霉素、阿奇霉素

氟喹诺酮类▲：左氧氟沙星、莫西沙星或其他有加强抗肺炎球菌活性的氟喹诺酮。环丙沙星适用于军团菌属、对氟喹诺酮类敏感金葡菌和多数革兰阴性杆菌

【治疗的疗程和给药途径】

通常根据病原菌、对治疗的反应、合并症和并发症可以作出抗菌疗程的决定。一般抗生素的疗程为 7～10 天。肺炎衣原体感染在红霉素治疗后，如果疗程小于 3 周时或四环素治疗小于 2 周时则容易复发。肺炎链球菌所致的细菌感染，抗菌治疗应持续到患者退热后 72 小时。军团菌肺炎、肺炎支原体或肺炎衣原体所致的肺炎，可能应该抗菌治疗至少两周。阿奇霉素因为组织半衰期较长，疗程可以短一些。

住院 CAP 患者开始治疗时应使用静脉注射药物。如果中重度 CAP 患者的临床病情开始好转（连续 2 日体温正常，咳嗽减轻，血白细胞下降），且患者的血流动力学稳定，胃肠道功能正常，则可以遵循从静脉到口服的序贯治疗原则，选用的口服抗菌药物的生物利用度和抗菌活性良好，对可耐受口服抗菌药的患者，可以给予口服抗菌药物治疗（表 5-3-10）。这些条件大多数患者可以在有效的抗菌治疗后 3 天内达到，这时即可以开始口服抗菌药物治疗。

【对治疗反应的评估】

对治疗的反应应根据临床疾病、致病菌、病情的严重性、患者的基本情况和胸部放射学表现作出估计。主观的反应通常在最初治疗的 3～5 天内可以见到。客观指标包括呼吸道症状（咳嗽或呼吸困难）、发热、PaO_2 水平、外周血白细胞计数和连续 X 线检查的改善。年轻成人肺炎链球菌肺炎平均治疗后发热持续时间是 2.5 天；菌血症肺炎患者是 6～7 天；老年患者似乎更长些。支原体肺炎患者通常在治疗 1～2 天后退热，无免疫缺陷的军团菌病平均需要 5 天才能退热。

表5-3-10　序贯治疗时，抗生素治疗的选择

序贯治疗的方案	静脉用药	口服药物
同一药物/相同的 AUC*	莫西沙星、左氧氟沙星、环丙沙星、克林霉素	莫西沙星、左氧氟沙星、环丙沙星、克林霉素
同一药物/AUC 降低	氨苄西林	阿莫西林
	头孢呋辛	头孢呋辛酯
	红霉素	红霉素
	克拉霉素	克拉霉素
不同的药物/不同的 AUC	头孢曲松	头孢呋辛酯
		Cefixime

AUC *：曲线下面积，表示给药后吸收进入系统循环的药量

　　菌血症肺炎患者血培养通常在抗菌治疗后24～48小时内转阴，呼吸道分泌物中的细菌通常也在24～48小时内受到抑制。但是，铜绿假单胞菌可能在适当的治疗之后仍持续存在，肺炎支原体，通常在有效地治疗之后也持续存在。除结核杆菌感染外，对治疗有反应的患者不需要复查血和痰培养。抗菌治疗后，任何来自呼吸道分泌物的培养结果都不可信，尤其是培养困难的致病菌如肺炎链球菌和流感杆菌。

　　胸片本身不适合早期的疗效评价，因为胸片的好转往往需要更长的时间，故胸片的表现通常比临床表现的变化出现得慢。所以对肺炎患者反复多次摄胸片，常常是浪费。CAP 患者在治疗最初的几天里，尽管临床反应良好，胸片的病变常常还可有进展。但是，重症 CAP 患者在 ICU 住院期间复查胸片，目的是为了评估气管内插管或中心静脉插管的位置，除外机械通气或中心静脉插管后出现气胸，以及明确对治疗无反应的原因，如气胸、浸润加重、空洞形成、肺水肿或 ARDS。患者的年龄和有无合并疾病是决定 CAP 恢复速度的重要因素。年龄小于 50 岁的肺炎球菌肺炎患者，虽然伴有菌血症，其胸片上的浸润阴影可在 4 周内消散；但老年患者或有基础疾病，特别是酗酒或 COPD 的患者，或重症 CAP 患者的恢复速度显著减慢。只有 20%～30% 的患者胸片表现可在 4 周时消散。嗜肺军团菌感染的肺部阴影消散时间则更长。只有 55% 的病例能在 12 周时完全消除。对大于 40 岁和（或）吸烟的某些患者应复查胸片，以证实阴影的消退和除外潜在疾病如肿瘤。建议胸片随诊的时间是在抗菌治疗后的 7～12 周。

　　1. 对治疗无反应的患者　如果在最初的经验治疗后，重症 CAP 的临床情况无好转或恶化，应考虑多种可能性。

　　（1）诊断错误　可能导致肺炎样临床表现和胸部 X 线表现的非感染性疾病，包括充血性心力衰竭、肺栓塞、支气管扩张症、结节病、肿瘤、放射性肺炎、药物引起的肺部反应、闭塞性细支气管炎伴机化性肺炎（BOOP）、血管炎、ARDS、肺出血和炎症性肺病。

　　（2）诊断正确　如果作出了正确诊断，但患者对抗菌治疗无反应，应考虑患者-药物-致病菌三者中任何一个因素。

　　1）与患者相关的问题　常见原因是抗菌治疗开始得太晚或某些先前存在的情况使得对治疗不能作出充分的反应。有时患者存在一些阻碍良好反应的局部因素，如肿瘤或异物阻塞。肺气肿是对治疗无反应的一种重要的因素。其他的并发症包括药物副反应或药物治疗的其他

并发症如液体过量、肺部二重感染或输液管感染。

2）与药物相关的问题　抗菌药物未能覆盖致病菌或细菌耐药，应结合实验室痰培养结果并评价其意义，审慎调整抗感染药物，并重复病原学检查。此外，还需要确认所用的抗菌药物和剂量是否合适，应排除有隔离感染灶（如脓胸）的存在，以确认药物是否到达感染部位。

3）与致病菌相关的问题　应考虑耐药菌引起感染的可能性，还要考虑病原菌变化、增加或非常见致病菌的可能性。应根据患者的防御功能状况和流行病学因素考虑多种致病菌如结核分枝杆菌、霉菌、病毒、奴卡菌、鹦鹉热衣原体、伯纳特立克次体、肺孢子菌和多重耐药的肺炎链球菌。

2. 对治疗无反应患者的评估　如果最初的疗效不满意，医生需要确定①患者是否真的是CAP；②抗生素选择是否正确（包括种类、给药途径、剂量）；③对已知病原菌的治疗是否得当。下一步还应进一步检查以除外非感染性疾病的可能性。包括肺通气灌注扫描，甚至肺血管造影以明确有无肺栓塞；支气管镜检查或对某些病例实施开胸肺活检以诊断多种（包括肿瘤）非感染性病因。也应考虑其他疾病，如脓胸、肺脓肿、HIV 感染、囊性纤维化和肿瘤等。胸部 CT 有助于确认是否形成了阻止药物和致病菌接触的隔离感染灶如肺脓肿和脓胸。如果在胸片上发现胸液，超声波检查可以明确胸液的位置和估计液体的量。在完善了这些检查后，给予第二个疗程的抗生素治疗可能是有必要的。

【出院标准】

CAP 患者经有效治疗后，病情明显好转，同时满足以下 6 项标准时，可以考虑出院（原有基础疾病可影响到以下标准判断者除外）：①体温正常超过 24 小时；②平静时心率≤100次/分；③平静时呼吸≤24 次/分；④收缩压≥90mmHg；⑤不吸氧情况下，动脉血氧饱和度正常；⑥可以接受口服药物治疗，无精神障碍等情况。

【预防】

戒烟、避免酗酒有助于预防肺炎的发生。预防接种肺炎链球菌疫苗和（或）流感疫苗可减少某些特定人群罹患肺炎的机会。目前应用的多价肺炎链球菌疫苗是从多种血清型中提取的多糖荚膜抗原，可有效预防 85%~90% 的侵袭性肺炎链球菌的感染。建议接种肺炎链球菌疫苗的人员体弱的儿童和成年人；60 岁以上老年人；反复发生上呼吸道感染（包括鼻窦炎、中耳炎）的儿童和成年人；具有肺、心脏、肝脏或肾脏慢性基础疾病者；糖尿病患者；癌症患者；镰状细胞性贫血患者；霍奇金病患者；免疫系统功能失常者；脾切除者；需要接受免疫抑制治疗者；长期居住在养老院或其他护理机构者。灭活流感疫苗的接种范围较肺炎链球菌疫苗广泛一些，建议接种的人员包括 60 岁以上老年人；慢性病患者及体弱多病者；医疗卫生机构工作人员，特别是临床一线工作人员；小学生和幼儿园儿童；养老院、老年人护理中心、托幼机构的工作人员；服务行业从业人员，特别是出租汽车司机，民航、铁路、公路交通的司乘人员，商业及旅游服务的从业人员等；经常出差或到国内外旅行的人员。

第五节　重症社区获得性肺炎

按照 CAP 的临床表现、治疗处理和死亡率等方面来衡量。需要入住重症监护病房（ICU）治疗的 CAP 患者与普通 CAP 患者有着明显的临床差异。重症 CAP 患者有严重的呼吸窘迫症状、血流动力学不稳定、需要吸入高浓度的氧（FiO_2），严重者需要机械通气支持、补充液体和血流动力学支持，有时需要应用血管活性药物支持并应该入住 ICU 进行呼吸监护（表5-3-11）。

重症 CAP 患者由于肺内分流的存在和气体交换的恶化，往往表现为严重和持久的低氧血症。严重的血流动力学异常。其原因有：严重的低血容量，隐匿或明显的脓毒性休克，表现为低血压、血清乳酸增加、弥散性血管内凝血（DIC）等。CAP 患者出现这些威胁生命的严重心肺功能异常时，应该及时诊断和处理，迅速转入 ICU 作呼吸监护。

【重症社区获得性肺炎患者的危险因素】

临床上认识重症 CAP 患者的危险因素，也就是及时发现 CAP 患者临床表现恶化的相关因素、症状和体征、实验室检查，迅速对肺炎患者作出客观的临床评估相当重要（表5-3-12）。

表 5-3-11　重症 CAP 患者的临床定义

次要指标：

呼吸频率 >30 次/分

低氧血症：$PaO_2/FiO_2 < 250mmHg$

胸片显示多个肺叶的浸润影

昏迷/定向力丧失

白细胞减少（WBC ≤ 4×10^9/L）

血小板减少（血小板计数 ≤ 100×10^9/L）

尿毒症（BUN ≥ 20mg/L）

低体温（T ≤ 36℃）

低血压，需要积极补液

主要指标

需要有创机械通气

脓毒性休克，需要血管加压药物

表 5-3-12　重症 CAP 患者危险因素的临床评估

患者相关因素	症状和体征	实验室检查
年龄	无胸膜胸痛	白细胞增多
男性	精神、神经状态的改变	白细胞减少
长期酗酒	呼吸困难	氮质血症
伴随疾病		低蛋白血症
免疫抑制或应用皮质激素	寒战	菌血症
肿瘤患者	收缩或舒张性低血压	多个肺叶受累
心脏病		
精神或神经疾病		

【住院治疗标准及病情严重程度评价】

我国在社区获得性肺炎诊断和治疗指南中，对 CAP 患者的入院标准和病情严重程度提出以下评估标准。

1. 住院治疗标准

（1）年龄　65 岁以上。

（2）存在基础疾病或相关因素　①慢性阻塞性肺疾病；②糖尿病、恶性实体肿瘤或血液病；③慢性心、肾功能不全；④吸入或易致吸入因素；⑤近 1 年内因 CAP 住院史；⑥精神状态改变；⑦脾切除术后状态；⑧慢性酗酒或营养不良；⑨器官移植术后；⑩长期应用免疫抑制剂或获得性免疫缺陷综合征（AIDS）。

（3）体征异常　①呼吸频率 >30/min；②脉搏 ≥ 120/min；③动脉收缩压 <90mmHg；

（1mmHg＝0.133kPa）；④体温≥40℃或＜35℃；⑤意识障碍；⑥存在肺外感染病灶如败血症、脑膜炎。

（4）实验室和影像学异常 ①WBC＞20×10^9/L，或＜4×10^9/L，或中性粒细胞计数＜1×10^9/L；②呼吸空气时PaO_2＜60mmHg、PaO_2/FiO_2＜300，或$PaCO_2$＞50mmHg；③血肌酐（Scr）＞106μmol/L或血尿素氮（BUN）＞7.1mmol/L；④Hb＜90g/L或血细胞比容（HCT）＜30%；⑤血浆白蛋白＜2.5g/L；⑥败血症或弥散性血管内凝血（DIC）的证据，如血培养阳性、代谢性酸中毒、凝血酶原时间（PT）和部分凝血活酶时间（PTT）延长、血小板减少；⑦X线胸片病变累及一个肺叶以上、出现空洞、病灶迅速扩散或出现胸腔积液。

2. 重症肺炎的诊断标准 出现下列征象中1项或以上者可诊断为重症肺炎，需密切观察，积极救治，必要时收住ICU治疗：①意识障碍；②呼吸频率＞30次/分；③PaO_2＜60mmHg、PaO_2/FiO_2＜300，需行机械通气治疗；④动脉收缩压＜90mmHg；⑤并发脓毒血症；⑥X线胸片显示双侧或多肺叶受累，或入院48小时内病变扩大≥50%；⑦少尿：尿量＜20ml/h，或＜80ml/4h，或急性肾功能衰竭需要透析治疗。

从上述各项标准中可以看出，判断CAP严重程度时，年龄为第一重要因素。因为年龄的增长可从多方面影响机体的防御功能。如老年人肺弹性功能降低或咳嗽反射下降、局部和全身的反应减退等。统计分析也表明，年迈是肺炎患者死亡的重要预期因素。无伴随疾病的60岁肺炎患者，与30岁的肺炎患者相比，其死亡危险性明显增加。如果老年患者有一种或多种伴随疾病，其死亡危险性更为增加。对CAP患者的回顾性分析研究表明，46%～75%的重症CAP患者患有各种伴随疾病，其中较为危险的疾病有：恶性肿瘤、免疫抑制性疾病或使用皮质激素治疗和酗酒者。

酗酒者由于机体在多个水平上降低了对病原体的防御功能，使病原体易侵入下呼吸道造成CAP。此外，酗酒者因精神神智障碍，可造成吸入性肺炎，酒精也可能从细胞水平降低了抗病原体功能。动物实验表明，肺炎克雷伯杆菌进入鼠的下呼吸道之后，鼠的支气管肺泡灌洗液中可发现有大量的肿瘤坏死因子（TNF）释出。相反如有急性酒精中毒时，则可显著的抑制TNF释放，导致微生物的侵入。

重症CAP患者的临床症状和体征、实验室检查、影像学资料等也有助于认识重症CAP的死亡危险因素。临床上如无胸膜胸痛而伴有呼吸困难、寒战、精神神志改变、高热、低体温、低血压和心动过速均表明与重症CAP的死亡危险相关。重症CAP患者6周死亡率中的危险因素有：年龄＞65岁、合并恶性肿瘤、无胸膜胸痛、精神神志改变、生命体征异常，收缩压＜90mmHg，或心率＞120次/分，以及高危险的病原体感染：金黄色葡萄球菌（金葡菌）、革兰阴性菌或吸入性、阻塞性肺炎等。

实验室检查中的危险因素有：白细胞增多、白细胞减少，氮质血症和高胆红素血症等。老年重症CAP患者，如果血白细胞计数超过20×10^9/L，相对危险因素将增加12倍。明显的白细胞减少（＜1×10^9/L）死亡的危险性同样也增加。血尿素氮（BUN）大于7mmol/L，为独立的死亡预期危险因素。

【PORT评分】

美国肺炎预后研究组（PORT）提出了一个预测肺炎患者死亡危险性的方案，方案中包括了19个因素的累积积分系统，可将CAP患者分为5类（图5-3-2）。应用该方案回顾性地分析了38039例住院CAP患者，发现患者的分类与死亡有直接关系（表5-3-13、5-3-14）。1～3类

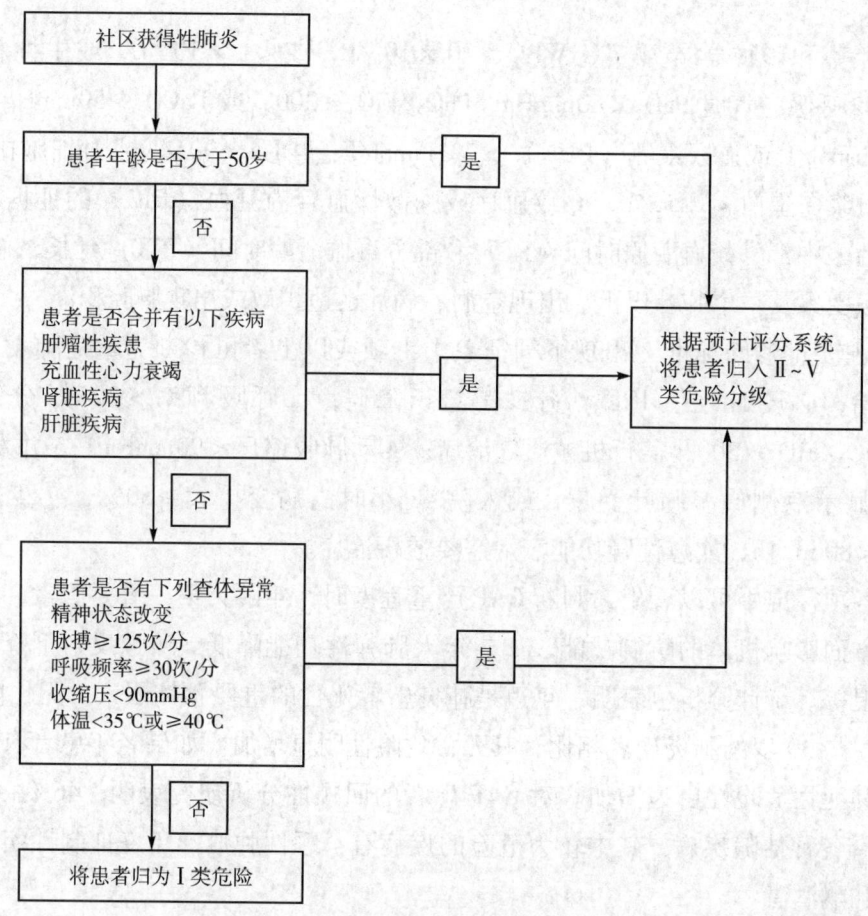

图 5-3-2　肺炎预后预测规律临床评定

CAP 患者预后佳，3 类患者需短期住院观察，4、5 类患者则应正规住院治疗。

【预后因素】

重症 CAP 患者的自身机体相关因素影响患者的预后，但是患者住入 ICU 后的临床因素也同样对患者预后产生影响（表 5-3-15）。研究表明患者如伴发脓毒血症休克对死亡率产生相当大的影响。

重症 CAP 患者如需要机械通气支持，尤其需应用呼气末正压（PEEP）和较高的吸氧浓度，也增加了死亡的危险性。此外，如伴发急性呼吸窘迫综合征（ARDS）、双肺广泛大片阴影和铜绿假单胞菌感染与死亡率也相关。最初治疗反应不佳和出现与肺炎无关的并发症也提示预后不佳。

临床上在治疗初期选用抗生素不适当与重症 CAP 的病死率有关，尤其对革兰阴性杆菌处理欠妥将导致较高的死亡率。统计表明，住院重症 CAP 的平均病死率为 18%~23%。有一项 5 年回顾性的研究中，299 例重症 CAP 的病死率为 28.5%

表 5-3-13　评分系统

患者特征	得分
统计学因素	
性别：男	年龄（按年龄计分）
女	年龄（按年龄计分）－10
居住养老院	+10
并发疾患	
肿瘤疾患	+30
肝脏疾患	+20
充血性心力衰竭	+10
脑血管疾患	+10
肾脏疾患	+10
查体发现	
精神状态改变	+20
呼吸频率≥30 次/分	+20
收缩压 <90mmHg	+10
体温 <35℃ 或≥40℃	+15
脉搏≥125 次/分	+10
实验室检查	
pH <7.35	+30
BUN >10.7mmol/L	+20
Na <130mEq/L	+10
血糖 >13.9mmol/L	+10
血细胞比容 <30%	+10
PaO_2 <60mmHg	+10
胸腔积液	+10

表 5-3-14　危险分数的等级

危险程度	危险分级	分类程序根据
	I	
低度	II	总分≤70
	III	总分71 ~ 90
中度	IV	总分91 ~ 130
高度	V	总分 >130

表 5-3-15　重症 CAP 患者住入 ICU 后影响预后的因素

影响预后因素
发生脓毒血症休克
需要机械通气，FiO_2 >0.6 并需 PEEP
双肺广泛大片阴影
菌血症
铜绿假单胞菌肺炎
最初抗生素选择不适当
初期治疗反应不佳
与肺炎无关的并发症

【重症 CAP 患者的呼吸支持】

重症 CAP 患者常发生呼吸衰竭，其特征为严重的低氧血症，往往需要进行呼吸支持。

1. 常规机械通气　在 ICU 治疗的重症 CAP 患者，如伴有严重的呼吸衰竭，则应进行气管插管和机械通气治疗。机械通气初期可给予 FiO_2 为 100%，以后再逐渐降低 FiO_2。临床上常用的通气模式为同步间歇强制通气（SIMV）或辅助通气/控制（A/C）模式，给予恰当的呼吸频率。根据低氧血症的严重程度和肺顺应性降低地情况来选择 PEEP。

2. 无创伤性通气　对于中等程度低氧血症的 CAP 患者，可以应用面罩进行无创伤性机械通气，模式有持续气道正压（CPAP）、双水平正压气道（BiPAP）以纠正低氧血症，其优点是可避免气管插管并减少常规机械通气的并发症。CPAP 或 BiPAP 可以复张塌陷和通气不佳的肺泡，因而能减少肺内分流和改善通气灌注不均。如患者有呼吸肌群疲劳发生，面罩通气可为患者提供压力支持通气，使患者的潮气量增加，并增加肺泡内压力以纠正低氧血症。应用无创伤性通气时，应该进行持续的呼吸监护。

3. 侧卧位通气　重症肺炎患者中，有时需要特殊的机械通气治疗，尤其当患者出现广泛

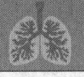

的单侧肺脏受累时。肺叶实变的患者常可发生严重的低氧血症，多见于肺炎链球菌所致的CAP。这些肺炎患者中，由于肺血管严重低氧性收缩的消除（常因氧疗之后），血流灌注到通气不佳或无通气的肺泡，产生明显的分流，往往加重低氧血症。对于这类单侧肺炎的患者，如要改善氧合，那么患者的体位尤为重要。通常可将患侧的肺部位置朝上，而健侧（指未受累的肺叶）肺部位置向下，通过调整患者在床上位置，使重力作用增加健侧肺叶的血流灌注，从而达到通气和灌注的最佳比例，改善氧合作用。

4. 分侧肺通气　单侧肺炎所产生的严重低氧血症，如果应用常规机械通气，有时可造成动态过度充气、肺血管阻力增加、纵隔移位、胸腔内压增加和心脏压塞症状（图 5-3-2）。现能使用一项新的通气治疗技术来治疗单侧肺炎所产生的严重低氧血症，即分侧肺通气（differential lung ventilation）。分侧肺通气时，用一个双腔气管插管代替常规气管插管管，这样可以对每一侧肺分别进行机械通气治疗，通常应用两台通气机对两侧肺作独立的机械通气（图 5-3-3）。两肺通气时一般同步进行，有时也可以非同步。对每侧肺通气时，通气机的设置可以按最佳氧合来选择。病变肺部通常顺应性较差，需要较高的 PEEP 以复原微小的肺不张和改善肺顺应性。而未受累侧的肺脏可以常规机械通气，以防止肺过度扩张。有人认为，分侧肺通气时，两肺之间潮气量之差为 20% 时，其效果最佳。

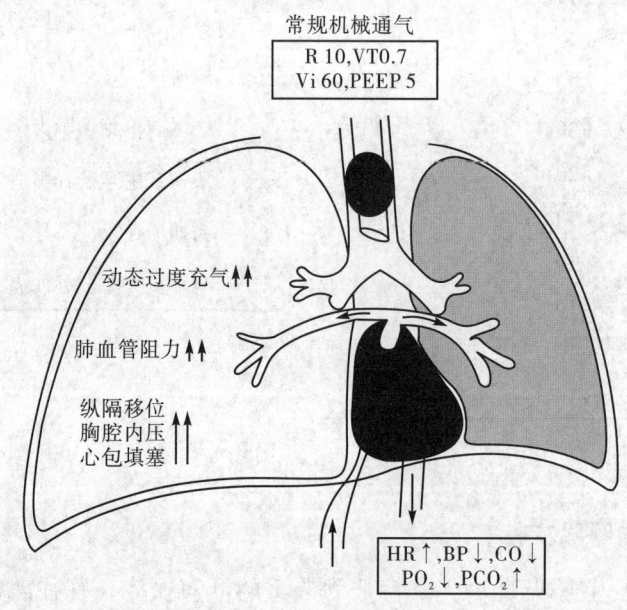

图 5-3-3　常规机械通气

造成动态过度充气、肺血管阻力增加、纵隔移位、胸腔内压增加和心脏压塞症状（机械通
气设置：R 呼吸频率 10 次/分；VT 潮气量 0.7L；Vi 流速率 60L/min；PEEP 5cm）

分侧肺通气的缺点是：需要双腔气管插管，插管技术难度较大，且双腔气管管腔较小易发生阻塞。此外双机通气，机器性能、协调方面也有较高的要求。

10% 的重症 CAP 患者可以并发 ARDS。当前，已有新的通气策略和模式对 ARDS 患者进行通气支持如：允许性高碳酸血症，反比通气等等，这些新措施可以降低肺部气压伤和呼吸机所致的肺损伤（详见有关章节）。

（蔡柏蔷）

分侧肺通气

| R4,V$_T$ 0.3
Vi 80,PEEP 0 | R 16,V$_T$ 0.4
Vi 50,PEEP 12.5 |

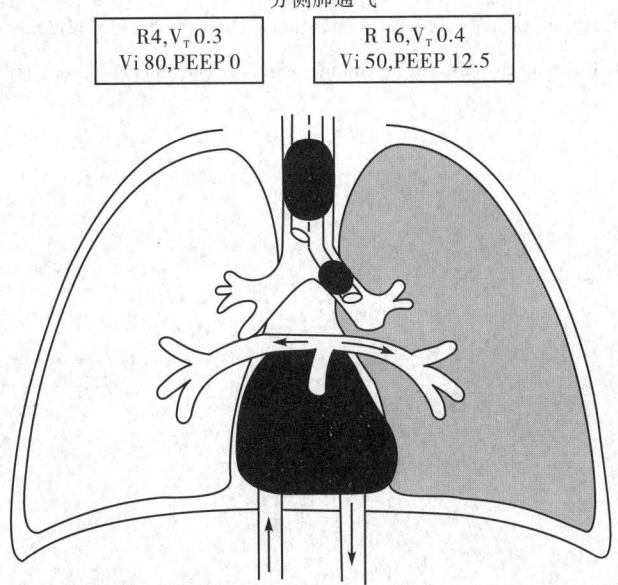

图 5-3-4　分侧肺通气（双腔气管插管，双机通气）

机械通气设置如下：健侧肺：R 呼吸频率 4 次/分，VT 潮气量 0.3L，Vi 流速率 80L/min；

PEEP 5cm；病侧肺：R 呼吸频率 16 次/分，VT 潮气量 0.4L，Vi 流速率 50L/min，PEEP 12.5cm

（引自：Andrew R et al. Independent lung ventilation. In：Shoemaker WC et al：Textbook of Critical Care 4th Harcourt Asia W. B. Saunders 2001；1288）

参 考 文 献

［1］中华医学会呼吸病学分会. 社区获得性肺炎诊断和治疗指南. 中华结核和呼吸杂志，2006，29（10）：651－655

［2］Leeper KV. Severe Community-acquired pneumonia. Seminars in Respiratory Infections，1996，11（2）：96－108.

［3］Leeper KV，Torres A. Community-acquired pneumonia in the intensive care unit. Clinics in Chest Medicine，1995，16（1）：155－171.

［4］Marrie JT. Acute bronchitis and community-acquired pneumonia. In：Fishman AP：Pulmonary Diseases and Disorders. 3rd. New York：McGraw-Hill，1998，1986－1995

［5］Bartlett JC，Breiman RF，Mandell LA，et al. Community-acquired pneumonia in adults：Guidelines for management. Clinical Infectious Diseases，1998，26：811－838

［6］Mandell LA. Community-acquired pneumonia. Chest，1995，108（2 suppl）：35S－42S

［7］Cunha BA. The antibiotic treatment of community-acquired，atypical，and nosocomial pneumonias. Medical Clinics of North America，1995，79（3）：581－595.

［8］Marrie JT. Community-acquired pneumonia：Epidemiology，etiology，treatment. Infectious Disease Clinics of North America，1998，12（3）：723－740

［9］Bernstein JM，Treatment of community-acquired pneumonia-IDSA Guidelines. Chest，1999，115（3suppl）：9S－13 S

［10］ATS. Guidelines for the management of adults with community-acquired pneumonia：Diagnosis，assessment of severity，antimicrobial therapy，and prevention. Am J Respir Crit Med，2001，163：1730－1754

［11］Mandell LA，Bartlett JG，Dowell SF et al. Update of practice guidelines for the management of community-acquired pneumonia in immunocompetent adults. Clinical Infectious Diseases，2003，37：1405－1433

［12］Woodhead M，F. Blasi，S. Ewig，G. Huchon，M. Leven1，A. Ortqviste，T. Schaberg，A. Torres，G. van der Heijden and T. J. M. Verheij. ERS Task Force in Collaboration with ESCMID：Guidelines for the management of adult lower respiratory tract infections. Eur Respir J, 2005, 26：1138 - 1180

[13] Mandell LA, Wunderink RG, Anzueto A, et al. Infectious Diseases Society of America/American Thoracic Society consensus guidelines on the management of community-acquired pneumonia in adults. Clinical Infectious Diseases, 2007, (44)：S27 - S72

第四章　葡萄球菌肺炎

葡萄球菌（staphylococcus）是感染性疾病常见致病菌。几乎所有组织、器官都可受累，葡萄球菌感染后的临床表现多种多样。葡萄球菌肺炎（staphylococcus pneumonia）是致病性葡萄球菌引起肺部急性炎症。临床病情较重，细菌耐药率高，预后多较凶险。

金黄色葡萄球菌（金葡菌）是葡萄球菌属中最重要的致病菌，致病力极强，近年来，耐药株逐渐增多。有资料显示，金葡菌肺炎约占社区获得性肺炎的 2%，在医院获得性肺炎中占 10%~15%，随着第三代头孢菌素的广泛使用，其在院内感染致病菌中的地位呈上升趋势。近年来社区获得性耐甲氧西林金黄色葡萄球菌（CA-MRSA）感染的出现，葡萄球菌感染更引起关注。

【流行病学】

人体是金葡菌在自然界中最主要的宿主之一，通常金葡菌主要定植于鼻前庭黏膜，其他还有腋窝、阴道、皮肤破损处以及会阴等部位。皮肤黏膜的定植对于金葡菌感染是重要的危险因素。社区人群中的带菌率一般为 30%~50%，而医院内医护人员则高达 70%，其中 50% 为耐甲氧西林金黄色葡萄球菌（methicillin-resistant S. aureus，MRSA）菌株。根据带菌与否及其带菌特征可区分 3 类人群：①周期性带菌者，占 50%；②慢性带菌者，正常成人中有 10%~20% 为慢性带菌；③持续不带菌者，占 20%~25%。

金葡菌肺炎可发生于任何年龄，一般以 5~15 岁的儿童和 50~80 岁的老年人多见，而且病死率较高。患病率与性别的关系不肯定，通常男性人群中金葡菌肺炎的患病率高于女性，且疾病较为严重，容易威胁生命。临床上长期应用糖皮质激素、抗肿瘤药物和其他免疫抑制剂及慢性消耗性疾病患者，如糖尿病、恶性肿瘤、再生障碍性贫血、严重肝病尤其是门脉高压侧支循环者，急性呼吸道传染病如麻疹、流行性感冒患者，长期应用广谱抗生素而致体内菌群失调者以及静脉应用毒品者，均为金葡菌的易感人群。

金葡菌肺炎的传染源主要为有葡萄球菌感染病灶特别是感染医院内耐药菌株的患者，其次为带菌者。主要通过接触传播和空气传播，医护人员的手、诊疗器械、患者的生物用品及铺床、换被褥可能是院内交叉感染的主要途径。在呼吸监护病房内，气管插管、呼吸机导管、雾化装置及吸痰操作、长时间胃肠外高营养、导管留置均有导致交叉感染的可能。

金葡菌肺炎可常年发病，以冬、春季最多，尤其是并发于流感、麻疹等呼吸道传染性疾病时。金葡菌肺炎常为散发病例，亦可出现医院内、社区性或世界性的暴发流行，如 1941 年和 1957 年曾发生流感合并金葡菌肺炎的暴发流行。

【病原学和发病机制】

1. 病原学　葡萄球菌属于细球菌科、葡萄球菌属的一组革兰阳性球菌，共有 22 个种。葡萄球菌是革兰阳性球菌，直径 0.5~1.5μm，成葡萄状排列。葡萄球菌可在许多环境下生长，最适宜条件是 30℃~37℃ 中性环境。葡萄球菌可以耐受干燥、常用化学消毒剂，能在 10%~12% 的氯化钠环境下生存。葡萄球菌大多为需氧或兼性厌氧生长，营养要求简单，在肉汤培养基中生长旺盛，孵育 24 小时后培养即现混浊，并有部分细菌沉于管底。在肉汤琼脂平板上培养24小时后菌落达3～4mm，圆形，边缘整齐，表面湿润光泽，不透明。在血琼脂平板上菌落周围可见明显的溶血环。在溶血者大多为致病菌株。

早年根据葡萄球菌在固体培养基上产生不同色素分为：金黄色葡萄球菌、白色葡萄球菌和柠檬色葡萄球菌。1965年国际葡萄球菌和微球菌分类委员会将其分为凝固酶阳性的金葡菌与凝固酶阴性的表皮葡萄球菌，凡凝固酶阳性，甘露醇发酵的细菌称为金葡菌，有致病性；凝固酶阴性、甘露醇不发酵的细菌称为表皮葡萄球菌，为条件致病菌。1974年Bergey细菌学鉴定手册又增加了凝固酶阴性的腐生葡萄球菌。此后又陆续分离到许多新种。其中除中间葡萄球菌、部分（约25%）猪葡萄球菌猪亚种菌株为凝固酶阳性外，均为凝固酶阴性。其中至少有6种葡萄球菌呈凝固酶（coagulase）阳性，金葡菌是其中最重要的一种，菌落为金黄色，含多种溶血素。

2. 发病机制　金葡菌致病主要有两个方面：中毒反应（如中毒性休克综合征，TSS）和感染（如金葡菌肺炎）。中毒症状与细菌分泌的毒素有关，感染症状是由于金葡菌的增殖、侵袭、破坏宿主组织造成的。金葡菌产生的凝固酶可在菌体外形成保护膜抵抗宿主吞噬细胞的杀灭作用，所释放的多种酶可导致肺组织的坏死和脓肿形成。病变累及或穿破胸膜可形成脓胸或脓气胸；病变消散时可形成肺气囊。

葡萄球菌侵入机体后，在敏感组织中大量繁殖，产生多种毒素和酶，导致相应病理损害；而机体的中性粒细胞及巨噬细胞进入感染部位，吞噬致病菌，炎症局限化。局部大量炎症细胞浸润、血栓形成、纤维蛋白沉积、组织坏死、液化，形成脓肿，是为葡萄球菌感染典型的病理改变。各种原因导致的中性粒细胞减少和吞噬细胞功能降低的患者容易发生葡萄球菌感染的扩散。

葡萄球菌能分泌多种酶和毒素，与其致病性有一定关系。凝固酶能使血浆或体液中的纤维蛋白附着于葡萄球菌的菌体表面，成为一种纤维性外衣，保护细菌不易被吞噬细胞吞噬、消化，使葡萄球菌的毒素或其他酶得以发生作用。葡萄球菌毒素有溶血素，具有溶血作用，可引起白细胞增多，血小板溶解，使组织坏死，作用于人和哺乳动物的丘脑，具致死作用。葡萄球菌还能产生肠毒素、杀白细胞素和中毒性休克毒素（toxic shock syndrome toxin，TSST），它们分别可以引起食物中毒、破坏白细胞、侵犯皮肤引起猩红热综合征和休克。葡萄球菌尚产生溶明酶和透明质酸酶、蛋白酶、过氧化氢酶、纤维蛋白溶解酶、脂肪酶、核酸酶等。细胞外多糖作为一种黏附素，使细菌易于与导管和植入物黏附，是该类细菌好发血管内装置和植入物医院感染的重要因素。

【金葡菌的耐药性】

20世纪60年代青霉素曾是治疗葡萄球菌最有效的抗生素，而目前临床分离株中约90%由于产生β-内酰胺酶（青霉素酶）而对青霉素耐药。60年代初发现的MRSA对临床用β-内酰胺类抗生素均耐药，80年代庆大霉素曾为治疗MRSA感染的有效药物，但目前MRSA对庆大霉素的耐药率已经超过50%。80年代末金葡菌对氟喹诺酮类高度敏感，曾作为治疗MRSA感染的保留用药，但现在80%以上的MRSA和MRSE对氟喹诺酮类耐药。凝固酶阴性葡萄球菌的耐药性与金葡菌相似，除万古霉素、去甲万古霉素、替考拉宁等糖肽类和利福平外，许多医院中临床分离株对常用抗菌药物的耐药率>50%。

1997年日本首次发现万古霉素中介金葡菌（Vancomycin Intermediate Staphylococcus aureus，VISA），后来相继又有报道。VISA菌株通过增厚细胞壁产生耐药。自2002年在美国报道了第一例耐万古霉素金葡菌（Vancomycin Resistant Staphylococcus aureus，VRSA）后，美国已鉴定出耐万古霉素金葡菌（VRSA）。在这些由 VRSA 引起感染的患者中，还分离出耐万古霉素肠球菌，可见耐药基因*vanA* 能在体内转运。VRSA 的出现虽然是个别现象，但却是金葡菌耐药性不断提高的必然结果。因此，当前应该在优化抗菌药物使用的同时，应该最大程度的减少细菌耐药现象发生。

当今，金葡菌（特别是 MRSA）的流行病学主要有下列 4 种趋势：①在很多国家，多重耐药株（尤其是 MRSA）引起的感染得到了极大关注；②一些国家 MRSA 的检出率相对较低；③社区获得性肺炎中发现 MRSA（CA-MRSA）；④已出现万古霉素中介和耐药金葡菌（VRE）。由于 MRSA 具有多重耐药性，可以引起高危人群的严重感染，因此得到了世界各国的普遍关注，目前 MRSA 感染已经成为全球性的公共医疗问题。

1. 葡萄球菌耐药机制

（1）产生灭活酶和修饰酶　葡萄球菌产生的青霉素酶可破坏多种青霉素类抗生素，产酶量高的某些菌株可表现为对苯唑西林耐药。产生氨基糖苷类修饰酶可灭活氨基糖苷类，使菌株表现为对氨基糖苷类耐药。葡萄球菌还可产生乙酰转移酶灭活氯霉素而使其耐药。

（2）靶位改变　青霉素结合蛋白（penicillin-binding protein，PBP）是葡萄球菌细胞壁合成的转肽酶，葡萄球菌有 4 种 PBP，甲氧西林耐药金葡菌的染色体上有 mecA 基因，编码产生一种新的青霉素结合蛋白 PBP2a，PBP2a 与 β-内酰胺类抗生素的亲和力低，能在高浓度 β-内酰胺类环境中维持细菌的胞壁合成，使细菌表现为耐药。耐甲氧西林的金葡菌和表皮葡萄球菌分布简称为 MRSA 和 MRSE，其耐药机制相同，这些耐药菌除对甲氧西林耐药外，对所有青霉素类、头孢菌素类和其他 β-内酰胺类抗生素均耐药，同时对喹诺酮类、四环素类、某些氨基糖苷类抗生素、氯霉素、红霉素、林可霉素耐药率也很高（>50%）；DNA 旋转酶靶位改变和拓扑异构酶Ⅳ变异是葡萄球菌对喹诺酮类耐药的主要机制。此外，葡萄球菌还可改变磺胺药等叶酸抑制剂、利福平、莫匹罗星、大环内酯类和林可霉素类等的作用靶位而对这些抗菌药耐药。

（3）外排作用　葡萄球菌可排出胞内的四环素类、大环内酯类和克林霉素而对这些药物耐药。

2. MRSA 的分类　目前 MRSA 分为两大类，即：医院获得性 MRSA（healthcare-acquired methicillin-resistant Staphylococcus aureus，HA-MRSA）和社区获得性 MRSA（community-acquired methicillin-resistant Staphylococcus aureus，CA-MRSA）。

人类是耐甲氧西林金葡菌（MRSA）的携带者，也是造成 MRSA 传播的重要来源。通常30%~60% 的健康成人体内有金葡菌定植，其中 10%~20% 为长期定植，定植的部位主要在鼻前庭。Ⅰ型糖尿病、血液透析、静脉途径吸毒者、外科手术以及获得性免疫缺陷综合征的患者，其金葡菌（包括 MRSA）的定植率明显增加。金葡菌定植者发生金葡菌感染的危险性明显增加。在医院内，MRSA 可以通过患者与患者、环境与患者以及器械与患者之间进行传播。然而，患者与患者之间传播常常通过医务人员的手进行传播。这可能是医院内、尤其是 ICU中 MRSA 主要的传播途径之一。另外，特别需要注意 MRSA 往往可以在医疗器械和用品表面存活数天至数周。因而，MRSA 经常可以通过医务人员的手，从医疗用品表面传播到患者。现在 MRSA 已经成为医院内感染的重要病原体之一。

HP-MRSA 的危险因素包括老年患者、男性、入住 ICU、慢性病患者、先前抗菌药物的用药史、皮肤黏膜屏障破坏、导管的放置等。研究表明，外科 ICU 中最常见的 MRSA 感染是血流感染，其次是 MRSA 肺炎和切口感染。ICU 病房内 MRSA 感染的有显著意义的危险因素包括：入住 ICU 的时间、机械通气、中心静脉导管的放置、完全胃肠外营养、先前抗菌药物的使用、鼻前庭 MRSA 定植以及在同一个 ICU 中同时有 2 名以上的患者有 MRSA 定植。MRSA 的独立危险因素分别为：①患者的来源，是否来自疗养院；②先前抗菌药物的使用经历；③医院内发生的感染；④接受胰岛素治疗的糖尿病；⑤血管内介入装置。

CA-MRSA 感染的患者往往缺乏上述的危险因素。CA-MRSA 是区别于 HA-MRSA 的另一种病原所致，分离的许多菌株是极具有毒力的，且多发于健康人群，可以引起肺炎、坏死性筋膜炎、脓毒血症。目前对于 CA-MRSA 还缺乏统一的定义。根据美国疾病控制和预防中心（CDC）的定义，CA-MRSA 是指在门诊或入院 48 小时内即分离出 MRSA 菌株；患者无 MRSA 感染或 MRSA 定植的病史，一年内无护理中心居住史，未接受过临终关怀，也未经血液透析，过去一年内无外科手术史及无永久性导管或医疗装置植入。CA-MRSA 感染多发生在社区儿童和年轻人，常出现皮肤或皮肤软组织感染。主要危险因素有：经济条件差、居住环境恶劣以及身体接触多的人群，包括男性同性恋、运动员、士兵以及监狱内人员等。CA-MRSA 通常只对 β-内酰胺类抗生素耐药，而 HA-MRSA 菌株可以对多种药物耐药。由此可见，CA-MRSA 和 HA-MRSA 在危险人群、基因型、细菌毒力和药物敏感性等方面均存在显著的不同（见表 5-4-1）。

【病理学】

原发性吸入性金葡菌肺炎常常呈大叶性分布，一般以右肺居多，可发生于单侧或双侧，多肺段炎症。化脓性炎症可破坏肺组织，形成肺脓疡。病变可侵及叶间胸膜及邻近肺叶。侵及胸腔，则形成脓胸或脓气胸。可引起细支气管炎性狭窄，起着活瓣作用，形成肺气囊，这在小儿多见。

血源性金葡菌肺炎多发生于葡萄球菌菌血症患者。细菌栓子引起肺部多发的化脓性炎症病灶，进而发展成多发肺脓肿，可侵及胸腔、心包，也可伴其他葡萄球菌引起的炎症，如脑膜炎、关节炎等。

【临床表现】

金葡菌肺炎的发生与其在呼吸道的定植和宿主防御屏障的破坏有关，一些人群如婴儿、老年人；住院患者和体质严重虚弱，尤其是气管切开、气管插管、使用免疫抑制剂或近期做过手术的患者；囊性纤维化或肉芽肿性疾病的儿童和青年；病毒性肺炎，特别是甲型或乙型流感病毒感染后继发细菌感染的患者，这些人群易发生金葡菌肺炎。例如，儿童患者发病前常有上呼吸道感染、支气管炎；青壮年患者常因患流行性感冒而合并金葡菌肺炎；年老体弱及慢性病变患者因基础疾病常反复住院、接受侵袭诊疗技术和不适当应用抗生素，易发生医院内金葡菌肺炎。除继发于病毒感染外，也可由败血症或皮肤感染的血行播散发病。如血源性金葡菌肺炎常有皮肤疖痈等金葡菌感染史。

金葡菌肺炎一旦发生，常来势凶猛，症状较重，仅个别病例表现轻微，病程较为缓慢，形成慢性肺炎或慢性肺脓肿。金葡菌肺炎的临床表现与肺炎球菌性肺炎相似，发热、反复寒战、咳嗽、咳黄色脓痰、胸痛、组织坏死伴脓肿形成和肺囊肿（大多见于婴幼儿），病变广泛时可有肺实变的表现；病情大多进展快且有明显衰竭，脓胸、脓气胸常见。

1. 多数急性起病，血源性金葡菌肺炎常有皮肤疖痈史，皮肤黏膜烧伤裂伤破损等金葡菌感染史。有血管留置导管史者易并发感染性心内膜炎，患者胸痛明显，呼吸困难，高热、寒战，而咳嗽、咳脓性痰较少见，可出现心悸、心功能不全的表现。一些患者有金葡菌败血症病史，部分病例找不到原发病灶。

2. 通常全身中毒症状突出，衰弱，乏力，大汗，全身关节肌肉酸痛，急起高热，体温39~40℃，呈稽留热型，伴有寒战，咳嗽，由咳黄脓痰演变为脓血痰或粉红色乳样痰，无臭味，胸痛和呼吸困难进行性加重，发绀，重者甚至出现呼吸窘迫及血压下降，少尿等末梢循环衰竭的表现。少部分患者肺炎症状不典型，可亚急性起病。

3. 血行播散引起者早期以中毒性表现为主，呼吸道症状不明显。此外，老年患者及患有慢性疾病的患者及某些不典型病例，可呈亚急性经过，起病较缓慢，症状较轻，低热、咳少量脓性痰，有时甚至无临床症状，仅在胸片时发现肺部点状或边缘模糊的片状阴影。有时虽无严重的呼吸系统症状及高热，而患者已发生中毒性休克，出现少尿、血压下降。临床上尤其要注意。

4. 早期呼吸道体征轻微与其严重的全身中毒症状不相称是其特点之一，不同病情及病期体征不同，典型大片实变少见，如有则病侧呼吸运动减弱，局部叩浊音，可闻管样呼吸音。有时可闻湿啰音，双侧或单侧。合并脓胸脓气胸时，视程度不同可有相应的体征。部分患者可有肺外感染灶，皮疹等。

5. 社区获得性 MRSA（CA-MRSA）感染的临床特点：CA-MRSA 主要引起皮肤组织感染，但也可以造成严重的坏死性肺炎。这种重症呼吸系统感染可以伴有脓毒性休克、咯血和呼吸衰竭，患者常常需要入住 ICU，进行呼吸支持和循环支持。CA-MRSA 所致社区获得性肺炎通常发生在原先健康的成年人，75% 的患者发病前往往有流感样症状。患者常常很快出现严重的呼吸道症状，常包括咯血、白细胞减少和 C-反应蛋白增加（>350mg/ml）。胸片表现为多叶空洞性病变和肺泡浸润阴影。这些特点并不是 CA-MRSA 感染的特色，但与葡萄球菌产生杀白细胞素相一致，临床上如果发现以下情况则应该怀疑 CA-MRSA（表5-4-1）。

表5-4-1　临床上提示 CA-MRSA 感染的可能性

CA-MRSA 感染的可能性
流感样的前驱症状
严重的呼吸道症状伴迅速进展的肺炎，发展为急性呼吸紧迫综合征
体温 >39℃
咯血
低血压
白细胞降低
胸片显示多叶浸润阴影伴有空洞
近期接触 CA-MRSA 患者
属于 CA-MRSA 寄植增加的群体
近6个月来家庭成员中有皮肤脓肿或疖肿的病史

【实验室及影像学检查】

1. 血常规　外周血 WBC 在 20×10^9/L 左右，可高达 50×10^9/L，重症者 WBC 可低于正

常。中性粒细胞数增高，有中毒颗粒、核左移现象。而重症病例（CA-MRSA 感染）由于细菌分泌的杀白细胞素（leukocidin）导致白细胞计数明显减少。血播性者血培养阳性率可达50%。原发吸入者阳性率低。痰涂片革兰染色可见大量成堆的金葡菌和脓细胞，白细胞内见到球菌有诊断价值。普通痰培养阳性有助于诊断，但有假阳性，通过保护性毛刷采样定量培养，细菌数量 10^3 cfu/ml 时几乎没有假阳性。

血清胞壁酸抗体测定对早期诊断有帮助，血清滴度 1∶4 为阳性，特异性较高。

2. 影像学检查　肺浸润、肺脓肿、肺气囊肿和脓胸、脓气胸为金葡肺炎的四大 X 线征象，在不同类型和不同病期以不同的组合表现。多发性小脓肿、肺气囊肿和脓胸、脓气胸为婴幼儿金葡肺炎的特征，且早期临床表现常与胸部 X 线摄片表现不一致，即临床症状已很严重，而胸片表现不明显。但病变发展变化极快，可于数小时发展成为多发性肺脓肿、肺气囊肿、脓胸，并可产生张力性气胸、纵隔气肿。因此，在病变早期胸片的随访对疾病的诊断帮助很大。

一般而言，金葡肺炎最常见的胸片异常为支气管肺炎伴或不伴脓肿形成或胸腔积液，大叶性实变不多见，肺气囊强烈提示为金葡菌感染。原发性感染者早期胸部 X 线表现为大片絮状、密度不均的阴影。可成节段或大叶分布，亦有成小叶样浸润，病变短期内变化大，可出现空洞或蜂窝状透亮区，或在阴影周围出现大小不等的气肿大泡（图 5-4-1）。栓塞性金葡菌性肺炎的特征是在不相邻的部位有多发性浸润，浸润易形成空洞，这些现象表示病因来源于血管内（如右侧心内膜炎或脓毒性血栓性静脉炎）。通常，血源性感染者的胸片表现呈两肺多发斑片状或团块状阴影或多发性小液平空洞。血源性金葡菌肺炎早期在两肺的周边部出现大小不等的斑片状或团块状阴影，边缘清楚，直径为 1.3cm，有时类似于转移性肺癌，随病变发展，病灶周围出现肺气囊肿，并迅速发展成肺脓肿。

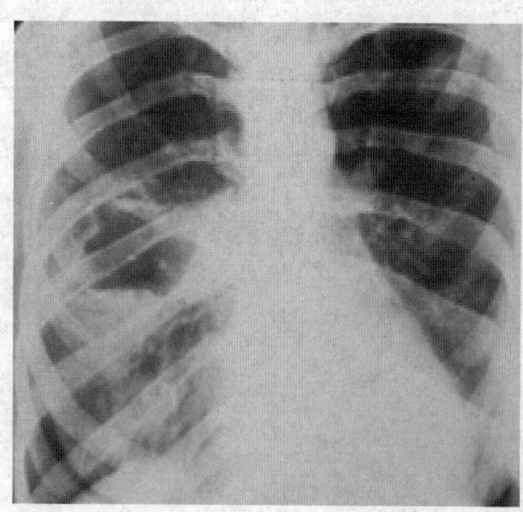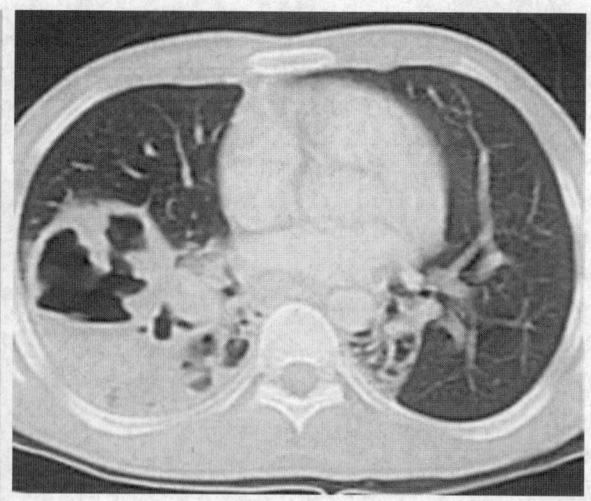

图 5-4-1　金黄色葡萄球菌肺炎患者胸片和 CT
示：右肺门旁巨大空洞，空洞内壁不规则，有液平形成

从临床过程来看，除早期病变发展极为迅速外，金葡肺炎的另一特征呈迁徙性，当临床表现已明显缓解时，而影像学上肺气囊肿仍可存在数月，最后可自然痊愈。

【诊断和鉴别诊断】

对于有金葡菌感染易患因素的病员，一旦出现典型的临床表现，诊断并不困难。通常根据典型临床表现、胸部 X 线征象、呼吸道分泌物涂片及培养可作出诊断。但本病早期临床表现与胸部 X 线改变不符合，早期诊断常有困难，胸部 X 线检查随访追踪肺部病变的动态变化对诊断有帮助。

细菌学检查是确诊金葡菌肺炎的依据，患者咳出痰液中发现有金葡菌可怀疑本病，确定诊断要从血液培养、脓胸的脓液或气管或胸腔抽出物中发现金葡菌。金葡菌与肺炎球菌不同，较易培养，因此假阴性不多见。需要鉴别的疾病主要是可以形成肺脓肿的细菌性肺炎，如肺炎球菌肺炎、真菌性肺炎等。鉴别主要依赖痰培养的结果。

痰液涂片检查可见大量脓细胞、成堆革兰阳性球菌，白细胞内可见到革兰阳性球菌。痰液、鼻咽拭子，浆膜腔液、下呼吸道分泌物、肺穿刺物及血液培养应及早进行，抗菌药物使用之前即应留取标本。由于正常人鼻咽部可带菌，因此，咳痰培养前必须清洁口腔，并作多次培养，痰培养阳性率高达95%，血培养的阳性率较低。应在高热时多次（2~3 次，每隔1/2~1 小时一次）或自两处不同部位采血，血标本量应 >10ml。表皮葡萄球菌血培养需要 2 次阳性才能确认有意义。除胸液、肺穿刺物和血培养分离到葡萄球菌具有肯定诊断价值，其他标本包括下呼吸道防污染技术所采集到的标本培养到葡萄球菌，其诊断价值需结合临床（如迅速发展的坏死性肺炎）进行判断。临床上需与其他疾病鉴别。

1. 其他细菌性肺炎　如流感嗜血杆菌、克雷伯杆菌、肺炎链球菌引起的肺炎，典型者可通过发病年龄、起病急缓、痰的颜色、痰涂片、胸部 X 线等检查加以初步鉴别。各型不典型肺炎的临床鉴别较困难，最终的鉴别均需病原学检查。

2. 肺结核　上叶金葡菌肺炎易与肺结核混淆，尤其是干酪性肺炎，也有高热、畏寒、大汗、咳嗽、胸痛，胸片也有相似之处，还应与发生在下叶的不典型肺结核鉴别，通过仔细问病史及相关的实验室检查大多可以区别，还可以观察治疗反应帮助诊断。

【治疗】

1. 抗菌治疗

（1）经验性治疗　临床上可以按金葡菌感染的来源（社区还是医院）和本地区近期药敏资料来选择抗菌药物。社区获得性肺炎考虑可能为金葡菌所致时，不宜选用青霉素，而应选用苯唑西林和头孢唑林等第一代头孢菌素；若效果不好，在进一步进行病原学诊断相关检查时试用可考虑换用糖肽类抗生素治疗。住院患者若怀疑医院获得性金葡菌肺炎，首选糖肽类抗生素治疗。在经验治疗过程中，应尽各种可能获得病原菌，并根据其药敏情况及时修改治疗方案。

（2）针对病原菌治疗　培养获得并确认病原菌为金葡菌时，应根据其药敏结果选药。治疗应依据痰培养及药物敏感试验的结果选用抗生素。分离出的金葡菌应进行凝固酶、β-内酰胺酶的检测。药敏试验除常用药物外，还要包括苯唑西林（或甲氧西林）和万古霉素，以便临床参考。常规药敏试验对氨苄西林、头孢唑啉和阿米卡星耐药的金葡菌，基本可确定为耐甲氧西林的金葡菌（MRSA）。

1）对青霉素敏感株，首选大剂量青霉素治疗，过敏者可以使用大环内酯类、林可霉素类、半合成四环素类、SMZCo 或第一代头孢菌素。

2）大多数金葡菌产青霉素酶，且对甲氧西林的耐药株不断增加。。如为甲氧西林敏感菌株，一般主张用一种能抗青霉素酶的青霉素，可选用苯唑西林，或氯唑西林等；如苯唑西林或萘夫西林2g，静脉注射，每4~6小时1次。

3）另一类主要药物是头孢菌素，常用的为头孢噻吩或头孢孟多2g，静脉注射，每4~6小时1次，头孢唑啉0.5~1.0g，静脉注射，每8小时1次，或头孢呋辛750mg，静脉注射，每6~8小时1次。第三代头孢菌素对金葡菌几乎无效。另外，林可霉素600mg，静脉注射，每6~8小时1次对90%~95%菌株有效。阿米卡星和磷霉素对部分病员有效。

4）一般认为，对甲氧西林耐药的菌株，对所有β-内酰胺抗生素均耐药。在许多医院，此类菌株占医院获得性金葡菌的30%~40%，占社区获得性感染的5%。如怀疑或经体外药敏试验证明为MRSA，首选糖肽类抗生素，并根据药敏结果可加用磷霉素、SMZco、利福平等。

糖肽类抗生素：①万古霉素，成人剂量2.0g/d，分2次缓慢静脉滴注；②去甲万古霉素，成人1.6g/d，分2次缓慢滴注；③替考拉宁，成人0.4g加入液体中静脉滴注，首3次剂量每12小时一次给药，以后维持剂量0.4g每日给药一次。本品亦可肌内注射。肾功能减退患者应调整剂量。疗程不少于3周。

其他可选药物为氟喹诺酮类、二甲胺四环素、亚胺培能、阿米卡星等。

治疗上除选用适当的药物外，还要注意避免各种导致中心粒细胞减少或吞噬功能降低的发生，如导致白细胞减少的药物和糖皮质激素的使用等。

2. 体位引流　脓（气）胸应及早胸腔置管引流。肺脓肿应嘱患者按病变部位和全身情况作适当体位引流。金葡菌呼吸机相关肺炎患者亦应加强湿化吸痰，并严格执行无菌操作。

3. 其他　营养支持和心肺功能维护等均十分重要。伴随葡萄球菌心内膜炎患者在抗菌治疗症状有所改善应即早进行心脏赘生物的手术治疗。

【HA-MRSA 和 CA-MRSA 感染的治疗】

HA-MRSA 主要引起医院内高危患者肺部感染和血流感染；而 CA-MRSA 则更容易导致皮肤软组织感染，但也可能引起如坏死性肺炎和骨髓炎等严重感染。MRSA 常有迁移到包括骨、关节、肾脏和肺等特定部位形成脓肿的倾向，成为反复发生感染的潜在病因，所以临床上已经给予适当的治疗、但仍然持续发热的患者，应该注意有无发生迁移性脓肿的可能性。

万古霉素、替考拉宁等糖肽类药物既往一直作为治疗 MRSA 感染的首选药物，当前在临床上已经获得广泛应用。但近年来因为 MRSA 对糖肽类药物的敏感性正在逐渐下降，尤其是异质性万古霉素中介的金葡菌（heterogeneous vancomycin intermediate staphylococcus aureus，h-VISA）、万古霉素中介的金葡菌（VISA）以及万古霉素耐药的金葡菌（VRSA）的出现使耐药金葡菌的治疗出现了严重的困难，从而引起医学界的极大关注；而 CA-MRSA 的出现则需要对 MRSA 感染的治疗原则进行重新认识。

1. h-VISA 与 VISA　h-VISA 是指对万古霉素敏感性降低的金葡菌，其原代菌对万古霉素敏感，但存在耐药的细胞亚群，经过长时间的万古霉素筛选之后变成均质性 VISA。h-VISA 目前被认为是 VISA 的前体，主要出现于存在 MRSA 感染的病例，故推测 h-VISA 可能来源于MRSA。由于 h-VISA 主要见于长期应用糖肽类药物治疗 MRSA 感染的医疗单位，因此认为 h-VISA 的发生可能与临床上大量使用万古霉素造成的选择有一定的关系。当前 h-VISA 的发生率呈现出上升趋势。据报道 h-VISA 的发生率在 1986~1993 年期间为 3.3%，2003~2006 年期间则达到21%。有资料显示，h-VISA 常见于近期内做过外科手术、长期住院、曾经感染过MRSA 的患者。此外，既往接受过万古霉素治疗也是 h-VISA 感染的一个独立危险因素。实际上，医务人员的手也可以引起 h-VISA 的传播。

h-VISA 的发现可以解释体外药敏试验对万古霉素敏感的 MRSA 感染病例、而在临床治疗过程中却未获得成功的现象。由于常规的检测方法很难发现 h-VISA，因此 h-VISA 的发生率明显增加预示着糖肽类抗菌药物的疗效将越来越差，病死率将不断增加。

2. MRSA 感染的治疗原则　　MRSA 除对甲氧西林耐药外，临床上对包括 β-内酰胺类药物在内的多种抗菌药物也表现出耐药。HA-MRSA 携带葡萄球菌染色体 mec 盒（staphylococcal chromosomal cassette mec，SCC-mec）Ⅰ、Ⅱ、Ⅲ；CA-MRSA 主要携带 SCC-mec Ⅳ 和 Ⅴ。SCC-mec Ⅰ、Ⅱ、Ⅲ基因片段较大，携带多重耐药基因，除对 β-内酰胺类抗菌药物耐药之外，对大环内酯、林可酰胺类等多种非 β-内酰胺类抗菌药物耐药；SCC-mec Ⅳ 基因碱基序列长度短，缺乏编码对除 β-内酰胺类之外抗菌药物耐药的基因。因此，目前对于 HA-MRSA 感染的病例糖肽类药物仍为首选，此外，治疗金葡菌的新药：利奈唑胺（linezolid）、达托霉素（dapto-mycin）、替加环素（tigecycline）也可选用。此外，CA-MRSA 感染除了上述药物之外，还可以根据病情选择林可酰胺类、大环内酯类、氟喹诺酮类以及复方新诺明等抗菌药物。

CA-MRSA 感染的治疗应该根据感染的临床特点、药物药代动力学以及当地细菌耐药状况等综合考虑。CA-MRSA 也可呈现多重耐药性，对 β-内酰胺类抗菌药物表现为耐药，但对其他类型的抗菌药物，如红霉素、克林霉素、链阳菌素、复方新诺明以及利奈唑胺等敏感。利福平联合其他药物通常也可以防止耐药突变的产生，但不宜单独使用利福平。

（1）糖肽类抗菌药物　　万古霉素和替考拉宁主要作用于细菌的细胞壁，为杀菌剂。糖肽类抗菌药物对革兰阳性球菌如金葡菌、表皮葡萄球菌（包括甲氧西林耐药株）、化脓性链球菌、肺炎链球菌、草绿色链球菌及大多数肠球菌拥有良好的抗菌活性，对革兰阳性杆菌如白喉棒状杆菌、厌氧革兰阳性杆菌如艰难梭菌等也具有很好的抗菌活性。由于近年来对糖肽类抗菌药物不敏感的革兰阳性球菌不断的出现，对于限制糖肽类抗菌药物的使用的呼吁也越来越多。美国 CDC 建议应该在以下情况使用万古霉素：耐甲氧西林葡萄球菌感染；肠球菌及链球菌性心内膜炎；多重耐药耐青霉素肺炎链球菌（penicillin resistant streptococcus pneumoniae，PRSP）所致的脑膜炎；高度怀疑革兰阳性球菌感染的粒缺患者；经甲硝唑治疗无效的艰难梭菌所致假膜性肠炎。在以下情况则不宜使用万古霉素：如外科常规预防用药、中心或周围静脉导管留置者的全身或局部预防用药、持续腹膜透析或血液透析的预防用药、MRSA 带菌状态的清除、粒细胞缺乏症患者发热的经验治疗、单次血培养凝固酶阴性葡萄球菌生长而不能排除污染者、不作为假膜性肠炎的首选药物以及用于局部冲洗等。

（2）对 MRSA、VISA 以及 VRSA 具有较好抗菌活性的新的抗菌药物　　针对耐药革兰阳性球菌的不断出现，制药企业陆续开发出了多种新的抗菌药物，对包括 MRSA、VISA 以及 VRSA 在内的革兰阳性球菌具有较好的抗菌活性。主要包括奎奴普丁/达福普汀（quinupristin/dalfopristin）、利奈唑胺、达托霉素、替加环素、糖肽类抗生素 oritavancin、telavancin 和 dalbavancin 以及 Ceftaroline 等。

【治疗 MRSA 感染的新抗菌药物】

1. 利奈唑胺（Linezolid）　　利奈唑胺主要用于治疗多重耐药的革兰阳性球菌感染，特别是对下列由对万古霉素耐药的肠球菌、多重耐药的肺炎球菌和对甲氧西林耐药的金葡菌或表皮葡萄球菌引起的感染，如：①医院内获得性肺炎和社区获得性肺炎；②复杂的皮肤和皮肤组织感染（包括未伴发骨髓炎的糖尿病足感染）；③单纯皮肤和皮肤组织感染。

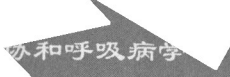
（1）常规剂量（静脉给药）　①由肺炎链球菌（包括多重耐药株）或金葡菌（甲氧西林敏感和MRSA）引起的社区获得性肺炎和医院内获得性肺炎：推荐剂量为一次600mg，每12小时1次，疗程10～14日；②由金葡菌（甲氧西林敏感和MRSA）、化脓性链球菌或无乳链球菌引起的复杂的皮肤和皮肤组织感染（包括未伴发骨髓炎的糖尿病足感染患者）：推荐剂量为一次600mg，每12小时1次，疗程10～14日；③万古霉素耐药的粪肠球菌感染（包括伴发菌血症的患者）：推荐剂量为一次600mg，每12小时1次，疗程14～28日。

（2）常规剂量（口服给药）　①由肺炎链球菌（包括多重耐药株）或金葡菌（甲氧西林敏感和MRSA）引起的社区获得性肺炎（包括伴发菌血症的患者）：推荐剂量为一次600mg，每12小时1次，疗程10～14日；②由肺炎链球菌（包括多重耐药株）或金葡菌（甲氧西林敏感和MRSA）引起的医院内获得性肺炎：推荐剂量为一次600mg，每12小时1次，疗程10～14日；③由金葡菌（甲氧西林敏感和MRSA）、化脓性链球菌或无乳链球菌引起的皮肤和皮肤组织感染（包括未伴发骨髓炎的糖尿病足感染患者）：对于复杂的感染，推荐剂量为一次600mg，每12小时1次，疗程10～14日，对于单纯的感染，推荐剂量为一次400mg，每12小时1次，疗程10～14日；④万古霉素耐药的粪肠球菌感染（包括伴发菌血症的患者）：推荐剂量为一次600mg，每12小时1次，疗程14～28日。

（3）肾功能不全时剂量　不推荐调整剂量。但在肾功能不全患者，利奈唑胺的两个主要代谢物可能产生蓄积。在肌酐清除率为10～80ml/min的成年患者的研究表明，有肾损害时，不需要调整剂量。

（4）肝功能不全时剂量　在轻到中度肝功能不全的患者，不推荐调整剂量。尚未评价利奈唑胺在严重肝功能不全患者的药代动力学。

（5）老年人剂量　不推荐调整剂量。

（6）透析时剂量　建议透析后给予补充剂量（如200mg）。

2. 替加环素（Tigecycline）　替加环素具有超广谱抗菌活性，对革兰阳性或革兰阴性需氧菌、非典型致病菌以及厌氧性细菌，特别是耐药致病菌，如：MRSA，青霉素耐药肺炎链球菌（PRSP），VRE和对糖肽类抗生素敏感性降低的葡萄球菌等，均具有非常高的活性。另外替加环素对产超广谱β-内酰胺酶（ESBL）的大肠埃希菌、肺炎克雷伯菌和产酸克雷伯菌，以及大部分脆弱拟杆菌在内的多数肠杆菌属也具有活性。替加环素作为一种新型的广谱抗菌活性的静脉注射用抗生素，尤其对MRSA也有活性。

用法和用量：替加环素的初始剂量为100mg，随后每12小时补充50mg。静脉输注应经过30～60分钟完成给药。并发性皮肤和皮肤结构感染以及并发性腹内感染的治疗持续时间一般为5～14天。治疗的持续时间要依感染的严重性、患者的临床和细菌学进展情况而定。对严重肝损伤患者初始剂量仍为100mg，但随后每12小时的维持量要减为25mg，并密切观察肝功能的变化。

【预后和预防】

葡萄球菌肺炎的预后通常与感染菌株的致病力、患者的基础状态、肺部病变范围、诊断和治疗是否及时和正确，以及有无并发症如菌血症、心内膜炎、脑膜炎等均有密切的关系。在抗菌药物问世前，合并葡萄球菌菌血症的肺炎患者病死率高达80%。尽管现在抗葡萄球菌的药物较多，但病死率仍在10%～30%，年龄大于70岁的患者病死率为75%。痊愈患者中少数可遗留支气管扩张等。

尽管金葡菌感染后可出现多种后继免疫反应，并且曾经尝试制造金葡菌菌苗、葡萄球菌类毒素等免疫制剂，但至今尚未证明任何一种免疫性预防措施是有效的。

有人主张治疗金葡菌带菌者。用鼻咽拭子采样后培养结果阳性者，可予每日口服利福平0.45~0.6g，连服5天，或与其他敏感的抗菌药物合用可明显地减少金葡菌的感染，在6~12周后根据个体的具体情况，必要时重复一个疗程。亦有应用抗生素如杆菌肽或新霉素滴鼻液、莫匹罗星或杆菌肽软膏搽鼻前庭部局部治疗的报道。

医护人员应严格无菌操作技术，做好病区内消毒隔离，在医院内接触每一患者后要洗手。对于有金葡菌感染病灶者尤其是感染医院内耐药菌株者应进行隔离，阻断传染源和传播途径，相关医护人员同时行鼻咽拭子培养，若培养出同一型细菌，则医护人员亦属医院内金葡菌感染有关的带菌者，必要时应更换工作岗位。

由金葡菌（尤其是MRSA）引起的感染将继续成为世界范围内医学界面临的主要挑战之一。同时金葡菌耐药形式的出现与新型抗菌药物使用紧密相关。因此，不应过于强调寻找与研制新的抗菌药。尽管出现耐万古霉素和耐替考拉宁的金葡菌，静脉应用糖肽类抗生素仍可作为治疗全身感染的主要药物。对万古霉素治疗无反应的MRSA感染，治疗药物的选择取决于感染部位、药物抗菌活性、药动学和安全性、潜在耐药性以及治疗费用。治疗肺炎及皮肤和软组织感染，利奈唑胺比万古霉素可能更有效。因利奈唑胺即可口服又可静脉注射给药，更适于长期门诊治疗，为临床医师和患者提供了更加灵活有效的治疗方案。

（马小军　蔡柏蔷）

参 考 文 献

[1] 盛瑞媛. 金黄色葡萄球菌肺炎. 医师进修杂志，2002，1：34-36

[2] 江应安，胡亚华，杨丽华，等. 55例葡萄球菌败血症临床生物学分型及耐药性分析. 中国实用内科杂志，2002，4：123-127

[3] 李红玉，吕苏成，林君仪，等. 金黄色葡萄球菌医院感染的耐药性调查. 中华医院感染学杂志，2002，2：55-59

[4] 何礼贤. 葡萄球菌肺炎. 见：朱元珏，陈文彬主编. 呼吸病学，北京：人民卫生出版社，2003，722-727

[5] Mandell, Douglas, Bennett's. Principles and Practice of Infectious Diseases. 5th Edition; 1999

[6] Skrupky LP, Micek ST, Kollef H. Optimizing Therapy for MRSA Pneumonia. Semin Respir Crit Care Med, 2007, 28：615-623

[7] Defres S, Marwick C, Nathwani D. MRSA as a cause of lung infection including airway infection, community acquired pneumonia and hospital-acquired pneumonia. Eur Respir J, 2009, 34：1470-1476

第五章　病毒性肺炎

病毒是引起呼吸道感染的常见病原体，通常是自限性病程。病毒可以引起普通感冒、鼻窦炎、咽炎、喉炎、气管炎、支气管炎和肺炎。病毒性呼吸道感染以上呼吸道感染最常见。肺炎常是上呼吸道感染向下蔓延的结果。病毒性肺炎患者多为婴幼儿、免疫功能缺陷患者和老年人，健康成人少见。引起病毒性肺炎的病毒包括原发性引起呼吸道感染的病毒（例如：流感病毒、呼吸道合胞病毒、副流感病毒、麻疹病毒、鼻病毒、冠状病毒和腺病毒）和机会性引起呼吸道感染的病毒（例如：巨细胞病毒、水痘-带状疱疹病毒、单纯疱疹病毒和 EB 病毒）。本病一年四季均有发生，但以冬春季多见。

第一节　流感病毒肺炎

流感病毒属黏病毒科，根据病毒核蛋白和基质蛋白的抗原性分为甲、乙、丙型。甲型和乙型流感病毒组成一个属，丙型流感病毒归另一个属。流感病毒是有包膜的单股 RNA 病毒。包膜上有血凝素（HA）和神经氨酸酶（NA），据此分亚型。按照病毒来源地，分离株编号，分离年份和亚型命名分离株，例如甲型流感病毒/香港/$68H_3N_2$，乙型和丙型也按此命名。

血凝素有 H_1、H_2、H_3 三种，神经氨酸酶有 N_1、N_2 两种。血凝素是病毒与细胞受体结合的位点，神经氨酸酶使受体降解，复制开始后有将病毒颗粒与细胞分离的作用。针对血凝素的抗体在免疫中起主要作用，是中和抗体。神经氨酶抗体能限制病毒释放，缩短感染过程。

流行性感冒每年都有不同程度的流行。自 1918 ~ 1919 年大流行以来，已发生多次全球性大流行。甲型流感病毒的变异是很常见的自然现象，血凝素和神经氨酸酶均可发生变异。流感病毒的基因组是节段性的，因此感染过程中，基因重排的几率很高，在流行过程中很容易发生变异。由病毒间基因段重排引起的抗原性变异称抗原更换（antigen shifts）。由点突变引起的抗原性变异称抗原漂移（antigen drifts）。抗原更换仅限于甲型流感病毒。病毒抗原性发生改变常引起不同程度大流行。例如，1957 年甲型流感病毒由 H_1N_1 变成 H_2N_2 时在美国导致严重大流行，造成 7 万多人死亡。

流行性感冒几乎都发生在冬季，流行突然发生，2 ~ 3 周达到高峰，一般持续 2 ~ 3 个月，流行情况常迅速消退。与普通感冒不同，流行性感冒流行期间肺炎、心力衰竭和原发性肺病恶化的病例增多，其病死率也明显升高。

乙型流感病毒的血凝素和神经氨酸酶的变异少，致病力较甲型流感病毒弱，病情轻。丙型流感病毒是否导致人类疾病尚存疑问。

流感病毒主要通过咳嗽和喷嚏所形成的气溶胶传播，也可通过手或手与物接触的方式传播。

流行性感冒常表现为突然发生的全身症状，如发热、头痛、畏寒、周身疼痛，伴有呼吸道症状如咳嗽、咽痛。症状的严重程度不等。轻症患者与普通感冒的表现相似，无法鉴别，重症患者可出现严重并发症。绝大多数患者都有发热，在发病的 24 小时内迅速升高，通常持续 2 ~ 3 天，个别患者可持续一周，体温逐渐降至正常。体温恢复正常后，多数患者仍会有咽痛和咳嗽，可以持续 1 周以上。多数患者一周内可恢复体力，然而老年人虚弱和无力的症状可持续数周。

流行性感冒的常见并发症有：肺炎、Reye's 综合征、横纹肌溶解、脑炎、急性脊髓炎、吉兰-巴雷综合征等。

流行性感冒并发的肺炎有三种：原发性病毒性肺炎，继发性细菌性肺炎和病毒与细菌混合性肺炎。

单纯的原发性病毒性肺炎最少见，是最严重的肺部并发症，病死率高。原发性病毒性肺炎特别易累及有心脏病的患者，尤其是二尖瓣狭窄患者。常表现为持续高热，进行性呼吸困难，肺部可闻及湿性啰音。X 线显示双肺弥漫性间质性渗出性病变。尸检病理表现为肺泡间隔明显炎症反应，有淋巴细胞、单核细胞和中性粒细胞浸润，肺泡内透明膜形成。常伴有严重的低氧血症。痰液中可分离出流感病毒，血及痰培养无细菌生长。抗生素治疗无效。患者常因心力衰竭或呼吸衰竭死亡。

继发性细菌性肺炎是指在病程中继发了细菌性肺部感染。表现为流感起病 2 天后，症状有所改善，但随后症状加重，出现细菌性肺炎的症状和体征。痰中不易分离出流感病毒。常见的致病菌为肺炎链球菌、金黄色葡萄球菌和流感杆菌。继发性细菌性肺炎常发生在有慢性肺部和心脏病患者以及老年人。

病毒和细菌混合性肺炎是流行性感冒流行期间最常见的肺部感染。其临床表现具有前两者的特点，但混合性肺炎的患者肺部受累范围没有原发性病毒感染广泛。

在流行性感冒的流行季节，根据当地防疫部门的疫情通报，短时间内出现大量相似病例，以及典型的临床表现，可以临床诊断流感。但是在非流行区和非流行季节的散发病例无法与普通感冒鉴别。只能通过病毒分离来鉴别，但临床实际工作中常无法做到。

盐酸金刚烷胺可以防止流感病毒进入细胞内，在起病 48 小时内给药，可以减轻症状，缩短病程。成人剂量为 100～200mg，分 2 次服用。1～9 岁儿童的剂量为 4.4～8.8mg/kg，分 2 次口服，疗程 5～7 天。也可选用金刚乙胺。这两种药物在流行性感冒的早期使用有效，晚期使用没有疗效。口服利巴韦林对流感病毒无效，雾化吸入有效。

奥司他韦能特异性抑制甲型和乙型流感病毒的神经氨酸酶活性，抑制流感病毒的复制，减轻病情，缩短病程。该药具有高度的特异性，对其他病毒、细菌和人类的神经氨酸酶没有抑制作用。可用于流感的治疗和预防。起病后越早服用效果越好，治疗流感时应在出现流感症状 2 日内开始用药。治疗流感时的剂量为 75mg，每日 2 次，服用 5 日。预防流感的推荐剂量为 75mg，每日 1 次，至少要服 7 天，流感流行期间应服 6 周。

目前已经有流感病毒的灭活疫苗。该疫苗是根据已经流行过的甲型和乙型流感病毒制备，若疫苗与流行的病毒密切相关，具有 50%～80% 的保护作用。下列情况推荐接种疫苗：①6 月以上的幼儿；②65 岁以上的老人；③护理慢性疾病患者的医护人员；④慢性心肺疾病患者；⑤在未来一年内需要规律随诊或住院的慢性病患者（例如糖尿病、慢性肾功能不全、血红蛋白病和免疫抑制患者）；⑥需长期服用阿司匹林的 6 个月～18 岁的儿童和青少年；⑦妊娠 2～3.5 个月时正好处于流感流行季节的妇女。

甲型流感病毒流行期间，金刚烷胺和金刚乙胺可以预防流感，有效率为 70%～90%。

第二节　呼吸道合胞病毒肺炎

呼吸道合胞病毒（respiratory syncytial virus，RSV）是儿童下呼吸道感染的主要病原，偶尔可引起成人下呼吸道感染。

呼吸道合胞病毒属副黏病毒科，是有包膜的单股 RNA 病毒。根据细胞膜表面糖蛋白 G 的抗体，该病毒分为 A 和 B 两型，两型所致感染相似。血浆 IgG 水平或分泌 IgA 具有持续性保护作用，细胞免疫的保护作用尚不清楚。

呼吸道合胞病毒感染呈全球性分布，每年冬春季均有暴发流行。由于感染后免疫不完全，重复感染常见。在流行季节，医院内传播也很重要，20%～45% 的住院婴幼儿会获得 RSV 感染，其中 20%～50% 会造成下呼吸道感染。RSV 感染主要经呼吸道飞沫传播，常见于 6 个月内的婴儿。健康婴儿 RSV 感染的病死率 <1%，而有先天性心脏病或支气管肺发育不全的婴儿 RSV 感染的病死率超过 30%。有免疫功能缺陷成人患 RSV 肺炎的报道。

病变主要侵犯毛细支气管和肺泡，支气管炎的病理改变有支气管壁和周围组织水肿，以及淋巴细胞浸润，支气管壁上皮细胞增生和坏死，小气道因脱落的上皮细胞和黏液栓造成梗阻。发生肺炎时，肺间质和肺泡内有单核细胞浸润，胞质内可见包涵体。

本病的潜伏期 2～8 天。幼儿的原发感染通常有症状，常以发热、鼻充血、咳嗽起病，有时可引起咽炎。几天后出现呼吸困难、呼吸急促、肋间肌辅助呼吸，提示下呼吸道受累。支气管炎的典型表现是喘鸣和过度换气，肺炎常同时合并细支气管炎，表现为喘鸣、啰音和低氧血症。胸部 X 线可见双下肺纹理增厚，支气管周围阴影，气套征，发生肺炎时常见右上肺叶和中叶实变。有研究表明病毒性细支管炎可以影响以后的肺功能。

3 岁以上儿童和成人感染常表现为上呼吸道感染，表现为发热、鼻部充血、犬吠样咳嗽、咽痛和声音嘶哑。较普通感冒病情重，病程长。成人的严重肺炎可导致成人呼吸窘迫综合征。

冬春季婴幼儿发生细支管炎和肺炎时，必须考虑 RSV 感染，免疫缺陷的成人出现发热和肺部浸润时也必须考虑 RSV 肺炎。病毒分离较血清学诊断迅速而且敏感性高，在发病 3～5 天，取呼吸道分泌物作培养分离病毒，标本立即送检接种，不能冻存，3～7 天后感染细胞内形成包涵体。也可用免疫荧光试验（IFT）和 ELISA 测定病毒抗原，也能做出早期诊断。

下呼吸道感染患者应常规给予氧疗。支气管扩张剂和皮质激素的应用尚有争议。现已证实利巴韦林对 RSV 感染临床有效。利巴韦林持续雾化吸入能改善患儿的临床情况和氧合状况，缩短排毒时间。推荐利巴韦林每天持续雾化吸入 12～18 小时，应用 3～7 天。

第三节　副流感病毒肺炎

副流感病毒是婴儿和低龄儿喉炎和下呼吸道感染的主要病原，可引起各年龄段人群的普通感冒，在老年人可引起机会性肺炎。

副流感病毒属副黏病毒科，是有包膜的 RNA 病毒。RNA 呈负极性单链，包膜表面的一种糖蛋白具有红细胞凝集素和神经氨酸酶活性。目前有 4 个型。分泌型 IgA 和干扰素对控制感染起重要作用。由于免疫持续时间短，重复感染常见。

副流感病毒遍及全球，1 型和 2 型流行发生在秋季，由于来自母体的被动免疫，1 型和 2 型很少致 4 个月内婴儿严重感染。3 型流行全年可见，尽管有来自母体的被动免疫，3 型可致婴儿严重的下呼吸道感染。4 型较少致病，病情轻，为局限于上呼吸道的轻症感染。近 50%的喉气管支气管炎的病因是 1 型和 3 型病毒，10%~15% 的儿童肺炎和支气管炎是由 3 型副流感病毒所致。1 型和 3 型也可引起老年人的呼吸道感染。在严重免疫功能缺陷的患者，3 型可引起致命的巨细胞肺炎。

副流感病毒通过直接接触和飞沫传播。副流感病毒主要侵犯呼吸道的表层组织，在上皮细胞内增殖，损伤较轻，在成人仅引起轻度呼吸道感染。但在 5 岁以下婴幼儿，病毒侵犯呼吸道柱状纤毛上皮细胞，引起细胞变性、坏死、糜烂和增生，当侵犯肺组织时，引起间质性肺炎。

本病的潜伏期 3~8 天。多数副流感病毒感染没有症状。在儿童和成人最常见的表现是普通感冒，但是在低龄儿童，4 个血清型引起的临床表现差异较大。1 型和 2 型是喉炎支气管炎的最主要病原，1 型主要见于 6 个月~3 岁幼儿，2 型见于 8~36 个月婴幼儿。表现为鼻塞、流涕、咽痛、痉挛性咳嗽、声音嘶哑，伴有不同程度的上呼吸道梗阻表现。3 型病毒在 1 岁以内的婴儿表现为细支气管炎和肺炎。与呼吸道合胞病毒肺炎类似，1~3 岁幼儿表现为喉气管支气管炎，年长儿表现为支气管炎和气管炎。4 型病毒感染仅有轻度呼吸道症状。副流感病毒在老年人可引起肺炎。

当地有副流感病毒流行，有助于诊断。散发病例诊断困难，需进行病原学检查方能确诊。在感染的 3 天内，留取鼻咽分泌物接种易感染细胞进行病毒分离，通常 10 天内可分离出病毒。采用免疫荧光酶联免疫吸附法或放免法快速检查呼吸道分泌物中脱落上皮细胞中的病毒抗原，可做到快速诊断。留取发病初期和恢复期双份血清，应用中和试验，血凝抑制试验和补体结合试验测定特异性 IgG 抗体，特异性 IgG 抗体效价 4 倍以上升高可作出血清学诊断。

目前无有效的抗副流感病毒感染的药物，临床治疗以对症治疗和支持治疗为主。要注意预防和治疗继发性细菌感染。目前尚无副流感病毒疫苗。

第四节 麻疹病毒肺炎

麻疹是麻疹病毒引起的急性呼吸道传染病，除引起典型的发热、皮疹等表现外，还可引起肺炎、脑炎等表现。自从减毒活疫苗列入计划免疫后，麻疹的发病率与病死率已明显下降。

麻疹病毒属副黏病毒科，是有包膜的单链 RNA 病毒。其包膜表面具有血凝素，无神经氨酸酶。T 细胞感染麻疹病毒后会出现一过性细胞免疫功能缺陷。麻疹的免疫是终生免疫。在发达国家，麻疹相关的病死率约 0.1%，在发展中国家接近 2%，主要死于肺炎和脑炎，与营养不良、低龄和免疫功能缺陷有关。

麻疹病毒在呼吸道和眼结膜上皮细胞内繁殖，向局部淋巴组织扩散并侵入血流，出现第一次病毒血症，病毒随淋巴细胞扩散到肝、脾、骨髓、淋巴结等网状内皮系统内进一步繁殖，并再次侵入血流，出现第二次病毒血症，病毒经血循环到达呼吸道黏膜、眼结膜、皮肤、肠道、心脏、肝脏等靶器官，引起靶器官的病变及炎症反应。

麻疹病毒感染最典型的病理改变是形成多核巨细胞，可见于淋巴结、肝、脾等网状内皮系统，也见于呼吸道、肠道黏膜和皮肤。麻疹病毒肺炎的病理改变是支气管和细支气管黏膜急性炎症、变性、坏死和增生改变，以单核细胞浸润为主的间质性肺炎。在支气管黏膜和肺泡壁内可形成多核巨细胞，称巨细胞肺炎，多见于细胞免疫功能缺陷者。当合并细菌感染时会出现肺实变和化脓性改变。

在儿童，麻疹的潜伏期是 10~14 天，成人的潜伏期略长。前驱期主要表现为上呼吸道症状，咳嗽、流涕、流泪、咽痛、体温逐渐升高，在前驱期末，会出现特异的麻疹黏膜斑（Koplik 斑），有早期诊断价值。出现麻疹黏膜斑后 1~2 天进入出疹期，皮疹始发于耳后，渐发展至颜面，继而由上自下，由肢体近端向远端扩展，直至手心、脚掌。皮疹为粟粒样鲜红斑丘疹，疹间皮肤正常，可融合成片。出疹高峰时全身中毒症状也随之加重，高热不退。皮疹出齐后 1~2 天，全身症状迅速好转，体温下降，皮疹按出疹顺序隐退，伴有细糠样脱屑，2~3 周内皮疹完全消退。

麻疹病毒肺炎是最常见引起病情恶化的并发症，多见于婴幼儿，主要发生在出疹前和出疹期。表现为高热持续不退、咳嗽加剧、呼吸困难、发绀。体征有三凹征，肺部干湿啰音。约 1/3 的患者合并细菌感染，以肺炎球菌、链球菌、金黄色葡萄球菌和流感杆菌多见，少数患者还可合并腺病毒和巨细胞病毒感染，使病情更为严重。

接种灭活麻疹疫苗后，由于灭活疫苗只引起宿主产生抗 H 蛋白的血凝抑制抗体，不产生抗 F 蛋白的血溶抑制抗体，经过 4~6 年，血凝抑制抗体效价下降，再次接触麻疹病毒，会出现不典型麻疹综合征（atypical measles syndrome，AMS），临床表现不典型，多无 Koplik 斑，皮疹始于四肢，向心性发展至躯干，但病情严重，常合并肺炎，肺部可闻及干湿啰音，自接种减毒活疫苗后，AMS 已极少见。

麻疹病毒性肺炎的 X 线表现为肺纹理增粗和网状结节阴影，主要累及下叶。合并细菌性感染和 AMS 时，会出现肺实变和胸腔积液。

麻疹有特征性口腔黏膜斑和典型皮疹的表现，结合流行病学史，呼吸道分泌物、结膜分泌物或尿沉渣经瑞氏染色，显微镜下观察到多核巨细胞，血凝抑制试验、中和试验或酶联免疫吸附试验检测到麻疹病毒抗体可以确诊。病毒分离费时，临床价值不大。

目前麻疹病毒尚无有效的抗病毒药物，麻疹的治疗以对症支持治疗为主。麻疹病毒性肺炎时可适当选用抗生素预防细菌感染，当合并细菌性肺炎时，应尽可能作出病原学诊断，针对致病病菌选用敏感的抗生素治疗。

自从麻疹病毒减毒活疫苗列入计划免疫以来，麻疹的发病率明显下降。因疫苗在体内引起感染的潜伏期与自然麻疹感染的潜伏期相仿，因此接触麻疹后 1~2 天紧急接种麻疹疫苗，仍有可能预防发病。2 天后接种疫苗则不能预防发病，但可以减轻症状，减少并发症。有麻疹接触史的易感者，特别是年龄在 1 岁以内的婴幼儿、孕妇和免疫功能缺陷者，应在接触的 6 天内紧急被动免疫，可以预防或减轻发病，常用丙种球蛋白 0.25ml/kg，免疫功能缺陷者用 0.5ml/kg，最大剂量为 15ml。6 天后采用被动免疫，仍能起到减轻病情的作用。

第五节 水痘-带状疱疹病毒肺炎

水痘-带状疱疹病毒在不同免疫力的人群中引起两种独立的临床疾病——水痘和带状疱疹。水痘-带状疱疹病毒原发感染引起水痘，主要见于儿童，引起特征性的全身性皮肤损害。水痘并发肺炎的发生率为 4%，成人水痘患者的肺炎发生率为 16%~38%，成人水痘的病死率也明显高于儿童，免疫缺陷患者水痘的病死率可达 25%。潜伏性感染的水痘-带状疱疹病毒复燃引起带状疱疹。仅个别免疫功能低下患者的"乏发性或全身性带状疱疹"可出现带状疱疹性肺炎、腮腺炎和脑脊髓膜炎，此型带状疱疹极为罕见。

水痘-带状疱疹病毒属疱疹病毒科，为双链的 DNA 病毒，仅对人有传染性，病毒糖蛋白共分 5 类，其中 gpⅠ、gpⅡ、gpⅢ的抗体具有中和病毒的作用。

水痘患者是惟一的传染源，从发病前 1~2 天至皮疹干燥结痂，均具有很强的传染性。主要通过呼吸道传染和接触传染，主要发生在婴幼儿和学龄前儿童，成人偶有发病。该病多见于冬春季，全年散发。感染后免疫持久，极少再次患病。

病毒在上呼吸道黏膜内繁殖，然后侵犯入血，在网状内皮系统中复制，形成第二次病毒血症播散至全身。肺炎是病毒血症的结果，而不是呼吸道直接播散所致。水痘-带状疱疹病毒肺炎的病理为肺间质炎症，细支气管和肺间质水肿，间质细胞增生和单核细胞浸润。脱落的肺间质细胞内可见到核内包涵体。肺泡内充满纤维蛋白，偶有透明膜形成。也可以有小血管炎和多核巨细胞。

水痘的潜伏期为 13~17 天。出疹前 1~2 天有感冒样的前驱期症状，皮疹最先发生于躯干、头面部，最后到达四肢，皮疹发展快，最初为斑疹，短时间演变成为丘疹、疱疹、结痂。皮疹分批出现，因此可见各期皮疹同时存在，水痘-带状疱疹病毒肺炎多在出疹后 1~6 天发生，约 90% 的病例是 19 岁以上的成年人，其中超过 75% 的患者年龄在 30~50 岁。轻症患者仅有 X 线异常表现，没有临床症状，重症患者除了发热外还有干咳、咯血、胸痛、呼吸困难等症状。免疫功能缺陷患者和妊娠中晚期孕妇感染，病情凶险，病死率高。发生肺炎时肺部体征少，与 X 线的异常表现不符。肺炎的诊断主要靠 X 线检查，见两肺弥漫性结节浸润或网格状阴影，结节一般不超过 5mm，常分布于肺门和肺底，可见胸腔积液和肺门淋巴结肿大。病变多于数月内吸收，也有延长几月后吸收，最后可形成钙化。

根据典型的水痘表现，水痘接触史以及胸部 X 线表现可明确诊断。取新鲜疱疹内液体做电镜检查，可以发现病毒颗粒，或用疱疹内的液体进行病毒分离。采用补体结合试验检测特异性抗体有助于诊断。柯萨奇病毒肺炎、支原体肺炎和不典型麻疹有时会表现为间质性肺部炎症合并疱疹，需与本病鉴别。

阿昔洛韦对原发水痘肺炎有效，10mg/kg（或 500mg/m^2）静脉注射，每 8 小时 1 次，至少用 5~7 天。肾功能不全时要根据肾功能调整剂量。孕妇和严重免疫功能低下者，因死亡率高要积极治疗。特异性水痘免疫球蛋白对治疗没有作用，但对高危者暴露后的预防有效。现已有水痘减毒活疫苗，对健康和免疫缺陷的成人与儿童有保护作用，接触水痘后 3 天预防接种也能很好起到保护作用或减轻病情。

第六节　单纯疱疹病毒肺炎

单纯疱疹病毒感染分原发性感染和复发性感染，单纯疱疹病毒 1 型感染主要以儿童多见，主要累及腰以上的皮肤黏膜，单纯疱疹性唇炎是最常见的表现，通过直接接触传播。单纯疱疹病毒 2 型主要通过性接触传播或经产道传播给新生儿，主要表现为外生殖器感染。单纯疱疹病毒还是咽炎的常见病原体，严重的单纯疱疹病毒感染很少见。在免疫缺陷患者可引起肺炎、食管炎、肝炎、结肠炎及播散性皮肤感染，肺炎的病死率达 80%。

单纯疱疹病毒属疱疹病毒科，分 1 型和 2 型。包膜 gD 糖蛋白抗体是主要的中和抗体。机体针对单纯疱疹病毒的免疫反应包括特异性体液免疫和细胞免疫。细胞免疫较体液免疫更重要，但两者均不能清除潜伏性感染和阻止复发。

单纯疱疹病毒肺炎是原发感染的结果。弥漫性口腔黏膜病变沿气管与支气管向下蔓延，引起灶性或多灶性坏死。肺炎的病理改变是弥漫性肺间质炎症、坏死和肺出血，在细胞核内形成嗜酸性包涵体（Cowdry A 型小体），提示疱疹病毒感染。坏死性气管炎和食管炎常同时存在，有报道在气管和主支气管内可见厚的炎性假膜。

单纯疱疹病毒肺炎主要见于免疫功能缺陷患者，一组 20 例单纯疱疹病毒肺炎的临床研究发现，其中 16 例是骨髓移植患者，均发生在移植后的前 2 月内。咳嗽和呼吸困难是最常见的症状，1 例患者出现咯血，4 例患者在胸部 X 线出现异常表现时尚无呼吸道症状。大多数患者有发热，半数患者肺部有啰音。12 例患者胸部 X 线表现为灶性或多灶性浸润病变，常伴有口腔和面部疱疹。8 例患者胸部 X 线表现为弥漫性肺间质病变，其中 5 例有生殖器疱疹。16 例患者在发生肺炎前已出现皮肤黏膜疱疹。2 例患者疱疹与肺炎同时发生或在发生肺炎后出现，2 例患者无疱疹。所有患者均有严重低氧血症，均死于呼吸衰竭，生前均未能明确诊断。尸检时 7 例未发现其他病原体，13 例为混合感染。

单纯疱疹病毒肺炎诊断困难，当免疫缺陷者出现肺部灶性浸润或弥漫性肺间质病变时，要考虑到单纯疱疹病毒肺炎。当气管插管时出现气管炎和食管炎时高度提示该病。皮肤黏膜疱疹提示本病，但无皮肤黏膜疱疹也不能排除本病。病毒分离是诊断单纯疱疹病毒感染的主要依据。通过支气管镜毛刷、灌洗和活检取得下呼吸道样本进行细胞学和组织学检查，发现多核巨细胞和核内包涵体有助于确诊，但不能区分单纯疱疹病毒感染和水痘-带状疱疹病毒感染。抗体检测有助于原发性感染的诊断，对复发性感染的诊断价值不大。

阿昔洛韦和阿糖腺苷对单纯疱疹病毒感染有效，首选阿昔洛韦。免疫缺陷者单纯疱疹毒感染时，阿昔洛韦的剂量为 5mg/kg，静脉注射，每 8 小时 1 次，或 400mg 口服，每日 5 次，并根据肾功能调整剂量，疗程至少 7 天。骨髓移植和肾移植时预防性使用阿昔洛韦可显著减低单纯疱疹病毒感染的发生率。骨髓移植时阿昔洛韦的剂量为 250mg/m^2，静脉注射，每 8 小时 1 次，疗程 18 天，肾移植时阿昔洛韦的剂量为 200mg 口服，每 8 小时 1 次，疗程 20 天。

第七节　巨细胞病毒肺炎

巨细胞病毒感染可引起多种临床表现，分原发性感染和继发性感染。巨细胞病毒的人群感染率极高，健康人群巨细胞病毒抗体阳性率为 80%～100%。正常健康人多为潜伏性感染，或引起单核细胞增多症样表现。在免疫缺陷患者，如新生儿，器官移植者和艾滋病患者，巨细胞病毒可引起严重的感染，累及多个器官，如肺炎、肝炎、胃肠炎、视网膜炎、脑炎、血液系统损害及生殖腺受累等表现，可危及生命。

巨细胞病毒属疱疹病毒科，是有包膜的 DNA 病毒，DNA 为线性状双股，约编码 33 种结构蛋白，多数结构蛋白的功能还不清楚。

患者和隐性感染者的唾液、尿液、精液、阴道分泌物、乳汁中均含有病毒，是该病的传染源。本病的传播途径有经母婴垂直传播，密切接触感染、输血和器官移植感染。

该病特征性的病理改变为受感染细胞体积增大 3～4 倍，胞质内出现嗜碱性包涵体，核内出现嗜酸性包涵体，酷似猫头鹰眼，具有特征性。这种细胞见于多种器官，如肺、肾、肝、胃肠道等，以及各种体液中。巨细胞病毒肺炎有两种病理改变，一种为粟粒样病变，表现为多发灶性坏死，肺泡出血，纤维蛋白沉积和中性粒细胞浸润，另一种为弥漫性肺间质病变，肺泡细胞增生，间质水肿，淋巴细胞浸润，病变中含有大量的特征性巨细胞。

免疫功能正常患者的巨细胞肺炎表现为持续发热，病程约 4 周，伴随肝酶升高。多数患者有上呼吸道症状，可无咳嗽、咳痰。胸片显示双肺斑片阴影或肺间质病变，以两下肺为主，胸腔积液和肺实变很罕见。病程自限。

免疫功能缺陷患者巨细胞病毒肺炎的发生率高，病死率高。骨髓移植患者巨细胞病毒肺炎主要发生在移植后 1~3 月，发生率为 15%，80% 表现肺间质病变的患者，经活检证实为巨细胞病毒肺炎，患者的病死率为 85%。肾移植术后，巨细胞病毒肺炎主要发生在移植后 4 个月内，发生率为 14%，病死率为 48%。发生巨细胞病毒肺炎的主要危险因素包括：年龄、急性移植物抗宿主病和同种异基因移植。艾滋病患者肺炎的发生率低于移植患者，可能与艾滋病患者细胞毒反应低下有关。巨细胞病毒肺炎临床表现为持续性发热、干咳和呼吸困难，严重低氧血症提示病情危重。胸片表现为双肺弥漫性浸润，主要位于中下肺野。病理表现为粟粒样病变的患者临床表现为突然出现呼吸急促，严重呼吸窘迫，低氧血症，常在 3 天内需进行机械通气支持或死亡；病理表现为间质病变的患者，起病隐匿，表现为缓慢进展的低氧血症，最初为灶性肺部浸润，数天或数周内向两肺播散，X 线异常常先于临床症状。

巨细胞病毒肺炎的诊断很准，因为这些患者常合并其他感染，包括细菌、分枝杆菌、病毒、真菌（包括卡氏肺孢子菌，该病原体已正式归属于真菌）等，非感染因素也很常见，包括：肺部恶性肿瘤、出血和免疫抑制剂、放疗、机械通气的不良反应等。

诊断巨细胞病毒肺炎需行肺泡灌洗或肺活检，进行病毒分离或病理学检查，病理检查时使用特殊的单克隆抗体，采用免疫荧光法检测组织中的病毒抗原，该方法快速，敏感性高。巨细胞病毒易在人成纤维细胞中生长，但需 1~4 周才能产生细胞巨形变。标本接种后 16~72 小时用单克隆抗体检测病毒抗原，可较早确定培养细胞中病毒存在，免疫缺陷患者可长期携带病毒，可以分离出病毒，因此从呼吸道分泌物、尿液或血液中分离出病毒，并不一定代表巨细胞病毒是肺炎的病原体。

在外周血白细胞内检测出 CMV 抗原是 CMV 活动性感染的重要标志。内层基质磷蛋白 PP65（CMV-PP65 抗原）是病毒表达最丰富的晚期抗原，用免疫荧光或是免疫酶标的方法，在周围血白细胞内能检测出 CMV-PP65，提示存在 CMV 活动性感染。抗原血症较临床表现及抗体反应出现早，可用于 CMV 高危患者的监测，且具有简单、易行、省时、可量化的优点。

血清学诊断有赖于抗体效价升高或从阴性转阳性，需双份血清进行检测，IgG 抗体阳性仅表示感染过巨细胞病毒，IgM 抗体阳性有助于急性感染的诊断。

更昔洛韦对巨细胞病毒视网膜炎和艾滋病、肾移植患者的肺炎有效，对骨髓移植患者肺炎的疗效差，需联合注射免疫球蛋白。更昔洛韦 5mg/kg，每 12 小时 1 次，连用 2 周，此后改为每日 1 次，连用 30 天。巨细胞病毒免疫球蛋白 0.4g/kg，第 1、2、7 天静脉注射，0.2g/kg 第 14 天、21 天静脉注射；或普通免疫球蛋白 0.5g/kg，隔日 1 次，连用 10 次，此后在应用更昔洛韦期间每周 1 次，病死率从约 90% 降至 30%~50%。膦甲酸钠对视网膜炎有效，对肺炎的疗效还不肯定。血清学阳性的骨髓移植患者，预防性应用大剂量阿昔洛韦或更昔洛韦可有效预防巨细胞病毒肺炎，降低病死率。巨细胞病毒免疫球蛋白和阿昔洛韦可有效预防肾移植患者的巨细胞病毒病。

第八节　腺病毒肺炎

腺病毒除引起呼吸道感染外，还可以引起流行性角结膜炎、急性出血性膀胱炎、脑膜炎、脑膜脑炎和胃肠炎等。腺病毒肺炎多见于儿童，成人肺炎少见，但可在军营中暴发流行。

腺病毒属腺病毒科，是线状双股 DNA 病毒，现已经发现 41 个型，归 7 个亚属。5%~

15% 儿童的细支气管炎和病毒性肺炎是腺病毒感染所致。从无症状或上呼吸道感染的幼儿的扁桃体上常分离出 1、2、5 和 6 型腺病毒。3 型引起儿童咽-结膜热，3、7 和 21 型能引起 3 ~ 18 个月幼儿的播散性感染，7 和 21 型与婴儿细支气管炎和肺炎相关，3、4 和 7 型可引起年轻人急性上呼吸道和下呼吸道感染，特别是在军营中可引起流行。在免疫缺陷患者腺病毒可引起严重的肺炎。

腺病毒肺炎的病理改变也表现为支气管炎、细支气管炎和间质性肺部炎症。斑点细胞（smudge cell）的细胞核内有嗜碱性包涵体具有特征性。

腺病毒感染的潜伏期为 4 ~ 5 天。常表现为咽炎、气管炎，婴儿的细支气管炎和肺炎相对少见，表现为发热、流涕、咽痛、咳嗽等普通感冒的症状，持续 3 ~ 5 天。咽-结膜炎常在夏令营中暴发流行，表现为发热、结膜炎、咽炎和鼻炎，通常在 3 ~ 5 天自行缓解。腺病毒肺炎起病常缓慢，数日至一周后才出现发热、咳嗽、咳痰，甚至咯血，常伴随上述症状。婴幼儿的播散性感染常急骤起病，表现为高热、呼吸困难和发绀。胸部 X 线表现同非典型肺炎一样，表现为下肺野斑片状间质浸润，可融合成片，可有胸腔积液。

腺病毒的诊断主要靠从呼吸道分离出腺病毒，血清学检测对诊断有帮助。

目前尚无有效的抗腺病毒药物，以对症和支持治疗为主。现已经有口服的减毒活疫苗，可产生较高的免疫力，具有预防作用。

（范洪伟）

参 考 文 献

[1] John F Murray, Jay A Nadel. Textbook of Respiratory Medicine. Viral Infection. 977 – 1035

[2] Roger C Bone, David R Dantzner, Ronald B George, et al (ees). Pulmonary and Critical Care Medicine, Part K Infectious Disease：Specific Microorganisms-Viral Respiratory Infections. 1 – 21

第六章　肺炎支原体肺炎

支原体属于柔膜体纲，包括 4 个目、5 个科、8 个属和 150 个种。在人体上目前分离到 16 个种。与人类疾病的关系最大的有三个支原体种，即肺炎支原体、人型支原体和解脲脲原体。肺炎支原体是明确的人类病原体，人型支原体和解脲脲原体一般认为是机会性感染病原体。支原体在细胞直径和基因组方面均小于细菌，是能够在无生命培养基上生长的最小的生命形式。与其他支原体一样，肺炎支原体没有细胞壁，仅有三层结构的细胞膜，基本形态为杆状，长 12m，宽 0.1~0.2m。对于 β-内酰胺类抗生素不敏感。

支原体肺炎过去称"非典型肺炎"，该名称首次应用于 1938 年，描述一种不常见的"气管支气管肺炎"及症状。病原体于 1944 年由 Eaton 等首先自非典型肺炎患者的痰中分离，但直到 1961 年被 Chanock 鉴定为肺炎支原体。

【流行病学】

血清流行病学研究显示全球范围的肺炎支原体感染率较高。在美国，20% 社区获得性肺炎住院患者系肺炎支原体所致，这一比例在未住院的社区获得性肺炎患者中更高。在美国肺炎支原体肺炎每年的发病率为 1/1000，约 2 百万人，但非肺炎的肺炎支原体呼吸道感染是这个数字的 1020 倍。北京地区儿童急性下呼吸道感染患儿中，肺炎支原体的检出率是 13%。肺炎支原体肺炎发病率最高的人群是 5~20 岁年龄组，但可在任何年龄的人群发病。日本的调查显示在社区获得性肺炎老年患者中，肺炎支原体所占病例不高。肺炎支原体肺炎发病无季节性，但可能秋季较多。在封闭的人群中，如新兵训练营和幼儿园等，肺炎支原体感染可产生小规模的流行，造成该人群 25%~75% 的感染。肺炎支原体感染经常发生家庭内成员间的传播。肺炎支原体所致上呼吸道和下呼吸道感染与年龄有关系，3 岁以下幼儿以上呼吸道感染多数，5~20 岁年龄的人群主要表现为支气管炎和肺炎，成人则以肺炎多见。

【病因及发病机制】

肺炎支原体感染经呼吸道飞沫传播。吸入呼吸道后，肺炎支原体杆状一端的细胞器内的 P1 黏附蛋白与呼吸道纤毛上皮细胞上的糖蛋白受体上结合，随后发生纤毛的停滞，病原体释放过氧化氢及其他超氧基团，造成上皮细胞破坏，随后发生浅层黏膜广泛性损伤。肺炎支原体诱导多种免疫调节物（如细胞素）的产生和 T、B 淋巴细胞的激活，后者产生的自身抗体与宿主的各种组织和白细胞上的 I 抗原结合，后者导致冷凝集素的产生。激活后的 B 淋巴细胞产生局部和全身保护性抗体，抑制支原体的附着，促进调理作用及抗体-补体介导的支原体溶解作用。

首次感染后肺炎支原体后，病原体可在呼吸道黏膜内形成常驻，时间达数月（在免疫低下患者甚至可达数年），成为正常携带者。北京地区健康儿童肺炎支原体的携带率约 1.47%。这种黏膜内的常驻极少侵犯黏膜以下，但在免疫抑制患者或非免疫抑制患者接受腔镜时，肺炎支原体可进入黏膜下和血流并播散至其他器官。

【病理】

典型的病理改变是支气管周围的淋巴细胞和浆细胞浸润，中性粒细胞和巨噬细胞聚集在

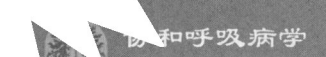

支气管周围和管腔内。气管炎、支气管炎、肺泡炎及间质性浸润。

【临床表现】

大多数肺炎支原体感染为临床显性感染，而非隐性感染。大多数感染者仅累及上呼吸道。在经过 2～3 周，病情加重，表现发热、全身不适、头痛和咳嗽。咳嗽是肺炎支原体感染的特点，在随后的 1～2 天，咳嗽的频率和严重程度增加，可能会使患者衰弱。肺炎支原体感染这种症状逐渐加重的特点与流感和腺病毒呼吸道感染的急性发病有着明显的差别。5%～10% 的患者，可进一步发展成为气管支气管炎或肺炎，与患者的年龄有一定的关系。在这一阶段，原先的临床表现仍然存在，咳嗽更加严重，痰白色较少，偶尔痰中带血。由于持续咳嗽，患者可因肌张力增加而发生胸骨旁胸腔疼痛，但真正的胸膜疼痛很少见。患者发烧，体温通常在 37.8～38.5℃ 并伴有畏寒，但真正寒战（如肺炎双球菌肺炎患者）很少见。与流感（有非典型肺炎临床表现）不同的是，肺炎支原体肺炎患者的肌肉酸痛、胃肠道症状很少见。与腺病毒肺炎区别是后者有时伴随有腹泻，但肺炎支原体很少有腹泻。

体格检查患者一般情况尚可，咽部充血、水肿，但通常没有颈淋巴结肿大（如链球菌咽炎）。有些患者可有肺部以外的并发症，如皮疹、心包炎、溶血性贫血、关节炎、脑膜脑炎和外周神经病。

【胸部影像学表现】

肺部病变呈多种形态的浸润阴影，可有间质性肺炎或斑片状融合性阴影的改变。早期间质性肺炎时显示纹理增强和网状阴影，支气管血管周围和间质小叶间隔增厚，呈节段性分布，以左下肺野多见。肺实变时于单侧或双侧肺部边缘呈现模糊斑片阴影和小叶中心的结节，按小叶性分布，呈支气管肺炎征象，以肺下野多见，也可从肺门向肺野延伸呈扇形，近肺门较深，外缘逐渐变淡，并可夹有条索和斑片阴影。肺部阴影可在 4～6 周内完全吸收。20% 患者出现胸腔积液，常为单侧，在短期内迅速消失，双侧大量胸腔积液少见。故肺炎支原体肺炎患者很少发生胸膜疼痛。

肺炎支原体肺炎的影像学显示肺部小结节状阴影、片状浸润阴影呈小叶分布，小叶中心阴影，间质性改变往往难以在普通胸部 X 线平片上发现，但是在胸部 HRCT 上通常可被发现。肺炎支原体肺炎的影像学改变不容易与病毒性肺炎区别，有时甚至不能与细菌性小叶性肺炎区别。

【实验室检查】

一般实验室检查：白细胞总数和分类可能不高，但血沉和 CRP 可能升高。尿常规、血清肝肾功能、血清电解质没有特别变化。支原体肺炎的特异性实验室检查：培养、非培养及血清学诊断。

1. 培养　肺炎支原体培养较为困难，需要特殊营养培养基，且生长比一般细菌缓慢许多。

（1）标本的采集及保存　鼻、咽拭子或吸液、痰、胸膜积液、支气管肺泡灌洗物、气管吸液和肺组织均可作为肺炎支原体培养标本。取标本时持拭子用力擦下尽可能多的细胞，因为支原体与细胞相伴随。拭子应为藻酸钙（Calcium alginate）、涤纶（Dacron）、聚脂（polyester）纤维材料制作，柄为塑料或铝质。木质或竹质的棉拭子不宜使用，因为可能含有潜在的支原体抑制物。标本采集过程中应当避免被滑石粉和防腐剂污染。支原体对外界不利的环境非常敏感，尤其是干燥和热。无论何时标本采集后都应在床边置于支原体运输液或培养基内，

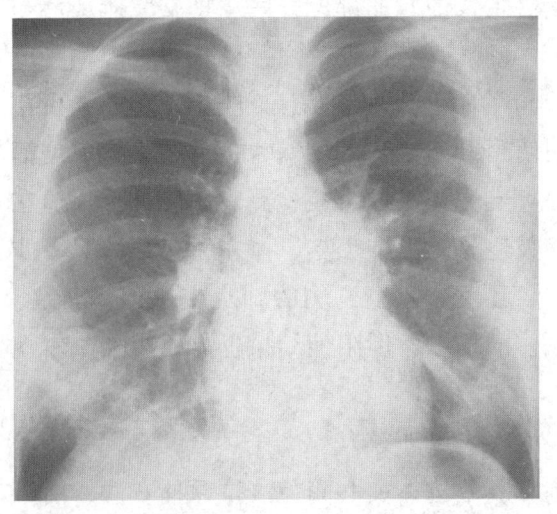

图 5-6-1　胸部 X 线平片：双侧下肺野非叶段分
布的实变阴影

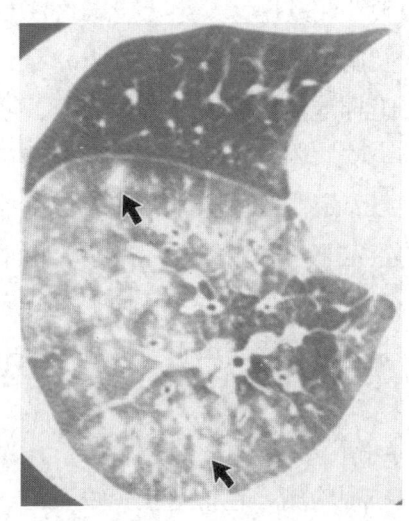

图 5-6-2　胸部 HRCT 显示右下肺小结节阴影（直径 <
1cm，箭头所指），主要呈小叶中心性分布，
结节周围有磨玻璃样改变，与支气管肺炎相似

如 SP-4 肉汤或 2SP（含 10% 灭活胎牛血清的 0.2M 的蔗糖磷酸盐缓冲液）。保存液或运输液也可使用商业成品。液体或湿的组织标本如果能保证不干和在 1 小时内接种可不使用保存液或运输液。标本采集后如果不能立即运输，应置于 4℃ 冷藏。如果标本采集后 24 小时内不能接种，应置于 -70℃ 或液氮内保存。-20℃ 保存即使很短时间也会使支原体失去活性。

（2）培养步骤　SP-4 和改良的 Hayflick 肉汤和琼脂平板可用于肺炎支原体的培养。肺炎支原体培养时无论是自制培养基或使用商业成品培养基，均需使用阳性和阴性对照菌株以保证培养基的质量。肺炎支原体的培养如使用双相培养基（肉汤-琼脂培养技术）则更好。标本在接种前应当混匀，液体标本离心沉淀（600g，15 分钟），沉淀物用于接种。组织标本在肉汤内磨碎后接种。无论液体标本还是磨碎的组织标本，在接种前需作系列稀释至少 1:1000，每一稀释度均接种（如 1:10，1:100 和 1:1000 三个稀释度），稀释液是肉汤培养基。稀释接种的目的是克服标本中可能的抗生素，抗体和细菌的干扰，是提高阳性分离率的重要步骤。将系列稀释后的标本接种 SP-4 肉汤和琼脂平板，接种后的肉汤置有氧环境，琼脂平板置 5% CO_2 培养箱或烛缸，两者的温度均为 37℃。当培养环境干燥或培养时间延长，可使用加湿温箱。如果接种的肉汤在 4 天以后（4 天前的产酸改变通常是细菌污染）出现产酸改变（由红变黄），检查原种的琼脂平板是否有菌落的生长，如果没有，则将阳性肉汤转种琼脂平板，过 4 天以后每 2 ~ 3 天检查原种和转种的琼脂平板，一般在接种后 4 ~ 20 天产生直径为 10 ~ 100μm 的菌落。如果肺炎支原体鉴定阳性则报告"肺炎支原体"，如果阴性则报告"支原体种"。如果原种培养基的肉汤在 10 ~ 21 天内没有颜色改变，将该肉汤转种琼脂平板，6 周后仍然没有菌落产生，报告阴性。肉汤培养基混浊显示细菌污染。

（3）培养物的鉴定　肺炎支原体没有细胞壁，故不能被革兰染料所染色，因此革兰染色不能用于支原体的鉴定，但可排除细菌污染的存在。姬姆染色不能将支原体与标本中的碎片颗粒区别。DNA 荧光染料，如 Hoechst 33258 可用于确定标本或培养物中的支原体的存在，但不能与其他细菌区别。

用放大镜可检查琼脂平板上的支原体菌落，但4×～10×的显微镜更为可靠。不仅注意始划区，而且要注意尾区，因为后者可能是支原体菌落生长最好的部位。注意将支原体菌落与气泡，水及脂质滴物或其他杂质区分。

呼吸道标本、培养物分解葡萄糖、接种后4～20天在SP-4琼脂平板产生圆形菌落，可初步报告肺炎支原体。有条件可进行发确诊试验，如使用PCR技术或双单抗体夹心--酶免疫捕获法等进行鉴定。双单抗体夹心酶免疫捕获法在肺炎支原体抗原直接检测中敏感性低，但在分离物的鉴定非常有用，因为其特异性很高。自呼吸道分离出肺炎支原体在大多数情况下非常重要，但需要与呼吸道疾病的临床表现相一致，因为存在小比例的肺炎支原体携带者。PCR技术越来越广泛应用于呼吸道标本中肺炎支原体的检测，但阳性结果也需要与临床表现相一致。

1. 非培养方法

（1）抗原检测　包括直接免疫荧光、免疫印迹和双单抗体夹心酶免疫抗原捕获法，由于这些方法存在特异性和/或敏感性低，实际应用价值有限。

（2）DNA探针　肺炎支原体DNA探针曾在20世纪80年代使用，由于其敏感性低（在10^3～10^6CFU），目前已停止使用。

（3）PCR　几乎能够检测所有的已知人类致病支原体。使用最多的是基于16SrRNA的基因。荧光定量PCR技术也开始应用于支原体的检测，具有很高的敏感性和特异性，能够对临床标本中支原体DNA拷贝数进行定量。PCR技术可用于支原体培养物的鉴定、污染标本或已进行组织学染色标本中支原体的检测。PCR技术未来可能是肺炎支原体肺炎最有前途的诊断技术，但首先需要通过国家医药管理部门的批准。

3. 血清学诊断　血清学在肺炎支原体感染实验室诊断中具有重要的意义，尤其在不能进行培养和PCR尚未常规应用于临床检验项目的情况下。首次感染肺炎支原体，抗体在3～6周达到高峰，持续数月或数年后逐渐下降。肺炎支原体IgM抗体阳性可作为急性感染的指标，尤其是儿科患者。在成人中，IgM抗体阳性是急性感染的指标，但阴性时不能排除支原体感染，因为再次感染时IgM抗体可能缺如。肺炎支原体急性感染血清学诊断应包括IgG和IgM抗体。有报道显示血清IgA抗体在所有年龄组可作为急性感染的指标，与IgG和IgM抗体相比，IgA抗体在感染时达到高峰的时间短，且下降早，但实际诊断的价值还需进一步研究。

（1）冷凝集反应　肺炎支原体感染时仅有30%～50%的阳性率，其他微生物也可诱导产生冷凝素，故该试验不推荐用于肺炎支原体感染的诊断。

（2）补体结合试验　检测肺炎支原体脂多糖抗体，双份血清4倍及以上升高用于肺炎支原体感染的诊断。其缺点是补体结合抗体在疾病早期升高不明显，故对早期诊断和治疗缺乏指导意义。另外，肺炎支原体补体结合试验与细菌抗体存在交叉反应，故该方法逐渐被其他方法取代。

（3）间接荧光法　将肺炎支原体抗原附着在玻璃片上，分别加入待检血清和抗人IgG和IgM荧光抗体。该方法操作简单，耗时少（90分钟以内），但结果观察具有主观性及可能受RF干扰，故需要进行RF吸附。

（4）颗粒凝集法　将乳胶、明胶或红细胞表面致敏肺炎衣原体抗原，与待检血清温育，如果存在抗体可见凝集反应。改良的血凝抑制试验和捕获法用于IgM抗体的检测。颗粒凝集商品试剂盒包括IgG和（或）IgM抗体或总抗体滴度的检测。

（5）酶免疫吸附试验　使用抗原包括粗制多价抗原、纯化蛋白质，合成多肽，方法有间接法和捕获法，可检测 IgG、IgM 和 IgA 抗体。

【诊断与鉴别诊断】

根据典型的临床症状和体征，结合胸部 X 线检查，可初步诊断。肺炎支原体培养和（或）血清学是确诊的本病的依据。鉴别诊断包括：①细菌性肺炎：临床表现较肺炎支原体肺炎重，X 线的肺部浸润的阴影也更明显，且白细胞计数明显高于参考值上线；②流感病毒性肺炎或流感后并发细菌学肺炎：发生在流行季节，起病较急，肌肉酸痛明显，可能伴胃肠道症状；③腺病毒肺炎：尤其多见于军营，常伴随腹泻；④嗜肺军团菌肺炎和肺炎衣原体肺炎：临床鉴别诊断较为困难，完全依赖实验室检查，包括病原学和血清学。

【治疗】

对于肺炎支原体所致的上呼吸道感染，没有必要使用抗微生物治疗。肺炎支原体肺炎具有自愈性且大多数情况下没有生命危险，抗微生物药物的使用将明显缩短病程疗，减少咳嗽及单位体积痰液所含病原体的数量，从而降低了传播性。

肺炎支原体没有细胞壁，对于 β-内酰胺类抗生素不敏感，如青霉素和头孢菌属。治疗肺炎支原体呼吸道感染的主要药物仍然是四环素和红霉素。四环素抗肺炎支原体非常有效，但儿童不宜使用，因为影响牙齿和骨质的发育。红霉素因为胃肠道不良反应，如恶心、呕吐、腹痛和腹泻，许多患者不能坚持治疗。另外，由于红霉素可提高茶碱的浓度，哮喘患者应慎用。多西环素（强力霉素）与四环素同样具有抗菌疗效，但人体对于前者的耐受性更好。阿奇霉素，属大环内酯类，比红霉素抗菌谱更广。阿奇霉素体外抑菌浓度（MIC）为 0.01mg/L，强于四环素和红霉素抗菌作用。氟喹诺酮类抗生素，如环丙沙星、左氧氟沙星和莫西沙星，与红霉素具有同样的抗菌疗效。预防性服用阿奇霉素对于暂时的高危人群，如新兵训练营及医院内已发生肺炎支原体流行但尚未感染者具有预防作用。肺炎支原体肺炎推荐的抗生素治疗方案：红霉素，成人，0.5g，q6h，口服，或四环素 0.25g，q6h，口服，或多西霉素 0.1g，口服，每天 1 次。年龄在 8~10 岁以下的儿童，红霉素仍然是首先药物，30mg~50mg/（kg·d），分 2 次口服。如果不能排除嗜肺军团菌感染，应当选用红霉素。如果不能排除肺炎衣原体感染，推荐四环素和多西霉素。疗程一般为 10~14 天，但有 10% 的患者如果疗程少于 3 周会出现复发。

【预后】

本病预后通常良好。但在老年患者和已有某些慢性疾病，如 COPD 的患者，或继发其他细菌性肺部感染，预后较差。

（倪安平 蔡柏蔷）

参 考 文 献

[1] Marston BJ, Plouffe JF, File TM, et al. Incidence of community-acquired pneumonia requiring hospitalization. Arch Intern Med, 1997, 157：1709-1718

[2] Foy HM, Kenny GE, Cooney MK, et al. Long term epidemiology of infection with Mycoplasma pneumoniae. J Infect Dis, 1979, 139：681

[3] 王亚娟，姚德秀，燕润菊，等. 北京地区儿童急性下呼吸道感染的病原学研究. 中华儿科杂志, 2000, 38：159-162.

[4] Kobashi Y, Okimoto N, Matsushima T, et al. Clinical analysis of community-acquired pneumonia in the elderly. In-

tern Med，2001，40：703－707.

［5］候安存，刘玉华，辛德莉，等. 健康儿童鼻咽部常见致病微生物携带状况及临床意义. 中华儿科杂志，2002，
40：45－49

［6］Ferwerda A，Moll HA，de Groot R，et al. Respiratory tract infections by Mycoplasma pneumoniae in children：a re-
view of diagnostic and therapeutic measures. Eur J Pediatr，2001，160：483－491

［7］Petitjean J，Vabret A，Gouarin S，et al. Evaluation of four commercial immunoglobulin G（IgG）-and IgM-specific
enzyme immunoassays for diagnosis of Mycoplasma pneumoniae infections. J Clin Microbiol，2002，40：165－171

［8］Watkins-Riedel T，Stanek G，Daxboeck F，et al. Comparison of SeroMP IgA with four other commercial assays for se-
rodiagnosis of Mycoplasma pneumoniae pneumonia. Diagn Microbiol Infect Dis，2001，40：21－25.

［9］Gray GC，Witucki PJ，Gould MT，et al. Randomized，placebo-controlled clinical trial of oral azithromycin prophylaxis
against respiratory infections in a high-risk，young adult population. Clin Infect Dis，2001，33：983－989.

［10］Hyde TB，Gilbert M，Schwartz SB，et al. Azithromycin prophylaxis during a hospital outbreak of Mycoplasma pneu-
moniae pneumonia. J Infect Dis，2001，183：907－912.

第七章　肺炎衣原体肺炎

　　衣原体（Chlamydia）家族仅有一个属（genus），即衣原体属，包括 4 个衣原体种（spe-cies），即沙眼衣原体（*Chlamydia trachomatis*），鹦鹉热衣原体（*C. psittaci*），肺炎衣原体（*C. pneumoniae*）和家畜衣原体（*C. pecorum*）。沙眼衣原体引起人类沙眼、包涵体性结膜炎、非淋病奈瑟菌尿道炎、宫颈炎等。如果母体有生殖道沙眼衣原体感染，分娩时胎儿可受染，表现为新生儿沙眼衣原体肺炎和包涵体性结膜炎。鹦鹉热衣原体引起人类的鹦鹉热，表现为呼吸道感染或以呼吸系统为主的全身性感染。牛衣原体仅感染牛和羊，尚无引起人类疾病的报道。肺炎衣原体是近年才确定的衣原体新种，是肺炎、支气管炎和鼻窦炎的重要病原体。肺炎衣原体肺炎通常较温和，但恢复时间较长。与鹦鹉热不同的是肺炎衣原体感染没有疫鸟的接触史。肺炎衣原体所致的人类感染远远比其他衣原体种常见。

　　肺炎衣原体 TWAR，是 1983 年华盛顿分离株 TW-183 和 1965 年我国台湾分离株 AR-39 的缩写，过去认为是鹦鹉热衣原体的一个血清型，但后来 DNA 的同源性和超微形态学研究发现 TWAR 完全不同于沙眼衣原体和鹦鹉热衣原体。TWAR 与沙眼衣原体或鹦鹉热衣原体 DNA 同源性少于 5%，而 TWAR 世界不同地区分离株间有 94%～100% 的同源性。肺炎衣原体原体的电镜形态为梨形，沙眼衣原体和鹦鹉热衣原体原体为圆形，这些差异导致肺炎衣原体最终被确认为独立的衣原体新种。肺炎衣原体系革兰染色阴性，严格的细胞内寄生的病原体，在细胞质寄生并产生光镜可见的包涵体。不同于病毒的是它同时具有 DNA 和 RNA 以及革兰阴性细菌类似的细胞壁，对广谱抗生素敏感。

【流行病学】

　　血清流行病学调查显示人类的肺炎衣原体感染是世界普遍性的，在美国和世界其他地区成人有一半以上感染过肺炎衣原体，即血清存在肺炎衣原体特异性 IgG 抗体。我们研究发现，国内儿童感染率在 20% 左右，随着年龄的增加感染率迅速上升，青壮年可达 60%，老年 70%～80%，且感染率没有性别差异（图 5-7-1）。考虑到人群中肺炎衣原体抗体阳性率很高，感染后抗体逐渐下降，估计所有的人一生某个时候都有可能感染肺炎衣原体，且再感染也很常见。肺炎衣原体年发病率在 5～9 岁和 10～14 岁年龄组分别是 9% 和 6%，是整个人群中发病率最高的两个年龄组。肺炎衣原体 TWAR 系严格的人类病原体，不存在动物中间宿主。传染途径是通过呼吸道分泌物的人-人传播。家庭、学校、军队以及其他人口集中的工作区域可存在局部的流行或一般的流行。肺炎衣原体感染的传播速度较慢，即使在上述的人口密集区域。另有研究显示肺炎衣原体的感染者不一定是传染源，无症状的携带者则可能是传染源。肺炎衣原

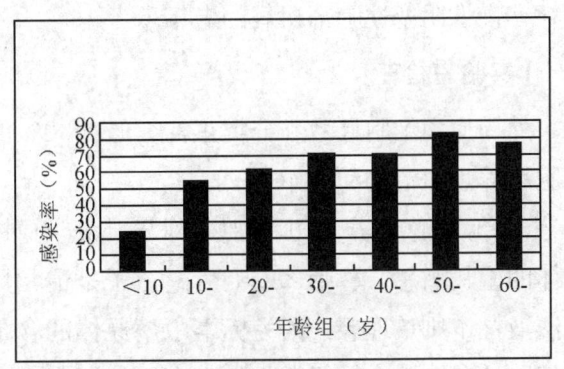

图 5-7-1　中国福建省南平地区 711 例正常人群
肺炎衣原体感染率与年龄的关系

体肺炎约占所有社区获得性肺炎的5%~10%，我们调查北京市约占13.3%。与肺炎支原体不同的是，大多数肺炎衣原体感染为无症状的隐性感染或未引起患者注意的轻微全身性感染，肺炎衣原体肺炎在成人及老年患者更为常见，而在20岁以下的青少年则较少见。

【病因及发病机制】

病因是肺炎衣原体。肺炎衣原体引起人类感染的发病机制基本不清楚。现有的资料来自灵长类和小白鼠的动物实验。实验猴感染肺炎衣原体后基本无症状，但经呼吸道外排病原体达12个月或更长时间。小鼠感染肺炎衣原体后也基本无症状，小鼠在接种肺炎衣原体数周内可自肺组织及其他器官如脾脏分离到病原体。恢复期的小鼠在使用肾上腺皮质激素后，肺部感染复发。

【病理】

由于肺炎衣原体肺炎患者很少进行肺活检，故病理资料缺乏。实验小鼠肺组织呈间质性肺炎病理改变，早期是中性粒细胞浸润，晚期是单核细胞浸润。施毅等报道小鼠呼吸道接种肺炎衣原体后，肺组织呈间质性肺炎，肺泡、肺泡腔及支气管周围中性粒细胞浸润，晚期为淋巴和单核细胞浸润。

【临床表现】

肺炎衣原体急性感染的临床表现可以是无症状的，也可是危及生命的。肺炎衣原体呼吸道感染的症状或体征均无特异性。最早出现的是上呼吸道感染症状，常见是伴有声音嘶哑的咽炎，有发热史。数天或数周后，患者上呼吸道感染症状逐渐减退，开始出现咳嗽，提示下呼吸道受累，即所谓双阶段疾病现象，此时临床表现以支气管炎和肺炎为主要，患者体温一般不高。有研究显示肺炎衣原体感染者，从起病直到去医院就诊这段时间比肺炎支原体及其他呼吸道病毒感染要长。鼻窦炎可出现在疾病早期，但更多是出现在下呼吸道受累期。肺部听诊可听到啰音（即使在轻度的感染者）。与鹦鹉热衣原体不同的是，肺炎衣原体 TWAR 感染很少累及呼吸系统以外的器官。绝大多数肺炎衣原体肺炎的胸部 X 线表现是单个肺段以下的病灶，符合非典型肺炎的表现，在病情较严重的患者可有多个病灶。肺叶实变、肺门淋巴结肿大及胸膜炎和胸膜渗出不常见。

健康人群的肺炎衣原体肺炎很少需要住院治疗，但完全恢复时间长，即使在选择有效抗生素治疗情况下。咳嗽和全身不适在其他症状缓解后仍然可持续一段时间。老年患者和已有某些慢性疾病的患者，肺炎衣原体肺炎临床表现可能较为严重，少数甚至有生命危险，尤其是存在慢性阻塞性肺部疾病的老年患者。

【实验室检查】

外周血白细胞计数和分类正常，但有80%的患者血沉加快。特异性实验室检查方法包括：细胞培养、血清学和 PCR 技术。

（一）细胞培养 HL 细胞系对于肺炎衣原体的生长最为敏感。也有报道 HEp-2 对肺炎衣原体的生长敏感。鼻咽部或咽后壁拭子是最常用的标本，气管和支气管吸出物、支气管肺泡灌洗液标本则最理想，因为标本中病原体的含量较多，且结果的临床意义更大。痰标本通常对细胞培养有毒性作用。与肺炎支原体标本采集相同，持拭子用力擦下尽可能多的细胞，因为衣原体与细胞相伴随。拭子应为藻酸钙（calcium alginate）、涤纶（dacron）、聚酯（polyester）纤维材料制作，柄为塑料或铝质。木质或竹质的棉拭子不宜使用，因为可能含有潜在的衣原体抑制物。标本运输液为含抗生素的2SP（10%灭活胎牛血清的0.2mol/L的蔗糖磷酸盐缓冲液）。标本采集后应置于4℃冷藏，如果24小时内不能接种，应置于-70℃。标本接种后离心培养管或培养板，目的使标本中衣原体颗粒在外界物理力的作用下被压挤吸附于培养细胞，从而提高敏感性。阳性标本在接种72~96小时可见包涵体，如图5-7-2所示。分离物的鉴定可使用肺炎衣原体种特异性单克隆抗体，间接荧光法或直接荧光法染色。

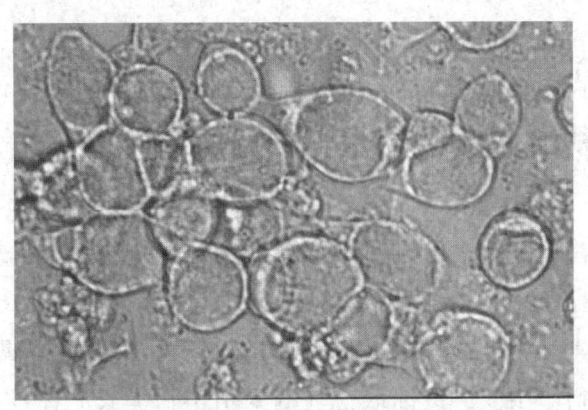

图5-7-2　肺炎衣原体细胞培养包涵体（200×）

（2）微量免疫荧光试验（micro-immunofluorescence，MIF）　它是国际上最常用的肺炎衣原体血清学方法，已成为美国CDC推荐方法，其敏感性远远高于以衣原体属特异性抗原为抗原的补体结合试验（CF），也优于以脂多糖（LPS）为基础的EIA。以下是我们实验室MIF检测方法。抗原：肺炎衣原体CWL-029（ATCC VR1310）株接种BGMK细胞株（绿猴肾细胞），超声波破碎感染细胞，阶层梯度密度离心纯化衣原体原体（EBs），将纯化的肺炎衣原体原体滴涂在特殊印制的多孔载玻片上，丙酮固定，即成为MIF血清学抗原。操作步骤：待检血清（包括阳性和阴性对照）用

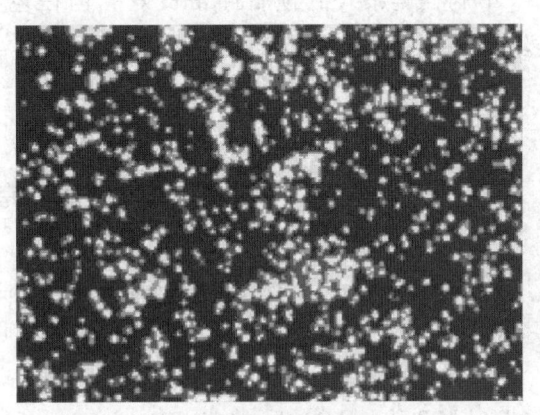

图5-7-3　微量免疫荧光试验检测肺炎衣原体IgG抗体阳性（200×）

0.01mol/L浓度的PBS（pH7.2）做1:16，1:64，1:256，1:512等4倍比稀释，然后滴加在多孔抗原片上。37℃湿盒内温育30分钟（检测IgM抗体温育90分钟）。PBS洗涤2次，每次2~3分钟，再用蒸馏水冲洗玻片1次，以除去盐分，电风扇吹干。加入工作浓度的含Evans蓝的兔抗人IgG或IgM荧光抗体（Sigma公司产品），37℃湿盒内温育30分钟（检测IgM抗体也温育30分钟）。同样方法洗涤玻片，甘油封片，荧光显微镜下观察结果。无论是检测IgG或IgM抗体，镜下见致密、沙粒状颗粒（原体）荧光染色为阳性，见图5-7-3。对于IgM抗体阳性的血清标本，需要进行类风湿因子（RF）吸收试验，然后重复上述步骤进行检测，结果以吸收后的为准，效价应考虑到吸收试验时血清的稀释。血清学诊断标准：①IgG≥1:16但<1:512，且IgM抗体阴性提示肺炎衣原体既往感染；②IgG≥1:512，和（或）IgM≥1:32，在排除RF所致的假阳性后可诊断为近期感染；③双份血清抗体效价4倍或以上升高诊断为近

期感染。

（三）PCR 技术　聚酶合链反应（PCR）已成功应用于标本中肺炎衣原体 DNA 的检测，如咽拭子标本。研究显示 PCR 技术比传统的培养法敏感性高 25%。另外，PCR 的优点还在于不需要活的肺炎衣原体，如运输或冻存不当造成的病原体死亡不影响检测结果。PCR 技术如果应用于临床常规标本的肺炎衣原体 DNA 检测，其项目本身还有待于国家医药管理部门的批准。

【诊断与鉴别诊断】

肺炎衣原体肺炎的临床表现没有特异性，确诊完全依赖实验室检查。与肺炎支原体肺炎、军团菌肺炎及某些病毒性肺炎的临床表现相似，鉴别诊断也基本上依赖实验室检查。

【治疗】

四环素和红霉素为首选抗生素，成人每日 2g，疗程 2~3 周。儿童红霉素每天 40mg/kg 体重，疗程 2~3 周。存在治疗失败的情况，尤其是使用红霉素治疗者。治疗失败后可改用四环素或多西环素（强力霉素），通常再治疗疗效仍然良好。阿奇霉素，属大环内酯类，在细胞内半衰期更长，且胃肠道副作用少，逐渐取代红霉素用于肺炎衣原体肺炎的治疗。预防性服用阿奇霉素对于新兵训练营这种暂时的高危人群具有预防肺炎衣原体肺炎的作用。

【预后】

本病在健康人群预后通常良好。但在老年患者和已有某些慢性疾病，如 COPD 的患者，或继发其他细菌性肺部感染者，预后较差。

（倪安平）

参 考 文 献

[1] Grayston JT. Infections caused by Chlamydia pneumoniae strain TWAR. Clin Infect Dis, 1992, 15：757-763

[2] Ni AP, Ling GY, Yang L, et al. A seroepidemiologic study of *C. pneumoniae*, *C. trachomatis* and *C. psittaci* in different populations in the mainland of China. Scand J Infect Dis, 1996, 28：553-557

[3] Berdal BP, Scheel O, Ogaard AR, et al. Spread of subclinical *C. pneumoniae* infection in a closed community. Scand J Infect Dis, 1992, 24：431-436

[4] 倪安平，王辉，董平，等. 肺炎支气管炎和急性上呼吸道感染患者肺炎衣原体感染的研究. 中华内科杂志，1995，34：388-391

[5] 施毅，印洁，詹化文，等. 肺炎衣原体肺炎小鼠模型的建立与实验研究. 中华结核和呼吸杂志，2001，24：592-595

[6] Cles LD, Stamm WE. Use of HL cells for improved isolation and passage of *C. Pneumoniae*. J Clin Microbiol, 1990, 28：938-940

[7] Roblin PM, Dumornay W, Hammerschlag MR. Use of Hep-2 cells for improved isolation and passage of *C. Pneumoniae*. J Clin Microbiol, 1992, 30：1968-1971

[8] 倪安平. 衣原体感染. 见：方福德，周吕，丁濂，等主编. 现代医学实验室技巧全书. 北京：北京医科大学中国协和医科大学联合出版社，1995，794-800

[9] 倪安平，Everson S，李永哲. 肺炎衣原体种特异单抗制备及初步鉴定. 中华医学杂志，1994，74：416-419

[10] Dowell SF, Peeling RW, Boman J, et al. Standardizing Chlamydia pneumoniae assays：recommendations from the Centers for Disease Control and Prevention（USA）and the Laboratory Centre for Disease Control（Canada）. Clin Infect Dis, 2001, 33：492-503

[11] Miyashita N, Fukano H, Okimoto N, et al. Clinical presentation of community-acquired Chlamydia pneumoniae pneumonia in adults. Chest, 2002, 121∶1776－1781

[12] Gray GC, Witucki PJ, Gould MT, et al. Randomized, placebo-controlled clinical trial of oral azithromycin prophylaxis against respiratory infections in a high-risk, young adult population. Clin Infect Dis, 2001, 33∶983－989

第八章　军团菌肺炎

军团菌肺炎（Legionnaires' Pneumonia）是由军团杆菌引起的以肺炎表现为主可能合并肺外其他系统损害的感染性疾病，是军团病（Legionnaires' Diseases，LD）的一种临床类型。

【流行病学】

LD 的发生可追溯到 1976 年 7 月，当时在美国费城召开美国军团年会期间爆发了一种发热性疾病，患者大部分有干咳、胸痛症状，后来便以会议的名称"军团"命名该病。之后，世界五大洲均有本病报告及爆发流行，随着诊断技术的提高，军团菌肺炎的发病率逐年升高。军团菌是社区获得性肺炎的重要致病菌之一，尤其是重症肺炎，军团菌位居第二位。军团菌肺炎病死率大约 15%，若起始经验性抗生素治疗不恰当病死率可达 27%。

军团菌感染流行高峰季节在夏秋季，散发病例全年均有。传染途径主要有两种：军团菌随气雾和气溶胶经呼吸道吸入，以及误吸含军团菌的水。

军团菌感染的危险因素包括近期的旅游史、接触斡旋水流、肾功能或肝功能衰竭、糖尿病以及恶性肿瘤等，其他如高龄、免疫功能下降也增加感染的风险，特别是在 AIDS、血液系统肿瘤以及终末期肾脏疾病的患者中，军团菌发病率明显增加。

【病因及发病机制】

军团菌最早于 1943 年分离得到，至 1979 年这一类细菌才最终被命名为军团菌属，是一种无菌膜、不产气、可运动，对热耐力强的细胞内寄生的需氧革兰阴性杆菌，广泛存在于人工和天然的水环境中，如天然淡水、人工管道水及泥浆水中，在蒸馏水、河水、自来水的存活时间分别是：3 ~ 12 个月、3 个月、1 年，因此静止的水源或沉积物浓度较高的人工管道水，如大容量贮水器、小流静止处、淋浴喷头、温泉游泳池、冷却塔（空调系统）、超声雾化器械、携带水、冷热供水系统或下水道污水，如处理不当或不常使用时为军团菌生长、繁殖提供一个理想场地，人类通过吸入含军团菌的气溶胶而致病。

目前已发现的军团菌属中有 50 个种，70 个血清型，其中，接近 50% 对人类有致病性，如嗜肺军团杆菌（LP），米克戴德军团杆菌（L micdade Lm）和波杰曼军团杆菌等。然而，近 90% 的军团菌肺炎是由嗜肺军团菌引起的，嗜肺军团菌包括 16 个血清型，血清 I 型是其中引起军团菌肺炎最常见的病原菌。

气溶胶内的军团菌吸入呼吸道后被单核吞噬细胞吞噬，可逃脱宿主的免疫反应不被杀死并在细胞内增殖，LP 能在细胞内寄生的机制可能是：①抑制其吞噬体与溶酶体的融合；②释放低分子量肽类军团菌细胞毒素，抑制吞噬细胞超氧化物产生的复合物活性，从而阻断其有毒的氧化代谢；③产生磷酸酶阻断刺激中性粒细胞超氧阴离子的产生，破坏中性粒细胞内第二信使的形成；④产生磷酸酯酶催化真核细胞底物的磷酸化作用，影响吞噬细胞的活化作用和杀菌功能；军团菌与宿主相互作用的结果是是否致病的关键。

【病理】

军团菌肺炎的病理改变为急性纤维蛋白化脓性肺炎，病变呈多病灶实变或呈小叶性分布，严重者肺被破坏形成小脓肿（占严重者的 20%），显微镜下肺泡上皮、内皮有弥漫性急性损伤，透明膜形成，病灶和终末气腔有中性粒细胞、巨噬细胞、红细胞充盈和纤维素样水肿液渗出，直接免疫荧光检查或 Dieterle 镀银染色在吞噬细胞内可见军团菌，病变亦可侵犯血管和淋巴管。肺外病变可见间质性肾炎，肾小球肾炎，肾小管坏死，血管炎，心内膜炎，心肌炎，纤维蛋白化脓性心肌炎，肌溶解，肌炎和中毒性中枢神经损伤等。

【临床表现】

临床表现差异很大，自无明显症状至多器官损伤，潜伏期为 2～10 天。典型患者亚急性发病，有发热（常高于 39℃，呈弛张热）、畏寒、头痛、寒战、有厌食、乏力和肌痛，并有以下表现。

1. 肺部表现　①咳嗽：发生率90%，呈非刺激性，伴少量非脓性痰，有时咳嗽呈阵发性发生；②胸痛：发生率40%，多呈胸膜炎样疼痛，有时较为剧烈，在部分患者为较突出症状；③咯血：发生率17%，多为痰中带血丝；④呼吸困难：发生率可达94%，一般不很严重。

2. 肺外表现　部分患者存在，可涉及全身各器官系统，其中以神经、消化和泌尿系统最为多见。

（1）神经系统　发生率约50%，主要表现有神经状态改变，意识模糊，严重额部头痛、嗜睡和定向力障碍，偶见谵妄，言语障碍，精神错乱和步态失常等。神经系统异常表现的严重程度与发热、低氧、氮质血症或代谢紊乱无明显关系，脑脊液多数正常，偶有蛋白或淋巴细胞轻度增高，脑电图可呈典型弥漫慢波；颈项强直或脑膜刺激征偶可发生。

（2）消化系统　胃肠道表现多在发病初期时出现。25%有恶心、呕吐，30%有腹泻或稀便（可有腹痛、肠鸣音亢进），每日 3～4 次，为糊状或水便，无脓血和黏液便。也可有肝功能异常，但肝大、腹膜炎、胰腺炎、结肠炎、直肠周围脓肿和阑尾脓肿罕见发生。

（3）肾脏　25%～50%患者有镜下血尿和蛋白尿、极少数可发生肌红蛋白尿、急性肾小管间质性肾炎、肾盂肾炎、肾脓肿、肾小球肾炎，近 10% 可发生急性肾功能衰竭。在北京协和医院的 LD 中约半数患者有蛋白尿和显微镜血尿，5 例发生急性肾功能衰竭，其中 4 例属于非少尿型急性肾功能衰竭（在 LD 中仅 10% 为少尿型急性肾功能衰竭），与休克和肌红蛋白尿无关。

（4）心脏、血液系统　相对缓脉是心脏侵犯的表现，发生率为31%～50%，它是指患者在没有心律紊乱、未用心脏起搏器和 β 受体阻断剂的情况下，当体温高于 39℃ 时，其心率（约110/分）无相应地增快（正常时每升高 0.5℃，心率增快 10 次），偶可引起心内膜炎、心肌炎、心包炎或白细胞及血小板减少。

（5）免疫系统　纤维蛋白化脓性肌炎，肌溶解，肌酶升高。

胸部体格检查早期可闻及干鸣音或少量胸腔积液征象，随病情进展，可有肺实变征象，此外可有低血压。

军团病另一种临床表现是非肺炎型（庞蒂阿克热），常由 Lp_1、Lp_6、Lm 引起，潜伏期 5～66 小时（平均 36 小时）。其临床表现没有特异性，类似上感，病程 3～5 天，有发热、咳嗽、头痛、肌痛、呕吐、腹泻等表现，症状轻微可自愈，不需要抗生素治疗一周内完全康复。相关的环境暴露史，如喷泉，冷却塔等，恢复期血清抗体滴度升高可以帮助证实皮蒂亚克热发作是由军团菌感染引起。

【实验室检查】

1. 非特异性检查　白细胞数中度增高，可伴核左移，血沉增快，可能有转氨酶、乳酸脱氢酶、碱性磷酸酶升高，有高氮质血症或血钠、血磷降低，部分患者可能有蛋白尿、显微镜下血尿。

2. 特异性检查　　自1976年后，军团病的病原学诊断技术取得了很多进展，20世纪70年代至80年代，军团菌主要的检测方法是分离培养和血清学，90年代中期，尿抗原法迅速进展，近10年来，随着分子技术的发展，军团菌核酸的检测在LD诊断中的应用成为研究的热点。然而，LD现有的诊断方法仍各有缺点，尚没有某种检测方法能够早期快速、敏感、特异地诊断LD。

（1）分离和培养　　军团菌培养标本取自痰、血液、胸腔积液、气管抽吸物、肺活检材料，军团菌生长要求特殊，需半胱氨酸、铁和活性炭，故在普通培养基中不能生长。培养基为活性炭酵母浸液琼脂（BCYE）（由酵母浸膏、活性炭、ACE，可溶性焦磷酸铁及琼脂组成），在$2.5\% \sim 5\%$ CO_2环境下培养1周。在分离培养的同时，加入染料指示剂，能够针对特定的菌种产生颜色变化，进行菌种的鉴定。新近的军团菌培养法已经尝试与克隆杂交及放射免疫自显影技术结合在一起，从而能够大大缩短诊断的时间。培养迄今仍然是诊断军团菌感染的金标准，专业实验室痰培养的敏感性接近60%，特异性可以达到100%。但50%以上的军团病患者无痰，其他呼吸道标本如经气管肺泡灌洗液等，也有很好的敏感性，但涉及一些侵入性的操作。另外培养时间较长，大多数嗜肺军团菌出现阳性结果需要3~7天，非嗜肺军团菌则需要10天以上。取材的限制、耗时过长、培养技术的高要求限制了此检查的临床应用。

（2）直接免疫荧光抗体（direct fluorescent antibody，DFA）　　检测取痰、胸腔积液或气管抽吸物和组织等标本，涂片甲醇固定后，采用荧光素标记的军团菌抗体直接与标本作用，在荧光显微镜下观察军团杆菌，每张涂片发现5条以上染色鲜明、形态典型的细菌即可报告阳性。敏感性50%~70%，特异性96%~99%。单克隆抗体试剂较多价的DFA试剂特异性高。该方法与其他细菌包括脆弱杆菌、假单胞菌、产黄菌属等有交叉反应，另外，需要较专业的设备和人员，如果由非熟练人员操作，很可能增加实验的假阳性，临床上，如果只有DFA结果阳性，而缺乏其他方法的支持，一般不足以诊断军团菌的感染。

（3）尿抗原测定　　尿抗原法所检测的抗原是军团菌细胞壁脂多糖成分，并且具有热稳定性及抗胰蛋白活性。这种抗原也可以在血中检测到，但在血清中此抗原的浓度比尿中低30~100倍。尿抗原最早可以在出现症状的1天内检测到，大约能够持续存在至有效抗生素治疗后的数天或者数周。尿抗原检测法已经从放射免疫分析方法（RIA）、酶联免疫吸附试验法（ELISA）、免疫层析法（immunochromatographic test，ICT）技术等，后者是近年来兴起，被认为是操作更简易、所需时间更短的方法。Shimada等的荟萃分析比较了不同方法的敏感性和特异性，ICT（Binax NOW urinary antigen test；Binax；Portland，ME）的敏感性和特异性分别为91.8% and 100%，RIA分别为71.2%和96.6%，ELISA法分别为31.5%和98.9%。

在军团病暴发的情况下，尿抗原检测的敏感性似乎与病情轻重有关，40%~53%的轻症军团病患者中可以检测到尿抗原，而88%~100%的重症患者中可以检测到。尿抗原法的敏感性还被观察到随检测患者类型的不同而有变化，在旅游相关的、社区获得性和医院获得性的军团病患者中，其敏感性分别是94%、76%~87%和44%~46%。这种差异反映了尿抗原法的一个缺点，即主要检测的是单克隆抗体Mab-3/1-及Mab-2-阳性的菌株，而这种菌株是旅游相关军团病的主要致病株。

因为在尿抗原方法中所采用的俘获抗体主要是嗜肺军团菌血清1型特异性的，所以尿抗原方法对于检测Lp1的敏感性较高，70%~100%，而特异性接近100%。但对于非Lp1的阳性率较低，为14%～69%。虽然大多数的人类军团病，主要是由 Lp1 引起的，但完全依靠尿抗原法诊断军团病，可能会漏掉40%的患者。这也成为尿抗原法最大的不足。

（4）血清抗体检查　军团杆菌感染后，血清可出现两种特异性抗体，即 IgG 及 IgM 抗体，其中特异性 IgM 抗体在感染后 1 周左右出现，而 IgG 抗体在发病 2 周开始升高，1 个月后左右达到高峰。

1）间接免疫荧光试验（IFA）　①双份血清测定：急性恢复期血清，抗体滴度增长≥4倍，并效价≥1∶128，可作为军团菌肺炎诊断依据（急性期为发病 7 天以内，恢复期为发病 21 天～42 天）；②单份血清测定：单份血清抗体滴度≥1∶256，提示军团菌感染，但需结合临床表现分析。

IFA 有以下缺点：①抗体滴度明显升高，尚要相当时间（仅 27% 患者发病后 1 周升高），影响早期诊断，有 20%～30% 嗜肺军团菌杆菌阳性的患者，其抗体滴度不高。这可能是因为：早期特异性治疗影响了抗体的形成、轻症、使用免疫抑制剂或患者体液免疫低下使免疫球蛋白水平达不到检测标准等；②有报告脆弱杆菌属、假单胞菌属、鹦鹉螺旋体、分枝杆菌、支原体、弯曲杆菌属等用加热杀死的细菌抗原作 IFA 检测可出现交叉反应，但抗体滴度不高；③约 15% 患者属于免疫功能低下或轻症患者敏感性比预期低，抗体效价达不到上述规定水平；④有些患者抗体（如 LP-1 的 IgM 抗体）升高可持续数月甚至数年，使鉴别军团菌肺炎有否再发困难；⑤在因米克戴德军团杆菌等非 LP 引起的 LD 中，IFA 的特异性不高。为避免漏诊，IFA 应与其他特异性诊断技术配合使用，某些非军团菌感染的肺炎或者菌血症的患者可以检测到军团菌抗体阳性，在部分健康志愿者、献血者及其他原因的住院患者中，可以发现低滴度的抗嗜肺军团菌抗体，这可能提示既往对嗜肺军团菌的暴露。

2）微量凝集试验（MAA）与试管凝集试验（TAT）　以军团菌全菌为抗原，检测患者血中凝集抗体。于起病时及 4 周～8 周后两次采血检查，如后一次血清抗体滴度呈 4 倍或以上增高，TAT 达 1∶160 或以上，MAA 达 1∶64 或以上为阳性，如果一次血清抗体滴度达 1∶320 或以上也为阳性。

3）酶联免疫吸附试验（ELISA）　以军团菌为抗原用 ELISA 检测军团菌抗体（可检测 IgM 与 IgG 抗体）。

军团病的血清学方法诊断曾经是使用最广泛的检测方法，虽然有以上提到的种种不足，但就 IFA 方法来说，使用规范的诊断程序和标准，其特异性在 95% 以上。并且有各种方法包括 IFA、ELISA 的试剂盒出售，虽然在 20 世纪 90 年代以后，尿抗原方法的广泛应用使对血清学的依赖有所减少，但迄今为止，血清学方法仍然是临床工作中特别是流行病学调查中常用的方法。

（5）军团菌核酸检测　早期的核酸检测应用的是核酸探针技术，根据军团菌核酸序列合成一段寡核苷酸（即探针），用同位素标记探针并与被检核酸分子杂交，通过检测放射性信号，检测军团菌感染。但因为假阳性率高达 50% 以上，很快退出了市场。

PCR 技术是一种体外 DNA 扩增方法检测军团菌 DNA，标本取自尿、支气管肺泡灌洗液、尿标本和血清等。PCR 可以快速地、特异性地扩增标本中极少量的核酸，并且可以检测所有已知军团菌血清型，是新型的检测军团菌核酸的方法。早期的研究发现非呼吸道标本 PCR 检测敏感性低于呼吸道标本，但最近的一些研究表明，血清中 PCR 检测的敏感性可以达到 60%，而且敏感性与疾病严重程度相关，在重症军团菌肺炎的患者，敏感性可以达到 90%。

PCR 检测军团菌常用的扩增片断有：军团菌特异性的 5S rRNA 和 16SrRNA，嗜肺军团菌特异性的 mip（巨噬细胞感染增强因子）gene 等。

除了普通 PCR 外，其他 PCR 技术也在应用于军团菌的检测。双重或多重 PCR，指在同一个 PCR 反应中，同时使用 2 对或者多对引物，可同时扩增目的基因中的 2 个或者几个片断，双重引物 PCR 常用一对军团菌属特异性引物和一对嗜肺军团菌特异性引物同时扩增，可以在检测到标本阳性的同时，区分出 Lp 或者非 Lp。多重 PCR 则应用多对针对不同病原体的引物，同时进行扩增，可以在一次反应中区分出数种病原体的感染。巢式 PCR 应用两对引物先后进行两次扩增，后一次扩增引物互补于前一次所扩增序列的内侧，同样可以区别 Lp 和非 Lp。

近年来，即时定量 PCR 即 real-time PCR 也用于军团菌的检测。此技术是在 PCR 的基础上，利用探针、荧光显像等技术，在 PCR 进行的过程中，即时监测产物的数量，既可以通过这样的监测调整 PCR 的条件，又可以节省掉 PCR 反应后对产物的分析过程，从而避免了在产物分析的过程中出现的污染问题

3. 胸部 X 线检查　主要表现为迅速进展的非对称性、边缘不清的肺实质性浸润阴影（尽管已进行适当的抗生素治疗），呈肺叶或肺段性分布，以下叶多见，早期单侧分布，继而涉及两肺，约半数患者可发展成多叶性肺炎，胸腔积液见于三分之一的患者，有的可早于肺浸润阴影的出现，部分患者也可有心包积液，少数有肺脓肿和空洞，特别是在使用大量糖皮质激素或其他免疫功能低下者多见。LD 胸片异常阴影吸收缓慢，一些临床上已改善的无症状者胸部浸润影可暂时进展或持续存在，消散期超过 6 周者常见，慢于其他细菌性肺炎。

【诊断和鉴别诊断】

军团菌肺炎应结合患者临床综合情况诊断。典型病例有发热、寒战、刺激性咳嗽、胸痛、相对缓脉、非对称性两肺内浸润阴影等征象，病程早期发生腹泻、ALT 升高、低磷血症、尿蛋白阳性和少量红细胞或精神神经症状等对提示军团菌肺炎的临床诊断是有帮助的。而特异性的实验室检查是诊断军团菌肺炎的重要依据，因此在怀疑本病诊断时应及时做有关军团菌病的特异性检查。遇到以下肺炎情况应考虑由军团菌引起可能：①发热体温持续超过 40℃；②痰革兰涂片仅见大量中性粒细胞，罕见细菌时；③有不明原因的肺外（如神经、消化、泌尿系统等）症状，腹泻、肾功能衰竭、相对缓脉等；④低磷血症或低钠血症（排除其他原因）；⑤用 β-内酰胺类或氨基糖苷类抗生素治疗无效时。

1. 诊断标准　1992 年中华医学会呼吸病分会制定的诊断标准如下：①临床表现有发热、寒战、咳嗽、胸痛等症状；②X 线胸片具有浸润性阴影或伴胸液；③呼吸道分泌物、痰、血或胸液在活性酵母浸膏琼脂培养基（BCYE）或其他特殊培养基培养军团菌生长；④呼吸道分泌物在荧光抗体检查军团菌阳性；⑤血间接荧光法检查急性期和恢复期两次军团菌抗体呈 4 倍或以上增高；⑥尿 LP-1 抗原测定阳性。凡具有 1~2 项加 3~6 项中的任何一项即可诊断军团菌肺炎。

2. 鉴别诊断　本病应与其他细菌、真菌、支原体、衣原体、严重急性呼吸综合征（SARS）、鹦鹉热、肺结核、结核性胸膜炎等鉴别。鉴别要点见表 5-8-1。

表 5-8-1 LD 的鉴别诊断

	军团菌肺炎	支原体肺炎	衣原体肺炎	肺炎球菌肺炎	鹦鹉热	Q 热	重症急性呼吸综合征	急性真菌性肺炎
好发年龄	青年	青年	青年	老年	各年龄组	各年龄组	青壮年	成年
季节性	夏秋	冬春	冬春	冬季	无	夏季	冬春季	随病原菌
起病方式	缓慢	缓慢	缓慢	急骤	急骤	多变	急骤,常暴发流行	多变
T≥38.5℃	常见	少见	少见	常见	常见	常见	常见	常见
寒战	常见(复发)	极少	极少	常见(复发)	常见(复发)	常见(复发)	常见	偶见
相对缓脉	常见	极少	极少	无	常见	偶见	偶见	无
痰的性状	无脓痰	无痰	无痰	脓血痰	无痰	无痰	无痰	无痰
胸部 X 线	肺段、小叶浸润阴影	片状、节段(间质性)	片状、节段(间质性)	大叶	大叶	肺周围片影	肺泡实变、间质性	结节、粟粒、肺门淋巴结大
精神系统表现	头痛脑病、颈强直	无	头痛	极少	头痛、颈强直	头痛	头痛	头痛
胃肠道腹部表现	腹泻、(肝损害)恶心、呕吐	极少	极少腹泻	腹痛不常见	肝大脾大	肝大脾大	腹泻恶心、呕吐	早期轻度腹泻
肾脏表现	血尿蛋白尿	极少	极少	血尿极少	蛋白尿	无	镜下血尿蛋白尿	无
皮肤	无	无	多型皮损	口唇疱疹	Horder's spot	无	无	弥散粟粒结节多形
白细胞增多	常见	常见	常见	常见	不常见	偶见	偶见	偶见
低钠血症	常见	不常见	不常见	常见	不常见	偶见	偶见	偶见
低磷血症	偶见至常见	无	无	无	无	无	无	无
冷凝集抗体	偶见	常见	无	极少	极少	无	无	无
有意义的血清学检查	IFA	CF	CF	CIE	CF	CF	IFA	CF、AG、PPT
其他诊断方法	培养	培养	培养	培养	培养	Rickettsttial	肺组织培养	培养、涂片
对抗生素治疗的反应	E(T、R/S)	E、T	E、T	P(E、S、T)	T(E、C)	T、(E、T/S)	无	无

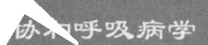

【治疗】

应选择容易进入肺组织、支气管分泌物和吞噬细胞内可杀灭军团菌的药物，如阿奇霉素和氟喹诺酮类等，常在用药后48小时内有效。有免疫抑制者尽可能停用免疫抑制药物。

早期推荐的抗生素为红霉素，20世纪90年代后，逐渐转为新的大环内酯类以及氟喹诺酮类（5-8-2）。目前还没有大规模的、前瞻性的军团菌肺炎抗生素治疗方面的临床试验，更多的资料来源于动物实验和体外药敏试验，实验室资料表明新型的大环内酯类和多种氟喹诺酮类有很好的抗菌作用，而且相对红霉素而言，不良反应更少。

对于CAP患者，经验性抗生素治疗应覆盖肺炎链球菌，对于重症者，以及考虑不除外军团菌肺炎的患者，治疗应覆盖军团菌。病原学诊断明确后，经验性抗生素治疗应调整为敏感抗生素的针对性治疗。

应当个体化的制定抗生素疗程，大多数患者为7~14天，但是，有肺脓肿、脓胸、心内膜炎或肺外感染的情况，应延长治疗时间至3周以上。

表5-8-2　军团菌病的推荐治疗方案

抗 生 素	剂 量	用 法
大环内酯类		
阿奇霉素	500mg/24h	IV，p. o.
克拉霉素	500mg/12h	IV，p. o.
红霉素	1000mg/6~8h	IV，p. o.
四环素		
多西环素	200mg/24h	IV，p. o.
氟喹诺酮类		
环丙沙星	400mg/8~12h	IV
	500~750mg/12h	p. o.
加替沙星[a]	200~400mg/24h	IV，p. o.
吉米沙星[a]	320mg/24h	p. o.
左氧氟沙星	500~750mg/24h	IV，p. o.
莫西沙星	400mg/24h	IV，p. o.
氧氟沙星	400mg/12h	IV，p. o.
酮内酯类		
泰利霉素[a]	800mg/24h	p. o.

a 缺少临床实验证据，仅推荐应用于轻、中度患者

【预后】

早期的军团病被认为病死率极高，未被及时诊断和治疗者达20%，随着临床医生对军团菌感染的重视，早期经验性应用覆盖军团菌的抗生素治疗，以及早期实验室诊断方法的兴起，死亡率明显下降，但是，某些情况仍提示预后较差：入院时APACHE Ⅱ评分>15分，需要气

管内插管，高龄，合并恶性肿瘤、免疫抑制，合并其他细菌感染等。如有肾脏继发受累则预后更差。

（谷 丽 陆慰萱）

参 考 文 献

［1］ Pedro-Botet ML, Sabria-Leal M, Haro Metal. Nosocomical and community-acquired Legionella pneumonia：clinical comparative analysis. Eur Respir J, 1995, 8 (11)：1929－1933

［2］ Yu VL, Vergis EN. Legionellosis. In Fishman AP, Elias JA. Fishman JA et al. Fishman's Pulmonany Diseases and Disorders. 3rd ED McGraw-Hill New York, 1998, 2235－2246

［3］ Goetz MB, Finegald SM. Pyogenic bacterial pneumonial, lung abecess and empyema. In Murray M, Nadel B. Textbook of Respiratory Medicine 3rd ED W-B Saunders Philadelphia, 2000, 1014－1015

［4］ Hidiyeh M, Carrol KC. Laboratory diagnosis of atypical pneumonia. Semin Respir Infec, 2000, 15：101

［5］ Amsden GW. Treatment of Legionnaires' disease. Drugs, 2005, 65 (5)：605－614

［6］ Cunha BA. The atypical pneumonias：clinical diagnosis and importance Clin Microbiol Infect, 2006, 12 (Suppl. 3)：12－24

［7］ Yu VL, Stout JE. Rapid Diagnostic Testing for Community-Acquired Pneumonia. Chest, 2009, 136：1618－1621

［8］ Shimada T, Noguchi Y, Jackson JL, et al. Systematic Review and Metaanalysis Urinary Antigen Tests for Legionellosis. Chest, 2009, 136：1576－1585

第九章　肺炎链球菌肺炎

肺炎链球菌肺炎是社区获得性肺炎的一种重要类型。发病率高，病死率也很高。近 10 年，肺炎链球菌对青霉素，其他 β-内酰胺类抗生素，以及非 β-内酰胺类抗生素的耐药率逐渐上升，成为世界范围广泛关注的问题。

【流行病学】

肺炎链球菌是一种革兰染色阳性的双球菌，在培养基上短链或成对生长。根据细菌荚膜多糖的不同，肺炎链球菌分成 84 种不同的血清型。但是与毒力，致病性有关的血清型只有 20 多种，可引起 90% 以上的肺炎链球菌感染。

除肺炎外，肺炎链球菌的致病谱很广，如中耳炎、鼻窦炎、菌血症以及骨髓炎、脑膜炎等。肺炎链球菌肺炎在老年人、儿童、有慢性肝肾病基础、慢性阻塞性肺疾病、营养不良、原发性或继发性免疫缺陷病的患者容易发生。

【耐药肺炎链球菌流行趋势】

10 年前，用青霉素治疗肺炎链球菌感染，几乎总是成功的，但现在情况完全不同了。在中国，青霉素耐药的肺炎链球菌的比例为 14.5%，其中青霉素高耐株（MIC ≥ 2mg/L）占 2% 左右。我们的邻国，如日本、韩国、新加坡，青霉素耐药肺炎链球菌达到 60% ~ 70%。在美国，根据多中心的调查结果，从 1999 年 11 月到 2000 年 4 月，青霉素耐药的肺炎链球菌达到 35%，其中青霉素高耐株（MIC ≥ 2mg/L）的比例为 60%。其他国家，如西班牙、匈牙利、南非，青霉素中介和耐药的比例更高，达到 70%。

如果肺炎链球菌对青霉素耐药，那么对其他 β-内酰胺类抗生素也可能产生耐药。根据北京协和医院的资料，青霉素敏感株对阿莫西林、头孢肤肟、头孢噻肟、头孢曲松均敏感，而青霉素中介及高耐株对上述四种 β-内酰胺类抗生素的耐药性分别为 8%、11%、8% 和 8%。高耐青霉素的菌株对上述 4 种 β-内酰胺类药物均耐药。

除了对 β-内酰胺抗生素耐药外，肺炎链球菌还可能对非 β-内酰胺抗生素产生耐药。与其他国家相比，在中国，肺炎链球菌对青霉素的耐药率虽然不是很高，但对红霉素的耐药率却高达 60% 以上。据报道，在中国香港、加拿大，肺炎链球菌对氟喹喏酮的耐药率（定义为环丙沙星 MIC ≥ 4mg/L）增加。

肺炎链球菌不产生 β-内酰胺酶，它耐 β-内酰胺抗生素的机制是青霉素接合蛋白（PBP，主要 1a、2a、2b、2x 四种）的改变，降低了对 β-内酰胺的亲和力。肺炎链球菌对红霉素的耐药机制为：核糖体靶位点的改变和主动外排机制的增强。

肺炎链球菌产生耐药的危险因素为：高龄、最近使用过抗生素、最近住院史、免疫功能低下。

【病因和发病机制】

鼻咽部携带肺炎链球菌是肺炎链球菌发生的一个重要危险因素。冬季，在拥挤、通风条件差的环境里，鼻咽部肺炎链球菌的携带率高，因此肺炎链球菌肺炎容易发生。人与人的直接接触是肺炎链球菌传播的重要途径，也可以通过飞沫和血液传播。

肺炎链球菌首先附着于人的上皮细胞，并在此寄居生长。寄居的肺炎链球菌进入组织后，在某些情况下，由于吞噬细胞缺乏识别肺炎链球菌荚膜抗原的受体，或抗体或补体系统被封闭，肺炎链球菌逃脱了吞噬细胞系统的防御，在组织内繁殖，形成炎症。

宿主上皮细胞的完整性对于抵御肺炎链球菌的入侵非常重要，因此，吸烟者、严重空气污染环境下、呼吸道病毒感染等情况下，患肺炎链球菌肺炎的危险性增加。血液循环中荚膜特异性抗体是一种保护性抗体，在链球菌感染后 5 天左右形成，在体外具有很强的杀灭链球菌的活性。但这种抗体的保护作用并不完全，因此，各个年龄段的患者对肺炎链球菌普遍易感。脾脏对于清除抗体包被的链球菌有很大作用，因此，对于由于某种原因脾脏被切除的患者，患肺炎链球菌肺炎的危险性增大。

【临床表现】

肺炎链球菌肺炎多急性起病，表现为寒战和高热，呼吸道症状有咳嗽、咳痰、呼吸困难和胸痛。痰的性状典型表现为铁锈色，但现在较少见。其他伴随症状包括头痛、恶心、呕吐以及腹部不适，食欲下降等。如果有肺外感染存在（如骨髓炎、脑膜炎等），则有相应脏器受累的表现。

体格检查表现为：急性病容，发热，心率快，呼吸急促。肺部检查有叩击痛，吸气相湿性啰音，有时表现为肺实变的体征，包括管状呼吸音、叩诊浊音、听觉语颤增强等。

实验室检查：外周血白细胞增多，中性粒细胞增多。但在严重感染患者，可有白细胞的减少。某些患者，有肝酶和胆红素轻度升高。

胸部 X 线检查表现为片状密度增高影，或表现为大片实变影。约 25% 的患者会出现胸腔积液，但脓胸和空洞不多见，如果出现，往往有抗生素耐药肺炎链球菌或合并其他类型致病菌的感染。

【诊断】

病原学诊断是肺炎链球菌肺炎的金标准，但是确诊很困难。首先，有大约一半的患者，尤其老年人，没有咳痰症状；其次，即使痰细菌学检查在很短时间进行，也只有大约 50% 培养阳性；另外，由于肺炎链球菌在口咽部寄生，有假阳性的可能。新鲜合格痰标本涂片，革兰染色直接镜检，如果找到典型革兰染色阳性双球菌，同时排除其他优势菌生长，对于诊断肺炎链球菌肺炎有提示价值。血液、胸腔积液、经皮肺穿刺组织，如果细菌培养出肺炎链球菌，则有确诊价值。

一些研究者使用乳胶凝胶试验、免疫荧光法、酶联免疫法（ELISA），检测不同体液如痰、血清、胸腔积液、尿中肺炎链球菌抗原。但是这种检查的敏感性和特异性还有待提高，其临床诊断价值需要慎重评价。

另外，还有一些研究评估了肺炎链球菌诊断中 PCR 技术的作用。其中一项研究比较了传统培养方法、乳胶凝集试验、及 PCR 方法检测经皮肺穿刺标本。以培养方法作参照，乳胶凝集法和 PCR 法诊断肺炎链球菌肺炎的敏感性分别为 52% 和 91%，特异性分别为 89% 和 83%。

【肺炎链球菌耐药与预后的关系】

肺炎链球菌的耐药性增加了，但是，耐药菌感染的死亡率有无增加呢？1964 年 Austrian 和 Gold 报道伴有菌血症的肺炎链球菌肺炎患者的病死率是 13%，这些患者为 1952 ~ 1962 年 10 年间的病例，那时还没有耐药肺炎链球菌出现。有趣的是，Feikin 报道 1995 ~ 1997 年侵袭性肺炎链球菌肺炎的病死率为 12%（与 40 年前相比，差别不大），而此时肺炎链球菌的耐药率为 18%。Feikin 发现与青霉素敏感肺炎链球菌相比，青霉素耐药肺炎链球菌肺炎的病死率没有明显增加（耐药株14%，敏感株11%，$P < 0.05$）。相反，高龄和基础病是肺炎链球菌肺炎死亡的危险因素。Ewing通过对超高耐肺炎链球菌（MIC≥4mg/L）的研究发现，只有在住院4天后，耐药株感染的死亡率才有明显增加。这一研究与40年前Austrian和Gold的研究相似，他们发现青霉素减少肺炎链球菌感染死亡的效果，在住院5天后才变得明显。

体外试验和临床试验的结果不一致。现在，有很多专家认识到美国实验室标准化委员会（NCCLS）关于肺炎链球菌耐药折点的判定标准可能不适用于呼吸道感染。以前规定的MIC≥2mg/L作为肺炎链球菌对青霉素耐药的判定折点，对肺炎链球菌脑膜炎有很高的预后预测价值，但是，对判断肺炎链球菌肺炎的预后意义不大。现在趋向认为，只有青霉素MIC≥4mg/L，治疗失败的危险才会增加。

【肺炎链球菌肺炎的治疗】

（一）抗生素的选择　　对于青霉素敏感的肺炎链球菌肺炎，首选抗生素为青霉素G 50万U，静脉滴注q4h，或阿莫西林500mg q8h。可替代的抗生素包括氨苄西林、头孢唑林、头孢噻肟、头孢曲松、大环内酯类如红霉素、克拉霉素、阿奇霉素、多西环素等。对于青霉素中介的肺炎链球菌肺炎，首选抗生素为青霉素G 200万～300万U，静脉滴注q4h，或头孢噻肟1～2g静脉滴注q8h，或头孢曲松1～2g静脉滴注qd，或新氟喹喏酮抗生素如：左氧氟沙星、莫西沙星、司帕沙星等。可替代的抗生素包克林霉素、多西环素等。对于青霉素高耐肺炎链球菌肺炎，推荐使用万古霉素0.5g，静脉滴注q12h，或新氟喹喏酮抗生素如：左氧氟沙星、莫西沙星、司帕沙星等。

美国耐药肺炎链球菌治疗工作组的建议为：对于肺炎链球菌肺炎，如果青霉素MIC≤1mg/L，肺炎链球菌判定为敏感，中介为青霉素MIC≤2mg/L，如果青霉素MIC≥4mg/L，判定为耐药肺炎链球菌。对于社区获得性肺炎链球菌肺炎，如果是门诊患者，经验性抗生素选择为：口服大环酯类如红霉素、克拉霉素、阿奇霉素，多西环素（或四环素），或口服β-内酰胺类如头孢肤肟、阿莫西林、阿莫西林/克拉维酸。肺炎链球菌肺炎住院患者推荐：头孢噻肟、头孢曲松，或氨苄西林/舒巴坦。为了减少肺炎链球菌对氟喹喏酮抗生素的耐药性，新氟喹喏酮仅限于下列情况：①上述治疗方案无效；②对上述抗生素过敏；③明确的高耐青霉素的肺炎链球菌感染（青霉素MIC≥4mg/L）。万古霉素不推荐作为社区获得性肺炎链球菌肺炎的常规用药。

（二）肺炎链球菌疫苗　　虽然肺炎链球菌有84种抗原型（血清型），但与毒力、流行和耐药有关的抗原型只有20多种，它可包括90%的肺炎链球菌感染。用某种载体蛋白结合多价抗原，研制肺炎链球菌疫苗是目前的热点，目前科学家正在研制安全、有效、价廉的肺炎链球菌疫苗。接受疫苗免疫接种的重点对象为老人、幼儿和免疫功能低下者。

（曹　彬）

参 考 文 献

[1] Hui Wang, Robin Huebener, Chen Minjun, et al. Antibiotics susceptibility patterns of Streptococcus pneumoniae in China and a comparison of minimum inhibitory concentration by agar dilution and Etest methods. Antimicrob. Agents. Chemother, 1998, 42（10）:2633－2636

[2] Heffelfinger JD, Dowell SF, Jorgensen JH, et al. Management of community-acquired pneumonia in the era of pneumococcal resistance: A report from the Drug-Resistant Streptococcus pneumoniae Therapeutic Working Group. Arch Intern Med, 2000, 160（10）:1399－1408

第十章 克雷伯菌肺炎

克雷伯菌肺炎（Klebsiellar pneumoniae pneumonia）是肺炎克雷伯菌（Klebsiella pneumoniae）引起的急性肺部炎症，亦称肺炎杆菌肺炎或 Friedländer 肺炎。

【流行病学】

肺炎克雷伯菌呈世界性分布，是革兰染色阴性杆菌肺炎的最重要致病菌。其占革兰染色阴性杆菌感染的比例，在社区获得性肺炎中为18%~64%，医院内感染所致肺炎中为30%。

大多数克雷伯菌所致的下呼吸道感染发生年龄在40岁以上（平均年龄在52岁），其中男性占90%，与种族、地理位置或季节变换无关。社区获得性肺炎克雷伯菌肺炎在过度疲劳的中年人和酗酒的老年人中多见，在马来群岛和日本的研究中老年人的发病率在15%~40%。医院内感染则主要为成人或儿童，婴儿多见，常为新生儿重症监护病房及免疫低下的住院患者。

【病因、发病机制与病理】

克雷伯菌属属于肠杆菌科家族中的成员克雷伯族。其命名来自19世纪一德国微生物学家Edwin Klebs。克雷伯属原根据生物化学反应被分为3个主要物种。现在根据DNA同源性分为7个物种，包括①肺炎克雷伯菌（Klebsiella pneumoniae）；②臭鼻克雷伯菌（Klebsiella ozaenae）；③鼻硬结克雷伯菌（Klebsiella rhinoscleromatis）；④吲哚阳性的克雷伯菌（Klebsiella oxytoca）；⑤植生克雷伯菌（Klebsiella planticola）；⑥土生克雷伯菌（Klebsiella terrigena）；⑦解鸟氨酸克雷伯菌（Klebsiella ornithinolytica）。肺炎克雷伯菌是该属中临床上最重要的物种。克雷伯菌无鞭毛，杆状，为产乳糖酶、兼性革兰染色阴性，多不产生吲哚（吲哚阳性的克雷伯菌、有些肺炎克雷伯菌菌株除外）或 H_2S，存在明显的多糖荚膜。在革兰染色中该菌体积大，正是存在荚膜的结果。根据荚膜多糖（K抗原）和脂多糖（O抗原）的结构多样性来划分血清学分型，共有77个K抗原和8个O抗原。所有血清学分型的毒力相似。

宿主抵抗细菌入侵的防御机制包括多形核粒细胞的吞噬作用和大多由补体介导的血清杀菌作用。补体的激活有经典途径和替代途经，后者不需要针对细菌抗原免疫球蛋白存在，是针对肺炎克雷伯菌的主要激活途径。

克雷伯菌通过几种途径逃脱宿主的先天的免疫机制，包括多糖荚膜这一致病性的主要决定因素。荚膜由复杂的酸性多糖组成。这一粗厚大的层状结构可避免多形核粒细胞的吞噬。另外，通过抑制补体成分特别是C3b的激活，荚膜也可避免血清因子的杀菌作用。细菌也可产生多种黏附因子，可以是有毛的或无毛的，均有独特的受体特异性，可使微生物吸附到宿主细胞，而这在感染过程中尤为关键。脂多糖（LPS）是另一细菌致病性因素。通过激活补体，导致C3b选择性地在远离细菌细胞膜的LPS分子上沉积，从而抑制了膜攻击复合物（C5b-9）的形成，避免了膜损害和细菌死亡。铁利用可增加宿主对肺炎克雷伯菌感染的敏感性。细菌能通过分泌高亲和力低分子量的铁螯合物（siderophores），有效地抑制宿主蛋白对铁的利用。由于大多数宿主铁是与细胞内和细胞外蛋白结合，细菌的这种方法是必要的。当然，为了抑制细菌铁利用，宿主也分泌铁结合蛋白。

克雷伯菌在自然界普遍，是哺乳类动物黏膜和环境中的机会病原菌。在人类中其在皮肤、咽部或胃肠道形成菌落，也可在无菌的伤口和尿液中形成菌落。不同研究中克雷伯菌菌落的存在率不同。克雷伯菌被认为是大部分结肠和小肠和胆道中的正常菌群。口咽部的寄生与气管插管、宿主防御机制减退和抗生素应用有关，在宿主吸入口咽部细菌菌落后进入下呼吸道。

导致菌落形成和感染的宿主因素包括：住院（尤其是加强监护病房）；免疫低下状态（如糖尿病、酗酒、健康状况差）；大手术；严重疾病；抗生素治疗；有创性治疗设备的延期使用；存在细菌进入的途径如直接插管（经气管）或吸入、静脉置管、鼻饲管。其中酗酒是最常见的原发因素（占66%），30%酗酒者的咽部存在克雷伯菌。糖尿病和慢性肺疾病者也易发生，糖尿病患者存在口咽部菌群的改变，易诱发呼吸道感染。应用呼吸治疗器械者亦易发生克雷伯菌肺炎。医院内患者超广谱抗生素的应用可导致克雷伯菌感染率增加和产超广谱β内酰胺酶（ESBL）多药耐药菌株的出现。这些菌株毒力强，表现为荚膜型K55，扩散力非凡。无论是医院内感染或社区获得性感染，误吸是常见的因素。近年来，克雷伯菌在医院内感染中已占有重要地位，病菌传播迅速，可导致医院内暴发感染。大多数爆发感染的克雷伯菌来自单一克隆或单一基因，导致菌血症和病死率增加。

肺内克雷伯菌感染常引起破坏性改变，肺组织可发生炎症、出血、坏死。

【临床表现】

常起病急骤，常有咳嗽、胸痛、呼吸困难、发热和寒战。典型的痰液为黏稠血性，黏液样或胶冻样，临床描述为无核小葡萄干性胶陈样（curranr-jelly）痰，量大，有时可发生咯血。社区获得性大叶性肺炎与其他肺炎不同，表现为肺的损毁性改变，病情重，起病急，早期即可表现为显著的中毒症状，衰竭和低血压，体温超过39℃，发生肺脓肿、空洞、脓胸和胸膜粘连的几率增加。医院内感染的症状与其他病原菌感染的类似，临床表现危重。可有呼吸急促和肺实变体征，典型的累及肺上叶中的一叶，社区获得性肺炎常为单侧胸部体征，大多数在上叶。明显的坏死性肺炎或肺不张可引起肺容积明显减少，从而引起患侧膈肌抬升、呼吸运动减弱。

【实验室检查】

（一）血常规　通常血白细胞计数增多，中性粒细胞核左移，但有时可正常或减少。如发生粒细胞减少，提示预后恶劣。白细胞增多持续存在提示肺脓肿形成。

（二）肝功能检查　肝功能异常和黄疸可见，可能与慢性酒精性肝病有关。

（三）X线检查　与其他革兰染色阴性杆菌比较，克雷伯菌肺炎的胸部X线表现独特。典型的为肺叶实变，常发生在上叶中的一叶，多在右侧，但下叶受累并不少见，50%患者累及几个肺叶。受累肺叶特征性的放射学表现为凝胶样沉重的痰液引起的叶间裂下垂，这种表现不能除外克雷伯菌感染，但其他微生物如流感杆菌、某些厌氧菌、结核杆菌感染也可产生类似的放射学表现。胸腔积液、脓胸、脓肿形成和胸膜粘连也可见。肺脓肿发生率为16%~50%，如有空洞形成，特别是存在单侧坏死性肺炎的情况下，应高度怀疑存在克雷伯菌感染可能。在对抗生素治疗无效或疗效欠佳的情况下应进行胸部CT检查。

（四）血清学检查　此项检查对克雷伯菌感染的诊断无用，必须进行病原学检查。

（五）病原学检查　痰标本的革兰染色对诊断有帮助。克雷伯菌肺炎患者的痰液为脓性，含有大量的革兰染色阴性杆菌，典型表现为短粗革兰染色阴性杆菌，通常由荚膜包围表现为透亮区，由于有一很大的多糖荚膜，其菌落表现为非常黏稠。克雷伯菌有时可为双极革兰染色阳性，但其他肠道菌也可有此表现。如果在单个细菌周围存在明显的荚膜，单从革兰染色即可怀疑克雷伯菌。然而，在革兰染色中，克雷伯菌与其他肠道菌并不能明确区分。

病原的鉴别依赖于细菌培养，包括呼吸道标本培养、血培养、胸腔积液培养。克雷伯菌是微需氧链球菌，可在有氧或无氧条件下生长，无需特殊培养条件。大多数可用柠檬酸盐和葡萄糖作为单独的碳源，因此可在大多数普通培养基中生长。由于口咽部肺炎克雷伯菌集落形成率高，呼吸道疾病痰液肺炎克雷伯菌培养阳性率为13%，肺炎患者可达31%，有些厌氧菌所致肺脓肿或肺结核患者也可呈阳性结果，所以对单纯痰培养结果阳性的诊断价值，须持保留态度。血培养在约25%病例中阳性（在某些研究系列中此阳性率可达70%）。如存在胸腔积液，应尽可能行诊断性胸腔穿刺术。保护性毛刷纤维支气管镜检查或纤维支气管镜下支气管肺泡灌洗对不能经其他方法诊断的少数病例是有效的，可用以确定致病原。

【并发症】

最常见的并发症是局部的，表现为严重的肺部组织坏死。肺泡隔的损害导致多发空洞形成，严重情况下可导致肺叶坏死。在病情严重患者，如在X线表现中出现不规则实质性肺透亮区应怀疑肺叶坏死的诊断。胸腔积液在发病一周后出现。肺脓肿可在克雷伯菌感染数天至数周后发生。

其他并发症包括脓胸、支气管肺瘘形成、胸膜粘连、多重感染。治疗肺炎克雷伯菌感染时可发生其他病原感染，治疗其他病原感染时可发生肺炎克雷伯菌感染。败血症时可发生休克和弥散性血管内凝血。迁移性病灶不常见，包括心包炎、关节炎和脑膜炎。克雷伯菌肺炎恢复后，常见遗留局部纤维化、未闭合空洞和肺容积缩小。肺功能可能永久受损。

【诊断】

根据症状、体征和X线检查常可建立肺炎的临床诊断。如出现黏稠血性胶陈样痰以及典型的叶间裂膨胀下垂的X线表现，应怀疑肺炎克雷伯菌肺炎，但确诊依赖于病原学诊断。目前认为无其他原发病灶阳性的血培养，或胸腔积液或保护性毛刷纤维支气管镜检查或纤维支气管镜检查下支气管肺泡灌洗获得阳性培养，可确立肺炎克雷伯菌肺炎诊断。对痰培养阳性结果应进行评价，如涂片显示痰液来自下呼吸道，革兰阴性杆菌占优势，培养时显示为优势菌或纯培养时可基本确定为克雷伯菌肺炎。

【鉴别诊断】

社区获得性肺炎克雷伯菌肺炎应与链球菌肺炎、肺炎链球菌肺炎、军团菌肺炎鉴别。医院内感染应与假单胞菌感染、不动杆菌感染、沙雷菌感染鉴别。主要鉴别依据为病原学检查结果。X线检查对与胸膜肺积脓、肺脓肿的鉴别有帮助。

【治疗】

治疗应包括抗生素治疗，有效通气和相应的支持治疗，有些情况可外科治疗。

（一）抗生素治疗 原则：开始用经验性治疗，一旦明确病原菌和药物敏感性试验，应立即给予特异性抗生素治疗。对社区获得性克雷伯菌肺炎，三代头孢菌素或喹诺酮类可能有效。在一项研究中，联合应用一种氨基糖苷类疗效更佳，但在其他研究中并未发现此结果。抗生素治疗至少14天。

对医院内肺炎，应选择高度敏感的药物。一个治疗方案包括伊米配能、三代头孢菌素、喹诺酮类或氨基糖苷类，可单独应用或联合应用。治疗至少14天。

　　头孢菌素类药物和氨基糖苷类是目前治疗克雷伯菌肺炎的首选药物。目前对严重的克雷伯菌（不产 ESBL 菌）肺炎建议合用一种头孢菌素类和一种氨基糖苷类药物，这种联合用药可能增加肾毒性的危险，故应监测肾功能。一般建议 3 周静脉用药疗程。有些学者建议开始用一种头孢菌素类与一种氨基糖苷类联合短期治疗 48 ~ 72 小时，当对病原的药物敏感性确定，除外了 ESBL 后可转换至一种超广谱头孢菌素。如疗效欠佳，应行胸部 CT 检查以除外可清创或引流治疗的病变，如存在空洞、脓胸或脓肿，应延长疗程（如 4 ~ 6 周或更长）。

　　头孢菌素类：三代头孢菌素如头孢噻肟钠［中度感染：1 ~ 2g 静脉注射（iv）q6 ~ 8h；重度感染：1 ~ 2g iv q4h］、头孢曲松（1 ~ 2g iv q24h），在体外对克雷伯菌有强大的活性，单用这类药物是有效的，可用于免疫低下无菌血症的患者。但医院获得性病原菌可能对头孢菌素耐药。耐药性可能与质粒传导特性有关，住院时间长和侵入性检查是产生耐药的危险因素。头孢他啶、头孢吡肟、氨苄西林/舒巴坦、哌拉西林/他唑巴坦、替卡西林/特拉维酸、替卡西林/克拉维酸对某些多重耐药的院内病原株可能有效。在体外研究中头孢菌素与氨基糖苷类合用有协同作用，在粒细胞减少的克雷伯菌肺炎的动物模型中，合用头孢唑啉和阿米卡星在体内也有协同作用。

　　氨基糖苷类：对头孢菌素类药物过敏的患者，可单独应用氨基糖苷类药物［如庆大霉素肾功能正常 3 ~ 5mg/（kg·d）iv q8h 或 5 ~ 7mg/kg iv qd，应监测药物浓度和肾功能、阿米卡星 15mg/（kg·d）iv q8 ~ 12h，不超过 1.5g/d］。对敏感株可联合应用增效联磺片或氨曲南。

　　碳青霉烯类：如亚胺培南/西司他丁 250 ~ 500mg iv q6h，严重感染可加大 1g iv q6h，不能超过 4g/d，可用于产 ESBL 菌株。

　　喹诺酮类：如环丙沙星 400mg iv q12h、左旋氧氟沙星。对碳青霉烯类或大多数 β 内酰胺酶类过敏的患者，喹诺酮类对敏感株也是有效的。

　　氨曲南：可用于对 β-内酰胺酶类抗生素过敏的患者，0.5 ~ 2g iv q8 ~ 12h，不超过 8g/d，多与氨基糖苷类联用。

　　大环内酯类对肺炎克雷伯菌无效。磺胺药不能用于肺炎的早期治疗，如合并不复杂泌尿系感染时可使用。

　　（二）通气和支持治疗　应积极引流痰液，保证通气。给予充分的营养支持，改善免疫功能，必要时可用免疫球蛋白。

　　（三）外科治疗　应根据临床和放射学评价，早期发现可手术治疗的病变如肺坏疽、肺脓肿、脓胸、呼吸道阻塞等。手术方法的选择应由疾病的严重程度和患者的总体情况决定。但是，手术解除可能使患者更易引起感染的解剖学异常。对脓胸可行胸廓切开术、胸腔插管。对持续的胸膜粘连可行胸膜剥脱术，严重的肺坏死也可手术切除。

【预后】

　　预后差。即使给予抗生素治疗，克雷伯菌肺炎的病死率仍高达54%。免疫低下、菌血症、白细胞减少和老年患者的预后更差。一项研究显示，酗酒和菌血症同时存在的患者病死率可达100%。预防和早期诊断、治疗有助于降低病死率。

【预防】

　　医院应建立一套机制以避免感染的传播，包括对某些抗生素（如超广谱抗生素）规定特殊的适应证和用药时间，医护人员应严格洗手，感染高度耐药的克雷伯菌株如产 ESBL 株的患者应单位隔离以及一次性使用有些医疗设备特别是雾化器以避免经设备传播等。避免医院内感染的其他措施包括尽早撤除医用设备如导管、插管，应用胃黏膜保护剂，插胃管患者保持半坐位，如有可能减少免疫抑制剂的使用等，但一般并不推荐保护性隔离措施。

（高瑞通）

参 考 文 献

［1］ Einstein BI. Enterobacteriaceae. In：Mandell GL，Bennett JE，Dolin E，eds. Mandell，Douglas，and Bennett's Principles and Practice of Infectious Diseases. New York：Churchill Livingstone，2000，2294－2310

［2］ Korvick JA，Bryan CS，Farber B，et al. Prospective observational study of Klebsiella bacteremia in 230 patients：outcome for antibiotic combinations versus monotherapy. Antimicrob Agents Chemother，1992，36：2639

［3］ Merino S，Camprubi S，Alberti S，et al. Mechanisms of Klebsiella pneumoniae resistance to complement-mediated killing. Infect Immun，1992，60：2529

［4］ Paterson DL. Recommendation for treatment of severe infections caused by Enterobacteriaceae producing extended-spectrum beta-lactamases（ESBLs）. Clin Microbiol Infect，2000，6：460

［5］ Podschun R，Ullmann U. Klebsiella spp as nosocomial pathogens：epidemiology，taxonomy，typing methods，and pathogenicity factors. Clin Microbiol Rev，1998，11：589

［6］ Prince SE，Dominger KA，Cunha BA，et al. Klebsiella pneumoniae pneumonia. Heart Lung，1997，26：413

［7］ Rice L. Evolution and clinical importance of extended-spectrum beta-lactamases. Chest，2001，119（2 Suppl）：391S

［8］ Sahly H，Podschun R. Clinical，bacteriological，and serological aspects of Klebsiella infections and their spondyloarthropathic sequelae. Clin Diagn Lab Immunol，1997，4：393

［9］ Sahly H，Podschun R，Ullmann U，et al. Klebsiella infections in the immunocompromised host. Adv Exp Med Biol，2000，479：237

［10］ Tomas JM，Benedi VJ，Ciurana B，et al. Role of capsule and O antigen in resistance of Klebsiella pneumoniae to serum bactericidal activity. Infect Immun，1986，54（1）：85

第十一章　铜绿假单胞菌肺炎

铜绿假单胞菌（绿脓杆菌）肺炎是由铜绿假单胞菌（pseudomonas aeruginosa）感染所致，常发生于免疫低下或伴有基础疾病患者，是一种严重而又常见的医院内获得性感染。患者病情严重，治疗困难，病死率高，近年来发病率有明显上升趋势，已占医院内获得性肺炎的10%～35%，超过肺炎链球菌和金黄色葡萄球菌，并取代肺炎克雷伯杆菌，成为医院内获得性肺炎的首位发病病因，也已经是当今医学界关注的焦点问题和对临床医生的挑战。

【病原学】

铜绿假单胞菌是假单胞菌科中最重要的一种条件致病菌，为革兰阴性杆菌，单个、成对或短链状排列。杆菌成单、成对或呈短链状排列，在血琼脂培养基上菌落呈毛玻璃样，扁平，产生溶血带，多数菌株分泌绿脓菌素和荧光素，呈蓝绿色，故名铜绿假单胞菌。铜绿假单胞菌菌长 1.5～3.0μm，呈杆状，菌体一端有 1～3 根鞭毛，故有动力较活泼，无夹膜或芽胞。该菌为专性需氧菌，生长要求不高，在普通培养基上生长良好，最适宜温度为35℃。在固体培养基上菌落形态不一，直径 2～3mm，边缘不齐，扁平湿润。但也可呈小、圆、光滑或粗糙等类型菌落。

铜绿假单胞菌可产生水溶性色素绿脓素（pyocyanin）及荧光素（fluorescin），并因此而得名。典型铜绿假单胞菌肺炎患者的痰呈翠绿色。铜绿假单胞菌有很强的蛋白分解能力；但发酵糖类能力低，可氧化葡萄糖及木胶糖，产酸不产气。不分解甘露醇、麦芽糖、乳糖或蔗糖。氧化酶阳性，可分解尿素。

铜绿假单胞菌广泛分布于自然界，在土壤、水、空气中均有发现。正常人皮肤、肠道及口咽部均可带菌或寄生。在医院环境中，这种状态更为明显。医院内拖把、抹布、水盆、水壶、尿盆、床头柜、被褥、导管、雾化器、湿化器和呼吸机等均可分离到铜绿假单胞菌。该菌对外界环境抵抗力较强，在潮湿条件下可长期生存，湿热55℃ 1 小时方能杀灭，对紫外线不敏感。根据其外膜脂多糖蛋白免疫特异性，可将铜绿假单胞菌分为 12 个血清型。另外，也可用噬菌体及绿脓素进行分型。

【流行病学】

铜绿假单胞菌是一种条件致病菌，在正常人皮肤（如腋下、会阴部和耳道内）、呼吸道和肠道均存在。其存在的重要条件是潮湿的环境。儿童带菌率比成人高。应用抗生素治疗者带菌率增高。该菌在医院环境中广泛分布，常见于正常人的皮肤、手、床褥及医疗器械上，雾化器和人工呼吸器也常被污染。住院患者，特别是临床上使用抗生素、糖皮质激素或免疫抑制剂治疗的患者，呼吸道内该菌的寄殖增多。完整皮肤是天然屏障，活力高的毒素亦不能引起病变，正常健康人血清中含调理素及补体，可协助中性粒细胞和单核细胞-巨噬细胞吞噬及杀灭铜绿假单胞菌，故亦不易致病，但对于原有心肺疾病，年老体衰，长期使用多种抗生素导致菌群失调或应用糖皮质激素、化疗药物治疗的患者以及其他原因引起免疫功能受抑制者，较易发生铜绿假单胞菌的感染。

目前在医院内获得性肺炎中，以铜绿假单胞菌肺炎发病率高，铜绿假单胞菌已成为院内呼吸道感染主要病原体，其原因主要有两方面。首先是铜绿假单胞菌有较低的营养要求。对各种不利因素（如温度、紫外线）有较好耐受性和适应力，易在各种条件下生长繁殖。在潮湿环境下，其存活力更强，甚至在一些清洁剂或消毒液中也能存活。更为重要的是铜绿假单胞菌对大多数抗生素耐药，以致使其成为医院环境中长期带菌或污染的重要菌种。正常健康人不同部位可以分离到该菌的几率为：皮肤 0~2%，鼻黏膜 0~3.3%，咽 0~6.6%。医院内患者或工作人员的带菌率显著增高，有的部位可达 50%。

铜绿假单胞菌院内感染率高的另一重要原因是医院内免疫功能低下人群的集中。在住院患者中，大部分为老年人，有严重基础疾病、营养不良或使用免疫抑制剂治疗者，这些患者大多具有不同程度的免疫缺陷，成为铜绿假单胞菌的易感人群。广谱抗生素的广泛应用又改变了这一人群体内的菌群结构。气管插管、气管切开、机械通气和血流动力学监测等介入性检查及治疗手段，也为该菌直接进入体内提供了门户。

铜绿假单胞菌感染途径一部分为内源性，即病原来自本身上呼吸道；另一来源为其他患者或带菌的健康工作人员，经手、飞沫或污染的器械而传播。如果医院内消毒制度不严格，通过湿化或雾化装置也可发生的交叉感染，这已成为铜绿假单胞菌肺炎在医院内传播的重要途径。

【发病机制】

口咽部寄植的铜绿假单胞菌吸入是下呼吸道感染最主要的发病机制。老年、重症、免疫功能低下者的住院患者及临床上广谱抗生素的应用、胃液反流、大手术、慢性阻塞性肺疾病、糖尿病等，口咽部铜绿假单胞菌寄植比例明显增加。研究表明胃腔内细菌的逆向寄植可能是口咽部病原菌的重要来源。正常情况下，胃液 pH 值为 1.0 时，胃腔内保持无菌状态。影响胃酸产生的疾病、用止酸剂中和胃酸、用 H_2 受体阻断剂减少胃液分泌所导致的胃液酸度下降，老年患者、酗酒、其他胃肠道疾病、营养不良和接受鼻饲者，胃内细菌寄植菌则明显增加，菌量可高达 10^8 cfu/ml。研究表明胃腔及口咽部革兰阴性杆菌包括铜绿假单胞菌寄植率与医院内肺炎发病率呈正相关。铜绿假单胞菌的血源性传播较少，多见于农村地区、其他部位严重感染治疗延误或机体免疫功能低下、严重腹腔感染、大面积皮肤烧伤等易于发生菌血症的患者。

铜绿假单胞菌为条件致病菌，完整的皮肤和黏膜屏障可抵御其侵入。一旦有少量细菌侵入，血清中调理素和补体可辅助中性粒细胞和单核-巨噬细胞吞噬和杀灭细菌。因此，正常人不发生或很少发生铜绿假单胞菌性肺炎。各种原因导致的局部防御屏障破坏，全身体液或细胞免疫功能缺陷是导致该菌感染的重要或先决因素。

铜绿假单胞菌的多种代谢产物具有致病性，其内毒素则在发病上无重要意义。其分泌的外毒素 A（PEA）是最重要的致病、致死性物质，进入敏感细胞后被活化而发挥毒性作用，使哺乳动物的蛋白合成受阻并引起组织坏死，造成局部或全身疾病过程。动物模型表明给动物注射外毒素 A 后可出现肝细胞坏死、肺出血、肾坏死及休克等，如注射外毒素 A 抗体则对铜绿假单胞菌感染有保护作用。铜绿假单胞菌尚能产生蛋白酶，有外毒素 A 及弹性蛋，同时存在时则毒力最大，胞外酶 S 是铜绿假单胞菌所产生的一种不同于外毒素 A 的 ADP—核糖转移酶，可使铜绿假单胞菌的侵袭扩散，感染产此酶的铜绿假单胞菌患可有肝功能损伤而出现黄疸。

除宿主因素外，铜绿假单胞菌本身的多种细胞成分和细胞外产物在感染的发生和发展过程中，也起着重要作用。黏附使铜绿假单胞菌在下呼吸道得以存留或寄植，成为感染的第一步。铜绿假单胞菌可通过菌体表面的菌毛、菌毛素及其他分泌产物——如黏液外多糖等黏附物质和宿主上皮细胞表面相应受体结合，实现黏附作用。黏附不仅为入侵和感染提供了可能，而且是导致气道慢性感染的重要因素。近年才还发现某些黏附因子（如黏液外多糖）对巨噬细胞吞噬能力、中性粒细胞趋化性及淋巴细胞转化均具有抑制作用。它可封闭调理吞噬作用所需的抗原决定簇，抑制补体结合，因而增加其侵袭性。此外，宿主因素变化，如细胞损伤，分泌和清除机制受损、气道微环境 pH 升高也能增强其黏附性。

与一般革兰阴性杆菌不同，铜绿假单胞菌内毒素毒力较弱，非本病的主要致病因素。导致其侵袭和致病的毒力因子有：外毒素 A，胞外酶 S、纤毛、胞外蛋白酶、弹性蛋白酶、碱性蛋白酶、溶血素、绿脓素、磷酸脂酶及脂多糖等多种，它们在致病过程中起着不同作用。如弹性蛋白酶可引致组织坏死，并抑制巨噬细胞趋化性。绿脓素可损伤细胞呼吸和纤毛运动等。在这些致病因素中，最重要的是外毒素 A。它是由 613 个氨基酸组成的多肽链，可见于临床分离得到的大部分菌株。其纯化物对哺乳动物具有高度致死性，在狗和恒河猴均可见到致休克现象。它抑制易感细胞的蛋白质合成，并引起病变组织发生坏死。临床及动物实验皆表明，产毒或不产毒菌株感染的临床表现及病理有很大差异。外毒素 A 阴性菌株感染仅限于支气管及其邻近的肺实质，而产毒菌株感染肺实质炎症范围及程度均严重得多。

【病理】

铜绿假单胞菌性肺炎的病理特征一般表现为迅速形成的肺叶实变或支气管肺炎，组织坏死引起多发性小脓肿，绝大多数病变在下叶，半数以上为两侧性，常累及胸膜。镜检：见肺泡内炎性渗出物包含多核粒细胞与单核细胞，肺泡腔充满深色嗜碱性颗粒物质与大量革兰阴性杆菌密集菌群。突出的改变是肺泡壁坏死形成微脓肿及局部出血。

通常，铜绿假单胞菌性肺炎的病理特征取决于病原体抵达肺部的途径是经由气道吸入或经血源而有所不同。临床上大部分铜绿假单胞菌性肺炎均由气道吸入，经血源性感染的铜绿假单胞菌性肺炎患者多见于恶性血液病、粒细胞减少症及烧伤患者。动物实验及临床资料表明，血源感染者病变主要分布在下肺叶及上肺叶下部。其病理有两种类型：一种为界限不太清楚的出血灶，经常见于胸膜下，少数具有中心坏死。镜下见肺泡内出血、水肿，其间含有多量细菌，但缺少炎性细胞反应。在病变严重部位可见到肺泡坏死和碎裂，很少侵蚀血管壁。另一种类型肉眼所见分散在于肺实质的棕黄色脐形结节，直径为 2～15mm，典型的多见于中小肺动脉周围。与一般脓肿不同，大部分结节镜下呈中心性凝固坏死，有多量细菌，但仅有少量炎性细胞。在这些区域中小型肺动静脉的外膜和中层，可见明显的细菌侵蚀，常并有血管壁的透明样变性。及肌细胞和内皮细胞的胞核收缩。这种与菌血症相关的血管壁明显受累现象，是血源感染铜绿假单胞菌性肺炎的特征。在无细菌学结果时，据此特征也可作出病原学诊断。

经气道吸入的铜绿假单胞菌性肺炎与血源感染者不同，其病理特征是典型的支气管肺炎。镜下为支气管周围的斑片状出血灶和小脓肿形成，并有混合性炎性细胞浸润。很少见血管壁受侵蚀，胸膜渗出也很少、更少有脓胸形成。

【临床表现】

铜绿假单胞菌肺炎多见于老年、有免疫功能障碍或人工气道的住院患者。院外感染偶尔也可发现，但几乎均发生于原有较严重基础疾病者，在部分患者中甚至可作为终末期合并症出现。铜绿假单胞菌肺炎一般分为原发性和继发性。原发性为吸入性感染，往往有慢性肺部疾病史。长期抗生素使用导致菌群失调，应用气管插管、机械通气等导致黏膜屏障受损是引起发病的主要原因。继发性感染常为败血症后，多有严重全身基础疾病。中毒症状明显，体温波动大，高峰在清晨，有相对缓脉，进行性发绀，神志模糊。咳嗽有大量黄脓痰，少数患者咳典型的翠绿色脓性痰，咯血罕见。体征不典型，30%～50% 发生小脓肿。原有肺功能障碍的患者容易发生呼吸衰竭。

铜绿假单胞菌性肺炎发病可急可慢，有的患者可呈隐匿发病，这取决于感染途径及基础疾病状况。血液感染者起病较急，可高热寒战，有肺内及肺外表现，重症患者较快出现呼吸衰竭和休克，并在较短时间内迅速死亡。在昏迷患者或机械通气者，其肺炎症状可被严重基础疾病掩盖而疏于发现。通常大多数患者有发热、咳嗽和咳痰。热度多为中等程度，在 38℃以上，畏寒者近 1/2。咳嗽、咳痰分别占 95% 及 80%，脓痰多于黏液性痰，血性痰较少见。翠绿色脓痰为铜绿假单胞菌性肺炎特征，具有此典型表现者不超过半数。部分患者有相对性缓脉，机制未明。重症患者可出现气急或发绀，极少数严重者可发生休克。

肺部体征无特殊，与一般肺炎相同。因其病变为支气管肺炎，故啰音多为散在性。部分融合成较大片浸润者，也可出现叩浊及管状呼吸音等实变体征。

【实验室检查】

白细胞计数可中等升高或正常。但大多可见轻、中度增高，（10～20）×10^9/L。有核左移现象。相当数量患者由于免疫功能严重受损而表现为白细胞减少或缺乏。白细胞计数与本病的预后有很高的相关性，经治疗后白细胞逐渐升高者预后较好。而持续减低者则预后都不佳。血、胸腔积液或痰菌培养发现铜绿假单胞菌。

本病的 X 线影像改变不太像其他革兰阴性杆菌性肺炎，而更像葡萄球菌性肺炎。X 线表现最常见者为弥漫性两侧支气管肺炎，可累及多个肺叶，以下叶常见。病变呈直径 0.5～2.0cm 大小的结节状浸润，并倾向于融合成大片浸润病变，其间可见多发性小脓腔，也可伴少量胸腔积液，但极少有脓胸。

【诊断】

一般而言，临床上如有下列情况应考虑铜绿假单胞菌肺炎：①有慢性肺部疾病史且久咳不愈，痰量多且为黄绿脓痰或脓血痰；②有较长期糖皮质激素、抗生素因抗生素治疗史，出现发热、呼吸道症状加重；③胸部 X 线提示肺部病变广泛，两肺弥散结节状、网状改变或小脓肿形成；④连续两次痰培养检出单一或优势铜绿假单胞菌。

铜绿假单胞菌肺炎虽具有某些临床及 X 线特点，但确切的诊断仍有赖于病原学检查。但由于铜绿假单胞菌可作为正常菌群的一部分寄生于上呼吸道，应用抗生素治疗或危重患者均可有铜绿假单胞菌生长。因此，普通痰培养发现铜绿假单胞菌往往难以确定为肺部感染的病原。经普通气管镜吸取下呼吸道分泌物也并不可靠，因气管镜经口腔或鼻腔时，其头部已被污染。故单一痰培养阳性尚不足以诊断铜绿假单胞菌肺炎；必须视菌落多少，连续培养的多次结果，以及临床情况包括患者的致病条件、病情发展与 X 线变化等进行综合判断而定。

目前临床上较为可靠的培养标本应该是来自加用保护套管的气管镜（保护性毛刷）、或经环甲膜气管穿刺吸取的下呼吸道分泌物，也可经胸壁行肺穿刺直接经感染局部取抽吸物培养。但这些均为创伤性检查，对患者有一定损害，患者常常难以接受，仅在非常必要时采用。漱口后取痰经洗涤、匀化作定量培养具有很好可靠性。当每毫升痰液菌落形成单位（cfu）>10^7，并经涂片染色作形态鉴定及生化试验证实为铜绿假单胞菌时，即可作出明确诊断，因为一般寄生或污染菌计数多在 10^5 cfu/ml 以下。连续多次普通痰培养阳性，且其药敏试验相同，估计为同一株细菌，或痰培养为单一的铜绿假单胞菌时，也有较好的参考意义。血源性感染者血培养阳性，或并发胸腔渗出者胸水中查到铜绿假单胞菌均具有诊断意义。通常，脓胸抽液培养阳性或菌血症时血培养阳性可确定诊断铜绿假单胞菌肺炎。

【治疗】

因本病多发生于免疫低下或有严重基础疾病者，且该菌对多种抗生素耐药，治疗困难；一般病死率约50%，血源感染的菌血症者可高达80%，故应尽早明确诊断并采取积极治疗措施。

铜绿假单胞菌对多种抗生素具有染色体介导的天然耐药性。另外，它可以作为供体和受体菌通过其胞质内耐药质粒，在种内或种间传递耐药性。因此，带有多重耐药质粒铜绿假单胞菌菌株的大量存在，不仅是该菌感染难以治疗原因，也是临床上多种耐药菌株不断增多的因素。

选择敏感有效抗生素是本病治疗的中心环节。在病原培养及药敏试验未有结果前，可根据经验选用适当抗生素。目前对铜绿假单胞菌有效抗生素有三类：β-内酰胺类、氨基糖苷类及氟喹诺酮类。

β-内酰胺类中抗铜绿假单胞菌活性较高的有亚胺硫霉素（impenem，又称亚胺培南）、头孢噻甲羧肟（头孢他啶、复达欣、凯复定）及哌拉西林、呋布西林。其他如单环类的氨曲南（aztreonam、君刻单），以及 β-内酰胺酶抑制剂的复合制剂安灭菌（阿莫西林＋棒酸、augmentin）、特美汀（替卡＋棒酸、timentin）、舒普深（头孢哌酮＋青霉烷砜 sulperazon）也有一定效果。临床上也可选用阿米卡星或奈替米星、＋羧苄西林、或替卡西林、或哌拉西林，效果较好。

但是临床上应用氨基糖苷类抗生素治疗时应该注意，阿米卡星（丁胺卡那霉素）和妥布霉素对铜绿假单胞菌虽然有较好效果，但由于此类抗生素具有相当肾毒性及耳毒性，而铜绿假单胞菌性肺炎又多见于老年人或有较严重基础疾病者，这些患者或多或少已有一定肾功能受损，因而在很大程度上限制了它们的使用。如必需使用时应减量并密切观察肾功能变化，一旦出现肾脏受损加重应即时停用。氟喹诺酮类中的第三、四代喹诺酮，为广谱抗菌药，主要针对革兰阴性杆菌，对铜绿假单胞菌有一定抗菌活性。一旦取得细菌学培养及药敏试验结果后，可据此再行调整。

轻症患者可单独选用哌拉西林、环丙沙星及阿米卡星或妥布霉素等药。重症患者可应用头孢他啶或亚胺培南，也可再加用一种氨基糖苷类抗生素联合治疗。

铜绿假单胞菌性肺炎均发生于有严重基础疾病或免疫低下者，故在抗感染同时应加强对基础疾病治疗，加强局部引流和全身支持治疗，提高免疫功能。如注意热量供应和蛋白质补充，糖尿病患者应积极控制血糖，重症患者或白细胞减少者可间断输注新鲜血或白细胞。

具体用法可参考下表5-11-1。

表 5-11-1　铜绿假单胞菌肺炎治疗时的抗生素选用

首　选	次　选	备　注
头孢他啶 1～2g q8h	单用头孢他啶或头孢哌酮＋舒巴坦	青霉素过敏者可选头孢他啶
或	或环丙沙星或伊米培南-西斯他丁或	或
头孢哌酮＋舒巴坦 1～2g q8h	氨曲南或左氧氟沙星	头孢哌酮＋舒巴坦
或	疗程至少 14 天	或
哌拉西林、替卡西林 3g q4～6h		环丙沙星
或		或
环丙沙星 200～400mg q12h		左氧氟沙星
或		或
伊米培南-西斯他丁 0.5～1g q8h		伊米培南-西斯他丁
或		或
氨曲南 2g q6～8h		氨曲南
或		或
美罗培南 2g q8h		美罗培南
或		加氨基糖苷类
头孢吡肟 2g q8h		疗程 14～21 天
哌拉西林/他唑巴坦 4.5g q8h		
加		
庆大霉素或妥布霉素或阿米卡星		
疗程 14～21 天		

【预后】

铜绿假单胞菌性肺炎大多为医院内感染，既往曾有过重症监护病房内暴发流行铜绿假单胞菌性肺炎的报告。中性粒细胞缺乏者，血培养常呈阳性。伴菌血症者病死率高达 80%，非菌血症型肺炎病死率为 30%～60%。氨基糖苷类抗生素及第三代头孢菌素应用以来，铜绿假单胞菌性肺炎的病死率有所降低，但与其他革兰阴性杆菌肺炎相比，病死率仍较高。一般而言，铜绿假单胞菌性肺炎的患者的预后取决于对抗菌药物治疗的反应与疾病的严重程度，如病变范围、机体反应性、有无合并败血症、呼吸衰竭以及机体免疫防御功能的重建等有关。ICU 内的铜绿假单胞菌性肺炎患者，由于感染菌株耐药率高，基础状况和免疫功能低下等原因，病死率通常高于普通病房内的铜绿假单胞菌性肺炎患者。研究也发现，铜绿假单胞菌性肺炎呈多叶病变或弥漫性浸润者的病死率明显高于单叶病变者。

【预防】

铜绿假单胞菌作为医院内肺炎的主要病原体，其预防措施重在重建或提高机体免疫功能、减少口咽部细菌寄植与吸入、切断其传播途径。临床上应加强医院内消毒隔离，切断交叉感染途径是防治铜绿假单胞菌性肺炎的中心环节。特别是要注意人工呼吸器械、雾化及湿化装置、吸痰器具和给氧面罩、导管的定期消毒。昏迷患者应注意口腔护理，减少和防止分泌物吸入。重症监护病房医护人员应坚持戴口罩，接触患者或治疗操作前后应洗手消毒。铜绿假单胞菌感染患者的病房应加强通风，并定期进行紫外线照射，出院后应彻底行终末消毒。临床上应该合理使用广谱抗生素，严格掌握皮质激素等免疫抑制剂的应用指征。如病区内屡有铜绿假单胞菌性肺炎发生，应在病区内进行流行病学调查，查清感染来源。具体措施如下：

1. ICU 中的重症患者应尽可能取半坐位以减少吸入危险性，避免使用可抑制呼吸中枢的镇静药、止咳药。对昏迷患者要定期吸引口腔分泌物以减少吸入。

2. 机械通气治疗时，应该注意对呼吸治疗器械的消毒工作。临床上直接或间接接触下呼吸道黏膜的物品，如面罩、气管插管和气管套管、呼吸机的管道回路、Y 接口、直接喉镜、咬口、湿化器、雾化器与储液罐、人工口和鼻、吸引管等，须经灭菌或高水平消毒，方能再次使用。高水平消毒可采用 76℃ 30 分钟加热，或选用有关的化学消毒剂如 2% 戊二醛溶液浸泡 20 分钟。消毒后经适当的水淋洗、干燥、包装，处理过程中要避免物品再次污染。

3. 对同一病患者使用的呼吸机，其呼吸回路管道，包括接管、呼气活瓣以及湿化器，目前主张更换时间不要过于频繁，即短于 48 小时的间隔；不同病患者之间使用时，则要经过高水平消毒。不主张在呼吸回路的呼气管远侧放置滤器，也不要在吸气管道与湿化罐之间放置滤菌器。湿化器水要用无菌水。呼吸机的内部机械部分，不须常规灭菌或消毒。不同患者间作下呼吸道吸引时，要更换整个长条吸引管和吸引瓶。去除吸引管上的分泌物，要用无菌水。联接呼吸机管道上的冷凝水要及时倾去，操作时要当心避免冷凝水流向患者侧。尽早撤去呼吸机，拔除气管插管前应确认气囊上方的分泌物已被清除。使用气囊上方带侧腔的气管插管被认为有利于积存于声门下气囊上方分泌物的引流。

4. 医务人员在病房工作期间，双手常有病原菌包括铜绿假单胞菌的定植，应该掌握正确的洗手方法，这样可减少致病菌传播。医务人员不论是否戴手套，接触黏膜、呼吸道分泌物及其污染的物品之后，或接触带气管插管或气管切开的患者前后，或接触患者正在使用的呼吸治疗设施前后，或接触同一患者污染的身体部位后，均应洗手。

5. 对粒细胞减少症、器官移植等高危人群，应采用保护性隔离技术如安置于层流室，医务人员进入病室时戴口罩、帽子和穿无菌隔离衣。

6. 预防应激性溃疡时，要使用不会导致胃液 pH 值升高的药物，如应该避免使用 H_2-受体阻断剂和抗酸剂等，但可应用硫糖铝预防应激性溃疡。采用抗菌药物针对性地清除胃肠道的潜在致病菌而不影响其厌氧菌菌群，虽能减少医院内肺炎发病，但有诱发耐药菌株的危险性。

（周保桐　蔡柏蔷）

参 考 文 献

[1] 康晓明. 绿脓杆菌肺炎. 见：罗慰慈主编. 现代呼吸病学. 北京：人民军医出版社，1997，520－521

[2] 胡必杰. 绿脓杆菌肺炎. 见：朱元珏，陈文彬主编. 呼吸病学. 北京：人民卫生出版社，2001，735－738

[3] 陈尔璋. 绿脓杆菌肺炎. 见：穆魁津，何权赢主编. 肺部感染. 北京：北京医科大学中国协和医科大学联合出版社，1996，300－304

[4] Cunha BA. Pneumonia Essentials. New York：Physicians' Press，2007，75－76.

第十二章　流感杆菌肺炎

流感杆菌肺炎（Haemophilus influenza penumonia）是流行性感冒杆菌（Haemophilus influenzae，简称流感杆菌）所引起，易发生在 3 岁以下婴幼儿。近年发现成人发病率逐渐上升，成为社区获得性肺炎的重要致病菌，据统计 10%～20% 的社区获得性肺炎由流感杆菌引起，33%～65% 的医院内肺炎首先是鼻咽部流感杆菌内源性吸入作为始动菌，继发其他革兰阴性杆菌感染而致。这些与病原体分离技术的改进、细菌致病力增强以及各种原因所致宿主免疫力下降有关。现在流感杆菌肺炎在成人肺炎中地位重新为临床所认识。

【病原学】

流感杆菌属嗜血杆菌属，是无芽胞、无动力的革兰阴性短小杆菌，约 $1.5\mu m \times 0.35\mu m$ 大小，呈杆状、丝状等多形性。在急性感染标本中多以短小球杆菌形态出现。新分离菌株呈球杆状、球状或短链状，陈旧培养物中则呈多形性。营养要求高，普通琼脂平板上不能生长，需依赖新鲜血液中的 X、V 生长因子，故在巧克力琼脂干板上生长良好，给予 5%～10% CO_2 更能促进生长。培养 24 小时后，菌落可呈三种形态：M 型（黏液型）、R 型（粗糙型）和 S 型（光滑型）。有荚膜的菌株菌落呈 M 型，黏稠并有光泽，对人体的毒力强。流感杆菌与金黄色葡萄球菌在血琼脂培养基上共同孵育时可见卫星现象，因葡萄球菌能合成 V 因子，使其菌落周围生长的流感杆菌菌落较大，远离者则较小。此外，尼古丁可促进流感杆菌生长。荚膜型流感杆菌含有荚膜多糖抗原又称 M 抗原，具有型特异性，能刺激机体产生保护性抗体。本菌抵抗力弱，对一般消毒剂敏感，干燥时也易死亡。可分为荚膜型和非荚膜型两类。荚膜型可根据特异性抗血清凝集试验分为 a～f 6 型，其中以 b 型致病力最强，其多糖抗原含有核糖、磷酸多核糖核糖醇可抑制细胞吞噬。临床上 b 型流感杆菌引起的肺炎最多见，f 型次之。无荚膜型菌株一般不致病，但近来的研究显示，25% 成人体内有无荚膜菌株的抗体。目前认为非荚膜型也有一定致病毒力。流感杆菌产生的内毒素在致病过程中起重要作用。该菌多寄生于呼吸道，常在慢性阻塞性肺部疾病患者的痰中培养出该菌；婴幼儿急性支气管炎时痰中也可分离出该菌。在条件适宜时，即可在原有疾病的基础上发展为严重的支气管肺炎。成人发病年龄为 21～82 岁，平均 54 岁。在慢性阻塞性肺病患者中，无荚膜型菌株和肺炎链球菌常在急性上呼吸道病毒性感染基础上引起基础疾病急性加重。直至 20 世纪 60 年代流感杆菌对氨苄西林普遍敏感。自 70 年代首先报道对氨苄西林耐药株以来，耐药率不断上升，而且出现对多种抗生素耐药问题。不同抗生素其耐药机制不同。

【流行病学】

人是流感杆菌的惟一宿主，不同地区、不同时期，带菌率可有很大差异，儿童往往高于成人，主要寄居在上呼吸道（鼻咽部）。90% 的学龄前儿童曾带有无荚膜菌株，带菌率和患病率随年龄增长而减少。无症状 b 型菌株的带菌则主要见于成人，儿童中不到 5%。无荚膜型菌株和 b 型流感杆菌均视为上呼吸道的正常菌群。通常鼻腔带菌率为 25%，喉部带菌率为 45%，大多为无荚膜型菌株，3%～15% 为 b 型流感杆菌，但在婴幼儿集聚的机构，鼻咽部 b 型流感杆菌的带菌率高达 58%，在成人患有慢性肺部疾病、心脏病、低丙种球蛋白血症和长期吸烟人群中，鼻咽部分分离到 b 型流感杆菌的机会增多。该菌通过飞沫传播，有呼吸道流感杆菌感染病例的家庭接触者，带菌率常较高，并可导致家庭内传播。

本病具两个高发年龄组，即6个月~5岁的婴幼儿组和具基础疾病的成人组。男女均可发病，在婴幼儿组男女之比约1.5:1，成人组男女相当。秋冬季为发病高峰季节，常发生于上呼吸道感染之后。某些呼吸道病毒如流感病毒可促进流感杆菌肺炎的发生，尤其在流行性感冒流行之际，流感杆菌肺炎的发病率增加且病情严重。1892年Pfeiffer观察到此现象，并首次从流感患者的鼻咽分泌物中分离出流感杆菌，被误认为流感的病原菌而定名沿用至今。

新生儿有来自母体的被动免疫，故发病率较低，但出生后几周至2~3岁时抗体水平下降至最低，此阶段对该菌易感，至5岁左右时，抗体效价逐步增高，发病率渐减。孕妇患流感杆菌宫颈炎、阴道炎、菌血症时可累及母体及胎儿，分娩时新生儿也可受到感染。

【发病机制】

通常，寄植的流感杆菌并不致病。细菌自口咽部吸入气管或支气管后即被纤毛运动排出体外。同时，呼吸道黏膜分泌物中的分泌型IgA可以保护机体免受感染。但是，机体抵抗力降低、免疫功能不完善即可造成感染，发生流感杆菌肺炎，甚至败血症、化脓性脑膜炎而危及生命。本病易发生于6个月~5岁的婴幼儿，这与机体的免疫防御状态有关。大多数母乳喂养的婴儿可以从母体中获得抗流感杆菌荚膜多糖抗体而得到被动免疫力，但随婴儿年龄增长而逐渐减弱甚至消失，年长儿和成年人由于免疫系统已健全，感染后获得了保护性抗体。因此，小于6个月的婴儿及年长儿、成年人流感杆菌肺炎较少见。但近年来文献报道上述年龄组发病率有增高趋势，这可能与检测技术的提高、耐药菌株的增加及细菌毒力的改变有关。成人流感杆菌肺炎的发生同样与患者体内缺乏特异性抗体有关，故流感杆菌肺炎常伴发于糖尿病、肾病综合征、丙种球蛋白缺乏、酒精中毒或应用抗肿瘤化疗药物、免疫抑制药物的患者；在慢性阻塞性肺疾病、肺囊性纤维化及长期吸烟人群中，由于局部防御机制受损，流感杆菌易侵犯下呼吸道发生肺炎，并导致基础疾病的加重。

一般而言，流感杆菌的致病力与多种毒力因子有关，除内毒素外，流感杆菌还能产生组胺，使支气管平滑肌收缩，分泌黏液，上皮细胞的渗透性增加，并能破坏纤毛运动。致病性流感杆菌具有IgA蛋白酶，能水解呼吸道黏膜的分泌型IgA而发挥致病作用。

本病在婴幼儿患者开始常为气管-支气管感染，发展成化脓性支气管炎，支气管黏膜上皮细胞坏死，部分黏膜与基底膜分离，细支气管及其周围淋巴细胞及个性粒细胞浸润，引起细支气管炎，细菌侵犯肺泡并在肺泡内生长繁殖，引起肺毛细血管扩张、充血，肺泡水肿、渗出，中性粒细胞趋化吞噬活性增强，伴随炎性渗出物的产生而导致肺实变。

成人患者病变多呈支气管肺炎表现，大叶性分布亦不少见，甚至可见两叶或两叶以上肺受累。可发生于任何部位，以下叶多见，病变融合引起肺组织坏死，甚至出现空洞，形成肺脓肿，延及胸膜则形成胸腔积液和脓胸。

【临床表现】

患者起病前常有上呼吸道感染症状。成人往往在慢性肺病基础上继发感染，起病多缓慢，发热，咳嗽加剧，咳脓性痰。免疫功能低下患者亦可急骤起病，表现与急性肺炎相似。婴幼儿发病多急骤，有寒战、高热、咽痛、咳脓痰，呼吸急促，发绀，迅速出现呼吸衰竭和末梢循环衰竭。累及胸膜者则出现胸痛。而发生于慢性肺部疾病者，起病常较缓慢，出现发热、咳嗽加剧、咳脓性痰或痰中带血，严重者出现气急、发绀、呼吸衰竭。在免疫功能低下患者多数起病急，临床表现与肺炎链球菌肺炎相似，但本病并发脓胸者较肺炎链球菌肺炎为多。

在婴幼儿发病多急骤，表现为急性细支气管炎，高热、呼吸急促、发绀，迅速进入全身衰竭。婴幼儿患者常并发流感杆菌菌血症，尤以并发脑膜炎著称。患儿出现脑膜刺激征，严重者出现谵妄，神志不清。

体格检查时呈肺实变体征，叩诊呈浊音，听诊可闻及支气管呼吸音、湿啰音。75％可出现胸腔积液，少数患者并发脓胸、脑膜炎和败血症。

X 线胸片上成人患者多表现为支气管肺炎改变，呈两肺下叶浸润，少数患者呈一叶或多叶节段性肺炎及大叶性肺炎改变。约 3/4 呈支气管肺炎，1/4 呈大叶性肺炎或肺实变，很少形成脓肿。婴幼儿患者有 85％表现为大叶性或节段性肺炎，且多见肺脓肿。少数婴幼儿胸片可表现为弥漫性支气管肺炎或细支气管炎改变，间质水肿明显。呈"绒毛状"改变。早期可见局限性胸膜炎改变或少量胸腔积液。

痰培养可分离出流感杆菌，以具荚膜的 b 型多见。胸腔积液或血培养也可获阳性结果。

【诊断和鉴别诊断】

对于幼儿和成人的社区获得性肺炎，应考虑流感杆菌感染。确诊和与其他病原体所致肺炎的鉴别有赖于病原体分离。

【治疗】

流感杆菌对青霉素不敏感，经典药物为氨苄西林。但近年报道产 β-内酰胺酶菌株增多，对氨苄西林耐药日趋增多。此时可选 2、3 代头孢菌素如头孢克洛或头孢曲松等，或氨苄西林及 β-内酰胺酶抑制剂的复合制剂。大环内酯类也有效。氯霉素对流感杆菌也有良好抗菌活性，但因副作用大，临床上目前已很少应用。

（周宝桐）

参 考 文 献

[1] 康晓明. 流感杆菌肺炎. 见：罗慰慈主编. 现代呼吸病学. 北京：人民军医出版社，1997，522
[2] 何礼贤，张杏怡. 流感杆菌肺炎. 见：朱元珏，陈文彬主编. 呼吸病学. 北京：人民卫生出版社，2001，732－735

第十三章　肺奴卡菌病

奴卡菌病（Nocardiosis）是奴卡菌属引起的局限或播散性化脓性疾病，可呈急性、亚急性或慢性经过，以慢性多见。奴卡菌病主要包括肺奴卡菌病、播散性奴卡菌病、蜂窝织炎、足菌肿、角膜炎等。主要致病菌有星形奴卡菌（N. asteroides）、巴西奴卡菌（N. brasiliensis）或豚鼠奴卡菌（N. caviae）等。其中，星形奴卡菌引起的占80%以上。

奴卡菌病呈世界范围分布，动物也可感染。最早由 Nocard 于 1888 年报道了牛的奴卡菌病，Eppinger 在 1890 年首先描述了人的奴卡菌病。

此病既往甚为罕见。近年来，在免疫功能低下或缺损的疾病如慢性肉芽肿性疾病、白血病、淋巴瘤、艾滋病（CD4 < 250/µl）、接受细胞毒药物化疗或长期大量使用免疫抑制剂等患者中，奴卡菌病的发病有所增加。

【病原学和流行病学】

奴卡菌属是一类有菌丝、无动力、革兰阳性的专性需氧的原核生物，广泛存在于土壤、污水和腐生物中，并非人体腔道的常驻菌。在气道或肺实质异常的慢性肺病患者的气道分泌物中偶尔可以分离到奴卡菌，但不发病。

典型的奴卡菌菌体呈丝状，菌丝细长有分节，革兰染色呈阳性、具有弱抗酸性，可在许多培养基上生长，常用的有血琼脂或沙堡培养基。生长缓慢，历时 2 周才可形成明显的菌落，形成特征性菌落需要 4 周。菌落表面光洁，呈粉末状、黄色或橙色，容易与快速生长的分枝杆菌混淆。

奴卡菌的主要菌种有星形奴卡菌、巴西奴卡菌、豚鼠奴卡菌、新星奴卡菌（N. nova）、皮疽奴卡菌（N. farcinica）、假单胞巴西奴卡菌（N. pseudobrasiliensis）。其中，星形奴卡菌主要引起侵袭性疾病；皮疽奴卡菌病不常见，但毒力很强，且易播散；过去认为由巴西奴卡菌引起的侵袭性疾病目前已证实是由假单胞巴西奴卡菌感染所致；巴西奴卡菌主要导致局限于皮肤的感染。

本病呈全球散发，几乎没有暴发流行，也无季节差异。各年龄段对本菌普遍易感，以成年、男性更多见。

在美国，每年报告的病例大约有 1 000 例，其中 85% 的病例是肺奴卡菌病和（或）播散性感染。在免疫功能低下或缺损的患者中发病率不尽相同。接受肾移植的患者中发病率为 0 ~ 20%，骨髓移植的患者中发病率为 0.3%，系统性红斑狼疮患者中的发病率为 2.8%。我国各地均有散发病例的报道，实际发病情况不详。我院报道的 10 例患者中，80% 存在上述危险因素，病死率为 11%。

【发病机制和病理学】

带菌的尘埃、土壤或其他污染物经皮肤破损处侵入人体常导致软组织和骨骼的慢性化脓性炎症。致病菌通过呼吸道或消化道进入人体，可限于局部或经血行播散至脑、肝、肾等部位。

本病发生的特点与传播途径、机体的抵抗力有密切关系。经皮肤破损处入侵的，呈局限性，表现为足菌肿或皮肤脓肿，很少发生血行播散；经呼吸道侵入的，首先在局部引起肺感染，如果患者免疫功能低下则可以发生坏死性肺炎和肺脓肿，重症患者往往发生血行播散导致播散性奴卡菌病。这是由于对数生长期的奴卡菌细胞壁具有一种特殊的分枝菌酸，增加了细菌的毒力，导致感染不易局限在某一组织、器官，形成迁徙性病灶（主要是脓肿），其中，大脑、肝和肾是最常见的转移部位。

细胞免疫是机体抵抗奴卡菌感染的主要防御机制。各种导致机体细胞免疫功能低下或缺损的疾病都可能导致奴卡菌病的发生。而且，奴卡菌可以逃避宿主的杀菌屏障。人中性粒细胞经趋化作用可以发挥抑菌作用，但不能杀死细菌。激活的巨噬细胞介导的细胞免疫和细胞毒性T细胞（CTL）才是人体杀灭奴卡菌的主要机制。因此，即使中性粒细胞发挥了抑菌作用，感染仍可扩散，除非使用有效的抗生素或CTL充分发挥作用。

本病各器官或组织的病理改变基本一致，为化脓性炎症。病灶内有大量中性粒细胞、淋巴细胞及浆细胞浸润，无巨细胞或干酪样坏死。革兰染色可见分散的分枝状菌丝或由菌丝组成的疏松颗粒，菌鞘不明显。苏木素-伊红染色不易发现病原菌。

肺部病灶可为大叶性或小叶性，常呈亚急性或慢性经过。典型的奴卡菌脓肿有融合的趋势，不容易包裹和纤维化，容易从肺部原发灶形成肺内播散，形成多个大小不等的脓肿。病灶周围可见革兰染色阳性球杆菌或分枝状菌丝。偶尔可见肉芽肿形成。也可形成孤立的肺脓肿或急性化脓性肺炎或散在的粟粒样浸润。慢性病灶可伴有进行性纤维化。累及胸膜的可导致脓胸，形成窦道。也可侵犯脊椎，引起压缩性、溶骨性改变。

【临床表现】

大多数奴卡菌病都有肺部病变的发生（为70%～75%），其他受累的脏器主要有脑、肢体、腹壁、眼睛、纵隔等。

肺奴卡菌病临床表现无特异性，各个肺叶均可受累，可表现为大叶性肺炎、肺脓肿或肺结核样症状；还可类似于肺部葡萄球菌或真菌感染等。主要症状有发热，寒战不明显，盗汗，乏力，厌食及咳嗽，初为干咳，逐渐出现黏液脓性痰或血痰，严重者还可出现呼吸困难。病程逐渐慢性化，出现消瘦等消耗症状。此期病例易与肺结核、肺脓肿、肺癌混淆，应注意鉴别。肺部形成空洞的常有咯血；累及胸膜的可有胸痛及脓胸的体征。胸壁受累的可形成皮下窦道，经久不愈，类似于放线菌病。病变可自肺部直接侵犯邻近组织、器官，引起胰腺炎、纵隔炎以及上腔静脉综合征。

约1/3肺奴卡菌病患者可通过血行播散侵入脑、肝、肾、皮肤等部位，形成迁徙病灶，多为转移性脓肿，导致播散性奴卡菌病。主要见于免疫力低下或缺损的患者。

胸部影像学检查表现多样。可以发现小叶性肺炎、大叶性肺炎、肺脓肿、肺部空洞、结节等多种病变，典型者呈多发脓肿或小空洞（图5-13-1，5-13-2）。也可有弥漫性结节灶和粟粒样病变。肺门淋巴结常肿大，但很少形成钙化。累及胸膜时可有胸腔积液的表现。

【实验室检查】

一般检查：可有中性粒细胞数增多、血沉增快等。

细菌学检查：取痰液、脓液、胸腔积液、脑脊液等标本进行涂片检查。典型者可以发现革兰阳性或抗酸染色弱阳性的纤细分枝状菌丝（直径小于$1\mu m$，长度在$10\sim20\mu m$，长者可达$50\mu m$）或串珠样类似于球菌的菌体。奴卡菌可以在多种培养基上生长，但生长缓慢。用含血培养基、氧气充分以及次培养过程中使用避光的方法可以加快细菌生长的过程。为避免漏诊，应建立以下重要原则：

1. 奴卡菌生长缓慢，2周时间才有明显的菌落形成，4周时菌落才出现特征性外观，因此，对可疑病例标本培养的时间应尽可能长，至少4周。

2. 一旦痰涂片发现革兰阳性的分枝状细菌应当警惕奴卡菌或放线菌的可能，并对标本进行抗酸染色。与普通的萋尼染色不同，脱色时间不能超过5~10秒钟，也可改用Hank抗酸染色法（使用5%硫酸-亚甲蓝溶液进行复染、脱色）。

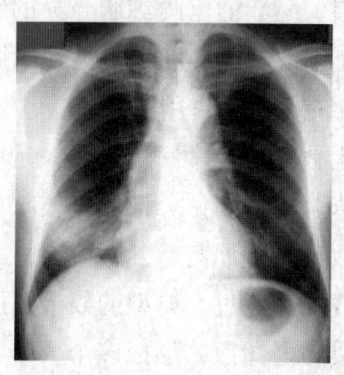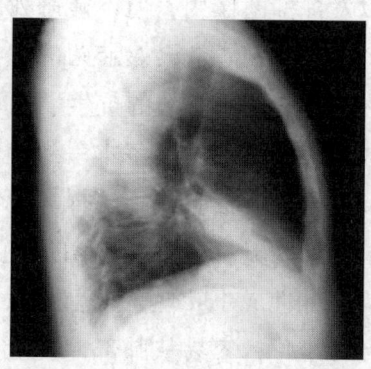

图5-13-1 胸部X线片（左：后前位；右：右侧位）：右肺中叶密度增高、边缘模糊的阴影

【诊断和鉴别诊断】

肺部奴卡菌病的症状和体征无特异性，诊断较为困难。尤其在艾滋病、脏器移植等高度免疫功能低下患者，由于可能同时存在多种病原体导致的机会性感染，临床症状相互重叠，使诊断更为困难。

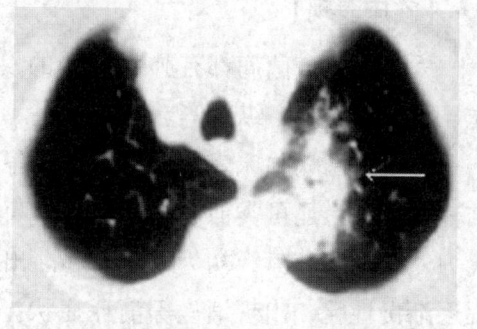

对于肺部的亚急性或慢性感染经普通抗感染治疗或抗结核治疗无效时，应考虑本病的可能，特别是伴有脑实质或皮肤多发脓肿的病例。

对可疑病例应进行痰或脓液涂片、标本培养及病理学检查。颅内受累的患者还要进行脑脊液和尿液浓缩涂片、培养。

图5-13-2 胸部CT：左肺上叶密度增高的圆形阴影，内有小空洞形成

标本病理组织检查可发现不含巨细胞的肉芽肿，内有抗酸染色和革兰染色阳性的菌丝。对诊断有极大价值。

近年来，支气管镜检查使本病确诊的几率大大增加。支气管镜不仅可以检查吸取液，还可对肺部局限、孤立的病灶进行活检，有助于明确诊断。应注意的是，为避免导致局部形成蜂窝织炎，不应进行气管内灌洗、抽吸，应进行肺内抽吸。

本病目前尚无理想的血清学诊断方法。国外一些实验室建立了EIA方法检测血清中的特异性抗体（IgG型，无IgM型）。该方法敏感性可以达到91%，但特异性较低，主要原因是与结核杆菌间存在着低效价的交叉反应。另外，有学者用PCR方法检测奴卡菌的DNA，对诊断似乎有帮助价值。不过，以上两种方法并未得到权威机构的认可。

由于肺奴卡菌病容易播散，对本病所有患者都应进行常规头颅影像学检查，特别是有颅内受累症状和体征的患者。

如前所述，慢性肺病患者气道分泌物中分离到奴卡菌也可能是定植、一过性感染或污染而非发病。鉴别要点除上述表现外，奴卡菌染色的特点也有一定的帮助价值。呼吸道定植的奴卡菌革兰染色呈阴性，培养后也只呈短暂阳性。对于有明显诱因的患者即使分离到细菌，如果没有明显的疾病表现，也可以考虑密切观察，不必急于治疗。

需要鉴别的疾病主要有肺部亚急性或慢性感染及各受累脏器脓肿、占位性疾病，如结核病和放线菌病等。

【治疗】

奴卡菌培养周期较长，通常要2~4周，在这一过程中，抗生素大部分都已发生了降解反应，很难进行药物敏感试验以帮助临床针对性地选用抗生素。

治疗奴卡菌病的首选药物是磺胺嘧啶。剂量宜大，且疗程长。方案：磺胺嘧啶6~10g/d，分4次口服，一旦病情得到控制，可以减量至4g/d。疗程至少3~6个月。视感染部位和病情轻重，必要时可延长至1年。还可选用复方磺胺甲噁唑，方案：TMP10~20mg/（kg·d）、SMZ 50~100mg/（kg·d），分2次口服，疗程同前。磺胺过敏或有禁忌的病例可以使用米诺环素（二甲胺四环素，minocycline，MINO）。方案：100~200mg bid。其他的四环素类药物疗效不肯定。

新星奴卡菌感染可以使用红霉素，方案：每次500~750mg，4次/日；或者氨苄西林，方案：每次1g，4次/日。

其他有效的药物包括阿米卡星、头孢派酮/他唑巴坦、亚胺培南、头孢曲松等。

对于局部顽固的慢性病灶必要时可以考虑脓肿切开/置管引流。

对所有患者在结束治疗的6个月时间内都要进行密切随访。

【预后】

本病主要致死原因是奴卡菌败血症、致命性肺炎或脑脓肿。急性感染者、累及两个以上器官的播散性感染或中枢神经系统感染者病死率明显增加。

本病虽可治愈，但病死率很高（除外中枢神经系统受累的因素，病死率超过5%，我院报道的10例患者中病死率为11%）。其原因可能是诊断及治疗的延误。对有高危因素病例诊断的警惕性和及时的治疗是改善本病预后的关键。

（马小军）

参 考 文 献

［1］Harrison's Principles of Internal Medicine 15th Edition

［2］Mandell，Douglas，and Bennett's Principles and Practice of Infectious Diseases 5th Edition

［3］马小军，刘正印，王爱霞. 奴卡菌感染10例报告及文献复习. 中华内科杂志，2000，39：55

第十四章 肺真菌病

肺真菌病（pulmonary mycosis）是指由真菌引起的肺部疾病，主要指肺和支气管的真菌性炎症或相关病变，广义地讲可以包括胸膜和纵隔。引起肺真菌病的真菌种类目前以念珠菌、曲霉、组织胞质菌为最常见，其次为新型隐球菌、球孢子菌、毛霉菌等。主要致病性的下呼吸道真菌分类如下（表5-14-1）。

表 5-14-1　主要引起致病性下呼吸道感染的真菌种类

菌　类	菌　属	代 表 菌 种
酵母菌	念珠菌（假丝酵母菌）	白色念珠菌、光滑念珠菌、克柔念珠菌、热带念珠菌、近平滑念珠菌、葡萄牙念珠菌、季也蒙念珠菌
	非念珠菌	隐球菌属：新生隐球菌属
		毛孢子菌属：白吉利毛孢子菌、头形毛孢子菌
		酵母属：酿酒酵母菌
霉菌	曲霉	烟曲霉、黄曲霉、土曲霉、构巢曲霉、白曲霉
	非曲霉	接合菌：毛霉、根霉、根毛霉、犁头霉、小克银汉霉
		暗色孢霉属：外瓶霉、德氏霉、链格孢霉、离蠕孢霉等
		青霉属：马内菲青霉、桔青霉、产黄青霉、扩展青霉、斜卧青霉、软毛青霉等
		镰刀霉属：串珠镰刀霉、增生镰刀霉
		赛多孢霉属：尖端赛多孢霉、多有赛多孢霉
		链格孢霉属：交链孢霉
		拟青霉菌属：拟青霉
双相型真菌	球孢子菌	粗球孢子菌、厌酷球孢子菌
	副球孢子菌	副球孢子菌
	组织胞质菌	组织胞质菌
	孢子丝菌	申克孢子丝菌
	芽生菌	皮炎芽生菌
	地霉菌	白色地霉菌
类真菌		肺孢子菌、奴卡菌、放线菌、葡萄状菌

注：接合菌：接合菌是指接合菌亚门中能够致病的真菌，其中临床最常见的是接合菌纲毛霉日中的毛霉属、根霉属和犁头霉属等。

双相型真菌：即因温度、营养等外界环境改变既可呈酵母型（在人或动物组织内）又可呈霉菌型（在自然界环境）的真菌，常见有组织胞质菌及球孢子菌等

临床上通常把真菌分为致病性真菌与条件致病性真菌。①致病性真菌：或称传染性真菌，属原发性病原菌，常导致原发性外源性真菌感染，可侵袭免疫功能正常宿主，免疫功能缺陷

的患者易致全身播散，病原性真菌主要有组织胞质菌、球孢子菌、副球孢子菌、皮炎芽生菌、足癣菌和孢子丝菌等；②条件致病性真菌：或称机会性致病真菌，如念珠菌属、曲霉属、隐球菌属、毛霉和青霉属、根霉属、犁头霉属、镰刀霉及肺孢子菌等，这些真菌多为腐生菌或植物致病菌，对人体的病原性弱，但在宿主存在真菌感染的易患因素时，会导致深部真菌感染，但临床上也可见到无明确宿主因素的病例。

一般而言，健康人体对真菌具有较强的抵抗力，当患者出现下列机体免疫力下降的情况下可造成真菌的条件致病。主要包括：①患有某些慢性基础疾病，如肺结核、恶性肿瘤、糖尿病、营养不良、烧伤或临床上进行某些创伤性检查，如导管插管等；②长期大量使用广谱抗生素；③临床上长期应用肾上腺皮质激素、免疫抑制剂、经放射性治疗或化学治疗后、器官移植后等。传播途径有呼吸道感染、经皮肤、黏膜入侵以及经淋巴或血循环等。由于 T 淋巴细胞功能障碍引起的真菌主要包括组织胞质菌、酵母菌、球孢子菌、副球孢子菌和肺孢子菌肺炎等，多见于细胞免疫功能低下者，如获得性免疫缺陷综合征（AIDS）。由于吞噬细胞功能缺陷引起的真菌感染主要包括曲霉、毛霉菌、念珠菌和假霉样真菌等（表5-14-2）。

表 5-14-2　肺真菌病分类——依据免疫功能损伤的主要情况划分

T-细胞功能缺陷（defects of t-cell function）

组织胞质菌病（histoplasmosis）

酵母菌病（blastomycosis）

球孢子菌病（coccidioidomycosis）

副球孢子菌病（paracoccidioidomycosis）

隐球菌病（cryptococcosis）

肺孢子菌肺炎（pneumocystis pneumonia）

吞噬细胞功能缺陷（defects of phagocytic function）

曲霉病（aspergillosis）

毛霉菌病（mucormycosis）

念珠菌病（candidiasis）

假霉样真菌病（pseudoallescheriosis）

其他罕见真菌病（other rare fungi）

第一节　诊断和治疗原则

【侵袭性肺真菌病的诊断】

（一）定义　侵袭性肺真菌病（invasion pulmonary mycosis）通常是指真菌直接侵入肺组织或支气管，并在其中生长繁殖引致组织损害、肺功能障碍和炎症反应的急、慢性病理改变及病理生理过程。一般不包括真菌寄生和过敏所致的支气管肺部真菌感染，分为原发性和继发性二种类型。临床上患有慢性疾病但免疫功能正常者，痰液真菌培养阳性时大都为真菌在呼吸道寄生（或称为寄植）。此外，真菌作为过敏原还可以引起支气管哮喘，以及变态反应性支气管肺曲菌病（allergic bronchopulmonary aspergillosis，ABPA）。这些情况均不属于侵袭性肺真菌病。原发性肺真菌病是指免疫功能正常、有或无临床症状的肺部真菌病；而继发性肺真菌病是伴有宿主因素和（或）免疫功能受损的真菌感染，后者在临床上常见。引起肺真菌病常见的真菌主要是曲霉属、念珠菌属、隐球菌属、毛霉菌和肺孢子菌（旧称卡氏肺孢子虫）等。

（二）诊断依据

1. 危险因素

（1）无免疫功能抑制的基础疾病的患者，经抗生素治疗 72～96 小时仍有发热等感染征象，并满足下列条件之一：①患者因素：年龄大于 65 岁、营养不良、肝硬化、胰腺炎、糖尿病、COPD、肾功能不全、严重烧伤、肠功能减退或肠麻痹等基础情况，存在真菌定植，尤其是多部位定植（指同时在 ≥2 个部位分离出真菌，即使菌株不同）或某一部位持续定植；②治疗相关性因素：近期内进行各种侵入性操作，如机械通气 >48 小时、留置血管内导管、气管插管或气管切开、包括腹膜透析在内的血液净化治疗等，长时间使用 3 种或 3 种以上抗菌药物、多成分输血、全胃肠外营养、持续应用糖皮质激素治疗 3 周以上等。

（2）存在免疫功能抑制的基础疾病的患者（如：血液系统恶性肿瘤、HIV 感染、骨髓移植或异基因造血干细胞移植、存在移植物抗宿主病等），当出现体温 >38℃ 或 <36℃，满足下列条件之一：①存在免疫功能抑制的证据：中性粒细胞减少（<0.5×10^9/L）且持续 10 天以上，60 天内出现过中性粒细胞减少并超过 10 天，之前 30 天内接受过或正在接受免疫抑制治疗或放疗（口服免疫抑制剂 >2 周或静脉化疗 >2 个疗程）；②高危的实体器官移植受者、术中大量输血、移植后早期（3 天内）出现真菌定植、较长的手术时间、肾功能不全、皮质类固醇治疗、移植后继发细菌感染、巨细胞病毒（CMV）感染、移植后需要透析、病区在 2 个月内曾有其他患者发生侵袭性曲霉感染等。。

2. 临床特征

（1）主要临床特征　①侵袭性肺曲霉病：感染早期胸部 X 线和 CT 检查可见胸膜下密度增高的结节影，病灶周围可出现晕轮征，发病 10～15 天后，肺实变区液化、坏死，影像学检查可见空腔阴影或新月征；②肺孢子菌肺炎：胸部 CT 检查可见磨玻璃样肺间质浸润，伴有低氧血症。

（2）次要临床特征　①持续发热 >96 小时，经积极的抗生素治疗无效；②具有肺部感染的症状及体征：咳嗽、咳痰、咯血、胸痛和呼吸困难及肺部啰音或胸膜摩擦音等体征；③影像学检查可见除主要临床特征之外的、新的非特异性肺部浸润影。

3. 微生物学检查　①气管内吸引物或合格痰标本直接镜检发现菌丝，且培养连续 ≥2 次分离到同种真菌；②支气管肺泡灌洗液（BALF）经直接镜检发现菌丝，真菌培养阳性；③合格痰液或 BALF 直接镜检或培养发现新生隐球菌；④乳胶凝集法检测隐球菌荚膜多糖抗原（CCA）呈阳性结果；⑤血清（1，3）-β-D-葡聚糖抗原检测（G 试验）连续 2 次阳性；⑥血清半乳甘露聚糖抗原检测（GM 试验）连续 2 次阳性（表 5-14-3）。

表 5-14-3　侵袭性真菌感染的常用血清学诊断方法的评价

血清学方法	G 试验 （1，3）-β-D 葡聚糖	GM 半乳甘露聚糖	M 甘露聚糖	CCA 隐球菌荚膜多糖抗原
可能病原体　念珠菌	+	−	+	
可能病原体　曲霉菌	+	+	−	
可能病原体　接合菌	−	−	−	
可能病原体　隐球菌				+
可能病原体　肺孢子菌（PCP）	+ +	−	−	−
假阳性因素	内毒素，香菇多糖，白蛋白，免疫球蛋白，纤维膜等	青霉菌和隐球菌感染，β-内酰胺类抗生素等		类风湿因子
评价	（1，3）-β-D 葡聚糖升高为真菌感染的标志 肺孢子菌（PCP）肺炎明显升高	美国 FDA 已经批准 GM 作为侵袭性曲菌感染的诊断指标	对念珠菌感染诊断价值大	乳胶凝聚试验诊断隐球菌感染最有价值

4. 微生物学或组织病理学依据　①霉菌：肺组织标本用组织化学或细胞化学方法检出菌丝或球形体（非酵母菌的丝状真菌），并发现伴有相应的肺组织损害，肺组织标本、胸液或血液霉菌培养阳性；②酵母菌：肺组织标本用组织化学或细胞化学方法检出酵母菌细胞和（或）假菌丝，肺组织标本、胸液或血液酵母菌培养阳性，或经镜检发现隐球菌；③肺孢子菌：肺组织标本染色发现包囊、滋养体或囊内小体，痰液或支气管肺泡灌洗液中发现肺孢子菌包囊、滋养体或囊内小体。

（三）分级诊断的判定　从临床实际和客观需要出发，建立侵袭性肺真菌病的分级诊断，分级诊断标准（表 5-14-4）由危险因素、临床特征、微生物学检查和组织病理学四部分所组成，组织病理学仍是诊断的"金标准"。在临床上诊断侵袭性肺真菌病时要充分结合危险因素，除外其他病原体所致的肺部感染和类似临床表现的肺部疾病。目前诊断侵袭性肺真菌病分成 3 个级别：确诊（proven）、临床诊断（probable）及拟诊（possible）。

表 5-14-4　侵袭性肺真菌病的诊断标准

级　别	危 险 因 素	临床特征 *	微 生 物 学	组织病理学
确诊（proven）	+	+	+ △	
临床诊断（probable）	+	+	+ △△	
拟诊（possible）	+	+	−	

注：* 包括影像学；+ 有，− 无，

△　肺组织、胸腔积液、血液真菌培养阳性（除肺孢子菌外）

△△　除确诊标准外，也包括特异性真菌抗原检测阳性及合格的深部痰标本连续≥2 次分离到同种真菌

1. 确诊　符合宿主发病危险因素≥1 项、具有侵袭性肺真菌病的临床特征并具有肺组织病理学和（或）如下任何一项微生物学证据：①无菌术下取得的肺组织、胸腔积液或血液标

本培养有真菌生长，但血液标本曲霉或青霉（除外马尼菲青霉）培养阳性时，需结合临床排除标本污染的可能；②肺组织标本、胸腔积液或血液镜检发现隐球菌；③肺组织标本、BALF或痰液用组织化学或细胞化学方法染色发现肺孢子菌包囊、滋养体或囊内小体。治疗应根据临床病情轻重、相关器官功能对药物的耐受程度等综合衡量后选择药物，疗程至少持续达到肺部病灶大部分吸收、空洞闭合。

2. 临床诊断　同时符合宿主发病危险因素≥1项、侵袭性肺真菌病的1项主要临床特征或2项次要临床特征以及1项微生物学检查依据。治疗药物的选择和疗程与确诊病例基本相同。

3. 拟诊　同时符合宿主发病危险因素≥1项、侵袭性肺真菌病的1项主要临床特征或2项次要临床特征。治疗属试验性的，理论上应选择强效、广谱而不良反应少的药物，以便尽快观察治疗反应和避免不良反应，但还应结合其他因素综合考虑。试验性治疗一般应持续5～7天，必要时可延长至10天，若仍不见效，应停止试验性治疗。

【侵袭性肺真菌病的治疗原则】

1. 预防性治疗　包括医院感染控制技术措施和化学（抗真菌药物）预防，后者主要指造血干细胞移植和某些实体器官（如肝、心、肺）移植的围手术期预防用药；在高危患者预防某种特定的真菌感染及其所致真菌病，最成功的实例是获得性免疫缺陷综合征（AIDS）患者应用甲氧苄啶-磺胺甲噁唑（TMP-SMZ）预防肺孢子菌肺炎。

2. 经验性治疗　即拟诊治疗。针对的是拟诊侵袭性肺真菌病的患者，当高危患者临床表现和影像学征象提示真菌性肺炎时，在未获得病原学结果之前，可考虑进行经验性治疗。药物的选择应综合考虑可能的感染部位、病原真菌、患者预防用药的种类及药物的广谱、有效、安全性和效价比等因素。目前临床上推荐对于拟诊为侵袭性肺真菌病的重症患者，应进行经验性抗真菌治疗。

3. 先发治疗　即临床诊断治疗，与经验性治疗的区别在于患者已经具各微生物学［分泌物或体液真菌培养和（或）血液真菌抗原及其他血清免疫学检测］阳性证据，但尚无组织病理学确诊证据，即符合临床诊断，其抗真菌治疗已有较强的选择性用药指征；针对的是临床诊断侵袭性肺真菌病的患者。对有高危因素的患者开展连续监测，包括每周2次胸部摄片、CT扫描、真菌培养及真菌抗原检测等。如发现阳性结果，立即开始抗真菌治疗，即先发治疗。其重要意义在于尽可能降低不恰当的经验性治疗所导致的抗真菌药物的不必要使用，降低真菌耐药及医疗花费增加的可能性。现有的关于先发治疗与经验性治疗比较的研究显示，患者存活率无差异，经验性治疗的花费和应用的抗真菌药物相对更多。

目前推荐对于临床诊断侵袭性肺真菌病的患者建议进行先发治疗，同时进一步寻找病原学证据；对于侵袭性真菌感染的高危患者，应开展连续监测，避免不恰当的经验性治疗，尽可能实施先发治疗。

4. 确诊治疗　即靶向治疗，按不同真菌选择用药。针对的是确诊侵袭性肺真菌病的患者。针对真菌种类进行特异性抗真菌治疗。以获得致病菌的药敏结果为依据，采用有针对性的治疗，也可适当根据经验治疗的疗效结合药敏结果来调整给药。药物选择要参考药物抗菌谱、药理学特点、真菌种类、临床病情和患者耐受性等因素后选定。

第二节 肺曲霉病

肺曲霉病是由曲霉属感染或吸入曲霉属抗原所引起的一组急、慢性肺部疾病，包括过敏反应性的曲霉病、寄生性曲霉病、侵袭性肺曲霉病（invasive pulmonary aspergillosis，IPA）。过敏反应性的曲霉病包括变态反应性支气管肺曲菌病（ABPA）等。引起肺部曲霉感染的曲霉最常见的是烟曲霉（aspergillus fumigatus），少见为黄曲霉等。曲霉广泛分布于自然界中，存在于有机质坏死物、发霉谷物、饲料、水、土壤、衣服和家具中。曲霉为条件致病菌，当患者免疫功能低下或损伤时易受感染。

【侵袭性肺曲霉病（IPA）】

IPA 又称继发性肺曲霉病。多在原有肺部慢性病或严重基础疾病的基础上，特别是应用大量糖皮质激素或应用免疫抑制剂的情况时，因人体免疫功能低下而易引起曲霉感染。病理改变主要是呈急性广泛坏死性出血性肺炎、化脓、形成脓肿或由上皮细胞和巨噬细胞组成的肉芽肿，曲霉丝在肺组织内增殖并侵入血管，导致坏死性血管炎，造成血栓和菌栓性出血，导致血行播散。IPA 的基本病理特征是化脓和梗死。其他组织病理反应还包括实质结节性损害、支气管肉芽肿性损害和侵入性气管支气管炎等。病理组织切片可见菌丝和孢子经 HE 染色呈蓝灰色，略带红色背景，而 PAS 及嗜银染色分别呈红色和黑色。菌丝长短不一，多呈杆状，有分隔，直径为 $3 \sim 5\mu m$，并见多条菌丝沿同一方向反复分枝，分枝呈 45°角，呈放射状或珊瑚状排列。

（一）临床表现

1. 急性侵袭性肺曲霉病（AIPA）　本病临床表现不一，并缺乏特征性。其临床表现如表 5-14-5 所述。早期，部分患者以持续性发热为惟一表现，这种发热一般对抗生素治疗无效。另有部分患者仅有干咳，提示为支气管炎症而非肺部浸润。肺部浸润病变广泛时可引起低氧血症，出现呼吸困难，病变累及胸膜时产生胸膜炎或脓胸，引起胸痛或上腹痛。随着病变进展，可有高热，出现肺部啰音和肺浸润，少数可闻及胸膜摩擦音。可有咯血，常为少量咯血，也可出现大咯血并危及生命。白细胞减少的患者，大咯血常出现在白细胞恢复时。约30%的患者肺部和肺外可同时受累，肺外表现主要见于血流丰富的器官如胃肠道、肝、脑、肾、心脏等，偶见睾丸、横膈及皮肤受累。临床表现常与患者白细胞的数量和功能异常的程度有关。一般先有上呼吸道侵入性曲霉病，表现为会厌炎和口咽部炎症，鼻腔和鼻旁窦受累更多见。鼻出血以及鼻腔填塞可引起局部鼻腔溃疡，可形成焦痂。若白细胞减少症患者出现鼻腔溃疡和肺部浸润高度提示本病。

胸部 X 线片可见楔形阴影、斑片状浸润影、孤立性或多发性结节影等，病灶内可形成空洞，胸腔积液少见。胸部 CT 可发现特征性的改变，疾病早期（约1周内）CT 可见晕轮征（halo sign），即磨玻璃样环状阴影环绕病灶周围，因病灶周围水肿或出血所致；稍后（1周左右）可出现底边邻近胸膜、尖端朝向肺门的楔形阴影，与肺血栓栓塞症导致的肺梗死类似。空气新月征（crescent sign）出现较晚（2~3周），表现为原有病灶中出现新月状的低密度透光区，较常见于免疫抑制患者中性粒细胞恢复期，因梗死灶收缩所致。后期可在病灶内形成曲霉球。急性侵袭性肺曲霉病的进展速度快，通常在数天内病灶即可有明显增加，这也是其影像学特征之一。

2. 慢性坏死性肺曲霉病 慢性坏死性肺曲霉病常见于中、老年人，主要症状有咳嗽、咳痰、咯血和体重减退等，病情相对较轻，病程可长达数周至数月不等，一般可达 1~6 个月。患者的基础免疫状况也相对好于急性侵袭性肺曲霉病患者，危险因素包括：①慢性肺部疾病：如 COPD、支气管哮喘、囊性肺纤维化、肺结核、肺部分切除术后、结节病、尘肺等；②全身性疾病：如糖尿病、类风湿关节炎、营养不良等疾病以及长期小剂量糖皮质激素治疗的患者。

胸部影像学检查可见单侧或双侧肺浸润性病变或结节影，边界常不规则，多发于上叶和下叶背段，伴或不伴有空洞，有空洞者 50% 出现曲霉球，常有邻近的胸膜增厚。

表5-14-5 肺曲霉病的临床表现

临床基础病变
长期严重的中性粒细胞减少症
骨髓移植患者因移植物抗宿主反应而接受糖皮质激素治疗
实体器官移植（特别是移植物功能低下或肾功能不全者）
糖皮质激素的使用
HIV 感染
症状及体征
发热（中性粒细胞减少且对抗生素治疗无效者）
胸膜炎性胸痛及咯血
危及生命的大咯血
干咳及气促
眼窝疼痛，颜面痛及鼻黏膜充血（侵袭性鼻炎）

3. 气道侵袭性肺曲霉病 主要见于中性粒细胞减少症和 AIDS 患者。临床和影像学可表现为：①急性气管-支气管炎：X 线多数正常，偶有肺纹理增多；②细支气管炎：HRCT 表现为小叶中心性结节和"树-芽"（tree-in-bud）征；③支气管肺炎：肺外周细支气管分布区小片实变影；④阻塞性支气管肺曲霉病：曲霉在管腔内呈团块状生长，CT 表现类似 ABPA，好发于下叶，可有两侧支气管扩张、大量黏液嵌塞，支气管阻塞后可致肺不张。

（二）实验室检查

1. 涂片显微镜检 最简单的真菌学诊断方法是对临床标本（痰液、支气管肺泡灌洗液）进行直接显微镜检查。过碘酸雪夫染色（PAS）和银染等特殊染色可以更清楚地显示真菌细胞。曲霉感染可见无色、45°分支分隔的菌丝。

2. 真菌培养 从无菌部位如血液、胸腔积液、支气管肺泡灌洗液以及活检组织块中分离出条件致病菌常提示肯定的感染，但对痰液等标本则应谨慎解释结果。一次培养阳性往往不能确定诊断，必要时应多次重复检查，同时阴性结果并不能排除侵袭性曲霉病。

3. 组织病理学 在组织中证实真菌成分的存在是深部真菌感染诊断的"金标准"。确定侵袭性真菌感染一定要具备真菌向组织内侵入、增殖的直接证据。可通过经纤维支气管镜肺活检、经胸壁穿刺肺活检或开胸肺活检获取标本，进行病理检查。

4. 抗原及其代谢物质检测 与抗体检测相比，抗原和代谢物成分的检测敏感性高、特异性好，能够反映病情的变化，对于免疫功能受损的患者更有价值。体液（血液、支气管肺泡灌洗液）中抗原半乳甘露聚糖（galactomannan，GM）检测是一种较好的方法。GM是曲霉细胞壁上的一种多糖抗原，由甘露聚糖和呋喃半乳糖侧链组成，呋喃半乳糖具有抗原性，采用双夹心酶联免疫吸附（double-direct sandwich ELISA）方法检测。文献报道，GM诊断侵袭性曲霉病的敏感性为80.7%，特异性89.2%。国内制定的侵袭性肺部真菌感染的诊治原则规定GM两次阳性有临床诊断意义，其缺点是受某些食物或药物的影响可致假阳性结果。

另外，还可采用检测真菌细胞壁成分（1，3）-β-D-葡聚糖试验（G试验），可对系统性真菌病的诊断进行筛查。文献报道，如果以≥60pg/ml为诊断阈值，诊断侵袭性真菌感染的敏感性为97%，特异性90%~96%，所有确诊或高度可疑的侵袭性真菌感染患者在出现明显的临床症状之前，至少有一次血浆G试验结果为阳性。G试验无法区分真菌种类。污染、溶血、血液透析和使用香菇多糖的患者可出现假阳性结果。某些抗菌药物，如黏菌素E、厄他培南、头孢噻肟、头孢吡肟和磺胺类药物等，有可能导致G试验呈假阳性。

（二）诊断 IPA的临床表现并无特征性，如上所述，诊断标准包括宿主因素、临床标准、微生物标准及组织病理学。诊断分3个级别：确诊、临床诊断及拟诊，肺曲霉病的诊断也遵循这一原则。

曲霉病的诊断时需与细菌感染、其他真菌感染及肿瘤等疾病相鉴别。如在肺内发现球形阴影时，需将曲霉球与结核球、良性和恶性肿瘤、肺脓肿等疾病相鉴别。曲霉感染无特异性表现，故曲霉病早期诊断有时十分困难，最主要的鉴别在于临床标本中发现和分离出曲霉，并能证实分离出的曲霉并非腐生性，确在组织中。因曲霉是条件致病菌，其孢子又无处不在，所以对真菌检查尤其是阳性的培养结果要慎重判断。通常取自无菌部位标本中分离出来的曲霉有临床意义，但必须排除操作时的污染。取之于其他部位，尤其是与外界相通部位的标本如痰液、粪便等中分离出的曲霉多无病理意义，除非真菌直接镜检同时见大量菌丝或反复培养均为同一菌种或多处标本培养均为同一菌种。

（三）治疗 对于病情严重的侵袭性肺曲霉病，特别是急性侵袭性肺曲霉病，一旦怀疑即应开始积极抗真菌治疗，包括对拟诊患者的经验性治疗和临床诊断患者的早期积极治疗（先发治疗）。确诊的患者进行靶向治疗（表5-14-6）。

表5-14-6 侵袭性肺曲霉感染抗真菌药物的选择及用法

治疗阶段	首选（静脉）	可选（静脉）	口服
初始治疗	VCZ：6mg/kg，q12h，d1，以后4mg/kg，q12h	AmB：1mg/（kg·d），或AmB脂质体：3~5mg/（kg·d），或ITZ：200mg，Q12h，d1、d2，以后200mg/d	VCZ 400mg/d，或ITZ口服液400mg/d
替代治疗	CF 70mg，d1，以后50mg/d或VCZ（初始治疗未用者）：剂量同前或AmB脂质体：剂量同前		VCZ：剂量同前或ITZ：剂量同前
危及生命或标准治疗失败后的联合治疗	CF＋VCZ（VCZ单药治疗失败时，仍可用于联合治疗）或CF＋AmB脂质体或VCZ＋AmB脂质体或AmB＋5-FC或AmB脂质体＋5-FC		病情稳定后改单药静脉应用或口服

注：VCZ：伏立康唑，AmB：二性霉素B，CF：卡泊芬净，ITZ：伊曲康唑，5-FC：氟胞嘧啶

1. 两性霉素 B（amphotericin B） 静脉给药，0.5～1mg/kg，开始先以 1～5mg（或 0.02～0.1mg/kg）给药，视耐受情况每日或隔日增加 5mg。避光缓慢静脉滴注（不短于 6 小时）。传统两性霉素 B 制剂具有严重的肾毒性，需严密进行肾功能及血钾水平监测，避免与其他肾毒性药物合用。另外，应注意两性霉素 B 在输液中的反应，可于静滴前给予解热镇痛、抗组胺药和输液中加用琥珀酸氢化可的松 25～50mg。

两性霉素 B 含脂制剂：有 3 种制剂：两性霉素 B 脂质复合体（ABLC）、两性霉素 B 胶质分散体（ABCD）和两性霉素 B 脂质体（L-AmB），因其分布更集中于单核-吞噬细胞系统如肝、脾和肺组织，减少了在肾组织的浓度，故肾毒性较常规制剂降低，但仍需监测肾功能。推荐剂量 ABLC 为 5mg/kg，ABCD 为 3～4mg/kg。L-AmB 为 3～5mg/kg。亦主张从低剂量开始逐渐增量，缓慢滴注，如耐受性良好，滴注时间可缩短至 1～2 小时。

2. 伊曲康唑（ltraconazole） 三唑类抗真菌剂。用法与用量：第 1～2 天：200mg，静脉滴注，每天两次；第 3～14 天：200mg，静脉滴注，每天 1 次，输注时间不得少于 1h；之后序贯使用口服液，200mg，每天两次，直至症状改善和影像学上病灶基本吸收。长期治疗时应注意对肝功能的监护，不得与其他肝毒性药物合用。

3. 伏立康唑（voriconazole） 三唑类抗真菌剂。用法与用量：负荷剂量：静脉给予 6mg/kg，每 12 小时 1 次，连用 2 次。维持剂量：静脉给予 4mg/kg，每 12 小时 1 次。治疗不耐受者：将维持剂量降至 3mg/kg，每 12 小时 1 次。中至重度肾功能损伤患者不得经静脉给药。患者在用药后发生短暂视觉障碍的比例可达到 30% 以上。

4. 卡泊芬净（Caspofungin） 棘白菌素类抗真菌剂。第 1 天 70mg/d，之后 50mg/d，输注时间不得少于 1h，疗程依患者病情而定。注意事项：对严重肝功能受损的患者应避免用药。

氟康唑（Flueonazole）对曲霉感染无效。

对于危及生命或标准治疗失败的侵袭性曲霉病应采用联合治疗，包括具有抗曲霉活性的三唑类药物 + 棘白菌素类药物，两性霉素 B 或两性霉素 B 脂质制剂 + 棘白菌素类药物，两性霉素 B 或两性霉素 B 脂质制剂 + 具有抗曲霉活性的三唑类药物。

2008 年美国感染病学会临床实践关于曲霉病的治疗指南推荐侵袭性曲霉病首选伏立康唑，替代治疗为两性霉素 B 脂质体、卡泊芬净、米卡芬净；病情平稳后可改为伊曲康唑 400mg 口服，每日 2 次。联合治疗常规推荐伏立康唑 + 卡泊芬净。

对慢性坏死性肺曲霉病可用手术局部切除坏死组织及周围浸润组织，严重者可使用两性霉素 B 或两性霉素 B 脂质体、伏立康唑和卡泊芬净等。

【寄生型曲霉病】

曲霉亦可侵入肺部空洞病灶、支气管囊样扩张部，菌丝繁殖形成团块，成为有特征性的曲霉球。曲霉球周围有丰富的血管和血管瘤形成，洞壁肉芽组织增生，伴慢性炎症细胞浸润，空洞周围肺实质常有炎症反应，邻近胸膜多有明显增厚。肺结核病和结节病是最常见的基础疾病，其他疾病尚有：癌性空洞、肺囊性纤维化、尘肺、肺脓肿空洞、类风湿性脊柱炎、球孢子菌病、支气管扩张、肺栓塞、肺大疱等。

（一）临床表现 肺曲霉球是肺部曲霉感染的一种常见的类型，属于非侵入性的曲霉感染，绝大多数曲霉寄生于肺结核性空洞、肺癌性空洞、肺脓肿空腔、支气管扩张和支气管囊肿中，亦可见于肺大疱。曲霉在空腔或空洞内繁殖、储积，曲霉丝和蜕变的白细胞、黏膜细胞及纤维蛋白形成团块状即称为曲霉球。患者可无明显的症状，大多数曲霉球患者表现为慢性咳嗽、全身不适、体重下降和咯血。以咯血最为常见，表现为痰中带血或少量咯血，也有约 1/4 的患者有大量咯血，失血量可达 1 000ml。5%～10% 曲霉球患者因大咯血致死。少数患者可有低热，伴继发性感染时出现高热。但大多数患者影响其生存的最重要因素是其基础肺部疾病，慢性呼吸衰竭或肺炎是主要死亡原因。也有 7%～10% 的曲霉球可自行缓解。

（二）诊断　肺曲霉球患者的痰直接镜检和培养一般为阴性，但曲霉球若与支气管相通，则痰真菌检查可能发现曲霉。肺曲霉球 X 线检查具有特征性，为均匀不透明区，呈圆形或卵圆形。上部及周围有环形或半月形的透光区，示有空气，称新月征。改变体位常可使图像发生变化。CT 除能显示典型的肺曲霉球外，还可表现为空洞和空腔所组成的海绵状结构，无新月状空气影，此时曲霉球是固定不变的。CT 还能发现不成熟或正在形成的曲霉球，故能显示不同发育阶段的曲霉球。开始为空洞内曲霉菌丝向附近的空洞壁生长，相互交织形成包含有不规则空气腔的粗糙紊乱的网状结构，以后逐渐融合形成成熟的典型曲霉球或仅停留在网状结构阶段而不继续发展。肺曲菌球的鉴别诊断见表 5-14-7。

表 5-14-7　肺曲菌球的鉴别诊断

	肺曲菌球	结核球	良性肿瘤	肺脓肿
发病年龄	30 岁以上，男性多见	青壮年较多	不定	不定
症状	多有咯血	较少见	常见	发热、脓痰、血白细胞升高
X 线表现				
部位	上肺野较多见	上肺野较多见	不定	中下肺野较多见
形态	圆球形或卵圆形	圆或椭圆形	圆或椭圆形	圆或椭圆形
密度	均匀球体上方常有一新月形透亮区，但球体可随体位改变而变动	多不均匀，有钙化，可有空洞形成	常均匀，可有空洞形成，无空洞影	早期呈均匀块，空洞形成后，中心透亮，液平面
边缘	光滑或略毛糙	一般清晰	清晰，光滑	模糊或稍清晰
肺野	清晰，或有病变	可有纹理走向	清晰或肺不张	模糊或稍清晰
阴影	肺门，周围多见	有结核病灶	—	—

（三）治疗　一般抗真菌治疗无效，手术治疗较满意，可做肺叶切除或全肺切除术。手术指征为：①单纯型曲霉球患者；②复杂型曲霉球，而原发病需要外科治疗者；③诊断有疑问，不能排除肺化脓性疾病或肺肿瘤的患者；④肺曲霉球伴陈旧性结核空洞引起反复大咯血是手术的绝对适应证。清除病灶后加用抗真菌药物治疗，可巩固疗效。

【变态反应性支气管肺曲菌病】

变态反应性支气管肺曲菌病（ABPA）的特征为对存在于支气管分支的烟曲菌抗原呈现免疫反应，并引起肺浸润和近端支气管扩张。是嗜酸性粒细胞肺炎中相当常见的一种。ABPA 的发病机制为变态反应性，而非感染性；病变部位在支气管和肺，其症状也主要在呼吸系统。ABPA 的致敏变应原主要为曲菌属，以烟曲菌所致者最常见。

ABPA 涉及 I 型和Ⅲ型超敏反应。I 型超敏反应表现为：皮肤试验呈阳性速发型反应，外周血或痰中嗜酸性粒细胞增多，血清总 IgE 和 IgE-烟曲菌水平增高和变应性哮喘；Ⅲ型超敏反应表现为：以烟曲菌与患者血清作沉淀素试验呈阳性反应，血清 IgG-烟曲菌水平增高。至于肺浸润，组织损伤和中心性支气管扩张，则是由于烟曲菌抗原与烟曲菌慢性持续的刺激所产生的 IgG-烟曲菌抗体，以及烟曲菌分泌的溶蛋白酶造成的损伤。

（一）临床表现　大多数患者起病于儿童，96% ABPA 患者有哮喘。发作时有发热、咳嗽、头痛、胸痛、腹痛、全身不适、乏力、食欲减退和消瘦等酷似重感冒的症状。哮喘也会在发作时加重。急性发作时的胸痛部位常与肺浸润的部位一致。患者肺部虽有病变，但体温不像细菌性肺炎那样高，也没有那样重的全身不适。间歇期上述症状消失，但哮鸣可持续存在。杵状指和持续发绀体征的出现表示疾病已进入晚期。本病冬季发病较多。患者具高特应性，易患其他特应性疾病，如变应性鼻炎、特应性皮炎，家族中特应性疾病患者较多，患者变应原皮肤试验常出现多项阳性反应。

ABPA 患者平常咳出的痰液呈白色黏痰或呈泡沫痰。如合并感染，可为脓性。偶尔，从支气管深部咳出棕色或墨绿色的胶冻样痰栓，常在清晨出现。这种痰栓中易查出真菌菌丝，因而更具临床重要性。大约50% 的 ABPA 患者有这种痰栓。此外，存在中心性支气管扩张（CB）时，患者常有不同程度的咯血。

体检时肺部可闻捻发音、支气管呼吸或哮鸣音。年幼起病者常有短颈，桶状胸或鸡胸。末期（第Ⅴ期，纤维化期）患者还可出现杵状指和持续发绀。由于黏液嵌顿可引起的肺不张甚至肺萎陷，体检时呼吸音减低或出现管样呼吸音。当 ABPA 的肺浸润影响了肺的外周时，可发生胸膜炎，吸气时可伴胸壁活动受限和胸膜摩擦音。

（二）皮肤试验　检查 ABPA 变应原简单而又快速的常用皮试方法，有皮内试验和点刺试验。变应原一般选择混合真菌、混合曲菌和烟曲菌，于15～20 分钟观察结果。阳性反应是根据出现的风团和红晕的大小而定，皮内试验以风团反应≥0.5cm 为阳性；而点刺试验则以≥3mm 为阳性，如有阳性对照，则以≥阳性对照为阳性。①曲菌的阳性速发反应：对烟曲菌呈现的阳性速发型皮肤反应是诊断的必备条件，如变应原为高质量的话，阴性的皮肤反应可排除本病；②双相反应：部分患者皮试4～8 小时后局部出现一边界不十分清楚的红斑和硬结，24 小时后消失为晚发反应，两种反应同时存在称为双相反应，几乎发生于所有皮内试验的ABPA 患者。

（三）实验室检查

1. 痰　特别是痰栓，直接显微镜检查或染色后镜检可发现菌丝，也常见到嗜酸性粒细胞，有时可见到夏科登晶体。偶尔还可见烟曲菌的分生孢子梗。痰培养必须重复，多次出现同一种真菌才有意义。因为烟曲菌无处不在，易污染，仅一次阳性培养无诊断意义。此外，更不能根据多次培养出"曲菌属"而认为有意义，因曲菌属以下有多个不同的曲菌，如烟曲菌、黄曲霉和构巢曲菌等。

2. 外周血检查　外周血嗜酸性粒细胞明显增多。嗜酸性粒细胞≥8% 或嗜酸性粒细胞计数≥0.6×10^9/L（≥600/mm³），大多在（1.0～3.0）×10^9/L 范围。如嗜酸粒细胞 >40% 时，ABPA 的可能性反而不大。因此，当外周血嗜酸性粒细胞过高时，应首先考虑其他疾病，如热带嗜酸性粒细胞增多症、吕弗勒综合征、原发性高嗜酸性粒细胞综合征和变应性肉芽肿血管炎，即 Churg-Strauss 综合征的可能。

3. 血清学检查　①血清总 IgE 水平明显增高，大于正常两倍有诊断意义，总 IgE ≥

1000ng/ml 为主要诊断条件之一，可疑 ABPA 患者，应在泼尼松治疗开始前进行血清学的诊断，任何哮喘患者，IgE 明显增高提示 ABPA 可能；②血清抗烟曲菌的沉淀抗体：90% 以上的 ABPA 患者血清中至少有 1~3 条抗烟曲菌的沉淀带，不过在试验前血清必须浓缩 5 倍，否则，仅有60% 的患者血清出现沉淀带；③抗烟曲菌的特异性 IgE 和特异 IgG 抗体（IgE-烟曲菌和 IgG-烟曲菌）增高：IgG-烟曲菌和总 IgE 升高是疾病活动的敏感指标。

4. 肺功能测定　ABPA 患者均存在肺功能障碍，急性发作时存在可逆的阻塞性通气障碍，表现为 FEV$_1$ 或 PEF 下降、气道阻力增加，及限制性通气障碍。大多数晚期病例由于肺部出现间质损害如肺纤维化，出现不可逆的通气和限制性通气障碍，后者表现为一氧化碳弥散量降低。

（四）影像学检查

1. 非特异改变　包括肺浸润、肺不张、肺气肿、纤维化、肺叶收缩伴肺上移、空泡和气胸。肺浸润呈均质性斑片状分布，是胸部 X 线片上常见的和最早出现的异常，通常是暂时的、反复的、移行的、上叶多见。偶尔可遍及全肺，浸润范围大小不定。皮质激素口服治疗可促进消散。如浸润在同一部位从不消退，甚至愈来愈扩大，应考虑其他疾病的可能。浸润的存在反映了疾病的浸润的存在反映了疾病的活动性。如浸润反复出现在同一个部位提示该部位很可能已有中心性支气管扩张。肺不张亦较常见，可累及肺的一叶，为痰栓引起，痰栓排除即消散。肺纤维化、空泡、肺叶收缩或大泡形成，则是 ABPA 不可逆的晚期表现。

2. 特异性改变　中心性支气管扩张（CB）是支气管近端扩张而远端正常，有别于感染所致的周围性支气管扩张。CB 存在于 ABPA 和囊性肺纤维化（CF），尚未见于其他疾病，但我国 CF 极为罕见，因而一旦出现 CB，一般情况下，就应考虑为 ABPA。

（1）胸部 X 线片　表现为特征性的平行线阴影、环形阴影、带状或牙膏样阴影和指套样阴影。平行线阴影是较正常同级支气管宽的支气管阴影，从肺门沿支气管向外周走行，长 2~3cm，宽 5~8mm。如其中充满分泌物则成带状或牙膏样阴影。指套样阴影，也是分泌物填满了已扩张的支气管。环形阴影是扩张的支气管迎面而来，呈环形，其直径为 1~2cm。轨道征是从肺门向外周走行的两条平行线阴影，但其宽度与正常同级支气管分支的宽度相等，可见于慢性支气管炎。

（2）CT　HRCT 对诊断支气管扩张是一个十分敏感而又特异的方法。

（五）诊断和鉴别诊断

1. Rosenberg 制定的诊断标准（表 5-14-8）

表 5-14-8　Rosenberg 制定的临床诊断标准

主要诊断标准	次要诊断标准
哮喘	痰中有烟曲菌（重复培养或镜检证实）
外周血嗜酸性粒细胞增多	有排棕色痰栓的病史
皮试曲菌抗原呈阳性速发型反应	皮试曲菌抗原呈迟发型反应
血清总 IgE 水平升高	
血清有抗曲菌抗原的沉淀抗体	
有肺浸润病史（暂时或固定）	
中心性支气管扩张	

2．必需诊断标准

（1）ABPA-CB　1997 年，Greenberger 等又制定了更简要必需的 5 条诊断标准。①哮喘，甚至是咳嗽变异性哮喘或运动诱发哮喘；②中心性支气管扩张；③血清总 IgE 升高（≥1 000ng/mL）；④对烟曲菌出现阳性的速发型皮肤反应；⑤血清 IgE-烟曲菌或 IgG-烟曲菌升高，或两者兼有。

（2）ABPA-S　如 HRCT 不能发现支气管扩张，则可用以下标准诊断。①哮喘；②对烟曲菌出现阳性的速发型反应；③血清总 IgE 升高（≥1 000ng/mL）；④血清 IgE-烟曲菌和 IgG-烟曲菌较烟曲菌致哮喘患者的血清为高。

总之，所有对烟曲菌呈速发皮肤反应性的哮喘患者都应疑及 ABPA。如胸部 X 线片有浸润阴影、肺炎或异常胸部 X 线片，及具变应性真菌性鼻炎的患者也应疑及 ABPA。无其他原因而哮喘越来越加重可能提示将进展为 ABPA，40 岁以上哮喘患者如具有慢性支气管炎、支气管扩张或间质性纤维化必须考虑 ABPA 的可能。

（六）治疗　全身皮质激素治疗可使大多数病例的肺部浸润病变消退，痰分泌减少，痰培养曲菌转阴，痰栓排出减少，血清总 IgE 下降，IgE-烟曲菌和 IgG-烟曲菌也下降。泼尼松的剂量为 0.5mg/（kg·d），直到胸部 X 线片异常表现消失，大约需要两周的时间。然后改为隔日一次，以减轻副反应。并定期作胸部 X 线片检查。一般继续应用皮质激素 2～3 个月，直到总 IgE 下降至原来的基数水平。一旦总 IgE 稳定，可缓慢减少泼尼松的用量，皮质激素不需无限期的应用。如果发现总 IgE 升高两倍以上，虽然还未出现临床症状，肺部也未出现新的浸润阴影，也应立刻增加泼尼松的用量。如果病情已达缓解期，泼尼松已经停用，哮喘仍存在，可吸入皮质激素以控制哮喘。如哮喘较严重只有泼尼松才有效，应隔日用小量（<0.5mg/kg），该量通常足以防止急性发作。第Ⅳ或第Ⅴ期的患者在应用皮质激素时应权衡利弊。需要较长期应用的患者，隔日一次可使不良反应大大减少。

吸入抗真菌药治疗无效。口服抗真菌药伊曲康唑，对治疗有效，能使症状改善，皮质激素的用量减少，但不能替代口服皮质激素。由于大多数患者存在支气管扩张，易伴发感染，特别是顽固的细菌感染。一旦发生应加用有效的抗生素治疗，感染获得控制后，再应用皮质激素。

第三节　支气管-肺念珠菌病

支气管-肺念珠菌病是由念珠菌引起的急性、亚急性或慢性呼吸道感染，比较常见。致病菌主要为白念珠菌（C. albicalls）。次为热带念珠菌（C. tropicalis）及克柔念珠菌（C. Krusei）。当出现原发或继发防御功能减退或失调，或在支气管、肺原有病变的基础上，口腔及上呼吸道的念珠菌可侵入呼吸系统而导致感染。

【临床表现】

感染系从口腔直接蔓延或经血行播散，临床上有三种类型，也是病情发展中的三个阶段。

1．支气管炎型　表现为咳嗽、咳白色黏液痰或由念珠菌丝及细胞碎片所组成的胶样小块状物，偶带血丝，多无发热。体征可闻两肺呼吸音较粗糙。胸部 X 线片显示两中、下肺野纹理增多。

2．支气管-肺炎型　有畏寒、发热、咳嗽加剧、痰黏稠呈胶冻样，有血丝或脓样痰。很少累及整个肺叶，胸部 X 线片示两肺中、下肺野呈弥漫型斑点或小片状或大片阴影。

3. 肺炎型　肺炎型的临床症状取决于发病过程（原发性或继发性）、宿主状态和肺炎的范围等，多呈急性肺炎或伴脓毒症表现，咳嗽，痰少而黏稠或呈黏液胶质样或痰中带血，不易咳出，伴呼吸困难、胸痛等呼吸道症状；全身症状有畏寒、发热、心动过速，甚至出现低血压、休克和呼吸衰竭等；体征往往很少，部分患者口咽部可见鹅口疮或散在白膜，重症患者出现口唇发绀，肺部可闻及干湿性啰音。临床上按感染途径将念珠菌肺炎又可分为：①原发（吸入）性念珠菌肺炎：指发生并局限于肺部的侵袭性念珠菌感染；②继发性念珠菌肺炎：指念珠菌血源性播散引起的肺部病变。原发性念珠菌肺炎少见，血源性播散是主要感染途径。还有先天型、过敏型、肺念珠菌球和念珠菌肺空洞等特殊类型，但均很少见。慢性病例常表现为弥漫性纤维化及肺气肿。

【实验室检查】

1. 涂片　取感染病灶的新鲜标本，以氢氧化钾或生理盐水制片，直接于高倍纤维镜下镜检，可见卵圆形的出芽孢子和菌丝。大量菌丝提示念珠菌为致病状态，有诊断意义。

2. 染色镜检　临床微生物实验室真菌检查必须同时进行革兰染色、氢氧化钾浮载片直接镜检和培养。念珠菌的菌丝和孢子革兰染色后均呈蓝色，但染色不均；以过碘酸雪夫染色，孢子和菌丝则呈红色。

3. 培养鉴定　用沙堡琼脂培养或血琼脂培养基进行培养，并进行菌种的鉴定。肺炎患者在呼吸道标本检测的同时，应采血标本送真菌培养。

4. 新技术　目前出现一些新的技术，包括纯化念珠菌抗原、制备单克隆抗体及重组 DNA、PCR 等技术的应用，可通过测定念珠菌抗原、基因组片段、念珠菌代谢产物等以确诊念珠菌的侵袭性。G 试验有助于诊断，但不能区别侵袭性念珠菌与曲霉感染。

5. 影像学表现　支气管炎型表现为肺纹理增粗而模糊，可伴有肺门淋巴结增大；肺炎型可见两肺中及下部斑点状、不规则片状、融合而广泛的实变阴影，肺尖部病变少见，偶尔有空洞或胸腔积液，可以伴肺门淋巴结增大。继发性念珠菌肺炎胸部 X 线片可以阴性，特别是使用免疫抑制剂的患者；少数患者影像学表现为肺间质病变，亦可呈粟粒状阴影或趋于融合。

【诊断和鉴别诊断】

支气管-肺念珠菌病的临床表现无特异，当机体出现免疫力减低的条件，中性粒细胞明显降低且出现反复发热以及呼吸系统症状时，应该结合胸部影像学表现以及病原学检查，如痰涂片见念珠菌的菌丝以及芽生孢子，血、体液、组织液、分泌物、支气管灌洗液等培养念珠菌的阳性结果等，进行综合判定。但是需要注意念珠菌是上呼吸道最常见的定植菌之一，通常咳痰标本分离到的念珠菌不能作为肺念珠菌病的诊断依据。然而，痰标本采集最为方便，仍是临床常用的方法，应强调必须是深部咳出的合格痰标本（显微镜细胞学筛选鳞状上皮细胞 >10 个/低倍视野或白细胞 >25 个/低倍视野）；尽可能选择下呼吸道防污染采样技术或支气管肺泡灌洗技术直接采集下呼吸道分泌物标本；G 试验有助于诊断，但不能区别侵袭性念珠菌与曲霉感染；根据技术条件，积极开展肺活检（支气管镜或经皮肺穿刺）；临床微生物实验室真菌检查必须同时进行革兰染色、氢氧化钾浮载片直接镜检和培养；肺炎患者在呼吸道标本检测的同时，应采血标本送真菌培养。

诊断时需根据上述分级诊断标准，具有发病危险因素及相应的临床表现、合格痰或下呼吸道分泌物多次（≥2 次）分离到同一种念珠菌，且镜检同时见到多量假菌丝和孢子作为临

床诊断标准是可以接受的,如果 G 试验阳性则更加支持诊断。鉴别诊断主要依靠病原菌的检查以区别于其他如组织胞质菌病、曲霉病、毛霉病等真菌感染。

【治疗】

1. 轻症 消除诱发因素(如长期大量广谱抗生素、糖皮质激素、免疫抑制剂的应用和体内放置导管等),治疗基础疾病,增强患者免疫力,可自然好转。

2. 重症 病情较重伴高热或肺部病变广泛者,需要抗真菌治疗。

(1)支气管念珠菌病 氟康唑 400mg,1 次/日,必要时静脉滴注,症状改善后可改为 200mg/d,疗程持续至症状消失,或合格痰标本真菌培养连续 2 次阴性;也可选用伊曲康唑,若鉴定为耐氟康唑非白念珠菌可选用伏立康唑口服、棘白菌素类或两性霉素 B 静脉给药。

(2)原发性念珠菌肺炎 ①病情稳定者给予氟康唑 400mg,1 次/日,静脉滴注,病情改善后改用口服;②病情不稳定者给予氟康唑 400mg,1 次/日,静脉滴注,联合 5-氟胞嘧啶100 ~ 150mg/(kg·d),分 3 ~ 4 次静脉滴注,亦可使用伊曲康唑静脉给药;③耐氟康唑肺非白念珠菌病:选择两性霉素 B(除外季也蒙念珠菌及葡萄牙念珠菌)、伏立康唑、棘白菌素类。

(3)继发性念珠菌肺炎(包括原发性肺念珠菌病合并播散) 有深静脉导管者应拔除导管,抗真菌治疗按病情处理:①病情稳定者给予氟康唑 400mg 静脉滴注,曾接受较多三唑类(氟康唑、伊曲康唑)预防性用药者可选择卡泊芬净或米卡芬净静脉滴注,50mg/d(白色念珠菌) ~ 100mg/d(非白色念珠菌),或两性霉素 B 0.6mg/kg,1 次/日,总剂量为 5 ~ 7mg/kg,用两性霉素 B 治疗,先每日 1mg 于 5% 葡萄糖液中缓慢避光静滴,逐步增加到每日 0.25mg/kg,总剂量 1 ~ 2g,药物不良反应有肝、肾损害、心律失常、头痛、消化道不适、寒战以及发热等,应注意观察,也可以使用含脂两性霉素 B;②对于病情不稳定者,一种方法是给予两性霉素 B 0.8 ~ 1mg/(kg·d)(或相当剂量的含脂质制剂),或联合 5-氟胞嘧啶 25.0 ~ 37.5mg/kg,1 次/6h,口或静脉给药,在血培养转阴性、症状体征改善或消失、中性粒细胞恢复正常水平后改为氟康唑 400mg,1 次/天,口服 14 天,另一种方法是给予氟康唑 800mg/d + 两性霉素 B 0.7mg/(kg·d)(或相当剂量的含脂制剂)5 ~ 6 天,改为氟康唑 400mg/d 口服,第 3 种方法是给予伏立康唑或棘白菌素类,常规剂量。

(4)念珠菌球或局限性肺部病变药物治疗效果不佳,但全身状况能耐受手术者,可考虑手术治疗。过敏型给予对症治疗,可试用激素,抗真菌药物治疗价值尚不确定。

第四节 肺隐球菌病

隐球菌病(cryptococcosis)是由新型隐球菌(cryptococcus neoformans)引起的亚急性或慢性深部真菌病,主要侵犯中枢神经系统和肺,常发生于恶性肿瘤、白血病、淋巴瘤或应用大剂量糖皮质激素或化疗等免疫功能低下患者。

新型隐球菌(cryptococcus neoformas)在组织中呈圆形或卵圆形,直径 4 ~ 6μm,菌体被宽厚的荚膜所包裹,不形成菌丝和孢子。多存在于土壤和鸽粪中,也可见于空气、水果、蔬菜。主要通过吸入新型隐球菌的孢子发病。新型隐球菌的孢子由呼吸道吸入人体,在肺形成初感染病灶,可引起肺门淋巴结肿大。健康人可以自愈。病灶仅仅局限于肺脏,局部病变进展缓慢。当抵抗力减弱时,可经血行播散至全身,累及中枢神经系统,以隐球菌脑膜炎最常见。其少见的侵犯有皮肤、骨骼、肝、心、眼等。

【临床表现】

1. 肺隐球菌病 为新生隐球菌感染引起的亚急性或慢性内脏真菌病，可单独存在或与其他部位的隐球菌病同时发生。1/3 至 1/2 的肺部病变者表现为肺部结节影，而无任何症状，常于胸部 X 线检查时发现，呈孤立性大球形或结节样病灶多见，有时误诊为肺结核或肺癌（无症状型）。有些患者隐匿性起病，轻度咳嗽，咳少量黏液痰或血痰，胸痛、低热、乏力及体重下降等（慢性型）。少数病例呈急性肺炎表现，高热、气急、低氧血症，可导致急性呼吸衰竭；偶有胸痛、肺实变和胸腔积液的体征（急性型），多见于 AIDS 患者。当并发脑脊髓膜炎时，则症状明显而严重。常有中等度发热，偶可高达40℃，并出现脑膜脑炎的症状和体征。

2. 其他部位隐球菌病 ①隐球菌性脑膜炎：占隐球菌病的80%以上，病死率较高（20%~30%）；②皮肤和黏膜隐球菌病：罕见单独发生，常与脑膜及肺部病变并存，常发生于鼻中隔、牙龈、舌、硬腭、软腭、扁桃体、咽喉及面颈部、胸背、四肢皮肤；③骨和关节隐球菌病：很少单独发生，全身骨骼均可累及，但以颅骨及脊椎多见，关节很少受累，多继发于邻近的骨骼病变，病变进展缓慢；④内脏隐球菌病：系由播散引起，常可波及心、睾丸、前列腺及眼，但肾、肝、脾、淋巴结等部位少见。胃肠道及泌尿生殖系统的感染与结核相似。

【实验室检查】

隐球菌病患者的常规检查多正常，包括外周血的白细胞分类、血沉等。

1. 病原学检查 是诊断肺隐球菌病的重要依据，对拟诊的病例应尽可能的多次、多途径采集标本进行涂片和培养。痰培养和涂片检查的阳性率一般低于25%，对痰涂片采用墨汁染色，可见圆形厚壁孢子，可有出芽现象。将痰标本接种于葡萄糖蛋白胨琼脂培养基上，培养2~5天即可生长。但由于新生隐球菌可以寄居于正常人群，因此痰液甚至气管冲洗液培养出新生隐球菌时，应根据临床情况判断是否为肺隐球菌感染。当 AIDS 患者体内分离出新生隐球菌时则应高度警惕。

对怀疑肺隐球菌感染的病例，在条件允许时应尽量经有创性检查采集组织标本，进行病原学检测。经皮肺穿刺活检、细针抽吸、经支气管镜防污染毛刷获得的标本，经镜检和（或）培养出新生隐球菌则具有诊断价值。

2. 免疫学试验 隐球菌的厚荚膜内含特异抗原性多糖体，约90%的隐球菌脑膜炎患者的血清或脑脊液中可检出该抗原或相应抗体。但由于患者血清中可测到的抗体不多，且特异性不强，假阳性率高，因此抗体检测的临床价值不高。临床常用的是抗原检测，即应用乳胶凝集试验检测隐球菌荚膜多糖体抗原，这是一种简便、快速、灵敏、特异性强的检测方法，是早期诊断的主要手段。

3. 影像学检查 胸部 X 线片多表现为双侧多发性病变，亦可为单侧或局限于某一肺叶，其表现类型多种多样：①孤立性块影，直径2~7cm；②单发或多发结节影；③单发或多发斑片状影，约10%患者有空洞形成，常为继发性肺隐球菌病；④弥漫性粟粒状阴影；⑤急性间质肺炎型，此型少见。所有类型中钙化和干酪性坏死罕见，可有空洞形成。

【诊断和鉴别诊断】

1. 确诊依据 手术切除标本、各种有创性穿刺活检获取的组织病理学证据，血液和无菌腔液（如胸腔积液、脑脊液）隐球菌直接镜检或培养阳性。

2. 临床诊断依据 结合病史、呼吸道症状和胸部影像学证据，同时合格痰液或支气管肺泡灌洗液直接镜检或培养新生隐球菌阳性或血液、胸腔积液标本隐球菌荚膜多糖体抗原阳性；

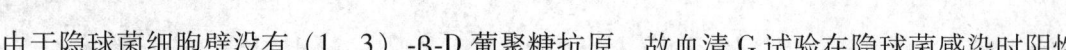

由于隐球菌细胞壁没有（1，3）-β-D 葡聚糖抗原，故血清 G 试验在隐球菌感染时阴性。

3. 如仅有宿主危险因素而无临床症状和病原学检查支持，则为拟诊病例。

【治疗】

局限性隐球菌病变可密切观察 2～3 个月。若两肺有弥漫性病变，并有肺外播散，需积极治疗。治疗药物包括药物主要为两性霉素 B 与氟胞嘧啶或其他抗真菌药物联合治疗。一般治疗后要观察一年。

1. 药物治疗　隐球菌病的治疗应根据患者免疫功能状态的不同而选用不同药物，首选两性霉素 B。采用联合治疗，不推荐单独使用氟胞嘧啶。药物治疗主要为两性霉素 B 与 5-氟胞嘧啶或其他抗真菌药物联合应用。肺部隐球菌病的治疗应根据其症状轻重和免疫功能状态选用治疗方法（表 5-14-9）。

表 5-14-9　肺隐球菌病治疗方案

免疫状态	症状轻重	药　物	疗　程
HIV 阴性	无症状者	观察病情变化或选用轻症治疗方案	
	轻中症者	氟康唑或伊曲康唑 200～400mg/d	6～12 个月
	重症者	同脑膜炎治疗	
HIV 阳性	轻中度症状	氟康唑 200～400mg/d	终身
	重症者	同脑膜炎治疗	

注：HIV：人类免疫缺陷病毒

AIDS 患者的治疗反应常较差，但仍建议初始治疗时用两性霉素 B 和氟胞嘧啶，并至少维持 2 周，然后口服氟康唑（200～400mg/d）。患隐球菌病的 AIDS 患者，如开始治疗用氟康唑则死亡时间比用两性霉素 B 者早。治疗停止后大多数病例会复发，所以需进行长期的抑制性治疗，最好用氟康唑 200～400mg/d 口服。每周静脉注射两性霉素 B 也可防止复发。原则上，非 AIDS 患者应当在培养转阴后至少再维持 2 周方可停止治疗。

隐球菌性脑膜炎的治疗见表 5-14-10。氟康唑用于治疗除 AIDS 以外的隐球菌性脑膜炎的最佳剂量和疗程尚待确定。也有采用伊曲康唑 200～400mg/d，口服 2 个月以上（隐球菌脑膜炎的维持治疗或全程治疗）。对中枢神经系统隐球菌病，如病情严重或静脉注射疗效不佳者，可采用鞘内或小脑延髓池内给药，一般可隔日 1 次或每周 2 次，总量以 20mg 为宜。颅内压增高及视乳头水肿者鞘内给药宜谨慎。

2. 手术疗法　限局性病灶如皮肤和胸部肉芽肿、脓疡、肺部肉芽肿及空洞等，在未合并中枢神经系统隐球菌病的情况下，可以考虑手术切除。手术前后均需用两性霉素 B 或氟康唑等药物治疗，以控制隐球菌感染。

表5-14-10　隐球菌脑膜炎治疗方案

免疫状态	治疗时期	药　　物	疗程
HIV 阴性	诱导期	AmB 0.7 ~ 1.0mg/（kg·d）	2 周
		联合 5-氟胞嘧啶 100mg/（kg·d）	
	巩固期	氟康唑 400mg/d	10 周
HIV 阳性	诱导期	AmB 0.7 ~ 1.0mg/（kg·d）	2 周
		联合 5-氟胞嘧啶 100 ~ 150mg/（kg·d）	
	巩固期	氟康唑 400mg/d	10 周
	加强期	氟康唑 200 ~ 400mg/d	终身

注：HIV：人类免疫缺陷病毒；AmB：两性霉素 B

第五节　肺毛霉菌病

毛霉菌病（mucormycosis）是由毛霉目真菌（mucrales）引起的疾病，多属条件致病，致病菌有根霉菌（rhizomucor）、毛霉菌（mucor）和犁头菌属（absidia）等，临床和组织病理相同。可引起的鼻窦、眼眶、中枢神经系统、肺、消化道等器官感染。肺毛霉菌病多数呈急剧发展，少数为慢性感染病程。这是一种病死率极高（50% 以上）的真菌感染，仅少数表现为慢性感染，故患者较少在生前作出诊断，常于死后尸检发现。

【临床表现】

肺毛霉菌病的症状无特异性，一般急性或亚急性起病，病情通常比较严重，临床表现有咳嗽、咳痰、呼吸困难和发热（多为持续性高热），有时体温可以骤然上升。慢性起病者（症状出现超过 30 天）较少见。几乎所有患者病变部位的血管均有血栓形成和梗死，所以常有咯血和比较剧烈的胸痛。肺部体征并不明显。文献报道 87 例肺毛霉感染的临床表现如下：发热（63%）、咳嗽（61%）、胸痛（37%）、呼吸困难（29%）及咯血（26%）。国内报道临床表现为咳嗽（89%）、发热（85%）、咯血（63%）、胸痛（26%）及气促（26%）。有基础病变者占 70%，病死率为 63%。糖尿病患者很少患肺毛霉菌病，但是一旦患病则预后较差。另外，暴发起病的肺毛霉菌病患者容易经血行播散，常见的部位有中枢神经系统、胃肠道、脾脏、肾脏、心脏和肝脏，且几乎都是致死性的，患者一般在 2 周内死亡。

胸部影像学检查可显示单发或多发性浸润影或结节影，有时呈楔形改变，好发部位多为上叶，可双肺同时受累，下叶较少见。部分患者呈间质性肺炎或肿块样改变，单发或多发，也可出现晕轮征、新月征和空洞，注射造影剂后边缘增强，偶见胸腔积液。如果肺部病变范围较大可以出现低氧血症。

【诊断】

毛霉菌病的基本特征如下，可在诊断时作为参考：①有引起机体抵抗力下降的诱因或原发病；②有发热等相应的临床症状和体征，但无特异性；③常规实验室检查无诊断价值；④目前没有特异的抗原或抗体能确定诊断；⑤活检或刮片可见大量真菌，而培养并不生长；⑥菌丝粗大、无或极少分隔，分支角度不规则；⑦极易侵犯动脉管壁，导致梗死和组织坏死。

由于患者病情严重，临床症状、体征无特异性，同时又缺乏实验室检查支持，仅凭临床经验难以诊断。近年来开展的真菌抗原检测，如血清（1，3）-β-D 葡聚糖抗原（G 试验）在毛霉感染时阴性，因此，毛霉感染只有通过真菌学和病理组织学检查才能确诊。一旦在病灶刮片或培养中找到毛霉菌，或者在组织切片中发现侵入血管壁的菌丝即可确诊。呼吸道分泌物或异常组织涂片检查结果不可靠，痰培养往往阴性，血培养的阳性率比痰培养更低。文献报道，痰培养阳性患者中，最后经纤维支气管镜活检证实为肺毛霉感染者仅为 50%，由开胸活检证实者仅为 32%。由此可见，痰培养可导致假阳性，因此在临床标本中检出毛霉时通常被视为污染菌，但当同一患者不同来源标本同时检出毛霉，或同一标本多次培养出毛霉时应高度重视。对那些无法确诊的患者常需采用创伤性检查明确诊断，如经纤维支气管镜肺活检（包括支气管肺泡灌洗）、经皮肺穿刺活检或开胸肺活检。

【治疗】

肺毛霉菌病死率高，因此应该及早使用侵入性方法以获取正确诊断，并且立即纠正和控制引起毛霉菌病的病因。如果是糖尿病患者，则应该在确诊肺毛霉菌病之后，首先应积极控制糖尿病，纠正酮症酸中毒和代谢紊乱等基础疾病；尽量避免使用广谱抗菌药物。对于接受免疫功能抑制剂治疗特别是糖皮质激素的患者，应把药物减至最小剂量，并加强全身支持治疗。

早期应用抗真菌药物进行全身治疗是提高生存率的关键。目前临床有确切疗效的是两性霉素 B，应迅速增量至 1.5mg/（kg·d），总量为 2.5～3.0g，通常需要与氟胞嘧啶联用，以改善疗效。重症患者可考虑联合治疗，通常为两性霉素 B + 氟胞嘧啶。也有联合使用两性霉素 + 卡泊芬净，可以提高患者的生存率（50%）。也可采用伏立康唑、伊曲康唑、氟康唑治疗毛霉感染。

第六节　肺孢子菌病

肺孢子菌在分类学上长期以来被划归原虫，被称为卡氏肺孢子虫（pneumocystis carinii，PC）。在 2001 年的国际会议上一致同意重新修改命名，以肺孢子菌代替卡氏肺孢子菌。肺孢子菌肺炎的缩写为 PCP（Pneumocystis Pneumonia）。20 世纪 80 年代，随着 HIV/AIDS 的流行，PCP 的发病率也呈上升趋势。临床上两类易感人群需要引起重视，包括：HIV 感染人群、尤其是外周血 $CD4^+$ 细胞 <200/mm^3 者；非 HIV 感染患者例如肿瘤、移植患者，以及其他使用免疫抑制剂治疗患者。

【临床表现】

1. 症状体征　PCP 的主要症状包括发热、干咳和进行性呼吸困难。体征不明显，即使有严重的低氧或影像学改变时，肺部听诊可能正常。

AIDS 患者和非 AIDS 免疫功能抑制患者并发 PCP 的临床特点有所不同（表 5-14-11）。AIDS 相关 PCP 起病呈亚急性，症状持续时间更长，低氧血症相对较轻，BALF 的肺孢子菌负荷量更低、而中性粒细胞数量更少，诱导痰阳性率更高，病死率较低（10%～20%）。非AIDS 免疫功能抑制患者合并 PCP 起病更急，进展迅速，肺部炎症反应和低氧更重，病死率更高（30%～60%）。

表 5-14-11　AIDS 和非 AIDS 免疫功能抑制患者肺孢子菌肺炎的表现

指　　标	AIDS	非 AIDS
发病情况	缓起低热，干咳气急逐渐加重，一旦出现呼吸衰竭则病情迅速进展	突然起病，迅速进入呼吸衰竭
潜伏期	4 周	2 周
影像学表现	双侧肺间质浸润，逐渐进展至肺泡实变。约 10% 或更多患者胸部 X 线检查可以正常，但 CT 显示磨玻璃样改变	表现更显著，进展更迅速。很少见到胸部 X 线检查正常者
低氧血症	相对较轻	严重
肺内菌体负荷	低	高
肺中性粒细胞数和炎症反应	少，相对较轻	多而重
导痰诊断率	高	低
TMP-SMZ 治疗	有效，治疗反应慢（5~9 天），不良反应多	效佳，反应快（3~5 天），不良反应少
病死率	10%~20%，随着机械通气需要的增加，病死率上升	30%~60%

注：AIDS：获得性免疫缺陷综合征，TMP-SMZ：甲氧苄啶-磺胺甲噁唑

2. 影像学表现　胸部 X 线片典型改变为双肺弥漫或者肺门旁分布的磨玻璃影或者网格影，可以进展为实变影。有症状的患者中约 6% 起病时胸部 X 线片可以正常。CT 或 HRCT 表现包括散在或弥漫分布的磨玻璃影或实变影，小叶间隔增厚。约 1/3 的患者可以出现薄壁的囊状影（pneumatoceles），单发或者多发，可以出现于肺内任何部位，也有报道上肺更多见。可以出现气胸。少见的、不典型表现包括肺段或肺叶实变，局灶结节影伴或不伴空洞。胸腔积液、纵隔肺门淋巴结大非常少见。接受喷他脒雾化治疗的患者病变以上肺多见、类似于结核。非 HIV 感染的免疫抑制患者，由于肺部可能存在原发疾病表现，因此合并 PCP 时可能不典型。

【诊断】

高危人群（HIV 感染人群、尤其是外周血 CD4$^+$ 细胞 <200/mm^3 者；肿瘤、移植患者，以及其他使用免疫抑制剂治疗的患者），一旦出现发热、干咳和进行性呼吸困难，低氧血症，影像学表现为双肺弥漫的磨玻璃影时，临床上应该警惕 PCP。但是 PCP 的症状、体征和影像学表现均不特异，仅靠症状、体征和影像学表现不足以确诊 PCP。目前诊断 PCP 仍然有赖于病原学诊断。由于尚无肺孢子菌的体外培养技术，病原学诊断方法是在呼吸道标本中找到病原体。染色方法包括吉姆萨染色法、哥氏银染色法、甲苯胺蓝染色法等等。呼吸道标本包括痰、诱导痰、BALF 和各种肺活检标本，以及口腔含漱液（oral wash specimens）。据报道诱导痰的敏感性为 74%~83%，BALF 的敏感性为 89%~98%。

【治疗】

1. 常用药物　目前推荐用于预防和治疗 PCP 的药物及剂量见表 5-14-12。

表 5-14-12 PCP 预防和治疗用药

药 物	预防性用药		治疗性用药	
	途径	剂量	途径	剂量
首选				
TMP-SMZ	口服	1DS[a] 或 1SS[b] qd	口服静脉	2DS q8h
				5/25mg/kg q8h
备选				
TMP-SMZ	口服	1DS tiw	/	/
氨苯砜	口服	50mg bid 或 100mg qd	/	/
氨苯砜	口服	50mg qd 或 100mg qw	/	/
伯氨喹啉	口服	50mg qd 或 15mg qw	/	/
亚叶酸	口服	25mg qw	/	/
喷他脒	气雾吸入	300mg qM	静脉	4mg/(kg·d)
阿托伐醌	口服	1500mg qd	口服	750mg bid
TMP	/	/	口服	320mg q8h
氨苯砜	/	/	口服	100mg qd
克林霉素	/	/	口服,静脉	300~450mg q6h
伯氨喹啉	/	/	口服	15~30mg qd
辅助治疗				
泼尼松	/	/	口服,静脉	40mg q12h×5d
				40mg qd×5d
				20mg qd×11d

[a] DS:双剂量片(强化片)含 TMP 160mg、SMZ 800mg. [b] SS 单剂量片:剂量减半

卡泊芬净对肺孢子菌有抗菌活性,理论上卡泊芬净可以通过抑制葡聚糖合成,影响肺孢子菌的囊壁形成,从而对囊前期肺孢子菌有很强杀灭作用。动物实验显示小剂量卡泊芬净即可选择性抑制肺孢子菌的囊壁形成,但对滋养体无明显作用;预防性使用卡泊芬净可有效控制动物模型肺孢子菌感染。实验也提示卡泊芬净可作为肺孢子菌病的预防用药。

2. 预防性治疗 PCP 预防性治疗主要推荐用于 HIV/AIDS 患者,指征为:CD4[+] <200/mm³,口腔念珠菌病或者 PCP 肺炎患者完成抗 PCP 治疗后。疗程为 CD4[+] >200/mm³ 持续 3 个月以上。也有人认为 TMP-SMZ 及氨苯砜预防治疗可以导致肠道和呼吸道菌群耐药率增加,同时也可能导致肺孢子菌耐药。

3. 糖皮质激素的应用 HIV 感染合并 PCP 应考虑使用激素辅助治疗。激素抑制 PCP 的炎症反应和肺损伤。对中重度 PCP 患者在正规抗肺孢子菌治疗基础上加用激素辅助治疗,可以降低病死率。激素辅助治疗的指征包括:PaO_2 <70mmHg,P(A-a)O_2 >35mmHg。激素应该在 TMP-SMZ 前 15~30 分钟给药。在 PaO_2 >70mmHg 时应用激素也可能获益,但不主张常规使用。非 HIV 感染的其他免疫抑制患者合并 PCP 时是否使用糖皮质激素尚无一致意见。有人认为重度 PCP 也应使用激素。

4. PCP 治疗疗程 AIDS 合并 PCP 时疗程 3 周,非 AIDS 患者疗程为 2 周。临床需要根据

患者情况个体化处理。评估 TMP-SMZ 无效或治疗失败需要观察 4～8 天才能判断，如果失败再改用其他方案。

（蔡柏蔷）

参 考 文 献

[1] 中华医学会呼吸病学分会感染学组，中华结核和呼吸杂志编辑委员会. 肺真菌病诊断和治疗专家共识. 中华结核和呼吸杂志，2007，11：821－834

[2] 中华内科杂志编辑委员会. 侵袭性肺部真菌感染的诊断标准与治疗原则（草案）. 中华内科杂志，2006，45：697－700.

[3] 中华医学会重症医学分会. 重症患者侵袭性真菌感染诊断与治疗指南（2007）. 中华内科杂志，2007，46：960－966

[4] 何礼贤. 肺孢子菌肺炎的诊断与治疗. 中华结核和呼吸杂志，2007，30（11）：802－805

[5] 施毅. 肺隐球菌病的诊断与治疗. 中华结核和呼吸杂志. 2007，30（11）：806－808

[6] 施毅. 肺接合菌病的诊断与治疗. 中华结核和呼吸杂志. 2007，30（11）：809－811

[7] 曹彬，蔡柏蔷，王辉，等. 肺部真菌感染 152 例病原谱再评价. 中华结核和呼吸杂志，2007，30：279－283.

[8] 徐凌，蔡柏蔷，徐凯峰，等. 变态反应性支气管曲菌病 23 例分析. 中华内科杂志，2007，46（3）：208－212

[9] 蔡柏蔷. 新型抗真菌药物及其在临床上的应用. 见：蔡柏蔷，肖毅主编. 当代呼吸病学进展. 北京：中国协和医科大学出版社，2007，670－690

[10] Petrikkos G, Skiada A. Recent advance in antifungal chemotherapy. International J of Antimocrobial Agents, 2007, 30：108－117

[11] Davies SF, Knox KS, Sarosi GA. Fungal Infections. In：Mason RJ, Murray JF, Broaddus VC, Nadel JA. Murray and Nadel's Textbook of Respiratory Medicine. 4th ed. Philadelphia：ELSEVIER SAUNDERS, 2005, 1044－1081

[12] Walsh TJ, Anaissie EJ, Denning DW, et al. Treatment of Aspergillosis：Clinical Practice Guidelines of the Infectious Diseases Society of America. Clinical Infectious Diseases, 2008, 46：327－360

[13] Thomas CF Jr, Limper AH. Pneumocystis pneumonia N Engl J Med, 2004, 350：2487－2498

[14] Yao Z, Liao W. Fungal respiratory disease. Curr Opin Pulm Med, 2006, 12：222－227

[15] Bulpa P, Dive A, Sibille Y. Invasive pulmonary aspergillosis in patients with chronic obstructive pulmonary disease. Eur Respir J, 2007, 30：782－800

[16] Soubani AO, Chandrasekar PH. The Clinical Spectrum of Pulmonary Aspergillosis. Chest, 2002, 121：1988－1999

第十五章　肺　结　核

结核病是当前世界上成年人传染病中的主要杀手，是威胁人类健康的重要疾病之一。据WHO报告：全球有1/3人口感染了结核杆菌，每年新发病例800~1 000万，每年约有300万人死于结核病。值得注意的：全球90%的结核病患者在发展中国家，我国是结核病高疫情国家之一，据1990年第三次全国流行病学调查，肺结核患病率523/10万，死亡率20.9/10万，全国有600万活动性肺结核患者，其中，传染性肺结核患者150万，每年死于肺结核者约25万，相当于其他传染病死亡人数的总和。

2000年第四次全国结核病流行病学抽样调查，肺结核（pulmonary tuberculosis）患病率为367/10万。估计全国现有活动性肺结核患者450万，其中菌阳肺结核患者200万，每年死于结核病患者约13万，为各种其他传染病和寄生虫病死亡总和的2倍。

随着人类免疫缺陷病毒（human immunodeficiency virus，HIV）感染和艾滋病（acquired immunodeficiency syndrome，AIDS）的世界性流行和耐药结核病，尤其是耐多药结核病（multidrug resistant tuberculosis，MDR-TB）的增加，结核病的控制将受到更严重的威胁。

结核病是一个全身性疾病，可侵犯全身各脏器，肺结核是其最主要类型，而且是最重要的传染源，因此，痰结核菌阳性，尤其是痰涂片（+）的肺结核患者是结核病控制的主要对象。

【病原学】

分枝杆菌属放射菌目，分枝杆菌科，分枝杆菌属。分枝杆菌属包括多种分枝杆菌，已见报道的约有100余种，已被细菌国际命名委员会审定的分枝杆菌有54种，分枝杆菌属主要包括两大类：结核分枝杆菌复合群（mycobacterium tuberculosis complex）和非结核分枝杆菌（non tuberculosis mycobacteria，NTM，既往曾称之为 mycobacteria other than tuberculosis，MOTT）。结核分枝杆菌复合群含结核分枝杆菌（M. tuberculosis）、牛型分枝杆菌（M. bovis）、非洲分枝杆菌（M. africanum）及田鼠分枝杆菌（M. microti）。结核分枝杆菌复合群各菌种间基因组有高度的同源性。1997年van Soolingen等报告，从非洲分离到新菌种M. canetti，与结核分枝杆菌复合群密切相关。美国胸科学会（ATS）1999年制定的"成人、儿童结核病的诊断标准与分类"中将M. canetti纳入结核分枝杆菌复合群。伯杰细菌手册（第9版）将分枝杆菌分为快生长分枝杆菌和缓慢生长分枝杆菌两大类，在营养丰富、温度适宜的条件下培养、7天内肉眼可见单个菌落者为快生长菌，7天以上生长的则为慢生长菌，结核分枝杆菌复合群则属于后一类。麻风分枝杆菌（M. leprae）也属于后一类。但它不能在体外培养生长。人型结核分枝杆菌（M. tuberculosis，M. tb）是人类结核病的主要致病菌，牛型分枝杆菌（M. bovis）占2%~5%。

（一）结核分枝杆菌的形态与特性　1882年Robert Roch首先报告结核杆菌是结核病的病原菌。1886年Lemann与Neumann正式命名为结核分枝杆菌。结核杆菌为细长杆菌、微弯、0.3~0.6μm×1~4μm、无荚膜、无鞭毛、无芽胞、不能活动，在液体培基内有分枝生长的倾向；革兰染色呈弱阳性，碱性复红染料染色后，对酸性酒精的脱色有很强的抵抗，显微镜下可呈红色，故命名为抗酸杆菌（acid-fast bacilli，AFB），是结核杆菌的特征，也是各种分枝杆菌的特征，但奴卡菌、红球菌属、短棒杆菌属也有不同程度的抗酸染色的特点。抗酸染色的化学基础是由于分枝杆菌细胞壁中含有大量类脂质，其中含 70～90 个碳原的分枝菌酸（mycolic acid）。细胞的完整性、细胞壁、细胞膜的屏障作用也是抗酸染色特性的可能原因。但是，结核杆菌的抗酸染色特性也可发生变异。当条件不良时，如闭合的干酪病灶内，结核性脓肿内的结核杆菌可失去其抗酸染色特性，培基中缺少甘油、有机物质或过期培养基上生长的结核杆菌可完全或部分丧失抗酸染色特性。L 型结核杆菌即细胞壁缺陷型则丧失此特性而不易被检测到。结核杆菌还可呈球状、颗粒状，早在 1907 年，Much 采用特殊染色法发现淋巴结结核，结核性脓肿中有 G（+）颗粒，即"莫氏颗粒"。前苏联 Khomenko 也发现经过抗结核药物治疗、痰结核已阴转、但空洞仍存在的洞壁病变中有较结核菌小 20 倍的结核菌，并可通过生物膜，故又称"滤过型"。还有作者将结核菌的繁殖过程分为五个阶段：滤过型、颗粒型、球菌、短杆菌及成熟的杆菌，说明不同发育过程可有不同的形态。

（二）结核杆菌培养与生长　结核杆菌是兼性需氧菌，在固体培养基上生长缓慢。生殖周期，又称代期（generation time）为 15～20 小时（巨噬细胞内生长为 25～32 小时），约需 4 周之久才能形成 1mm 左右的菌落，菌落致密，较干燥、表面粗糙有皱纹、边缘不整齐，常呈黄色或淡黄色，培养时供氧充分可促进生长。液体培养基中生长较快，尤其在培养早期，常用的经典培养基为改良罗氏固体培养基（Lowenstein-Jensen solid medium）。

（三）结核杆菌的毒力　结核杆菌是能侵袭机体任何组织、器官引起进行性疾病的致病菌，其致病力与其菌体成分有关。如索状因子（双分枝菌酸海藻糖脂）、硫酯、脂阿拉伯甘露糖、磷脂以及 25kD 蛋白等。从分子水平了解结核杆菌的毒力尚知之甚少。在完成结核菌基因组测序前，被提及的三个毒力因子是：编码过氧化氢酶-过氧化物酶的 katG 基因（藉以对抗宿主巨噬细胞的活性氧，reactive oxygen）、编码巨噬细胞集落因子（macrophage-colonizing factor）的 MCE 基因及编码 Sigma 因子的 Sig A 基因（aka rpoV 基因），近年还有零星报道的有关基因如 erp 基因、Virs 基因等。

（四）结核杆菌基因组　为了加速对结核杆菌的了解，1998 年英、法、美、丹麦四国专家已协作完成了 H37Rv 的全基因组的测序工作，结核杆菌全基因组共含 4 411 529 碱基对（4.4×10^6），约 4 000 个基因，与以前的研究结果一致，其鸟嘌呤＋胞嘧啶（G＋C）含量高达 65.6%，仅次于大肠埃希菌，无疑，这项工作的完成将大大促进结核杆菌的深入研究。

此外，近年来的研究也已在结核杆菌耐药性产生的分子生物学机制方面有明显的进步。

1. 47%～58% 耐异烟肼（INH）结核菌株有 kat G 基因的突变，21%～28% 耐 INH 菌株有 inh A 基因的突变，10% 耐 INH 菌株有 ahp C 基因的突变。

2. 90%～95% 耐利福平（RFP）菌株有 rpo B 基因的突变。

3. 耐链霉素（SM）与编码 16srRNA（rrs）和核糖体蛋白 S12（rps L）基因突变有关。

4. 耐乙胺丁醇（EMB）与 emb A、emb B 基因突变有关。

5. 耐氟喹诺酮类与 gyrA、gyr B 基因突变有关。

6. 72% 耐吡嗪酰胺（PZA）菌株与编码吡嗪酰胺酶的 pnc A 基因突变有关，而另 28% 的耐药株的耐药机制有待进一步研究。

【发病机制】

（一）传染源与传播途径

1. 经呼吸道传染是最主要的传播途径　痰结核菌阳性尤其是痰涂片检查结核菌阳性的肺结核患者是最重要的传染源。患者咳嗽、咳痰、打喷嚏、大声说话，可产生大量的含结核菌的微滴（droplets），$1 \sim 5 \mu m$ 大小的微滴可较长时间悬浮于空气中，在空气不流通的室内可达 5 小时，与患者密切接触者可能吸入而感染。

2. 进食牛结核病奶牛的牛奶或污染的奶制品，结核菌可寄居于肠壁或扁桃体内形成原发感染而分别导致肠系膜淋巴结肿大、颈淋巴结肿大。由于巴斯德消毒法的推广以及对牛结核病控制、预防的加强，此种传播方式已较少见，但在贫穷落后的牧区、有直接饮用生牛奶习惯者仍可发现，如在非洲的一些牧区近年仍有牛型分枝杆菌所致的颈淋巴结结核的报告。

3. 通过皮肤损伤或切口直接接种的传播途径极少见，仅发生于从事与结核菌接触的特殊工种的工作人员，故此种皮肤感染被称之为解剖者疣（Prosector's warts）。此外，通过胎盘而发生的胎内感染偶有报告。

（二）结核菌感染　当结核菌经呼吸道被吸入抵达近胸膜的远端呼吸性细支气管或肺泡内，能否引起感染取决于吸入结核菌的数量、（据估计：在人类吸入 $5 \sim 200$ 个结核菌可引起感染）、结核菌的毒力和宿主肺泡巨噬细胞（alveolar macrophage，AM）固有的杀菌能力等。结核菌如能幸免于 AM 的防御作用，则可在入侵局部及 AM 内缓慢繁殖（每 $25 \sim 32$ 小时繁殖一次）。$2 \sim 12$ 周后结核菌繁殖至 $10^3 \sim 10^4$ 时，则可诱导机体产生相应的细胞免疫反应。结核菌素皮肤试验阳转（purified protein derivative of tuberculin，PPD）提示机体已感染了结核菌。在机体细胞介导免疫反应（cell-mediated immunity，CMI）形成前结核菌可通过淋巴管、肺门、纵隔淋巴结乃至通过血行形成早期菌血症，结核菌可传播至身体各处。最易受累及的是氧分压较高的脑、长骨骨骺、肾、脊柱椎体、淋巴结和肺上叶，感染局部可愈合形成静止的纤维钙化灶（称之为 Simon's 灶），成为以后再活动的根源。宿主受结核菌感染后近期内发病乃至以后发病者 10% 左右，发病者中近半数在感染后半年至两年内发病，其余则在机体抵抗力低下时发病，而 90% 结核菌感染者可保持终生不发病。

（三）原发综合征（primary complex）的发生及发展　被吸入的结核菌在肺内沉积，结核菌繁殖，在局部形成病变（原发灶）的同时，结核菌被未活化的 AM 吞噬，在 AM 内繁殖，并经淋巴管运送至相应的肺门及纵隔淋巴结形成病变。形成由原发灶（恭氏灶 Ghon's 灶）、淋巴管、淋巴结病变组成的原发综合征。被感染的 AM 可释放趋化因子如补体 C5a，使更多的 AM 及循环单核细胞趋化至患处。AM 内结核菌继续繁殖呈对数生长，AM 破裂，释放出更多的结核菌和细胞碎片，导致更多的单核细胞浸润。感染结核菌 3 周后，宿主的细胞介导免疫反应及迟发超敏反应（delayed type hypersensitivity，DTH）开始启动，宿主 PPD 皮肤试验阳转。致敏 T 淋巴细胞的细胞因子活化巨噬细胞，使其杀伤细胞内结核菌的能力增强，结核菌停止对数生长，继之，结核结节或肉芽肿形成。

在机体 DTH 的影响下，肺内及淋巴结病变进一步进展，干酪样坏死、空洞（原发空洞较少见）及淋巴结支气管瘘形成，引起支气管播散。在空洞附近及同侧或对侧肺，形成支气管播散灶——卫星灶（satellite lesions）。也可直接经淋巴-血行播散至全身，甚至发生威胁生命的粟粒性结核病或结核性脑膜炎。原发综合征好发生于婴幼儿、青少年，故也称之为儿童结核病。少数民族及边远地区居民以及免疫功能低下的成年人也可发生。因系初次感染结核菌而发病故又称之为原发型肺结核。

（四）继发性肺结核（secondary pulmonary tuberculosis）的发生与发展　可发生在初次感染结核菌后的任何时期，早期菌血症播散形成的潜在病灶（latent focus）由于机体抵抗力低下而活动进展、发病——内源性"复燃"学说（endogenous reactivation）。结核菌也可再次侵入而引起新的感染而导致发病——外源性再染学说（exogenous reinfection）。继发性肺结核的两种发病学说争议多年。随着分子生物学技术的发展，尤其 DNA 指纹技术（DNA finger printing）的发展，直接为外源性再染提供了证据，因此，继发性肺结核的发病以内源性复燃为主，但外源性再染的可能性也是有的。

继发性肺结核由于机体已产生了一定的免疫抵抗力，故病变常较局限且发展较缓慢，较少发生全身播散，但局部病变易于渗出、干酪样坏死乃至空洞形成。

原发性肺结核与继发性肺结核的不同历程及表现与 1890 年所观察的 Koch 现象是一致的。Koch 现象乃是指健康豚鼠注射结核菌后 2～3 周，注射局部出现炎症，逐渐溃疡形成、淋巴结肿大、全身播散死亡。而于感染前 6～12 周，豚鼠先予以注射弱毒或少量结核菌，然后接种有毒结核菌，2 天后局部则出现剧烈的炎症反应，溃疡形成，以后逐渐愈合而不发生淋巴结肿大、全身播散及死亡，提示初次感染结核菌时宿主既无保护性防御机制又无迟发超敏反应，因而局部反应缓慢发生，最终淋巴结肿大，全身播散。后者则由于机体已产生 CMI 和 DTH，因而局部反应迅速而剧烈，而无淋巴结肿大及全身播散。至于 CMI 和 DTH 的关系是相互统一的、还是相互对抗的，还是一个事物的两个方面，至今尚未完整阐明。总之，结核菌感染、发病及发展是一个复杂的过程。

（五）宿主的免疫应答　机体的抗结核免疫反应主要是通过 T 淋巴细胞介导的巨噬细胞的细胞免疫反应。细胞免疫功能低下者为结核病的高危人群（high risk group），而体液免疫功能低下者如多发性骨髓瘤患者，并不是结核病的易感者，表明 T 淋巴细胞在结核病免疫中起着中心作用，其中 CD4$^+$T 淋巴细胞在结核病防御方面起着主导作用，实验证明：去除了 CD4$^+$T 细胞的小鼠难以抵抗、控制牛型分枝杆菌的感染，而将另一已致敏小鼠的 CD4$^+$T 淋巴细胞注入后又可重获保护性免疫力。临床资料也证明结核性胸膜炎患者的胸液中 CD4$^+$T 细胞选择性增多，CD4$^+$T 细胞的产物白介素-2（IL-2）、γ 干扰素（IFNγ）明显上升。HIV（+）的结核病患者则随着 CD4$^+$细胞数的降低而增加结核病的严重性，肺外结核、分枝杆菌菌血症的发生频率随之增加，充分证明 CD4$^+$T 细胞在结核免疫反应中的重要性。当然，T 淋巴细胞介导的免疫反应是由多种细胞参与完成的，免疫细胞间通过细胞因子介导完成信息的相互传递而发挥作用。巨噬细胞是结核分枝杆菌的栖居场所，也是抗原的递呈细胞（antigen presenting cell，APC）和抗菌效应细胞，被 AM 吞噬的结核菌经溶酶体酶等加工处理后产生抗原肽片段，再与机体自身的 MHCⅡ类因子（主要组织相容性分子Ⅱ，major histocompatible antigen）结合形成复合物，抵达 AM 细胞表面，递呈给 CD4$^+$T 细胞的抗原识别受体，使之致敏、增殖，当抗原再次进入，致敏 CD4$^+$T 细胞活化，产生各种细胞因子如 IL-2、IL-4、IL-6、IL-8、IL-10、IFNγ 等，从而导致单核巨噬细胞向患处趋化、聚集，发挥其抗微生物活性。1992 年 Maggi 等发现人类 CD4$^+$细胞也有与小鼠相类似的亚型，Th-1 和 Th-2 所产生的细胞因子和生物学功能不同，前者主要产生 IL-2、IFNγ，后者则分泌 IL-4、IL-5、IL-10 等，IFNγ 通过抑制 IL-10 产生下调 Th-2 细胞功能而 IL-10 则抑制 IFNγ 的产生和巨噬细胞的激活而下调 Th-1 细胞的功能，Th-1 细胞及其产生的细胞因子具有免疫保护作用，而 Th-2 细胞及其产生的细胞因子具有免疫病理性作用。作为免疫调节剂 IL-12 可增加 Th-1 细胞的免疫应答而抑制 Th-2 细胞，从而调控 Th 细胞的分化，单核巨噬细胞，可能还包括 IL-1、IL-6、IL-10、TNFα 及转化生长因子（TGFβ）、IL-12 等，在调控 T 细胞活性和靶细胞溶解方面也起着重要作用。CD$^+$8T 细胞则可能通过发挥其细胞毒作用与 CD^+4T 细胞协同介导细胞免疫保护作用。由此，以灭菌为核心的保护性免疫反应与以组织坏死为特征的免疫病理性反应构成了结核免疫学实质。一方面是由保护性抗原活化的 Th-1 辅助 T 细胞介导的巨噬细胞非特异性抗菌活性的保护性反应，还包括细胞毒 T 细胞和溶解 T 细胞的抗菌作用，另一方面，病原性抗原活化了由 Th-2 辅助 T 细胞介导的、以 TDTH 细胞（迟发超敏反应性 T 细胞）为效应细胞的组织坏死的病理性免疫反应。

同样，结核病的免疫应答需多种细胞因子构成的细胞因子网络的参与，维持细胞因子网络的动态平衡是机体有效的控制结核分枝杆菌感染的根本保证。

（六）结核病的高危人群　如前所述，感染结核菌后其发病、发展受多方面因素的影响，因此无论从临床或预防高度，均应对结核病高发人群予以特别的关注，详见表 5-15-1。

表 5-15-1　结核病的高危人群

1. 排菌患者的密切接触者
2. PPD 皮肤反应近期阳转者
3. HIV 感染/AIDS 患者
4. 儿童、青少年结核菌素反应强阳性者
5. 糖尿病、硅沉着病（矽肺）、白血病、肾功能不全者、营养不良等各种基础性疾病患者以及老年人
6. 因治疗疾病而长期使用糖皮质激素及（或）其他免疫抑制剂者
7. 贫穷、无家可归者，流动人口
8. 既往患结核病未经彻底治疗者

【肺结核的病理改变、临床类型及表现】

（一）结核病有三种基本病变

1. 渗出性病变　其表现为组织充血、水肿、中性粒细胞、淋巴细胞、单核细胞浸润、纤维蛋白渗出，还可有少量上皮样细胞、多核巨细胞，抗酸染色可发现结核杆菌，常发生于结核菌量多，机体 DTH 反应较强的情况，渗出性病变的转归可完全吸收或向增殖性病变转化，还可继续恶化，向干酪化坏死发展。

2. 增殖性病变　典型表现为结核结节（tubercle），其中央是巨噬细胞衍生而来的多核巨细胞（Langerhans 巨细胞），多个细胞核呈环形或马蹄形排列于细胞一端或两端，周围则由巨噬细胞转化来的上皮样细胞包围呈层状排列，其最外围则有散在分布的淋巴细胞和浆细胞，单个结核结节可互相融合。结核性肉芽肿（tuberculous granuloma）是一种弥漫性增殖性病变，由（Langerhans）巨细胞、类上皮细胞、淋巴细胞及少量中性粒细胞组成，其中央可有干酪样坏死。抗酸染色可含有少量结核菌，是结核病的典型病理改变，常发生于机体 CMI 占主导地位，病变较限局的状况。

3. 干酪样坏死　渗出性病变进一步发展恶化的阶段，组织常呈黄色或黄白色乳酪样的固体或半固体状坏死，细胞常浑浊、肿胀，继而细胞质脂肪变性，细胞溶解直至完全坏死，坏死组织周围可有肉芽组织增生乃至纤维包裹成纤维干酪灶，干酪样坏死组织也可液化经支气管排出而形成空洞及支气管播散灶。空洞内壁常含有 $10^8 \sim 10^9$、代谢旺盛的结核菌。由于机体的免疫及超敏反应状态、入侵菌量、毒力及感染途径的不同以及对治疗反应的不同三种病

理改变可各占优势，以某种病理改变为主，也可互相转化、交错存在。消散吸收时，结核病变常纤维化而形成纤维瘢痕或纤维干酪灶，也可钙化和骨化，病变稳定，但钙化的病灶不一定意味着生物学治愈，其中静止的结核菌可能重新活动。

（二）临床类型　由于肺结核的发生、发展过程不同，又可有多样的不同组合的病理变化，从而表现出错综复杂的临床症状、胸部 X 线表现及不同的转归，为了便于观察、研究其发生、发展规律，适应诊断、治疗、预后判断和流行病学调查的需要而进行临床分类是十分重要的，各国分类法不尽相同，我国建国后一直沿用苏联 1948 年制定的十大分类法，因过于复杂，不便推广，于是，1978 年在十大分类法的基础上开始采用"五大分类法"即原发型肺结核、血型播散型肺结核、浸润型肺结核、慢性纤维空洞型肺结核及结核性胸膜炎五型。随着近年来结核病控制概念的转变，为了适应结核病控制与临床需要，注意与国际接轨，1998 年中华医学会结核病分会在全国结核病分类法研讨会上修改制定了国家标准结核病分类法（草案），共有原发性肺结核（包括原发综合征及胸内淋巴结结核）、血行播散性肺结核（包括急性、慢性血型播散性肺结核）、继发性肺结核（包括浸润性、纤维空洞性及干酪性肺炎）、结核性胸膜炎（包括干性、渗出性及结核性脓胸）及其他肺外结核 5 型。卫生部已正式发布，2002 年 1 月 1 日开始实施。

（三）临床症状及胸部 X 线表现　肺结核的临床表现复杂多样，轻重缓急不一，甚至部分患者十分隐蔽，约 20% 患者可无症状或症状轻微而易被忽视，这取决于宿主状况、入侵的细菌、传播途径、病理变化、被侵及器官及其范围，伴有各种基础性疾病以及儿童既往卡介苗（BCG）接种情况也会对疾病的表现与进展有影响。

1. 全身症状　37%~80% 结核病患者可有不同程度的发热且常伴有食欲不振、疲乏、无力、盗汗、体重下降等症状，女性患者可有月经不调、甚至闭经，儿童也可有发育迟缓等。多数患者常有长期不规则低热，但血行播散性肺结核或并发肝、脾、肺门、纵隔淋巴结、脑结核时则可呈顽固的稽留热或弛张热。病变局限时可低热或不发热，临床上也可见长期低热而胸片仅有少许纤维增殖灶或无病灶者，但经过有效的抗结核药物治疗可取得一定的效果。有报告：一组结核病患者抗结核治疗后平均 10 天体温恢复正常，34% 患者 1 周退热，64% 2 周退热，但最长者可达 109 天。另一组病例观察：抗结核治疗后 2 周内退热者占 60%；10 周内退热者 20%~30%；12 周内退热者仍有 10%~20%。

2. 呼吸系统症状　咳嗽是肺结核常见症状，早期可无痰，当并发支气管结核时则可有刺激性干咳，但随着肺部病变的发展、支气管炎症、组织坏死、空洞形成而开始咳白色黏痰或黄色脓性痰乃至血痰、咯血，当肺部病变接近胸膜时则可有钝性或锐性胸痛，病变广泛时，可出现呼吸困难。

3. 体征　可无阳性体征，也可在患处闻及水泡音，当伴有支气管结核、管腔狭窄时可闻及局限性哮鸣音，肺实变时可闻及支气管呼吸音或支气管肺泡呼吸音。当伴有肺外结核时则可呈现其各相应的体征，如肝、脾大，脑膜刺激征，心包、胸、腹膜腔积液体征或摩擦音。值得警惕的是结核超敏综合征，即患者有疱疹性角膜、结膜炎及（或）结节性红斑、及（或）结核超敏性关节炎及（或）伴有 PPD 皮肤反应阳性或强阳性的既往史或现病史，常提示机体内可能有活动性结核病存在，需进行细致检查，寻找可能存在的活动性结核病灶。

4. 胸部 X 线表现　原发型肺结核时常于一侧中下肺野近胸膜缘显示小片状浸润并伴有同侧肺门、纵隔淋巴结肿大，也可双侧肺门淋巴结肿大，有时肺部原发病灶已吸收而或原发灶已钙化，而残留肺门、纵隔淋巴结肿大。肺内原发灶也可中心性坏死，形成空洞，肺门纵隔淋巴结明显肿大时可压迫气管、总支气管、叶、段支气管而引起管腔狭窄，进而发生肺不张，有时还可并发胸膜炎、心包炎等。继发型肺结核时，肺部病变好发于一侧或双侧肺尖或上叶后段或下叶背段，病变可呈条索状、斑点状、斑片状、片絮状阴影乃至空洞、支气管播散灶等多肺段分布的、多形态混合性病变，还可伴有钙化、邻近胸膜增厚粘连、肺体积缩小等改变。血行播散性肺结核以儿童、青少年多见，常继发于原发性肺结核，但 Reed 等报告31% 成人粟粒性肺结核患者肺内或淋巴结内有钙化灶，提示淋巴结及肺内潜在病灶也可重新活动而引起血行播散。急性血行播散性肺结核常表现为：双肺上中下肺野分布，大小、密度基本一致的，"三均匀"的 1~3mm 的粟粒样的结节阴影，可同时伴有肺门、纵隔淋巴结肿大。粟粒样小结节境界欠清晰，提示有炎性渗出，病变继续发展时可融合成片絮状，常以上中肺野为主。少量结核菌多次、间歇性侵入血流而播散者则形成亚急性或慢性血行播散型肺结核，病变分布则欠均匀，常以上中肺野为主。值得警惕得是"隐蔽性粟粒性结核病"（cryptic miliary tuberculosis）（又称无反应性结核病），即是指老年人、AIDS 患者、免疫功能低下者当发生血行播散性结核病时，患者可无呼吸系症状，仅有疲乏、体重下降或发热乃至高热，胸片可正常或肺部病变延缓出现或长时间无典型粟粒样结节表现而呈现肝、脾大、淋巴结肿大、白细胞减少或全血减少或类白血病反应，常易被误诊、漏诊乃至死后才被确诊。有作者称之为暴发性结核性败血症。此外，与肺结核密切相关的支气管结核在临床上并不少见，但易被忽视，胸片常无明显表现或仅呈现间接表现如局限性肺气肿、肺段、叶、全肺不张。气管、支气管平面断层、胸部 CT 扫描可发现支气管管腔狭窄。

【肺结核的诊断】

肺结核的诊断主要根据病史、临床症状、胸部 X 线表现及痰结核菌检查，从流行病学观点看，痰菌检查更为重要，是诊断的主要依据。一般说诊断不难，但有时临床症状、肺部 X 线表现不典型、痰结核菌检查包括涂片及培养多次阴性者所谓"涂阴"及"菌阴"肺结核则诊断困难，常需藉助下述各项检查进行综合诊断。

（一）病史及临床表现　凡咳嗽、咳痰，也可伴血染痰或咯血、胸痛、发热、体重减轻、疲乏等症状，超过 2~3 周，抗感染治疗无效者应作为可疑者。在发展中国家原因不明发热者中，感染性疾病尤其结核病常是主要的病因之一。均应进一步检查，包括痰结核菌检查及胸片检查，曾有或正有结核超敏综合征者、既往有肺外结核如结核性胸膜炎、淋巴结结核者以及结核易感人群尤不能忽视，还应追问结核病接触史，儿童应注意卡介苗接种史及左上臂的"卡痕"。

（二）胸部 X 线检查　胸部 X 线检查较易发现肺部异常阴影以及确定病变部位，但缺乏特异性，常需根据病变部位、病变性质结合临床进行分析，还需注意与其他肺部疾病鉴别。继发性肺结核病变好发于上叶尖后段，有其一定的特征：Poppius 曾统计 500 例空洞性肺结核，84.5% 空洞位于上叶尖后段。Adler 报告 423 例中 85.1% 位于上叶尖后段，其次则为下叶背段（9.5%）。但各家报道也有 2%~7% 病变位于下肺野或下叶者，老年人、并发 AIDS 或糖尿病者下野肺结核发生频率可达 46%，更易被误诊。此外，急性粟粒性肺结核早期、肺门纵隔淋巴结较小（<1~2cm）以及隐蔽区病变（肺尖、近胸膜缘、心影后、奇静脉食管隐窝、后肋膈角、胸液掩盖区）胸片常难以发现与辨认，胸部断层摄影或 CT 扫描有助于病变的发现与识别。

（三）痰结核菌检查　痰结核菌检查阳性对肺结核有确诊意义。但其检出率较低，为

30%～50%，痰菌检出率与肺部病变严重程度有关，病变广泛、有空洞者阳性率较高，而且痰涂片抗酸杆菌阳性需注意除外非结核分枝杆菌的可能。在我国，非结核分枝杆菌的检出率占痰抗酸杆菌阳性标本的4%～5%。一般说，在结核病高发国家，痰涂片检查抗酸杆菌阳性对肺结核诊断的特异性可达95%，即抗酸杆菌阳性者中90%～95%为结核分枝杆菌。但由于HIV（＋）/AIDS患者不仅是结核病易感者，而且还易感染鸟胞内等多种分枝杆菌，因此在AIDS高发国家与地区，痰涂片阳性对肺结核诊断的特异性则降至50%，也就是说，痰涂片检查抗酸杆菌阳性还需更多地注意除外非结核分枝杆菌的可能。痰涂片可采用①姜尼抗酸染色法（Ziehl-Nelson acid-fast staining method，Z-N），一些定量性研究结果表明5 000～10 000/ml标本涂片法才可阳性；②荧光染色法，可提高检出率和工作效率，因抗酸染色法需在每个视野仅$0.02mm^2$的油镜下检查200～300个视野，而后者可在低倍显微镜下筛选检查，然后在高倍镜下确认，观察视野面积较姜尼法高17倍。但荧光染色法有时因脱色不充分而假阳性率较高，因此，我国结核病诊断细菌学检验规程规定不同染色法的定量标准不同，详见表5-15-2。

表 5-15-2　不同染色法显微镜下检查 AFB 的定量标准

姜尼抗酸染色法	荧光染色法	报告结果
0 个菌/300 视野	0 个菌/50 视野	（－）
1～2 个菌/300 视野	1～3 个菌/50 视野	（＋）
3～9 个菌/100 视野	10～99 个菌/50 视野	（1＋）
1～9 个菌/10 视野	1～9 个菌/每视野	（2＋）
1～9 个菌/每视野	10～99 个菌/每视野	（3＋）
≥10 个菌/每视野	≥100 个菌/每视野	（4＋）

为提高检出率，可收集患者深部的痰液或连续3次或以上的痰液检查，还可采用集菌法，即将标本液化后离心取其沉渣或经稀释的标本中加二甲苯振荡，将漂浮于上层的标本附于盖玻片上（漂浮集菌法），再染色镜检。无痰者可采用无菌的高张盐水（3%～10% NaCl）雾化以诱痰，支气管肺泡灌洗液、儿童胃液也适用于检查结核菌。

（1）痰结核菌培养　一般说，每毫升标本含10～100个结核菌即可培养阳性，阳性率比涂片法高2倍，而且培养的菌体可供进一步菌种鉴定、药物敏感性测定以及分子生物学研究用。通过DNA指纹分析（DNA finger-printing analysis）可达到株水平的鉴定，可确定传染源，具有重要的流行病学意义。

常用的培养基有以鸡蛋为基础的改良罗氏培基（Lowenstein-Jensen medium）、以琼脂为基础的 Middlebrook 7H10 或 7H11、以及 7H12 液体培基。国内最常用的仍是改良罗氏培基，但固体培养法需4～6周，难以满足临床之急需，Middlebrook 7H12 液体培基法则分枝杆菌生长较快。近十余年发展的放射计量法 Bactec-460 系统，即 7H12 培基中含有 ^{14}C 标记的棕榈酸以及比色法的 MGIT 系统（mycobacterial growth indicator tube）以及超感功力系统（extra sensing power，ESP）均显示其各自的优点。如 Bactec-460 系统可于1～3周内获得培养结果而且还可行初步菌种鉴定及耐药性测定，但由于培基中含放射性核素，需采取一系列防范措施，近年来以荧光素取代 ^{14}C 的 Bactec-960 MGIT 系统已经问世，但价格昂贵，尚难推广。

（2）分子生物学技术　随着分子生物学技术的迅猛发展，结核病诊断以及研究方法也取得显著的进步，其中PCR技术（polymerase chain reaction）研究最多，即以体外扩增技术检测标本中结核菌特异性的DNA片段，理论上说，数小时内DNA片段的拷贝数就可扩增至$10^5 \sim 10^6$倍以上，应是快速、敏感、特异的检测方法，但经临床广泛的研究，仍存在假阴性和假阳性问题，引起临床上对PCR应用价值的困惑，为此不少作者作了多方面的探索，包括引物设计、扩增仪的选择等，以期提高其诊断价值。PCR技术与核酸探针结合、扩增结核杆菌特异性rRNA、定量PCR等均显示有较良好的发展前途。细菌学与分子生物学结合的检查技术也是重要的进展之一，标本经培养一个阶段后再进行PCR或基因探针，可显著提高敏感性，较快速的获得结果。

（4）PPD皮肤试验　既往采用的抗原是旧结核菌素（old tuberculin，OT），目前则采用PPD，结核菌素纯蛋白衍生物（purified protein derivative of tuberculin）。两者均系结核杆菌培养滤液的制剂，结核菌素皮肤试验常作为结核感染率的流行病学指标，也是卡介苗（BCG）接种后效果的验证指标，对儿童结核病有一定的诊断意义，但对成人结核病则意义不大，因我国是结核病高疫情国家，城市成人结核病感染率可达80%，而且我国又是新生儿BCG普种的国家。PPD5U皮内注射后48～72小时局部出现红润、硬结，硬结直径≥5mm者为阳性（＋）（在美国等一些国家，非结核分枝杆菌感染率较高的地区硬结直径≥10mm者为阳性）、硬结直径≥20mm者或局部有水泡、坏死或淋巴管炎者则为强阳性（＋＋＋，＋＋＋＋），提示机体对结核菌抗原处于超敏状态，如同时伴有低热、消瘦、关节痛、血沉增快等表现者对诊断有一定的提示作用，应进一步全面检查，此外，结核菌素皮肤试验阴性除了表明未曾感染过结核菌外，还可能处于结核感染早期（4～8周内）或血行播散性肺结核等重症结核病患者或HIV（＋）/AIDS或恶性肿瘤或免疫抑制剂使用者以及老年人、营养不良者。此外，不少报告：0.4%～20%活动性结核病患者可呈假阴性反应，有作者则推崇二步法即皮试阴性者可于初次注射1周后进行复试，如感染过结核菌则由于助强效应（boosting effect）可呈阳性反应。但PPD所含多种抗原成分多数与其他分枝杆菌有交叉，因此特异性较差，难以与其他分枝杆菌感染鉴别，难以区别自然感染与BCG接种后反应。近来有作者制备了基因重组结核杆菌蛋白皮肤抗原（D-PPD）。据报告是一种结核分枝杆菌复合群特异性抗原，感染结核杆菌的豚鼠对D-PPD可产生100%迟发超敏反应，而其他9种分枝杆菌感染的豚鼠均为阴性。也有作者曾报告分枝杆菌抗原MPB-64的皮肤斑片试验显示对肺结核诊断的高敏感性和高特异性（98.1%及100%）。

（4）纤维支气管镜检查　此检查是呼吸系统疾病诊疗工作中重要的检查手段。对支气管结核、淋巴结支气管瘘的诊断也是不可缺少的，对肺不张的病因、咯血的来源也具有重要意义，也是肺结核与中心型肺癌、支气管腺瘤鉴别的必需检查，还可通过纤支镜吸取分泌物、支气管肺泡灌洗、刷检、活检进行细菌学、细胞学、病理组织学、免疫学及生化学检查。菌阴肺结核常可通过上述所获材料提高结核菌的检出率。

（5）血清学检查及免疫学诊断　即检测患者血清、体液中的结核菌、抗原、抗体、免疫复合物等，对诊断有一定的辅助意义。研究较多的是检测各种抗体，尤其是IgG抗体。常用的抗原有PPD、38kD蛋白、脂阿拉伯甘露糖（lipoarabinomanan，LAM）和A60抗原。为提高其诊断价值，目前不少作用主张采用鸡尾酒抗原（cocktail antigens），即联合采用数种特异性包被抗原，以期提高敏感性和特异性。研究的重点是对菌阴肺结核、肺外结核等的辅助诊断价值。

近年来，不少作者对结核病患者进行细胞免疫方面的观察及相关细胞因子的测定以期为诊断提供有参考意义的信息，但细胞因子的多源性、多功能性及交叉性难以对细胞因子的变化提供有诊断意义的指标。近年来不少作者在培养患者周围血单个核细胞（PBMC）过程中加入 PPD 或 ESAT-6（早期分泌性抗原-6）或 CFP-10（培养滤液蛋白-10）共同孵育，然后检测培养上清液中 IFNγ 水平乃至 IFNγ 分泌细胞计数，发现活动性结核病患者 IFNγ 及 IFNγ 分泌细胞数明显高于对照组，结果提示对诊断有一定意义。

（6）活体组织检查　对诊断不明的患者，必要时可采用活体组织检查，可进行浅表淋巴结、经皮、经纤支镜的肺活检乃至开胸肺活检，除了病理组织学检查外，组织切片的抗酸杆菌检查也十分重要，但欠敏感，免疫组化法以及核酸探针原位杂交技术可能有其发展的前景。

（7）诊断性、试验性治疗　对高度怀疑肺结核，但经上述各种检查均未获确切证据者可行抗结核药物试验性治疗，但必须严格适应证、严密观察病情变化，最好在治疗方案中不纳入具有抗菌作用的链霉素、丁胺卡那霉素（阿米卡星，amikacin）、利福平、氟喹诺酮类药物，误将隐匿性的深部感染当作结核病而长期治疗。

【肺结核的鉴别诊断】

肺结核的临床症状及胸部 X 线表现复杂多样，缺乏特异性，易与肺部其他疾病混淆。中华医学会结核分会制定的"肺结核诊断与治疗指南"指出，有下列表现者应考虑结核病的可能：①咳嗽咳痰超过 3 周，可伴有咯血、胸痛；②发热（常午后低热），伴盗汗、乏力、食欲不振、体重减轻、女性患者可有月经失调；③有结核变态反应引起的超敏表现：结节性红斑、疱疹性结膜炎、结核风湿症等；④结核菌素（PPD-C）皮肤试验，由于我国是结核病高流行国家，儿童普种卡介苗，阳性对结核病诊断意义不大，只在 3 岁以内儿童未接种卡介苗者提示体内有活动性结核病。当呈现强阳性时，表示体内受到明显感染，发病几率高，可作为临床诊断结核的参考指标。因此，诊断时必须全面调查包括现病史、既往史、结核病接触史，胸部 X 线检查及痰结核菌及其他实验室检查，然后综合分析、排除各种可能的支气管肺部疾病，并作出诊断，严密随访观察，验证诊断的正确性也是必不可少的，痰抗酸杆菌阳性还需注意非结核分枝杆菌感染的可能性，必要时需行菌种鉴定。现根据肺结核常见 X 线表现分别讨论需进行鉴别的主要疾病。

（一）肺门、纵隔淋巴结肿大　这是原发性肺结核最常见的表现，有时肺内原发灶已吸收，仅表现肺门、纵隔淋巴结肿大，需与恶性淋巴瘤、结节病、中心性肺癌、肿瘤转移性淋巴结肿大鉴别。肺门、纵隔淋巴结结核常以儿童、青少年多见，成人甚至老年人也偶见，但结核病接触史、发热、盗汗、疲乏、消瘦等慢性结核中毒症状，PPD 强阳性或阳性是其特点，多组淋巴结受侵、周围常有浸润影且易于融合、液化或部分钙化，尤其增强 CT 显示环形增强对结核病诊断有助。有时，还需经纤支镜、纵隔镜活检以及浅表淋巴结活检才能明确诊断。

（二）双肺弥漫性点状结节阴影　这是血行播散性肺结核常有的表现，患者常呈急重症经过，有高热、呼吸困难，有时还伴有脑膜刺激征、肝脾大，胸、腹腔、心包积液等，且常 PPD（-）、痰结核菌（-），因此需与各种感染性疾病、弥漫型细支管肺泡癌、转移性肺癌、肺尘埃沉着病（尘肺）、特发性肺间质纤维化以及结缔组织病的肺部改变鉴别。肺部病变呈三均匀分布或以上中肺野为主，且结节周围境界模糊、有融合趋势，常有利于结核病的诊断。血液的结核菌培养、PCR、乃至骨髓、浅表淋巴结活检有时可获阳性结果。

（三）肺部空洞性病变　肺部结核性渗出性病变进一步干酪样坏死、液化，常可形成空洞，因此需与肺脓肿、癌性空洞、坏死性肉芽肿、支气管肺囊肿继发感染等鉴别，痰结核菌检查常阳性是诊断的依据，因为结核性空洞常意味着病变活动的开放性肺结核。但当空洞引流支气管因炎症而引流不通畅时痰菌可暂时阴性。空洞的部位、邻近、同侧或对侧支气管播散灶的存在有助于鉴别。此外，还需注意与非结核分枝杆菌性肺病鉴别，主要依靠菌种鉴定。

（四）肺部球形病变　结核球可由肺部干酪渗出性病变逐渐吸收好转、局限化、纤维包膜而逐渐形成，也可由干酪厚壁空洞阻塞愈合而成。因含有大量干酪样病灶，又有纤维包膜，胸片上常呈现境界清晰、密度较高的球形阴影，其内可有钙化，小溶解区，周围可有卫星灶及胸膜粘连，常藉此与周围性肺癌、炎性假瘤、错构瘤、慢性肺脓肿等鉴别。

（五）肺部炎性渗出性病变　肺部病变以炎性渗出性病变为主时，应与各种感染性疾病鉴别。其中，肺炎军团病菌肺炎尤需注意。患者也可低热、疲乏、咯血，肺部病变也可发生于结核病好发部位，有时还可空洞形成，病程也较迁延，可1～2月或更长，病变才见消散。血清肺炎军团病菌抗体检测及其动态变化对诊断有意义。

【特殊人群的肺结核】

（一）糖尿病合并肺结核　糖尿病患者是结核病的危险人群，糖尿病患者中肺结核患病率比一般人群高3～6倍，尤其越来越多的流行病学资料表明：糖尿病已成为全球的保健问题，无论在发达国家或发展中国家，糖尿病患者数均在增长，我国又是结核病高疫情国家，两病并发问题更值得重视。糖尿病合并肺结核尤其糖尿病控制不良者，常不同于单纯肺结核，起病较急、较重、呈亚急性临床经过，初诊时常被误诊为急性肺炎或肺脓肿。不少作者报告，两病并发时，肺部病变以浸润、渗出、干酪样坏死性病变为主，易于融合，空洞发生率较高，下肺野下肺叶病变发生率较高，有报告可达30%。因此，在诊断过程中需注意两病并发时可能出现的不典型表现，且治疗效果较差，又易于复发，尤其是不同时加强糖尿病控制的患者。

（二）矽肺结核　硅沉着病（矽肺）是肺尘埃沉着病（尘肺）中最常见最具有危害性的职业病，矽肺患者是结核病的易感人群，两病并发率很高，由于矽肺有其独特的不同期的基础性的胸部X线表现如2～5mm小结节、>10mm的大结节、融合性大结节、大块状影及线状网状蜂窝状阴影，并发肺结核时，尤其Ⅲ期矽肺时，两病互相重叠、混杂，难于辨别，缺乏特征性改变。患者的慢性结核中毒症状、长期观察中的矽肺患者肺部出现新病变或恶化进展均提示合并肺结核的可能，应多次痰结核菌检查以明确诊断。但由于纤维增生、支气管扭曲，有时痰结核菌阴性。

（三）HIV（+）或AIDS与结核病　HIV（+）或AIDS在全球流行，有些地区直线上升，根据报告HIV（+）者全球已有3 600万。HIV感染或AIDS是结核病易感者，HIV与结核分枝杆菌双重感染也在急剧增长。HIV或MTB双重感染者年结核病发病率5.5%～7.9%，而单纯结核感染者终生发病率10%。HIV（+）/AIDS并发结核病时有如下特点：①播散性结核、肺外结核多见，有报告：在163例中，1/3为肺结核，1/3为肺外结核，1/3为肺结核合并肺外结核，血行播散性结核占28%；②AIDS合并肺结核时，中下肺野病变多见，常伴胸腔积液、纵隔淋巴结肿大而空洞较少见；③结核菌素皮肤试验阳性率低；④抗结核治疗效果较差且药物不良反应发生较多；⑤预后差，死于结核病者近1/3，明显高于单纯结核病，有时还可并发非结核分枝杆菌感染及肺孢子菌肺炎等。

（四）类固醇性结核病（steroid-induced tuberculosis）　乃是指使用类固醇激素后引发结核病发病、活动恶化。在许多类固醇激素中最多用的是糖皮质激素，常用于治疗结缔组织病、过敏性疾病、血液病、原因不明的疾病及预防器官移植后的免疫排斥等。皮质激素应用的日益广泛导致结核病也逐渐多见。糖皮质激素作为免疫抑制剂可抑制机体免疫功能，引起代谢紊乱，促进蛋白质分解，导致负氮平衡，抑制成纤维细胞，抑制组织修复，因此活动性结核病，即使陈旧性结核病，糖皮质激素应慎用。早在 1956 年及 1975 年分别有作者报告：小鼠实验性结核病经异烟肼（INH）与利福平（RFP）联合治疗 9 或 12 月，细菌学已阴转（培养法），但投用 cortison（20mg/kg）2 个月后，复发率均为 60%，足以说明糖皮质激素的免疫抑制作用。类固醇性结核病常因有原发病而易被忽视漏诊，发病较隐蔽但发展迅速。肺部病变以浸润性病变为多，易于形成空洞，有时可引起粟粒性结核病、结核性脑膜炎等急重症。因此，在治疗原发病需长期、大量使用糖皮质激素时需警惕类固醇性结核病的发生可能。同样，在治疗结核性脑膜炎、心包炎时，为防止产生严重并发症、后遗症，常需使用糖皮质激素，此时必须并用有效的抗结核药物。

【肺结核的治疗】

肺结核的化学治疗（chemotherapy）不仅是治疗和控制疾病的有效手段，而且也是结核病防治规划的重要组成部分。成功的化学治疗与管理将会带来感染率、患病率、死亡率下降，使结核病疫情得到改善。化学治疗的目标是治疗疾病达到杀菌与灭菌的目的，中断传播、防止复发、防止耐药性产生。痰菌阳性，尤其涂片阳性的肺结核患者作为传染源，是化疗的主要对象。

（一）抗结核药物及其简写　目前，国际上通用的抗结核药物有十余种，一般可分为基本抗结核药物（即一线药物）及次要抗结核药物（即二线药物，复治用药）两大类，随着耐药及耐多药结核病的增多，还有新药类（即三线药物）。

1. 基本抗结核药物　WHO 倡用的基本药物共有 6 种：异烟肼（isoniazid，INH，H）、利福平（rifampicin，RFP，R）、吡嗪酰胺（pyrazinamide，PZA，Z）、链霉素（streptomycin，SM，S）、乙胺丁醇（ethambutol，EMB，E）及氨硫脲（thiacetazone，Tb1，T）。氨硫脲副作用较多，目前很少应用。

2. 次要抗结核药物　包括卡那霉素（kanamycin，KM）、阿米卡星（amikacin，AK）、卷曲菌素（capreomycin CPM）、对氨柳酸（para-aminosalicylic acid，PAS）、乙硫异烟胺（ethionamide，ETH）、丙硫异烟胺（prothionamide，PTH）、及环丝氨酸（cycloserine CS）。

目前，业内对结核病化学治疗已有比较全面的认识，并已有多种有效的抗结核药物及疗效确切的化疗方案。从早年的单药治疗发展到联合治疗，从 18～24 个月的长程治疗发展到含 2 个月强化期和 4～7 个月的短程化疗（short-course chemotherapy）。短程化疗已有较完整的生物学理论基础，已被广泛接受。早在 20 世纪 70 年代，我国就提出了早期、联合、适量、规律及全程的化学治疗原则，是有其细菌学、病理学、药效学、药代动力学和大量临床验证基础的，是至今仍行之有效的原则。

我国常用的短程化疗方案　①初治涂阳肺结核方案：2HRZ/4HR、2HRZ/4H$_3$R$_3$、2SHRE/7HR 及 2HRE/7HR 等（即 2 个月强化期用药/4～7 个月持续期用药，H$_3$R$_3$ 则表示每周 3 次用药）；②初治菌阴肺结核方案：1HRZ/3H$_3$R$_3$、2SHR/2HR、6HRE 等；③复治菌阳肺结核方案：2SHRZE/1HRZE/5HRE、2SHRZE/6～7H$_3$R$_3$E$_3$ 等。

耐药及耐多药结核病（multi-drug resistant tuberculosis）的治疗　由于多种原因，尤其初治方案、复治方案不当或患者未按医嘱执行，病变内结核杆菌对一药或数种药物产生耐药性，导致一、二线药物治疗难以奏效。耐多药结核病的定义乃是指从标本分离的结核菌至少耐 H、R 两种主要抗结核药物或 HR 以上的药物，也有作者主张在 H、R、Z、E、S 五种基本药物中，耐 2 种或 2 种以上即为耐多药结核病。耐多药结核病是个全球性严重问题。不仅疗效差，且耐药菌传播可引起更多的原发耐药结核病，加重结核病疫情，故关键是采取各种措施防止其产生。为加强化学治疗的管理、保证治疗方案合理，保证患者服药，WHO 推荐采用 DOTS 策略，即面视下短程化疗（directly observed treatment，short course），保证患者按疗程按方案服药。耐多药结核病的治疗实际上是价格昂贵（多采用二线药及新药）、疗效差、毒副反应大、疗程长的治疗。治疗时常需选用既往未曾用过的一、二线药物如 PZA、PTH、PAS、AK 或 CPM 或药物敏感试验证明敏感的药物的 3～4 种乃至多种药物联合应用，WHO 推荐的方案中还有氯法齐明（氯苯吩嗪，clofazimine）。必要时还可加用一些新药如氟喹诺酮类药物，包括氧氟沙星（ofloxacin），左氧氟沙星（levofloxacin）及斯巴沙星（sparfloxacin）等。近年来还证明莫西沙星（moxifloxacin）及加替沙星（gatifloxacin）具有较强的抗结核活性，但还有待进一步研究，一些长效的利福类药物如利福喷汀（rifapentine）、利福布汀（rifabutin）及 rifalazil 也受到很大的关注。

外科治疗、免疫治疗有时也可采用。

【肺结核的预防】

1．建立、加强全国防治系统，实施国家结核病防治工作规划（National Tuberculosis Programme，NTP）。

2．早期发现和彻底治愈患者。

3．推行 DOTS 策略。

4．卡介苗接种（bacillus of calmette guerin vaccine，BCG）　BCG 是一种无毒的牛型分枝杆菌活菌疫苗。BCG 接种后使未感染机体产生一次轻微的无临床发病危险的原发感染，从而产生特异性免疫力。已证明儿童接种 BCG 组，结核病死亡率（3.9%）显著低于非接种组（32.6%）。BCG 接种对儿童结核性脑膜炎、血行播散性结核病有明显的保护力，但并未证明对肺结核有保护作用。BCG 是活菌苗，因此对 HIV（+）/AIDS 的患者以及其他免疫缺陷者有引起全身播散性感染的危险，因此近年来新疫苗的研究包括 BCG 重组 DNA 疫苗，结核亚单位疫苗以及裸 DNA 疫苗（naked DNA 疫苗）等均正在研究中。

5．化学预防　PPD 强阳性反应者，有密切结核病接触史者，PPD 近期阳转者结核病发病率较高，是化学预防的对象，以预防其发病。已证明口服 INH［成人 300mg/d，儿童 8～10mg/kg·d］6～12 月可有效预防感染者发病，但也应考虑到化学预防发生副作用如 INH 诱导性肝炎（INH-induced hepatitis）的可能与预防效果间的平衡。老年人、肝病患者、过敏体质等发生毒副反应的频率较高，故一般以 35 岁以下者为化学预防对象。随着原发耐药、原发耐多药结核病的增多，有作者主张对高危人群采用含 RFP 及/或 PZA 的化学预防。

（马　玙）

参 考 文 献

[1] Rom WN, Garay SM. Tuberculosis. Boston：Little Brown and Company，1996，373-412

[2] 何礼贤. 肺结核病. 见：罗慰慈主编. 现代呼吸病学. 北京：人民军医出版社，1997，536-561

［3］ American Thoracic Society. Diagnostic Standards and Classification of Tuberculosis in Adults and Children. Am J Respir Crit Care Med, 2000, 161：1376 - 1395

［4］ Ji B, Lounis N, Truffot-Permot C, et al. In vitro and in vivo activity of levofloxacin against Mycobacterium tuberculosis. Antimicrob Agents Chemother, 1995, 39：1341 - 1344

［5］ Mitchison DA. The action of antituberculosis drugs in short-course chemotherapy. Tubercle, 1985, 6 (3)：219 - 224

［6］ 潘毓萱, 武玮. 结核病化疗细菌学监控的分子标记物. 中华结核和呼吸杂志, 20101, 24：393 - 395

［7］ Schluger NW. Changing approaches to the diagnosis of tuberculosis. Am J Respir Crit Care Med, 2001, 164：2020 - 2024

第十六章　非结核分枝杆菌病

非结核分枝杆菌（nontuberculous mycobacteria，NTM）是指分枝杆菌属中除结核分枝杆菌及麻风分枝杆菌以外的一组分枝杆菌，所致疾病包括慢性肺部疾病、淋巴结炎、皮肤和软组织感染及全身播散型 NTM 病等。与结核杆菌相比较，NTM 的毒力和致病性均较低，通常属于机会性致病菌。非结核分枝杆菌病多继发于慢性肺病如支气管扩张、硅沉着病（矽肺）和肺结核，是人类免疫缺陷病毒（AIDS）的常见并发症，也可以因消毒不严而引起的院内感染。非结核分枝杆菌感染是指感染了 NTM，但未发病。非结核分枝杆菌病则是指感染了 NTM，并引起相关组织、脏器的病变。NTM 对现有抗结核药物大多耐药。

【病原分类】

目前已证实在 NTM 中约有 50 多种分枝杆菌具有潜在致病性。习惯上仍采用 Runyon 分类方法，即主要根据菌落色素和生长速度等特征将 NTM 分为光产色菌、暗产色菌、不产色菌、快速生长菌四个不同组别，其中前三组又均属缓慢生长菌。

第Ⅰ组　光产色菌（photochromogens）。主要有：堪萨斯分枝杆菌（M. kansasii）、海分枝杆菌（M. marinum）、猿分枝杆菌（M. simiae）等。

第Ⅱ组　暗产色菌（scotochromogens）。主要有：瘰疬分枝杆菌（M. scrofulaceum）、苏加分枝杆菌（M. szulgai）、微黄分枝杆菌（M. flavescens）、戈登分枝杆菌（M. gordonae）。

第Ⅲ组　不产色菌（nonchromogens）。主要有：鸟-胞内分枝杆菌复合群（M. avium-intra-cellulare complex，MAC）、蟾分枝杆菌（M. xenopi）、马尔摩分枝杆菌（M. malmoense）、嗜血分枝杆菌（M. haemophilum）、地分枝杆菌（M. terrae）、不产色分枝支菌（M. nonchromogenicum）、溃疡分枝杆菌（M. ulcerans）等。

第Ⅳ组　快速生长菌（rapid growers）。主要有：偶发分枝杆菌复合群（M. fortuitum group）、龟分枝杆菌复合群（M. chelonae group）、脓肿分枝杆菌（M. abscessus）、耻垢分枝杆菌（M. smegmatis）等。

【流行病学】

致病性 NTM 广泛存在于外界环境（如土壤、尘土、海水、河水、污水中）和动物与鸟类中。NTM 肺病的主要传播途径是经呼吸道吸入；皮肤软组织 NTM 病源于接触传播；有人报告家禽饲养业人群中鸟分枝杆菌感染率高亦提示动物与人之间的传播；但迄今未能证实人与人之间的传播。NTM 的易感者主要是慢性呼吸道疾患和免疫缺陷特别是 AIDS 患者。

【临床表现】

NTM 和结核杆菌一样，可侵犯全身许多脏器和组织，而以肺最常见。但不同菌种对不同器官的致病性不完全一致。

（一）肺部疾病　NTM 引起的肺部病变与肺结核十分相像，症状大多较轻，缺少特征性，一般有咳嗽、咳痰、低热和疲乏，或仅有咯血。X 线上病变最多见于肺上叶，显示为浸润、空洞、结节、纤维干酪样等多种病变。其中空洞发生率甚高（约80%），可单发或多发。一般不累及胸膜。

（二）淋巴结炎 致病菌中以鸟-胞内分枝杆菌复合群多见，其次为瘰疬分枝杆菌。罹患者几乎全是学龄前儿童。病变淋巴结常见于颈前部，亦可发生于纵隔、腹腔、腹股沟、腋窝等。多为单侧无痛性肿大，可无系统性症状，但常可出现病变的淋巴结软化、破溃，并经久不愈而形成窦道。

（三）皮肤和软组织感染 易感者一般有皮肤或黏膜的破损。溃疡分枝杆菌常引起小腿和前臂无痛性皮下结节，继而水疱形成、破溃，可导致肉芽肿性深溃疡，其周围皮肤隆起，色素沉着；后期机化形成瘢痕可造成畸形。海分枝杆菌感染多见于在游泳池或海水中游泳者的皮肤擦伤处，开始呈红褐色小丘疹、形成肉芽肿小结节或斑块，以后可以软化破溃成浅表性小溃疡，但不形成瘘管，在免疫功能正常者中病变一般呈自限性。偶发分枝杆菌常是在外伤或手术后引起相应部位的皮肤及软组织感染，形成局限性脓肿。瘰疬分枝杆菌也可以引起皮肤肉芽肿性结节，之后破溃伴瘘管形成，同时伴随局部淋巴结肿大为其特点。

（四）播散型 NTM 病 通常发生在有严重的细胞免疫缺陷者中，包括艾滋病患者和长期使用免疫抑制治疗基础疾病（如器官移植、淋巴瘤、白血病）的 HIV 阴性患者。在 HIV 阳性的 NTM 播散型感染者中，其 CD4 淋巴细胞数大多低于 100/μl，常见致病菌为鸟分枝杆菌、堪萨斯分枝杆菌；而在 HIV 阴性的播散型感染者中，相对常见的致病菌为脓肿分枝杆菌和龟分枝杆菌。

主要临床表现为长期发热（可伴有盗汗）和体重下降，少数合并腹泻或腹痛；也可出现贫血、白细胞数减少、肝脾大、腹腔淋巴结肿大及肺内空洞形成或浸润性病灶；重症者几乎每个器官或系统都可被波及，其中以肝脏和骨髓多见。也有部分患者的临床症状很少，但血培养反复阳性。

（五）其他 NTM 还偶可引起骨骼系统感染、角膜炎、心内膜炎、脑膜炎、泌尿生殖道感染及各种术后感染。

【诊断】

参照中华医学会结核病学分会 2000 年关于非结核分枝杆菌病的诊疗意见，对 NTM 感染与疾病的诊断大致可作以下分类：

（一）NTM 感染 同时具备以下两项条件：①NTM 皮肤试验阳性；②缺乏组织、器官受到非结核分枝杆菌侵犯的依据。

（二）NTM 病可疑者 重点是那些经正规抗结核治疗无效的"结核病"患者，和（或）具备以下条件之一者：①痰抗酸杆菌检查阳性而临床表现与肺结核不相符者；②痰液显微镜检查发现菌体异常的分枝杆菌；③标本分枝杆菌培养阳性，但其菌落形态和生长情况与结核分枝杆菌复合群有异；④初治结核病患者首次分离出的分枝杆菌对抗结核药物耐药；⑤接受正规抗结核治疗无效而反复排菌的患者；⑥经支气管卫生净化处理后痰分枝杆菌不能阴转者；⑦有免疫缺陷但已除外肺结核的肺病患者；⑧医源性或非医源性软组织损伤或外科术后伤口长期不愈找不到原因者。

（三）NTM 病 包括肺内和肺外 NTM 病。

1. NTM 肺病 具有呼吸系统和（或）全身性症状，经影像学检查发现有肺内病变，已排除其他病因（包括结核性），在确保标本无外源性污染的前提下，符合以下条件之一者可作出 NTM 肺病的诊断：①痰 NTM 培养 3 次均为同一病原菌；②痰 NTM 培养 2 次均为同一病原菌，1 次抗酸杆菌（AFB）涂片阳性；③支气管灌洗液 NTM 培养 1 次阳性，阳性度 2 + 以上；④支气管灌洗液 NIM 培养 1 次阳性，AFB 涂片阳性度 2 + 以上；⑤支气管或肺组织活检标本 NTM 培养阳性；⑥肺活检见与 NTM 改变相似的肉芽肿，痰或支气管灌洗液 NTM 培养阳性。

2. 肺外 NTM 病　具有局部和（或）全身性症状，经相关检查发现有肺外组织、器官病变；已排除其他病因；在确保标本无外源性污染的前提下，病变部位组织 NTM 培养阳性，即可作出肺外 NTM 病的诊断。

无论是 NTM 肺病，还是肺外 NTM 病，均需进行 NTM 菌种鉴定。

【鉴别诊断】

临床上对结核和非结核分枝杆菌肺病两者很难作出鉴别诊断，因为这两种疾病在发病、临床表现、影像学、涂片和培养、结素皮试、病理学检查等方面均十分相似，故只能从标本中分离出分枝杆菌后，作菌型鉴定，才能确诊为 NTM 病（表 5-16-1）。

表 5-16-1　结核与非结核分枝杆菌肺病临床鉴别要点

	肺结核	非结核分枝杆菌肺病
年龄	无特殊	>45 岁
性别	无特殊	男性多见
感染途径	人-人	环境-人
结素皮试	强阳性	弱阳性
分枝杆菌皮试	弱阳性	特定菌种强阳性
		非特定菌种弱阳性
对抗结核药反应	疗效好	疗效差
原始耐药菌株	较少	多见
培养基	罗氏培养基上生长	PNB 及 HA 培养基上生长
病理特征	干酪化多见	类上皮细胞多，玻璃样变多，干酪化少见
肺门淋巴结肿大	多见	少见
结节病灶	多见	少见
空洞特征	尖后背段、厚壁空洞	胸膜下薄壁空洞、洞壁有坏死
钙化	多见	少见

注：PNB：硝基苯甲酸钠培养基；HA：盐酸羟基培养基

【治疗】

多数 NTM 对抗结核药物耐药，用抗结核药物治疗疗效不佳。NTM 细胞表面的高疏水性及细胞壁通透屏障是其广谱耐药的生理基础，是有效化疗的障碍。为了克服药物进入细胞的屏障，主张应用破坏细胞壁的药物如乙胺丁醇（EMB）与作用机制不同的其他药物如链霉素（SM）、利福平（PFR）等联用。目前已研制新的药物运载方法以克服细胞壁通过障碍，如将抗结核药物加入脂质体等。NTM 的获得耐药，多由使用单一药物预防和治疗引起。

一些抗生素新药对 NTM 病有效。如利福霉素类的利福布丁（RFB）、利福喷丁（RPE）、苯恶嗪利福霉素 1648（KRM-1648），氟喹诺酮类（FQ）的环丙沙星（CIP）、氧氟沙星

（OFLX）、左氟沙星（LVFX）、司氟沙星（SPFX）、莫西沙星（MXFX），新大环内酯类的克拉霉素（CTM）罗红霉素（RTM）、阿奇霉素（ATM）。另外，还有头孢菌素类的头孢西丁（CXT）、头孢美唑（CMZ），碳青霉烯类的亚胺培南/西司他丁等。

除上述抗生素外，最近也发现了对 NTM 有抗菌活性的老一代抗生素。如磺胺类中的磺胺甲恶唑（TMP/SMZ，SMZco），四环素类的多西环素（又称强力霉素，DCC）和米诺环素（minocycline，MOC），氨基糖苷类的妥布霉素（TOB）和阿米卡星（AMK）等。

由于 NTM 的耐药模式可因亚群的种类不同而有所差异，所以治疗前的药物敏感试验仍是十分重要的。目前对 NTM 病的合理化疗方案和疗程还没有一致标准，主张几种药物联合治疗，在抗酸杆菌阴转后继续治疗 18～24 个月，至少 12 个月。治疗中避免单一用药，注意药物的不良反应。

目前对 NTM 病的化疗方案和疗程还没有一致标准，多主张 4～5 种药物联合应用；在治疗 NTM 肺疾病中，待痰抗酸杆菌阴转后仍需继续治疗至少 12 个月。治疗中应避免单一用药，注意药物的不良反应。

（一）鸟-胞内分枝杆菌复合群　MAC 在引起 NTM 病的所有病原菌中居第一位。治疗方案中至少应包括阿奇霉素（500mg，1 次/日）或克拉霉素（500mg，2 次/日）在内的两种或两种以上药物。乙胺丁醇［15mg/（kg·d）］可作为次选药物。以下一种或几种药物可以作为第二、第三或第四线药物加入：氯法齐明（CLO，100mg，1 次/日），利福布丁（300mg，1 次/日，国内仅有利福平，其对 MAC 体外试验效果亦好），阿米卡星［7.5～15mg/（kg·d）］。在肺部感染者的疗程通常为 18～24 个月或用至痰培养至阴转后 1 年。若为重症感染包括播散型感染则可加至 4 或 5 个药物联用。MAC 对异烟肼（异烟肼）和吡嗪酰胺（PZA）均耐药。

（二）堪萨斯分枝杆菌　堪萨斯分枝杆菌是引起 NTM 病的第二位主要病原菌。堪萨斯分枝杆菌肺病的标准治疗方案一般采用异烟肼（300mg，1 次/日）、利福平（450～600mg，1 次/日）和乙胺丁醇［15mg/（kg·d）］，疗程 18 个月。对不能耐受异烟肼的患者，应用利福平和乙胺丁醇治疗，最初 3 个月可加用链霉素。如分离菌株对利福平耐药，可加大异烟肼用量至 900mg，1 次/日，同时加用维生素 B6（吡哆醇，500mg/d）、乙胺丁醇［15mg/（kg·d）］和 SMZ（3.0g/d），疗程 18～24 个月。该治疗方案可和链霉素或阿米卡星联用，其中链霉素可每日使用或每周用药 5 次，连用 2～3 个月。

（三）海分枝杆菌　该菌主要引起皮肤及软组织感染，治疗上通常采取外科清创治疗，对微小损伤可单纯医学观察。常用的化疗方案为：多西环素（100mg，口服，2 次/日）加 TMP/SMZ（TMP160mg/SMZ800mg，2 次/日）；或利福平（450～600mg/d）加乙胺丁醇［15mg/（kg·d）］；总疗程至少 3 个月。最近研究表明，克拉霉素单药治疗海分枝杆菌可能有效。

（四）瘰疬分枝杆菌　NTM 淋巴结炎中瘰疬分枝杆菌感染占第二位，也有引起肺部感染的报告。对局部淋巴结病变可行手术清除。药物治疗可用克拉霉素加 CLO，联用或不用乙胺丁醇。利福平、链霉素加环丝氨酸等化疗方案均可考虑使用，疗程据病情而定。

（五）溃疡分枝杆菌病　溃疡分枝杆菌主要可引起皮肤及软组织感染。化疗方案为利福平加阿米卡星（7.5mg/kg，q12h 或 2 次/日）或乙胺丁醇加 TMP/SMZ 3 次/日，疗程 4～6 周，配合手术清除感染性病灶。

（六）偶发-龟分枝杆菌复合群　属快速生长菌。偶发-龟分枝杆菌复合群对现有抗结核药物的耐药性类似于 AMC。敏感的抗生素药物主要有阿米卡星、多西环素、头孢西丁、克拉霉素、利福平、氟喹诺酮类及磺胺类。联合用药方案与疗程依据感染部位及其严重程度而定。如为皮肤或软组织感染，治疗上配合外科方法，同时使用阿米卡星 + 头孢西丁 + 丙磺舒 2~6 周（阿米卡星为 2 周左右），然后改为口服 TMP/SMZ 或多西环素 2~6 个月。也可试用新大环内酯类治疗。

（七）脓肿分枝杆菌 属快速生长菌。脓肿分枝杆菌一般对阿米卡星、头孢西丁、克拉霉素及氟喹诺酮类敏感。任何治疗方案必须包括对感染伤口的外科清创术或异物切除。初始治疗可应用阿米卡星加头孢西丁（12g/d）。可根据临床好转情况或药敏试验结果，改为两药联合口服治疗，如克拉霉素加氟喹诺酮类。严重病例的疗程至少 3 个月，骨骼感染至少 6 个月。

（八）其他 如蟾分枝杆菌、苏加分枝杆菌、马尔摩分枝杆菌、猿分枝杆菌、嗜血分枝杆菌及地分枝杆菌偶可引起肺部或肺外感染。AIDS 患者尤其易患 NTM 播散型感染，初始治疗应包含克拉霉素、利福布丁和乙胺丁醇，也可同时联用链霉素或阿米卡星，疗程至少 18~24 个月。也有建议对播散型猿分枝杆菌病与对播散型 MAC 病的治疗一样，开始即应用克拉霉素 + 乙胺丁醇 + CLO + 链霉素或阿米卡星四种药物联合治疗。

【预防】

预防 NTM 引发的院内感染关键要抓好医院用水和医疗器械的消毒工作。消毒液的配制必须严格要求进行，规范操作，医疗器械消毒后最好采用灭菌水冲洗，以防止二次污染。对于 HIV/AIDS 患者，可以考虑预防性使用抗生素，以减少发生播散性 MAC 病的几率，可选用药物主要有 RFB（30mg/d）、ATM（1200mg/w）和 CTM（100mg/d），ATM 或 CTM 既可以单用，也可以与 RFB 联合使用。

所有 $CD4^+ < 50/\mu l$ 的患者均需进行预防性治疗，尤其是有机会感染病史的患者。

（邓国华）

参 考 文 献

[1] 诊治方案. 非结核分枝杆菌诊断和处理. 中华结核和呼吸杂志, 2000, 23 (11): 650-653
[2] 马玙, 王忠良. 肺结核与非结核分枝杆菌性肺病. 见: 朱元珏, 陈文彬主编. 呼吸病学. 北京: 人民卫生出版社, 2001, 818-846

第十七章　HIV/AIDS 相关呼吸道感染

　　获得性免疫缺陷综合征又称艾滋病（acquired immunodeficiency syndrome，AIDS），AIDS患者因机体细胞免疫异常发生的呼吸道感染称 AIDS 相关呼吸道感染。

【流行病学】

　　AIDS 是一种由人类免疫缺陷病毒（human immunodeficiency virus，HIV）引起以 T 淋巴细胞受损为其主要特征的细胞免疫功能不全疾病，在全世界范围内广泛流行，估计目前全球HIV/AIDS 患者存活约 4000 万，其中 15 岁以下 270 万，已成为举世瞩目的重大公共卫生和社会问题。至 2002 年 12 月全国 HIV 感染 100 万例，发生艾滋病 10 万例。HIV/AIDS 患者 80%有肺部病变，其中 90% 属感染性疾病，15%~20% 的患者在同一时候可有一种以上的机会性感染，尸检材料表明：绝大多数艾滋病患者的下呼吸道有明显的病变。

　　根据 1984 年美国心肺和血液研究所对 6 家医院 1 064 例 HIV/AIDS 的分析：441 例（41%）出现肺部并发症，感染占 92%，其中肺孢子菌肺炎（pneumocystis carinii pneumonia，PCP）达 85%。1995 报道除 PCP 外的其他病原体感染增加（表 5-17-1）。我国及东亚国家统计材料表明，结核分枝杆菌感染和肺炎链球菌肺炎占呼吸道感染重要地位，重视 HIV/AIDS相关呼吸道感染是延长患者生命的重要手段之一。

表 5-17-1　HIV/AIDS 相关呼吸道感染构成的变迁

病原体	Murray 等（1984）441 例	Johns Hopkins 医院（1995）180 例
肺孢子菌肺炎	337（85%）	48（27%）
巨细胞病毒	74（17%）	8（4%）
鸟-胞内分枝杆菌	74（17%）	—
军团杆菌	19（4%）	6（3%）
结核分枝杆菌	19（4%）	4（2%）
真菌	19（4%）	2（1%）
肺炎链球菌	17（4%）	38（21%）
流感杆菌	—	11（6%）
其他细菌	—	18（10%）
病原体不明	—	45（25%）

　　HIV 的传播途径主要为：①性传播：同性恋和异性恋性交传播；②血液传播：输血或血制品、使用不洁的注射器；③母婴传播：孕妇 HIV 感染后通过胎盘或产后哺育过程中将 HIV垂直传播给婴儿；④其他：医护人员护理 HIV/ARDS 患者，实验操作人员或医务人员不慎被HIV/ARDS 患者血液等标本污染的锐器刺伤等。

【病因及发病机制】

HIV 是单股正链 RNA 病毒，RNA 基因组、反转录酶和病毒编码蛋白组成其核心。HIV 进入人体，其膜糖蛋白 gp120 极易与辅助性 T 淋巴细胞（CD$^+$）表面受体结合，并进入细胞内大量复制、繁殖，破坏 Th 细胞；HIV 已感染的 CD$^+$ 细胞可融合成未感染的 CD$^+$ 受体，使 Th 细胞数减少。受到 HIV 感染后机体可经抗体或非抗体介导的细胞毒性 T 淋巴细胞杀伤作用，使 CD$^+$ 细胞致死，导致 CD$^+$ 细胞下降，功能受损，对特异性抗原刺激反应下降、辅助 B 淋巴细胞产生抗体能力降低。HIV 同时对机体非特异性防御机制如吞噬细胞的吞噬功能、NK 细胞的杀伤作用有抑制作用。总之，HIV/AIDS 者机体的免疫功能尤其细胞免疫机制受到损伤，这是导致机体极易招致感染的主要原因。

HIV/AIDS 患者中肺部感染发病率高，其原因目前尚不完全清楚。近来研究发现肺泡巨噬细胞亦是 HIV 攻击的靶细胞之一，细胞数量未见减少但功能（抗原呈递等）降低；支气管肺泡灌洗液中 Th/Ts 比例降低，Ts 升高。HIV 病毒负荷量与 CD4$^+$ 细胞耗竭呈线形相关，因而血液中 CD4$^+$ 细胞是预测免疫缺陷和肺部机会性感染发生可能性、感染类型及其病原谱的重要指标。

【临床表现】

从感染 HIV 到有 AIDS 临床表现，需 0.5~5 年或更长时间，在此期间 10%~30% HIV 感染者发展成 AIDS，25%~30% 可能产生 AIDS 相关综合征如各种肺机会性感染、神经障碍和恶性肿瘤，因此可表现消瘦、乏力、形式多样，而 HIV/AIDS 相关呼吸道感染者呼吸道症状常见，根据对 1 2000 例 HIV/AIDS 相关呼吸道感染者分析：

（一）咳嗽　占 27%，PCP 多为干咳，而细菌性肺炎者常伴黄脓痰。

（二）呼吸困难　占 23%，无特异性，在 PCP 者可进行性加重常伴低氧血症。

（三）发热　占 9%。

总体上说临床表现缺乏诊断特异性，因为 HIV 感染者其他并发症均可发生咳嗽、呼吸困难等呼吸道症状，但某些临床症状对于提示诊断线索仍是有帮助的。

HIV 并发肺部感染的体征主要有：发热、心动过速、发绀，低血压常提示为一种急性病程（如细菌性败血症），部分患者双肺可闻及吸气相喀喇音。血氧饱和度下降可作疾病严重的重要指标之一。

【常见的 HIV/AIDS 相关呼吸道感染】

（一）肺炎链球菌肺炎　其发病率约正常人群的 100 倍，急性起病，X 线胸片呈大叶性肺炎或支气管肺炎改变，可有实变或胸腔积液体征，可能伴有鼻窦炎，肺外表现少见。

（二）流感杆菌肺炎　发病率也至少是正常人群的 100 倍，但仅是肺炎链球菌肺炎链发病率的 1/10~1/100，临床表现不一，典型者急性发病，有脓痰，呈支气管肺炎改变。

（三）假单胞菌肺炎　是艾滋病患者晚期严重的并发症，常伴菌血症，起病可急可慢，有发热、咳嗽、脓痰，重者可发生呼吸衰竭和休克，胸部 X 线典型改变是两肺多发性散在斑片结节样阴影，可见小透亮区。

（四）肺孢子菌肺炎（PCP）　是最常见严重的肺机会性感染，也可能是 HIV/AIDS 的首要表现，是诊断艾滋病的重要线索，常发生在 CD4$^+$ 淋巴细胞 <200/μl 时，淋巴细胞计数越低 PCP 发生危险性越大，约 3/4 的艾滋病患者在病程中至少感染过一次 PCP。临床表现非特异性，呈亚急性，早期有低热，非刺激性干咳，进而出现高热，活动性呼吸困难，低氧血症甚至发展为呼吸衰竭，有 10% PCP 病程呈急进型，可在 1 个月内发生呼吸衰竭，需要呼吸机

治疗，病死率为 51%。北京协和医院 5 例并发 PCP 艾滋病者，临床表现为发热、呼吸困难和低氧血症，平均动脉血氧分压（PaO_2）58.1mmHg，因此对既往身体健康的青壮年如突发间质性肺炎和呼吸衰竭，应警惕 HIV/AIDS 合并 PCP，在处理时应同时取血查抗 HIV 抗体。文献报告，某些 PCP 仅有明显发热，呼吸系统的症状轻微，有 6%~7% PCP 可完全无症状，与其他免疫功能低下者相比，艾滋病合并的 PCP 起病较隐匿，病程较长，缺氧、呼吸困难等症状发展也较缓慢。体检有时可在两肺基底部闻及干性啰音，PCP 多有低蛋白血症或贫血（白细胞数系正常）虽然血乳酸脱氢酶（LDH）在 95% 的 PCP 患者增高，但 LDH 无特异性，患者血 LDH 水平正常不能排除 PCP。胸部 X 线典型改变可显示两肺弥漫性肺泡和间质性浸润，呈毛玻璃样或融合成粗网状，10%~20% 患者胸部 X 线无异常改变，因此胸片正常不能除外 PCP。肺功能为限制性通气障碍，90% 以上患者肺弥散功能障碍 PaO_2 下降，部分患者血气分析可正常，但肺泡动脉血氧分压差（$PA-aO_2$）两级梯运动（1.5mm）试验均呈阳性（大于 5mmHg），敏感性 100%，因此有作者建议 $PA-aO_2$ 两级梯运动试验可作为 PCP 的筛选试验。肺功能无助于 PCP 诊断，但对排除 PCP 有一定的帮助。检查诱导痰（因 PCP 者常无痰）或支气管肺泡灌洗液肺孢子菌是常用诊断方法，阳性率分别为 60% 和 89%，由于前者无创伤性，如采用免疫荧光单克隆抗体染色其敏感性可提高到 92%，因此是常见的诊断方法。镓-67 肺显像有助于 PCP 诊断，静脉注入镓后 24~72 分钟显像，如肺和纵隔内放射性核素浓聚增多大于其他软组织，如肝等显像（核素呈弥漫性分布）而胸像无异常时可诊断 PCP。

（五）结核病 与正常人比较 HIV/AIDS 患者结核病的发病率增加 30 倍，据 1993 年 72 306 例 HIV/AIDS 的临床资料，5% 有活动性结核，其中 78% 为肺结核，15% 为肺外结核，其余患者有肺内外结核，因此对属进展期的或有肺浸润阴影的 HIV/AIDS 者应常规检查痰抗酸杆菌以早期诊断肺结核。当 HIV/AIDS 患者早期 $CD4^+$ 淋巴细胞小于 $200/\mu l$ 时，并发的肺结核临床表现常不典型，与 HIV/AIDS 本身或合并的其他感染不容易鉴别，可有下列特点：①结核病早期即可进展成血行播散肺结核（占 87%~96%），常伴纵隔、肺门淋巴结肿大或结核全身播散，肺外结核（包括结核菌菌血症）多见，可达 70%；②胸部 X 线表现不典型：结核病变多在中下肺叶，累及多个部位，可呈结节状，粟粒样改变无典型的空洞，可有胸液，约有 1/3 患者胸片呈现弥漫性间质浸润，或无异常改变（困难形成肉芽肿），从而无法由胸片检查来诊断肺结核（这常见于艾滋病晚期）；③结素纯蛋白衍生物（PPD）皮试反应减弱，阳性率仅 1%，对诊断难以帮助，但痰涂片抗酸杆菌染色阳性率较高（占一半以上），但到疾病晚期随免疫功能越发低下，痰抗酸杆菌检出率也降低；④耐多种药结核分枝杆菌株发生率高；⑤粟粒性肺结核（多见高热）的血培养结核分枝杆菌阳性率可达 42%。非结核性分枝杆菌：HIV/AIDS 主要由鸟-胞内复合非结核性分枝杆菌（MAC）引起。据美国疾病控制中心报告：在 2 000 多例艾滋病者发生的播散性典型分枝杆菌感染中，96% 由 MAC 引起，随着抗病毒药和 PCP 预防用药的应用，MAC 的发生率正在上升，目前已成为许多艾滋病者首发的机会性感染，局限型 MAC 感染少见，除支气管内膜损伤外，可有回肠炎（腹泻）、皮下脓肿、局部淋巴结肿大，播散型多见，胸部 X 线常无异常，诊断可依据：呼吸道或消化道分泌物中分离 MAC 或血培养 MAC，肺或骨髓、淋巴结和肝活检显示有肉芽肿或抗酸杆菌。

（六）巨细胞病毒感染（CMV） 肺是 CMV 侵犯最常见的有时是惟一的器官，根据尸检资料 CMV 肺炎发生于 90% 以上进展期艾滋病 $CD4^+$ 淋巴细胞 $<25/\mu l$ 患者，也可以是播散性 CMV 感染（侵犯肺、肾上腺、结肠、肝、视网膜、中枢神经、食管等）的肺部表现，是常见的死亡原因（占 14%~16%），仅次于 PCP。发病较隐匿，可有发热、干咳、肌痛、轻度呼

困难和低氧血症，严重者发生呼吸衰竭，X 胸片呈现两肺弥漫网状结节状阴影或片状淡薄阴影，当在诱导痰或支气管肺泡灌洗中发现胞质内包涵体的巨细胞可明确诊断，利用 CMV 特异性 DNA 探针和单克隆抗体可提高阳性检出率，而常规的痰（多半来自近端气道的分泌物）检查由于 CMV 细胞十分稀少阳性率很低，由于艾滋病患者的唾液腺是 CMV 感染的常见部位，因此从沾有唾液的呼吸道分泌物中培养分离出 CMV 不能诊断 CMV 肺炎。在艾滋病进展期，由于多数 CMV 肺炎常伴发 PCP 或卡波西肉瘤一种或几种其他疾病，而 CMV 肺炎的临床表现不特异病理改变又常不明显，许多患者生前可被漏诊，因此当艾滋病者的 PCP 进展异常或发生的肺炎病原体不明确时，应警惕并发 CMV 肺炎可能。

（七）新型隐球菌感染 是 $1/4 \sim 1/2$ 的 HIV/AIDS 患者的首发机会性感染，也可与其他机会性感染混合存在或在其他机会性感染终末期发生。当有神志异常且有肺部病变 $CD4^+ \leqslant 200$ 个/μl 时应考虑新型隐球菌感染。本病发病缓慢，50% 患者有呼吸系统症状，如咳嗽、胸痛和呼吸困难，80% 患者有颈项强直，神志淡漠，畏光和局部神经病变，有呼吸困难症状的 HIV/AIDS 患者伴有发热和亚急性头痛或神经系统症状，容易被误诊为 PCP 或其他肺机会性感染，胸部 X 线改变无特异性，类似 PCP 呈弥漫性肺间质性浸润、肺泡性浸润、单一或多发性结节和少量胸腔积液。血清隐球菌抗原在 98% 患者阳性，脑脊液或尿液的隐球菌抗原也可呈阳性，但效价较低，尤其是尿液的。痰或脑脊液离心沉淀物于玻片上加一滴油墨，光镜下可找到圆形厚壁孢子，支气管肺泡灌洗液直接涂片，瑞氏染色在巨噬细胞内有许多小的隐球菌或培养可见隐球菌。

（八）弓形虫病 也可能是 AIDS 的并发症，可侵犯肺部和中枢神经系统引起急性、亚急性或慢性坏死性脑炎，在 X 线胸片显示结节样或不规则的实变阴影（在脑 CT 或 MRI 有多发性环状阴影）。有中枢性神经系统症状合并肺部异常体征，提示弓形虫感染可能。活检标本经 Wright 或 Giemsa 染色镜检可见弓形虫。

【实验室检查】

（一）血白细胞计数 较基础值升高，伴中性粒细胞核左移。HIV 伴中性粒细胞缺乏时肺部细菌和真菌感染的危险性明显增加。

血清 LDH：PCP 时血清 LDH 通常升高，在严重 PCP 患者中具有较高的敏感性，与 PCP 治疗反应及预后相关。

（二）胸部影像学检查 对确定 HIV 相关呼吸道感染的病原体有一定帮助（表 5-17-2），而胸部 CT 能更清楚发现病灶有助于鉴别诊断，如果大多数结节直径小于 1cm 且沿着支气管中心性分布，一般多为肺部机会性感染；如伴有胸腔内淋巴结肿大，且结节大于 1cm，则考虑新生物（卡波西肉瘤除肺内结节外常伴有支气管周围血管增宽）。

（三）动脉血气分析 HIV/AIDS 并发肺部感染时常有动脉血血气异常，如低氧血症、肺泡-动脉血氧分压差加大，呼吸性碱中毒，但缺乏诊断特异性。对合并 PCP 者，低氧血症常是临床首要表现或特出表现，对判断预后和决定是否收住入院、或是否用糖皮质激素有帮助。

（四）病原学检测 见表 5-17-3。

（五）肺功能测定 一氧化碳弥散量是检测 PCP 十分敏感的指标，但缺乏特异性。如一氧化碳肺弥散量正常则 PCP 的可能性极小。胸片正常或未见变化者，若一氧化碳肺弥散量少于预计值 75%，诊断 PCP 的敏感性为 90%，特异性仅为 53%。

表 5-17-2　HIV/AIDS 合并肺病变的胸部 X 线影像表现

弥漫性浸润	局部性浸润	空洞性病变	结节性病变	肺门淋巴结肿大	胸腔积液	正常
肺孢子菌性肺炎（PCP）	细菌性肺炎（分枝杆菌、军团杆菌、链球菌等）	结核病 化脓性细菌感染	新型隐球菌感染 假单胞菌肺炎	结核病 淋巴瘤	结核病 真菌感染	肺孢子菌性肺炎
结核病	肺孢子菌肺炎	曲菌感染	结核病	卡波西肉瘤	化脓性细菌感染	组织胞质菌病
弓形虫病	支原体肺炎	新型隐球菌感染	肺孢子菌性肺炎	新型隐球菌感染	淋巴瘤	
组织胞质菌病	新型隐球菌感染	肺孢子菌肺炎	卡波西肉瘤	急性 HIV 感染	卡波西肉瘤	
播散性球孢子菌病	奴卡菌病	红球菌感染	淋巴瘤	急性 EB 病毒感染	（KS）	
淋巴细胞间质性肺炎（LIP）	卡波西肉瘤	脓毒性孢子炎	脓毒性栓子			

表 5-17-3　HIV/AIDS 肺部感染的病原学检测方法

病原体	痰	血清学或血培养	BALF 和（或）TBLB	胸腔积液	其他重要部位
普通细菌	革兰染色和培养	血培养	定量培养极少用	脓胸时考虑培养	—
结核分枝杆菌	抗酸染色涂片 AFB 和培养 DFA×3	血培养	偶用	考虑培养并同时行胸膜活检	淋巴结、骨髓
军团杆菌属	培养	血培养、IFA、DFA	BALF + TBLB	培养	尿 Lp1 抗原
PCP	诱导痰检查	—		甚少	—
MCV	—	PCR 不确定		—	眼底、胃肠道
新型隐球菌	偶尔	血清 CRAG 血培养	BALF	极少	脑膜；皮肤
弓形虫	偶尔	弓形虫 IgG、IgM	BALF	极少	中枢神经系统

　　BALF：支气管肺泡灌洗液；TBLB：经支气管肺活检；CRAG：隐球菌抗原；IFA：间接免疫荧光检查；DFA：直接免疫荧光检查；Lp1：嗜肺军团杆菌 I 型；MCV：巨细胞病毒；AFB：抗酸杆菌

　　（六）其他　下述诊断手段可提高 HIV/AIDS 肺合并症的检出率。

　　1. 诱导痰检查　属无创伤性早期检查手段，可应用于无自发吐痰 PCP 和分枝杆菌感染诊断，敏感性 90%。

2. 纤维支气管镜 属创伤性检查，可获取声门下部位的标本，毛刷、活检、支气管肺泡灌洗液等多种检查可提高诊断率。主要用于诱导痰等无创方法不能明确诊断及对原先治疗无效者或病情恶化者。此外，如 CMV 或 MAC 培养阳性，而无组织病理证实情况时，纤支镜检查有独到价值。

3. 镓肺扫描 虽在大部分弥漫性肺病变时均可异常，但急性肺部感染时镓扫描阴性，因此用于肺卡波西肉瘤与肺感染的鉴别。

【诊断与鉴别诊断】

诊断 HIV/AIDS 相关呼吸道感染的前提是明确患者存在 HIV 或 AIDS。HIV/AIDS 近代新发现的病，为能早期诊断在临床工作中，对青壮年的未明热、非刺激咳嗽和呼吸困难或进展迅速的间质性肺炎、活动性肺结核、治疗无效反复发生的肺炎，在伴有下列某些情况时应警惕 HIV 感染或 AIDS 存在：①有静脉吸毒史、性乱史、性传播疾病史，进口血制品或未经 HIV 检测的血液输注史或高流行地区和国家居住史等发生 HIV/AIDS 的流行病史；②不明原因的免疫功能低下，CD4$^+$ 淋巴细胞数减低小于 200/μl 或 200～500/μl，CD4$^+$/CD8$^+$ <1；③不明原因的机会性致病原感染检测阳性；④慢性腹泻（每日 4～5 次），3 个月内下降原体重的 10% 以上；⑤不明原因的全身淋巴结肿大（直径 >1cm）；⑥卡波西肉瘤或不明原因的中枢神经感染，痴呆，脊髓病，末梢神经病变；⑦反复出现严重的泌尿生殖器念珠菌感染，或单纯疱疹（口腔、泌尿生殖器）；⑧高热而血白细胞数不高伴贫血。对上述特定患者应及时检查血清抗 HIV 抗体，一次阴性不能除外 HIV/AIDS 诊断，应检查 3 次以上。

（一）诊断流程和诊断标准

1. 诊断流程 根据患者 CD4$^+$ 计数大于或小于 200/μl，HIV/AIDS 相关呼吸道感染可按图 5-17-1，5-17-2 诊断程序进行。

2. 诊断标准

（1）有 HIV 感染或 AIDS 存在证据。

（2）新近出现发热、咳嗽、咳痰、气短、或原有呼吸困难原有症状加重。

（3）胸部 X 线检查显示片状浸润阴影或间质性改变，伴或不伴胸腔积液。

有以上 1～2 项或加第 3 项并除外肺部肿瘤、非感染性肺间质性疾病、肺水肿、肺不张、肺栓塞、肺嗜酸性粒细胞浸润症和肺血管炎，可建立临床诊断。

（二）鉴别诊断 当 HIV/AIDS 相关呼吸道感染以呼吸困难表现为主时（如 PCP）主要需与肺间质纤维化、肺血栓栓塞、肺血管炎、肺水肿、弥漫性细支气管（DPB）和闭塞性细支气管炎（BOOP）等鉴别，此外还需与 SARS 及 HIV/AIDS 可能发生下列非感染性疾病鉴别。

1. 重症急性呼吸综合征（SARS） 也可有发热，咳嗽，外周血白细胞计数、淋巴细胞不高，甚至 CD4$^+$ 降低，及胸片显示网状片状阴影，部分可进展，迅速出现低氧血症，易与 PCP 混淆。但 SARS 是呼吸系统传染病，患者一般有 SARS 的密切接触史，群发肺炎或传染他人史，冠状病毒分离和血清抗体检查有助于本病诊断。

2. 卡波西肉瘤 在同性恋或异性恋的男性艾滋病者多见，涉及肺间质病变、支气管壁损害、胸膜病变和淋巴结肿大，多数在出现皮肤损害后发生，但亦可是初发表现，常有咳嗽和呼吸困难，偶有发热、血痰和胸痛，绝大多数无明显体征。胸部 X 线：①肺间质性浸润：肺周边明显，可呈局限性或弥漫性分布；②结节样浸润：结节边缘模糊，胸液较为常见，可双侧或单侧，镓肺显像有助于 KS 和肺部感染的鉴别。

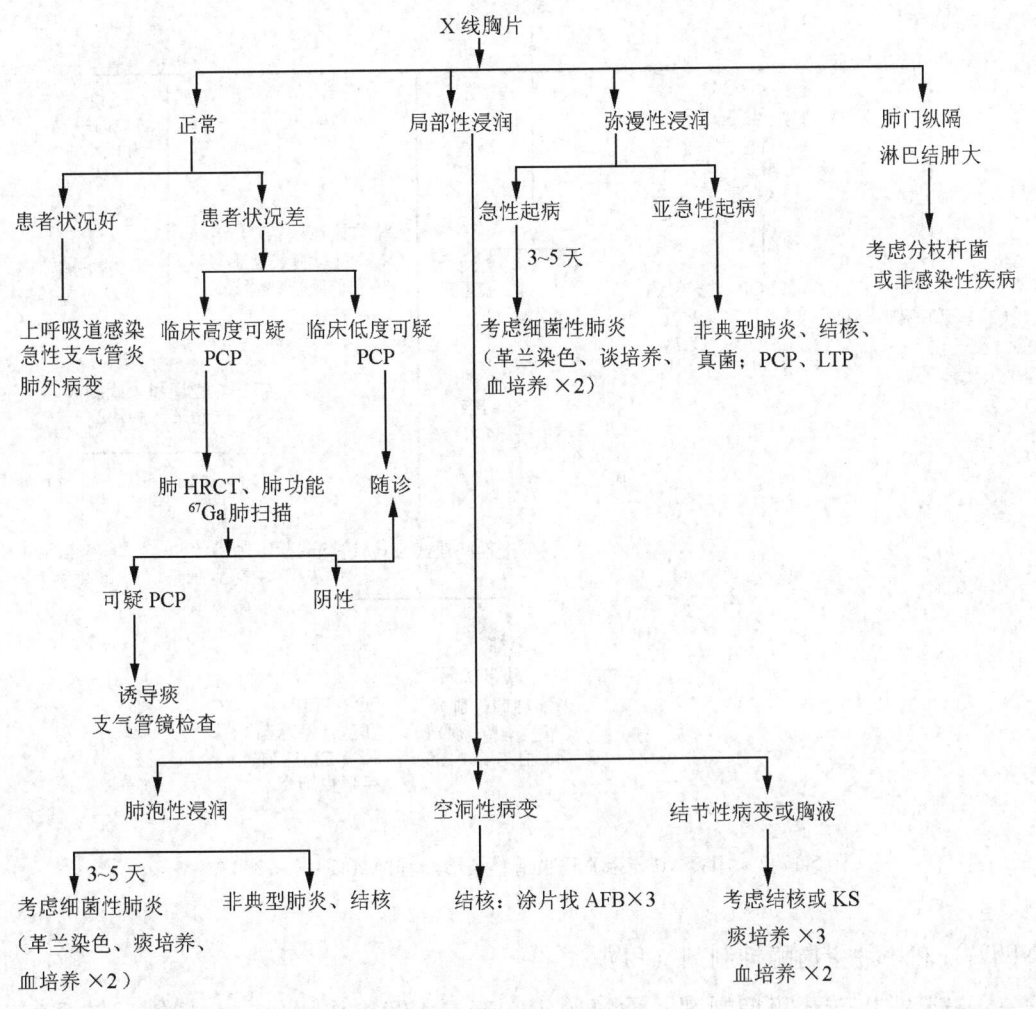

图 5-17-1   HIV/AIDS 相关呼吸道感染诊断程序（CD4$^+$ >200/μl）

3. T 淋巴细胞间质性肺炎和非特异性间质性肺炎   是一组淋巴细胞增生性肺疾病，LIP 发病隐匿，有呼吸困难、咳嗽和发热，肺听诊时可有爆裂音，轻者可自行缓解，重者可进行性发展，产生呼吸衰竭。大多数 NIP 患者 CD4$^+$ 淋巴细胞数目 <200/μl，既往有肺机会性感染（如 PCP）史有肿瘤和接受化疗史，88％患者有非刺激性咳嗽，可伴发热，胸部 X 线一半无异常，异常者两肺呈网状阴影或弥漫性结节影，肺弥散功能障碍，PaO$_2$ 正常或减低，镓肺显像多可异常（占 38％），LIP 和 NIP 诊断需通过肺活检证实。

【治疗】

对 HIV/AIDS 相关呼吸道感染的各种病原体作相应治疗并进行 HIV/AIDS 病因治疗，其抗微生物治疗与一般患者基本相同，但应注意 HIV/AIDS 患者抗感染化学治疗时毒副反应发生率常较高且严重，应严密观察和防范。抗 HIV 治疗需参照 CD4$^+$ 和病毒含量。若 CD4$^+$ <500 个/μl 和病毒含量 >500 拷贝/毫升者有明确治疗特征；若 CD4$^+$ >500 个/μl 和病毒含量 >500 拷贝/毫升者是否治疗尚无统一意见，如患者合作可以治疗；CD4$^+$ <200 个/μl 且病毒含量低于可检测水平者，不治疗，定期复查便可。最常用治疗方案是两种核苷类反转录酶抑制

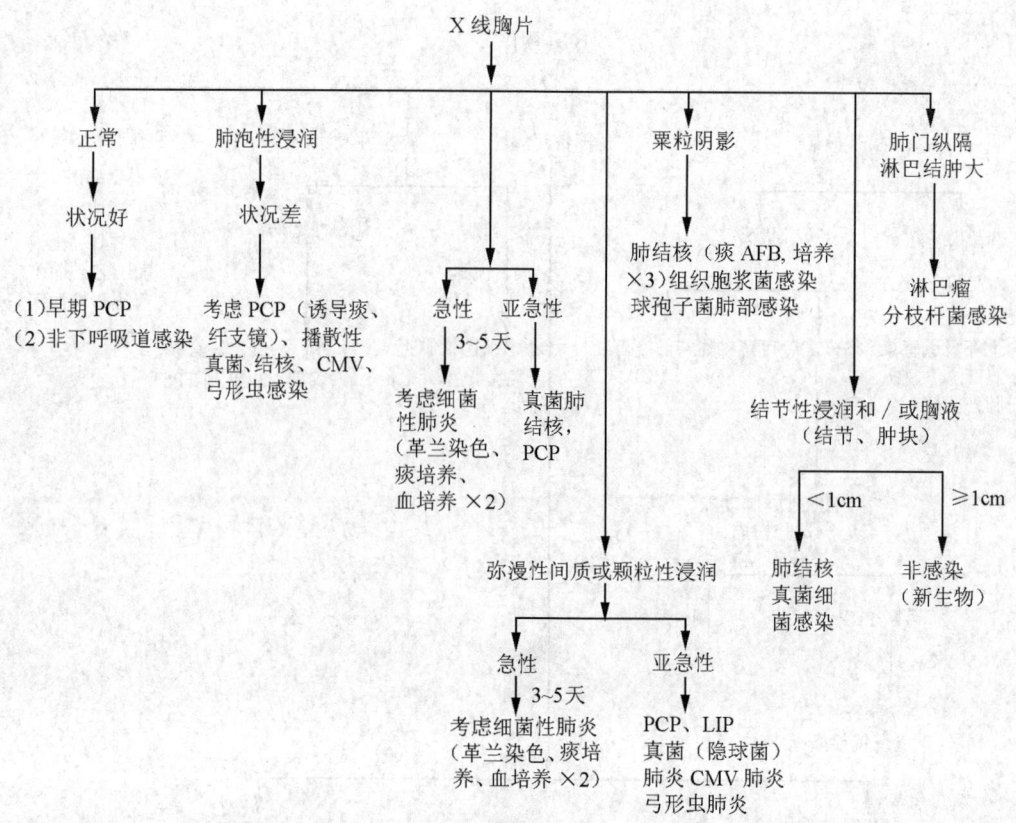

图 5-17-2　HIV/AIDS 相关呼吸道感染诊断程序 (CD4$^+$ <200/μl)

剂 (NRTI$_s$) 和一种蛋白酶抑制剂 (PI)。

（一）核苷类反转录酶抑制剂　叠氮脱氧胸苷 (AZT) 作用机制是抑制反转录酶，减少 HIV 的复制，短暂使 CD4$^+$ 淋巴细胞增加，延长进展至 AIDS 的存活期；早期应用可减少痴呆的发生率。副作用是周围血白细胞和粒细胞减少，贫血，胃肠不适，头痛和肌炎。剂量 200 ~ 800mg/d，分次服。

双脱氧肌苷 (DDI) 作用机制是抑制反转录酶，减少 HIV 的复制，不良反应是可发生致命性胰腺炎，周围神经炎药物性肝炎。临床用药指征：对 AZT 不能耐受，或用 AZT 后病情加重者。剂量 250mg，2 次/日。

双脱氧胞苷 (DDC) 在体外培养中作用同 DDI，作用机制也是抑制反转录酶，不良反应有皮疹，胃炎，肌痛，关节炎，发热，迟发性神经炎，胰腺炎和食管溃疡。不良反应的发生与用药剂量相关。剂量 0.75mg，3 次/日。

D4T：作用机制同上，临床作用很像 DDI，但有较好的耐受性，与 AZT 有拮抗作用，如与 DDI 或 DDC 合用可使周围神经炎情况加重。剂量 40mg，2 次/日。

3TC：亦是反转录酶抑制剂，单用很快产生耐药性，和 AZT 联用有协同作用，剂量 150mg，2 ~ 3 次/日。

ABC：作用机制同上，可使病毒颗粒数量下降，CD4 总数上升，有过敏反应，限制了它的应用范围。剂量 300mg，2 次/日。

（二）非核苷类反转录酶抑制剂

nevirapine：可减少 HIV-1RNA 水平，但用药后 6～20 周病毒变异对之产生耐药性。剂量 200mg，2 次/日。

efavirenz：剂量 600mg，1 次/日。

delavirdine mesylate：剂量 400mg，3 次/日。

（三）蛋白酶抑制剂　已知有 5 种，抑制病毒复制约 99%，降血浆中病毒较 AZT 强，联合核苷类反转录酶抑制剂或非核苷类反转录酶抑制剂两者有协同作用。saquinavir，剂量 600mg，3 次/日。ritonavir，剂量 600mg，3 次/日。indinavir，剂量 800mg，3 次/日。nelfinavir，剂量 750mg，3 次/日。amprenavir，剂量 1200mg，2 次/日。

目前倾向于联合用药，可用 2 个核苷类反转录酶抑制剂和 1 个蛋白酶抑制剂或 1 个核苷类反转录酶抑制剂加 1 个非核苷类反转录酶抑制剂和 1 个蛋白酶抑制剂等按有协同作用组合。联合用药的优点：抗病毒能力加强，持续抑制病毒复制增强，延缓或阻断因变异而产生的耐药性，对药物引起同种病毒的变异有相互制约作用。

【预防】

预防 HIV 的疫苗正在实验阶段，估计真正用于临床还需 10 年时间。感染 HIV 后无特效治疗办法，因此普及宣传教育非常重要，要切段各种传播途径，包括严禁毒品、卖淫嫖娼等；加强献血员的管理，严防医源性感染。

（陆慰萱）

参 考 文 献

[1] 陆慰萱，李龙芸，盛瑞媛. 艾滋病的肺合并症——附六例报告. 中华结核和呼吸病杂志，1999，22：507－509

[2] 何礼贤. HIV 相关呼吸道感染. 见：朱元珏、陈文彬主编. 呼吸病学. 北京：人民卫生出版社，2003，846－853

[3] Fishman JA. HIV infection and opportunistic pulmonary infections in AIDS. In：Fishman AP, Elias JA, Fishman JA, et al（eds）. Fishman's Pulmonary Diseases and Disorders. 3 rd ed. New York：McGraw-Hill, 1998, 2103－2105

[4] Gatell JM, Marrades R, El-Ebiary M, et al. Severe pulmonary infections in AIDS patients. Semin Respira Infect, 1996, 11：119－126

[5] Huang L, Stansell TD. AIDS and lung. Medical Clinics of North America, 1996, 80：775－785

[6] Slotar D, Escalante P, Jones BE. Pulmonary manifestations of HIV/AIDS in tropics. Clin Chest Med, 2002, 23：355－367

第十八章　肺部寄生虫病

　　虽然肺寄生虫病远较病毒、细菌及真菌等所致的肺疾病少见，以往多见于寄生虫病流行较为严重的热带和亚热带发展中国家，但近年来各种肺部寄生虫病发病呈增多趋势，原因主要和各种免疫功能低下人群不断增多有关，如艾滋病、白血病、淋巴瘤、接受肾上腺糖皮质激素及其他免疫抑制剂治疗等。

　　寄生虫主要包括原虫和蠕虫。原虫是单细胞真核生物。其中肺孢子菌病、弓形虫、隐孢子虫和巴比虫等均可引起肺寄生虫病，主要是在免疫功能缺陷患者中，其中尤以肺孢子菌感染最为常见。由于近来多数学者认为本病属于真菌感染，故不在此章介绍。阿米巴和疟原虫偶可侵犯呼吸道。蠕虫包括线虫和扁体动物。线虫中仅类圆虫在免疫功能缺陷宿主中出现播散性感染，其幼虫可侵犯肺部致病，而蛔虫、钩虫及恶性丝虫等其肺部症状为其幼虫肺移行所致。扁体动物中肺吸虫、血吸虫和棘球绦虫可以引起肺寄生虫病。

第一节　肺阿米巴病

　　人类阿米巴病是溶组织阿米巴原虫引起的疾病，临床以阿米巴肠炎和阿米巴肝脓肿最常见，肺和胸膜亦可受累。肺及胸膜阿米巴病是指由肠道、肝脏溶组织阿米巴原虫侵入肺、支气管、胸膜所引起的阿米巴性肺炎、肺脓肿、胸膜支气管瘘、胸膜炎及脓胸等。肠阿米巴病时肺和胸膜受累为 1% ~ 8%，肝阿米巴病时其受累为 8% ~ 32%。原发孤立的肺阿米巴病不多见。

【流行病学】

　　阿米巴的包囊随感染者大便排出，主要通过污染的食物或水而感染人体，也可通过经口性行为传播。肺部阿米巴病常见于 20 ~ 40 岁的男性患者，患病率是肠道阿米巴病的 1‰。

【病因及发病机制】

　　阿米巴包囊经口进入人体后，在小肠虫体逸出后形成阿米巴滋养体，繁殖并寄生于结肠，并可穿过肠壁入血，经门脉系统至肝，继发肝脓肿。肺阿米巴病多由阿米巴肝脓肿直接蔓延至右肺而形成脓肿，亦可由滋养体入血后经血循环至肺形成脓肿。

【病理】

　　脓肿坏死区边界欠清，脓液黏稠呈半流质状，因合并出血外观类似巧克力酱。组织病理检查可以发现不同程度的坏死、纤维化、单个核细胞浸润。在脓肿和正常肺组织交界处可发现阿米巴滋养体。

【临床表现】

　　患者有饮用生水、吃生菜的历史，有流行区的生活史。病初常主诉右上腹痛、发热、畏寒、胸痛、干咳等，后期可咳巧克力状痰液。若痰液中出现胆汁则提示可能有支气管肝瘘或支气管胆瘘。常伴有恶病质。多数患者发病前常有过腹泻病史。

　　如果急性起病，常有高热，伴或不伴寒战、乏力、盗汗、食欲不振等中毒症状，久之可有消瘦、贫血。慢性起病者多无显著发热，但营养不良、消瘦、贫血发生较多。开始有干咳，伴右下胸痛，如果膈肌受累可放射到肩、颈部。当阿米巴肝脓肿向肺、支气管穿破造成肝-支气管瘘时，则可突然咳出大量巧克力色痰，部分患者可有血痰或大咯血。肝脓肿破入胸膜腔，常有剧痛和呼吸困难，甚至出现胸膜休克。

　　体检除有肺脓疡的体征外，常伴肝大、肝区叩痛。

【实验室检查】

　　（一）血常规　急性期血白细胞计数和中性粒细胞中度升高。病程长者白细胞大多正常或减少，血红细胞减少。其他异常有血沉增快，血清阿米巴抗体阳性等。

　　（二）病原学检查　痰、胸腔积液、粪便中寻找阿米巴滋养体或其包囊是确诊依据。

　　（三）血清学检查　①间接血凝试验；②间接荧光抗体试验；③酶联免疫吸附试验。

　　（四）影像学检查　原发性肺、胸膜阿米巴病X线表现有肺纹理增强、肺门周围有点状、斑状、絮状阴影。病变进展可有胸腔积液及肺脓肿的表现。肝源性阿米巴肺脓肿均在右下肺，胸片可呈大片化脓型、胸膜炎型、空洞型、脓气胸型等。

【诊断与鉴别诊断】

　　对于临床发现肺脓疡且有下列表现者应怀疑有肺阿米巴病的可能：病前有腹泻、同时伴有明确的阿米巴肝脓疡或肠道阿米巴病者、病变位于右中下肺野、咳痰呈巧克力酱状。

　　痰液、胸腔积液及脓肿穿刺液中若发现阿米巴滋养体则可确诊。但由于其阳性率不高，对于临床疑似患者若同时血清阿米巴抗体阳性则高度提示本病，可行甲硝唑诊断性治疗。

　　本病需与细菌性肺脓肿、肺结核和肺炎相鉴别。

【治疗】

　　包括抗阿米巴药物、手术引流及对症支持治疗。此外，不论患者是否同时伴有肠道阿米巴病，一般均予药物杀灭肠道包囊，可选用双碘喹啉，口服，剂量为650mg，每天3次，疗程20天，或diloxanide或巴龙霉素。

　　（一）甲硝唑　为首选药，每次0.4~0.8g，每日3次，连服5~10天，必要时两周后可再重复一疗程，但0.8g为大剂量，必须慎用。儿童剂量为50mg/（kg·d）开始，之后以7.5mg/kg，每6~8小时重复。重症感染可静脉给药，剂量为15mg/kg开始，之后以7.5mg/kg，每6~8小时重复。用药期间禁饮酒，否则可引起精神错乱。不良反应有恶心、呕吐、厌食、头痛，偶有白细胞减少，甚至发生过敏反应。

　　（二）替硝唑（甲硝磺酰咪唑）　剂量：2g/d，睡前顿服，3天为一疗程，间歇2~7天，按病情可用2~3个疗程。

　　（三）吐根碱类　有吐根碱，适用于急重病例紧急控制病情者，剂量为1mg/kg，成人一般为0.06g/d，深部肌内注射，6天一疗程。不良反应较大，如心肌损害、血压下降、心律失常。禁用于器质性心脏病、肾功能不全及妊娠患者。

　　（四）氯喹　此药在肝、脾、肺、肾浓度较血浆高200~700倍。成人0.6g/d（基质），连服2天后改为0.3g/d，2~3天为一疗程。

　　（五）喹诺酮类　此类药物抗阿米巴作用的机制尚不十分明确。成人口服吡哌酸1.5~2g/d，分3~4次口服，7天为一疗程；诺氟沙星0.6~0.8g/d；氧氟沙星0.3~0.6g/d。

　　（六）综合治疗　休息、加强营养、高蛋白饮食。体位引流排痰。有胸腔积液或脓胸者应做穿刺或闭式引流。

（七）手术治疗　适应证为内科久治无效者，慢性不可逆性纤维化病变，肝-支气管胸膜瘘者，肺不张。

【预后】

多数可治愈，病死率为 10%～15%。

第二节　肺弓形虫病

弓形虫病是专性胞内寄生的刚地弓形虫引起的疾病。人体多为隐性感染，但在机体免疫功能低下时，如艾滋病患者可出现严重症状。临床多侵犯脑、眼和淋巴结等，广泛播散时可出现肺炎。肺弓形虫病是指由弓形虫引起的急性或慢性呼吸道感染，包括弓形虫肺炎、支气管炎及胸膜炎。本病为全身性弓形虫感染累及肺部的表现，其发病率为弓形虫病的 6%。

【流行病学】

弓形虫在自然界中存在十分广泛，弓形虫病的传染源主要为动物，人体经食用弓形虫卵囊污染的食物或水、含有弓形虫包囊或假囊的生肉而感染。

【病因及发病机制】

病原体为刚地弓形虫，有双宿主生活周期，猫及猫科动物为其终宿主，其他大部分动物、鸟类及人类为其中间宿主，在中间宿主体内仅进行无性繁殖。本虫在繁殖阶段中可分为滋养体、包囊、裂殖体、配子体和囊合子五期，前两期主要见于中间宿主，后三期见于终宿主小肠内。滋养体对人类无重要传染意义。包囊见于慢性期，可数月、数年或终生存在于中间或终宿主的脑、肌肉、肺等细胞内，内含数十至数千个囊殖体。囊殖体及囊合子为重要传染源。传播途径：先天的是经胎盘垂直传播，获得性的经消化道传染为主，但也可经黏膜、破损的皮肤、输血或器官移植等感染。

弓形虫的卵囊进入肠道后，在消化酶的作用下孵化成滋养体，后者通过肠黏膜经过血液播散至全身组织，在机体免疫功能低下时，播散不易控制，可出现肺炎。

【病理】

表现为肺间质性肺炎，伴有大量单核细胞浸润。严重者伴肺泡渗出、坏死。在巨噬细胞、肺泡上皮细胞及毛细血管内皮细胞中可发现弓形虫包囊，细胞外可发现其滋养体。

【临床表现】

患者有养猫、狗史，饮用生水，进食未煮熟的肉类、蛋、乳类等历史。

成人弓形虫病临床表现类似于传染性单核细胞增多症，患者可无症状，或表现为低热、淋巴结肿大、皮疹，持续数周到数月。在播散性弓形虫病时，患者可有心肌炎、神志改变、高热。伴肺炎时，有干咳、呼吸急促、呼吸困难、发绀等。

先天性者表现严重，除早产、流产、死产外，可在出生时或数天、数月、数年后出现症状，主要为神经系统异常，如脑积水、小脑畸形、小眼、抽搐、智力障碍、癫痫等，也可有淋巴结及肝脾大，发热、肺炎表现，如不及时治疗，病死率大于 10%。

【实验室检查】

（一）血象　外周血白细胞正常或轻度升高，淋巴细胞及嗜酸性粒细胞增多，可有异常淋巴细胞，血沉增快。

（二）病原学检查　为确诊依据，但检出率不高。

（三）血清学检查　①染色试验：只适用于弓形虫感染血清学抗体检测的特殊试验，敏感性、特异性、重复性均好，可用于早期诊断。双份血清有≥4倍抗体时，表示有活动性感染，单份血清1∶8以上表示阳性感染，1∶1024以上表示有急性感染；②间接血球凝集试验（IHA）：敏感性、特异性均好，双份血清≥4倍有诊断意义，单份血清1∶64以上表示既往感染，1∶256以上表示新近感染，1∶1024以上表示活动性感染；③间接免疫荧光试验（IFA）：判断方法与IHA相同；④双抗体酶联免疫吸附夹心法检测循环抗原（CAg）：是一种新的检测方法，有较高的敏感性及特异性，可作为确诊的依据。

（四）影像学检查　X线胸片可见肺门增宽，两肺中下野有边缘欠清的点状、斑点状、条索状及小片状影，晚期可融合成片，重者有间质浸润，或有胸腔积液征象。个别患者可有肺实变影。肺门淋巴结肿大多见。

【诊断与鉴别诊断】

本病诊断困难，和其他病毒性肺炎、纵隔淋巴结结核等病鉴别诊断的关键在于病原学检查。遇有免疫功能低下患者临床出现疑似表现时，若其血清IgM抗体效价在1∶160以上时即可诊断。

需与传染性单核细胞增多症、巨细胞病毒感染、支原体肺炎鉴别。

【治疗】

（一）首选药物　药物治疗首选磺胺嘧啶加乙胺嘧啶，剂量前者为100mg/（kg·d），分4次口服，每日最大剂量不超过8g；后者负荷量200mg，分两次口服，之后75mg/d维持。免疫功能正常患者疗程为3~4周，免疫功能低下者应治疗至病变消失后4~6周，若免疫功能恢复则可停药，否则应长期维持用药以防复发，维持用药方案为：磺胺嘧啶500mg/d，分4次口服，同时乙胺嘧啶25mg/d。用药时应检测是否有皮疹、骨髓抑制等不良反应。对于出现严重副反应者可换用林可霉素。

（二）螺旋霉素　对急性获得性感染的孕妇常用此药，成人剂量2~4g/d，分4次口服。

（三）克林霉素（氯洁霉素）　治疗脉络膜视网膜炎较为有效，剂量300mg，静脉注射，q6h，连用3周。

【预后】

本病预后不良，尤其免疫功能低下者预后更差。

第三节　疟　疾

疟疾是疟原虫经蚊虫叮咬而传播的寄生虫病。疟原虫经血液侵入肝细胞和红细胞内寄生繁殖，使红细胞破裂而致病。临床表现为间歇性寒战、高热、大汗。

感染人体的疟原虫有4种：间日疟原虫、三日疟原虫、恶性疟原虫和卵形疟原虫，其中引起肺部疾病的主要为恶性疟原虫。有3%~10%的恶性疟疾患者合并肺部损害。

【流行病学】

传染源为现症疟疾患者及带疟原虫者。主要经按蚊叮咬感染人体，偶可经输血及母婴垂直传播。发病主要在热带、亚热带及温带地区，以夏秋季高发。

【病因及发病机制】

肺血管损伤、血管通透性增高是引起疟疾肺部表现的原因。其发病机制尚未明确，含有大量疟原虫的红细胞引起肺部血管的阻塞、疟原虫感染后引起促炎症细胞因子水平的增加等均可能参与发病。

【病理】

疟疾引起的肺部病理改变不特异，主要为肺泡壁增厚、水肿、色素沉积、炎性细胞浸润、微血栓形成和局部透明膜形成等。肺微循环血管周围单核细胞增多，单核细胞内可含有感染疟原虫的红细胞。

【临床表现】

疟疾的肺部症状可表现为咳嗽、咳痰、哮喘加重、呼吸性碱中毒等，但在疟原虫血症时超过30%的患者可出现急性呼吸窘迫综合征（ARDS），表现为端坐呼吸、呼吸急促、烦躁不安、咳泡沫痰等。

肺部 X 线表现为双侧间质浸润影，肺水肿。由于多数恶性疟疾患者同时有中枢神经系统表现，患者常因误吸合并细菌性肺炎，出现肺实变影。

【实验室检查】

（一）血常规检查　可发现血红蛋白减少、白细胞总数正常或偏低、单核细胞增多，嗜酸性粒细胞一般不增高。血小板明显减少见于合并弥散性血管内凝血（DIC）者。

（二）疟原虫检查　厚血涂片、骨髓穿刺涂片染色检查找到疟原虫可确诊。

（三）血清学检查　有间接荧光抗体试验、间接红细胞凝集试验及酶联免疫吸附试验等。阳性者提示可能存在疟疾，但不能据此作出诊断。

【诊断与鉴别诊断】

根据流行病学史、典型周期性寒战、发热、汗出热退表现、血或骨髓涂片中找到疟原虫，结合呼吸道症状及胸部 X 线片表现，即可确诊。但需与病毒性肺炎、败血症、肺结核等相鉴别。其中疟原虫检查是鉴别诊断的关键所在。

【治疗】

抗疟药物治疗：一旦明确诊断为恶性疟疾应立即给予药物治疗，可选用硫酸奎宁 650mg，口服或静脉点滴，q8h，连用 3 ~ 7 天，doxycycline 100mg，每日 2 次，或克林 300mg 每日 3 次，疗程均为 5 天。

在有多个脏器功能不全的患者需严密检测其血流动力学情况，有条件应转入 ICU。对于暴发性疟疾或高疟原虫血症的患者可用血液置换性输血（exchange transfusions）。

【预后】

以下因素提示预后不良：暴发性疟疾、高疟原虫血症、合并 ARDS、多脏器功能衰竭、DIC 等。

第四节　肺丝虫病

在我国，丝虫病主要是班氏丝虫（Wuchereria bancrofti）和马来丝虫（Brugia malayi）寄生于人体淋巴系统所引起的慢性寄生虫病，通过蚊虫叮咬传播。在肺部主要引起热带肺嗜酸性粒细胞增多症（tropical pulmonary eosinophilia，TPE）。

【流行病学】

血中有微丝蚴的患者和无症状的带虫者为主要的传染源。蚊类是主要的传播媒介。5～10月为主要高发季节。TPE常多发生于30～40岁的男性中，以久居流行地区者多见，但也可在离开流行区后发病。

【病因及发病机制】

我国的丝虫病是由班氏丝虫及马来丝虫寄生于人体淋巴系统引起。终宿主是人。血中有微丝蚴的患者或带虫者是本病的主要传染源。传播班氏丝虫病的是淡色库蚊、致乏库蚊及中华按蚊。传播马来丝虫病的是中华按蚊及雷氏按蚊嗜人血亚种，沿海地区车乡伊蚊亦能传播班氏及马来丝虫病。

丝虫的幼虫进入人体后，引起明显的炎性反应及过敏反应，血液中及肺脏局部的嗜酸性粒细胞计数和IgE水平增高，从而引发一系列的组织损伤和病理生理改变。活化的嗜酸性粒细胞产生氧自由基，释放炎症颗粒，主要有碱性蛋白、嗜酸性粒细胞神经毒素、嗜酸性粒细胞阳离子蛋白等，这些炎症颗粒引起呼吸道上皮细胞损伤。

肺部丝虫病是指由丝虫或微丝蚴在胸部淋巴管内寄生引起的淋巴管阻塞、引流障碍，或由微丝蚴血症或丝虫热所致的胸部器官病变，或虽无明显临床症状，但在胸腔积液、痰、淋巴结等处找到丝虫或微丝蚴。

【病理】

TPE的主要病理改变为肺泡炎及肉芽肿形成，其中有多量的嗜酸性粒细胞、巨核细胞、组织细胞浸润，并可发现微丝蚴。晚期可有纤维化。

【临床表现】

1. 患者有在流行地区生活史及蚊虫叮咬史。

2. 临床表现为周期性的畏寒、发热、乏力、周身不适，反复发作的皮疹。呼吸系统症状可有胸闷、胸痛、咳嗽、咯血、哮喘发作。体征可有肺部哮鸣音，干湿啰音及呼吸音减低。如丝虫在乳腺淋巴道内寄生，则可扪及单侧或双侧乳腺结节或硬块。

3. TPE常为慢性起病，但病情可在1年内进行性加重。最初表现为阵发性咳嗽、喘息、活动时呼吸困难、胸痛等。咳嗽常始于夜间，咳痰很少，常伴有发热、体重降低、倦怠等。咳嗽和呼吸困难严重者类似哮喘持续状态。部分患者可有恶心、呕吐。肺部听诊可正常或听到少许干湿啰音。个别TPE患者以肺心病表现为首发症状。

4. 实验室检查

（1）过敏反应时血白细胞可上升，嗜酸性粒细胞升高，嗜酸性粒细胞比例显著增高，可达60%以上。

（2）如伴感染，中性粒细胞升高，抗链球菌溶血素"O"常升高明显。血清及BALF中IgE和丝虫特异性抗体水平明显增高。

（3）血检微丝蚴 是早期诊断丝虫病的惟一可靠方法。通常采周围血，以晚上9时至凌晨2时为宜。

（4）乳糜实验 对疑为乳糜痰、乳糜胸腔积液的标本，常用苏丹Ⅲ染色证实。

（5）寄生虫检查　利用犬恶丝虫制备抗原，通过补体固定试验或皮内试验检测丝虫抗体，若阳性可帮助诊断。

（6）影像学检查　胸部 X 线片可见肺纹理增多，散在粟粒状、片条状阴影或有胸腔积液征象，以中下肺野明显。在未经治疗的慢性患者可发现弥漫的间质纤维化改变。在肺动脉寄生的犬恶丝虫死亡后被血流冲至肺部，常至肺梗死及肉芽肿，形成硬币样阴影，易被误诊为肿瘤。

（7）肺功能检查　常有一氧化碳弥散度减低，提示原发性限制性通气功能障碍。50% 的 TPE 患者同时有阻塞性通气功能障碍。

【诊断及鉴别诊断】

TPE 的确诊依据为：①阵发性夜间呼吸困难史；②胸片提示肺浸润影；③外周血嗜酸性粒细胞计数超过 3×10^9/L；④血清 IgE 水平升高；⑤高效价的丝虫抗体；⑥乙胺嗪（diethyl-carbamazine，DEC）抗丝虫治疗疗效显著。

本病主要需和伴有嗜酸性粒细胞升高的其他感染性或非感染性肺部疾患相鉴别，如其他蠕虫感染、伴有血管炎的变态反应性肉芽肿（Churg-Strauss）、变态反应性支气管肺曲菌病、Wegener 肉芽肿和特发性高嗜酸性粒细胞综合征。

【治疗】

（一）海群生　对丝虫的成虫及微丝蚴均有杀灭作用，成人 1.5g 睡前顿服，或 0.75g 每日 1 次，连服 2 天，或 0.5g 连服 3 天。海群生本身副反应轻，治疗期间由于大量杀灭丝虫成虫及微丝蚴，故可出现畏寒、高热、头痛、肌肉疼痛等过敏反应。还可有肝脾大疼痛、血尿、蛋白尿。

（二）左旋咪唑　对班氏丝虫及马来丝虫均有效，150～200mg/（kg·d），分 2 次口服，副作用较海群生大，主要是服药期间发热，停药后消失。

（三）呋喃嘧酮　对班氏丝虫成虫及微丝蚴均有显著杀灭作用，20mg/（kg·d），分 2～3 次口服，7 天为一疗程。其不良反应与海群生相仿。

（四）DEC　是治疗 TPE 的首选药物，剂量为 6mg/（kg·d），疗程 12～21 日。本药耐受性好，副作用少，仅有轻微恶心、呕吐、头晕及低血压等。70%～80% 患者治疗后 2～5 日临床症状即开始改善。患者经治疗临床症状消失后，由于肺部损害仍持续存在，临床症状可以复发，故需重复治疗。

异阿凡曼霉素（ivermectin）虽然治疗淋巴系统丝虫病有效，但对 TPE 无效。

【预后】

多数 TPE 经有效治疗后预后良好。

第五节　内脏蠕虫蚴移行症

内脏蠕虫蚴移行症（visceral larva migrans，VLM）是犬弓蛔虫（Toxocara canis）感染人体引起的动物源性传染病。

【流行病学】

犬弓蛔虫的终末宿主为狗、狐狸及其他犬科动物。动物随地排便，粪便中的犬弓蛔虫卵污染土壤，人因偶尔吞食其虫卵而感染。患者多为社会经济地位较低家庭中的 1~4 岁儿童，和其居住环境拥挤、玩耍地域有狗随地排便及食土癖等有关。

【病因及发病机制】

犬弓蛔虫卵经吞食后进入人体小肠，孵化成蚴虫，蚴虫在移行过程中引起机体免疫反应，在内脏形成肉芽肿。目前认为，免疫反应中释放的生物活性介质，如氧自由基、嗜酸性粒细胞和其他炎性细胞的毒性蛋白颗粒等，引起肺脏损害。

【病理】

病理检查可见内含犬弓蛔虫蚴虫的嗜酸性肉芽肿。

【临床表现】

感染犬弓蛔虫后可无症状，或表现为肺、脑重要脏器受累的暴发性疾病。多数患儿无症状，部分患儿可有全身症状，如发热、乏力、瘙痒、恶心、体重减轻、易激惹及睡眠障碍等。体检可发现肝脏大、肺部啰音、皮肤丘疹或荨麻疹及淋巴结肿大等。肺脏是 VLM 最常累及的器官，临床表现为咳嗽、喘息，严重者可表现为急性支气管炎、肺炎和呼吸衰竭。X 线胸片常可见双肺轻度游走性浸润影。

【实验室检查】

实验室检查的异常发现主要有嗜酸性粒细胞增多、多克隆免疫球蛋白增高、肝酶升高等。血清中犬弓蛔虫抗体检测阳性。

【诊断及鉴别诊断】

主要的诊断依据：①流行病学资料，如食土癖；②临床有发热、肝大、嗜酸性粒细胞增多；③呼吸道受累症状及胸片异常发现；④血清犬弓蛔虫抗体阳性。

临床上主要应同下列疾病相鉴别：其他肠道线虫肺移行、肺部恶性淋巴瘤、结节性多动脉炎及特发性高嗜酸性粒细胞综合征等。

【治疗】

VLM 多数持续数周至数月后可自限，常常仅须给予退热药对症处理，无需驱虫治疗。过于积极的驱虫治疗有加重肺脏、肝脏及脑部炎性反应的危险。在症状严重的患儿可试用激素治疗。

【预后】

多数疾病可自限，预后良好。

第六节　类圆线虫病

类圆线虫病是由粪类圆线虫（Strongylaides stercoralis）寄生于人体小肠所引起，多以皮肤、肺脏及胃肠道症状为主要表现。粪类圆线虫是惟一能够在人体繁殖的肠道线虫，在体弱及免疫功能低下者，可在体内播散引起严重感染。

【流行病学】

类圆线虫病患者是主要的传染源。类圆线虫蚴虫存在于土壤中，有感染性，人类主要通过皮肤或黏膜接触污染土壤而感染。人群普遍易感，严重播散性感染常见于免疫功能缺陷者，包括：营养不良儿童、大面积烧伤者、接受糖皮质激素或免疫抑制剂治疗者、恶性肿瘤患者、慢性酒精中毒者、接受骨髓或实质器官移植者、人类嗜 T 淋巴细胞 1 型病毒（HTLV-1）感染者、HIV 感染者及慢性肺病患者等。主要分布于热带、亚热带。国内多见于长江流域及以南地区，东北和西北地区亦有发病。

【病因及发病机制】

类圆线虫蚴虫穿透皮肤或黏膜进入人体静脉系统，经肝脏、右心移行至肺脏，穿破肺泡壁进入肺泡，沿呼吸道上升至咽部，被人体吞下进入小肠后发育成熟为成虫，产卵并孵化成蚴虫，经粪便排出后重新开始其生活周期。

主要在其蚴虫移行及播散性严重感染时对肺脏产生损害，导致呼吸道疾病。

【病理】

肺移行的病理改变和蛔虫相似。

【临床表现】

粪类圆线虫蚴虫肺移行时表现为 Löffler 综合征，患者可有咳嗽、气促、咯血、肺部多发浸润影、明显的嗜酸性粒细胞增多等，以上症状多为自限性。

在有播散性类圆线虫感染时，肺部表现可非常严重，咳嗽、咯血、呼吸困难，肺部 X 线检查可以发现胸腔积液、双肺非特异性片状肺间质及肺泡浸润影等，肺脓疡的出现常提示合并有细菌感染存在，45% 的患者可并发急性呼吸窘迫综合征（ARDS），偶有肺出血。并发 ARDS 和既往患有慢性肺病者病死率明显增高。

HIV 感染者的肺脏类圆线虫感染多为播散性，多数胸片无明显改变且嗜酸性粒细胞正常。

【实验室检查】

（一）血常规检查　可有嗜酸性粒细胞计数增多。

（二）寄生虫检查　通过粪便、十二指肠引流液、痰、支气管肺泡灌洗液检查发现类圆线虫蚴虫，但阳性率在 30% ~ 80%。此外尚可进行肺活检病理检查。

（三）血清免疫学检查　可通过免疫荧光抗体试验或酶联免疫吸附试验等检测感染者血清中的抗体水平，阳性率高，但和其他丝虫感染存在交叉反应。

【诊断与鉴别诊断】

根据流行病学资料、患者临床表现及检查发现类圆线虫蚴虫可明确诊断。

在免疫功能缺陷者出现肺部综合征时应考虑本病的可能，行相关检查明确。

【治疗】

（一）驱虫治疗　首选异阿凡曼霉素（ivermectin），剂量为单剂 200mg，不良反应少，据报道治愈率为 80% 以上。此外可选用阿苯哒唑 400mg/d，连服 3 日，或噻苯哒唑 25mg/kg，每日 2 次，连服 2 日。

（二）支持治疗　积极输液、输血、补充足够热卡，纠正水、电解质紊乱。

（三）合并症治疗　积极治疗继发的细菌感染。

近来发现环孢菌素有抗类圆线虫的作用，故在选用免疫抑制剂时可考虑应用环孢菌素。

【预后】

播散性类圆线虫感染预后不良，即使给予积极的驱虫治疗，病死率仍很高。

第七节　蛔　虫　病

蛔虫病是蛔虫寄生于人体小肠所引起的疾病。临床常无明显症状。但在病程早期当蛔虫幼虫在体内移行时可引起呼吸道症状与过敏症状。

【流行病学】

蛔虫成虫寄生于人体小肠，虫卵随粪便排出，污染周围环境。患者为主要的传染源。人类主要经粪口途径感染。卫生情况差的地区发病多。感染者以儿童多见。

【病因及发病机制】

吞入体内的虫卵在到达小肠后孵出其幼虫，幼虫穿过肠黏膜进入静脉循环，经过肝脏、肺脏移行而至肺泡腔内，经过支气管、气管、咽部被机体吞入，在小肠发育为成虫。幼虫在肺部移行时引起一系列机体免疫反应，出现肺损害，临床出现呼吸道症状。

【病理】

肺泡腔内充满浆液性液体，支气管周围嗜酸性粒细胞浸润，支气管管腔内黏液分泌物增多。肺泡壁、肺泡腔、小支气管、支气管等处可见大量的蛔虫幼虫。移行中的幼虫周围组织出血、渗出明显。

【临床表现】

患者主要表现为 Löffler 综合征，症状可有咳嗽、喘息、发热、血管神经源性水肿等，严重者可有咯血、呼吸困难。体格检查可闻及啰音或哮鸣音。

胸部 X 线片可发现短暂游走性片状肺浸润影。

【实验室检查】

（一）血常规检查　可发现白细胞总数明显增高，其中嗜酸性粒细胞比例明显增高，可达60%。

（二）寄生虫检查　粪便中可发现蛔虫虫卵或成虫。幼虫肺移行时，在痰、胃灌洗液或肺活检组织中可检出幼虫。

【诊断和鉴别诊断】

对于如下患者应怀疑肺寄生虫感染：呼吸道症状以哮喘为主、肺部发现游走性片状浸润影、血中嗜酸性粒细胞增多者。若病原学检查发现蛔虫则可确诊。

【治疗】

蛔虫移行引起的病变常为自限性，本身多无需治疗。但对于临床症状明显的患者可给予可待因和激素治疗缓解症状。驱虫治疗的目的是根除感染，以防复发，药物可选用阿苯哒唑400mg，或双萘羟酸噻嘧啶 11mg/kg。一次顿服，也可选用甲苯咪唑 500mg，一次顿服或100mg，每日两次，连服3天。

【预后】

经过积极治疗多数预后良好。

第八节　肺包虫病

包虫病是细粒棘球绦虫（Echinococcus granulosus）幼虫感染人体引起的疾病，称棘球蚴病（包虫病）。临床除引起肝包虫病外，肺脏亦可受累，引起肺包虫病，是牧区常见的一种人畜共患病。

【流行病学】

包虫病在世界范围内分布很广，主要流行于畜牧地区。狗是细粒棘球绦虫的终末宿主和主要的传染源。成虫寄生在狗的小肠内，虫卵随粪便排出，污染其皮毛及周围环境。人和狗密切接触后若未洗手，则可吞食其虫卵而感染，此外还可以通过污染的食物及水源而感染。人类普遍易感，感染者以青壮年农牧民多见。

【病因及发病机制】

吞食的细粒棘球绦虫虫卵经消化液的作用，在小肠孵出六钩蚴，穿透黏膜经门静脉或淋巴管到达肝脏或肺脏，在组织中寄生，发育成熟为棘球蚴或包虫囊肿。在肺组织中的囊肿以每年 1～5cm 的速度增大，压迫周围肺组织出现一系列临床症状。

【病理改变】

包虫囊肿分内外两层，内层为虫体，含质地脆弱的角质层及生发层，幼虫及囊液均由生发层产生，外层为宿主的纤维包膜。周围有炎症反应，早期为大量的巨噬细胞及嗜酸性粒细胞浸润，晚期由于囊肿增大，出现肺不张、肺淤血及阻塞性肺炎等。囊肿破裂后囊液溢出可引起机体严重的过敏反应。

【临床表现】

包虫病中，肺包虫病占 20%～30%，肝包虫病占 60%。肺包虫病的包虫囊肿多位于肺底，和肺血管和淋巴管的分布相一致。75%～90% 为单发囊肿，早期可无任何症状，常因囊肿渗漏或破裂后出现的临床症状而就诊。囊肿渗漏主要表现为过敏反应，出现反复发作的荨麻疹、支气管痉挛。囊肿破裂主要表现为咳嗽、呼吸困难、咯血、肺脓肿或咳囊液等，若囊肿破入胸腔尚可出现胸腔积液或液气胸。偶有巨大囊肿压迫周围结构引起 Horner 综合征、吞咽困难或上腔静脉压迫综合征等。

【实验室检查】

（一）血常规检查　可有嗜酸性粒细胞增多。

（二）囊肿内含物检查　若囊肿破裂，可在痰、胃液及胸腔积液中找到囊肿碎片、子囊及蚴虫等。

（三）皮内试验　用囊液抗原做皮内试验，可出现红色丘疹等局部反应。

（四）免疫学检查　①包囊皮内试验是目前最常用的免疫学检查，敏感性高，但特异性差。阳性率 60%～90%，假阳性率为 10% 左右；②补体结合试验：敏感性及特异性均较差，晚期囊肿退化或棘球蚴死亡，抗体效价减低，本试验可转阴性，故可用做患者治疗后血清学监测；③对流免疫电泳试验：敏感性高，约 89%，假阳性率低，特异性高；④间接血凝试验：对包虫病的平均阳性率为 83%，假阳性率为 4%；⑤酶联免疫吸附试验：如采用提纯抗原，敏感性为 82.5%，特异性达 95.9%。如采用粗制抗原，敏感性为 93%，但假阳性率为16.4%。

（五）影像学表现 早期囊肿较小时仅见密度较低，边缘不清的浸润阴影，但囊肿大于2cm后便出现轮廓较清晰的类圆形阴影。典型的影像是单发的或多发的边缘清晰、整齐、密度均匀、稍淡的圆形或类圆形或有切迹分叶状阴影。肺巨大包虫囊肿在透视时随深呼吸而有纵向伸缩变形，称为"包虫囊呼吸征"，由于囊肿增大将肺组织推至周围，形成所谓"手握球征"。如囊壁与支气管相通，可形成"新月征"及"双弓征"。内囊破裂萎陷并漂浮于囊液上则形成"水上浮莲征"。

【诊断及鉴别诊断】

根据流行病学，牧区生活史及与狗等动物的密切接触史，可疑的囊肿破裂症状、过敏史、胸部影像学改变，并结合皮内试验和血清学试验阳性，则可诊断。但需和支气管囊肿、肺癌、肺转移癌、肺脓肿、肺结核、纵隔肿瘤、包裹性胸腔积液等相鉴别。

【治疗】

治疗措施的选择取决于临床症状的轻重、囊肿的位置、囊肿是否破裂等。

（一）外科手术 内囊切除为本病的根治方法。原则是避免囊液外溢、完整摘除内囊并尽可能保留周围健康肺组织。肺叶切除适用于肺组织大块毁损、严重感染、包虫囊外囊钙化及疑有肺癌者。

（二）药物治疗 适用于病变严重、不愿接受或无法耐受手术者。70%～83%肺包虫病患者药物治疗有效，但50%患者在治疗中可能出现囊肿破裂。疗程不少于6月，治疗结束后仍需密切随诊2年。药物首选阿苯哒唑，治疗后能够使囊肿缩小，减少囊肿破裂，25%～50%患者单纯药物治疗可获痊愈。剂量为400mg，每日2次，30日为一疗程，单独药物保守治疗时共需治疗4个疗程，每个疗程之间间隔15天。在手术切除治疗前应药物治疗6周，手术后常规治疗3疗程。5%患者可出现不良反应，如皮疹、脱发、白细胞减少、肝功能损害等。有资料显示阿苯哒唑与吡喹酮合用比单药治疗效果好。

另有经皮穿刺外引流并注入驱虫药物治疗痊愈的报道，但缺乏大宗的研究结果。

【预后】

积极治疗后预后良好。病变晚期、合并呼吸功能衰竭、严重感染等则预后不良。

第九节　肺吸虫病

肺吸虫病又称肺并殖吸虫病，是肺并殖吸虫在肺部寄生而引起的一种人畜共患病。在我国，肺吸虫病主要由卫氏肺并殖吸虫（Paragonimus Westermani）和四川肺并殖吸虫（Paragonimus szechuanensis）引起。

【流行病学】

肺吸虫病在我国分布很广。猫、狗、鼠等多种哺乳类动物既是肺并殖吸虫的主要保虫宿主，又是该病主要的传染源。肺并殖吸虫的第一中间宿主是淡水螺，第二中间宿主是溪蟹、蝲蛄等甲壳类动物。肺并殖吸虫可通过多种途径感染人体，在流行区主要因生食、腌食、醉食、半熟食含有活囊蚴的溪蟹、蝲蛄或饮用囊蚴污染的溪水而感染，偶可通过生食带有肺吸虫幼虫的野猪肉片而感染。在流行区儿童感染最多见，有症状者多在5～20岁。

【病因及发病机制】

活囊蚴进入人胃后，经过消化液的作用在小肠孵化为幼虫，穿透肠壁进入腹腔，部分可穿过膈肌到达胸腔及肺，并在肺内发育为成虫，形成炎性囊肿。

肺脏的病变主要由幼虫、成虫移行、定居而产生的机械损伤以及其代谢产物等抗原物质产生的免疫反应而引起。

【病理改变】

早期虫体在肺移行时，主要的病理改变为急性气管炎、肺间质水肿、出血和淤血，虫体周围可见片状肺炎，伴有嗜酸性粒细胞和中性粒细胞为主的微小脓肿。后期由类上皮细胞、巨噬细胞、嗜酸性粒细胞和浆细胞形成肉芽肿。晚期在虫体附近可形成局灶性纤维化。

【临床表现】

人体感染肺吸虫后多数并无症状。临床症状一方面是由肺吸虫导致的直接损伤而引起，另一方面由机体的炎症反应所致。常表现为荨麻疹、腹泻、腹痛、胸痛、发热、全身不适、盗汗、咳嗽、咳铁锈色痰、呼吸困难等。部分患者可表现为反复发作的支气管炎或支气管肺炎，病程可以迁延数十年之久。体检可有营养不良、皮下结节、肺实变体征，也可无任何阳性发现。X线胸片可表现为片状圆形棉絮状密度增高影、胸腔积液、空洞形成等，在感染时间长的患者还可发现钙化影。按侵犯的器官不同，可分为四型：

（一）胸肺型 肺为卫氏肺吸虫最常寄生的部位，咳嗽、血痰、胸痛最常见，典型的痰为铁锈色或棕褐色，可持续数年不断，如伴肺部坏死组织则呈烂桃样血痰，其中可找到虫卵。肺吸虫移入胸腔可引起胸痛、渗出性胸腔积液。

（二）腹型 腹痛尤以右下腹痛最多见，轻重不一。亦可有腹泻、肝脾大、血便等。脐周围有压痛，偶可扪及结节及肿块，大便中或可找到成虫和虫卵。

（三）结节型 以皮下或肌肉结节最多见，约20%的卫氏并殖吸虫感染后2～42个月出现，多位于下腹部至大腿间皮下深部肌肉内，可扪及1～6cm肿块，结节内可发现成虫或虫卵。四川并殖吸虫引起的肺吸虫病主要表现为皮下结节或包块，发生率为50%～80%，多发于腹、胸、背、腹股沟、股、阴囊、精索、头颈、眼眶，多数为1～3cm大小，能游走，包块为典型的嗜酸性肉芽肿，可找到虫体，但无虫卵。

（四）脑型 多见于儿童及青壮年，早期患者可有头痛、呕吐、视盘水肿等颅内压增高的表现。稍后可有癫痫、幻觉、瘫痪、失语、偏盲、感觉异常等定位症状，如侵犯脊髓则有运动障碍、截瘫、尿潴留，此型以卫氏并殖吸虫引起多见。

【实验室检查】

（一）血常规检查 白细胞计数多增多，在（10～40）×10^9/L之间。嗜酸性粒细胞比例显著增高，5%～20%间，个别可达80%以上。血沉多增快。

（二）寄生虫检查 痰、胸腔积液、粪便、经皮或开胸肺活检组织病理检查可检出肺吸虫虫卵。

（三）影像学表现 肺部影像学表现因病程而异。①脓肿期：表现为1～2cm的圆形或类圆形密度不均、边缘模糊的云絮状阴影，多在单侧或中下肺野，病灶不固定；②囊肿期：是本病的特征性征象，随纤维组织增生，形成边界清楚的结节状阴影，其内可见多个蜂窝状透亮区，壁厚薄不一，大小不等，周围可见长短不等的索条状阴影；③瘢痕期：囊肿纤维化修复，胸片示大小不等致密点状或索条状阴影；④胸膜粘连及肥厚。

（四）胸腔积液穿刺检查 胸腔积液为无菌性，蛋白及乳酸脱氢酶含量增高，嗜酸性粒细胞增多，葡萄糖含量常降低。

（五）免疫学检查，可行皮内试验及血清抗体测定。

【诊断及鉴别诊断】

根据流行病学资料，有在流行区食用生的或半生的溪蟹、蝲蛄等甲壳类动物，饮用过生的溪水，有典型临床症状和 X 线表现，并结合血嗜酸性粒细胞增高，痰找虫卵阳性等，诊断可以成立。但临床需和肺结核、结核性胸膜炎、结核性腹膜炎、慢性肺真菌感染、Löffer 综合征、肺血管炎、肿瘤、肺脓肿和支气管扩张症等鉴别。

【治疗】

虽然有硫双二氯酚（bithionol）和 niclofolan 成功治愈肺吸虫病的报道，但由于吡喹酮毒副反应少，治愈率高，仍为治疗肺吸虫病的首选药物。剂量为 25mg/kg，每日 3 次，疗程为 2 日。临床治愈率为 95%~100%。不良反应轻微，常短期存在，主要有恶心、头痛、眩晕、荨麻疹及腹部不适。近来有报道 triclabendazole 和吡喹酮疗效相仿，但副反应更少。在治疗后 3 个月咯血消失，胸片改变恢复正常。

【预后】

本病早期治疗后预后良好。

第十节 血吸虫病

血吸虫病是由血吸虫（Schistosoma）寄生于人体而引起的疾病，是一种人畜共患病，曾是危害我国农民身体健康最严重的寄生虫病。已知寄生于人体的血吸虫有 6 种，在我国流行的主要是日本血吸虫（Schistosoma japonicum）。

【流行病学】

患者及多种哺乳类动物是血吸虫病的传染源及终末宿主。钉螺是惟一的中间宿主。随粪便排出的虫卵入水后孵化成毛蚴，后者可侵入钉螺体内发育成尾蚴并逸出重新入水，人若接触疫水，其中的尾蚴可通过皮肤或黏膜钻入人体内而使人体感染血吸虫。感染者以中青年农民及渔民多见，夏秋季多发，可有小流行。

【病因及发病机制】

侵入人体皮肤或黏膜中的尾蚴经过毛细血管随血流经肺到达肝脏，在门脉系统或肠系膜动脉中发育为成虫，产卵，虫卵可通过肝脏再次入肺，重复其生活史。肺脏病变最初为蚴虫肺移行引起的急性感染，之后在成虫产卵后则由于虫卵不断沉积在肺脏而引起慢性病变。

【病理改变】

蚴虫肺移行时主要的病理改变为急性肺泡炎，肺间质水肿、出血、淤血、白细胞浸润。虫卵沉积在肺脏后，在其周围形成肉芽肿，主要由类上皮细胞、巨噬细胞、嗜酸性粒细胞和浆细胞组成。

【临床表现】

临床症状常于急性感染后 1~2 周出现。早期蚴虫肺移行时主要表现为咳嗽、荨麻疹、低热、胸痛、咯血、哮喘等。1个月后虫卵沉积在肺脏，释放抗原物质后可出现血清病样表现，咳嗽、高热、全身肌肉酸痛、关节痛及胃肠道不适，查体可听到肺部啰音。X线胸片提示双肺野弥漫性斑片状阴影或局灶性浸润影。晚期形成肺血吸虫肉芽肿时，肺部症状不多见，部分患者可有咳嗽、发热、呼吸困难、发绀、咯血等，肺部X线片可表现为直径5mm左右的粟粒状结节影、孤立肺浸润影或伴有钙化的空洞影。个别患者可出现肺动脉高压、右心功能不全。若患者有发绀，但无肺动脉高压则提示门脉和肺血管间存在分流。

【实验室检查】

（一）血常规检查　嗜酸性粒细胞比例显著增高，偶可达70%，慢性期患者多不超过20%。

（二）寄生虫检查　少数患者痰中可检出虫卵。近来经支气管镜行气管黏膜活检可提高虫卵的检出率。

（三）免疫学检查　可行皮内试验及血清抗体测定。

【诊断及鉴别诊断】

根据流行病学史、呼吸道症状、X线胸片改变、痰或纤维支气管镜检查找到虫卵及免疫学检查结果可以确诊。但需和血行播散型肺结核、浸润型肺结核、支气管炎、肺癌及支气管扩张症等鉴别。

【治疗】

急性血吸虫病常不治自愈，患者数年后可再次出现临床症状。由于吡喹酮用于治疗成虫的疗效好于治疗幼虫，故患者可在感染后2~4周后开始治疗。剂量为60mg/kg，分2~3次口服。治愈率为75%~100%。治疗后3~6月内需检测3次粪便及尿中的虫卵。

【预后】

急性血吸虫病若不及时治疗严重者可导致死亡，慢性血吸虫病则可引起肝硬化，出现严重并发症，预后差，故应积极防治。

第十一节　肺钩虫病

肺钩虫病是全身钩虫病的表现之一。是钩蚴从皮肤入侵后，穿过肺微血管，进入肺泡时引起局部出血及炎症病变而出现咳嗽、哮喘等症状。

【病因】

国内寄生于人体的钩虫主要是十二指肠钩口线虫与美洲板口线虫。钩虫患者及钩虫感染者是传染源。国内大部分地区为两种钩虫混合感染，北方以十二指肠钩口线虫感染为多，在南方个别地区则以美洲板口线虫感染为主。

【临床表现】

患者有流行地区生活史，赤脚在田地里劳动史，有饮生水、吃生蔬菜和食物史。呼吸系统症状常于受感染后3~5天出现，表现为咳嗽、咽喉痒、声音嘶哑。严重病例呈剧烈干咳及哮喘发作，痰内有血丝。其他症状包括皮肤奇痒和烧灼感，上腹不适、隐痛、恶心、呕吐、腹泻、顽固性便秘，严重者可有大便潜血阳性。个别患者有"异嗜症"。此外还有贫血、心衰、儿童发育障碍、成人性功能减退。

本病需与其他寄生虫感染引起的过敏性肺炎、哮喘、支气管肺炎相鉴别。贫血者应与其他引起小细胞低色素性贫血的疾病鉴别。

【实验室检查】

（一）血常规 红细胞计数减少，血红蛋白及血细胞比容降低，属小细胞低色素性贫血。嗜酸性粒细胞及白细胞总数初期增加，后期贫血显著时嗜酸性粒细胞及白细胞总数逐渐减少。

（二）粪便找钩虫卵 主要有直接涂片法，漂浮检查法，虫卵计数法及钩蚴培养法。

（三）影像学检查 X线胸片表现为一过性过敏性浸润性病变，可伴肺门阴影增重及肺纹理增多。一般2周左右消退。

【治疗】

（一）驱虫治疗 ①阿苯哒唑：本品适用于各型钩虫病，成人常用400mg顿服，隔10天再服1次，或每日200mg，连服3天，12岁以下儿童减半量，虫卵阴转率90%以上；②甲苯咪唑：剂量为每次100mg～200mg，分早晚空腹或半空腹服用，连服3～4天，儿童、老年、体弱者剂量和疗程酌减，十二指肠钩虫阴转率平均95%；③噻嘧啶：成人剂量10mg/kg，睡前服，连服2～3天，十二指肠钩虫阴转率平均95%，复方噻嘧啶为噻嘧啶与酚嘧啶混合压片，每片含150mg，每日2次，每次3片，连服2天，冠心病、消化性溃疡、急性肝炎、肾病、活动性肺结核患者慎用。

（二）对症治疗 止咳平喘，纠正贫血，必要时输血。

（王焕玲）

参 考 文 献

[1] Gopinath R, Mutman T B. Parasitic Diseases. In：Murray JF, Nadel JA eds. Textbook of respiratory medicine. 3rd ed, Philadelphia：WB Saunders Company, 2000, 1143－1172

[2] 王季午主编. 传染病学. 第2版，北京：人民卫生出版社，1987

[3] 翁心华、潘孝彰、王岱明主编. 现代感染病学. 上海医科大学出版社，1998

第十九章　肺　脓　肿

　　肺脓肿（lung abscess）指微生物引起的肺实质坏死性病变，形成包含坏死物或液化坏死物的脓腔，常表现有气液平面。有临床学者将直径小于2cm的多发肺内脓腔病变定义为坏死性肺炎（necrotizing pneumonia）或肺坏疽（lung gangrene）。坏死性肺炎和肺脓肿是同一病理学过程中的表现。

　　肺脓肿可根据持续时间及相应的病原学特征进行分类。急性肺脓肿指发病时间小于6周的肺脓肿，慢性肺脓肿则持续时间长。原发性肺脓肿（primary abscess）指健康人因吸入或肺炎而引起的原发感染。继发性肺脓肿（secondary abscess）指在某些疾病基础上继发感染所致，如肿瘤或异物阻塞支气管、存在支气管扩张和（或）机体处于免疫抑制状态，肺外病变扩散至肺（包括血源性肺脓肿）也属此类。肺脓肿可由以下病原体感染引起：化脓性细菌、分枝杆菌、真菌或寄生虫，根据不同的病原可进一步分类，如葡萄球菌肺脓肿、厌氧菌或曲菌肺脓肿。

　　肺脓肿病情常较急，但有时平缓。可与肺梗死、原发或转移性恶性肿瘤、矽肺的坏死性凝固性病变或煤炭工的尘肺相混淆。抗生素治疗后肺脓肿的预后常较好。

【流行病学】

　　与抗生素前时期相比，目前由化脓性细菌引起的肺脓肿已相对减少，这可能与肺炎患者早期应用有效的抗生素，避免发展至坏死有关。而且，住院昏迷或麻醉下患者的管理技术的提高事实上减少了由于误吸引起的肺脓肿。现今所遇到的肺脓肿大多由厌氧性细菌引起。误吸在厌氧菌引起肺脓肿的病理生理中占有重要地位，特别是在有牙周疾病的情况下。

　　因牙周疾病增多和微量吸入发生率增加，肺脓肿常见于老年人。目前普通人群中肺脓肿的发生率并不清楚。

【病因、发病机制与病理】

　　细菌性感染可经几种途径到达肺。最常见的为口咽内容物吸入。大多数情况下，肺脓肿是口腔厌氧菌引起的吸入性肺炎的并发症。牙龈裂缝处的细菌侵入下呼吸道，如宿主防御机制不能清除细菌，就发生感染，并导致吸入性肺炎，进一步在7~14天后可导致组织坏死，从而导致肺脓肿形成。发生肺脓肿的高危因素包括严重牙病、癫痫发作、酗酒。其他因素包括丧失呕吐反射如昏迷、意识不清、全身麻醉或镇静状态以及原发性肺疾病、三尖瓣心内膜炎、血管性疾病、癌性空洞、肺囊性疾病。肺大疱或肺囊肿的感染可形成脓肿。支气管阻塞可引起阻塞后肺炎，可导致肺脓肿。其他形成肺脓肿的机制包括菌血症或三尖瓣心内膜炎，导致肺内菌栓形成。

　　1974年Bartlett等报告，89%肺脓肿可培养出厌氧菌，其中46%肺脓肿患者痰培养仅发现厌氧菌，43%患者有厌氧菌和需氧菌的混合感染。最常见的厌氧菌是消化链球菌、类杆菌属、梭形杆菌属及微需氧链球菌。其他可引起肺脓肿的不常见的微生物包括金黄色葡萄球菌（可形成多发脓肿）、肺炎链球菌（罕见）、肺炎克雷伯菌、流感杆菌、铜绿假单胞杆菌、放线菌属、奴卡菌属和其他革兰染色阴性杆菌。非细菌性病原也可引起肺脓肿，包括寄生虫（如并殖吸虫属、阿米巴属）、真菌（如曲菌、隐球菌属、组织胞质菌、牙生菌属、球孢子菌属）、分枝杆菌。

肺脓肿从一小坏死灶逐渐发展为肺组织的实变区域，这些区域可融合形成单个或多个化脓性区域，从而形成肺脓肿。如在早期抗生素干预了此自然过程，病变可愈合不遗留残余病变。当进展性感染破坏临近的支气管，脓肿内容物咳出时，表现为恶臭痰。若感染经久不愈，肺内炎症不能完全吸收，脓腔壁可发生纤维化，引起瘢痕，分隔脓腔。脓肿可再次形成，脓液溢入支气管树可致感染播散。一般病情迁延超过 3 个月，多形成慢性肺脓肿。

【临床表现】

症状取决于肺脓肿是由厌氧菌还是由其他细菌感染造成。单纯厌氧菌性肺脓肿患者多有吸入史，在就诊前症状可能已存在几周或几月，表现为乏力、低热、盗汗、食欲不振、咳嗽。以后出现明显咳嗽、咳大量痰，痰常带恶臭味以及消瘦、贫血等症状。常无胸痛，可咯血或形成胸膜炎。

非厌氧菌（其他细菌）感染引起的肺脓肿的症状与急性肺炎相似，常发生于住院或免疫抑制患者。发病常急骤，发热，体温常高于 38.5℃，伴畏寒，有时有寒战，咳嗽、咳黏液痰或黏液脓性痰，可伴胸痛、气促。1 ~ 2 周后咳出大量脓性痰，每日可达几百毫升。咯血常见，约占 80%。60% 左右痰带臭味，多提示合并厌氧菌感染。

真菌、奴卡菌属和分枝杆菌引起的肺脓肿常无胸痛，病情进展较慢。

继发性肺脓肿发病前多伴原发疾病的临床表现，多起病较缓，咳脓臭痰或咯血较少。其中血源性肺脓肿常有肺外感染症状如畏寒、高热，1 ~ 2 周后出现呼吸道症状，较轻。

慢性肺脓肿多由急性肺脓肿治疗不及时发展而致，表现为反复不规则发热、咳脓性痰、咯血，消瘦、贫血等全身慢性中毒症状重。

体征也随病原菌、病情的严重程度、患者的状态和合并症的不同而不同。在肺脓肿早期，体格检查发现与肺炎相似，可无明显阳性体征或有伴随的肺实变体征（如肺呼吸音减低、叩诊呈浊音、管状呼吸音、吸气相湿啰音）。当脓腔形成时，所累及肺可闻及空瓮音，但在现今，由于抗生素的早期应用，很少能听到空瓮音或空洞性呼吸音。可有一些并发症如胸腔积液的体征，可存在胸膜摩擦音和脓气胸体征，包括叩诊呈浊音、纵隔向对侧移位、患侧呼吸音减低或消失。一般存在齿龈疾病的证据。慢性病例可有杵状指。

【实验室检查】

（一）血常规　白细胞增多、中性粒细胞核左移。

（二）影像学检查　大多数肺脓肿的诊断由胸部影像学检查确定。

1. 胸部 X 线检查　肺脓肿早期胸片为大片边缘模糊的肺实变阴影，典型的胸部平片表现为空洞里伴气液平面，周围有炎性浸润阴影，也可见多个透亮区的炎性浸润阴影而后融合成一较大空洞或多房空洞。在后前位或侧位胸片上，肺脓肿气液平面的程度常是一致的。吸入引起的肺脓肿常发生在上叶后段或下叶背段，右侧多见，占 75%，少数可发生在基底段，多紧贴胸膜或叶间裂。随着周围肺部感染的减轻，肺脓肿壁从厚到薄，从边界模糊到边界清楚，最后炎症消散可不留痕迹或仅遗留少许纤维条索状阴影。

血源性肺脓肿则为两肺周围部位多发性片状阴影，并逐渐形成含有液平的多个脓腔。慢性肺脓肿空洞壁厚，形态多不规则，内可有液平，周围有慢性炎症浸润及条索状阴影。

肺脓肿空洞壁可光滑或粗糙，但常不呈结节样，如呈结节样，应考虑癌性空洞可能。超过1/3肺脓肿伴有脓胸。有时确定肺炎区域内的透亮区是否为脓腔比较困难。真性脓腔为肺炎区域内可见到完全包绕透亮区的壁或存在气液平面，然而，类似放射学表现也可由以前存在的囊腔或大疱内存在液体造成。脓肿可能延伸至胸膜表面，从而与胸膜形成锐角，如肺实质脓肿位于肺野周边，普通X线胸部平片很难与支气管胸膜瘘引起的局限性胸腔积液鉴别。通常胸部CT对此类病变的诊断特异性高。

2. 肺CT　对肺脓肿的诊断价值较胸片好。在确定是否伴有脓胸或肺梗死上更为有用。肺脓肿的CT表现常为圆形低密度区，伴有厚壁，边界模糊，不规则。肺脓肿时纵隔和气管不发生移位，而脓胸时则相反。与形成分隔的脓胸不同，肺脓肿位于肺实质内，二者在胸片上可能不易区分，CT则较易鉴别。

（三）病原学诊断　肺脓肿的病原学诊断依赖于微生物学检查。痰标本行革兰染色、培养和药物敏感性试验，如怀疑结核，应行抗酸染色和分枝杆菌培养，如怀疑寄生虫，应行痰找虫卵及寄生虫。脓性痰液尤其有恶臭味时应怀疑厌氧菌引起的肺脓肿，其常包含大量革兰染色阳性和革兰染色阴性菌。然而，咳出的痰液培养并不能用于明确诊断。肠道的革兰染色阴性杆菌可在患者口咽部形成菌落，从而使痰培养结果并不可靠。

胸腔积液或血培养更易获得肺脓肿的病原学诊断。如血培养或胸腔积液培养阴性，要获得病原学诊断需要经有创性检查获得呼吸道样本。可应用经气管穿刺、经支气管镜保护性毛刷、经肺泡灌洗来获得气道未污染的标本进行病原的定量培养，以建立病原学诊断，但目前用上述方法诊断吸入性肺部感染的经验并不多，诊断可靠性也不确定，而且存在感染物溢出进入未感染肺组织的危险。所有获得的标本应正规地尽快地培养以获取厌氧菌病原。

（四）支气管镜检查　以前肺脓肿患者进行支气管镜检查被认为是必需的。目前多仅用于经正规治疗病情无改善或高度怀疑支气管内膜癌或存在异物时。

【并发症】

肺脓肿的并发症：破入胸腔引起脓胸、胸膜纤维化、肺塌陷、呼吸衰竭、支气管胸膜瘘、胸膜皮肤瘘。

【诊断】

发病急，高热、畏寒、咳嗽、咳大量脓臭痰，结合胸部影像发现空洞里伴气液平面，基本可诊断肺脓肿。有些早期肺脓肿患者可能无症状，X线胸片对诊断很有帮助。对咳恶臭痰或异味痰患者应怀疑肺脓肿。在诊断肺脓肿后应区别原发性或继发性。有吸入史，存在口腔疾病，受累肺区域形成肺段性高密度实变，内有空洞形成，多提示吸入性肺脓肿，但之前应除外继发性肺脓肿。所有肺脓肿应尽量得到病原学的诊断，可行胸腔积液或血培养，必要时可行有创性检查如经支气管镜保护性毛刷或经肺泡灌洗获得呼吸道样本。痰标本对细菌性微生物的诊断意义不大，但对分枝杆菌、真菌、寄生虫或细胞学检查是必需的。

【鉴别诊断】

（一）细菌性肺炎　肺脓肿早期与细菌性肺炎在临床和X线表现上有时难以区别。如果细菌性肺炎经充分的抗生素治疗后仍高热，咳嗽加重，并咳大量脓臭痰时，应考虑肺脓肿可能。

（二）支气管肺癌　癌组织坏死形成的空洞可发生感染，应与肺脓肿区别。前者空洞周围炎性反应少，空洞多偏心，壁厚，内壁呈结节样，液平较少，可多次痰找瘤细胞检查以及行支气管镜检查。一般40岁以上，中毒症状不明显时应除外支气管肺癌。

（三）其他需要鉴别的疾病　局限性脓胸、有液平的肺大疱发生感染、先天性肺疾病如支气管原性囊肿或隔离肺发生感染、肺内血肿、肺尘埃沉着病（尘肺）、食管裂孔疝、Wegener肉芽肿和其他血管炎、肺栓塞形成空洞、结节病空洞形成。可根据影像学检查（胸部平片及CT检查）和临床表现予以区别。有些肺出血引起的肺脓肿需与心内膜炎、感染性血栓性静脉炎引起的肺脓肿区别，后者发病早期的表现明显有别于肺内疾病。

【治疗】

肺脓肿的治疗应根据病原体和相应情况进行。治疗的原则是早期应用有针对性的强有力的抗生素，辅以良好的支气管引流。

（一）抗生素治疗

1. 抗生素选择　对细菌性肺脓肿而言，经验性抗生素治疗应能覆盖临床怀疑的所有可能的病原体。确定病原体和药物敏感性后应予相应治疗。大多数肺脓肿继发于吸入，由厌氧菌引起。社区获得性肺炎病史或住院时肺脓肿形成病史对决定抗生素的选择是重要的。因误吸发生肺脓肿的住院患者，抗生素的抗菌谱应能覆盖克雷伯菌属、肠杆菌属和假单胞菌属。

吸入性肺脓肿的标准治疗方案是克林霉素600mg静脉滴注q8h，后可改为150～300mg口服qid。已发表的临床试验已证实此方案要好于静脉青霉素。有几种厌氧菌可能产生β-内酰胺酶如类杆菌属和梭杆菌属的各个菌类，从而对青霉素耐药。以前的方案为静脉应用青霉素G（240万U～1000U/d）。

尽管甲硝唑是治疗厌氧菌的有效药物，但应用甲硝唑治疗肺脓肿效果不佳，因为这种感染常为混合感染。有报告治疗失败率在50%。合并厌氧菌时可加用甲硝唑。

也可选用头孢二代或三代抗生素，或其他敏感抗生素。头孢西丁是第二代头孢菌素，抗菌谱包括革兰染色阳性、阴性菌和厌氧菌，可用于怀疑肺脓肿存在混合感染时。

院内获得性感染肺脓肿大多为革兰阴性杆菌或葡萄球菌感染，可用头孢二代或三代抗生素加氨基糖苷类抗生素，喹诺酮类抗生素也可考虑。血源性肺脓肿的致病菌多为金黄色葡萄球菌，常对青霉素耐药，可选用耐青霉素酶的半合成抗生素如苯唑西林（6～12g/d），可加用氨基糖苷类，也可选用万古霉素。如为军团菌感染，应选用红霉素或利福平。奴卡菌感染可选用磺胺药。结核杆菌感染应正规抗结核治疗。

2. 疗程　尽管未明确规定疗程，但大多数临床医师建议抗生素疗程为4～6周。目前推荐抗生素应用到X线胸片显示肺脓肿吸收或仅存在小的稳定病灶。因为短疗程方案存在复发危险，故应长疗程治疗。对厌氧菌引起的肺脓肿抗生素治疗应延长，疗程通常为6～8周。

3. 治疗反应　肺脓肿患者常表现为临床上的改善，包括在抗生素治疗3～4天后体温下降，在7～10天可退热。恶臭痰在3～10天内消失。X线胸片的消退较缓慢，往往第1周浸润阴影有扩大，甚至有新的空洞出现，一般2～3周浸润病灶边缘清楚，以后可转变为薄壁空洞或残存的索条影。如治疗超过2周后仍存在发热提示治疗失败，应进一步检查以明确治疗失败的原因。抗生素疗效差的原因包括异物或新生物阻塞支气管或耐药菌、分枝杆菌或真菌感染、空洞范围大（直径超过6cm），常需要延长疗程。因为有气液平面的脓胸可与肺脓肿混淆，应行CT予以鉴别。以前存在的隔离液、囊肿或肺大疱的感染可能是抗生素治疗效果欠佳的原因。对抗生素治疗不敏感时也应考虑存在无菌性肺空洞如肺癌、肺栓塞或Wegener肉芽肿的可能。

4. 门诊或住院治疗的选择　对肺脓肿小、临床表现不重、依从性好的患者，在诊断性检查如痰培养、血培养和血液方面检查完成后可门诊治疗。在起初的静脉应用抗生素治疗后，可门诊治疗完成整个疗程以彻底治愈。肺脓肿患者应住院治疗的原因包括评估和管理呼吸系统状态，静脉应用抗生素，需要时引流脓胸或脓肿。

（二）引流排脓　肺脓肿患者应行体位引流以促进痰液排出，从而减轻症状，改善气体交换。有时肺脓肿可出现大量分泌物，如患者不能咳嗽或咳嗽无力，通常需要经鼻气管人工吸痰。偶尔，需要气管插管。

（三）外科治疗　对非复杂的肺脓肿，虽然以前经常采用外科手术，但经过长期抗生素治疗，大多数肺脓肿均可好转，目前外科手术已大大减少。经彻底的抗生素治疗后，可能遗留无感染的空洞或纤维化。除非是反复发作肺炎或咯血的明确病灶，残余病灶无需处理。对脓胸和肺脓肿共存的患者，在继续长疗程抗生素治疗时引流脓胸是必要的。手术的常见适应证包括内科治疗无效、怀疑新生物或先天性肺畸形。手术途径可为肺叶切除术或全肺切除术。

【预后】

在抗生素前时期，1/3 的肺脓肿患者死亡，1/3 自然痊愈，1/3 发展为慢性疾病如反复复发的肺脓肿、慢性脓胸、支气管扩张或其他慢性化脓性病变。目前抗生素治疗后肺脓肿的预后常较好。超过 90% 肺脓肿在单独内科治疗后可痊愈，除非是癌继发的支气管阻塞引起的肺脓肿。大多数原发性肺脓肿患者经抗生素治疗后病情改善，治愈率在 90%~95%。但存在免疫低下状态或支气管阻塞的肺脓肿患者的病死率可高达 75%。一回顾性研究报告混合感染革兰染色阳性和阴性菌的肺脓肿整体病死率为 20%。

【预防】

为减少肺脓肿的发生，预防吸入是重要的。对无咽反射的患者应早期插管和保护呼吸道。仰卧患者倾斜 30 度可减少吸入。呕吐患者应侧卧。老年衰弱患者的口腔卫生和牙齿护理的改善可减少吸入性肺脓肿的发生。

（高瑞通）

参 考 文 献

[1] Pohlson EC, McNamara JJ, Char C, et al. Lung abscess: A changing pattern of the disease. Am J Surg, 1985, 150:97

[2] Hirshberg B, Sklair-Levi M, Nir-Paz R, et al. Factors predicting mortality of patients with lung abscess. Chest, 1999, 115:746

[3] La Scola B, Michel G, Raoult D, et al. Isolation of Legionella pneumophila by centrifugation of shell vial cell cultures from multiple liver and lung abscesses. J Clin Microbiol, 1999, 37:785

第二十章 器官移植后的肺部感染

实体器官移植和造血干细胞移植治疗人类疾病始于 20 世纪 60 年代，目前实体器官移植已广泛用于器官功能障碍的治疗，造血干细胞移植则用于治疗恶性肿瘤、血液系统疾病、自身免疫性疾病以及遗传性疾病。对于接受移植的患者来说，肺部并发症，包括感染性以及非感染性并发症，仍是最常遇到的问题，与移植患者的死亡有关。虽然随着有效预防策略的引入以及免疫抑制策略的改进，器官移植后感染性并发症已有下降，但感染仍然是这些患者常面临的一个威胁生命的并发症，其中以肺部感染尤易发生。

【器官移植患者发生感染的危险因素】

不论是实体器官移植还是造血干细胞移植患者，其发生感染的危险性总括而言取决于接受移植者的机体免疫功能受抑程度（或称之为宿主净免疫抑制状态）与其所暴露的环境中病原体的流行病学状态两个方面。当患者正在使用大剂量的免疫抑制剂，机体免疫功能被显著抑制时，其易感性大为增加，除一般致病病原体外，还会发生条件致病菌的感染。反之，当减少免疫抑制剂的用量，机体免疫功能得以部分恢复时，对致病力较弱的病原体就有了抵抗力，面临感染的危险与一般人群无异。

（一）暴露环境中病原体的流行病学状态　患者所处环境仍可分为医院内和社区两种。在医院内环境中，除一般院内感染的病原体外，不同部门间状况又有一定差异。因此，注意监测医院内环境，特别是移植病房病原体流行病学状况，有利于感染的预防和控制。

在社区环境中，移植患者可能有既往或近期潜在病原体的接触。这些病原体包括：流感嗜血杆菌、肺炎链球菌、军团菌、结核分枝杆菌、系统性真菌（或具有地理区域限制特点的真菌，如北美部分地区多见的组织胞质菌）、流感或副流感病毒、巨细胞病毒（cytomegalovirus，CMV）、EB 病毒（epstein-Barr Virus，EBV）、乙型肝炎病毒（hepatitis B virus，HBV）、丙型肝炎病毒（hepatitis C virus，HCV）以及粪圆线虫、耶氏肺孢子菌（pneumocystis jiroveci），甚至人类免疫缺陷病毒（human immunodeficiency virus，HIV）。由于移植者的免疫抑制状态可使这些病原体的感染影响放大，相对于一般人群而言，其感染程度较重，并易于全身播散，对治疗的反应也较差。

（二）移植者的机体免疫功能状况或宿主净免疫抑制状态　移植者机体免疫功能受抑程度由多方面因素相互作用决定，如表 5-20-1 所示，其中最重要的是使用免疫抑制剂的剂量、维持时间及免疫抑制剂各成分给予的时间顺序。

表 5-20-1　影响移植者机体免疫功能状况的因素

免疫抑制治疗：剂量、维持时间及各成分使用的顺序
潜在的免疫功能缺陷：自身免疫疾病、功能性免疫缺陷
皮肤黏膜屏障功能受损：留置导管、上皮或皮肤表面缺损
组织坏死、体液潴留
中性粒细胞减少、淋巴细胞减少
异常代谢状态：尿毒症、营养不良、糖尿病、嗜酒、酒精性肝硬化等
感染具有免疫调节作用的病毒：CMV、EB 病毒、HBV、HCV、HIV

【实体器官移植】

肺脏是肺、心移植患者最常见的感染部位，肝移植患者肺部感染的发生率仅次于腹腔感染，肾移植患者肺部感染的发生率最低，这与肾移植手术的创伤性较小，同时移植后预防排斥反应所需的免疫抑制水平较低有关。移植后感染的微生物谱在各种器官移植患者中相似，不同微生物的出现顺序则具有特征性（图5-20-1），可分为三个阶段：移植后第 1 个月、移植后 1~6 个月、移植 6 个月后。

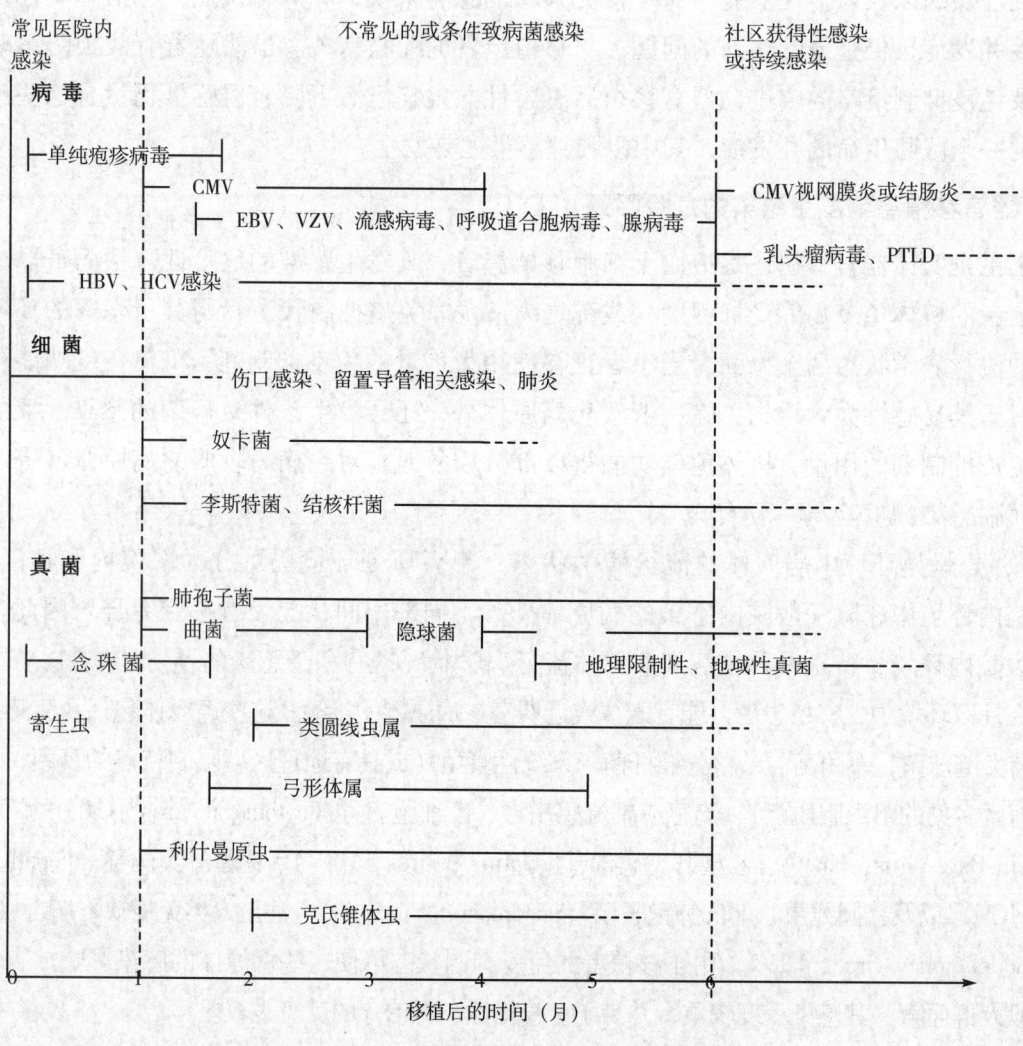

图 5-20-1　实体器官移植后感染发生的时间顺序 *

CMV：巨细胞病毒；EBV：EB 病毒；VZV：水痘带状疱疹病毒；PTLD：移植后淋巴增生性疾病；HBV：乙型肝炎病毒；HCV：丙型肝炎病毒

　*若患者所处环境的病原体流行病学较为特殊或处于过强的免疫抑制状态时，可致使发生的感染与此图所示偏差较大

　　第一个阶段：移植后第 1 个月内，发生的感染可分为以下三种情况：①移植者在接受器官移植前已经存在感染，并持续到移植术后，由于手术或使用免疫抑制剂使原有感染加重；②病原体污染了供体器官，可产生血管缝合口感染、真菌性动脉瘤，甚至灾难性的缝合口破裂，虽然这种情况一般很少见；③同一般经历外科手术的患者一样，感染的危险来自于手术

和重症监护，免疫抑制剂的开始应用占次要地位，与普通手术患者相似，医院内细菌感染居于主导地位，但移植者发生的感染通常较严重，这阶段超过90%的感染属于此类情况。移植手术的种类、手术者的技术水平、术后患者的管理是决定是否会发生感染的主要因素，预防性使用抗生素仅能延迟感染的发生。

第二个阶段：移植后1~6个月，免疫抑制剂的使用处于最大量，此期出现的感染主要是以下两类：①具有免疫调节作用的病毒感染，如：CMV、EB病毒、HBV、HCV，甚至HIV感染，这些病毒可直接导致肺炎、单核细胞增多症或肝炎等感染性疾病，也可作用于机体免疫系统，使免疫功能进一步抑制，并导致移植器官损伤，甚至肿瘤发生；②由于持续使用免疫抑制剂及上述病毒感染的联合作用致使机体免疫功能明显抑制，发生条件致病菌的感染，如：耶氏肺孢子菌、单核细胞增多性李斯特菌、烟曲菌感染。

第三个阶段：移植6个月后，患者发生的感染可分为三种情况：①约有80%的患者异体移植物功能稳定，允许免疫抑制剂减量，因此感染大部分是由于社区获得性致病菌引起；②约10%的患者发生慢性排斥反应或急性排斥反应复发而需要加强免疫抑制治疗，并常伴发了上述慢性病毒感染，使机体免疫功能被高度抑制，因此条件致病菌感染仍然相当常见；③另外有10%的患者患有慢性病毒（CMV、EB病毒、肝炎病毒、HIV）感染，使移植器官功能受损，发生肿瘤、淋巴细胞增殖性疾病、艾滋病等。

（一）细菌性肺炎 移植后第一个月细菌性肺炎的发生率最高，6个月后下降，晚发细菌性肺炎与闭塞性支气管炎相关。细菌性肺炎可以是医院获得性的，也可以是社区获得性的。医院获得性肺炎几乎均是围手术期并发症，革兰阴性菌多见，但金黄色葡萄球菌及在某些医院军团菌感染也可发生。耐甲氧西林金黄色葡萄球菌（MRSA）感染日益增加，在开始经验性抗生素治疗时应予注意。手术后机械通气的延长使用是院内获得性肺炎的主要危险因素，咳嗽功能受损也在感染的发生中起一定作用。肺移植患者发生感染的危险因素还有：支气管吻合口狭窄、肺淋巴系统破坏、支气管黏膜局部缺血导致纤毛清除功能受损、供体肺隐性肺炎的被动传递、单肺移植时自体肺的感染。虽然肝脏、心脏移植患者医院内肺炎的发生率已降到10%，肺移植患者已降到15%左右，但病死率仍很高。

社区获得性肺炎在移植后晚期发生，主要致病菌为流感嗜血杆菌、肺炎链球菌和军团菌属，通常对治疗反应良好，报道的病死率在0~33%。发生闭塞性细支气管炎综合征（bronchiolitis obliterans syndrome，BOS）的肺移植患者在移植后晚期尤易发生下呼吸道感染，这些患者中多达1/3的患者胸部高分辨CT上可见支气管扩张表现，大多数患者的致病菌为铜绿假单胞菌。

器官移植的早期时代诺卡菌感染相对常见，发生率2%~13%，最近发生率下降，为0.2%~2.1%。这是由于基于环孢霉素A的免疫抑制方案使糖皮质激素的使用量降低，以及近来广泛使用磺胺类药物预防耶氏肺孢子菌感染所致。但是对于那些由于过敏不能使用磺胺甲基异噁唑或甲氧苄胺嘧啶或第一年后停用此药的患者，临床医生仍应高度警惕诺卡菌感染的可能。这种需氧革兰阳性菌感染最常发生于移植1个月后，患者可以无症状，也可亚急性起病，表现为发热、干咳、胸膜炎性胸痛、呼吸困难、咯血、消瘦，1/3的患者可有脑、皮肤、软组织的播散。典型CT表现为一个或多个结节，可有空洞。治疗选用磺胺类药物，磺胺类药物过敏的患者可选用米诺环素、阿米卡星、亚胺培南、头孢曲松。肺部感染至少治疗3个月，疾病播散者治疗12个月。诺卡氏菌感染直接导致的病死率为0~30%。

（二）分枝杆菌感染

1. 结核　器官移植患者结核的发生率在美国、欧洲为0.5%～2%，在结核流行区，如印度，可达15%。虽然发达国家移植后结核不多见，但年发生率仍比普通人群高30～100倍。

结核常发生于器官移植后1年内，50%的结核局限于肺。器官移植后活动性结核的发生机制目前认为主要是潜在结核的复活。Singh等的研究显示，发生结核的中位时间为移植后9个月，近2/3的患者在1年内发病。发热是最常见的症状，见于90%以上的播散性结核，肺结核患者仅66%出现发热。胸部影像学异常包括：局部浸润（40%）、粟粒样改变（22%）、胸腔积液（13%）、弥漫性间质浸润（5%）、空洞（4%）。

器官移植患者活动性结核的治疗方法与普通结核患者相似，但需注意几点：①肝移植患者异烟肼诱导的肝毒性显著增加，41%～83%的患者不得不停用此药，其他器官移植者能较好耐受此药，停药率小于5%；②利福平-肝P450微粒体酶诱导剂能显著增加环孢霉素A、他克莫司、西罗莫司、依维莫司、糖皮质激素的清除，降低这些药物的血浓度，从而增加排斥危险，使用利福平时需经常监测免疫抑制药物的血浓度，并调整药物剂量以维持药物浓度在治疗水平，但这一点很难做到，因此一些临床医生建议用其他药物替代利福平；③移植患者使用链霉素等氨基糖苷类药时需小心，因为这些药物有加重钙调磷蛋白磷酸酶抑制剂（环孢霉素A、他克莫司等）肾毒性的作用。

移植患者结核病造成的病死率高达40%，因此建议进行常规PPD试验以及治疗潜在结核感染。PPD试验应在移植前进行，如果初次试验阴性，应于7～10天后重复一次（免疫加强效应）。潜在结核的治疗也应于移植前开始，方法为异烟肼300mg/d，疗程9个月。由于等待移植的时间通常超过1年，因此在开始等待移植时就进行9个月的异烟肼治疗通常能在移植前完成疗程。治疗过程中应每月监测一次肝功能，如果转氨酶增加3倍且出现相应症状或无症状的患者转氨酶增加5倍，应停止治疗。如果使用异烟肼治疗肝移植后潜在结核感染出现肝酶升高的话，要考虑进行肝活检，因为达50%的患者肝酶升高存在药物毒性以外的其他原因（如移植物排斥反应）。4个月的利福平治疗可替代异烟肼，最好移植前开始应用，以避免与钙调磷蛋白磷酸酶抑制剂发生相互作用。其他认可的治疗潜在结核感染的方法：2个月的利福平和吡嗪酰胺，肝毒性发生率高且严重，因此禁用于等待移植的慢性肝病患者，已接受肝移植的患者使用此方案时要格外小心。

2. 非结核分枝杆菌感染　肺移植患者肺部非结核分枝杆菌感染可能要比结核分枝杆菌感染更常见。一项研究纳入了261名患者，非结核分枝杆菌肺部感染的发生率为6.1%，而肺结核的发生率为0.8%。其他实体器官移植患者非结核分枝杆菌感染少见，其中心脏移植患者为0.24%～2.8%，肾移植患者为0.1%～0.38%，肝移植患者为0.04%。肺非结核分枝杆菌感染倾向于移植晚期发生，50%以上的患者与慢性排斥（如闭塞性细支气管炎综合征）有关。病原体以鸟型分枝杆菌最多见。

（三）病毒感染

1. 巨细胞病毒（Cytomegalovirus，CMV）　巨细胞病毒感染是所有实体器官移植患者最常见的病毒感染。感染可由移植物传递，也可为受体潜伏病毒的复活。血清阴性受体（R－）接受血清阳性供体（D＋）器官移植时发生CMV感染和CMV病（原发感染）的危险性最大，其相对危险性是D－/R－的20倍以上。用抗淋巴细胞抗体进行免疫抑制治疗也能增加易感受体CMV感染的可能性和严重性。同时感染人类疱疹病毒6和7也是CMV感染的危险因素。此外，发生CMV感染的风险还与器官移植的类型有关，肾移植患者发生率最低。

CMV感染通常出现于移植后1～4个月，接受预防治疗的患者发病可以延迟。感染常为亚临床型，表现为无症状病毒血症，或呼吸道、尿道病毒的排出。临床感染有多种形式，包括单核细胞增多症样"CMV 综合征"（表现为发热、不适、白细胞减少）以及肺、胃肠道、肝、肾、心肌、中枢神经系统、视网膜的器官特异性受累。CMV 感染除了病毒入侵组织产生的症状和器官功能障碍外，还能增强总的宿主免疫抑制水平，从而引起其他机会性感染。此外，CMV 感染还与慢性移植物功能障碍和功能丧失有关，可引起移植心脏的加速性冠状动脉粥样硬化、移植肺的闭塞性细支气管炎、移植肾的肾小球病变等。

在未进行抗病毒预防的情况下，实体器官移植患者移植后 3 个月内 CMV 感染的发生率在50% 以上。接受抗病毒预防后，肝移植患者 CMV 肺炎的发生率为 0 ~ 9.2%，心脏移植患者为0.8% ~ 6.6%，肾移植患者小于 1%，肺移植患者为 15% ~ 55%。肺移植患者之所以有较高的CMV 肺炎发生率是由于肺脏是 CMV 潜伏的主要脏器，大量的 CMV 可通过移植肺传递。

10% ~ 15% 的 CMV 肺炎无症状。对于大多数移植患者而言，发热、不适、肌痛常先于肺炎出现，之后出现干咳、进行性加重的呼吸困难。血气分析显示有不同程度的低氧血症。实验室发现：白细胞减少、血小板减少、肝酶升高是 CMV 感染的重要线索。CMV 肺炎的影像学表现是非特异性的，包括磨玻璃样阴影、气腔实变和结节，典型表现为双肺对称性间质和肺泡病变，多出现在两下肺叶。在肺或心肺联合移植者中，CMV 肺炎可呈现为急剧进展的临床过程，在很短的时间内（数小时至两天）发展为"白肺"状态，出现呼吸衰竭。

CMV 肺炎的诊断依赖于组织或细胞学样本中找到特征性的病毒包涵体。经支气管肺活检或支气管肺泡灌洗液标本中病毒包涵体的发现率低，外科肺活检虽具有诊断性，但为侵入性操作。使用快速培养技术检测支气管肺泡灌洗液中的病毒，结合相应的临床和放射学特征，被认为具有诊断性，但在缺乏典型特征时，培养结果的解释需小心，因为病毒可脱落到呼吸道，而不一定发生侵袭性疾病。通过对外周血 pp65 抗原血症的检测，或采用聚合酶链反应（polymerase chain reaction，PCR）检测外周血中的病毒可确定 CMV 感染，但不能反映组织水平情况。

更昔洛韦已成为 CMV 感染的标准治疗药物，方法：5mg/kg，每 12 小时一次静脉滴注，剂量根据肾功能调节，用药至病毒颗粒检测阴性和（或）临床症状消退后至少 1 周。口服更昔洛韦由于生物利用度差、血药浓度低，不适合用来治疗 CMV 感染。一些医生建议严重患者加用 CMV 高效免疫球蛋白。肺移植患者 CMV 感染的病死率为 2% ~ 12%。即使治疗有效，CMV 原发感染患者的复发率仍高达 60%，复发感染患者的复发率为 20%。静脉治疗后口服 3 个月的更昔洛韦能适当降低复发率。

为了使 CMV 感染对移植患者造成的负面影响达到最低，目前的重点已从治疗移向预防。最有效的预防方法是血清阴性受体接受血清阴性供体的器官移植，但由于大部分供体为血清阳性，因此这一策略导致移植等待时间延长。目前广泛使用的更实际的策略是：如果供体或受体血清阳性，即于移植后接受 3 ~ 9 个月的更昔洛韦预防治疗（普遍预防，universal prophy-laxis），或系列 CMVpp65 抗原检测或 PCR 分析证实存在无症状病毒血症时进行预防用药（选择性预防，selective prophylaxis，或称作先发治疗，pre-emptive therapy）。大量的随机对照研究已经证实抗病毒预防能降低 CMV 感染的危险、减少移植物排斥反应的发生、降低继发性病毒和细菌感染、降低 CMV 相关死亡率。最有效的普遍预防方法是静脉更昔洛韦 5mg/（kg·d）或口服缬更昔洛韦（900mg/d），缬更昔洛韦由于极佳的口服生物利用度和每天一次的预防剂量，日益受到人们关注。口服更昔洛韦（1g，每天 3 次）和伐昔洛韦（2g，每天 4 次）可作为替代方法。目前尚不清楚最佳预防用药时间，有研究显示 180 天的预防效果好于 100 天。

先发治疗时可选用静脉更昔洛韦（5mg/kg，每12小时一次）或口服缬更昔洛韦（900mg，每天两次），用药至病毒颗粒检测阴性后至少1周。肾、肝、胰腺、心脏移植者，如果为 D + /R－，先发治疗不作为首选，因为这些患者有较高的 CMV 病发生风险。如果为 R +，可进行先发治疗，但须密切监测 CMV 病毒血症。肺移植患者，不论是 D + /R－还是 R +，均建议进行普遍预防。在使用药物预防的同时，还可考虑联合使用 CMV 免疫球蛋白。

肺、心、肝、肾移植患者更昔洛韦耐药株的检出率分别为 15.2%、5.3%、5.6% 和 2.2%。D + /R－患者发生耐药病毒感染的危险性最高，其他危险因素包括：长期口服更昔洛韦预防、抗淋巴细胞抗体或达珠单抗的使用以及强烈的免疫抑制。如果药物治疗 2 周后病毒负荷增加或临床症状持续，需考虑耐药，治疗可选用膦甲酸（foscarnet）和西多福韦（cidofovir），但两者均有肾毒性，西多福韦的肾毒性轻于膦甲酸。如果可能，减少免疫抑制剂的剂量。

2. 其他病毒感染　20 年前单纯疱疹病毒（HSV）感染是肺移植后最初几周内可怕的并发症，重症肺炎的发生率可达 10%，病死率高。目前在有效抗病毒预防治疗的情况下，HSV 感染已罕见。

水痘-带状疱疹病毒（VZV）原发感染引起水痘，病毒复活引起带状疱疹。在对 239 名肺移植患者进行的一项回顾性调查研究中，带状疱疹的发生率为每年 55.1 例/1000 人，无内脏感染病例。针对 CMV 的预防治疗也能预防带状疱疹的发生。

EB 病毒与移植后淋巴增生性疾病（PTLD）有关，肺移植后 PTLD 的发生率在 1%~20%。

肺移植患者出现社区获得性呼吸道病毒（community acquired respiratory viruses，CARV）感染的比例可达 57%，这些病毒包括鼻病毒、肠道病毒、冠状病毒、呼吸道合胞病毒、副流感病毒、流感病毒 A 型和 B 型、腺病毒等。感染 CARV 后，临床表现差异较大，可无症状，也可表现为轻微的上呼吸道感染，重者表现为重症肺炎。病毒感染后疾病的严重性还与感染的病毒种类有关。实体器官移植患者 CARV 感染后死亡率报道不一，为 0~20%。肺移植患者腺病毒感染的死亡率高。

（四）真菌感染　肺移植后真菌感染的发生率在 15%~35%，其中 80% 是由曲菌属和念珠菌属引起，以曲菌多见，总的死亡率接近 60%。肝移植后最多见的真菌感染为念珠菌感染，其次为曲菌。在实体器官移植患者中，肾移植患者真菌感染的发生率最低，以白色念珠菌多见，主要累及泌尿道，其次为隐球菌、曲菌。由于缺乏设计良好的研究，目前关于实体器官移植后真菌感染的预防尚无普遍接受的、基于循证医学的建议。

1. 曲菌感染　曲菌感染是器官移植患者最常见的、致死性真菌感染。侵袭性曲菌病的年累积发生率肺移植为 2.4%，心脏移植为 0.8%，肝移植为 0.3%，肾移植为 0.1%。曲菌感染的危险因素包括：移植前后曲菌定植、CMV 感染、单肺移植、吸烟、慢性排斥反应、肾功能衰竭（血液透析）等。

支气管曲菌病为肺移植患者所特有，发生率 5%~18%，好发于移植后 6 个月内，大多数患者感染局限于吻合口，吻合口处失活的软骨以及缝线造就的营养环境适合曲菌生长。有时感染可表现为广泛的溃疡性支气管炎伴假膜形成。气道的这种感染通常无症状，仅在行支气管镜检查时被发现。支气管曲菌病很少进展为侵袭性肺炎或侵蚀邻近肺动脉造成致命性损害，以后发生支气管狭窄或支气管软化的危险增加，但尚不清楚这是感染所造成，还是由于支气管缺血损伤引起。支气管曲菌病虽然对患者的早期死亡率无影响，但降低长期生存率。治疗首选伏立康唑，也可使用伊曲康唑，雾化两性霉素 B 去氧胆酸盐或两性霉素 B 含脂复合制剂的方法尚未标准化，需进一步进行临床研究。

侵袭性曲菌病最常见于移植后 6 个月内，其发病时间显著晚于支气管吻合口和支气管树的感染，肺脏几乎总是受累。最常见的曲菌为烟曲菌，其他有黄曲菌、黑曲菌、土曲菌等。症状是非特异性的，包括发热、咳嗽、胸膜炎性胸痛、咯血。肺曲菌病影像学上表现为单个或多发结节、空洞或肺泡实变。造血干细胞移植或中性粒细胞减少患者侵袭性曲菌病的典型影像学特征——晕轮征在实体器官移植患者中不常见，也不具有特异性。

侵袭性曲菌病的诊断困难，因为仅有 8%~34% 的患者痰中可培养出曲菌，45%~62% 的患者支气管肺泡灌洗液中可培养出曲菌。另一方面，曲菌无处不在，可通过吸入进入人体，在呼吸道中定植，定植并不一定导致以后的侵袭性疾病，这导致假阳性结果的出现。器官移植患者呼吸道标本培养出曲菌的假阳性率为 28%~55%，肺移植患者假阳性率最高。目前通过检测血清中真菌细胞壁成分半乳甘露聚糖来辅助诊断曲菌感染，虽特异性可达 93%，但敏感性低，在侵袭性肺曲菌病中仅为 30%。检测支气管肺泡灌洗液中半乳甘露聚糖有望提高诊断率。

传统上两性霉素 B 是治疗侵袭性曲菌感染的主要药物，但是由于不良反应较多，限制了它的使用。以后研制的两性霉素 B 脂质体肾毒性减低，而三唑类药物伊曲康唑和伏立康唑肾毒性少见。伏立康唑对侵袭性曲菌病的疗效优于两性霉素 B，目前已成为一线治疗药物。值得注意的是，伊曲康唑和伏立康唑均是 P450 肝酶抑制剂，可使环孢霉素 A、他克莫司等的血浓度达到危险水平。棘白菌素类抗真菌药卡泊芬净对侵袭性曲菌病的疗效已得到证实。虽然有上述抗真菌治疗方法，但报道的死亡率仍在 30%~90%，播散性曲菌病的死亡率最高。

2. 肺孢子菌肺炎（Pneumocystis pneumonia，PCP） 早期的研究中，高危患者（未接受预防治疗的患者）耶氏肺孢子菌（Pneumocystis jiroveci，以前称为卡氏肺孢子菌，Pneumocystis carinii）肺炎的发生率，心、肾移植患者为 4%，肝移植患者为 11%，心肺移植患者可达 33%。PCP 常发生于移植后 2~6 个月，移植 1 年后发生 PCP 的风险显著降低，但这不包括肺移植患者。器官移植患者发生肺孢子菌感染的相关因素主要是机体免疫被抑制的时间及强度。肺移植患者发生慢性移植物排斥反应时出现晚期 PCP 感染的风险增加。另外，CMV 可促使静止状态的肺孢子菌活动。

实体器官移植患者发生 PCP 时通常亚急性起病，诊断前平均症状持续时间为 14 天，呼吸困难、发热、咳嗽最常见，典型的影像学异常为双肺受累，可表现为间质、肺泡或磨玻璃样阴影。但是，由于糖皮质激素的使用、中性粒细胞减少及免疫反应被抑制可使影像学表现缺乏或不典型。与 AIDS 患者不同，器官移植者少有肺外表现，偶可发现肝、脾、肾上腺的钙化或小栓塞灶（如皮肤栓塞梗死灶）。诊断通常首选诱导痰液行直接免疫荧光抗体染色，染色前标本应浓缩并用黏液溶解剂处理。乌洛托品银染色法、吉姆萨染色法及甲苯胺蓝-O 染色法等也可采用。当上述检查阴性时，更积极的方法有经支气管镜的支气管肺泡灌洗术、经支气管肺活检、CT 引导下的细针肺组织抽吸术或开胸肺活检。约 90% 的患者仅通过支气管肺泡灌洗即可确诊，经支气管肺活检在一定程度上能提高诊断率，同时有助于帮助判断移植物的状态，如急性排斥，后者与 PCP 的表现相似。

一旦怀疑感染耶氏肺孢子菌就应该及早开始治疗。短期治疗（48 小时）并不影响查找病原体。PCP 的一线治疗方法为高剂量的甲氧苄胺嘧啶或磺胺甲基异噁唑（TMP/SMX），TMP/SMX 治疗失败或不能耐受者可使用静脉戊烷脒（表 5-20-2）。一般疗程为 14~21 天。残存的病原体即使给予长达数月的（3 个月以上）的治疗也可能仍然存在，但只要将免疫抑制剂剂量降低，很少会复发。最近报道的 PCP 病死率为 18%。

表 5-20-2　PCP 的药物治疗剂量

药　　物	剂　　量	给药途径
TMP/SMX	TMP：15 ~ 20mg/（kg·d） SMX：75 ~ 100mg/（kg·d） 每天 3 ~ 4 次	口服或静脉
戊烷脒	4mg/（kg·d），最大 300mg/d	静脉
TMP + 氨苯砜	TMP：5mg/kg，每天 3 次 氨苯砜：100mg，每天 1 次	口服
阿托伐醌	750mg，每天 2 次	口服
伯氨喹啉 + 克林霉素	伯氨喹啉：30mg/d 克林霉素：600mg，每天 3 次	口服

　　移植患者何时进行 PCP 的预防目前无一致意见，药物可选用低剂量 TMP/SMX（80mg TMP/400mg SMX 或 160mg TMP/800mg SMX，每天 1 次，或 160mg TMP/800mg SMX，每周 3 次），磺胺类药过敏的患者可口服氨苯砜（50mg，每天 2 次，或 100mg，每天 1 次）或雾化吸入戊烷脒（300mg，每月一次）或口服阿托伐醌（atovaquone，1500mg，每天 1 次）。雾化用药时应注意改变体位以使雾化颗粒能达到肺上叶。个别患者雾化时可能出现气道痉挛，可预先吸入支气管扩张剂。预防的持续时间目前尚有争论，一些医生主张心、肝、肺移植后预防用药 ≥1 年或终身预防，肾移植后预防用药 6 ~ 12 个月，如果免疫抑制剂的剂量无法减少，则继续用药；如果需要增加免疫抑制剂的剂量，则应重新开始预防用药。

　　3. 其他真菌感染　实体器官移植患者其他真菌感染包括：念珠菌、新型隐球菌、接合菌（尤其是毛霉菌属）以及地方性真菌（荚膜组织胞质菌、粗球孢子菌、皮炎芽生菌）。这些真菌感染除引起肺炎外，均能引起播散性疾病。

　　肺移植后第一个月内念珠菌感染占 43% ~ 80%，以白色念珠菌最多见，支气管吻合口偶尔会出现念珠菌感染。但是肺移植受体的呼吸道内常能分离出念珠菌，区分是定植还是侵袭性疾病常很困难。肝移植后真菌感染以念珠菌多见，常发生于肝移植后 2 个月内，大部分于移植后 2 周内发生，可表现为黏膜皮肤的局部感染，也可表现为腹腔内感染和念珠菌血症，肺部受累少见。

　　实体器官移植患者隐球菌感染占 2.8%，常于移植晚期（6 个月后）发生，可表现为肺炎、中枢神经系统感染、皮肤和（或）骨关节疾病，其中肺部受累占 54%，中枢神经系统感染占 52% ~ 61%，真菌血症占 20% ~ 25%。总的病死率为 42%。

　　近 20 年，除了不常见的酵母菌（红酵母属、芽生裂殖菌属、毛孢子菌属、地丝菌属）外，实体器官移植患者新出现的少见霉菌感染有：接合菌、足放线菌属、镰孢菌属、拟青霉属、帚霉属、支顶孢属等。尖端足分支霉是足放线菌属中的一种，以前被称作波氏假阿利什菌（pseudallescheria boydii），感染此菌后，约 50% 的患者出现侵袭性肺病，中枢神经系统、血管内膜受累以及广泛播散也常见，其放射学和组织病理学改变与曲菌感染无法区别。与其他真菌不同,尖端足分支霉常对两性霉素 B 耐药,治疗首选伏立康唑。

【造血干细胞移植(hematopoietic stem cell transplantation,HSCT)】

传统上,造血干细胞移植主要用来治疗血液系统恶性肿瘤和实体肿瘤,作为一种"救援疗法",在超大剂量放化疗后恢复骨髓功能。现在此项技术也用来治疗非肿瘤性疾病,如再生障碍性贫血、地中海贫血和先天性免疫缺陷综合征,以替换功能障碍的造血祖细胞或淋巴网状内皮祖细胞。

造血干细胞移植患者肺部感染和非感染性并发症的发生率可达60%,各种并发症出现的时间顺序见图5-20-2。影响这些并发症持续时间的因素有:导致中性粒细胞减少的治疗措施的时限和强度、以后的免疫重建方式以及对感染病原体的预防措施。感染性并发症多见于同种异体移植患者,因为这些患者移植后须使用免疫抑制剂来预防或治疗移植物抗宿主病(graft-versus-host disease,GVHD),GVHD 本身也可导致免疫缺陷。非感染性急性肺损伤综合征(如特发性肺炎综合征、弥漫性肺泡出血)在同种异体和自体移植患者中的发生率相似。闭塞性支气管炎几乎仅见于异体移植患者。

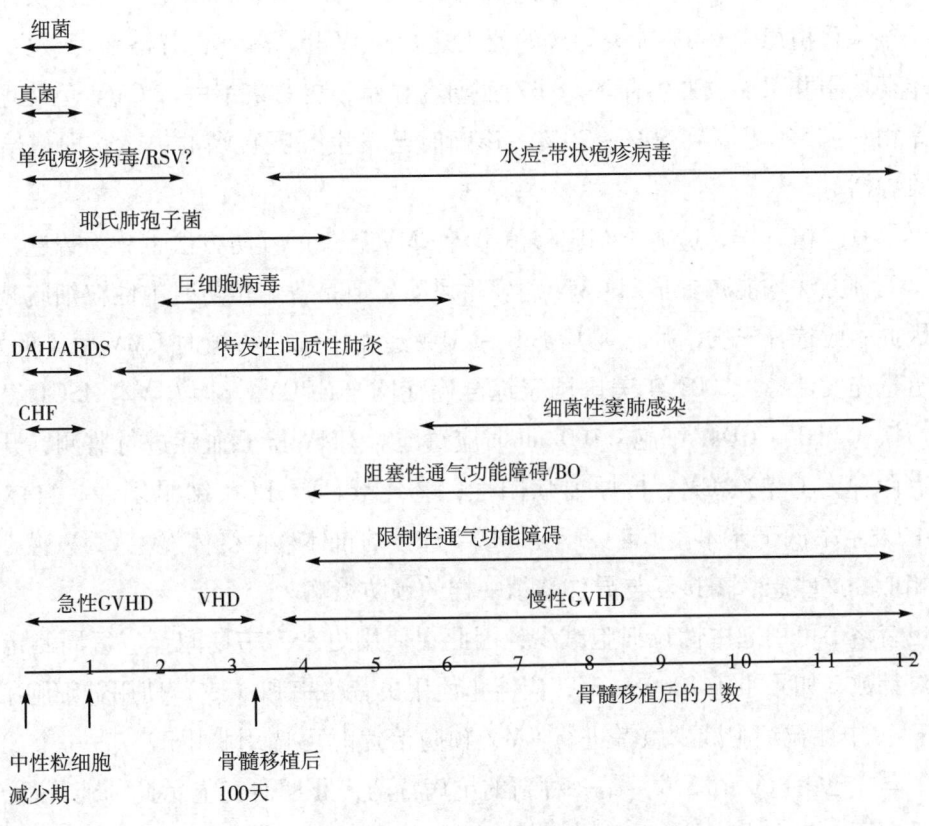

图5-20-2 造血干细胞移植患者出现肺部并发症的时间表

RSV:呼吸道合胞病毒(respiratorysyncytial virus);DAH:弥漫性肺泡出血(diffuse alveolar hemorrhage);ARDS:急性呼吸窘迫综合征(acute respiratory distress syndrome);CHF:充血性心力衰竭(congestive heart failure);BO:闭塞性支气管炎(bronchiolitis obliterans);GVHD:移植物抗宿主病(graft-versushost disease)

(一)细菌性肺炎 细菌性肺炎可发生于移植后任何时间,在移植前中性粒细胞显著减少时尤易发生。对 255 名造血干细胞移植患者的回顾性研究显示,细菌性肺炎的发生率为

15%，近一半的患者发生于移植后 100 天内。革兰阴性菌，如铜绿假单胞菌、肺炎克雷伯菌在移植后 100 天内多见，后期感染的主要致病菌为革兰阳性菌，如肺炎链球菌。在某些移植中心，军团菌属是引起医院内肺炎的重要原因。

细菌性肺炎常表现为发热，但中性粒细胞减少的患者常缺乏呼吸道症状和体征，可能也是由于缺乏中性粒细胞，这些患者的胸片改变轻微或缺如。有研究显示，胸片正常的发热性中性粒细胞减少患者 50% 以上胸部高分辨 CT 上有肺炎表现。对所有怀疑细菌性肺炎的患者以及无明确感染部位的发热性中性粒细胞减少患者均应立即使用有抗假单胞菌活性的广谱抗生素。异体移植患者在移植后前 100 天有严重低丙种球蛋白血症时，静脉使用免疫球蛋白可降低细菌感染的风险。

（二）巨细胞病毒感染　未接受抗病毒预防性治疗时，异体干细胞移植后 CMV 肺炎的发生率为 20%～35%，自体移植为 1%～6%。绝大多数 CMV 病是由于血清阳性受体患者潜在感染的复活。血清阴性受体接受血清阳性供体干细胞移植时，移植后发生 CMV 病的风险低于血清阳性受体。这一点与实体器官移植有所不同。

大多数 CMV 感染发生于移植 100 天后。晚发 CMV 感染的危险因素有：移植物抗宿主病、淋巴细胞持续减少（>100 天）、CD4$^+$ 细胞减少（<50/mm^3）、CMV 血清阴性供体移植。历史上造血干细胞移植患者 CMV 肺炎导致的死亡达 85% 以上。尽管更昔洛韦可减少 CMV 病的发生，但单药使用并不能改变生存率。非对照研究显示，更昔洛韦联合 CMV 免疫球蛋白治疗可将生存率由 0～15% 提高到 50%～70%。诊断时已发生呼吸衰竭的患者，即使给予联合治疗，也很难存活。

与实体器官移植一样，造血干细胞移植患者 CMV 感染的预防方法也分为普遍预防和先发治疗两种。两种方法均能减少早期 CMV 病发生风险，但是普遍预防时中性粒细胞减少症的发生率高，因此一般选择先发治疗，尤其是 R−/D+ 造血干细胞移植时 CMV 感染的发生率低，这些患者首选先发治疗。2009 年美国国家综合癌症网（NCCN）建议异体 HSCT 患者在移植后 1～6 个月、GVHD、CD4$^+$ 细胞 <100/ml 时应每周对 CMV 抗原血症进行监测，开始先发治疗的情况有两种：①单次 CMV 抗原血症阳性；②连续两次 PCR 结果阳性。自体移植患者 CMV 感染的发生率低于异体移植者，但是 CD34 选择的自体移植受体发生 CMV 感染的风险与异体移植相似，这些患者需接受与异体移植一样的预防策略。

由于更昔洛韦可引起中性粒细胞减少，因此在使用更昔洛韦期间，应每周测定两次中性粒细胞绝对计数，如果小于 1000/mm^3，应停止使用更昔洛韦和（或）使用粒细胞集落刺激因子（G-CSF）。中性粒细胞减少患者进行 CMV 预防治疗时可选用膦甲酸。另一个二线药物是西多福韦。马立巴韦（maribavir）是一种新的抗病毒药，Ⅱ 期研究显示此药能降低 CMV 感染的风险，Ⅲ 期研究正在进行中。表 5-20-3 是对 CMV 感染时预防和治疗用药的总结，如果预防用药 100 天时血中仍能检测到 CMV，需继续用药直至检测阴性。

（三）真菌感染　HSCT 对机体免疫系统有多重影响，从而使机体对真菌具有易感性。在移植前期，黏膜屏障的破坏和中性粒细胞减少为其主要免疫缺陷。在移植晚期，由于 GVHD 以及针对 GVHD 的治疗造成的细胞免疫缺陷占主导地位。与实体器官移植患者不同，HSCT 患者隐球菌、组织胞质菌感染罕见。

表 5-20-3 CMV 感染时预防及治疗药物剂量表（2009 年 NCCN 指南）

药 物	剂 量
阿昔洛韦*	预防：800mg，每天 4 次，口服
伐昔洛韦*	预防：2g，每天 4 次，口服
更昔洛韦	预防：5~6mg/（kg·d），静脉滴注，每周 5 天，从移植物植入到 HSCT 后 100 天
	先发治疗：5mg/kg，每 12 小时 1 次，静脉滴注 2 周，如果仍能检测到 CMV，继以 6mg/（kg·d），静脉滴注 2 周，每周 5 天
	治疗：5mg/kg，每 12 小时 1 次，静脉滴注 2 周，继以 5~6mg/（kg·d），继续静脉滴注至少 2~4 周，至所有症状消失；CMV 肺炎时加用静脉免疫球蛋白，400~500mg/kg，隔日 1 次，3~5 次
缬更昔洛韦	预防：900mg/d
	先发治疗：900mg，每天 2 次，口服 2 周，可考虑继续 900mg/d 口服至 CMV 检测阴性后至少 7 天
膦甲酸	预防：60mg/kg，每天 3 次，或 60mg/kg，每 12 小时 1 次，静脉滴注 7 天，继以 90~120mg/（kg·d），静脉滴注，至 HSCT 后 100 天
	先发治疗：60mg/kg，每 12 小时 1 次，静脉滴注 2 周，如果仍能检测到 CMV，继以 90mg/（kg·d），静脉滴注 2~4 周，每周 5 天
	治疗：90mg/kg，每 12 小时 1 次，静脉滴注 2 周，继以 120mg/（kg·d），静脉滴注至少 2~4 周，至所有症状消失。CMV 肺炎时加用静脉免疫球蛋白
西多福韦	预防：5mg/kg，每 2 周 1 次，静脉滴注，用药前 3 小时口服 2g 丙磺舒，用药后 2 小时和 8 小时口服 1g 丙磺舒，同时静脉水化
	治疗：5mg/kg，每周 1 次，静脉滴注 2 周，继以 5mg/kg，每 2 周 1 次，静脉滴注。用药前 3 小时口服 2g 丙磺舒，用药后 2 小时和 8 小时口服 1g 丙磺舒，同时静脉水化

*阿昔洛韦、伐昔洛韦抗 CMV 活性弱，因此需对 CMV 进行监测。CMV 病高危人群应使用更昔洛韦、缬更昔洛韦或膦甲酸进行先发治疗

1. 曲菌感染　在过去的十年中，由于新的抗真菌药、抗病毒药、抗肿瘤药的出现，侵袭性真菌感染已取代侵袭性念珠菌感染成为导致异体 HSCT 患者死亡的最主要感染。曲菌是造成侵袭性真菌感染的主要原因。异体 HSCT 患者侵袭性曲菌病的发生率有增加趋势，目前的发病率为 10%~15%，成双峰分布。异体和自体移植前为第一个高发期，中性粒细胞减少是其主要危险因素，异体移植后数月为第二个高发期，GVHD 和糖皮质激素的使用（泼尼松 > 20mg/d，>4 周）是其主要危险因素。目前造血干细胞生长因子和外周血干细胞的使用缩短了中性粒细胞减少时间，使移植前感染的发生率显著下降，相反，移植后感染的发生率却有增加。侵袭性曲菌病造成的死亡率仍很高，1 年累积病死率为 50%~80%。

大多数患者的侵袭性曲菌病局限于肺，鼻窦和中枢神经系统受累也有一定的发生率。多达 2/3 的患者可以不表现为发热。癫痫发作和偏身轻瘫是中枢神经系统受累的预兆。肺部受累的最初影像学异常包括单个或多发结节、空洞、亚段或肺段分布的实变。感染晚期坏死组织与周围肺实质分离，出现空气半月征——中央为结节，外周局部或四周围绕空气。CT 上的一个特征性表现是晕轮征，表现为围绕肺部结节的一圈低密度影，低密度影代表着水肿或出血。

目前诊断侵袭性真菌感染缺乏有效、特异的无创诊断方法。血清半乳甘露聚糖检测在 HSCT 患者中的敏感性和特异性低于非 HSCT 患者，这一检测方法在 HSCT 患者中的阳性预计

值仅为 10%~46%。1-3-β-D-葡聚糖是大多数真菌的细胞壁成分（不包括接合菌、新型隐球菌），检测 1-3-β-D-葡聚糖已成为诊断侵袭性真菌感染的一种方法，在尸检研究中，这一方法的敏感性为 80%~95%。如果一周内两次检测阴性，其阴性预计值为 100%。

预防性使用氟康唑能降低 HSCT 患者真菌相关的死亡率及总的死亡率。米卡芬净（micafungin）的预防效果类似于或优于氟康唑。HSCT 患者发生 2~4 级 GVHD 或慢性广泛型 GVHD 需接受强烈免疫抑制治疗时，泊沙康唑在降低突破性侵袭性真菌感染发生率和真菌相关死亡率方面优于氟康唑。低剂量两性霉素 B 制剂及伊曲康唑虽无生存益处，但能减少侵袭性霉菌病的发生。最近有研究比较了伏立康唑和氟康唑对异体 HSCT 患者真菌感染的预防作用，结果显示两组患者总的生存率以及无真菌感染生存率相似，但伏立康唑组侵袭性曲菌病的发生率低。

2009 年 NCCN 推荐的需预防用药的情况为：①异体 HSCT 患者发生中性粒细胞减少时，首选氟康唑或米卡芬净，其他可选择的药物有伊曲康唑、伏立康唑、泊沙康唑、两性霉素 B 制剂（表 5-20-4），用药至中性粒细胞减少缓解和移植后至少 75 天；②自体 HSCT 患者出现黏膜炎时，药物可选用氟康唑或米卡芬净，用药至中性粒细胞减少缓解；③出现 GVHD 接受免疫抑制剂治疗时，首选泊沙康唑，其他可选择的药物有伏立康唑、棘白菌素类药物或两性霉素 B 制剂，用药至 GVHD 缓解，三唑类药物由于抑制细胞色素 P450 同工酶，因此有显著的药物-药物相互作用，用药期间需监测环孢霉素、他克莫司等的血药浓度，必要时降低剂量。

表 5-20-4 抗真菌制剂

药 物	用 法
氟康唑	400mg/d，静脉滴注或口服（肾功能正常者）
泊沙康唑	预防，200mg，每天 3 次口服
	补救治疗：200mg，每天 4 次口服，一旦感染稳定可改为 400mg，每天 2 次口服
伊曲康唑	400mg/d，口服（治疗 7 天后的目标谷浓度≥0.5ug/ml）
伏立康唑	6mg/kg，静脉滴注，每 12 小时 1 次，连续 2 次，继以 4mg/kg，每 12 小时 1 次静脉滴注；200mg 口服，每天 2 次（侵袭性曲霉菌病）；
	6mg/kg，静脉滴注，每 12 小时 1 次，连续 2 次，继以 3mg/kg，每 12 小时 1 次静脉滴注（非中性粒细胞减少患者的念珠菌血症）
两性霉素 B 去氧胆酸盐	一般 0.5~1.5mg/（kg·d），静脉滴注
两性霉素 B 脂质体（L-AMB）	3mg/（kg·d），静脉滴注
两性霉素 B 脂质复合物（ABLC）	侵袭性真菌感染：5mg/（kg·d），静脉滴注
两性霉素 B 胶体分散体（ABCD）	侵袭性真菌感染：5mg/（kg·d），静脉滴注
卡泊芬净	首剂 70mg，静脉滴注，以后 50mg/d，静脉滴注
	中度肝功能异常时：首剂 70mg，静脉滴注，以后 35mg/d，静脉滴注
米卡芬净	预防：50mg/d，静脉滴注
	念珠菌血症：100mg/d，静脉滴注
阿尼芬净	首剂 200mg，静脉滴注，以后 100mg/d，静脉滴注

2. 肺孢子菌肺炎　在未进行预防治疗的情况下，异体 HSCT 患者 PCP 的发生率为 16%，在接受 TMP/SMX 预防治疗的患者中，PCP 感染的风险可降低到忽略不计的水平。然而，这一患者人群常很难耐受 TMP/SMX，主要是由于相关的骨髓抑制以及类似于急性 GVHD 的变态反应性皮疹。由于不良反应而不得不停药者占 30%~60%。氨苯砜和吸入性戊烷脒常做为 TMP/SMX 的替代药物，但对 PCP 的预防作用不及后者。也可以考虑使用阿托伐醌，虽然异体 HSCT 患者应用此药后的有效性、安全性数据有限。建议所有异体移植患者均应进行 PCP 的预防，时间从移植物植入开始到移植后 6 个月，对于继续接受免疫抑制治疗和发生慢性 GVHD 的患者应延长预防用药时间。虽然自体造血干细胞移植患者 PCP 的发生率相当低，但对于接受外周血干细胞移植的患者以及服用氟达拉滨或其他减少 T 细胞药物的患者应给予预防用药，前者用药至移植后 3~6 个月，后者用药至 CD4 细胞数 >200/ml。

HSCT 患者 PCP 的中位发病时间为移植后 60 天。与实体器官移植患者相比，HSCT 患者发病更急剧，进展更快。胸片通常表现为双侧间质-肺泡性浸润，孤立性结节、肺叶实变、甚至正常胸片也有报道。支气管肺泡灌洗的诊断率为 90%。治疗选用高剂量的 TMP/SMX，疗程至少 14~21 天，磺胺药过敏或不能耐受的患者可选用静脉戊烷脒。皮质激素辅助治疗对获得性免疫缺陷综合征相关的 PCP 有效，但对于 HSCT 患者的有效性尚不明确。尽管接受有效的治疗，在最初 6 个月内，PCP 导致的病死率仍高达 90%，晚发感染的病死率为 40%。

3. 其他真菌感染　在最近的一项研究中，侵袭性念珠菌病占侵袭性真菌感染的 24.8%，接合菌（犁头霉、毛霉、根毛霉、根霉菌等）占 7.2%。播散性念珠菌病的危险因素有：严重中性粒细胞减少（中性粒细胞 $<0.1 \times 10^9/L$）、黏膜炎、未进行吡咯类药预防。接合菌感染的危险因素包括：严重的中性粒细胞减少、接受皮质激素治疗的急性或慢性 GVHD、严重的输血相关的铁超负荷。与曲菌一样，接合菌具有血管侵犯性，可导致血栓形成、肺梗死、广泛出血，也是导致胸片上空洞和晕轮征的原因。两性霉素 B 联合外科切除坏死的肺组织是主要治疗方法，但病死率在 60%~80%。

（徐　凌）

参 考 文 献

［1］ Kotloff RM, Ahya VN, Crawford SW. Pulmonary Complications of Solid Organ and Hematopoietic Stem Cell Transplantation. Am J Respir Crit Care Med, 2004, 170:22-48

［2］ Remund KF, Best M, Egan JJ. Infections Relevant to Lung Transplantation. Proc Am Thorac Soc, 2009, 6:94-100

［3］ Stewart S. Pulmonary Infections in Transplantation Pathology. Arch Pathol Lab Med, 2007, 131:1219-1231

［4］ Sole'A, Salavert M. Fungal infections after lung transplantation. Curr Opin Pul Med, 2009, 15:243-253

［5］ Aguado JM, Torre-Cisneros J, Fortu'n J, et al. Tuberculosis in Solid-Organ Transplant Recipients: Consensus Statement of the Group for the Study of Infection in Transplant Recipients (GESITRA) of the Spanish Society of Infectious Diseases and Clinical Microbiology. Clin Infec Dis, 2009, 48:1276-1284

［6］ Fisher RA. Cytomegalovirus infection and disease in the new era of immunosuppression following solid organ transplantation. Transpl Infect Dis, 2009, 11:195-202

［7］ Boeckh M, Ljungman P. How we treat cytomegalovirus in hematopoietic cell transplant recipients. Blood, 2009, 113:5711-5719

［8］ Ljungman P, de la Camara R, Cordonnier C, et al. Management of CMV, HHV-6, HHV-7 and Kaposi-sarcoma herpesvirus (HHV-8) infections in patients with hematological malignancies and after SCT. Bone Marrow Transplant,

2008，42：227－240

[9] Mwintshi K，Brennan DC. Prevention and management of cytomegalovirus infection in solid-organ transplantation. Expert Rev Anti Infect Ther，2007，5（2）：295－304.

[10] Krajicek BJ，Thomas CF Jr，Limper AH. Pneumocystis Pneumonia：Current Concepts in Pathogenesis Diagnosis and Treatment. Clin Chest Med，2009，30：265－278

[11] Preiksaitis JK，Brennan DC，Fishman J，et al. Canadian Society of Transplantation Consensus Workshop on Cytomegalovirus Management in Solid Organ Transplantation Final Report. Am J Transplant，2005，5：218－227

[12] Ben-Ami R，Lewis RE，Kontoyiannis DP. Invasive mould infections in the setting of hematopoietic cell transplantation：current trends and new challenges. Curr Opin Infect Dis，2009，22：376－384

[13] Nucci M，Anaissie E. Fungal Infections in Hematopoietic Stem Cell Transplantation and Solid-Organ Transplantation：Focus on Aspergillosis. Clin Chest Med，2009，30：295－306

[14] National Comprehensive Cancer Network. Prevention and treatment of cancer related infections. http://www. nccn. org/professionals/physician_ gls/PDF/infections. pdf （Accessed on 13 January 2009）

第二十一章　肺炎旁胸腔积液

肺炎是一种常见病，多发病。例如，在美国每年约有 400 万人患肺炎，其中 20% 需住院治疗。住院治疗的肺炎患者中，36%~57% 可并发肺炎旁胸腔积液，每年估计有 100 万患者发生肺炎旁胸腔积液。肺炎合并胸腔积液患者死亡率，高于单纯肺炎的患者。近来研究表明，社区获得性肺炎合并双侧胸腔积液的患者，其死亡率 7 倍于单纯的社区获得性肺炎患者；如合并单侧胸腔积液，其死亡率为单纯社区获得性肺炎患者的 3.4 倍。很明显，如对肺炎旁胸腔积液的患者不进行积极和合宜的治疗，则可使病死率增加。

由于对肺炎旁胸腔积液缺乏前瞻性的、随机临床研究，如何适当地预防、诊断和治疗肺炎旁胸腔积液仍然存在着不同的意见。此外，早期进行胸腔积液的分析是否能预测复杂性肺炎旁胸腔积液的发生也有争论。

【定义】

（一）胸膜炎　是各种病原体所致的感染或其他炎性机制产生的胸膜炎性过程。通常伴有局限性的胸痛，胸痛常与呼吸周期同步，有时可闻胸膜摩擦音，胸腔积液为渗出性，当积液增多时，胸痛和胸膜摩擦音可消失。

（二）肺炎旁胸腔积液（parapneumonic effusion）　是一种渗出性的胸腔积液，常伴随于同一侧的肺部感染。分隔型肺炎旁胸腔积液为一种胸腔积液不能流动的肺炎旁胸腔积液。多房分隔型肺炎旁胸腔积液为一种有一个间隔以上的、多房分隔型肺炎旁胸腔积液。

（三）单纯肺炎旁胸腔积液（uncomplicated parapneumonic effusions）　胸腔积液无病原菌存在，通常不需要作胸腔引流。

（四）复杂性肺炎旁胸腔积液（complicated parapneumonic effusions）　常有感染病原体的胸膜侵犯，需作胸腔引流，有时因治疗需要要作胸膜剥离手术。

（五）脓胸（empyema）　特指胸腔积液中存在大量的白细胞，且可在显微镜下能观察到，表现为浓稠和混浊的液体（脓）。50% 的脓胸起源于肺炎旁渗出。其他原因有：外科手术（主要是胸外科手术）、创伤和食管穿孔。脓胸按病程发展可分为急性脓胸（acute empyema）和慢性脓胸（chronic empyema）。按病变累及的范围分为局限性脓胸（localized empyema）和全脓胸（diffuse empyema）。若合并胸膜腔积气则称为脓气胸（pyopneumothorax）。

【肺炎旁胸腔积液和脓胸的分类】

肺炎旁胸腔积液和脓胸的分类是根据积液量的多少、生化特征、细菌染色和培养的结果、有无粘连、分隔以及积液的外观来决定的（表 5-21-1）。

（一）无明显肺炎旁胸腔积液（nonsignificant parapneumonic effusion）　胸腔积液在卧位胸部平片上的厚度小于 10mm，此时，无需作诊断性胸腔穿刺。适当的抗生素治疗，胸腔积液即能吸收。但是，在治疗期间如积液继续增加，则应作胸腔穿刺。

（二）典型的肺炎旁胸腔积液（typical parapneumonic effusion）　卧位胸部平片的胸腔积液厚度大于 10mm，积液的葡萄糖水平高于 2.24mmol/L（40mg/dl），pH > 7.20，LDH 水平低于 1 000U/L，且革兰染色和培养均为阴性。单用抗生素治疗可有效地治疗此类胸腔积液，但是需反复作胸腔穿刺，以了解胸腔积液的性质有无变化。

（三）边缘型复杂性的肺炎旁胸腔积液（borderline complicated parapneumonic effusion） 胸腔积液的 pH 值在 7.00 到 7.20 之间，或积液的 LDH > 1 000U/L 和葡萄糖水平 > 2.24mmol/L，但革兰染色和细菌培养均为阴性。此类积液的大多数可单用抗生素治疗，但某些病例需其他辅助治疗。只要胸腔积液继续产生，每日都可进行治疗性的胸腔穿刺。如果胸腔积液的 pH 低于 7.00，或葡萄糖水平低于 2.24mmol/L，胸腔引流管治疗为适应证。如胸腔积液发生多房分隔，可用较小的胸腔引流管进行胸膜腔内纤维蛋白溶解疗法。

表 5-21-1　肺炎旁胸腔积液和脓胸的分类及治疗

类别	临床分型	临床情况	治　疗
一类	无明显肺炎旁胸腔积液	少量	
		卧位时胸腔积液厚度 < 10mm	无胸腔穿刺指征
二类	典型的肺炎旁胸腔积液	积液厚度 > 10mm	
		葡萄糖 > 2.24mmol/L	
		pH > 7.20	
		革兰染色和培养均阴性	单用抗生素治疗
三类	边缘型复杂性的肺炎旁胸腔积液	7.00 < pH < 7.20	
		LDH > 1000U/L	
		葡萄糖 > 2.24mmol/L	
		革兰染色和培养均阴性	抗生素和多次胸腔穿刺
四类	单纯型复杂性的肺炎旁胸腔积液	pH < 7.00	
		和（或）葡萄糖 < 2.24mmol/L	
		革兰染色或培养阳性	
		积液无分隔、无明显脓性样	胸腔引流管和抗生素
五类	混合型复杂性的肺炎旁胸腔积液	pH < 7.00	
		和（或）葡萄糖 < 2.24mmol/L	胸腔引流管和
		和（或）革兰染色或培养阳性	纤维蛋白溶解治疗
		积液有多房分隔	偶需胸腔镜和胸膜剥离
六类	单纯脓胸	积液为纯脓性样	
		单房无分隔或积液能流动	胸腔引流管 ± 胸膜剥离
七类	混合型脓胸	积液为纯脓性样多房分隔	胸腔引流管 +
			纤维蛋白溶解治疗
			常常需要胸腔镜或
			胸膜剥离

（四）单纯型复杂性肺炎旁胸腔积液（simple complicated parapneumonic effusion） 胸腔积液的 pH 值小于 7.00，葡萄糖水平 < 2.24mmol/L，革兰染色阳性或细菌培养为阳性，但胸腔积液未形成多房分隔，也没有呈脓样的外观。对这些患者应作胸腔引流管治疗，引流管可使用相

对口径较小的导管（8.3~16F），经皮插入。较小的导管易插入且疼痛程度较轻，患者易耐受。

（五）混合型复杂性的肺炎旁胸腔积液（complex complicated parapneumonic effusion）　胸腔积液符合单纯型复杂性肺炎旁胸腔积液的诊断标准，而且又有胸腔积液分隔的表现。应经切开放置胸腔引流管，可以使用较小口径的导管，胸膜腔内可给予纤维蛋白溶解制剂的治疗，有利被分隔的脓液排出。纤维蛋白溶解制剂，能溶解形成分隔的纤维蛋白膜。如果在应用纤维蛋白溶解制剂之后，则应考虑使用其他治疗方法：①使用胸腔镜解除粘连，并选择最佳位置放置胸腔引流管；②胸膜剥离术。

（六）单纯脓胸（simple empyema）　胸腔积液完全呈脓样，但积液能流动或胸腔内无分隔，作胸腔引流时应选用较大口径的导管（28~36F），这与黏稠的脓液易阻塞小口径导管有关。单纯脓胸可在脏层胸膜上形成一层"皮"。使用胸腔引流管治疗7日后，如脓胸的空腔未发生变化，则应考虑行胸膜剥离术。

（七）混合性脓胸（complex empyema）　胸腔积液呈脓样，且胸膜腔出现多房分隔。这些病例可首先应用大口径的胸腔引流管进行胸腔引流，并行胸膜腔内纤维蛋白溶解疗法。但是，大部分患者需要作胸膜剥离手术。

【发病机制及病理生理】

（一）肺炎旁胸腔积液的病理生理　了解典型的肺炎旁胸腔积液发展到脓胸的病理生理过程，可以解释这类患者的各种临床表现。通常，吸入病原体后进入胸膜下肺泡，中性粒细胞移行和黏附在邻近的上皮细胞。活化的PMNs释放出氧代谢物、颗粒成分和膜磷脂代谢物，从而造成肺、胸膜下和胸膜血管的内皮损伤，产生毛细血管通透性的增加。含有大量蛋白的液体漏入肺实质，增加了间质内压力梯度，使液体从间质内的间皮细胞流向胸膜腔。病变广泛的肺炎，其胸腔积液量明显增加。但是，只有当液体进入胸膜腔的量超过壁层胸膜淋巴管的回吸收能力时，才会发生胸膜腔内液体的累积。起病初数小时肺炎旁胸腔积液的生产量较少，而且是无菌的，中性粒细胞为主的渗出液，此阶段称为毛细血管漏出或渗出液阶段。典型的胸膜腔积液为：pH>7.30；葡萄糖>60mg/dl；乳酸脱氢酶（LDH）<500U/L。在第一阶段内，患者只需要应用抗生素进行成功的治疗，而无需作胸膜腔引流。

如果肺炎没有得到成功的治疗，内皮损伤进一步加重，肺水肿恶化，胸膜腔积液增加。肺内的病原体继续繁殖，侵犯胸膜腔，并在胸膜腔内持续存在。由于壁层胸膜淋巴管可以迅速清除细菌，因而如果革兰染色阳性或培养阳性，则表明在重症期内细菌持续存在，并提示预后可能较差。

第二阶段（细菌侵犯/纤维脓性阶段）的特征为：中性粒细胞的增加，胸腔积液pH和葡萄糖水平下降，LDH上升。白介素-8（IL-8）为脓胸时主要的中性粒细胞趋化因子；TNF-α在局部IL-8生成中起了重要作用。由于来自PMN吞噬细胞和细菌代谢速率增加，胸腔积液内葡萄糖/血糖的比例降至0.5以下，通常葡萄糖的绝对值<40mg/dl。CO_2和乳酸作为葡萄糖代谢的终末产物，积累在胸膜腔内，因而造成pH的下降。由于中性粒细胞的分解，导致LDH增加，通常超过1 000U/L。伴随这些生化的改变，随着血液内的凝血物质进入胸膜腔、以及因间皮细胞损伤造成的纤维蛋白溶解活动的下降，胸腔积液变得易凝固。这些病理过程造成纤维素在脏层和壁层胸膜上的沉着。受损伤的间皮细胞不能阻碍活性成纤维细胞代谢产物进入胸膜腔，并分泌胶原进入易凝结的胸腔积液。纤维蛋白和胶原通过粘连脏层胸膜和壁层胸膜，将胸腔积液分隔成各个间隔，由于脏层胸膜的纤维蛋白沉着，从而使肺部的扩张

受限。由于壁层胸膜孔被纤维蛋白和胶原阻塞，以及间皮的肿胀，细胸腔积液的量可能有所增加。此阶段的早期，单独使用抗生素治疗可能还有效，但是随着病情的进展，则需要作胸膜腔引流。如果患者没有得到适当的治疗，几周后则进入第三阶段（机化和脓胸期）。

（二）肺炎旁胸腔积液的病理分期　肺炎旁胸腔积液和脓胸的发生、发展过程如下：

1. 干性胸膜炎期（the pleuritis sicca stage）　肺实质的炎性过程累及脏层胸膜，导致局部的胸膜反应，可产生胸膜摩擦音和特征性的胸膜疼痛。但许多肺炎患者可仅仅有胸膜疼痛，而不发生胸膜腔积液；表明在此阶段，肺炎所致的胸膜病变相当局限。

2. 渗出期（the exudative stage）　干性胸膜炎期末，如病情进展，炎症过程的加重可使局部组织和毛细血管的渗透性增加。致使胸膜腔内的液体积累，这与肺间质液流入和局部微血管渗出增加也有关。此期的胸腔积液通常为清亮和无菌的，胸腔积液中的细胞分类主要是中性粒细胞为主，pH 是正常的，乳酸脱氢酶（LDH）活性 < 1 000U/L。

3. 纤维脓性期（the fibropurulent stage）　如果患者没有接受抗生素治疗，或抗生素治疗不充分，此期进展相当迅速，可于数小时内病情发生急骤改变，其特征为胸膜腔内纤维蛋白凝块沉积和胸腔积液漂浮有纤维蛋白膜，因而可使胸膜腔产生分隔。此期的胸腔积液通常为混浊或纯脓性的。细胞学检查主要是中性粒细胞和降解细胞，革兰染色和细菌培养一般为阳性。这种胸腔积液的代谢和细胞学活性较高，表现为 pH 降低（ < 7.2），LDH 活性增加（通常 > 1 000U/L）。

4. 机化期（the organizational stage）　最后阶段的特征为成纤维细胞的浸入，致使胸膜内纤维蛋白膜转化为增厚和无弹性的胸膜网层。从功能上看，在机化性脓胸期（陷闭肺），气体交换常常受到严重的损害。晚期病程可表现不异，自然愈合的患者可有持久的肺功能损伤，如发展为慢性脓胸则可伴发其他各种并发症，例如支气管胸膜瘘，肺脓肿，或胸壁自发性穿孔。

【临床表现】

肺炎患者不管有无肺炎旁胸腔积液，其临床表现相似，白细胞计数与胸膜疼痛的程度也类似。需氧菌感染的肺炎患者常常有急性发热的症状，而厌氧菌感染的患者，其病程呈亚急性或慢性状态，症状持续时间较长且有体重的下降。厌氧菌所致的胸膜-肺部感染常常与吸入口咽部或胃内容物有关。这些患者的口腔卫生较差，口咽部常有厌氧菌的寄植，此外临床上常有吸入的某些先前因素，例如抽搐、各种原因所致的眩晕或酗酒。

一般而言，患者如有较长的病史或治疗不充分，则较易发生复杂性肺炎旁胸腔积液或脓胸。有时患者可仅有脓性胸腔积液存在，而并无肺炎，这可能是肺炎后脓胸，此时肺部的炎症浸润已经吸收。但是脓胸并不一定是肺炎所致。非肺炎脓胸大部分为医源性，多数是肺叶切除术或其他胸外科手术的并发症。约5%的脓胸发生在胸腔肿瘤的患者，5%发生于食管穿孔的患者，胸腔穿刺和自发性气胸各占约20%。1%的脓胸是由腹腔感染所致，主要发生于横膈下区域，尤其外科手术之后，如脾切除或胆囊造瘘术后。

早期认识和鉴别患者发生复杂性肺炎旁胸腔积液的高度危险因素，并通过及时的胸腔引流，可以改善患者的临床预后。然而，在临床上识别高度或低危险因素存在着一定的困难，因为，肺炎旁胸腔积液的临床表现，如年龄、周围血白细胞计数、体温、胸膜性胸痛的发生情况以及肺炎的范围等均不能作为识别的危险因素。而且，患者的现有基础疾病和治疗（如应用糖皮质激素）会影响其临床表现，复杂性肺炎旁胸腔积液也常常发生在此类患者中。

【诊断和鉴别诊断】

肺炎旁胸腔积液和脓胸的诊断程序可参见图5-21-1。

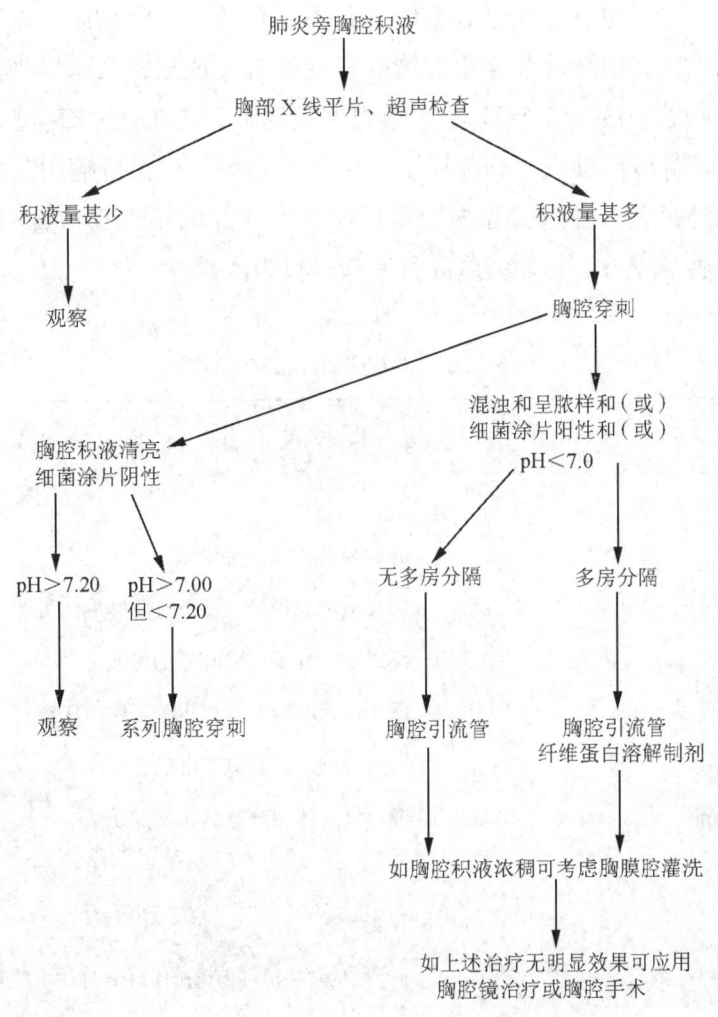

图5-21-1　肺炎旁胸腔积液和脓胸的常规处理

临床上诊断肺炎旁胸腔积液时，应注意与以下疾病相鉴别。

（一）与肺栓塞等疾病相鉴别　鉴别诊断中应该考虑到肺栓塞，肺栓塞是一种常见病，发生栓塞旁胸腔积液的几率为25%～50%，这种积液也可合并感染，治疗与肺炎旁胸腔积液相同。其他需鉴别诊断的疾病还有红斑狼疮和药物诱发的胸膜-肺疾病。如脓胸患者的胸腔积液外观呈牛奶状或混浊，则需与乳糜胸或假性乳糜胸相鉴别。

（二）与结核性胸膜炎相鉴别　肺炎旁胸腔积液有时需与结核性胸膜炎相鉴别。临床上结核性胸膜炎患者往往具有下列特点：以青壮年发病居多，近年来中老年发病有增多趋势。常伴有结核病中毒症状，如发热、盗汗、乏力等。X线检查显示胸腔积液大多为中等量，有时可见肺野内结核病灶。血沉一般增快；OT试验或PPD试验为阳性。胸腔积液多为草黄色稍混浊的渗出液；血性者占1.5%～12%，老年人血性胸腔积液发生率可达23.8%；白细胞计数为（5～10）×10^8/L，以淋巴细胞为主，可达90%，间皮细胞少于1%。胸腔积液涂片抗酸杆菌染色或胸腔积液培养，部分患者可找到抗酸杆菌。胸腔积液 ADA、溶菌酶升高或胸腔积液中 T 细胞亚群百分数和绝对数显著增高，这些均有利于结核性胸膜炎诊断。

（三）与肿瘤旁胸腔积液相鉴别　此外，肺炎旁胸腔积液有时还需要与肿瘤旁胸腔积液相鉴别。某些肿瘤病例中，虽然胸腔积液确由恶性肿瘤所致，但在胸腔积液或胸膜组织中并不能发现肿瘤细胞，当然也有可能这些组织中并不存在恶性肿瘤细胞。这种与恶性肿瘤有关的胸腔积液，临床上既无由恶性肿瘤引起胸腔积液的直接证据，又未发现其他的原因时，则将其归类为肿瘤旁胸腔积液（表 5-21-2）。淋巴回流受阻，是恶性肿瘤引起大量胸腔积液的主要机制。支气管阻塞导致的肺炎、肺膨胀不全以及肺萎缩，也是肿瘤引起肿瘤旁胸腔积液的另一局部原因。此外，恶性肿瘤引起的全身反应或者治疗的不良反应都可能导致胸腔积液。临床上鉴别肺炎旁胸腔积液和肿瘤旁胸腔积液有时较为困难。

表 5-21-2　肿瘤旁胸腔积液的原因

原　　因	解　　释
肿瘤的局部效应	
淋巴管阻塞	胸腔积液积累的主要原因
支气管阻塞合并肺炎	肺炎旁胸腔积液，并不排除肺癌的可能
支气管阻塞合并肺不张	漏出液，并不排除肺癌的可能
陷闭肺	漏出液，肿瘤广泛侵犯脏层胸膜所致
乳糜胸	胸导管破坏；常见于淋巴瘤
上腔静脉压迫综合征	漏出液，体循环静脉压增加所致
肿瘤的系统效应	
肺栓塞	高凝状态
低蛋白血症	血清白蛋白 <1.5g/dl；伴有全身性水肿
治疗的合并症	
放射治疗：早期	放射治疗完成后 6 周至 6 个月，胸膜炎
晚期	纵隔纤维化，缩窄性心包炎，腔静脉阻塞
化疗：甲氨蝶呤	胸膜炎或渗出
环磷酰胺	胸膜炎和心包炎
博来霉素、丝裂霉素	伴有间质疾病

（四）与恶性胸腔积液相鉴别　恶性胸腔积液的鉴别诊断中应结合病史、体格检查及相应的实验室检查。若 40 岁以上患者出现无发热的血性胸腔积液，或原发癌已明确的患者；并有血性渗出液，或增长速度快的胸腔积液，应高度疑诊为恶性胸腔积液。但是，只有在胸腔积液或胸膜组织活检中发现恶性肿瘤细胞，才能明确诊断。文献报道，胸腔积液患者约 10% 可找到癌细胞。然而，即使已知胸腔积液是由肿瘤引起，但也只有 60% 病例能获得肯定的细胞学证据。对未获得细胞学诊断的患者，应进一步作影像学检查、针刺胸膜活检、胸腔镜检查、支气管镜检查，甚至开胸探查，以达到明确诊断。

【实验室检查】

（一）细菌学检查　所有肺炎旁胸腔积液患者，除积液量相当少外，均应进行胸腔穿刺，行细菌学检查。包括：革兰染色、厌氧和需氧菌培养。现已发现许多细菌都可成为肺炎旁胸腔积液或脓胸的致病源。近数十年来，最常见的致病菌变化相当快，部分原因与治疗肺炎时新抗生素的应用有关。抗生素时代以前，胸液中最常分离到的病原体为肺炎链球菌和溶血性链球菌；20世纪50年代则开始以金黄色链球菌占主导地位。而目前在美国感染性胸腔积液中最常见的病原体为革兰阴性杆菌（40%），其次为金黄色葡萄球菌（20%）和肺炎链球菌（10%），溶血性链球菌已较少见（5%）。与30年代相比，病原体中肺炎链球菌和溶血性链球菌下降3~4倍，而金黄色葡萄球菌和革兰阴性杆菌则分别上升2倍和5~8倍。革兰阴性杆菌中以铜绿假单胞菌等假单胞菌和大肠杆菌较为常见，肺炎克雷伯菌肺炎虽较常见，但本菌引起的胸腔积液则少见。

通常，肺炎链球菌患者伴阳性的胸腔积液细菌学检查时，其临床过程和预后较其他病原体所致的感染性胸腔积液患者为佳。这与肺炎链球菌所致的肺炎旁胸腔积液，其临床表现出现较早，结合胸腔积液的细菌学检查，因而患者能得到早期处理。

现在胸腔积液培养阳性的细菌大多数属需氧菌，15%为厌氧菌，其余为复合感染，包括需氧菌和厌氧菌。链球菌（主要是肺炎链球菌）和葡萄球菌（主要是金黄色葡萄球菌）通常是多见的需氧革兰阳性菌，而大肠杆菌，克雷伯菌，铜绿假单胞菌和流感杆菌是最为常见的需氧革兰阴性菌。大肠埃希菌和厌氧菌常发现和其他致病菌共同存在。最常见的厌氧菌为类杆菌属和消化链球菌属。偶尔，放线杆菌属，奴卡菌属或真菌（大多是曲菌属）也可能为脓胸的致病菌。

肺炎旁胸腔积液的发生率和胸腔积液培养阳性率与感染细菌种类密切相关。由于厌氧培养技术的改进和对厌氧菌认识水平的提高，厌氧菌作为细菌性胸膜炎特别是脓胸的常见病原体已被广泛证实。继发于吸入性肺炎、肺脓肿或膈下疾病的脓胸，病原体常为多种厌氧菌引起的混合感染。厌氧菌感染中，以类杆菌最为常见，其次为梭杆菌、消化链球菌和消化球菌。

肺炎并发的脓胸常为单一菌感染。若为肺脓肿或支气管扩张并发脓胸，则多为混合菌感染。儿童中脓胸最常见的病原体为金黄色葡萄球菌。严重创伤并发的脓胸或医院内获得的脓胸，病原体以金黄色葡萄球菌和需氧革兰阴性杆菌多见。血胸常继发葡萄球菌感染，而气胸或大量胸腔积液者继发的脓胸，病原体以革兰阴性杆菌多见。免疫抑制宿主中，真菌和革兰阴性杆菌感染相当常见。阿米巴性肝脓肿向膈上溃破，原虫入胸膜腔也可引起脓胸。国内阿米巴性脓胸已少见，尤其在卫生条件较好的城镇地区。

（二）影像学检查

1. 胸部X线平片　常表现为肺部浸润和同一侧胸腔积液，游离积液超过300ml时，肋膈角开始变钝，提示肺炎旁胸腔积液或脓胸。此时，侧位胸相尤为重要，可以显示后肋膈角显著变钝。侧卧位胸相有助于区别密度增高的肺部浸润影和自由流动的胸腔积液。有时在特定的位置可发现包囊性脓胸的典型X线征象。支气管胸膜瘘或胸腔穿刺抽脓将空气漏入胸腔时可见液平面。

胸部X线表现可因胸膜腔积液量和部位不同而表现各异，少量胸腔积液因液体积聚于下肺四周，仅示胸膜反应及肋膈角消失，多量积液时可示肺组织受压萎缩，直立位胸片上积液呈外高内低的圆弧形阴影，大量积液呈现患侧一片均匀模糊阴影，胸膜腔横径增宽，纵隔向

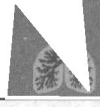

健侧移位。局限性包裹性脓胸时，积液可位于肺叶间或肺与纵隔、横膈、胸壁之间。X 线透视时包裹性脓胸阴影不随体位改变而变动，边缘光滑，有时不易与肺不张相鉴别。脓气胸或合并支气管胸膜瘘时可见液平面。

2. 超声检查　　胸腔积液较少时胸部 X 线平片不能显示；合并一侧大叶性肺炎的大量积液，单靠平片诊断有时也较困难。此时可作超声检查或 CT 检查可得以区分。超声波导引下的胸腔穿刺抽液准确性高、安全性好，特别适用于积液量少或包裹性积液患者，是指导胸腔穿刺或放置胸腔引流管的有效方法。对少量胸腔积液、局灶性积液或需要正确的穿刺，超声检查尤为实用。如超声检查发现胸腔积液有分隔存在或者显示复合或均匀的回声波型，则提示为渗出液。高密度的回声波型常伴有血性胸腔积液或脓胸。

3. 胸部 CT　　对诊断肺炎旁胸腔积液有一定的价值：①区分胸膜病变与肺实质病变；②评价肺实质疾病的严重程度；③观察胸腔积液有无分隔；④发现胸膜表面的病变；⑤指导和评价治疗。

胸部 CT 对胸腔引流在影像上也可起指导作用。CT 增强造影表明所有的脓胸病例均有壁层胸膜的增厚；而肺炎旁胸腔积液仅 56% 的病例有胸膜增厚。壁层胸膜增厚往往是渗出液的征象，其特异性达 96%，但敏感性较低，也不能鉴别是炎性渗出液或恶性渗出液。部分脓胸病例，CT 可显示典型的包囊积液和"双凸"的形态。随着病程的进展，CT 出现壁层胸膜进一步增厚和造影剂的摄取增加；邻近肋骨下的组织的密度也可增加。然而 CT 的异常发现不能区分临床上的脓胸分期。对确定积聚于纵隔的包裹性积液以及包裹性胸腔积液与支气管胸膜瘘和肺脓肿的鉴别，CT 尤有其独特应用价值。在诊断支气管胸膜瘘上，CT 在很大程度上已取代了支气管造影。

4. 磁共振（MRI）　　能详细分析胸壁的分层和炎性及恶性胸腔积液的浸润。单纯肺炎旁胸腔积液的病例，其胸壁并不产生影像学上的改变，然而恶性胸腔积液常常伴有胸膜周围脂肪层的变化，以及深层肋间肌的改变。这些发现有助于鉴别良性和恶性胸腔积液，但是有些复杂性肺炎旁胸腔积液和脓胸也能显示胸壁的浸润，其表现与恶性疾病相似。

总之，新的影像学技术能提供胸腔积液较为详细的形态学表现，并且能为胸腔积液的病因研究提供线索，但不能代替胸腔穿刺和其他创伤性诊断措施。

（三）胸腔积液检查　　胸腔积液检查对识别肺炎旁胸腔积液的分类及指导治疗相当有用。如果胸腔穿刺发现为脓液、诊断为脓胸，则应该立即进行胸腔引流。如果胸腔积液没有分隔、患者原先没有接收抗生素治疗，此时如果能将胸腔积液标本立即作培养，并应用适当的微生物学技术（包括厌氧培养），脓胸的胸腔积液中通常能获得特异的致病病原体。

肺炎旁胸腔积液为渗出液，可通过测定胸膜腔积液的蛋白定量和 LDH 活性和（或）胆固醇水平来决定。当然渗出液并不都是肺炎旁胸腔积液，其他各种原因所致的炎性渗出或恶性胸腔疾病都可以形成渗出性胸腔积液。如胸腔积液为漏出液，则可以除外肺炎旁胸腔积液，而提示心衰，肝硬化或低蛋白血症等疾病。

但是，胸腔积液中的蛋白含量、白细胞的数量或中性粒细胞的百分比，均不能鉴别复杂性或非复杂性胸腔积液。目前认为：胸腔积液的 pH 测定有助于临床诊断，肺炎旁胸腔积液中葡萄糖浓度与胸腔积液的 pH 呈直接关系，中性粒细胞、巨噬细胞和细菌代谢可解释胸腔积液的酸性程度和较低的葡萄糖浓度。

目前应用的胸腔积液几项指标，可用于评价疾病的严重程度和预测肺炎旁胸腔积液的病程。如果胸腔积液的 pH 值、葡萄糖水平较低，而 LDH 活性较高，则提示复杂性肺炎旁胸腔积液。胸腔积液的葡萄糖水平直接与 pH 值相关。胸腔积液 pH 值下降和葡萄糖水平的降低，其原因与炎性细胞和细菌的局部代谢活动有关。在肺炎旁胸腔积液的诊断中，pH 值的测定比 LDH 或葡萄糖测定更为重要。故临床上只测定 pH 值就能判断肺炎旁胸腔积液的性质，但 pH 值必须测定正确，必须做到：①在严格无氧的条件下收集和传送胸腔积液；②立即使用血气分析仪测定。另一点需注意当全身血液 pH 值有改变时（例如酸中毒），或者因变形杆菌属所致的感染引起局部代谢性碱中毒时，胸腔积液的 pH 值测定无临床意义。胸腔积液 pH 的临床意义需结合其他测定数据来综合判断；此外，还需考虑患者的临床病情，胸腔积液有无分隔以及细菌学发现。

肺炎旁胸腔积液的病例，如胸腔积液的 pH < 7.00、葡萄糖浓度 < 2.24mmol/L 和 LDH > 1 000U/L，表明为复杂性胸腔积液，此为放置胸腔引流管的指征。因为这些患者如仅仅应用保守治疗，很可能发展为多房分隔的脓性胸腔积液。如胸腔积液的 pH 值在 7.00 ~ 7.20 之间，则可以应用保守治疗的方式，加上密切的临床观察。胸腔积液的 pH 如果在 7.20 ~ 7.30，预示患者的临床预后较好，仅仅只需要全身抗生素治疗。

胸腔积液的 pH 值测定对肺炎旁胸腔积液和脓胸的诊断及治疗有相当大的临床应用价值：①脓性胸腔积液或积液的革兰染色为阳性的病例，不管胸腔积液的 pH 值如何都应立即行胸腔引流管治疗，而其余所有肺炎旁胸腔积液都应测定胸腔积液的 pH 值；②胸腔积液的葡萄糖测定与 pH 值测定意义相同，故可以省略，除非对 pH 值测定数据有疑问时，可以测定积液的葡萄糖水平以供参考；③pH 值 <7.0 需放置胸腔引流管，而在其他情况下 pH 值并不是决定放置胸腔引流管的惟一指标，而应结合其他指标综合判断；④胸腔积液 pH 值在 7.0 ~ 7.2 之间，则应密切观察（即反复胸腔穿刺）；⑤胸腔积液 pH 值 >7.3 时，预后良好，pH >7.2 时也需密切观察。

类风湿关节炎、急性胰腺炎和癌肿患者的胸腔积液，有时酷似脓性积液。但恶性胸腔积液的 pH 极少低于 7.0，风湿病和胰腺炎胸腔积液的 pH 也很少低于 7.2，且前者有关的免疫试验阳性，后者胸腔积液的淀粉酶升高。

肺炎旁胸腔积液的所有病例都应作细胞学检查。诊断明确的肺炎旁胸腔积液和脓胸都以中性粒细胞占优势。如果渗出液中以淋巴细胞占优势则常常为结核或恶性胸腔积液。

为指导抗菌药物的选择，对肺炎旁胸腔积液和脓胸患者应作病原学检查和药物敏感试验。胸腔积液涂片革兰染色检查常可找见细菌，培养有细菌生长。有时涂片阳性而培养阴性，此时应同时作血和痰培养以进一步明确诊断。文献报道脓液涂片细菌阳性率为 6% ~ 15%，培养阳性则高达 37%。虽然培养技术有较大提高，但营养要求高的微生物和先前已使用过抗生素者培养常呈阴性。涂片、培养鉴别有疑问时，可用反向血凝或胶乳凝集试验测定胸腔积液中的特异性抗原。除普通细菌外，厌氧菌、结核菌等分枝杆菌、真菌和阿米巴等也应作检查。怀疑肺炎军团病菌感染可用直接免疫抗体查抗原，疑似奴卡菌感染需作改良抗酸染色，因为这些病原体在常规的革兰染色检查中不能发现。

【治疗】

（一）抗生素和胸腔引流管　肺炎旁胸腔积液和脓胸的主要治疗是全身抗生素治疗。通常在获得胸腔积液标本、痰和血培养结果之前，就开始使用抗生素。经验治疗时，应该针对引起肺炎旁胸腔积液常见病原菌。抗菌治疗初期，抗生素的选用应根据胸腔积液的气味（如：粪臭味提示厌氧菌感染）和其他临床情况而决定。社区获得性肺炎的病例中，可选用第二代或第三代头孢菌素，或一种β-内酰胺或β-内酰胺酶抑制剂，并应加上甲硝唑或林可霉素（如疑有厌氧菌感染时）。如疑及肺炎军团病菌感染时需考虑使用大环内酯类抗生素（例如红霉素或克拉霉素）。肺炎军团病菌可引起肺炎旁胸腔积液，但很少产生复杂性胸腔积液。重症院内获得性肺炎的患者，第三代头孢菌素或泰能（能治疗厌氧菌感染）应为首选。疑有革兰阴性杆菌感染时，在脓性、酸性和氧分压较低的环境中，氨基糖苷类抗生素无效，在联合抗生素治疗中，氨曲南应为首选。以后应根据革兰染色和培养的结果进一步调整抗生素治疗方案。

非脓性的胸腔积液中如获得革兰染色阳性的病原体，表明疾病处于进展状态，需作胸腔引流。所有复杂性胸腔积液均应放置胸腔引流管，其临床应用标准如图 5-21-1 所示。影像学引导下经皮导管引流（image-guide dpercutaneous catheters）可作为首选的胸腔引流方法。最好在超声（或 CT）引导下置入胸腔引流导管，以保证导管的最佳引流位置。对于多房分隔的胸腔积液患者，可在不同的脓腔中放入第二根引流导管。如脓液较为黏稠、最好放入双腔引流管，可在胸腔用生理盐水进行冲洗。目前已不主张经胸导管进行局部抗生素治疗。

（二）纤维蛋白溶解制剂　早在 1949 年，就在多房分隔的胸膜积液中使用纤维蛋白溶解制剂，使粘连诱发酶溶解和清创。理论上，这种胸腔内疗法可以取代外科手术治疗。如果胸腔引流，适当的抗生素治疗后，患者的临床情况无明显的改善，或者胸腔积液为多房分隔，则推荐使用纤维蛋白溶解制剂。此法成功率为 60%～95%。胸腔内纤维蛋白溶解制剂最合宜的剂量和疗程，现尚无定论。临床上大都使用单次剂量 250 000U 链激酶或 100 000U 尿激酶。近来应用 50 000U 尿激酶，每日 1 次，也获得成功。

常用方案如下：纤维蛋白溶解制剂用 100ml 生理盐水稀释，随后经胸腔引流管注入胸膜腔。引流管封闭 1～4 小时。这种注入疗法常常为每日 1 次，通常连续数日，最长为 2 周。此种疗法可显著增加胸腔引流的容量，这与纤维蛋白溶解制剂治疗有关。胸腔内应用纤维蛋白溶解制剂，不需用测定全身血液的凝血参数。但偶尔有局部的出血倾向。此外，反复应用链激酶有产生过敏反应的危险性。

总之，在复杂性、多房分隔的肺炎旁胸腔积液脓胸中，局部应用纤维蛋白溶解制剂有一定的临床价值。临床上一旦发现胸腔引流和抗生素治疗难以控制疾病的进程，就应该尽早应用纤维蛋白溶解制剂。与某些创伤性的治疗方法（如胸腔镜或胸膜剥离术），此种疗法可避免全身麻醉的危险性，对老年患者尤为有利。

（三）外科治疗

1. 胸腔镜　如果应用胸腔内导管注入纤维蛋白溶解制剂未获得成功，则可以使用胸腔镜来消除胸腔内粘连。现在由于电视辅助胸腔镜手术的进展，应用胸腔镜可以处理复杂性肺炎旁胸腔积液。这一技术的便利之处，是可以将胸腔引流管放置在脓胸的脓腔最下垂部位。对这些胸腔引流不彻底、且纤维蛋白溶解制剂治疗未成功的患者，均可考虑使用胸腔镜。

如果应用胸腔镜之后，进行彻底清创，肺脏完全复张，通常可在 3～5 天内将胸腔内导管拔除。但是，完全开胸胸膜剥离较胸腔镜更为彻底。一般在应用胸腔镜之前，应该作胸部 CT，从而可了解脓胸大小、范围的解剖资料，以帮助进行胸腔镜检查。如发现脏层胸膜明显增厚，则提示脓胸为慢性，可能不宜利用胸腔镜作清创术。

2. 开胸胸膜剥离术　应用这种手术方法，也就是开胸手术，将脏层胸膜上的所有纤维组织全部去除，并把胸膜腔内的全部脓液清除。胸腔剥离术的应用可以去除胸膜内的感染，使肺脏扩张。这种手术是一项相当大的手术，如果患者非常虚弱，则不能适应胸膜剥离术。

胸膜剥离术的适应证为：当应用胸腔内导管引流，胸膜腔内纤维蛋白溶解制剂，以及使胸膜松解粘连后，胸膜腔内的感染仍然没有得以控制，则可考虑。在肺炎旁胸腔积液的急性期，胸膜剥离术的目的在于控制胸腔内感染，也就是胸膜内脓毒症（pleural sepsis），并不是处理胸膜增厚。通常几个月后，胸膜增厚可自然消除。如果6个月之后，胸膜仍然增厚，患者的肺功能下降并显著的限制其日常活动，也应该考虑作胸膜剥离。

3. 开胸引流　对不能耐受胸腔镜或正规开胸手术的高龄患者，有时可试用开胸引流手术。此治疗方法对进展型的、多房分隔的脓胸患者更为适用。在最后决定使用开胸引流之前，可先试用胸膜腔内纤维蛋白溶解疗法。

综上所述，肺炎患者如发生肺炎旁胸腔积液，其死亡率可能增加。为了选择最有效的治疗方法，胸腔积液可分为渗出液、纤维脓胸或机化期等阶段，根据生化、细菌学检查以及超声和/或CT对胸膜腔的检查，可将胸腔积液过程分为非复杂型/或复杂型。

对非复杂性的肺炎旁胸腔积液，最好的治疗为恰当的抗生素疗法，以防止其转变为复杂性或脓胸。复杂性的肺炎旁胸腔积液或脓胸则需立即进行胸腔引流。引流后24小时，患者的临床情况应改善且胸腔积液量应减少。否则，患者的病情已进入纤维脓胸或机化期，并可能发生多房分隔。此时需考虑应用其他治疗措施：①胸腔内纤维蛋白溶解疗法；②胸腔镜清创术；③早期开胸和胸膜剥离术。

（蔡柏蔷）

参 考 文 献

［1］胡必杰. 感染性胸膜疾病. 见：张敦华主编. 实用胸膜疾病学. 上海：上海医科大学出版社，1997，152－174

［2］Light RW, Rodriguez RM. Management of parapneumonic effusions. Clinics in Chest Medicine, 1998, 19（2）：373－382

［3］Hamm H, Light RW. Parapneumonic effusion and empyema. Eur Respir J, 1997, 10：1150－1156

［4］Light RW. A new classification of parapneumonic effusion and empyema. Chest, 1995, 108：199－301

［5］Johnson CC, Finegold SM. Pyogenic bacterial pneumonia, lung abscess and empyema. In：Murray J, Nadel JA eds. Textbook of Respiratory Medicine. 2ed. Philadelphia：WB Saunders Company, 1994, 1082－1084

［6］Light RW. Pleural effusion. In：Murray J, Nadel JA eds. Textbook of Respiratory Medicine. 2ed. Philadelphia：WB Saunders Company, 1994, 2168－2175

［7］Light RW. Parapneumonic effusion and empyema. Clinics in Chest Medicine, 1985, 6：55－60

［8］Light RW. Diagnostis principles in pleural disease. Eur Respir J, 1997, 10：476－481

［9］Sasse S, Nguyen TK, Mulligan M, et al. The effects of early chest tube placement on empyema resolution. Chest, 1997, 111：1679－1681

［10］Merriam MA, Cronan JJ, Dorfman, et al. Radiographically guided percutaneous catheter drainage of pleural fluid collections. ARJ, 1988, 151：1113－1136

［11］Wait MA, Sharma S, Hohn J et al. A randomized trial of empyema therapy. Chest, 1997, 111：1548－1551

第二十二章　医院内获得性肺炎

医院内获得性肺炎（hospital-acquired pneumonia，HAP）亦称医院内肺炎（nosocomial pneumonia，NP）是指患者入院时不存在、也不处于感染潜伏期，而于入院 48 小时后在医院（包括老年护理院、康复院）内发生的肺炎。故诊断 HAP 要排除在潜伏期的其他肺部感染性疾病。传统上医学界将肺炎分为社区获得性肺炎（CAP）和 HAP，但某些患者并不能纳入其中任何一种。2005 年美国胸科协会（ATS）和美国感染病协会（IDSA）共同制定的关于医院内获得性肺炎（HAP）的新指南，首次提出了医疗护理相关性肺炎（healthcare-associated pneumonia，HCAP）的概念。HCAP 指的是具有下列特点的肺炎患者：本次感染前 90 天内因为急性疾病而住院治疗，并且住院时间超过 2 天；住在养老院和康复机构中；本次感染前 30 天内接受过静脉抗菌药物、化疗或伤口护理；在医院或透析门诊定期接受血液透析。由于从未进行气管插管的 HAP 患者取得细菌学资料既困难又不准确，现有资料大多来自对呼吸机相关性肺炎（VAP）的研究，当然，VAP 的诊断和治疗原则同样适用于 HAP 和 HCAP。

第一节　HAP 的流行病学和发病机制

【流行病学】

HAP 发生率报道不一。据美国疾病控制中心（CDC）调查，HAP 约占出院患者的 0.6%。在全部院内感染的病例中，HAP 约占 18%，占第二位。发生 HAP 后平均每例患者住院时间延长 7~9 天，医疗费用增加 5 万美元。HAP 的发生率大约是每 1 000 次住院发生 5~10 例，气管插管后 HAP 的发生率增加 6~20 倍。HAP 约占 ICU 感染总数的 25%，占 ICU 抗菌药物使用量的 50%。ICU 中，近 90% 的 HAP 发生在机械通气过程中。住院早期发生 VAP 的危险性最高，VAP 的发生率为 11%~54%。据估计，在机械通气的前 5 天内，VAP 以每天增加 3% 的速度递增，5~10 天 VAP 的发生率就降低到每天 2%，10 天后危险性就降低到每天 1%。这说明气管插管本身增加 HAP 感染的危险，随着无创机械通气应用的增多，HAP 的发生也会下降。

气管插管和机械通气代表了 HAP 的最为危险的因素。所以，现在 CDC 等以每 1 000 个机械通气天数内，HAP 的病例数目作为发生率。VAP 发生率（每 1 000 个机械通气日中的病例数），普通内科 ICU 或外科 ICU 中发生率自 3.8%~20.0%。HAP 患者的病死率为 20%~30%；但当 ARDS 患者同时存在 HAP 时，其病死率可升至 90%。所有死于 HAP 病例中直接缘于感染的病例只占 1/3~1/2，但由它引起的一系列并发症所致的病死率却可高达 70%。故 HAP 为医院内感染性疾病中的最主要的死亡原因。

发生 HAP 的时间是一个重要的流行病学参数。早期 HAP 指的是住院前 4 天内发生的肺炎，通常由敏感菌引起，预后好；晚期 HAP 是指住院 5 天或 5 天以后发生的肺炎，致病菌常是多药耐药（MDR）的细菌，病死率高。HAP 的病死率为 30%~70%，但是大多数 HAP 患者死于基础病而不是死于 HAP 本身。VAP 的病死率为 33%~50%，病死率增加与菌血症、耐药菌（如铜绿假单胞菌和不动杆菌属）感染、内科疾病以及不恰当抗菌药物治疗等因素相关。

【发病机制】

呼吸系统感染的发生有赖于相当数量的、具有致病力的病原菌进入下呼吸道并破坏宿主防御机制（图5-22-1）。

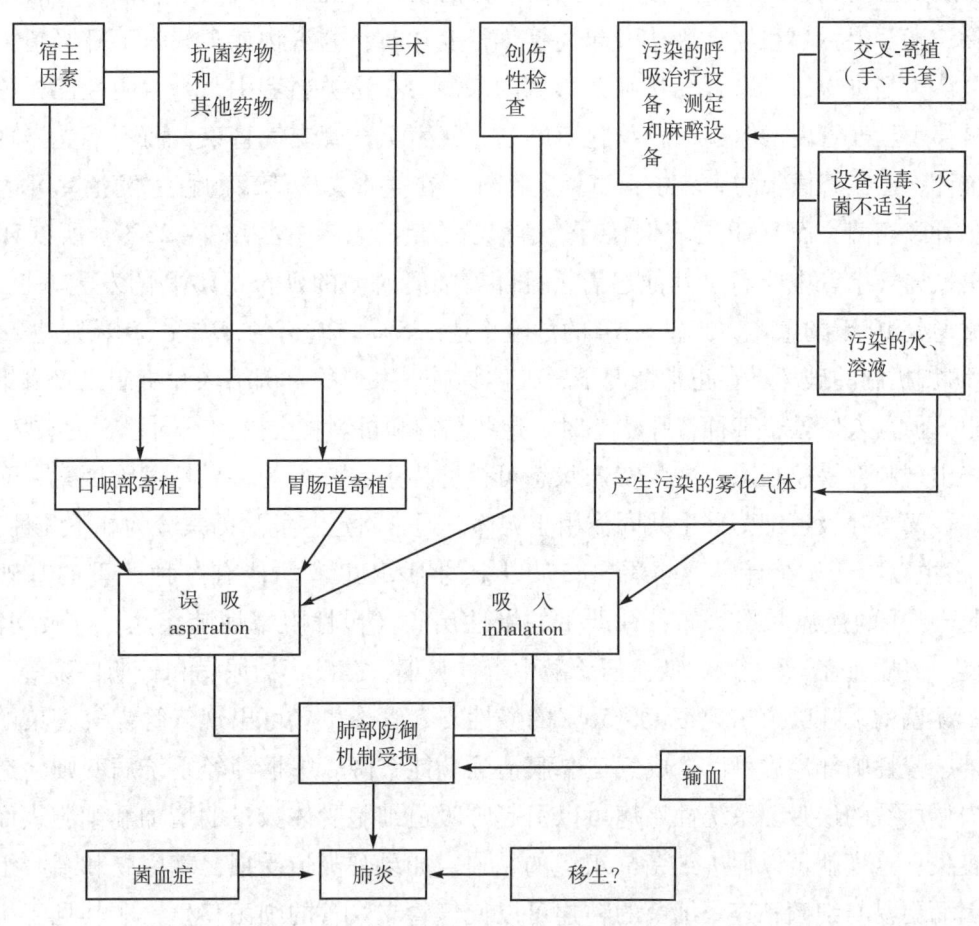

图 5-22-1　医院内获得性肺炎的发病机制

1. 细菌进入呼吸道的途径　细菌进入呼吸道的途径包括微量吸入含有移生致病菌的口咽分泌物，误吸胃内容物，吸入已被污染的气雾剂，远处血行播散，临近感染灶的直接侵入，从气管插管直接进入等。其中以微量吸入含有移生致病菌的口咽分泌物是最重要的。微量吸入并非在病理状态时才出现，正常人睡眠时其发生率就可达45%。但是此时虽然口咽部也有细菌移生的存在，但多不是肠道革兰阴性杆菌（EGNB）；EGNB的发生率要低于10%且持续时间很短。当出现各种严重疾病时，EGNB就会取代原有的正常菌群。据现有资料，大部分入院患者在入院3天后就可在口咽部检出EGNB。故在患有严重系统性疾病的患者中，EGNB的发生率可达35%，危重患者则高达75%。另外，当患者使用抗菌药物、H_2受体抑制剂或胃酸抑制剂后，EGNB移生的发生率会进一步升高。胃细菌移生被认为是口咽细菌移生的来源。与单独应用抗酸药或抗酸药和H_2受体抑制剂联合使用相比，使用胃黏膜保护剂（如硫糖铝，不提高胃的pH值）可明显降低HAP的发生率。当胃的pH值大于4.0时，胃部细菌移生与胃的pH值呈正相关性，也与HAP的发生率呈正相关性；所以保持胃内低pH值是降低HAP发生率的关键之一。

大量误吸胃内容物引起 HAP 的情况很少见，只有当吞咽反射出现障碍（如昏迷）时才出现。吸入已被污染的气雾剂对军团菌、结核、真菌的传播很重要；此外，机械呼吸机的雾化器污染也常见。术后长期输液及安置输尿管的患者，病原体血行播散亦能引起肺炎。

机械通气的患者中，由于气管插管直接跨越和破坏了呼吸道的防御结构和机制（如咳嗽和黏液清除功能等），故为各种致病菌直接进入下呼吸道创造了有利条件。由于气管插管的存在，吞咽反射会受到不同程度的影响。污染的分泌物较易沉积于声门下和插管气囊上方而不易被清除；当发生吞咽和呼吸活动引起气管管径变化时，分泌物就会漏入下呼吸道。胃细菌移生也被认为是机械通气患者气管细菌移生的来源。在这类患者中，革兰阴性菌先移生至口咽部，再移生至气管内。但铜绿假单胞菌可首先移生至气管支气管束，而不必先出现在口咽部。据统计，在气管插管的患者中，革兰阴性杆菌在气管支气管束的移生发生率可达 100%，且多是多种致病菌；而 HAP 的病例在有气道细菌移生的患者中占 13%~23%。所以 HAP 的发生率在机械通气患者中要高于其他患者，且随着插管时间的延长，HAP 的发生率也在提高。使用机械通气 10 天的患者，其患 HAP 的危险率达 6.5%；20 天为 19%；30 天则达 28%。

2. 防御机制的破坏　在正常情况下，人体具有一系列的防御结构和机制来抵御细菌微生物的侵犯。但当人体处于某种特殊状态时，这些结构和机制将会受到不同程度的破坏和影响；而这必将出现肺部易感状态。这些特殊状态可被称为引起肺炎的特异性危险因素，而这些危险因素往往又与呼吸道细菌移生共同作用于人体。通常将这些危险因素分为如下几种：

1. 宿主因素　从统计学分析看，85% 以上的 HAP 患者均伴有各种严重的基础病变和（或）处于严重的疾病状态。如各种严重的慢性疾病（慢性阻塞性肺疾病、呼吸功能衰竭、营养不良、氮质血症），昏迷，低血压，酸中毒，吸烟，高龄，糖尿病和长期住院等。吸烟可以使原本无菌的下呼吸道出现细菌，50% 的慢性支气管炎患者可出现气管支气管束的菌群移生；另外，慢性肺部疾患可以造成气道黏膜清除功能下降。中枢神经系统病变则会造成因吞咽反射失调所致的误吸。系统性疾病可以引起呼吸道细胞受体数量的增加和细胞表面纤维粘连素的丧失，这样就可以促进细菌与组织的粘连。如果呼吸道受损，基底膜和结缔组织就会暴露，因而更易与细菌粘连。细菌的粘连可以使气管支气管的细菌移生，尤其见于机械通气的患者。如果宿主的防御机制完好，单纯的细菌粘连并不会引起细菌移生和感染情况的加重。然而，许多促进粘连的因素同时还可以破坏气管黏膜的清除功能，并干扰肺的细胞及体液免疫功能。如营养不良、糖尿病、氮质血症等因素均参可与呼吸道细菌移生；它们还可以引起气管上皮细胞与细菌粘连的增强，破坏细胞调节的免疫功能，降低中性粒细胞、巨噬细胞的迁移能力，降低补体及呼吸道内 IgA 的水平。

2. 医源性因素　常常与医院内控制感染的措施不严格有关。如医护人员的手或手套可传播感染性疾病；当给患者进行机械通气或呼吸治疗时，未能严格落实消毒措施和程序可造成感染。尤其是前者，应引起医护人员的充分警惕。另一种因素则是由于某些治疗措施的副效应，而使得宿主的防御机制遭受破坏，从而使细菌更易进入、侵害人体组织。例如：镇静剂在抑制中枢神经系统功能的同时必然会增加吸入性肺炎的发生率；糖皮质激素和细胞毒性药物的应用将破坏系统的细胞和体液免疫功能；使用抗酸剂、H_2 受体阻断剂以及快速大量的鼻饲可以引起胃内 pH 值上升，胃过度膨胀，增加反流，从而造成胃中以及口咽部 EGNB 移生率的上升；气管插管不仅直接跨越了呼吸道的防御结构及机制，还会造成内皮细胞的损伤，使得细菌在气管壁上产生菌膜。所以在临床实践中，对这一系列问题，在某些措施使用之前就应有一个清醒的认识，要权衡利弊，力求将治疗的副作用降至最低程度。

【危险因素】

临床实践证明，许多危险因素与 HAP 相关（表 5-22-1）。通常，这些危险因素可分成以下几种类型：①患者自身因素，例如年龄、基础疾病（肺部疾病和营养状态等）、意识障碍；②医疗因素，如腹部、胸部手术，抗菌药物的应用，免疫抑制剂的使用和入住 ICU 等；③呼吸治疗器械的应用，尤其是气管插管进行机械通气；④输血。

表 5-22-1　医院内获得性肺炎的危险因素

医院内获得性肺炎的危险因素	
呼吸机相关性肺炎　独立因素	非机械通气患者　肺炎的危险因素
年龄 >60 岁	年龄 >60 岁
COPD/PEEP/肺部疾病	男性，吸烟史
昏迷/意识受损	饮酒
治疗干预	吸入氧浓度 >50%
颅内压监测	肾功能衰竭或透析
器官衰竭	COPD
大量胃内容物吸入	H_2 受体阻断剂或抗酸剂的应用
抗菌药物使用过多	昏迷
H_2 受体阻断剂或抗酸剂	头部创伤
胃内细菌寄植	湿化器的使用
季节：秋季，冬季	连续肠道内营养
呼吸机管道	大量使用抗菌药物
反复气管插管	鼻窦炎
机械通气 >2 天	急诊室手术
气管切开	经鼻支气管插管
输血	鼻胃管
	使用多种医疗器械
	输血

1. **自身因素**　年迈患者患 HAP 的可能性增加，这往往与年迈者的营养状态、患有慢性肺部疾病、神经肌肉疾病和免疫抑制等因素有关。意识障碍增加了吸入的危险因素。

2. **医疗因素**　入住 ICU 是发生 HAP 的重要危险因素。ICU 的患者中，未接受机械通气治疗的患者 HAP 的发生率平均为 9.5%，而接受机械通气的患者则可达 24%。其他重要因素有颅内压监测、胸腹部手术、大量的胃内容物吸入、反复气管插管、气管切开、大量抗菌药物的应用、器官衰竭和 H_2 受体阻断剂的使用。危重症患者中常使用抗酸剂和 H_2 受体阻断剂预防应激性溃疡出血，因而可导致胃内细菌的过度生长。研究表明，如应用硫糖铝代替 H_2 受体阻断剂，则 HAP 的发生率较低。鼻胃管的使用也增加了 HAP 的危险性。鼻胃管可增加院内获得性鼻窦炎的发生率，也使口咽部细菌寄植增加，并使胃食管反流和细菌移生增多。

3. 呼吸治疗器械的应用 气管插管后进行机械通气为发生 HAP 的一个重要危险因素。由于这一缘故，临床上必须严格掌握气管插管的指征，并且严格做好设备的消毒、维护工作。呼吸治疗器械中的液体污染也是 HAP 的主要危险因素，这些包括机械通气气囊、湿化装置、支气管镜吸引导管和有关护理人员。通常，支气管镜检查所致的术后发热或肺炎少于 1%，然而如应用污染的支气管镜可导致 HAP。

4. 输血 研究表明，危重症患者输血后增加医院内感染（HAP、VAP）的可能性，输血造成"输血相关性免疫抑制"。其原因为输血增加白介素 6 和其他炎性介质前体；储存的红细胞中含有大量的炎性介质前体；献血者的白细胞可成为外来抗原并改变 T 细胞的功能。文献报道输血为 VAP 的重要相关因素。

5. HAP 患者死亡危险性 HAP 患者死亡的危险性通常与下列危险因素有关（表 5-22-2）。

表 5-22-2 医院内获得性肺炎患者病死率的危险因素

需氧革兰阴性菌感染，尤其是铜绿假单胞菌感染
基础疾病的严重程度
年迈
不适当的抗菌药物治疗
休克
恶性肿瘤
双侧肺部浸润性阴影
大量抗菌药物的应用
长期住院
接受机械通气治疗

第二节 HAP 的常见病原体和病情分类

【常见病原体】

在非免疫缺陷的患者中，HAP、VAP 和 HCAP 通常由细菌感染引起，可能为多种细菌所致的混合感染，而由真菌和病毒引起的感染较为少见。常见的致病菌包括：需氧的革兰阴性杆菌，包括铜绿假单胞菌、大肠埃希菌、肺炎克雷伯菌和不动杆菌。金黄色葡萄球菌（金葡菌）感染常在糖尿病、头部创伤和入住 ICU 的患者中发生。口咽部的定植菌（化脓链球菌、凝固酶阴性葡萄球菌、奈瑟菌属、棒状杆菌属）的过量生长可以造成免疫缺陷者和部分免疫正常患者的 HAP。导致 HAP 的 MDR 病原菌的种类受到多种因素的影响，比如入住所在的医院、基础病、是否接受过抗菌药物治疗、外科患者还是内科患者，另外，MDR 菌还随着时间而改变。因此要了解 MDR 菌，强调当地实时的、动态的病原学监测非常重要。无气管插管的住院患者可因误吸而引起厌氧菌 HAP，但是 VAP 中厌氧菌少见。

实际上，因为没有气管插管，HAP 和 HCAP 中的细菌病原学资料非常少，医院内获得性肺炎的病原学主要来自对 VAP 的研究。但目前认为没有进行机械通气的患者，与进行机械通气的患者，其病原学差别不大。主要的 MDR 菌包括耐甲氧西林的金黄色葡萄球菌（MRSA）、铜绿假单胞菌、不动杆菌属和肺炎克雷伯菌。但某些致病菌，如 MRSA 和肺炎克雷伯菌更多见于没有进行机械通气的患者；铜绿假单胞菌、嗜麦芽窄食单胞菌、不动杆菌在 VAP 的患者中更为多见。嗜肺军团菌所致的 HAP 并不少见，特别在免疫缺陷的患者中，比如器官移植的接受者、HIV 感染者、糖尿病、肺部疾病或终末期肾病等患者。如果嗜肺军团菌在医院供水系统中存在，或医院正在进行基础建设，发生嗜肺军团菌 HAP 的机会则增加。

在 HAP、VAP 和 HCAP 的病原体中，金葡菌占 20%，铜绿假单胞菌 16%，肠杆菌属 11%，克雷伯杆菌 7%，白色念珠菌 5% 和不动杆菌属 4%。其中需氧的肠道革兰阴性菌约占肺炎病原体的 1/3。在机械通气的患者中，革兰阴性菌感染占 58%～83%，革兰阳性球菌占 14%～38%，而厌氧菌感染占 1%～3%。多种病原体感染多见，占全部病例的 26%～53%，平均 40%。巨细胞病毒、流行性感冒病毒和呼吸道合胞体病毒的致病作用，目前尚不清楚。从每个医院分离出来的致病病原体，可存在某些差异，与许多因素相关，患者的人类学特征、抗菌药物应用的类型、环境因素对病原体的影响，例如军团菌和烟曲菌，以及机体自身的防御功能。

院内获得性肺炎的常见病原体见表 5-22-3。

表 5-22-3　院内获得性肺炎的常见病原体

病　原　体	发生率	病原体的来源
早期细菌性感染		
肺炎链球菌	5%～20%	内源性，其他患者
流感嗜血杆菌	<5%～15%	呼吸道微粒
晚期细菌性感染	≥20%～60%	内源性，其他患者，环境，经肠道营养，医务工作者，设备
需氧革兰阴性菌		
铜绿假单胞菌		
肠道杆菌		
不动杆菌		
肺炎克雷伯杆菌		
大肠埃希菌		
革兰阳性菌	20%～40%	内源性，医务工作者，环境
金黄色葡萄球菌		
早期和晚期肺炎		
厌氧菌感染	0～35%	内源性
军团菌	0～10%	饮用水，淋浴器，水龙头，冷却塔
分枝杆菌	<1%	内源性，其他患者，工作人员
病毒		
流感病毒 A 和 B	<1%	其他患者，工作人员
呼吸道合胞体病毒	<1%	其他患者，工作人员
真菌或原虫		
烟曲菌	<1%	空气，建筑物
白色念珠菌	<1%	内源性，工作人员，其他患者
肺孢子菌病	<1%	内源性，其他患者

　　入院早期（入院时间<5天）的患者发生肺炎时，病原体可为社区获得性菌群，如肺炎链球菌、金葡菌和流感嗜血杆菌；但随入院时间的推移，革兰阴性菌就成为主要的病原体。这与微量吸入上呼吸道分泌物，使得移生在此的菌落进入下呼吸道有关。临床上可以通过患者的临床表现、基础疾病和住院时间来判断：①肺炎是轻~中度或重度；②特异性的宿主或治疗的危险因素以及特异性致病菌；③入院早期（入院时间<5天）或晚期（≥5天）出现的肺炎。据此将患者分为三组，得到相应的可能致病菌的资料：①患者无特异性危险因素，轻~中度肺炎，发病时间不论早晚，或早期发病的重度HAP；②有特异性危险因素，轻~中度HAP，肺炎发生时间不论早晚；③严重HAP伴危险因素，或无危险因素，晚期发病。

　　第一组患者所感染的病原菌被认为是"核心病原菌"。虽然在其他组的患者中也可有此类核心病原菌，但多会有其他细菌感染的可能。这些核心病原菌包括：肠杆菌科细菌（非假单胞类）——大肠埃希菌、克雷伯菌、变形杆菌和沙门菌；流感嗜血杆菌和革兰阳性菌——对甲氧西林敏感的金葡菌（MSSA）。未纳入核心致病菌的是具有高度耐药性的革兰阴性杆菌——铜绿假单胞菌、不动杆菌属和耐甲氧西林的金葡菌（MRSA）。

【病情严重程度分类】

　　1. 轻度~中度HAP　轻~中度HAP中，危险因素的存在是影响病原体种类的重要因素；另外，入院后的发病时间也会影响病原体的种类。入院后5天内起病的HAP，其病原菌多为流感嗜血杆菌、肺炎链球菌和MSSA；若≥5天，EGNB的比例将提高。在一项研究中，轻~中度HAP中的肺炎链球菌和流感嗜血杆菌占31%，革兰阴性杆菌占24%，金葡菌10%。假单胞菌属（主要指铜绿假单胞菌）以及克雷伯杆菌、大肠埃希菌、沙门菌是革兰阴性杆菌肺炎中最常见的致病菌。假单胞菌和沙门菌又是引起菌血症性HAP的常见菌，而克雷伯菌和大肠埃希菌则多与非菌血症性HAP相关。由革兰阴性菌引起的菌血症性HAP多见于有基础病变的老人，其病死率为58%~82%。大肠埃希菌可通过口咽移生的途径进入下呼吸道，但当患者有严重的原发病如使用过广谱抗菌药物、糖皮质激素，化疗时，则可通过菌血症途径从远处的泌尿、生殖、消化系统侵犯肺部。它所引起的HAP的病死率可达80%，其预后与是否存在菌血症有关。

　　若有危险因素存在，病原体就可发生变化。如患者有明确的误吸发生，除核心病原菌（主要是革兰阴性杆菌）外，还有厌氧菌存在的可能；新近的胸腹手术、气道异物均可为厌氧菌感染的依据。此类患者的厌氧菌培养阳性率达1/3。当有危险因素存在时，金葡菌感染的可能也增加。金葡菌多为MSSA，在昏迷、胸外伤、流感、慢性肾炎和糖尿病等患者中多见。如患者入院时间过长，或已用过大量抗菌药物，那么MRSA出现的可能性就明显增多。同样，具有耐药特性的铜绿假单胞菌和不动杆菌的比例也会升高。

　　糖皮质激素、肿瘤、肾功能衰竭和血白细胞下降等影响机体免疫力的因素均会造成军团菌感染的HAP的出现，而与意识障碍、已用过抗菌药物和气管插管等无明显关系。军团菌感染的HAP可呈散发或流行方式出现，临床上则很难与其他HAP相鉴别。一旦发现军团菌感染的HAP，流行的危险可能为医院水源的污染。

　　2. 重度HAP　多见于住ICU的患者，特别是行气管插管及有其他危险因素患者（表5-22-4）。这与特异性危险因素以及致病菌的毒力有关。当重度HAP发生于早期且无危险因素时，多为核心致病菌感染。这多见于急诊手术、急性起病的严重疾病（心肌梗死或脑血管意外）的患者。核心致病菌主要是流感嗜血杆菌和MSSA。流感嗜血杆菌占20%，未使用过抗菌药物、入院时间短的患者，流感嗜血杆菌的比例更高。随着时间的推移，EGNB 的比例会上升。

对入院时间≥5 天的重度 HAP 而言，病原体多为核心致病菌 + 高度耐药的革兰阴性杆菌（铜绿假单胞菌和不动杆菌）及 MRSA。对存在危险因素的早期重度 HAP 患者也一样。容易引起金葡菌感染的因素有年龄 < 25 岁、近期创伤、糖皮质激素治疗和昏迷。金葡菌感染时，患者在肺炎发生前使用过抗菌药物是 MRSA 存在的重要指标。易于感染铜绿假单胞菌的危险因素有使用过糖皮质激素、营养不良、肺实质破坏性疾病（如支气管扩张）、长期住院和机械通气等。菌血症性铜绿假单胞菌感染的 HAP 在机体免疫功能严重低下者（如肿瘤、化疗引起的白细胞下降者）中较为常见；而无菌血症的则多见于有基础病变的老人。铜绿假单胞菌感染的 HAP 的病死率取决于原发病和免疫抑制的程度。在呼吸机相关性肺炎的感染中，多种细菌混合感染占 40%，已用过抗菌药物的患者更容易感染铜绿假单胞菌和不动杆菌。

医院内病毒性肺炎主要见于儿童。病毒主要是呼吸道合胞体病毒、流感病毒、副流感病毒。医院内病毒性肺炎与细菌性肺炎有着较多的差异：细菌性 HAP 反映的是医院内环境中的菌群情况，而病毒则与同期和社区感染一致；细菌性 HAP 多见于有危险因素者，而病毒感染则多无选择性。

表 5-22-4　重度 HAP 指标

入住 ICU
呼吸功能衰竭——需机械通气或需 $FiO_2 > 35\%$ 以维持 $S_aO_2 > 90\%$
影像学进展迅速，多叶肺炎或肺浸润性空洞
严重的低血压性脓毒血症和（或）晚期脏器功能衰竭
休克（收缩压 < 90mmHg，或舒张压 < 60mmHg）
需用升压药 > 4 小时
尿量 < 20ml/h 或 4 小时内尿量 < 80ml（除非另有原因）
需要血液透析的急性肾功能衰竭

第三节　HAP 的诊断

近来已认识到正确地诊断 HAP 是困难的。既往较重视临床症状和体征（如发热、咳嗽、咳脓性痰和肺实变体征等），放射学检查发现新的或进展性的肺部浸润影，实验室检查结果（如痰革兰染色涂片、痰培养、血培养、经气管吸引物培养和胸腔积液培养等）。现在发现上述这些标本的培养对获得相关细菌学病原体而言是敏感的，但相当不特异，尤其是对气管插管进行机械通气的患者尤为如此。

【临床诊断】

HAP 的临床诊断应包括两层含义：一方面可以明确患者是否患有肺炎，另一方面可以确定肺炎的病原学。如果患者有发热、白细胞增高、脓性痰以及痰或支气管分泌物培养阳性，但是影像学没有新发现的浸润影，只能诊断医院内获得性气管支气管炎，而不能诊断 HAP。气管支气管炎可以使 ICU 的住院时间和机械通气的时间延长，但是病死率并不增加。与 VAP

相比较，HAP 的诊断更困难，因为没有气管插管，怀疑 HAP 的患者较少进行支气管镜检查。研究发现，临床标准对诊断 HAP 的准确性影响很大：如果影像学肺部浸润影加 1 项临床表现（即发热、白细胞增高、脓性痰），其敏感性高，但特异性差（特别对于 VAP）；而影像学加 2 项临床表现则是目前最准确的临床诊断标准。

当上述临床表现一项都不存在时，发生 HAP 的可能性很小。但是如并发 ARDS、难以解释的血流动力学不稳定，机械通气过程中血氧下降，要警惕 HAP 的可能性。气管插管的患者往往能培养出多种致病菌，但是如果对单纯的细菌定植就给抗菌药物治疗是危险的。目前临床上不推荐对无感染迹象的患者进行气道分泌物的常规细菌培养，其结果只能产生误导。

临床诊断有其局限性，可以导致临床上抗菌药物的过量使用，这与临床诊断过于敏感有关。许多临床表现类似 HAP 的非感染性疾病患者，也可能接受抗菌药物治疗，例如充血性心力衰竭、肺不张、肺栓塞、药物性肺损害、肺出血或 ARDS 患者。为了提高临床诊断的特异性，Pugin 等提出临床肺炎评分（CPIS），这是一项结合症状、影像学、生理学和细菌学的综合性评分系统，CPIS 超过 6 分诊断 HAP（表 5-22-5）。CPIS 可用于动态监测上，如果低度怀疑 VAP，经过抗菌药物治疗 3 天后 CPIS 仍很低，可以比较安全地停用抗菌药物。

表 5-22-5　临床肺炎评分（clinical pneumonia infection score，CPIS）

项　　目	CPIS 评分		
	0	1	2
气道分泌物	无	非脓性分泌物	脓性分泌物
胸片	无浸润		有浸润（除外 CHF 和 ARDS）
体温（℃）	≥36.5 和 ≤38.4	≥38.5 和 ≤38.9	≥39 或 ≤36
白细胞（$\times 10^9$/L）	≥4 和 ≤10	<4 或 >11	<4 或 >11，+杆状核 ≥50%
P_aO_2/F_iO_2	>240 或 ARDS		≤240，无 ARDS
气道吸出物细菌培养	≤1+ 或没有生长	>1+	>1+，且与革兰染色结果一致

（摘自 Pugin J, et al. Am Rev Respir Dis, 1991, 143：1121）

CPIS 总分 =6 项评分的总和；ARDS，急性呼吸窘迫综合征；CHF，充血性心力衰竭

【病原学的诊断】

HAP 病原学的诊断往往需要获得下呼吸道分泌物，从血培养或胸液培养中得到病原学的机会非常低。即使血培养阳性，致病菌也往往来自肺外的感染，而不是来自 HAP。对于 ICU 患者出现发热，怀疑有感染存在，但是经保护性毛刷获得的下呼吸道分泌物培养阴性（近期未更换过抗菌药物），这通常提示不存在 VAP，临床上需要寻找其他的感染来源。同样，VAP 患者如果某种耐药菌培养阴性，往往表明该菌不是真的致病菌。

很多实验室对于 HAP 的病原学诊断是通过痰或气道分泌物的半定量培养获得的。痰涂片革兰染色直接镜检，通过仔细检查多形核白细胞及细菌形态，并与细菌培养结果比较，可以提高 HAP 诊断的准确性。

下呼吸道分泌物的定量培养的目的是为了鉴别定植和感染，因此可减少抗菌药物的过量使用，特别是那些低度怀疑 HAP 的患者。支气管镜肺泡灌洗（BAL）诊断阈值为 10^4 CFU/ml，诊断 VAP 的敏感性为 73%±18%，特异性为 82%±19%。支气管镜保护性毛刷（PSB）的诊

断阈值为 $10^3 CFU/ml$，与 BAL 比较，PSB 的重复性不好，敏感性和特异性分别为 66% ±19% 和 90% ±15%。因此，PSB 对于诊断 HAP 特异性高于敏感性，阳性结果可提高诊断的准确性。定量培养假阴性主要原因是最近使用过抗生素或抗菌药物发生改变，在这种情况下，适当降低定量培养的阈值可以减少假阴性。定量培养也适用于盲法气管插管内吸引、盲法 BAL 和盲法 PSB，这在支气管镜技术不普及的医院应用较多。三种方法的敏感性分别为 74%~97%，63%~100%，58%~86%，特异性分别为 74%~100%，66%~96%，71%~100%。至于选择哪种方法，受专业知识、临床经验、仪器设备和费用的影响。与经验性抗菌药物治疗相比，接受侵入性检查（经支气管镜 PSB、BAL）的患者住院 14 天病死率下降（16% 和 25%），同时第 28d 停用抗菌药物天数也增加（11 ±9 对 7 ±7 天）。

【诊断途径】

HAP 的诊断可采取下列步骤（表 5-22-6）。对疑有医院内获得性肺炎的患者，首先应仔细询问病史和进行体格检查，以确定肺炎的严重程度。患者应做动脉血血气分析决定是否需氧疗。如果患者在常规治疗之后仍不能纠正低氧血症或不能保护其气道，应考虑机械通气。所有患者应做影像学检查和血培养。胸部 X 线检查可发现肺炎的存在、肺部浸润影的范围和位置以及有无胸腔积液。其他常规实验室检查还有血常规、血电解质和肝肾功能等。

现在已有几项新技术可用于 HAP 的诊断，或为培养提供标本，其中有支气管肺泡灌洗液（BAL）定量培养和保护性毛刷（PSB）定量培养。这些新方法的敏感性和特异性可达 100%。然而由于缺乏"金标准"，这些检查方法的敏感性和特异性不能被明确地决定其意义。应用 PSB 也可有假阳性的结果，其原因与先前应用大量抗菌药物或下呼吸道的细菌寄殖有关；同样，还有相当数量的病例出现假阴性的结果。应用这些有创的方法来诊断 HAP 可导致某些临床并发症，如低氧血症、出血和心律失常。

1. 痰或气道吸出物的化验　应从流行病学和临床发现出发，做相应的有关病毒、真菌、分枝杆菌、军团菌和肺孢子菌等涂片和培养。但是必须认识到咳出痰检查对诊断 HAP 既不敏感也不特异，其主要临床价值是测定抗菌药物对病原体的敏感程度，帮助选用恰当的抗菌药物。气管插管的患者应从气管内吸引出分泌物。革兰染色可能能显示占优势的病原体。在鉴别 HAP 病原体时，培养既不敏感也不特异。从气管内吸引出的分泌物培养，最大的用处是排除特定潜在的病原体（如 MRSA）以供获得关于分离出病原体的抗菌药物敏感性结果。

但是对这些分泌物直接涂片行革兰染色检查的意义并不大。这是因为口咽部和气管内本身就可存在移生菌群，就是使用定量培养技术，也通常会出现不止一个的病原菌。另外，分泌物的收集方式以及患者当时的状态均可影响检查的结果。但这种方式对结核、真菌的诊断尚有较高的特异性。

将痰或气道吸出物先用氢氧化钾消化，再观察弹性纤维的比例，被认为是诊断 HAP 的非常可靠的指标；且可在胸片的肺部阴影出现前就提示感染的存在。由于弹性纤维是肺实质受损和坏死的指标，故它与坏死性细菌性肺炎密切相关，其敏感性达 52%，特异度达 100%；但对 ARDS 患者，其特异度只有 50%，这是由于非感染性的肺组织坏死也会产生弹性纤维。

对于免疫抑制的患者、患有严重院内感染的危重患者、经验使用抗菌药物治疗后不见好转的患者，则应该考虑应用创伤性方法，以对潜在的病原体明确诊断。

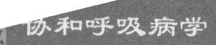

表 5-22-6　对疑有医院内获得性肺炎的患者进行常规检查

常规检查

　病史：近期内可能接触的呼吸系统感染源（如流行性感冒、结核）

旅行

职业接触史

动物接触史

免疫抑制状态（如皮质激素，HIV 的危险因素）

　查体

　辅助检查

　　胸部 X 线

　　测定动脉血氧分压或血氧饱和度（动脉血气或血氧饱和度仪）

　　从非机械通气的患者获得咳出的痰液，从已做气管插管或气管切开的患者中吸出痰液

　　痰液做革兰染色和细菌培养

根据临床情况决定是否做病毒培养，对呼吸道合胞体病毒做直接抗原测定

军团菌 DFA 和培养，分枝杆菌的涂片和培养、真菌培养和涂片、肺孢子菌染色等

评价和排除肺外感染源

　常规检查

　　从 2 个不同的部位做血培养

　　尿液分析和培养

　　伤口检查

根据病史、查体和实验室检查

　①如果患者有阳性的血培养和（或）脓毒血症的根据，应取中心静脉导管或动脉血管插管皮下部位和导管顶部做细菌培养；

　②如果有不能解释的神志改变或神经外科手术后，在头部 CT 或 MRI 后，考虑做腰穿检查；

　③如果患者有腹部体征（腹肌紧张、局部或弥漫性压痛等），做腹部 CT 或 MRI；

　④如果患者有右上腹疼痛或肝功能异常，做腹部超声检查。

其他胸、肺部检查

　①如果有胸腔积液存在，做超声检查或 CT，并考虑做诊断性穿刺；

　②如果疑有血栓栓塞性疾病，做下肢血管多普勒超声探测、通气/灌注显像、肺动脉造影；

　③对急性进展性肺炎、气管插管进行机械通气的重症肺炎、免疫抑制的患者、对经验抗菌药物治疗效果不佳者，则应考虑做支气管镜并进行保护性毛刷和支气管肺泡灌洗检查；

　④检查和排除肺不张，48 小时后重复胸部 X 线检查。

考虑发热的其他原因

　抗菌药物治疗的途径、剂量和次数不适当

　药物热

　非感染性发热或肺部阴影

　病原菌耐药

2. 支气管镜检查　对有气管插管的患者，通过支气管镜行气管内吸引（endotracheal aspiration，ETA）是较为方便的。由于支气管镜必须通过细菌移生率达90%的口咽或气管插管部位，所以吸出物很难避免被污染，且培养出的细菌也无法区分是致病菌还是移生菌。但另一方面的研究也表明，病原菌多会存在于ETA中。故ETA的非定量培养至少可排除一些细菌的存在，修订经验性抗菌药物治疗方案，并可提供一部分分离菌的抗菌谱资料。现在，定量培养技术正在兴起。所谓定量培养，就是将标本培养一段时间后，当生长的某种细菌数目大于预定的阈值时，就可诊断肺炎和该致病菌的存在。这种方法目前基本上都与支气管镜检查联合应用。为了避免污染的产生，有两项技术可供使用。

（1）肺泡灌洗（BAL）　非保护性BAL也存在被污染的可能。就大部分资料来说，BAL定量培养的菌群形成单位（CFU）>10^5CFU/ml，且有1%的腺泡上皮细胞存在，说明有严重污染的可能；而当结果接近10^5CFU/ml且腺样上皮细胞不足1%时，其诊断HAP敏感性达88%，特异度达100%。现在已有保护性BAL用于HAP诊断，其阈值是10^4CFU/ml，其敏感度和特异度分别有92%和97%。对BAL液离心的沉淀物行镜检对诊断也有帮助。这里观察的是内含微生物的细胞的数量，当>7%时，诊断的敏感度是86%，特异度为96%。

（2）保护性毛刷（protected specimen brush，PSB）　此种方法开始于1979年，需要有胸部X线指示定位，可以有效地取得未被污染的下呼吸道标本。在HAP患者中，PSB的定量培养结果与尸检的组织学、细菌学结果有着很高的一致性，其敏感性达75%。虽然操作前用抗菌药物会使PSB定量培养的诊断准确度下降，但总的说来，其敏感和特异度均可达90%。通过BAL和PSB两种方法的比较，二者在诊断上具有互补性。当PSB标本的结果处于10^2～10^3CFU/ml时，对仍怀疑HAP者应考虑重复操作，1/3～1/2的患者会在重复时出现阳性结果。

如有胸腔积液存在，应进行诊断性胸腔穿刺，尤其是当患者有明显的中毒症状或大量胸腔积液时，更应做胸腔穿刺。胸腔积液应做细胞计数、细胞分类、蛋白、糖、乳酸脱氢酶、pH、革兰染色以及需氧和厌氧菌培养。必要时也应作真菌和分枝杆菌培养。

住院患者中出现发热和肺部浸润阴影，应该与其他疾病相鉴别：如肺不张、急性放射性肺炎、大量的胃内容物吸入、肺栓塞伴肺梗死、肺挫伤和急性呼吸窘迫综合征等。

第四节　HAP 的抗菌药物治疗

理想的治疗应根据细菌培养的结果来选择抗菌药物，而这在临床工作中往往很难办到，大部分情况都是首先依靠经验用药。所以确诊HAP后应该根据疾病严重程度、发病时间、是否有危险因素等给予相应的抗菌药物。一旦有了培养结果，应当及时调整。

HAP的经验性抗菌药物治疗，不仅需要适当（对可能的致病菌有体外活性），而且要迅速。延误治疗导致HAP病死率增加。另外，如果治疗初期抗菌药物选择不适当，等细菌学结果回报后调整抗菌药物，患者的病死率并不下降。目前关于HAP的诊治指南也提出了相关治疗方案，但这些方案只是一般的指导方针，其理由为：①新的抗菌药物不断被批准用于治疗HAP；②HAP的病原体范围变化相当大（如军团菌）；③HAP病原体的抗菌药物敏感性在不同医院内差异相当大（如MRSA）；④诊断HAP的创伤性技术仍然不十分完善。

【HAP 的经验性抗菌药物治疗】

1. 原则　HAP治疗初经验性使用抗菌药物，应依据疾病的严重程度、危险因素的存在可发现某种特殊的病原体，HAP 的发生时间等来选择。抗菌药物的选择取决于以下几个因素：①抗菌药物对引起 HAP 呼吸道病原体的敏感性；②询问患者对抗菌药物的过敏病史，由于 β-内酰胺抗菌药物有交叉过敏的可能性，对有青霉素过敏的患者应用头孢菌素应十分谨慎；③抗菌治疗时应该选用药物间相互作用最小的药物；④对肝肾功能不全的患者，需选用特殊药物以避免调整剂量；⑤注意抗菌药物的潜在毒副作用，在某些特殊患者中应考虑到其相对禁忌证，如对患有神经肌肉疾患或有肾功能不全病史的患者应避免使用氨基糖苷类抗菌药物；⑥患者内在因素包括年龄、妊娠和哺乳等限制了某些抗菌药物的应用；⑦如果疗效和副作用相似，选用价格低廉的药物。

药物的抗菌作用机制与选用的抗菌药物与剂量相关。通常优先选用杀菌的抗菌药物而不选用抑菌的抗菌药物。β-内酰胺类抗菌药物（青霉素类、头孢菌素类、碳青霉烯类、单环 β-内酰胺类）和万古霉素均为杀菌药物，并且与时间相关。氨基糖苷类和喹诺酮类抗菌药物也为杀菌药物，但属于浓度依赖性药物，也就是说，在高浓度的情况下，能迅速杀灭病原体。一般而言，杀菌性抗菌药物表现为较长的抗菌药物后效应（PAE），也就是在抗菌药物的浓度低于抑菌浓度后仍能抑制细菌繁殖。这些特殊的药理性能导致了某些药物特殊的临床用法和剂量，如氨基糖苷抗菌药物应用时，提倡每日一次单剂量。故临床上应用氨基糖苷类药物时，可采取一次冲击治疗的方式以取得较高的峰浓度、较长的 PAE 并减少药物的不良反应。

β-内酰胺类基本上不具有 PAE 作用（如青霉素类、头孢菌素类、氨曲南等），但亚胺培南（泰能）是个例外。抗菌药物在炎症区域的组织渗透性也是很重要的一个因素。如喹诺酮类药物在气管分泌物中的药物浓度 ≥ 血浆浓度，而氨基糖苷类就差些，所以一般不会单独使用氨基糖苷类药物，且炎症区域内的低 pH 环境也不利于其活性的发挥。虽然氟喹诺酮类肺组织浓度高，而且肾毒性小，但是临床研究表明，β-内酰胺类与氨基糖苷类的联合疗效高于 β-内酰胺类与氟喹诺酮类的联合。

2. 抗菌药物合适的剂量和合适的给药方式　临床上要获得最佳的治疗效果，不但要选择合适的抗菌药物，而且要有合适的剂量和合适的给药方式。为此，必须了解常用抗菌药物的药代学和药效学。大多数 β-内酰胺类药物肺组织浓度可以达到血浆浓度的一半，而氟喹诺酮类和利奈唑胺的肺组织浓度可以达到甚至超过血浆药物浓度。氨基糖苷类和氟喹诺酮类是浓度依赖的杀菌剂，万古霉素和 β-内酰胺抗菌药物也是杀菌剂，但属于时间依赖抗菌药物。氨基糖苷类和氟喹诺酮类对革兰阴性杆菌有明显的抗菌药物后效应（PAE），而 β-内酰胺类抗菌药物对革兰阴性杆菌就没有明显 PAE（卡巴培能除外）。时间依赖性抗菌药物要求一天多次给药，甚至持续静脉点滴；而浓度依赖性抗菌药物则要求一天一次给药。

气管内滴药和雾化吸入给药只限于氨基糖苷和多黏菌素 B 两类抗菌药物。虽然局部给药（妥布霉素）并不降低病死率，但是细菌清除率有所增加。局部给药的顾虑在于担心这种方法不用于治疗目的而用于预防，这样可能增加耐药菌感染的危险。雾化吸入抗菌药物的另一个副反应是可能引起支气管痉挛。

3. HAP 常见病原体的临床判断　HAP 的常见致病菌有铜绿假单胞菌、肺炎克雷伯杆菌、肠杆菌属、大肠埃希菌、流感杆菌、黏质沙雷菌、不动杆菌和金葡菌。①铜绿假单胞菌：常见于气管插管或气管切开后应用机械通气的患者，以及长期或大量使用抗菌药物或抑菌药物、皮质激素、慢性肺疾病和营养不良者；②流感杆菌：常见于未用过抗菌药物治疗的患者；③金葡菌：可见于昏迷、糖尿病、头部外伤、肾功能衰竭、近期流感、已使用过多种抗菌药物者（多为 MRSA 感染）；④军团菌：应用大量皮质激素、细胞毒化疗药物，未应用过抗菌药物治疗的患者；⑤厌氧菌：大量误吸胃内容物，近期做过胸腹部手术的患者；⑥曲霉菌：已使用过多种抗菌药物，或慢性阻塞性肺疾病合并应用皮质激素者；⑦混合性细菌感染：慢性阻塞性肺疾病、食管反流伴误吸，反复应用抗菌药物。

4．经验性抗菌药物治疗的选择见表 5-22-7，5-22-8。

表 5-22-7　HAP 经验性抗菌药物治疗

		常见病原体	首选治疗药物及备用药物	静脉转换为口服药物
经验治疗		铜绿假单胞菌 肠杆菌科 克雷伯杆菌 黏质沙雷菌	美罗培南（meropenem）1g（iv）q8h×2 周 或者亚胺培南（imipenem）500mg（iv）q6h×2 周 或者头孢匹肟（马斯平）2g（iv）q8h×2 周 或者特治星（piperacillin/tazobactam） 或者联合用药（见以下铜绿假单胞菌治疗）	环丙沙星 750mg（po）q12h×2 周 或者左氧氟沙星 750mg（po）q24h×2 周
特异治疗		铜绿假单胞菌	上述任何经验治疗药物加以下任一种药物： ①环丙沙星 400mg（iv）q8h×2 周 ②左氧氟沙星 750mg（iv）q24h×2 周 ③氨曲南 2g（iv）q8h×2 周 ④阿米卡星（丁胺卡那）1g（iv）q24h×2 周	环丙沙星 750mg（po）q12h×2 周 或者左氧氟沙星 750mg（po）q24h×2 周

注：引自参考文献 2；iv，静脉注射；po，口服；q8h，8 小时 1 次；q6h，6 小时 1 次；q12h，12 小时 1 次；q24h，24 小时 1 次

表 5-22-8　医院内获得性肺炎（NP、HAP、VAP）金葡菌的治疗

	首选治疗药物	备用药物	静脉转换为口服药物
MRSA	利奈唑胺（linezolid）600mg（iv）q12h×2 周 或者万古霉素 1g（iv）q8h×2 周	quinupristin/dalfopristin 7.5mg/kg（iv）q8h×2 周	利奈唑胺（linezolid）600mg（po）q12h×2 周 或者二甲胺四环素（Minocycline）100mg（po）q12h×2 周
MSSA	萘夫西林（新青Ⅲ nafcillin）2g q8h（iv）q4h×2 周 或者克林霉素 600mg（iv）q8h×2 周 或者 利奈唑胺（Linezolid）600mg（iv）q12h×2 周	万古霉素 1g（iv）q8h×2 周	利奈唑胺（Linezolid）600mg（po）q12h×2 周 或者克林霉素 300mg（po）q8h×2 周 或者头孢氨苄 1g（po）q6h×2 周

注：引自参考文献 2；iv，静脉注射；po，口服；q12h，12 小时 1 次；q8h，8 小时 1 次；q6h，6 小时 1 次；q4h，4 小时 1 次

5．美国胸科协会和美国感染病协会最新关于 HAP 经验性抗菌药物治疗建议　2005 年 2 月，美国胸科协会（ATS）和美国感染病协会（IDSA）发表的关于 HAP 的新指南认为，初期经验性抗菌药物的选择一方面要根据当地细菌流行病学监测，另一方面取决于有无多药耐药

（MDR）菌感染的危险。指南认为，MDR 菌感染的危险因素包括以下几方面：90 天内使用过抗生素治疗、近期内住院时间 5 天以上、当地社区或所在医疗机构内抗生素耐药发生率高、存在 HCAP 危险因素，如本次感染前 90 天内住院史、住院＞2 天，住养老院或康复医院，本次感染前 30 天接受静脉抗菌药物、化疗或伤口护理，定期到医院接受血液透析治疗；免疫缺陷或接受免疫抑制剂治疗。临床上无 MDR 感染危险的 HAP 患者可以选择窄谱抗菌药物治疗，反之则需要选择广谱抗菌药物，甚至多药联合使用。以前联合抗菌药物治疗的目的有两个：协同效应和减少耐药菌的产生；目前联合治疗的目的仅仅为了广覆盖。虽然氟喹诺酮类抗生素肺组织浓度高，而且肾毒性小，但是临床研究表明，β-内酰胺类与氨基糖苷类抗生素的联合疗效高于 β-内酰胺类与氟喹诺酮类抗生素的联合。经验性抗菌药物治疗见表 5-22-9，5-22-10。

表 5-22-9　无 MDR 菌感染危险的 HAP、VAP 经验性抗菌药物治疗

可能致病菌	推荐抗菌药物
• MSSA	头孢曲松，
• 肺炎链球菌	或
• 流感嗜血杆菌	左氧氟沙星，莫西沙星，或环丙沙星
• 革兰阴性肠杆菌（不包括铜绿假单胞菌）	或
– 肠杆菌属	氨苄西林/舒巴坦，
– 大肠埃希菌	或
– 克雷伯菌属	厄他培南
– 变形杆菌属	
– 黏质沙雷菌属	

表 5-22-10　需要覆盖 MDR 菌感染的 HAP、VAP 经验性抗菌药物治疗

可能致病菌	抗菌药物联合治疗
• 表 5-22-9 的致病菌，加上	有抗铜绿假单胞菌活性的头孢菌素（头孢他啶，头孢吡肟）
• MDR 菌	或
• 铜绿假单胞菌	有抗铜绿假单胞菌活性的碳青霉烯（伊米配能，卡巴培能）
• 肺炎克雷伯菌（产 ESBL）	或
• 不动杆菌属	β-内酰胺（或）β-内酰胺酶抑制剂（哌拉西林或三唑巴坦）
	加上
耐甲氧西林的金黄色葡萄球菌	有抗铜绿假单胞菌活性的氟喹诺酮（环丙沙星，左氧氟沙星）
嗜肺军团菌	或
	氨基糖苷类（阿米卡星，庆大霉素，妥布霉素）
	加上
	利奈唑胺，或万古霉素

注：ESBL，超广谱 β-内酰胺酶；MDR，多药耐药

【免疫抑制患者 HAP 的经验性抗菌药物治疗】

1. 免疫抑制患者 HAP 的病原体判断见表 5-22-11，5-22-12。

表 5-22-11　CD4$^+$ 淋巴细胞数与常见肺部感染的关系

CD4$^+$ 淋巴细胞数	常见可能的肺部感染
≤500/μl	细菌性肺炎（肺炎链球菌肺炎、流感杆菌肺炎、铜绿假单胞菌肺炎）
	结核
≤200/μl	肺孢子菌肺炎
	隐球菌病（肺部感染为系统性感染的一部分）
	弓形体病（肺部感染为系统性感染的一部分）
≤50/μl	巨细胞病毒肺炎
	非典型分枝杆菌肺炎

表 5-22-12　从胸部 X 线片阴影判断可能的病原体

浸润阴影的特征	分类	可能病原体
浸润阴影	细菌	常见细菌，军团菌（多发浸润影）
	真菌	支原体，结核
		隐球菌
结节状浸润阴影	细菌	奴卡菌
	真菌	曲霉菌，隐球菌，毛霉菌
空洞形成	细菌	金葡菌，克雷伯杆菌，铜绿假单胞菌，奴卡菌，非典型
	真菌	分枝杆菌
		曲霉菌
弥漫性间质浸润	细菌	巨细胞病毒
阴影	真菌	肺孢子菌

注：引自参考文献 4

2. 免疫抑制患者 HAP 的经验性抗菌药物治疗（引自参考文献 4）

（1）中性粒细胞减少症　①中性粒细胞数在 500～1 000/μl，选用第三代头孢菌素或第四代头孢菌素；②中性粒细胞数少于 500/μl，选用伊曲康唑联合以下一种抗菌药物治疗方案：第三代头孢菌素 + 氨基糖苷类抗菌药物，第四代头孢菌素，碳青霉烯类。

（2）体液免疫抑制　大部分体液免疫抑制患者患肺炎后，病原体主要是细菌：流感杆菌和肺炎链球菌；10% 流感杆菌产 β-内酰胺酶；50% 肺炎链球菌对青霉素不敏感（PRSP）。如果 IgG 水平低于 500mg/dl，免疫球蛋白联合以下一种抗菌药物：第三代头孢菌素或第四代头孢菌素或碳青霉烯类。

（3）细胞免疫抑制　细胞免疫抑制患者如果发生 HAP，病原体多种多样，经验治疗困难，需考虑常见细菌、肺孢子菌、军团菌等感染的可能性。

1）CD4$^+$ 淋巴细胞在 200～500/μl 之间（CD4$^+$ 淋巴细胞正常值为 850～1 600/μl），选用第三代头孢菌素或第四代头孢菌素。

2）CD4$^+$ 淋巴细胞少于 200/μl，或者双肺浸润阴影和（或）$P_aO_2 < 70mmHg$，应该选用以下方案之一：TMPco 12 片/天 + 氟喹诺酮 + 伊曲康唑 + 第三代头孢菌素；TMPco 12 片/天 +

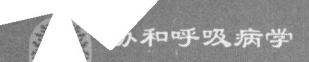

氟喹诺酮 + 伊曲康唑 + 第四代头孢菌素；TMPco 12 片/天 + 氟喹诺酮 + 伊曲康唑 + 碳青霉烯类。

【吸入性肺炎的经验性抗菌药物治疗】

1. 导致吸入性肺炎的疾病　常见有神经系统疾病，包括脑血管疾病（急性和慢性期），巴金森病，意识丧失（昏迷、酒精中毒、镇静剂或麻醉剂过量）；卧床不起；口腔疾病、胃和食管疾病，包括食管憩室病，食管运动异常（食管失弛缓、进行性系统性硬化），食管肿瘤，食管反流，胃切除术后（胃全部或大部切除），胃管进食。

2. 吸入性肺炎的经验性抗菌药物治疗　吸入性肺炎以老年人多，多有基础疾病，肺炎严重程度以中～重度居多。通常推荐应用抗菌药物：青霉素或 β-内酰胺酶抑制剂或碳青霉烯类或第三、四代头孢菌素 + 克林霉素。

【呼吸机相关性肺炎的经验性抗菌药物治疗】

呼吸机应用已有 70 年历史，呼吸机在现代医学中占有十分重要的地位。但是，在呼吸机使用过程中会有许多并发症，呼吸机相关性肺炎（VAP）随应用机械通气治疗时间的延长而增加。VAP 的发生拖延通气时间，并增加病死率。VAP 的经验性抗菌药物治疗方案如下。

1. 轻、中症 VAP　治疗与医院内肺炎治疗相同，分为经验性治疗和抗病原微生物治疗。

（1）常见病原体　肠杆菌科细菌、流感嗜血杆菌、肺炎链球菌、甲氧西林敏感金葡菌（MSSA）等。

（2）抗菌药物　第一、二代头孢菌素（不包括具有抗铜绿假单胞菌活性者）、β-内酰胺类或 β-内酰胺酶抑制剂；青霉素过敏者选用氟喹诺酮类或克林霉素联合人环内酯类。

2. 重症 VAP

（1）常见病原菌　铜绿假单胞菌、耐甲氧西林金葡菌（MRSA）、不动杆菌、肠杆菌属细菌、厌氧菌。

（2）抗菌药物　氟喹诺酮类或氨基糖苷类联合下列药物之一：①抗假单胞菌 β-内酰胺类，如头孢吡肟、头孢他啶、头孢哌酮、哌拉西林、替卡西林等；②广谱 β-内酰胺类或 β-内酰胺酶抑制剂，如替卡西林或克拉维酸、头孢哌酮或舒巴坦钠、哌拉西林或他佐巴坦；③碳青霉烯类，如亚胺培南、美洛培南；④联合万古霉素（针对 MRSA）；⑤真菌感染可能性大时应选用抗真菌药物。

第五节　HAP 明确病原体后的抗菌药物治疗

1. 铜绿假单胞菌　临床上可以选用：①抗铜绿假单胞菌活性的青霉素（高剂量）：如替卡西林、哌拉西林；②第三代抗铜绿假单胞菌头孢菌素，如头孢哌酮、头孢他啶，或四代头孢菌素，如头孢匹罗、头孢吡肟（马斯平）；③单环 β-内酰胺抗菌药物，如氨曲南（aztreonam）；④碳青霉烯类抗菌药物，如泰能（tienam）、美罗培南（meropenem）；⑤喹诺酮药物（环丙沙星、左氧氟沙星）。以上抗菌药物 ± 氨基糖苷类抗菌药物。

2. 金黄色葡萄球菌

（1）甲氧西林敏感金黄色葡萄球菌（MSSA）　①如果对青霉素敏感，可应用青霉素；②对于产 β-内酰胺酶的金葡菌，可以试用苯唑西林（新青Ⅱ号）、含 β-内酰胺酶抑制剂的青霉素或第一代头孢菌素；③氟喹诺酮类也可以应用。

（2）甲氧西林耐药金黄色葡萄球菌（MRSA）　万古霉素；替考拉宁（teicoplanin）；arbekacin；利奈唑胺（linezolid）。

3. 肺炎克雷伯杆菌　常用有第三代头孢菌素、碳青霉烯类抗菌药物和氟喹诺酮药物、氨曲南。

4. 肺炎链球菌　口服抗菌药物有氟喹诺酮类药物（呼吸氟喹诺酮类药物对肺炎链球菌活性良好）；静脉注射药物可以选用碳青霉烯类或糖肽类抗菌药物。

5. 流感杆菌　可以应用氟喹喏酮药物、第三代头孢菌素、β-内酰胺类或β-内酰胺酶抑制剂（氨苄西林或舒巴坦钠、阿莫西林或克拉维酸）。

6. 厌氧菌　常用克林霉素、含β-内酰胺酶抑制剂的青霉素和碳青霉烯类抗菌药物。

7. 军团菌　临床上可以应用大环内酯类抗菌药物、氟喹诺酮药物和利福平等。

8. 真菌　患有严重的中性粒细胞减少，伴有发热，抗菌药物治疗无效，怀疑有侵袭性曲霉病感染时，可以应用：①两性霉素 B：初始剂量 1mg～5mg 或按体重每次 0.02～0.1mg/kg，以后根据耐受情况每日增加 5mg，维持剂量 1.0mg/（kg·d），累积总量 1.5～3.0g；②伊曲康唑，200～400mg（分为 1～2 次剂量）；③伏立康唑：适用于免疫抑制患者的严重真菌感染、急性侵袭性曲霉病、由氟康唑耐药的念珠菌引起的侵袭性感染、镰刀霉菌引起的感染等，用法与用量：负荷剂量：静脉给予 6mg/kg，每 12 小时 1 次，连用 2 次。输注速度不得超过每小时 3mg/kg，在 1～2 小时输完，维持剂量：静脉给予 4mg/kg，每 12h 1 次；④卡泊芬净：适用于发热性中性粒细胞减少患者疑似真菌感染的经验性治疗，并用于治疗侵袭性念珠菌病、念珠菌血症和其他疗法难控制或不能耐受的侵袭性曲霉菌病，用法与用量：首日给予一次 70mg 负荷剂量，随后 50mg/d 的剂量维持。

9. 肺孢子菌肺炎　TMPco 8～12 片/天，分 3～4 次口服。详见相关章节。

10. 不动杆菌　首选抗菌药物为亚胺培南、美洛培南，或者氟喹诺酮类联合阿米卡星或头孢他啶、头孢哌酮或舒巴坦钠。

第六节　HAP 的治疗反应和预防

理论上应根据细菌培养的结果来调整用药；若无细菌培养，则应根据患者对最初经验治疗的反应来决定是否换药。由于临床反应与患者的某些自身因素（如年龄、并发症）以及细菌因素（如毒力、耐药性）有关，所以尚无 HAP 的自然病程的资料可供借鉴。

【正常痊愈】

临床或微生物学方面的痊愈，其临床评判指标有发热、脓痰、白细胞、胸片和衰竭器官功能的痊愈。假使治疗完全正确，这些指标也不会在治疗后 2～3 天出现改善，所以除非病情恶化或有细菌学结果的提示，否则此间不宜换药。连续的呼吸道分泌物培养可以提示：细菌消灭，新致病菌感染，再感染或持续存在情况。在一项研究中，在患者治疗 72 小时后，连续行 PSB 定量培养，以判断细菌对治疗的反应，并与临床预后相联系：当 PSB 无菌或 < 10^3CFU/ml 时，临床改善率可达 30%；PSB > 10^3CFU/ml（致病菌未消灭）时，临床失败率达 55.8%。

胸片的改变往往落后于临床表现 1～2 周（特别是老年人，有肺部其他病变者），所以其临床判断价值有限。除非出现影像学上的急速恶化。

Luna 等以 CPIS 为研究工具，研究 VAP 抗菌药物治疗的疗程，发现治疗后 3～5 天临床就有明显改善。因此，如果经验性抗菌药物有效，治疗 6 天就可达到很好的临床疗效，延长抗菌药物治疗时间只会导致耐药菌的定植，最终引起 VAP 的复发。研究表明，VAP 抗菌药物治疗，8 天疗程和 14 天疗程临床预后相同。

【治疗无反应的原因】

初始抗菌药物治疗无效可能有 3 种原因：①诊断错误：有很多其他原因临床上被误认为 HAP，例如肺栓塞、肺不张、肺泡出血、ARDS、肺肿瘤；②宿主原因：如高龄、机械通气时间长、呼吸衰竭、潜在致死性疾病、双侧肺浸润、抗菌药物治疗史等；③细菌因素：初始治疗未覆盖某些耐药菌，如铜绿假单胞菌、不动杆菌属，或者其他少见病原体，如结核分枝杆菌、真菌、呼吸道病毒等。另外，在治疗过程中，可能出现导致发热的并发症，如鼻窦炎、静脉导管相关感染、伪膜性肠炎、泌尿系感染等。

首先要考虑 HAP 的诊断是否正确。因为肺实变、心力衰竭、肺栓塞、化学性肺炎、ARDS、肺出血等非感染因素，均可误诊为 HAP。当患者长期应用机械通气治疗、呼吸衰竭、年龄 >60 岁、一般情况差、有慢性肺疾病史、使用免疫抑制剂等状态时，病死率也会明显升高。细菌因素也是不可忽视的一个重要方面。如耐药菌持续或中途出现，存在某些特殊致病菌（如结核、真菌、病毒）以及未列入经验治疗菌范畴的少见菌。最后，还要注意患者有无并发症的存在，如憩室炎、静脉和尿道插管感染、伪膜性肠炎、药物热、多脏器功能衰竭等。

【治疗无反应的处理】

等候培养结果时应首先扩大抗菌谱的范围，重新鉴别诊断，反复细菌培养。一旦取得细菌学资料（血培养、痰培养），则对初始的抗菌药物进行调整。这既包括初始治疗未覆盖致病菌（主要是耐药菌），又包括初始治疗有效、需要降阶梯换用窄谱抗菌药物。

若仍无效果，则应考虑非感染因素或合并症问题，有时对静脉、尿道引流管的培养会产生意想不到的收获。还可以行 CT、超声检查。若上述检查仍为阴性，则该考虑是否换药。对疑难患者行开胸肺活检是一个很有争议的诊断手段，初步认为在使用前应首先排除肺外感染的可能，再行支气管镜检查，最后在权衡利弊的前提下方可考虑之。

对于初始治疗无效的患者，需要扩大鉴别诊断的范围，同时重复下呼吸道分泌物细菌培养。如果发现耐药菌或少见致病菌，就应该根据药敏结果调整抗菌药物。如果细菌培养阴性，就要考虑其他并发症或非感染性因素。必要时需要更换深静脉插管，并做导管末端、导管血培养，做尿培养。影像学检查可以帮助发现治疗失败的原因，比如侧位胸片、B 超可以发现胸腔积液（通过胸液检查可以排除脓胸），腹部 CT 可以帮助发现腹腔内的感染，鼻窦 CT 可以发现鼻窦的气液平面，帮助鼻窦炎的诊断，另外还要特别警惕肺栓塞的可能。如果微生物学和影像学检查均未发现异常，可以考虑开胸肺活检。但是在肺活检前，可以先考虑纤维支气管镜检查；如果纤维支气管镜也无任何阳性发现，可以先经验性地更换抗菌药物治疗。

【HAP 的预防】

目前尚无特效的预防 HAP 的方法。目前临床应用的方法较多，有些已被证实是有效的，而有些则尚待进一步研究。

1. 控制医院内感染的常规措施　主要是发现感染源，隔断传染途径，预防移生菌引起的感染，改善宿主的免疫机能。金葡菌和流感病毒的疫苗对预防特殊人群中的呼吸道感染有一定的效果，从而间接地降低 HAP 的发生率。工作人员的双手容易引起致病菌（尤其是不动杆菌和铜绿假单胞菌）的传播，临床工作中医护人员洗手是非常重要而又易被忽略的控制感染途径的一环。对携带呼吸道耐药菌株的患者施行隔离，对控制 MRSA 流行有一定的预防作用，而对绝大多数的革兰阴性杆菌肺炎无效。

2. **胃肠营养**　这是一种非创伤性的较胃肠外营养更为生理，更为经济的营养方式。由于营养不良是 HAP 的危险因素，故此项措施更显重要。胃肠营养可以刺激肠道黏膜，预防细菌的易位（肺炎发生的一种可能机制）；可以促进肝脏合成炎症调节因子以维持宿主免疫功能的平衡。但是，需要指出的是，胃肠营养也会产生一些引起感染的危险因素——最主要的是胃部细菌的移生和进入呼吸道。通过每天同时培养呼吸机使用者（未应用抗酸及 H_2 受体阻滞剂）的胃、气管和咽部的分泌物后发现：胃中的革兰阴性杆菌在胃肠营养后明显增多；36%的患者可先在胃中找到革兰阴性杆菌，再在气管中发现。这种移生可能与自身吸入有关，而自身吸入又与营养管的管径和放置的部位有关。在放置营养管时，应尽可能选用口径小的管，且越深越好。在食物进入胃时，应注意不要使胃体积过于膨胀——这会使细菌易于进入呼吸道；所以持续灌注营养物当为首选。对卧床的患者更为重要。

3. **胃内 pH 值和细菌的过度生长**　胃内 pH 值的上升与胃内革兰阴性杆菌浓度呈对数级生长关系，胃内细菌与咽、气管部位细菌移生之间也存在一定关系。也就是说，提高胃内 pH 值的药物可以升高 HAP 的发生率。如果使用硫糖铝（不影响胃 pH 值），可以降低 HAP 的发生率。

4. **抗菌药物的预防作用**

（1）**全身运用**　此法已证明并不成功。此外，它还会引起耐药革兰阴性杆菌肺炎、皮肤感染和菌血症等。研究表明，在 ICU 病房中实行此方案后的 4 天内就有一半的患者发生肺炎。预防性使用抗菌药物并不能使得早期 HAP 的发生率和 HAP 的病死率得到改善。

（2）**雾化吸入**　将抗菌药物通过雾化的形式送入呼吸道只获得了少数成功降低 HAP 发生率的报道。由于多黏菌素 B 可以广泛杀伤革兰阴性杆菌（包括铜绿假单胞菌），且它只在上皮细胞表面吸收，故曾较多使用。虽然长期运用可以明显降低铜绿假单胞菌的移生和肺炎的发生率，但会引起耐药菌株的出现，而且并无改善 HAP 病死率的报道。庆大霉素也是如此。故并不被提倡雾化吸入抗菌药物。

（3）**选择性灭菌措施**　使用不吸收的抗菌药物作用于咽部可以降低 HAP 的发生率，但并不能改善病死率。选择性消化道灭菌是服用不吸收的抗菌药物杀死消化道中的可能的致病菌。但这也有引起耐药菌的可能。近来很多前瞻、随机、双盲对照研究都不能证明选择性胃肠道灭菌可以降低院内感染的发生率（包括肺炎）、缩短住院时间或减少病死率。此种方法只对某些特定患者如腹部手术者有效。

5. **对呼吸治疗器械的处理**　细菌可以在呼吸治疗器械中生长。在呼吸机管道中，来自患者的凝集液应被引出，因为其中含有大量的细菌。虽然不少医院规定了每隔 2~3 天就应重新置换管道，但仍无数据表明置换管道较不换管道能降低 HAP 的发生率。使用加热湿化器可减少管道内细菌的污染，也可减少管道中细菌的移生，但对 HAP 的发生率同样无影响。使用特殊的气管插管可以吸出声门下和气囊上部位的分泌物。有报道说这可以降低气管插管中某些 HAP 的发生率。吸引可以以间断、也可以以连续的方式进行，而后者似乎可以延迟 HAP 的发生，预防早期感染。但它对铜绿假单胞菌等可直接移生至呼吸道的致病菌无效。总之，临床上应加强对机械呼吸机的管理以减少 HAP 的发生（表 5-22-13）。

表5-22-13　在机械通气的患者中应用降低 HAP 发生率的措施

一般方法

　　积极治疗患者的基础疾病

　　如为了防止应激性溃疡的发生，应尽量避免使用抗酸剂 + 组胺 H_2 受体阻断剂

　　患者头部抬高 30°

　　只要临床许可，尽早拔除气管插管和胃管

　　控制应用抗菌药物

呼吸治疗设备

　　区别对待雾化器和湿化器

　　机械通气时应用湿化器者，每48小时需更换管道（管道和湿化器）

　　及时去除管路中的凝集水，防止凝集水倒流气管内

　　在患者之间不要交换使用各种设备和装置

　　仔细护理和应用在管路中的雾化器

感染控制

　　ICU 中监测感染

　　对院内获得性感染进行教育和提高认识

　　洗手和（或）预防隔离

　　应用有效的方法清洗和消毒各种设备和装置

　　考虑在消化道应用选择性的药物，如口服不吸收的抗菌药物，以预防院内获得性感染

（蔡柏蔷）

参 考 文 献

［1］中华医学会呼吸病学会. 医院内获得性肺炎诊断和治疗指南（草案）. 中华结核和呼吸杂志，1999，22（4）：201 – 203

［2］Cunha BA. Antibiotic Essentials. 3rd. New York：Physicians Press，2004，54

［3］Weber DJ, Rutala WA, Mayhall CG. Nosocomial respiratory tract infections and gram-negative pneumonia. In：Fishman AP. et al. Fishman's Pulmonary disease and disorder. 3rd. New York：Mc Greaw-Hill，1998，2213 – 2233

［4］The Japanese Respiratory Society. The Japanese Respiratory Society guidelines for management of hospital-acquired pneumonia. Respirology，2004，9：S1 – S59

［5］Fiel S. Guidelines and critical pathways for severe hospital-acquired pneumonia. Chest，2001，119：412S – 418S

［6］Ewig S, Bauer T, Torres A. The pulmonary physician in critical care：nosocomial pneumonia. Thorax，2002，57：366 – 371

［7］Fein A, Grossman R, Ost D, et al. Diagnosis and management of pneumonia and other respiratory infection. Caddo, Professional Communication，1999，119 – 150

［8］Archer GL, Polk RE. Treatment and prophylaxis of bacterial infections. In：Wilson JD, et al. Harrison's Principles of Internal Medicine. 14th ed. New York：McGraw-Hill，1998，856 – 869

［9］American Thoracic Society Documents. Guidelines for the management of adults with hospital-acquired，ventilator-associated，and healthcare-associated pneumonia. Am J Respir Crit Care Med，2005，171：388 – 416

第二十三章　重症急性呼吸综合征（SARS）

重症急性呼吸综合征（severe acute respiratory syndrome，SARS）是世界卫生组织（WHO）于 2003 年 3 月公布的医学名词，SARS 的病原体为新型冠状病毒（SARS-CoV）。SARS 的临床特点为发生弥漫性肺炎及呼吸衰竭，较过去所知的病毒、衣原体、支原体和肺炎军团病菌引起的非典型肺炎远为严重，故取名为"重症急性呼吸综合征，SARS"。本文在收集现有临床资料的基础上写成，实际上 SARS 的临床特点尚未被临床医师完全认识，内容有待于不断更新。

2002 年 11 月份开始，我国广东等地陆续有"传染性非典型肺炎"病例的报道，并且逐渐波及国内其他省市，截止到 2003 年 7 月 10 日，我国共有 26 个省市报告。累计报告 SARS 病例 5 327 例，死亡 349 例，平均死亡率为 6.5%。病例主要集中在北京、广东、山西、内蒙古、河北、天津等地。其中北京与广东共发病 4 033 例，占全国总病例数的 75.7%。截止到 2003 年 7 月 19 日北京市共诊断 SARS 病例 2 521 例，死亡 192 人。全球共有 32 个国家和地区发现了 SARS 病例，包括香港、东南亚国家及加拿大、美国、澳大利亚等国家和地区，截止到 2003 年 8 月 7 日，全球共报告病例数 8 422 例，死亡 916 人，平均病死率 10.9%。SARS 对于人类是一种全新的传染病，目前对其传染源、早期诊断、针对性药物治疗及预防（特别是疫苗研制）还远未阐明，本病的流行病学、病因学、发病机制、实验室检查和临床特点等均需作进一步的深入研究。

非典型肺炎是一个众所周知的医学名词，早在 1938 年时就开始应用于临床。既往非典型肺炎一般指支原体、衣原体及肺炎军团病菌肺炎等肺部感染，此类肺部感染性疾病与典型的细菌性或病毒性肺炎在临床特点和转归方面有所不同，其呼吸道症状相对较轻，肺部影像学缺乏典型改变，临床过程相对良好，多呈自限性。

然而，此次的所谓"传染性非典型肺炎"的流行病学和临床表现与既往熟知的非典型肺炎迥然不同，这种"传染性非典型肺炎"起病急骤，病情危重，患者呈集簇发病，而且相当多的医务工作者同时患上本病，相当多的患者为同一病区工作人员。此外，在社区中患者也表现出家庭聚集性。本病传染性极强，可能通过空气飞沫经呼吸道传播，也可能通过接触传染。一旦患病病情进展迅速。发病初胸部 X 线片可为正常，以后肺部影像学表现为不同程度的片状、斑片状浸润性阴影或间质性改变。少数患者肺部影像学表现进展迅速，融合为大片状阴影；大多数为双侧改变，阴影吸收消散较慢。大部分患者症状体征与肺部阴影不一致。部分病例出现急性呼吸衰竭乃至急性呼吸窘迫综合征，需要进入 ICU 及机械通气支持。

"重症急性呼吸综合征，SARS"用来概述这种特别严重的"传染性非典型肺炎"相当确切，这样，临床上可以区别普通由支原体、衣原体和肺炎军团病菌所致的非典型肺炎与这些重症的"传染性非典型肺炎"。所以非典型肺炎不完全等于 SARS，SARS 为非典型肺炎中的一个特殊类型，只占非典型肺炎中的一少部分。临床上不能将那些由支原体、衣原体和肺炎军团病菌感染所致的非典型肺炎与 SARS 混为一谈。

第一节 病 原 学

世界卫生组织（WHO）2003年3月12日发出"SARS"警报后，在全球科研人员的共同努力下，排除了支原体、衣原体、鼠疫杆菌、肺炎军团病菌、流感病毒A型和B型、副黏病毒、呼吸道合胞病毒、Hendra病毒、汉坦病毒、哺乳动物腺病毒等20余种病原体作为SARS病原体的可能性。2003年3月23日，香港和美国同时报告一种新型的冠状病毒可能是SARS真正的病因。病毒学、血清学、分子生物学和动物试验模型的建立等四方面的研究，多方面证据均支持这种新型冠状病毒是导致SARS的病原体。4月12日，加拿大科学家绘制出此冠状病毒的基因图谱。为纪念在SARS研究中作出突出贡献而后受到感染而殉职的Carolo Urbani博士，有人曾建议将其命名为Urbani-SARS-相关性冠状病毒。WHO于2003年4月16日正式宣布，目前在世界各地广泛流行的SARS病原体是一种以前从未在人类中发现的新型冠状病毒，称为SARS冠状病毒（SARS-CoV）。

【冠状病毒的基本特性】

冠状病毒于1937年首次从禽类分离，1965年分离到了人类冠状病毒。冠状病毒颗粒的直径60~200nm，平均直径为100nm，呈球形或椭圆形，具有多形性。病毒有包膜，包膜上存在约20nm长的捧状或花瓣状的棘突。冠状病毒对脂溶剂、去污剂敏感，不耐酸和紫外线。冠状病毒是正链RNA病毒，具有RNA病毒中最大的基因组，长度为27~32kb，以独特的方式进行复制，并可以导致高频率的基因重组。该病毒具有较高的变异性，且易发生同源性或异源性重组而产生新型冠状病毒。

目前已知的三组冠状病毒与不同的人或家畜疾病有关，包括胃肠炎和呼吸道疾病，其中人冠状病毒是引起成人轻症呼吸道疾病的病原体。冠状病毒感染主要发生在冬春季节，广泛分布于世界各地。该病毒包括三个群，第一、二群主要为哺乳动物冠状病毒，第三群主要为禽类冠状病毒。人冠状病毒有两个血清型（HcoV-229E，HcoV-OC43），是人呼吸道感染的重要病原，人类20%的普通感冒由冠状病毒引起。冠状病毒也是成人慢性气管炎急性加重的重要病因之一。基因组学研究结果表明，SARS-CoV的基因与已知三个群经典冠状病毒均不相同，第一群病毒血清可与SARS-CoV反应，而SARS患者血清却不能与已知的冠状病毒反应。因此，作为一种新的冠状病毒，SARS-CoV可被归为第四群（图5-23-1）。

细胞病理学、免疫学及核酸序列分析提示SARS-CoV与已知的动物或人源性病毒不同，在种系关系上介于Ⅱ组和Ⅲ组冠状病毒之间。初步的血清学筛查表明此种病毒从未在人类中流行过。冠状病毒可在动物中引起严重疾病，提示其在人类导致更严重的疾病的可能性。由此有人设想SARS-CoV源于动物，由于基因变异从

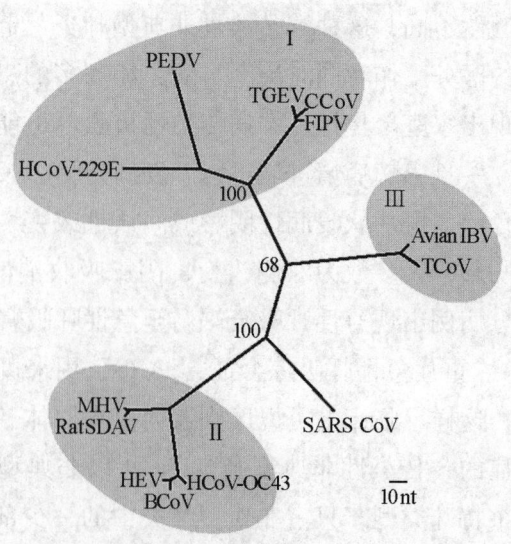

图5-23-1 根据RNA多聚酶基因得到的
冠状病毒进化树

而感染人类并在人群中传播。SARS-CoV 与 SARS 两者因果关系尚需进行大规模对照研究进一步证实，其致病机制有待更深入的研究。针对 SARS 的不同临床特征，香港研究者新近提出该病毒可能为一个家族，并确定了其中的 6 个基因变异型。

【新型冠状病毒：SARS-CoV】

SARS 病原体是一种新型冠状病毒。SARS-CoV 基因组含 29 727 个核苷酸，其中编码聚合酶蛋白 1a \ 1b，棘蛋白（S），小膜蛋白（E），膜蛋白（M），核壳蛋白（N）的基因已被确认。对比全世界实验室已经公开的 SARS 病毒全基因系列，发现差异很小，不同实验室的基因测序结果显示 SARS 病毒的基因序列基本一致，这不仅说明世界各地 SARS 病原体流行病学的一致性，也同样说明了此病毒的基因的稳定性。

从进化树分析可看出，SARS-CoV 明显不同于已知的其他三个冠状病毒群，从而归属于新的冠状病毒群。对 SARS-CoV 的 S，M，E，N 蛋白的氨基酸序列比对结果提示，这些蛋白在其他病毒基因组中都能找到同源性较高的序列，但这些决定 SARS-CoV 具有病毒行为的物质基础的蛋白质在分子进化上却可能有不同来源。经过序列分析显示 SARS-CoV 与牛冠状病毒和小鼠冠状病毒 RNA 有 57% 的同源性，系统进化树分析显示被鉴定新型冠状病毒与以前的 Ⅱ 类冠状病毒距离最近，属于新型的冠状病毒。

SARS 恢复期患者血清标本中能检测到抗 SARS-CoV 抗体，但在 SARS 暴发前任何血清标本库中却检测不到这种抗体，这说明 SARS-CoV 的基因组与已知的任何冠状病毒基因组有本质不同，SARS-CoV 是一种新型病毒。

SARS-CoV 既不是任何已知的冠状病毒的变种，也不是冠状病毒的重组体，是一种以前未知的冠状病毒，可能源于非人类宿主，并通过某种方式获得了感染人体的能力。进一步说，如果 SARS-CoV 是作为人类冠状病毒的一个变异新种，其抗原变异的程度通常是不可能在原有基础上发生跳跃性的漂移，如果由此推论 SARS-CoV 是动物冠状病毒的变异新种，则 SARS-CoV 和冠状病毒 S 蛋白的较大差异可能表明 SARS-CoV 至少已经在人群或者某些未知的中间宿主中适应了较长的时间。

【新型冠状病毒的生物学特性】

新型冠状病毒在细胞质内增殖，由 RNA 基因编码的聚合酶利用细胞材料进行 RNA 复制和蛋白合成，组装成新病毒并出芽分泌到细胞外。与以往发现的冠状病毒不同，利用绿猴肾细胞细胞很容易对 SARS-CoV 进行分离培养，病毒在 37℃ 条件下生长良好，细胞感染 24 小时即可出现病变。在人横纹肌肿瘤细胞、狗肾细胞、人胚肾细胞、人胚肺细胞等细胞系上也可以培养，但效价较低。

室温 24℃ 下新型冠状病毒在尿液里至少可存活 10 天，在腹泻患者的痰液和粪便里能存活 5 天以上，在血液中可存活约 15 天，在塑料、玻璃、马赛克、金属、布料、复印纸等多种物体表面均可存活 2~3 天。病毒在 pH 偏碱性环境中存活时间较长。

新型冠状病毒对温度敏感，随温度升高抵抗力下降，37℃ 可存活 4 天，56℃ 加热 90 分钟、75℃ 加热 30 分钟能够灭活病毒。紫外线照射 60 分钟可杀死病毒。病毒对有机溶剂敏感，在丙酮、10% 的甲醛溶液、10% 次氯酸钠溶液、75% 乙醇溶液中存活不到 5 分钟。乙醚 4℃ 条件下作用 24 小时可完全灭活病毒，含氯的消毒剂作用 5 分钟可以灭活病毒。

【免疫学特征】

大多数情况下，SARS-CoV 感染时，人体免疫系统能够激发体液免疫和细胞免疫反应并逐渐控制感染、清除病毒。研究表明，SARS-CoV 可直接侵犯免疫系统，导致患者淋巴细胞、白细胞减少和外周淋巴组织的病理损伤。多数 SARS 患者外周血白细胞计数正常或降低，而 $CD3^+$、$CD4^+$、$CD8^+$ T 淋巴细胞较正常人明显降低，病情越重，T 淋巴细胞计数下降越明显。SARS 患者恢复后，T 淋巴细胞的数量和功能逐渐恢复正常。SARS-CoV 核酸一般在临床症状出现后 5 天可以从患者鼻咽抽取物中检出，第 10 天左右达到高峰，然后开始降低；21 天时，47% 的患者鼻咽抽取物为阳性，67% 粪便标本为阳性，21% 尿液标本为阳性。N 蛋白能诱发较强的免疫反应，因此可用于抗体检测。对于抗体的检测表明，一般发病后 1 周，患者体内的 IgM 开始产生，最多可持续 3 个月；7～10 天 IgG 开始产生，随后逐渐升高，1 个月左右抗体效价达到高峰并全部阳转，至患者恢复后 6 个月仍持续高水平阳性。SARS 是一种新发疾病，人群普遍易感，流行病学资料表明，SARS-CoV 主要引起显性感染，尚缺少亚临床感染的证据。2003 年春 SARS 流行后，并未在人群中形成免疫保护屏障，人群仍普遍易感，检测患者血清中 SARS-CoV 特异性抗体有助于临床诊断。

第二节　流行病学特征

【流行特点】

2003 年春季期间，SARS 的主要流行特点如下。

（一）发病率比较高，多为急性起病，可多人同时发病　医院、家庭聚集性发病是这次 SARS 的暴发流行有明显的群体发病特征，表现为医院内感染和家庭内感染为主，密切接触患者的医务人员和家属呈聚集性发病特点。医院内感染，包括医务人员、医院就诊患者和探视家属的发病比例高是 SARS 的一个显著特点。卫生部早期公布的医务人员感染率为 33%，而疫情严重的北京市共有 456 名医务人员被感染。

（二）地区分布较广泛，传播速度快，有输入、散发、流行等不同形式。

1. 流行地区的跳跃性强　在交通工具高度发达的今天，跳跃性流行是本病的一个鲜明特征。2 月下旬香港出现首例 SARS 输入性 SARS 病例后，许多国家和地区都开始流行，如加拿大、新加坡、越南、泰国、菲律宾、中国台湾等地的病例大多有过香港旅行史。中国北方的许多大城市的输入性病例也与到过广东、香港有关。

2. 传播速度快　由于对 SARS 的认识不深，缺乏必要的防护和隔离措施，尽管采取了一定的控制措施，但是仍有 32 个国家和地区发现了 SARS 患者，累计人数超过了 8 000。以北京市为例，在疫情暴发的高峰期，也就是 4 月的最后两周，平均每天的新增病例数超过 100 人。

3. 大城市内疫情严重　城市内交通便利，人口密集且流动性大，医院、住宅区比较集中，这也就很容易造成 SARS 的流行，北京市、广州市、香港、多伦多都是疫情的高发地。

（三）流行季节一般在冬、春季　但根据越南、加拿大、我国台湾等地的资料，SARS 流行时当地已不是"冬春"季节，且气温较高。季节因素与 SARS 在人与人之间的传播似无直接关系。至于气象条件、季节性、地理条件、生态环境等与 SARS 发病的关系，尚需进一步观察。

【流行环节及传播途径】

SARS 患者是本病明确的传染源，其主要传播途径为近距离接触患者、经空气飞沫和呼吸道分泌物的呼吸道传播，但不排除其他密切接触传播的途径。

（一）传染源　有人认为该病毒变种最初来源于禽类或啮齿类动物，但目前尚无证据表明除人以外，其他动物体内携带该种病毒。国内某些研究机构已在果子狸体内分离到了与SARS 冠状病毒基因结构相似的冠状病毒，但是还不能确定 SARS 是一种动物源性传染病，需进行进一步研究。尽管如此，对 SARS 患者所接触的动物进行隔离的措施仍是必要的。

目前认为 SARS 患者是传染源，但是至今未发现在潜伏期有明确的传染性。SARS 患者的传染性在整个症状期持续存在，退热后传染性迅速下降。恢复晚期排泄物中仍能检出病毒，此时是否具有传染性尚无资料证实。SARS 患者传染性与其呼吸道症状呈正比，在感染初期10 天左右，SARS 患者的传染性最强，患者的咳嗽症状最明显，这时也是最危险的传染源。隐性感染者，可能是潜在的传染源。暴露于同等程度病原的人中有一部分不会发病，也就是说他们可能发生了隐性感染，但本病是否有隐性感染，以及隐性感染者所占比例需进一步通过流行病学调查来认证。不典型 SARS 患者是比较难管理的传染源，这类患者并无异常表现，仅仅是胸部有病变，因而对此类患者的诊断和管理就比较困难，也就容易流散在社会上造成疫情的蔓延。但现已有研究表明，SARS-CoV 感染以显性感染为主，存在症状不典型的轻型患者，并可能有隐性感染者，但较少见。尚未发现隐性感染者的传染性。一般认为，症状不典型的轻型患者不是重要的传染源。

（二）传播途径　目前公认最主要的传播途径是呼吸道传播和密切接触传播，尤其是近距离的飞沫传播是重要的传播途径，包括暴露于传染性的飞沫以及直接与传染性体液接触。后者常见于医护人员，特别是在对 SARS 患者进行气管插管、支气管镜检查等操作时尤为危险。

1. 飞沫传播　在急性期患者咽拭子、痰标本中可以检测到很高水平的 SARS 冠状病毒，因此，在一定半径的空间内会存在病毒从而引起近距离呼吸道传播。

2. 接触传播　含有病毒的分泌物可以在许多物体表面存活，因此在一定意义上讲，与患者接触同一公共设施也会导致被感染。而如果接触患者的鼻、口，则被感染的可能性会增加。因为 SARS 冠状病毒可以在呼吸道的上皮细胞中繁殖，局部浓度较高，所以在对 SARS 患者进行口腔检查、气管插管时极易被传染。

3. 肠道传播　香港淘大花园的案例显示，该病毒很可能还通过粪口传播，并且由此感染的病例消化道症状出现比例较高。WHO 最近的研究成果显示，SARS-CoV 能在腹泻患者的排泄物内存活多达 4 天，因此不能排除经粪-口途径感染 SARS 的可能，也就是说被患者排泄物污染的水、食物和物品都可能造成感染。

4. 血液传播和垂直传播　北京市已经发现一些急性期患者伴有病毒血症，虽然现在还没有 SARS 经血液传播和垂直传播的报道，但是在以后的临床和研究中要注意这个问题。

影响 SARS-CoV 传播的因素很多，其中接触密切是最主要的因素，包括治疗或护理、探视患者；与患者共同生活；直接接触患者的呼吸道分泌物或体液等。在医院抢救和护理危重患者、吸痰、气管插管以及咽拭子取样时，很容易发生医院内传播，应格外警惕。医院病房环境通风不良、患者病情危重、医护或探访人员个人防护不当使感染危险性增加。另外，如飞机、电梯等相对密闭、不通风的环境都是可能发生传播的场所。改善通风条件，良好的个人卫生习惯和防护措施，会使传播的可能性大大降低。

（三）潜伏期及其传播力　患者感染 SARS 病毒后，经过 1~12 天（平均 4.5 天）的潜伏期，开始出现发热、咳嗽症状。感染初期患者的传染性较强，排毒量和排毒时间一般与病情轻重成正比。可用"基本传染数 R"来评价一种传染病的传播潜力，即 R=2 时就意味着一个患者

能传染 2 个健康人。通过分析香港和新加坡的疫情,发现 SARS 的基本传染数为 2.7~3。

但是,并非所有的 SARS 患者都有同等传播效力,有的患者可造成多人甚至几十人感染(即超级传播现象),但有的患者却未传播一人。老年人以及有中枢神经系统、心脑血管、肝脏、肾脏疾病或慢性阻塞性肺病、糖尿病、肿瘤等基础性疾病的患者,不但较其他人容易感染 SARS,而且感染后更容易成为超级传播者。造成超级传播的机制还不清楚,影响超级传播的其他因素还取决于患者同易感者的接触程度和频率、个人免疫功能以及个人防护情况等。超级传播者的病原是否具有特殊的生物学特征尚不清楚。

(四)易感人群　人群普遍易感。SARS 的传播模式多为一到数例输入性病例带动一个社区内的传染链。SARS 具有显著的家庭及职业聚集特征。患者的家人、有社会关系的接触者以及医务人员为高危人群。人群职业分布有医务人员明显高发的特点。医务人员病例占总病例的比例高达 20% 左右(个别省份可高达 50% 左右)。在流行后期,由于医护人员防护措施得力,医护人员发病数以及构成逐渐减少。北京市 SARS 流行病学调查表明,男性发病率为 17.839/10 万,女性发病率为 18.939/10 万,两者无明显差别。从发病年龄分布看,成年人比较多见,20 岁~30 岁的发病人数最多,而 10 岁以下的儿童发病人数最少。老年人的病死率最高,青壮年病死率则较低,这可能与老年人免疫力弱、机体调节不良和基础疾病较多等有关。

第三节　发病机制与病理

【发病机制】

SARS 是一种新近由 SARS-CoV 引起的传染病,对其发病机制的了解还不清楚,现有资料来自 SARS 死亡病例的尸体解剖资料、超微结构研究、核酸水平的 SARS-CoV 检测和 SARS 患者的临床资料。SARS-CoV 由呼吸道进入人体,在呼吸道黏膜上皮内复制,进一步引起病毒血症。被病毒侵染的细胞包括气管支气管上皮细胞、肺泡上皮细胞、血管内皮细胞、巨噬细胞、肠道上皮细胞、肾脏远段曲管上皮细胞和淋巴细胞。肺泡上皮细胞和肺血管内皮细胞受累可损伤呼吸膜血气屏障的完整性,同时伴有炎症性充血,引起浆液和纤维蛋白原的大量渗出,渗出的纤维蛋白原凝集成纤维素,进而与坏死的肺泡上皮碎屑共同形成透明膜。

机体对 SARS-CoV 感染的反应可表现为肺间质内有巨噬细胞和淋巴细胞渗出,激活的巨噬细胞和淋巴细胞可释放细胞因子和自由基,进一步增加肺泡毛细血管的通透性和诱发成纤维细胞增生。受损的肺泡上皮细胞脱落到肺泡腔内可形成脱屑性肺泡炎,且肺泡腔内含有多量的巨噬细胞,增生脱落的肺泡上皮细胞和巨噬细胞可形成巨细胞。就巨细胞表型来说,主要为肺泡上皮细胞源,少数为巨噬细胞源。巨细胞的形成可能与 SARS-CoV 侵染有关。因为体外实验证明,SARS-CoV 感染可使 Vero 细胞融合形成合体细胞。

肺活检及尸检资料发现,肺组织不同部位可见到早期及机化期弥漫性肺泡损伤(diffuse alveolar damage,DAD)。早期改变为肺水肿及透明膜形成,符合早期的急性呼吸窘迫综合征(ARDS)表现。之后出现肺泡腔内细胞性纤维黏液样机化渗出物,与机化性肺炎一致。肺间质可见单个核细胞浸润。部分患者肺泡内可见胞质内富含空泡的多核肺细胞(pneumocyte),电镜下未见细胞内病毒颗粒。其他表现还有局灶性肺泡出血、小气道内可见炎性坏死碎屑等。未见细胞核内或胞质内病毒包涵体。病变严重或恢复不良的患者随后出现 DAD 的增殖期和纤维化期的变化,增生的细胞包括成肌纤维细胞和成纤维细胞,并产生 I 型和 III 型胶原纤维。

病理标本用多种免疫组化方法亦未发现病毒抗原成分提示 SARS 的组织损伤不是病毒直接损伤，而是由于病毒诱发的细胞因子或其他因子造成的继发损伤，为临床上使用皮质激素治疗提供了依据。

由于 DAD 和弥漫性肺实变致血氧饱和度下降，以及血管内皮细胞损伤等因素所引起的弥散性血管内凝血，常常造成多器官功能衰竭而导致患者死亡。

SARS 患者末梢血淋巴细胞减少，特别是 CD4$^+$ 细胞数减少，而且有证据表明 SARS-CoV 直接感染淋巴细胞，可能与 SARS-CoV 的细胞毒性作用以及诱导细胞凋亡作用有关。虽然 SARS 患者的体液免疫反应似乎正常，但从 SARS 患者恢复期血清有明显的治疗作用的角度看，SARS-CoV 感染也会不同程度地影响患者的体液免疫反应。SARS-CoV 影响细胞免疫和体液免疫反应在 SARS 发生发展过程中起一定作用，至少意味着细胞免疫和体液免疫损伤的患者预后较差。

【病理】

由于 SARS 活检和尸检的资料有限，故对其病理改变的认识还很有限。基于目前的尸检和少量支气管活检材料，SARS 主要累及肺和免疫器官如脾和淋巴结，其他脏器如心、肝、肾、肾上腺、脑等也可出现不同程度的损害。

肺脏一般均明显膨隆、肿大，重量增加。除继发感染者外，胸膜一般尚较光滑，暗红色或暗灰褐色。胸腔可无或有少量积液。肺组织切面以均匀实变者居多，可累及全肺各叶，似大叶性肺炎的肝样变期，色红褐或暗紫。继发感染者可有大小不等的脓肿形成。肺血管内可见血栓，部分病例可出现局部区域的肺梗死。在部分病例中可见肺门淋巴结肿大。

光镜观察显示肺的病变通常比较弥漫，几乎累及所有肺叶。主要表现为弥漫性肺泡损伤的改变。依据病变时期的不同可有如下表现：病程 10 天左右的病例主要为肺水肿、纤维素渗出、透明膜形成、肺泡腔内巨噬细胞积聚和增生的 II 型肺泡上皮细胞脱落到肺泡内所形成的脱屑性肺炎及灶性肺出血等病变。这不仅在尸检标本可见，而且在经纤维支气管镜肺活检材料中也可见到。部分增生的肺泡上皮相互融合，呈合体状多核巨细胞。在增生的肺泡上皮及渗出的单核细胞胞质内可见病毒包涵体。随着病变的进展，在病程超过 3 周的病例常可见到肺泡内渗出物的机化、透明膜的机化和肺泡间隔的成纤维细胞增生。二者不断融合，最终形成肺泡的闭塞和萎缩，导致全肺实变。仅部分病例出现明显的纤维增生，导致肺纤维化甚至硬化。肺内小血管常可见到纤维素性微血栓。以上病变在不同的患者可有很大的差异，即使在同一患者的肺内也可见到不同时期的病变。部分病例，尤其是长期治疗的患者，常可见到散在的小叶性肺炎甚至大面积真菌感染，其中以曲菌感染最为常见。继发性感染可累及到胸膜，造成胸腔积液、胸膜粘连甚至发生胸膜腔闭塞。

电镜观察发现肺泡上皮明显肿胀，线粒体及内质网明显空泡变性。肺泡上皮细胞增生，尤以 II 型上皮增生明显。增生的 II 型上皮细胞胞质板层小体减少，粗面内质网及滑面内质网均大量增生、扩张，扩张的内质网池内有电子密度增高的蛋白分泌物，部分扩张的内质网内可见群集的、大小一致的病毒颗粒，表面有细小的花冠状微粒，颗粒大小 60～120nm。间质血管内皮细胞肿胀、空泡变性。

肺外器官病理改变相对缺乏特异性：肝病理可见小泡性脂肪变，局灶性出血，肝细胞坏死，散在有嗜酸性小体，未见病毒包涵体。脾可见大片可疑的缺血坏死，动脉周鞘可见不典型淋巴细胞。肠道上皮细胞和肾脏远段曲管上皮细胞被 SARS-CoV 侵染，一方面可解释部分临床患者的消化道症状，另一方面也可能在 SARS 的传播途径方面有一定意义。

第四节　临床表现

大部分 SARS 患者均为成人，平均年龄 38 岁，有流行病学史，常常有密切接触史或有明确的传染过程。临床潜伏期为 1～12 天。前驱症状不明显，起病急骤，发热，寒战，伴全身和呼吸系统症状。抗菌药物治疗无明显效果。

【症状和体征】

2003 年 3 月到 6 月，北京暴发流行 SARS。从 3 月 17 日到 6 月 24 日，北京协和医院共计诊断 240 例 SARS 患者。其中有 106 例曾在北京协和医院住院治疗，男性 56 人，女性 50 人。这些患者的临床资料显示：SARS 的一般症状包括：发热（98.1%），寒战（75.5%），咳嗽（71.1%），气憋（43.4%），腹泻（24.5%），肺部少量啰音（11.2%）。

（一）发热　发热为多数 SARS 患者的首发而最为常见的症状，少数患者可体温正常，多数为持续性高热，体温常在 38℃ 以上，最高可达 40℃，部分表现为低热（<38℃），少数患者发热为其仅有的症状。部分患者有密切接触史，白细胞减少，胸部 X 线片示肺内片状阴影，但不发热，大多为体质弱，病情重和合并基础疾病者。

（二）全身症状　通常为流感样症状，常见症状为全身肌肉疼痛，关节酸痛，疲乏、乏力，多汗，头痛、眩晕，不常见症状为咳痰、咽痛、鼻炎。恶心、呕吐和腹泻。病情严重时可出现神志模糊，烦躁。

（三）呼吸道症状　多数患者无上呼吸道卡他症状，可有咳嗽，多为干咳、少痰，偶有血丝痰，可有胸闷，胸痛，严重时出现气促或呼吸窘迫，部分出现呼吸功能不全（低氧血症），少数重症患者可迅速进展为急性呼吸衰竭。虽然干咳憋气常见，但在半数患者不为主要症状。早期咳嗽等呼吸系统症状并不明显，与发热间隔时间中位数为 5 天（3～7 天），和胸部 X 线片病变同步出现。

（四）体征　主要为肺部体征，常与胸部 X 线片病变表现不平行。大部分患者体温升高，气促，呼吸音粗，呼吸频率快，双肺底可闻及吸气期湿啰音。肺实变时叩诊为浊音，触觉语颤增强。未见皮疹和淋巴结肿大和紫癜。

【临床分期】

（一）前驱期　多以发热起病，为持续性发热（>38℃），超过半数出现畏寒或寒战。多伴有全身非特异性症状如肌痛，头痛，头晕、全身不适。上呼吸道表现如咽痛、流涕等仅见于约 25% 的患者。通常无皮疹或神经系统表现，但部分患者可伴有恶心呕吐或腹泻。

（二）极期　以呼吸系统为主，起病 3 天后出现下呼吸道症状如干咳，可伴有胸痛、胸闷气促、呼吸困难，咳痰少见。往往在这一阶段，胸部 X 线检查才发现肺部浸润渗出性阴影，低氧血症常见。症状重，体征轻是本病的特点之一，仅在部分患者可闻及肺底吸气相啰音，无皮疹、紫癜或淋巴结肿大表现。起病后第 3～12 天（平均 6.5 天）可出现病情的急剧加重，以低氧血症为突出。约 20% 的患者因呼吸衰竭需要进入 ICU 治疗，需要呼吸机支持。呼吸衰竭为 SARS 患者的主要死因。但部分患者仅有发热等全身表现，无呼吸系统症状，极期不明显即可进入恢复期。

（三）恢复期　经皮质激素等药物的有效治疗，病情稳定，并逐渐恢复，体温下降，呼吸道症状缓解，胸部影像学肺内病变完全吸收，少数患者因病情重或延误治疗可形成纤维条索影。病情危重者，由于临床恢复缓慢，病程较长，免疫力下降，在呼吸道黏膜已损伤的基础上，可继发其他病原体感染。

【SARS 治疗中的继发感染】

SARS 治疗中可能出现继发细菌感染或真菌感染以及结核菌感染，与继发感染相关的危险因素有：①老年；②有合并症如慢性肺部疾病、糖尿病和恶性肿瘤等；③重症患者不能正常饮食和活动；④病程长，尤其发病 2 周以上；⑤使用大剂量糖皮质激素；⑥预防性应用抗生素；⑦有创操作与治疗包括机械通气等。

继发感染的部位多为肺部感染，但也可出现于其他部位如泌尿道、肠道、皮肤等，病原学可以是细菌、结核或真菌等。继发感染主要表现为治疗过程中病情突然加重、好转后再次加重、体温下降后又升高，病程延长或出现了新的症状体征，胸部 X 线片出现新的病灶或原有病灶增大。下面以肺部继发感染说明，其他部位感染会出现相应部位的症状。

（一）细菌感染 继发细菌感染的患者出现咳嗽加重和明显咳痰，痰为脓痰或黏痰，可伴有胸痛等症状。血白细胞增多，胸部 X 线片多为渗出实变影。痰细菌学涂片和培养有助于确定病原菌。经验性治疗选择能抗绿脓杆菌的抗生素，包括头孢他定、头孢吡肟（cefepime）、头孢派酮/舒巴坦、哌拉西林-他唑巴坦、环丙沙星、泰能。如治疗 3 天无效，建议加用万古霉素、去甲万古霉素或替考拉宁。

（二）结核感染 结核感染主要出现在长期大量使用糖皮质激素的患者中，尤其既往有结核病史的患者。临床表现为低热、午后为主，咳嗽、咯血、胸痛等。血白细胞可正常或增多。胸部 X 线片和胸部 CT 在诊断中的意义很大。PPD 试验可能阴性。治疗上应尽快降低糖皮质激素用量，同时加用抗结核药物，注意抗结核药物的肝功能损害。

（三）真菌感染 真菌感染多见于病程长、糖皮质激素用量大、同时用广谱抗生素的患者。表现为咳嗽有痰，为白色拉丝状。口腔有时可见白斑。胸部 X 线片和 CT 表现多为团絮状阴影，可有空洞形成

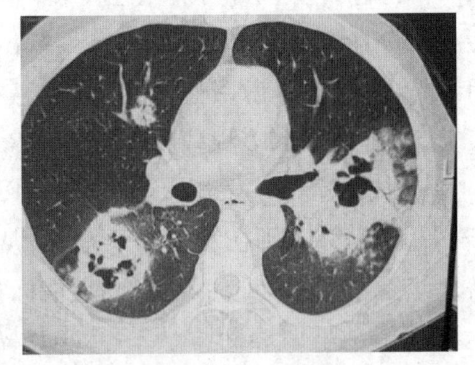

图 5-23-2 SARS 患者在治疗过程中并发真菌感染，多次痰培养为曲菌，胸部 CT 示双肺大片实变阴影，内有多发空洞形成

（图 5-23-2）。痰涂片可见菌丝和孢子，真菌培养阳性。治疗上如可能应停用广谱抗生素，换用窄谱抗生素。同时加用氟康唑，必要时用二性霉素 B。口腔局部可用制霉菌素。伏立康唑是与氟康唑相似、抗菌作用与伊曲康唑相似的抗真菌药，用于治疗侵袭性曲菌病引起的顽固性感染。对深部真菌的治疗，伏立康唑在安全性及有效性方面优于二性霉素 B。可杀死曲菌，对耐氟康唑的白色念珠菌有相当好的抗菌活性。

第五节　常规实验室检查及影像学检查

【常规实验室检查】

SARS 为近来新出现的一个临床疾病，目前还缺乏特异的实验室诊断指标。北京协和医院的 106 例 SARS 患者的实验室资料显示：34.0% 的病例有白细胞减少，81.1% 淋巴细胞减少，

98.1%有 $CD4^+T$ 细胞显著减少。其他少见的异常包括肝损伤（7.6%的病例有谷丙转氨酶升高），3.8%血小板减少。几乎所有患者有低氧血症（90.2%的患者 $PaO_2<90mmHg$，28.6% $PaO_2<70mmHg$）。

（一）血细胞计数　　淋巴细胞减少，多为中度减少，病程早期即可出现。常常小于 $1\times10^9/L$。白细胞正常或降低，血小板计数偏少 $[(50\sim150)\times10^9/L]$ 常见。中性粒细胞、单核细胞多正常。

（二）T 细胞亚群分析　　$CD4^+T$，$CD8^+T$ 淋巴细胞均显著降低，提示细胞免疫功能的严重受损，其在疾病发生发展中的意义有待阐明。

（三）生化检查

1. 肝功能检查　轻度肝功能异常，病程极期肝转氨酶升高可达正常上限的 $2\sim6$ 倍。丙氨酸转移酶（ALT）平均为 $60.4\pm150.4U/L$。

2. 肌酸磷酸激酶（CPK）和乳酸脱氢酶（LDH）升高。

3. 电解质　部分患者出现电解质紊乱，低钠血症，低钾血症。肾功能多正常。

（四）凝血功能　　出凝血可异常，APTT 延长（>38s）占 42.8%，D-Dimer 在 45% 患者可见升高，PT 多正常。

（五）病原学检查　　SARS 病毒的特异检查手段处在实验阶段。

1. 病原检测　采用 PCR 检测临床标本（血清、呼吸道分泌物、粪便、体液）中的病毒 RNA，起病 10 天内即可有阳性发现，但需要进一步改进操作程序及引物的设计以提高可靠性。准确的 SARS-CoV RNA 检测具有早期诊断意义。采用 RT-PCR 方法，在排除污染及技术问题的情况下，从呼吸道分泌物、血液或粪便等人体标本中检出 SARS-CoV 的 RNA，尤其是多次、多种标本和多种试剂盒检测 SARS-CoV RNA 阳性，对病原学诊断有重要支持意义。

2. 抗体检测　发病 10 天后采用 IFA，在患者血清内可以检测到 SARS-CoV 的特异性抗体（若采用 ELISA，则在发病 21 天后）。从进展期至恢复期抗体阳转或抗体效价呈 4 倍及以上升高，具有病原学诊断意义。首份血清标本需尽早采集。

3. 其他早期诊断方法　免疫荧光抗体试验检测鼻咽或气道脱落细胞中 SARS-CoV，SARS-CoV 特异性结构蛋白检测，以及基因芯片技术等检测方法，尚有待进一步研究。

【影像学检查】

由于目前还没有特异性的实验室诊断方法来确诊 SARS，故胸部影像学表现在临床确诊中占据了十分重要的地位。胸部影像学检查在 SARS 的诊断、治疗效果的观察和康复期随访都有不可替代的作用。普通 X 线检查一般采用立位后前位胸片。床旁胸部摄片在患者情况允许的情况下应采用坐位拍摄后前位胸片。数字化影像技术如计算机 X 线摄影术（computed radiography，CR）和数字 X 线摄影术（digital radiography，DR）有助于提高胸部 X 线检查的诊断质量。CT 可检出普通 X 线胸片难以发现的病变，一般应采用高分辨 CT（HRCT）检查。在图像的存储与传输系统（picture archiving and communication system，PACS）基础上建立的影像工作流程可提高工作效率，减少交叉感染。

（一）SARS 影像学的主要表现

1. 胸部 X 线片表现　早期间质浸润渗出性阴影，进展为弥漫性，斑片状，间质浸润阴影，晚期呈实变，常呈双侧改变。肺部阴影吸收消散缓慢（图 5-23-3）。一般而言，SARS 的肺部病变多见于周围肺野，通常不出现钙化、空洞、胸腔积液或淋巴结肿大。特别应该注意：

在发热早期胸片可能正常。

北京协和医院的 106 例 SARS 病例的胸部 X 线片显示，34.0% 的病例有单侧局灶性不规则阴影，单侧多灶性和双侧多发性阴影分别占 11.3% 和 46.2%。

2. 胸部 HRCT 表现　主要表现是位于周围肺野，边缘清楚的磨玻璃样阴影，伴有或不伴有小叶内的或小叶间的叶间裂增厚。可有肺实变的表现（图 5-23-4）。

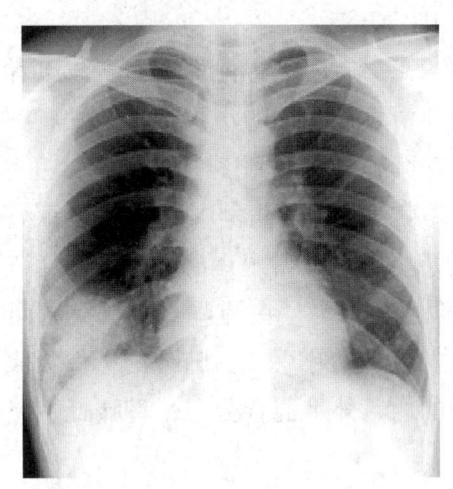

图 5-23-3　SARS 患者的胸部 X 线片
示右下肺外带大片状阴影

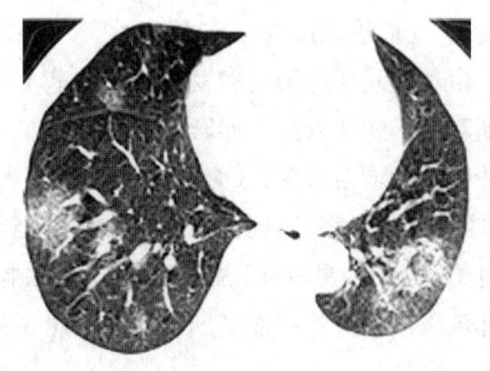

图 5-23-4　SARS 患者的胸部 HRCT 示双肺下叶多发片状阴影，阴影密度不均匀，形态不规则，主要分布在肺外带

（二）SARS 影像学的表现分类

1. 肺实质浸润渗出性病变

（1）局限性病变　表现为片状阴影、圆形或类圆形阴影、不规则阴影、及片块状阴影等，有时病变内可见支气管气像。大多数病灶内未见明确空洞及钙化灶，病灶密度不均匀。部分病例其后可由局限性病变发展为广泛分布。

（2）多发型　发病早期即表现为 2 个以上的病灶，呈片状或团片状，其后病变可以扩大或发展为广泛分布，形成单侧或双侧肺部的广泛病变。病变密度不均匀，其间可见支气管气像。

2. 肺间质性病变

（1）间质-实质型　早期表现为肺纹理异常，短期内可发现病变演变成单侧或双侧肺多发、大片实变或（和）多个结节状病灶，病灶可融合。呈单侧或双侧肺大片实变。

（2）间质型　表现为肺纹理增多、增粗、边缘模糊，可累及单侧肺或双侧肺，部分病例呈网状改变，其间有弥漫分布的小点状阴影，肺透亮度下降。

（3）磨玻璃密度影　磨玻璃密度影像在 X 线和 CT 上的判定标准为病变的密度比血管密度低，其内可见血管影像；也可以低于肺门的密度作为识别标准。其形态可为单发或多发的小片状、大片状，或在肺内弥漫分布。在 CT 上密度较低的磨玻璃影内可见肺血管较细的分支，有的在磨玻璃样影像内可见小叶间隔及小叶内间质增厚，表现为胸膜下的细线影和网状结构。磨玻璃影内若合并较为广泛的网状影像，称为"碎石路"（crazy-paving）征。密度较高的磨玻璃影内仅能显示或隐约可见较大的血管分支。

（三）不同发病时期的影像表现　在影像表现上，SARS 的病程可分为发病初期、进展期和恢复期。

1. 发病初期　从临床症状出现到肺部出现异常影像时间一般为 2~3 天。X 线及 CT 表现为肺内小片状影像，密度一般较低，为磨玻璃影，少数为肺实变影。有的病灶呈类圆形。病变以单发多见，少数为多发。较大的病灶可达肺段范围，但较少见。X 线胸片有时可见病变处肺纹理增多、增粗。CT 显示有的病灶周围血管影增多。X 线对于较小的、密度较低的病灶显示率较低，与心影或横膈重叠的病变在后前位 X 线胸片上有时难以显示。病变以两肺下野及肺周围部位多见。

2. 病变进展期　病变初期的小片状影像改变多在 3~7 天内进行性加重。多数患者在发病后 2~3 周进入最为严重的阶段。X 线和 CT 显示病变由发病初期的小片状影像发展为大片状，由单发病变进展为多发或弥漫性病变。病变可由一个肺野扩散到多个肺野，由一侧肺发展到双侧。病变以磨玻璃影最为多见，或与实变影合并存在。有的病例 X 线胸片显示病变处合并肺纹理增粗增多，CT 显示肺血管影像增多。有的患者 X 线胸片显示两侧肺野密度普遍增高，心影轮廓消失，仅在肺尖及肋膈角处有少量透光阴影，称为"白肺"。"白肺"提示患者发生了 ARDS。患者在死亡前可出现"白肺"，也有的患者经治疗后"白肺"的影像吸收。病变部位以两肺下叶明显多见。大部分患者病变在肺野的内、外带混合分布，呈肺野中心性分布者很少见。

影像学的动态观察表明，影像的形态和范围变化快，大部分病例在 1~3 天复查胸片，肺部影像可有变化。较快者 1 天内病变大小即可有明显改变。有的病例当某一部位病灶吸收后，又在其他部位出现新的病灶。有些病例的病变影像明显吸收后，短期内再次出现或加重。病变反复过程可有 1~2 次。病变加重者表现为病变影像的范围增加及出现新的病灶。也有的患者病变影像吸收时间较长，可比一般患者增加 1 倍，甚至持续更长的时间。

3. 病变的吸收及康复　病变吸收一般在发病 2~3 周后，影像表现为病变范围逐渐减小，密度减低，以至消失。有的患者虽然临床症状明显减轻或消失，X 线胸片已恢复正常，但 HRCT 检查仍可见肺内有斑片或索条状病灶影像。有的患者 HRCT 检查显示肺脏的密度不均。肺内的改变需要随访观察。

（四）SARS 病程中影像学演变　SARS 病程中影像学演变类型可分为四种类型。

1. 第一种类型　发病后胸部影像学表现逐渐恶化，病情恶化达到最严重程度后，影像学逐渐改善；

2. 第二种类型　胸部影像学有波动，至少出现两个影像学变化顶峰，中间有一个波谷，影像学改变超过全肺野的25%，即影像学表现为初期逐渐恶化，达到最严重程度后逐渐改善，但病变吸收好转后又出现扩大，以后又缓慢改善。

3. 第三种类型　影像学表现稳定，超过 10 天时间以上，全肺野影像学变化小于25%，无明显的影像学恶化，以后病变逐渐吸收好转。

4. 第四种类型　影像学进行性恶化。

（五）并发症的影像学改变　SARS 的并发症一般发生在疾病最为严重的阶段之后。

1. 继发感染　肺部继发感染是重要的并发症，可使病变影像的范围增大及病程延长。在疾病恢复过程中，继发感染可使肺内片状影像再次增多。肺部继发感染也可引起空洞及胸腔积液，一般在发病 2~3 周以后。空洞可为单发及多发，病原诊断需要经相应的病原学检查。有的患者在出院后复查时发现合并空洞及胸腔积液。据报道也有并发脑内感染的病例。当患者出现中枢神经系统的症状和体征时，建议作颅脑 CT 或磁共振成像（MRI）检查。

2. 肺间质改变　少数患者在肺内炎症吸收后残存肺间质纤维化，表现为局部的不规则的高密度斑片、索条状及蜂窝状影像，可引起牵拉性支气管扩张。严重的肺间质增生使肺体积缩小。肺间质纤维化的影像表现是不可逆的。炎症吸收过程中在 X 线上可能出现肺纹理增重和条状阴影，在 HRCT 上可出现支气管血管束增粗、小叶间隔和小叶内间质增厚、胸膜下弧线影等。在疾病的康复过程中这些改变多数可以逐渐吸收。

SARS 患者康复出院后，随诊发现约半数的 SARS 康复者恢复期的影像学检查完全正常，约 40% 康复者 CT 显示不同程度的肺间质改变、磨玻璃样表现、纤维索条影等，不到 10% SARS 康复者有较明显肺间质纤维化，肺间质纤维化主要出现在中、上肺野，而下肺野的肺纤维化程度不明显（图 5-23-5）。这些有明显肺间质纤维化的 SARS 康复者常常遗留有气短、活动后呼吸困难或运动受限等症状。

3. 纵隔气肿、皮下气肿和气胸
纵隔气肿表现为纵隔间隙有气体影，呈条状或片状，气体量较多时可位于食管、气管、大血管等结构周围。皮下气肿较为明显。气胸的量一般较少。部分病例的纵隔气肿、皮下气肿和气胸发生在使用呼吸机之后。

4. 胸膜病变　肺内病变可引起邻近胸膜的局限性胸膜增厚，或轻度幕状粘连。胸膜改变可随肺内病变的吸收而消退。明显的胸腔积液较少见。

5. 骨质缺血性改变　患者在治疗后若出现关节疼痛和活动受限等症状，建议作 CT 或 MRI 检查。骨质异常改变以髋关节多见，也可发生在膝、肩等关节和长骨骨干。

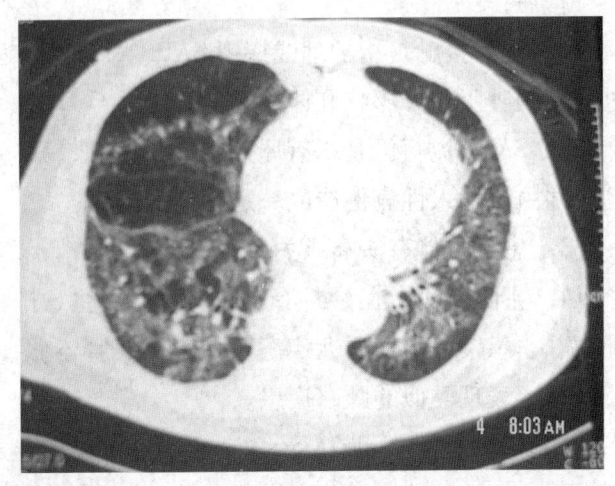

图 5-23-5　SARS 患者康复出院后随诊，临床上有气短、活动受限和运动后呼吸困难加重等主诉。胸部 CT 发现有明显的肺间质纤维化

第六节　诊断和鉴别诊断

【SARS 流行初期的临床诊断标准】

SARS 流行初期，我国卫生部发布的 SARS 临床诊断标准（2003 年 5 月 3 日第三次修订，试行），内容如下。

1. 流行病学史

1.1 与发病者有密切接触史，或属受传染的群体发病者之一，或有明确传染他人的证据。

1.2 发病前 2 周内曾到过或居住于报告有 SARS 患者并出现继发感染疫情的区域。

2. 症状与体征　起病急，以发热为首发症状，体温一般 >38℃，偶有畏寒；可伴有头痛、关节酸痛、肌肉酸痛、乏力、腹泻；常无上呼吸道卡他症状；可有咳嗽，多为干咳、少痰，偶有血丝痰；可有胸闷，严重者出现呼吸加速，气促，或明显呼吸窘迫。肺部体征不明显，部分患者可闻少许湿啰音，或有肺实变体征。注意：有少数患者不以发热为首发症状，尤其是有近期手术史或有基础疾病的患者。

3. 实验室检查 外周血白细胞计数一般不升高，或降低；常有淋巴细胞计数减少。

4. 胸部 X 线检查 肺部有不同程度的片状、斑片状浸润性阴影或呈网状改变，部分患者进展迅速，呈大片状阴影；常为多叶或双侧改变，阴影吸收消散较慢；肺部阴影与症状体征可不一致。若检查结果阴性，1~2 天后应予复查。

5. 抗菌药物治疗无明显效果。

疑似诊断标准：符合上述 1.1 +2 +3 条或 1.2 +2 +4 条或 2 +3 +4 条。

临床诊断标准：符合上述 1.1 +2 +4 条及以上，或 1.2 +2 +4 +5 条，或 1.2 +2 +3 + 4 条。

医学观察诊断标准：符合上述 1.2 +2 +3 条。

备注：

1. 密切接触是指护理或探视 SARS 病例、与病例曾居住在一起（包括住院）或直接接触过病例的呼吸道分泌物和体液。

2. SARS 流行区是指有原发 SARS 病例，并造成传播的地区，不包括已明确为输入性病例，并由该输入性病例造成一定传播的地区。

3. 患者可伴有头痛、关节酸痛、全身酸痛、乏力、胸痛、腹泻。

4. 排除疾病 在诊断治疗过程中，要注意排除原发细菌性或真菌性肺炎、肺结核、肺部肿瘤、非感染性肺间质性疾病、肺水肿、肺不张、肺栓塞、肺嗜酸性粒细胞浸润症、肺血管炎等临床表现类似的肺部疾患。

【中华医学会关于 SARS 的诊断标准】

中华医学会中华中医药学会于 2003 年 9 月 30 日公布了 SARS 诊疗方案，提出了新的 SARS 诊断标准：

（一）SARS 的诊断 结合上述流行病学史、临床症状和体征、一般实验室检查、胸部 X 线影像学变化，配合 SARS 病原学检测阳性，排除其他表现类似的疾病，可以作出 SARS 的诊断。

具有临床症状和出现肺部 X 线影像改变，是诊断 SARS 的基本条件。

流行病学方面有明确支持证据和能够排除其他疾病，是能够作出临床诊断的最重要支持依据。

对于未能追及前向性流行病学依据者，需注意动态追访后向性流行病学依据。

对病情演变（症状，氧合状况，肺部 X 线影像）、抗菌治疗效果和 SARS 病原学指标进行动态观察，对于诊断具有重要意义。

应合理、迅速安排初步治疗和有关检查，争取尽速明确诊断。

1. 临床诊断 对于有 SARS 流行病学依据，有症状，有肺部 X 线影像改变，并能排除其他疾病诊断者，可以作出 SARS 临床诊断。

在临床诊断的基础上，若分泌物 SARS-CoV RNA 检测阳性，或血清 SARS-CoV 抗体阳转，或抗体效价 4 倍及以上增高，则可作出确定诊断。

2. 疑似病例 对于缺乏明确流行病学依据，但具备其他 SARS 支持证据者，可以作为疑似病例，需进一步进行流行病学追访，并安排病原学检查以求印证。

对于有流行病学依据，有临床症状，但尚无肺部 X 线影像学变化者，也应作为疑似病例。对此类病例，需动态复查 X 线胸片或胸部 CT，一旦肺部病变出现，在排除其他疾病的前提下，可以作出临床诊断。

3. 医学隔离观察病例　对于近 2 周内有与 SARS 患者或疑似 SARS 患者接触史，但无临床表现者，应自与前者脱离接触之日计，进行医学隔离观察 2 周。

（二）分诊类别及相应处理方式的建议　在临床思维上可将 SARS 诊断问题分为五个层面，将患者划分为五个类别并予相应处理。

1. 不是 SARS 者　可以排除 SARS 诊断，进入正常诊疗程序。

2. 不像 SARS 者　不像 SARS，但尚不能绝对排除。安排医学隔离观察。可采用居家隔离观察并随诊的形式。

3. 疑似 SARS 者（suspected case）　综合判断与 SARS 有较多吻合处，但尚不能作出临床诊断。留院观察，收入单人观察室。

4. 临床诊断者（probable case）　基本定为 SARS 病例，但尚无病原学依据。收至 SARS 定点医院，但为避免其中少数非 SARS 者被交叉感染，需置单人病房。

5. 确定诊断者（diagnosed case）　在临床诊断基础上有病原学证据支持。收至 SARS 定点医院，可置多人病房。

（三）SARS 病情严重程度分类

1. 轻症患者　临床上应该符合以下四项标准：体温 < 38.5℃；无呼吸困难；胸部 X 线片显示肺部阴影小于一个肺叶；血气分析正常。

2. 重症 SARS 诊断标准　符合下列标准中的 1 条即可诊断为重症"SARS"：

（1）呼吸困难，成人休息状态下呼吸频率≥30/分，且伴有下列情况之一。

1）胸片显示多叶病变或病灶总面积在正位胸片上占双肺总面积的 1/3 以上。

2）病情进展，48 小时内病灶面积增大超过 50% 且在正位胸片上占双肺总面积的 1/4 以上。

（2）出现明显的低氧血症，氧合指数低于 300mmHg（1mmHg = 0.133 kPa）。

（3）出现休克或多器官功能障碍综合征（MODS）。

【鉴别诊断】

对于肺炎患者，临床上首先应识别常见的普通典型肺炎及常见的普通非典型肺炎。

（一）普通典型肺炎　临床症状有发热、畏寒、咳嗽、多痰、胸痛。实验室可发现白细胞上升，通常可在痰中找到致病菌，胸部 X 线片常呈大叶型肺炎的表现。常见病原体有肺炎链球菌、流感杆菌、克雷伯菌、部分厌氧菌及革兰阴性菌等。

（二）普通非典型肺炎　临床症状常表现为上呼吸道感染、干咳、头痛、肌肉痛、发热、但较少胸痛及畏寒。实验室检查可以发现白细胞不增多或减少、痰中通常找不到致病菌，胸部 X 片呈间质性浸润。常见病原体有支原体、衣原体、肺炎军团病菌和病毒等。

（三）流行性感冒　由于冬、春为呼吸道疾病的多发季节，SARS 应该与普通感冒、流行性感冒（流感）或其他常见呼吸道疾病鉴别。流感与 SARS 的鉴别诊断要点如下：

1. 流行病学特点　流感于冬春季节高发，传播快，通过空气飞沫及接触呼吸道分泌物传播。潜伏期 1～3 天，潜伏期末即有传染性，病初 2～3 天传染性最强。暴发流行时常有先学校、后居民区的特点。小儿和老人易并发肺炎。

2. 症状和体征特点　流感起病急，常以高热起病，全身症状重而呼吸道症状相对较轻，表现为头痛、乏力、全身酸痛。体温可达40℃，2~3天后体温可消退，但流涕、鼻塞等卡他症状及咽痛、咳嗽转为显著。部分严重患者可出现呼吸困难、发绀。少数患者可有恶心、便秘或腹泻等轻度消化道症状。查体呈急性病容，面颊潮红，眼结膜轻度充血，眼球压痛，咽充血，口腔黏膜可有疱疹，肺部听诊很少有湿性啰音。

3. 实验室检查　流感患者外周血象白细胞计数正常、减少或略增加，淋巴细胞比例可增加。流感病毒的病原学检查有助于明确诊断。

4. 肺部 X 线影像改变　流感患者可无变化或仅见肺纹理重，合并肺部感染时于初期见沿肺门向周边走向的炎性浸润影，以后出现阶段性片状影，常分布于多个肺野，后期可呈融合改变，多集中于肺野的中内带，类似肺水肿表现。

根据当时、当地流感疫情及周围人群发病情况，无 SARS 流行病学依据，卡他症状较突出，外周血淋巴细胞常增加，发病早期投以奥司他韦有助于减轻发病和症状，必要时辅以流感和 SARS 的病原学检查，可以帮助作出鉴别。在发病 48 小时内投以奥司他韦（oseltamivir）有助于减轻发病和症状。

（四）其他疾病　SARS 还需与其他常见疾病作鉴别诊断，如原发细菌性肺炎或真菌性肺炎，肺结核，肺部肿瘤，肺嗜酸性粒细胞浸润，肺间质性疾病，非感染性肺炎，肺水肿，肺不张，肺血栓栓塞，肺血管炎等。

第七节　SARS 流行过后的预警和诊断

SARS 流行期间，其诊断依赖于新近的流行病学接触史。SARS 流行结束后，流行病学接触史不再能为诊断 SARS 提供任何帮助。SARS 既无特异的临床表现，当前也缺乏早期、迅速、快捷诊断 SARS-冠状病毒（SARS-CoV）的可靠方法，而且其他季节性呼吸道传染病，如流行性感冒等也易与 SARS 相混淆，故在 SARS 流行过后，即使起用最为有效的应急预案，再次早期发现和诊断新的首例 SARS 病例也存在一定的困难。

【SARS 反弹的危险因素及预警措施】

SARS 流行过后，2003 年 8 月 14 日世界卫生组织（WHO）在评估 SARS 再次出现的危险因素时，根据既往的流行情况和潜在复发的危险因素，将所有地区划分为三类，在这三类地区执行相应的预警措施。

（一）SARS-CoV 重新出现的潜在地区（potential zone of re-emergence of SARS-CoV）2002 年 11 月为 SARS 流行首先出现的地区，以及可能出现动物传染 SARS-CoV 给人类的地区。相应措施：SARS 预警，加强 SARS 监视，并且进一步研究在动物和人群中的 SARS-CoV 冠状病毒感染。

（二）局部传播地区（nodal areas）　在上次 SARS 流行期间出现局部大量传播病例，或者从 SARS-CoV 重新出现的潜在地区输入大量病例。相应措施：SARS 预警，加强 SARS 监视。

（三）低度危险地区（low risk areas）　在上次 SARS 流行期间从未出现过 SARS 病例、仅有输入病例或者仅有有限的局部传播。相应措施：在卫生工作者、其他医务人员、患者和探视者中监视和"预警"SARS 病例的聚集发生。

【SARS 预警】

SARS 预警的目的是保证进行适当的感染控制和采取适当的公共卫生措施，直到 SARS 被排除。

北京市根据 SARS 病例发生数、疫情播散速度和范围及流行趋势，将疫情划分为三个预警等级：

（一）三级预警　周边地区出现疫情，本市出现 1 例临床诊断病例，且有增加趋势，经专家预警委员会研究确定为三级疫情。

（二）二级预警　本市出现 6 例以上（含 6 例）临床诊断病例，且出现 3 个以上（合 3 个）疫点，有在本市传播的趋势，经专家预警委员会研究确定为二级疫情。

（三）一级预警　本市出现 30 例（含 30 例）以上临床诊断病例，或者 30 例以下且有 5 个以上（合 5 个）疫点暴发，有较明显的流行趋势，经专家预警委员会研究确定为一级疫情。

【SARS 预警期内 SARS 病例的确诊】

2003 年 8 月 14 日世界卫生组织（WHO）提出了 SARS 预警期内 SARS 病例的确诊标准：

（一）SARS 病例的临床定义　患者有发热病史，体温 ≥38℃，并且伴有一个或更多的下呼吸道感染的症状（咳嗽、呼吸困难、气短），以及有肺部浸润的放射学表现，与肺炎和呼吸窘迫症状一致；或者尸检发现与肺炎和呼吸窘迫的病理表现一致，而无其他明确的病因，此外也没有其他诊断可以解释本次疾病的过程。

（二）SARS 病例的实验室确诊　患者的临床症状和体征提示 SARS，并且有 SARS-CoV 的实验室阳性发现，符合以下一个或一个以上的诊断标准：

1. SARS-CoV 的 PCR 检测阳性　即应用以下测定方法 PCR 检测阳性：

● 至少 2 个不同的临床标本（例如：鼻咽部和粪便），或者

● 在疾病过程中，2 次或 2 次以上采集同样的临床标本（例如连续采取鼻咽部标本），或者

● 在每次测定时采用不同的测定方法，或者从原有的临床标本中应用一种新的 RNA 提取物重复 PCR 检查。

2. 应用酶联免疫吸附法（ELISA）或者直接免疫抗体检测法（IFA）检查血清转换

● 平行测定血清表明，在疾病急性期抗体检测阴性，在恢复期抗体检测阳性，或者

● 平行测定血清表明，在疾病急性期和恢复期抗体效价呈 4 倍和 4 倍以上升高。

3. 分离病毒　在任何标本中，在细胞培养时分离出 SARS-CoV，以及应用一种有效的方法，经 PCR 证实。

第八节　治　疗

原则：在目前情况下，尚无特效的治疗药物，发病早期应进行综合治疗，争取控制病情发展。

【一般性治疗】

1. 住院、隔离，卧床休息，重视支持疗法，每天给患者服用维生素 C、复合维生素 B、维生素 A、维生素 B_6 等。

2. 适当补充液体，输液量应偏少，速度要慢，避免增加心、肺负担。

3. 避免用力和剧烈咳嗽　密切观察病情变化（多数患者在发病后 14 天内都可能属于进展期）。应该定期复查胸部 X 线片（早期复查间隔时间不超过 3 天），以及心、肝、肾功能等。

4. 氧疗　一般都给予持续鼻导管吸氧，每天检测脉搏血氧饱和度。对于重症病例，即使在休息状态下无缺氧的表现，也应给予持续鼻导管吸氧。有低氧血症者，通常需要较高的吸入氧流量，使 SpO_2 维持在 93％ 或以上，必要时可选用面罩吸氧。应尽量避免脱离氧疗的活动（如：上洗手间、医疗检查等）。若吸氧流量 ≥5L/min（或吸入氧浓度 ≥40％）条件下，SpO_2 <93％，或经充分氧疗后，SpO_2 虽能维持在 93％，但呼吸频率仍在 30 次/分或以上，呼吸负荷仍保持在较高的水平，均应及时考虑无创人工通气。

5. 对症处理和器官功能保护　发热超过 38.5℃ 者，可使用解热镇痛药。如有器官功能损害，应该作相应的处理。

【抗生素的应用】

为了防治细菌感染，应使用抗生素覆盖社区获得性肺炎的常见病原体，包括"典型"和"非典型"病原体；临床上可选用大环内酯类（如阿奇霉素等）、氟喹诺酮类、β-内酰胺类、四环素类等，如果痰培养或临床上提示有耐甲氧西林金黄色葡萄球菌感染或耐青霉素肺炎链球菌感染，可选用（去甲）万古霉素等。

（一）轻症患者　通常可选用头孢二代抗生素与多烯环素（0.1～0.2g，bid）联合使用；或安美汀 + 阿奇霉素联合使用。

（二）中等程度症状的患者　头孢曲松 2g iv qd 与阿奇霉素联合使用；或与左氧氟沙星 500mg qd 联合使用。

（三）重症患者　哌拉西林-他唑巴坦 4.5g q8h；或头孢吡肟（cefepime）2g q8h；加用：克拉霉素 500mg bid 口服。

特殊患者视情况调整抗生素使用（如合并 MRSA、真菌感染等），或视细菌培养结果再进一步调整抗生素的应用。

【糖皮质激素的应用】

应用糖皮质激素的目的在于抑制异常的免疫病理反应，减轻全身炎症反应状态，从而改善机体的一般状况，减轻肺的渗出、损伤，防止或减轻后期的肺纤维化。

（一）适应证　建议的应用指征为：①有严重中毒症状，高热 3 天不退；②达到重症病例标准者（胸部 X 线示多叶病变、明显呼吸困难及严重低氧血症、休克、ARDS 或 MODS）；③48 小时内肺部阴影进展超过 50％。临床上应有规律使用糖皮质激素，目前多数医院使用的成人剂量相当于甲泼尼龙 40～240mg/d，具体剂量根据病情来调整，一直使用到病情缓解或胸部 X 线片有吸收后，应该及时减量停用。

（二）糖皮质激素的用法及用量

1. 常规静脉用药剂量　40～80mg qd 或 q8h×3～5 天，iv；临床症状明显后开始减量。

2. 必要时可加大至 80mg～160mg iv q12h×5 天，临床症状明显好转后开始减量，胃肠道吸收功能良好时可改为口服泼尼松。

3. 常用方法举例

（1）甲泼尼龙 1mg/kg，q8h iv 共 5 天；随后

（2）甲泼尼龙 1mg/kg，q12h iv 共 5 天；随后

（3）泼尼松龙 0.5mg/kg bid，口服，共 5 天；随后

（4）泼尼松龙 0.5mg/kg qd，口服，共 5 天。

4. 如果病情严重恶化，甲泼尼龙冲击 500mg bid×2 天。

（三）使用糖皮质激素时要严格注意其副作用，尤其是注意其他感染的发生。

（四）注意 临床上疑似患者以及没有确诊为 SARS 患者不能应用糖皮质激素治疗；轻症 SARS 患者一般可以不用糖皮质激素治疗。临床上应用糖皮质激素时，可同时使用利巴韦林，甲泼尼龙（MP）优于氢化可的松。

【抗病毒药物】

至今尚无肯定有效抗病毒药物治疗，治疗时可选择试用抗病毒药物，如某些医院在使用抗生素同时，也使用奥司他威（达菲）或利巴韦林等，详见相关章节。

1. 轻、中等程度症状的患者可选用利巴韦林口服用药剂量：0.2 ~ 0.3g q8h。

2. 重症患者首选静脉用药，静脉用药剂量：400mg iv q8h×10 ~ 14 天。

注意利巴韦林的不良反应：包括溶血性贫血、网状细胞增多、心脏骤停、低血压、心动过缓、心动过速、神经衰弱、癫痫发作、肾结石、血清胆红素和转氨酶升高、尿酸增加、皮肤红斑及出疹。

【其他疗法】

1. 凡年老、体弱、贫血或白细胞数过低，或发病后摄入量明显减少，或缺氧症状明显的较重患者，可输新鲜全血 100ml。根据病情需要可再次输血，至病情好转。胸腺肽、干扰素、静脉用丙种球蛋白等非特异性免疫增强剂对 SARS 的疗效尚未肯定，不推荐常规使用。

2. SARS 恢复期血清的临床疗效尚未被证实，对诊断明确的高危患者，可在严密观察下试用。

3. 临床营养支持 大部分重症患者存在营养不良，因此早期应鼓励患者进食易消化的食物。当病情恶化不能正常进食时，应及时给予临床营养支持，采用肠内营养与肠外营养相结合的途径，非蛋白热量 105 ~ 126kJ（25 ~ 30kcal）/（kg·d），适当增加脂肪的比例，以减轻肺的负荷。中/长链混合脂肪乳剂对肝功能及免疫方面的影响小。蛋白质的入量为 1.0 ~ 1.5g/（kg·d），过多对肝肾功能可能有不利影响。要补充水溶性和脂溶性维生素。尽量保持血浆白蛋白在正常水平。

4. 中药辅助治疗 治则为：温病，卫、气、营、血和三焦辨证论治。

【呼吸功能支持治疗】

SARS 患者如出现明显呼吸困难或达到重症病例诊断标准要进行监护。一旦出现休克或 MODS，应及时作相应的处理。严重 SARS 患者的病理生理符合 ARDS 表现，现阶段大多数需要机械通气的 ARDS 患者多选用有创方式。但对 SARS 患者进行气管插管会增加操作者和周围人员的感染率，这就限制了有创通气在 SARS 合并急性呼吸衰竭治疗中的运用；另一方面，越来越多的实例表明，严重 SARS 患者在早期如能适当应用无创通气，能降低气管插管率和病死率。虽然无创通气较常规有创通气 SARS 的院内交叉感染率低，但医护人员仍面临感染 SARS 的极大风险，因此提倡无创通气在室内空气为负压的病房内进行，如无此条件，应加强医护人员的防护和病房的通风。

（一）无创机械通气支持

1. 适应证 SARS 患者如果有明显呼吸窘迫的表现，呼吸次数 > 30 次/分；吸氧 3 ~

5 L/min条件下，$SaO_2 < 93\%$；或氧合指数 $< 300mmHg$。

2. 无创通气的参数设置

（1）模式　建议使用CPAP或BiPAP模式。

（2）压力设置　CPAP/PEEP $5 \sim 10cmH_2O$，酌情调整吸气压力设置。

3. 禁忌证　有危及生命的情况，需要紧急插管的情况；气道分泌物多和排痰能力障碍；血流动力学不稳定和合并MODS。

4. 特别注意　应用无创机械通气时，可能存在着病毒感染播散的危险性，医务人员需进一步加强防护。最好使用负压隔离室或应用空气层流净化装置，加强病房通风，避免造成医务人员感染。此外，所有SARS患者不进行雾化或湿化辅助治疗。

（二）常规有创机械通气支持

1. 适应证　现在一般推荐在下列两种情况下给SARS患者进行有创通气：一是SARS患者急性加重合并急性呼吸衰竭，并已出现严重低氧血症并导致神志障碍时；二是SARS患者给予无创通气后，但无明显疗效，或因其他原因出现中断无创通气的治疗时，而常规氧疗又难以满足临床需要及纠正严重的呼吸衰竭时。

实际上大多数SARS患者并不需要机械通气来进行支持治疗的。对于那些需要机械通气的患者，一般首选无创机械通气，而且指针宜宽不宜严。有创机械通气一般只在很危重的SARS患者合并呼吸衰竭时使用，且无创机械通气无效时，才考虑临床应用。有创机械通气应该在一定的条件下进行，尤其应该注意采取有效的防护措施。按卫生部《传染性非典型肺炎医院感染控制指导原则》，在机械通气时，尤其在为患者气管切开和气管插管及吸痰时，除二级防护外，还应该加戴全面型呼吸防护器。

总之，有创机械通气的适应证，出现以下任何一条者：①无创治疗后呼吸窘迫和氧和指数无改善；②昏迷；③无创机械通气不能耐受。

2. 机械通气策略和参数设置　在严重SARS病例并发明显低氧血症中，其病理与临床均呈急性呼吸窘迫综合征（ARDS）样改变，所以在运用有创通气时，要遵从ARDS机械通气时的策略。

实施有创正压人工通气的具体通气模式可根据医院设备及临床医师的经验来选择。一般可选用压力限制的通气模式。比如，早期可选择压力调节容量控制（PRVC）＋PEEP、压力控制（PC）或容量控制（VC）＋PEEP，好转后可改为同步间歇指令通气（SIMV）＋PSV＋PEEP，脱机前可用PSV＋PEEP。

通气参数应根据"肺保护性通气策略"的原则来设置：①应用小潮气量（$6 \sim 8ml/kg$），适当增加通气频率，限制吸气平台压 $< 35cmH_2O$；②加用适当的PEEP，保持肺泡的开放，让萎陷的肺泡复张，避免肺泡在潮气呼吸时反复关闭和开放引起的牵拉损伤。治疗性PEEP的范围是 $5 \sim 20cmH_2O$，平均为 $10cmH_2O$。同时应注意PEEP升高对循环系统的影响。

3. 镇静剂及肌松剂的应用　在通气的过程中，对呼吸不协调及焦虑的患者应予充分镇静，必要时予肌松药，以防止氧合功能下降。下列镇静药可供选用：①咪唑西泮（咪唑安定）（midazolam），先予 $3 \sim 5mg$ 静脉注射，再予 $0.05 \sim 0.20mg/(kg \cdot h)$ 维持；②普鲁泊福（异丙酚，propofol），先予 $1mg/kg$ 静脉注射，再予 $1 \sim 4mg/(kg \cdot h)$ 维持。在此基础上可根据需要间歇使用吗啡类药物，必要时加用肌松药。肌松药可选维库溴铵（vecuronium bromide）$4mg$ 静脉注射，必要时可重复使用。

（三）气管插管和气管切开时的注意事项

1. 重症 SARS 患者气管插管时的注意事项　在为 SARS 患者气管插管时，尤其要注意必须的临床防范措施，在卫生部规定的二级防护基础上，应该加戴全面型呼吸防护器，最好应用防生化面罩。此外，还应该进一步加强室内通风，有条件时采取负压通气或高水平的层流净化装置，达到保护医务人员的目的。气管插管的适应证包括：①保护气道和肺实质；②保证上气道通畅，缓解上气道阻塞；③如果患者分泌物明显增多，不能自行有效地排出，可通过气管插管进行吸引来清除分泌物。但是，必须注意对 SARS 患者进行吸痰时，应该有合适的防护保证，最好采用密闭式吸引装置；④可连接呼吸机，对呼吸衰竭的患者进行机械通气治疗。实际上气管插管最常见的适应证是为机械通气的 SARS 患者提供密闭的人工气道，连接呼吸机。

气管插管一般可经口插入或经鼻插入，两者各有优缺点。经口插管较为容易，适用于急救场合；而且插管口径较大，气流阻力小，机械通气时产生内源性 PEEP 的可能性较小；易进行气道管理，吸痰容易，不易发生中心气道的分泌物滞留。但经口插管容易移位、脱出；长期使用患者难以耐受；口腔护理困难，易造成牙齿和口咽损伤；插管口径较大时，可发生声门功能异常。

经鼻插管的优点是患者耐受性好，可增加舒适感，故可以保留时间较长；且容易固定，能提供较稳定的人工气道；临床上护理患者口腔较方便，允许患者闭合口腔；其缺点是管腔较小，气流阻力较大，在机械通气时易产生内源性 PEEP，吸痰不方便，管腔易阻塞；易发生鼻出血和鼻腔感染；紧急情况下不易很快插入，不能用于紧急情况下，故目前临床上倾向于使用经口插管。

2. 重症 SARS 患者气管切开时的注意事项　气管切开的临床防护措施同气管插管。气管切开插管是建立人工气道的另一重要方法。气管切开的适应证如下：①气管切开后仍然不能有效地清除呼吸道内分泌物；②需要较长时间地进行机械通气者；③无法进行气管插管的患者；④临床上需要减少解剖无效腔和上呼吸道阻力时。

气管切开的优点有：减少解剖无效腔，容易吸引气管内较深部位的分泌物，容易固定，不影响患者吞咽，可保留较长时间。其缺点是创伤性较大，并发症的发生率及严重性大于气管插管。常见手术并发症有：局部出血、皮下气肿、窒息等；留置套管期间的并发症有切口感染、纵隔气肿和气胸；吞咽困难、气管阻塞、气管食管瘘和气囊破裂等；拔管后并发症包括气管内肉芽肿和气道狭窄。

第九节　SARS 患者的预后和康复期患者的随诊

【预后】

SARS 属于自限性疾病，需机械通气的患者约占 7%，故大多数患者预后良好。目前治疗背景下，全球平均病死率在 10%。部分患者出院时肺部仍有条索斑片影和（或）肺间质纤维化，但随着时间的推移肺部病变可以逐步吸收。死亡病例中多为有基础疾病或年龄大于 55 岁者。死亡原因包括：支持治疗不足、呼吸衰竭、继发感染、败血症（病死率高，部分原因是患者免疫力特别低下）、并发症、肾功能衰竭和心脏骤停。

影响病情严重程度的因素包括：年龄、基因易感性、基础疾病、吸烟、免疫状况及合并其他病原体感染。所有死亡或需要插管机械辅助通气患者均为存在基础疾病（如糖尿病）或年龄在 55 岁以上的患者。吸烟也可能影响疾病严重程度。吸烟者患 SARS 时需要接受呼吸机治疗的几率较高，而不吸烟患者中仅极少数应用呼吸机治疗。统计分析表明高龄、男性、肌酸磷酸激酶（CPK）高峰值、乳酸脱氢酶（LDH）高峰值、发病初中性粒细胞绝对值高、低钠血症等，通常为死亡的危险因素。

【出院参考标准】

应同时具备下列 4 个条件：①停用退热药物或糖皮质激素，体温正常 7 天以上；②呼吸系统症状明显改善；③胸部影像学有明显吸收；④无明显临床相关合并症。

但是，香港中文大学应用 RT-PCR 方法对治疗 3 周的 20 名 SARS 患者临床不同样本进行了病毒检测，结果显示有相当数量的患者在 21 天后，在其鼻咽抽吸物、粪便和尿液中仍可测到病毒的存在，所以上述出院参考标准是否恰当，有待进一步研究。

【SARS 康复期患者主要生理功能障碍】

就 SARS 患者个体而言，康复期随诊可以了解患者生理功能障碍和心理障碍的发生情况与严重程度，有助于制订针对性强的处理和干预措施，最大程度地减轻对患者生理和心理的不利影响。更为重要的是，开展 SARS 患者康复期的随诊工作，有助于更加全面地认识 SARS，其结果对于预测今后 SARS 的流行规模、制订合理的防治措施、了解 SARS-CoV 感染后机体的自我修复规律具有重要的意义。在前一段我国内地 SARS 的治疗过程中，普遍大量应用了多种药物，如糖皮质激素、抗病毒药物、抗菌药物、免疫调节剂等，因此，随诊过程中应注意区分某些异常是来自于 SARS 本身，还是来自于治疗药物。

1. 肺功能障碍　初步的随诊结果表明，相当数量的 SARS 患者在出院后仍遗留有胸闷、气短和活动后呼吸困难等症状，这在重症患者中尤为常见。复查 X 线胸片、HRCT 可发现不同程度的肺纤维化样改变和肺容积缩小，血气分析可有 PaO_2 下降，肺功能检查显示限制性通气功能（包括肺总量和残气量）障碍和弥散功能减退。通常以 HRCT 的改变最明显。值得注意的是，部分康复期患者虽然有活动后呼吸困难，但 X 线胸片、HRCT 和肺功能检查却无异常。病后体力下降及心理因素等综合因素可能与气促有关。因此，SARS 患者尤其是重症患者，出院后除应定期复查 X 线胸片和 HRCT 外，还应定期复查 PaO_2 和肺功能（包括肺容积、通气功能和弥散功能）。

北京协和医院呼吸内科在 SARS 流行结束后，随访了康复出院的 89 例 SARS 患者，其中 48 例（53.9%）存在肺功能异常，多数为轻度异常。单纯弥散障碍有 38 例（42.7%），弥散障碍合并限制性通气功能障碍 7 例（7.9%），弥散障碍合并阻塞性通气功能障碍 1 例，单纯限制性通气功能障碍 1 例，单纯 1 秒钟呼气容积（FEV_1）下降 1 例。在患病过程中有明显呼吸困难症状者和康复期胸部 CT 异常者，其一氧化碳弥散量（DLco）和肺总量（TLC）下降更明显。研究表明 SARS 患者在康复期存在轻度的肺功能损害，以弥散障碍为主，其次是限制性通气功能障碍。

2. 肝肾功能损害　部分 SARS 患者在出院后遗留有肝肾功能损害，但原因尚不完全清楚，不排除药物性损害的可能。其中，以肝功能异常较为常见，主要表现为丙氨酸转氨酶（ALT）和天冬氨酸转氨酶（AST）的异常，大多程度较轻，无需处理，少数需要护肝治疗。随着出院时间的延长，一般均可恢复正常，很少遗留持久性肝功能损害。SARS 患者出院后应定期复查肝肾功能，直至正常或明确有其他原因为止。

3. 骨质疏松和股骨头缺血性坏死　骨质疏松和股骨头缺血性坏死在 SARS 患者恢复期并

非罕见（图5-23-6），尚未证实此种异常表现与SARS病变波及骨骼有关。主要发生于长期大剂量使用糖皮质激素的患者，防治的关键在于严格掌握糖皮质激素的使用指征、控制糖皮质激素的剂量和疗程。对于长期大剂量使用糖皮质激素的患者，出院后应定期复查骨密度、髋关节X线片，特别是对有骨关节症状的患者，必要时还应进行股骨头MRI检查，以早期发现股骨头的缺血性病变。

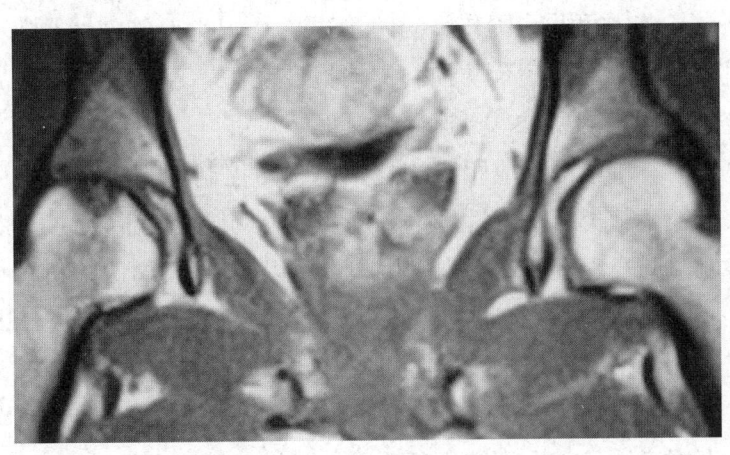

图 5-23-6　MRI 显示右股骨头坏死

【SARS 康复期患者的生活质量】

北京协和医院呼吸内科在SARS流行结束后，对2003年4月至2003年6月出院的116例SARS康复期患者进行生活质量调查，选择St George's（SGRQ）呼吸问卷评估SARS患者康复期的生活质量。研究结果显示，大部分康复期患者生活质量良好，仅仅存在轻度的生活质量影响，而且只是对活动影响方面最为明显，对日常生活影响则较小。问卷调查中比较了年龄、性别和出院日期对SARS康复期患者生活质量的影响，发现大于30岁的患者SGRQ症状、活动、影响和总分均明显高于小于等于30岁的患者，说明年龄等因素对生活质量是有一定影响的，尤其是在对活动和生活影响方面较大。SGRQ评分女性显著高于男性，说明SARS康复者中女性患者生活质量低于男性。

第十节　SARS 的预防与控制

【防治总则】

SARS已被列入《中华人民共和国传染病防治法》法定传染病进行管理，是需要重点防治的重大传染病之一。要针对传染源、传播途径、易感人群三个环节，采取以管理传染源、预防控制医院内传播为主的综合性防治措施。努力做到"早发现、早报告、早隔离、早治疗"，特别是在SARS流行的情况下，要采取措施，确保"四早"措施落实到位。强调就地隔离、就地治疗，避免远距离传播。

【防治措施】

（一）传染源管理

1. 患者的管理

（1）早发现、早报告　控制 SARS 流行，病例的早期预警和防护尤其重要。当有发热伴呼吸系统表现的患者就诊时，特别是当患者呈现肺炎影像学表现时，要注意询问可能的接触史，并询问其家属和同事等周围人群中有无类似症状。要特别注意询问是否到过收治 SARS 患者的医院或场所等不知情接触史，同时要注意有些老年慢性病患者其 SARS 症状表现不典型，应慎重鉴别。

发热呼吸道疾病门诊（通称发热门诊）、定点医院或其他医务人员中发现 SARS 患者、疑似患者时，应按照《中华人民共和国传染病防治法》、《卫生部传染性非典型肺炎防治管理办法》的规定，向辖区内的县级疾病预防控制机构报告疫情。若出现暴发或流行，则应按《突发公共卫生事件应急条例》的要求，迅速逐级上报。

当出现以下情况时，接诊医师应报告当地疾病预防控制机构：医务人员尤其是直接接触肺炎患者的一线人员发生肺炎；聚集性发生 2 例及以上的肺炎（指某一群体中 14 天内发生 2 例以上肺炎，或接触过肺炎患者后 2 周内发生肺炎，以及 14 天内医疗机构局部出现 2 例以上获得性肺炎病例等）；与野生动物有职业接触的人发生的肺炎以及出现 SARS 死亡病例等。出现上述情况，均应立即严格隔离观察，同时采取有效的防护措施。

（2）早隔离、早治疗　SARS 的疑似患者、临床诊断患者和确诊患者均应立即住院隔离治疗，但应收治在不同区域，其中临床诊断患者、疑似患者均应住单人病房，避免交叉感染。应就地治疗，尽量避免远距离转送患者。

2. 密切接触者管理　对每例 SARS 患者、疑似患者都应在最短时间内开展流行病学调查，追溯其发病前接触过的同类患者以及发病前 3 天和症状期密切接触者。

对症状期密切接触者均应实施医学观察，一般采取家庭观察；必要时实施集中医学观察，但要注意避免交叉感染的可能。对可疑的发热患者，应立即让其住院隔离治疗。

日常生活、学习、工作中，曾与症状期 SARS 患者或疑似患者有过较长时间近距离接触的下列人员，为密切接触者：与患者或疑似患者共同居住的人员；在一个教室内上课的教师和学生；在同一工作场所工作的人员；与患者或疑似患者在密闭环境下共餐的人员；护送患者或疑似患者去医疗机构就诊或者探视过患者、疑似患者，又未采取有效保护措施的亲属、朋友、同事或司机；未采取有效保护措施，接触过患者或疑似患者的医护人员；与患者或疑似患者乘同一交通工具且密切接触的人；为其开过电梯或在患者发病后至入院前与其共乘电梯的人员；直接为上述患者在发病期间提供过服务的餐饮、娱乐等行业的服务人员；现场流行病学调查人员根据调查情况确定的与上述患者有密切接触的其他人员。

观察、隔离期间应采取如下措施：由当地卫生行政部门指定的医疗卫生人员，每日对隔离者进行访视或电话联系，并给予健康教育和指导；密切接触者应每天早晚各测试体温 1 次，一旦发生发热等临床症状，必须及时到指定医院实施医学观察。

隔离观察期为 14 天。在隔离观察期满后，对无 SARS 症状和体征的隔离观察者，应及时解除隔离。如果隔离观察者发展成为 SARS，应严格按患者实施管理，并对其密切接触者进行追踪。一旦可疑患者排除 SARS，对其接触者的管理也相应解除。

3. 动物传染源的管理　应加强对动物宿主的监测研究，一旦发现可疑动物宿主，应立即向当地政府主管部门报告，以采取相应的管理措施，避免或减少与其接触机会。

（二）切断传播途径

1. 加强院内感染控制　选择符合条件的医院和病房收治 SARS 患者是避免医院内感染的前提。

发生流行时，应设立 SARS 定点医院和发热门诊。定点医院和发热门诊应符合规范要求，配备必要的防护、消毒设施和用品，并有明显的标志。要开辟专门病区、病房及电梯、通道，专门用于收治 SARS 患者。

确定适宜收治 SARS 患者的医院和病房十分重要，可选择合格的专科医院、经过改造的综合医院作为定点收治医院。病房应设在严格管理的独立病区；应注意划分清洁区、半污染区、污染区；病房通风条件要好，尤其是冬季要定时开窗换气，最好设有卫生间；医护人员办公室与病区应相对独立，以尽量减少医护人员与 SARS 患者不必要的接触或长时间暴露于被 SARS 病原污染的环境中。

发热门诊应在指定的医院设立，门诊内的治疗区应有独立的诊室、临床检验室、X 线检查室和治疗室，并保持通风良好；医护人员、患者都必须戴口罩；还应设立观察室，以临时观察可疑患者，并做到一人一间。

建立、健全院内感染管理组织，制定医院内预防 SARS 的管理制度，严格消毒，落实医务人员个人防护措施，促使医务人员形成良好的个人卫生习惯，是防止发生医院内 SARS 传播的基本措施。要特别强调通风、呼吸道防护、洗手及消毒、防护用品的正确使用、隔离管理、病区生活垃圾和医疗废物的妥善处理，加强医务人员 SARS 预防控制（消毒、隔离和个人防护）等防治知识的培训。

对患者及疑似患者及其探视者实施严格管理。原则上 SARS 患者应禁止陪护与探视。

2. 做好个人防护　个人防护用品包括防护口罩、手套、防护服、护目镜或面罩、鞋套等。其中以防护口罩与手套最为重要，一般接触患者应戴由 12 层以上纱布制成的口罩，有条件的或在 SARS 感染区则应佩戴 N95 口罩。在对危重患者进行抢救、插管、口腔护理等近距离接触的情况下，医护人员还应佩戴护目镜或面罩。

医护人员在日常工作中必须树立良好的个人防护意识，养成良好的个人卫生习惯，规范操作。呼吸内科门诊和急诊室值班医师平时应佩戴口罩，当有发热、呼吸困难、类似肺炎表现的患者就诊时，更应特别注意做好个人防护。对诊疗患者时所使用的器械包括听诊器、书写笔等，要注意消毒或清洗，避免因器械污染而造成传播。接触患者后，手部在清洗前不要触摸身体的其他部位，尤其是眼睛、鼻部、口腔等黏膜部位。

对医务人员尤其是诊治 SARS 患者的一线医护人员应加强健康监测工作。所有进入 SARS 患者病区的工作人员均应进行登记，并记录与患者接触时采取的防护措施情况。工作人员在离开时，禁止将污染物品带出病区；离开病区时或回家后，应洗澡、更衣。病区工作人员应每天测体温，注意自己的健康状况，一旦出现发热或其他症状，应立即停止工作，并实行医学观察，直至排除感染为止。鉴于至今尚无证据表明 SARS 可通过无症状者传播，已经采取有效防护措施的医务人员在诊治 SARS 患者期间，不必隔离观察。

（三）疫源地消毒与处理　病原可能污染的区域称为疫源地。疫源地可分为疫点和疫区。SARS 疫点、疫区大小的划分可根据患者隔离治疗前及发病前 3 天所污染范围的大小、通风状况等来确定。出现单一病例的地区和单位，患者可能污染的场所，称为疫点。较大范围的疫源地或若干疫点连成片时，称为疫区。

原则上患者在发病前 3 天至隔离治疗时所到过的场所、距调查时间在 10 天之内、停留时间超过半小时、空间较小又通风状况不良的场所，应列为疫点进行管理。一般疫点的划分以一个或若干个住户、一个或若干个办公室、列车或汽车车厢、同一航班、同一病区等为单位。如果在一个潜伏期内，在一个单位、一个街区或一个居民楼发生 2 例或以上 SARS 病例，则应考虑扩大疫点管理的范围。如果传染源可能已经在更大范围内活动造成传播危险，或在一个较大范围内在一个潜伏期内出现了数个传染源，或出现了暴发、流行时，则可根据《中华人民共和国传染病防治法》第二十五条、第二十六条的规定，由县级以上地方政府报经上一级地方政府决定，将这个范围如一个小区、乡、街道甚至城市等宣布为疫区，对出入疫区的人员、物资和交通工具实施卫生检疫。除非传播的范围无法确定，一般不必将较大区域称为疫区。

疫点或疫区的处理应遵循"早、准、严、实"的原则，措施要早，针对性要准，措施要严格、落到实处。对疫点应严格进行消毒。通常情况下，不必开展针对 SARS 的外环境消毒工作。疫区的处理要在疫点处理原则基础上，突出疫情监测工作的重要性，加强流动人口的管理，防止疫情的传入、传出。

如果疫点、疫区内的 SARS 患者已痊愈、死亡或被隔离治疗，对患者可能污染的场所或物品已经进行终末消毒，在一个观察期内（暂定为患者、疑似患者被隔离治疗后 14 天）在疫点、疫区内未再出现新的患者或疑似患者时，由原宣布单位宣布解除疫点、疫区。较大范围的疫区如省、城市等的解除，需要在该区域内所有患者治愈或死亡后 2 周方可宣布。

（四）检疫和公共场所管理　如果出现 SARS 暴发或流行，并有进一步扩散趋势时，可以实施国境卫生检疫、国内交通检疫，还可以按照《中华人民共和国传染病防治法》第二十五条、第二十六条的规定采取紧急措施，如限制或者停止集市、集会、影剧院演出或者其他人群聚集的活动；停工、停业、停课；临时征用房屋、交通工具等。

（五）多部门协作，共同做好 SARS 防治工作　建立强有力的组织指挥、疾病预防控制、医疗救护、社会联动、大众传媒体系是尽早发现和控制 SARS 疫情的重要保障。必须由政府牵头，卫生、教育、工商、交通等部门联动，统一指挥，统一协调，分工明确，责任到人，措施到位，分级管理，分类指导，加强督查。成立疾病预防控制、医疗救护、后勤保障、社会宣传与服务等专业队伍，负责各项具体防治措施的科学论证和落实。做好与军队、厂矿企业、医疗卫生机构的联动，准备好第二、甚至第三梯队的医疗卫生及后勤保障队伍。储备必要的物资和药品。

（六）加强健康教育、社会关爱和心理干预　要通过多种形式，广泛开展 SARS 防治知识的宣传，教育群众提高自我防范意识，配合做好预防、控制工作，并注意针对疫情的变化调整宣传教育重点。充分发挥媒体的舆论导向作用，以宣传防治知识为主，明确群防群治的措施和公众的义务与责任，要真实报道疫情，并要减少有可能引起群众恐慌的报道。

接诊患者时，医护人员要以友善的态度与患者交流。在患者充分理解的前提下，积极给予心理支持。对于康复期患者，帮助其打消复发和传染他人的顾虑。对于将要出院的患者，可叮嘱其在出院后 2 周内暂勿与同事、朋友来往，尽量避免不愉快的事情发生而增加心理负担。

（七）其他预防措施　目前尚无有效的疫苗或药物预防方法，相关预防方法正在研究之中。

（蔡柏蔷）

参 考 文 献

[1] Thomas G Ksiazek, Dean Erdman, Cynthia S Goldsmith, et al. A Novel Coronavirus Associated with Severe Acute Respiratory Syndrome. N Eng J Med, 2003, 348 (20): 1947-1958

［2］ Christian Drosten，Stephan Gunther，Wolfgang Preiser，et al. Identification of a novel coronavirus in patients with severe acute respiratory syndrome. N Eng J Med，2003，348（20）：1967－1976

［3］ Falsey AR，Walsh EE. Novel coronavirus and severe acute respiratory syndrome. Lancet，2003，361：1312－1313

［4］ Lee N，Hui D，Wu A，et al. A major outbreak of severe acute respiratory syndrome in Hong Kong. N Eng J Med，2003，348（20）：1986－1994

［5］ Tsang KW，Ho PL，Ooi GC，et al. A cluster of cases of severe acute respiratory syndrome in Hong Kong. N Eng J Med，2003，348（20）：1977－1985

［6］ Poutanen SM，Low DE，Henry B，et al. Identification of severe acute respiratory syndrome in Canada. N Eng J Med，2003，348（20）：1995－2005

［7］ 中国疾病预防控制中心. 传染性非典型肺炎防治培训教材. 北京：中国协和医科大学出版社，2003，38

［8］ 中华医学会中华中医药学会. 传染性非典型肺炎（SARS）诊疗方案. 中华医学杂志，2003，83（19）：1731－1752

［9］ 陈杰，谢永强，张宏图，等. SARS 尸检的肺部病理改变. 中国医学科学院学报，2003，25：360－362

［10］ Wong KT，Antonio GE，Hui DS，et al. Severe acute respiratory syndrome：radiographic appearances and pattern progression in 138 patients. Radiology，2003，228：401－406

［11］ Wong KT，Antonio GE，Hui DS，et al. Thin-section CT of severe acute respiratory syndrome：evaluation of 73 patients exposed to or with the disease. Radiology，2003，228：395－400

［12］ 刘晋新，江松峰，陈碧华，等. 重型 SARS 的胸部 X 线表现初步分析. 中华放射学杂志，2003，37：589－592

［13］ 朱元珏，蔡柏蔷主编. 重症急性呼吸综合征（SARS）诊治. 北京：人民卫生出版社，2003

［14］ 柳涛，彭敏，蔡柏蔷，等. SARS 患者康复期生活质量调查. 中国医学科学院学报，2003，25（5）：516－519

［15］ 彭敏，蔡柏蔷，柳涛，等. SARS 患者康复期肺功能评价. 中国医学科学院学报，2003，25（5）：529－532

［16］ 刘正印，李太生，王仲，蔡柏蔷，等. 106 例重症急性呼吸综合征患者的临床特征与治疗总结. 中华内科杂志，2003，42（6）：373－377

第二十四章 肺孢子菌肺炎的诊断和治疗

肺孢子菌于 1909 年首先由 Carlos Chagas 在豚鼠中发现，紧接着在 1910 年由 Antonio Carinii 在大鼠肺组织中发现。1912 年 Delanoe's 夫妇确认这是一种新的病原体，为纪念其发现者，将之命名为卡氏肺孢子（囊）虫（*Pneumocystis Carinii*，PC）。肺孢子菌长期以来被划归原虫。直至 1988 年，通过对其核糖体小亚基 rRNA 的序列分析证实肺孢子菌属于真菌。过去 Pneumocystis 中文译成肺孢子（囊）虫，目前译作肺孢子菌。

肺孢子菌感染具有宿主特异性，感染人类的肺孢子菌则不会感染大鼠，反之亦然。目前感染鼠类的被命名为卡氏肺孢子菌（PC），而感染人类的被命名为伊氏肺孢子菌（*Pneumocystis jiroveci*，PJ）。肺孢子菌代替卡氏肺孢子菌成为属，PJ 和 PC 为不同的种。肺孢子菌肺炎的缩写仍为 PCP（Pneumocystis pneumonia）。现有的命名方法并未获得国际肺孢子菌研究学会的一致认可，新的命名方法仍在探索当中。

【宿主对肺孢子菌的防御反应】

（一）CD4$^+$T 和 CD8$^+$T 细胞在宿主防御反应中的作用   CD4$^+$T 细胞缺乏是 HIV 感染的显著特征。CD4$^+$T 细胞下降与 AIDS 患者发生 PCP 相关。通过抗病毒治疗升高 CD4$^+$T 细胞，可以降低 PCP 的风险。多种动物模型均证实 CD4$^+$T 细胞缺乏个体易感染肺孢子菌，包括糖皮质激素诱导的 CD4$^+$T 细胞缺乏大鼠模型，严重复合免疫缺陷（severe combined immunodeficiency，SCID）小鼠模型，CD4$^+$T 敲除小鼠模型等等；而进行免疫重建后（停用激素或补充 CD4$^+$T 细胞）有助于感染清除。对 CD4$^+$T 细胞作用机制的进一步研究表明，共刺激分子 CD28 的表达在小鼠对肺孢子菌的防御反应中起着重要作用。但是并非所有的炎症反应都对宿主有利。用 CD4$^+$T 细胞对 SCID 小鼠进行免疫重建虽然有利于清除病原体，但同时也引起了过度的炎症反应、导致动物死亡。CD25$^-$细胞在减少肺孢子菌负荷量同时也引起严重的炎症反应；而补充 CD25$^+$细胞虽然不能有效清除病原体，但是可以限制炎症反应。仍然需要进一步的研究来探讨 CD4$^+$T 细胞的不同亚型对于感染和炎症的调控作用。

CD8$^+$T 细胞在宿主对肺孢子菌防御反应中所起的作用研究得不如 CD4$^+$T 细胞清楚，所起的作用是有益或者有害的目前仍有争议。SCID 小鼠仅补充 CD8$^+$T 细胞并不能保护动物免受感染；但同时缺乏 CD8$^+$T 和 CD4$^+$T 细胞的小鼠和单纯缺乏 CD4$^+$T 细胞者相比感染更重，提示 CD8$^+$T 细胞仍然是有益的。然而动物研究表明，在 CD4$^+$T 细胞缺乏合并 PCP 时，主要是 CD8$^+$T 细胞介导了肺部炎症反应，肺损伤和低氧程度与肺内 CD8$^+$T 细胞密切相关。至于 CD8$^+$T 细胞的哪些亚型参与宿主的保护机制，哪些亚型介导了严重的肺炎症损伤，仍然需要进一步研究。

（二）B 细胞在宿主防御反应中的作用   HIV 感染也伴随着 B 细胞功能改变，包括高 γ 球蛋白血症，B 细胞激活标志物表达增加，凋亡易感性增加，对抗原刺激反应下降等等。但是上述 B 细胞功能缺陷如何导致对肺孢子菌易感并不清楚。研究表明，患过 PCP 的个体与健康献血者和未患过 PCP 的 HIV 感染患者相比，血浆主要表面糖蛋白（major surface glycoprotein，MSG）C 的抗体反应增加。MSG C 抗体在肺孢子菌感染后 3~4 周达到高峰，在此后数周内逐渐下降。最近用 PCR 方法发现 PCP 患者的肺组织中有 3 种 MSG C 变异体。这些变异体在核苷酸和氨基酸水平有着同源性，但是 PCP 患者血浆中针对这几种变异体的抗体反应是不同的。需要进一步的研究来明确 MSG C 抗体在 PCP 发生过程中的作用，以及肺内局部抗体的作用。

（三）肺孢子菌与巨噬细胞、上皮细胞和表面活性物质的相互作用　肺泡巨噬细胞可以结合、吞噬、降解肺孢子菌。动物模型证实肺泡巨噬细胞数量下降、对病原体的清除也下降。另外，肺泡巨噬细胞也是 TNF-α 的重要来源。TNF-α 对清除感染有利，但是过多的 TNF-α 也导致炎症细胞聚集和肺损伤。肺孢子菌主要与 I 型肺泡上皮细胞紧密结合，其次也与 II 型肺泡上皮细胞结合。宿主的纤连蛋白和玻璃粘连蛋白包被肺孢子菌、促进其与肺泡上皮细胞结合。肺泡上皮细胞与肺孢子菌相互作用，通过激活激酶信号途径（如 Ste 20 激酶）可以刺激病原体增殖和感染；同时是 MIP-2 等趋化因子的重要来源。

PCP 过程中也存在肺表面活性物质改变。大的聚合磷脂显著减低，与肺泡表明张力增加和肺顺应性下降有关。疏水性表面活性物质蛋白 SP-B 和 SP-C 表达下降，而亲水性 SP-A 和 SP-D 显著增加。SP-A 敲除小鼠肺孢子菌清除延迟、并且肺部炎症和损伤更重，提示 SP-A 表达增加可能有助于宿主的防御反应。SP-D 的作用比较复杂。SP-D 敲除小鼠在感染早期肺孢子菌数量增加并且肺部炎症反应更重；但是 SP-D 过度表达也会加重肺孢子菌感染和肺部炎症反应。因此，SP-A 和 SP-D 表达的平衡对于宿主防御具有重要作用，这方面仍然需要进一步研究。

（四）PCP 的肺部炎症反应和损伤　研究表明，PCP 引起的肺部损伤更多的是由于炎症反应所致、而不是病原体的直接损伤。PCP 患者的 IL-8 和中性粒细胞水平与氧合下降的相关性比病原体数量更强。激素辅助治疗 PCP 的疗效也支持炎症反应在肺损伤中的作用。研究表明，固有性和适应性免疫应答都参与了肺损伤。其中 CD8$^+$ T 细胞显得尤为重要。在 CD4$^+$ T 细胞缺乏合并 PCP 的动物模型中，去除 CD8$^+$ T 细胞可以减轻肺部损伤。TNF 受体信号途径能够引起 CD8$^+$ T 细胞和中性粒细胞募集，从而导致严重的炎症反应。另外，I 型 IFN 信号途径和 MCP-1/CCR2 信号途径都与 CD8$^+$ T 细胞为基础的肺部炎症有关。总之，以抗原特异性 CD8$^+$ T 细胞为主的适应性免疫反应代表了 PCP 的肺部炎症反应损伤机制，提供了可能的治疗方向。

尽管缺乏 CD4$^+$ T 细胞是 PCP 易感的重要原因，但是还存在其他一些独立于 CD4$^+$ T 细胞的防御机制。HIV 感染引起的固有性免疫功能改变也是患者肺部感染的重要原因。HIV 感染可以导致肺泡巨噬细胞对肺孢子菌的吞噬、呼吸暴发、炎症激活等功能下降。肺内 SP-A、纤连蛋白和玻璃粘连蛋白表达增加，改变了肺孢子菌与宿主细胞的相互作用。最近还有研究表明，HIV 感染使肺泡巨噬细胞甘露糖受体表达下降、扣押增加，导致吞噬能力下降。甘露糖受体下降也可以导致纤连蛋白和玻璃粘连蛋白等在肺泡腔内聚集。因此，调节肺的固有性免疫可能是一种预防和治疗 PCP 的新方法。

（五）宿主免疫反应调节　目前有很多研究都在关注如何调节宿主的免疫防御机制，一方面提高对肺孢子菌的清除，同时避免肺组织损伤。已经证明抗病毒治疗提高 CD4$^+$ T 细胞可以减少 PCP 风险。相反，尽管 CD8$^+$ T 细胞可以促进病原体清除，但是同时也介导了严重的肺损伤。

目前认为，在 PCP 过程中多种细胞因子可以调节宿主反应。尽管 TNF-α 对于清除肺孢子菌是必需的，但是 TNF-α 同时加重肺部炎症和损伤，这就限制了它的治疗价值。而 IFN-γ、GM-CSF 和 CXCR3 受体配体（包括 IP-10 MIG 和 I-TAC）可能促进病原体清除、减轻感染。除了 T 细胞和巨噬细胞以外，B 细胞也在宿主对肺孢子菌的防御反应中起到重要作用。因此，

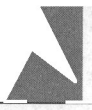

最近很多研究注重于开发有效的肺孢子菌疫苗。

【PCP 的流行病学】

20 世纪 80 年代，随着 HIV/AIDS 的流行，PCP 的发病率也呈上升趋势。在流行的早期，HIV 感染并且 CD4$^+$ T < 200/μl 的患者中，每年 PCP 发病率为每 100 人中有 20 例。估计 75% HIV 感染患者一生中会发生 PCP。确诊 PCP 几乎就可以作为诊断 AIDS 的依据。自 1989 年开始 PCP 预防治疗，以及 1996 年开始抗反转录病毒治疗，欧美地区 PCP 感染发病有下降趋势。尽管如此，PCP 仍然是 HIV/AIDS 最常见的机会性感染。

我国关于 PCP 的流行病学资料比较有限。目前国内报道 PCP 多数为非 HIV/AIDS 免疫抑制患者，而 HIV/AIDS 合并 PCP 的报道也正在增加。北京协和医院感染科一项回顾性研究表明，143 例 HIV/AIDS 患者中发生 PCP 者有 27 例（34.2%），为最常见的机会感染，并且均发生在 CD4$^+$ T 细胞 < 200/μl 时。因此临床上两类易感人群需要引起临床的重视，包括：HIV 感染人群、尤其是外周血 CD4$^+$ T 细胞 < 200/μl 者；非 HIV 感染患者例如肿瘤、移植患者，以及其他使用免疫抑制剂治疗患者。

【PCP 的临床特点】

（一）症状与体征　PCP 的主要症状包括发热、干咳和进行性呼吸困难。体征不明显，即使有严重的低氧或影像学改变时，肺部听诊也可能正常。

HIV 感染和非 HIV 感染免疫抑制患者并发 PCP 的临床特点有所不同。HIV 感染相关 PCP 起病呈亚急性，症状持续时间更长，低氧血症相对较轻，BALF 的肺孢子菌负荷量更低、而中性粒细胞数量更少，诱导痰阳性率更高，病死率较低（10%~20%）。非 HIV 感染合并 PCP 起病更急，进展迅速，肺部炎症反应和低氧更重，病死率更高（30%~60%）。

（二）影像学表现　胸部 X 线片典型改变为双肺弥漫或者肺门旁分布的磨玻璃影或者网格影，可以进展为实变影。有症状的患者中约有 6% 起病时胸部 X 线片可以正常。CT 或 HRCT 表现包括散在或弥漫分布的磨玻璃影或实变影，小叶间隔增厚。约 1/3 的患者可以出现薄壁的囊状影（pneumatoceles），单发或者多发，可以出现于肺内任何部位，也有报道上肺更多见。可以出现气胸。少见的、不典型表现包括肺段或肺叶实变，局灶结节影伴或不伴空洞。胸腔积液、纵隔肺门淋巴结大非常少见。接受喷他脒雾化治疗的患者病变以上肺多见、类似于结核。非 HIV 感染的免疫抑制患者，由于肺部可能存在原发疾病表现，因此合并 PCP 时可能不典型。

【诊断】

高危人群（HIV 感染人群、尤其是外周血 CD4$^+$ T 细胞 < 200/μl 者；肿瘤、移植患者，以及其他使用免疫抑制剂治疗的患者），一旦出现发热、干咳和进行性呼吸困难，低氧血症，影像学表现为双肺弥漫的磨玻璃影时，临床上应该警惕 PCP。但是 PCP 的症状、体征和影像学表现均不特异，仅靠症状、体征和影像学表现不足以确诊 PCP。目前诊断 PCP 仍然有赖于病原学诊断。由于尚无肺孢子菌的体外培养技术，病原学诊断方法是在呼吸道标本中找到病原体。染色方法包括吉姆萨染色法、哥氏银染色法、甲苯胺蓝染色法等等。呼吸道标本包括痰、诱导痰、支气管肺泡灌洗液（BALF）和各种肺活检标本，以及口腔含漱液（oral wash specimens）。据报道，诱导痰的敏感性为 74%~83%，BALF 的敏感性为 89%~98%。

分子生物学技术是正在发展中的方法，不仅可以用于 PCP 诊断，还可用于 TMP-SMZ 耐药、肺孢子菌定植，以及疾病传播的相关研究。

（一）PCR 技术在诊断 PCP 中的应用　有多种 PCR 方法用于 PCP 诊断，包括用 PCR 方法扩增 MSG、线粒体大亚基（mitochondrial large subunit，mtlsu）rRNA 及内转录间隔区（internal transcribed spacers，ITS）基因等等。

PCR 方法目前被用于诱导痰、BALF 和口腔含漱液等多种标本的检测。而口腔含漱液作为一种非侵袭性方法，结合敏感的 PCR 技术，具有很大的临床运用潜力。有研究报道，用定量 touch-down PCR（TD-PCR）方法检测口腔含漱液标本中肺孢子菌 MSG 基因，诊断 PCP 的敏感性为 88%，特异性为 85%。治疗前收集可以提高阳性率。另有研究采用 TD-PCR 扩增 mtlsu rRNA 基因，口腔含漱液的敏感性达 90%，特异性 100%。口腔含漱液的获得方法很简单，让患者含漱 10ml 0.9% NaCl 约 60 秒即可，尤其适用于门诊患者或者不适合做支气管镜的情况。它不仅可以用于临床，而且可以用作流行病学研究。

用 PCR 方法检测血液细胞或血清标本肺孢子菌的研究结果并不一致，目前尚不能用于诊断。

PCR 技术检测肺孢子菌是 PCP 诊断的重要进展。总的来说，和传统的显微镜检相比，PCR 方法敏感性更高，而特异性略低。其临床应用价值尚待进一步评估。

（二）肺孢子菌的成活力（viability）检测　多数检测肺孢子菌的 PCR 方法扩增的是 DNA，由于 DNA 相对稳定，病原体死亡后仍然可以持续存在，所以检测 DNA 不能说明肺孢子菌的成活力和感染力。而 RNA、尤其是 mRNA 不稳定，在细胞死亡后很快降解，所以检测肺孢子菌的 mRNA 可以判断其成活力。目前有研究运用反转录 PCR（RT-PCR）的方法检测 Phsb1 转录产物，可以区分存活的或加热灭活的肺孢子菌。研究表明，该方法用于 BALF 的敏感性为 100%、特异性 86%，用于诱导痰其敏感性为 65%、特异性为 80%，用于口腔含漱液敏感性更低，但咳嗽 5 次、空腹 > 3 小时可以提高敏感性。

（三）PCR 在甲氧苄啶-磺胺甲恶唑（trimethoprim-sulfamethoxazole，TMP-SMZ）耐药研究中的应用　肺孢子菌无法体外培养，因此耐药相关研究受到很大限制。目前关于肺孢子菌对 TMP-SMZ 耐药性的研究，多是分析肺孢子菌二氢叶酸合成酶（dihydropteroate synthase，DHPS）基因突变，并将 DHPS 基因突变与提示耐药的临床预后指标（如治疗失败、死亡）作相关分析。现有研究表明，使用 TMP-SMZ 或氨苯砜预防 PCP 与肺孢子菌 DHPS 突变有关。但是存在 DHPS 突变与治疗失败或死亡的相关关系并不确定。有研究表明，存在 DHPS 突变是第三个月总死亡率增加的独立预测因子（HR 3.10；95% CI，1.19～8.06；$P = 0.01$）。而另一项研究并未证实 DHPS 突变与死亡率相关，却发现 DHPS 突变与 PCP 治疗失败风险增加有关（RR 2.1；$P = 0.01$）。但是，最近一些报道突变与治疗反应或生存率无相关。比较一致的结果是，即使存在 DHPS 突变，PCP 患者大多数对 TMP-SMZ 治疗有反应、能够存活。合并 PCP 的 HIV 感染患者死亡原因很复杂，要明确耐药的问题仍然需要更大的样本量和多因素分析。DHPS 突变的临床意义尚不肯定，有待进一步研究。

【预防和治疗】

（一）常用药物　目前推荐用于预防和治疗 PCP 的药物及剂量见表 5-24-1。

表5-24-1　PCP预防和治疗用药[*]

药　物	预防性用药		治疗性用药	
	途　径	剂　量	途　径	剂　量
首选				
TMP-SMZ	口服	1DS[a] 或 1SS[b] qd	口服	2DS q8h
			静脉	5/25mg/kg q8h
备选				
TMP-SMZ	口服	1DS tiw	/	/
氨苯砜	口服	50mg bid 或 100mg qd	/	/
氨苯砜	口服	50mg qd 或 100mg qw	/	/
伯氨喹啉	口服	50mg qd 或 15mg qw	/	/
亚叶酸	口服	25mg qw	/	/
喷他脒	气雾吸入	300mg qM	静脉	4mg/(kg·d)
阿托伐醌	口服	1500mg qd	口服	750mg bid
TMP	/	/	口服	320mg q8h
氨苯砜	/	/	口服	100mg qd
克林霉素	/	/	口服，静脉	300~450mg q6h
伯氨喹啉	/	/	口服	15~30mg qd
辅助治疗				
泼尼松	/	/	口服，静脉	40mg q12h×5d
				40mg qd×5d
				20mg qd×11d

[*]摘自：中华结核和呼吸杂志，2007，30（11）：821-834

[a] DS：双剂量片（强化片）含 TMP 160mg、SMZ 800mg；[b] SS 单剂量片：剂量减半

新型抗真菌药物——卡泊芬净在治疗和预防肺孢子菌肺炎中的作用：卡泊芬净对肺孢子菌有抗菌活性，但目前尚无临床证据。虽然近年来国内有少数文献报道卡泊芬净单药治疗肺孢子菌肺炎有效，但目前尚缺乏大样本的前瞻性研究结果。理论上卡泊芬净可以通过抑制葡聚糖合成，影响肺孢子菌的囊壁形成，从而对囊前期肺孢子菌有很强杀灭作用。动物实验显示，小剂量卡泊芬净即可选择性抑制肺孢子菌的囊壁形成，但对滋养体无明显作用；预防性使用卡泊芬净可有效控制动物模型肺孢子菌感染。实验也提示，卡泊芬净可作为肺孢子菌病的预防用药。

（二）预防性治疗　PCP预防性治疗主要推荐用于HIV/AIDS患者，指征为：$CD4^+T<200/\mu l$，口腔念珠菌病，或者PCP肺炎患者完成抗PCP治疗后。疗程为$CD4^+T>200/\mu l$持续3个月以上。也有人认为TMP-SMZ及氨苯砜预防治疗可以导致肠道和呼吸道菌群耐药率增加，同时也可能导致肺孢子菌耐药。

预防性化疗在非HIV/AIDS的免疫抑制患者应用目前尚无一致意见。最近有Meta分析显示，血液系统肿瘤、骨髓移植或实体器官移植患者，使用TMP-SMZ预防治疗，可以减少91%的PCP发生（RR 0.09；95% CI：0.02~0.32），PCP相关死亡率显著下降（RR 0.17；95% CI：0.03~0.94）。这个结果说明，对血液系统肿瘤、骨髓移植或实体器官移植患者使用预防PCP治疗是有益的。目前有人推荐人体干细胞移植或实体器官移植患者用TMP-SMZ 1 DS qd或1 SS qd，3~7天/周。疗程为：异体干细胞移植≥6个月，肾移植6个月~1年，心、肝、

肺移植≥1年或终生使用。

（三）糖皮质激素的应用　目前认为HIV感染合并PCP应考虑使用激素辅助治疗。激素抑制PCP的炎症反应和肺损伤。Meta分析显示，对中重度PCP患者在正规抗肺孢子菌治疗基础上加用激素辅助治疗，可以降低死亡率（RR 0.56；95% CI：0.32～0.98）和减少呼吸机使用（RR 0.38；95% CI，0.20～0.73）。目前推荐激素辅助治疗的指征包括：PaO_2 < 70mmHg，P（A-a）O_2 > 35mmHg。激素应该在TMP-SMZ前15～30分钟给药。在PaO_2 > 70mmHg时应用激素也可能获益，但不主张常规使用。

非HIV感染的其他免疫抑制患者合并PCP时是否使用糖皮质激素尚无一致意见。有人认为重度PCP也应使用激素。

（四）PCP治疗疗程　AIDS合并PCP时疗程3周，非AIDS患者疗程为2周。临床需要根据患者情况个体化处理。评估TMP-SMZ无效或治疗失败需要观察4～8天才能判断，如果失败再改用其他方案。

（五）免疫重建综合征（immune reconstitution syndrome，IRS）　AIDS合并PCP的患者，在抗PCP治疗过程中开始抗反转录病毒治疗，可能导致肺炎症状恶化甚至呼吸衰竭；部分AIDS患者存在临床静止的PCP，当开始抗反转录病毒治疗时，可能产生显著的肺炎症状。这种现象可能是由于免疫反应增强在所致。多数患者能恢复，少数需要暂停抗病毒治疗或加用激素。

【肺孢子菌的定植】

定植（colonization）是指：微生物在宿主体内复制而没有感染的证据。具体到肺孢子菌定植是指：呼吸道标本检测出病原体，但没有急性PCP表现。肺孢子菌定植的研究多使用PCR技术，其中巢式PCR由于敏感性高应用广泛。目前使用最多的是用巢式PCR扩增mtLSU rRNA位点。

动物和人类都有肺孢子菌定植。动物模型中肺孢子菌定植可以伴随显著的肺部炎症，表现为BALF中CD8[+]T细胞和中性粒细胞增加，IL-8和TNF-α等炎症因子增加，提示肺孢子菌定植也改变了宿主的免疫反应。

儿童尤其是婴幼儿的肺孢子菌定植很常见，是贮存宿主，在肺孢子菌的流行病学中可能具有重要作用。<20个月的儿童中85%血浆肺孢子菌抗体阳性；10.5%健康儿童，以及15%有呼吸道症状或细支气管炎婴幼儿，鼻咽冲洗液中检测到肺孢子菌定植；一项研究表明，<1岁的、无免疫缺陷、死因不同的婴儿中有58例在肺组织中检测到肺孢子菌；另有研究表明，因婴儿猝死综合征在家中死亡的婴儿中52%在肺组织检测到肺孢子菌。这些研究有的是用巢式PCR方法，有的是在肺组织活检标本中显微镜检发现病原体。儿童中肺孢子菌定植常见的原因被认为是由于儿童与成人免疫机制的差异所致。

成人肺孢子菌定植见于HIV感染或非HIV感染个体。据报道，HIV感染人群中10%～69%有肺孢子菌定植，结果差异很大是由于检测方法、呼吸道标本和人群不同。肺孢子菌定植风险与CD4[+]T细胞数量、使用PCP预防治疗以及PCP病史等指标的关系并不确切。非HIV感染人群中，多数健康人未发现定植。7%～19%慢性病或各种呼吸道疾病患者发现肺孢子菌定植。孕妇肺孢子菌定植的风险增加，一项研究表明16%的孕妇发现肺孢子菌定植。COPD患者肺孢子菌定植危险性高于其他呼吸道疾病，吸烟者中有肺孢子菌定植者和无定植者相比肺功能更差，提示肺孢子菌定植可能与COPD病情进展有关。关于肺孢子菌定植目前仍有很多问题尚待解决：肺孢子菌定植的流行病学和临床意义仍不清楚，肺孢子菌定植是否有发生 PCP 的危险，是否传染，是否导致肺组织慢性炎症和损伤，仍然需要进一步研究。

（彭 敏）

参 考 文 献

［1］Thomas CF，Limper AH. Pneumocystis pneumonia. N Engl J Med，2004，350：2487－2498

［2］Huang L，Morris A，Limper AH，et al. An official ATS workshop summary：Recent advances and future directions in Pneumocystis pneumonia（PCP）. Proc Am Thorac Soc，2006，3（8）：655－664

［3］Thomas CF，Limper AH. Current insights into the biology and pathogenesis of Pneumocystis pneumonia. Nat Rev Microbiol，2007，5（4）：298－308

［4］Green H，Paul M，Vidal L，et al. Prophylaxis for Pneumocystis pneumonia（PCP）in non-HIV immunocompromised patients. Cochrane Database Syst Rev，2007，18（3）：CD005590

［5］Briel M，Bucher HC，Boscacci R，et al. Adjunctive corticosteroids for Pneumocystis jiroveci pneumonia in patients with HIV-infection. Cochrane Database Syst Rev，2006，19（3）：CD006150

［6］曹彬，王辉等. 非 HIV 感染/艾滋病患者人肺孢子菌肺炎的临床和预后研究. 中国真菌学杂志，2006，1（1）：31－35

［7］王焕玲、李太生、王爱霞，等. 艾滋病合并肺孢子菌肺炎 22 例临床分析. 中华内科杂志，2005，44：653－655

［8］戴懿，李太生，等. 143 例首诊发现的中国艾滋病患者临床特征分析. 中国医学科学院学报，2006，28（5）：651－654

［9］中华医学会呼吸病学分会感染学组. 肺真菌病诊断和治疗专家共识. 中华结核和呼吸杂志，2007，30（11）：821－834

第六篇

气流阻塞性疾病

第一章　气流阻塞性疾病总论

【慢性阻塞性肺疾病研究历史】

现代呼吸病学的起源可追溯到 1821 年勒奈克（Laennec）的经典著作《胸部疾病论》（A Treatise on the Diseases of the Chest）。该书中有一章论述"肺卡他或支气管炎"（pulmonary ca-tarrh or bronchitis），另有一章专门对肺气肿进行了描述。勒奈克将支气管炎分为急性型和慢性型，并将慢性支气管炎分为"湿性"（大量咳痰）和"干性"（几乎不咳痰）两种。在肺气肿一章，勒奈克将自己和前人的观察总结起来，在结构和功能上对肺气肿进行了精彩的描述。他提出"气腔扩张"是肺气肿的基本特征。而肺泡壁破坏在肺气肿功能性异常（病理生理）中的重要性直到一百多年后才被认识。

直到 1952 年伦敦大雾后，人们才认识到，慢性支气管炎并非是一种轻微的、并不致残的疾病，而是一种本质上的严重疾病。在这次因恶劣天气和空气污染引起的大雾中，慢性肺部疾病引起的致残率和死亡率明显升高。美国、荷兰及其他国家的流行病学家开始重视慢性支气管炎和肺气肿的流行。同时他们提出一个问题：为什么"肺气肿"的诊断很少出现在英国的死亡证明上，而慢性支气管炎的诊断从未在美国的死亡证明上出现过？美国和欧洲应用标准化问卷，合作进行了流行病学研究，结果发现慢性支气管炎在大西洋两岸是同一种疾病，但该病在欧洲（英国和荷兰）一般更为严重，咳痰量较多。这种认识达成一致后，人们开始注意到，为什么某些慢性支气管炎并不致残，而更多表现为咳嗽和咳痰这些慢性支气管炎的标志性症状；除非肺功能也受到损害，表现出气流受限，一般不会致残或引起死亡。关于肺气肿的临床诊断，其不确定性依然存在：当咳嗽和咳痰伴发劳力性呼吸困难时，医师会作出肺气肿的诊断。但随后的尸检研究证明，这些临床症状对肺气肿是不可靠的预测指标。

第二次世界大战后，对肺部疾病的临床研究得到加强，医师也拥有了新的诊断工具：肺功能检查从简单的肺量计发展到可以评估气体在肺内分布的肺功能仪；慢性肺部疾病的呼吸调节开始得到系统研究；动脉血气分析成为临床常用的辅助检查。

因为对慢性阻塞性气道疾病鉴别诊断的不确定性仍然存在，所以 1958 年召开了 CIBA 讨论会，试图对其进行分类。CIBA 会议的四个主要提议对呼吸医学发展产生了深远影响：①不再根据临床所见诊断肺气肿，肺气肿应以解剖学术语定义；②慢性支气管炎应被定义为"慢性或反复发作的支气管黏液分泌增加，临床表现为咳嗽和咳痰，没有其他特异的肺部疾病来解释"；③引入气流受限的概念，用于区别只表现为咳嗽咳痰的支气管炎（勒奈克所描述的"卡他"）和致残的慢性阻塞性肺疾病的支气管炎；④对可逆性阻塞性气道疾病（如在哮喘）和持续性阻塞性气道疾病（如在 COPD）进行了区分。CIBA 会议后的一个主要进展就是，人们一致认识到，肺气肿引起的气流受限，完全可以像由慢性支气管炎引起的气流受限那样严重，尽管引起气流阻力增加的机制是不同的：在肺气肿是因过度充气的肺对终末气道的牵拉，而在慢性支气管炎是因支气管收缩和大气道的黏液过度分泌。

此后 Gough 通过对肺气肿的病理学研究，根据肺破坏的部位，将肺气肿分为两种病理学亚型：①小叶中央型（centrilobular，centriacinar），其特征是肺破坏位于肺小叶的中心，上叶累及较下叶更多；②全小叶型（panlobular, panacinar），其特征是肺小叶内一致的肺破坏，下叶累及较上叶更多。吸烟与这两种类型都相关，但小叶中央型更多见。α_1-抗胰蛋白酶缺乏通常与全小叶型相关。

到了这个时期，对 COPD 的研究已在很大程度上依赖于临床-病理-生理之间的相关性。随着发现 α_1-抗胰蛋白酶缺乏与全小叶型肺气肿的相关性，人们对肺气肿发生机制的认识进入了一个全新的时期，不同因素在保护肺结构完整性中的作用得到广泛和深入的研究。

【阻塞性肺部疾病的定义】

自勒奈克之后，慢性阻塞性肺疾病一直没有一个确切的定义，这在很大程度上阻碍了该领域的研究进展。近几十年来，由于新的临床观察结果、新的诊断工具和先进的流行病学研究的出现，人们对慢性阻塞性肺疾病的定义进行了多次修订。

（一）慢性阻塞性肺疾病（COPD）　　COPD 这一术语自从 20 世纪 60 年代提出，为临床观察研究提出了新的认识，同时也带来很多争议。自 1995 年以来，澳大利亚、新西兰、美国和欧洲国家相继制订了有关 COPD 诊治指南，认识趋于一致，提出 COPD 是以气流阻塞为特征的慢性支气管炎或/和肺气肿，支气管哮喘不属于 COPD。我国于 1997 年也发表了中国慢性阻塞性肺疾病诊治规范（草案），使我国的 COPD 研究进入一个新的时期，推动了该领域的临床和基础研究。

2001 年美国心肺血液研究所和 WHO 组织多国专家，根据丰富的文献资料，进一步提出了慢性阻塞性肺疾病全球创议（Global Initiative for Chronic Obstructive Lung Disease，GOLD），对 COPD 的定义、临床、发病机制等方面进行了全面阐述。随后，我国在 1997 年草案的基础上，参照 GOLD 的有关内容，于 2002 年发表了慢性阻塞性肺疾病诊治指南。在新的指南中，COPD 的定义得到重新修订，指出 COPD 是一种具有气流受限特征的疾病，气流受限不完全可逆，呈进行性发展，与肺部对有害气体或有害颗粒的异常炎症反应有关。规定在吸入支气管舒张剂后，$FEV_1 < 80\%$ 预计值，且 $FEV_1/FVC < 70\%$ 表示存在气流受限。指南将 COPD 进行了严重度分级，慢性支气管炎被列为 0 级（高危）。

（二）其他气流阻塞性肺疾病　　COPD 诊治规范中明确指出，诊断 COPD 须除外其他能引起气流受限的特定疾病，这些疾病中最常见的是哮喘和支气管扩张，在西方国家还包括囊性纤维化。另外，有些原因引起的细支气管炎在病理生理上也可归属于阻塞性肺疾病范畴。

1. 哮喘　　支气管哮喘也具有气流受限，但这是一种特殊的气道炎症性疾病，其气流受限是可逆的，它不属于 COPD。但部分哮喘进行性发展，可出现不可逆的气流受限，此时如果临床表现不典型，与 COPD 不易鉴别，以往又未诊断过哮喘，此时可将其归于 COPD。诊治规范中一般规定，支气管扩张试验（可逆试验）中 FEV_1 改善 15% 是判断可逆性的界限，但临床上还应结合临床表现特别是病史来做出正确诊断。如果一个有过敏史的患者，既往表现为典型的喘息发作，支气管扩张剂治疗有效，就诊时即使支气管扩张试验 FEV_1 改善不足 15%，也应诊断哮喘。而不宜仅仅根据所谓可逆试验阴性就将其诊断为 COPD。

2. 支气管扩张　　COPD 常并发局灶性支气管扩张。但一般来说，支气管扩张的特征是气道扩张，而不是缩窄，支气管扩张也不在气流阻塞的形成中起重要作用。需要注意的是，作为独立疾病的支气管扩张症，本身可出现气流受限，表现为 FEV_1 减低，FEV_1/FVC 减低，但它不属于 COPD。一般来说，支气管扩张症发病年龄较早，临床症状也较典型。随着病程进展，部分病例可出现气流受限，特别是疾病晚期出现 CO_2 潴留，肺功能检查又表现为阻塞性通气功能障碍，此时与 COPD 的鉴别就更为困难了。但仔细询问病史和查体，往往有助于鉴别。肺 CT 上支气管扩张症与 COPD 引起的支气管扩张往往有明显不同，可资鉴别。

3. 大疱性疾病　大疱（bullae）可发生在多种疾病，如肺气肿（大疱性肺气肿）和纤维化（如结节病或尘肺晚期）。大疱也发生于没有基础病变的肺，被称为肺部大疱性疾病（bullous diseases of the lung），一般为多发性。其起源和发生机制与发生在有基础疾病如 COPD 的肺大疱是不同的。肺功能检查有助于鉴别大疱性疾病和基础肺病引起的肺大疱。做出正确的鉴别诊断还是必要的，因为有阻塞性疾病基础的患者，往往不是手术治疗的指征。在大疱性疾病，RV/TLC% 正常，FEV_1 正常或减低，FVC 正常或减低，FEV_1/FVC% 正常。在阻塞性肺病引起的肺大疱，RV/TLC% 升高，FEV_1，FVC，FEV_1/FVC% 均减低。

4. 小气道疾病和细支气管炎　小气道疾病指小气道（直径小于 2mm，包括小支气管和细支气管）因炎症和黏液栓引起的阻塞。哮喘、支气管炎和支气管扩张均以小气道病变为主。此外，一些不常见的小气道疾病需要认识和治疗。在过去的 30 年来，认识到细支气管损伤（细支气管炎，伴或不伴有闭塞）常伴随感染（病毒、支原体等）、药物反应、结缔组织病（RA，SLE 等）、有毒气体或烟雾暴露和器官移植（骨髓移植、肺移植等）。另外，几种累及小气道的新的综合征也被认识，包括特发性 BOOP、DPB 和 RB-ILD。病理上表现为增生性细支气管炎（proliferative bronchiolitis）或缩窄性细支气管炎（constrictive bronchiolitis）。以缩窄性细支气管炎为病理表现的疾病，肺功能检查可出现阻塞性通气功能障碍。

5. 囊性纤维化　囊性纤维化（cystic fibrosis）是发生在高加索人种的常见的遗传性疾病，中国人有个例报道。累及所有的外分泌腺，累及肺和胰腺的症状通常在临床上最突出。肺部表现为支气管扩张和反复的感染。肺功能表现为小气道阻塞。

6. 上气道阻塞（upper airway obstruction）　上气道包括喉和气管本身疾病或外压引起的气流阻塞，虽然临床少见，但在年轻人常易误诊为哮喘，在老年人易误诊为 COPD。胸腔外疾病常表现为吸气性喘鸣；肺功能检查吸气流速减低较呼气流速减低更为显著。胸腔内气管病变会引起特征性的流速-容积曲线改变。

【慢性气流阻塞性疾病的诊断】

慢性气流阻塞性肺部疾病的诊断主要根据病史，查体，肺功能检查，影像学检查和其他辅助检查。病史除了临床症状外，环境暴露或职业暴露史对于明确病因十分重要。

（一）病史　慢性咳嗽、咳痰、气短或呼吸困难、喘息和胸闷是慢性气流阻塞性肺部疾病的常见症状。气流阻塞性疾病的共同特征是气道狭窄，导致呼吸功增加，阻塞的部位从上气道到最外周的细支气管。在阻塞性肺部疾病，因气道阻塞的机制不同，解剖位置不同，气流阻塞也随呼吸周期有不同表现。例如，胸腔外病变如喉狭窄、胸腔外气管狭窄主要引起吸气性呼吸困难。而其他疾病如胸腔内气管疾病则主要引起呼气相呼吸困难。典型的病史和体检所见，对于 COPD 与哮喘及其他阻塞性疾病的鉴别诊断至关重要。

吸烟史、职业或环境有害物质接触史、过敏史、家族史等，对于了解 COPD 的发病因素，对于阻塞性疾病的鉴别诊断，都具有重要价值。

（二）肺功能　COPD 诊断中的主要问题不在于 COPD 与其他疾病容易混淆，而是像高血压病一样，根本没有得到诊断。因此有人提出，应该将 FEV_1 作为"第五个生命征（the fifth vital sign）"。由于 COPD 的严重性，起病的隐袭性，而早期诊断又有可能停止疾病进展，所以诊断的重点应该是病例发现（case finding）。所有吸烟者、曾经吸烟者、有慢性或反复咳嗽、劳力性呼吸困难病史者、或查体发现哮鸣音者，都应进行肺功能检查。一个正常的 FEV_1 基本可以除外有临床意义的 COPD。FEV_1 是判断气流受限且重复性好的客观指标，对 COPD 的诊断、严重度评价、疾病进展、预后、治疗反应均有重要意义。

肺功能异常一般被划分为四大类：阻塞性、限制性、混合性和弥散异常。引起阻塞性障碍的疾病包括 COPD、哮喘、囊性纤维化、小气道疾病和上气道阻塞。

除了局限于小气道的疾病外，阻塞性异常的标志是 $FEV_1/FVC\%$ 减低（表6-1-1）。该值还用来估计疾病的严重程度。所有情况下 FEV_1 总是减低的，通常伴有 FVC 减低。一般来说，缓慢肺活量（SVC）也异常减低；FVC 的减低程度大于 SVC 的减低程度提示气体滞留。

左心衰竭可引起呼吸困难，甚至急性喘息发作。心力衰竭患者常有气流阻塞，表现为 FEV_1/FVC 减低，但通常还有 TLC 减低，与 COPD 不同。

表6-1-1　导致阻塞性通气功能障碍的各种疾病的特征

疾病	FEV_1	FVC	$FEV_1/FVC\%$	支气管扩张试验	小气道功能	肺体积	DL_{CO}	流速容量环
COPD	↓	↓	↓	—	异常	↑	↓	异常
哮喘	↓	↓	↓	↑	异常	↑	正常	异常
小气道疾病	正常	正常	正常	—	异常	正常	正常	正常
大气道阻塞	↓	↓	↓	—	正常或异常	正常或↑	正常	异常*

*上气道阻塞的流速容量环具特征性

（三）影像学　X 线检查对确定肺部并发症，与其他疾病（肺间质纤维化、肺结核等）进行鉴别诊断有帮助。早期胸片可有明显变化，主要特征是肺过度充气。胸部 CT，特别是 HRCT，对发现肺气肿和肺大疱很有价值。另外，HRCT 还可用来了解支气管扩张的类型和部位，评价小气道病变的存在等。

在临床上，气流阻塞性肺疾病的诊断并非一目了然，有时需依靠临床表现、肺功能和影像学检查综合判断。例如，在一位新近发现低氧血症和 CO_2 潴留的患者，病史中可能没有典型的慢性咳嗽、咳痰或发作性喘息，但肺功能检查显示阻塞性通气功能障碍。这时如做肺部 HRCT，发现明显的肺气肿，则可做出 COPD 的诊断。这样的情况临床不在少数。因为目前肺功能检查尚不普及，临床医师甚至呼吸专科医师也往往缺乏让患者接受肺功能检查的意识，以致不少 COPD 得不到及时诊断，甚至到了肺心病阶段才得以确诊。临床上经常遇到的一种情况是，患者以肺心病表现就诊，进一步检查发现存在肺动脉高压、低氧血症，影像检查发现肺气肿，此时才想到进行肺功能检查，再仔细了解病史才引出一直没有受到患者本人和医师重视的慢性咳嗽史。在像 COPD 这样的阻塞性疾病诊断中，辅助检查工具是重要的，但积极的诊断意识和敏锐的观察能力则是不可缺少的。

（孙永昌）

参 考 文 献

[1] 中华医学会呼吸病学分会慢性阻塞性肺疾病学组. 慢性阻塞性肺疾病诊治指南. 中华结核和呼吸杂志，2002，25：453 - 460

［2］赵鸣武. 关注慢性阻塞性肺疾病诊治指南的发表. 中华内科杂志，2002，41：579－580

［3］Fishman AP. Chronic obstructive lung disease：overview. In：Fishman AP, Elias JA, Fishman JA, et al. Fishman's pulmonary diseases and disorders. 3rd. New York：McGraw-Hill, 1998, 645－658

［4］NHLBI/WHO Workshop Report. Global strategy for the diagnosis, management, and prevention of chronic obstructive pulmonary disease. 2001

［5］Rodarte JR. Chronic bronchitis and emphysema. In：Goldman L, Bennett JC, eds. Cecil textbook of medicine, 21th ed. Philadelphia：WB Saunders Company, 2000, 393－401

［6］Nadel JA. Obstructive diseases. General principles and diagnostic approach. In：Murray JF and Nadel JA eds. Textbook of respiratory medicine. 3rd ed. Philadelphia：WB Saunders Company, 2000, 1173－1185

第二章 慢性阻塞性肺疾病

慢性阻塞性肺疾病（COPD）是一种重要的慢性呼吸系统疾病，患病人数多，病死率高。由于 COPD 呈缓慢进行性发展，严重影响患者的劳动能力和生活质量。目前 COPD 在全球已成为第四位的致死原因，COPD 现引起了世界各国的重视。在我国 COPD 同样也是一种常见病，严重影响广大人民的身体健康。20 世纪 90 年代对我国北部及中部地区 102230 成年人调查，COPD 约占 15 岁以上人群 3%。近年来 COPD 流行病学调查表明，我国 40 岁以上人群中 COPD 的患病率为 8.2%，其患病率之高是十分惊人的，在世界上处于较高的发病率。据统计，在我国死因顺位中，COPD 占据第三位，而在农村中，COPD 则占死因的首位。由于我国是农业大国，农村人口占 80%，故对 COPD 预防和治疗更具有十分重要的意义。

我国早在 20 世纪 70 年代起就重视 COPD 的预防和治疗，做了大量的临床和实验室研究。近十余年来美国胸科学会（ATS）、英国胸科学会（BTS）和欧洲呼吸学会（ERS）分别对 COPD 的诊断和治疗提出了各自的指南。但各国医学会制订的 COPD 诊治指南，对 COPD 的认识存在着一定的差异。2001 年 4 月，美国国立心、肺、血液学会（NHLBI）和 WHO 共同发表了"慢性阻塞性肺疾病全球创议"（Global Initiative for Chronic Obstructive Lung Disease, GOLD），旨在引起全世界对 COPD 有足够的重视，降低 COPD 的发病率和死亡率，帮助 COPD 患者逆转疾病发展趋势。GOLD 在现有各国医学会 COPD 指南的基础上，结合 COPD 近年研究新进展，提出了意见一致的研究报告，即 COPD 诊断、处理和预防的全球创议。由于 COPD 临床诊断和治疗的进展，GOLD 每年都在不断更新。参考 GOLD，中华医学会呼吸分会（CSRD）在 2002 年也制定了慢性阻塞性肺疾病诊治指南，2007 年又重新修订、发表了慢性阻塞性肺疾病诊治指南（2007 年修订版）。

第一节 慢性阻塞性肺疾病的定义、病因和发病机制

【定义】

1. COPD 的定义 COPD 是一种可以预防、可以治疗的疾病，伴有一些显著的肺外效应，这些肺外效应与患者疾病的严重性相关。肺部病变的特点为不完全可逆性气流受限，这种气流受限通常进行性发展，与肺部对有害颗粒或气体的异常炎症反应有关。

COPD 的定义强调了 COPD 是可以预防和可以治疗的，其目的是给患者呈现出一个积极的前景，并鼓励医疗卫生工作者在 COPD 防治中勇于探索，克服对 COPD 的消极、悲观情绪，提倡采取乐观的应对态度。当患者有咳嗽、咳痰或呼吸困难症状，及（或）疾病危险因素接触史时，应考虑 COPD。慢性咳嗽、咳痰常先于气流受限许多年存在，但不是所有有咳嗽、咳痰症状的患者均会发展为 COPD。

肺功能检查可明确诊断 COPD，即在应用支气管扩张剂后，FEV_1 占预计值% <80%，同时 FEV_1/FVC <70% 表明存在气流受限，并且不能完全逆转。为改进 COPD 的诊断，应努力提供标准化的肺功能检查。

在COPD的定义中采用了"气流受限"这一概念，而未用"气道阻塞"这一旧名称，是因为单纯肺气肿时，气道并无器质性阻塞性病变，但由于肺泡组织的弹性降低，因而肺泡压降低，使气流流速减慢、受阻。此外，细支气管上均附着有肺泡组织，当其弹性降低时，作用在细支气管壁上的牵拉力量也降低，使细支气管变窄，因而使流速减慢。在这种情况下，如果仍然称作"气道阻塞"，显然易误解为气道内存在器质性阻塞性病变，故使用"气流受限"这一名称较为合理。

2. 慢性支气管炎　是指除外慢性咳嗽的其他各种原因后，患者每年慢性咳嗽、咳痰3个月以上，并连续2年，不一定伴有气流受限。由此可见，慢性支气管炎的定义是以症状学为基础的，具有这些症状的患者，其中一部分伴有气流受限，或者暂时没有出现气流受限，但是经过若干年后病情可以发展，从而出现气流受限。然而，另外一部分患者虽具有慢性咳嗽、咳痰症状，但始终不出现气流受限，此时，只能诊断为慢性支气管炎，而不能诊断为COPD。与COPD有关的慢性支气管炎，只是指伴有气流受限的慢性支气管炎。

3. 肺气肿　肺部远端的气室到末端的细支气管出现异常持久的扩张，并伴有肺泡壁和细支气管的破坏而无明显的纤维化。"破坏"是指呼吸性气室扩大且形态缺乏均匀一致，肺泡及其组成部分的正常形态被破坏和丧失。

这里需指出：慢性支气管炎的定义属于临床范畴，而肺气肿的定义为病理解剖术语。

4. COPD与慢性支气管炎、肺气肿、支气管哮喘等之间的关系　COPD与慢性支气管炎和肺气肿关系密切，但临床上患者有咳嗽、咯痰等症状时，并不能立即可诊断COPD。如患者只有"慢性支气管炎"和（或）"肺气肿"，而无气流受限，则不能诊断为COPD，患者仅可诊断为单纯的"慢性支气管炎"和（或）"肺气肿"。虽然在各种类型的支气管哮喘中，许多特殊因素均可造成气流受限。但是根据支气管哮喘的定义，这种气流受限是可逆性的。所以如果支气管哮喘患者的气流受限能完全逆转，则患者没有合并COPD。实际上在许多病例中，某些支气管哮喘患者并发的气流受限并不能完全逆转；而某些COPD患者却伴有气流受限的部分逆转，且合并气道高反应性，此时很难将这两类患者区分开。慢性支气管炎和肺气肿合并气流受限常同时存在，某些患者在患支气管哮喘的同时也可以并发这两种疾病：即慢性支气管炎和肺气肿。如果支气管哮喘患者经常暴露在刺激性物质中，如抽烟，也会发生咳嗽和咳痰，而咳嗽和咳痰是慢性支气管炎的一项重要特征。这类患者可诊断为"哮喘型支气管炎"或"COPD的哮喘类型"。此外，已知病因或具有特异病理表现并有气流受限的一些疾病，如囊性纤维化、弥漫性泛细支气管炎或闭塞性细支气管炎等不包括在COPD内。

【病因】

COPD的发病因素很多，迄今尚有许多发病因素还不够明了，尚待研究。近年来认为，COPD有关发病因素包括个体易感因素以及环境因素两个方面，这两者相互影响。现在认为比较明确的个体易感因素为α_1-抗胰蛋白酶缺乏，最主要的环境因素是吸烟，以及接触职业粉尘和化学物质（烟雾、过敏源、工业废气和室内空气污染等）。在我国农村，COPD的危险因素还与烹调时产生的大量油烟和燃料产生的烟尘有关。

（一）个体因素

1. 遗传因素　某些遗传因素可增加COPD发病的危险性。常见遗传危险因素是α_1-抗胰蛋白酶的缺乏。目前认为α_1-抗胰蛋白酶的重度缺乏与非吸烟者的肺气肿形成有关。

2. 气道高反应性　支气管哮喘和气道高反应性被认为是发展成为COPD的重要危险因

素，与某些基因因素和环境因素等相关的复杂发病因素有关。气道高反应性可能与吸烟或暴露于其他的环境因素相关。

（二）环境因素

1. 吸烟　现今公认吸烟为 COPD 重要发病因素，吸烟能使支气管上皮纤毛变短，不规则，纤毛运动发生障碍，降低局部抵抗力，削弱肺泡吞噬细胞的吞噬、灭菌作用，又能引起支气管痉挛，增加气道阻力。吸烟者肺功能的异常率较高，并多有呼吸道症状，FEV_1 的年下降率较快，吸烟者死于 COPD 的人数较非吸烟者为多。但并不是所有的吸烟者都可能发展为 COPD，这表明遗传因素可能起了一定的作用。被动吸烟也可能导致呼吸道症状以及 COPD 的发生。

2. 职业粉尘和化学物质　当职业粉尘及化学物质（烟雾、过敏原、工业废气及室内空气污染等）的浓度过大或接触职业粉尘以及化学物质中的时间过久，均可导致与吸烟无关的 COPD 的发生。接触某些特殊的物质、刺激性物质、有机粉尘及过敏原能够使气道反应性增加，尤其当气道已接触其他的有害物质、吸烟或合并哮喘时更易并发 COPD。

3. 大气污染　化学气体如氯、氧化氮、二氧化硫等烟雾，对支气管黏膜有刺激和细胞毒性作用。空气中的烟尘或二氧化硫明显增加时，慢性支气管炎的急性发作就显著增多。其他粉尘如二氧化硅、煤尘、棉屑、蔗尘等也刺激支气管黏膜，使气道清除功能遭受损害，为细菌入侵创造条件。城市重度的空气污染对于存在心肺疾患的患者来说极其有害。燃料燃烧不完全及烹调时的油烟而引起的室内空气污染也是 COPD 的危险因素。

4. 感染　呼吸道感染是 COPD 发病和加剧的另一个重要因素，目前认为肺炎球菌和流感嗜血杆菌，可能为 COPD 急性发作的最主要病原菌。病毒也对 COPD 的发生和发展起重要作用，肺炎衣原体和肺炎支原体与 COPD 发病的直接关系仍有待于进一步阐明。儿童期的重度呼吸道感染和成年时的肺功能降低及呼吸系统症状的发生有关。此外，低出生体重也与 COPD 的发生有关。

5. 社会经济地位　COPD 的发病与患者社会经济地位的相关。这也许与室内外空气污染的不同程度、营养状况或其他和社会经济地位有关的因素等有一定的内在联系。

6. 其他　除上述因素外，气候变化，特别是寒冷空气能引起黏液分泌物增加，支气管纤毛运动减弱。在冬季，COPD 患者的病情波动与温度和温差有明显关系。迷走神经功能失调，也可能是本病的一个内因，大多数患者有迷走神经功能失调现象。部分患者的副交感神经功能亢进，气道反应性较正常人增强。

【发病机制】

当前 COPD 的发病学研究也有很大进展，现在比较流行的发病机制如下。

（一）细胞机制　吸烟和其他吸入刺激物能诱发周围气道和肺实质内的炎性反应，并激活巨噬细胞。巨噬细胞在 COPD 的炎性过程中起了重要作用，被激活的巨噬细胞、上皮细胞和 CD_8 T 淋巴细胞可释放出中性粒细胞趋化因子，巨噬细胞还能生成蛋白分解酶。COPD 患者的支气管肺泡灌洗液中巨噬细胞数目比正常可增加 $5 \sim 10$ 倍，巨噬细胞主要集中在肺气肿最为显著的中心腺泡带。此外，肺泡壁上巨噬细胞和 T 淋巴细胞的数目与肺实质破坏的程度呈正相关。通过释放出中性粒细胞蛋白酶和其他蛋白酶，巨噬细胞在肺气肿蛋白持续分解的过程中起了重要作用，并进一步造成肺实质的破坏和刺激气道内黏液的过度分泌。白介素-8（IL-8）对中性粒细胞有选择性的吸附作用，在 COPD 患者的诱生痰液中存在高浓度的 IL-8。

巨噬细胞、中性粒细胞和气道上皮细胞均可分泌IL-8。COPD发病过程中，IL-8在中性粒细胞所致的炎症中起了相当重要的作用。IL-8的水平与中性粒细胞数量相关，并与气流受限的程度相匹配。COPD患者的痰液中存在着高浓度的肿瘤坏死因子α（TNFα），可起动核因子——κB（NF-κB）的转录，随之又转向IL-8基因的转录。

气道内的白三烯B_4（LTB_4）同样是一种重要的中性粒细胞趋化因子。α_1-抗胰蛋白酶（α_1-AT）缺乏的患者，其肺泡巨噬细胞可分泌大量的LTB_4。T淋巴细胞在COPD中的作用尚不清楚。优势的CD_8细胞（抑制T细胞），通过释放多种酶，如颗粒酶和穿透因子，诱发肺实质细胞的凋亡。吸烟者仅少数发生肺气肿，其原因与肺内的抗蛋白酶水平有关，而抗蛋白酶水平由抗蛋白酶基因突变所决定（基因多态现象）。例如，约10%肺气肿患者可发生基因突变。突变位于基因的调节部位，提示α_1-AT产生的调节具有防御功能，尤其是在急性感染时期。

（二）蛋白酶-抗蛋白酶系统失衡　肺气肿是由于蛋白酶-抗蛋白酶系统失衡所致。蛋白酶可以消化弹性蛋白和肺泡壁上的其他蛋白结构，其中有中性粒细胞弹性酶（NE），组织蛋白酶，基质金属蛋白酶（MMPs），颗粒酶，穿透因子。抗蛋白酶系统能对抗蛋白酶的作用，其中最重要的有α_1-AT、分泌型白细胞蛋白酶抑制剂（SLPI）、基质金属蛋白酶组织抑制剂（TIMPs）等。NE为一种中性丝氨酸蛋白酶，是肺内促弹性组织离解活动的主要成分。NE可消化连接组织和蛋白聚糖，从而造成肺气肿的形成。NE除能使肺组织基质分解外，还可造成气道扩张、纤毛上皮变形和黏液腺增生以及纤毛摆动消失。NE也有潜在的刺激黏液分泌的功能，并能从上皮细胞内诱发释放IL-8，故可促使气道炎症的发生，形成慢性支气管炎。在α_1-AT缺乏的患者中，NE在调节弹性组织离解中起主要作用；但是在吸烟所致的COPD患者中，NE并不起主要的弹性组织离解酶作用。与吸烟相关的COPD中，吸烟所产生的氧化剂则起了重要作用。吸烟可造成肺泡内巨噬细胞的激活和中性粒细胞的募集，同时释放出中性粒细胞趋化因子，产生更多的炎症介质，并降价弹性蛋白和胶原。此外，吸烟也通过α_1-AT的氧化失活与NE的结合率的降低而造成肺组织的损伤。

蛋白酶3为另一种中性粒细胞中的中性丝氨酸蛋白酶，参与这些细胞的弹性组织离解活动。组织蛋白酶G为中性粒细胞的半胱氨酸蛋白酶，也参与弹性组织离解活动，组织蛋白酶B、L和S由巨噬细胞释放。MMPs是一组20个相似的肽链内切酶，能降解肺实质所有细胞外基质成分，包括：弹性蛋白、胶原、蛋白多糖、层黏素和纤维结合素。MMPs是由中性粒细胞、肺泡巨噬细胞和气道上皮细胞所生成。肺气肿时支气管肺泡灌洗液中的胶原酶（MM-1）和明胶酶（MM-9）的水平增加。肺气肿患者肺泡灌洗液中，巨噬细胞内MM-9和MMP-1的表达也高于正常人。肺泡巨噬细胞也能表达特有的MMP_1，即巨噬细胞金属-弹性酶。

对抗和平衡这些蛋白酶的物质是一组抗蛋白酶。其中较为重要的有α_1-AT，也称为α_1-蛋白酶抑制剂，是一种肺实质内的主要抗蛋白酶，在肝内合成，再从血浆内分泌出去。遗传性的纯合子α_1-AT缺乏可能产生严重的肺气肿，尤其是吸烟者，但在COPD病例中这种基因性疾病少于1%。α_1-AT为对抗NE的主要成分，但不是惟一的抗蛋白酶成分。此外还有α_1-抗糜蛋白酶，该酶主要存在肺内，纯合子个体其水平较低，患COPD的危险性也增加。SLPI为气道中最重要的保护物质，来自气道上皮细胞，为气道提供局部防御机制。TIMPs可对抗基质金属蛋白酶的效应。

（三）氧化剂的作用　氧化剂在COPD的病理生理过程中起了重要作用。香烟中存在有大量的氧化剂，活化的炎症细胞也能产生内源性氧化剂，这些炎症细胞包括中性粒细胞和肺泡巨噬细胞。COPD 患者呼出气中的凝集水内的过氧化氢（H_2O_2）增加，在急性加重期尤为明显，可说明内源性氧化剂生成增加。氧化剂以下列几种方式参与 COPD 的病理过程，包括损害血清蛋白酶抑制剂，加强弹性酶的活性和增加黏液的分泌。此外，氧化剂能活化转录 NF-κB，NF-κB 可协助转录其他许多炎症因子，包括 IL-8、TNFα、诱导型一氧化氮（NO）合成酶和诱导型环氧化酶。氧化剂通过直接氧化作用于花生四烯酸，而产生异前列腺素。COPD 患者中异前列腺素是增加的，对气道产生多种效应，包括支气管缩窄，增加血浆漏出和黏液过度分泌。

（四）感染　下呼吸道细菌感染和慢性炎症加剧了肺损伤，造成了支气管纤毛清除系统的破坏，寄生于上呼吸道的细菌移生至下呼吸道。细菌首先附着在黏膜内皮细胞上，一方面释放细菌产物，造成气道内皮细胞损伤；另一方面，炎症细胞释放各种细胞因子和蛋白酶，破坏了蛋白酶-抗蛋白酶系统平衡，从而促进了 COPD 的进展。肺炎衣原体慢性感染在 COPD 的发病中起了重要作用，COPD 患者在肺炎衣原体感染后，所产生的免疫反应与机体因素有着密切的关系，如吸烟、慢性疾病、长期应用糖皮质激素、老年及某些基因因素等，均参与了免疫反应的调节及所产生 Th_2 类型的免疫反应。如需清除细胞内感染的肺炎衣原体，则需要强有力的 Th_1 免疫反应。细胞内持续寄殖的肺炎衣原体必然会引起机体的免疫反应，吸烟所致的炎症加重了肺炎衣原体产生的慢性感染，吸烟和肺炎衣原体的协同效应共同参与了气道阻塞的病理过程。

（五）黏液过度分泌和小气道阻塞　吸烟和吸入某些刺激性气体可使气道内分泌物增加。其机制涉及气道感觉神经末梢反射性增加了黏液分泌，并直接刺激某些酶的生成，如 NE。长期刺激可造成黏膜下腺体的过度增生和杯状细胞增殖，也能导致黏蛋白基因（MUC）的上调。目前已认识到人类至少有 9 种 MUC 基因，但尚不清何种基因在慢性支气管时呈过度表达。黏液的过度分泌为气流阻塞的危险因素。因各种刺激物诱发的慢性气道炎症过程，其特征为中性粒细胞浸润，导致各种趋化因子释放，如巨噬细胞释放出 IL-8 和 LTB_4，从而导致周围气道的阻塞。进一步使纤维生成介质分泌，偶可造成周围气道纤维化，及周围气道的慢性炎症和结构重组。

（六）血管的病理改变　COPD 时，因长期慢性缺氧可导致肺血管广泛收缩和肺动脉高压，常伴有血管内膜增生，使原来缺乏血管平滑肌的血管出现血管平滑肌，某些血管发生纤维化和闭塞，造成肺循环的结构重组，少数 COPD 患者可发生肺心病。肺血管结构重组的过程中可能涉及血管上皮生长因子、成纤维生成因子以及内皮素-1（ET-1）。慢性缺氧所致的肺动脉高压患者中，肺血管内皮的 ET-1 表达显著增加，COPD 患者尿中的 ET-1 分泌也明显升高。ET-1 通过 ET_A 受体诱发肺血管平滑肌的纤维化和增生，在 COPD 后期产生的肺动脉高压中起了一定作用。

【病理和病理生理】

1. 病理　常见病理改变有支气管黏液腺增生、浆液腺管的黏液腺化生、腺管扩张杯状细胞增生、灶状鳞状细胞化生和气道平滑肌肥大。慢性支气管炎黏液腺扩大为非特异性。

呼吸性细支气管显示明显的单核细胞炎症。膜性细支气管（直径 <2mm）有不同程度的黏液栓、杯状细胞化生、炎症；平滑肌增生及纤维化管腔狭窄而扭曲。以上改变以及因肺气肿而引起的气道外部附着的肺泡丧失使气道横切面减少。

COPD 合并肺气肿时有三种类型：①中心型肺气肿，从呼吸性细支气管开始并向周围扩展，在肺上部明显；②全小叶肺气肿，均匀影响全部肺泡，在肺下部明显，通常在纯合子α1抗胰蛋白酶缺乏症见到；③第三种为远端腺泡性肺气肿或旁间隔肺气肿，在远端气道、肺泡管与肺泡囊受损，位于邻近纤维隔或胸膜。

小气道病变是流阻塞的主要原因。早期病变是呼吸性细支气管单核细胞炎症。炎症性纤维化、杯状细胞化生黏液栓或黏液脓栓以及终末支气管平滑肌肥大是重要原因。附着于细支气管的肥胖由于肺气肿破坏而使细支气管塌陷也是重要原因。气流阻塞的另一原因是支气管及细支气管痉挛收缩。

2. 病理生理　COPD肺部病理学的改变导致相应的疾病特征性的生理学改变，包括黏液高分泌、纤毛功能失调、气流受限、肺过度充气、气体交换异常、肺动脉高压和肺心病。黏液高分泌和纤毛功能失调导致慢性咳嗽及多痰，这些症状可出现在其他症状和病理生理异常发生之前。呼气气流受限，是COPD病理生理改变的标志，是疾病诊断的关键，主要是由气道固定性阻塞及随之发生的气道阻力的增加所致。肺泡附着的破坏，这使小气道维持开放的能力受损，在气流受限中所起的作用较小。

COPD进展时，外周气道阻塞、肺实质破坏及肺血管的异常减少了肺气体交换容量，产生低氧血症，以后出现高碳酸血症。在COPD晚期（Ⅲ级：重度COPD）出现的肺动脉高压是COPD重要的心血管并发症，与肺心病的形成有关，提示预后不良。

第二节　慢性阻塞性肺疾病的临床表现和实验室检查

【临床表现】

1. 病史　COPD患病过程应有以下特征：①患者多有长期较大量吸烟史；②职业性或环境有害物质接触史如较长期粉尘、烟雾、有害颗粒或有害气体接触史；③家族史COPD有家族聚集倾向；④发病年龄及好发季节多于中年以后发病，症状好发于秋冬寒冷季节，常有反复呼吸道感染及急性加重史，随病情进展，急性加重愈渐频繁；⑤COPD后期可出现低氧血症和（或）高碳酸血症，并发慢性肺源性心脏病（肺心病）和右心衰竭。

2. 症状　每个COPD患者的临床病情取决于症状严重程度（特别是呼吸困难和运动能力的降低）、全身效应和患者患有的各种合并症——而并不是仅仅与气流受限程度相关。COPD的常见症状：①慢性咳嗽通常为首发症状，初起咳嗽呈间歇性，早晨较重，以后早晚或整日均有咳嗽，但夜间咳嗽并不显著，少数病例咳嗽不伴咳痰，也有少数病例虽有明显气流受限但无咳嗽症状；②咳痰咳嗽后通常咳少量黏液性痰，部分患者在清晨较多，合并感染时痰量增多，常有脓性痰，合并感染时可咳血痰或咯血；③气短或呼吸困难是COPD的标志性症状，是患者焦虑不安的主要原因，早期仅于劳力时出现，后逐渐加重，以致日常活动甚至休息时也感气短；④喘息和胸闷可为COPD的症状，但无特异性，部分患者特别是重度患者有喘息，胸部紧闷感通常于劳力后发生，与呼吸费力、肋间肌等容性收缩有关；⑤COPD的肺外效应——即全身效应，其中体重下降、营养不良和骨骼肌功能障碍等常见，此外，还有食欲减退、精神抑郁和（或）焦虑等，COPD的并存疾病很常见，合并存在的疾病常使COPD的治疗变得复杂，COPD患者发生心肌梗死、心绞痛、骨质疏松、呼吸道感染、骨折、抑郁、糖尿病、睡眠障碍、贫血、青光眼、肺癌的危险性增加。

3. 体征　COPD早期体征可不明显。随疾病进展，常有以下体征：①视诊及触诊胸廓形

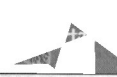

态异常，包括胸部过度膨胀、前后径增大、剑突下胸骨下角（腹上角）增宽及腹部膨凸等，常见呼吸变浅，频率增快，辅助呼吸肌如斜角肌及胸锁乳突肌参加呼吸运动，重症可见胸腹矛盾运动，患者不时采用缩唇呼吸以增加呼出气量，呼吸困难加重时常采取前倾坐位，低氧血症者可出现黏膜及皮肤发绀，伴右心衰者可见下肢水肿、肝脏增大；②叩诊由于肺过度充气使心浊音界缩小，肺肝界降低，肺叩诊可呈过清音；③听诊两肺呼吸音可减低，呼气延长，平静呼吸时可闻干性啰音，两肺底或其他肺野可闻湿啰音；心音遥远，剑突部心音较清晰响亮。

4. COPD急性加重期的临床表现　COPD急性加重是指COPD患者"急性起病，患者的呼吸困难、咳嗽和（或）咳痰症状变化超过了正常的日间变异，须改变原有治疗方案的一种临床情况"。COPD急性加重的最常见原因是气管-支气管感染，主要是病毒、细菌感染所致。但是约1/3的COPD患者急性加重不能发现原因。

COPD急性加重的主要症状是气促加重，伴有喘息、胸闷、咳嗽加剧、痰量增加、痰液颜色和（或）黏度的改变及发热等，还可出现全身不适、失眠、嗜睡、疲乏、抑郁和精神紊乱等症状。与急性加重期前的病史、症状、体格检查、肺功能测定、血气等实验指标比较，对判断COPD严重程度甚为重要。对重症COPD患者，神志变化是病情恶化的最重要指标。COPD急性加重期的实验室检查如下：①肺功能测定：对于加重期患者，难以满意的进行肺功能检查，通常$FEV_1 < 1L$可提示严重发作；②动脉血气分析：呼吸室内空气下，$PaO_2 < 60mmHg$和（或）$SaO_2 < 90\%$，提示呼吸衰竭，如$PaO_2 < 50mmHg$，$PaCO_2 > 70mmHg$，pH < 7.30，提示病情危重，需加严密监护或住ICU治疗；③X线胸片和心电图（ECG）：X线胸片有助于COPD加重与其他具有类似症状疾病的鉴别，ECG对右心室肥厚、心律失常及心肌缺血诊断有帮助，螺旋CT扫描和血管造影，或辅以血浆D-二聚体检测是诊断COPD合并肺栓塞的主要手段，但核素通气-血流灌注扫描在此几无诊断价值，低血压和（或）高流量吸氧后PaO_2不能升至60mmHg以上也提示肺栓塞诊断，如果高度怀疑合并肺栓塞，临床上需同时处理COPD加重和肺栓塞；④其他实验室检查：血红细胞计数及血细胞比容有助于识别红细胞增多症或出血，血白细胞计数通常意义不大，部分患者可增高和（或）出现中性粒细胞核左移，COPD加重出现脓性痰是应用抗生素的指征，肺炎链球菌、流感嗜血杆菌以及卡他莫拉菌是COPD加重最常见的病原菌，因感染而加重的病例若对最初选择的抗生素反应欠佳，应及时根据痰培养及抗生素敏感试验指导临床治疗，血液生化检查有助于明确引起COPD加重的其他因素，如电解质紊乱（低钠、低钾和低氯血症等）、糖尿病危象或营养不良（低白蛋白）等，并可以了解合并存在的代谢性酸碱失衡（详见后述）。

【实验室检查及临床评估】

1. 肺功能检查　肺功能检查是判断气流受限且重复性好的客观指标，临床常用于COPD严重程度和治疗效果的肺功能指标有：时间肺活量（FEV）、深吸气量（IC）、呼气峰流速（PEFR）、呼气中期最大流速（MMFR）、气道阻力和弥散功能等。

（1）时间肺活量　目前气流受限的常用肺功能指标是时间肺活量（图6-2-1），即以第一秒用力呼气容积（FEV_1）和FEV_1与用力肺活量（FVC）之比（FEV_1/FVC）降低来确定的。时间肺活量对COPD的诊断、严重度评价、疾病进展、预后及治疗反应等均有重要意义。FEV_1/FVC是COPD的一项敏感指标，可检出轻度气流受限。FEV_1占预计值的百分比是中、重度气流受限的良好指标，变异性小，易于操作，应作为COPD肺功能检查的基本项目。吸

入支气管扩张剂后 FEV_1 <80% 预计值且 $FEV_1/FVC\%$ <70% 者，可确定为不能完全可逆的气流受限。

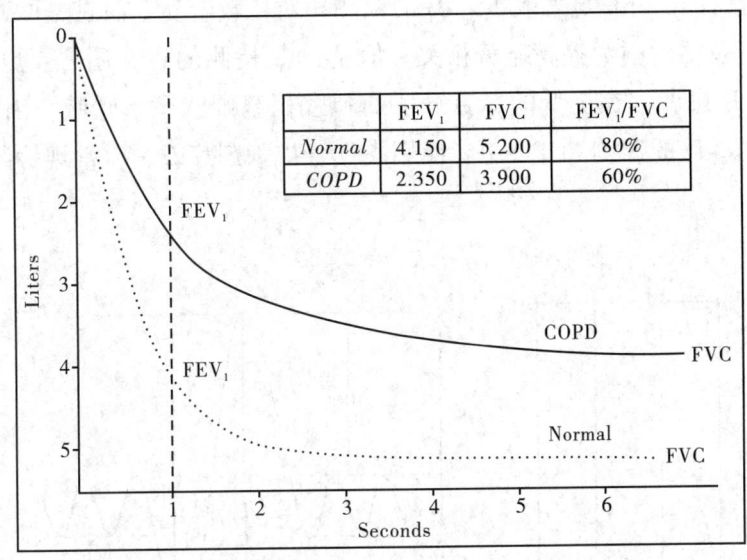

图 6-2-1　正常人和 COPD 患者的第 1 秒用力呼气容积（FEV_1）

FEV_1 是临床上评估 COPD 严重程度和支气管扩张药物疗效最重要的指标，同样也是肺通气功能指标，最常用为 FEV_1、FVC 及 FEV_1/FVC。其中，FEV_1 由于检测结果稳定，可重复性好、分辨率高，应用最为广泛。临床上常以应用支气管扩张剂后，FEV_1 改善的最大程度来显示支气管扩张剂的即时效应，这有多种表达方式，如：FEV_1 改善值占基础 FEV_1 的百分数；占患者预计值的百分数；FEV_1 改善的绝对值等。上述表述方法各有其优缺点，相互之间并无优劣差别。COPD 患者 FEV_1 增高多少才有临床意义，患者才能感受到呼吸困难的缓解呢？美国胸科协会（ATS）及 GOLD 的专家认为，用药后 FEV_1 增加值占基础值的 12%，同时绝对值增加 200ml 以上才表明患者对支气管扩张剂有反应。

FEV_1 应用虽然广泛，但也有局限性。由于 COPD 主要是小气道疾病，FEV_1 并不能敏感的反映小气道阻塞，同时其结果还与患者用力程度有关；而且 FEV_1 与患者平静呼吸及吹蜡烛或打喷嚏等日常生理活动也无关系；最重要的是，FEV_1 与 COPD 患者的一些临床指标如呼吸困难及一些长期的预后指标，如死亡率或医疗诊治费用等相关性也不强。

第 1 秒用力呼气容积/肺活量（FEV_1/FVC）也常被用作观测气流阻塞性疾病患者长期疗效的指标，与 FEV_1 不同的是，这一指标与患者的年龄、性别、身高以及肺容量无关。$FEV_1/FVC\%$ 被认为是反映早期气流受限的敏感指标。因为 COPD 早期 FVC 可无明显变化，而 FEV_1 即可出现下降。故只要 FEV_1 有轻微下降，其比值就会有下降，能首先确定是否存在气流受限。只要 $FEV_1/FVC\%$ <70% 即可诊断 COPD，所以目前可以说 $FEV_1/FVC\%$ <70% 是 COPD 临床诊断的肺功能重要指标，也是所谓的"金标准"。

（2）深吸气量（inspiratory capacity，IC）　肺功能检查中另一有意义的肺量计检测指标是深吸气量（IC）。有很多的 COPD 患者，在使用支气管扩张剂后虽然有明显效果，但其 FEV_1 却无显著改善，即所谓"容量反映者"。在这些患者中，支气管扩张剂的应用导致患者肺容积下降，因而用药后进行肺量计检测时患者起始肺容积小于用药前。由于呼气流速与肺绝对容积正相关，肺容积下降后，仍采用传统肺通气功能指标如 FEV_1，则可能会忽视掉支气管扩张剂的疗效。当然，如果在检测 FEV_1 的同时也检测肺绝对容积，有助于明确避免这一误差，但这在实际工作中却不易实施。此时，如果采用深吸气量的指标，则可能避免这一误差。由于 FRC 下降，患者 IC 可有显著改善。IC 的检测相对比较容易，而且，IC 增加 0.3L 则与患者呼吸困难的改善及活动耐力提高显著相关。但是，IC 检测的意义还需要更深入的研究。肺容积下降时，COPD 患者可在更低的、更舒适的肺容积基础状态下呼吸，因而有助于减轻呼吸困难。为了更为准确的评测 COPD 患者使用支气管扩张剂疗效，应常规检测 FEV_1 及深吸气量（图 6-2-2）。

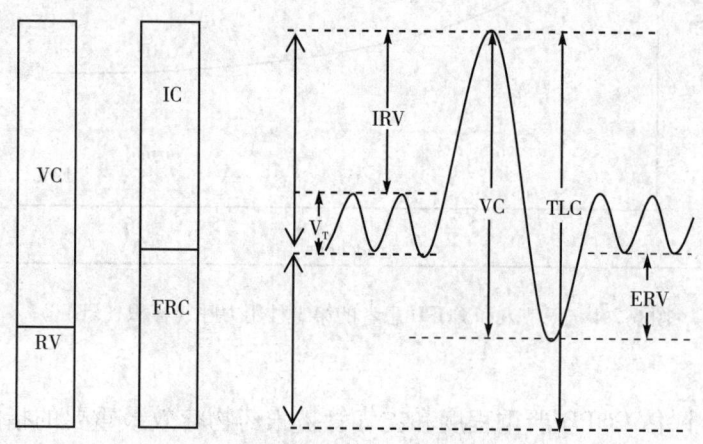

图 6-2-2　肺容量组成和 IC（深吸气量）

VC：肺活量；RV：残气量；IC：深吸气量；IRV：补吸气容积；

V_T：潮气容积；TLC：肺总量；ERV：补呼气容积

IC 同样是反映呼吸肌力特别是膈肌肌力的良好指标。COPD 是一个全身性疾病，重症 COPD 患者常有肌肉受累。如果全身肌肉重量下降达 30%，则膈肌的重量也同样可明显下降。肺功能指标与呼吸肌群张力有关，肺过度充气越严重，膈肌越低平，IC 越小。

吸气分数（深吸气量/肺总量，IC/TLC）也是一项有用的 COPD 严重程度的评估指标。近年研究表明，静态过度充气也能反映 COPD 的严重性，由于静态过度充气可能是动态过度充气的前体，在 COPD 症状产生中起重要作用。

（3）肺容量变化　COPD 患者在有效治疗后功能残气量和动态过度充气可出现改变。吸入支气管舒张剂后，COPD 患者活动耐力和呼吸困难有较明显的改善，这种改善与肺容量的降低有明显的关系，肺容量的降低表现为功能残气量（FRC）和肺动态过度充气的降低。肺容量增加对呼吸动力学有非常显著的不利影响，一方面降低吸气功能，动态过度充气改变了吸气肌的初长和形态，降低了吸气肌的收缩力和工作效率；另一方面增加呼吸做功和呼吸困难程度，COPD 患者产生内源性呼气末正压（PEEPi），患者必须首先产生足够的压力克服 PEEPi，使肺泡内压力低于大气压才能产生吸气气流，因此，胸腔内压下降幅度增加，吸气做功也相应增加。肺容量改变具有重要的生理学意义，肺容量的变化可能比通气功能（即 FEV_1）变化更敏感，可为 COPD 疗效评价的重要指标。

（4）其他指标　呼气峰流速（PEF）及最大呼气流量-容积曲线（MEFV）也可作为气流受限的参考指标，但 COPD 时 PEF 与 FEV_1 的相关性不够强，PEF 有可能低估气流阻塞的程度。气流受限也可导致肺过度充气，使肺总量（TLC）、功能残气量（FRC）和残气容量（RV）增高，肺活量（VC）减低。TLC 增加不及 RV 增加的程度大，故 RV/TLC 增高。肺泡隔破坏及肺毛细血管床丧失可使弥散功能受损，一氧化碳弥散量（DLco）降低，DLco 与肺泡通气量（VA）之比（DLco/VA）比单纯 DLco 更敏感。

（5）关于支气管扩张试验　支气管扩张试验作为辅助检查有一定临床价值，结合临床可以协助区分 COPD 与支气管哮喘，也可获知患者应用支气管扩张剂后能达到的最佳肺功能状态。目前对支气管舒张试验有了新评价：我国 COPD 诊治指南（2007 年修订版）指出："作为辅助检查，不论是用支气管舒张剂还是口服糖皮质激素进行支气管舒张试验，都不能预测疾病的进展。用药后 FEV_1 改善较少，也不能可靠预测患者对治疗的反应。患者在不同的时间进行支气管舒张试验，其结果也可能不同"。

现在 GOLD 也不再建议仅仅根据气流受限的可逆程度（如：使用支气管舒张剂或糖皮质激素后的 FEV_1 改变值）来鉴别 COPD 与哮喘，以及预计患者对支气管舒张剂或糖皮质激素长期治疗的反应。因为 COPD 可与哮喘并存，长期哮喘本身也可导致固定的气流受限。

2. 胸部 X 线片　胸片对确定肺部并发症及与其他疾病（如肺间质纤维化、肺结核等）鉴别有重要意义。COPD 早期胸片可无明显变化，以后出现肺纹理增多、紊乱等非特征性改变；主要 X 线征为肺过度充气：肺容积增大，胸腔前后径增长，肋骨走向变平，肺野透亮度增高，横膈位置低平，心脏悬垂狭长，肺门血管纹理呈残根状，肺野外周血管纹理纤细稀少等，有时可见肺大疱形成。并发肺动脉高压和肺源性心脏病时，除右心增大的 X 线征外，还可有肺动脉圆锥膨隆，肺门血管影扩大及右下肺动脉增宽等。

3. 胸部 CT　CT 检查一般不作为常规检查，但当诊断有疑问时，高分辨率 CT（HRCT）有助于鉴别诊断。另外，HRCT 对辨别小叶中心型或全小叶型肺气肿及确定肺大疱的大小和数量，有很高的敏感性和特异性，对预计肺大疱切除或外科减容手术等的效果有一定价值。

此外，胸部 CT 由于能除外肺外结构的影像重叠，故可以反映肺组织的实际状况，能定量显示早期的肺气肿并准确分级。目前认为 CT 检查可早于肺通气功能检查发现肺解剖结构的异常，定量 CT 检查与肺组织学检查的结果相关性很好，是替代肺组织学检查最好的方法。运用计算机自动分级方法，CT 评分与 COPD 患者肺通气容量相关性很好，但与气流检查及血气检查结果相关性较差。定量 CT 在评价支气管炎气道病理解剖时用处还有限，但是将来随着高分辨 CT 技术的发展，则可以定量检测气道的直/内径、气道壁的厚度。

4. 血气检查　血气分析对晚期 COPD 患者十分重要。$FEV_1 < 40\%$ 预计值者及具有呼吸衰竭或右心衰竭临床征象者，均应做血气检查。血气异常首先表现为轻、中度低氧血症。随疾病进展，低氧血症逐渐加重，并出现高碳酸血症。呼吸衰竭的血气诊断标准为海平面吸空气时动脉血氧分压（PaO_2）$< 60mmHg$（$1mmHg = 0.133kPa$）伴或不伴动脉血二氧化碳分压（$PaCO_2$）$> 50mmHg$。

5. 其他检查　低氧血症时，即 $PaO_2 < 55mmHg$ 时，血红蛋白及红细胞可增高，血细胞比容 $> 55\%$ 可诊断为红细胞增多症。并发感染时，痰涂片可见大量中性白细胞，痰培养可检出各种病原菌，如肺炎链球菌、流感嗜血杆菌、卡他摩拉菌、肺炎克雷伯杆菌等。

6. 多因素分级系统（BODE）　虽然 $FEV_1\%$ 预计值对反映 COPD 严重程度、健康状况及病死率有用，但 FEV_1 并不能完全反映 COPD 复杂的严重情况，除 FEV_1 以外，已证明体重指数（BMI）和呼吸困难分级在预测 COPD 生存率等方面有意义。近年来新推出的多因素分级系统（BODE），被认为可更全面的比 FEV_1 更好地反映 COPD 预后的标准（表6-2-1）。

如果将 FEV_1 作为反映气流阻塞（obstruction）的指标，呼吸困难（dyspnea）分级作为症状的指标，BMI 作为反映营养状况的指标，再加上 6 分钟步行试验（6MWT）作为运动耐力（exercise）的指标，将这四方面综合起来建立一个多因素分级系统（BODE）。

BMI 等于体重（以 kg 为单位）除以身高的平方（以 m^2 为单位），$BMI < 21kg/m^2$ 的 COPD 患者病死率增加。

功能性呼吸困难分级：可用呼吸困难量表来评价：0 级：除非剧烈活动，无明显呼吸困难；1 级：当快走或上缓坡时有气短；2 级：由于呼吸困难比同龄人步行得慢，或者以自己的速度在平地上行走时需要停下来呼吸；3 级：在平地上步行 100m 或数分钟后需要停下来呼吸；4 级：明显的呼吸困难而不能离开房屋或者当穿脱衣服时气短。

表6-2-1　BODE 评分细则

评分指标	BODE 评分的分值（各项累加，0~10 分）			
	0	1	2	3
FEV_1%	≥65	50~64	36~49	≤35
6MWT（m）	≥350	250~349	150~249	≤149
MMRC	0~1	2	3	4
BMI	>21	≤21		

【临床类型】

COPD 可分为两种典型的类型。一种以慢性支气管炎为主要表现，另一种以肺气肿为主要表现，但大多数 COPD 患者，兼有这二种类型的基本临床特点和肺功能特点（表6-2-2，-3）。

表6-2-2　COPD 慢性支气管炎型与肺气肿型的临床特点比较

临床表现	慢性支气管炎型（BB型）	肺气肿型（PP型）
一般表现	肥胖、体重超重、肢体温热	消瘦、憔悴、缩唇呼吸、主要应用辅助呼吸肌呼吸、肢体冷
年龄（岁）	40~55	50~75
发绀	明显	轻度或无
气短	轻	重
咳痰	多	少
呼吸音	中度减弱	显著减弱
支气管感染	频繁	少
呼吸衰竭	反复出现	少
肺心病和右心衰竭	常见	仅在呼吸系统感染期间发生、或在临终时发生
胸部 X 线片	肺纹理增重、心脏大	肺透光度增加、肺大疱、心界小、横膈扁平
PaO_2（mmHg）	<60	>60
$PaCO_2$（mmHg）	>50	<45
血细胞比容	增高	正常
肺心病	常见	少见或终末期表现
气道阻力	高	正常至轻度
弥散能力	正常	降低

表 6-2-3　COPD 慢性支气管炎型与肺气肿型的肺功能特点比较

	慢性支气管炎型（BB 型）	肺气肿型（PP 型）
FEV_1/VC	降低	降低
FRC	轻度增加	显著增加
TLC	正常或轻度增加	明显增加
RV	中度增加	显著增加
肺顺应性	正常或降低	正常或降低
肺泡弹性回缩力	正常或增加	降低
MVV	中度降低	显著降低
气道阻力	增加	正常或稍有增加
弥散功能	正常或降低	降低
动脉血氧分压	中度至重度降低	轻度至中度降低
动脉血高碳酸血症	慢性	仅在急性感染时发生
肺动脉压力	一般增加	正常或轻度增加

注：TLC：肺总量；RV：残气量；MVV：最大通气量

1. 支气管炎型（发绀臃肿型-blue bloater，BB 型）　支气管病变较重，黏膜肿胀，黏液腺增生，而肺气肿病变较轻。患者常常有多年的吸烟史及慢性咳嗽、咳痰史。体格检查可发现患者较为肥胖、发绀、颈静脉怒张、下肢水肿，双肺底可闻及啰音。胸部 X 线检查有肺充血，肺纹理增粗，未见有明显的肺气肿征。肺功能检查示通气功能明显损害，气体分布不均匀，功能残气及肺总量增加，弥散功能正常，PaO_2 降低，$PaCO_2$ 增加，血细胞比容增高，易发展为呼吸衰竭和（或）右心衰竭。

2. 肺气肿型（粉喘型-pink puffer，PP 型）　肺气肿较为严重，多见于老年患者，体格消瘦，呼吸困难明显，通常无发绀。患者常采取特殊的体位，如两肩高耸、双臂扶床、呼气时两颊鼓起和缩唇。X 线片示双肺透明度增加。通气功能虽有损害，但不如 BB 型严重，残气占肺总量的比值增大，肺泡通气量正常甚至过度通气，故 PaO_2 降低不明显，$PaCO_2$ 正常或降低。

第三节　慢性阻塞性肺疾病的并发症

【肺动脉高压和肺心病】

肺动脉高压（pulmonary hypertension，PH）是慢性阻塞性肺疾病（COPD）的一个重要合并症。COPD 患者出现严重的气流受限时可发生 PH，常伴有慢性低氧血症，其主要病理生理为慢性肺泡性低氧，也可能有其他发病机制参与。由于肺泡低通气造成的肺泡性低氧一般是 PH 产生的主要原因，因此，临床上合并其他缺氧性肺部疾病时可以导致 COPD 患者发生严重的 PH 和右心衰竭。平均肺动脉压力（mean pulmonary artery pressure，mPpa）与 COPD 的严重程度密切相关，而且 mPpa 在 COPD 患者中为影响疾病进程的独立危险因素，也是重要的预后因素。COPD 合并 PH 时，PH 定义为 mPpa > 20mmHg。COPD 合并重度 PH 的定义为 mPpa > 35mmHg。慢性肺源性心脏病（肺心病）的定义为右心室肥厚和扩张，或者两者同时存在，并且继发于由呼吸系统疾病所致的 PH。进展期 COPD 患者如合并肺心病，在静息状态下的肺动脉压可上升到 30～40mmHg（正常值 10～18mmHg）。活动后肺动脉压可上升到 50～60mmHg 或更高。COPD 患者产生肺动脉高压的原因很多（图 6-2-3）。

临床上大部分 COPD 患者并发 PH 时，PH 大多为轻到中等程度升高。但也有某些 COPD 患者 PH 呈严重升高，而且这部分 COPD 患者并没有显著的气流受限，这种情况现已称为"不成比例"的 PH（"out of proportion" PH）。所谓"不成比例"的 PH 是指某些 COPD 患者临床上无明显的气流受限，而合并有显著的低氧血症、低二氧化碳血症和肺一氧化碳弥散量（DLco）降低。由于气流受限并不严重，故这些病例发生重症 PH 似乎不是 COPD 进展所致。COPD 合并"不成比例"的 PH，其定义为 mPpa > 35mmHg 伴有轻到中度气流受限。此种情况下严重低氧血症的产生原因是由于通气-灌注失衡、或是因为存在右向左的分流所致，而不是严重气流受限所致的肺泡低通气。COPD 合并"不成比例"的 PH 时，通常患者易发生右心衰竭和死亡。

（一）病理　COPD 患者发生 PH 后病理改变包括三个方面：结构重构、肺血管床的破坏和肺血栓栓塞。

1. 肺血管的重构　肺血管的结构改变，又称重构，可由低氧或其他介质，如 NO、ET-1 引起。重构涉及中等大小的肌型动脉和小动脉，表现为内膜增生、中层肥厚、外膜增厚、正常情况下不含肌层的肺小动脉出现肌化。内膜增厚是 COPD 患者肺动脉重构的一个重要表现，由平滑肌细胞增生、胶原沉积和弹性蛋白增加所致。肌化主要发生在肺小动脉，这部分小动脉属于毛细血管床前动脉，其直径 <80μm，正常情况下无肌层存在。重症 COPD 患者的肺小动脉横断面上可以发现环形平滑肌通过弹力层结合在血管内外层之间。肺小动脉的肌化可以延伸到周围毛细血管床前的血管组织，其直径小至 20μm。肌化与外膜细胞的肥厚、增殖和转化有关。外膜细胞是平滑肌细胞的前体，或者是中间细胞的转化类型。较大的肺动脉（80～100μm）血管中层可能增厚或出现病灶萎缩。COPD 患者肺毛细血管床后的血管也可能发生肌化，静脉和小静脉中可以发现比在肺动脉中更多的细胞外基质。与 IPAH 不同，COPD 患者合并 PH 时无复合性病变，如丛状病变（不规则内皮细胞团）或血管瘤样病变。重构最常见于伴有 PH 的中重度 COPD 患者，但有研究显示，无低氧血症的轻度 COPD 患者也存在肺血管结构的改变，肺功能正常的吸烟者与轻度 COPD 患者一样亦存在肺肌性动脉内膜的增厚。吸入有毒气体和微粒可以导致吸烟者和 COPD 患者中心及周围气道壁的炎症，伴有 $CD8^+$ T 数量的增加。相同的炎症过程同样也出现在肺血管损伤中。

2. 肺血管床的破坏　肺气肿可导致肺毛细血管床破坏，从而增加肺血管阻力，引起 PH。但是，通过 CT 扫描对肺气肿的研究显示，肺气肿的程度与 COPD 患者的 mPpa 无关。另有研究显示，重度肺气肿患者的 mPpa 和 PVR 仅与 DLco 轻度相关，因此，肺血管床的破坏在 COPD 相关 PH 的形成中不起主要作用。

3. 肺血栓栓塞　COPD 患者有发生慢性肺血栓栓塞性疾病的倾向，如果患者肺动脉压力上升的程度与其疾病本身和低氧血症不成比例时，应考虑到肺血栓栓塞的可能性。

（二）病理生理　内皮细胞产生血管收缩因子和血管扩张因子之间的失衡可促进血管平滑肌的收缩和增生。酸血症加剧低氧性血管收缩，在 COPD 急性加重期所致的短暂肺动脉压力升高，起了重要作用。COPD 患者气流受限伴肺泡内气体陷闭的后果，常可导致胸内压增加，造成肺血管压迫和肺血管阻力的增加。红细胞增多常继发于低氧血症，往往可导致血液黏稠度的增加，也在肺动脉高压的发生中起了一定的作用。COPD 患者合并肺心病时，由于

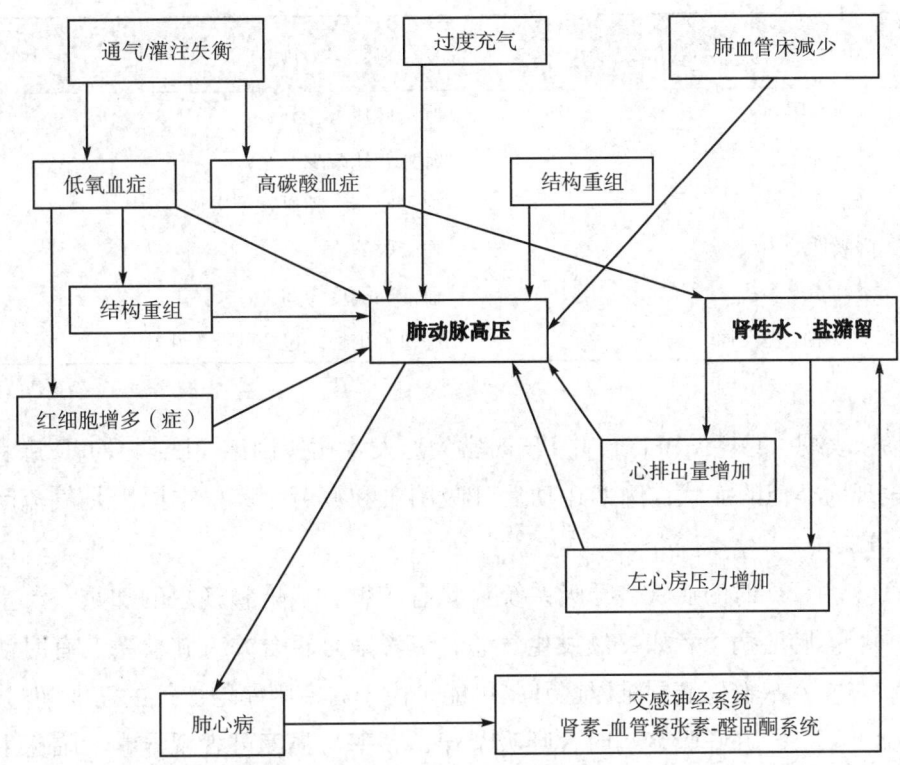

图 6-2-3 肺动脉高压和肺心病的发病机制

水和钠的排泄障碍，其血容量是增加的。低氧血症发生后，心排出量常常增加，但因肺血管的收缩，这也可以使肺动脉压力上升。COPD 患者中，与睡眠相关的低氧血症也可能参与肺动脉高压的发生。

mPpa 为肺动脉嵌顿压（Ppw）和肺循环驱动压的总和，后者为心排出量和肺血管阻力（PVR）的综合结果。因而 mPpa 可用以下公式表示：mPpa = Ppw +（CO × PVR）

CO 为心排出量，因此三项变量参与 mPpa 的增加：Ppw、CO 和 PVR。

研究发现 COPD 患者在静息时可伴有 Ppw 的增加，Ppw 可大于 12mmHg。运动时肺气肿患者几乎都有 Ppw 的持续增加，右心房压力、肺动脉压力和食管内压如同 Ppw 一样成比例增加。COPD 患者 Ppw 的增加是由于动态过度充气所致，当然某些 COPD 患者 Ppw 的增加与继发于心血管并发症的左心室舒张功能不全相关，或与所谓心室相互依赖有关。所以，并发于 COPD 的 PH 几乎都是毛细血管前类型，毛细血管后因素可能参与 mPpa 的增加，尤其在运动和急性加重时。

COPD 所致的肺心病中，左心室功能损害相对较为少见，但某些患者可合并左心室功能不全，进而使肺静脉压力增高，造成肺动脉压力上升。

COPD 时参与 PVR 增加的因素见表 6-2-4。这些因素中肺泡低氧是主要因素。此外，炎症也参与了肺血管的重构。严重肺气肿患者 mPpa 和 PVR 与肺 DLco 呈弱相关，提示重度肺气肿患者中肺毛细血管的丧失在 PH 的发生中起一定作用。

表6-2-4　COPD 合并 PH 时肺血管阻力增加的机制

COPD 合并肺动脉高压的因素	对肺血管的影响
气流受限	肺动脉压力上升
肺气肿	肺血管床减少
肺泡低氧	血管收缩，肺血管重构
呼吸性酸中毒	血管收缩
红细胞增多症	血液黏稠度增加
肺和系统性炎症	肺血管重构，包括肺纤维化

（三）临床表现　诊断 COPD 合并 PH 时常为原发疾病所困惑。晚期 COPD 患者无论是否合并 PH 都表现为类似的症状，例如运动后呼吸困难和疲劳，其根本原因是气流受限和过度充气而不是 PH。

1. COPD 合并 PH 时的症状　呼吸系统症状有咳嗽、咳痰和气短的加重，严重时被迫取坐位，不能平卧。肺心病患者如突然发生气急，应考虑是否合并有肺栓塞。有时活动后出现胸骨后疼痛，与左室缺血疼痛常难以区别，可能是由于右室肥厚增加氧的需要超过氧的供给，造成右室缺血所致。合并呼吸衰竭时，呼吸节律，频率与强度可表现异常，临床上有缺氧表现。CO_2 潴留及呼吸性酸中毒，中枢神经系统可发生功能与器质性损害。CO_2 潴留早期可无症状，当 $PaCO_2$ 超过 60mmHg 或急剧上升时，症状较明显。可出现头痛，头胀，多汗，失眠等。继之出现神经系统症状，失眠，白天嗜睡不醒，并有幻觉，神志恍惚，严重可至昏迷，躁动，谵语甚至抽搐。并有球结膜充血水肿，瞳孔缩小，视乳头水肿等，易引起 CO_2 麻醉。

发生急性呼吸道感染加重时，缺氧和 CO_2 潴留进一步加重，肺动脉压明显增高，右心室负荷加重，加上心肌缺氧和代谢障碍等因素，可导致心力衰竭，主要为右心衰竭，但有时可出现左心衰竭。右心衰竭症状早期就可能明显，表现为咳嗽、气急、心悸，下肢水肿等，右心衰竭加重时，可出现气急加重，尿少，上腹胀痛，食欲减退，腹腔积液等。

2. COPD 合并 PH 时的体征　COPD 患者合并肺心病时常有口唇、舌和指甲的发绀，严重贫血时，血红蛋白量明显减少，还原血红蛋白绝对量也随着减低，因此即使缺氧，发绀可以不明显，另一方面，并发红细胞增多症时，因还原血红蛋白绝对量增多时，即使动脉血氧饱和度在正常范围亦可能出现发绀。支气管炎型患者的发绀可很显著。

肺部体征：在急性发作期，可有哮鸣和广泛的湿啰音。肺心病患者在急性发作期间病情加剧时，有时两肺啰音可突然消失，并不表示病情好转，而可能是因泛细支气管炎而引起呼吸浅表，远端细小支气管分泌阻塞，或支气管高度痉挛，这些均提示病情恶化。

心脏体征：COPD 患者合并肺心病时可因肺动脉高压和右心室肥大，出现肺动脉第二音亢进和三尖瓣区收缩期杂音。右心衰竭时，出现颈静脉怒张、心率增快、胸骨左下缘和剑突下可听到舒张期奔马律和收缩期吹风样杂音。心力衰竭时常有肝大压痛、肝颈静脉回流征象、下肢水肿，少数病例腹部有移动性浊音。常有一过性心律失常，其原因有低氧血症、高碳酸血症、感染和酸中毒。此外，某些支气管扩张剂和洋地黄制剂等也可为诱发因素。

（四）COPD 合并 PH 时的诊断　应用无创伤性方法发现肺动脉高压和右心室扩大，目前较为困难。

1. 心电图（ECG）　可帮助发现肺动脉高压。诊断条件有：①额面平均电轴 ≥ +90°；

②$V_1R/S \geq 1$；③重度顺钟向转位（$V_5R/S \leq 1$）；④$RV_1 + SV_5 > 1.05mV$；⑤aVR R/S 或 R/Q ≥ 1；⑥$V_1 \sim V_3$呈 QS、Qr、qr（需除外心肌梗死）；⑦肺型 P 波：P 电压$\geq 0.22mV$，或电压$\geq 0.2mV$呈尖峰型。次要条件包括：①肢导联低电压；②右束支传导阻滞（不完全性或完全性）。具有一条主要的即可诊断，二条次要的为可疑肺心病的心电图的表现。ECG 能够预测右心室肥厚的存在，大部分 ECG 的改变有很好的特异性（>85%），但其敏感性较差，尤对轻度 PH 患者而言。食管心电图能更为正确和灵敏地发现 PH。

2. 胸部 X 线片 胸片如发现右肺下动脉扩张，则是肺动脉高压的重要指征，右肺下动脉干 >20mm，右肺下动脉干横径与气管横径比值 >1.00 ~ 1.07，也提示肺动脉高压。此外，后前位肺动脉段凸出 3 ~ 5mm，中心肺动脉干扩张而外围分支纤细，两者之间形成鲜明对比也是肺动脉高压的重要征象。通过不同体位检查，可发现轻度的右心室增大：①心尖上翘或圆凸；②右心室流出道（漏斗部）表现为后前位心脏左上部的膨隆和后前斜位圆锥部的凸出，一般认为凸出 >7mm 就有诊断意义；③心前缘向前凸隆等。

3. 多普勒超声心动图 多普勒超声心动图为无创性诊断 PH 的最佳方法。应用多普勒超声心动图的波形，通过检测三尖瓣最大反流速度，能够测定肺动脉收缩压，与右心导管检查获得的资料具有一定的相关性。但 COPD 患者中高质量三尖瓣反流信号的检出率较低（24% ~ 77%）。多普勒超声心动图测得的肺动脉收缩压与右心导管所测数值相差 2.8mmHg，而且研究发现仅有44%的患者（过度充气妨碍了对心脏的最佳检测）可以应用多普勒超声心动图测得肺动脉收缩压。目前虽然多普勒超声心动图在 COPD 患者中的应用存在着一定的技术问题，但通过多普勒超声心动图仍然是一种重要的检查技术。

4. B 型脑钠肽 由于心房和心室壁牵张力的增加，B 型利钠肽（脑钠肽，B-type natriuretic peptide，BNP）释放增多。BNP 对诊断 COPD 合并 PH 可能有相对较高的敏感性和特异性。但是 BNP 的血浆水平在诊断 COPD 合并 PH 中的作用需要更大规模的研究。

5. 同位素心室图 同位素心室图是一项评估右心室功能的技术。应用同位素心室图测得的右心室射血分数和肺动脉压之间有很好的相关性。应用^{99m}锝（^{99m}Tc）放射性核素显像技术可以评估右心室的形态和功能，及右心室射血分数。COPD 患者的右心室射血分数常常是异常的，合并肺心病时可出现右心衰竭。运动状态下比静息时更易发现右心室射血分数的异常。^{201}铊（^{201}Tl）闪烁扫描术测定心室血流，可用于早期发现右心室肥厚和右心室功能的异常。

6. 磁共振（MRI） 可能是最好的测量右室射血分数和右室重量的方法。MRI 还可测定胸腔内的容积和血流。新一代设备已经不受心脏运动的影响。但是 MRI 在诊断 COPD 合并 PH 中的作用仍然需要进行研究。

7. 其他测定 重度 PH 患者可进行通气/灌注扫描和螺旋 CT 检查，以排除慢性肺血栓栓塞。同样，COPD 伴有睡眠呼吸暂停综合征时可能导致严重 PH，因而，如果 PH 相当严重则应该进行夜间睡眠呼吸检查。

8. 右心导管检查 右心导管（RHC）检查是诊断 PH、评价右心功能和测量肺动脉压的金标准。RHC 能够直接测定右心房、右心室、肺动脉和肺动脉楔压以评估左心充盈压。RHC 检查通常使用 Swan-Ganz 导管。由于 RHC 是一种创伤性检查，并需要相关的设备，临床上有一定危险性，因此不能作为 COPD 患者的常规检查。

综上所述，COPD 合并 PH 的诊断比较困难，现在尚无简单易行的方法确定或排除 PH。COPD 合并 PH 的诊断策略图如下（图6-2-4）。

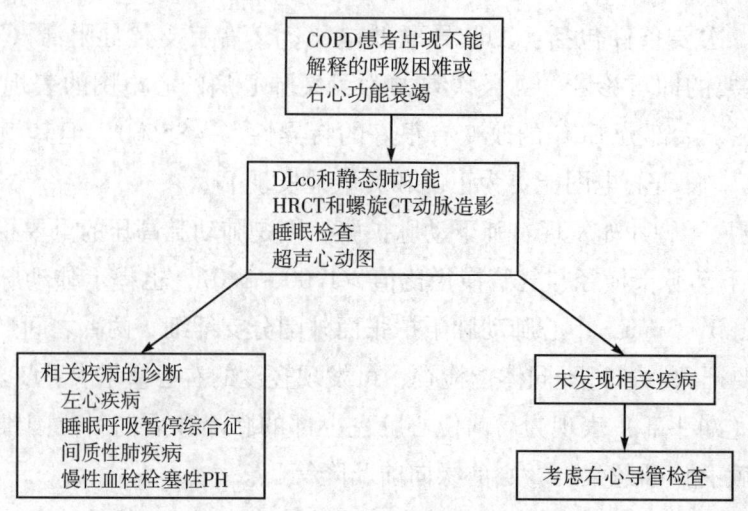

图 6-2-4　COPD 患者合并 PH 的诊断策略

肺动脉收缩压明显升高和左心室射血分数正常、无其他相关疾
病时，应该进行右心导管检查

【气胸】

COPD 患者并发气胸常常有严重的呼吸困难和急性呼吸衰竭的临床表现，有可能威胁生命。甚至非常少量的气胸就可导致严重的呼吸功能损害，这与 COPD 患者肺功能损害严重相关。由于经常合并有支气管胸膜漏，故 COPD 患者发生气胸后治疗较为困难。

COPD 患者如果突然发生呼吸困难，应该考虑气胸的可能性。发生气胸后，呼吸音减弱为重要的临床症状，但是 COPD 患者由于已经有严重的肺气肿存在，此时很难发现呼吸音的减弱。明确诊断气胸需要摄胸片，在呼气时摄胸片往往有较大的诊断意义。偶尔较大的肺大泡与气胸相似，临床上需要参考既往的胸片，以明确诊断。

少量气胸时，患者常常无症状或症状很轻微。临床上可以随诊。如果有张力性气胸或胸腔大量积气，则需立即进行胸腔内插管并应用水封瓶引流，必要时可连续负压吸引使肺脏复张。通过数日治疗大部分支气管胸膜漏可以闭合。

【肺炎】

COPD 患者易合并肺炎，肺炎在 COPD 患者中的发病率高于正常人群。COPD 患者由于存在下呼吸道气流受限和细菌寄殖，成为合并肺炎的重要危险因素。肺炎链球菌、需氧革兰阴性杆菌、流感嗜血杆菌、卡他摩拉菌和军团菌等均为常见病原体。在近期住院的 COPD 患者中，铜绿假单胞菌偶可成为肺炎的致病菌。金黄色葡萄球菌较为罕见。但是，大约 50% 病例中，仍然难以发现致病菌。并发肺炎是 COPD 患者的一个重要死亡原因。COPD 患者合并肺炎时，推荐使用广谱抗生素以覆盖常见病原体。

【睡眠疾患】

COPD 是一种常见疾病，而睡眠呼吸暂停低通气综合征（SAHS）也是一种多发病，故COPD 与 SAHS 合并存在的几率相当高。临床实践发现，某些重症 COPD 患者常死于夜间，尤其有明显低氧血症和高碳酸血症的 COPD 患者易发生夜间睡眠期间忽然死亡。COPD 患者的夜间血氧饱和度的最低值和夜间平均血氧饱和度，与患者的生存时间显著相关。夜间血氧饱和度越低，则患者的预后越差，且生存时间越短。

1. COPD 患者睡眠期间低氧血症的机制　正常人在睡眠期间由于肺泡低通气，常常有轻度的 $PaCO_2$ 上升和 PaO_2 下降。而 COPD 患者在夜间快速眼动期（REM）睡眠中常有与睡眠相关的低氧血症，并伴随 $PaCO_2$ 升高，其原因与肺泡低通气、功能残气量的减少和通气-血流比例失调等因素有关。同正常人及 COPD 患者清醒时相比，COPD 患者在睡眠时期，每分钟通气量降低，尤其在 REM 睡眠期间更为明显，潮气量显著减少，导致 PaO_2 减低。在 NREM 睡眠时，低通气是由于上气道阻力增加所致；而在 REM 睡眠期间，与肋间肌张力的减退有关，致使胸廓活动减低，引起潮气量减低。另外，除肋间肌之外其他辅助呼吸肌群在 REM 睡眠期间的松弛，也可使 COPD 患者通气量减少。COPD 患者的功能残气量明显减少，可能与睡眠开始之前所存在的胸廓和膈肌的功能缺陷有关，夜间仰卧位睡眠时可进一步加重。功能残气量的减少加重了通气-灌注比例失调，睡眠期间咳嗽反射减少导致气道分泌物潴留，也可使通气-灌注比例显著恶化。

2. COPD 患者睡眠期间低氧血症的后果　COPD 患者在睡眠期间可出现心室异位心律增加，其原因与低氧血症、高碳酸血症、高血压和儿茶酚胺水平增加而导致的心肌耗氧增加有一定关系。COPD 患者在 REM 睡眠期间，随着血氧饱和度下降，肺动脉压升高。肺动脉高压的产生可能与低氧、肺血流增加、肺静脉淤血和缓慢释放的细胞介质等因素有关，这些因素可导致肺血管收缩和血管平滑肌细胞肥大。COPD 患者夜间低氧可刺激红细胞生成，晨起红细胞生成素水平增高，进而导致红细胞数目增加。尤其是夜间氧饱和度低于 60% 的 COPD 患者红细胞增多更为明显。同健康人相比，COPD 患者的睡眠质量很差，睡眠唤醒在夜间低氧血症时较常见。重症 COPD 患者在夜间睡眠中死亡常常与睡眠中发生严重的低氧血症和高碳酸血症有关。

3. 睡眠研究对认识 COPD 患者睡眠呼吸障碍的作用　对 COPD 患者进行睡眠研究，有助于发现 COPD 合并 SAHS 的病例，尤其临床上不易诊断的 SAHS，检查 COPD 患者并发夜间低氧血症的严重程度，并可指导夜间氧疗和通气治疗。美国胸科学会在 1988 年提出：①多导睡眠图（PSG）适用于觉醒时 $PaO_2 > 55mmHg$ 且并发肺动脉高压，右心衰竭和红细胞增多症的 COPD；②整夜的血氧饱和度监测适用于监测持续氧疗的 COPD 患者，以决定夜间氧疗的最佳吸入浓度；③整夜血氧饱和度监测或 PSG 不适用于醒时 $PaO_2 > 55mmHg$，无合并症（肺动脉高压，右心衰竭或红细胞增多症）的 COPD 患者。

4. COPD 患者合并睡眠呼吸障碍的临床表现　COPD 患者合并睡眠呼吸障碍时，通常不能仰卧位睡眠，而大多采取半卧位睡眠。常有入睡困难，且有频繁觉醒，觉醒时伴有焦虑和紧张。晨起感到头痛，白天嗜睡。在 REM 睡眠期有明显的动脉血氧饱和度降低，在 BB 型 COPD 患者中尤为明显。REM 期的低氧血症可持续 1~2 分钟，甚至 1 小时以上。由于睡眠期间的低氧血症，患者可并发心血管系统、神经系统和血液系统的症状，如右心衰竭、高碳酸血症、心律失常、肺动脉压力升高和红细胞增多症等，甚至夜间突然死亡。

"重叠综合征（overlap syndrome）"可用来概括 COPD 与 SAHS 合并存在的患者，重叠综合征患者比单一的 COPD 或 SAHS 患者有更为严重的夜间睡眠相关的低氧血症，且这类患者的白天心肺功能异常也十分显著，表现有更为严重的肺功能损害，动脉血气异常和肺动脉高压，临床上往往需要作较为积极的处理。

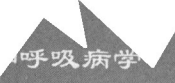

第四节　慢性阻塞性肺疾病的诊断和鉴别诊断

【诊断】

1. 全面采集病史进行评估　诊断 COPD 时，首先应全面采集病史，包括症状、既往史和系统回顾、接触史。症状包括慢性咳嗽、咳痰、气短。既往史和系统回顾应注意：童年时期有无哮喘、变态反应性疾病、感染及其他呼吸道疾病如结核；COPD 和呼吸系统疾病家族史；COPD 急性加重和住院治疗病史；有相同危险因素（吸烟）的其他疾病，如心脏、外周血管和神经系统疾病；不能解释的体重下降；其他非特异性症状，喘息、胸闷、胸痛和晨起头痛；要注意吸烟史（以包/年计算）及职业、环境有害物质接触史等。

2009 年"慢性阻塞性肺疾病全球创议，GOLD"修订版提出 COPD 诊断的主要线索如下：大于 40 岁，出现以下任何症状，应考虑 COPD 的可能性，进行肺功能检查。临床症状本身不能诊断 COPD，但提示 COPD 的可能性。①呼吸困难：进行性（随时间恶化）、活动后加剧、持续性（每日都发生），患者诉说：喘气费劲、呼吸用力、气不够用；②慢性咳嗽：可为间断、伴有多痰；③慢性咳痰：任何类型的痰量增多可能表明 COPD；④危险因素的接触史：吸烟、职业粉尘和化学物品、厨房烟尘和燃料等。

2. 诊断　COPD 的诊断应根据临床表现、危险因素接触史、体征及实验室检查等资料，综合分析确定。考虑 COPD 诊断的关键症状为慢性咳嗽，咳痰，呼吸困难及危险因素接触史，存在不完全可逆性气流受限是诊断 COPD 的必备条件。肺功能检查是诊断 COPD 的金标准。用支气管扩张剂后 $FEV_1 < 80\%$ 预计值及 $FEV_1/FVC < 70\%$ 可确定为不完全可逆性气流受限。凡具有吸烟史，及/或环境职业污染接触史，及（或）咳嗽、咳痰或呼吸困难史者，均应进行肺功能检查。COPD 早期轻度气流受限时可有或无临床症状。胸部 X 线检查有助于确定肺过度充气的程度及与其他肺部疾病鉴别。

2009 年 WHO 在新修定的 GOLD 中，对 COPD 作出了新的定义，并制定了诊断 COPD 的新标准（见前述）。GOLD 提出在诊断 COPD 时应该注意：①COPD 的诊断基础是患者有明显的危险因素接触史，以及有气流阻塞且不能完全逆转的实验室检查证据，可伴有或不伴有临床症状；②如果患者有咳嗽和多痰的症状，并且有危险因素接触史，无论有无呼吸困难均应进行气流限制的测定，即肺功能检查；③诊断和评估 COPD 病情时，应用肺活量仪测定肺功能可作为一项"金"标准，其重复性强、标准化、能客观测定气流阻塞的程度；④在诊断和治疗 COPD 患者时应该使用肺活量仪；⑤所有 FEV_1 占预计值% <40% 或临床症状提示有呼吸衰竭或右心室衰竭时，均应作动脉血气分析。

【COPD 严重程度分级】

COPD 严重程度分级是基于气流受限的程度。气流受限是诊断 COPD 的主要指标，反映了病理改变的严重度。由于 FEV_1 下降与气流受限有很好的相关性，故 FEV_1 的变化是严重度分级的主要依据。此外，还应考虑临床症状及合并症的程度。COPD 严重程度分为四级（表 6-2-5）。

Ⅰ级　轻度 COPD：特征为轻度气流受限（$FEV_1/FVC < 70\%$，但 $FEV_1 \geqslant 80\%$ 预计值），通常可伴有或不伴有咳嗽、咳痰。此时，患者本人可能还不认识到自己的肺功能是异常的。

Ⅱ级　中度 COPD：特征为气流受限进一步恶化（$50\% \leqslant FEV_1 < 80\%$ 预计值）并有症状

进展和气短，运动后气短更为明显。此时，由于呼吸困难或疾病的加重，患者常去医院就诊。

Ⅲ级　重度 COPD：特征为气流受限进一步恶化（30% ≤FEV₁<50% 预计值），气短加剧，并且反复出现急性加重，影响患者的生活质量。

Ⅳ级　极重度 COPD：为严重的气流受限（FEV₁<30% 预计值）或者合并有慢性呼吸衰竭。此时，患者的生活质量明显下降，如果出现急性加重则可能有生命危险。

表 6-2-5　COPD 病情严重程度分级

分　　级	特　　征
Ⅰ级：轻度 COPD	• $FEV_1/FVC < 70\%$ • $FEV_1\%$ 预计值 $\geqslant 80\%$
Ⅱ级：中度 COPD	• $FEV_1/FVC < 70\%$ • $50\% \leqslant FEV_1\%$ 预计值 $< 80\%$
Ⅲ级：重度 COPD	• $FEV_1/FVC < 70\%$ • $30\% \leqslant FEV_1\%$ 预计值 $< 50\%$
Ⅳ级：极重度 COPD	• $FEV_1/FVC < 70\%$ • $FEV_1\%$ 预计值 $< 30\%$ 或 $FEV_1\%$ 预计值 $< 50\%$ 合并慢性呼吸衰竭

注：$FEV_1\%$ 预计值为 FEV_1 占预计值百分比

COPD 病程可分为急性加重期与稳定期。COPD 急性加重期是指在疾病过程中，患者短期内咳嗽、咳痰、气短和（或）喘息加重，痰量增多，呈脓性或黏脓性，可伴发热等炎症明显加重的表现。稳定期则指患者咳嗽、咳痰、气短等症状稳定或症状轻微。

【鉴别诊断】

慢性阻塞性肺疾病全球创议（GOLD）强调指出，COPD 应与支气管哮喘、支气管扩张症、充血性心力衰竭、肺结核等鉴别（表 6-2-6）。

表 6-2-6　COPD 的鉴别诊断

诊　　断	鉴别诊断要点
COPD	中年发病，症状缓慢进展，长期吸烟史，活动后气促，大部分为气流不可逆性受限
支气管哮喘	早年发病（通常在儿童期），每日症状变化快，夜间和清晨症状明显，也可有过敏史、鼻炎和（或）湿疹，哮喘家族史，气流阻塞大部分可逆
充血性心力衰竭	听诊肺基底部可闻细啰音，胸部 X 线片示心脏扩大、肺水肿，肺功能测定示限制性通气障碍（而非气流受限）
支气管扩张	大量脓痰，常伴有细菌感染，粗湿啰音、杵状指，胸片或 CT 示支气管扩张、管壁增厚
结核病	所有年龄均可发病，胸片示肺浸润性病灶或结节状阴影，微生物检查可确诊，流行地区高发
闭塞性细支气管炎	发病年龄较轻、且不吸烟，可能有类风湿关节炎病史或烟雾接触史、CT 在呼气相显示低密度影
弥漫性泛细支气管炎	大多数为男性非吸烟者，几乎所有患者均有慢性鼻窦炎，胸部 X 线片和 HRCT 显示弥漫性小叶中央结节影和过度充气征

（一）支气管哮喘　COPD 主要与支气管哮喘进行鉴别诊断。一般认为 COPD 患者有重度的吸烟史，影像学上有肺气肿的证据，弥散功能降低，慢性低氧血症等支持 COPD 的诊断。而支气管哮喘则与上述 4 项特征相反，且应用支气管扩张剂或皮质激素后肺功能显著改善则支持哮喘的诊断。但在目前影像学和生理测定技术的情况下，对某些慢性哮喘与 COPD 作出明确的鉴别是不可能的。然而，此时 COPD 的治疗与支气管哮喘是相似的。

1. COPD 与支气管哮喘发病机制的差异　COPD 的炎症过程与支气管哮喘有着本质上的差别，当然少数患者可同时患有这两种疾病，具有这两种疾病的临床和病理生理特征。甚至有时鉴别 COPD 和支气管哮喘相当困难。几乎所有支气管哮喘患者周围血中的嗜酸细胞均有普遍增加，而 COPD 急性加重期也可有嗜酸细胞的增多。重症哮喘患者则在气道中有中性粒细胞的炎症过程，这与 COPD 相似。

但是，COPD 与支气管哮喘的病因、病程中所涉及的炎症细胞、所产生的炎症介质均不同、且对皮质激素治疗的效果也不一样（表 6-2-7）。COPD 炎症过程中，涉及的炎症细胞主要有中性粒细胞、CD8 细胞、较多的巨噬细胞；而哮喘炎症时参与的炎症细胞主要是肥大细胞、嗜酸细胞、CD4 细胞，少许巨噬细胞。COPD 的主要炎症介质有 LTB_4，$TNF\alpha$，IL-8 和较多的氧化剂作用参与；而哮喘炎症介质主要有白三烯 D_4（LTD_4），组胺、白介素 IL-4，IL-5，IL-13 和少许的氧化剂作用参与。COPD 患者中，炎症效应主要作用于周围气道，气道高反应性不明显，常伴有气道上皮化生和中度的纤维化，有肺实质的破坏和较多的黏液分泌；而支气管哮喘患者中，炎症效应作用于所有气道，具有显著的气道高反应性，常伴有气道上皮细胞脱落，通常不累及肺实质，黏液分泌不多。

表 6-2-7　慢性阻塞性肺疾病和支气管哮喘在炎症过程中的差别

炎症过程	COPD	支气管哮喘
炎症细胞		肥大细胞
	中性粒细胞	嗜酸性粒细胞
	CD8 细胞	CD4 细胞
	巨噬细胞 ++	巨噬细胞 +
炎症调节介质	白三烯（LTB4）	白三烯（LTD4），组胺
	TNF-α	白介素（IL-4，IL-5，IL-13）
	IL-8，GRO-α	Eotaxin，RANTES
	氧化剂作用 +++	氧化剂作用 +
炎症效应	周围气道	所有气道
	气道高反应性 +−	气道高反应性 +++
	上皮细胞化生	上皮细胞脱落
	纤维化 ++	纤维化 +
	肺实质破坏	不累及肺实质
	黏液分泌 +++	黏液分泌 +
对激素治疗的反应	+−	+++

RANTES：（regulated on normal T-cells expressed and secreted）对正常 T 细胞表达和分化的调节

2. COPD 与支气管哮喘的临床鉴别诊断 虽然 COPD 与支气管哮喘的鉴别诊断有时存在一定困难，但是临床上仍可依据以下数点鉴别诊断 COPD 与支气管哮喘（表 6-2-8）。COPD 多于中年后起病，哮喘则多在儿童或青少年期起病；COPD 症状缓慢进展，逐渐加重，严重时合并肺心病；支气管哮喘则症状起伏大，极少合并肺心病；COPD 多有长期吸烟史和（或）有害气体、颗粒接触史，支气管哮喘患者则常伴过敏体质、过敏性鼻炎和（或）湿疹等，部分患者有哮喘家族史；COPD 时气流受限基本为不可逆性，哮喘时则多为可逆性。然而，部分病程较长的哮喘患者已发生气道重塑，气流受限不能完全逆转；而少数 COPD 患者伴有气道高反应性，气流受限部分可逆。此时应根据临床及实验室所见全面分析，必要时作支气管激发试验、支气管扩张试验和（或）最大呼气流量（PEF）昼夜变异率来进行鉴别。在少部分患者中，两种疾病可重叠存在。

此外，COPD 与支气管哮喘鉴别，病史很重要，支气管哮喘常有过敏史，常因某些刺激而发生阵发性的哮喘发作或加重，又可经治疗或不经治疗而自然缓解，这些特点在 COPD 是不具备的。肺功能能协助区别 COPD 和哮喘，二者均可有 FEV_1 的降低，但吸入支气管扩张剂后，哮喘的 FEV_1 改善率大于 COPD，一般以吸入支气管扩张剂后 FEV_1 改善≥12% 为判断标准。如果患者吸入支气管扩张剂之后，FEV_1 改善≥12% 则有助于哮喘的诊断。现在不再建议仅仅根据气流受限的可逆程度（如：使用支气管舒张剂的 FEV_1 改变值）来鉴别 COPD 与哮喘，在实际鉴别诊断时应综合评价，把病史、体征、X 线与肺功能等检查结合起来判断才比较可靠。因有一部分 COPD 患者经支气管扩张剂或吸入糖皮质激素治疗，FEV_1 的改善率也可能≥12%。

表 6-2-8 慢性阻塞性肺疾病（COPD）和支气管哮喘的区别

	COPD	支气管哮喘
发病时间	多于中年后起病	多在儿童或青少年期起病
病史特点	多有长期吸烟史和（或）有害气体、颗粒接触史	常伴有过敏体质、过敏性鼻炎和（或）湿疹等，部分有哮喘家族史
症状	逐渐进展	间断发作
体征	严重时合并肺心病	极少有肺心病
对支气管扩张剂的效应	<12%	>12%
PEF 变异程度	<12%	>12%
对糖皮质激素的效应	<12%	>12%
炎性细胞	中性粒细胞	嗜酸性粒细胞

PEF：（peak expiratory flow）呼出气峰流速

COPD 的炎症过程与支气管哮喘有着本质上的差别，当然少数患者可同时患有这两种疾病，具有这两种疾病的临床和病理生理特征（图 6-2-5）。甚至有时鉴别 COPD 和哮喘相当困难。几乎所有哮喘患者周围血中的嗜酸性粒细胞均有普遍增加，而 COPD 急性加重期也可有嗜酸性粒细胞的增多。重症哮喘患者则在气道中有中性粒细胞的炎症过程，这与 COPD 相似。临床实际工作中，有时 COPD 与支气管哮喘很难区别，典型的支气管哮喘容易诊断，如以喘息为首发症状，有过敏史，发作间期症状消失，肺功能恢复正常。典型的 COPD 也容易诊断，如老年吸烟者，长年咳嗽、咳痰伴肺气肿，无过敏史，肺功能持续减退。但在这两个极端之间，常有一些患者出现重叠症状，即所谓慢性喘息支气管炎，这些患者常先有多年的吸烟、咳嗽、咳痰，而后出现哮喘，于病情加重时，肺部出现广泛的哮鸣音，经治疗后哮鸣音有不同程度的减少，甚至完全消失，许多患者也有过敏表现与血 IgE、嗜酸性粒细胞增高，这类患者的诊断最为困难，这类患者实际上是慢性支气管炎合并了支气管哮喘。对在慢性支气管炎的基础上发生了具有上述支气管哮喘发作特点的哮鸣可诊断为慢性支气管炎合并支气管哮喘，而且许多慢性支气管炎合并支气管哮喘的患者，其气道阻塞最终发展为不可逆，因此将慢性支气管炎合并支气管哮喘归入 COPD 的范畴是可以的。

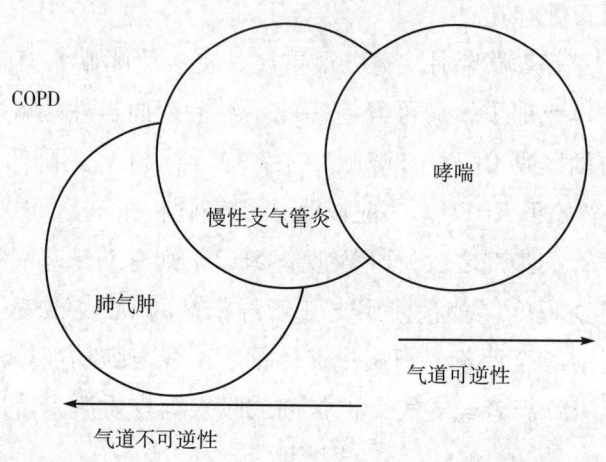

图 6-2-5　图示支气管哮喘和 COPD 的关系和重叠

（引自 Am J Respir Crit Care Med 2001，164（10 part 2）：s28～s38

3. COPD 与支气管哮喘的实验室区别辅助方法　COPD 与支气管哮喘的鉴别有时比较困难，支气管扩张试验可协助区分这两种疾病。虽然 COPD 与支气管哮喘患者均可有 FEV_1 的下降，但这两种疾病气流受限的可逆程度并不相同，因而结合临床能协助区分 COPD 与支气管哮喘。方法如下：

（1）试验前患者应处于临床稳定期，无呼吸道感染。试验前 6 小时、12 小时分别停用短效与长效 β_2 受体激动剂，试验前 24 小时停用长效茶碱制剂。

（2）试验前休息 15 分钟，然后测定 FEV_1，共 3 次，取其最高值，吸入 β_2 受体激动剂 400μg，或者 160μg 以上抗胆碱药物，或二者联合使用。吸入短效支气管扩张剂 10～15 分钟后再测定 FEV_1 3 次，取其最高值。

（3）计算 FEV_1 改善值

$$\frac{吸药后 FEV_1 - 吸药前 FEV_1}{吸药前 FEV_1} \times 100\% \geqslant 12\%$$

如果 FEV_1 改善值 $\geqslant 12\%$，而且 FEV_1 绝对值在吸入支气管扩张剂后增加 200ml 以上，为支气管扩张试验阳性，表示气流受限可逆性较大。结合临床可以协助支持支气管哮喘，如吸入支气管扩张剂后，FEV_1 改善率 $<12\%$，则有 COPD 的可能性。

必须指出，10%～20% 的 COPD 患者支气管扩张试验或皮质激素可逆试验也可出现阳性，故单纯根据这一项检查来鉴别 COPD 或支气管哮喘是不可取的，应该结合临床表现及其他实验室检查结果，进行综合判断才比较可靠。

（二）充血性心力衰竭　COPD 的重要临床表现之一是呼吸困难，而呼吸困难是心功能不全（充血性心力衰竭）的重要症状之一，有时临床上 COPD 需要与充血性心力衰竭相鉴别。

充血性心力衰竭产生呼吸困难的主要原因是：①长期肺淤血，导致肺泡弹性减退和限制性通气功能障碍；②心排血量减少与血流速度减慢，换气功能障碍，可导致低氧血症与二氧化碳潴留；③肺循环压力增高，导致反射性呼吸中枢兴奋性增高。

充血性心力衰竭的主要症状为呼吸困难、端坐呼吸、发绀、咳嗽、咳血性痰、衰弱、乏力等。痰中有大量的心力衰竭细胞。体检发现左心增大、心前区器质性杂音、肺动脉瓣第二音亢进、奔马律、双肺底湿啰音等。臂-舌循环时间延长。

充血性心力衰竭所致呼吸困难的临床特点可概括如下：①患者有重症心脏病存在，如高血压心脏病、二尖瓣膜病、主动脉瓣膜病、冠状动脉粥样硬化性心脏病等；②呼吸困难在坐位或立位减轻，卧位时加重；③肺底部出现中、小湿啰音；④X 线检查心影有异常改变，肺门及其附近充血或兼有肺水肿征；⑤静脉压正常或升高，臂-舌循环时间延长。

急性右心衰竭见于肺栓塞所致的急性肺源性心脏病，主要表现为突然出现的呼吸困难、发绀、心动过速、静脉压升高、肝大与压痛、肝颈回流征等。严重病例（如巨大肺栓塞）迅速出现休克。

COPD 合并肺心病时，临床上需与反复发生肺血栓栓塞所致的慢性肺源性心脏病相鉴别。但两者一般较容易区别，COPD 患者往往有长期咳喘病史，而肺血栓栓塞所致的肺心病则深静脉血栓病史；COPD 患者有肺气肿体征，听诊可闻哮鸣音或干啰音，胸部 X 线检查显示肺部过度充气等，肺功能检查可发现气流受限。而肺血栓栓塞所致肺心病则缺乏这些特点。

（三）支气管扩张　支气管扩张患者有时可合并气流受限，以往曾经将支气管扩张归入COPD，目前已将支气管扩张与 COPD 分开。GOLD 特别指出 COPD 应该与支气管扩张相鉴别。支气管扩张多数有肺炎病史，特别是麻疹、百日咳、流感等所继发的支气管性肺炎。咯血是支气管扩张的常见症状，90% 患者有不同程度的咯血，并可作为诊断的线索。咯血可在童年开始，支气管扩张的咯血有两种不同表现。

1. 小量咯血　在经常有慢性咳嗽、脓痰较多情况下，同时有小量咯血；有时在咯血前先有一段咳嗽较重的感染阶段。因感染，支气管内肉芽组织充血及损伤小血管而导致咯血。

2. 大咯血　由于支气管有炎症性变，血管弹性纤维被破坏，管壁厚薄不匀或形成假血管瘤，加以炎症影响下，易破裂引起大咯血。血量每次达 300～500ml 以上，色鲜红，常骤然止血（因此种出血常来自支气管动脉系统，压力高，而动脉血管壁弹性好，收缩力强，故可较快止血）。

患者病程虽长，但全身情况比较良好。咳嗽和咳痰也为常有的症状，咳嗽可轻微，也可相当剧烈；咳嗽和咳痰常与体位改变有关，如在晨起或卧床后咳嗽可加剧，咳痰增多。痰量可为大量，每天达数百毫升（湿性型）。痰液静置后可分为三层：上层为泡沫状黏液，中层为较清的浆液，下层为脓液及细胞碎屑沉渣。有些患者痰量甚少（干性型），如合并感染，痰量随之增多，并有发热、咯血等。

支气管扩张的好发部位是下肺，以左下叶较右下叶为多见，最多累及下叶基底支。病变部位出现呼吸音减弱和湿性啰音，位置相当固定，体征所在的范围常能提示病变范围的大小。常有杵状指（趾）。

胸片检查不易确诊支气管扩张，但可排除慢性肺脓肿及慢性纤维空洞型肺结核。如患者有支气管扩张的临床表现，胸片又显示一侧或双侧下肺纹理增粗、紊乱以及蜂窝状小透明区，或见有液平面则支气管扩张的可能性最大，支气管造影检查可确定诊断，并对明确病变部位及决定治疗方案有重要意义。在进行支气管造影前，应作痰结核菌检查，以除外结核性支气管扩张。

胸部 HRCT 可用于支气管扩张的诊断，HRCT 诊断支气管扩张的敏感性为 63.9%~97%，特异性为 93%~100%。HRCT 可显示 2mm 支气管，增强影像清晰度。支气管扩张的 CT 表现有：①柱状支气管扩张：如伴发黏液栓时，呈柱状或结节状高密度阴影，当支气管管腔内无内容物时，表现为支气管管腔较伴随的肺动脉内径明显增大，管壁增厚，呈现为环状、或管状阴影，肺野外带见到较多的支气管影像；②囊状支气管扩张：常表现为分布集中，壁内、外面光滑的空腔，有时可见液平；③支气管扭曲及并拢：因肺部病变牵拉导致支气管扩张时，常合并支气管扭曲及并拢。

（四）肺结核　与 COPD 不同，肺结核患者以青壮年占大多数，常常以咯血为初发症状而就诊。咯血后常有发热，是由于病灶播散及病情发展所致。患者常同时出现疲乏、食欲减退、体重减轻、午后潮热、盗汗、脉快和心悸等全身中毒症状。

咯血是肺结核患者常见的症状，且常为提示此病诊断的线索。咯血量可多可少，多者一次可达 500ml，少则仅为痰中带血。血色鲜红。咯血与结核病变的类型有一定关系，多见于浸润型肺结核、慢性纤维空洞型肺结核和结核性肺炎，而少见于原发性综合征和急性血行播散性肺结核。咯血程度并不一定与病灶大小成比例，小的病灶可有较多的咯血，而病灶广泛的反可无咯血。出血量常和血管损害程度有关。血管壁渗透性增高所致的咯血，出血量少，但持续时间较长，而小血管的破裂则多引起小量出血，这多由于慢性活动性肺结核所致。大咯血多为肺动脉分支破损所致，其中以空洞内形成的动脉瘤破裂所致的大咯血为多。

肺结核的诊断主要依靠症状、体征、胸片和痰结核菌检查。如在青壮年患者一侧肺尖部经常听到湿啰音，又有上述全身性中毒症状，则支持活动性肺结核的诊断。胸片检查通常能确定病灶的存在、性质及范围。因此，定期进行胸片检查能及时发现早期病灶，并有助于早期治疗。有下列表现应考虑肺结核的可能：①咳嗽、咳痰 3 周或以上，可伴有咯血、胸痛、呼吸困难等症状；②发热（常午后低热），可伴盗汗、乏力、食欲降低、体重减轻、月经失调；③结核变态反应引起的过敏表现：结节性红斑、泡性结膜炎和结核风湿症等；④结核菌素皮肤试验：我国是结核病高流行国家，儿童普种卡介苗，阳性对诊断结核病意义不大，但对未种卡介苗儿童则提示已受结核分枝杆菌（简称结核菌）感染或体内有活动性结核病，当呈现强阳性时表示机体处于超过敏状态，发病几率高，可作为临床诊断结核病的参考指征；⑤患肺结核时，肺部体征常不明显。肺部病变较广泛时可有相应体征，有明显空洞或并发支气管扩张时可闻及中小水泡音。

临床上细菌学检查是肺结核诊断的确切依据，但并非所有的肺结核都可得到细菌学证实。胸片检查也常是重要的，肺结核胸部 X 线表现有：①多发生在肺上叶尖后段、肺下叶背段、后底段；②病变可局限也可多肺段侵犯；③X 线影像可呈多形态表现（即同时呈现渗出、增殖、纤维和干酪性病变），也可伴有钙化；④易合并空洞；⑤可伴有支气管播散灶；⑥可伴胸腔积液、胸膜增厚与粘连；⑦呈球形病灶时（结核球）直径多在 3cm 以内，周围可有卫星病灶，内侧端可有引流支气管征；⑧病变吸收慢（一个月以内变化较小）。

痰结核菌检查阳性可确诊为肺结核，且可肯定病灶为活动性。但痰菌阴性并不能否定肺结核的存在，对可疑病例须反复多次痰液涂片检查，如有需要，可采取浓集法、培养法、

PCR 法、BACTEC 法。在咯血前后，因常有干酪性坏死物脱落，其中痰菌阳性率较高。

（五）闭塞性细支气管炎 是一种小气道疾病，患者可能有类风湿关节炎病史或烟雾接触史，发病年龄通常较轻、且不吸烟。临床表现为快速进行性呼吸困难，肺部可闻及高调的吸气中期干鸣音；胸片提示肺过度充气，但无浸润阴影，CT 在呼气相显示低密度影。肺功能显示阻塞性通气功能障碍，而一氧化碳弥散功能正常。肺活检显示直径为 1～6mm 的小支气管和细支气管的疤痕狭窄和闭塞，管腔内无肉芽组织息肉，而且肺泡管和肺泡正常。闭塞性细支气管炎对皮质激素治疗反应差，患者常常预后不良。

（六）弥漫性泛细支气管炎（diffuse panbronchiolitis，DPB） 是一种鼻窦-支气管综合征，其特征为慢性鼻窦炎和支气管炎症。主要表现为慢性咳嗽、咳痰，伴有气流受限和活动后呼吸困难，并可导致呼吸功能障碍。常有反复发作的肺部感染，并可诱发呼吸衰竭。DPB 是以肺部呼吸性细支气管为主要病变区域的特发性、弥漫性、炎性和阻塞性气道疾病。DPB 与 COPD 在临床症状有相似之处，但 DPB 具有特殊的病理学和影像学表现。目前国内临床医师对 DPB 仍认识不足，DPB 可被误诊为 COPD、支气管扩张和肺间质纤维化等。

1. 临床表现 DPB 通常隐袭缓慢发病，常见症状为咳嗽，咳痰及活动时气短。几乎所有患者都有慢性鼻窦炎的病史，通常发生于 20～40 岁，男性多于女性。肺部听诊可闻湿啰音、干啰音或高调的喘鸣音。早期可出现低氧血症，伴有发绀及轻度杵状指。慢性鼻窦炎症状有鼻塞，流脓性鼻涕，嗅觉减退等。

2. 胸片 表现为含气量增加所致的肺透亮度增强和两肺野弥漫性小结节状和粟粒样阴影。结节直径 2～5mm，边缘不清，形状不规整，主要分布于双肺肺底部。这种小结节的存在有别于 COPD。轻度的支气管扩张常可发生于中叶和舌叶，表现于双轨征。随着病情进展，有些病例可有囊性病变或弥漫性支气管扩张。

CT 显示小结节或粟粒样阴影的特点，表现为：①弥漫性小结节影和线状阴影，小叶中心性小颗粒状，肺小动脉逐渐分支变细，在其前端或其邻近可见小结节，宛如"小雪团挂在树枝上"的影像，而且与胸壁有少许间隔是其特点，CT 上的圆形影常散在分布于胸膜至支气管和血管分支的末端以及叶中部区域；②小支气管和细支气管扩张，细支气管扩张表现为双轨状或小环形，多数病例以两肺下叶最明显，多呈弥漫性，在其近端的细支气管常有扩张和肥厚；③支气管壁增厚；④另一特点是常易合并中叶和舌叶肺不张。

3. 肺功能测定 表现为阻塞性损害，FEV_1 降低，某些进展性的病例中，在阻塞性肺功能损害的基础上可伴有限制性通气障碍。但肺顺应性和弥散功能多在正常范围，血气分析显示早期低氧血症，晚期伴有高碳酸血症。残气量（RV）和残气量与肺总量（RV/TLC）之比通常是增加的。如肺泡通气不足加重，可出现高碳酸血症，病程较长者可并发肺动脉高压和肺心病，最终将演变为慢性呼吸衰竭。

诊断 DPB 的最低条件为：慢性鼻窦炎、慢性咳嗽、多痰和活动性呼吸困难；X 线上表现为弥漫结节影，其边缘不清，肺功能为阻塞性障碍；冷凝集试验呈持续性的增加。通常在其疾病过程中，大部分患者有这些临床特点。

DPB 和 COPD 虽均表现为阻塞性通气功能障碍，但 COPD 患者的胸片缺乏结节状阴影。病理学检查有助于对本病的确诊。DPB 的病理诊断标准如下：①淋巴组织增生（淋巴滤泡的肥大、增生），淋巴细胞和浆细胞浸润；②脂肪吞噬细胞（泡沫细胞）的聚集；③胶原纤维化（纤维化）。上述 1、2、3 项的改变中至少有 2 项者，可诊断 DPB。

弥漫性泛细支气管炎是一种慢性和进展性疾病，预后较差。疾病的进展依赖于炎症部位的范围和严重程度，以及慢性气道感染的并发症。长期、低剂量红霉素疗法，DPB 患者的预后得到了显著的改善。

第五节　慢性阻塞性肺疾病的治疗

【COPD 稳定期的治疗】

慢性阻塞性肺疾病稳定期治疗目的主要是减轻症状，阻止 COPD 病情发展；同时缓解或阻止肺功能下降；并且改善 COPD 患者的活动能力，提高其生活质量；达到降低死亡率的目标。

（一）教育与管理　通过教育与管理可以提高患者及有关人员对 COPD 的认识和自身处理疾病的能力，更好的配合治疗和预防措施，减少反复加重，维持病情稳定，提高生活质量。主要内容包括：①教育与督促患者戒烟；②使患者了解 COPD 的病理生理与临床基础知识；③掌握一般和某些特殊的治疗方法；④学会自我控制病情的技巧，如腹式呼吸及缩唇呼吸锻炼等；⑤了解赴医院就诊的时机；⑥社区医生定期随访管理。

（二）控制职业性或环境污染，避免或防止粉尘、烟雾及有害气体吸入。

【药物治疗】

药物治疗用于预防和控制症状，减少急性加重的频率和严重程度，提高运动耐力和生活质量。

1. 支气管舒张剂　支气管舒张剂可松弛支气管平滑肌、扩张支气管、缓解气流受限，是控制 COPD 症状的主要治疗措施。短期按需应用可缓解症状，长期规则应用可预防和减轻症状，增加运动耐力。但不能使所有患者的 FEV_1 得到改善。

主要的支气管舒张剂有 β_2 受体激动剂、抗胆碱药及甲基黄嘌呤类，根据药物的作用及患者的治疗反映选用。定期用短效支气管舒张剂较为便宜，但不如长效支气管舒张剂方便。不同作用机制与作用时间的药物联合可增强支气管扩张作用、减少不良反应。短效 β_2 受体激动剂与抗胆碱药异丙托溴胺联合应用与各自单用相比可使 FEV_1 获得较大与较持久的改善；β_2 受体激动剂、抗胆碱药物和（或）茶碱联合应用，肺功能与健康状况亦可获进一步改善。

（1）β_2 受体激动剂　β_2 受体是一种广泛分布于呼吸道平滑肌，上皮细胞和内皮细胞膜上的跨膜受体，尤以小气道和肺泡中的数量居多。β_2 受体激动剂主要作用于呼吸道平滑肌细胞中的 β_2 受体，以舒张支气管。同时 β_2 受体激动剂还能抑制气道的胆碱能神经递质传递，减少血浆蛋白的渗出和细胞因子的分泌，增加气道的排痰作用，改善心血管的血流动力学，降低肺动脉高压，改善膈肌的耐力和收缩力，对减轻气道炎症和预防 COPD 病情恶化有重要意义。

β_2 受体激动剂可通过吸入或口服应用，临床常用的口服制剂有丙卡特罗和特布他林等。丙卡特罗为第 3 代高度选择性支气管 β_2-受体激动剂，对心脏的作用要明显弱于特布他林，该药在舒张支气管平滑肌的同时，还具有较强抗过敏和促进呼吸道纤毛运动的作用，因此还具有祛痰和镇咳作用。上述口服制剂均可有心悸、手颤等不良反应，临床应用受到一定限制。

临床上稳定期以吸入制剂为主，常用短效制剂主要有沙丁胺醇、间羟舒喘宁等，为短效定量雾化吸入剂，由支气管吸收迅速，数分钟内开始起效，15~30 分钟达到峰值，持续疗效 4~5 小时，每次剂量 100~200μg（每喷 100μg），24 小时不超过 8~12 喷。主要用于缓解症状，按需使用。沙美特罗（salmeterol）与福莫特罗（formoterol）为长效支气管舒张剂，通过定量吸入装置吸入，起效快，且不良反应少。福莫特罗可于 3~5 分钟起效，沙美特罗在 30 分钟起效，作用持续 12 小时以上。沙美特罗 $50\mu g$，每日两次可改善 COPD 健康状况。

（2）抗胆碱药　COPD 患者的迷走神经张力较高，而支气管基础口径是由迷走神经张力决定的，迷走神经张力愈高，则支气管基础口径愈窄，此外各种刺激，均能刺激迷走神经末梢，反射性地引起支气管痉挛，抗胆碱能药物可与迷走神经末梢释放的乙酰胆碱竞争性地与平滑肌细胞表面的胆碱能受体相结合，因而可阻断乙酰胆碱所致的支气管平滑肌收缩。随着药物研究的发展，尤其是异丙托溴胺季胺结构类药物的发现使抗胆碱类药物已成为安全有效的支气管扩张剂，选择性、长效胆碱能受体阻断剂的临床应用，使其扩张支气管作用明显增加，在气流阻塞性疾病尤其是 COPD 治疗中占据重要地位。抗胆碱能药物在 COPD 的很多阶段都被提倡使用，能提高患者肺功能、和健康相关的生活质量及运动耐力，降低急性发作和死亡率。目前临床上用于 COPD 治疗的抗胆碱药物主要有以下几种：①短效抗胆碱能药物：异丙托溴铵、氧托溴铵；②长效抗胆碱能药物：噻托溴铵；③短效 β_2 受体激动剂和抗胆碱能药物联合制剂：沙丁胺醇/异丙托溴铵。

1）异丙托溴铵　异丙托溴铵属于水溶性的阿托品季胺类衍生物，经胃肠道黏膜吸收很少，不易被全身吸收，不能透过血脑屏障，从而可避免吸入后出现类似阿托品的一些副作用，在 COPD 治疗中发挥着重要作用。异丙托溴铵为非亚型选择性的抗胆碱药物，同时阻断 M_1、M_2、M_3 受体，而阻断 M_2 受体会导致更多的乙酰胆碱释放，降低其扩张支气管的作用。目前临床常用短效抗胆碱药物主要为异丙托溴铵（ipratropinum bromide，atrorent，爱全乐），起效 30~90 分钟，作用持续时间 3~6 小时，较 β_2 受体起效慢但激动剂长，尤其适用于需立即缓解症状，而不能耐受 β_2 受体激动剂的患者

异丙托溴铵用定量吸入器（MDI）每日喷 3~4 次，每次 2 喷，每喷 $20\mu g$，必要时每次可喷 $40~80\mu g$，剂量愈大则作用时间愈长；水溶液用雾化吸入（用雾化器）每次剂量可用至 $0.5mg$。定量吸入时，开始作用时间比沙丁胺醇等短效 β_2 受体激动剂慢，但持续时间长，30~90 分钟达最大效果，维持 6~8 小时。由于此药不良反应少，可长期吸入，据最近资料：早期 COPD 患者吸入异丙托品每日 3 次，每次 $40\mu g$，经 5 年观察，未发现耐药与明显的不良反应。而抗胆碱能制剂（溴化异丙托品）有效持久的支气管扩张效应，长期使用抗胆碱能药物能改善基础肺功能，并可增加气道气流和改善 COPD 患者健康状况。

2）噻托溴铵（tiotropine）　是一种长效季胺类抗胆碱能药物，选择性结合 M 受体，能较快从 M_2 受体解离，而与 M_1、M_3 受体结合时间较长，尤其与 M_3 受体结合时间长达 34.7 小时，支气管扩张作用 1~3 小时达峰，持续时间 >24 小时，1 次/天给药，疗效持久时间长，支气管扩张效果明显。该药作为一种选择性和长效的抗胆碱能药物，与 M 受体的结合力大约是异丙托溴铵的 10 倍，支气管扩张作用更强。使用方便，提高了患者的治疗依从性，在 COPD 的治疗中具有特异、强大的抗胆碱能作用。噻托溴铵 $18\mu g$，1 次/天吸入治疗，支气管扩张作用优于异丙托溴铵 4 次/天。噻托溴铵能显著缓解呼吸困难临床症状，提高 COPD 患者活动耐力，降低 COPD 急性发作的频率和严重程度，持续显著改善肺功能。噻托溴铵像异丙托溴铵一样，不易被胃肠道吸收，安全性较好，全身不良反应小，主要的不良反应口干，发生率为 10%~16%，且能较易耐受。研究表明，噻托溴铵可以有效改善 COPD 患者的肺功能，改善健康相关的生活质量，降低急性加重和相关住院风险，降低死亡率。目前还没有发现其对支气管扩张作用有耐受性。

3）抗胆碱能药物和 β₂ 受体激动剂的联合应用   抗胆碱能药物和 β₂ 受体激动剂具有不同的作用机制，为联合应用提供了理论依据和理论基础。当单独使用药物吸入治疗不能很好控制 COPD 患者临床症状时，可以推荐联合用药，尤其吸入性抗胆碱能药物和 β₂ 受体激动剂联合，能更好缓解症状，提高肺功能。噻托溴铵的支气管扩张作用大于 24 小时，联合长效 β₂ 受体激动剂（LABA），达到更快的支气管平滑肌的松弛。研究显示：噻托溴铵联合福莫特罗较噻托溴铵单用，显著提高 FEV₁，更好缓解呼吸困难症状，减轻 COPD 急性加重。严重气流受限、反复急性加重、持续呼吸困难的 COPD 患者，推荐抗胆碱能药物和 β₂ 受体激动剂以及糖皮质激素联合吸入治疗，可以使支气管达到最大程度的扩张。

（3）茶碱类药物   可解除气道平滑肌痉挛，在 COPD 应用广泛。另外，还有改善心搏血量、扩张全身和肺血管，增加水盐排出，兴奋中枢神经系统、改善呼吸肌功能以及某些抗炎作用等。但总的来看，在一般治疗血浓度下，茶碱的其他多方面作用不很突出。缓释型或控释型茶碱每天 1 次或 2 次口服可达稳定的血浆浓度，对 COPD 有一定效果。茶碱血浓度监测对估计疗效和副作用有一定意义。血茶碱浓度大于 5μg/ml，即有治疗作用；茶碱在较高的血清水平时，有一种剂量-治疗效应的相应关系。但是当茶碱水平上升到一定水平后，药物的治疗作用就不再增加。在茶碱的血清水平达到 15μg/ml 之后，FEV₁ 就变得平坦，症状也不再改善，然而茶碱的毒副作用却会显著增加，甚至于在治疗水平范围内也会发生。故大于 15μg/ml 时不良反应明显增加。吸烟、饮酒、服用抗惊厥药、利福平等可引起肝脏酶受损并减少茶碱半衰期；老人、持续发热、心力衰竭和肝功能明显障碍者；同时应用西咪替丁、大环内酯类药物（红霉素等）、氟喹诺酮类药物（环丙沙星等）和口服避孕药等都可使茶碱血浓度增加。

茶碱在治疗 COPD 中有多系统效应：

1）茶碱对呼吸系统的效应   茶碱能使严重的 COPD 患者改善通气，使陷闭气体的容量减少。茶碱能增加呼吸肌的强度和效能，并能增加膈肌血流，故能预防和减轻 COPD 患者的膈肌疲劳。COPD 患者茶碱治疗后，其肺功能的改进与呼吸肌功能的改善密切相关。茶碱也能增加气道内黏液的清除，通过降低气道对刺激物的反应性，能减轻气道的炎症反应和分泌物的量，从而缓解支气管痉挛。

2）茶碱对心血管系统的效应   茶碱也是一种肺血管扩张剂，茶碱可增加心肌收缩力，所以能改善右心室功能，因而可使 COPD 患者的运动能力提高和改善 COPD 患者的生活质量。

3）茶碱对中枢通气驱动力的效应   茶碱类药物也是一种呼吸兴奋剂，能在中枢中起到增加中枢通气驱动力的作用。

临床上应用茶碱治疗 COPD 时应注意以下几方面：①开始使用茶碱治疗时，应使用相对较低的剂量（如在中等身材的成年 COPD 患者中，可选用缓释制剂）；②通过几天对患者的观察，如治疗效应不明显，可适当增加剂量；③如有不良反应出现，则应测定血清茶碱水平，并根据所测结果重新调整茶碱剂量；④如果有低氧血症，发热，充血性心力衰竭或肝功能不全等，茶碱的清除率下降，则应暂时降低茶碱的剂量；⑤加用其他药物时应该慎重，因为可能影响茶碱的清除率或产生中毒的可能，必要时应测定茶碱的血清浓度，西米替丁、喹诺酮应尤为小心，因为该二药可迅速增加血清茶碱的水平；⑥无论患者或医师发现有茶碱的毒副作用表现时，应立即测定茶碱的血浓度，并应相应地降低茶碱剂量。

2. 糖皮质激素   糖皮质激素对支气管哮喘的治疗效果较好，但对 COPD 的效果目前尚不清楚，一般来说，只有 10%～15% 的患者对皮质激素治疗有效。故对于皮质激素在 COPD 治疗中的应用，仍有不同的意见。所以在 COPD 患者应用糖皮质激素应取谨慎态度。在 COPD 急性加重期，可考虑口服或静脉滴注糖皮质激素，但要尽量避免大剂量长期应用。通常皮质激素可通过三种途径了给药：静脉、口服和吸入。急性加重期可口服或静脉给药，一般试用泼尼龙 30～40mg/d，7～10 日；但是这种全身给药的方法，有皮质激素的不良反应：肥胖、肌无力、高血压、心理障碍、糖尿病、骨质疏松、皮肤变薄等。10 日后，如无疗效，则停用；如有效，则改为吸入疗法。吸入疗法具有无或很少发生周身不良反应等优点，但对其疗效仍有争议。现有研究表明 COPD 稳定期应用糖皮质激素吸入治疗并不能阻止其 FEV_1 的降低。吸入激素的长期规律治疗只适用于具有症状且治疗后肺功能有改善者。目前有关长期吸入激素治疗 COPD 的效果和安全性尚无结论。对稳定期 COPD 患者，不推荐长期口服糖皮质激素治疗。

（1）糖皮质激素在 COPD 稳定期的应用 COPD 稳定期治疗原则是根据病情采用个性化治疗方案，目标为提高生活质量，减少症状和并发症。目前认为 $FEV_1 < 50\%$ 预计值并有症状的 COPD 患者（Ⅲ、Ⅳ期）、或反复加重的患者可规律性吸入糖皮质激素治疗（inhaled corticosteroids，ICS），可减少恶化次数，改善健康状态，及降低死亡率。ICS 作为 COPD 稳定期吸入用药，属于局部给药，与全身用药相比具有以下优点：①局部靶区域可达到较高的药物浓度，充分利用了药物剂量反应曲线的顶部；②较少的剂量进入全身，极大地减少不良反应的发生，增加药物的安全性，研究发现 ICS（布地奈德 800μg/d 或丙酸氟替卡松 1mg/d）能使稳定期 COPD 患者急性发作频率、就诊率降低，改善健康生活质量、降低气道高反应。

（2）联合用药 ICS 联合长效 β_2 受体激动剂（long-acting beta agonist，LABA）在 COPD 稳定期的疗效已明确。ICS 和 LABA 有相互促进作用，糖皮质激素可提高 β_2 肾上腺受体的表达，而 LABA 可加速激素受体核转位，促进诱导基因的转录和表达，增强糖皮质激素的抗炎效应。吸入氟替卡松，每次 500μg，每日 2 次，联合吸入沙美特罗，每次 50μg，每日 2 次可大幅减少气道炎症细胞，尤其是 CD8＋T 细胞和巨噬细胞（CD68＋），对痰中性粒细胞有一定影响。两者在气道细胞内相互补充的这种生物效应在临床上产生协同效应，因此在气道平滑肌细胞和上皮细胞代谢，炎症介质释放及对呼吸道黏膜的保护作用等方面，两药联用的疗效比单用一种要好。中重度 COPD 患者应用氟替卡松/沙莫特罗 8 周，可减少急性发作，改善健康状态，其效果明显优于单一用药，肺功能也有一定程度的改善。TORCH 研究证明联合吸入治疗后可改善 COPD 患者的呼吸困难评分、6 分钟步行距离、生活质量评分等指标，并减少急性加重次数和住院次数，表明联合用药对 COPD 的治疗有相当优越性。目前临床上可用长效 β_2 受体激动剂和糖皮质激素联合制剂有：福莫特罗/布地耐德、沙美特罗/氟替卡松。2006 年德国上市的倍氯米松/福莫特罗，以及未来几年中可能投入市场的环索奈德/福莫特罗，莫米松/茚达特罗（indacaterol），卡莫特罗/布地奈德均是以每日一次应用剂型为主。

临床上对于严重气流受限、反复急性加重、持续症状的 COPD 患者，抗胆碱能药物和 β_2 受体激动剂以及糖皮质激素联合使用，使其支气管达到最大程度的扩张。噻托溴铵＋沙美特罗＋氟替卡松三个药物联合应用吸入治疗 COPD，在住院次数、健康相关生活质量方面等疗效方面显示相当明显的疗效。

3. 其他药物

（1）祛痰药（黏液溶解剂） COPD 气道内可产生大量黏液分泌物，可促使继发感染，并影响气道通畅，应用祛痰药似有利于气道引流通畅，改善通气，但除少数有黏痰患者获效外，总的来说效果并不十分确切。常用药物有盐酸氨溴索（Ambroxol）、乙酰半胱氨酸等。

（2）抗氧化剂　COPD 气道炎症使氧化负荷加重，促使 COPD 的病理、生理变化。应用抗氧化剂如 N-乙酰半胱氨酸可降低疾病反复加重的频率。但目前尚缺乏长期、多中心临床研究结果，有待今后进行严格的临床研究考证。

（3）免疫调节剂　对降低 COPD 急性加重严重程度可能具有一定的作用。但尚未得到确证，不推荐作常规使用。

（4）疫苗　流感疫苗可减少 COPD 患者的严重程度和死亡，可每年给予 1 次（秋季）或两次（秋、冬）。它含有杀死的或活的、无活性病毒，应每年根据预测的病毒种类制备。肺炎球菌疫苗含有 23 种肺炎球菌荚膜多糖，已在 COPD 患者应用，但尚缺乏有力的临床观察资料。

（5）中医治疗　辨证施治是中医治疗的原则，对 COPD 的治疗亦应据此原则进行。实践中体验到某些中药具有祛痰、支气管舒张、免疫调节等作用，值得深入的研究。

4. 戒烟药物　大部分 COPD 患者发病与吸烟有关，目前戒烟在这些患者中是减缓 COPD 进展最有效的措施。现在常用的有尼古丁替代疗法及抗抑郁药物，两者效果差，患者复吸率高。随着对尼古丁成瘾的神经机制逐渐明确，多种新型戒烟药物将应用于临床。伐尼克兰（畅沛，Varenicline）为 α_4-β_2 尼古丁受体部分拮抗剂，通过减轻或阻断尼古丁对人体的作用，帮助吸烟者戒烟。恶心是最常见的不良反应，其他还包括头痛、呕吐、肠胃胀气、失眠、多梦和味觉障碍。利莫那班是首个大麻脂（CB1）受体拮抗剂，通过作用于大脑与脂肪组织中的 CB1 受体来减少食物和烟草的摄取，达到戒烟及减肥的效果。

5. 氧疗　COPD 稳定期进行长期家庭氧疗（LTOT）对具有慢性呼吸衰竭的患者可提高生存率。对血流动力学、血液学特征、运动能力、肺生理和精神状态都会产生有益的影响。LTOT 应在Ⅲ级重度 COPD 患者应用，具体指征是：①PaO_2 < 55mmHg 或 SaO_2 < 88%，有或没有高碳酸血症；②PaO_2 55 ~ 70mmHg，或 SaO_2 < 89%，并有肺动脉高压、心力衰竭水肿或红细胞增多症（血细胞比容 > 55%）。LTOT 一般是经鼻导管吸入氧气，流量 1.0 ~ 2.0L/min，吸氧持续时间 > 15h/d。长期氧疗的目的是使患者在海平面水平，静息状态下，PaO_2 > 60mmHg 和（或）使 SaO_2 升至 90%，这样才可维持重要器官的功能，保证周围组织的氧供。

6. 康复治疗　康复治疗可以使进行性气流阻塞、严重呼吸困难而很少活动的患者改善活动能力、提高生活质量，是 COPD 稳定期患者一项重要的治疗措施。它包括呼吸生理治疗，肌肉训练，营养支持、精神治疗与教育等多方面措施。在呼吸生理治疗方面包括帮助患者咳嗽，用力呼气以促进分泌物清除；使患者放松，进行缩唇呼吸以及避免快速浅表的呼吸以帮助克服急性呼吸困难等措施。在肌肉训练方面有全身性运动与呼吸肌锻炼，前者包括步行、登楼梯、踏车等，后者有腹式呼吸锻炼等。在营养支持方面，应要求达到理想的体重；同时避免过高碳水化合物饮食和过高热卡摄入，以免产生过多二氧化碳。

【夜间无创机械通气】

无创通气在稳定期 COPD 中的应用存在争议，缺乏足够证据。临床上对明显 CO_2 潴留（$PaCO_2 \geqslant 52mmHg$）的患者，尤其是夜间存在缺氧和睡眠障碍的患者，无创通气获益最大。而对 CO_2 潴留不明显者，尽管其气流受限很明显，但由于患者呼吸肌疲劳问题不突出，因而无创通气的效果并不明显。

理论上 COPD 患者夜间无创机械通气可使呼吸肌群得到休息，改善通气，纠正夜间低氧血症，并降低睡眠时的 $PaCO_2$。同时改善睡眠质量，而且可使白天的 PaO_2 和 $PaCO_2$ 也得到明显改善。部分严重夜间低氧血症的 COPD 患者能够从夜间无创机械通气受益，目前常用的方法有：

1. 经鼻持续气道正压（CPAP） COPD 患者在睡眠中上气道阻力可有显著的增加。CPAP 通过对上气道的作用，使上气道的阻力降低，并降低睡眠时吸气肌群的作用。CPAP 可使用较低的压力，$5 \sim 8cm\ H_2O$。研究证明，经鼻 CPAP 应用 7 天后，COPD 患者的最大吸气压力可得到显著改善。夜间 CPAP 治疗，也能减少内源性 PEEP（PEEPi），尤其在 REM 时期，CPAP 可有效地对抗 PEEPi。

2. 经鼻间歇正压通气（IPPV） 经鼻 IPPV 能治疗 COPD 所致的慢性呼吸衰竭，并缓解呼吸肌疲劳，可通过改善肺部顺应性来消除微小肺不张，也能使呼吸中枢得到休息，最终纠正夜间低氧血症。因而可应用 COPD 所致的夜间严重的气体交换异常。COPD 患者如使 CPAP 效果欠佳时，可考虑使用 IPPV。

3. 经鼻/面罩双水平气道正压通气（BiPAP） BiPAP 应用时，同时设定气道内吸气正压水平（IPAP）和气道内呼气正压水平（EPAP）。IPAP 通常为 $5 \sim 20cm\ H_2O$，而 EPAP 尽可能保持较低水平。IPAP 的设定数值增加，可改善肺泡通气，增加每分钟通气量，以纠正低通气，使 $PaCO_2$ 下降。而 EPAP 数值的增加，可使上气道维持开放状态，以克服阻塞性通气障碍。BiPAP 可用于 COPD 患者的夜间通气治疗。BiPAP 与经鼻 CPAP 相比，BiPAP 能提供吸气辅助，把患者的潮气量"放大"，因而可对微弱的呼吸肌群提供辅助。而 CPAP 不能提供吸气辅助。此外，CPAP 由于有时不能有效地改善通气，因而可在睡眠时导致 CO_2 潴留；但 BiPAP 能改善通气而避免 CO_2 潴留。

【外科治疗】

1. 肺容量减容术 肺容量减容术（lung volume reducton surgery，LVRS），为近年来新发展的手术治疗 COPD 合并重症肺气肿的方法。即：通过手术切除部分肺组织，以缓解 COPD 患者的临床症状，改善肺功能。其治疗机制为：①多个楔形切除严重肺气肿组织可恢复肺的弹性回缩力，使邻近相对正常的肺组织扩张，在呼气时维持气道的扩张，使气道阻力下降；②由于 LVRS 降低肺容量，因而可改变原先膈肌过度变平的状态，改善膈肌的收缩力；③切除病变的气肿组织后，使相对正常肺组织复张，恢复通气，改善通气/血流比例及动脉血氧合；④部分肺组织切除后也可缓解对组织血管的压迫作用，使总血管阻力降低和肺动脉内压力降低，改善右心功能。

LVRS 的指征有：COPD 患者有明显的呼吸困难、活动受限，影像学检查提示肺脏过度充气，通气/血流扫描出现肺气肿组织分布不均，有明显的肺气肿区。肺功能检查：$FEV_1 < 35\%$ 预计值、RV > 250% 预计值，肺总量 > 125% 预计值等。心功能正常，年龄 < 75 岁。总之，LVRS 为 COPD 合并重症肺气肿的患者提供了一个有效的治疗方式，但是其适应证、疗效、手术方法都有待于进一步评估。

2. 微创肺减容术 由于 LVRS 手术创伤较大，对手术条件有一定要求，且存在一定的围手术期死亡率，目前正在探索一些不需开胸的微创 LVRS 技术。主要包括：内镜下单向活瓣（one-way valve）的放置、内镜下肺气肿局部注射聚合体使其不张、支气管肺开窗增加呼气流量，胸腔镜下压缩肺气肿部位等方法。其中，通过支气管镜在肺气肿最严重的部位气管内放置单向活瓣，导致局部肺不张，可以达到类似 LVRS 的效果，此项研究较多。

3. 肺大疱切除术 在有指征的患者，术后可减轻患者呼吸困难的程度并使肺功能得到改善。术前胸部 CT 检查、动脉血气分析及全面评价呼吸功能对于决定是否手术是非常重要的。肺减容术：与常规的治疗方法相比，其效果及费用仍待进一步调查研究，目前不建议广泛应用。

4. 肺移植术　对于选择合适的 COPD 晚期患者，肺移植术可改善生活质量，改善肺功能，但技术要求高，花费大，很难推广应用。

总之，稳定期 COPD 的处理原则根据病情的严重程度不同，选择的治疗方法也有所不同，关于 COPD 分级治疗问题，表 6-2-9 可供参考。

表 6-2-9　COPD 的分级治疗

分级	I极（轻度）	Ⅱ级（中度）	Ⅲ级（重度）	Ⅳ级（极重度）
特征	$FEV_1/FVC < 70\%$	$FEV_1/FVC < 70\%$	$FEV_1/FVC < 70\%$	$FEV_1/FVC < 70\%$
	$FEV_1 \geq 80\%$	$50\% \leq FEV_1 < 80\%$	$30\% \leq FEV_1 < 50\%$	$FEV_1 < 30\%$ 或 $FEV_1\% < 50\%$ 合并慢性呼吸衰竭
治疗	避免危险因素；接种流感疫苗 →　按需使用短效支气管舒张剂 →　规律应用一种或多种长效支气管舒张剂（需要时）　康复治疗			反复急性发作，可吸入糖皮质激素　如有慢性呼吸衰竭，长期氧疗，可考虑外科治疗

【COPD 的预防】

COPD 的预防应包括预防 COPD 的发生和防止慢性支气管炎、肺气肿患者进展为气流阻塞。主要措施包括以下几个方面：①戒烟：吸烟者应立即戒烟；②避免或减少有害粉尘、烟雾或气体吸入；③预防呼吸道感染：包括病毒、支原体、衣原体或细菌感染，流感疫苗和肺炎球疫苗等对于预防易受到流感病毒或肺炎球菌感染的易感者可能有一定意义，但目前难于广泛应用；④对慢性支气管炎患者进行监测肺通气功能（FEV_1、FEV_1/FVC 及 $FEV_1\%$），及早发现慢性支气管炎气流阻塞发生以便及时采取措施也有重要意义。此外，提高患者的生活水平，避免环境污染，加强卫生宣教和改善工作条件与卫生习惯等对 COPD 防治都有重要的意义。

【COPD 治疗展望】

近年来随着对 COPD 研究的进展，COPD 的治疗也有了不少新的动向，这些新疗法能预防气流阻塞的加重，改善 COPD 患者的预后。

（一）新型支气管扩张剂　目前认为，支气管扩张剂在控制 COPD 症状方面起了关键作用，是治疗 COPD 的首选药物，研究长效支气管扩张剂成为新的课题。

1. 新型抗胆碱能制剂　在 COPD 的治疗方面，抗胆碱能制剂是较好的支气管扩张药物，比 β 受体激动剂疗效为佳。目前对蕈毒碱（muscarine）受体的药理学已有很大进展，认识到气道上有多种蕈毒碱受体，具有不同的生理功能。故应用选择性的蕈毒碱受体拮抗剂比非选择性的药物（如：溴化异丙托品）更有优越性。M_1受体位于副交感神经节，阻断这些受体可以缓解支气管痉挛作用。乙酰胆碱的支气管痉挛作用主要通过M_1受体起作用。相反M_2受体位于胆碱能神经的末梢，能抑制乙酰胆碱的释放。非选择性的抗胆碱能制剂同时阻断M_1和M_2受体，然而，阻断M_2受体可增加乙酰胆碱释放，使支气管扩张效应减弱。噻托溴铵（思力华）可迅速与M_2受体解离，而与M_1和M_3受体解离缓慢。该药最重要的特征是作用时间长，在气道平滑肌上对蕈毒碱受体产生长时间的阻断作用。噻托溴铵——这一长效吸入性抗胆碱能药物成为 COPD 治疗中重要的里程碑。

新型长效抗胆碱能制剂，如阿地溴铵（aclidinium，LAS34273），LAS-35201，GSK656398（TD5742），GSK233705，格隆溴铵（NVA-237，glycopyrrolate）和 OrM3、CHF5407、QAT370 正在研究之中。和噻托溴铵和异丙托溴铵相比，阿地溴铵（aclidinium）具有抗胆碱能活性，较噻托溴铵起效更快，较异丙托溴铵作用时间更久，具有 24 小时持续活性。NVA-237 作用同噻托溴铵相似，但对心血管影响较低。OrM3 是 4-乙酰胺哌啶衍生物，不同于 M2 受体，对 M3 受体具有高度选择性，同时能口服给药，尤其适用于顺应性差及不能吸入给药的患者。CHF5407 对 M3 受体结合持续时间同噻托溴铵相似，但于 M2 受体作用时间更短。GSK233705，通过吸入给药应用于动物模型，作用时间长，1 天 1 次给药对 COPD 起到扩张支气管作用。

临床上使用包含多种支气管扩张剂的吸入器将简化用药，对治疗起有利作用。临床试验结果显示，LABA 和噻托溴铵联合明显扩张支气管，改善 COPD 症状，作用大于单独使用及 LABA + ICS 联合。目前福莫特罗 + 噻托溴铵联合吸入治疗，沙美特罗 + 噻托溴铵联合吸入治疗目前正在进行临床试验，Carmoterol + 噻托溴铵，Indacaterol + NVA237，GSK159797 + GSK233705 都在研究之中。

2. 长效 β_2 受体激动剂　每日使用一次的新型吸入型长效 β_2 受体激动剂，如茚达特罗（indacaterol）和卡莫特罗（carmoterol）现正处于临床开发阶段。茚达特罗是一种非常有效的小气道扩张剂，对 COPD 患者的支气管扩张作用超过 24 小时，起效迅速，且未出现明显不良反应或患者耐药现象。茚达特罗和卡莫特罗均为新型超长效 β_2 受体激动剂（VLABA），可迅速起效，疗效持续 24 小时。临床实验显示卡莫特罗可使 FEV_1 改善 30 小时以上，布地奈德和卡莫特罗合用可增加疗效，很可能制作成一种联合剂型。茚达特罗在游离支气管中表现出高度的内在拟交感活性，在中重度哮喘患者可保持 24 小时扩张支气管的疗效，200mg 的剂量可保证安全有效，有可能单独或与其他药物合用。超长效 β 受体激动剂可以简化治疗，使患者应用更便利，依从性增高，最终改善疾病的预后。如与长效抗胆碱能药物合用可以起到疗效协同作用。

阿福特罗为福莫特罗一种新的变构体，阿福特罗可减少小气道上皮细胞在受到抗原刺激后 IL-8 的释放。其吸入制剂和雾化剂型（商品名 brovana）在美国已经获得批准并将投入临床，可用于维持治疗 COPD 引起的支气管收缩。该药起效快，主要疗效持续时间不足 24 小时，通常一日 2 次应用。临床实验显示，患者吸入较高剂量后，$FEV_1\%$ 在 24h 后仍可改善 15%，因此在某些情况下可每日 1 次。

（二）抗炎治疗　COPD 的特征为气道炎症、支气管灌洗液中有中性粒细胞数量的增加。COPD 患者的痰液中有中性粒细胞数量的增加。COPD 患者的痰液中有 TNF-α 的增加。白三烯 B_4 为气道中的化学介质，在 COPD 的痰液中浓度显著增加。目前已有多种药物用于抑制 COPD 患者的气道炎症。

1. 化学激动因子抑制剂（Chemokine inhibitors） COPD 痰液中白介素-8（IL-8）有显著的升高，阻断 IL-8 的抗体可抑制中性粒细胞炎症。转录因子 NF-κβ 可诱发 IL-8，抑制 NF-κβ 则能抑制 IL-8。TNF-α 也能增加气道中的 IL-8。目前人类 TNF 抗体已被用于临床治疗，对某些慢性炎症性疾病，如类风湿关节炎和克罗恩病有效。可溶性的 TNF 受体能结合释放出来的 TNF，目前已在临床试用，未来也许能用于 COPD 的治疗。

2. 磷酸二酯酶抑制剂 抑制磷酸二酯酶（PDE）可增加中性粒细胞中的环腺苷酸（cAMP）的含量，降低其化学趋化性、活性、脱颗粒和黏附作用。其主要同工酶为 PDE4，现在临床上正在试用几种 PDE4 抑制剂治疗哮喘。第一代 PDE4 抑制剂由于存在某种不良反应，如恶心，而限制了其临床应用。第二代 PDE4 抑制剂不良反应较少。既往常用的茶碱制剂，作用较弱，并且是一种非选择性 PDE 抑制剂。而 PDE4 抑制剂不仅能抑制从肺泡巨噬细胞中释放出化学趋化因子，而且对中性粒细胞产生直接作用。PDE4 为人体内肺泡巨噬细胞内 PDE 的主要亚型。罗氟司特（roflumilast）是一种选择性 PDE4 抑制剂，在吸烟小鼠 COPD 模型中，罗氟司特能抑制肺内炎症和肺气肿。COPD 患者口服罗氟司特 4 周以上可明显减少痰内中性粒细胞数量和 CXCL8（即 IL-8）浓度。在临床研究中，服用罗氟司特 6 个月或 12 个月以上可轻度改善 COPD 患者肺功能。

3. 转化生长因子 β 抑制剂 小气道纤维化是 COPD 患者 FEV$_1$ 和活动能力进行性下降的主要原因之一，转化生长因子（TGF）-β 可能在其中起关键作用。在氧化应激状态下或患者吸烟时，TGF-β 可被激活。COPD 患者小气道内 TGF-β 相关基因表达上调。TGF-β 受体酪氨酸激酶（激动素受体样激酶 5）的小分子抑制剂如 SD-280 已经问世。并且一种哮喘模型已显示 SD-280 能抑制气道纤维化。然而，对于长期的 TGF-β 抑制尚存顾虑。TGF-β 对维持调节型 T 淋巴细胞水平有重要作用。TGF-β 的很多功能是通过结缔组织生长因子介导的，因此抑制该因子或其受体可能在将来是一条更有吸引力的途径。

4. 核因子-κB 抑制剂 核因子（NF）-κB 调节 CXCL8 和其他趋化因子、TNF-α 和其他炎症细胞因子及 MMP9 表达。COPD 患者巨噬细胞和上皮细胞中 NF-κB 处于被激活状态，COPD 急性加重的患者尤为明显。在多条可能抑制 NF-κB 的途径中，NF-κB 激酶（IKK）2 的小分子抑制物可能是最有前景的。

5. p38 MAP 激酶抑制剂 有丝分裂原激活的蛋白激酶（MAPK）在慢性炎症中发挥重要作用，p38 MAPK 通路就是其中一种，在细胞应激状态下被激活，调控炎症因子表达。COPD 患者肺泡巨噬细胞中，p38 MAPK 处于激活状态。已开发出几种 p38 MAPK 小分子抑制剂。SD-282 是 p38-α 亚型的一种强效抑制剂，在体外能有效抑制肺巨噬细胞释放 TNF-α，并能有效抑制吸烟 COPD 小鼠模型的炎症。

（三）表面活性物质 表面活性物质的重要功能是防止气道关闭，且有免疫调节效应和黏液清除作用。吸烟使表面活性物质生成减少，对气道产生不良作用。外源性的表面活性物质疗法，可能对 COPD 治疗有效，但代价昂贵。

（四）抗蛋白酶制剂 COPD 患者中存在着消化弹性蛋白酶和对抗消化弹性蛋白酶之间失平衡，故抑制这种蛋白溶解酶或者增加抗蛋白酶，理论上都能预防 COPD 患者气道阻塞的加重。

1. 中性粒细胞弹性蛋白酶抑制剂 中性粒细胞弹性蛋白酶是肺强力蛋白溶解活性的主要成分，能刺激黏液分泌，此外还能使上皮细胞释放出 IL-8，造成炎症状态。中性粒细胞弹性蛋白酶的多种肽抑制剂：如 ICI 200355，和非多肽类抑制剂，如：ONO-5046，能抑制中性粒细胞弹性蛋白酶诱制的肺损伤和黏液分泌。但目前还没有在 COPD 患者应用此类抑制剂的研究报道。

2. α₁-抗胰蛋白酶制剂 α_1-抗胰蛋白酶制剂（α_1-AT）缺乏与肺气肿的关系，提示这种内源性的中性粒细胞蛋白酶抑制剂，可能对 COPD 有治疗作用。虽然人类 α_1-AT 已能应用 α_1-AT 缺乏的患者和严重的肺气肿患者治疗，但目前只发现 α_1-AT 对 FEV_1 的改善只有边缘的效应，没有证据表明 α_1-AT 对阻断 COPD 患者病程的进展。

（五）抗氧化制剂 氧化剂参与了 COPD 的病理过程，氧化剂有损伤作用，可加强弹性蛋白酶的活性和增加黏液的分泌。此外，还能活化许多炎性因子，如 IL-8 和诱导型 NO（一氧化氮）合成酶。这些均提示抗氧化剂可用于 COPD 的治疗。N-乙酰半胱氨酸（N-acetyl cysteine，NAC）在体内外有抗氧化作用，能抑制内毒素诱发的中性粒细胞炎症，在 COPD 患者中可减慢 FEV_1 的下降速度，并且缓解重症 COPD 患者的病情。将来可能有更有效的抗氧化制剂应用于临床。

（六）黏液调节制剂 COPD 患者的气道内黏液分泌增多与 FEV_1 的迅速下降有着密切关系。这提示临床上应有一种药物能抑制黏液的过度分泌，而且又不影响纤毛的清除功能以及腺体的正常分泌功能。

1. 速激肽（tachykinin）拮抗剂 速激肽为一种有效的刺激黏膜下腺体和杯细胞分泌的物资，速激肽受体拮抗剂能显著地抑制黏液分泌，也许能成为 COPD 患者黏液过度分泌的一种调节制剂。临床试验表明，对 COPD 患者能有效地减少黏液生成和缓解咳嗽症状。

2. 感觉神经多肽释放抑制剂 阻断速激肽的调节效应，抑制感觉神经末端释放出速激肽，也为减少黏液分泌的一种途径。吗啡能作用于感觉神经而抑制黏液分泌，但由于吗啡能成瘾而不能用于临床治疗。然而，周围作用的阿片，如 BW 443，不能透过血脑屏障，临床上有一定的应用前途。

3. 黏液溶解制剂 已有多种药物能降低黏液的黏稠度，使之容易从呼吸道中被清除，包括半胱氨酸衍生物，如 N-乙酰半胱氨酸、甲基半胱氨酸和 carbocisteine 能有效地降低黏液的黏稠度。DNA 酶也能降低痰的黏稠度，尤其是感染性的痰液。

（七）肺血管扩张药物 血管活性肠肽（VIP）有抗炎，扩张血管和支气管的作用，因此有可能治疗 COPD。COPD 患者雾化吸入 VIP 3 个月，6 分钟步行试验行走距离明显增加，生活质量改善，且无严重的不良反应。初步证实 VIP 可改善 COPD 患者的运动能力及生活质量。

【COPD 加重期的治疗】

（一）COPD 急性加重的诱因 COPD 急性加重（AECOPD）的最常见原因是气管-支气管感染，主要是病毒、细菌感染。部分病例加重的原因尚难以确定。肺炎、充血性心力衰竭、气胸、胸腔积液、肺血栓栓塞和心律失常等可以引起与 AECOPD 类似的症状，需加以鉴别。

AECOPD 的主要症状是气促加重，常伴有喘息、胸闷、咳嗽加剧、痰量增加、痰液颜色和（或）黏度的改变以及发热等，此外亦可出现全身不适、失眠、嗜睡、疲乏、抑郁和精神紊乱等症状。当患者出现运动耐力下降、发热和（或）胸部 X 线影像异常时可能为 AECOPD 的征兆。痰量增加及出现脓性痰常提示细菌感染。

与加重前的病史、症状、体格检查、肺功能测定、动脉血气检测和其他实验检查指标进行比较，对判断 AECOPD 的严重性甚为重要。应注意了解本次病情加重或新症状出现的时间，气促、咳嗽的严重程度和频度，痰量和颜色，日常活动的受限程度，是否曾出现水肿及持续时间，既往加重情况和是否曾住院治疗，以及目前的治疗方案等。本次加重期肺功能和动脉血气结果与既往对比可提供非常重要的信息，这些指标的急性改变较其绝对值更为重要。对于严重 COPD 患者，神志变化是病情恶化的最重要指标，一旦出现需及时送医院诊治。是否出现辅助呼吸肌参与呼吸运动、胸腔矛盾呼吸、发绀、外周水肿、右心衰竭、血流动力学不稳定等征象亦可有助于判定 COPD 加重的严重程度。

（二）AECOPD 的评估

1. 肺功能测定　对于加重期患者，难以满意的进行肺功能检查。通常 $FEV_1 < 1L$ 可提示严重发作。

2. 动脉血气分析　呼吸室内空气下，$PaO_2 < 60mmHg$ 和（或）$SaO_2 < 90\%$，提示呼吸衰竭。如 $PaO_2 < 50mmHg$，$PaCO_2 > 70mmHg$，$pH < 7.30$，提示病情危重，需加严密监护或住 ICU 治疗。

3. X 线胸片和心电图（ECG）　X 线胸片有助于 COPD 加重与其他具有类似症状疾病的鉴别。ECG 对右心室肥厚、心律失常及心肌缺血诊断有帮助。螺旋 CT 扫描和血管造影，或辅以血浆 D-二聚体检测是诊断 COPD 合并肺栓塞的主要手段，D-二聚体不升高是排除肺栓塞的指标之一。但核素通气-血流灌注扫描在此几无诊断价值。低血压和（或）高流量吸氧后 PaO_2 不能升至 60mmHg 以上也提示肺栓塞诊断。如果高度怀疑合并肺栓塞，临床上需同时处理 COPD 加重和肺栓塞。

4. 其他实验室检查　血红细胞计数及血细胞比容有助于识别红细胞增多症或出血。血白细胞计数通常意义不大。部分患者可增高和（或）出现中性粒细胞核左移。COPD 加重出现脓性痰是应用抗生素的指征。肺炎链球菌、流感嗜血杆菌以及卡他莫拉菌是 COPD 加重最常见的病原菌。因感染而加重的病例若对最初选择的抗生素反应欠佳，应及时根据痰培养及抗生素敏感试验指导临床治疗。血液生化检查有助于明确引起 COPD 加重的其他因素，如电解质紊乱（低钠、低钾和低氯血症等）、糖尿病危象或营养不良（低白蛋白）等，并可以了解合并存在的代谢性酸碱失衡。

（三）AECOPD 的治疗

1. 门诊治疗　对于 COPD 加重早期、病情较轻的患者可以在门诊治疗，但需特别注意病情变化，及时决定送医院治疗的时机。COPD 加重期的院外治疗包括适当增加以往所用支气管舒张剂的量及频度。若未曾使用抗胆碱药物，可以加用，直至病情缓解。对更严重的病例，可以使用数天较大剂量的雾化治疗。如沙丁胺醇 $2500\mu g$、异丙托溴胺 $500\mu g$ 或沙丁胺醇 $1000\mu g$ 加异丙托溴胺 $250 \sim 500\mu g$，用生理盐水稀释后雾化吸入。

全身使用糖皮质激素对加重期治疗有益，可能加快病情缓解和肺功能恢复。如果患者的基础 $FEV_1 < 50\%$ 预计值，除支气管舒张剂外可考虑加用糖皮质激素如给予泼尼松龙每日 $30 \sim 40mg$，连用 10 天。

COPD 症状加重、特别是有痰量增加并呈脓性时应给予抗生素治疗。抗生素的选用需依据患者所在地常见病原菌类型及药物敏感情况决定。

2. 住院治疗　COPD 急性加重且病情严重者需住院治疗。COPD 急性加重期住院患者的处理方案：①根据症状、血气分析、胸片等评估病情的严重程度；②控制性氧疗并于 30 分钟后复查血气；③应用支气管扩张剂：增加剂量或频度；联合应用 β_2 受体激动剂和抗胆碱能药物，使用贮雾器或气动雾化器，考虑静脉加用茶碱类药物；④口服或静脉加用糖皮质激素；⑤细菌感染是 COPD 急性加重的重要原因，应密切观察细菌感染征象，积极、合理的使用抗生素；⑥考虑应用无创性机械通气；⑦整个治疗过程中应注意：水和电解质平衡和营养状态，识别和处理可能发生的合并症（如心力衰竭、心律失常等），对患者情况进行密切监测。此外，鉴于近来血栓栓塞病例增多的趋势，在 COPD 治疗中应对本病给予注意，必要时考虑皮下注入低分子肝素进行预防。

COPD 加重期主要的治疗方法包括：

（1）控制性氧疗　氧疗是 COPD 加重期患者住院的基础治疗。无严重合并症的 COPD 加重期患者氧疗后较容易达到满意的氧合水平（$PaO_2 > 60mmHg$ 或 $SaO_2 > 90\%$），但有可能发生潜在的 CO_2 潴留。给氧途径包括鼻导管或 Venturi 面罩，其中 Venturi 面罩更能精确地调节吸入氧浓度。氧疗 30 分钟后应复查动脉血气以确认氧合满意而未引起 CO_2 潴留或酸中毒。

（2）抗生素　当患者呼吸困难加重，咳嗽伴有痰量增加及脓性痰时，应根据患者所在地常见病原菌类型及药物敏感情况积极选用抗生素。由于多数 COPD 急性加重由细菌感染诱发，故抗感染治疗在 COPD 加重治疗中具有重要地位。COPD 患者多有支气管-肺部感染反复发作及反复应用抗生素的病史，且部分患者合并有支气管扩张，因此这些患者感染的细菌耐药情况较一般肺部感染患者更为严重。长期应用广谱抗生素和糖皮质激素者易导致真菌感染，宜采取预防和抗真菌措施，详见有关章节。

（3）支气管舒张剂　短效 β_2 受体激动剂较适用于 COPD 加重期治疗。若疗效不显著，建议加用抗胆碱药物。对于较为严重的 COPD 加重者，可考虑静脉滴注茶碱类药物，监测血茶碱浓度对估计疗效和不良反应有一定意义。

（4）糖皮质激素　COPD 加重期住院患者宜在应用支气管扩张剂基础上加服或静脉使用糖皮质激素。皮质激素的剂量要权衡疗效及安全性，建议口服泼尼松龙 30～40mg/d，连续 7～10 天。也可静脉给予甲泼尼龙。延长给药时间不能增加疗效，相反使不良反应增加。

（5）无创性机械通气　COPD 急性加重期患者应用无创性间断正压通气（NIPPV）可以降低 $PaCO_2$，减轻呼吸困难，从而降低气管插管和有创机械通气的使用，缩短住院天数，降低患者的病死率。使用 NIPPV 要注意掌握应用指征和合理的操作方法，避免漏气，从低压力开始逐渐增加辅助吸气压和采用有利于降低 $PaCO_2$ 的方法，从而提高 NIPPV 的效果。

（6）有创性（常规）机械通气　在积极药物治疗的条件下，患者呼吸衰竭仍呈进行性恶化，出现危及生命的酸碱异常和（或）神志改变时宜用有创性机械通气治疗。有创性机械通气在 COPD 加重期的具体应用详见有关章节。

（蔡柏蔷）

参　考　文　献

［1］Nanshan Zhong，Chen Wang，Wanzhen Yao，et al. Prevalence of Chronic Obstructive Pulmonary Disease in China-A Large，Population-based Survey. Am J Respir Crit Care Med，2007，176：753－759

［2］Rabe KF，Hurd S，Anzueto A，et al. Global Strategy for the Diagnosis，Management，and Prevention of Chronic Obstructive Pulmonary Disease-GOLD Executive Summary. Am J Respir Crit Care Med，2007，176：532－555

［3］中华医学会呼吸病学分会慢性阻塞性肺疾病学组. 慢性阻塞性肺疾病诊治指南（2007 年修订版）. 中华结核和呼吸杂志，2007，30：7－16

［4］Pauwels RA，Buist A，Calverley PMA，et al. Global strategy for the diagnosis，management，and prevention of chronic obstructive pulmonary disease. NHLBI/WHO global initiative for chronic obstructive lung disease（GOLD）workshop summary. Am J Respir Crit Care Med，2001，163：1256－1276

［5］ATS/ERS TASK FORCE. Outcomes for COPD pharmacological trials：from lung function to biomarkers. Eur Respir J, 2008，31：416 – 468

［6］蔡柏蔷. 慢性阻塞性肺疾病发病机制的新进展. 中华内科杂志，2000，39（3）：204 – 205

［7］Chaouat A, Bugnet AS, Kadaoui N, et al. Severe pulmonary hypertension and chronic obstructive pulmonary disease. Am J Respir Crit Care Med, 2005，172：189 – 194

［8］Chaouat A, Naeije R, Weitzenblum E. Pulmonary hypertension in COPD. Eur Respir J, 2008，32：1371 – 1385

［9］Calverley PMA, Anderson JA, Celli B, et al. Salmeterol and fluticasone propionate and survival in chronic obstructive pulmonary disease. N Engl J Med, 2007，356：775 – 789

［10］Aaron SD, Vandemheen KL, Fergusson D, et al. Tiotropium in combination with placebo, salmeterol, or fluticasone-salmeterol for treatment of chronic obstructive pulmonary disease：a randomized trial. Ann Intern Med, 2007，146：545 – 555

［11］GOLD Executive Committee. Global strategy for the diagnosis, management, and prevention of chronic obstructive pulmonary disease（Updated 2009）. www. goldcopd. com

［12］Senior RM, Atkinson JJ. Chronic obstructive lung disease：Epidemiology, Pathophysiology, and Pathogenesis. In：Fishman AP eds：Fishman's Pulmonary Diseases and Disorders. 4ed. New York：McGraw-Hill, 2008，707 – 727

［13］Wise AL. Chronic obstructive lung disease：Clinical Course and Management. In：Fishman AP eds：Fishman's Pulmonary Diseases and Disorders. 4ed. New York：McGraw-Hill, 2008，729 – 746

［14］Rennard SI, Barnes PJ. Pathogenesis of COPD. In：Barnes PJ, Drazen JM, Rennard S. et al ed：Asthma and COPD. Amsterdam Academic Press, 2002，361 – 382

［15］Albert P, Calverley PM. Drugs（including oxygen）in severe COPD. Eur Respir J, 2008，31：1114 – 1124

［16］Celli BR. Update on the management of COPD. Chest, 2008，133：1451 – 1462

［17］Bourdin A, Burgel P-R, Chanez P, et al. Recent advances in COPD：pathophysiology, respiratory physiology and clinical aspects, including comorbidities. Eur Respir Rev, 2009，18：114，198 – 212

第三章　支气管哮喘

第一节　支气管哮喘的基本概念

支气管哮喘通常简称为哮喘，其实支气管哮喘和哮喘所表达的是两种不同的临床概念。支气管哮喘是一种疾病，而哮喘是一种症状。换言之，并非所有哮喘症状的人都是支气管哮喘的患者。"哮"与"喘"亦有差别，气促而呼吸有声为哮，"哮"也即"鸣"，可见于支气管哮喘。气促而呼吸无声为喘，"喘"不是支气管哮喘的专利，还可见于肺泡充填性疾病（如肺泡蛋白沉积症）、肺泡弹性下降（如肺间质病），肺膨胀受限（如大量胸腔积液或气胸）、心功能不全等。因此给支气管哮喘下一个恰当的定义在极为重要。然而，随着医学的不断发展，支气管哮喘的定义也不断更新、充实、完善。2002 年 11 月我国在北京召开的全国第四届哮喘会议根据世界卫生组织 2002 年制定的《全球支气管哮喘防治创议》（Global Initiative for Asthma）对支气管哮喘的定义作了如下的规定：

支气管哮喘是由多种细胞（如嗜酸性粒细胞、肥大细胞、淋巴细胞、中性粒细胞和气道上皮细胞等）和细胞组分参与的气道慢性炎症疾患。这种慢性炎症导致气道高反应性，并引起反复作性的喘息、气急、胸闷或咳嗽等症状，常在夜间和（或）清晨发作、加剧，通常出现广泛多变的可逆性气流受限，多数患者可自行缓解或经治疗缓解。哮喘发病的危险因素包括宿主因素（遗传因素）和环境因素两个方面。

为了叙述方便，本文仍根据习惯把支气管哮喘简称为哮喘。

支气管哮喘是一种世界性疾病，无地域和种族的局限性，也无年龄和性别的明显差异。世界各国或地区所报道的哮喘患病率很不一致，最高患病率（20%）与最低患病率（0.3%）之间相差有 60 多倍之巨。我国所报道的支气管哮喘患病率也有差别，为 0.5% ~ 5.29%。说明不同地区、不同调查者和不同调查对象，其患病率可以有相当大的差异。但总的说来，支气管哮喘的发病率不低，全世界的哮喘患者估计为 1.5 亿，我国也估计有一、二千万，而且近年尚有逐渐增高的趋势。不少国家（如新西兰等）还报道，支气管哮喘的死亡率近年也有增加的趋势。

哮喘不仅直接影响患者的健康，而且成为严重的社会问题，如：增加患者极其家庭的经济负担，影响青少年的学习和社会活动，限制了职业选择范围，造成患者心理上的创伤，影响家庭的和睦，甚至婚配，增加社会的离婚率等。由此可见哮喘防治有着极高的社会意义和效益。

第二节　支气管哮喘的病因

支气管哮喘的发病原因极为复杂，至今尚无满意的病因分类法，目前多主张将引起支气管哮喘的诸多因素分为致病因素和诱发因素两大类。致病因素是指支气管哮喘发生的基本因素，因此是该疾病的基础，无论在支气管哮喘的发生抑或发作中均起重要作用。诱发因素也

可称为激发因素，是指患者在已有哮喘病的基础（即气道炎症和气道高反应性）上促使哮喘急性发作的因素，是每次哮喘发病的扳机。

在哮喘的气道炎症学说提出以前，传统上把哮喘分为外源性（过敏性）和内源性（隐源性）哮喘。现在已经普遍感觉到这种分类法的明显不足和理论上的不合理性。其实哮喘的内因，更多指作为哮喘的易感者的患者本身的"遗传素质"、免疫状态、内分泌调节等因素，但同时也包含精神心理状态，而后者并不是"哮喘易感者"的决定因素，一般作为激发因素起作用。实际上这些因素对外源性或内源性哮喘患者来说都是存在的。周围环境的因素在哮喘的发病过程中既起致病作用，又起激发作用。

【支气管哮喘的遗传因素】

众所周知，支气管哮喘有非常明确的家族性，表明哮喘的发生与遗传有密切的关系，但它属于"多基因病"，环境因素也起重要的作用，因此遗传只决定患者的过敏体质，即是否容易对各种环境因素产生变态反应，是否属于哮喘的易感人群。引起哮喘发病还必须有环境因素，如过敏原和激发因素。

哮喘实际上是主要发生在气道的过敏性（即变态反应性）炎症，而变态反应是因免疫功能异常所造成的。许多有过敏性体质（或称特应性）的患者，患者的一级亲属发生各种过敏性疾病（包括过敏性哮喘、过敏性鼻炎、花粉症、婴儿湿疹、荨麻疹等）的几率，比其他无过敏体质的家庭成员高得多。就哮喘病而言，许多哮喘患者祖孙三代，甚至四代均有患哮喘的患者。我们曾经对 150 名确诊的哮喘患者进行了问卷调查，其三代成员共 1775 人，哮喘患病率高达 18.3%，相当一般人群的将近 20 倍。文献也报道哮喘家族的哮喘患病率高达 45%。我们最近采用序列特异性引物聚合酶链反应（seqence-specific primer polymerase chain react，SSP-PCR）研究了人白细胞抗原（HLA）-DRB 的等位基因在 50 例哮喘患者和 80 例健康对照者间的分布，同时用 RAST 法测定了 50 例哮喘患者的血清总免疫球蛋白 E（TIgE），屋尘螨（d_1）特异性免疫球蛋白 E（sIgE）及其与乙酰甲胆碱支气管激发试验和$_2$受体激动剂支气管扩张试验，受试者均为北京及其周边地区的居民。结果显示 HLA-DR$_{6(13)}$，DR$_{52}$基因频率在哮喘组明显高于对照组（17% vs 4.3%，$p < 0.01$；50% vs 17.5%，$p < 0.01$），相对危险度（RR）分别为 7.55，4.7。而 DR$_{2(15)}$，DR$_{51}$则低于对照组（7% vs 18%，$p < 0.01$；2% vs 33.8%，$p < 0.01$）。HLA 单体型 DRB$_1$13-DRB$_3$ 在哮喘组也显著高于对照组，具有统计学差异（20% vs 4%，$p < 0.01$，RR 6.4）。70% DR$_{6(13)}$ 及 56% DR$_{52}$阳性个体血清 d_1 的 sIgE +4 级。27% DR$_{6(13)}$ 及 28% DR$_{52}$阴性个体血清 d_1 sIgE +4 级。HLA-DRB 等位基因与 TIgE 及气道高反应性（BHR）间无显著相关性。我们的研究提示 DR$_{6(13)}$，DR$_{52}$为北京地区哮喘人群的易感基因，而 DR$_{2(15)}$，DR$_{51}$可能是哮喘发病的抗性基因。DR$_{6(13)}$，DR$_{52}$基因与 d_1 sIgE 抗体的产生呈正相关。上述结果表明 HLA-DRB 基因在哮喘患者对某种过敏原的特异性免疫应答中起重要作用，也表明遗传因素在哮喘的发病中的确起十分重要的作用。然而，并非所有具遗传因素者都会发生哮喘，父亲或母亲患哮喘的同一个家庭中，兄弟姐妹数人，并非每人都发生哮喘。因此只能认为遗传因素导致"潜在"性发展为哮喘的过敏性或特应性体质。

遗传因素对哮喘发病的影响可能是通过调控免疫球蛋白 E（IgE）的水平及免疫反应基因，两者相互作用，相互影响的结果，导致气道受体处于不稳定状态或呈高反应性。现已有文献报道，第 11 对染色体 13q 区存在着与特应症发病有关的基因，此外，还发现了其他的染色体异常。

　　既然遗传因素在哮喘的发病中起着重要作用，那么是不是出生后很快就发作哮喘呢？不一定，其规律目前还不很清楚。下一代可以在出生后的婴幼儿期即发病，也可以到了成年后才发病，也可以在第三代才出现哮喘患者，即所谓隔代遗传。我们曾见到一位哮喘患者，其女儿只有过敏性鼻炎症状，毫无哮喘症状，但气道激发和扩张试验显示明显的气道高反应性。大约经过半年以后，因感冒，哮喘即开始发作，肺底可闻哮鸣音。

【外源性过敏原】

　　引起哮喘的过敏原与引起变态反应的其他过敏原一样，大都是蛋白质或含有蛋白质的物质。它们在变态反应的发病过程中起抗原的作用，可以引起人体内产生对应的抗体。在周围环境中常见的过敏原可分为以下几类。

　　1. 外源性变应原的分类

　　(1) 吸入性变应原　一般为微细的颗粒，包括：①家禽、家畜身上脱落下来的皮屑；②衣着上脱落的纤维，如毛毯、绒衣或羽绒服上脱落的毳毛；③经风媒传播的花粉；④飞扬在空气中的细菌、真菌等微生物和尘螨等昆虫，人因吸入昆虫排泄物诱发哮喘也有报道，以蟑螂为多见，有人认为它是华东地区主要过敏原之一，有些昆虫例如蜜蜂、黄蜂则经叮刺后诱发Ⅰ型变态反应；⑤尘土或某种化学物质，这些微小物质一旦从鼻孔中吸入，就可能引起过敏性哮喘的发作；⑥油烟；⑦职业性吸入物，例如棉纺厂、皮革厂、羊毛厂、橡胶厂和制药厂的工人吸入致敏性或刺激性气体和灰尘可诱发哮喘。

　　(2) 摄入性变应原　通常为食品，经口腔进入，如牛奶、鸡蛋、鱼、虾、蟹及海鲜等，引起过敏反应的药物实际也属这一类。

　　(3) 接触性变应原　指某些日用化妆品，外敷的膏药，外用的各种药物。药物涂擦于皮肤，吸收到体内后，即可引起过敏反应。可表现为局部反应，如接触性皮炎，也可导致哮喘发作。

　　2. 哮喘的常见变应原　严格讲，除了食盐和葡萄糖外，世界上千千万万的物质，都可能成为变应原，但什么人发生过敏，这要看他（她）是否是易感者，对什么过敏。

　　虽然理论上几乎什么东西都可以引起过敏，但至今比较明确的过敏原约有500种，能够用特异性免疫球蛋白E（sIgE）抗体检测出来的变应原约为450种。引起哮喘的变应原多由特异性IgE介导，因此多为速发型过敏反应。

　　(1) 屋尘和粉尘　包括卧室中的灰尘和工作环境的灰尘，如图书馆的灰尘。粉尘包括面粉厂粉尘、皮革厂粉尘、纺织厂棉尘、打谷场粉尘等。卧室或某些工厂车间的灰尘含大量的有机物，如人身上脱落的毛发、上皮，微生物，小的昆虫尸体，螨及各种衣物的纤维碎屑等。这些有机物都是引起呼吸系统等过敏的重要致敏原。

　　(2) 花粉　花粉是高等植物雄性花所产生的生殖细胞，可引起花粉症。主要分为风媒花和虫媒花两大类。风媒花粉经风传播，虫媒花粉是由昆虫或小动物传播。引起过敏者主要是风媒花粉，其体积小，在风媒花植物开花的季节，空气中风媒花粉含量高，很容易被患者吸入呼吸道而致病。这类花粉春天多为树木花粉，如榆、杨、柳、松、杉、柏、白蜡树、胡桃、枫杨、桦树、法国梧桐、棕榈、构、桑、臭椿等；夏秋季多为杂草及农作物花粉，如蒿、豚草、藜、大麻、葎草、蓖麻、向日葵、玉米等。这些花粉的授粉期一般均在3~5月和7~9月，所以花粉症和花粉过敏的哮喘患者多集中在这两个季节发病。其中蒿和豚草花粉是强变应原，危害极严重，可引起花粉症的流行。

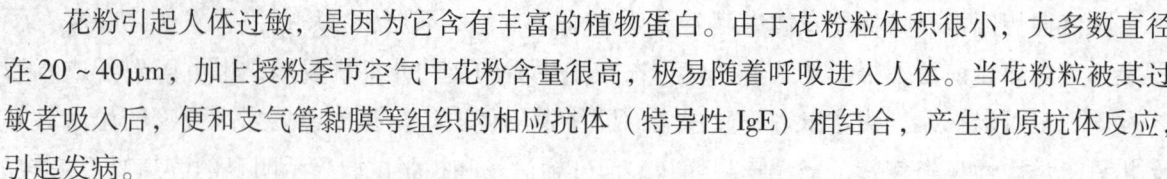

花粉引起人体过敏，是因为它含有丰富的植物蛋白。由于花粉粒体积很小，大多数直径在 $20 \sim 40\mu m$，加上授粉季节空气中花粉含量很高，极易随着呼吸进入人体。当花粉粒被其过敏者吸入后，便和支气管黏膜等组织的相应抗体（特异性 IgE）相结合，产生抗原抗体反应，引起发病。

（3）真菌　真菌有一个庞大家族，约有 10 万多种。它们寄生于植物、动物及人体，或腐生于土壤。但无论是哪种生存方式，在繁殖过程中都会把大量的孢子散发到空气中，在过敏患者的周围形成包围圈。常见的致敏真菌为毛霉、根霉、曲霉、青霉、芽枝菌、交链孢霉、匍柄霉、木霉、镰刀菌、酵母菌等。

真菌的孢子和菌丝碎片均可引起过敏，但以真菌的孢子致敏性最强。真菌和花粉一样，都富含多种生物蛋白，其中某些蛋白质成分可引起过敏。许多患者的哮喘发作有明确的季节性，或在某一季节加重，这除了与季节花粉过敏有关以外，还与真菌和气候条件的变化有关。

（4）昆虫　昆虫过敏的方式可分为叮咬过敏、螫刺过敏和吸入过敏等。引起叮咬过敏的昆虫如蚊、白蛉、跳蚤等，它们通过口部的吸管排出分泌物进入人体皮肤后引起过敏；螫刺过敏的昆虫主要为蜜蜂、马蜂等，它们通过尾部螫针（排毒管）螫刺，并将毒液注入人体而引起过敏；吸入过敏的昆虫主要有蟑螂、家蝇、象鼻虫、娥、螺，而最主要者为尘螨，它是引起哮喘的最常见，也是最重要的过敏原。此外，一些昆虫的排泄物、分泌物等经与人体接触后亦可引起皮疹、湿疹等。

螨在分类学上属于蜘蛛纲，目前已知有约 5 万种，但与人类变态反应有关系的螨仅是少数几种，如屋尘螨、粉尘螨和宇尘螨等。屋尘螨主要生活在卧室内的被褥、床垫、枕套、枕头、沙发里或躲藏在木门窗或木椅桌的缝隙里，附着在人的衣服上，也可与灰尘混在一起，随灰尘到处飘扬。据统计，1 克屋尘内最多可有 2000 只螨。粉尘螨生长在各种粮食（如面粉）内，并以其为食，因此在仓储粮食内，常有大量的螨生长。宇尘螨为肉食螨，以粮食、屋尘等有机物中的真菌孢子为食料。

尘螨的致敏性很强，但引起过敏的原因并不是活螨进入人体内，而是螨的尸体、肢体碎屑、鳞毛、蜕皮、卵及粪便。这些过敏原随着飘浮的灰尘被吸入到人的呼吸道内而致病。

尘螨引起的哮喘发病率极高，据报道，德国 60% 以上的支气管哮喘患者均与尘螨过敏有关。1974 年，国外有人报道儿童哮喘患者的皮试结果，显示对螨的反应阳性率高达 89.4%。尘螨一年到头与哮喘患者缠绵不断，因此对尘螨过敏的患者一般是全年都可发病，但在尘螨繁殖高峰季节，症状常常加重。

（5）纤维　包括丝、麻、木棉、棉、棕等。这类物品常用于服装、被褥、床垫等的填充物或各种织品。患者因吸入它们的纤维碎屑而发病，其中对丝过敏者最多见。

（6）皮毛　包括家禽和家畜皮毛，如鸡毛、鸭毛、鹅毛、羊毛、驼毛、兔毛、猫毛、马毛等，它们的碎屑可致呼吸道过敏。

（7）食物　米面类、鱼肉类、乳类、蛋类、蔬菜类、水果类、调味食品类、硬壳干果（如腰果、花生、巧克力等）类等食物均可成为变应原，引起皮肤、胃肠道、呼吸系统等过敏。

食物过敏大都属 I 型变态反应，即由过敏原和特异性 IgE 相互作用而发生。临床可见哮喘患者常伴有口腔黏膜溃疡，有些患儿可出现"地图样"舌，或伴有腹痛和腹泻等消化道症状，而食物过敏患儿也常伴有哮喘的发作。

（8）化妆品　化妆品种类很多，成分也较复杂，常用的如唇膏、脂粉、指甲油、描眉物、擦脸油及染发剂等。这些化妆品大部分为化学物质，属于半抗原，不单独引起过敏，但当它们和人体皮肤蛋白质结合后，即可形成全抗原，可引起接触性皮炎，有时也可引起哮喘。

其他可引起过敏者尚有药物，有机溶剂，各种金属饰物等。

【哮喘发作的主要诱因】

引起哮喘发作的诱因错综复杂。作为诱因，主要是指过敏原以外的各种激发哮喘发作的非特异因素，包括气候、呼吸道感染、运动、药物、食物和精神等。吸入、摄入或接触过敏源虽然也可激发哮喘的发作，但它主要是作为特异性（即为特应性）的致病因子参与气道炎症和哮喘的发病过程的，有别于非特异（非特应性）的激发因素。

1. 气候 许多哮喘患者对天气的变化非常敏感，气候因素包括气压、气温、风力和风向、湿度、降水量等。气压低往往使哮喘患者感到胸闷、憋气。气压低诱发哮喘发作的原因尚不清楚，可能是低气压使飞扬于空气中的花粉、灰尘及真菌孢子沉积于近地面空气层，增加患者吸入机会之故。气压突然降低可使气道黏膜小血管扩张、充血、渗出增多，支气管腔内分泌物增加、支气管腔变窄、支气管痉挛而加重哮喘。南方初春的黄梅季节就是气压较低、湿度又大的季节，哮喘发病也增加。

气温的影响中温差的变化尤其重要。冷空气侵袭往往发生于季节变化时刻。如华东地区的秋季日平均气温从25℃下降到21℃时，哮喘发作的患者明显增多。初冬季节，寒潮到来，气温突然下降，温差迅速增大，哮喘发作者猛增。在秋天，空气中的花粉要比春季少得多，这时螨类数量虽增加，但气温和湿度并不适合它的大量繁殖。由此可见，秋季哮喘发作的主要原因可能是由于冷空气刺激具有高反应性气道之故，这也说明哮喘患者对气温的变化特别敏感。

风力的作用与哮喘发作的关系主要有两方面：风力强，空气流动快常导致气温的下降，若在秋天或初冬，必定会增加气道的冷刺激；强风时增加了气道的阻力，使本来存在呼气性呼吸困难的哮喘患者更加感到出不来气。风向常常与空气的湿润度有关，初冬时主要刮来自西伯利亚的西北风，途经沙漠地带，因此特别干燥，这对哮喘患者不利，因为哮喘患者的气道比正常人更需要温暖和湿润。

正常人的气道必须有一定的湿度，降水量和空气的湿度直接影响哮喘患者气道的湿润度。但过于潮湿的空气和环境有利于真菌的繁殖，增加了吸入气中过敏原的密度，对哮喘患者不利。

空气离子浓度对哮喘的发作也有一定关系。一般情况下空气中的阳离子多于阴离子。空气中的阳离子可使血液碱化，致支气管平滑肌收缩，对健康人和哮喘患者均不利，而阴离子可使支气管纤毛运动加速，使支气管平滑肌松弛，可缓解哮喘的发作。对于正常人来说，阳离子与阴离子的作用基本处于平衡状态。但当气候变化使空气中阳离子浓度增加时，气道处于高反应性的患者就容易发作哮喘。相反如果 $1cm^3$ 空气中含有 10 万 ~ 100 万个阴离子时就具有防治疾病的作用。国内外已应用阴离子发生器来改善环境气候，防治哮喘等疾病。

环境污染对哮喘发病有密切的关系，诱发哮喘的有害刺激物中，最常见的是煤气（尤其是煤燃烧产生的二氧化硫）、油烟、被动吸烟、杀虫喷雾剂、蚊烟香等。烟雾对已经处于高反应状态的哮喘患者气道来说，是一种非特异的刺激，可以使支气管收缩，甚至痉挛，使哮喘发作。烟雾的有害物质在气道沉积下来以后，可导致慢性支气管炎。慢性支气管炎形成后支气管黏膜增厚，分泌物增多等因素不但可增加气道的刺激，而且可进一步造成管腔的狭窄。

这些因素都会加重哮喘患者的病情，而且给治疗造成困难。

2. 运动 由于运动诱发的支气管收缩在哮喘患者中是一种很普遍的问题，人们在运动与哮喘的关系方面作了大量的研究，但仍有很多问题尚待解决。首先，在哮喘患者的运动耐量问题上，人们普遍认为在重度的哮喘患者的运动耐量是减低的，但在轻中度的哮喘患者中则有不同意见。有报道认为是减低的，亦有报道认为是与正常无差异的。在临床上，大多数哮喘或过敏性鼻炎的患者，运动后常导致哮喘发作，或出现咳嗽、胸闷。短跑、长跑和登山等运动尤其容易促使轻度哮喘或稳定期哮喘发作。游泳的影响相对比较轻，因此较适于哮喘患者的运动锻炼。但我们最近的研究发现轻中度哮喘患者的运动耐量与相同日常活动量的正常人是没有差异的。哮喘患者与正常人在无氧阈水平和最大运动量水平上均显示了与正常人相似的氧耗量、分通气量和氧脉搏，由此推论他们具有与正常人相等的运动能力，亦即在哮喘患者中不存在对运动的通气和循环限制。$FEV_{1.0}$是衡量哮喘严重程度的主要指标之一，但我们的研究发现，$FEV_{1.0}$无论以绝对值形式或占预计值的百分比的形式表示，都与运动所能取得的最大氧耗量没有相关关系，表明在轻中度哮喘患者中，疾病的严重程度并不影响其运动耐量。有研究发现，即使是在重度的哮喘患者，下降的运动耐量与控制较差的疾病之间也没有相关性，表明运动能力的下降是多因素的，不能仅仅用疾病本身来解释，在这些因素中，日常活动量起一很重要的作用。然而，运动过程中 $FEV_{1.0}$ 可能会有不同程度的下降，对此，也许可以通过预先吸入 $_2$ 受体激动剂而得到解决。因此目前大多数研究表明运动锻炼在哮喘患者中是安全而有效的，经过运动锻炼，运动耐量是可以提高的，在完成相同运动时的通气需求是下降的，从而也能预防 EIA 的发生。

3. 呼吸道感染 呼吸道感染一般不作为特应性因子激起哮喘的发作，但各种类型的呼吸道感染，如病毒性感染、支原体感染和细菌性感染都往往诱发哮喘的发作或加重。

呼吸道病毒性感染尤其多见于儿童，好发于冬春季节，以上呼吸道为常见，但可向下蔓延引起病毒性肺炎。病毒感染与支气管哮喘的发作之间确实有着密切的关系，尤其是 5 岁以下的儿童。儿童呼吸道病毒感染引起哮喘发作者高达 42%，在婴幼儿甚至可达 90%。成人虽较少，但也有约 3%。在有过敏体质或过敏性疾病家族史者中，呼吸道病毒感染引起哮喘发作更为多见，尤其男性。引起哮喘发作的病毒种类可因年龄而有所不同。一般来说，成人以流感病毒及副流感病毒较为多见，而儿童则主要为鼻病毒及呼吸道合胞病毒，婴幼儿主要是呼吸道合胞病毒。病毒可作为过敏原，通过机体 T-细胞、B-细胞的一系列反应，继而刺激浆细胞产生特异性 IgE。特异性 IgE 与肥大细胞上的 IgE 受体结合，长期停留在呼吸道黏膜的肥大细胞上。当相同的病毒再次入侵机体时，即可发生过敏变态反应，损伤呼吸道上皮，增加了炎性介质的释放和趋化性，降低了支气管壁 β 受体的功能，增加了气道胆碱能神经的敏感性，还可产生对吸入抗原的晚相（迟发性）哮喘反应。

病毒的感染大多在冬末春初和晚秋温差变化比较大时发生。一般起病较急，起病初可有发热、咽痛，以后很快出现喷嚏、流涕、咳嗽、全身酸痛、乏力和食欲减退等症状，继而出现气急、呼气性呼吸困难等哮喘的症状，肺部可闻及明显的哮鸣音。文献还报道，持续和（或）潜伏性腺病毒感染，可能影响皮质激素和支气管扩张剂对哮喘的疗效。

呼吸道病毒感染不但可使哮喘患者的气道反应性进一步增高，哮喘发作，而且可引起健康人的气道反应性增高和小气道功能障碍，这种状态一般持续 6 周左右。

气道急性或慢性细菌感染并不引起过敏反应，但由于气道分泌物增多，因此可加重哮喘患者的气道狭窄，使哮喘发作或加重。这时抗菌药物的使用是必要的，而且有效的抗菌治疗往往可收到缓解症状之功。呼吸道细菌性感染虽然也可诱发气道平滑肌痉挛，但较病毒性感染要轻得多。

4. 精神和心理因素　精神和心理状态对哮喘的发病肯定有影响，但这一因素往往被患者和医务人员所忽视。许多患者受到精神刺激以后哮喘发作或加重，而且很难控制。

据报道，70%的患者的哮喘发作有心理因素参与，而在引起哮喘发作的诸多因素中，其中单纯以外源性过敏原为主要诱因者占29%，以呼吸道感染为主要诱因者占40%，心理因素为主的占30%。还有的学者报道，在哮喘发作的诱因中过敏反应合并精神因素占50%。与哮喘有关的精神心理状态涉及非常广泛的因素，包括社会因素，性格因素和情绪因素，社会因素常常是通过对心理和情绪的影响而起作用的。哮喘患者在出现躯体痛苦的同时，伴有多种情绪、心理异常表现，主要为：焦虑、抑郁和过度的躯体关注。因此，往往形成依赖性强、较被动、懦弱而敏感、情绪不隐和自我中心等性格特征，是比较典型的呼吸系统的心身疾病。哮喘儿童的母亲也常呈"神经质性"个性，母亲的焦虑、紧张、唠叨、烦恼的表现影响儿童哮喘的治疗和康复。

精神因素诱发哮喘的机制目前还不清楚，有人认为在可接受大量感觉刺激的人脑海马回部位，可能存在与基因有关的异常。遗传素质或早年环境的影响，造成某些哮喘患者精神心理的不稳定状态。同时精神忧虑或紧张的哮喘患者，生理上气道的敏感性升高，可能与迷走神经兴奋性增强有关。长期的情绪低落，心理压抑可使神经-内分泌-免疫网状调节系统功能紊乱，引起一系列心身疾病。

精神和心理因素也属于内因，但它有别于遗传背景。精神和心理因素不决定一个人是否成为哮喘的易感者，然而可明显地影响哮喘的发作及其严重程度，对于哮喘常年反复发作的患者来说，这种影响尤其显著。因此许多学者强调哮喘的防治必须采用包括心与身两方面的综合性治疗措施。

5. 微量元素缺乏　以缺铁、缺锌为较常见，这些微量元素缺少可致免疫功能下降。

6. 药物　药物引起哮喘发作有特异性过敏和非特异性过敏两种，前者以生物制品过敏最为常见，因为生物制品本身即可作为完全抗原或半抗原引起哮喘发作。以往认为阿司匹林引起哮喘发作的机制是过敏，现在普遍认为是由于患者对阿司匹林的不耐受性。非特异性过敏常发生于交感神经阻断药，例如普萘洛尔（心得安）和增强副交感神经作用药，如乙酰胆碱和新斯的明。

第三节　支气管哮喘的发病机制

支气管哮喘的发作是气道综合性的病理生理变化的结果，包括炎症基础和气流阻塞两方面的因素。气道炎症引起气道的高反应性，并通过释放细胞因子而导致支气管痉挛、气流受阻。气流受阻的主要机制是小支气管平滑肌收缩、小支气管黏膜的水肿、以嗜酸性粒细胞为主的黏膜下炎性细胞浸润、黏膜腺体的分泌功能亢进，造成分泌物阻塞，黏膜结缔组织、腺体及上皮层的增生与肥厚（气道重建）等。由此可见，支气管哮喘的发病机制是极为复杂的，许多环节仍然迷惑不清，有待深入研究。

【IgE 的合成】

支气管哮喘的气道炎症是由 IgE 介导的变应性炎症，是指变应原进入致敏机体后所诱发的局部组织以嗜酸性细胞浸润为主的炎症反应。IgE 是在 T 淋巴细胞的控制和调节下，由 B 淋巴细胞合成的，肺泡巨噬细胞也参与 IgE 合成。其中 T 淋巴细胞是 IgE 合成调节的主要效应细胞，T 抑制细胞（Ts）在调节 IgE 合成中起重要作用，其功能下降，数目减少或功能缺陷可造成体内 IgE 合成增加，这可能是变态反应发病的主要因素。IgE 是目前已知人体血清中含量最低的一种免疫球蛋白，其含量仅占人体血清免疫球蛋白总量的十万分之一，个体差异也很大。

在病理情况下，当变应原进入机体以后，肺泡巨噬细胞作为抗原递呈细胞将抗原信息传递给 T 淋巴细胞。Stannegard 等已证实，体内 IgE 水平与 T 抑制细胞的功能呈负相关。Geha 等采用单克隆抗体技术也证明血清总 IgE 水平增高的同时伴随着 T 抑制细胞数目减少和 T 辅助细胞（Th）数目增多。近年来许多文献均报告，白细胞介素（IL）-4（interleukin-4，IL-4）、IL-13、变态反应增强因子（allergy enhancing factor，AEF）可促进 IgE 合成，而 γ-干扰素（interferon-gamma，IFN-γ）、IgE 抑制因子（IgE-suppressive factor，IgE-SF）可抑制 IgE 的合成。其中以 IL-4 和 IFN-γ 在 IgE 的合成调节中的作用最为重要，因此 IL-4 被誉为 IgE 增强因子（IgE-PF）。IL-4 是由 T 辅助细胞 2（Th2）产生的，它不仅可以促进 T 细胞与 B 细胞的相互作用，还可使 B 淋巴细胞的抗体应答向 IgE 种型转化，但 IL-4 不能单独诱导 B 淋巴细胞产生 IgE，它需要 IL-5、IL-6 的参与和单核细胞的配合。

近年来还发现 IgG$_4$ 在变应性炎症的发生过程中也起一定的作用。

【气道变态反应在支气管哮喘发病中的作用】

哮喘大多与吸入周围环境的变应原有关，因为气道是一个高度开放的器官，终日不停地进行呼吸，因而飘浮在空气中的过敏原得以随时侵入呼吸道，一起一系列的变态反应。这个过程大概分为致敏期、反应期和发作期。

1. 致敏期（sensitizing stage）　也称感应期（receptive stage），当过敏原被吸入后，可为气道黏膜所黏附、溶解或吸收，也可为肺泡巨噬细胞所吞噬，有些可溶性成分为淋巴细胞所"胞饮"，并递呈给局部淋巴结或全身淋巴组织，其中的抗原特异性递呈给特异性的 IgE 型浆细胞，促其产生过敏性抗体（或称反应素）。此类反应素实际上就是特异性的 IgE。每个 IgE 分子经酶的作用而分解成 Fab 片段和 Fc 片段。所有的 IgE 均属亲细胞性抗体，与肥大细胞和嗜碱性粒细胞的亲和性尤其明显。支气管哮喘患者的气道肥大细胞表面有大量高度亲 IgE 的 Fc 受体（FcR-1），其中包括分子量为 45000 的 R 受体、分子量为 55000 的 H 受体和分子量为 71000 的 71K 受体。嗜碱性粒细胞主要分布于周围血循环中，它在形态和花生四烯酸代谢方面虽然与肥大细胞有所不同，但其分化来源、异染性、IgE 受体特性及其功能方面很相似，在变态反应性炎症的发生过程中发挥协同，而又互相补充的作用。一旦 IgE 形成，即有选择地迅速将其 Fc 端与支气管黏膜下毛细血管周围或固有层的肥大细胞的表面，或血中嗜碱性粒细胞的表面 Fc 受体结合。它们都是 IgE 的靶细胞，可以接受大量的 IgE 分子。当 IgE 分子与气道黏膜下的肥大细胞牢固结合以后，机体即完成了致敏过程，处于特异性的致敏状态。

2. 反应期（reactive stage）　即攻击期（provoking stage），当引起机体产生某种特应性 IgE 的相同过敏原再次进入人体，接触已致敏的肥大细胞或嗜碱粒细胞时，每一个致敏抗原分子与两个或两个以上的肥大细胞膜上的 IgE 的 Fab 端相结合，产生立体异构现象（allosteric phenomenon），构成 IgE 的激发机制（triggering mechanism），使细胞外的钙、镁离子进入细胞内，激活一系列的酶原活性，使肥大细胞或嗜碱粒细胞发生脱颗粒，释放到细胞外。此类颗粒中含有多种化学活性介质，包括组胺、白三烯（慢反应物质）、缓激肽、5-羟色胺、嗜酸性粒细胞趋化因子、血小板激活因子、肝素等。

3. 激发期（exciting stage） 或称效应期（effective stage），即当各种化学活性介质从靶细胞内释出时所引起的支气管反应。这些活性介质具有很强的化学活性，当它们达到一定浓度时，即可使支气管的平滑肌收缩、痉挛，毛细血管扩张，通透性增高，血浆渗漏，腺体分泌增多，嗜酸性粒细胞等炎性细胞向病灶区募集等，使小气道狭窄，气流受限，通气功能下降，出现哮鸣和呼吸困难。

临床上要确定气道的变态反应性炎症是比较困难的，但进入 20 世纪 80 年代，随着哮喘患者痰液细胞学检查、支气管镜检查和支气管肺泡灌洗术、肺组织活检的逐步广泛地应用和哮喘病死者的尸体检查的研究，支气管哮喘的最主要的病理学变化是气道的炎症性反应的性质才得以明确，主要特点为：

（1）在支气管黏膜的上皮组织中、黏膜下及气管腔内有大量的以嗜酸性粒细胞为主的炎症细胞浸润。同时淋巴细胞、巨噬细胞、肥大细胞、浆细胞和中性粒细胞亦可伴随存在，但与以中性粒细胞浸润为主的化脓性炎症，或以淋巴细胞浸润为主的慢性炎症截然不同，称之为"气道变态反应性炎症（airway allergic inflammation，AAI）"。

（2）在变态反应性炎症的作用下导致支气管上皮细胞坏死，脱落，上皮纤毛功能损害，上皮下或黏膜下神经末梢裸露，黏膜下腺体增生，杯状细胞增生，分泌亢进，基底膜增厚。

（3）黏膜下组织血管充血扩张，通透性增高，大量血浆及炎症细胞渗出。

（4）由于炎性细胞及血浆渗出导致支气管黏膜水肿，气管腔内分泌物积聚，甚至形成黏液栓，黏液栓中有大量嗜酸性粒细胞聚集。

以上种种由变态反应性炎症造成的小支气管的病理改变导致持久而弥漫的支气管通气障碍，构成支气管哮喘最主要的病理基础。这一理论和观念上的改变，必将导致哮喘病预防和治疗上的大变革。

由此可见，支气管哮喘的性质属于变态反应，而小支气管是主要的效应器官及组织。不过，这种机制是否就是变态反应性支气管哮喘发作的惟一机制，目前尚有很多争议。如 Ricci 等（1978 年）认为过敏性支气管哮喘亦可见于Ⅲ型变态反应。在支气管哮喘患者的血清中可以发现大量的自身抗平滑肌抗体（smooth muscle autoantibody），用荧光免疫法可以显示这种抗体集中分布在增厚的支气管基底膜及上皮层下。然而，若用外源性特异性抗原作皮肤试验，这些患者一般为阴性。

【炎症免疫细胞在支气管哮喘发病中的作用】

1. 肥大细胞和嗜碱性粒细胞的激活和介质释放 肥大细胞和嗜碱性粒细胞是变应性炎症中释放炎性介质的主要效应细胞。肥大细胞主要分布于易发生变应性炎症的部位，如哮喘患者的支气管黏膜、肺泡等。嗜碱性粒细胞主要分布于周围血循环中。肥大细胞和嗜碱性粒细胞在变应性炎症中的激活和释放炎性介质过程是非常复杂的，其机制包含了 IgE 介导的机制和非 IgE 介导的机制两种形式，但近年来通过对纯化肥大细胞的研究发现肥大细胞与嗜碱性粒细胞释放炎性介质的方式和种类均有较多差异。

由 IgE 介导的肥大细胞释放介质的机制主要为：①过敏原进入机体使肥大细胞膜表面 IgE 受体分子间的搭桥交联；②搭桥交联后使细胞膜发生磷脂甲基化；③细胞膜磷脂甲基化导致的 Ca^{2+} 内流和传递激活信息以及 Ca^{2+} 内流前后的一系列酶的激活；④cAMP 的参与。

非 IgE 介导的肥大细胞和嗜碱细胞释放介质是借助 48-80 化合物、抗 IgE、钙离子载体 A23187、P 物质、刀豆素-A 和右旋糖酐等的诱发，这些非特异性的介质促发剂在探讨肥大细胞释放炎性介质机制的实验中起重要作用。48-80 化合物诱发的介质释放过程与 IgE 介导的介质释放有许多相似之处，如作用潜伏期短，有钙离子内流过程等。48-80 化合物可以诱发迟发性的肥大细胞介质释放，其作用部位可能在细胞膜上，而不在细胞内。

近年的研究表明，肥大细胞表面存在着 IgG_4 受体，它们与 IgE 受体相似。变应原进入机体时，IgG_4 可以介导肥大细胞释放介质。同时还表明，在由 IgE 介导的迟发性介质释放中，IgG_4 可能担任重要角色。此外，C_{3a}、C_{5a} 等补体碎片、某些白细胞介素也可以引起肥大细胞的免疫性激活。

2. 嗜酸性粒细胞　变应性炎症是Ⅰ型变态反应的主要病理学特征。传统认为，Ⅰ型变态反应是由肥大细胞脱颗粒引起的，但近年来发现，嗜酸性粒细胞、巨噬细胞或单核细胞、淋巴细胞、中性粒细胞甚至血小板均在变应性炎症中起一定的作用，而且相继在嗜酸性粒细胞、巨噬细胞等细胞表面发现了低亲和力的 IgE 受体（FcR Ⅱ），提示 IgE 在Ⅰ型变态反应中不仅激活肥大细胞-嗜碱细胞，还能激活其他炎性细胞。

以嗜酸性粒细胞为主的炎性细胞浸润是变应性炎症的特征，它具有炎性损伤作用，是一种重要的炎症效应细胞。嗜酸性粒细胞可释放多种活性物质参与变应性炎症的调节，而且其表面具有大量的低亲和力 IgE 受体，在变应性炎症的维持和发展中起重要作用。

嗜酸性粒细胞活化后可以释放多种炎性介质，如白三烯（Leukotriene，LT）B_4、LTC_4 和血小板激活因子（PAF）。现已知嗜酸性粒细胞是所有参与变应性炎症的细胞中合成 LTC_4 和 D_4 能力最强的细胞。在某些刺激下低密度嗜酸细胞可比正常密度嗜酸性粒细胞产生更多的 LTC_4，和 D_4，但人类嗜酸性粒细胞仅产生少量 LTB_4。嗜酸性粒细胞活化后还可产生大量 PAF，后者具有强烈的嗜酸性粒细胞趋化活性，又可吸引大量嗜酸性粒细胞在炎症区域浸润，以致产生更多的 PAF，这种恶性循环是造成持续性变应性炎症的重要因素之一。

嗜酸性粒细胞还可合成多种上皮毒性物质如主要碱性蛋白（major basic protein，MBP）、嗜酸细胞阳离子蛋白（eosinophil cation protein，ECP）、嗜酸细胞过氧化物（eosinophil peroxide，EPO）和嗜酸细胞衍生的神经毒素（eosinophil derieved neurotoxin，EDN）等，这些物质对气道上皮、鼻黏膜上皮以及其他炎区组织均有较强的损伤作用。

3. 单核细胞或巨噬细胞　研究表明，单核细胞或巨噬细胞在变应性炎症中起主要效应细胞的作用，而且在支气管哮喘的发病机制中属于较为早期的效应细胞。它们的主要免疫功能是递呈抗原信息给 T 淋巴细胞，促其分泌多种细胞因子和炎性介质前体。

研究还证实在单核细胞或巨噬细胞表面有大量低亲和力 IgE 受体，激活这些受体（尤其是巨噬细胞的受体）可以产生数十种细胞因子和炎性介质，参与支气管哮喘的发病。巨噬细胞激活后可以释放 LTB_4、LTC_4、前列腺素和血小板激活因子等直接参与气道炎症的调节。还可通过合成组胺释放因子、IL-1、IL-8 和颗粒细胞单核细胞集落刺激因子（GM-CSF）等作用于其他细胞，间接参与变应性炎症的调节。总之，单核细胞或巨噬细胞以多种效应参与了变应性炎症的调节，它与 T 淋巴细胞、嗜酸性粒细胞、肥大细胞和中性粒细胞等相互作用以及巨噬细胞对变应性炎症的直接参与均对变应性炎症的形成有较复杂的相互影响。

4. 淋巴细胞　T 淋巴细胞和 B 淋巴细胞是变应性炎症中的重要调节细胞。IgE 既是在 T 淋巴细胞的控制和调节下，由 B 淋巴细胞合成的。如果能从 T 淋巴细胞调控 B 淋巴细胞的各种细胞因子中寻找出抑制 IgE 合成的因子，无疑将使变态反应疾病的治疗从目前的拮抗炎性介质来控制症状的水平上大大提高。通常认为 T 辅助细胞（Th）可以促进 B 淋巴细胞合成 IgE，而 T 抑制细胞（Ts）则可抑制 IgE 的合成。近年的研究发现，特应性患者周围血中 Th 细胞数目增多，功能增强，而 Ts 细胞数目减少或功能缺陷，Th/Ts 比例失调。

Th 可分 Th1 和 Th2 两种亚型。Th1 可以产生 γ-干扰素和 IL-2，而 Th2 则主要产生 IL-4、IL-5、IL-6 等。Th1/Th2 失衡在哮喘发病机制中起着非常重要的作用，他们通过各自的细胞因子作用于不同的效应细胞，引起一系列的病理生理反应，但 Th1/Th2 失衡并不能解释所有的病理生理现象。

T 淋巴细胞主要借助 IL-4 来促进 B 淋巴细胞合成 IgE。另一方面，T 淋巴细胞分泌的 γ-干扰素又可抑制 B 淋巴细胞合成 IgE。由此推测 IL-4 和 γ-干扰素的比例失调可能是 IgE 增高的主要原因，但从目前的临床研究来看，γ-干扰素并不能有效的控制变应性炎症的发生和发展，这主要可能与 γ-干扰素是一种多功能淋巴因子有关，值得进一步研究以得到更有效的抑制 IgE 合成的物质。

5. 中性粒细胞　动物实验表明，多形核白细胞在变应性炎症的发生和发展中也起一定作用。在变应性炎症发生前、发生过程中和发生后的炎区组织中均有不同程度的中性粒细胞增高，提示变应性炎症与多形核白细胞有一定关系。初步研究表明，多形核白细胞在变应性炎症中也可释放白三烯、前列腺素和血小板激活因子等，亦可以产生可引起皮肤肥大细胞再次释放炎性介质的组胺释放的活性物质，在迟发相皮肤反应中起重要作用。

6. 血小板　近 10 余年的研究已逐渐了解，血小板可能是变应性炎症中的效应细胞之一，血小板表面有低亲和力的 IgE 受体。在特应性患者的周围血中，具有 IgE 受体的血小板数目增加，并发现了在变应性炎症发生过程中有血小板激活的证据。血小板激活因子作为变应性炎症中的重要炎性介质而引起广泛重视，它可在变应性炎症中激活血小板，并使血小板释放血小板激活因子和组胺释放因子。近年还证实血小板对迟发相哮喘反应亦有一定作用。

【介质的致炎效应】

随着肥大细胞、嗜酸性粒细胞、巨噬细胞等炎性细胞的激活，大量原发性炎性介质如组胺和大量继发性介质如白三烯、血小板激活因子、前列腺素等被释放到炎症局部区域组织中（表 6-3-1）。根据释放炎性介质的种类、浓度和炎区的部位不同而引起相应的变应性炎症，导致不同的临床症状。但是不论原发性介质还是继发性介质，其致炎效应过程都依赖以下三种作用：

1. 促炎作用　这些介质可以使炎症区毛细血管扩张充血，渗漏增加，水肿形成甚至微血栓形成，这就是组织的炎性损伤。除支气管黏膜以外，皮肤、鼻黏膜、消化道黏膜也易发生变应性炎症。其特征因发生的组织不同而有所区别，但其共同特征是在炎症早期以渗出性炎症为主，而长期反复发作可导致增生性炎症，并可形成不可逆转的炎性损伤。

2. 炎性细胞趋化作用　这些介质多具有对炎性细胞的趋化作用，吸引嗜酸性粒细胞、巨噬细胞、中性粒细胞和淋巴细胞聚集在炎症部位。某些介质还可激活这些炎性细胞，从而加重局部的炎症反应。炎性细胞的趋化与多种细胞膜上的糖蛋白黏附分子的激活有密切关系。

3. 致痉作用　这些介质多具有对支气管平滑肌、肠道平滑肌的致痉作用，这可以导致管腔狭窄从而引发哮喘和肠痉挛，使气道的气流受限。

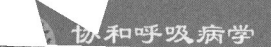

表6-3-1　各种炎症介质对哮喘患者气道的调节作用

介　质	支气管痉挛	气道黏液分泌	血管通透性增加	趋化活性	支气管高反应性
组胺 H1	++	−	++	+	+
H2	−	+	?	−	−
前列腺素 D2，F2α	++	+	?	?	+
E2	−	+	−	+	−
I2	−	?	+	—	?
血栓素 A2	++	?	−	±	+
白三烯 B4	−	−	±	++	±
C4，E4，F4	++	++	++	?	±
血小板激活因子	++	+	++		
缓激肽	+	+	++		
腺苷 A1	+	?	?	?	
A2	−	?	−	−	
P－物质	+	++	++	±	−
神经肽 A	++	+	+	−	−
补体碎片	+		+	++	−
5-羟色胺	±		+		
氧自由基	+	?	+	?	

注：++ 显著作用　＋中等效应　±可能有轻度的作用　？目前还不清楚

【白细胞介素在哮喘发病中的作用】

白细胞介素（简称白介素，IL）是与哮喘发病有密切关系的一组细胞因子，1979 年在瑞士召开的第二届国际淋巴因子会议上，将白细胞间相互作用的一类细胞因子统一命名为白细胞介素（IL），当时主要为白细胞介素 1~8，其后又发现许多白细胞介素，如 IL-1α、IL-1β 及 IL-9~14。目前已知与哮喘发病关系比较密切的白细胞介素为以下数种：

1. 白介素 4（IL-4）　1982 年发现，由活化的 T 细胞产生，是一种促进白细胞增殖的因子，也称为 B 细胞生长因子（BCGF-I）或 B 细胞刺激因子（BSF-I）。不同浓度的 IL-4 可使 B 细胞合成不同类型的免疫球蛋白（Ig），例如产生 IgE 及部分 IgG。IL-4 促进肥大细胞增殖并使 CD23 表达 IgE 受体。IL-4 和 IL-3 共同作用时可进一步促进肥大细胞增殖，因此 IL-4 与 IgE 的产生和其受体表达，即与 I 型变态反应的发病有关。哮喘属 IgE 介导的 I 型变态反应性疾病，现已有文章报道，哮喘发作期和缓解期外周血中 IL-4 水平升高、分泌 IL-4 细胞增加，IL-4 值和分泌 IL-4 细胞阳性率与血清中 IgE 水平有显著相关性。γ-IFN 对 IL-4 有拮抗作用，它不仅可抑制 IL-4 刺激 IgE 的生成，也可抑制 IgE 受体的产生。哮喘的发病可能与 IL-4/γ-IFN 平衡失调有关；临床应用 γ-IFN 来抑制 IL-4 的产生，减少 IgE 合成，从而达到抗哮喘的作用。

2. 白介素 5（IL-5）　又称 B 细胞生长因子-II（BCGF-II）、嗜酸性粒细胞集落刺激因子（E-CSF）或嗜酸性粒细胞分化因子（EDF），有促进抗原刺激 B 细胞分化成为产生抗体的浆细胞、调节抗体水平及激活、增殖、分化吸引嗜酸性粒细胞的作用。这些作用都可能参与哮喘过敏性炎症的发生。

3. 白介素8（IL-8） 1986 年发现，1989 年命名为白细胞介素8（IL-8）。它主要为单核细胞产生的一种中性粒细胞趋化因子。内皮细胞、成纤维细胞和表皮细胞等也能产生 IL-8。白介素8能吸引中性粒细胞、T 细胞和嗜碱性粒细胞，尤其使中性粒细胞黏附在上皮细胞上，使之激活并释放溶菌酶。它还能刺激中性粒细胞产生白细胞三烯 B4（LTB4）。白细胞三烯 B4进一步吸引多形核白细胞到气道，参与气道炎症反应。白介素8还可刺激嗜碱性粒细胞，使它释放组胺，参与哮喘的发病。

4. 白介素3（IL-3） 1981 年发现，它与其他细胞因子一起共同促进巨噬细胞、中性粒细胞、嗜酸性粒细胞、嗜碱性粒细胞、肥大细胞、巨核细胞的产生和分化，还可促进嗜酸性粒细胞与血管内皮细胞的粘连，加强它们之间的作用，从而加重气道过敏性炎症。

5. 白介素 10（IL-10）和白介素 12（IL-12） 哮喘是以 Th2 亚型的 T 辅助细胞（Th）反应为特征的气道炎症性疾病。许多实验证明可以受 IL-10 和 IL-12 调节，IL-10 使 T 细胞去活化，因此造成过敏性哮喘时 Th2 的耐受性，而 IL-12 可使反应适于 Th1 类型。肺泡巨噬细胞（AM）可分泌这两种细胞因子，因而调节哮喘时 T 细胞的作用。IL-10 和转移生长因子 β（TGF-β）可以抑制 B 和 T 细胞、IgE 产生、肥大细胞增生，而且可引起嗜酸性粒细胞的凋亡。因此这些细胞因子是与哮喘和过敏有关的候选基因。流行性感冒 A 病毒感染可使 IL-10 产生减少 IL-10，而甲泼尼龙却可以上调单核细胞 IL-10 的产生。

【白细胞三烯在哮喘发病中的作用】

白细胞三烯（简称白三烯，LTs）是由普遍存在的花生四烯酸（AA）合成的重要介质，在哮喘发病中起着重要的作用。目前有足够的根据说明哮喘患者体内的白三烯增加，实验结果表明，哮喘和特应性体质患者血中白细胞的 LTB4 和 LTC4 要比正常人高 3～5 倍。哮喘稳定期患者血浆的 LTC4 和 LTD4 的含量也高于健康人。白三烯参与了哮喘发病的各种病理生理过程，如：支气管痉挛、支气管黏膜的微血管渗漏、黏液分泌增加和富含嗜酸细胞的炎症细胞浸润。

1. 收缩支气管 半胱氨酰白三烯有强力收缩气道平滑肌的功能，LTC4、LTD4 收缩人平滑肌的能力相当，比组胺至少强 1000 倍，因此以往称之为过敏性慢反应物质（Slow Reacting Substance of Anaphylaxis，SRS-A）。LTE4 收缩平滑肌效应的有关报告不一，有的作者认为与其他半胱氨酰白三烯相当，但也有报告 LTE4 收缩平滑肌的活性只有其他半胱氨酰白三烯的 1/100～1/1000。

半胱氨酰白三烯对健康人和哮喘患者的支气管均有收缩作用，但哮喘患者吸入白三烯后的反应比健康人强烈得多。其中 LTC4 和 LTD4 的作用相当，而 LTE4 则只有它们的 1/30～1/100。就起效时间而言，LTD4 和 LTE4 在服药后 4～6 分钟即开始发挥作用，而服 LTC4 后需10～20 分钟才起作用。因为人类与豚鼠不同，豚鼠有 LTC4 和 LTD4 的对应受体，而人只有 LTD4 受体，而无 LTC4 受体。LTC4 必须首先转化为 LTD4 方能起作用，因此它对支气管的收缩是"迟到"的作用。白三烯受体的分子结构目前还不清楚。

Adelroth 等以呼气峰流速下降 30% 为额度，对健康人和哮喘患者进行气道激发试验，结果发现哮喘患者所需的乙酰甲胆碱的累积量只相当健康人的 1/80，所需的 LTD4 量只有健康人的 1/13。这表明乙酰甲胆碱对支气管的非特异刺激强度为 LTD4 的 6 倍（也有报告 1～10倍）。LTB4 具有很强的趋化作用，但不引起平滑肌收缩。

有些学者还报道，雾化吸入半胱氨酰白三烯时，药物对支气管的激发效果与呼吸状态有关，深呼吸可减弱激发效应。通常认为深呼吸使外周气道打开，深呼吸减弱激发效应表明半胱氨酰白三烯对外周气道也有作用。因此可见，半胱氨酰白三烯对气道具有外周和中心双重效应。

2. 增加血管通透性　在炎症反应中，血管通透性增加发生于毛细血管后静脉，由于血管内皮裂隙形成或扩大，使大分子物质外漏，继而水分渗出，水肿即形成。前列腺素、缓激肽和血小板激活因子（PAF）等介质参与这一过程。实验证明半胱氨酰白三烯可明显增加血管的渗漏。

3. 促进黏液分泌　哮喘发作的病理特征之一是黏液分泌增多，并进而引起气道阻塞。严重哮喘时可形成黏液栓塞，其栓子是黏膜下腺分泌的黏液与富含嗜酸性粒细胞及中性粒细胞的炎性渗出液的混合物。组胺、前列腺素、血栓素及血小板激活因子等介质参与这个过程。现已证明半胱氨酰白三烯是所研究的促黏液分泌素中最活跃者之一。狗的实验也证明 LTC4 的存在使气管黏膜下腺分泌的黏液增加。

4. 细胞浸润　LTB4 是中性白细胞的强趋化剂，但其他半胱氨酰白三烯似无趋化作用。

5. 提高气道高反应性　半胱氨酰白三烯可提高气道反应性，但较组胺或乙酰甲胆碱的作用弱。然而，吸入半胱氨酰白三烯能够增加哮喘患者的气道对组胺的敏感性，这种作用可持续 7 天。这些效应说明白三烯在哮喘患者气道高反应的发生机制中起着重要作用。

半胱氨酰白三烯至少须与两种不同的高亲和性立体选择性膜结合受体，即 cys LT_1 和 cys LT_2 相互作用。cys LT_1 受体（其性质目前已比较了解）存在于包括人在内的多种动物的肺。半胱氨酰白三烯与哮喘有关的病理生理学基础均由受体的刺激所介导。根据上述原理，科学家们新近研究并生产了白三烯受体阻断剂（如"安可来"和"顺尔宁"），经临床实践证明对于控制哮喘的临床症状有较好的疗效。

【气道炎症与气道高反应性】

通过大量动物实验和哮喘患者的支气管激发试验，包括乙酰甲胆碱及组胺等非特异性激发试验和各种变应原的特异性激发试验，均证明支气管哮喘患者都有程度不等的气道高反应性（airway hyperreactivity，AHR）。所谓 AHR 实际上就是气道的易收缩性和易舒张性，它基于气道的变态反应性炎症，可能的机制有：

1. 炎症导致的气道上皮损伤，使黏膜屏障功能下降。

2. 炎症使气道神经末梢受损或裸露，使对各种刺激的敏感性提高。

3. 炎症使气道黏膜纤毛黏液毯的清除功能下降，利于变应原或刺激物的沉积，激发特异性抗原抗体反应。

4. 炎症导致嗜酸性粒细胞释放各种毒性蛋白，包括主要碱性蛋白（major basic protein）、嗜酸性粒细胞阳离子蛋白（eosinophil cationprotein）、嗜酸性粒细胞神经毒素（eosinophil neurotoxin）、嗜酸性粒细胞过氧化物（eosinophil peroxidate）等。此类生物活性物质均可提高气道上皮对外界刺激的敏感性。

5. 变态反应性炎症细胞激活后释放芳基硫酸酶、透明质酸酶、溶酶体酶等激动气道平滑肌受体，使平滑肌应激功能降低。

6. 变应性炎症使毛细血管扩张血流变慢，导致各种血管内细胞的黏附分子表达，向血管外转移，加重局部的炎症反应，使气道反应性呈持续而循环反复地增高。

实际上气道高反应性的形成机制十分复杂，少数慢性支气管炎患者，甚至有些正常人，气道激发试验也可显示"气道高反应性"。据文献报道，无哮喘病、无 COPD、不吸烟的正常成人作气道反应性测定时，约 20% 的受试者可有不同程度反应性升高，说明除变态反应性炎症以外，还有一些体质性因素可以影响气道高反应性的发生。这些人日后可能成为支气管哮喘的潜在发病者。

第四节　支气管哮喘的病理

气道（airway）壁的正常组织学结构可分为上皮（包括分泌腺）、平滑肌、软骨和起网络支撑作用的结缔组织。分泌腺只存在于含软骨的气道壁内，细支气管壁既无软骨亦无黏液腺，但细支气管壁平滑肌可占管壁总厚度的 50%。气道上皮含 8 种不同的细胞，即基底细胞或干细胞（它们是其余细胞的前身），中间和未分化细胞（后者形成纤毛细胞），刷状或微绒毛细胞，克拉拉细胞（Clara cell），浆液和黏液分泌细胞，Kulchitsky 细胞。肺外气道上皮和少数肺内气道上皮含丰富的交感神经网，对许多种类的刺激包括气体、烟、尘、雾和抗原起反应。靠近管腔处有适应快速伸展的受体（rapidly adapting stretch receptors）或称刺激性受体，沿细胞周径分布。支配气管支气管平滑肌的输出神经纤维复杂，不同种系之间差别很大，如豚鼠的气道平滑肌组成多单位结构，每一肌细胞有许多神经支配，肌细胞之间连接较少，而人类气道平滑肌为单一的单位，每个肌细胞之间有许多连接，而神经末梢相对较少，这些解剖结构的不同可能与喘息的发作有一定的关系。

支气管哮喘患者喘息的主要病理生理基础为：①平滑肌痉挛；②气道炎症和水肿；③黏液分泌过多，加重了支气管腔的狭窄和阻塞。这三种病变在喘息发展过程中所占的比重不同，如平滑肌痉挛在喘息发作时是气道堵塞的主要原因，但经舒张平滑肌的药物治疗后能很快逆转，而气道炎症、水肿和黏液分泌过多所形成的黏液栓则成为喘息难于逆转或不可逆转的主要原因。

【大体解剖】

尸检时从胸腔取出的肺不塌陷，肺表面显示过度膨胀和萎陷区。这是由于部分气道形成不同程度的阻塞所致。如阻塞完全，末梢部分的空气被吸收，使该处肺组织萎陷。如阻塞不完全，在吸气时空气仍能进入末梢肺组织，但呼气时空气不能经狭窄的气道排出，因而存留在肺组织内，使肺组织过度膨胀。这时，肺切片可见软而胶冻状或灰色橡皮样黏液栓，最常见于中等到小支气管腔内。死于喘息持续状态的患者这种黏液栓更为常见。

【显微镜下所见】

支气管平滑肌显著增厚，死于喘息持续状态的患者支气管平滑肌厚度可达正常人的 2.6 倍，而慢性支气管炎患者的气道平滑肌增厚不明显，这是鉴别哮喘和慢性支气管炎的病理要点。

支气管黏膜下水肿、血管扩张充血和炎症免疫细胞浸润。这些细胞包括嗜酸性粒细胞、浆细胞、淋巴细胞和一些中性粒细胞。有时嗜酸粒细胞很少或无，主要为浆细胞和淋巴细胞。黏膜基底膜增厚、玻璃样变，基底膜的厚度可达正常的 2.5 倍。基底膜的增厚主要是胶原纤维沉积增多和蛋白渗出的结果。

黏膜下分泌腺增生，但不如慢性支气管炎时严重。黏膜下分泌腺中分泌黏液的细胞，即杯状细胞增多，而纤毛细胞减少，表面上皮内的杯状细胞亦增多。正常情况下支气管黏膜上皮内杯状细胞只见于大、中支气管和有软骨的小支气管，这种小支气管直径为 1~2mm，由此小支气管以远的气道黏膜上皮内无杯状细胞。但哮喘患者的外周细支气管黏膜上皮内亦有丰富的杯状细胞。黏液内有较多酸性蛋白、DNA 结合纤维和渐进性纤维素形成以及糖蛋白和蛋白多糖比例改变，这些都使黏液的化学性质改变，黏液变稠成胶冻样。白蛋白和其他蛋白从损伤的支气管壁内漏至黏液内。黏液和蛋白分层增多显示这些分泌物较陈旧。黏液中的嗜酸性粒细胞一般保存较好，可能是由于这些细胞新近才渗至黏液内的缘故，它们成串混在黏液内。皮质激素治疗可减少黏液内细胞成分，但不能影响黏液栓的形成。纤毛细胞的纤毛由于蛋白性液体和炎症细胞产物的作用，特别是嗜酸性粒细胞的主要碱性蛋白（major basic protein）损伤，加上腔内已有的黏稠物质使这些纤毛细胞很难移去管腔内的内容物。

支气管腺的开口扩张使支气管黏膜向外凸出，这是由于支气管腔内压的增加和平滑肌收缩以及通过这些部位的黏液滞留的结果。支气管黏膜的外凸有不同的名词描述，如上皮隐窝样突出、支气管憩室等，如发生炎症则称支气管憩室炎。组织学上有明确的喘息病变并死于喘息者，支气管憩室的发生率可高达 92%。憩室破裂可导致间质性肺气肿甚至气胸。

哮喘患者的细支气管和痰内可见柯什曼螺旋体（Curshmann spirals）。这种螺旋是一种小的线状有螺纹的绳样物，螺纹向同一方向旋转，中心为一高度可折光的致密的盘卷或编成辫子状的线圈。哮喘患者支气管腔内黏液和蛋白性液体中可混杂炎症细胞。嗜酸性粒细胞脱颗粒所形成的双锥体形六角形的嗜酸性结晶，称为夏柯-雷登（Charcot-Leyden）结晶，后者由嗜酸性细胞膜溶血磷脂酶（lysophoslipase）构成。夏柯-雷登结晶在变态反应性鼻窦炎的细胞外黏液中较常见，亦可见于胸腔积液和血液中。

呼吸道纤毛上皮可变性、碎裂和从基底膜上剥脱。这种变性断裂脱落的纤毛上皮被称为 Creola 小体，在组织切片、痰标本或黏液栓或管型中可见到。纤毛细胞的成团脱落使支气管树的纤毛运动进一步受阻。主要碱性蛋白是嗜酸性粒细胞颗粒的一个重要成分，一些学者研究了主要碱性蛋白对肺的毒性作用时发现从喘息患者提取的纯化的主要碱性蛋白也能损伤肺泡细胞。喘息的发作是由于抗原与 IgE 抗体在肥大细胞和嗜碱细胞表面作用后，激活肥大细胞和嗜碱细胞使之脱颗粒，释放出一系列已合成的活性介质如组胺、过敏性嗜酸性粒细胞趋化因子（ECF-A）、PAF 和花生四烯酸产物等，在激活释放过程中又合成慢反应性物质（SRS）-A。这些介质能使血管扩张，血管通透性增加，平滑肌收缩，并使嗜酸性粒细胞等炎症细胞聚集，从而产生一系列组织损伤和病变。

第五节　支气管哮喘的临床表现

几乎所有的哮喘患者的都有长期性和发作性（周期性）的特点，因此，近年认为典型哮喘发作 3 次以上，有重要诊断意义。哮喘的发病大多与季节和周围环境、饮食、职业、精神心理因素、运动或服用某种药物有密切关系。过敏性疾病的病史和家族性的哮喘病史对哮喘的诊断也很有参考意义。此外还应注意有无并存呼吸道感染及局部慢性病灶。

【主要症状】

自觉胸闷、气急，即为呼吸困难，以呼气期为明显，但可以自行缓解或经用平喘药治疗而缓解。典型的哮喘发作症状易于识别，但哮喘病因复杂，其发作与机体的反应性，即遗传因素和特应性素质的个体差异，过敏原和刺激物的质和量的不同均可导致哮喘发作症状的千变万化。有些患者表现为咳嗽，称为咳嗽变异性哮喘或过敏性咳嗽，其诊断标准（小儿年龄不分大小）是：①咳嗽持续或反复发作 >1 个月，常在夜间（或清晨）发作，痰少，运动后加重；②没有发热和其他感染表现或经较长期抗生素治疗无效；③用支气管扩张剂可使咳嗽发作缓解；④肺功能检查确认有气道高反应性；⑤个人过敏史或家族过敏史和（或）过敏原皮试阳性等可作辅助诊断。

【体征】

发作时两肺（呼气期为主）可听到如笛声的高音调，而且呼气期延长的声音，称为哮鸣音是诊断哮喘的主要依据之一。一般哮鸣音的强弱和气道狭窄及气流受阻的程度相一致，因此哮鸣音越强，往往说明支气管痉挛越严重。哮喘逐步缓解时，哮鸣音也随之逐渐减弱或消失。但应特别注意，不能仅靠哮鸣音的强弱和范围来作为估计哮喘严重度的根据，当气道极度收缩加上黏痰阻塞时，气流反而减弱或完全受阻，这时哮鸣音反而减弱，甚至完全消失，这不是好现象，而是病情危笃的表现，应当积极抢救。

【哮喘严重发作】

1."哮喘持续状态"　哮喘严重发作通常称为"哮喘持续状态"，这是指一次发作的情况而言，并不代表该患者的基本病情，但往往发生于重症的哮喘患者，而且与预后有关，可威胁患者的生命。因此哮喘严重发作是哮喘病本身的一种最常见的急症。

以往给"哮喘持续状态"所下的定义是："哮喘严重持续发作达 24 小时以上，经用常规药物治疗无效"。现在认为这样的定义是不全面的。因为事实上，许多危重哮喘病例的病情发展常常在一段时间内逐渐加剧，因此所有重症哮喘的患者在某种因素的激发下都有随时发生严重的致命性急性发作的可能，而无特定的时间因素。其中一部分患者可能在哮喘急性发作过程中，虽经数小时以至数天的治疗，但病情仍然逐渐加重。也有一些患者在间歇一段相对缓解的时期后，突然出现严重急性发作，甚至因得不到及时和有效治疗而在数分钟到数小时内死亡，这就是所谓"哮喘猝死"。哮喘猝死的定义通常定为：哮喘突然急性严重发作，患者在 2 小时内死亡。其原因可能为哮喘突然发作或加剧，引起气道严重阻塞或其他心肺并发症导致心跳和呼吸骤停。重症哮喘患者出现生命危险的临床状态称为"潜在性致死性哮喘"。这些因素包括：①必须长期使用口服糖皮质激素类药物治疗；②以往曾因严重哮喘发作住院抢救治疗；③曾因哮喘严重发作而行气管切开，机械通气治疗；④既往曾有气胸或纵隔气肿病史；⑤本次发病过程中须不断超常规剂量使用支气管扩张剂，但效果仍不明显。除此以外，在本次哮喘发作的过程中，还有一些征象值得高度警惕，如喘息症状频发，持续甚至迅速加剧，气促（呼吸超过 30 次/分），心率超过 140 次/分，体力活动和说话受限，夜间呼吸困难显著，取前倾位，极度焦虑、烦躁、大汗淋漓，甚至出现嗜睡和意识障碍，口唇、指甲发绀等。患者的肺部一般可以听到广泛哮鸣音，但若哮鸣音减弱，甚至消失，而全身情况不见好转，呼吸浅快，甚至神志淡漠和嗜睡，则意味着病情危笃，随时可能发生心跳和呼吸骤停。此时其他有关的肺功能检查很难实施，惟一的检查是血液气体分析。如果患者呼吸空气（即尚未吸氧），那么若其动脉血氧分压 <8kPa（60mmHg），和（或）动脉血二氧化碳分压 >6kPa（45mmHg），动脉血氧饱和度 <90%，则意味着患者处于危险状态，应马上进行抢救，以挽救患者生命。

2."脆性哮喘"　正常人的支气管舒缩状态呈现轻度生理性波动，第一秒用力呼气容积

（FEV₁）和最大呼气流速（PEF）在晨间降至最低（波谷），而午后达最大值（波峰），在哮喘患者，这种变化尤其明显。1977 年 Turner-Warwich 报道将哮喘患者的肺功能改变分为三种主要类型：①治疗后 PEF 始终不能恢复正常，但有一定程度的可逆；②用力呼气肺活量（FVC）改变可逆，而 FEV₁ 和 PEF 的降低不可逆；③FEV₁ 和 PEF 在治疗前后或一段时间内大幅度地波动，即为"飘移者"，作者将这一类型称之为"脆性哮喘"（BA）。其后关于 BA 的定义争论不休。如美国胸科协会（AST），用此概念描述那些突发、严重、危及生命的哮喘发作。最近 Ayres 在综合各种观点的基础上提出 BA 的定义和分型为：

Ⅰ型 BA：尽管采取了正规、有力的治疗措施，包括吸入皮质激素（如吸入二丙酸倍氯米松 1500μg/d 以上），或口服相当剂量皮质激素，同时联合吸入支气管扩张剂，连续观察至少 150 天，半数以上观察日的 PEF 变异率 >40%。

Ⅱ型 BA：特征为在基础肺功能正常或良好控制的背景下，无明显诱因突然急性发作的支气道痉挛，3 小时内哮喘严重发作伴高碳酸血症，可危及生命，常需机械通气治疗。经期前哮喘发作往往属于此种类型。

【特殊类型的哮喘】

1. 运动性哮喘　运动性哮喘也称运动诱发性哮喘，是指达到一定的运动量后引起支气管痉挛而产生的哮喘，因此其发作都是急性的、短暂的，而且大多数能自行缓解。运动性哮喘固然均由运动引起，但运动的种类、运动持续时间、运动量和运动强度均与哮喘的发作有直接关系。运动性哮喘并非说明运动即可引起哮喘，实际上短暂的运动不但不会引起哮喘，而且还可兴奋呼吸，使支气管有短暂的扩张，肺通气功能改善，FEV₁ 和 PEF 有短暂的升高。其后随着运动时间的延长，强度的增加，支气管转而发生收缩。虽然运动性哮喘常常兼发于支气管哮喘患者，但与过敏性哮喘不同，其特点为：①发病均在运动后；②有明显的自限性，发作后只需经过一定时间的安静休息即可逐渐自然恢复正常；③无外源性或内源性过敏因素参与，特异性变应原皮试阴性；④一般血清 IgE 水平不高。但有些学者认为，运动性哮喘常与过敏性哮喘共存，因此认为运动性哮喘与变态反应（过敏反应）存在着一些间接的关系。

临床表现疑为运动性哮喘者，应进一步作运动前后的肺功能检查，根据运动前后的肺功能变化来判断是否存在运动性哮喘，这种方法也称为运动诱发试验。常用的运动方式有跑步、自行车功率试验和平板车运动试验。如果运动后 FEV₁ 下降 20% ~ 40%，即可诊断轻度运动性哮喘，如果 FEV₁ 下降 40% ~ 65%，即为中度运动性哮喘，FEV₁ 下降 65% 以上，则属重度运动性哮喘。受检患者患有严重心肺或其他影响运动的疾病则不能进行运动试验，试验时要备有适当抢救措施，应在专业医务人员指导下进行。

2. 药物性哮喘　哮喘的发作是由使用某些药物引起（诱发）的，这类哮喘就叫做药物性哮喘。可能引起哮喘发作的药物很多，常见者为：阿司匹林，β 受体阻断剂（包括非选择性β 受体阻断剂——普萘洛尔、噻吗洛尔和选择性 β 受体阻断剂），局部麻醉剂，添加剂（如酒石黄，是一种黄色染料，广泛用作许多食品、饮料以及药物制剂的着色剂），医用气雾剂中的杀菌复合物（如用作定量气雾剂的防腐剂例如氯化苯甲烃铵抗氧化剂），用于饮用酒、果汁、饮料和药物作防腐保藏剂（如亚硫酸盐）和抗生素或磺胺药（包括青霉素、磺胺药、呋喃类药）等。个别患者吸入定量的扩张支气管的气雾剂时，偶尔也可引起支气管收缩，这可能与其中的氟里昂或表面活性剂有关。免疫血清、含碘造影剂等除了可引起皮疹、发热、血管炎性反应、嗜酸性粒细胞增多和过敏性休克等全身过敏表现外，也可引起哮喘的发作，但往往被忽略。

药物性哮喘的发生机制与哮喘本身极为相似，首先决定于患者的体质因素，即对某种药物的敏感性。因为这些药物通常是以抗原（如免疫血清），半抗原或佐剂的身份参与机体的变态反应过程的，没有机体的易感性就不容易发生过敏性反应。但并非所有的药物性哮喘都是机体直接对药物产生过敏反应而引起的，β 受体阻断剂更是如此，它是通过阻断 β 受体，使 β_2 受体激动剂不能在支气管平滑肌的效应器上起作用，导致支气管痉挛，哮喘发作。

3. 阿司匹林性哮喘　阿司匹林又是诱发药物性哮喘中最常见的药物，某些哮喘患者于服用阿司匹林或其他解热镇痛药及非类固醇抗炎药后数分钟或数小时内即可诱发剧烈的哮喘，其表现颇似速发型变态反应，因此以往许多人从药物过敏的角度理解阿司匹林性哮喘，但迄今尚未发现阿司匹林的特异性 IgE，也未发现其他的免疫机制参与，变应原皮肤试验阴性。所以近年来普遍认为可能不是由过敏所致，而是对阿司匹林的不耐受性。除阿司匹林以外，吲哚美辛（消炎痛）、安乃近、氨基比林、非那西丁、保泰松、布洛芬等解热镇痛药也可引起类似的哮喘发作。这种对以阿司匹林为代表的解热镇痛药的不耐受现象就称为阿司匹林性哮喘。其中约半数合并鼻息肉和鼻窦炎，对于这种现象，过去称为阿司匹林哮喘三联征或阿司匹林三联征。对于这些提法各家意见不一，最近有些学者建议称为阿司匹林性综合征。

阿司匹林性哮喘多发生于中年人，有时也可见于少数儿童患者。在临床上可分为两个时相，即药物作用相和非药物作用相。药物作用相指服用阿司匹林等解热镇痛药后引起哮喘持续发作的一段时间，其临床表现为：服这类药 5 分钟至 2 小时，或稍长时间之后出现剧烈的哮喘。绝大多数患者的哮喘发作的潜伏期为 30 分钟左右。患者的症状一般都很重，常可见明显的呼吸困难和发绀，甚至出现意识丧失，血压下降，休克。药物作用相的持续时间不一，可短至 2 小时，也可 1~2 天。非药物作用相阿司匹林性哮喘系指药物作用时间之外的时间。患者可因各种不同的原因而发作哮喘。

阿司匹林性哮喘发病率各家报道不一，国外报道它在哮喘人群中的发病率为 1.7%~5.6%，但如果用口服阿司匹林作激发试验，则它的发病率可占成人哮喘的 8%~22%。北京协和医院变态反应科于 1984 年曾对 3000 例初诊的哮喘患者进行调查，其结果为：阿司匹林哮喘在哮喘人群中的发病率为 2.2%。

由于阿司匹林性哮喘的发病很可能通过抑制气道花生四烯酸的环氧酶途径，使花生四烯酸的脂氧酶代谢途径增强，因而产生炎性介质，即白细胞三烯。后者具有很强的收缩支气管平滑肌作用所致。因此近年研制的白细胞三烯受体拮抗剂，如扎鲁司特（zafirlukast，商品名 Accolate，即安可来）和孟鲁司特钠（montelukast，商品名 Singulair，即顺尔宁）可以完全抑制口服阿司匹林引起的支气管收缩。

4. 职业性哮喘　随着工农业的发展，各种有机物或无机物以尘埃、蒸汽或烟雾三种形式进入生产者的工作环境。如果这些有害物质被劳动者吸入而引起哮喘发作，那么这些有害物质就称为"职业性致喘物"（变应原）。从广义来说，凡是由职业性致喘物引起的哮喘就称为职业性哮喘，但从职业病学的角度，职业性哮喘应有严格的定义和范围。然而，不同国家，甚至同一个国家的不同时期，职业性哮喘的法定含义不同。我国在 20 世纪 80 年代末制定了职业性哮喘的诊断标准，致喘物规定为：异氰酸酯类（如甲苯二异氰酸盐等）、苯酐类、多胺类固化剂（如乙烯二胺、二乙烯三胺、三乙烯四胺等）、铂复合盐、剑麻和青霉素。

职业性哮喘的发生率往往与工业发展水平有关，工业越发达的国家，职业性哮喘发生率越高，估计美国职业性哮喘的发病率为 15%。1988 年美国公共卫生署估计职业性哮喘占整个职业性呼吸系统疾病的 26%。

职业性哮喘的病史有如下特点：①有明确的职业史，因此本病的诊断只限于与致喘物直接接触的劳动者；②既往（从事该职业前）无哮喘史；③自开始从事该职业至哮喘首次发作的"哮喘潜伏期"最少半年以上；④哮喘发作与致喘物的接触关系非常密切，接触则发病，脱离则缓解，甚至终止，典型的职业性哮喘往往是在工作期间或工作后数小时发生气促、胸闷、咳嗽、喘鸣，常伴鼻炎和（或）结膜炎，工作日的第一天（如星期一）症状最明显，周末、节假日或离开工作场所后，上述症状缓解，因此，有人称它为"星期一"综合征。还有一些患者在吸入氯气、二氧化硫及氟化氢等刺激性气体时，出现急性刺激性剧咳、咳黏痰、气急等症状，称为反应性气道功能不全综合征，气道反应性增高可持续至少 3 个月。

第六节   支气管哮喘的诊断

支气管哮喘的诊断可以分为非特异性诊断与特异性诊断两类。非特异性诊断亦即不要求明确病因的一般病种诊断，最主要是通过肺功能检查结合临床表现确定，而支气管哮喘的特异性诊断则是属于病因性诊断，最主要是通过变态反检查确定。哮喘诊断的主要程序一般为：病史采集、物理检查、胸部 X 线检查、肺功能检查和特异性过敏原检查等。

【哮喘的病史采集】

几乎所有的哮喘患者的喘息发作都有长期性、发作性（周期性）、反复性、自限性、可逆性的特点，因此，近年认为典型哮喘发作 3 次以上，有重要诊断意义。哮喘的发病大多与季节和周围环境、过敏原接触、饮食、职业、精神心理因素、运动或服用某种药物有密切关系。过敏性疾病的病史和家族性的哮喘病史对哮喘的诊断也很有参考意义。此外还应注意有无并存呼吸道感染及局部慢性病灶。

两肺以呼气期为主的哮鸣音是诊断哮喘的主要依据之一。一般哮鸣音的强弱和气道狭窄及气流受阻的程度相一致，因此哮鸣音越强，往往说明支气管痉挛越严重。哮喘逐步缓解时，哮鸣音也随之逐渐减弱或消失。但应特别注意，不能仅靠哮鸣音的强弱和范围来作为估计哮喘严重度的根据，当气道极度收缩加上黏痰阻塞时，气流反而减弱或完全受阻，这时哮鸣音反而减弱，甚至完全消失，这可能是病情危笃的表现，应当进行血液气体分析，准确判断。

【胸部 X 线检查】

哮喘患者常常需要进行胸部 X 线检查，特别是初诊时。胸部 X 线检查除一般的胸部平片以外，有时还需要进行胸部 CT 检查，这些检查对哮喘的诊断、鉴别诊断和估计哮喘病情的严重度有帮助。

哮喘患者的胸部 X 线表现并没有更多的特异性，常见为肺纹理增多，紊乱和肺气肿（或肺通气过度）征，有些患者可见肺大泡，有时可见气胸、纵隔气肿或肺动脉高压等合并症。但胸部 X 线检查在哮喘的鉴别诊断方面应为基本，而且重要。胸部 X 线检查也是长期皮质激素治疗安全性的重要保障之一，特别对患有肺结核的患者，因此皮质激素治疗前和治疗过程的定期胸部 X 线检查极为重要。

【肺功能检查】

哮喘患者的气道处于不稳定状态，气道平滑肌的收缩性增加，黏膜和黏膜下层增厚，管腔分泌液增多都可能使气道的功能状态恶化，引起气流阻塞。支气管有效通气管径的缩小可使患者出现喘鸣和呼吸困难，而反映在肺功能上的改变就是通气功能的损害。因此哮喘患者的肺功能检查对于哮喘的诊断和治疗都很重要：①气道激发试验和（或）支气管扩张试验（气道可逆试验）有助于确立哮喘的诊断并与单纯慢性支气管炎鉴别；②支气管扩张试验还有助于估计 β_2 受体激动剂的可能疗效，为药物选择提供参考；③以第一秒用力呼气容积（FEV_1）和最大呼气流速（PEF，也称呼气峰流速）为主要指标结合肺总量和残气量，以及临床症状，特别是夜间哮喘的发作情况等估计哮喘患者病情的严重程度，结合血气分析的结果，尤其是动脉血氧分压（PaO_2），氧饱和度（SaO_2）和二氧化碳分压（$PaCO_2$）等参数估计哮喘急性发作期病情的严重程度；④客观评价药物的临床疗效。

哮喘患者的肺功能测定通常包括通气功能、肺动力学和血液气体分析。

（一）通气功能的测定

1. 哮喘患者呼气流速、气道阻力和静态肺容量测定　喘息症状发作时累及大、小气道，但最主要的病变部位在小支气管，而且是弥漫性的。小支气管的横截面积又远远大于大气道，再加上，吸气过程是主动的，呼气过程是被动的，因此呼气阻力一般大于吸气阻力，FEV_1、最大呼气流速（PEF）、用力肺活量（FVC）均明显下降。最大呼气流速-容积曲线（F-V 环）测定是哮喘肺功能检查中极为常用也是最重要的部分，因为呼出的气量和相应的瞬间流量形成用力呼气流速-容积曲线，它能反映气流在气道里通过的情况和小气道功能状态。

正常人第 1 秒用力呼气容积和用力肺活量之比（FEV_1/FVC）应大于 75%，而哮喘患者在哮喘发作时一般小于 70%。这些参数的检测较为简易，无创伤性，如果操作正确，重复性也比较好，基本设备容易满足，因此在许多医院，包括基层医院都可以进行检查。通过这些检查可以帮助判断急性哮喘发作的严重程度，了解哮喘病情的"可逆性"（实际为处于收缩状态的支气管的可扩张性），以及平喘药物的治疗效果。采用袖珍的呼气流速仪，在家庭中和工作岗位上进行连续多日的昼夜检查，记录最大呼气流速变异的动态变化，对于发现哮喘急性发作的早期征兆和及时治疗有很大的帮助。

哮喘发作时呼吸阻力明显增加，有过多的气体潴留在肺内，所以肺残气量和肺总量增加。闭合气量在哮喘发作时不易测量，但在缓解期仍高于正常。静态肺容量测定有助于鉴别阻塞性通气功能障碍抑或限制性通气功能障碍，而且可从肺功能的角度了解肺气肿的程度，因此它对中重度哮喘的肺功能评价尤其重要。

近年来又根据脉冲振荡（Impulse Oscillometry，IOS）原理研制、开发、生产出新一代肺功能机。脉冲振荡技术也称强迫振荡技术（Forced Oscillation Technique），其主要意义在于比较精确地测定气道阻力，与传统的肺功能机比较，脉冲振荡技术能够更全面、确实地反映呼吸力学的变化，更符合生理，而且不需患者的合作，可用于儿童、老年人和呼吸功能较差的患者。运动心肺功能测定也可有助于早期哮喘的诊断，而且可了解哮喘患者对运动的耐受性，指导患者的运动耐量训练，提高健康水平。

2. 肺动态顺应性测定　顺应性系弹性物体的共同属性，是一个物理学概念。用一句通俗的话来说，肺顺应性就是肺组织顺应呼吸活动而变化的特性，即吸气时肺泡充气，体积增大，呼气时肺泡排气，肺体积出现适度的回缩，这种功能活动与肺组织的弹性关系非常密切，因此顺应性实际反映了肺的弹性。在吸气末高肺容积（肺总量位）时肺顺应性最低，而当呼气末肺容积接近残气量位时肺顺应性最高。肺顺应性即为单位压力改变时所引起的容积改变，通常包含肺顺应性、胸壁顺应性和总顺应性，例如：

$$顺应性（C）= \frac{容积改变（\Delta V）}{压力改变（\Delta P）}L/kPa$$

$$肺顺应性（CL）= \frac{肺容积改变（\Delta V）}{经肺压}L/kPa$$

肺顺应性可分为静态肺顺应性（Clst）和动态肺顺应性（Cldyn）两种。静态肺顺应性是指在呼吸周期中，气流暂时阻断（1~2秒）时所测得的肺顺应性，相当于肺组织的弹力（实际还包含肺泡表面张力）。动态肺顺应性系指在呼吸周期中气流未阻塞时所测得的肺顺应性，受肺组织弹力和气道阻力的双重影响。当哮喘患者作快速呼吸时，与已狭窄的各级支气管相连的肺泡不能及时充气，肺容积相对减少，故动态顺应性下降，而静态顺应性仍可正常。

3. 通气分布不均匀 哮喘发作时吸入的气体在肺部的分布极不均匀，存在着明显的呼气延缓和减低区。这种情况在哮喘缓解期和慢性阻塞性肺疾病患者也同样存在。通气不均的现象对于吸入疗法的影响比较大，因为临床医师让患者进行吸入治疗时总是希望有比较多的药物能到达病变部位，结果适得其反，药物到达通气功能正常部位反而多于通气差的部位，通气越差，药物分布越少。

综上所述，哮喘患者肺功能检查时的常用指标是肺活量（VC，实际临床上更多测量用力呼吸肺活量，即FVC），FEV_1和PEF。FEV_1和PEF是用于观测用力呼气流量的两个最常用的参数。每天不同时间测定的PEF之间的变异率提供了一个评价哮喘稳定性和（或）严重度的合理指数，其测定设备简单，方便，患者可自行操作，而且与FEV_1有良好的相关性，测定结果的重复性也好，因此使用广泛。但评判气流阻塞严重度的最佳单一指标是FEV_1。FEV_1/VC的比值是一个观测早期气流阻塞的敏感指标，由于该比值能区别限制性和阻塞性气道疾病，因此更多用于诊断。

PEF测定最好每日2~3次定时测定，其意义为：①根据最大呼气流速的绝对值评估气流阻塞的程度，其值越低，气流阻塞就越严重；②根据每天监测并计算出的最大呼气流速的变异率估计哮喘病情的稳定性，一般来说，变异率越小，病情越稳定；③根据使用某种药（如吸入药）前后最大呼气流速绝对值和变异率的变化，评估该药的疗效。因此实际测定时应计算最大呼气流速占预计值的百分率和最大呼气流速的变异率，其计算公式如下：

$$\frac{正常（预计）值-实测值}{正常（预计）值}\times100，即为实测值相当正常（预计）值的百分数$$

每日最大呼气流速变异率由下列公式计算：

$$\frac{每日最高值-最低值}{最高值}\times100，即为当天最大呼气流速变异率$$

（二）弥散功能 常用一氧化碳弥散量来表示。单纯哮喘，无并发症的患者的肺弥散功能一般是正常的，但严重哮喘患者可降低。

（三）动脉血气体分析 哮喘发作后，通过动脉血气分析可对哮喘急性发作的严重程度进行判断。在轻度或中度发作时，动脉血二氧化碳分压接近正常或略有下降，甚至表现呼吸性碱中毒，而氧分压则下降，此主要由于肺内通气/血流比例异常所致。当病情继续加重时，缺氧更严重，而且可出现动脉血二氧化碳分压升高，这时就需要采用急救措施以挽救生命。

（四）气道激发试验 气道激发试验是检验气道对某种外加刺激因素引起收缩反应的敏

感性，并根据其敏感性间接判断是否存在气道高反应性。气道激发试验分特异性气道激发试验和非特异性气道激发试验两类，特异性气道激发试验时吸入的是不同浓度的过敏原溶液，非特异性气道激发试验则吸入不同浓度的气道收缩剂。它们的共同特点都是在吸入前后，做肺通气功能检查或观察气道阻力的变化，以寻找或确定过敏原，并评估气道（主要为支气管）对某种特异性变应原或非特异性刺激物的反应性（即敏感程度）。其中，主要观察指标仍然为表示肺通气功能状态的 FEV_1 或 PEF。

1. 特异性气道激发试验　可根据需要选择过敏原，但过敏原溶液必须新鲜配制。在临床上可采用鼻黏膜激发试验（nasalmucos provocation test）和气管内激发试验（bronchial provocation test）两种方法。鼻黏膜激发试验又有鼻吸入试验（nasalinhalation test），即将抗原经由鼻内吸入以激发呼吸道过敏症状；鼻内抗原滴入法（nasal instilation test）和抗原滤纸片鼻黏膜敷贴的激发试验，后者约有60%的阳性反应。气管内激发试验亦分气管内抗原滴入及气管内抗原吸入两种。气管内滴入法目前已很少用，因为操作不便，且抗原分布不均匀。当今主要采用抗原气雾吸入法，即每次试验时让患者吸入定量抗原，然后定时检查肺哮鸣音出现，同时进行 FEV_1 测定，如激发后 FEV_1 下降15%以上，即可认为有阳性反应。目前常用的激发抗原有蒿属花粉、屋内尘土、尘螨等。大约有70%的哮喘患者有阳性反应，其中约有2/3与皮试结果相符，而且皮试反应愈强，则激发的阳性率愈高，症状亦明显。痰中有时还可出现大量的嗜酸性粒细胞。

特异性气道激发试验可能引起较明显的哮喘发作，甚至严重发作，因此必须在严密监护下进行，而且适应证必须严格限制为此，特异性气道激发试验目前只用于研究以前不认识的职业性哮喘，或用于确定工作环境中的过敏原，即特定环境的过敏性疾病的病因物质，或作医学鉴定。一般认为吸入特异性过敏原溶液后，患者的 FEV_1 或 PEF 下降20%以上，才能作出基本肯定的诊断，但阴性结果，并不排除职业性哮喘的存在。此外，应该注意有些过敏原在特定的工作环境中有致敏作用，而在实验室里却不一定能够引出相似的反应，因为特异性气道激发试验的结果可受吸入过敏原的特异性、吸入浓度、吸入量、试验场所以及检测指标等的影响。此外还应指出，特异性气道激发试验可表现早期（速发）、晚期（迟发）和双相哮喘反应。因此试验时应严密观察比较长的时间，以免由于晚期（迟发）反应而引起严重哮喘的发作。

2. 非特异性气道激发试验　常用的气道收缩剂有组胺和乙酰甲胆碱，也有人用高张盐水、蒸馏水、普萘洛尔。运动激发试验或过度通气激发试验也属于非特异性气道激发试验。但目前临床上应用最多的非特异性气道激发试验仍然为吸入组胺或乙酰甲胆碱，试验时所用的吸入气道收缩剂浓度从低浓度开始，由低至高，倍倍递增，例如由每1ml含0.25、0.5、1mg起逐渐增加。

目前国际上所用的药物吸入非特异性气道激发试验有两种不同的方法，一种为平静吸入经雾化器产生的雾化液，其浓度从最低起，逐步提高，以使 FEV_1 或 PEF 比试验前降低20%时为止，所用药液的累积量即表示气道对该刺激物的反应性。累积量越少，表明气道对该刺激物的敏感性越高，反应性越强。累积量越大，表示气道对该刺激物的刺激越不敏感，反应性越弱。试验时每次吸入某浓度的雾化液2分钟，若吸入后测定的 FEV_1 或 PEF 的减少不足试验前的20%，则再吸入浓度大1倍的溶液，进行同样的试验，直至 FEV_1 或 PEF 降至基础值（试验前的测定值）的20%为止。另一种方法在日本及澳大利亚较广泛应用，即将不同浓度的气道收缩剂放入一种由电脑控制的容器里，该仪器能全自动地转换浓度并记录气道阻力。

受检者含住接口器作平静呼吸，当气道阻力成角上升时即可终止，从记录曲线即可计算出气道反应性。这种方法患者操作较为方便和省力，但曲线稳定性稍差，仪器费用较贵。非特异性气道激发试验诱发哮喘发作的程度较轻，持续时间较短，但仍须严密监护。用日本气道高反应仪进行气道激发试验时，最后一管装有支气管扩张剂，在试验结束后，让患者吸入即可解除支气管痉挛状态。

组胺或乙酰甲胆碱吸入激发试验时的气道反应性阳性的判断指标是：使 FEV_1 或 PEF 降低 20% 时，组胺的累积量为小于 7.8mol，乙酰甲胆碱累积量为小于 12.8mol。

3. 运动激发试验（exercise provocation test）　对于运动性哮喘的患者可采用运动激发试验，如登梯试验、原地跑步试验、蹲起试验、蹬自行车试验、仰卧起坐试验等。只要达到一定的运动量，患者即可有喘息。同时肺功能试验显示 FEV_1、最大呼气中期流速（MMEF）、PEF、气道阻力（Raw）、功能残气量（FRC）及用力肺活量（FVC）等均有一定的变化。

（五）支气管舒张试验　支气管舒张试验也称支气管扩张试验或气道阻塞可逆性试验，是哮喘的重要诊断手段之一，因此在临床上得到广泛的应用，但应该指出，支气管舒张试验阴性不能作为否定哮喘诊断的依据，特别是重症哮喘患者或哮喘合并慢性支气管炎的患者。另一方面，10% 的慢性阻塞性肺疾病（COPD）患者的支气管舒张试验也可为阳性。由于支气管舒张试验所用的是 β_2 受体激动剂，因此从另一角度来说，支气管舒张试验也是检验收缩或痉挛的支气管对 β_2 受体激动剂的效应，如果吸入 β_2 受体激动剂以后，FEV_1 明显增加，这就表明患者的支气管平滑肌对 β_2 受体激动剂有着良好的效应，在治疗过程中可比较重用这类药物。

支气管舒张试验的适应证是 FEV_1 的基础值小于 70% 的预计值。试验时先测定基础的 FEV_1 或 PEF，然后用定量雾化吸入器（MDI）吸入 β_2 受体激动剂（如沙丁胺醇的制剂喘乐宁，喘宁碟）200～400g，吸入 15～20 分钟后，再次测定 FEV_1 或 PEF（北京协和医院呼吸科通常以吸入喘宁碟 400g，20 分钟后再测定 FEV_1），其后按下列公式计算 FEV_1 或 PEF 的改善率：

$$FEV_1（或\ PEF）改善率（\%）= \frac{吸药后\ FEV_1（或\ PEF）- 吸药前\ FEV_1（或\ PEF）}{吸药前\ FEV_1（或\ PEF）} \times 100\%$$

如果改善率≥15%，则为试验阳性，即表明原来处于收缩状态的支气管可能重新舒张。

对于 FEV_1 的基础值大于预计值 70% 者，一般先进行支气管激发试验，阳性者再进行支气管舒张试验，如果均为阳性，则表明气道处于高反应状态。

对于支气管舒张试验阴性者，有时为了进一步确定气道阻塞是否真的是不可逆的，可进一步进行口服泼尼松试验，即每日口服泼尼松 20～30mg，连服 1 周，其后复查 FEV_1 或 PEF，如 1 周后它们的改善率 15%，仍可认为支气管舒张试验阳性。对于基础 FEV_1 过低者，吸入 β_2 受体激动剂后，除计算其改善率外，还应考虑 FEV_1 改善的绝对值，当改善率 15%，FEV_1 的绝对值增加超过 200ml 时，支气管舒张试验才是真正的阳性，如果只有改善率达到 15%，而增加的绝对值不足 200ml，这时的支气管舒张试验可能为假阳性，因为肺通气功能差的患者，只要 FEV_1 稍微有所增加，其改善率就可达到 15%。这时 FEV_1 的这一点点增加对通气功能的改善并无太大的帮助。

（六）动脉血气分析　哮喘急性发作，特别是严重发作时应当进行动脉血气分析以分析血液中的酸碱度和 PaO_2、$PaCO_2$ 和 HCO_3^- 以及机体氧合状态（即了解机体有没有缺氧）。这对了解哮喘患者的通气功能状态是极为重要的，而且可指导危重患者的抢救。

【过敏原检查】

（一）特异性过敏原的体内诊断　鉴于大部分支气管哮喘是由于抗原抗体作用的结果，而过敏性抗体 IgE 对于皮肤及黏膜下组织的肥大细胞有极强的亲和力，故可利用患者的皮肤或黏膜进行特异性过敏原的检查以明确病因。

皮肤试验包括斑贴试验、抓伤试验、点刺或挑刺试验、皮内试验等。目前在国外多用点刺试验，其优点为疼痛比皮内试验轻，方法较简便，容易得到儿童的合作，结果亦相当可靠，但所用抗原的浓度要比皮内试验者高出 100 倍。各种试验均应用生理盐水或抗原的溶媒作阴性对照，同时用 0.1mg/ml 的磷酸组胺作阳性对照。但部分患者仍然可以出现假阴性或假阳性。

（二）阿司匹林耐受性试验　对高度怀疑、但一时不能确诊的阿司匹林不耐受性哮喘的患者，可以在备好必要的急救条件的情况下进行口服激发试验：即口服阿司匹林从 15mg 开始，依次逐渐增加口服剂量，如：37.5、75、150、225mg 等，各剂量间隔 3 小时。如果肺功能检查 FEV_1 下降 20%~25%，其结果即可判定为试验阳性，对阿司匹林性哮喘的诊断有价值。一般敏感者常在口服阿司匹林 30mg 以下即表现为阳性。

（三）食物激发试验（food provocation test）　由食物过敏引起哮喘者较少，但部分患者食物诱因与吸入性诱因同时并存。在致敏食物中容易引起哮喘者有牛奶、葱、蒜、香菜、韭菜、酒、醋、鱼、虾、螃蟹、蛤蚌、牛肉、羊肉、辣椒、胡椒等。此类食物往往带有一定的异味，故它的致敏可能兼有食入和吸入双重性质。由于食物抗原的皮肤试验灵敏度较差，必要时亦可进行食物激发试验。即令患者空腹 4 小时以上，而且就试前 48 小时停用一切可疑致敏的食物及种种平喘药、激素、抗组胺药物等。激发前先为患者测量脉搏、呼吸、肺部听诊及肺功能测定，然后令患者食用激发性食物，例如生蒜 2~3 瓣，或饮酒 20~30ml。然后定时观测患者呼吸、脉搏、肺部体征及肺功能，对比激发前后的变化以作出判断。一般食物激发的阳性症状出现较慢，维持时间则较长。

（四）职业性激发试验（occupational provocation test）　适用于职业性哮喘患者，根据患者工作中可疑的致敏诱因，采用不同的职业性变应原，让患者模拟职业性操作，进行试验。常用的职业性致敏原有甲苯二异氰酸酯（TDI）、特弗隆（teflon）、粮食粉尘、鱼粉、脱粒机粉尘、洗涤剂粉尘、油漆涂料等。亦可令患者进入工作现场，操作一段时间然后观察患者的临床表现及肺功能变化。

（五）特异性变应原的体外诊断　由于特异性变应原的体内诊断受许多因素的影响，故近年来趋于将体内试验改为体外试验，以期一次采血即可完成多种微量的特异性体外试验。既能节省患者时间，又可减少患者痛苦及危险性，亦不受抗原品种的限制。现有的特异性体外诊断方法有：①特异性免疫沉淀反应——琼脂单相或双相扩散试验；②肥大细胞脱颗粒试验；③特异性荧光免疫反应；④特异性酶标免疫吸附试验；⑤特异性体外白细胞组胺释放试验；⑥特异性淋巴细胞转化试验；⑦特异性放射变应原吸附试验等。上述诸法需要有特殊的仪器设备和技术，且其灵敏度、特异性、重复性未必完善，而我科近年引进了瑞典 Pharmacia Diagnostics 的变态反应体外诊断仪器，即用酶标荧光免疫方法检测总 IgE，Phadiatop（可用于常见变应原的筛选），嗜酸性粒细胞阳离子蛋白（ECP）和用于各种特异性 IgE（Cap System）。经 400 多例的检测，我们认为确有较好的灵敏度与特异性，器械的自动化性能亦较高。

【哮喘的诊断依据和严重度的评估】

（一）哮喘的诊断标准

　　1. 反复发作喘息、气急、胸闷或咳嗽，多与接触变应原、冷空气、物理、化学性刺激、病毒性上呼吸道感染、运动等有关。

　　2. 发作时在双肺可闻及散在或弥漫性，以呼气相为主的哮鸣音，呼气相延长。

　　3. 上述症状可以治疗缓解或自行缓解。

　　4. 症状不典型者（如无明显喘息或体征）应至少具备以下一项试验阳性。

　　（1）支气管激发试验或运动试验阳性。

　　（2）支气管舒张试验阳性（FEV_1 增加 15% 以上，且 FEV_1 增加绝对值 >200ml）。

　　（3）最大呼气流量（PEF）日内变异率或昼夜波动率≥20%。

　　5. 除外其他疾病所引起的喘息、气急、胸闷和咳嗽。

　　（二）支气管哮喘的分期　　根据临床表现支气管哮喘可分为急性发作期和缓解期。缓解期系指经过治疗或未经治疗症状、体征消失，肺功能恢复到急性发作前水平，并维持 4 周以上。哮喘患者的病情评估应分为两个部分：

　　1. 哮喘病情严重度的评估　　许多哮喘患者即使没有急性发作，但在相当长的时间内总是不同频度和（或）不同程度地出现症状（喘息、咳嗽、胸闷），因此需要依据就诊前临床表现，肺功能对其病情进行估价，见表6-3-2。在治疗过程中还应根据症状和肺功能变化重新进行严重度的评估，以便及时调整治疗方案（表6-3-3）。

表6-3-2　治疗前哮喘病情严重程度评估

病　　情	临　床　特　点
间歇发作	症状 < 每周 1 次
	短暂发作
	夜间哮喘症状≤每月 2 次
	FEV_1 或 PEF≥80% 预计值
	PEF 或 FEV_1 变异率 <20%
轻度持续	症状≥每周 1 次，但 < 每天 1 次
	发作可能影响活动和睡眠
	夜间哮喘症状 > 每月 2 次
	FEV_1 或 PEF≥80% 预计值
	PEF 或 FEV_1 变异率 20%~30%
中度持续	每日有症状
	发作可能影响活动和睡眠
	夜间哮喘症状 > 每周 1 次
	FEV_1 或 PEF60%~80% 预计值
	PEF 或 FEV_1 变异率 >30%
重度持续	每日有症状
	频繁发作
	经常出现夜间哮喘症状
	体力活动受限
	FEV_1 或 PEF≤60% 预计值
	PEF 或 FEV_1 变异率 >30%

　　注：一个患者只要具备某级严重度的一个特点则可将其列入该级之中

表 6-3-3　治疗中哮喘严重度的分类

治疗中患者的症状和肺功能	现行分级治疗		
	一级间歇发作	二级轻度持续	三级中度持续
	严重度		
一级：间歇发作	间歇发作	轻度持续	中度持续
症状少于每周 1 次			
短暂急性发作			
夜间症状不多于每月 2 次			
二级：轻度持续	轻度持续	中度持续	重度持续
症状多于每周 1 次，但少于每日 1 次			
夜间哮喘多于每月 2 次，但少于每周 1 次			
两次发作之间肺功能正常			
三级：中度持续	中度持续	重度持续	重度持续
每天均有症状			
急性发作可能影响活动和睡眠			
夜间症状至少每周 1 次			
$60\% < FEV_1 < 80\%$ 预计值，或			
$60\% < PEF < 80\%$ 平素最高值			
四级：重度持续	重度持续	重度持续	重度持续
每天均有症状			
经常发生急性发作			
经常出现夜间症状			
$FEV_1 \leqslant 60\%$ 预计值，或			
$PEF \leqslant 80\%$ 平素最高值			

2. 哮喘急性发作时严重程度的评价　哮喘急性发作是指气促、咳嗽、胸闷等症状突然发生，常有呼吸困难，以呼气流量降低为其特征，常因接触变应原等刺激物或治疗不当所致。其程度轻重不一，病情加重可在数小时或数天内出现，偶尔可在数分钟内即危及生命，故应对病情作出正确评估，以便给予及时有效的紧急治疗。哮喘急性发作时严重程度的评估，见表 6-3-4。

表 6-3-4　哮喘急性发作时严重程度的评估

临床特点	轻度	中度	重度	危重
气短	步行、上楼时	稍事活动	休息时	
体位	可平卧	喜坐位	端坐呼吸	
讲话方式	连续成句	常有中断	单字	不能讲话
精神状态	可有焦虑，尚安静	时有焦虑或烦躁	常有焦虑、烦躁	嗜睡或意识模糊
出汗	无	有	大汗淋漓	
呼吸频率	轻度增加	增加	常 >30 次/分	

续 表

临床特点	轻度	中度	重度	危重
辅助呼吸肌活动及三凹征	常无	可有	常有	胸腹矛盾运动
哮鸣音	散在，呼吸末期	响亮、弥漫	响亮、弥漫	减弱、乃至无
脉率	<100 次/分	100~120 次/分	>120 次/分	脉率变慢或不规则
奇脉	无，<10mmHg	可有，10~25mmHg	常有，>25mmHg	无，提示呼吸肌疲劳
使用 β₂ 受体激动剂后 PEF 占正常预计值或本人平素最高值%	>80%	60%~80%	<60%，或 <100L/min，或作用时间 <2h	
PaO₂（吸空气）	正常	>60mmHg	<60mmHg	
PaCO₂	<45mmHg	≤45mmHg	>45mmHg	
SaO₂（吸空气）	>95%	91%~95%	≤90%	
pH				降低

3. 控制水平的分级　这种分级方法更容易被临床医师掌握，有助于指导临床治疗，以取得更好的哮喘控制。控制水平的分级，见表6-3-5。

表6-3-5　控制水平分级

	完全控制（满足以下所有条件）	部分控制（在任何 1 周内出现以下 1~2 项特征）	未控制（在任何 1 周内）
白天症状	无（或≤2 次/周）	>2 次/周	出现≥3 项部分控制特征
活动受限	无	有	
夜间症状/憋醒	无	有	
需要使用缓解药的次数	无（或≤2 次/周）	>2 次/周	
肺功能（PEF 或 FEV₁）	正常或≥正常预计值/本人最佳值的80%	<正常预计值（或本人最佳值）的80%	
急性发作	无	≥每年 1 次	在任何 1 周内出现 1 次

4. 相关诊断试验　肺功能测定有助于确诊哮喘，也是评估哮喘控制程度的重要依据之一。对于有哮喘症状但肺功能正常的患者，测定气道反应性和 PEF 日内变异率有助于确诊哮喘。痰液中嗜酸性粒细胞或中性粒细胞计数可评估与哮喘相关的气道炎症。呼出气一氧化氮（FeNO）也可作为哮喘时气道炎症的无创性标志物。痰液嗜酸性粒细胞和 FeNo 检查有助于选择最佳哮喘治疗方案。可通过变应原皮试或血清特异性 IgE 测定证实哮喘患者的变态反应状态，以帮助了解导致个体哮喘发生和加重的危险因素，也可帮助确定特异性免疫治疗方案。

【支气管哮喘的鉴别诊断】

哮喘的病理生理学改变包括三个特征：①气流受限，但可经支气管舒张剂治疗而逆转；

②气道对各种刺激的高反应性；③气流受限呈周期性或发作性。这一组功能性改变的发病机制最可能为局限于气道的炎症过程。

哮喘急性发作时，患者都会有不同程度的呼吸困难。呼吸困难的第一个症状就是气促，患者的主诉就是胸闷、憋气、胸部压迫感。症状的出现常常与接触过敏原或激发因素（如冷空气、异味等）有关，也常常发生于劳作后，或继发于呼吸道感染（如气管炎）之后。但任何原因引起的缺氧也可出现类似症状。由此可见，胸闷、憋气不是哮喘所特有，不是它的专利，应该注意区别，以免导致误诊和误治。非哮喘所致的呼吸困难可见于下列几种情况：

1. 慢性支气管炎和COPD　慢性支气管炎常发生于吸烟或接触粉尘及其他刺激性烟雾职业的人，其中尤以长期吸烟为最常见的病因。因此患者多为中老年人，大多有长期咳嗽、咳痰史，每每在寒冷季节时症状加剧。一个人如果每年持续咳嗽3个月以上，连续2年，并排除其他可引起咳嗽、咳痰的原因者，即可诊断为慢性支气管炎。病程较长的慢性支气管炎患者的气道也可造成气流的受限，可合并肺气肿、发生通气功能障碍，而且常易发生急性呼吸道细菌或病毒感染。慢性阻塞性肺疾病（COPD）的患者与哮喘患者一样，运动常常引起症状的发作，但两者有区别。COPD患者一般是在运动或劳作后发生喘息和呼吸困难，而哮喘患者通常是在运动过程发生中症状发作或加重。

2. 心源性哮喘　大多数发生于老年人，特别是原有高血压病、冠心病者，也常见于风湿性心脏病、心肌病的患者。他们的心功能太差，肺循环淤血。这时，即使肺通气功能正常，也会因肺循环障碍，肺泡与其周围的毛细血管的气体交换不足而缺氧。急性左心功能不全（常见与急性广泛心肌梗死）还可出现喘息症状（医学上称为心源性哮喘），特点为夜间出现阵发性呼吸困难，不能平卧，咳嗽频数，且有多量血性泡沫痰，与哮喘有别。心源性哮喘是非常严重的病症，如治疗延误，往往危及患者的生命，应紧急诊治。

3. 肺癌　大部分肺癌发生于支气管腔内，肿瘤的生长增大必将导致支气管腔的狭窄，造成通气功能的障碍。位于气管腔内的癌症，对气流的影响更为严重，可以引起缺氧，使患者喘息，甚至误诊为哮喘。发生于大气道的肺癌常常引起阻塞性肺炎。当感染或肺炎形成以后，患者的气促、咳嗽、喘鸣等症状更加明显，有时还会造成混淆。但是肺癌引起的咳嗽、喘息症状往往是逐渐形成，进行性加重，常有咯血丝痰或少量血痰的现象，平喘药物治疗无效。此外，发生于气管内的正气管癌也可引起呼吸困难，但这时的呼吸困难为吸气性呼吸困难，即空气吸不进肺，而哮喘的呼吸困难是呼气性呼吸困难，即肺里的气体不容易排出。

4. 胸腔积液　胸腔积液常常由结核病引起，液体积存于肺外一侧或双侧的胸膜腔内。少量的积液不会引起呼吸困难，但如果积液量较多，就可能使肺受压迫，因而出现通气和换气障碍。患者得不到足够的氧气，从而出现胸闷、气短、憋气等症状。胸腔积液与哮喘的鉴别诊断比较容易，胸部透视或摄胸部X线片就可区分。当然，两者的症状也不同。结核性胸膜炎的患者一般有发热、胸痛的症状，而哮喘患者除非合并感染，通常无发热，除非合并气胸，否则无胸痛。胸腔积液引起的呼吸困难经胸腔穿刺，积液引流以后症状很快缓解，而平喘药无效。

5. 自发性气胸　病程长的哮喘患者，由于肺气肿和肺大泡的形成，偶可在哮喘急性发作时并发气胸，使呼吸困难的症状突然加重。患者和医务人员如果忽略了并发气胸的可能性，误认为是哮喘发作加剧，而反复使用平喘药物，就必将延误治疗。并发气胸时的特征是出现胸部重压感，大多为单侧性，吸气性呼吸困难，且平喘药物治疗无效。通过医师仔细的检查，或者胸部X线检查即可及时作出诊断，关键在于不失时机地检查治疗。

6. 肺栓塞　肺栓塞是肺动脉被某种栓子堵住，以致血流不通的严重病症。肺栓塞的早期症状都是显著的胸闷、憋气、呼吸困难，这些症状可使患者坐卧不安，极为难忍。血气分析显示明显的低氧血症，但一般肺部听不到哮鸣音，平喘药无效，这些都是与哮喘明显不同之处。进一步的确诊须借助与核素的肺通气/灌注扫描和肺动脉造影等。

7. 弥漫性肺间质纤维化　这是一组病因极其复杂的疾病综合征，大部分患者病因不清楚，如所谓特发性肺间质纤维化，少数患者的病因较清楚，最常见为系统性红斑狼疮、类风湿性关节炎、系统性进行性硬皮病、皮肌炎、干燥综合征等。弥漫性肺间质纤维化患者的病情变化可急可缓，突出症状是进行性呼吸困难，因此多数患者主诉胸闷、憋气，也可表现刺激性干咳嗽。但这些症状一般无季节性、其发作性的特点也不突出，除非合并感染。肺无哮鸣音，但有时肺可听到爆裂音。肺功能检查显示限制性通气功能障碍。这些特点均与哮喘不同。

8. 高通气综合征　这是一组由于通气过度，超过生理代谢所需要的病症，通常可由焦虑和某种应激反应所引起，因此过度通气激发试验也可引起同样的临床症状。过度通气的结果是呼吸性碱中毒，从而表现呼吸深或快、呼吸困难、气短、胸闷、憋气、心悸、头昏、视物模糊、手指麻木等症状。严重者可出现手指，甚至上肢强直、口周麻木发紧、晕厥、精神紧张、焦虑、恐惧等症状。这组综合征不同于哮喘，它并不由器质性疾病所引起，因此各种内脏的功能检查一般都正常，也无变应原。症状的发作无季节性，肺无哮鸣音。只有过度通气激发试验才能作出本病的诊断，乙酰甲胆碱或组胺吸入均不能诱发本病症。吸入皮质激素和支气管扩张剂均不是本综合征的适应证。

【支气管哮喘的并发症】

多数哮喘患者的病程是可逆的，但有少数患者由于气道慢性过敏性炎症持续存在，反复发作，造成不可逆的病理变化，肺功能损害严重，或者由于急性严重发作，气道阻塞严重，抢救不及时，或者由于某些药物使用不当等情况，均可引起急性、慢性或治疗性的并发症，常见为：

1. 肺气肿和肺心病　哮喘患者因气道过敏性炎症持续存在，并对外界的各种特异的或非特异的刺激产生高反应性。这种患者的支气管系统极容易发生收缩，以至痉挛，造成气道阻塞。气流阻塞如果长期得不到控制，肺残气也越来越多，结果使肺体积不断增大，肺泡结构受破坏，这就形成肺气肿。其后随着肺气肿的加重，肺泡里淤积的气体造成的肺泡内压力也不断增加，肺泡周围的血管受到压迫，血液流通障碍，从而造成肺循环阻力增高，压力增大，形成慢性肺动脉高压。肺动脉高压的形成使从周围血管来的静脉血回到心脏发生困难，同时使心脏（主要是右心室）负担加重，结果右心室壁肥厚、心室增大。由于长期的超负荷工作，右心室慢慢就发生疲劳，右心功能不全，慢性肺源性心脏病（简称肺心病）。

2. 呼吸衰竭　哮喘合并呼吸衰竭时，与慢性阻塞性肺疾病（COPD）没有区别，一般都属于Ⅱ型呼吸衰竭（即有缺氧，而且有动脉血二氧化碳分压的增高）。但哮喘严重发作时的呼吸衰竭一般为Ⅰ型呼吸衰竭（即只有缺氧，没有动脉血二氧化碳分压的升高），而且往往合并过度通气。

3. 呼吸骤停　指哮喘患者的呼吸突然停止的严重并发症。发生这样的并发症前，病情一般并不太重，也没有预兆，大半发生于患者咳嗽或进食时，也可在轻微活动后。大半在家中发生，因此家属应及时救治。如果没有及时进行人工呼吸，常导致在送往医院前就继发心跳停止造成死亡。呼吸骤停的原因可能和发病时的神经反射有关。这种并发症发生的机会非常少见，但应警惕再次发生的可能。

4. 气胸和纵隔气肿 这两种情况都是肺结构受到严重的破坏，肺气肿进一步发展为肺大泡的结果。气胸有多种类型，如张力性气胸，交通性气胸和闭合性气胸等。其中最危险者为张力性气胸。因为这时胸膜的破口形成活瓣样，当患者吸气时，由于外界的大气压高于胸腔内的负压，因此外界的空气很容易进入胸腔。而当患者呼气时，胸膜的活瓣将破口关闭，胸腔里的气体不能排出，因此胸腔内的压力猛长，不但很快将同侧肺完全压瘪，而且可把纵隔向对侧推移，引起纵隔摆动，甚至可压迫对侧肺，因此患者可以突然死亡。对于这种情况，应当马上抢救，刻不容缓。对于其他两种类型的气胸和纵隔气肿也应积极治疗，以尽快使肺复张，恢复其肺功能。不管那一类型的气胸，如果没有及时处理，肺受压的时间过长，都可能使肺复张困难。这就等于进行了没有开胸的"肺切除"。

5. 过敏性支气管肺曲菌病（ABPA） 少数支气管哮喘病例可以并发过敏性支气管肺曲菌病。表现为乏力、消瘦、咳嗽、盗汗、杵状指、吐痰中出现褐色小块状分泌，真菌培养有烟曲菌生长。胸片显示游走性肺浸润。患者血中对烟曲菌的特异性 IgE 滴度增高，用烟曲菌抗原给患者作皮肤试验可出现双相反应，即先在 15 分钟时出现速发反应，继而在 6~8 小时后出现延迟反应。此并发症在支气管哮喘患者中虽然症状典型的不多，但有人报告支气管哮喘患者的痰液中出现曲菌菌丝的病例不少，约有 10% 的患者痰中可找到菌丝。

6. 心律失常和休克 严重哮喘发作本身可因缺氧等而引起心律失常和休克，但平喘药物，尤其是氨茶碱和异丙肾上腺素如果用量过多或注射速度过快也可引起上述不良反应。即使当前应用的选择性 β_2 受体激动剂大量静脉给药时也可发生。氨茶碱静脉注射速度太快，量过多会产生血管扩张。哮喘患者发作比较严重的哮喘时，往往丢失较多的水分，造成一定程度的脱水，其血容量相对不足，如果血管明显扩张就容易造成低血容量休克，甚至引起死亡，必须引起高度警惕。为此必须注意：①平喘药物不能过量，尤其老年人或原有心脏病的患者，注射时更要小心，最好先采用吸入疗法；②静脉注射氨茶碱剂量首次应用不超过每千克体重 5mg，注射速度要慢，不少于 15 分钟，如果已有脱水表现，宜改用静脉滴注；③患者应该吸氧。

7. 闭锁肺综合征 β_2 受体激动剂本来是扩张支气管的平喘药，但如果哮喘患者用药过多，过于频繁，就可能起不到平喘作用，就好像呼吸道和外界隔绝，被"关闭"或"锁"起来一样。发生闭锁肺综合征主要因素是应用异丙肾上腺素过量或在治疗中因心跳过快而不适当地使用了普萘洛尔（心得安）引起。普萘洛尔是一种 β_2 受体阻断剂，阻断 β_2 受体激动剂的作用，本身又可使支气管痉挛加剧，造成"闭锁状态"。异丙肾上腺素应用过量、它的代谢产物在体内积聚，也会发生普萘洛尔样的 β_2 受体的阻断作用，可发生类似的后果。此外，应用利血平或大量普拉洛尔（心得宁）后也有类似作用。因此哮喘合并冠心病、高血压者应当慎重使用这类药物。

8. 胸廓畸形 哮喘患者尤其是年幼时起病或反复发作者，往往引起胸廓畸形，最常见是桶状胸、鸡胸、肋骨外翻等胸廓畸形。严重者可能对呼吸功能有些影响。

9. 生长发育迟缓 有人认为哮喘病儿长期口服皮质激素者可以出现生长迟缓，但吸入糖皮质激素是否引起生长迟缓，目前看法不一。多数认为规范化使用适量的吸入皮质激素不会引起发育的障碍。

如上所述，哮喘本来是一种可逆的气道疾病，但如果诊断不及时，治疗不适当，可逆的病变就可能转变为不可逆的病变，而且可以产生各种各样的并发症，甚至导致患者死亡。由此可见哮喘的规范化治疗是极为重要的。

第七节　支气管哮喘的治疗和预防

【哮喘治疗常用药物简介】

哮喘治疗药物分为控制药物和缓解药物。①控制药物：每天需要长期使用的药物，主要通过抗炎作用使哮喘维持临床控制，包括吸入糖皮质激素（简称激素）、全身用激素、白三烯调节剂、长效 β_2 受体激动剂（LABA，须与吸入激素联合应用）、缓释茶碱、色苷酸钠、抗 IgE 抗体及其他有助于减少全身激素剂量的药物等；②缓解药物：按需使用的药物，这些药物通过迅速解除支气管痉挛从而缓解哮喘症状，包括速效吸入 β_2 受体激动剂、全身用激素、吸入性抗胆碱能药物、短效茶碱及短效口服 β_2 受体激动剂等。

1. 激素　激素是最有效的控制气道炎症的药物。给药途径包括吸入、口服和静脉应用等，吸入为首选途径。

（1）吸入给药　吸入激素的局部抗炎作用强，通过吸入给药，药物直接作用于呼吸道，所需剂量较小。通过消化道和呼吸道进入血液药物的大部分被肝脏灭活，因此全身性不良反应较少。吸入激素可有效减轻哮喘症状、提高生活质量、改善肺功能、降低气道高反应性、控制气道炎症，减少哮喘发作的频率和减轻发作的严重程度，降低病死率。多数成人哮喘患者吸入小剂量激素即可较好的控制哮喘。过多增加吸入激素剂量对控制哮喘的获益较小而不良反应增加。由于吸烟可降低激素的效果，故吸烟者须戒烟并给予较高剂量的吸入激素。吸入激素的剂量与预防哮喘严重急性发作的作用之间有非常明确的关系，所以，严重哮喘患者长期大剂量吸入激素是有益的。

吸入激素在口咽部局部的不良反应包括声音嘶哑、咽部不适和念珠菌感染。吸药后及时用清水含漱口咽部，选用干粉吸入剂或加用储雾器可减少上述不良反应。吸入激素的全身不良反应的大小与药物剂量、药物的生物利用度、在肠道的吸收、肝脏首过代谢率及全身吸收药物的半衰期等因素有关。通常成人哮喘患者每天吸入低至中剂量激素，不会出现明显的全身不良反应。长期高剂量吸入激素后可能出现的全身不良反应包括皮肤淤斑、肾上腺功能抑制和骨密度降低等。吸入激素可能与白内障和青光眼的发生有关，现无证据表明吸入激素可增加肺部感染（包括肺结核）的发生率，因此伴有活动性肺结核的哮喘患者可以在抗结核治疗的同时给予吸入激素治疗。

气雾剂给药：临床上常用的吸入激素有4种（表6-3-6）。包括二丙酸倍氯米松、布地奈德、丙酸氟替卡松等。一般而言，使用干粉吸入装置比普通定量气雾剂方便，吸入下呼吸道的药物量较多。

溶液给药：布地奈德溶液经以压缩空气为动力的射流装置雾化吸入，对患者吸气配合的要求不高，起效较快，适用于轻中度哮喘急性发作时的治疗。

表 6-3-6　常用吸入型糖皮质激素（ICS）的每天剂量与互换关系

药物	低剂量（μg）	中剂量（μg）	高剂量（μg）
二丙酸倍氯米松	200～500	500～1000	>1000～2000
布地奈德	200～400	400～800	>800～1600
丙酸氟替卡松	100～250	250～500	>500～1000
环索奈德	80～160	160～320	>320～1280

（2）口服给药　适用于中度哮喘发作、慢性持续哮喘吸入大剂量吸入激素联合治疗无效的患者和作为静脉应用激素治疗后的序贯治疗。一般使用半衰期较短的激素（如泼尼松、泼尼松龙或甲泼尼龙等）。对于激素依赖型哮喘，可采用每天或隔天清晨顿服给药的方式，以减少外源性激素对下丘脑-垂体-肾上腺轴的抑制作用。泼尼松的维持剂量为每天≤10mg。长期口服激素可引起骨质疏松症、高血压、糖尿病、下丘脑-垂体-肾上腺轴的抑制、肥胖症、白内障、青光眼、皮肤菲薄导致皮纹和淤斑、肌无力。对于伴有结核病、寄生虫感染、骨质疏松、青光眼、糖尿病、严重忧郁或消化性溃疡的哮喘患者，全身给予激素治疗时应慎重并应密切随访。全身使用激素不是一种经常使用的缓解哮喘症状的方法，但严重的急性哮喘是需要的，可预防哮喘的恶化、减少因哮喘而急诊或住院的机会、预防早期复发、降低病死率。推荐剂量：泼尼松龙30～50mg/d，5～10d。具体使用要根据病情的严重程度，当症状缓解或其肺功能已经达到个人最佳值，可以考虑停药或减量。地塞米松因对垂体-肾上腺的抑制作用大，不推荐长期使用。

（3）静脉给药　严重急性哮喘发作时，应经静脉及时给予琥珀酸氢化可的松（400～1000mg/d）或甲泼尼龙（80～160mg/d）。无激素依赖倾向者，可在短期（3～5天）内停药；有激素依赖倾向者应延长给药时间，控制哮喘症状后改为口服给药，并逐步减少激素用量。

2. β$_2$ 受体激动剂　通过对气道平滑肌和肥大细胞等细胞膜表面的 β$_2$ 受体的作用，舒张气道平滑肌、减少肥大细胞和嗜碱粒细胞脱颗粒和介质的释放、降低微血管的通透性、增加气道上皮纤毛的摆动等，缓解哮喘症状。此类药物较多，可分为短效（作用维持 4～6 小时）和长效（维持 12 小时）β2 受体激动剂。后者又可分为速效（数分钟起效）和缓慢起效（30分钟起效）2 种，见表6-3-7。

表6-3-7　β$_2$ 受体激动剂的分类

起效时间	作用维持时间	
	短效	长效
速效	沙丁胺醇吸入剂 特布他林吸入剂 非诺特罗吸入剂	福莫特罗吸入剂
慢效	沙丁胺醇口服剂 特布他林口服剂	沙美特罗吸入剂

（1）短效 β₂ 受体激动剂（SABA）   常用的药物如沙丁胺醇（salbutamol）和特布他林（terbutalin）等。

吸入给药：吸入用短效 β₂ 受体激动剂包括气雾剂、干粉剂和溶液等，通常在数分钟内起效，疗效可维持数小时，是缓解轻至中度急性哮喘症状的首选药物，也可用于运动性哮喘。如每次吸入 100~200μg 沙丁胺醇或 250~500μg 特布他林，必要时每 20min 重复 1 次。这类药物应按需间歇使用，不宜长期、单一使用，也不宜过量应用，否则可引起骨骼肌震颤、低血钾、心律失常等不良反应。压力型定量手控气雾剂（pMDI）和干粉吸入装置吸入短效 β₂ 受体激动剂不适用于重度哮喘发作；其溶液（如沙丁胺醇、特布他林、非诺特罗及其复方制剂）经雾化泵吸入适用于轻至重度哮喘发作。

口服给药：如沙丁胺醇、特布他林、丙卡特罗片等，通常在服药后 15~30 分钟起效，疗效维持 4~6 小时。如沙丁胺醇 2~4mg，特布他林 1.25~2.5mg，每天 3 次；丙卡特罗 25~50μg，每天 2 次。使用虽较方便，但心悸、骨骼肌震颤等不良反应比吸入给药时明显。缓释剂型和控释剂型的平喘作用维持时间可达 12 小时，特布他林的前体药班布特罗的作用可维持 24 小时，可减少用药次数，适用于夜间哮喘患者的预防和治疗。长期、单一应用 β₂ 受体激动剂可造成细胞膜 β₂ 受体的向下调节，表现为临床耐药现象，故应予避免。

贴剂给药：为透皮吸收剂型。妥洛特罗（tulobuterol），分为 0.5mg、1mg、2mg 3 种剂量。药物经皮肤吸收，因此可减轻全身不良反应，每天只需贴敷 1 次，效果可维持 24 小时。

（2）长效 β₂ 受体激动剂（LABA）   舒张支气管平滑肌的作用可维持 12 小时以上。目前常用的吸入型 LABA 有 2 种。沙美特罗（salmeterol）：给药后 30 分钟起效，平喘作用维持 12 小时以上。推荐剂量 50μg，每天 2 次吸入。福莫特罗（formoterol）：给药后 3~5 分钟起效，平喘作用维持 8 小时以上。平喘作用具有一定的剂量依赖性，推荐剂量 4.5~9μg，每天 2 次吸入。吸入 LABA 适用于哮喘（尤其是夜间哮喘和运动诱发哮喘）的预防和治疗。福莫特罗因起效迅速，可按需用于哮喘急性发作时的治疗。联合吸入激素和 LABA，具有协同的抗炎和平喘作用，可获得相当于（或优于）应用加倍剂量吸入激素时的疗效，并可增加患者的依从性、减少较大剂量吸入激素引起的不良反应，尤其适合于中至重度持续哮喘患者的长期治疗。临床上不推荐长期单独使用 LABA 治疗哮喘，LABA 应该与吸入激素联合使用。

3. 白三烯调节剂   主要是通过对气道平滑肌和其他细胞表面白三烯受体的拮抗，抑制肥大细胞和嗜酸性粒细胞释放出的半胱氨酰白三烯的致喘和致炎作用，产生轻度支气管舒张和减轻变应原、运动和二氧化硫（SO₂）诱发的支气管痉挛等作用，并有一定的抗炎作用。可减轻哮喘症状、改善肺功能、减少哮喘的恶化。但作用不如吸入激素，也不能取代激素。但可减少中至重度哮喘患者每天吸入激素的剂量，并可提高吸入激素治疗的临床疗效，尤适用于阿司匹林哮喘、运动性哮喘和伴有过敏性鼻炎哮喘患者的治疗。扎鲁司特 20mg，每天 2 次；孟鲁司特 10mg，每天 1 次；异丁司特 10mg，每天 2 次。

4. 茶碱   具有舒张支气管平滑肌作用，并具有强心、利尿、扩张冠状动脉、兴奋呼吸中枢和呼吸肌等作用。低浓度茶碱具有抗炎和免疫调节作用。可作为症状缓解药。

口服给药：用于轻至中度哮喘发作和维持治疗。剂量为每天 6~10mg/kg。口服控（缓）释型茶碱后昼夜血药浓度平稳，平喘作用可维持 12~24 小时，尤适用于夜间哮喘症状的控制。联合应用茶碱、激素和抗胆碱药物具有协同作用。但本品与 β₂ 受体激动剂联合应用时，易出现心率增快和心律失常，应慎用并适当减少剂量。

静脉给药：氨茶碱加入葡萄糖溶液中，缓慢静脉注射〔（注射速度不宜超过

0.25mg/（kg·min）〕或静脉滴注，适用于哮喘急性发作且近 24 小时内未用过茶碱类药物的患者。负荷剂量为 4 ~ 6mg/kg，维持剂量为 0.6 ~ 0.8mg/（kg·h）。由于茶碱的"治疗窗"窄，以及茶碱代谢存在较大的个体差异，可引起心律失常、血压下降、甚至死亡，临床上应监测其血药浓度，及时调整浓度和滴速。茶碱有效、安全的血药浓度范围应在 6 ~ 15mg/L。影响茶碱代谢的因素较多，如发热、妊娠，抗结核治疗可以降低茶碱的血药浓度；而肝脏疾患、充血性心力衰竭以及合用西咪替丁或喹诺酮类、大环内酯类等药物均可影响茶碱代谢而使其排泄减慢，增加茶碱的毒性作用，应酌情调整剂量。多索茶碱的作用与氨茶碱相同，但不良反应较轻。双羟丙茶碱的作用较弱，不良反应也较少。

5. 抗胆碱药物　吸入抗胆碱药物，如溴化异丙托品和噻托溴铵等，可阻断节后迷走神经传出支，通过降低迷走神经张力而舒张支气管。现有气雾剂和雾化溶液两种剂型。经 pMDI 吸入溴化异丙托品气雾剂，常用剂量为 20 ~ 40μg，每天 3 ~ 4 次；经雾化泵吸入溴化异丙托品溶液的常用剂量为 50 ~ 125μg，每天 3 ~ 4 次。噻托溴铵为长效抗胆碱药物，对 M_1 和 M_3 受体具有选择性抑制作用，仅需每天 1 次吸入给药。抗胆碱药物与 β_2 受体激动剂联合应用具有协同、互补作用，对有吸烟史的老年哮喘患者较为适宜，但对妊娠早期妇女和患有青光眼或前列腺肥大的患者应慎用。

6. 抗 IgE 治疗　抗 IgE 单克隆抗体（omalizumab）可应用于血清 IgE 水平增高的哮喘患者，目前主要用于经过吸入糖皮质激素和 LABA 联合治疗后症状仍未控制的严重哮喘患者。

7. 其他治疗哮喘药物

（1）抗组胺药物　口服第二代抗组胺药物（H_1 受体阻断剂）如酮替芬、氯雷他定、阿司咪唑、氮䓬司丁、特非那丁等具有抗变态反应作用，在哮喘治疗中的作用较弱。可用于伴有变应性鼻炎哮喘患者的治疗。药物的不良反应主要是嗜睡。阿司咪唑和特非那丁可引起严重的心血管不良反应，应谨慎使用。

（2）其他口服抗变态反应药物　如曲尼司特（tranilast）、瑞吡司特（repirinast）等可应用于轻至中度哮喘的治疗。其主要不良反应是嗜睡。

【哮喘治疗原则】

从理论上讲，支气管哮喘的预防比治疗更为重要，但由于哮喘的致病因素和诱发因素都非常复杂，各种因素常互相交错，而且往往是多重性的，再加上绝大多数患者还没有建立"预防为主"的坚定信念，导致预防措施难以起到主导的地位，在这种情况下，哮喘的治疗就显得尤为重要。但我们认为应当坚持"防中有治，治中有防"的基本原则。

1. 哮喘的治疗必须规范化，任何哮喘治疗方案都应把预防工作放在首位，为此应当尽可能地让患者了解"自己"，了解病因，了解药物。

2. 所有患者应尽最大可能地避免接触致病因素和诱发因素，对于特应性哮喘患者，采用脱敏疗法来提高患者对变应原的耐受性，也应作为预防措施来看待。

3. 以吸入肾上腺皮质激素（简称激素）为主的抗炎治疗应是哮喘缓解期的首要治疗原则，以达到控制气道的慢性炎症，预防哮喘的急性发作的目的。

4. 哮喘急性发作时，治疗的关键是迅速控制症状，改善通气，纠正低氧血症。

5. 强化对基层医师的培训，对哮喘患者的医学教育是哮喘防治工作的主要环节。

【哮喘治疗目标】

哮喘是一种对患者及其家庭和社会都有明显影响的慢性疾病。气道炎症是所有类型的哮喘的共同病理、症状和气道高反应性的基础，它存在于哮喘的所有时段。虽然目前尚无根治办法，但以抑制气道炎症为主的适当的治疗通常可以使病情得到控制。哮喘治疗的目标为：①有效控制急性发作症状并维持最轻的症状，甚至无任何症状；②防止哮喘的加重；③尽可能使肺功能维持在接近正常水平；④保持正常活动（包括运动）的能力；⑤避免哮喘药物治疗过程发生不良反应；⑥防止发生不可逆的气流受限；⑦防止哮喘死亡，降低哮喘死亡率。

哮喘控制的标准如下：①最少（最好没有）慢性症状，包括夜间症状；②最少（不常）发生哮喘加重；③无需因哮喘而急诊；④基本不需要使用 β_2 受体激动剂；⑤没有活动（包括运动）限制；⑥PEF 昼夜变异率低于 20%；⑦PEF 正常或接近正常；⑧药物不良反应最少或没有。

【哮喘治疗方案的组成】

哮喘的治疗可以根据采用不同治疗类型的可能性、文化背景、不同的医疗保健系统通过不同途径进行。一般应包括六个部分，即：

1. 患者教育，并使哮喘患者在治疗中与医师建立伙伴关系。

2. 根据临床症状和尽可能的肺功能测定评估和监测哮喘的严重度。

3. 脱离与危险因素的接触。

4. 建立个体化的儿童和成人的长期的治疗计划。

5. 建立个体化的控制哮喘加重的治疗计划。

6. 进行定期的随访监护。

【长期治疗方案的确定】

1. 以哮喘的严重程度选择治疗药物　哮喘治疗方案的抉择基于其在治疗人群中的疗效及其安全性。药物治疗可以酌情采取不同的给药途径，包括吸入、口服和肠道外途径（皮下、肌内或静脉注射）。吸入给药的主要优点是可以将高浓度的药物送入气道以提高疗效，而避免或使全身不良反应减少到最低程度。哮喘治疗应以患者的严重程度为基础，并根据病情控制变化增减（升级或降级）的阶梯治疗原则选择治疗药物（表6-3-8）。

2. 以患者的病情严重程度为基础，根据控制水平类别选择适当的治疗方案（表6-3-9）

哮喘患者长期治疗方案可分为 5 级。对以往未经规范治疗的初诊哮喘患者可选择第 2 级治疗方案，哮喘患者症状明显，应直接选择第 3 级治疗方案。从第 2 级到第 5 级的治疗方案中都有不同的哮喘控制药物可供选择。而在每一级中都应按需使用缓解药物，以迅速缓解哮喘症状。如果使用含有福莫特罗和布地奈德单一吸入装置进行联合治疗时，可作为控制和缓解药物应用。如果使用该分级治疗方案不能够使哮喘得到控制，治疗方案应升级直至达到哮喘控制为止。当哮喘控制并维持至少 3 个月后，治疗方案可考虑降级。建议减量方案：①单独使用中至高剂量吸入激素的患者，将吸入激素剂量减少50%；②单独使用低剂量激素的患者，可改为每日 1 次用药；③联合吸入激素和 LABA 的患者：按 2010 年 2 月 18 日美国 FDA（U. S. Food and Drug Administration）在长效 β_2 受体激动剂治疗哮喘的安全通告中的建议：LABA 应该短期应用，一旦哮喘得到有效控制，则应该停止使用 LABA。也就是，如果哮喘患者应用 ICS 和 LABA 联合治疗哮喘，哮喘达到完全控制后，就需要降阶梯治疗，应用单一的 ICS 吸入治疗，而不再继续使用 LABA 吸入治疗。

表6-3-8 哮喘患者长期治疗方案的选择 *

严重度	每天治疗药物	其他治疗选择 * *
一级 间歇发作哮喘 ***	不必	
二级 轻度持续哮喘	吸入糖皮质激素（≤500μg BDP 或相当剂量）	缓释茶碱，或 色甘酸钠，或 白三烯调节剂
三级 中度持续哮喘	吸入糖皮质激素（200～1000μg BDP 或相当剂量），加上长效吸入 β_2 受体激动剂	吸入糖皮质激素（500～1000μg BDP 或相当剂量），加上缓释茶碱，或 吸入糖皮质激素（500～1000μg BDP 或相当剂量），加上吸入长效 β_2 受体激动剂，或 吸入大剂量糖皮质激素（>1000μg BDP 或相当剂量），或 吸入糖皮质激素（200～1000μg BDP 或相当剂量），加上白三烯调节剂
四级 重度持续哮喘	吸入糖皮质激素（>1000μg BDP 或相当剂量），加上吸入长效 β_2 受体激动剂，需要时可再加上一种或一种以上下列药物： 缓释茶碱 白三烯调节剂 长效口服 β_2 受体激动剂 口服糖皮质激素	

* 各级治疗中除了规则的每日控制治疗以外，需要时可快速吸入 β_2 受体激动剂以缓解症状，但每日吸入次数不应多于3～4次

* * 其他选择的缓解药包括：吸入抗胆碱能药物、短作用口服 β_2 受体激动剂、短作用茶碱

* * * 间歇发作哮喘，但发生严重急性加重者，应按中度持续患者处理

若患者使用最低剂量控制药物达到哮喘控制 1 年，并且哮喘症状不再发作，可考虑停用药物治疗。上述减量方案尚待进一步验证。通常情况下，患者在初诊后 2～4 周回访，以后每 1～3 个月随访 1 次。出现哮喘发作时应及时就诊，哮喘发作后 2 周～至 1 个月内进行回访。

【哮喘急性发作期的治疗】

哮喘急性发作的严重性决定其治疗方案，表6-3-4 为根据检查时所确定的哮喘急性发作严重度而制定的指南，各类别中的所有特征并不要求齐备。如果患者对起始治疗不满意，或症状恶化很快，或患者存在可能发生死亡的高危因素，应按下一个更为严重的级别治疗（图6-3-1）。

（一）哮喘急性发作的一般治疗 一般来说，如果患者突然咳嗽、胸闷、气促，而且进行性加重，平时所用的常规平喘药效果不明显时就应该到医院进一步检查，包括肺功能和血气分析等。不失时机进行治疗，以尽快缓解症状，纠正低氧血症，保护肺功能。

表 6-3-9　根据哮喘病情控制分级制定治疗方案

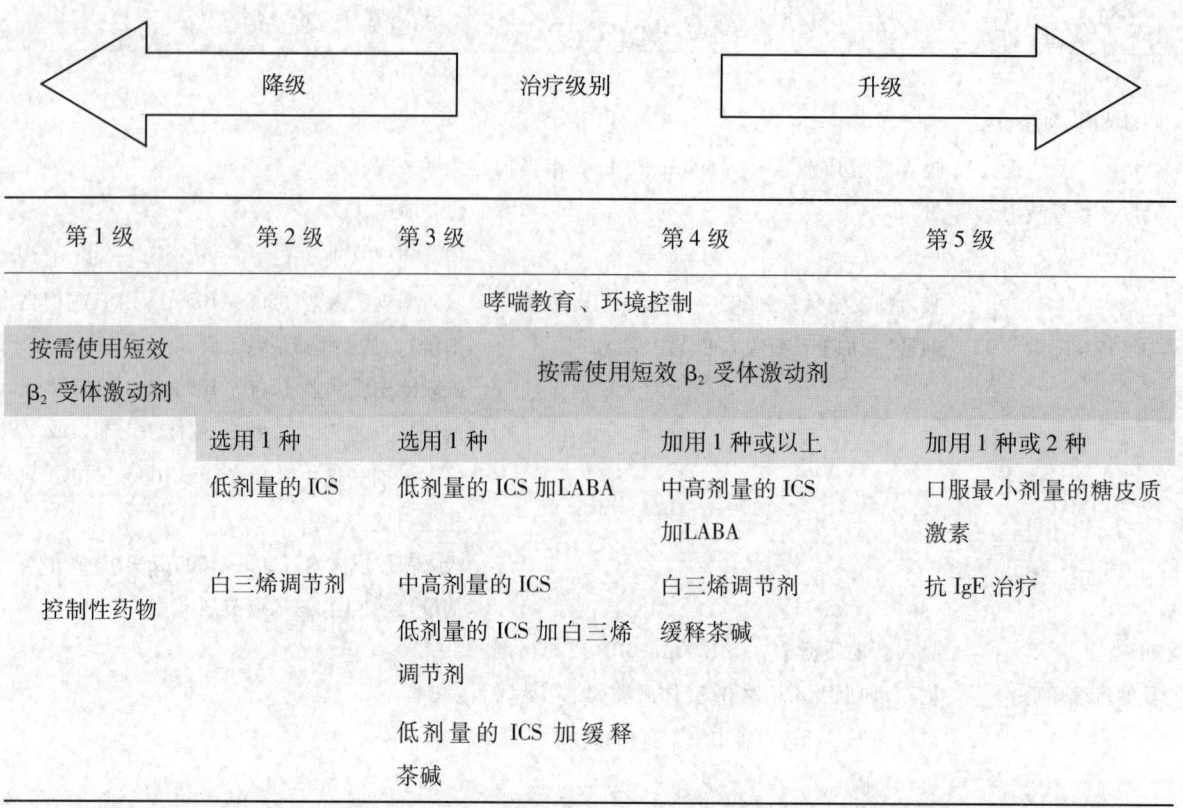

第 1 级	第 2 级	第 3 级	第 4 级	第 5 级
哮喘教育、环境控制				
按需使用短效 β₂ 受体激动剂	按需使用短效 β₂ 受体激动剂			
控制性药物	选用 1 种 低剂量的 ICS 白三烯调节剂	选用 1 种 低剂量的 ICS 加 LABA 中高剂量的 ICS 低剂量的 ICS 加白三烯调节剂 低剂量的 ICS 加缓释茶碱	加用 1 种或以上 中高剂量的 ICS 加 LABA 白三烯调节剂 缓释茶碱	加用 1 种或 2 种 口服最小剂量的糖皮质激素 抗 IgE 治疗

（表头箭头：降级 ← 治疗级别 → 升级）

　　哮喘轻度急性发作者，可用沙丁胺醇（舒喘灵）或间羟舒喘宁（喘康速）气雾剂作吸入治疗，每次吸 200μg（2 揿），通常可在数分钟内起作用，也可口服 β₂ 受体激动剂，如特布他林（博利康尼）每次 2.5mg，每日 3 次，通常在服药 15 ~ 30 分钟起效，疗效维持 4 ~ 6 小时，但心悸、震颤稍多见。如果急性发作或每天用药次数、剂量增加，表示病情加重，就需要合用其他药物，如舒弗美等。此外，在轻度急性发作时，

　　中度哮喘急性发作者，气促明显，稍活动即气促加重，喜坐位，有时焦虑或烦躁，出汗、呼吸快、脉率达 120/分，喘鸣音响亮。吸支气管舒张剂后，仅部分改善症状，因此往往需要联合使用丙酸倍氯松或布地奈德气雾剂吸入，每次 250μg（每揿 250μg），每 12 小时或 8 小时一次，有较强的局部抗炎作用。吸入皮质激素的疗效仍不满意者，需改用口服泼尼松（强的松）每次 10mg，每日 3 次，一般用 3 ~ 4 天，然后停用口服泼尼松改用吸入皮质激素（在完全停用口服泼尼松以前即应开始辅以吸入皮质激素）。

　　中度哮喘急性发作者常有夜间哮喘发作或症状加剧，因此常常需要使用长效缓释型茶碱，如舒弗美 200mg（1 片），每 12 小时一次。也可用控释型 β₂ 受体激动剂如全特宁每次 4 ~ 8mg，每 12 小时一次。此外，长效 β₂ 受体激动剂，如丙卡特罗（美喘清，普鲁卡地鲁）每次 25μg（小儿每次每千克体重 1.25μg），沙美特罗（施立稳）每次吸入 50μg，也可口服班布特罗，每晚 10mg，能有效防治夜间哮喘发作和清晨加剧。有时可吸入可必特治疗，尤其是使用压缩空气吸入该药时效果更明显，优于单纯吸入 β₂ 受体激动剂。

　　重度急性发作或危重患者，气促更严重，静息时气促也很明显，焦虑烦躁，或嗜睡，大汗淋漓，呼吸困难，呼吸 >30/分，脉率 >120/分，发绀，用支气管扩张剂效果不明显。此时必须立即送医院。这时吸入 β₂ 受体激动剂或糖皮质激素的效果均不明显，往往需在医院急诊

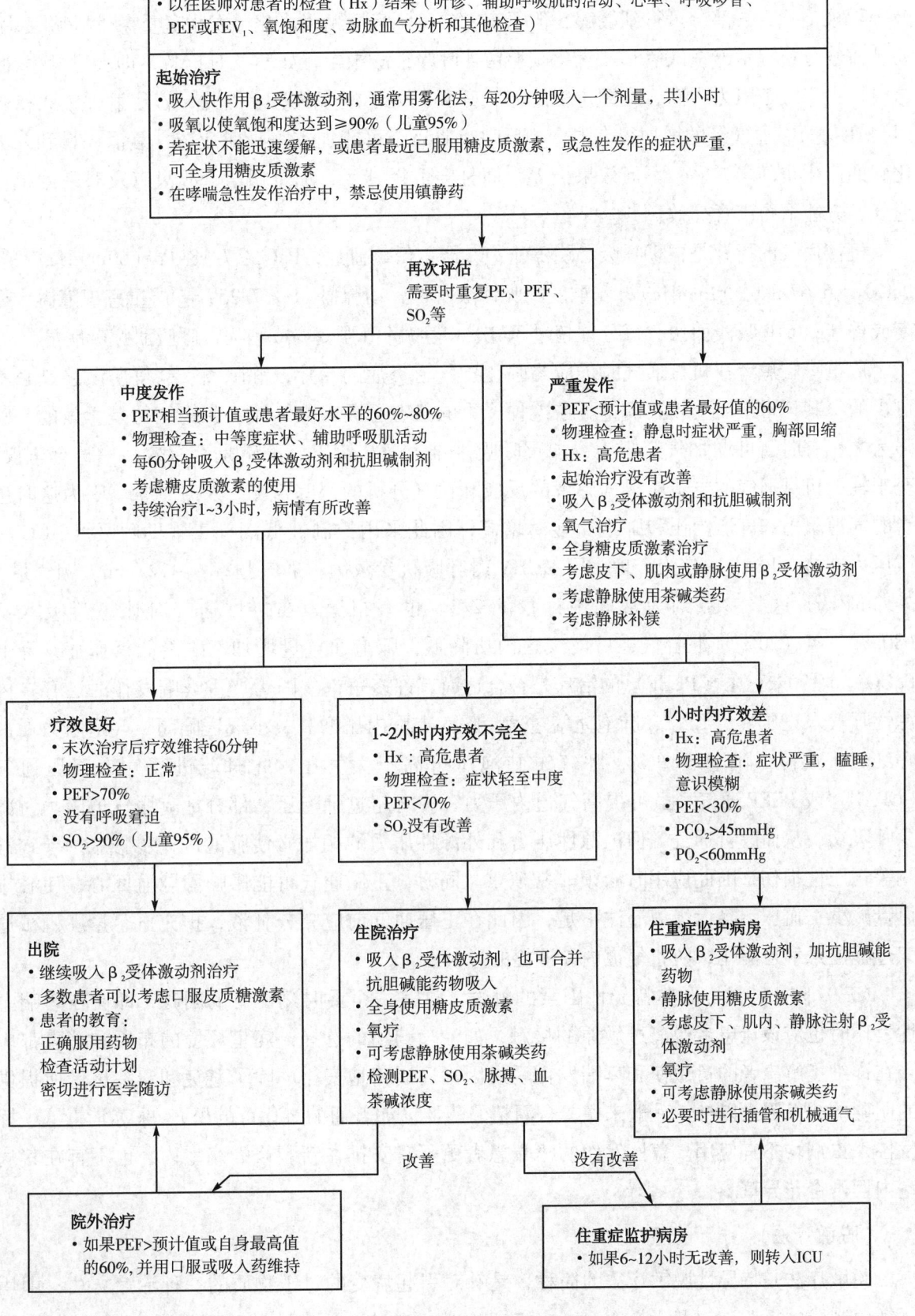

图 6-3-1 哮喘急性发作的住院治疗

室观察，并静脉滴注皮质激素和氨茶碱，一般还必须吸氧等。危重患者伴呼吸衰竭者还应酌情进行插管，并进行机械通气。

（二）机械通气的适应证　哮喘患者急性重度发作，经支气管扩张剂、激素、碱剂和补液等积极治疗，大部分可得到缓解，但仍有1%~3%病情继续恶化，发生危重急性呼吸衰竭。动脉血气分析提示严重缺氧和二氧化碳潴留伴呼吸性酸中毒，如不及时抢救，即会危及生命。这时，由于气道阻力很高，胸廓过度膨胀，呼吸肌处于疲劳状态。因此，若注射呼吸兴奋剂（可拉明等），通气量的增加很有限，相反呼吸肌兴奋可能加重呼吸肌疲劳，氧消耗量和二氧化碳的产生也随之增多，不但效果极差，而且会适得其反，加重病情，故只有及时采用机械通气，方能取得满意疗效。

机械通气的指针是：①呼吸心跳停止；②严重低氧血症，$PaO_2 < 7.98kPa$（60mmHg）；③$PaCO_2 > 6.67kPa$（50mmHg）；④重度呼吸性酸中毒，动脉血 pH < 7.25；⑤严重意识障碍、谵妄或昏迷；⑥呼吸浅而快，每分钟超过30次，哮鸣音由强变弱或消失，呼吸肌疲劳明显。

危重哮喘患者在机械通气时仍应当强化抗气道炎症的治疗，静脉滴入糖皮质激素是必不可少的，甚至常常需要较大剂量。在这种严重的状态下吸入支气管扩张药往往是无效的，勉强为之，有时还可增加气道阻力，加重呼吸困难。静脉使用氨茶碱是否有效，一直有争议。至于辅助机械通气的方式应根据患者的反应和血气分析的跟踪监测，及时调整。因为这时患者的气道阻力和气道内压和肺泡压显著增高，因此采用控制性低潮气量辅助呼吸（MCHV）或压力支持（PSAV）较为合理。用MCHV时呼吸机参数为：通气频率6~12/min，潮气量8~12ml/kg，这些参数约为常规预计量的2/3。也有报道，在机械通气时让患者吸入氦（80%）-氧（20%）混合气，可使气道内压降低，肺泡通气量增加，改善低氧血症，降低$PaCO_2$。呼气末正压（PEEP）的治疗是否合适尚有许多争论。因为严重哮喘发作时已存在内源性呼气末正压（PEEPi），肺泡充气过度，呼气末胸内压增高，小气道陷闭，气道阻力增加呼气流速减慢，肺泡压增高，呼气末肺泡压可高于大气压。此时若进行气道正压通气（CPAP）或PEEP通气，虽可提高气道内压力，使之超过肺泡压，部分地克服气道阻力，减少呼吸功，从而改善通气，但内源性压力和外源性压力的相加必使肺泡进一步膨胀，导致气胸等气压性损伤，因此应用时必须非常慎重。同时，正压通气可能影响静脉血回心，使心排血量减少，血压下降，组织灌注不足，因此在正压通气前应充分补液，扩充血容量。机械通气过程注意气道湿化，防止气道内黏液栓的形成。

（三）防止特异性和非特异性因素的触发　这是一个要时刻注意的问题，即使在哮喘急性发作时也应该让患者脱离过敏原的接触，如治疗药物的选择，病室环境的布置和消毒都应当在详细了解患者的过敏使和哮喘发作诱发因素后周密地安排。除了避免和清除患者所提供的明确的触发因素以外，一般来说，含酒精的药物（如普通的氢化可的松）、来苏消毒液、挥发性杀虫剂均不宜使用。急性发作的哮喘患者更不宜安排在新装修的病室内，也不宜在其病室内摆设奇花异草。

【脱敏疗法】

脱敏疗法是特异性脱敏疗法的简称，是针对引起病变的过敏物质的一种治疗方法，即用过敏原制成的提取液（即为浸出液），定期给对相应过敏原皮肤试验阳性的患者进行注射，以刺激体内产生"封闭"抗体（又名阻断抗体）。"封闭"抗体和特异性IgE抗体一样，也具有识别过敏原的功能。当相同过敏原再次进入体内，"封闭"抗体与肥大（嗜碱粒）细胞表面的 IgE 竞争和过敏原结合，然后变成复合物而被网状内皮系统清除掉，过敏原和附着于肥大（嗜碱粒）细胞表面的 IgE 的结合少了，哮喘的发作也就得以避免或减轻，但有些患者的病情改善和"封闭"抗体的形成没有关系。脱敏疗法的"封闭"抗体的学说近年来已发生动摇，有些学者发现"封闭"抗体（主要是 IgG）在身体外虽证实能和特异性过敏原相结合，但在体内却不能和进入黏膜的过敏原相结合，且血清中"封闭"抗体并不确切反映是来源于局部的"封闭"抗体，而仅提示免疫刺激（注射过敏原）的结果，只是一种免疫伴随现象，与病情改善程度缺乏相关性。因此有人认为脱敏疗法能使患者血清中的 IgE 生成受到抑制，IgE 量减少，肥大细胞不再继续致敏，病情也就减轻。脱敏疗法还可使释放炎性介质细胞的反应性减弱等。从而减少或阻止过敏性疾病的发作，这就叫做脱敏疗法，而这种专门配制的脱敏液即为"特异性脱敏抗原"。这种疗法目前主要用于呼吸道疾患，诸如过敏性鼻炎、支气管哮喘等。

脱敏疗法的适应证主要为：①哮喘患者对某些吸入过敏原的皮肤试验阳性和（或）血清特异性 IgE 升高；②皮肤试验虽呈阴性，但病史中强烈提示由某过敏原诱发哮喘，或经抗原激发试验证实，或血清中查到该特异性 IgE，或者特异性嗜碱性粒细胞脱颗粒试验和组胺释放试验均呈阳性；③经一般平喘药物治疗后效果不理想，而当地已证实用某种过敏原提取物作脱敏疗法有效；④对药物、食物过敏的患者，一般用避免方法而不用脱敏疗法，无法避免或不能替代者可考虑用脱敏疗法。

脱敏疗法应用于防治哮喘已历半个世纪，既往国内外多数学者持肯定态度，认为可减轻再次接触过敏原后的过敏反应，甚至可长期控制哮喘发作。小儿的效果较成人显著，外源性哮喘效果更好。根据国内报道，用脱敏疗法疗程 2~4 年，成人哮喘总有效率达 79.8%，小儿哮喘总有效率为 95%，2 年治愈率为 61.3%。一般经脱敏疗法后，哮喘病情减轻，发作次数减少，平喘药物用量也减少，皮肤敏感性下降，部分患者过敏原的皮肤试验由阳性转变为阴性或反应性降低，引起休克器官的耐受性也提高。特异性 IgE 抗体先上升，以后下降到低于原来水平，特异性 IgG 升高而嗜碱性粒细胞敏感性下降。但脱敏疗法有一定的局限性，因此各国学者的评价不尽相同，有些学者对脱敏疗法的钟爱程度不高。有人认为，如果哮喘全年发作，表明气道过敏性炎症持续存在，脱敏疗法不能使之恢复，这时宜选用吸入抗过敏性炎症药物来替代本法。

【哮喘诊断治疗中应注意的事项】

1. 哮喘患者就诊时通常有三种情况　主诉某些与哮喘有关的症状，但没有经过必要的检查，诊断尚不明确；哮喘急性发作；哮喘经过有效治疗而处于缓解期。对于第一类患者，医师的首要任务是进行胸部 X 线、肺功能、变应原等的系统检查，以确定诊断，并了解肺功能受损情况和哮喘的严重程度，是否具有变应体质，主要变应原是什么。这些基本病情的了解对患者长期的治疗方案的制订，对病情变化的随访都是非常重要的。第二类患者首先应给予紧急处理，缓解症状，改善肺功能，不要勉强进行过多的检查。其他必要的检查可等症状缓解以后进行。第三类患者可以进行全面的诊断性检查，但重要的是要仔细分析患者的病情变化，导致病情进行性发展的因素，对各种药物治疗的反应，调整治疗方案。

2. 在哮喘的诊断依据中，最主要是临床的典型症状体征和肺功能检查的结果。变应原的确定不是哮喘的主要诊断依据，变应原阳性是哮喘诊断的有利旁证和治疗方案设计的重要根据，但变应原阴性不能否定哮喘的诊断。胸部 X 线检查虽然意义不很大，但也必不可少，因为该检查对于了解肺部的并发症和鉴别诊断非常重要。

3. 哮喘的治疗应当尽量按"哮喘防治指南"规范化进行，而且治疗过程应根据症状和肺功能的变化，适时重新评估，调整治疗方案。

4. 哮喘的治疗药物很多，用药的途径也比较特别。大量的研究证明吸入疗法（包括糖皮质激素和支气管舒张药）既有效，而且全身不良反应少，因此是首选的用药途径。但不应滥用吸入途径，如地塞米松不同于丙酸倍氯米松、布地奈德和氟替卡松，不能作为吸入药物。茶碱类药物也不能用于吸入治疗。

定量雾化吸入器（MDI）便于携带，使用方便，因此在临床上广泛使用。但肺功能很差的体弱和重症患者及其不容易合作的幼儿，往往使用困难，很难真正把药吸到下呼吸道，因此疗效差。对于这些患者，建议使用适当类型的储雾器，使由 MDI 释出的药物暂时漂浮在储雾器内，从容吸入。碟式和干粉制剂不含氟利昂，不对气道产生刺激，也不污染大气，使用也比较方便。哮喘急性发作时，或喘息症状比较明显时，通过以压缩空气或高流量氧为动力的射流式雾化吸入装置吸入 β_2 受体激动剂或抗胆碱药可望得到较快的效果。

5. 在哮喘的治疗中，对患者的科普教育，让患者了解什么是哮喘，处方药的作用和可能出现的不良反应，吸入药物及其器械的正确使用都是疗效的基本保证。

【哮喘患者的教育和管理】

尽管哮喘尚不能根治，但通过有效的药物治疗和哮喘管理，通常可以实现哮喘控制。成功的哮喘管理目标是：①达到并维持症状的控制；②维持正常活动，包括运动能力；③维持肺功能水平尽量接近正常；④预防哮喘急性加重；⑤避免因哮喘药物治疗导致的不良反应；⑥预防哮喘导致的死亡。

（一）建立医患之间的合作关系　哮喘的显著特点是长期性、反复性、可逆性，多数患者症状的发作有明显的变应原接触史，有明显的刺激性诱因，有明显的季节性和周期性。这些特点患者自己了如指掌，而临床医师往往不了解。所以临床上建立医患之间的合作关系是实现有效的哮喘管理的首要措施。其目的是指导患者自我管理，对治疗目标达成共识，制定个体化的书面管理计划，包括自我监测、对治疗方案和哮喘控制水平周期性评估、在症状和（或）PEF 提示哮喘控制水平变化的情况下，针对控制水平及时调整治疗以达到并维持哮喘控制。患者教育的目标是增加对哮喘的理解、增强吸入治疗的技能、增加疗效满意度、增强战胜疾病的自信心、增加治疗的依从性和自我管理能力，增进健康减少卫生保健资源使用。

哮喘联谊会或哮喘之家之类的群众性医学教育组织是很好的管理形式。医师把自己的医学知识和经验直接传授给患者，教会患者如何掌握自己疾病的规律，如何合理使用药物，这对于哮喘的预防和及早治疗都是极为重要，极为有效的方法。我院自 1993 年 6 月 18 日成立哮喘联谊会以来，成员数量不断增加，至今已有 502 人，先后免费为广大哮喘患者举办了 34 次讲座，听讲人次数达 2995 人，取得了明显的社会效益。哮喘联谊会的一名成员，参加联谊会活动以前每 2~3 天就用完一瓶沙丁胺醇气雾剂，还口服大量平喘药，症状还是比较重。参加哮喘联谊会活动后，学会了如何用药，现在一瓶沙丁胺醇可吸一个多月，症状明显减轻。这类哮喘管理的群众性组织客观上也起了心理治疗的作用，使哮喘的防治成为个体防治与社会群体防治相结合形式，应当提倡。哮喘教育是一个长期、持续过程，需要经常教育，反复强化，不断更新，持之以恒。

在患者的教育和管理方面，让患者养成记哮喘周记是非常有意义的，医生和患者都可以通过系列的哮喘周记表了解患者的临床症状变化及其部分诱发因素，最大呼气流速变异率，从而了解病情的稳定性，为药物的增减和调整提供客观依据，使哮喘的治疗由经验治疗变为科学的治疗。此外，还可了解患者在一段时间内用于哮喘治疗的经济开支。

1. 教育内容 ①通过长期规范治疗能够有效控制哮喘；②避免触发、诱发因素方法；③哮喘的本质、发病机制；④哮喘长期治疗方法；⑤药物吸入装置及使用方法；⑥自我监测：如何测定、记录、解释哮喘日记内容：症状评分、应用药物、PEF，哮喘控制测试（ACT）变化；⑦哮喘先兆、哮喘发作征象和相应自我处理方法，如何、何时就医；⑧哮喘防治药物知识；⑨如何根据自我监测结果判定控制水平，选择治疗；⑩心理因素在哮喘发病中的作用。

2. 教育方式 ①接诊教育：是最重要的基础教育和启蒙教育，是医患合作关系起始的个体化教育，首先应提供患者诊断信息，了解患者对哮喘治疗的期望和可实现的程度；②随访教育：是长期管理方法，随访时应回答患者的疑问、评估最初疗效。定期评价、纠正吸入技术和监测技术，评价书面管理计划，理解实施程度，反复提供更新教育材料；③团队教育：定期开办哮喘学校、学习班、俱乐部、联谊会进行大课教育和集中答疑；④自学教育：通过阅读报纸、杂志、文章、看电视节目、听广播进行；⑤互助学习：举办患者防治哮喘经验交流会；⑥社区教育：与社区卫生单位合作，有计划开展社区、患者、公众教育；⑦科普教育：调动全社会各阶层力量宣传普及哮喘防治知识。

哮喘患者的教育和管理还应当包括基层的医务人员，对医院、社区、专科医师、全科医师及其他医务人员进行继续教育，通过培训哮喘管理知识，提高与患者沟通技巧，做好患者及家属教育。

（二）评估、治疗和监测 哮喘治疗的目标是达到并维持哮喘控制。大多数患者通过药物干预，能够达到这一目标。哮喘控制评估工具如：哮喘控制测试（ACT）（表6-3-10）、哮喘控制问卷（ACQ），哮喘治疗评估问卷（ATAQ）等，也可用于评估哮喘控制水平。哮喘评估工具ACT经国内多中心验证表明，不仅易学易用且适合中国国情。ACT仅通过回答有关哮喘症状和生活质量的5个问题的评分进行综合判定，25分为控制、20~24分为部分控制、19分以下为未控制，并不需要患者检查肺功能。这些问卷不仅用于临床研究，还可以在临床工作中评估患者的哮喘控制水平，通过长期连续检测维持哮喘控制，尤其适合在基层医疗机构推广，作为肺功能的补充，既适用于医生、也适用于患者自我评估哮喘控制，患者可以在家庭或医院，就诊前或就诊期间完成哮喘控制水平的自我评估。这些问卷有助于改进哮喘控制的评估方法并增进医患双向交流，提供了反复使用的客观指标，以便长期监测。

表 6-3-10　哮喘控制测试（ACT）

问题1	在过去4周内，在工作、学习或家中，有多少时候哮喘妨碍您进行日常活动？					
	所有时间 1	大多数时间 2	有些时候 3	很少时候 4	没有 5	得分
问题2	在过去4周内，您有多少次呼吸困难？					
	每天不止1次 1	每天1次 2	每周3至6次 3	每周1至2次 4	完全没有 5	得分
问题3	在过去4周内，因为哮喘症状（喘息、咳嗽、呼吸困难、胸闷或疼痛），您有多少次在夜间醒来或早上比平时早醒					
	每周4晚或更多 1	每周2至3晚 2	每周1次 3	1至2次 4	没有 5	得分
问题4	在过去4周内，您有多少次使用急救药物治疗（如沙丁胺醇)？					
	每天3次以上 1	每天1至2次 2	每周2至3次 3	每周1次或更少 4	没有 5	得分
问题5	您如何评价过去4周内，您的哮喘控制情况？					
	没有控制 1	控制很差 2	有所控制 3	控制很好 4	完全控制 5	得分

第一步：请正确记录每个问题的得分，并写在右侧的框中。

第二步：把每一题的分数相加得出总分。

第三步：寻找总分的含义（25分：完全控制；20~24分：部分控制；<20分：未得到控制）

（林耀广）

参 考 文 献

[1] 高金明，林耀广，邱长春，等. 人类白细胞抗原-DRB基因多肽性与支气管哮喘易感性的相关性研究. 中华医学杂志，1998，78（8）：591-594

[2] 高金明，林耀广，邱长春，等. HLA-DRB基因多态性与支气管哮喘易感性的相关性研究. 美国综合医学杂志，1999，1（6）：352-354

[3] 林耀广. 高金明. 马毅，等. 哮喘患者及其家族哮喘患病情况初探，支气管哮喘时血管收缩因子变化的研究. 第二届全国哮喘学术会议论文汇编. 1997，4，青岛，46

[4] 张薇，高金明，林耀广. IgE免疫应答的分子调节机制（综述）. 基础医学与临床，1998，18（6）：72-75

[5] 叶世泰. 变态反应学. 北京：科学出版社，1998，323-361

[6] 林耀广. 茶碱临床应用的研究进展. 中华结核和呼吸杂志，1998，21（4）：196-199

[7] 林耀广，马毅，朱元珏，等. 优喘平与 β_2 受体激动剂平喘协同作用的观察. 茶碱缓释片（优喘平）临床应用论文集，1997，4：26

[8] 首都儿科研究所哮喘防治与教育中心译：哮喘管理和预防的指南袖珍本，1998年修订.

[9] Gao Jinming, Lin Yaoguang, Qiu Changchun et al.. HLA-DRB Genes Polymorphism in Chinese Northern Patients with Atopic Asthma. Chin Med Sci J, 1998, 13（2）：80-84

[10] Gao Jinming, Lin yaoguang, et al, Polymorphism of Angiotensin-converting Enzyme Gene and Genetic Susceptibility to Asthma with Familial Aggregation, 20th Eastern Region conference of the International Union Against Tuberculosis & Lung Disease. 4th-7th June, 1999, Hong Kong, 5

［11］ Gao Jinming，Lin yaoguang，et al，Polymorphism of Angiotensin-converting Enzyme Gene and Genetic Susceptibity to Asthma with Familial Aggregation，Chinese Medical Journal，In Press.

［12］ Gentill DA，Patel A，Ollila C，et al. Diminished IL-10 production in subjects with allergy after infection with influenza A virus. J Allergy Clin Immunol，1999，103（6）：1045 – 1048

［13］ Hodge S，Hodge G，Flower R，et al：Methyl-prednisolone up-regulates monocyte interleukin-10 production in stimulated whole blood. Scand J Immunol，1999，49（5）：548 – 553

［14］ Rodger I. Role of Leukotrienes in asthma and LTRAs as a new therapy. The Evolving role of LTRAs in the treatment of asthma. MSD symposium Kuala Lumpur，1999，4

［15］ Calhoun WJ，Effects of LTRAs on asthmatic inflammation. The Evolving role of LTRAs in the treatment of asthma. MSD symposium，1999，Kuala Lumpur. 16

［16］ Left J. Leukotriene modifiers as novel therapeutics in asthma. Clinical and Experimental Allergy，1998，28（supplement 5）108：147 – 153

［17］ National heart，lung，and blood institute & World Health Organization：pocket guide for asthma management and prevention. National Institutes of Health，National heart，lung，and blood institute，2002.

［18］ 中华医学会呼吸病学分会哮喘学组. 支气管哮喘防治指南2008. 中华结核和呼吸杂志，2008，31（3）：177 – 185

［19］ Pascual RM，Johnson JJ，Peters SP. Asthma：Clinical presentation and management. In：Fishman AP et al：Fishman's Pulmonary diseases and disorders. 4th. New York：McGraw-Hill，2008，815 – 836

［20］ Global Strategy for Asthma Management and Prevention 2009（Update）：www. ginasthma. org

［21］ 林耀广编著. 哮喘诊断和治疗手册. 北京：科学出版社，2009

第四章 阿司匹林性哮喘

部分支气管哮喘患者在服用阿司匹林或其他解热镇痛药及非甾体抗炎药（nonsteroid anti-inflammatory drugs，NSAIDs）数分钟至数小时后会诱发剧烈的哮喘发作，这种对以阿司匹林为代表的解热镇痛抗炎药的不耐受现象称为阿司匹林性哮喘（aspirin induced asthma，AIA）。其中，约有半数患者伴有鼻息肉和鼻窦炎，当阿司匹林性哮喘伴有上述鼻部症状和体征时，称为阿司匹林性哮喘综合征（aspirin induced asthma syndrome）。

阿司匹林性哮喘在我国并不少见，据北京协和医院变态反应科 1984 年对 3 000 例哮喘患者的调查结果：阿司匹林性哮喘在哮喘人群中的发病率为 2%。国外文献报告的发病率为3%~8%。但如采用口服阿司匹林激发试验的方法诊断，此病发病率可高达 22%，在有鼻息肉和鼻窦炎的哮喘患者中，阿司匹林性哮喘发病率可高达 40%。因为阿司匹林性哮喘在诊断、治疗和预防方面具有特殊之处，所以将其从哮喘中独立出来讨论。

第一节 诱发阿司匹林性哮喘的药物

诱发阿司匹林性哮喘的药物可分为两大类，一类是以阿司匹林为代表的解热镇痛药；另一类为抗炎镇痛药，其特点为抗炎作用较强。实际上两类药均具有解热、镇痛、消炎、抗风湿之功效，只是药理作用的强度不同。前者退热镇痛效果较好，但也有抗炎抗风湿作用，其中阿司匹林就是一线的抗风湿药；后一类的抗炎作用明显，广泛用于风湿和类风湿的治疗。诱发阿司匹林性哮喘的药物存在着明显交叉性，为了更好地对本病进行诊治和预防，必须对这些药有一个全面的了解，现介绍如下：

【解热抗炎镇痛药的化学结构分类】

（一）水杨酸类

1. 阿司匹林（aspirin）　又称乙酰水杨酸（acetylsalicylic acid），商品名巴米尔。此药已有近百年的历史，至今仍被广泛的应用于临床，在治疗风湿病方面，仍占有重要地位，阿司匹林在诱发哮喘的各种解热、抗炎、镇痛药中居于首位。

2. 水杨酸钠　本品曾是治疗风湿病的主要药物之一，因其不良反应多，已被淘汰。水杨酸钠与阿司匹林的化学结构相似，但很少有水杨酸钠引起哮喘的报道。

3. 氨苯水杨酸　新型非甾体抗炎药。

（二）苯胺类

1. 非那西丁（phenacetin）　因其不良反应，目前我国已淘汰非那西丁片，但此药仍作为许多复方制剂的主要成分之一，广泛用于临床。

2. 醋氨酚　即对乙酰氨基酚（acetaminophen），商品名为扑热息痛（paracetamol），是非那西丁在体内的代谢产物。醋氨酚只有在大量应用时才对某些组织的前列腺素合成酶有抑制作用。国外文献报告，应用本品在 325mg 以下时，很少诱发哮喘，在 650mg 时对乙酰氨基酚与哮喘的交叉反应为 5%，在 1000mg 时对乙酰氨基酚与哮喘的交叉反应仅为 20%，由于本品较为安全，所以近年来出现了许多含有醋氨酚的复方制剂，用于镇痛或治疗感冒，如必理通，百服宁，泰诺等。

（三）吡唑酮类

1. 氨基比林（aminopyrine）　又名匹拉米洞（pyramidon），有很强的解热镇痛功效，且镇痛作用较持久，多用于复方制剂。

2. 安乃近（analgin）　是氨基比林和亚硫酸钠的合成物，易溶于水，故多用于针剂，由于毒副作用较大，现已很少应用。

3. 保泰松（phenylbutazone）

4. 羟保泰松（oxyphenbutazone）

5. 吖丙吡唑酮（azapropazone）　又称阿扎丙宗，炎爽痛。

后三种药的解热镇痛作用弱，但抗炎抗风湿作用强，故用于风湿性或类风湿性关节炎的治疗。

（四）乙酸类（吲哚类）

1. 吲哚美辛（indomethacin，indocin）　商品名为消炎痛，是一种作用很强的前列腺素合成酶抑制剂，与阿司匹林的化学结构截然不同，但这两药引起的哮喘表现却是十分相似，从此亦可看出阿司匹林性哮喘不符合药物过敏反应的一般规律。

2. 苏林达（sulindac）　又称硫茚酸。

3. 托美汀（tolmetin）　即痛灭定，是以吡咯环取代消炎痛中的吲哚环的新药。

（五）丙酸类

1. 布洛芬（ibuprofen）　又称异丁苯丙酸，其镇痛消炎作用优于阿司匹林，解热作用与阿司匹林相当，胃肠道刺激小，在临床应用甚广，布洛芬诱发哮喘发作的病例屡见不鲜。芬必得（fenbid）、美林（motrin）二者成分均为布洛芬。

2. 萘普生（naproxen）　即甲氧萘丙酸。

3. 芬布芬（fenbufen）　即联苯丁酮酸。

（六）灭酸类（邻胺苯甲酸类）

1. 甲氯灭酸（meclofenamicacid）　甲氯芬那酸。

2. 双氯芬酸（diclofenac）　双氯芬酸钠，商品名扶他林（voltaren），双氯芬酸钾，商品名凯扶兰（kaflan）。

3. 氟灭酸（flufenamic）

（七）喜康类（苯丙噻嗪类）

1. 吡罗西康（piroxicam）　炎痛喜康，为长效的抗风湿药。

2. 替诺西康（tenoxicam）

3. 美洛西康（meloxicam），即莫可比（mobic）。

【解热抗炎镇痛药的复方制剂】

（一）复方阿司匹林（APC）　即解热止痛片，主要有阿司匹林、非那西丁、咖啡因等成分。

（二）感冒通　含双氯芬酸钠。

（三）去痛片　即索米痛，主要成分为氨基比林、非那西丁、咖啡因、苯巴比妥。

（四）安痛定注射液　主要包括氨基比休、安替比林、巴比妥钠。

（五）抗感 5 号　即金菊感冒片，主要成分为阿司匹林、扑尔敏、VitC、金银藤、野菊花、山豆根。

（六）复方茶碱　内含氨基比林成分，可诱发较严重的阿司匹林性哮喘。

（七）阿苯片　含阿司匹林和苯巴比妥。

此外，还有优散痛片、撒烈痛片、使痛宁片等均含氨基比林。阿司匹林性哮喘患者在应用复方制剂时一定注意其中的成分，避免因误服药物导致症状加重。

第二节　阿司匹林性哮喘的发病机制

阿司匹林性哮喘的临床表现颇似速发型变态反应，但迄今研究表明，诱发阿司匹林性哮喘的这些药物的化学结构毫无共同之处，但均为前列腺素合成酶抑制剂，因此大多数学者认为阿司匹林性哮喘的本质不是药物过敏，而是对这些药物的不耐受。

在环氧化酶的催化下，花生四烯酸合成前列腺素。前列腺素是一组有生物活性的不饱和脂肪酸衍生物，前列腺素分为保护性前列腺素（protective protanoids）和致炎性前列腺素（proinflammatory protanoids）两种。前者（如 PGE_2）在低浓度时可舒张气道平滑肌，后者（如 PGD_2、$PGF_{2\alpha}$）的作用则恰恰相反。此外，浓度不同，生物学效应也不同。其中 PGE_2 能抑制半胱氨酰白三烯的生物合成。对 AIA 和 ATA（aspirin tolerant asthmatic）哮喘患者以及正常人，阿司匹林均可显著抑制 PGE_2 水平，但只有 AIA 患者能够激活花生四烯酸经脂氧化酶的代谢途径，产生大量半胱氨酰白三烯。阿司匹林性哮喘患者尿液中 LTF_4 的含量较其他哮喘患者显著增多。近来发现，环氧化酶有两种异构酶即 COX1 和 COX2，这两种异构酶是不同的基因产物。COX1 的基因位于 9 号染色体，而 COX2 的基因位于 1 号染色体。COX1 和 COX2 在正常人的呼吸道上皮细胞均有表达。解热镇痛药如阿司匹林、吲哚美辛、吡罗昔康对 COX1 和 COX2 均有抑制，但对 COX1 的抑制远比 COX2 强的多。

花生四烯酸经脂氧化酶生成半胱氨酰白三烯（Cys-LTs）C4、D4、E4，半胱氨酰白三烯过去称过敏性慢反应物质（SRS-A）。LTC_4 是 LTD_4 和 LTE_4 的前体，因此，LTC_4 合成酶（LTC_4S）是 Cys-LTs 合成的关键环节。支气管活检研究表明，AIA 患者的 LTC_4S 是 ATA 的 5 倍，正常人的 18 倍。调节 LTC_4S 的基因变异可导致 AIA 支气管黏膜中 LTC_4S 的表达明显增强。LTC_4S 主要存在于嗜酸性粒细胞，AIA 患者的气道及鼻息肉内均有大量嗜酸性粒细胞浸润。半胱氨酰白三烯的特异性受体有 CysLT1 和 CysLT2 两种。其中半胱氨酰白三烯与受体 CYSLT1 的作用在哮喘发病机制中具有重要作用。半胱氨酰白三烯是 AIA 发病机制中一类非常重要的炎性介质，表现为：①很强的支气管收缩作用，一般来说其收缩强度通常比支气管激发试验中所用的标准试剂如组胺或乙酰甲胆碱强 100 ~ 1000 倍；②是已知最强的增加黏液分泌的物质之一；③它可以改变血管张力，从而导致血流的变化，并产生血浆外渗，引起黏膜水肿。

1995 年 Serhan 等发现一个新的 lipoxin 生物合成途径。服用阿司匹林后可使 COX2 乙酰化，这种乙酰化的 COX2 催化花生四烯酸形成 15-HETE（15-羟花生四烯酸）。15-羟花生四烯酸又在 5-LO 的作用下生成一组新的代谢产物即 15-epilipoxins，它也是一种脂类介质，与白三烯有交叉反应，进而引起了阿司匹林性哮喘的各种症状。阿司匹林性哮喘发病机制的具体环节还有待进一步研究。

第三节　阿司匹林性哮喘的临床表现

阿司匹林不耐受（aspirin intolerance）主要有两种临床表现，一种是在服用解热抗炎镇痛药后出现荨麻疹伴或不伴有血管性水肿，它的发病机制可能与Ⅰ型速发型变态反应有关；另一种表现为服药后诱发剧烈的哮喘，即阿司匹林性哮喘，此病多发生在中年人，近年来也可见到儿童患阿司匹林性哮喘者，但不多见。通常阿司匹林性哮喘的临床表现较其他类型哮喘更为严重。

【阿司匹林性哮喘的分型】

（一）哮喘基础型（asthma-based type）　多数患者在首次服用解热镇痛药引起哮喘前，已有数月到数年的哮喘史，也就是说，在原有哮喘的基础上出现了对解热镇痛药的不耐受，在服用解热镇痛药后的数分钟内就会引起剧烈的哮喘发作，当然在不用解热镇痛药的情况下，其他原因也可诱发哮喘的发作。

（二）鼻炎基础型（rhinitis-based type）　少数患者在首次解热镇痛药引起哮喘前虽无哮喘病史，却有常年性过敏性鼻炎，即在常年性过敏性鼻炎的基础上发生的阿司匹林性哮喘。从变态反应学的角度认为过敏性鼻炎和哮喘有着密切的关系，因鼻腔是呼吸道的开始部分，故过敏性鼻炎又称"鼻部哮喘"。

（三）启动型　既往无哮喘史，摄入某种解热镇痛药是引起第一次哮喘发作的直接诱因，有些患者年幼时患有哮喘，但不曾记忆，成年后服药诱发了哮喘，故也归入了"启动型"。本型与药物过敏的不同之处在于，在第一次哮喘发作后，不服药时也会有哮喘发作（见非药物作用相）。

值得注意的是许多患者既往都用过阿司匹林，甚至是经常用阿司匹林制剂，但无不良反应，他们对阿司匹林的耐受不良是在患哮喘或过敏性鼻炎之后才出现的。阿司匹林性哮喘不是对阿司匹林（或其他解热镇痛药）过敏引起的哮喘，因为事实上"过敏"前已有哮喘存在，"过敏"后不服药也可有哮喘发作，作者认为此病是某些哮喘患者在疾病发展到一定程度后出现的一个特征。

【阿司匹林性哮喘的时相】

（一）药物作用相　指服用解热镇痛药后诱发哮喘发作所持续的这一段时间。典型的临床表现为：在服用解热镇痛药5分钟至2小时或稍长时间后，即会引起剧烈的哮喘，绝大多数患者的潜伏期为30分钟左右。哮喘发作一般很重，常有发绀、结膜充血、大汗淋漓、端坐呼吸、烦躁不安。某些患者服药后先出现鼻部卡他症状，如流涕、打喷嚏、鼻痒、鼻塞，继之出现哮喘。有些患者在哮喘发作的同时可出现严重的荨麻疹或血管性水肿，严重的还可出现意识丧失、血压下降等休克症状。药物作用相持续的时间长短不一，短的只有2~3个小时，长的1~2天，正确及时的治疗可大大缩短药物作用相的时间。

（二）非药物作用相　指药物作用相之外的时间。在非药物作用相，患者常可因种种原因诱发哮喘发作，如吸入杀虫剂（如DDV等）、吸入某些刺激性气体（如油烟、煤烟、香烟、烟雾）、感冒、劳累、情绪波动等，然而更多的哮喘发作可完全找不出诱因来。在非药物作用相哮喘的发作一般比较缓和，远不如药物作用相那样来势凶猛和严重。

阿司匹林性哮喘患者的变应原皮肤试验和体外sIgE的测定多为阴性，多数查不出明确的

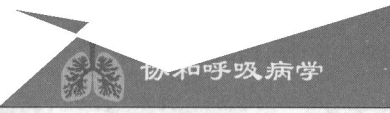

变应原，仅有少数病例对室内尘土和尘螨有轻度阳性反应。多数病例病情较重，一般平喘药难于奏效，需加激素方可控制症状。有些患者产生对激素的依赖性。

绝大多数阿司匹林性哮喘患者有鼻部症状和体征，几乎所有的患者均曾有过过敏性鼻炎的症状和体征。据本文作者统计，约有53%的患者有鼻息肉，息肉多为双侧，常累及上颌窦，有的患者反复做鼻息肉摘除术，有的手术7~8次之多。约有87%的患者有鼻窦炎，X线像表现为窦腔黏膜增厚，有的呈息肉状增生，窦腔密度增高，有的有液平面。

鼻息肉和鼻窦炎是阿司匹林性哮喘的重要特点。作者的经验是，对阿司匹林性哮喘患者一定要检查有无鼻部症状，对有鼻息肉的哮喘患者一定仔细询问有无阿司匹林"过敏"（即不耐受）史，许多阿司匹林性哮喘患者就是根据这样的线索发现的。

第四节　阿司匹林性哮喘的诊断

由于缺少体外诊断的方法，目前主要靠详细的病史辅以常规检查进行诊断。近年来国外有许多关于激发试验的报道，因此项检查有一定的危险性，所以不能作为常规的检查手段，只是在必要时，在确保患者安全的前提下方可实施。

阿司匹林性哮喘的诊断应从以下四个方面综合考虑：

【病史特点】

1. 服用解热抗炎镇痛药后迅速引起哮喘发作，服药与哮喘发作之间在时间上有明显的因果关系，即每次服药后在很短的潜伏期内诱发哮喘发作，好转后再次应用又会引起相同或更严重的发作。

2. 诱发哮喘发作的药物间存在明显的交叉性。

3. 首次阿司匹林性哮喘发作后，每次服用这类药物都有发作。

【体检】

对阿司匹林性哮喘患者一定要进行仔细的鼻腔检查，重点检查有无鼻息肉。

【影像学检查】

1. 对所有阿司匹林性哮喘患者都应常规拍摄鼻窦X线像。多数可见窦腔黏膜增厚或息肉状增生，严重病例见上颌窦积液，或全鼻窦炎。

2. 鼻窦CT检查可更清楚的显示鼻息肉或鼻窦炎，有必要时进行此项检查。

【过敏反应的特殊检查】

1. 常见吸入物皮肤试验（common inhalant skin test，CIST）和常见食物皮肤试验（common food skin test，CFST）多呈阴性。

2. 总IgE正常或偏高，CAP变应原检测系统中的吸入物变应原过筛试验（phadiatop）多为阴性。常见变应原的sIgE也为阴性，部分病例螨的sIgE可呈阳性反应，但对阿司匹林性哮喘的诊断无帮助。

【激发试验】

国外学者做过许多阿司匹林激发试验的研究工作，积累了宝贵的经验，Stevenson等提出了口服阿司匹林激发试验的三日投药法，以及阿司匹林吸入激发试验，此外尚有人试图用鼻黏膜激发试验的方法诊断阿司匹林性哮喘，由于条件所限，国内尚未开始这方面的工作。

对于阿司匹林激发试验，必须强调安全性，要在确保安全并有医疗保证的条件下方可实施。此外，需严格掌握阿司匹林激发试验的指征，如患者已经提供了典型的阿司匹林性哮喘史，则完全没有必要再做激发试验。只是在非常有必要时，例如患者否认阿司匹林类药物"过敏"史，而临床上又高度怀疑此病（如患者合并鼻息肉或鼻窦炎）或必须应用非甾体抗炎药时，可考虑进行此项检查。

第五节 阿司匹林性哮喘的治疗

【药物作用相的处理】

（一）β受体激动剂 通过兴奋β受体，激发腺苷酸环化酶，提高细胞cAMP浓度，舒张支气管平滑肌，缓解呼吸道痉挛。常用的有沙丁胺醇、氯丙那林、特布他林、奥西那林、丙卡特罗等。

（二）茶碱类 茶碱类药物不仅是支气管扩张剂，同时也有抗炎作用。根据病情的严重程度可选择口服或静脉氨茶碱。茶碱缓释剂型，可以有效的维持血药浓度，且服用方便。

（三）半胱氨酰白三烯受体阻断剂 白三烯在阿司匹林性哮喘的发病中占有重要的地位，半胱氨酰白三烯与相应的CysT1受体作用引起人体支气管收缩，气道血管通透性增加，黏膜水肿，肺嗜酸性粒细胞浸润等病理改变。目前已有许多半胱氨酰白三烯受体阻断剂问世，它们的药理作用均为阻断半胱氨酰白三烯与CysT1受体的相互作用。目前国内半胱氨酰白三烯受体阻断剂有两种：安可来（zafirlukast）和顺尔宁（montelukast）。半胱氨酰白三烯受体阻断剂是治疗阿司匹林性哮喘的一线药物，此外，半胱氨酰白三烯受体阻断剂对抑制运动性哮喘发作，改善过敏性鼻炎的鼻塞症状均有较好疗效。顺尔宁在我国上市较晚，在此做一简要介绍。顺尔宁（singular），成人口服10mg/d，迅速且几乎全被吸收，平均血浆峰浓度出现在服药后3小时，平均口服生物利用度为64%，血浆蛋白结合率99%，几乎全部代谢产物经胆汁分泌，大便排泻。顺尔宁可缓解症状，减少昼夜哮喘症状，改善肺功能，减少β受体激动剂和皮质激素的用量。

（四）5-LO抑制剂 该类药物通过抑制5-LO可阻断半胱氨酰白三烯和LTB_4的生化合成。从根本上降低体内的白三烯水平。如zileuton，商品名Zyflo，目前国内尚无此药。有文献报道，阿司匹林性哮喘患者使用白三烯受体阻断剂只能减轻阿司匹林诱发的呼吸道阻塞，而5-LO抑制剂则可完全阻断口服阿司匹林引起的呼吸道反应。

（五）皮质激素 吸入激素是目前提倡的抗炎方法，但由于阿司匹林性哮喘药物作用相病情较严重，故常需口服或静脉使用激素。口服激素宜选用中效激素如泼尼松、去炎松等，可采用一次服药法，即早晨8时左右一次服用。静脉激素多选用起效快的短效激素，如氢化可的松、甲泼尼龙，剂量视病情而定。不提倡用长效皮质激素如康宁克通A。

（六）抗胆碱能药物 抗胆碱能药物可以阻断节后迷走神经通路，降低内源性迷走神经兴奋性，阻断因吸入刺激物引起的反射性支气管收缩。它的支气管扩张作用较β受体激动剂弱，起效缓慢，多用于辅助用药。常用的有溴化异丙托品（商品名为爱喘乐气雾剂、雾化液）。

（七）危重患者的治疗 对于重症患者要注意保持呼吸道畅通，及时给氧。必要时要做气管插管。对缺氧伴有严重通气障碍的，在给氧的同时，需配合使用呼吸机，并随时进行血气分析以指导治疗。

【非药物作用相的治疗】

（一）皮质激素正确合理使用　皮质激素是治疗的关键。应大力提倡皮质激素的吸入疗法。

（二）缓释茶碱　小剂量茶碱的抗炎作用对此相患者也颇有裨益。

（三）色甘酸钠气雾剂　可稳定肥大细胞膜，阻止其脱颗粒和释放介质。

（四）酮替芬　可抑制肥大细胞、嗜碱性粒细胞、中性粒细胞释放组胺和慢反应物质。

【需注意的几个问题】

（一）β受体激动剂气雾剂与皮质激素气雾剂的合理使用　患者在应用这两种气雾剂时，因不清楚其药理作用常常用错。对皮质激素气雾剂一定要强调长期吸入，持之以恒。而β受体激动剂气雾剂则只是在出现症状时使用，不必每日均用。在喘息发作时，应先吸β受体激动剂，等哮喘平息后再吸入激素。

（二）阿司匹林性哮喘的"脱敏"治疗问题　阿司匹林性哮喘患者服用阿司匹林引起哮喘发作后有一个短暂的不应期，有人用此原理进行治疗，即长期服小剂量阿司匹林，以期控制哮喘的复发，这就是所谓的阿司匹林脱敏。在进行阿司匹林脱敏时，一定要确保患者的安全。

（三）鼻息肉和鼻窦炎的治疗问题　当鼻息肉较大，造成鼻塞时，应手术摘除，但术后极易复发，反复手术多达十余次者并不少见。鼻息肉摘除后，鼻窦炎也继之好转。对于轻度的鼻息肉样变，可采用皮质激素鼻喷雾剂。许多文献指出，鼻息肉摘除术后如能及时长期应用皮质激素鼻喷剂，可预防或减少鼻息肉的复发。

第六节　阿司匹林性哮喘的预防

1. 哮喘特别是合并鼻息肉患者，应慎用解热抗炎镇痛药。

2. 哮喘患者如遇到发热，宜首先采用物理降温，或用中药（如柴胡）退热，不宜贸然使用解热抗炎镇痛药。

3. 此病的诊断一经确立，应禁用解热抗炎镇痛药及非甾体抗炎药。

4. 某些含有解热抗炎镇痛药成分的平喘药（如复方茶碱），阿司匹林性哮喘患者应避免使用。由于此类复方制剂的组方不合理，建议药政部门取消此类药物。

5. 要熟悉各种复方制剂的成分，避免误用含此类药物的制剂。

6. 近来有人发现阿司匹林性哮喘患者往往兼有对柠檬黄即5号黄耐受不良，故本病患者食用带黄色饮料时（如橘汁、汽水等）时，应注意有无哮喘发作。如确有发作，应避免再食用带柠檬黄染料的食物。

国外文献曾报告阿司匹林性哮喘患者还可能对以下化合物不耐受：偶氮类或非偶氮类食用染料、亚硫酸盐以及味精，故建议阿司匹林性哮喘患者应尽可能的少食用带有人工色素、防腐剂、调味剂、添加剂的食品，少食罐头、方便面等食品。在饮食结构剧烈变化的今天，更应加强这方面的研究和观察。

7. 加强宣传，普及有关阿司匹林性哮喘的知识，提高对阿司匹林性哮喘的认识，才能有效预防本病的发作。

（李　宏　张宏誉）

参 考 文 献

［1］ Mitchell JA, Belvisi MG. Too many COX spoil the broth: aspirin sensitive asthma and 5-lipoxygenase. Thorax, 1997, 57:933 – 935

［2］ Newton R, Kuiter LM, Bergmann M, et al. Evidence for involment of NF-kappa B in the transcriptional control of COX-zgene expression by IL-1β. Biochem Biophys Res Commun, 1997, 237:28 – 32

［3］ Vigano T, Habid A, Hernandez A, et al. Cyclo-oxygenase-2 and synthesis of PGE2 in human bronchial smooth muscle cell. Am J Respir Crit Care Med, 1997, 864 – 868

［4］ Sousa AR, Pfister R, Christie PE, et al. Enhanced expression of cyclo-oxygenase isoenzyme 2 (COX2) in asthmatic airway and its cellular distribution in aspirin sensitive asthma. Thorax, 1997, 52:940 – 945

［5］ AP Sampson, Cocburn, et al. Profound overexpression of leukotriene c4 synthase in bronchial biopsies from aspirin intolerant asthmatic patient. Int Arch Allergy Immunol, 1997, 113:355 – 357

［6］ Leslie J Crofford. COX-1 and COX-2 tissue expression: implication and predictions. The Journal of Rheumatoloy, 1997, 24 (Suppl 49):15 – 19

［7］ Nathan RA, Hanby LA, Kylstra JW, et al. Zafirlukast improve symptoms of asthma and quality of life in asthmatic patients with moderate airflow obstruction. Eur Respir J, 1997, 10 (Suppl 25):438s (Abs 2811)

［8］ Reiss TF, Sorkness CA, Stricker W, et al. Effects of Montelukast (MK-0476); a potent cysteinyl leukotriene recepter antagonist, on bronchodilation in asthmatic subjects treated with and without inhaled corticosteroids. Thorax, 1997, 52:45 – 48

［9］ Dahlen SE, Malmstrom K, Kune P, et al. Improvement of asthma in aspirin-intolerant patients by montelukast (MK0476) a potent and specific cysLT1 receper antagonist: correlations with baseline characteristic. Eur Respir J, 1997, 10 (Suppl25):419s (Abs2714)

［10］ Cowburn AS, Slidek K, Soja J, et al. Overexpression of leukotriene C4 synthase in bronchial biopsies from patients with aspirin intolerant asthma. J Clin Invest, 1998, 101:834 – 846

［11］ Drazen JM, Israel E, O'byrne PM, et al. Treatment of asthma with drugs modifying the leukotriene pathway. N Engl J Med, 1999, 340:197 – 204

［12］ Servan CN. Lipoxins and novel aspirin-triggers 15-epilipoxins (ALT). A juggle of cell-cell interactions or a therapeutic opportunity? Prostaglandins, 1997, 53:107 – 113

第五章　变应性支气管肺曲菌病

变应性支气管肺曲菌病（allergic bronchopulmonary aspergillosis，ABPA，ABA）简称变应性曲菌病。其特征为对存在于支气管分支的烟曲菌抗原呈现免疫反应，并引起肺浸润和近端支气管扩张。是嗜酸性粒细胞肺炎中相当常见的一种。本病病名虽长，但是是本病最简要的概括，它说明本病的致病机制为变态反应性，而非感染性；病变部位在支气管和肺，因而其症状也主要在呼吸道；变应原主要为曲菌属。

第一节　发　病　率

ABPA 在普通人群中的发病率未见于文献记载。由于本病患者绝大多数有哮喘或发生于哮喘的基础上，因此，一般均以哮喘为基数调查。1968 年，Herderson 等报道，在英国因慢性哮喘住院的患者中多达 22% 为本病，ABPA 在英国的发生率较美国高出许多，不少作者认为主要反映英国对本病的警惕性较高，而不是表明其发病率高。在成人和儿童哮喘中 ABPA 的精确发病率还不知道，1981 年，一个对依赖皮质激素的哮喘患者的回顾性调查证实，在这些哮喘患者中 ABPA 的发病率为 7%～14%。有少数非典型患者无哮喘病史，但胸部 X 片呈现浸润和外周血嗜酸性粒细胞增多未统计在内。

在英国，ABPA 约占嗜酸性粒细胞肺炎的 80%。其他地区发病较低，原因很多，但主要是由于普遍不熟悉本病，也不熟悉其简单的体外诊断方法，致使许多病例漏诊。

1988 年，Greenberger 等报道，在美国芝加哥，对混合曲菌呈速发皮肤反应的 531 例哮喘患者中，ABPA 的发生率为 6.0%，而在 Cleveland ABPA 患者的发生率却为 28%。如此高的发生率在其他许多地区并不多见。现在估计在慢性哮喘中 ABPA 总的发生率在 1% 和 2% 之间。

哮喘和 ABPA 的关系如此密切，甚至有作者认为应将 ABPA 视为哮喘的一个并发症。由于 ABPA 广泛存在于世界各地，更由于它具有毁坏组织的潜在能力，因而 Greenberger 认为，所有慢性哮喘患者都应肯定或排除 ABPA。

一篇报道 5 岁以上的囊性纤维化（cystic fibrosis，CF）患者中，ABPA 的发生率为 11%，四年累积发生率为 15%，其他的调查低于 1%。不过 CF 在我国十分罕见。

第二节　病　　因

本病的变应原主要为曲菌属，其中尤以烟曲菌（Aspergillus fumigatus，Af）所致者最常见，也研究得最多。国际免疫协会联合会承认并被标记的 Af 的 18 种变应原成分，依次被列为 Af 1，2，3，直到 Af18。因此，在讨论本病时常以 Af 为例。其他曲菌如棒曲菌（Aspergillus terreus）、黄曲菌（A. flavus）、构巢曲菌（A. nidulans）等也可引起。曲菌属无处不在，耐热，常年存在。曲菌孢子大小为 2～3.5μm，菌丝直径为 7～10μm，分隔，典型分枝呈 45 度角。除曲菌外，根据文献报道，在少数情况下，其他真菌如青霉菌（penicillium）、念珠菌（candida）、霉孢菌等也可引起与本病相同的病理改变和临床特点，这种情况应诊断为变应性支气管肺真菌病（allergic bronchopulmonary mycosis，ABPM）。

在发病上，与宿主的易感性和环境均有关，但宿主的因素更重要。

第三节　病理改变和致病机制

【病理改变】

除肺部以外，本病至今未发现累及其他器官。随着对本病认识的日益加深以及血清试验的普及，需要以肺部活检才能确定诊断的病例已极为罕见。

肺活检或尸检较常见的特点如下：①支气管中含有大量稠厚的黏液，其中有纤维素、嗜酸性粒细胞和夏科-雷登晶体（Charcot-Leyden crystal，CLC），还可能见到曲菌菌丝，重要的是虽然支气管腔中生长有大量曲菌菌丝，但经反复检查未见侵入支气管壁；②上叶支气管可能有扩张和由于小支气管黏液堵塞致部分萎陷；③显微镜检查有支气管中心性肉芽肿，支气管壁充满炎症细胞如组织细胞，淋巴细胞、浆细胞和嗜酸性粒细胞；④支气管壁被断续毁坏，以胶原代替黏膜下层的腺体和平滑肌纤维。此外，尚有与慢性支气管哮喘相同的形态上的改变，如基底膜增厚、平滑肌肥大、黏液腺增生等。

【致病机制】

本病的致病机制至今还不十分了解。Pepys 认为本病临床涉及 I 型和Ⅲ型超敏反应。I 型超敏反应在临床的表现为：皮肤试验呈阳性速发型反应，外周血或痰中嗜酸性粒细胞增多，血清总 IgE 和 IgE-Af 水平增高和变应性哮喘；Ⅲ型超敏反应表现为：以 Af 与患者血清作沉淀素试验呈阳性反应，血清 IgG-Af 水平增高。至于肺浸润、组织损伤和中心性支气管扩张（central bronchiectasis，CB），则是由于 Af 抗原与 Af 慢性持续的刺激所产生的 IgG-Af 抗体，以及 Af 分泌的溶蛋白酶造成的损伤。后来还发现在肺组织上有肉芽肿和单核细胞浸润等病理改变，虽然目前尚未发现临床证据，仍认为本病与Ⅳ型超敏反应也有关。极少数患者在血清中发现免疫复合物，但肺活体标本免疫荧光检查没有抗体或补体沉积的证据，证实免疫复合物血管炎不是支气管壁损伤的一个原因。总之，ABPA 的免疫反应特点是强的多克隆抗体反应和弱的不典型的细胞反应。

首先，Af 孢子被哮喘患者吸入到达中等大小的段支气管的黏痰中，生长繁殖，发出菌丝，释放抗原，致敏机体，最后引起一系列免疫反应如特异性 IgE 和 IgG 的产生等。这些免疫反应以及 Af 分泌的蛋白溶酶引起了肺浸润、组织损伤和中心性支气管扩张。该蛋白溶酶也会减低纤毛功能。

为什么 Af 孢子会聚居在某些哮喘患者支气管的黏痰中生长繁殖导致 ABPA 的发生？而有的哮喘患者在同样的环境下却不会发生，其原因至今尚不清楚，其最可能的解释是由一种遗传因素所决定。

第四节　临床特点

【临床表现】

本病儿童和年轻人多见，大多数患者起病于儿童时期，但常被漏诊多年。疾病还可隐袭进展到晚期。临床无特征性表现，最常见的症状为哮鸣。根据 1971 年 McCarthy 的观察，96%

（107/111）的 ABPA 患者有哮喘。发作时有发热、咳嗽、头痛、胸痛、腹痛、全身不适、乏力、食欲减退和消瘦等酷似重感冒的症状。哮喘也会在发作时加重。急性发作时的胸痛部位常与肺浸润的部位一致。患者肺部虽然有实变，但体温不像细菌性肺炎那样高，也没有那样重的全身不适。间歇期上述症状消失，但哮鸣可持续存在。杵状指和持续发绀体征的出现表示疾病已进入晚期。本病冬季发病较多。患者具高特应性（指患者本人易患其他特应性疾病，如变应性鼻炎、特应性皮炎，家族中特应性疾病患者较多，本人的变应原皮肤试验常出现多项阳性反应）。

体检时，体征可完全不明显，在肺浸润部位可能听到捻发音、支气管呼吸音或哮鸣。年幼起病的慢性患者常有短颈，桶状胸或鸡胸，甚至生长发育受到影响。有些末期（第 V 纤维化期）患者还可出现杵状指和持续发绀。由于黏液嵌顿可引起肺不张甚至肺萎陷，体检时呼吸音减低或出现管样呼吸音。当 ABPA 的肺浸润影响了肺的外周时，可发生胸膜炎，吸气时可伴胸壁活动受限和胸膜磨擦音。

【痰】

ABPA 患者平常咳出的痰液与支气管哮喘患者咳出的一样，呈白色黏痰或呈泡沫痰。如合并感染，可变为脓性。偶尔，从支气管深部咳出棕色或墨绿色的胶冻样痰栓（plugs），常在清晨出现，大小不一，易被家属或本人忽略，接诊医师应主动询问。这种痰栓中易查出真菌菌丝，因而更具临床重要性。大约50%的 ABPA 患者有这种痰栓。此外，存在中心性支气管扩张（CB）的患者常有不同程度的咯血。

第五节　皮肤试验

【方法和阳性的判定】

检查 ABPA 变应原简单而又快速的常用皮试方法，有皮内试验和点刺试验。前者与青霉素的皮试方法相同，只是注射的变应原量为 1：100 稀释度的 0.01～0.02ml；而点刺法是先滴一滴变应原提取液原液于皮肤，以皮内针头或其他专用针轻轻地于皮肤表皮层挑刺一下即可。变应原一般选择混合真菌、混合曲菌和 Af，于 15～20 分钟观察结果。阳性反应是根据出现的风团和红晕的大小而定，皮内试验以风团反应≥0.5cm 为阳性；而点刺试验则以≥3mm 为阳性，如有阳性对照，则以≥阳性对照为阳性。

【曲菌的阳性速发反应是诊断的必备条件】

对 Af 呈现的阳性速发型皮肤反应（图 6-5-1）是诊断的必备条件，如变应原为高质量的话，阴性的皮肤反应可排除本病。此外，由于其他曲菌甚至其他真菌也可引起本病，因而当 Af 皮试呈阴性反应，临床又十分怀疑时，还应进行其他曲菌或其他真菌的相关试验。

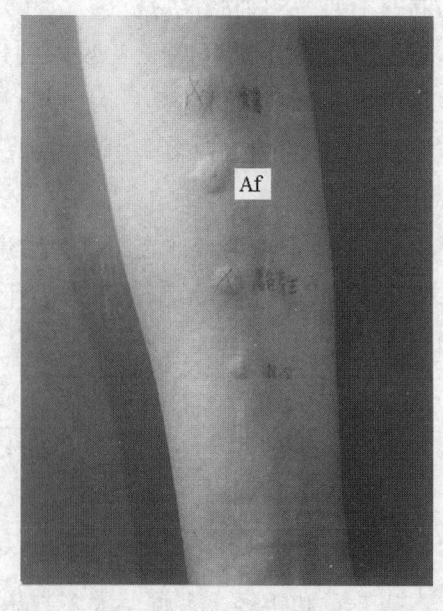

图 6-5-1　皮内试验烟曲菌的速发型反应

【双相反应】

部分患者皮试4～8小时后局部出现一边界不十分清楚的红斑和硬结，24小时后消失为晚发反应。两种反应同时存在称为双相反应，它仅存在于16%～33%皮肤点刺试验的部分患者，几乎发生于所有皮内试验的ABPA患者。过去根据局部活检组织作荧光检查发现小血管周围有IgG，IgM，IgA和补体的沉积，另外，血管周围还可见到单核细胞，嗜酸性粒细胞，有些患者有纤维素沉着。因此，Pepys认为这是免疫复合物介导的反应。以后的研究提示ABPA的双相反应可由于IgE抗体所致。1995年，Terho等认为，这种皮肤晚发反应主要是由于Ⅰ型而不是Ⅲ型超敏反应所致。关于这个问题还有待进一步证实。不过皮肤晚发反应不是ABPA的主要诊断依据。

第六节　实验室检查

【痰的检查】

痰，特别是痰栓，直接显微镜检查或染色后镜检可发现菌丝，这是本病的一个既简便而又十分重要的所见。此外，也常见到嗜酸性粒细胞，有时可见到夏科-雷登晶体（CLC）。偶尔，还可见到Af的分生孢子梗（图6-5-2）。痰培养必须重复，多次出现同一种真菌才有意义。因为Af无处不在，易于污染，仅一次阳性培养不具诊断意义。此外，更不能根据多次培养出"曲菌属"而认为有意义，因为曲菌属以下尚有多个不同的曲菌，如Af、黄曲菌和构巢曲菌等。

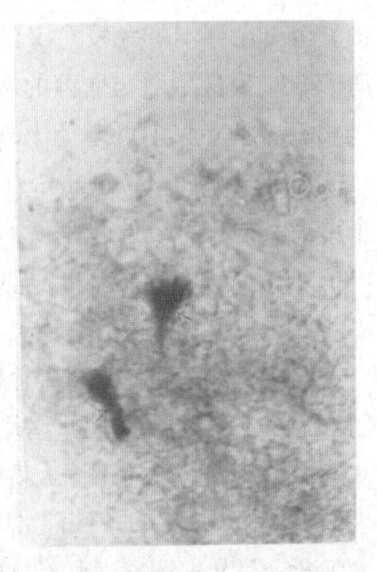

图6-5-2　痰中的分生孢子梗

【外周血检查】

外周血嗜酸性粒细胞明显增多。在白细胞分类中，嗜酸性粒细胞≥0.08（≥8%）或嗜酸性粒细胞计数≥$0.6×10^9$/L（≥600/mm^3），大多在（1.0～3.0）×10^9/L范围。Greenberger等发现，外周血白细胞分类中，嗜酸性粒细胞>0.40（>40%）时，本病的可能性反而不大。因此，嗜酸性粒细胞增多的程度与发生本病可能性的大小无关。当外周血嗜酸性粒细胞过高时，应首先考虑其他疾病，如热带嗜酸性粒细胞增多症、吕弗勒（Löffler）综合征、原发性高嗜酸性粒细胞综合征和变应性肉芽肿性血管炎（allergic granulomatous angiitis）即Churg-Strauss综合征的可能。

我们曾对ABPA患者的血清作过观察，27例完成嗜酸性粒细胞分类，除1例有1次曾高达0.95（95%）外，余均在0.40以下。24例检查了嗜酸性粒细胞计数，平均为$1.713×10^9$/L（1713/mm^3）。因此，虽然嗜酸性粒细胞明显增多是诊断的重要条件，但当外周血嗜酸性粒细胞过高，而患者又未出现哮喘时，应首先考虑其他疾病。

【血清学检查】

（一）血清总IgE水平明显增高　大于正常两倍有诊断意义。国外提出总IgE≥1 000ng/ml为主要诊断条件之一，总IgE的增高为产生IgE的浆细胞受到非特异刺激的结果，或由于抗原抑制了有关的细胞毒T细胞（Tc细胞），从而使产生IgE的B细胞大量增殖所致。

可疑ABPA的患者，应在泼尼松治疗开始之前进行血清学的诊断。任何哮喘患者，IgE明显增高提示ABPA可能。不过，除哮喘外，其他原因包括寄生虫病、特应性皮炎、高IgE综合征、免疫缺陷病、变应性肉芽肿性血管炎（Churg-Strauss综合征）、变应性支气管肺真菌病和罕见的IgE骨髓瘤也可引起IgE不同程度的增高。

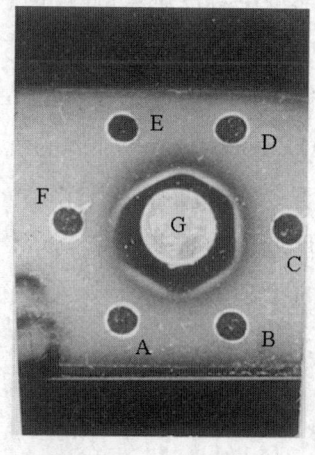

图6-5-3　琼脂凝胶双扩散技术出现的沉淀带　A，B，C，D，E和F孔依次盛有烟曲菌的原液，1/2，1/4，1/8，1/16的稀释液和空白对照，G为ABPA患者血清。其间出现了沉淀带，G和F之间（-）

（二）血清中存在抗Af的沉淀抗体　20世纪60年代，Oucterlony发明了琼脂凝胶双扩散法（double diffusion method，DDM），它是检测血清特异沉淀抗体（主要为特异IgG抗体）的较简单的方法。90%以上的ABPA患者血清中至少有1~3条抗Af的沉淀带（图6-5-3），不过在试验前血清必须浓缩5倍，否则，仅有60%的本病患者血清出现沉淀带。也可见到不具免疫意义的沉淀带，那是由存在于人血清中的C反应蛋白与曲菌的多糖抗原起反应引起的，加柠檬酸于琼脂凝胶中可避免出现这种假阳性带。后来又有以对流免疫电泳（counter immunoelectrophoresis，CIE）的方法来提高其检出率。但不是所有ABPA患者任何时候均能查出抗Af的特异沉淀抗体，当患者处于缓解期时，沉淀抗体将可能消失。

我们曾对本病和哮喘患者血清作了沉淀素试验比较，结果后者很少出现阳性反应。因此，我们认为沉淀素试验在诊断本病上是有意义的。

Greenberger等曾对不同人群的血清以Af完成沉淀素试验，观察阳性反应的发生率，结果见表6-5-1。

因此，虽然沉淀素试验对ABPA的诊断意义较大，但不能仅凭沉淀素试验阳性而诊断为本病。

（三）抗Af的特异性IgE和特异性IgG抗体（IgE-Af和IgG-Af）增高　患者的血清IgE-Af和IgG-Af水平至少两倍于Af皮试阳性的哮喘患者（对照组）血清才有诊断意义。该项检查对未发现中心性支气管扩张（CB）和未出现肺浸润的患者特别有用。选择Af皮试阳性的哮喘患者血清作为对照，是因为Af致哮喘和Af致ABPA患者血清

表6-5-1　不同人群的皮肤试验和血清Af沉淀抗体阳性率比较

不同人群	Af皮肤试验阳性率（%）	沉淀素试验阳性率（%）
正常人群	1~4	0~3
哮喘患者	12~38	9~25
ABPA*患者	100	100
曲菌球患者	25	100
CF患者**	39	21

* ABPA：变应性支气管肺曲菌病；** CF：囊性纤维化

中的IgE-Af和IgG-Af均有增高，只是ABPA患者更高而已。因此，对照组必须是Af阳性的哮喘患者，而不能以正常健康人作为对照。

升高的IgG-Af和总IgE是疾病活动的敏感指标。

不过，这里要说明一点，如果患者的变应原非 Af，则此项检查没有意义。此外，支气管灌洗液中，IgE-Af 为外周血的 48 倍，而总 IgE 和 IgG-Af 并不比外周血中的高。这些结果提示 IgE-Af 是在肺内产生，而明显升高的总 IgE 很可能不来自支气管肺，或至少不存留在那里。

著者对确诊的 14 例 Af 致 ABPA 与 Af 皮试阳性的哮喘组的 IgE-Af 和 IgG-Af 进行了检测，ELISA 结果见表 6-5-2。

表 6-5-2　Af 致 ABPA 与 Af 皮试阳性的哮喘组 IgE-Af 和 IgG-Af 的检验结果（ELISA）

患者组别	例数	OD 值	
		IgE-Af	IgG-Af
ABPA*	14	0.67 ± 0.24	0.44 ± 0.16
哮喘组#（平均值）	16	0.31 ± 0.11	0.18 ± 0.08

＊：变应性支气管肺曲菌病；＃：烟曲菌致哮喘患者

关于特异性 IgE 含量的表达和 ELISA 测定的特异性 IgE 量的表达方法有两种，一是相对含量的测定，用 OD 值表示，二是绝对量的测定，本方法较复杂，目前尚未被一般实验室采用。

（四）免疫印迹技术　Leser 等用免疫印迹技术（immunoblotting，IB）研究 ABPA 患者的血清反应。他们结合临床症状、血清反应将 ABPA 分为活动期（active phase）、中间期（inter-mediate phase）和缓解期（remission phase），结果，前二期的特异性 IgE-Af 和 IgG-Af 带均明显多和强于缓解期和 Af 哮喘患者，且绝大多数 Af 哮喘患者 IgE-Af 和 IgG-Af 为阴性。我们的检查也证实了此点（图 6-5-4）。因此，此项检查有助于本病的诊断和鉴别诊断，以及对诱发 ABPA 的 Af 活性成分的识别。

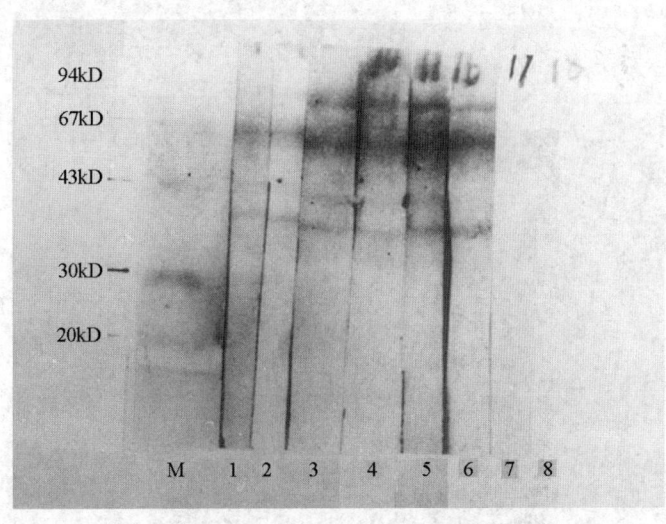

图 6-5-4　免疫印迹技术测血清 IgG-Af 区带

带 1~6：ABPA 患者血清；带 7：烟曲菌致哮喘患者血清；带 8：空白对照

第七节　胸部的 X 线检查

【X 线胸像的非特异改变】

　　肺部的非特异改变包括肺浸润、肺不张、肺气肿、纤维化、肺叶收缩伴肺上移、空泡和气胸。肺浸润呈均质性斑片状分布，是胸片上常见的和最早出现的异常，它是暂时的、反复的、移行的，上叶多见。一般短于 6 个月，长于 6 个月者称固定性（fixed），偶尔可遍及全肺，浸润范围大小不定。掌握浸润出现的暂时性，反复性和移行性很重要（图 6-5-5ABC）。皮质激素口服治疗可促进消散。如果浸润存在一个部位从不消退，甚至愈来愈扩大，应考虑其他疾病的可能。浸润的存在反映了疾病的活动性。如浸润反复出现在同一个部位提示该部位很可能已有中心性支气管扩张（CB）。

　　肺不张亦较常见，可累及肺的一叶，为痰栓引起，痰栓排除即消散。据 McCarthy 等报

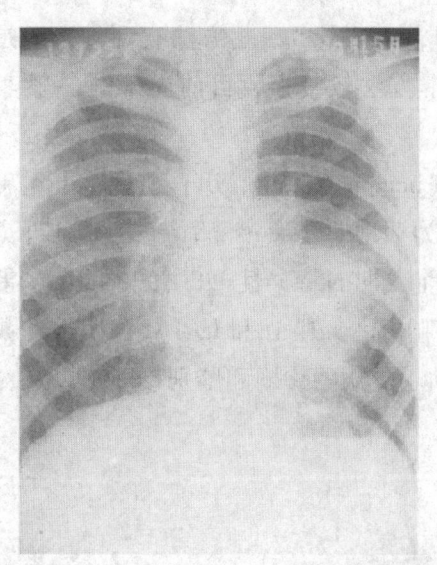

A

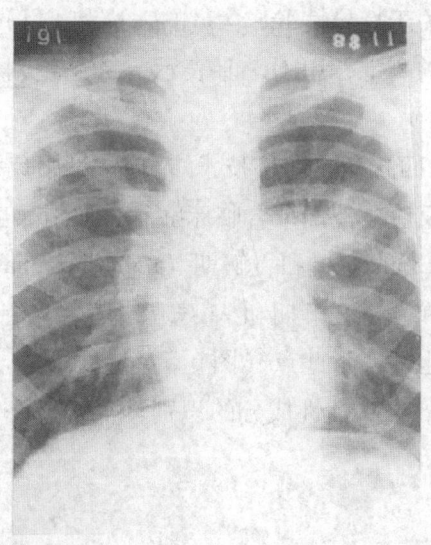

B

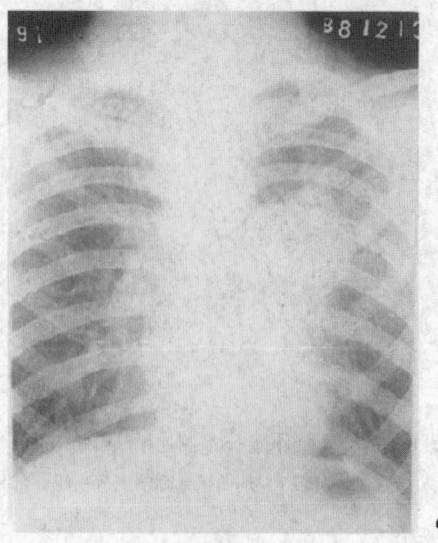

C

图 6-5-5　ABPA 胸部 X 片示暂时性浸润阴影

A. 1988. 9. 15；B. 1988. 11. 29；C. 1988. 12. 13（拍片时间）

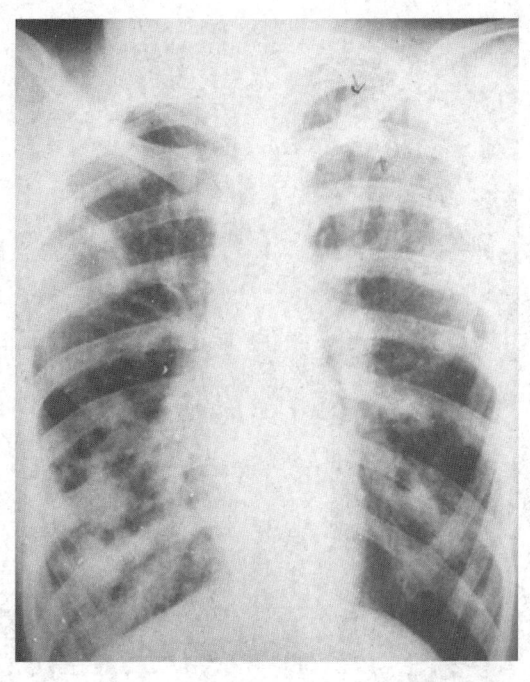

图 6-5-6　ABPA 合并曲菌球（左上）

道，曲菌球发生于 7% 的 ABPA 患者。我们的 28 例中合并曲菌球者一例（图 6-5-6）。

纤维化、空泡、肺叶收缩或大疱形成，则是本病不可逆的晚期表现。

【X 线胸像的特异性改变】

CB 是支气管近端扩张而远端正常，有别于感染所致的周围性支气管扩张。CB 存在于本病和 CF，尚未见于其他疾病，但在我国 CF 极为罕见，因而一旦出现 CB，一般情况下，就应考虑为 ABPA。本病早期支气管可正常。CB 多见于上叶，可用三种放射技术证实：

（一）胸部平片检查　它们表现为特征性的平行线阴影（parallel shadow）、环形阴影（ring shadow）、带状或牙膏样阴影（band 或 toothpaste shadow）和指套样阴影（gloved-finger shadow）。平行线阴影（图 6-5-7A）是较正常同级支气管宽的支气管阴影，它从肺门沿支气管向外周走行，长 2 ~ 3cm，宽 5 ~ 8mm。如其中充满分泌物则成带状或牙膏样阴影（图 6-5-7B）。车轨样阴影（tramline shadow）也是从肺门向外周走行的两条平行线阴影，但其宽度与正常同级支气管分支的宽度相等，可见于慢性支气管炎。指套样阴影，也是分泌物填满了已扩张的支气管（图 6-5-7C）。环形阴影是扩张的支气管迎面而来，呈环形，其直径为 1 ~ 2cm（图 6-5-7D）。

（二）断层摄影（线行或轴行）　线行前后位肺门的体层摄影一般简称体层摄影，对检查 CB 很有用。轴行的断层摄影（computerized tomography，CT），特别是高分辨率的 CT（high-resolution CT，HRCT），对诊断支气管扩张是一个十分敏感而又特异的方法（图 6-5-8）。

（三）支气管造影　CB 及其累及的分支均能被显示，但此法可加重哮喘。另外，麻醉剂利多卡因很快被吸收产生毒性，儿童还必须全身麻醉，故当前已基本不用。

如以存在的时间分，胸部 X 线改变可为暂时性或永久性。

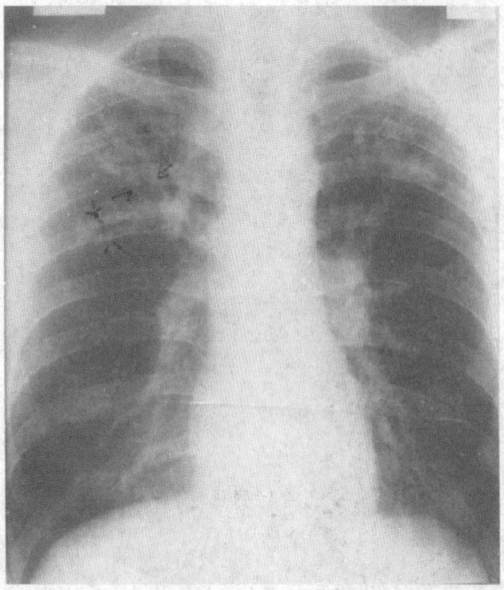

A

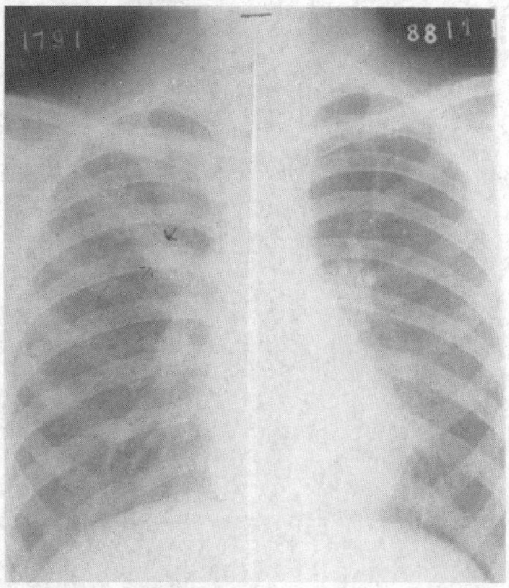

B

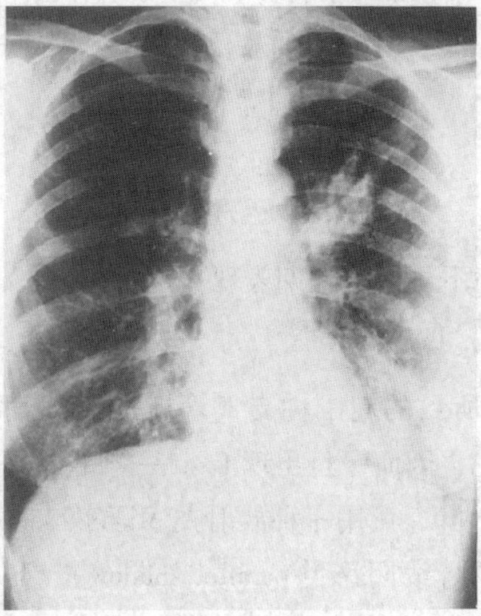

C

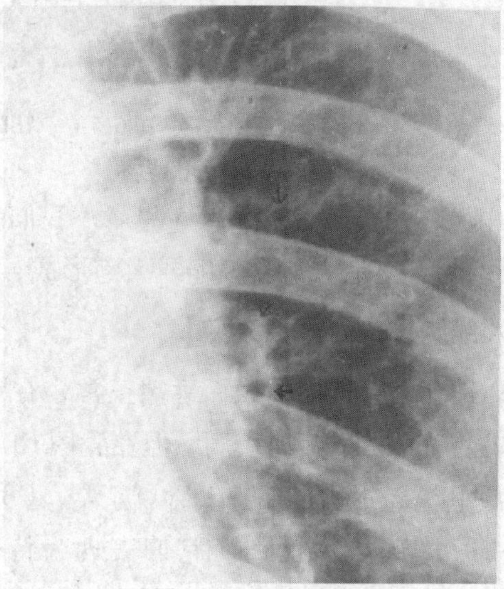

D

图 6-5-7　ABPA 患者胸部 X 平片提示中心性支气管扩张
A. 右上平行线阴影；B. 右上带状阴影；C. 左指套样阴影；D. 环形阴影

　　暂时性影像所见有浸润阴影包括肺门周围浸润、扩张的中心性支气管充满了液体和碎屑而产生的气液面、单侧或双侧的大片实变、"牙膏样"阴影和"指套样"阴影。

　　永久性 X 线片所见均与近端支气管扩张有关，多发生于以前浸润的部位，常发生于上叶，表现为平行线阴影和环形阴影。ABPA 的末期改变包括空腔、上叶收缩和局限性气肿。存在大疱时可发生自发性气胸。

　　对胸部 X 线片所见正常而又高度怀疑者应在 1～2 年后重复检查。

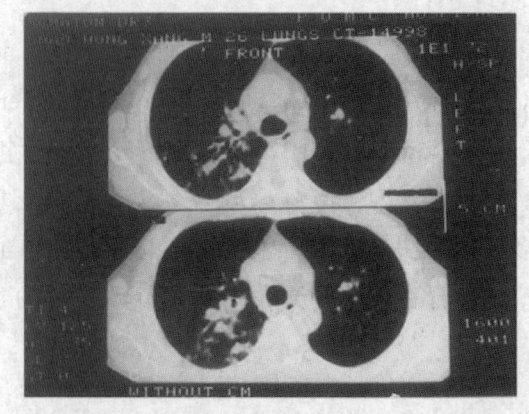

图 6-5-8　CT 扫描示中心性支气管扩张

第八节　肺功能测定

所有患者均存在肺功能障碍，急性发作时存在可逆的阻塞性通气障碍（obstructive ventilatory disorder），表现为 FEV_1 或 PEF 下降、气道阻力增加，以及限制性通气障碍（restrictive ventilatory disorder）。大多数晚期病例由于肺部出现间质损害如肺纤维化，出现不可逆的通气和限制性通气障碍，肺一氧化碳弥散量（diffusing capacity for CO of lung）减少。

第九节　诊　　断

【Rosenberg 制定的诊断标准】

本病没有特异的诊断方法，自 1952 年以来，随着科学技术的发展，诊断标准不断增加，1977 年 Rosenberg 等总结了 7 条主要标准和 3 条次要标准（表6-5-3）。由于其简明扼要，为后来者所沿用。诊断标准分主要和次要，不是针对其重要性而言，而是因为前者较多见，后者较少见，次要标准虽然重要但较少见，故不能作为主要标准。

表 6-5-3　Rosenberg 制定的临床和免疫诊断标准

主要诊断标准	次要诊断标准
哮喘	痰中有烟曲菌（重复培养或镜检证实）
外周血嗜酸性粒细胞增多	有排棕色痰栓的病史
皮试曲菌抗原呈阳性速发型反应	皮试曲菌抗原呈迟发型反应
血清总 IgE 水平升高	
血清有抗曲菌抗原的沉淀抗体	
有肺浸润病史（暂时或固定）	
中心性支气管扩张	

【八条诊断标准】

1986 年 Greenberger 等又将血清 IgE-Af 和 IgG-Af 升高作为重要的一条主要标准，以助于诊断没有肺浸润及尚未出现 CB 的早期病例，这样就共有八条主要标准。

著者将其总结为 8 个英文字母"ARTEPICS"，便于记忆（亦可记为 PRACTICE）。其代表主要标准如下：

A：哮喘（asthma）

R：X 线改变（radiologic changes），这里指肺浸润

T：皮试 Af 呈阳性速发型反应（test to Af positive in skin）

E：嗜酸性粒细胞增多（eosinophilia）

P：血清中出现抗 Af 的沉淀抗体（precipitating antibody to Af）

I：血清总 IgE 水平升高（IgE in serum elevated）

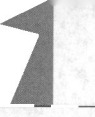

C：中心性支气管扩张（central bronchiectasis）

S：血清 IgE-Af 和 IgG-Af 升高（serum specific IgE-Af 和 IgG-Af elevated）。

ABPA-S 指具有除 CB 外的所有诊断标准。ABPA-CB 则指具有包括 CB 在内的所有诊断标准。

如具备前 4 条主要标准"ARTE"应疑及本病，如表现不典型，血清 IgE-Af 和 IgG-Af 的检测对确诊本病十分重要。但是该测定在我国尚未被广泛应用，因此，Rosenberg 的 7 条主要标准仍可沿用。

【必需诊断标准】

（一）ABPA-CB　1997 年，Greenberger 等又制定了更简要必需的 5 条诊断标准，其他标准则可有可无。

1. 哮喘，甚至是咳嗽变异性哮喘或运动诱发哮喘。

2. CB。

3. 血清总 IgE 升高（≥1 000ng/mL）。

4. 对 Af 出现阳性的速发型皮肤反应。

5. 血清 IgE-Af 或 IgG-Af 升高，或两者兼有。

（二）ABPA-S　如用 HRCT 也查不出支气管扩张，则以下标准诊断。

1. 哮喘。

2. 对 Af 出现阳性的速发型反应。

3. 血清总 IgE 升高（≥1 000ng/mL）。

4. 血清 IgE-Af 和 IgG-Af 较 Af 致哮喘患者的血清为高。

这两个必备诊断标准均未列入沉淀素试验。沉淀素试验和特异 IgG 的检测目的相同，选用特异的 IgG-Af 检测而不选用沉淀素试验，可能的一个重要原因是，国外特异 IgG 的检测已很方便，而且在量的表达上更精确。但在我国目前的情况下，仍以简单的双扩散法易于推广。

总之，所有对 Af 呈速发皮肤反应的哮喘患者都应疑及 ABPA。当患者胸部 X 线片有浸润、肺炎或异常改变，以及具有变应性真菌性鼻炎的患者也应疑及 ABPA。没有其他原因而哮喘越来越重，可能提示将进展为 ABPA。40 岁以上的患者具有慢性支气管炎、支气管扩张或间质性纤维化时必须考虑 ABPA 的可能。偶尔有家族性 ABPA 的记述，因此，如果家庭成员有哮喘的话，也需要作 ABPA 的筛选。

第十节　鉴别诊断

本病极易误诊。与曲菌球和曲菌感染的鉴别在于后二者没有嗜酸性粒细胞增多、总 IgE 的升高等特应性表现。曲菌感染一般发生于机体抵抗力低下时，曲菌球常为早已存在的肺部囊腔（如结核性空洞、支气管扩张、手术残端）中生长了曲菌。还需与变应性哮喘鉴别，如哮喘患者有间歇性或持续性肺浸润应疑及本病。此外，尚需与过敏性肺炎（hypersensitivity pneumonitis，HP）鉴别（表 6-5-4）。在既往的报道中有被误诊为感染性肺炎、肺结核、支气管肺癌等疾病者。

表6-5-4　变应性支气管肺曲菌病与过敏性肺炎、变应性哮喘的鉴别要点

鉴别点	ABPA	过敏性肺炎	变应性哮喘
抗原	曲菌，以烟曲菌最常见	多种，以放线菌最常见	普通吸入抗原
免疫特点			
致病机制	Ⅰ+Ⅲ型	Ⅲ，Ⅳ型	Ⅰ型
特应性	有	无	有
血嗜酸性粒细胞	↑↑	正常	↑
血清 IgE	总 IgE↑↑，特异性 IgE↑↑	正常	总 IgE↑特异性 IgE↑
血清特异性 IgG	↑↑	↑↑	略↑
血清双扩散*	+	+	−
皮肤试验	双相反应	±	速发型
痰镜检	嗜酸性粒细胞↑，有真菌菌丝	正常	嗜酸性粒细胞↑
胸 X 线检查	斑片状浸润、肺不张常见	斑点状浸润或呈弥散状	除发作期有肺气肿外，余无异常
肺通气障碍	阻塞性，晚期限制性	限制性	阻塞性
症状和体查	咳，痰多，有棕色痰栓，哮鸣，可发热，寒战，乏力，肌痛，头痛等感冒样症状	干咳，呼吸费力，发热，寒战	哮鸣，咳轻，痰白黏

* 血清双扩散在 Af 阳性的变应性哮喘中的发生率约为 10%

1971 年，McCarthy 等确诊 111 例 ABPA 患者，患者的过去误诊例次，依次为肺炎（包括感染性和过敏性）66、结核 33、支气管扩张 21、癌 3、气胸 3、肺心病 1。

我们诊断的 28 例 ABPA 的过去误诊例次为：感染性肺炎 21、支气管哮喘 18、肺结核 12、过敏性肺炎 9、支气管扩张 7、吕弗勒综合征 5、支气管肺癌 3、韦氏肉芽肿、肺泡蛋白沉着症和肾上腺皮质功能减退各 1。

第十一节　分　　期

本病分 5 期。

第Ⅰ期（急性期）　具备所有诊断标准。治疗 4 周后，几乎所有病例肺浸润消散，哮喘好转，痰栓减少，痰 Af 转阴，外周血嗜酸性粒细胞减少，第 6 周时总 IgE 至少下降 35%。

第Ⅱ期（缓解期）　以泼尼松治疗后至少 6 个月肺部未再出现肺浸润，血清总 IgE 下降而稳定，但维持在较高水平。此时期内泼尼松已可大大减量或停用，而 ABPA 未加重。消退可以是永久性的，但有 7 年后复发的报告。

第Ⅲ期（恶化期）　在缓解期后又出现了如第Ⅰ期的症状。新的肺浸润出现，总 IgE 明显升高，可能伴有呼吸困难、哮鸣、发热（一般 38.5℃±）、不适和咳痰。再次口服泼尼松可使肺浸润消散，总 IgE 下降。

第Ⅳ期（依赖皮质激素哮喘期）　患者无法停皮质激素，总 IgE 可正常或显著升高，但血清 IgE-Af 和 IgG-Af 一般是升高的。

第Ⅴ期（纤维化期）　反复发作引起肺纤维化，导致不可逆的阻塞性和限制性肺损伤。患者可发绀、出现低氧血症和呼吸衰竭。可死于肺心病。

兼具 ABPA 和 CF 患者常处在第Ⅲ期（反复恶化期），但也可处在任一期。

患者可经历 5 期中的 4 期，而另一些患者可不经过第Ⅱ和第Ⅲ期，直接从第Ⅰ期进展到第Ⅳ期。不过到今天为止，还没有从第Ⅳ期进展到第Ⅴ期的报道。只有第Ⅰ和第Ⅲ期有典型的诊断标准，其余各期表现不典型或无法分期。在初期诊断的时候，ABPA 的分期可能无法确定。但在观察和治疗几个月后就清楚了，故可疑者应随访观察。可逆性阻塞成分需要泼尼松治疗，但高剂量的泼尼松不能逆转胸片上不可逆的损害。

各期的胸部 X 线片和实验室免疫学检查如下（表6-5-5）。

表6-5-5　变应性支气管肺曲菌病5期特点

分期	血清总 IgE	抗 Af 沉淀抗体	外周血嗜酸性粒细胞↑	胸部 X 线片异常	血清 IgE-Af 和 IgG-Af
Ⅰ	+++	+	+	+	+
Ⅱ	+	±	-	-	±
Ⅲ	+++	+	+	+	+
Ⅳ	++	±	±	±	±
Ⅴ	+	±	-	+	±

第十二节　治　疗

治疗的目的：①及时发现和处理发作期的 ABPA，以预防在浸润部位发生支气管扩张；②治疗伴发的哮喘或不可逆的阻塞性和限制性肺通气障碍；③尽可能在环境中找出致敏真菌的潜在来源。

全身用皮质激素治疗使大多数患者的肺部浸润病变消退，痰的分泌减少，痰培养曲菌转阴，痰栓排出减少，血清总 IgE 下降，IgE-Af 和 IgG-Af 也有下降。因此，大多数学者主张首选皮质激素，有人提出："这样是否会造成真菌侵入肺实质？"经观察这种情况极为罕见。如应用一周后痰黏液阻塞仍存在，应作支气管镜检查，以明确诊断并清除阻塞的分泌物。泼尼松的剂量为 0.5mg/(kg·d)，顿服，直到胸部 X 线异常消失，大约需要两周的时间。然后改为隔日 1 次，以减轻其不良反应。并定期作胸部 X 线检查。皮质激素需用多久尚无定论，一般主张继续应用 2，3 个月，直到总 IgE 下降至原来的基数水平。有些患者临床症状好转，胸部 X 线片也改善，但总 IgE 虽然下降，仍难以恢复到原来的正常水平。不过一旦总 IgE 稳定，可慢慢减少泼尼松的用量，皮质激素不需无限期的应用。此后仍应严密观察，一旦发现总 IgE 升高两倍以上，虽然还未出现临床症状，肺部也未出现新的浸润阴影，也应立刻增加泼尼松的用量。如果病情已达缓解期，泼尼松已经停用，哮喘仍存，可吸入皮质激素以控制哮喘。如果哮喘较严重只有泼尼松才有效，应隔日用小量（<0.5mg/kg），该量通常足以防止急性发作。第Ⅳ或第Ⅴ期的患者在应用皮质激素时应权衡利弊。需要较长期应用的患者，隔日一次可使不良反应大大减少。

以抗真菌药如制霉菌素，两性霉素 B 或酮康唑（ketoconazole）等治疗 ABPA 已有 30 年的历史，但没有一种能完全代替皮质激素，且不良反应较大。吸入抗真菌药又无效。近年来，一种口服抗真菌药伊曲康唑（itraconazole）对曲菌特别有效。有几篇有对照的文章报道，本药能使症状改善，皮质激素的用量减少。它们是 ABPA 的一个辅助治疗剂，而不是口服皮质激素的代用品。如转氨酶明显增高，禁忌使用伊曲康唑。经观察，它虽然可使口服泼尼松用量减少，但总的累积量没有差别。由于尚未确定较长期应用这种抗真菌剂是否有效，Moss 等建议在经适当选择的 CF 患者可试用伊曲康唑。

Safirstein 及其同事对 ABPA 患者进行了 5 年的随访后报道，每日给以 7.5mg 的泼尼松能使 80% 的患者在临床上维持良好状态和在 X 线上保持肺部清晰。而那些仅给以色甘酸钠或支气管扩张药吸入的患者，取得同样效果的只有 40%。

合并感染是一个十分棘手的问题。由于大多数患者存在支气管扩张，极易伴发感染，特别是顽固的细菌感染，此时在用皮质激素治疗变态反应这一根本问题上特别困难。因此，一旦发生应加用强有力的抗生素，在感染获得控制后，再应用皮质激素，不过这时应特别慎重小心。

必要时，本病患者可行外科手术，只是在手术前应加大皮质激素的用量以改善肺功能。手术前一周，应常规检查患者，并每日给予 25 ~ 40mg 的泼尼松以增加呼吸功能。但如患者存在广泛的支气管扩张，外科手术包括鼻窦手术，只在绝对必要时才做。双盲法观察吸入倍氯米松或色甘酸钠的效果，发现仅对控制哮喘有效，并不减少肺浸润。

环境暴露的作用还未确定，但可能与某些患者的发病有关，因此，应避免高浓度的曲菌环境。

对花粉或尘螨过敏者可用相应的变应原作免疫疗法，但不推荐用致敏的真菌，因为这类患者以真菌进行免疫疗法的后果难以预料。

第十三节　预　　后

患者 $FEV_1 \leqslant 0.8L$，是预后不良的征象。此外，合并顽固的细菌感染给治疗带来极大的困难，也是预后不良的征兆。这是一个十分棘手的问题，因为本病的主要治疗为皮质激素，而顽固性细菌感染未得到控制时不能应用皮质激素，疾病的变态反应性质无法改变，疾病也将无法控制。因此，应早期发现感染并及时治疗，故定期随访很重要。由于本病可隐袭进行，临床症状和气道损害不是本病活动的可靠指征，应使用更多的客观检查，如 X 线和免疫学检查以发现无症状的肺浸润复发和异常的免疫学变化，其中血清 IgG-Af 和总 IgE 是疾病活动的敏感指标。本病易有 CB 和肺纤维化等不可逆的并发症，多侵犯 20 岁以下患者，因此，及时而有效的诊断和治疗非常重要。

例：患儿，男，11 岁，1989 年 2 月 23 日以经常哮喘 6 年，反复出现感冒或肺炎 6 个月来北京协和医院变态反应科就诊。发作时伴头痛、胸痛（无固定部位）、畏寒、低热、疲乏。常有喷嚏、鼻痒和清涕，偶咳出米粒大棕色痰栓。发作为常年性，秋季加重，先后以大叶肺炎、肺结核、吕弗勒综合征等住外院治疗，家族中舅患花粉症。体检：消瘦，身高 150cm，体重 33kg，双肺喘鸣。以 20 种常见吸入变应原作皮内试验：葎草花粉（+++），多价真菌等 9 种变应原（+），其余（-）。以 1:20W/V 葎草花粉浸液作眼结膜激发试验呈阳性。外周血白

细胞 $7.0 \times 10^9/L$，嗜酸性粒细胞分类 0.03，嗜酸性粒细胞计数 $0.154 \times 10^9/L$。粪虫卵检查（－）。胸透正常。以致敏的夏秋花粉进行免疫疗法和对症处理，患儿仍不时发作，有时需短期使用皮质激素。

1989 年 8 月患儿开始咯血，以 1：2 000W/V Af 作皮内试验，结果为（＋＋＋），3～8 小时后迟发反应（－）。痰栓培养仅 10 天大量纯烟曲菌生长。随诊中连续作 3 次外周血白细胞检查，嗜酸性粒细胞分类分别占 0.12，0.13，0.12，血清总 IgE 为 27 000IU/ml（正常为 339IU/ml），IgG，IgA，IgM 水平正常。以琼脂凝胶双扩散法检测患儿血清，出现抗 Af 的沉淀抗体。以 ELISA 测血清中 IgE-Af 和 IgG-Af，结果

表 6-5-6 ELISA 检测患儿与 6 例 Af 皮试呈阳性的哮喘患儿血清 IgE-Af 和 IgG-Af 的 OD 值比较

项 目	IgE-Af（OD 值）	IgG-Af（OD 值）
本例患儿	0.71	0.41
哮喘患儿*	0.30	0.17

* 6 例 Af 致哮喘患儿测得的平均值

明显高于 6 例皮试 Af 呈阳性反应的哮喘患儿的平均值（表 6-5-6）。多次胸片检查示游走性肺浸润，右上近肺门处见平行线阴影。体层摄影显示有 CB 可能。乃确诊为 ABPA 伴花粉症，从免疫疗法中去掉真菌，每日口服倍他米松，治疗 2 周后渐减量，维持治疗半年后改为吸入必可酮。患儿于治疗 1 周后全部症状消失，2 个月后肺功能改善，血清总 IgE，IgE-Af 和 IgG-Af 均下降，定期作肺部 X 线检查未见新鲜阴影，病情稳定 1 年。后因未按时复诊，病情又有复发，经治疗再次迅速缓解。

（文昭明）

参 考 文 献

[1] Wig JM, et al. Allergic bronchopulmonary aspergillosis. Immunology & Allergy Pratice, 1984, 6 (8)：292

[2] Greenberger PA. Allergic bronchopulmonary aspergillosis. In：Patterson R, Grammer LC and Greenberger PA eds. Allergic diseases. diagnosis and management. 5th ed, Philadelphia：Lippincott-Ravan Publisher, 1997, 555－577

[3] Copez M and Salvaggio JE. Allergic bronchopulmonary aspergillosis. In：Kaplan AP ed. Allergy. 2nd ed. Philadelphia：WB Saunders Company, 1997, 524－531

[4] Greenberger PA. Allergic bronchopulmonary aspergillosis. In：Middleton E Jr, Reed CF et al. Allergy principle and practice. 4th ed. New York：Mosby, 1993, 1395－1414

[5] 文昭明，乔秉善，王宇，等. 变态反应性支气管肺曲菌病的诊断（附三例报告）. 中华结核和呼吸疾病杂志，1985, 8 (2)：89－92

[6] 文昭明，陈定一，乔秉善. ELISA 检测血清抗烟曲菌 IgE 和 IgG 的诊断意义. 中国医学科学院学报 1991, 13 (4)：251－254

[7] Greenberger PA, et al. Allergic bronchopulmonary aspergiloosis in patients with and without evidence of bronchiectasis. Ann Allergy, 1993, 70：333

[8] Wen Zhaoming and Lockey RF. A review of allergic broncho-pulmonary aspergillosis. Invest Allergol Clin Immunol, 1996, 6 (3)：144－151

[9] 孟凡信，文昭明. 免疫印迹技术在变态反应性支气管肺霉菌病研究中的应用. 中华微生物学和免疫学杂志，1998, 18 (增刊 1 期)：20－22

[10] 文昭明编著. 变态反应性疾病的诊治. 第二版. 北京：中国医药出版社，1998, 229－248

［11］文昭明. 变态反应性支气管肺曲菌病. 见：蔡柏蔷主编. 21 世纪医师丛书　呼吸内科分册. 北京：中国和医科大学出版社，2000，454－467

［12］文昭明编著. 呼吸系统变态反应性疾病诊断治疗学. 北京：中国协和医科大学出版社，2002，251－266

［13］Greenberger PA. Allergic bronchopulmonary aspergillosis. In：Grammer LC，et al eds. Petterson's Allergic Diseases. 6th ed. Philadelphia：Lippincott Willams Wilkins，2002，529－554

第六章　支气管扩张症

支气管扩张症（bronchiectasis）是指由多种原因引起的支气管扩张和与之相关的咳嗽、咳痰和咯血等临床表现，其名称来源于病理解剖改变，但临床特征具有一定的共性。支气管扩张可以是局限性的，仅涉及局部气道，也可以是弥漫性的，涉及更广泛的气道。临床上引起支气管扩张的疾病较多，但支气管扩张症通常指的是特发性的，多与早年的反复气管支气管感染有关。自从抗生素和疫苗问世以来，该病的发病率已有明显下降。在我国和其他发展中国家，特发性支气管扩张症在临床上并非少见疾病，而相关的研究却相当缺乏。

典型的特发性支气管扩张症临床表现为慢性咳嗽、咳大量痰和反复咯血。有些患者的支气管扩张并不出现大量咳痰，以咯血为主要表现，此类支气管扩张被称为"干性支气管扩张症"。

一般认为，支气管扩张是一种持久的病理过程。但有些支气管扩张可有部分、甚至是大部分的逆转，如：单纯支气管阻塞、感染、和其他可以纠正的基础疾病引起的支气管扩张。在特发性支气管扩张症，支气管扩张是一种永久的病理改变。

【病因】

支气管扩张症可与很多疾病相关（表6-6-1）。可分为三组：与囊性肺纤维化（cystic fibrosis）相关、与其他肺部疾病相关和特发性支气管扩张症。在与其他肺部疾病相关的支气管扩张的病因中，各种感染、气管支气管先天或获得性的异常改变、气道纤毛功能异常、先天或获得性免疫功能低下等，均可导致支气管扩张。

表6-6-1　支气管扩张及相关疾病

第一组：囊性肺纤维化

第二组：感染后并发症（结核、非典型分枝杆菌、百日咳、细菌、病毒［麻疹、流感、腺病毒］）

　　　免疫缺陷（低丙种球蛋白、IgG 亚型缺乏、HIV 感染、移植后）

　　　黏液纤毛清除障碍（Kartegener 综合征、原发性纤毛不动症、Young 综合征）

　　　吸入性肺炎后

　　　气道吸入性损伤

　　　变态反应性支气管肺曲菌病（ABPA）

　　　机械性支气管阻塞（异物、狭窄、肿瘤、淋巴结）

　　　风湿病（类风湿性关节炎、干燥综合征等）

　　　胃食管反流症

　　　炎症性肠病

　　　支气管哮喘和慢性阻塞性肺疾病

　　　α_1 糜蛋白缺乏

　　　弥漫性泛细支气管炎（DPB）

　　　结节病

　　　特发性肺纤维化（IPF）及其他间质性肺炎

　　　气道软骨发育不全

　　　黄甲综合征

第三组：特发性支气管扩张症

【发病机制】

支气管扩张症存在含软骨的近段支气管部分异常扩张。其发病机制主要与以下因素有关：①最初的病因可能多样，在慢性期出现气道的反复感染和慢性炎症是导致支气管扩张的主要机制；②在巨噬细胞和气道上皮细胞释放细胞因子（白细胞介素8和白三烯B4）的作用下，中性粒细胞聚集到肺部并释放弹性蛋白酶和胶原酶等导致支气管管壁的破坏；③支气管壁破坏后周围相对正常组织收缩力将受损气道牵张导致特征性的气道扩张改变；④在病程较长的支气管扩张中，支气管周围的肺组织也会受到炎症破坏，从而导致弥漫的支气管周围纤维化。

常见的受累部位与以下因素相关。①由于气管支气管是一种倒置的数形结构，因为重力引流的关系，双肺下叶的后基底段及下叶其他部位是病变最常累及的部位；②上叶支扩通常发生在后段和尖段，通常原因是支气管内膜结核、变态反应性支气管肺曲霉菌病和囊性纤维化；③根据引起支气管扩张症的原因不同，支气管扩张可以发生在肺内任何部位。支气管扩张患者气道解剖学的改变所引起的最重要的功能改变是气管支气管清除能力的下降，使细菌容易在气道内生长。而气道内的反复感染加重了原有的支气管扩张，致使病情不断反复和进展。重症患者可以出现肺动脉高压，与肺循环血容量增加和肺泡低氧等因素有关。

支气管扩张症可导致肺功能异常。大多数患者肺功能检查提示不同程度的阻塞性的改变，也可能会有轻度的限制性通气功能障碍和弥散功能可以减低。由于通气-血流失衡和肺内分流的存在，大多数患者会存在轻度的低氧血症。少数患者会发展成为肺心病。

【病理】

Reid根据支气管扩张症的病理和支气管造影的发现，将支气管扩张症分为柱状支气管扩张、囊柱型支气管扩张和囊状支气管扩张三种基本类型。

支气管扩张症可以表现为弥漫性病变，或局限性病变。支气管扩张多发生于双肺下叶，且左肺多于右肺，左下肺和左舌叶常同时发生支气管扩张。左肺上叶一般很少发生。支气管扩张症常发生于中等大小的支气管，更小的支气管则形成瘢痕而闭塞。

支气管扩张形成的过程中，受损支气管壁由于慢性炎症而遭到破坏，包括软骨、肌肉和弹性组织被破坏，纤毛细胞受损或消失，黏液分泌增多。此外，支气管壁的正常张力丧失，受累支气管向外突出，或形成囊状。黏液分泌增多有利于细菌滋生，局部感染进一步损害支气管壁。炎症亦可扩展至肺泡，引起支气管肺炎，瘢痕形成，以及正常肺组织减少。

【临床表现】

支气管扩张可发生于任何年龄，常见于青少年，在中老年也不少见。很多支气管扩张患者在幼年曾有麻疹、百日咳或支气管肺炎的病史，一些支气管扩张患者可能伴有慢性鼻窦炎或家族性免疫缺陷病史。临床表现分为4种类型：快速进展型、缓慢进展型、惰性无症状型和咯血为主型。

支气管扩张症患者的症状可以分为由支气管扩张本身引起的和由原发病变引起的两组症状。支气管扩张本身可以引起的症状有：慢性咳嗽、脓痰、发热、乏力和体重下降。咳痰的量和性状取决于病情轻重及是否合并感染。咳嗽通常发生于早晨和晚上，患者晨起时由于体位变化，痰液在气道内流动而刺激气道黏膜引起咳嗽和咳痰，痰液为脓性或黏液脓性。当合并急性感染时，咳嗽和咳痰量明显增多，痰液常呈黄绿色脓性，有厌氧菌感染者，常有臭味和呼出气恶臭。收集全日痰量并静置于玻璃瓶中，数小时后痰液可分离成四层：上层为黏液泡沫，下层为脓液，中层为混浊浆液，最下层为坏死沉淀组织，此为典型支气管扩张的痰液改变，但现在已较少见。部分支气管扩张症患者中会出现呼吸困难。在支气管扩张患者中，如果反复发作者，常可出现咯血症状，通常咯血程度不重，表现为脓痰中带血丝，随病情的发展，咯血量由少到多，可出现反复大量咯血，咯血间隔时间由长到短。一些患者以咯血为首发表现，另一些患者无咳嗽和咳痰，而以咯血为惟一表现，称为干性支气管扩张症。

支气管扩张症如果反复继发感染，患者可有发热、咳嗽、咳痰、气急和咯血等症状。支气管扩张迁延不愈而反复发作者，可有食欲减退、消瘦和贫血。此外，重症支气管扩张患者由于支气管周围肺组织化脓性炎症和广泛的肺组织纤维化，可并发阻塞性肺气肿，亦可产生上述症状。极其严重者，可导致心脏负担加重，甚或右心功能衰竭而发生下肢水肿、腹腔积液形成和呼吸困难加重等。

支气管扩张患者的肺部体检可发现啰音，有时可闻及哮鸣音。部分患者有杵状指、发绀和多血质。可能会有鼻息肉或慢性鼻窦炎。体重下降和肺心病的体征多提示病情进展。

支气管扩张常见的并发症有反复的肺部感染、脓胸、气胸和肺脓肿等，小部分患者可出现肺心病。

【辅助检查】

1. 胸部 X 线检查　胸部 X 线检查对支气管扩张的敏感性较差。胸部前后位 X 线片在支气管扩张早期常无特殊发现。以后胸片可显示一侧或双侧下肺叶肺纹理明显粗乱增多，边缘模糊，在增多的纹理中可有管状透亮区，为管壁明显增厚的支气管影，称为"轨道征"。严重病例肺纹理可呈网状，其间有透亮区，类似蜂窝状。囊性支气管扩张时，较为特征性的改变为卷发样阴影，表现为多个圆形薄壁透亮区，直径 $0.5 \sim 3cm$，有时囊底有小液平面。继发感染时可引起肺实质炎症，胸片显示多数小片或斑点状模糊影，或呈大片非均匀性密度增高影。炎症消散缓慢或在同一部位反复出现。

2. 支气管碘油造影术　支气管碘油造影可明确支气管扩张的部位、性质和范围，为外科手术提供重要的资料。随着胸部 CT，尤其是高分辨 CT（HRCT）的应用的普及，支气管碘油造影的应用已逐渐被 HRCT 取代。因此，目前该项检查已很少应用。

3. 胸部 HRCT 扫描　胸部 HRCT 诊断支气管扩张症的敏感性和特异性均达到了 90%，是支气管扩张症的首选检查手段图 6-6-1。普通胸部 CT 扫描也可以诊断支气管扩张，但敏感性仅有 66%。支气管扩张在 HRCT 上的特征性的表现包括：支气管扩张，支气管管壁增厚，支气管由中心向外周逐渐变细的特点消失以及扩张气管内气液平的存在。当支气管内径大于相伴行支气管动脉时，可以考虑支气管扩张的诊断。囊状支气管扩张的临床严重程度较其他两种类型的支气管扩张重。HRCT 显示的支气管扩张的程度除了与肺功能相关，也与肺动脉高压的发生有相关性。

4. 肺功能检查　由于肺脏具有极大的通气储备能力，病变比较局限的支气管扩张，患者的肺功能可无明显改变。柱状支气管扩张对肺功能影响较小，囊状支气管扩张因对支气管管壁破坏严重，可并发肺纤维化和慢性阻塞性肺疾病，肺功能可有明显改变。支气管扩张的肺功能损害主要表现为阻塞性通气功能障碍，FEV_1、最大通气量、FEV_1/FVC 及小气道用力呼气流速（FEE $25\% \sim 75\%$）均降低，而残气量/肺总量比增高。支气管扩张发展至广泛性肺组织纤维化时，肺功能可出现弥散功能障碍。最近有研究证实，部分支气管扩张患者存在可逆性气流阻塞或气道高反应，主要表现为 FEV_1 和最大呼气流速降低。

5. 支气管镜检查　支气管镜检查对支气管扩张的诊断价值不大，但可明确支气管扩张患

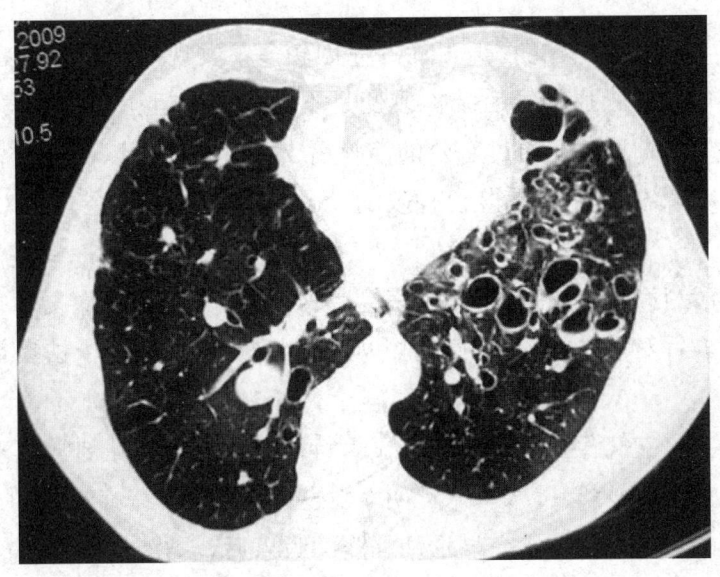

图 6-6-1　支气管扩张症患者的胸部 HRCT

显示扩张的气道和管壁增厚、多发囊状阴影，部分含有分泌物

者的支气管阻塞或出血部位。此外，经保护性刷检和冲洗检查对确定支气管扩张感染的病原学有重要价值，且经支气管冲洗可清除气道内分泌物，对支气管扩张的病情控制有一定帮助，并可帮助发现支气管肿瘤、支气管内异物等病因。

6. 一氧化氮呼气测定　与支气管哮喘等其他慢性气道炎症性疾病不同，支气管扩张症患者的呼出气一氧化氮没有明显增高，研究报告的结果不一致，提示其应用价值有限。在肺囊性纤维化患者，呼出气一氧化氮的浓度常正常或偏低。在原发性纤毛不动症中，呼出气一氧化氮浓度降低。

7. 其他检查　周围血常规检查：白细胞计数和分类升高提示支气管扩张患者存在急性细菌感染。痰培养及药敏试验可判断致病微生物，并对抗生素的选择具有重要的指导意义。最常见的病原菌为流感嗜血杆菌和铜绿假单胞菌。非结核分枝杆菌见于 2~10% 的患者。血气分析可助于评价支气管扩张患者肺功能的受损程度。鼻窦片检查有助于明确支气管扩张患者是否合并鼻窦炎。汗液氯离子的测定对囊性纤维化患者具有诊断价值。疑有免疫缺陷者应进行免疫球蛋白定量测定。若怀疑纤毛不动综合征，需进行鼻和支气管黏膜活检的电镜检查以及精液检查。

诊断不应只局限于支气管扩张的诊断，应注意除外有无与支气管扩张相关的基础疾病存在。

【诊断】

支气管扩张症的诊断来自两个线索，一是有提示性的临床表现，如反复咳痰和咯血，病变部位湿性啰音；一是胸部平片、CT 或 HRCT 提示。胸片可显示在粗乱肺纹理中多个不规则环状透亮阴影或沿支气管的卷发状阴影。确诊支气管扩张的辅助诊断包括胸部 HRCT 或支气管造影显示支气管扩张改变。

支气管扩张症的诊断需要通过病史和相应的检查了解有无相关的基础疾病，同时和其他呼吸道疾病相鉴别。

【治疗】

1. 病因治疗　由于引起支气管扩张症的原因较多，发现并治疗基础疾病是很重要的环节。虽然特发性支气管扩张症的气道结构改变是不可逆的，但在一些继发性支气管扩张症，如变态反应性支气管肺曲菌病，通过有效的治疗后支气管扩张可以明显改善。对于一些相关联的疾病或症状，如鼻窦炎，需要得到有效的处理。下面的讨论主要针对特发性支气管扩张症。

2. 支持和对症治疗　一般性的支持治疗包括戒烟、营养支持、康复治疗、和对有氧疗指征的患者给予氧疗。针对常见的咳痰、咯血和呼吸困难，可分别给予祛痰剂、止血药物和支气管扩张剂。

气道黏液高分泌是支气管扩张症的一个显著特征。支气管解黏剂常用于急性和慢性期支气管扩张的应用。重组人 DNase I 吸入未证明对特发性支气管扩张症有帮助。甘露醇吸入是一种比较有前景的新的治疗方法。研究显示，甘露醇吸入后，黏液清除显著改善。临床常用的祛痰药均可用于治疗支气管扩张症的气道黏液高分泌，如：氯化铵、溴己新、盐酸氨溴索、乙酰半胱氨酸、羧甲司坦和厄多司坦等。

尽管缺乏临床研究支持，对于有气流阻塞和气道高反应性的支气管扩张患者，常使用支气管扩张剂来帮助患者。

3. 抗生素的应用　支气管扩张症患者常继发支气管慢性感染和急性加重，不仅导致很多症状，也导致支气管结构的进一步破坏。由于支气管扩张症常发生反复呼吸道感染，抗生素使用非常普遍，各种耐药菌也比较常见。急性感染时使用抗生素有以下注意事项：①轻中度感染病原菌在治疗后可被清除，但重症感染的病原菌很难被清除，临床上有不少患者的慢性期有病原菌定植于气道；②耐药菌以铜绿假单胞菌最为常见；③选用组织通透性高的抗生素：如大环内酯类和喹诺酮类抗生素；④重症患者选用静脉制剂，轻中度可选用口服制剂；⑤通过痰培养监测痰病原学。

对于经常反复感染发作的患者，可以考虑预防性使用抗生素。常用的方法有：长时间使用口服抗生素（每个周期至少四周），雾化吸入抗生素，或定期间断使用静脉抗生素。长时间使用口服抗生素在小规模的临床观察中没有发现可以减少发作、改善肺功能或减少病死率。但确实观察到能够减少病原菌负荷、炎症指标和改善痰的颜色和量。雾化吸入的治疗方法可能更容易被医生和患者接受，文献中使用的药物有庆大霉素和妥布霉素等。总体来说，在决定是否需要在非急性期使用抗生素时，需要考虑到可能产生的耐药菌、治疗费用和潜在不良反应等。另外，可能需要更多地考虑使用非抗生素的治疗方法来预防复发。

4. 抗炎症治疗　慢性气道炎症是支气管扩张症很重要的一个致病机制。抗炎症治疗有可能减轻气道炎症，帮助受损气道黏膜和纤毛功能的修复。有三种药物有潜在研究价值：吸入皮质激素、大环内酯类药物和白三烯受体阻断剂。除了白三烯受体阻断剂，前两者已有一些临床研究报道（表6-6-2）。吸入皮质激素虽然对改善肺功能和减轻发作没有显著作用，但可以改善痰液的黏性和产生量。氟替卡松吸入剂的推荐量为500g bid。大环内酯类药物具有抗炎症的作用，同时对减轻气道黏液分泌有作用，对破坏铜绿假单胞菌的生物膜有效。小剂量红霉素在弥漫性泛细支气管有效，但在特发性支气管扩张症没有经验。新一代大环内酯类药物，如阿奇霉素、克拉霉素和罗红霉素对支气管扩张症均有一定的效果。

表 6-6-2　吸入皮质激素和大环内酯类药物随机临床研究一览表

研究者（年）	例数	研究设计	治疗	发现
吸入皮质激素				
Elborn 等（1992）	20	DB，交叉，PC	丙酸培氯米松 1500 g/d，6wk	↓痰量
Tsang 等（1998）	24	DB，PC	氟替卡松 500g/d，52wk	↓痰炎症指标（IL-1，IL-8，LTB4）
Tsang 等（2005）	86	DB，PC	氟替卡松 1000g/d，52wk	↓痰量 ↓铜绿假单胞菌感染者痰量
Martinez-Garcia 等（2006）	93	DB（剂量）	氟替卡松 500，1000g/d，6mo	↓1000g/d： ↓痰量、咳嗽、呼吸困难 ↑生命质量
大环内酯类				
Koh 等（1997）	25	DB，PC	罗红霉素 8mg/（kg·d），12wk	↓气道反应性
Tsang 等（1999）	21	DB，PC	红霉素 1000mg/d，8wk	↓痰量 ↑FEV1，FVC
Cymbala 等（2005）	12	交叉	阿奇霉素 1000mg/wk，6mo	↓痰量 ↓急性加重
Yalcin 等（2006）	34	PC	克拉霉素 15mg/kg.d，3mo	↓痰量 ↓炎症指标

修改自参考文献：King P，2007.

缩写：DB-双盲，PC-安慰剂对照，wk-周，mo-月

5. 体位引流和物理治疗　综合性的物理治疗方法包括体位引流、胸部叩击和机械呼吸治疗等。体位引流是改善痰液引流的简单有效的手段，其效果与需要引流的部位所对应的体位很有关系（图 6-6-2）。一般根据扩张支气管所在的部位选择不同的引流体位，其原则为将病变部位抬高，引流支气管开口向下，使痰液流入大气道而咳出，一般在饭前进行每次引流 15~30 分钟，每日 2~3 次。在体位引流时，辅以祛痰药物和胸部叩击则效果更佳。随机临床试验显示振荡正压呼气压力仪的有效性。对于选择性患者，也可通过纤维支气管镜帮助排痰。

对于大多数支气管扩张患者来说，体位引流不存在禁忌。尤其是坐位、半卧位和角度较小的倾斜位。但在头低脚高位和某些倾斜角度较大的体位，一些年老体弱，心血管功能不全及有明显呼吸困难者可能难以耐受，应慎重考虑。此类体位对于严重心脏病，心衰明显及呼吸困难伴发绀者不宜采用。对于体位引流后，可能会污染或危及置于低位的正常肺和支气管者也不宜采用。

体位引流的注意事项：①明确需要引流病灶的部位；②根据病变部位采取相应的引流体位：在一些危重患者，尤其是重症监护室的患者，往往仅能获得正位胸片，难以确定病变的叶段分布，如有引流的必要，可采用以下体位，如果病变在上肺，可采取坐位或半卧位；如果病变在中下肺，一般可采用角度较小的健侧卧位，在病情允许的条件下，也可健侧卧位，

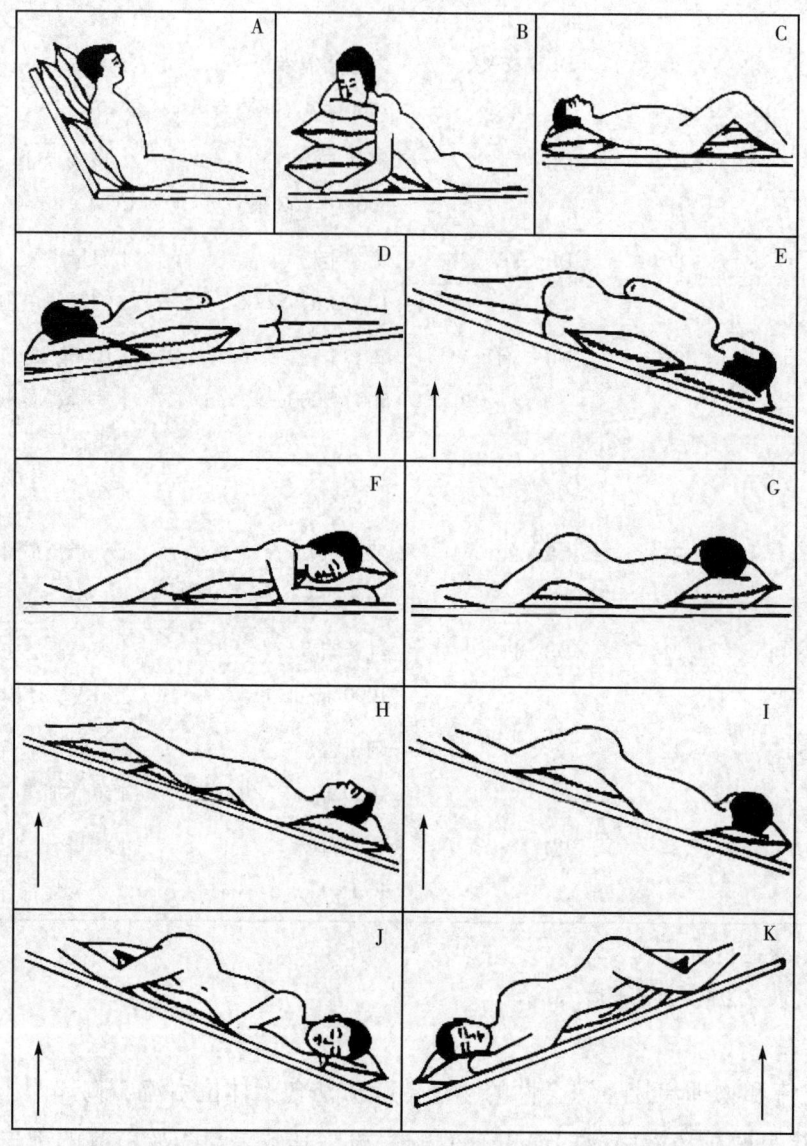

图 6-6-2　体位引流示意图

（A-上叶尖段，B-左上叶后段，C-上叶前段，D-右中叶，E-左舌叶，F-右上叶后段，
G-下叶背段，H-下叶前基底段，I-下叶后基底段，J-下叶外基底段，K-下叶内基底段，未
标明左右者适用于双侧），引自 Balachandran 等，2005

甚至加小角度的头低脚高位；③体位引流在早晨清醒后立即进行效果最好，头低脚高位引流时，为了预防胃食管反流、恶心和呕吐，应在饭后 1~2 小时在进行，尤其是留置胃管患者；④有支气管痉挛的患者，在体位引流前可先给予支气管扩张剂，痰液干燥的患者应注意气道湿化，在引流过程中可进行叩拍，并嘱患者作深呼气，促进痰液排出，引流后应进行有意识的咳嗽或用力呼气，廓清留于大气道的分泌物；⑤体位引流：每天 2~3 次，总治疗时间 30~45 分钟，每种体位维持 5~10 分钟，也可根据效果调整时间长度，如果有多个体位需要引流，可先从病变严重或积痰较多的部位开始，逐一进行。

　　6. 手术治疗　适合于局限性的支气管扩张。对于弥漫性支气管扩张的治疗价值还不清楚。

7. 肺移植 适合于呼吸功能严重下降的支气管扩张症患者。

8. 预防感染 针对麻疹和百日咳的儿童免疫有助于减少支气管扩张的发生。对于容易发生呼吸道感染的人群，通过每年的流感疫苗接种可以有效减少流感所致的继发性感染。肺炎疫苗可预防特定类型的肺炎及其严重并发症。免疫球蛋白缺乏者，应用免疫球蛋白可预防复杂的反复感染。对于已经发生支气管扩张症的患者，预防感染可以得到事半功倍的作用，必须将预防感染纳入治疗计划之中。通过规律的康复锻炼来增强体质和增加活动耐力对支气管扩张症有益。有吸烟习惯者必须戒烟。建议患者注射流感疫苗和肺炎球菌疫苗。含有多种常见呼吸道感染菌的口服疫苗（如：泛福舒）可能对支气管扩张症的感染预防也有效。

总之，支气管扩张症在临床并不少见，但相关研究和治疗状况相当的令人不满意，高质量的大样本随机对照研究严重缺乏。由于支气管扩张与支气管壁的反复感染和慢性炎症相关，急性期有效的抗感染治疗和缓解期的抗炎症治疗可能同样重要。

（徐凯峰）

参 考 文 献

［1］徐凯峰. 特发性支气管扩张症的治疗现状. 见：蔡柏蔷，肖毅主编. 当代呼吸病学进展. 中国协和医科大学出版社，北京，2008：57 - 61

［2］赵秀梅. 支气管扩张. 见：蔡柏蔷，李龙芸主编. 协和呼吸病学. 中国协和医科大学出版社，北京，2005：898 - 907

［3］Tsang KW, Bilton D. Clinical challenges in managing bronchiectasis. Respirology, 2009, 14：637 - 650

［4］Alzeer AH. HRCT score in bronchiectasis：correlation with pulmonary function tests and pulmonary artery pressure. Ann Thorac Med, 2008, 3：82 - 86

［5］ten Hacken NHT, Wijkstra PJ, Kerstjens HAM. Treatment of bronchiectasis in adults. BMJ, 2007, 335：1089 - 93

［6］King P. Is there a role for inhaled corticosteroids and macrolide therapy in bronchiectasis? Drugs, 2007, 67：965 - 974

［7］Crisafulli E, Coletti O, Costi S, et al. Effectiveness of erdosteine in elderly patients with bronchiectasis and hypersecretion：a 15-day, prospective parallel, open label, pilot study. Clinical Therapeutics, 2007, 29：2001 - 2009

［8］Balachandran A, Schivbalan S, Thangavelu S. Chest physiotherapy in pediatric practice. Indian Pediatrics, 2005, 42：559 - 568

［9］Murry MP, Pentland JL, Hill AT. A randomized crossover trial of chest physiotherapy in non-cystic fibrosis bronchiectasis. Eur Respir J, 2009, 34：1086 - 1092

［10］Foley SC, Hopkins NO, Fitzgerald MX, et al. Airway nitric oxide output is reduced in bronchiectasis. Respir Med, 2007, 101：1549 - 1555

第七章　上气道疾病

上气道在解剖上是指从唇或鼻孔到气管上端的部分，具有重要的生理功能，其呼吸功能包括过滤、调节以及输送气体到达肺脏，鼻同时还有嗅觉功能，咽、喉有助于完成吞咽、发声和咳嗽动作。

【鼻】

（一）结构和功能　鼻腔为一不规则狭长的腔隙，前起自前鼻孔，后止于后鼻孔并通向鼻咽部。鼻腔被鼻中隔分为左右两侧，每侧鼻腔又分为位于最前段约 1cm 长的鼻前庭及位于其后占绝大部分的固有鼻腔。鼻腔外侧壁具有鼻甲结构。上述复杂的结构改变了鼻中的气流动力学，以利于发挥其特有的对吸入气进行湿化或加温的调节功能。当立位呼吸时，气流首先以向上的方向进入鼻腔，然后转成水平方向进入鼻腔的主要通道，由于鼻内的特殊结构，吸入气必须经过 2 次接近 90° 的转弯才能进入相对平直的咽喉，呼气时气流的方向变化更为复杂。鼻前庭比较狭窄，因此气流的线性速度很快，较快速度的气流在鼻腔内转弯，有利于大部分气流携带的颗粒沉积。固有鼻腔横截面积大，气流速度减低，使得吸入气与黏膜接触时间延长，利于鼻腔发挥调温、调湿和清洁功能。

前述气流通过方式以及鼻腔黏膜的特殊解剖结构均有助于鼻腔功能的完成。鼻腔黏膜分为嗅区黏膜和呼吸区黏膜两部分，其中呼吸区黏膜占大部分。黏膜具有丰富的黏膜下腺，上皮内含有具有分泌功能的杯状细胞。黏膜下层毛细血管丰富，毛细血管与小动脉壁薄而富于小孔，以利物质交换，小动脉缺乏内弹力层，故对化学物质（如组胺）的作用非常敏感，能迅速舒缩。在黏膜厚处通常含有海绵状血窦，可以使血液快速流入而使黏膜充血。呼吸区黏膜还含有丰富的感觉神经末梢。黏液腺、浆液腺和杯状细胞分泌的黏液可以黏附吸入气内的颗粒，鼻腔分泌物中含有免疫球蛋白（尤其是 IgA）、抗菌化学物质（溶菌酶、乳铁传递蛋白）和抗氧化剂，为下气道提供非特异性的和特异性的免疫功能和化学保护功能。

鼻腔，尤其是鼻窦黏膜上皮富含可诱导的一氧化氮合成酶，从而可以产生一氧化氮，该物质具有抗菌、抗病毒和平滑肌松弛作用。上皮下快速的血流可以作为热交换器，具有巨大的对吸入气加温的作用。水分被动的通过上皮间连接而转运，从而对吸入气进行湿化。鼻黏膜的神经末梢可以引起多种神经反射，如喷嚏反射以及鼻鼻反射。通过鼻鼻反射，腺体和脉管系统都可以活化，从而发挥相应作用。

鼻腔的功能对下气道具有重要作用，在运动时，经口鼻呼吸取代了经鼻呼吸，相当一部分未经鼻腔调节的气体进入下呼吸道，造成黏膜高渗和黏膜湿度的改变，从而在存在运动诱发哮喘的患者中造成支气管痉挛。运动诱发哮喘的存在进一步表明了鼻腔对下呼吸道的保护功能。

（二）过敏性鼻炎和非过敏性鼻炎　鼻部常见症状包括喷嚏、鼻涕、鼻塞和鼻后滴流，最常见于感冒时，但在非感染性疾病中也可出现，如患过敏性鼻炎和非过敏性鼻炎时。

1. 分类　根据症状持续的时间，过敏性鼻炎可以分为散发性、季节性和常年性。大部分的非过敏性鼻炎患者病因不清，可进一步分为 3 组：非过敏性增生性鼻鼻窦炎、非过敏性非炎症性鼻病（也称为血管运动性鼻炎）和非变应性嗜酸性粒细胞增多性鼻炎。

2. 流行病学资料 过敏性鼻炎的患病率在9%~24%，与过敏性哮喘类似，其特点也是黏膜炎症和高反应性。可以引起反应的变应原通常是吸入的（气源性变应原）。户外变应原如植物的花粉和真菌通常引起季节性鼻炎，而室内变应原如尘螨、蟑螂和宠物的皮毛常年均可引起症状。在热带和亚热带地区，季节的变化并不明显，季节性和常年性鼻炎的区别意义不大。

3. 发病机制及病理生理 与过敏性哮喘类似，抗原与肥大细胞、嗜碱性粒细胞表面的IgE发生桥联，继而激活次级信使途径，引起多种介质（例如组胺）的释放，并引起前列腺素 D_2 等物质的重新合成和释放。引起局部瘙痒感、喷嚏、流涕以及鼻塞，造成气流通过受阻。在过敏性鼻炎的急性期，组胺可能是最重要的介质，是惟一可以引起全部鼻炎症状的物质。人类鼻黏膜的感觉神经末梢和血管上均可见到组胺受体（主要是 H_1 型）。但是过敏反应并不仅限于引起急性期症状，抗原接触也可引起迟发相反应，其特点是：症状的再发（尤其是鼻塞症状），二次炎症介质的释放，以及鼻分泌物中嗜酸性粒细胞、嗜碱性粒细胞、单核细胞以及中性粒细胞数目的增加。在鼻炎激发后24小时进行鼻黏膜活检发现存在以淋巴细胞为主的炎症激活，伴有嗜酸性粒细胞、嗜碱性粒细胞和中性粒细胞数目的增加。白细胞聚集的激活的最重要的后果是细胞因子和趋化因子的产生，这些物质被认为与永久性的炎症有关。

大多数非过敏性鼻炎的病理生理改变不清楚，非过敏性增生性鼻-鼻窦炎的特点是鼻及鼻窦黏膜的增厚和炎症的加重，鼻分泌物中中性粒细胞的数目增加，提示可能有慢性感染性因素参与了这一综合征的进展，但是迄今为止，人们还未能分离出一种确定的致病菌。非变应性嗜酸性粒细胞增多性鼻炎的临床表现与变应性鼻炎相似，其特点是鼻分泌物中含有大量嗜酸性粒细胞。在非过敏性非炎症性鼻病（血管运动性鼻炎）中，不存在黏膜炎症，很多研究发现应用辣椒素治疗有效，辣椒素可以引起黏膜神经受体功能的丧失，提示这一综合征可能与感觉神经失衡有关。

（四）治疗 过敏性鼻炎的治疗总结如表6-7-1。与治疗过敏性哮喘类似，包括控制环境、避免与变应原的接触、药物治疗和免疫治疗。

表 6-7-1 过敏性鼻炎的治疗

适应证	治疗
轻度	避免与抗原的接触
	需要时应用抗组胺药物或减轻充血药物
中度	避免与抗原的接触
	连续应用色甘酸钠或局部应用皮质激素
	需要时应用抗组胺药物或减轻充血药物
重度	避免与抗原的接触
	持续局部应用皮质激素
	需要时免疫治疗
	需要时应用抗组胺药物或减轻充血药物
不易控制的鼻溢	溴化异丙托品

治疗过敏性鼻炎的药物可以分为 2 类，缓解症状的药物以及具有抗炎活性的药物。缓解症状的药物又分为：抗组胺药物、减轻充血药物和溴化异丙托品（ipratropium bromide）。

1. 抗组胺药物是 H₁ 受体阻断剂，有效用于鼻痒、喷嚏、流泪以及流涕，但对黏膜充血的疗效欠佳。给药方式可以为连续应用或在症状加重前应用，但也可以在需要时应用。第一代或经典的抗组胺药物的不良反应如镇静以及其他系统性抗组胺活性限制了该类药物的应用。最新的制剂避免了上述副作用而且应用方便。新型抗组胺药物的半衰期长，它们的代谢产物也是有活性的，因此这类药物通常可以一天一次或两次给药，增加了患者的依从性。

2. 由于抗组胺药物的减轻充血作用欠佳，因此可以合并应用口服或局部减轻充血制剂，这类药物通常是 α 肾上腺素受体激动剂，引起血管收缩，减轻充血。口服制剂的效果并不优于局部制剂，而且有可能引起显著的拟交感神经副作用（如失眠、心动过速和血压升高等）。但是局部制剂有可能诱导受体下调，从而导致耐药，停止用药时有可能发生反跳。

3. 溴化异丙托品是 M 胆碱受体阻断剂，用于控制严重鼻溢。

4. 在中重度哮喘患者，局部糖皮质激素是治疗的关键，可以缓解所有症状，减轻炎症和鼻的高反应性。连续用药对症状控制的效果更佳，也具有较好的安全性，最常见的不良反应是局部刺激、干燥和头痛。

免疫疗法在过敏性鼻炎中的疗效也是肯定的。用相应的变应原提取物，从适当的低浓度开始少量皮下注射，每月 1~2 次，逐渐增加浓度和剂量，经数月的治疗后改为维持剂量。应用免疫疗法的适应证：中重度鼻炎患者传统药物治疗效果不佳或不能耐受，或不能避免与变应原接触。变应原免疫疗法比较安全，系统性的过敏反应并不常见，即使发生也比较轻微，易于处理，极罕见的情况下会发生过敏性休克。

由于对非过敏性鼻炎的病理生理知之甚少，对这类疾病的治疗手段也比较少，缓解症状的药物如抗组胺药物、减轻充血药物和溴化异丙托品可能会有一定疗效。

非过敏性增生性鼻鼻窦炎和非变应性嗜酸性粒细胞增多性鼻炎可以应用局部激素治疗。非过敏性非炎症性鼻病不是应用激素治疗的适应证，可以应用对症治疗，重复应用辣椒素可能对部分患者有效。

【咽】

（一）结构和功能　是消化系统和呼吸系统共有的通道。它是长 13cm 的管道，从颅底延伸到第 6 颈椎，腹侧壁分别与鼻腔（通过鼻后孔）、口腔（通过咽峡）和喉腔（通过喉口）互相交通，相应分成鼻咽、口咽和喉咽三部分。咽壁黏膜为假复层柱状纤毛上皮及复层扁平上皮，肌层由外层和内层组成，外层有咽上、中、下缩肌，内层由咽腭肌、咽鼓管咽肌和茎突咽肌组成。咽具有以下生理功能：呼吸、吞咽、言语形成、防御和保护功能、调节中耳气压功能以及扁桃体的免疫功能。在鼻咽部，肌肉对吞咽、言语和呼吸起了重要作用，可以保持咽部张力防止睡眠时鼻咽气流阻塞，也可防止睡眠时舌根后坠，在运动时，鼻咽部发生一系列变化以适应较高的气流速度。

（二）阻塞性呼吸睡眠暂停　阻塞性呼吸睡眠暂停是指存在胸腹呼吸运动时，上呼吸道无气流通过的时间超过 10 秒，每小时累积超过 5 次，每晚 6 小时睡眠中超过 30 次。其发病包括解剖和神经因素，解剖因素包括引起上气道狭窄的病变，神经因素包括睡眠时气道肌肉基础张力减低、上气道肌肉放电丧失等，患者最基本的表现为睡眠中不同程度的气流阻塞以及低氧血症。

1. 临床表现　几乎所有的患者均有睡眠后鼾音伴憋气、呼吸停止等，患者白天嗜睡，影响记忆力及注意力，严重持久的患者可以并发高血压、心律失常、心肺功能衰竭等。

2. 治疗　一般措施包括减肥、氧疗、戒酒和避免应用镇静剂、调整睡眠姿势等，对于部分患者可以应用经鼻持续性正压呼吸，也可考虑进行上气道成形术解除上气道机械性狭窄。详见相关章节。

【喉】

（一）结构和功能　喉是下呼吸道的门户，位于颈前正中。是由软骨、肌肉、韧带、纤维组织及黏膜等构成的一个锥形管腔状器官。喉肌分为内外两组，喉外肌将喉与周围结构相连，其作用是使喉体上升或下降，同时使喉固定。喉内肌的作用包括张开或关闭声门、使声带紧张或松弛、使会厌活动。喉的主要功能包括呼吸功能、发声功能、保护功能和屏气功能。

（二）喉阻塞　喉阻塞是指因喉部或其邻近组织的病变，使喉部通道发生阻塞。常见原因包括炎症、外伤异物、水肿、肿瘤、畸形以及声带瘫痪。临床表现为吸气性呼吸困难、吸气期喉喘鸣以及吸气期软组织凹陷、声嘶、发绀等。

治疗：明确病因，去除阻塞因素，对于炎症引起者，可以应用抗生素及皮质激素治疗，病情严重可考虑气管切开，紧急情况下可先行环甲膜切开术。

（赵秀梅）

参 考 文 献

[1] Schwartz AR, Sminth PL, Kashima HK et al. Disords of the upper airways. In：J F Murray, J A Nadel. Textbook of respiratory medicine. 3nd ed. Hiladelphia：Pennsylvania：WB. Saunders Company, 1999, 1343－1355

第八章　支气管哮喘治疗的进展

随着对哮喘发病机制的不断深入研究，哮喘的治疗也有了很大的进展和突破。20 世纪 70 年代认为支气管哮喘的原因是支气管平滑肌痉挛，因此短效 β_2 受体激动剂（SABA）成为当时哮喘的主导治疗，其虽能短期改善哮喘患者的症状，但病死率却不断上升。20 世纪 80 年代以后，随着纤维支气管镜的广泛应用及分子生物学技术的长足进步，发现不同类型、不同严重程度和不同病期的哮喘患者均存在气道炎症。支气管哮喘被认为是有多种细胞包括气道的炎症细胞和结构细胞（如嗜酸性粒细胞、肥大细胞、T 淋巴细胞、中性粒细胞、平滑肌细胞、气道上皮细胞等）和细胞组分参与的气道慢性炎症性疾病。哮喘的慢性气道炎症机制学说的建立，使哮喘病的治疗学发生了革命性的进步——由原本只重视解痉平喘的治疗方案，转变为更重视抑制气道炎症的抗炎治疗。由于发现吸入性糖皮质激素（ICS）具有广泛的抗气道炎症的作用，吸入糖皮质激素（ICS）广泛应用于支气管哮喘的治疗。

近十余年来研究发现，在慢性气道炎症的基础上，随着炎症的迁延和反复加重，在多种炎症细胞及其释放出的细胞因子及炎症介质的作用下，哮喘患者的气道上皮发生基底膜增厚、黏膜下腺体增生肥大、黏膜下胶原组织沉积、平滑肌细胞增生肥厚和新生血管形成等病理改变，即所谓"气道重塑"。由于气道重塑可使支气管哮喘患者的气道炎症的可逆性降低，对治疗哮喘药物的反应性降低，使哮喘患者在脱离与变应原的接触后，肺功能指标持续降低，甚至对糖皮质激素耐药，最终导致病情的进一步恶化。因此提出对哮喘患者进行早期治疗，联合治疗（由于许多研究显示包括 ICS 在内的单一治疗哮喘药物对气道重塑的疗效均不理想）。近年来主张联合使用 ICS 和 LABA 吸入疗法治疗持续性哮喘，两类药物从不同角度减轻、抑制气道炎症和气道重塑的病理改变，彼此有很好的协同作用。不过，由于我们对支气管哮喘气道重塑的认识还不够深入，目前还没有更为有效的治疗方法，有待今后的进一步研究。

随着哮喘治疗大量循证医学资料的积累，很多传统药物在哮喘治疗中的地位得到重新认识。哮喘防治新型药物的不断开发和涌现，也使哮喘的治疗得到不断的改善和突破。

【常规药物】

1. 吸入性糖皮质激素（ICS）　ICS 是到目前为止控制气道炎症最有效的药物，可调控靶细胞转录，抑制多种炎性细胞活化和炎性因子的生成和释放，减少微血管的渗漏，提高 β 受体的敏感性，进而预防气道重塑，1CS 在哮喘治疗中的地位逐渐得到肯定，成为哮喘治疗的基础，GINA 推荐把长期应用 ICS 作为防治慢性哮喘的一线药物。研究证明 ICS 可以有效减轻哮喘症状、提高生活质量、改善肺功能、降低气道高反应性、控制气道炎症，减少哮喘发作的频率和减轻发作的严重程度，降低病死率。然而哮喘患者使用 ICS 获益程度并不一样。例如，吸烟哮喘患者对比与不吸烟患者使用等量 ICS 获益较少。气道的中性粒细胞炎症对治疗的反应比嗜酸性粒细胞炎症对治疗的反应要差。哮喘患者的遗传背景不同也可能对 ICS 的反应不一样。另外，有研究显示在中、重度持续性哮喘患者中，随着 ICS 的持续使用，哮喘的病死率逐年下降。但是 ICS 在 GINA 推荐的中至大剂量范围内量——效曲线平坦，即增大

ICS 的剂量，其疗效增加非常有限，相反其全身性不良反应得以显现。ICS 的全身不良反应的大小与药物剂量、药物的生物利用度、在肠道的吸收、肝脏的首过效应及全身吸收药物的半衰期等因素有关。而且 ICS 的剂型对哮喘的疗效也有影响，即颗粒较小而在肺组织存积较多的 ICS 可以较大程度地同时显著降低大气道和外周肺组织的 EOS 浸润。因此，发展新型的药物、使用工具和方法将是努力的方向。环索奈德（ciclesonide）就是一种新型 ICS 药物，它本身是以无活性的药物前体形式存在，吸入后到达肺部经肺内酯酶的作用生成活性物质去异丁酰基环索奈德。由于环索奈德气雾剂的颗粒小，在咽喉局部的沉积率低，肺内的沉积率可以高达50%，而血浆中游离态<1%，因此全身不良反应少，更安全、有效。与布地奈德相比，每晚 1 次吸入环索奈德能明显改善哮喘症状和早晨肺功能。虽然 ICS 非常有效，但也需注意其可能带来的潜在不良反应。在儿童中进行的一项长达 5 年的研究提示，ICS 可能对儿童的身高发育略有影响，但仍需更多大型临床试验证实。ICS 的另一个不良反应是使骨密度下降。有研究显示，ICS 与氢化可的松一样，也会因为阻止肠道的钙吸收及增加尿钙的排出而加速体内的骨质流失。已经有研究证据表明 ICS 可能与白内障和青光眼的发生有关，但前瞻性研究没有证据表明与后囊下白内障的发生有明确的关系。

2. 吸入性 β_2 受体激动剂 吸入性 β_2 受体激动剂可分为短效（作用维持 4~6 小时）和长效药物（维持 12 小时），而后者又可分为速效（数分钟起效）和缓慢起效（半小时起效）两种。β_2 受体激动剂通过兴奋气道平滑肌和肥大细胞膜表面的 β_2 受体，舒张气道平滑肌、减少肥大细胞和嗜碱性粒细胞脱颗粒和介质的释放、降低微血管的通透性、增加气道上皮纤毛的摆动等，缓解哮喘症状。因为长效 β_2 受体激动剂（简称 LABA）的分子中具有较长的侧链，所以舒张支气管平滑肌的作用可维持 12 小时以上。如同短效 β_2 受体激动剂（简称 SABA）一样，规律使用长效 β_2 受体激动剂虽然会导致轻度的快速耐受，但其产生最大的支气管舒张效应。相反，规律使用 LABA 会导致支气管保护作用（例如，其抑制运动导致的支气管收缩作用）迅速减弱，这种相反的药理学作用至今仍不能得到完美的解释。在少数例外的情况下，规律使用 LABA 并不妨碍再使用 SABA 使得哮喘症状快速缓解。由基因多态性决定的 β 肾上腺素受体结构的变异可能导致了哮喘患者对 LABA 的反应不同。LABA 不推荐长期单独使用治疗哮喘，若长期单独使用则会导致气道炎症难以控制，哮喘症状频繁恶化。近年来推荐联合 ICS 和 LABA 治疗哮喘。这两者具有协同的抗炎和平喘作用，可获得相当于或优于应用 ICS 时的疗效，并可增加哮喘患者的依从性，减少较大剂量 ICS 引起的不良反应，尤其适合于中-重度持续哮喘的长期治疗。有研究表明，ICS 和 LABA 联合使用会减轻白天、尤其是夜间哮喘症状，提高肺功能，减少恶化风险，较少 ICS 吸入剂量。

然而，SMART 研究（Salmeterol Multicenter Asthma Research Trial，沙美特罗多中心哮喘研究试验）结果显示规则使用沙美特罗组哮喘相关的死亡率显著高于安慰剂组，长期使用 LABA 的安全性备受关注。然而其中机制仍不清楚。国际专家小组推荐在单独使用 ICS 时哮喘控制不满意或初始治疗预计单独使用 ICS 哮喘将得不到有效控制情况下使用 LABA。这里需指出，2010 年 2 月 18 日美国 FDA（U. S. Food and Drug Administration）在长效 β_2 受体激动剂治疗哮喘的安全通告中特别强调：LABA 应该短期应用，一旦哮喘得到有效控制，则应该停止使用 LABA。也就是，如果哮喘患者应用 ICS 和 LABA 联合治疗哮喘，哮喘达到完全控制后，就需要降阶梯治疗，应用单一的 ICS 吸入治疗，而不再继续使用 LABA 吸入治疗。

3. 白三烯调节剂 包括半胱氨酰白三烯受体阻断剂和5-脂氧化酶抑制剂。目前在国内应用的主要是半胱氨酰白三烯受体阻断剂。其主要拮抗气道平滑肌和其他细胞表面白三烯

（CysLT1）受体，抑制肥大细胞和嗜酸性粒细胞释放出的半胱氨酰白三烯的致喘和致炎作用。一些短期双盲安慰剂对照试验显示服用白三烯调节剂可减轻哮喘症状、改善肺功能、减少哮喘的恶化。但其作用不如 ICS，也不能取代糖皮质激素。白三烯受体阻断剂可作为轻度持续性哮喘的替代治疗。若与 ICS 联用，本品可减少中-重度哮喘患者每天吸入糖皮质激素的剂量，并可提高吸入糖皮质激素的治疗的效果。尤其适用于阿司匹林过敏性哮喘、运动性哮喘和伴有过敏性鼻炎哮喘患者的治疗。本品使用较为安全。虽然有文献报道接受这类药物治疗的患者可出现 Churg-Strauss 综合征，但其与白三烯调节剂的因果关系尚未肯定。5-脂氧化酶抑制剂可能引起肝脏损害，需监测肝功能。

4．抗胆碱药物　吸入抗胆碱药物通过降低迷走神经张力而舒张支气管。其舒张支气管的作用比 β_2 受体激动剂弱，起效也较慢，但长期应用不易产生耐药。该类药物如溴化异丙托品虽被用于一些因不能耐受 β_2 受体激动剂的哮喘患者，但是到目前为止尚没有证据表明它对哮喘长期慢性管理方面有显著的效果。

【其他炎性介质和细胞因子拮抗剂】

目前有许多研究从哮喘发病的分子机制着手，利用各种细胞因子抗体为哮喘的治疗提供许多更有效的，更特异的治疗手段。如抗 IL-5 制剂，目前还处于临床试验阶段；而 IgE 单克隆抗体已在国外成功上市。Omalizumab（奥马珠单抗）是人源化的 DNA 来源的 IgE 的单克隆抗体，它与循环 IgE 上的位点相结合，避免 IgE 通过其 Fc 片段与肥大细胞和嗜碱性粒细胞表面的高亲和力受体（FcεRIs）相结合。奥马珠单抗与游离的 IgE 相结合，形成无生物活性的 IgE-抗 IgE 复合物，从而阻断了级联反应。使用奥马珠单抗后能使血清游离 IgE 水平下降95％，并可通过后续给药持续保持极低水平；而且也能下调大细胞和免疫调节细胞（嗜碱性粒细胞，单核细胞和树突状细胞）表面的 FcεRIs 的表达。目前它主要应用于经 ICS，LABA，白三烯调节剂等联合治疗后症状仍未控制的中-重度持续性哮喘患者。但因该药临床应用时间尚短，其远期疗效与安全性有待进一步评价，价格昂贵也使其临床应用受到限制。

【变应原特异性免疫疗法（SIT）】

该疗法又称脱敏疗法，通过皮下注射、口服、滴鼻或透皮等给药途径，使用常见吸入变应原提取物（如螨、花粉、豚草等）对哮喘患者进行脱敏治疗，有助于减轻哮喘症状和降低气道高反应性。但该疗法远期疗效和安全性有待进一步评价。变应原制备的标准化工作也有待加强。

【基因治疗】

哮喘是一种多基因遗传易感性疾病，其基因治疗已取得一些进展，但仍处于实验阶段。基因治疗的对象主要为激素抵抗型和激素依赖型哮喘或难治性重症哮喘，虽具有广阔前景，但其有效性和安全性仍须大量研究证实，基因治疗的临床应用尚有一定距离。

【支气管热成形术】

支气管热成形术（bronchial thermoplasty，BT）是应用一种 Alair 系统将射频能量传递至气道，通过射频消融减少传导性气道过度增殖的气道平滑肌数量，以削弱支气管平滑肌在受到刺激后的痉挛程度，从而达到缓解支气管哮喘症状的目的。一项多中心的随机对照研究显示BT 治疗组患者比对照组患者在哮喘发作频率、晨起 PEF 值、哮喘症状评分及无症状天数等方面均有显著改善。在不良反应方面，BT 治疗后的 6 周内主要有咳嗽和喘息等表现。研究证实支气管热成形术可以改善中重度哮喘患者的症状。目前关于 BT 治疗支气管哮喘的更多研究仍在进行当中。

（李 飞 高金明）

参 考 文 献

[1] Christopher H. Fanta. Asthma. N Engl J Med, 2009, 360：1002－1014

[2] 中华医学会呼吸病学分会哮喘学组. 支气管哮喘防治指南2008. 中华结核和呼吸杂志，2008，31（3）期：177－185

[3] 万欢英，沈霞芳. 哮喘治疗进展. 上海医学杂志，2007，30（9）：652－655

[4] Colice GL. The newly developed inhaled corticosteroid ciclesonide for the treatment of asthma. Expert Opin Pharmacother, 2006, 7：2107－2117

[5] Wechsler ME, Lehman E, Lazarus SC, et al. β-Adrenergic receptor polymorphism and response to salmeterol. Am J Respir Crit Care Med, 2006, 173：519－526

[6] Nelson HS, Weiss ST, Bleecker ER, Yancey SW, Dorinsky PM, SMART Study Group. The Salmeterol Multicenter Asthma Research Trial：a comparison of usual pharmacotherapy for asthma or usual pharmacotherapy plus salmeterol. Chest, 2006, 129：15－26

[7] Ostrom NK, Decotiis BA, Lincourt WR, et al. Comparative efficacy and safety of low-dose fluticasone propionate and montelukast in children with persistent asthma. J Pediatr, 2005, 147：213－220

[8] Prussin C, Griffith DT, Boesel KM et al. Omalizumab treatment downregulates dendritic cell FcepsilonR1 expression. J Allergy Clin Immunol, 2003, 112：1147－1154

[9] Cox L, Platts-Mills TAE, Finegold I et al. American Academy of Allergy, Asthma & Immunology/American College of Allergy, Asthma and Immunology Joint Task Force report on omalizumab-associated anaphylaxis. J Allergy Clin Immunol, 2007, 120：1373－1377

[10] Chuang YH, Yang YH, Wu SJ et al. Gene therapy for allergic diseases. Curr Gene Ther, 2009, Jun, 9（3）：185－191

[11] Wang LC, Lee JH, Yang YH et al. New biological approaches in asthma：DNA-based therapy. Curr Med Chem, 2007, 14（15）：1607－1618

[12] Cox G, Miller JD, McWilliams A, et al. Bronchial thermoplasty for asthma. Am J Respir Crit Care Med, 2006, 173：965－969

[13] Cox G, Thomson NC, Rubin AS, et al. Asthma control during the year after bronchial thermoplasty. N Engl J Med, 2007, 356：1327－1337

第 七 篇

肺 部 肿 瘤

第一章 肺 癌

肺癌（lung cancer）为原发于支气管、肺的癌。因绝大多数均起源于各级支气管黏膜上皮，源于支气管腺体或肺泡上皮细胞者较少，因而肺癌实为支气管源性癌（bronchogenic carcinoma），包括鳞癌、腺癌、小细胞癌和大细胞癌几种主要类型。

【概述】

肺癌是当今世界上严重威胁人类健康与生命的恶性肿瘤，发病率在多数国家呈明显增高趋向。近年来，在我国许多大城市，肺癌已在恶性肿瘤的发病率中占据第一位。虽然近年对肺癌的发病机制研究有了很大进展，但肺癌的长期存活率仍非常低，2002 年报告我国 5 年生存率仅 8%。

据 1999 年报告，全世界每年有 100 万左右新肺癌患者（男性 772 000，女性 265 000），目前全球发病率以每年 0.5% 增长。在女性及年青人群中发病率均迅速增长。2001 年报告死于肺癌患者达 100 万以上，表 7-1-1 显示了 1992 ~ 1995 年各国家肺癌的死亡率。在癌症死亡中肺癌已是男性的第一死亡原因，女性为第三死亡原因。日本男性肺癌死亡率也将超过胃癌的死亡率，跃居恶性肿瘤的首位。我国肺癌的发病率呈直线上升，1973 ~ 1975 年到 1990 年间肺癌发病率每年递增 11.9%。1988 ~ 1992 年我国城市试点地区报告哈尔滨、北京、天津、武汉男性肺癌发病率（1/10 万）分别为 51.3、43.3、62.1、71.5、48.7，均为恶性肿瘤发病中的首位。女性肺癌在哈尔滨、北京、

表 7-1-1 1992-1995 年各国家肺癌的死亡率（/10 万）

男		女	
国家	死亡率	国家	死亡率
匈牙利	84.0	美国	26.3
波兰	71.4	丹麦	24.9
荷兰	64.8	英国	20.9
意大利	56.2	匈牙利	17.9
美国	55.3	中国	15.8
英国	51.8	荷兰	12.6
希腊	49.8	日本	8.3
德国	47.3	意大利	7.9
法国	47.0	希腊	6.9
中国	37.3	墨西哥	5.8
日本	31.0		
墨西哥	16.1		

天津的发病率为 29.1、28.6 及 43.9，也均为恶性肿瘤发病的首位。上海、北京、天津、沈阳、广州、南京、鞍山及云南个旧等地区肺癌死亡率先后跃居到各类恶性肿瘤的首位。例如，上海、哈尔滨、武汉、天津、北京报告男性肺癌死亡率（/10 万）分别为：62.0、41.8、40.9、37.7、及 35.6。哈尔滨、北京及天津女性肺癌死亡率为 27.7、25.2、30.0，均为恶性肿瘤死亡率的首位。2002 年中国男性发病率为 44.7/10 万，女性为 27.4/10 万。预测至 2025 年我国每年死亡于肺癌者达 90 万人。世界卫生组织报告肺癌和艾滋病将是 21 世纪危害人类最严重的两个常见病。在我国积极发展肺癌的防治研究是具有非常重要的现实意义。

【病因】

肺癌的病因复杂，至今仍不十分清楚，研究表明肺癌的发生与下列因素有关：

（一）吸烟　肺癌患者中 3/4 有重度吸烟。吸烟者比不吸烟者肺癌发病高 10～13 倍，且与开始吸烟年龄有关，19 岁以下青少年开始吸烟，死亡于肺癌的机会更大。1985 年美国报告男性肺癌中 86% 和女性肺癌中 79% 归因于吸烟。国内外研究一致表明吸烟与肺鳞癌、小细胞肺癌（SCLC）关系密切。纸烟中含有苯并芘、烟碱、亚硝胺及微量砷等 10 余种致癌物质。国外研究结果指出，家庭及办公室内有吸烟者，不吸烟者每天从空气中所吸入的有害物质并不小于吸烟者，而且不吸烟者对烟草中有害物质的刺激反应更大于吸烟者。美国的一项研究认为有 20% 的肺癌归因于环境中的烟草烟雾，因此已将其列为 A 级致癌物。当烟龄为 25 年，每天吸烟 20 支，77% 人体内即可产生 GRP 蛋白质，即便戒烟，体内仍存在，其可促使支气管上皮细胞分裂，破坏组织，因此吸烟是导致癌症的重要原因。许多国家已发起了广泛的劝阻吸烟的运动，甚至制定了法律，禁止在公共场所吸烟。美国自 1984 年开展了戒烟运动后，肺癌发病率已无明显上升。目前估计全世界男性中吸烟者占 47%～50%，女性中吸烟者为 10%～12%，据研究报告女性吸烟与肺癌发病危险度更高于男性。我国目前已有 3 亿烟民，尤其令人担忧的是城市 30%～40% 的中学生也吸烟，因此劝阻及控制吸烟的运动是势在必行。

（二）大气污染　城市上空的大气分析表明，空气中的致癌物质明显高于农村，因城市中工业燃料燃烧后及大量机动车排出的废气中具有 3,4-苯并芘、甲基胆蒽类环烃化合物、SO_2、NO_2 和飘尘等，这些物质均具有致癌的作用。吸入严重污染的城市空气，等于每人吸入了大于 20 支纸烟。

（三）室内微小环境的污染　女性肺癌的发病与室内空气污染有关，如厨房小环境内煤焦油、煤烟、烹调的油烟（如菜油和豆油高温加热后产生的油烟凝聚物）等污染；香烟物；室内氡气、氡子体等均可成为女性肺癌的危险因素。

（四）职业危害　某些职业的劳动环境中可能有导致或促进肺癌发生、发展的致癌物质。已确认的致癌物质有：铬镍、砷、铍、石棉、煤烟、煤焦油、芥子气、异丙油、二氯甲基醚及电离辐射。推测有致癌的物质如：丙烯、氯乙烯、镉、玻璃纤维、人工纤维、二氯化硅、滑石粉及氯化苯等。肺癌的形成是一个相当漫长的过程，因此停止接触后需相当长的时间，才发现肺癌。

（五）慢性肺部疾病　慢性支气管炎、肺结核等与肺癌危险度有显著关系。甚至结节病及间质性肺纤维化患者中，肺癌的相对危险度也较高。北京协和医院已报告硬皮病伴发肺癌，以腺癌和细支气管肺泡癌多见。

（六）营养状况　维生素 E、B_2 的缺乏及不足在肺癌患者中较为突出。食物中长期缺乏维生素 A、维甲类、β 胡萝卜素和微量元素（锌、硒）等易发生肺癌。

（七）遗传因素　遗传因素与肺癌的关系已越来越受到重视。已报告在几代人中数十名家庭人员连续发生癌症。20 世纪 70 年代报告 3,4-苯并芘经人体内芳香烃羟化酶（AHH）作用，可转化为有致癌活性物质，而 AHH 与遗传有密切关系，因此肺癌可能具有一定的潜在血缘遗传性。

【病理和分类】

1999 年世界卫生组织对肺癌的病理分类作了进一步修改（表 7-1-2）。

表 7-1-2　世界卫生组织肺癌组织学类型（1999）

1. 侵袭前病变（preinvasive lesions）

1.1 鳞状组织间变（squamous dysplasia）/原位癌（carcinoma in situ）

1.2 不典型腺瘤性增生（atypical adenomatous hyperplasia）

1.3 弥漫性特发性肺神经内分泌细胞增生（diffuse idiopathic pulmonary neuroendocrine cell hyperplasia）

2.1 鳞状细胞癌（squamous cell carcinoma）

2.1.1 变异型（variants）

2.1.1.1 乳头状（papillary）

2.1.1.2 透明细胞（clear cell）

2.1.1.3 小细胞（small cell）

2.1.1.4 基底细胞样（basaloid）

2.2 小细胞癌（small cell carcinoma）

2.2.1 复合性小细胞癌（combined small cell carcinoma）

2.3 腺癌（adenocarcinoma）

2.3.1 腺泡性（acinar）

2.3.2 乳头状（papillary）

2.3.3 细支气管肺泡癌（bronchioloalveolar carcinoma）

2.3.3.1 非黏液性（non-mucinous）

2.3.3.2 黏液性（mucinous）

2.3.3.3 混合性黏液性及非黏液性（mixed mucinous and non-mucinous）或不确定性（indeterminate）

2.3.4 实性腺癌伴有黏液（solid adenocarcinoma with mucin）

2.3.5 腺癌伴混合性亚型（adenocarcinoma with mixed subtypes）

2.3.6 变异型（variants）

2.3.6.1 分化好的胎儿型腺癌（well-differentiated tetal adenocarcinoma）

2.3.6.2 黏液性（"胶样"）腺癌［mucinous（"colloid"）adenocarcinoma］

2.3.6.3 黏液性囊腺癌（mucinons cystadenocarcinoma）

2.3.6.4 印戒细胞腺癌（signet ring adenocarcinoma）

2.3.6.5 透明细胞腺癌（clear cell adenocarcinoma）

2.4 大细胞癌（large cell carcinoma）

2.4.1 变异型（variants）

2.4.2 大细胞神经内分泌癌（large cell neuroendocrine carcinoma）

2.4.2.1 复合性大细胞神经内分泌癌（combined large cell neuroendocrine carcinoma）

2.4.3 基底细胞样癌（basaloid carcinoma）

2.4.4 淋巴上皮癌样癌（lymphoepithelioma-like carcinoma）

2.4.5 透明细胞癌（clear cell carcinoma）

2.4.6 具有横纹肌样表型的大细胞癌（large cell carcinoma with rhabdoid phenotype）

2.5 腺鳞癌（adenosquamous carcinoma）

2.6 具有多形性、肉瘤样或肉瘤成分的癌（carcinoma with pleomorphic, comatoid sarcomatoid or sarcomatous elements）

2.6.1 具有梭形和（或）巨细胞的癌（carcinoma with spindle and/or giant cells）

2.6.1.1 多形性癌（pieomorphic carcinoma）

2.6.1.2 梭形细胞癌（spindle cell carcinoma）

2.6.1.3 巨细胞癌（giant cell carcinoma）

2.6.2 癌肉瘤（carcinosarcoma）

续　表

2.6.3 肺母细胞瘤（pulmonary blastoma）

2.6.4 其他（others）

2.7 类癌（carcinoid tumour）

2.7.1 典型类癌（typical carcinoid）

2.7.2 不典型类癌（atypical carcinoid）

2.8 唾液腺型癌（carcinomas of salivary gland type）

2.8.1 黏液表皮样癌（mucoepidermoid carciaoma）

2.8.2 腺样囊性癌（adenoid cystic carcinoma）

2.8.3 其他（others）

2.9 不能分类的癌（unclassified carcinoma）

为了临床诊断及治疗，从解剖学及组织学按如下分类：

（一）按解剖学部位分类

1. 中央型肺癌　发生于主支气管以上的肺癌称为中央型，约占 3/4，以鳞状上皮细胞癌和小细胞癌多见。

2. 周围型肺癌　发生在段支气管以下的癌称为周围型，约占 1/4，以腺癌较为多见。

（二）组织学分类　目前将肺癌分两大类，即小细胞（SCLC，占 25%）和非小细胞肺癌（NSCLC，占 75%）后者包括鳞癌、腺癌、大细胞癌及腺鳞癌。

1. 小细胞肺癌　SCLC 多见丁男性，较年轻，多见 40~50 岁左右，是肺癌中恶性度最高者。肿瘤细胞倍增时间最短（33 天），肿瘤生长迅速，早期即发生血行和淋巴转移。即使局部生长的肿瘤，也显示为浸润性行为。对放、化疗均敏感。近年来 SCLC 发病率有明显增高趋势，多数起源于大的支气管，为中心型，并在支气黏膜下层内浸润性生长，引起管腔狭窄，一般不形成多发肿块。肿瘤早期侵犯肺门、纵隔淋巴结及血管，因此在初次确诊时 60%~88% 的患者已全身转移，最常见的胸外转移为：肝 22%~28%、骨髓 17%~30%、中枢神经系统 8%~15%、骨 40% 及后腹膜 11%。周边型 SCLC 少见。肿瘤质地软、灰白，有黏液样变性，出血和坏死多见。有多种细胞形态，如淋巴样、燕麦样、梭形等。典型燕麦细胞约 2 倍于淋巴细胞；胞质稀少；核深染；其可呈圆形或梭形，分裂象多见；染色质分散；核仁不易观察到。细胞呈弥散分布，亦可排成索状、小梁及管状。有细胞排列在小血管周围，呈假玫瑰花结。在变性区域的血管周有嗜碱性粒细胞浸润。这可能是因坏死肿瘤细胞的 DNA 积聚引起。中间型及梭形细胞的胞质增多，染色质粗，核仁明显。变异的 SCLC 细胞是小淋巴细胞 4 倍大，细胞核较燕麦型的大，细胞质更多，染色质呈凝集状，也有呈分散状，核仁明显。

电镜下见癌细胞无基膜，桥粒少，或无。胞质内有神经内分泌颗粒，直径 50~240nm，呈圆形，有界膜及亮晕，核心较致密。免疫组化及特殊的肿瘤标记认为 SCLC 是属神经内分泌源性肿瘤，起源于支气管上皮和黏液腺内的 Kultschitzky 细胞（K 细胞）。

2. 非小细胞肺癌（NSCLC）　本组各型细胞分期、治疗相似，但不同类型的组织学，其临床表现不同。

（1）鳞状细胞癌　占全部肺癌 30%，为肺癌最常见类型，男性多见，与吸烟密切相关。患者年龄多数在 50 岁以上。血行转移发生较晚。手术切除疗效较好。对放、化疗敏感性低于 SCLC。多数起源于段和亚段支气管黏膜，并在支气管内形成肿块，堵塞管腔，引起阻塞性肺炎。肿块易发生中心坏死和形成空洞。组织学特点是癌细胞呈多形性，胞质丰富，核畸形，染色深、呈癌巢，内可见角化现象，有细胞间桥。鳞癌细胞多数为中度分化及分化差。分化好者较少。分化好的癌细胞常有角化珠。分化差的无角化现象。变异型鳞癌细胞呈梭形，主间质分界清楚，均为分化差的鳞癌。

电镜见癌细胞之间有桥粒连接，张力微丝附着，胞质内有散在成束的张力微丝。分化差的鳞癌桥粒和张力微丝束数量少。少数癌细胞含有神经分泌颗粒。

(2) 腺癌　约占原发性肺癌25%，多见于女性。主要来自小支气管的黏液腺体，3/4以上发生于肺周边，生长较缓慢。早期即可侵犯血管和淋巴管，引起远处转移。多累及胸膜。癌细胞为立方形或柱状，细胞形态不规则，核大、染色深、核仁明显。腺癌可分腺泡性、乳头状、黏液性腺癌、实性黏液细胞癌、印戒细胞腺癌等。肺腺癌常需与转移性腺癌鉴别，如来自结肠、直肠、乳腺、甲状腺及肾等恶性肿瘤。肺腺癌常发生于原先肺有损伤的区域，因此癌组织内有明显纤维化、瘢痕及炭末沉着，故有时称瘢痕癌。电镜显示癌细胞有微腔、由复合体及指突状连接。胞质内高尔基器较发达，有分泌颗粒、黏液颗粒及板层小体存在。

细支气管肺泡癌是属肺腺癌的一个亚群，占全部肺癌的2.8%～4%。均位于肺的周边。大体形态可分为单个结节型、多发结节型及弥漫型。单个结节型中部分病灶生长极缓慢。弥漫型可侵及多肺或双侧肺野。癌细胞为分化好的柱状细胞，衬在终末细支气管或肺泡壁表面蔓延，不侵犯或破坏肺的结构。也可在肺泡腔内形成大小不等的乳头状结构。肺泡腔内充满黏液物质，多见弥漫型。电镜观察细支气管肺泡癌主要发生于支气管的Clara细胞、Ⅱ型肺泡细胞及黏液细胞，因此它有可能是一种异源性肿瘤。

(3) 大细胞癌　为一高度恶性的上皮肿瘤，多发生于周边肺实质，在肺癌中占15%。瘤细胞大，形态多样，核大，染色深，核仁显著，胞质丰富，有黏液形成。细胞呈双向分化或间变，约80%腺样分化，10%鳞状分化，因此与鳞癌或腺癌难以区分。

(4) 腺鳞癌　具有明确的腺癌、鳞癌的组织结构，两种成分混杂在一起，或分别独立存在于同一瘤块内。电镜观察下，腺鳞癌高达49%，多数鳞癌可能属于本型。

近年来组织学的研究证明各类型的肺癌细胞均来自于呼吸道黏膜的干细胞（stem cell）。SCLC组织学常发现有混合的细胞类型，也支持各类型的肺癌细胞，或同一干细胞均可能分化成鳞癌、腺癌和SCLC。肺癌超微结构的研究，对肺癌的异质性（heterogeneity）有了更多的发现，35%～60%或更多肺癌并非为单一分化的细胞，往往由两种或三种不同分化细胞构成，其对临床治疗及预后评估具有重要意义。

【临床表现】

多数肺癌患者在就诊时已有症状，仅5%无症状。肺癌患者的常见症状如下：

(一) 原发肿瘤引起的症状

1. 咳嗽　为最常见的症状。早期常出现刺激性咳嗽，极易误认为呼吸道感染。中央气道内肿物引起气道狭窄，咳嗽为持续性，呈高音调的金属音。如气管内肿瘤增大，影响气道引流，可继发肺部感染，痰量增多，呈黏液脓性。肺泡癌患者常有的特点是大量黏液痰。

2. 咯血　癌组织血管丰富，易发生组织坏死，因此21%以上患者有咯血，多为痰中带血丝，或间断血痰，不易引起患者重视。如侵袭大血管，可引起大咯血。

3. 其他　由于肿瘤造成较大气道的阻塞，患者可出现不同程度的阻塞症状如喘鸣、胸闷、气促、胸痛和发热等。

（二）肿瘤胸内蔓延 如胸痛、呼吸困难、胸闷、声嘶哑、上腔静脉阻塞、膈肌麻痹及食管受压、心包胸腔积液症状等。肺尖部肺癌，亦称 Pancoast 肿瘤，可以侵入纵隔和压迫位于胸廓上口的器官或组织，如第 1 肋骨、锁骨下动脉和静脉、臂丛神经、颈交感神经等，产生剧烈的胸肩痛、上肢静脉怒张、水肿、臂痛和上肢运动障碍，同侧上睑下垂、瞳孔缩小、眼球内陷、面部无汗等交感神经综合征。

表 7-1-3　肺癌的肺外表现

内分泌异常
　　抗利尿激素分泌失常（SIADH）
　　异位 ACTH 分泌（Cushing 综合征）
　　异位甲状旁腺素及高钙血症
　　黑色素细胞刺激素、绒毛膜促性激素
　　生长激素、胰岛素原样物质
神经肌病
　　肌无力综合征（Eaton-Lambert 综合征）
　　多发性肌炎、癌性神经肌病
神经病变
　　混合性感觉神经病变、感觉运动性神经病变
脑病
　　脊髓病、栓塞性脑梗死、痴呆、精神病
皮肤病变
　　色素沉着、瘙痒、掌趾皮肤过度角化症、多毛症、黑棘皮病、微黑环形红斑
血管
　　游走性血栓性静脉炎、无菌性心内膜炎、心内膜炎、动脉栓塞
血液
　　贫血、溶血性贫血、红细胞发育不全、血小板减少性紫癜、
　　弥散性血管内凝血、纤维蛋白原低下血症、嗜酸性粒细胞增多症
结缔组织病
　　杵状指、肺性肥大性骨关节病、厚皮骨膜病
免疫性疾病
　　皮肌炎、系统性硬化、膜性肾小球肾炎、佝偻病、腹膜后纤维化、慢性甲状腺炎
蛋白病
　　低蛋白血症、高 γ 球蛋白症、淀粉样病
全身性症状
　　厌食、恶病质、发热、味觉功能丧失

（三）远处转移 锁骨上、颈部等淋巴结肿大。中枢神经系统症状，如头痛、呕吐、眩晕、复视、共济失调、偏瘫、癫痫发作、往往是颅内转移表现。肩背痛、下肢无力、膀胱或肠道功能失调，应高度疑脊髓束受压迫。肝转移时有肝大及疼痛。

（四）非转移的症状 某些肺癌患者可出现一些少见症状或体征，这些表现不是肿瘤的直接作用或转移引起的，它可出现于肺癌发现之前或之后，也可同时发生。这类症状和体征表现于胸部以外的脏器，故称为肺癌的肺外表现（paraneoplastic syndrome）。北京协和医院 1

048 例肺癌患者中，104 例有肺外表现（9.9%）。肺癌的常见肺外表现见表7-1-3。

【诊断方法】

临床医师若能熟悉本病各种临床表现，及时进行全面体检、X 线、痰细胞学及支气管镜检查，70%～95% 的肺癌患者可得到确诊。配合一些特殊的实验室检查，明确病理类型、原发肿瘤位置、侵犯范围、转移情况等。将有利于肺癌的分期、治疗方案选择及预后的估计。肺癌的早期诊断是提高治愈率的前提，但目前仍缺乏早期有效的特殊实验诊断方法。

（一）病史和体格检查 凡 40 岁以上，长期吸烟，患有慢性呼吸道疾病、具有肿瘤家族史及致癌职业接触史者的高危人群，有下述临床表现应考虑除外肺癌，如不明原因的刺激性咳嗽、隐约胸痛、血丝痰；原有慢性肺疾病近期症状有加重，持续 2～3 周不愈；肺结核患者经正规抗结核治疗无效，病灶有增大；有非特异性全身性皮肤、神经、内分泌表现者；体检有单侧局限性哮鸣音或湿啰音。

（二）胸部 X 线检查 X 线检查是诊断肺癌最基本的方法。配合支气管体层像、左（右）后斜位体层像及病灶体层像可更明确病灶部位。

（三）胸部 CT 扫描及磁共振（MRI） 胸部 CT 具有更高的分辨率，可发现更小和特殊部位的病灶，了解病灶对周围脏器、组织侵犯程度。显示纵隔、肺门淋巴的肿大，有利肺癌的临床分期，但其精确度仅 50%。当不能分辨胸内淋巴结或血管阴影时，MRI 检查具有一定的分辨意义。但它对肺内病灶分辨率不如 CT 扫描高。

螺旋 CT 连续性扫描速度快，对比介质容积小，可更好地进行图像三维重建，显示直径小于 5mm 的小结节。中央气管内病变及第 6～7 级支气管及小血管，明确病灶与周围气道、血管关系。并可根据肿瘤 CT 值判断肿瘤细胞治疗后灭活的情况。

低剂量螺旋 CT（low-dose spiral CT，LDCT）可在 20～30 秒通过一两次屏气扫描整个胸部，消除了呼吸相不一致的层面不连续，避免了漏诊和重复扫描，减少心脏及大血管搏动产生的伪影，能精确显示肺内小结节的细微结构和边缘特征。LDCT（采用 30～50mA 管电流）放射剂量小，仅仅是传统 CT 的 1/6，胸部 X 线片的 1/10。目前，美国 ELCAP 正在进行临床实验评价螺旋 CT 对筛查周围型肺癌的作用，初步认为 LDCT 对肺的检出敏感性高于 X 线胸片及传统 CT。有利于发现早期肺癌。

上述高分辨显像设备和电视监测装置下，肺内或纵隔内病灶显像更清楚，定位正确，有利于细针进行肺、肺门和纵隔淋巴结穿刺，取得合适标本，进行病理检查。

（四）痰脱落细胞学检查 痰脱落细胞学检查阳性率可达 80%，中心型肺癌阳性率 2/3，周边型肺癌为 1/3。为提高痰检阳性率，必须得到由气管深处咳出的痰，标本必须新鲜，送检应达 6 次以上。若配合免疫组织化学阳性率可进一步提高。已证明 703D_4 抗体（hnRNPA$_2$/B$_1$ 单克抗体）检测痰标本，对肺癌的诊断敏感性达 74%，特异性为 70%～100%。且较临床诊断早 2 年。

（五）支气管镜检查 支气管镜检查是诊断中心型肺癌的主要方法，活检及刮片阳性率达 80%。经支气管镜也可行肺活检（TBLB）、肺泡灌洗等，故对周边型肺癌也有一定的诊断价值。1983 年 Wang 等开展了经支气管针吸活检（transbronchial needle aspiralion，TBNA），可通过纤维支气管镜对隆突、纵隔及肺门区淋巴结或肿物进行穿刺活检，有利于肺癌诊断及分期。

目前有肺成像荧光窥镜（laser-induced fluoreaceence endoscope，LIFE）。原位癌和不典型增生的支气管黏膜对氦-镉激光（波长 442mm）所激发的荧光强度显著低于正常黏膜，这种差别可被多通道光学探头测出，利用 LIFE 可以分辨出支气管黏膜内的原位癌和癌前期病变，以便进行病变部位活检，使原位癌的检出率较传统支镜提高了 50%，有利于发现多个原位癌灶，及肺癌浸润部位，更好地选择手术切除范围。

（六）病理学检查 除经支气管镜直视下采取活检外，经皮肺活检（PTNB）、经支镜肺活检（TBLB）、经纵隔镜及电视胸腔镜（VATS）活检、锁骨上肿大淋巴结和胸膜活检、超声引导下行肺病灶或转移灶针吸、活检等，均可取得病变部位组织，进行病理检查，对诊断有决定性意义。必要时，剖胸探查也有必要。

（七）核素闪烁显像 骨 γ 闪烁显像（ECT）可以了解有无骨转移，其敏感性、特异性和准确性分别为 91%、88%、89%。若用核素标记生长抑素类似物（somatotatin analogues）显像将更有利于 SCLC 的分期诊断。放射性核素标记的抗 CEA 抗体静脉注射后的显像，也可提高胸腔内淋巴结转移的检出率。

正电子发射断层显像（positron emission tomography，PET）可显示被核素标记的具有特殊功能的分子注入人体后，在体内的生理和生化分布，以及随时间的变化，可显示人体内部组织与器官的功能，因此 PET 是生化显像，生化的异常检测能更早期、更准确地反应肿瘤的代谢，且出现于形态学改变之前，利于肿瘤早期诊断、了解疾病的转移及复发、分期及准确的疗效评定。本检查符合生理的改变，可作定量分析，示踪核素为天然代谢物的主要元素，半衰期短，如 ^{18}F 标记的脱氧葡萄糖（18-氟-2-脱氧 D-葡萄糖，FDG）是目前最常用的放射性核素标记物。由于肺癌细胞的代谢及增殖快于正常细胞，因此对葡萄糖的摄取相对增多，FDG 在肿瘤细胞内迅速积聚，因此 FDG-PET 可作为肺癌的定性诊断，当 FDG 的标准摄入比值 SUR > 2.5 即为恶性病变。PET 为无创、安全的显像技术，放射剂量小于常规 CT 检查，可一次性获得三维的全身图像。对肺部 > 1.0cm 的恶性肿瘤诊断敏感性为 93.6%，特异性为 80%，准确率为 90%。对肺癌远处转移诊断的敏感性为 93%，特异性为 88%，假阴性 8%，假阳性 10%。PET 对手术、化疗及放疗后患者可进行监测，当 ^{18}FDG 显像范围缩小、SUV 值下降及肿瘤中央呈环状均有利于对疗效的判断。同时，也可作为肿瘤复发的信号。但一些慢性炎症性病变如结核、肉芽肿、炎症、曲菌病等可出现假阳性。如能采用衰减校正对阳性病变进行标准摄取值（SUV）半定量分析和进行双时相显像，有可能将假阳性控制在最低程度。而代谢相对较低的肿瘤，如类癌、肺泡细胞癌或直径 < 5mm 病灶易造成假阴性。约 10% 隐匿转移灶未能检出。

（八）癌标志物的检测 迄今尚无一种可靠的血清癌标志物用于诊断或普查肺癌。目前已用于临床测定的如组织多肽抗原（TPA）、癌胚抗原（CEA）、鳞癌抗原（Scc-Ag）、CYFRA21-1 等对 NSCLC 的诊断有一定意义。神经特异性烯醇化酶（NSE）、铃蟾肽（又称蛙皮素，BN）、肌酸磷酸同工酶 BB（CPK-BB）、胃泌肽（GRPC）等测定对 SCLC 诊断有利。如采用多个指标联合检测，有可能提高检出率。癌标志物的检测也可作为肿瘤复发的指标之一。

【诊断标准】

（一）病理学诊断 无明显可认之肺外原发癌灶时，必须符合下列各项之一者，方能确立病理学诊断。

1. 肺手术标本经病理、组织学证实者。

2. 行开胸探查、细针穿刺或经纤支镜所得肺或支气管活检组织标本，经组织学诊断为原发性支气管肺癌者。

3. 锁骨上、颈和腋下淋巴结、胸壁或皮下结节等转移灶活检，组织学符合原发性支气管肺癌，且肺或支气管壁内疑有肺癌存在，临床上又能排除其他器官原发癌者。

4. 尸检发现肺有癌灶，组织学诊断符合原发性支气管肺癌者。

（二）细胞学诊断 痰液、纤支镜毛刷、抽吸、冲洗及刮匙等获得的细胞学标本，显微镜下所见符合肺癌细胞学标准，诊断即可确立。但需注意除外呼吸道及食管癌肿。

（三）临床诊断 符合下列各项之一者，可以确立临床诊断。

1. X线胸片或CT见肺部有孤立性结节或肿块阴影，有周围型肺癌特征表现，如分叶、细毛刺状、胸膜牵拉和小空泡征，并在短期内（2～3个月）逐渐增大，尤其经过短期的药物治疗，可排除非特异性炎性病变，临床上无结核病特征。

2. 段性肺炎在短期内（2～3个月）发展为肺叶不张，或肺叶不张短期内发展为全肺不张者，或在其相应部位的肺根部出现肿块，特别是呈生长性肿块。

3. 上述肺部病灶伴远处转移、邻近器官受侵或压迫症状表现者，如邻近骨破坏、肺门或（和）纵隔淋巴结明显增大，短期内发展的腔静脉压迫症。同侧喉返神经麻痹（排除手术创伤后）、臂丛神经、膈神经侵犯等。

【肺癌分期】

对每位肺癌患者必须进行正确的分期，被确诊为肺癌的患者中80%以上已为晚期进展期疾病，难于手术切除，故多数文献报告肺癌患者5年生存率仅为7%～13%。近年国际多中心研究报告，按1997年NSCLC的临床及术后病理分期显示 I 期（T_1N_0）术后5年生存率分别为60%及70%； I 期（T_2N_0）为50%及60%； II 期（T_1N_1）为45%及50%； II 期（T_2N_1）为30%及40%。以上显示早期肺癌最有效的治疗方法是手术切除肿物，有可能使患者达治愈。因此，正确的分期将对肺癌患者的治疗方案制定起有重要的指导意义。目前分期依据不同，结果可能有区别，主要分期有以下几种：①临床诊断分期（CTNM），指非手术或非组织学证实者；②外科评价分期（STNM），指外科开胸探查或（和）活检；③手术后病理分期（PTNM），指有完整的切除标本及病理检查结果；④再治分期（RTNM），治疗失败后再分期；⑤尸检分期（ATNM），分期依据来自尸检。

为了正确分期应作如下检查：①详细询问病史和全面体检，注意有无可疑的转移征象；②胸CT、MRI、支气管镜、纵隔镜对分期有重要意义；③骨髓穿刺和活检、γ骨闪烁显像等检查，SCLC骨髓转移率很高，一旦发现骨转移，提示已有多器官转移；④脑、腹CT及放射性核素扫描，对发现转移灶有一定的意义。

1996年AJCC和国际抗癌协会UICC的分期委员会分别在各自的年会上通过了修订后的肺癌分期。

（一）肺癌国际分期 肺癌国际分期于1997年正式公布，现介绍如下（表7-1-4、5、6）。

表 7-1-4　肺癌的 TNM 分期标准（1997）

原发肿瘤（T）

T_x　　原发肿瘤不能评价；或痰、支气管冲洗液找到癌细胞，但影像学或支气管镜没有可视肿瘤

T_0　　没有原发肿瘤的依据

T_{is}　　原位癌

T_1　　癌肿最大直径≤3cm，周围为肺或脏层胸膜所包绕，支气管镜肿瘤没有累及叶支气管近端①（即没有累及主支气管）

T_2　　肿瘤大小或范围符合以下任何一：

　　　　肿瘤最大直径>3cm，累及主支气管、但距隆突≥2cm

　　　　累及脏层胸膜

　　　　原发肿瘤扩展到肺门区伴肺不张或阻塞性肺炎，但不累及全肺

T_3　　任何大小的肿瘤直接侵犯了下述部位之一者：胸壁（包括上沟瘤）、膈肌、纵隔胸膜、壁层心包；肿瘤位于距隆突 2cm 以内的支气管，但尚未累及隆突；全肺的肺不张或阻塞性炎症

T_4　　任何大小的肿瘤已直接侵犯了下述部位之一者：纵隔、心脏、大血管、气管、食管、椎体、隆突；恶性胸腔积液或恶性心包积液②，原发肿瘤同一肺叶内出现单个或多个的卫星结节

区域性淋巴结（N）

N_X　　区域淋巴结不能评价

N_0　　没有区域淋巴结转移

N_1　　转移至同侧支气管周围淋巴结和（或）同侧肺门淋巴结

　　　　原发肿瘤直接侵及肺内淋巴结

N_2　　转移至同侧纵隔和（或）隆突下淋巴结

N_3　　转移至对侧纵隔、对侧肺门淋巴结，同侧或对侧斜角肌或锁骨上淋巴结

远处转移（M）

M_X　　远处转移不能评价

M_0　　没有远处转移

M_1　　有远处转移③

①任何大小的非常见的表浅肿瘤，只要局限于支气管，即使累及主支气管，也定义为 T_1；②大部分肺癌患者的胸腔积液是由肿瘤引起的，但如果胸液多次细胞学检查未能找到癌细胞，胸液又是非血性和非渗出性的，临床判断该胸液与肿瘤无关，这种类型的胸液不影响分期。心包积液分类相同；③同侧胸腔另一肺叶发生肿瘤也属 M_1

（二）修订的肺癌国际分期中 TNM 与临床分期的关系　见表 7-1-5。肺癌分期中 N 的定义见表 7-1-6。

SCLC 多数病例确诊时已达到 Ⅲ ~ Ⅳ 期，因此多采用美国退伍军人医院制定的限局性（LD）和广泛性（ED）两期方法。限局性系指病变局限于一侧胸腔、纵隔、前斜角肌与锁骨上淋巴结，但不能有明显上腔静脉压迫、声带麻痹和胸腔积液。广泛性系指上述范围外的患者。20 世纪 80 年代后探讨 SCLC 手术适应证，故也采用 TMN 分期。随着肺癌分子生物学基因研究的进展，肺癌的分期也将继续不断地发展。

表 7-1-5 肺癌的临床分期

1997 年修订的肺癌国际分期		
分 期		TNM
0		原位癌
I	I $_A$	$T_1N_0M_0$
	I $_B$	$T_2N_0M_0$
II	II $_A$	$T_1N_1M_0$
	II $_B$	$T_2N_1M_0$
		$T_3N_0M_0$
III	III $_A$	$T_3N_1M_0$
		$T_1N_2M_0$
		T_2N_2M0
		$T_3N_2M_0$
	III $_B$	$T_4N_0M_0$
		$T_4N_1M_0$
		$T_4N_2M_0$
		$T_1N_3M_0$
		$T_2N_3M_0$
		$T_3N_3M_0$
		$T_4N_3M_0$
IV		任何，T 任何 N，M_1

* 分期不包括隐性肺癌即 $T_xN_0M_0$

【鉴别诊断】

（一）中心型肺癌的鉴别　多数鳞癌及小细胞癌为中心型肺癌。发生于大支气管内的病变也可见支气管内膜结核、支气管腺瘤、转移瘤、支气管内肉芽肿病、淋巴瘤、淀粉样变性、韦氏肉芽肿、复发性多软骨炎等。

1. 支气管内膜结核　支气管内膜结核由于支气管黏膜充血、水肿、溃疡、肉芽组织增生和瘢痕形成，可引起支气管狭窄和阻塞，导致远端炎症和肺不张，常规 X 线胸片与肺癌鉴别一般较困难。CT 可能具有一定特征：支气管内膜结核不同于肺癌，如病变范围较广，可有多个支气管受累，侵犯的范围较广；支气管常见狭窄和扩张相间；支气管壁增厚主要由于黏膜病变造成，故可见内径狭窄和阻塞，气管外径不增大，局部无肿块；由于结核伴有支气管播散，病变不局限于肺叶或肺段，并可伴发结节性病变和空洞形成；上述特点有可能区别于肺癌。痰涂片、支气管镜检查往往是诊断结核的主要方法。

表 7-1-6　肺癌分期中 N 的定义（1997 年）

淋巴结分站	解剖标志
N_2 淋巴结——所有的淋巴结均在纵隔胸膜内	
1~4 站淋巴结为上纵隔淋巴结	
1. 最高纵隔淋巴结	位于头臂（左无名）静脉上缘水平线以上的淋巴结，该水平线指的是静脉升向左侧穿过气管前方中线处
2. 上气管旁淋巴结	位于主动脉弓上缘切线的水平线和第一组淋巴结下缘线之间的淋巴结
3. 血管前和气管后淋巴结	也可称此为 3A 和 3B 组，位于中线的淋巴结列为同侧淋巴结。
4. 下气管旁淋巴结	位于气管中线一侧，主动脉弓上缘切线的水平线和上叶支气管上缘处穿过主支气管的延长线之间，又包含在纵隔胸膜内的淋巴结，在右侧包括了奇静脉淋巴结，左侧的一边以动脉韧带为界
	从研究出发，有的研究者进一步以奇静脉上缘为界，把下气管旁淋巴结分为 4（上）和 4（下）两个亚组
5~6 站称为主动脉淋巴结	
5. 主动脉淋巴结（主动脉动脉窗）	位于动脉韧带和左肺动脉第一分支间，且包含在纵隔胸膜内的淋巴结
6. 主动脉旁淋巴结（升主动脉或膈神经）	位于升主动脉和主动脉弓或无名动脉前方、一侧又位主动脉弓上缘切线水平线以下的淋巴结
7、8、9 站称为下纵隔淋巴结	
7. 隆突下淋巴结	位于隆突下但不包括位于肺内动脉或支气管周围的淋巴结
8. 食管旁淋巴结（低于隆突）	
9. 肺韧带淋巴结	位于肺韧带以内，包括下肺静脉后壁和低位的淋巴结
N_1 淋巴结——所有的 N_1 淋巴结均在纵隔胸膜反折远侧，位于脏层胸膜内	
10. 肺门淋巴结	位于纵隔胸膜反折远侧最接近肺叶的淋巴结，右侧包括伴随着与中间段支气管的淋巴结，影像学上，肺门阴影可由肺门和叶间淋巴结共同影构成
11. 叶间淋巴结	位于两叶之间的淋巴结
12. 叶淋巴结	附着于叶支气管远侧的淋巴结
13. 段淋巴结	附着于段支气管的淋巴结
14. 亚段淋巴结	亚段支气管周围的淋巴结

2. 肺门淋巴结结核　胸片表现易与中央型肺癌相混淆。肺门淋巴结结核多见儿童、青少年，多数患者有发热等中毒症状，结核菌素试验阳性，抗结核治疗有效。也有个别患者抗结核治疗 3 个月，体温未能得到控制，仍不能否定结核诊断，应积极想法取得组织学病理、细菌学诊断。一般肺癌多见于中年以上成人，有长期吸烟史，病情进展快，呼吸道症状明显，往往痰脱落细胞学检查和支气管镜检查有助于鉴别诊断。

3. 气管、支气管良性肿瘤　本组疾病早期常无症状，可存在假性哮喘性哮鸣音（pseud-oasthtic wheezing）或伴有咳嗽、呼吸困难及咯血等。随着支气管内的良性瘤增大，可使支气管部分或完全阻塞，阻塞后可引起反复发作性肺炎、肺不张、阻塞性肺炎等，与中心型肺癌不易鉴别。若能仔细个观察标准胸片，往往有可能发现大气管内有瘤的存在，为进一步证实可行气管体层像及胸部CT。支气管镜检查可显示肿瘤及病变部位，其特点之一是瘤周黏膜显示正常，肿瘤表面光滑，活检有助于诊断。

4. 纵隔肿瘤及囊肿有时应与肿块型肺癌鉴别　首先应从肿物所在的部位推测肿瘤的起源和性质，一般上纵隔肿物常见于胸腺肿瘤、主动脉瘤、胸骨后甲状腺。前纵隔为皮样囊肿。中纵隔为心包囊肿、支气管囊肿、恶性淋巴瘤。后纵隔为神经源性肿瘤、脂肪瘤、膈疝及食管病变。

要确定上述各类肿瘤诊断，CT扫描非常重要，它可了解病灶与纵隔、邻近器官的关系，也可显示肿瘤的密度，如肿物密度与水一致，可能为支气管囊肿。增强CT或血管造影可清楚显示主动脉瘤等。当肿物内有脂肪及钙化成分应考虑畸胎瘤。

5. 纵隔型淋巴瘤　颇似中央型肺癌，但淋巴瘤病灶常为对称性、双侧肺门、纵隔淋巴结肿大，有明显发热等全身症状，而支气管刺激性咳嗽等症状不明显。

（二）周围型肺癌的鉴别　周围型肺癌的影像学检查具有重要作用，尤其CT的意义更不容忽视。但周边型肺癌的诊断仍会遇到许多困难问题。影像学检查往往可以提示结节良、恶性的可能性。但由于有些征象在良、恶病变中可交叉重叠出现，给诊断的正确性造成困难。其中在鉴别方面有意义的有以下几点：①结节或肿块的形态：肺癌结节多数有分叶，良性肿物仅11.5%呈分叶，且分叶较浅；②边缘特征：肺癌结节多数边缘清楚而不规则，周边毛糙或呈毛刷状。一些生长缓慢、分化较好、低度恶性肿瘤可有此表现，但仅11.5%良性瘤及肉芽肿炎性病变有上述表现；③结节内部结构：<2cm肺癌结节密度偏低不均匀。良性结节密度均匀一致。结节内出现弧形、环形、爆米花样、同心圆或普遍均匀的钙化，多数是良性；④支气管及血管受累及的情况：结节邻近的支气管有截断、阻塞等狭窄、管壁局部增厚，及血管受侵犯以恶性可能大。如若呈现结节相邻、支气管扩张与狭窄相间出现，管壁局部无增厚为良性。⑤淋巴结受累以恶性为主；⑥胸膜凹陷征提示为肺癌；⑦CT值在结节定性诊断中价值不一，早期认为高CT值（>164H）支持良性病变，近期研究认为利用某一绝对CT值作为良恶性结节鉴别标准不可靠，因其受到很多因素的影响，目前一般利用增强扫描CT值净增数，即△CT值，恶性结节增强幅度为30.23HU，良性结节仅平均增强9.8±7.2HU，故对良恶性有一定价值，有明显强化者，恶性可能性大，无强化倾向者一般为良性。

在胸部影像学分析中，应注意综合分析，往往良恶性征象同时存在，要考虑关键的征象。若不能确定性质，有赖于组织学检查。

周边型肺癌应注意与肺脓肿、肺结核球、球型干酪肺炎、炎性假瘤、机化性肺炎、肺肉瘤、肺错构瘤、支气管囊肿、肺动静脉瘤、肺内纤维瘤、畸胎瘤等鉴别。

（三）癌性空洞的鉴别　当癌症空洞继发感染时，有时难与肺脓肿鉴别，肺癌空洞常见于肺鳞癌，癌性空洞一般具有慢性咳嗽，反复咳血痰，发生感染时咳嗽加剧，脓痰增多。空洞往往有特征性表现，如空洞壁较厚，大于3mm，如大于15mm恶性可能性更大；大于30mm肿瘤更多见。空洞外壁不规则，或呈分叶状；内缘不光整呈结节状；空洞小时多呈偏心性。空洞大时也可为中心性。注意也有少数癌性空洞呈薄壁空洞，但其内壁有小结节。

原发性肺脓肿起病急，中毒症状严重常有寒战、高热、咳嗽、咳大量脓臭痰，胸X线片呈密度均匀的大片炎性阴影，伴有薄壁空洞，壁＜3mm，空洞多呈中心性，液平多见，脓肿一般位于上叶后段、下叶背段。在急性期也可呈厚壁空洞，内壁可不规则，与癌性空洞易发生混淆，但结合上述的其他特点还是可鉴别。

（四）胸腔积液的鉴别诊断

1. 结核性渗出性胸膜炎　以青壮年发病居多，多数患者伴有结核中毒症状，如发热、盗汗、乏力等。积液为中等量，肺野内常有结核病灶，胸液呈透明，草黄色，少数为血性（1.5%～2%），老年人血性胸腔积液发生率可达23.8%。胸液腺苷脱氨酶（ADA）、溶菌酶升高有利结核诊断，必要时胸膜活检，阳性率可达80%。

肺癌合并胸膜转移颇为常见，易被误认为结核性渗出性胸膜炎。一般癌性胸腔积液患者多数无发热的中毒症状，胸腔积液多数呈血性，生长迅速。胸液中抗酸菌涂片阴性，癌肿阻塞性肺炎引起胸液可呈草黄色，癌肿阻塞性淋巴管引起的胸液为漏出液。肺癌胸膜转移时，胸腔积液癌细胞的阳性率60%，胸膜活检阳性率39%～75%，必要时行支气管镜、胸腔镜或开胸活检。抽胸腔积液后行肺CT非常重要，可发现胸腔积液掩盖的新生物。

2. 恶性胸膜间皮瘤　本病诊断有时也较困难，与肺癌胸膜转移不易鉴别。恶性胸膜间皮瘤患者有以下特点：患者有石棉接触史，剧烈胸痛（88.9%），咳嗽、进行性气短，发热及伴恶病质；X线胸片显示患侧大片状浓密阴影，纵隔向健侧移位不明显，肋间隙明显变狭窄；胸CT扫描能清晰显示恶性间皮瘤病变部位、形态，易与周围型肺癌区别；胸腔积液常为大量血性，非常黏稠，易沉，比重较高（1.020～1.028），胸液中可找到间皮瘤细胞。必要时可作胸膜活检或胸腔镜。在病理方面上皮型间皮瘤与腺癌不易鉴别，因此应进行组织化学、免疫组化及电镜检查。

【治疗】

70%～80%的肺癌患者在确诊时为Ⅲ$_B$～Ⅳ期，已超越了根治性切除的范围，因而治愈率不高，NSCLC 5年存活率仅10%～15%。SCLC 80%～90%对治疗有较好的反应，但5年存活率仅2%～5%。目前采用了综合治疗，治愈率已有所提高。

（一）非小细胞肺癌　NSCLC在肺癌中占75%～80%，手术为首选治疗方法，但在确诊时，仅25%患者适合手术治疗，大部分患者已失去了手术机会，临床Ⅰ～Ⅲ期的患者中发生脑转移43%、骨转移41%、肝41%、肾上腺25%，故必须采用综合疗法。

1. 早期择期手术治疗　适用Ⅰ期（T$_{1\sim2}$N$_0$M$_0$）、Ⅱ期（T$_{1\sim2}$N$_1$M$_0$）患者。当病灶局限，未侵袭对侧及高位纵隔淋巴结，可行肺叶、肺段、楔形、双肺叶及袖状切除术。1988年Carr报告术后5年存活率：鳞癌Ⅰ、Ⅱ期分别为56%及37.1%。腺癌Ⅰ、Ⅱ期分别为61.2%及26%。病变已累及同侧纵隔淋巴结或胸壁的Ⅲ$_A$患者，也包括Pancoast瘤患者（未侵及椎体及交感神经节），仍可试行肿瘤切除及胸壁重建，切除边缘无癌细胞者，5年存活率达40%以上。一般N$_2$受累及时，手术预后差，但应争取完全切除纵隔转移淋巴结。

Ⅲ～Ⅳ期NSCLC减量性手术也为目前感兴趣问题之一，即指肺癌主要病灶切除后，对胸腔内肉眼残留转移病灶或转移淋巴结应行姑息切除，可减少肿瘤负荷，促进机体细胞免疫增强，有利抗癌作用，配合术后放疗及化疗，以延长患者生存期。

2. 放射治疗　适用于以下患者：

（1）常规放疗　可适用于Ⅰ期患者，如高年体弱，有伴发病，已不宜手术，或拒绝手术者，治疗后长期存活率可达20%以上，高剂量放疗能否达到更满意效果，目前在研究中。

（2）辅助性治疗 常用于 N_{1-2} 的手术患者，如多个纵隔淋巴结阳性、纵隔淋巴结清扫不全、淋巴结胞膜处有侵犯，或肿瘤切除之边缘残存癌细胞，或肿瘤靠近切缘，甚至肿瘤不能全部切除，经术后辅助性放疗，可使复发率下降，但长期存活率仍不满意。

当病灶累及胸壁、病灶较大（包括 Pancoast 瘤）时，可行术前辅助性放疗，使病灶缩小，以便全部切除肿瘤，减少复发。

（3）缓解症状 放疗可用于肺癌引起的难治性咳嗽、咯血、肺不张、阻塞性肺炎、上腔静脉压迫综合征等，对骨转移引起的疼痛、脑转移引起的中枢神经系统症状均可得到改善。

（4）放化疗治疗 主要针对 III_A（肿瘤巨大）和 III_B 期患者，不包括恶性胸腔积液的患者，这类患者传统局部放射治疗，生存期一般为 $8 \sim 10$ 个月，5 年生存率 5% 左右。胸腔内的复发是治疗失败的主要原因，占 70%～80%。近 10 年多个随机临床研究已证实 III_B 期患者放疗 + 化疗为标准的治疗手段，其近期疗效和远期生存率均优于单放疗。但它仅适用于患者一般情况好（PS <2），年龄 <70 岁，体重下降 <5% 的患者。且同期化疗 + 放疗和同期化疗 + 超分割放疗的中位生存期优于序惯化疗 + 放疗，但毒性反应大。目前正在进行在化、放疗同期治疗的基础上，加用诱导化疗或巩固化疗的临床 II 期试验。

同期放、化疗中可选择的药物较多，吉西他宾在同期放化疗中推荐剂量为 $350mg/m^2$。为减少综合治疗中的副作用如食管炎，可加用细胞保护剂氨磷酊（amifostine），也可能三维放射治疗更有利于患者，因可准确行肿瘤定位，使肿瘤局部放射剂量增大，减少射线对重要器官的损伤，如减少 III 度以上的放射性肺炎。

3. 化学治疗 80% 以上的 NSCLCL 患者存在胸外转移、局限性晚期不能切除肿瘤或手术切除后局部远处复发，化学治疗显得也甚重要，是 NSCLC 主要治疗手段。目前，正在广泛探索化学治疗与其他治疗如何密切结合，如化疗可成为手术前的诱导治疗、术后的新辅助化疗及又可成为放射治疗的增敏剂。

（1）I 期、II 期患者经外科手术切除术后是否化疗？既往认为可能潜在血行、淋巴循环的微小转移病灶，因此术后仍应考虑合并全身化疗、及局部放疗，以防止术后发生局部复发及远距离转移。若肿瘤微血管密度高，发生转移危险性明显增加，因此需要用适当的化疗可能更安全。近年对早期可切除的非小细胞肺癌是否给予进行综合治疗有一定看法。例如，术前行诱导化疗及术后行辅助治疗，辅助治疗包括化疗及放疗，通过随机临床对照试验，结果是令人失望的，两组患者的中位生存期均没有提高，因此目前对完全切除的 I、II 期患者可考虑不行放、化疗。但 I 期患者染色体片段 11p15.5 含有核糖核酸还原酶调节亚基的基因，如该片段的杂合性缺失，预后甚差。

（2）III_A 期 NSCLC 术前是否行化疗或放疗目前仍有较大争议。III_A（T_3 或 N_2M_0）病变已侵犯到胸内其他器官、淋巴结等，潜在的远距离血行转移机会较大，且手术很难完全切除干净，因此术前辅用化疗或放疗，达到控制和缩小局部病灶，提高手术切除率，减少手术过程中血源播散和局部种植的发生率，延长生存期。这是目前大家关注的问题，正在研究中。NCCN 认为 III_A 期患者的 N_2 确立是非常必要的，目前建议影像学确诊为 >1cm 的 N_2，应作经颈纵隔镜得到病理确诊。证明为 N_2 的 NSCLC。术前如若加用了新辅助化疗 $2 \sim 3$ 周期，有可能进一步改善治疗效果，如泰素 + 卡铂的诱导化疗可使肿瘤缓解率达 56%，切除率为 93.6%。若接受 3 周期吉西他宾 + 卡铂的诱导化疗后肿瘤缓解率 70.2%，切除率 94%，一年生存率达 66%。有报告术前化疗者 5 年生存率为 28%，而单手术者仅 16%。一般术后给予 4 个疗程化疗为宜，以含铂方案为佳。术后残端阳性者，术后首先给予局部放疗，然后再辅以全身化疗。

不能接受手术或病灶不能完全切除者，应首先采用放疗或于全身化疗一疗程后即开始放疗，而后再辅以化疗。

（3）Ⅲ_B（$T_3N_2M_0$）、Ⅳ（M_1）期患者已不宜手术或放疗，已有报告化疗组与最好的支持治疗组相比，化疗可使生存期显著延长，生活质量改善。目前尚无标准方案。由于以顺铂为主的联合化疗方案可以使生存期得以改善，因而为最常用。但当患者的生活状态（PS）> 2，应给予最佳支持治疗。

早期多药联合应用，有可能可减少肿瘤耐药细胞株的产生，增加瘤细胞的杀伤率。1990年治疗 NSCLC 有效的药物为顺铂（cisplatin）、卡铂（carboplatin）、依托泊苷（etoposide）、替尼泊苷（teniposide）、长春花碱（vinblastin）、长春酰胺（vindesine）、丝裂霉素（mitomycin）、异环磷酰胺（ifosfamide）及阿霉素（doxorubicin）等。常用方案：顺铂 + 长春花碱、顺铂 + 长春酰胺、顺铂或卡铂 + VP16、丝裂霉素 + 异环磷酰胺 + 顺铂、及丝裂霉素 + 长春花碱 + 顺铂、环磷酰胺 + 阿霉素 + 顺铂等。1990年后出现许多新化疗药，如其与铂类化合物联合时显示出令人鼓舞的疗效，因此新的第三代化疗药物在晚期 NSCLC 患者的治疗中具有重要作用。已被列为治疗 NSCLC 的第一线化疗方案有顺铂 + NVB、顺铂 + 健择、顺铂 + 紫杉醇、顺铂 + 泰索帝、卡铂 + 紫杉醇。

1）紫杉醇（paclitaxel. 商品名泰素、紫素、特素）　它是一种新的抗微管的细胞毒药物，在癌细胞分裂时，它能与细胞微管蛋白结合，促进细胞中微管聚合，抑制其解聚，使细胞有丝分裂阻断，停滞于 G_2/M 期，从而抑制肿瘤生长。它有独特的作用机制，因此耐药细胞行紫杉醇单药治疗有效率达24%。紫杉醇联合顺铂治疗晚期 NSCLC 有效率31%~26%。紫杉醇 + 卡铂联合一线方案有效率62%，中位生存期53周，1年生存率54%。

2）泰索帝（docetaxel，商品名 Taxotere）　为半合成的紫杉类药物，作用机制同紫杉醇。泰索帝治疗晚期 NSCLC 剂量75mg/M^2，静脉滴注1小时，每3周1次，用2周期，有效率21.9%，且患者生存时间有明显延长。既往已化疗者，有效率为17%，中位生存可达8个月，甚至对顺铂、阿霉素耐药者用泰索帝治疗也有效。但其剂量限制性毒性为骨髓抑制，预防性应用集落刺激因子可减轻副反应。

3）半合成喜树碱类（CPT-11）及拓扑异构酶抑制剂（topotecan）　有效率为31.9%及17%~43%，两药物抑制细胞核拓扑异构酶Ⅰ，与 DNA 共价络合，造成 DNA 单链断裂。CPT-11 + DDP 治疗晚期 NSCLC 有效率51%~45%。单药 topotecan 治疗 NSCLC 也有较满意疗效。

4）异长春花碱（navelbin，navebine，NVB，诺维本）　NVB 主要抑制微管蛋白的聚合，因此其作用于肿瘤细胞的 G_2 期和 M 期，使纺锤体蛋白的合成受阻，影响了有丝分裂，导致肿瘤细胞死亡。但其对神经细胞轴突微管的影响较小，因而神经毒性小。已成为治疗 NSCLC 一线药物，单药有效率29%，生存期30~38周，1年存活率>30%。如若与顺铂联合（NVB 25~30mg/M^2，d1，d8 + 顺铂75~80mg/M^2，d1）生存期8~9.3个月，1年存活率>35%。

5）吉西他宾（gemcitabin，商品名 Gemgar，健择）　是一种新型人工合成的嘧啶核苷类似物，属抗代谢类抗癌药，其化学结构为盐酸双氟脱氧胞苷，主要作用于 DNA 合成期和晚 G_1 期，阻止细胞有 G_1 期进入 S 期。在细胞内经核苷激酶的作用，可转化成具有活性的代谢产物，二磷酸及三磷酸双氟脱氧胞嘧啶核苷，竞争性参入 DNA 双链中，抑制 DNA 链的延长。通过独有的掩蔽链作用干扰 DNA 的自我修复机制，阻止肿瘤细胞 RNA 合成。且它不易被 DNA 外切酶切除，具有更高的穿透性及与脱氧胞苷激活酶的亲和力，故具有更强的抗肿瘤活性。单药有效率19%~27%。与铂类药物合用可增强两类药物的细胞毒作用，使肿瘤细胞

DNA 铂化，并可和 VP16、丝裂霉素、异环磷酰胺等联合应用。与铂类方案联合可得到较好的疗效，其缓解率（21%）、疾病进展时间（TTP4.2 月），中位生存期（8.1 月）均有显著优势。

应用吉西他宾 1250mg/m²，d1、d8，30 分钟静脉滴注及联合顺铂 21 天方案，疗效更好，剂量强度增大，毒性反应减少，患者的医疗费用也可降低，已被 FDA 批准为一线治疗 NSCLC 的推荐方案。吉西他宾合并卡铂治疗 NSCLC 有效率为 31%~46% 主要毒性反应为粒细胞及血小板减少，但均为可逆性。胃肠道反应及肝肾功能损害，较顺铂明显轻微。

（二）小细胞肺癌　SCLC 需综合治疗，如化疗、放疗及手术相互结合，使治愈率有明显提高。

1. 全身化学治疗　当 SCLC 被确诊时，90% 以上的患者已有淋巴道及远处脏器转移，因此 SCLC 为全身性疾病。SCLC 对化学治疗非常敏感，有效单药反应率 20%~70%，2~3 种药物的联合方案有效率 80%~90%，其完全缓解（CR）10%~50%，局限期患者中位生存期 18 个月，5 年生存率 10%~20%，广泛期患者中位生存期 7~9 个月，5 年生存率 0~5%。许多化疗药物对 SCLC 非常敏感，如 CTX、VCR、PDD、CBP（卡铂）、VP16、VM26（替尼泊苷）、ADM、MTX（甲氨蝶呤）、CCUN（环己亚硝脲）、IFO（异环磷酸胺）等。20 世纪 70 年代初，SCLC 常用的标准方案为环磷酰胺＋阿霉素＋长春新碱（CAV）及环磷酰胺＋阿霉素，CR 为 7%，生存期 1~8 个月。20 世纪 70 年代末，开始应用顺铂＋依托泊苷（EP）或卡铂＋依托泊苷（CE）方案。CE 方案对局限期患者的有效率 77%，CR10%~50%，中位生存期 14.6 个月。EP 方案在国际上已成为治疗 SCLC 的金标准。但如何进一步增进 SCLC 的化疗效果，研究人员进行了一系列探讨及一系列随机对照的临床试验，如交替应用互不交叉耐药的联合方案，增加化疗剂量强度，以及通过增加给药频率达到增加药物剂量强度等，似乎都不能达到满意效果，为了进一步提高 SCLC 患者的疗效及延长患者的生存期，期望有更多不同机制的新药涌现及一些新的联合化疗方案。更重要的与放疗，手术的联合。

一般应诱导化疗，以 2~3 周期为宜，使较大的病灶经化疗后缩小，以利于手术及放疗。此时手术，可见癌细胞坏死、空泡等现象，大于 3 周期后，易发生纤维化，可增加手术难度。

手术后或放疗后应继续化疗，若术前未化疗，血及淋巴道内很可能存在微转移灶，术后因手术的挤压、出血等又构成远处转移，转移灶内细胞倍增时间短，生长迅速，因此尽早化疗非常必要。待患者外科情况和生活质量基本恢复后，即应开始化疗，一般术后 2~3 周可行化疗。SCLC 化疗周期应大于 3~4 周期化学治疗，约 1/3 患者能耐受 8 周期，包括术前已行的化疗。但长期化疗是否能改善患者的存活率，目前还不清楚。

SCLC 复发时的解救治疗：多数 SCLC 对开始的化疗具有很高的敏感性，但大多数患者完成首次治疗后一年内肿瘤即进展，往往死亡于肿瘤的进展。因此，SCLC 的疗效仍不满意。第二线化疗药物的疗效甚差，多数单药的反应仅 10%~30%，联合化疗也在 40% 以下，且有效期非常短，中位存活期罕见超过 4 个月，因其很迅速获得耐药性。再次应用顺铂、VP16 及阿霉素等药物，5%~20% 中位生存期仅 2.5~3.9 个月。

近年来已涌现不同作用机制的新药物及新的联合方案，紫杉醇单药有效率 53%~68%，因此紫杉醇对 SCLC 的疗效肯定。CPT-11 对 SCLC 有效 40%，CR 5%，疗效可观。拓扑替康（topolecan，TPT，和美新）为另一类喜树碱衍生物，是广泛期小细胞肺癌的一线用药，单药有效率为 10%~33%，有报告与 CAV 比较，有效率分别为 25% 及 15%。因此，TPT 单药与传统方案疗效相似，非血液系统不良反应轻微并可耐受，临床症状改善率较高。如若能联合其他化疗因子如紫杉醇 + 卡铂 + TPT × 3 周期，后再加放疗，局限期 SCLC CR 达 51%，中位生存期 20 个月，1 年存活率 64%。广泛期 SCLC 的 MS 和 MTTP 均较标准方案有改善。1 年生存率达 50%。对复发的 SCLC 可作二线治疗，且对首次化疗敏感及不敏感的患者总有效率22.2%。因此 TPT 对既往化疗敏感的患者可作为解救治疗方案。因 TPT 可参入血脑屏障，其脑积液的浓度是血浆浓度的 30%。可使脑转移患者的症状和体征缓解率达 63%，明显延长患者的生存期。目前临床研究显示 TPT 口服与静脉注射疗效一致，以便患者更易接受。

2. 局部治疗 SCLC Ⅱ、Ⅲ$_A$ 患者化疗后 20% ~ 50% 患者出现局部复发，即使支气管镜检查为 CR（全部缓解），开胸手术标本中仍可见少量癌细胞存活。又 SCLC 病理分型，除小细胞型外有小细胞-大细胞及混合型，后者混有 NSCLC，因此化疗后往往还残留不敏感的NSCLC。SCLC 早期为单克隆细胞，当肿瘤迅速增大时，由于遗传学上的不稳定性，可以分化成新的群体细胞，可有耐药细胞产生；自发基因突变而呈现多样的瘤细胞类型；各亚型间又可相互转化，从而造成治疗上的困难，成为 SCLC 复发的根源，因此局部治疗非常重要，局部治疗主要包括手术切除肿瘤及放疗。年轻者应更多考虑化疗后行手术治疗，彻底切除病灶，对无法切除的残留病灶应安置金属标志，为术后作放疗定位。Ⅲ$_A$ 期患者由于胸内病变范围广泛，或对侧胸内或锁骨上淋巴结已有转移，待化疗后，病灶缩小，再行放疗。

3. 化疗与放疗同步进行的治疗 目前正在观察研究中，这样可以减少放疗时出现远处转移。有可能提高 5 年生存率。放疗部位应包括原发病灶、双肺门和纵隔、双锁骨上区。

4. 预防性脑照射 这也是目前争论的一个问题，由于药物不易透过血脑屏障，SCLC 脑转移率 40% 以上。如若行预防性脑照射，脑转移发生率可减少 5% ~ 10%，但不能增加生存期。目前主张密切随诊，及时发现转移灶，及时治疗。

5. 放疗也适用于对化疗效果不佳、局部复发及上腔静脉梗阻者。

（三）肺癌介入性治疗

1. 支气管动脉灌注化疗 适用于失去手术指征、全身化疗无效的晚期肺癌者，其局部化疗毒副作用小，可缓解症状，减轻患者痛苦，提高生活质量。

2. 经支气管镜介导治疗 ①YAG 激光切除治疗：凡支气管镜能直接窥见的支气管肿瘤及中心型肺癌引起顽固性咯血，YAN 激光可解除肿瘤引起的气道阻塞及控制出血；②经支气管镜行腔内放疗：是近距离的局部放疗，由计算机测量来控制支气管内放疗量和范围。经治疗 80% ~ 85% 肿瘤阻塞症状可得到缓解，止血有效率 80%。较适用于不宜手术的气管、主支气管肿瘤，以便为手术治疗及外照射做准备。

3. 氩氦超导靶向治疗 在 CT 引导下模拟定位机下，B 超下，胸腔镜下或手术过程中可行氩氦超导靶向手术，氩气使靶区病变温度在十几秒内降至零下 100 ~ 165℃，使组织产生凝固性坏死。继之氦气发生靶向性热效应，使冷冻病变组织急速复温和升温，至肿瘤细胞被完全破坏，使肺癌达到根治性冷冻，或姑息性冷冻。凡直径 < 4cm 肿块，冰球覆盖肿瘤面积达82.7%，显效率达 76%。常见并发症如发热 30% ~ 50%，体温 37 ~ 38℃，持续 3 ~ 5 日；咯血发生率 16% ~ 20%，1 周内可停止；气胸发生率 10% ~ 30%；其他可见胸腔积液，一般可自行吸收。

（四）靶向制剂的治疗 20 世纪对肿瘤进行分子生物学检测研究取得了很大成果，进入21 世纪后，许多研究已被采用，作为对肿瘤进行靶向的控制，靶向制剂在主要针对肺癌细胞信号转导的 ras、蛋白激酶 C、类花生四烯酸类物质生物合成的蛋白、细胞凋亡蛋白、免疫逃逸的细胞表面抗原，以及基因替代等。

1. 信号传导抑制剂　针对 ras 蛋白的 Farnesyl 转移酶抑制剂，lonafarnib（SCH66336）已进入治疗 NSCLC 临床Ⅱ期的研究。

2. 表皮生长因子受体阻断剂　表皮生长因子（EGF）与多种信号传导和肿瘤细胞的转化、多药耐药有关，在 NSCLC 的发生及发展中起重要作用。EGF 受体酪氨酸酶抑制剂 ZD1839（iressa）治疗 NSCLC 已是近 10 年中最令人兴奋的靶治疗的信息，在日本及 Memorial Sloankaettering 癌症中心已完成了Ⅱ期临床试验。纳入治疗的患者均为晚期 NSCLC，并已接受铂类及紫杉醇类药物治疗失败者，在接受 Iressa 250mg/d 或 500mg/d，口服，治疗 14 天后，多数患者症状很快缓解，60% 以上患者受益，有效率达 12%。药物毒性小，只需要低剂量 250mg/d 口服即可。在协和医院 50 例接受 iressa 治疗的晚期患者中，显示对脑、肝、胸膜及肺广泛转移的患者均能受益，为晚期、难治性 NSCLC 患者带来了新的希望。

3. α 蛋白激酶 C（PKCα）　PKCα 参与包括神经多肽在内的生长因子诱导的信号转导级联反应。其在许多肿瘤中存在过表达，因此为一个新型的重要治疗靶向，目前已开展了 I-SIS3521 与卡铂、紫杉醇的联合治疗 NSCLC 的Ⅱ期临床研究，方案中 ISIS3521 2.0mg/（kg·d）×14 天，卡铂剂量为曲线下面积6，及紫杉醇 $175mg/m^2$ d1，21 天为一疗程。NSCLC 有效率为 42%，疾病进展时间中位数 6.6 个月，生存期中位数 19 个月，1 年生存率为 75%，显示了优于传统的卡铂 + 紫杉醇的方案。

4. 类花生四烯酸　它在肿瘤中的水平较高，在环氧化酶 CCO2 作用下可代谢为前列腺素（PGE_2），肺癌患者中 COX2 水平高预后差，celexib 为 COX2 抑制剂，已与紫杉醇、卡铂联合治疗 NSCLC。

5. 其他　合成视黄醛（bexarotene，LGD1069）可与视黄醛 X 受体结合抑制多种人类肿瘤，特别是鳞癌。NSCLC 患者口服 bexarotene 与顺铂、长春酰胺联用，其疗效优于顺铂 + 长春酰胺。

基因治疗如 p53 基因替代治疗，p16、FHIT 基因治疗均在研究中，一般均限于瘤体内直接注射。

（李龙芸）

参 考 文 献

［1］孙燕. 肺部肿瘤. 见：方圻主编. 现代内科学. 北京：人民军医出版社，1995，1435－1466

［2］Carr DT, Holoye PY. Bronchogenic carcinoma. In：Murray JF, Nadel JA, eds. Textbook of respiratory medicine. Philadelphia：Saunders WB Company, 1988, 1174－1247

［3］Johnson DH. Recent developments in chemotherapy treatmwnt of small-cell lung cancer. Seminars in Oncology, 1993, 20：315－325

［4］LiMao, et al. Detection of oncogene Mutation in sputum precedes diagnosis of lung cancer. Cancer Res, 1994, 54：1634－1637

［5］Lin RJ. Chemotherapy Outcomes in advancedn on-small-cell lung carcinoma. Seminars in Oncology, 1993, 20：296－300

［6］查人俊. 关于肺癌早期诊断的几点体会. 中华内科杂志, 1978, 17：7－8

［7］尹本义，屠德华. 肺癌的早期发现和及时诊断. 中华结核和呼吸系统疾病杂志, 1980, 3：240－243

［8］Micheal K, Anoinette W. Clinical presentation. In：Pass Hi, Mitchell JB, Johnson DH, et al, （eds）. Lung cancer principles and practice. Philadelphia：Lippincott-Raven, 200, 521－534

[9] Detterbeck FC, Rivera MP. Clinical presentation and diagnosis. In: Detterbrck FC, Rivera MP, Socinski MA, et al, (eds). Diagnosis and treatment of lung cancer an evidence-based guide for the practicing clinician. Philadelphia: WB. Saunders Company, 2001, 45 – 72

附录：美国 NCCN 非小细胞肺癌临床指南（仅供参考）

附录 I 美国国家综合癌症中心联盟（NCCN）非小细胞肺癌临床指南

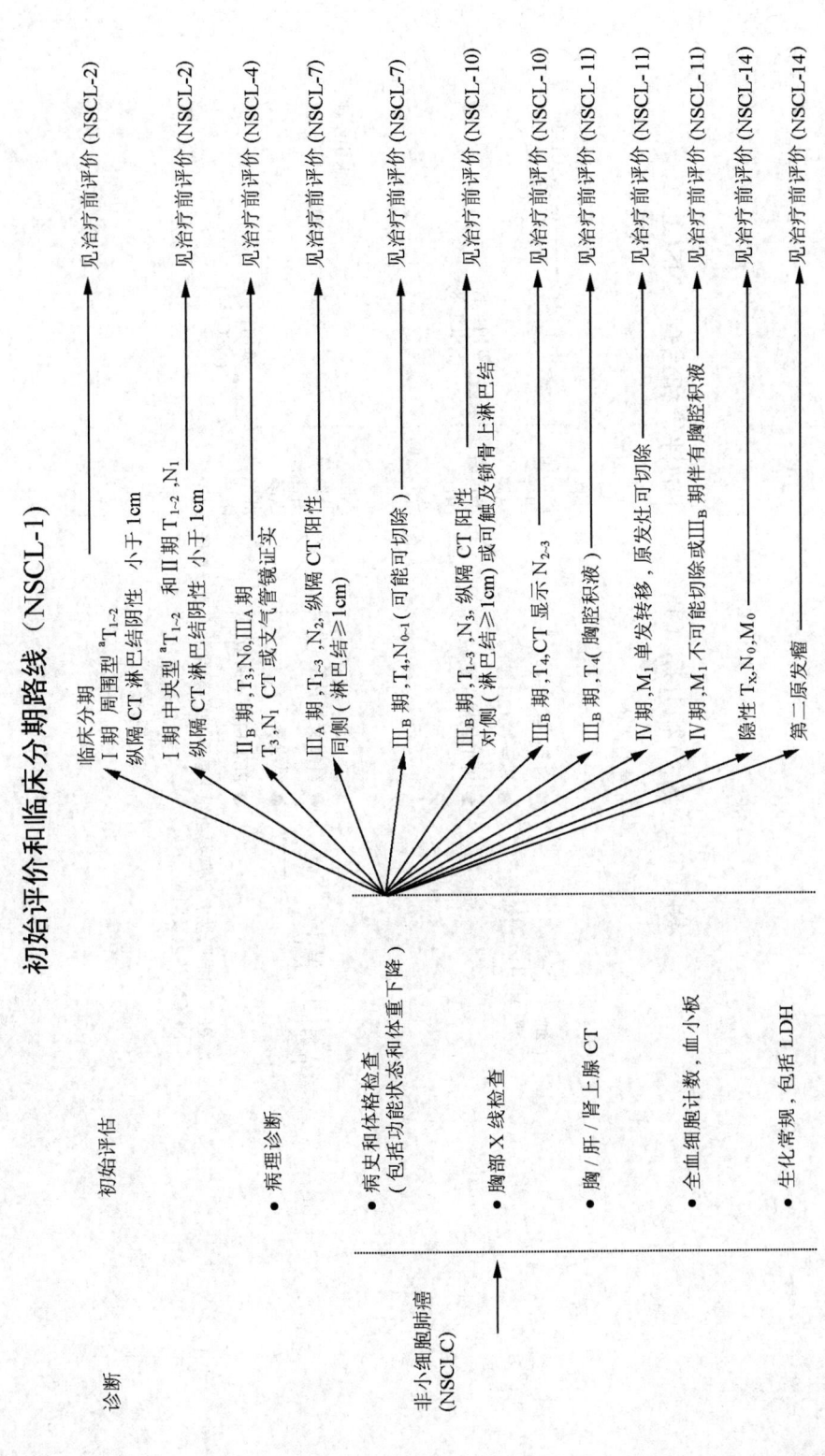

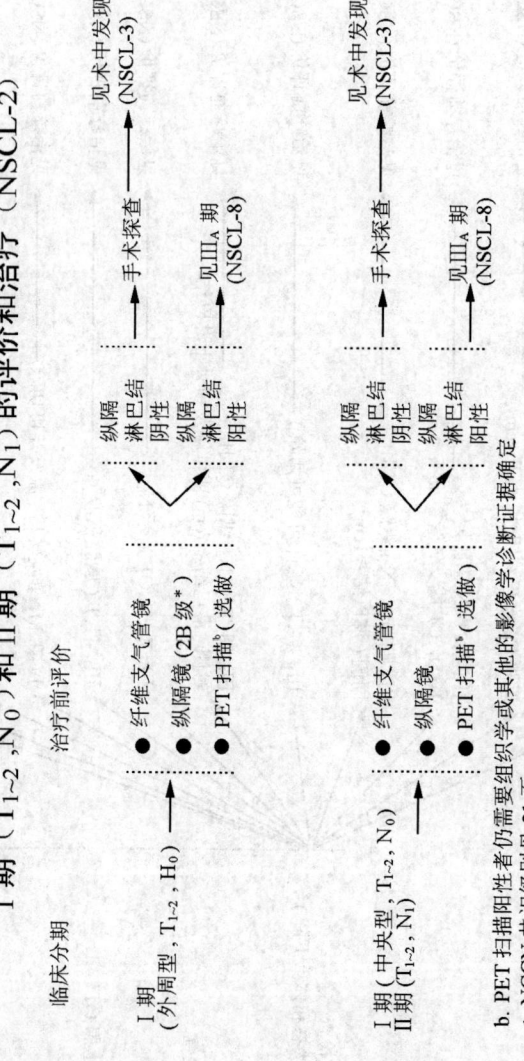

I 期（$T_{1\sim2}$,N_0）和 II 期（$T_{1\sim2}$,N_1）的评价和治疗（NSCL-2）

临床分期　治疗前评价

I 期
（外周型，$T_{1\sim2}$,H_0）

- 纤维支气管镜
- 纵隔镜（2B 级*）
- PET 扫描[b]（选做）

纵隔淋巴结阴性纵隔 → 手术探查 → 见术中发现（NSCL-3）

纵隔淋巴结阳性 → 见 III_A 期（NSCL-8）

I 期（中央型，$T_{1\sim2}$, N_0）
II 期（$T_{1\sim2}$, N_1）

- 纤维支气管镜
- 纵隔镜
- PET 扫描[b]（选做）

纵隔淋巴结阴性纵隔 → 手术探查 → 见术中发现（NSCL-3）

纵隔淋巴结阳性 → 见 III_A 期（NSCL-8）

b. PET 扫描阳性者仍需要组织学或其他的影像学诊断证据确定
* NCCN 共识级别见 21 页

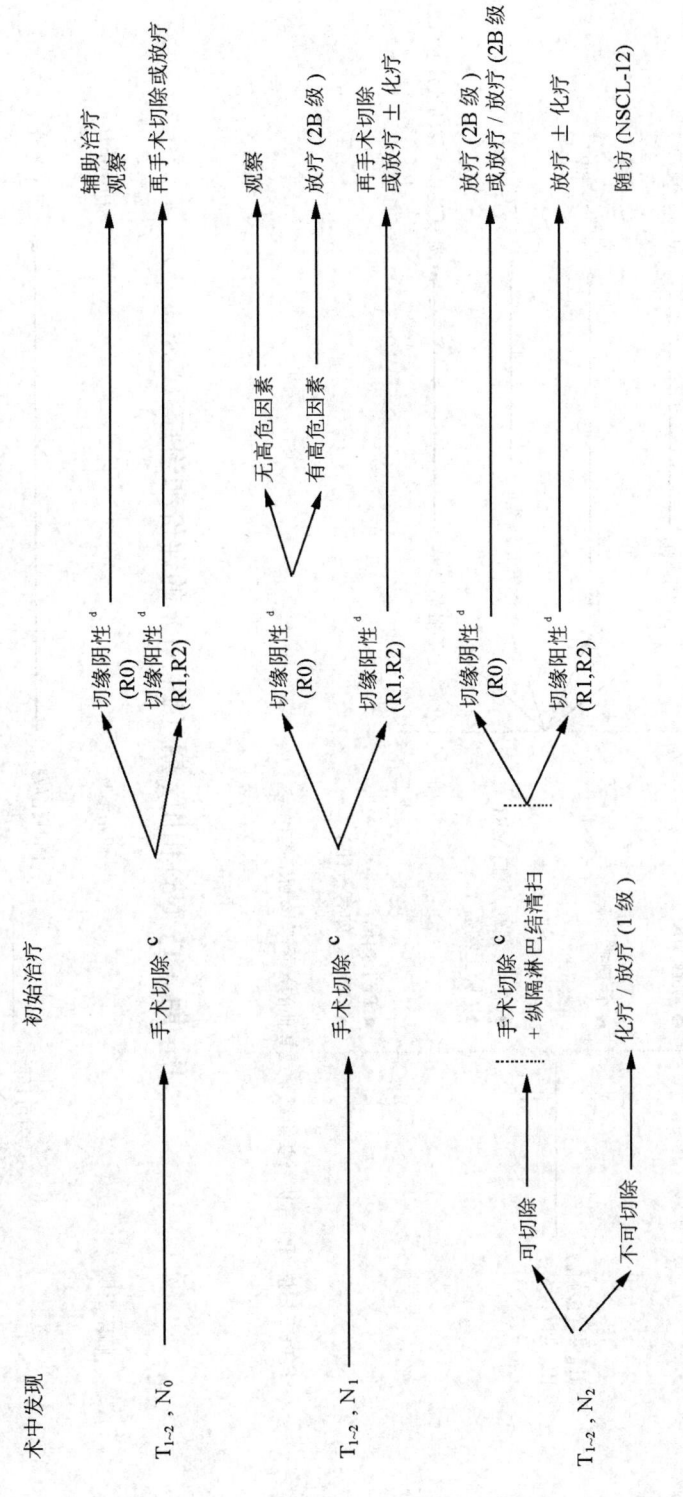

I 期（$T_{1\sim2},N_0$）和 II 期（$T_{1\sim2},N_1$）的评价和治疗（NSCL-3）

术中发现	初始治疗			辅助治疗

$T_{1\sim2},N_0$ → 手术切除[c] → 切缘阴性[d]（R0）→ 观察

切缘阳性[d]（R1,R2）→ 再手术切除或放疗

$T_{1\sim2},N_1$ → 手术切除[c] → 切缘阴性[d]（R0）→ 无高危因素 → 观察

有高危因素[e] → 放疗（2B 级）

切缘阳性[d]（R1,R2）→ 再手术切除 或放疗 ± 化疗

$T_{1\sim2},N_2$ → 可切除 → 手术切除[c] + 纵隔淋巴结清扫 → 切缘阴性[d]（R0）→ 放疗（2B 级）

或放疗 / 放疗（2B 级）

切缘阳性[d]（R1,R2）→ 放疗 ± 化疗

不可切除 → 化疗 / 放疗（1 级）→ 随访（NSCL-12）

c. 手术切除原则见附录图 8

c. R0=无肿瘤残留，R1=镜下肿瘤残留，R2=肉眼肿瘤残留

d. 高危因素包括：不正确的纵隔淋巴结清扫，包膜外侵犯，多个阳性肺门淋巴结，肿瘤靠近切缘

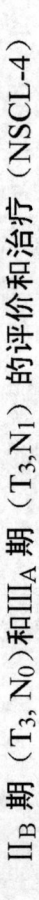

II_B 期（T_3, N_0）和 III_A 期（T_3,N_1）的评价和治疗（NSCL-4）

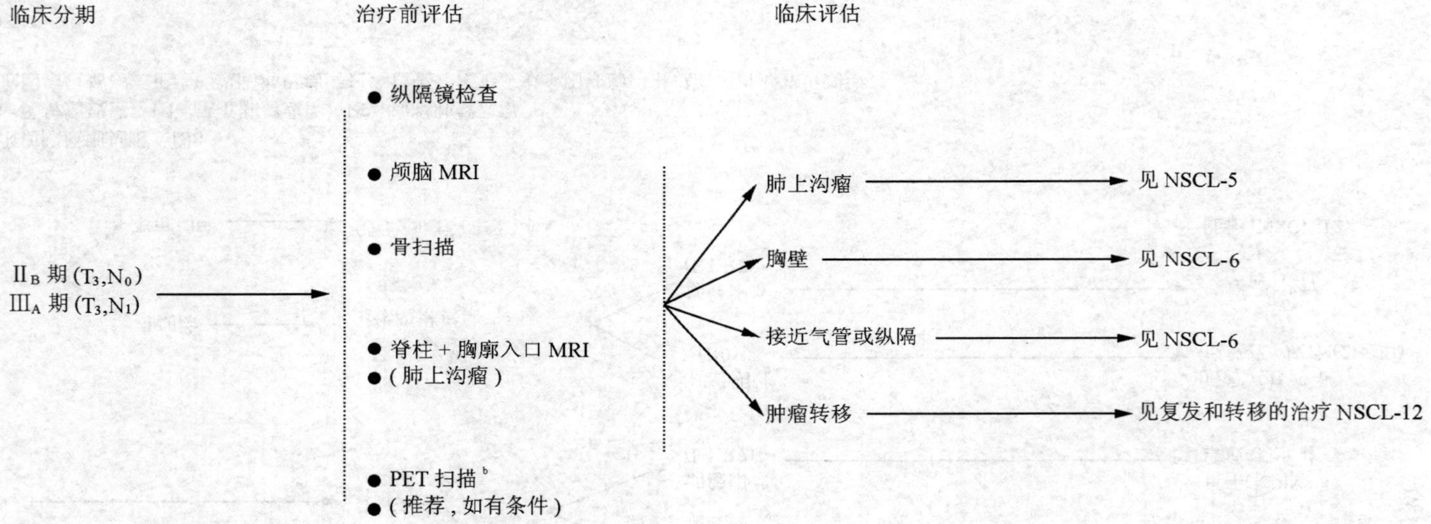

临床分期　　治疗前评估　　临床评估

治疗前评估：
- 纵隔镜检查
- 颅脑 MRI
- 骨扫描
- 脊柱 + 胸廓入口 MRI（肺上沟瘤）
- PET 扫描[b]（推荐，如有条件）

II_B 期（T_3,N_0）
III_A 期（T_3,N_1）

临床评估：
- 肺上沟瘤 → 见 NSCL-5
- 胸壁 → 见 NSCL-6
- 接近气管或纵隔 → 见 NSCL-6
- 肿瘤转移 → 见复发和转移的治疗 NSCL-12

b. PET 扫描阳性者仍需要组织学或其他的影像学诊断证据确定

II_B 期（T_3, N_0）和 III_A 期（T_3,N_1）的评价和治疗（NSCL-5）

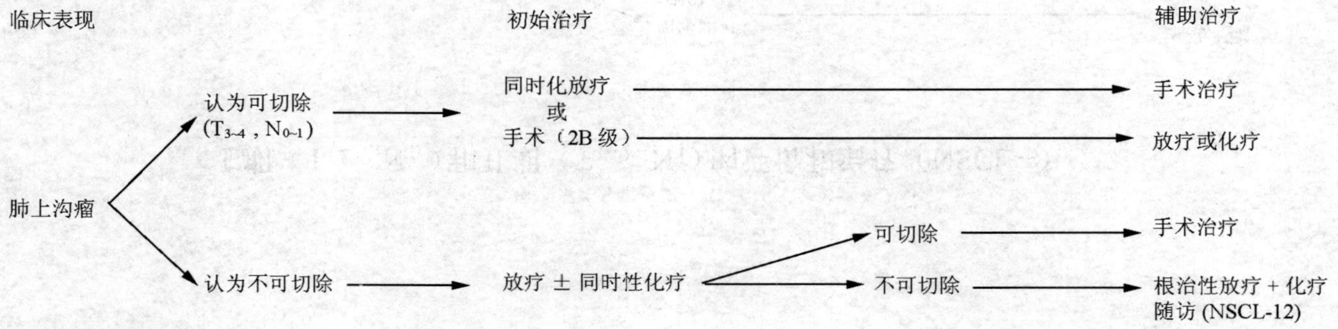

临床表现　　初始治疗　　辅助治疗

肺上沟瘤

认为可切除（T_3-4, N_0-1）→ 同时化放疗 或 手术（2B级）→ 手术治疗 → 放疗或化疗　辅助治疗

认为不可切除 → 放疗 ± 同时性化疗
- 可切除 → 手术治疗
- 不可切除 → 根治性放疗 + 化疗 随访（NSCL-12）

II_B 期（T₃, N₀）和III_A 期（T₃,N₁）的评价和治疗（NSCL-6）

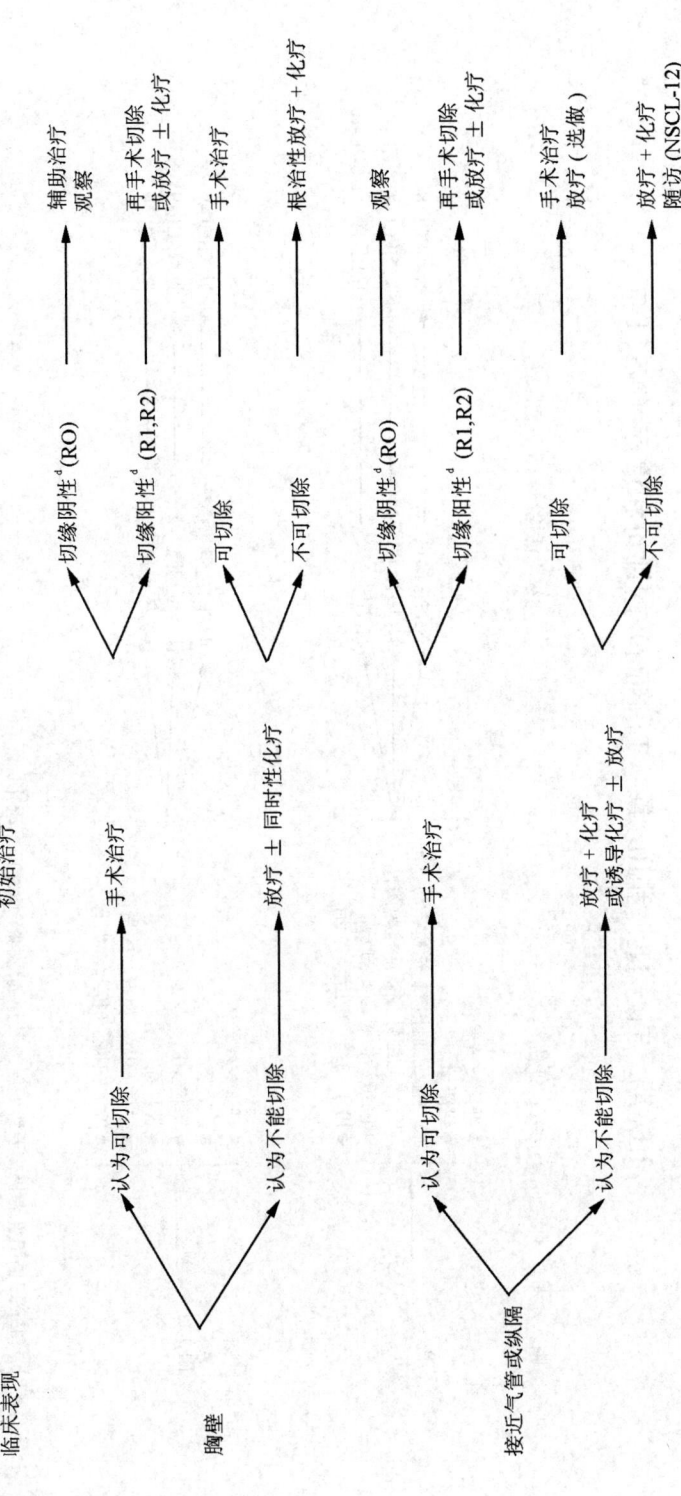

临床表现

初始治疗

胸壁 —— 认为可切除 → 手术治疗 → 切缘阴性 [d]（RO）→ 辅助治疗
                                              观察

                          切缘阳性 [d]（R1,R2）→ 再手术切除
                                              或放疗 ± 化疗

       认为不能切除 → 放疗 ± 同时性化疗 → 可切除 → 手术治疗

                                          不可切除 → 根治性放疗 + 化疗

接近气管或纵隔 —— 认为可切除 → 手术治疗 → 切缘阴性 [d]（RO）→ 观察

                                              切缘阳性 [d]（R1,R2）→ 再手术切除
                                                                或放疗 ± 化疗

           认为不能切除 → 放疗 + 化疗 → 可切除 → 手术治疗
                       或诱导化疗 ± 放疗   放疗（选放）

                                      不可切除 → 放疗 + 化疗
                                              随访（NSCL-12）

d. RO= 无肿瘤残留，R1= 镜下肿瘤残留，R2= 肉眼肿瘤残留

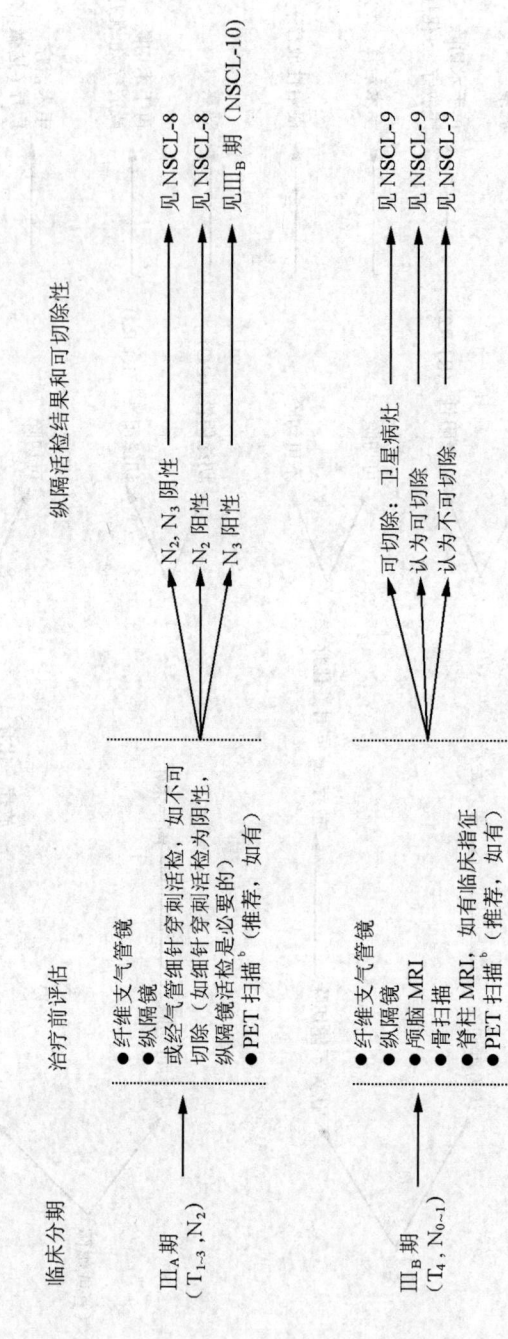

ⅢA期（T1~3, N2）和ⅢB期（T4, N0~1）的评价和治疗（NSCL-7）

b. PET扫描阳性者仍需要组织学或其他的影像学诊断证据确定

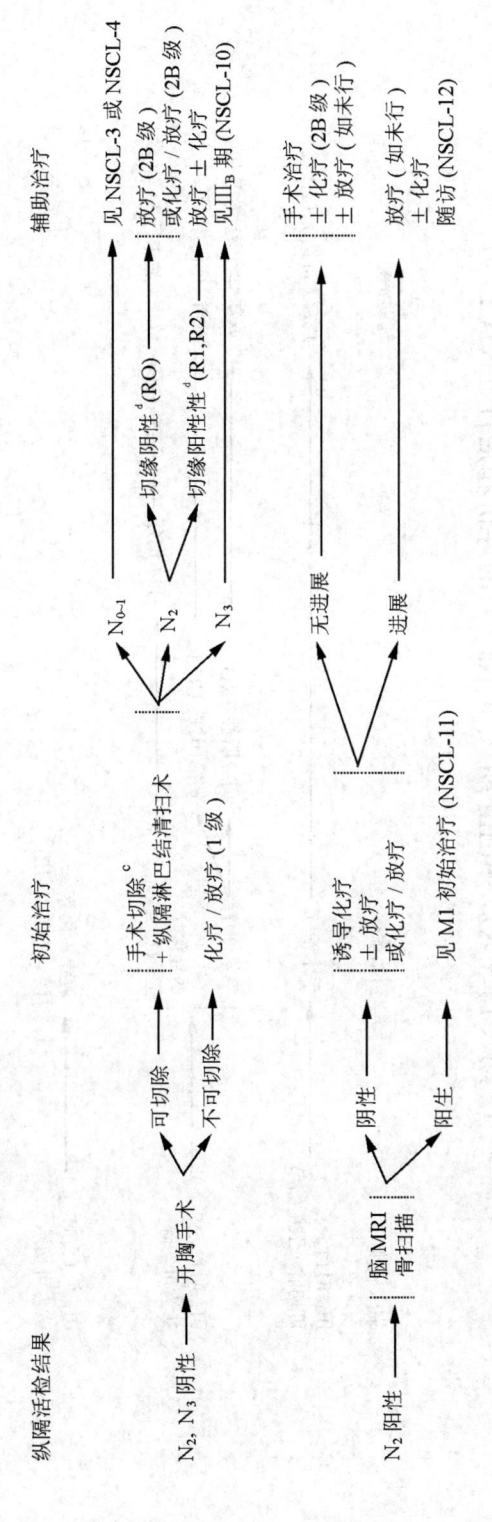

ⅢA 期（T1~3, N2）和ⅢB 期（T4, N0~1）的评价和治疗（NSCL-8）

c. 手术切除原则见 951 页

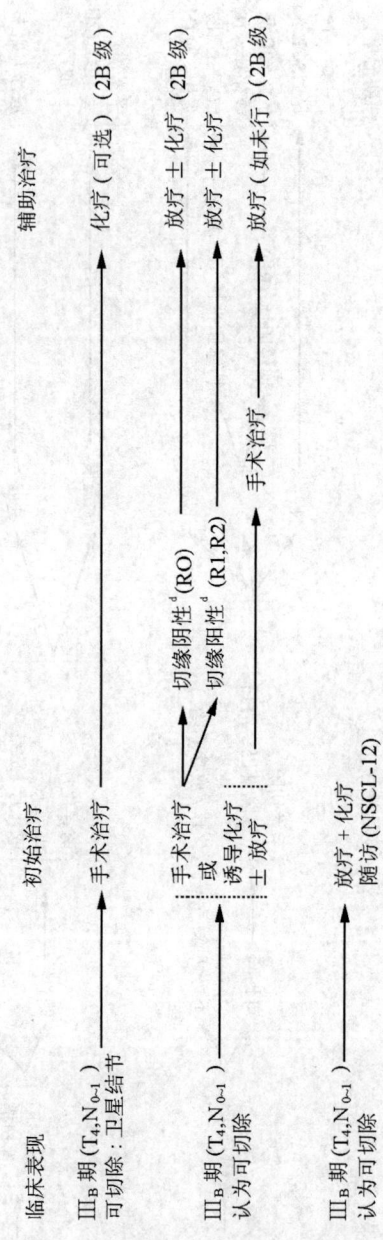

IIIA 期（T$_{1\sim3}$, N$_2$）和IIIB 期（T$_4$, N$_{0\sim1}$）的评价和治疗（NSCL-9）

临床表现　　　初始治疗　　　辅助治疗

IIIB 期（T$_4$,N$_{0\sim1}$）　→　手术治疗　→　化疗（可选）（2B 级）
可切除：卫星结节

IIIB 期（T$_4$,N$_{0\sim1}$）　手术治疗　切缘阴性[d]（R0）　→　放疗 ± 化疗（2B 级）
认为可切除　　　或　　　切缘阳性[d]（R1,R2）　→　放疗 ± 化疗
　　　　　　　诱导化疗 ⋮　　　　　　　　　　→　手术治疗　→　放疗（如未行）（2B 级）
　　　　　　　± 放疗 ⋮

IIIB 期（T$_4$,N$_{0\sim1}$）　→　放疗 + 化疗
认为可切除　　　随访（NSCL-12）

d. R0= 无肿瘤残留，R1= 镜下肿瘤残留，R2= 肉眼肿瘤残留

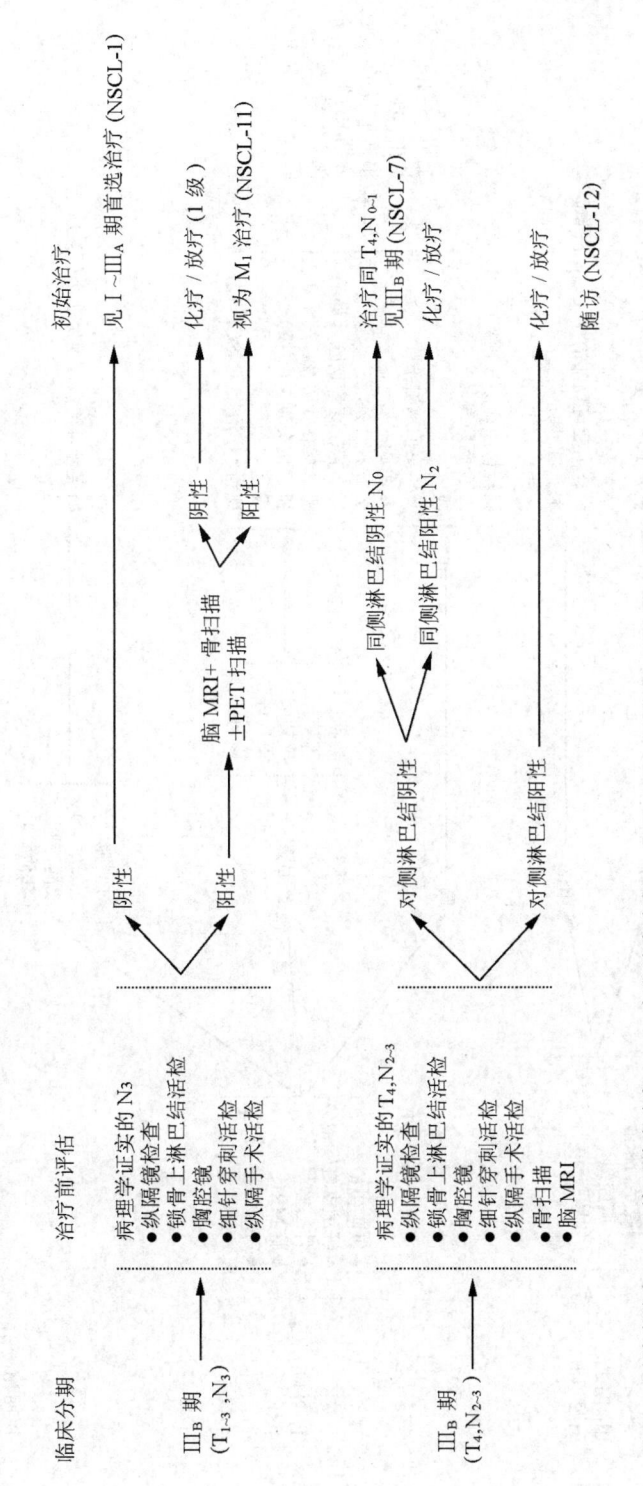

IIIB 期（T1~3, N3）和IIIB 期（T4, N2~3）的评价和治疗（NSCL-10）

d. R0=无肿瘤残留，R1=镜下肿瘤残留，R2=肉眼肿瘤残留

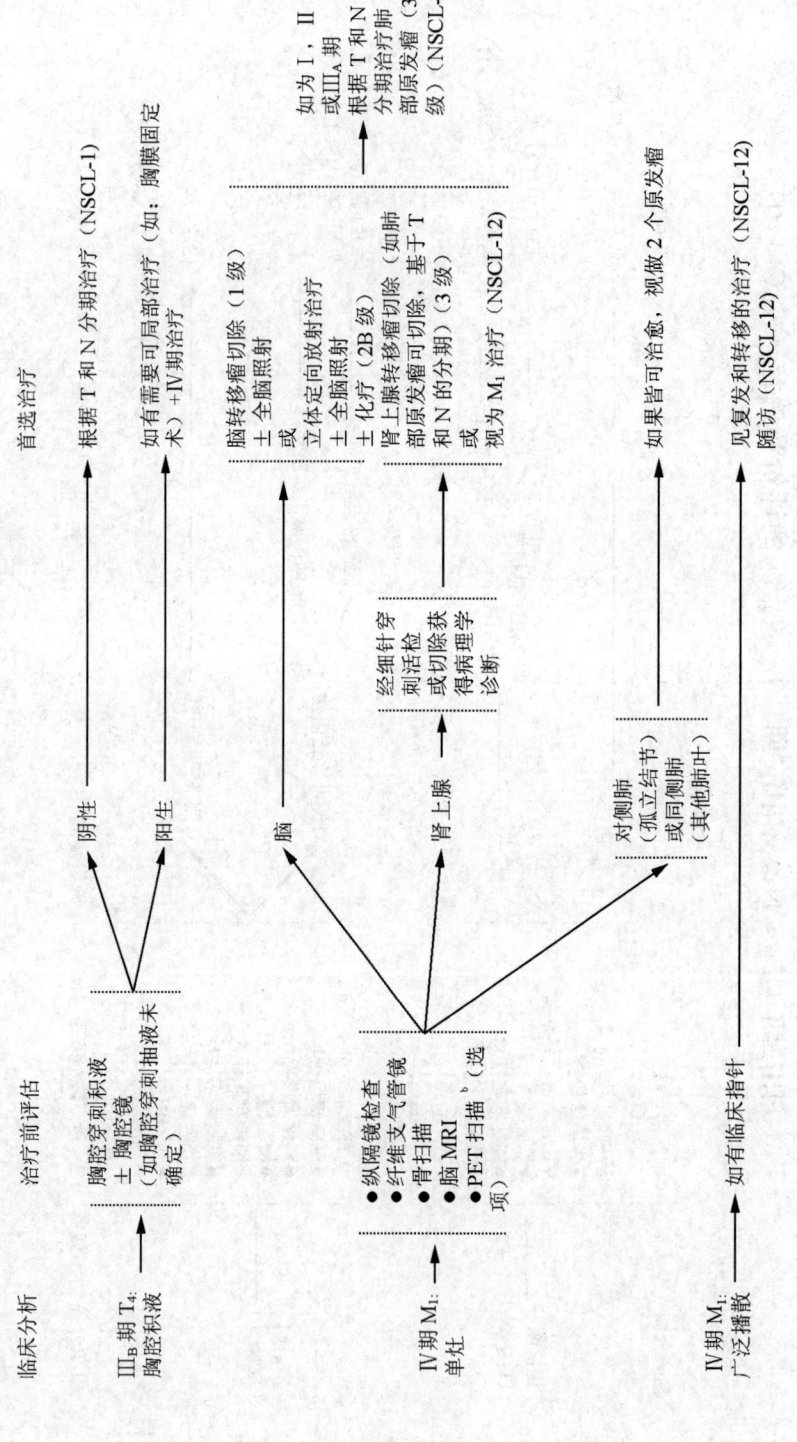

IIIB期（T4：胸腔积液）和Ⅳ期的评价和治疗（NSCL-11）

b.PET扫描阳性者仍需要组织学或其他的影像学诊断证据确定
f.肺癌患者胸腔积液多由肿瘤引起，仅少量患者胸腔积液多次细胞学病理学检查为非渗出性且为阴性结果。当这些检查和临床均提示胸腔积液与肿瘤无关时，胸腔积液不应作为分期因素，病人应分期为T1，T2或T3
f.见NCCN中枢神经系统肿瘤指引

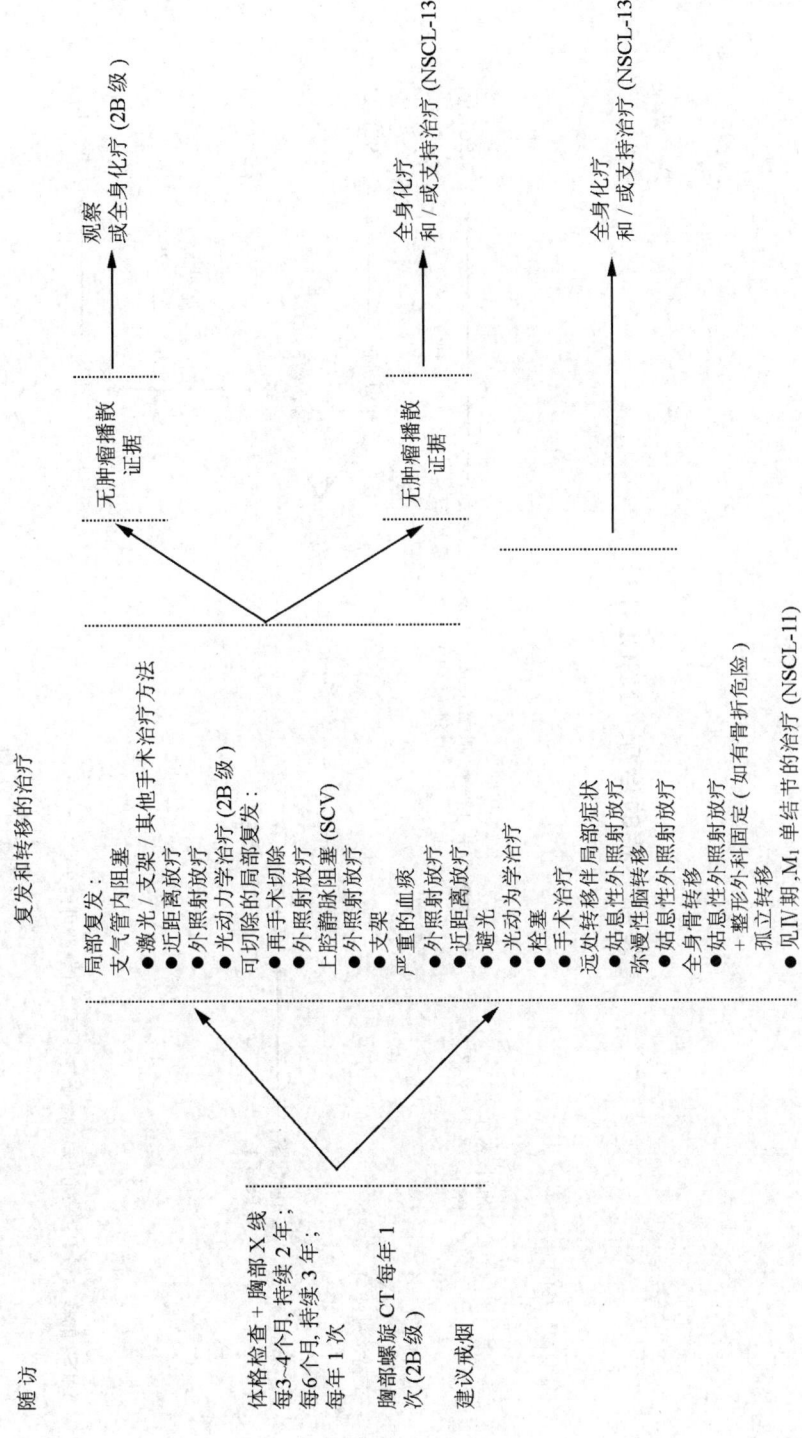

复发和转移的监测和治疗（NSCL-12）

随访

复发和转移的治疗

体格检查＋胸部 X 线
每3~4个月，持续 2 年；
每6个月，持续 3 年；
每年 1 次

胸部螺旋 CT 每年 1
次 (2B 级)

建议戒烟

局部复发：
支气管内阻塞
• 激光 / 支架 / 其他手术治疗方法
• 近距离放疗
• 外照离放疗 (2B 级)
• 光动力学治疗的局部复发：
可切除的局部复发：
• 再手术切除
• 外照射放疗
• 外照射放疗
上腔静脉阻塞 (SCV)
• 外照射放疗
• 支架
严重的血痰
• 外照射放疗
• 近距离放疗
• 避光
• 光动力学治疗
栓塞
• 手术治疗伴局部症状

远处转移伴局部症状
• 姑息性外照射放疗
弥漫性脑转移
• 姑息性外照射放疗
全身骨转移
• 姑息性外照射放疗
• 整形外科固定（如有骨折危险）
孤立转移
• 见IV期,M₁ 单结节的治疗 (NSCL-11)

无肿瘤播散
证据 → 观察
或全身化疗 (2B 级)

无肿瘤播散
证据 → 全身化疗
和 / 或支持治疗 (NSCL-13)

→ 全身化疗
和 / 或支持治疗 (NSCL-13)

复发和转移的治疗（NSCL-13）

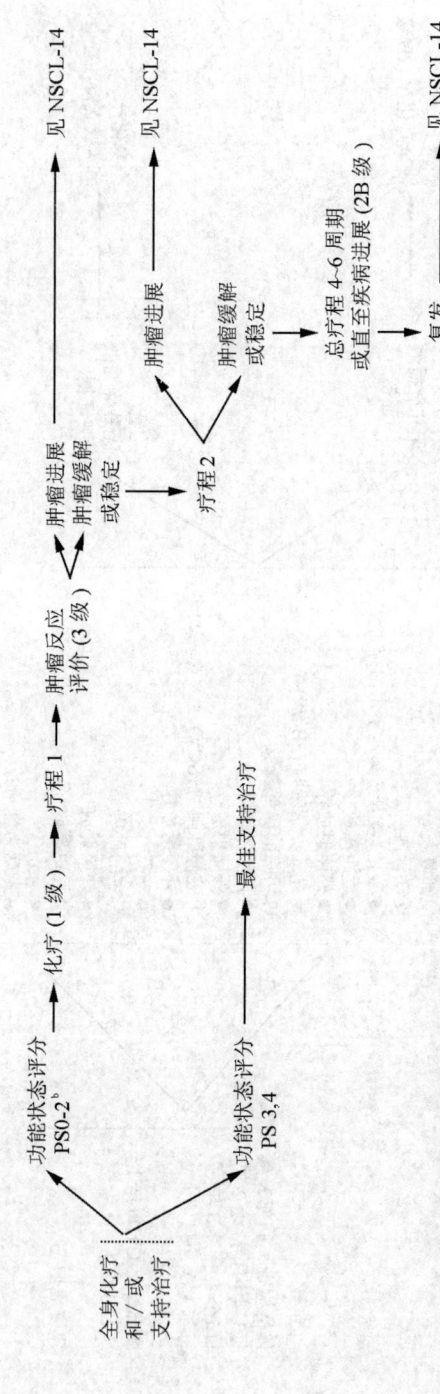

复发转移的治疗

全身化疗
和/或
支持治疗

功能状态评分
PS0-2[b] → 化疗（1级）→ 疗程1 → 肿瘤反应
评价（3级）

功能状态评分
PS 3,4 → 最佳支持治疗

肿瘤进展
肿瘤缓解
或稳定

疗程2

肿瘤进展 → 见 NSCL-14

肿瘤缓解
或稳定

总疗程4-6周期
或直至疾病进展（2B级）

复发 → 见 NSCL-14

见 NSCL-14

b. PS2 的病人较 PS0-1 的病人治疗毒性更大且获益可能更少

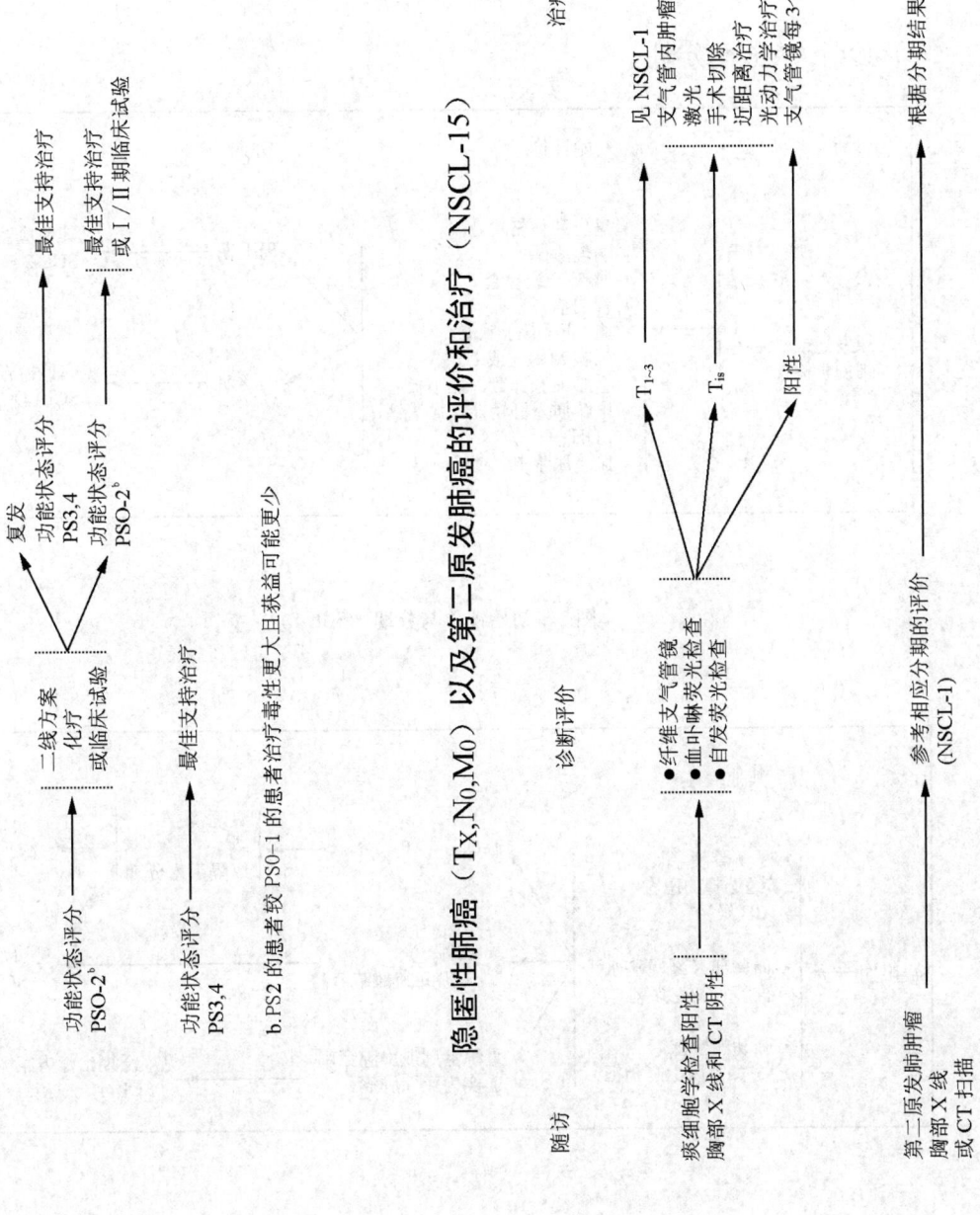

复发和转移的治疗（NSCL-14）

复发

功能状态评分 ——→ 二线方案 ┈┈┈┐ 复发
PSO-2[b]   化疗   ┊ 功能状态评分 ——→ 最佳支持治疗
               或临床试验 ┊ PS3,4
                           ┊ 功能状态评分 ——→ 最佳支持治疗
                           ┊ PSO-2[b]   或 I／II 期临床试验

功能状态评分 ——→ 最佳支持治疗
PS3,4

b.PS2 的患者较 PSO-1 的患者治疗毒性更大且获益可能更少

隐匿性肺癌（T_X, N_0, M_0）以及第二原发肺癌的评价和治疗（NSCL-15）

诊断评价   治疗

                                        ——→ T_{1-3} ——→ 见 NSCL-1
●纤维支气管镜   支气管内肿瘤消融术
●血卟啉荧光检查 ——→   ——→ T_{is} ┈┈┈┐ 激光
●自发荧光检查   ┊ 手术切除
                            ——→ 阳性   ┊ 近距离治疗
                                            ┊ 光动力学治疗
                                            ┊ 支气管镜每 3 个月

随访

痰细胞学检查阴性
胸部 X 线和 CT 阴性

第二原发肺肿瘤 ——→ 参考相应分期的评价 ——→ 根据分期结果治疗
胸部 X 线   (NSCL-1)
或 CT 扫描

附录Ⅱ：美国国家综合癌症中心联盟（NCCN）小细胞肺癌临床指南摘录

（一）诊断、检查和分期

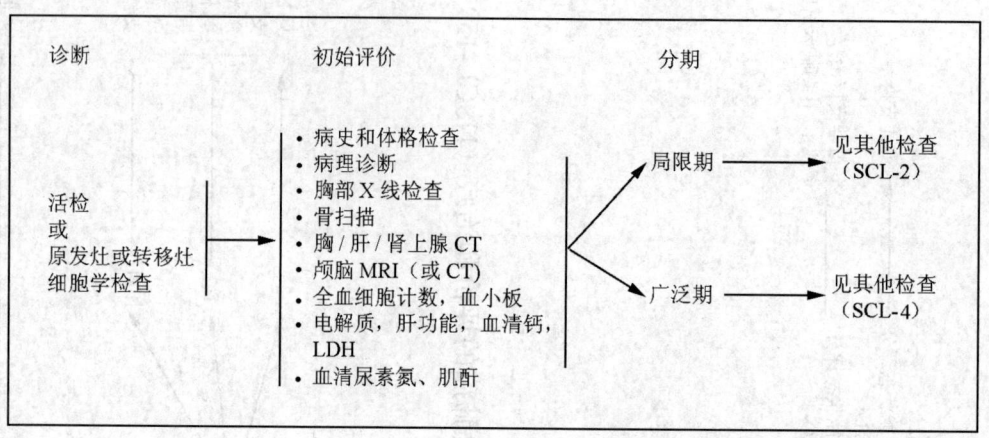

图1　初始评价与分期（SCL-1）

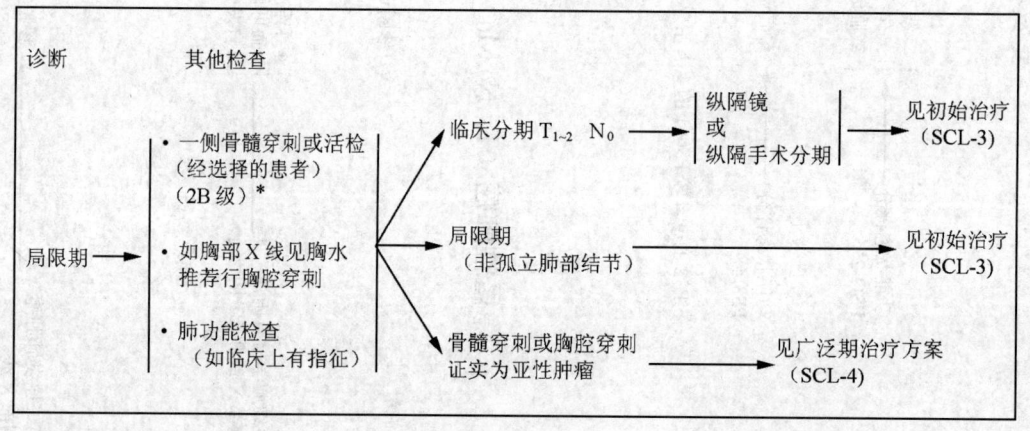

图2　局限期的检查（SCL-2）

指南说明　NCCN 共识级别（按循证医学）：

* 1 级：基于高水平证据，NCCN 有统一的共识。

　2A 级：基于低水平证据（包括临床经验），NCCN 有统一的共识。

* 2B 级：基于低水平证据，NCCN 无统一（但非较大的不同）的共识。

　3 级：存在较大的争议。

（二）治疗

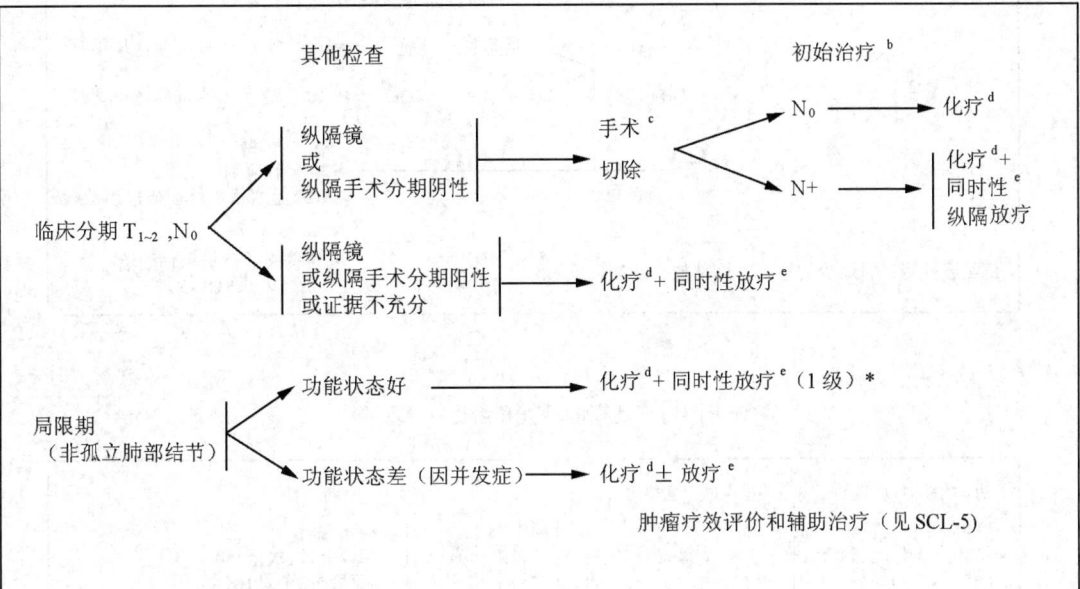

b. 见支持治疗。

c. 肺叶切除 + 纵隔淋巴结切除。

d. 化疗作为主要治疗。

- 局限期—顺铂 / 依托泊苷（1 级）或卡铂 / 依托泊苷 4~6 周期，同时化放疗时推荐顺铂 / 依托泊苷（1 级）。
- 广泛期—基于顺铂 / 依托泊苷（1 级）或卡铂 / 依托泊苷的方案，如：加或不加异环磷酰胺 4~6 周期。

e. 局限期放疗

- 放疗：1.5Gy,2 次 / 日，总剂量 45Gy 或 1.8Gy，1 次 / 日，总剂量至少为 54Gy。
- 从化疗的第 1 或第 2 周期开始（1 级）。
- 按肿瘤治疗前的容积设照野，除非有明显的放射性肺炎风险，此时可随时照射野。
- 在合适的患者中同时化放疗优于序惯治疗（1 级）。
- PCI 剂量：24Gy/8 次至 36Gy/18 次。

图 3 局限期的初始治疗（SCL-3）

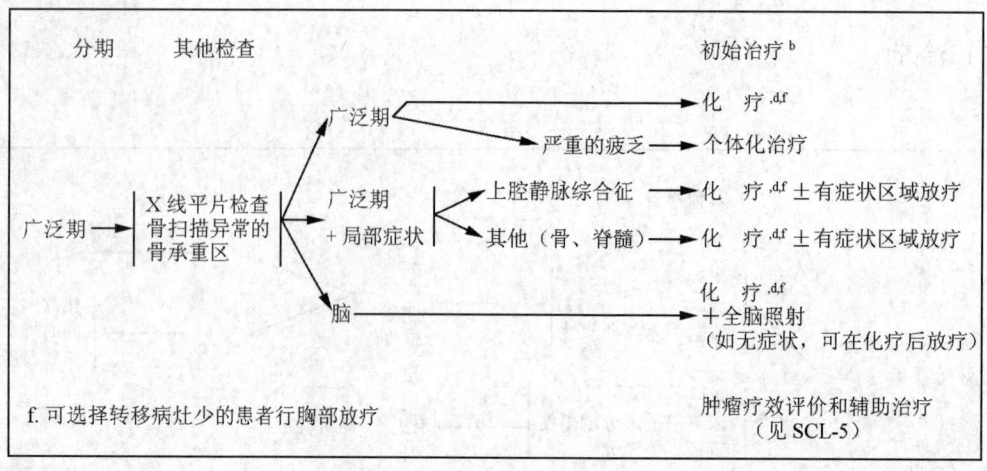

图 4　广泛期的检查和治疗（SCL-4）

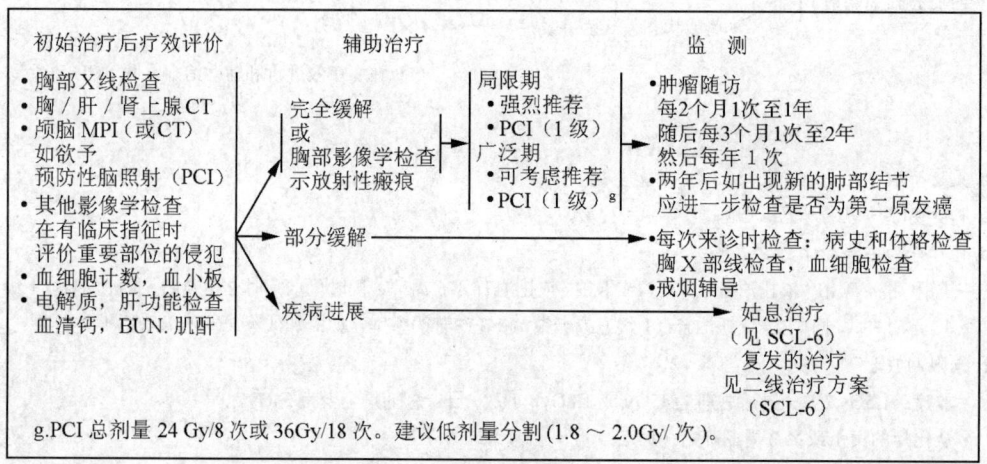

图 5　初始治疗后的疗效评价和监测（SCL-5）

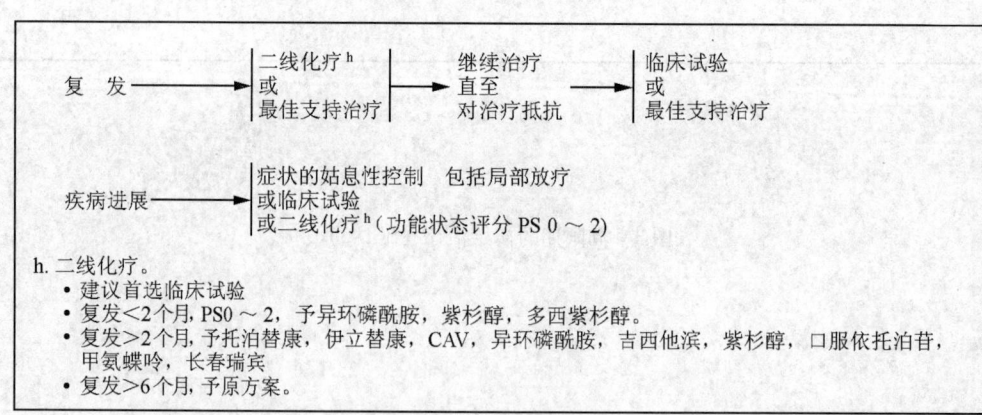

图 6　二线化疗和姑息性治疗（SCL-6）

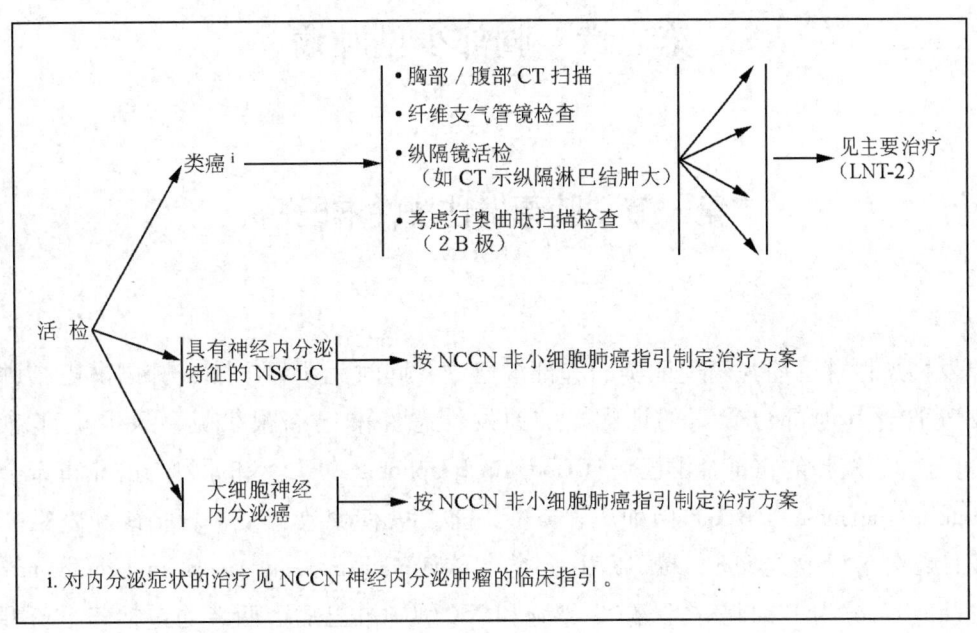

图 7　检查（LNT-1）

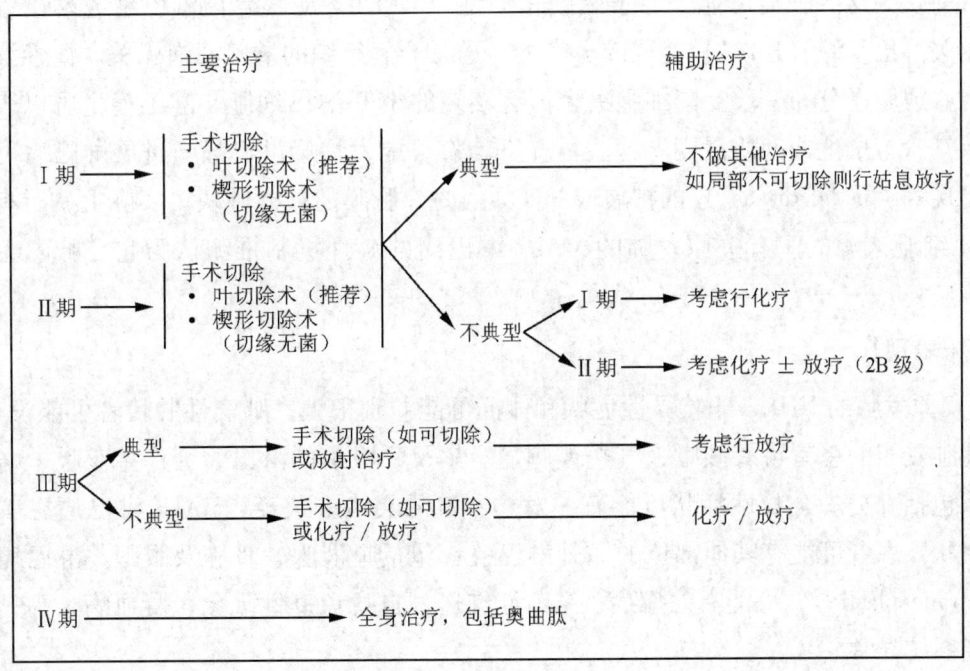

图 8　主要治疗（LNT-2）

第二章　胸部少见肿瘤

第一节　肺原发性恶性淋巴瘤

【概况】

肺原发性恶性淋巴瘤为病理证实的肺部淋巴瘤，同时无明显纵隔或肺门淋巴结肿大，又无肺及支气管外其他部位受累的证据。肺原发性恶性淋巴瘤很少见，只占全部淋巴瘤的0.4%，可分为原发肺的霍奇金淋巴瘤（Hodgkin lymphoma，HL）和原发肺的非霍奇金淋巴瘤（non-Hodgkin lymphoma，NHL）两种病理类型。前者只有少数个案报告，诊断困难。后者占全部原发性结外淋巴瘤的5%，按REAL分类（Revised European-American Lymphoma Classification）进一步可分为B细胞淋巴瘤、T细胞和NK细胞淋巴瘤，两者均包括若干亚型。惰性滤泡（indolent follicle）或弥漫B细胞淋巴瘤是肺原发性非霍奇金淋巴瘤中最少的病理类型，而低分化的黏膜相关型淋巴瘤（MALT）中最常见的惰性亚型。进展型（aggressive）淋巴瘤，更常出现在其他结外器官，可能是小细胞、大细胞或混合细胞类型组成，确切病理机制还不清楚，目前认为这些肿瘤可能来源于黏膜相关型（MALT）或气管内淋巴结或淋巴管。在肺脏气管相关淋巴组织（BALT）是稀疏分布的，通常与有组织的淋巴滤泡无关。惰性淋巴瘤通常是多中心或弥漫分布，单克隆细胞最多为有核裂的小B淋巴细胞。淋巴增生可以表现为孤立肿块，气管旁增生或间质浸润。这些情况下均有可能发展为淋巴瘤。进展淋巴瘤可表现为纵隔淋巴疾病（nodal disease）的扩展或肺实质、骨、胸膜的孤立肿块。实际上，所有肺淋巴瘤都是B细胞来源的。有关原发肺的MALT淋巴瘤的病理机制推测认为它与肺内免疫反应有关。

【临床表现】

（一）原发肺的NHL　非特异性症状和体征可能差别很大。肺实性肿块者可能没有症状。有弥漫性肺受累的患者可有咳嗽、气短或胸痛。累及呼吸道的淋巴瘤会产生咳嗽、咯血及阻塞性症状包括肺炎。全身性症状可能有：发热、盗汗及体重减轻。MALT淋巴瘤患者很少有全身性症状。患者可能有其他部位的结外淋巴瘤：包括唾液腺，骨髓及眼眶。淋巴瘤的副癌症状（paraneoplastic），可能有瘙痒症，结节性红斑，自身免疫性现象，凝血病，高钙血症及中枢神经系统异常。

（二）原发肺的HL　咳嗽、呼吸困难、全身性症状如发热、盗汗、体重减轻较常见。

【诊断】

（一）病史　病史长短不一，大多数患者在疾病的初期，疾病的初期就有一定程度上的发热、盗汗和体重降低。

（二）体格检查　取决于淋巴瘤在肺内所处的部位和肿块的大小，疾病早期可以没有任何异常症状和体征。也可以有病变部位的干湿啰音，语颤和语音传导的增强或减弱，少数患者可以以胸腔积液为首发症状，在伴有肺外的结内和结外受累是会有相应的表现。

（三）实验室检查

1. 一般性检查　轻度贫血，中性粒细胞增多，血沉增速及血γ球蛋白增高，乳酸脱氢酶（LDH）增高。在最近的淋巴瘤分类系统中，淋巴瘤诊断和分类应用了很多其他的技术。

2. 病理学改变　淋巴结病变的特征有：①正常滤泡性结构为大量异常淋巴细胞或组织细胞坏死；②被膜周围组织有大量细胞浸润；③被膜及被膜下窦被破坏。

3. HL 在骨髓里能找到里-斯（R-S）细胞。

4. 免疫组化染色可用于确定 B 或 T 细胞系（lineage），表面免疫球蛋白（Ig）和表面受体或其他淋巴系细胞特有的表面蛋白。

由于这些细胞大多数是 B 细胞的单克隆增生，它们表达独特的 Ig 基因位点的基因重组，独特的表面 Ig 独特型及其他单克隆标志物。细胞学研究已经证实少数特征性基因重组如滤泡淋巴瘤中的 14、18 易位。分子探针用于探察少量细胞标本的基因特征。免疫组化技术或流式细胞仪技术已使用极少量组织样品诊断 NHL 成为可能。

5. 胸部 X 线检查　NHL 有非空洞性肿块，也可以是肺弥漫浸润，网状结节样浸润，多发性小结节，大结节或浸润阴影。MALT 淋巴瘤最常见的 CT 表现是有支气管含气征（air bronchograms），这与淋巴细胞浸润及向间质（interstinum）的扩张、压迫临近滤泡有关。原发肺的 HL 很少是双侧性的，且大多累及肺上叶，肺门纵隔肿块或边界不清单发或多发结节。

（四）诊断标准　有以下三项可诊断原发性肺霍奇金淋巴瘤。

1. 病理证实。

2. 肺部受累无明显纵隔或肺门淋巴结肿大。

3. 无肺及支气管外其他部位淋巴瘤的证据。

【鉴别诊断】

原发的肺内淋巴瘤应该与以下情况相区别：

（一）淋巴瘤继发肺侵犯　淋巴瘤累及纵隔淋巴结约占所有病例的2/3。有10%的患者有肺脏受累而且实际上常常是纵隔淋巴结受累的扩展。有胸部受累的患者中67%~84%的组织学类型为结节硬化型 HD。疾病向肺门淋巴结的扩展能够导致同时向肺的扩散。产生肺间质线性浸润、小结节或二者兼而有之。纵隔巨块型受累（肿瘤直径与胸廓直径之比大于等于0.3）常常播散至胸膜、心包及胸壁。而间质或结节性肺浸润都有肺门淋巴结受累。事实上所有的有胸膜、心包、胸壁受累的病例都有纵隔巨大肿块。

（二）复发性淋巴瘤累及肺　淋巴瘤胸部受累很常见，因此肺是淋巴瘤疾病复发的常见部位，提示淋巴瘤复发可能性大的因素包括，在诊断时病期较晚、尤其是有全身性症状；巨块型纵隔淋巴结受累；初始分期不够和治疗不充分。淋巴瘤肺部复发的影像学鉴别诊断依赖于既往治疗的情况，接受放疗的患者肺部复发通常表现为照射野边缘的肿块或弥漫于受照射部位附近的肺实质内，单纯化疗后复发的患者常在原来受累结节部位复发，尤其是肿块巨大并侵及肺时。

（三）肺部感染　大部分肺原发淋巴瘤的初期都有可能被当作肺部感染，尤其是机会感染，如形成肉芽肿的真菌感染。肺复发性淋巴瘤更容易当成肺部感染。经充分的抗感染治疗没有疗效的病例应尽早获取病理标本行组织学检查明确诊断。

（四）治疗后肺脏毒性反应（包括放射性肺炎，药物性间质性肺炎）　放射性肺炎可以出现于受照射肺野或遍布全肺或出现纵隔增宽。症状或放射学异常出现的时间对确定诊断是有一定帮助的，大部分放射性肺炎在治疗后8～12周出现，但 HL 却很少如此快复发，并且治疗后数年在胸部影像学出现新的肿块可能不是 HL 复发，无论在成人还是儿童患者都可能是 NHL。一般药物性间质性肺炎的发生率不是很高，但引起这类反应的药物有很多，发病的主要原因有药物的组织直接毒性和过敏性原因等。

（五）肺结核病或淋巴结核　肺原发淋巴瘤或淋巴瘤肺浸润，累及到肺门和纵隔淋巴结时，可能会误诊为肺结节病或淋巴结结核，甚至可能首先考虑为支气管肺癌。所以，无论哪一种考虑都应尽最大努力寻找病理学证据。

（六）肺部各种肉芽肿性病变　此病也较多发，比较容易考虑，如 Wegner 肉芽肿，结节性多动脉炎和显微镜下多动脉炎等，但这些疾病往往都带有一些较浓郁的自身免疫性疾病的色彩，有较特异的自身抗体出现。

北京协和医院的临床病例统计发现，6 例患者都被误诊为肺炎、结核、肺癌及肺间质纤维化，从起病到最后确诊最短为 1 个月，最长为 6 年，平均 14 个月。这是因为以纵隔淋巴结肿大，伴肺浸润和胸腔积液的淋巴瘤可能是主要的表现，而非以肺部受累为惟一表现的肺内原发性淋巴瘤的发生率较低，其中 HL 更少见，并且由于原发于肺的淋巴瘤无论是临床还是影像检查都很不典型，而许多临床工作者不熟悉不认识，因常规的临床表现有发热和干咳，因此大多数患者最初被误诊为肺部感染，其中 B 细胞为主的 NHL 极容易被误诊为大叶性肺炎，但是，大多缺乏大叶性肺炎的临床经过。病史较长，抗感染治疗无效的时候，应考虑到本病。单侧单发肿块，与支气管肺癌相似，鉴别诊断有赖于病理学证据。除呼吸系统的症状外，有结节性红斑，关节痛，免疫球蛋白增高或自身抗体升高（效价低）等一些免疫系统的变化，肺内病变按一般疾病解释或常规治疗无效时应考虑到本病的可能。可能是因肿瘤使淋巴回流受阻，大病灶经淋巴扩散产生的肺间质水肿，淋巴瘤毕竟是免疫系统的恶性肿瘤。最终应通过手术切除病灶、开胸、细针穿刺等方法，结合病理学结果确定诊断。在病理确诊为淋巴瘤后还应进一步区分是否为 HL 的肺浸润和 HL 的肺内复发。淋巴瘤也经常发生在其他原发肿瘤之后，经常发生在放射治疗之后，但一般不会在放射野范围内，这一点可与放射性肺炎相鉴别。

【治疗和预后】

惰性淋巴瘤自然病程长，平均生存期超过 5 年；与之相反，进展淋巴瘤对放疗和化疗有反应，但进展较快，平均生存期较短。NHL 的治疗与 HL 一样，主要根据疾病分期而定；HD 局部病变可首选手术治疗，与 HL 相反，孤立结外 NHL 的患者与同期同组织类型的淋巴结病变预后相同，没有明显症状的惰性 NHL 可以不予治疗，因为早期干预并不能延长生存期。有症状的局限性（Ⅰ、Ⅱ期）低分化 NHL 可以采用局部放疗或放疗、化疗相结合的方法治疗。如果肺部受累是弥漫性的，化疗是一种治疗的选择。传统剂量的化疗能够获得较长的缓解期，但不能治愈惰性淋巴瘤，大剂量化疗是否更加有效还有争议。

第二节　肺良性转移性平滑肌瘤病

【概述】

肺良性转移性平滑肌瘤病（pulmonary benign metastasizing leiomyomatosis，PBML）是十分罕见的疾病。其特点为育龄妇女出现子宫肌瘤的同时或之后发现肺内出现多发结节样病变，肺内病变和子宫肌瘤的病理形态完全一致。本病自 1937 年 Steiner 首次报道以来，至今有文献报告的病例不足 30 例，国内只有少数相关报道。临床表现：

一般发生于育龄妇女，发病年龄 36～64 岁，平均年龄 44 岁，绝经期后出现病变的患者一般有子宫肌瘤子宫切除的病史，并口服雌激素。极少数还有男性病例的报道。妊娠可以加重病情。患者出现的临床症状与病变发生的部位有关。肺内的 PBML 最初没有症状或症状为轻度咳嗽和呼吸困难，后期导致呼吸衰竭，肺源性心脏病。可以同时有全身其他部位的转移，最常见的部位为淋巴结转移。总之，无特征性的临床表现。

【临床表现】

（一）病史　育龄期妇女或绝经后有过子宫肌瘤子宫切除病史。妊娠期病情加重，终止妊娠后症状好转。可以没有任何症状，不特异的呼吸道症状，如咳嗽、喘憋和呼吸困难，有时有少量咯血。最终出现呼吸衰竭、右心功能不全。

（二）体格检查　缺乏特征性体征，可以触及到肿大的淋巴结，质地较硬，表面较光滑，无触痛，融合较晚。有时可闻及呼吸音增粗，固定的干湿啰音，或呼吸音降低。

（三）实验室检查　没有特异的实验室检查。

（四）X 线检查　最常见的影像学表现为双肺内的多发结节，结节边缘较光滑，可有分叶，也可出现空洞，无法与转移瘤鉴别。Hostmann 等回顾了 23 例 PBML 的影像学表现，其中 16 例（70%）为双肺多发结节，41 例（17%）为单侧多发肿瘤，3 例（13%）为单发肿瘤。病变一般呈缓慢方式生长，Koh 报告的 1 例 PBML 的病变在 1 年后仍没有变化。Lipton 报道的 1 例 PBML 其胸片可见粟粒状改变，被误诊为粟粒性结核。但无结核的临床表现，痰及组织学检查也未发现结核的证据，后经支气管镜活检证实为 PBML。北京协和医院报道 1 例 PBML 其 CT 示粟粒性结节，一般沿支气管血管束分布，且在肺的外带较为明显，而肺的内带即两侧心缘旁可见两处大片状实变影，界限不清，并可见充气征。如患有子宫肌瘤的年轻女性，又出现肺内结节及弥漫病变应考虑到此病的可能性。确诊靠组织活检。

【诊断】

本病的诊断标准是病理诊断，将切除的子宫肌瘤和远处转移灶的病理切片在光镜下观察，两者的瘤细胞与正常子宫平滑肌细胞相似，无明显的核异型性或异常的核分裂，无血管侵犯。组织学上呈良性表现。但电镜下观察到的结果与光镜下结果不一致，电镜上可以见到未分化不成型的细胞，至少可以发现一个异常的核分裂。鉴于病变呈慢性生长方式，多发且类似于血行转移灶，病变可以迅速进展，导致呼吸衰竭乃至死亡，一些学者认为定义为良性转移性平滑肌瘤是不正确的，可能为低度恶性的平滑肌肉瘤。

肺良性转移性平滑肌瘤病较为罕见，临床表现缺乏特异性，并且有相当的滞后性，只是在妊娠、合并有呼吸道感染或查体时发现。所以，对本病的了解和足够的警惕是近早发现并确诊的关键。如果育龄期妇女出现了原因不明的肺部阴影，同时有子宫肌瘤的病史或手术史，如为间质病变应尽早进行肺泡活检，未能确诊者可以进一步行胸腔镜或开胸肺活检；团块形肿物可考虑行支气管镜检查或 CT 或 B 超引导下的经皮肺活检；对于肺外病变如淋巴结等可尽早行活组织穿刺细胞学和组织学检查。总之，病理学诊断是最终的诊断方法。

【鉴别诊断】

（一）肺淋巴管平滑肌瘤病（PLAM）　绝大多数为生育期妇女，有呼吸困难，咯血常见。典型的影像三大征象包括网状间质病变，乳糜胸腔积液和反复气胸。CT 显示在间质改变的基础上可见薄壁的囊腔，此征象为 LAM 的标志。也可以仅表现为散在的小囊肿，而囊肿之间的肺组织表现正常，一般无肺内结节。由于此两种疾病均为罕见，影像学上的鉴别有待进一步考证。1983年Matin将良性转移性平滑肌瘤（PBML）和淋巴管平滑肌瘤病描述为平滑肌瘤病，后者发生于男性和儿童的转移性平滑肌瘤，多发肺纤维平滑肌瘤病错构瘤。两者的共同的一个特点是，发病人群为育龄期女性，患有子宫肌瘤的同时或肿瘤切除之后，子宫外（如肺、肾、脑、淋巴结、皮肤）出现形态一致的平滑肌肿瘤，对雌激素治疗敏感。妊娠期病变迅速增长，子宫及输卵管、卵巢切除后，病变会缩小。

（二）肺水肿及ARDS　表现为双肺心影旁片状实变影，较为对称，并有间隔增厚的征象，与肺水肿及ARDS的征象较为相似。但一般心影正常，无心衰的表现，且病史较长，病变在短期内无变化，可以除外肺水肿。

（三）肺泡癌　肺泡癌肺内表现可以是结节，片状实变影，可以有含气支气管征及间质改变。但一般支气管壁不规则，结合病史临床症状有助于鉴别。

【治疗和预后】

由于此种肿瘤较为罕见，无可以借鉴的治疗模式。考虑到肿瘤与雌激素存在依赖关系，治疗时行全子宫及子宫外肿瘤切除的同时，应行双附件切除术，这样术后盆腔复发的可能性较小。有报道手术后雌激素处于缺乏状态，肺内病变会消退。有的文献提出联合激素治疗，根据活检标本的雌激素和黄体酮受体测定结果制定最佳治疗方案。使用孕酮或激素释放类似物对某些患者的效果较好，可以达到病变的消退，北京协和医院1例患者经米非司酮治疗后肺内平滑肌成分明显减少，代之以肺泡的纤维化和蜂窝肺的形成。也有采用化疗成功的病例。Parenti的文章中提到14例随诊的PBML患者中，1年内死亡的仅有1例，生存1~2年的有2例，生存期超过4年的有11例，最长的生存期超过30年。

第三节　正气道肿瘤

【概况】

正气道肿瘤并不常见，但是近些年来随着肺部肿瘤发病率的升高，正气道肿瘤的发生率也在增加，最常见的两种正气道的恶性肿瘤是鳞状细胞癌和囊腺癌。目前全球性学术中心几乎没有大规模的临床试验，有许多的正气道肿瘤患者因长期延误诊断而死亡。原发于正气道的恶性肿瘤占所有恶性肿瘤的0.2%（0.1%~0.3%）。每年人口发病率为0.2/10万，尸检的阳性发现率为1/1.5万。成年人的正气道病变有86%~91%是恶性的，与此相反儿童的正气道肿物有90%以上是良性的。成年人的正气道肿物有20多种不同的病理类型，其中80%以上为囊腺癌（43%）和鳞状细胞癌（40%），还有类癌和黏液表皮样瘤。

囊腺癌（以前认为是圆柱瘤）起源于黏液腺上皮，正气道囊腺瘤中90%以上局限性生长，50%发生在气道的上1/3的前后壁，囊腺癌坚硬稠密的非常局限，几乎都是通过黏膜下或神经鞘膜直接扩展进行播散。因此，这种肿瘤的急性扩散并非支气管镜和气道内的接触所致。该肿瘤生长很缓慢。一般发现时已经为巨大肿块。囊腺癌最常转移的器官是肺，也可以转移到脑、骨、肾或肝脏。

鳞状细胞癌也经常出现在正气道的前后壁，通常以外生性和浸润性方式生长，生长也缓慢。鳞状细胞癌有50%发生在气道的下1/3。

【临床表现】

鳞状细胞癌主要发生于 50~60 岁的成人，75%~92% 的患者为男性，在 50 岁以下患者中这种肿瘤很少见，并且始终与吸烟史紧密相关。另外，气道鳞状细胞癌切除的患者中，有 40% 同时或滞后发生烟草相关的第二原发肿瘤（发生在肺内、喉、咽、食管和膀胱）。与鳞状细胞癌相反，囊腺癌多发生于 40~50 岁人群，但是，36% 的患者在 40 岁以前就确诊了。囊腺癌的男女发病率比 1∶1，并未发现吸烟是明确的危险因素。因为正气道肿物的发生率极低，所以及时诊断非常困难，有事实支持从有症状到确诊平均需要 4~17 个月。最常见的临床症状是呼吸困难，发生率大约为 40%。继发于气道肿瘤阻塞之后的呼吸困难症状以吸气性困难为临床表现。呼吸困难、喘鸣可以在气道阻塞达到一半以上时还没有表现出来。还包括咯血、咳嗽、声嘶、喘息、肺炎、高调喘鸣和胸痛等症状。只有不到 5% 的患者没有临床症状。以原发灶的远处转移为首发症状的很少见。

【影像学检查】

正常人气道长 10~11cm，一半位于中纵隔，一半位于胸腔的上方。无论在颈部还是纵隔内都被周围重要的生命器官紧密围绕，其中有食管、无名动静脉、肺动脉，大动脉、上腔静脉、甲状腺和喉。因此，对于气道和其周围结构进行准确的影像学检查是高度怀疑气道肿瘤患者正确诊断的首选方法。伴有临床症状和体征的气道肿物患者，最初影像学检查应包括喉和气道隆突以上水平的高穿透后前位 X 片，随后的 X 线片有必要扩展至颈部。每一个患者均应进行带或不带有三维重建的 CT 检查，可以提供是关于肿瘤长大和延伸情况、肿大的纵隔淋巴结、肺、肝脏或肾上腺的转移等重要信息。CT 与磁共振成像（MRI）对气道肿物的对比研究尚无报告。虽然传统的血管造影术也是有用的，但 MRI 对于评价无名动脉、大动脉、或上腔静脉等血管受累情况的作用也是肯定的。

【支气管镜检查】

支气管镜检查对气道肿瘤诊断具有相当的准确性，能够准确报告恶性肿瘤在气道中浸润的长度，手术切除时要留下多少气道，区分不同病理类型如囊腺癌，类癌或腺癌。只有少数时候才有困难。

支气管镜检查的时间和方法，对于部分内镜操作者来说支气管镜病灶活检的意义应进行评价。伴有临床和影像学上较小肿瘤的患者，能够在门诊耐受支气管镜检查。如果病变内有较多的血管成分，则不能在门诊给患者进行支气管镜活检。具有巨大肿瘤的患者会因为肿瘤的处理引起肿瘤片段对远端的栓塞和（或）局部水肿，两者均可引起呼吸衰竭。

临床和影像都提示有巨大肿瘤的患者，推荐使用硬质支气管镜和常规麻醉。可以在外科切除肿瘤前几天或在手术前即刻进行。硬质支气管镜可以提供较大肿瘤气道内操作的良好环境，有利于取出肿物或肿物活检相关出血的控制。另外，清创性机械清除较大肿瘤也是硬质支气管镜应用的适应证。

【鉴别诊断】

1. **恶性肿瘤正气道转移**　转移性和原发的鳞状细胞癌是不同的，这一点非常重要；转移癌可以来自于食管、支气管肺的恶性肿瘤、纵隔内淋巴瘤、胸腺瘤等，在进行治疗前行胸部和其他部位的影像及食管镜检查非常重要，目的是排除转移癌。

2. **正气道的良性病变**　小于 40 岁的气道肿瘤，只有 3% 是鳞状细胞癌，46% 是囊腺癌，

51%是其他类型的肿瘤，大多数是良性肿瘤、典型的类癌或淀粉样变性、复发性多软骨炎等。

3. 继发于气道肿瘤阻塞之后的呼吸困难症状以吸气性呼吸困难为临床表现，这一点正好与哮喘或肺气肿呼吸困难相反，后两者为呼气性呼吸困难。正气道肿瘤中有75%以上患者的胸片是正常的，这些患者大多延误为哮喘或阻塞性肺病。

4. 如果怀疑复发性喉头或神经受累，气道荧光镜同时点片检查也是得到肯定的。

【治疗】

气道内肿瘤的治疗原则与肿瘤的分级有关，但是目前没有通用的气道内肿瘤分级标准。TNM分级系统包括一个特殊的设计，T_i 为肿瘤位于中央气道壁内，没有见到大部分穿出气道壁或侵入气管旁的淋巴结。另一个气道肿瘤分级系统是基于肿瘤浸润的深度，但是到目前为止也没有得到广泛应用。并且，同一生长范围，不同病理类型，如：囊腺癌或鳞状细胞癌，它的临床意义并不相同，因为它们有着不同的生物学行为。在评价气道恶性肿瘤的程度中，必须首先回答这样一个问题，就是肿瘤是否可以切除。分期研究的最重要意义是支气管镜评价气管支气管树的情况，包括测量声带到隆突的长度、肿瘤上方距声带的距离和肿瘤底部离隆突的距离。气道的1/2长度是能够安全切除和气道重建的最大长度。所以，如果肿瘤的长度大于6cm的话，那么它不能作为待手术病例，其原因是在决定切除气道的长度之前必须预先决定好安全重建气道的长度。

CT可以发现气道浸润的周围结构或受累的附近淋巴结。没有办法可以明确它们的假阳性和假阴性。患有鳞状细胞癌的正气道肿物的假阴性率相对较高，原因是中心型非小细胞肺癌局限在肺周边者占20%~25%。纵隔镜可以用来评价CT发现的肿大的纵隔淋巴结，评价原发肿瘤局部浸润的情况。多个水平上发现组织学阳性的淋巴结或由于扩散的肿瘤浸润引起的所谓的"冰冻纵隔"已经成为判定非手术治疗的标准。当气道肿瘤靠近食管时肿瘤局部分期方法应包括食管镜检查。食管切除和部分食管切除同时伴有气管切除的手术也已经完成，但病例需要高选择性。

查体发现气道肿瘤就有系统性转移的很少报道。因患有囊腺癌的患者的远程转移最常见的器官是肺脏，所以经常在胸部CT片中发现。CT以外的其他X线片不太可能发现问题。然而，即使已经有远处转移的囊腺瘤有时也可以判定为可手术病例。气道的鳞状细胞癌的转移行为与支气管源性的鳞状细胞癌相同。

（一）外科治疗合并或不合并放射治疗　大多数诊断了正气道肿瘤的患者手术治疗为首选治疗模式，手术的禁忌证包括：肿瘤浸润超过气道的50%，肿瘤局部深度的浸润，一般情况差，多处结节性病灶或远处转移（即使是姑息性的手术也只能在囊腺癌患者中实施）。

气道肿瘤镜检很重要，了解肿瘤局部及浸润的情况来指导外科干预，手术治疗范围的大小和预计手术的并发症及死亡率。如，患有气道肿瘤需要行隆突切除，同时行或不行肺切除的患者比单纯颈部气道切除的患者的并发症明显增加。虽然手术和麻醉技术都发生革命，但从经验上说恶性气道肿瘤切除的并发症发生率仍为10%。

囊腺瘤有一种倾向，即从黏膜下和神经膜扩散远比可见的肿瘤边缘的可能性大，除了肿物的冷冻活检以外，没有数据决定浸润的距离。然而，外科医师经常要牺牲对囊腺瘤的完全切除，违反基本的外科手术原则，目的是为了能安全进行气道重建。患有囊腺瘤的患者40%~50%有手术切除边缘的肿瘤阳性。有几个研究已经发现在完全和不完全切除的患者中生存期没有明显差别，然而在大量研究中发现有一种不很明确的倾向，即不完全切除的患者有一个相对不良的预后（10 年生存率，0 期患者64%和69%。与此相反 1 和 2 期患者分别为30%~45%）。另外，手术切除的囊腺瘤缝线处复发的概率低（≤10%）（通常辅助以放射治疗）。

手术后囊腺瘤的生存率较好，5 年和 10 年分别为 75%和 55%。

有两个随访时间都大于 20 年的临床研究没有发现在淋巴结转移阳性和阴性患者的生存率有显著不同。对患本肿瘤的患者长期随访很重要，因为该肿物的典型表现是生长缓慢。一些患者的生存时间长达 16 年。几个作者已经报告，在原发肿瘤切除的 27 年后晚期复发癌出现。

大部分患有囊腺癌并手术切除的患者也接受放射治疗，特别是那些手术边缘有淋巴结受累的患者，术后放疗可能使得患者获得了较高的生存率。虽然两个大的观察没有发现放射治疗的生存优势，但是也没有令人满意的证据否认这一轻微的生存优势。所有治疗该疾病的研究中心都认为对所有患者进行放射治疗是很应该的，因为放疗将降低复发率。进行了手术切除，并辅助了放射治疗的鳞状细胞癌患者大约 5 年生存率45%和 10 年生存率35%。淋巴结受累和手术边缘阳性的情况经常可见，各占 30%。尽管有研究已经报告淋巴结浸润患者不良的生存情况，还发现未完全切除的患者的生存率较差（5 年生存率，25%对 55%；$P < 0.02$）。但一个较大的回顾性研究并未发现两者生存期的显著不同（5 年生存率，46%对 47%）。在一个回顾性的分析当中发现伴有手术边缘阳性的患者辅助放疗有利于提高生存率，但是放疗对完全手术切除的患者没有益处。

（二）单纯放疗　对于有气道恶性肿瘤又有手术禁忌证的患者，最常用的处理办法就是外照射的放射治疗，这是最初的治疗模式。单独应用放射治疗模式研究中的大多数包括有患有鳞状细胞癌的患者，尚无大量囊腺癌病例单独接受放射治疗的临床报道。进行单独放疗的大部分患有正气道鳞状细胞癌，并且不能手术切除或有远程转移，并且有临床症状。放射剂量从 10 到70Gy，单独使用放射治疗的中位生存期 8 个月（6 ~ 24 个月），局部控制和完全缓解的概率变化很大。如果患者的特征，治疗的目的（根治性和缓解性），和放射的剂量都考虑在内的话，结果的不同就不奇怪了。应用根治性治疗强度（放疗剂量 > 50Gy）的患者的数据显示 5 年生存率24%。也有几个作者报道缓解性治疗强度（放疗剂量 < 50Gy）治疗患者的 5 年生存率更差（0 ~ 5%）。

两个学者进行多因素分析发现较差的临床表现评分（≥2）和消瘦（>10%）是不良预后的提示信号。别的学者用单变量分析，已经报告年龄的增加（> 63 岁），肿瘤体积过大（> 3cm），纵隔淋巴结受累，和鳞状细胞癌的组织类型不良预后相关联。有两个小样本的临床观察发现囊腺癌比鳞状细胞癌有较好的反应率和生存率。

放射治疗对恶性气道肿瘤引起的呼吸困难有缓解作用，有效率大约 50%（24% ~ 58%），其他的治疗方法也可以缓解症状（如：内镜下肿物取出，置放支架，内照射）。

（三）近距离放射治疗　气管支气管腔内近距离放射治疗应用于放射治疗后的增强治疗或局部复发瘤的辅助治疗。Schraube 等人报告 5 例患有气道肿瘤患者，经 46 ~ 50Gy 的外照射束 3 或 4 个片段放入患者的气道内。一个患者发展成为坏死性气管炎，并发展成气道狭窄，放入了支架。Makarewicz 和 Mross 用含 6 ~ 7.5Gy 的 2 ~ 3 片段在 23 个患者中的 17 个，方法是用 20 ~ 60Gy 的外照射送入。在另一个研究中于50Gy 的外照射之后，7 个接受近距离放射治疗（3 ~ 5Gy 在 3 ~ 5 个片段）的患者中有 5 个获得了完全缓解。中位生存期是 34 个月，但是 2 例患者发展成了气道炎症，另外两个患者出现了软骨软化和慢性气道炎。然而，给出限制性的试验，气道内恶性肿瘤的近距离放射治疗目前还没有得出明确结论。它可以用于局部复发病灶的处理或作为手术边缘有显微镜下病变时的手术后辅助治疗。

（四）化疗　对于气道内恶性肿瘤化学治疗仅仅是轶事一样的事情。Manninen 等人治疗了 21 例患者，他们是复发或转移的鳞状细胞癌，治疗的方案是环磷酰胺、长春新碱、博来霉素和阿霉素。作者认为这些肿瘤对化疗是耐药的。然而，因为第 2、3 代的化疗药已经在肺鳞状细胞癌中显示出比对气道鳞状细胞癌更好的活性，新的药物有可能在治疗气道鳞状细胞癌方面具有一定的作用。并且，没有研究发表过有关一些化疗药对气道鳞状细胞癌的放疗增敏作用。

【复发的原因和治疗】

手术和辅助放疗后的囊腺癌最多见的远处转移的部位是肺，虽然脑、肝和骨转移也有报道。有报道在手术后 4 年发生远处转移的发生率是 18%，全部是肺。Maziake 等报告远处转移的发生率为 45%，其中 76% 为肺内转移，平均间隔 8 年（1~25 年）。肺内转移并不意味患者的迅速死亡，其原因是诊断后的平均生存期是 37 个月（4 个月~7 年），有的可以长达 16 年。

手术后辅助放疗或不辅助放射治疗的囊腺癌患者中有 14%~25% 会复发，并且同时伴有远处转移。还没有发现局部复发的概率与手术边缘组织病理阳性浸润和或淋巴结阳性有同步关系。囊腺癌有远期复发的倾向（最长的达手术后 27 年），并且推荐长期随诊（包括支气管镜检查）。

囊腺癌的局部复发可以 2 次切除，前提条件是能够安全切除和重建结构。更常见的是，借助内镜缓解的应用（用或不用置入支架或近距离放射治疗，或两者共用）如果放疗不是最初的治疗的一部分，那么外照射放疗可能是一个好的选择。肺转移经常是没有症状的。在适当的胸内和胸外节段，进行微病灶切除术已经有相关报道。化疗对远处转移的作用仍然处于探讨阶段没有得到证实。

还有人报告已经手术切除并辅助放射治疗的鳞状细胞癌患者远处转移率为 12%，局部复发率 28%。这些复发发生在无瘤生存后的 18 个月以后，远远少于囊腺癌的平均无瘤时间。非常重要的是在随诊期间鳞状细胞癌患者中有 20% 发生第 2 原发癌（主要在肺或头和颈部）。

（张　力　原永平）

第四节　淋巴瘤样肉芽肿病

【概况】

淋巴瘤样肉芽肿病（lymphomatoid granulomatosis，LYG）是 Liebow 及其同事于 1972 年首先提出的，该病的临床及组织学表现类似韦格内肉芽肿（WG）与不典型淋巴瘤，是一种系统性血管浸润性和血管中心性坏死性肉芽肿病。具体病因还不清楚，经常累及皮肤和肺实质。这种疾病可能与干燥综合征、慢性病毒性肝炎、类风湿性关节炎、AIDS 及肾移植等免疫功能受损性疾病相关。经常在肉芽肿的 B 细胞中找到 EB 病毒，但还没有明确 EB 病毒与本病的直接因果关系。有报道认为，在没有其他免疫系统疾病的患者中 T 细胞功能异常提示 LYG 的可能或高分化淋巴瘤，这可能与机会性病原体或机体对这些病原体的不正常免疫反应有关。在 LYG 患者中发现有单克隆 B 细胞和单克隆 T 细胞的增殖，这提示本病有发展为淋巴瘤的可能性。人类 T 细胞亲淋巴病毒 I 型（HTLV-1）引起的原发性 T 细胞淋巴瘤的表现与 LYG 非常相似，这使得 LYG 病的发生机制更加复杂。

【临床表现】

LYG 可发生于任何年龄（7~85 岁），以 30~40 岁的男性多见，临床表现复杂，疾病的初期常有咳嗽，呼吸困难，偶有咳痰、发热、乏力，随病变进展出现呼吸衰竭。1/4 的患者有中枢神经系统的损害，表现为非对称性局部功能障碍（deficit），可以有失语、头痛、感觉异常、偏瘫共济失调、精神错乱、昏迷和癫痫发作等。中枢神经系统表现可以从轻度到非常严重。在所有大的系列研究中都可见到由此引起的死亡。半数患者有皮肤受累，为片状红色斑疹或丘疹，通常为小片，但可以融合。皮损最常发生在四肢，也可泛发全身，可为溃疡或皮下结节。皮损可与肺病变同时起病，也可先于肺病变几个月或几年，好像与预后无关。

肺脏受累是 LGY 必有的一个特征，最常见的表现是肺实质肿块，通常在肺脏边缘或下叶。在大部分系列研究中都有由于广泛肺实质破坏导致呼吸功能不全的报道，偶尔也有大量咯血或严重空洞性病变的报道。通常是支气管浸润，也有气道内破坏性病变引起的肺叶阻塞不张。

淋巴瘤样肉芽肿引起其他器官受累的情况不常见。在临床表现上肾脏受累罕见，这一点与 Wegner 肉芽肿相反，但有时会在肾脏活检时见到局灶硬化或增殖性病变，但无肾小球硬化发生。肝脏受累也不常见，如果有肝脏受累可能提示预后较差。淋巴结和脾脏受累罕见，好像不影响预后。与 Wegner 肉芽肿相反，淋巴瘤样肉芽肿很少累积鼻咽部及上呼吸道。

北京协和医院近 15 年来经病理证实 9 例 LYG，其临床表现无明显的特异性，其中以发热、咳嗽为主，分别为 66.7%（6/9）和 77.7%（7/9）；咳痰 44.4%（4/9），其次为胸闷、畏寒、乏力、咯血、甚至有的患者无任何不适主诉，复杂多样而缺乏特异性。体征主要是呼吸音粗 77.7%（7/9）、干性啰音 77.7%（7/9）及湿性啰音 77.7%（7/9）、淋巴结肿大 22.2%（2/9），本组病例还有肝脾大、皮下结节及皮肤红斑、溃疡。本组患者中有 1 例患者 9 年后又发生皮肌炎。X 线表现主要是双肺多发的浸润性、结节样病灶 66.6%（6/9）、少量胸腔积液 66.6%（6/9）以及双肺大片状致密影 33.3%（3/9），具体临床表现见表 7-2-1。

【诊断】

（一）病史　临床表现缺乏特异性，但又复杂多样，疾病的初期常有咳嗽，呼吸困难，偶有咳痰、发热、乏力，随病变进展出现呼吸衰竭。肺脏受累是 LGY 必有的一个特征，大约占 80%。皮肤受累较多见，与肺内病变无明显的时间固定关系。LGY 引起其他器官受累的情况不常见。很少累积鼻咽部及上呼吸道。

（二）体格检查　无特异性，从北京协和医院的病历统计中发现，主要是呼吸音粗、干性啰音及湿性啰音、有淋巴结肿大，还有肝脾大、皮下结节及皮肤红斑、溃疡。少量胸腔积液。

（三）实验室检查　本病缺乏特异性的检验指标。

1. 部分患者有白细胞计数的增加及贫血。血沉可正常或增快。

2. 类风湿因子可阳性，免疫球蛋白 IgM 或 IgG 轻度升高。

（四）X 线检查　LGY 的影像学表现是很多的：可以表现为多发双肺结节累及下肺或周边肺野，这在转移瘤，其他的肉芽肿性病变或良性病变如嗜酸性肉芽肿中也可以见到。另外，还可以有空洞、肺不张、肺叶阻塞、巨块样病变及气胸。肺脏病变的特点有如月之盈缺，一些部分的病变可能在消退而另一些病变在进展。肺门和纵隔淋巴结肿大较罕见。

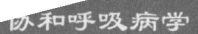
表 7-2-1　北京协和医院 9 例 LYG 的临床表现

临床资料	例数	发生率%	临床资料	例数	发生率%
男性	3	33.3	X 线表现		
女性	6	66.7	双肺多发浸润性、		
年龄（岁）			结节样病灶	6	66.6
20～30	1	11.1	双肺大片状致密影	3	33.3
30～40	1	11.1	胸腔积液	6	66.6
40～50	3	33.3	肺门淋巴结增大	1	11.1
50～60	4	44.4	确诊方法		
症状			开胸活检	5	55.5
发热	6	66.7	支气管镜活检	3	33.3
咳嗽	7	77.7	尸检	1	11.1
胸痛	1	11.1	确诊前误诊为		
咯血	1	11.1	结核	5	55.5
胸闷	2	22.2	转移癌	2	22.2
咳痰	4	44.4	肺泡蛋白沉积症	1	11.1
乏力	1	11.1	肺部真菌感染	3	33.3
畏寒	2	22.2	出现症状至确诊时间		
无主诉不适	1	11.1	＞2 年（30 个月）	1	11.1
体征			8 个月	1	11.1
呼吸音粗	7	77.7	5 个月	4	44.4
干性啰音	7	77.7	2 个月	2	22.2
湿性啰音	7	77.7	＜2 个月（7 周）	1	11.1
肝大	1	11.1			
脾大	1	11.1			
皮下结节	1	11.1			
皮肤红斑、溃疡	1	11.1			
淋巴结肿大	2	22.2			

　　由于本病的临床表现错综复杂，缺乏特异性的症状和体征，尚未发现十分肯定的实验室检查指标，所以临床上很容易误诊为特异性或非特异性肺部感染和转移性肿瘤或原发瘤，北京协和医院 9 例患者误诊情况如下，结核 5 例、转移癌 2 例、肺泡蛋白沉积症 1 例，肺部真菌感染 3 例。所以，在病程中若找不到感染或其他肿瘤的相关依据，且疗效不佳的情况下，应想到本病。目前 LYG 的确诊要依靠病理的诊断。北京协和医院的 9 例确诊患者中开胸肺活检 5 例，但是病理误诊的病例也时有发生（其中 1 例外院病理诊断为结核）、支气管镜肺活检 3 例、尸检 1 例。确诊时间 5～30 个月，平均 10 个月。

　　病理取材存在一定问题。本组讨论的例病中，行支气管镜检查者 5 例，只有 3 例明确诊断，且均经过 2 次以上镜检；而开胸肺活检的 5 例患者均 1 次确诊，这主要是和所取活检组织的多少和质量有关。

【病理】

LGY 的诊断需要组织学证据。是一种以血管中心性的血管破坏及淋巴增生性肉芽肿病，表现为破坏性、炎症性、肉芽肿性血管炎。镜下突出的病变是：①肺实质内弥漫性多种类型的单个核细胞浸润，以正常的淋巴细胞为主，常见浆细胞和浆细胞样细胞；②细胞浸润常累及肌型动脉及静脉，后者更为多见；③结节中心常见大片凝固性坏死，通常不伴有出血；④在淋巴细胞浸润的背景上可有少数肉芽肿形成。

病变皮肤活检有助于肺部病变的诊断。病理表现可见血管浸润和以血管为中心的坏死性肉芽肿，浸润细胞呈现多形性，包括淋巴细胞、组织细胞、浆细胞、淋巴母细胞等，可以见到 EB 病毒阳性的 B 淋巴细胞。受累血管广泛，以中等大小的动、静脉为主，血管内膜增厚、管壁狭窄、闭塞或血栓形成，造成血管结构破坏。目前依据病理将 LYG 分为三期，第一期：浸润细胞多型性，无不典型细胞，变异大淋巴细胞少见或缺如，坏死少见，原位杂交显示 EB 病毒阳性细胞每高倍镜 <5%，甚至缺如；第二期：多型性细胞中偶可见大淋巴细胞或淋巴母细胞，坏死较常见，EB 病毒阳性细胞每高倍镜 5 ~ 20 个；第三期：存在大量大淋巴细胞，显著多态性和类霍奇金细胞多见，坏死明显，EB 阳性细胞大量，病变有融合趋势。有些人认为 LYG 第三期是 B 细胞淋巴瘤的一个亚型。

【鉴别诊断】

淋巴瘤样肉芽肿没有特征性的实验室检查结果。病理和临床上应与以下几种疾病进行鉴别诊断：

（一）Wegener 肉芽肿 特点为液化性和（或）凝固性坏死，大量嗜酸性粒细胞，少量良性表现的淋巴细胞和浆细胞以及多核巨细胞。一般不形成境界清楚的肉芽肿。免疫组化已经证实这些浸润细胞主要是由 B 细胞群组成，其中多含 EB 病毒 RNA，并有活性 T 细胞围绕。

（二）免疫母细胞淋巴结病 有相反副蛋白血症、血细胞减少及自身抗体出现，而 LYG 均不常见。

（三）过敏性肉芽肿病肺部病变 其特征是：明显的嗜酸性粒细胞浸润及灶性坏死，有些坏死灶周围有肉芽肿反应，并见嗜酸性血管炎。

（四）肺淋巴瘤 一般无明显的血管炎病变，肿瘤细胞较单一，通常均可分类为常见淋巴瘤的一种类型。在有些 LYG 患者中发现有单克隆 B 细胞和单克隆 T 细胞的增殖，这提示本病有发展为淋巴瘤的可能。LYG 引起其他器官受累的情况不常见，这一点与淋巴瘤不同，但也可在肾脏活检上看到局灶性硬化或增殖性病变，但没有肾小球硬化；肝脏受累也不常见，如果有肝脏受累可能提示预后较差；淋巴结和脾脏受累罕见，也不影响预后。

（五）特异性或非特异性肺部感染 如 GLY 表现为小片状阴影并且多发的话，非常容易误诊为感染性病变，尤其容易误诊为结核，有的病例病理上误诊为结核。

（六）肺内转移性肿瘤 有时 LGY 也可能误诊为肺内转移瘤，因为有一些侵袭性较强的肿瘤也可以形成肺内多发浸润性、结节性病变。

（七）过敏性肺泡炎 LGY 有时有多发和"游走"的倾向，有时可能与肺过敏性病变相混淆。

【治疗和预后】

LYG 的治疗很困难，但大部分患者呈良性经过，可以很多年或更长的时间不需要治疗。

对有症状的患者可以激素和（或）抗肿瘤药物治疗，虽然本病经常对这些治疗措施有反应，但也经常复发，发展为难治性（refractory）疾病或高分化淋巴瘤。在没有中枢神经系统受累的轻型患者中治疗也可以产生延迟疗效。放疗对局部病变效果很好，但激素、细胞毒性药物及放疗的最佳使用方案还没有确定。也有报道 LYG 的预后很差，有半数或更多的患者 5 年内死于本病。可见本病的临床过程差别很大，也见到有生存期很长和自发缓解的病例，有 15%~25% 的患者发展为进展型（aggressive）淋巴瘤。北京协和医院近 15 年来经病理证实患者的治疗和预后情况见表 7-2-2。

表 7-2-2 治疗、预后情况

具体治疗方案	例数	发生率%	预后（存活时间）	例数	发生率（%）
手术后 CTX + VCR + Pred	1	11.1	>10 年	1	11.1
CTX + VCR + Pred 及表阿霉素 + 平阳霉素			>2 年（30 个月）	1	11.1
+ 长春新碱 + 甲基苄肼	3	33.3	>1 年（16 个月）	1	11.1
泼尼松 + 硫唑嘌呤	3	33.3	<1 年（8 个月）	1	11.1
未治疗	2	22.2	未随诊	5	55.5

注：CTX：环磷酰胺；VCR：长春新碱；Pred：泼尼松

第五节　肺上皮样血管内皮瘤

肺上皮样血管内皮瘤（pulmonary epithelioid hemangioendothelioma，PEH）是一种罕见的肺内多发性肿瘤，1975 年 Dail 和 Liebow 首先报道，称为血管内支气管肺泡肿瘤（intravascular bronchoalveolar tumor IVBAT）。后来通过电镜发现肿瘤细胞内有 Weibel-Palade 小体，第Ⅷ因子组织化学染色阳性证实了肿瘤来源于血管内皮细胞。上皮样血管内皮瘤更多见于肝脏、骨和其他组织，原发于肺部的很少见，目前文献中报道的 PEH 不到 50 例。PEH 的发病年龄为 7~76 岁，70%~85% 发病于 20~60 岁。女性多见于男性，占 60%~80%。

【临床表现】

临床过程为慢性进展性，起病时症状轻，数年或数十年后死于限制性肺功能下降的相关疾病。起病时 44%~76% 无临床症状，只在体检摄 X 线胸片时偶然发现，少数可有干咳、胸痛、气短或呼吸困难等非特异性表现，也有伴随咯血、肥大性骨关节病、肺动脉高压等个例报道。Kitaichi 等认为男性的临床症状明显多于女性患者。

【诊断方法】

（一）病史　肺上皮样血管内皮瘤的临床表现的一个特点就是在肺和（或）肝、皮肤、骨及其他脏器广泛病变的时候却可以不伴有任何临床表现，并且可以多年不变，这是其他肺部病变，尤其是占位性病变所少有的。少数患者伴有呼吸道症状，最后以限制性呼吸障碍为主死于呼吸衰竭。

（二）查体　多无任何异常体征，即使伴有一些呼吸系统体征，如干湿啰音，少数患者有杵状指，也并无特殊的阳性意义。

（三）实验室检查　尚无特异的实验室检查指标，今后有待于进一步研究，有无分子生物学方面的特殊发现。

（四）X线检查　胸片典型为双肺多个结节影，直径2cm左右，界限清楚或模糊，常无隆突或纵隔淋巴结肿大。胸部CT为沿血管分布的多个结节影，边界不规则，有中心钙化。少数病例表现为单侧肺孤立或2～4个阴影，直径最大可为5cm，少数病例有胸腔积液。肝脏是较多同时伴发的器官。

【诊断标准】

诊断依赖肺病理检查，大体标本表现为多发的边缘清楚的实质性结节，直径0.3～3cm，切面很硬，灰白色或黄棕色。显微镜下有特征性表现，病灶中心为细胞少的硬化区，为凝固性坏死、玻璃样变、钙化或（和）骨化；病灶周围的细胞成分很多，肿瘤细胞为圆形，胞质丰富，核圆形或卵圆形，分裂象少见。有时可见纺锤体形肿瘤细胞。肿瘤细胞可通过Kohn孔播散，淋巴管和血管浸润不常见。第Ⅷ因子免疫组织化学染色阳性。此肿瘤是低度恶性的肉瘤，组织学上是浸润性生长，可以在胸腔内播散和通过血管或淋巴管远处转移。

肺上皮样血管内皮瘤属少见病种，但临床病程和肺的影像学表现都有其特点，只要熟悉本病一般不至于漏诊，但最终的诊断标准是病理学证据的获得。

【鉴别诊断】

（一）肺内转移瘤　首先应该进行鉴别诊断的是肺内转移瘤，转移瘤多呈粟粒状之后发展成棉絮状，边缘开始模糊融合，发展迅速，伴随症状较多，可以找到原发肿瘤的证据。

（二）肺泡微结石症　是肺泡内存在弥漫性分布的含钙、磷的微细结石。本病有明显的家族倾向，多数为同胞。多数患者早期无临床症状，主要改变为逐渐出现限制性通气障碍。在没有呼吸道阻塞的情况下，肺容量及肺活量减低时应高度警惕。

（三）其他疾病　粟粒性结核、肺含铁血黄素沉着症、尘肺、钡尘肺、锡尘肺相鉴别。

【治疗和预后】

此肿瘤生长缓慢，目前有病例已经随诊了30年其病灶无改变。疾病的预后较好，Kitaichi等总结21例患者，3例为单发结节行手术治疗，术后随诊37～53月仍无病存活；13例存活1～320个月，平均73个月；4例16～140个月死于PEH的限制性肺功能下降相关的肺部感染，平均59个月；1例死因不明。Dail等认为预后差的因素有起病时伴有呼吸道症状、广泛的淋巴道血管侵犯、胸膜侵犯、肝转移、淋巴结肿大等。Kitaichi等提出起病时伴有呼吸道症状、胸腔积液、病理可见纤维素性胸膜渗出且其中有肿瘤细胞侵犯、可见纺锤形肿瘤细胞为预后差的因素。Kitaichi等观察到3例在5～15年的随诊中部分自行缓解，其中2例有脏层胸膜侵犯、1例有肝转移、1例有血管侵犯，故其认为胸膜侵犯、肝转移、血管侵犯均与预后关系不大。治疗上无特殊的治疗方法，倾向于定期观察，尤其是无症状的患者。在病灶为孤立性或仅有2～4个病灶时，可以考虑手术切除。化疗和放疗无作用。有学者用干扰素-α2A治疗1例皮肤、骨、肝脏和肺上皮样血管内皮瘤出现部分缓解，提示免疫调节药物可能有效。此病为少见病例，其诊断、治疗和预后的研究尚需进一步病例的收集。

（张　力　原永平）

参 考 文 献

［1］Cordier JF，Chailleux E，Lauque D，et al. Primary pulmonary lymphomas：A clinical study of 70 cases in non immunocompromised patients. Chest，1993，103：201－208

［2］Vokes EE，Ultman JE，Golomb HM，et al. Long-term survival of patients with localized diffuse histiiocytic lymphoma. J Clin Oncol，1985，3：1309－1313

［3］Komanduri KV，Luce JA，McGrath MS，et al. The natural historu and molecular heterogeneity of HIV-associated primary malignant lymphomatous effusions. J AIDS，1996，13：215－226

［4］Travis LB，Crutis RE，Boice JD Jr，et al. Second cancers following non-Hodgkin's lymphoma. Cancer. 1991. 67：2002－2009

［5］Fiche M，Capron F，Berger F，et al：Primary pulmonary non-Hodgkin's lymphomas. Histopathology. 1995，26：529－537

［6］Diehll LF，Hopper KD，Giguere J，et al. The pattern of intrathoracic Hodgkin's disease assessed by computed tomography. J Clin Oncol，1991，9：438－443

［7］Jochelson MS：The treated thorax. Radiol Clin North Am，1990，28：763－769

［8］高金明，黄晓明，王瑞青，等. 原发于肺的淋巴瘤6例临床分析并文献复习. 中华结核和呼吸杂志，2002，25：485－487

［9］Parenti DJ，Morley TF，Giudice JC. Benign metastasizing leiomyoma. A case report and review. Respiration. 1992. 59（6）：347－350

［10］Koh DM，Burn PR，King DM. Benign metastasizing leiomyoma with intracaval leiomyomatosis. Br J Radiol，2000，73（868）：435－437

［11］Fraser，Muller，Colman，Pare. Fraser and Pare's Diagnosis of the chest. （4th ed），Philadelphia：WB. Saunders Company，1999，1409

［12］徐海医，李隆祥，周新. 肺淋巴管平滑肌瘤病. 国外医学. 呼吸系统分册，1992，（2）：73－75

［13］张志勇，凤伟，洪应中，等. 淋巴管平滑肌瘤病的影像诊断：附1例报告. 实用放射学杂志，1996，12（3）：141－143

［14］Avila NA，Kelly JA，Chu SC，et al. Lymphangioleiomyomatosis：Abdominopelvic CT and US findings. Radiology，2000，216（1）：146－153

［15］马良坤，孙爱军，邓成艳，等. 子宫静脉内平滑肌瘤病1例. 中华妇产科杂志，1999，34（9）：52

［16］Dail DH，Liebow AA，Gmelich JT，et al. Intravascular，bronchiolar，and alveolar tumor of the lung（IVBAT）：an analysis of twenty cases of a peculiar sclerosing endothelial tumor. Cancer，1983，51：452－464

［17］Kitaichi M，Nagai S，Nishimura K，et al. Pulmonary epithelioid haemangioendothelioma in 21 patients，including three with partial spontaneous regression. Eur Respir J，1998，12：89－96

［18］Nagata N，Takatsu H，Sato Y，et al. Metastatic pulmonary epithelioid hemangioendothelioma with peculiar radiographic features. Respiration，1999，66：78－80

［19］Carter EJ，Bradburne RM，Jhung JW，et al. Alveolar hemorrhage with epithelioid hemangioendothelioma，a previously unreported manifestation of a rare tumor. Am Rev Respir Dis，1990，142：700－701

［20］Ledson MJ，convery R，Carty A，et al. Epithelioid hemangioendothelioma. Throax，1999，54：560－561

［21］蔡柏蔷，秦树林，等. 原发性气管腺样性癌11例临床分析. 中华肿瘤杂志，1990，12（1）：72

第三章　肺部良性肿瘤

第一节　概　　述

　　肺部良性肿瘤是指生长在气管、支气管和肺实质内的良性肿瘤。美国报道肺部良性肿瘤占肺原发肿瘤的 2%～5%，国内报道经手术证实的 1 953 例肺部原发肿瘤中，246 例（12.6%）为良性肿瘤。肺部良性肿瘤的病因和发病机制尚不十分清楚。有些良性肿瘤，其细胞分化和形态与正常细胞相似，缓慢生长、不转移；有些良性肿瘤实为低度恶性的肿瘤，并有相应的恶性临床表现；有些肺内病变虽然病理上无肿瘤表现，但其临床和影像学表现均与肿瘤类似，称之为肿瘤样变，因与良恶性肿瘤难以鉴别，国际肿瘤组织学分类方法已将这类病变归入良性肿瘤中。统计资料表明，半数良性肿瘤术前未获确诊，多为术后病理所证实，因此需全面了解这类肿瘤的特点，以便做出正确的诊断和合理治疗。

【临床表现】

　　肺部良性肿瘤的临床症状与肿瘤的部位有明显的关系。气管、支气管及肺实质内的良性肿瘤在症状、体征和影像学表现上有明显不同。

　　气管内良性肿瘤可无临床症状，也可表现为胸闷、呼吸困难、哮喘样症状、刺激性咳嗽、咯血等。这类症状持续时间较长，进展缓慢。待气管内径被肿瘤阻塞一半以上时则表现为进行性加重的呼吸困难、憋喘，一旦出现进展较快。X 线胸片上可见支气管内阴影，确诊需 CT。支气管镜检查可发现肿物，有时可行支气管镜下钳取肿物或行激光治疗。手术切除是根治方法。

　　支气管内良性肿瘤症状出现较早，常伴有部分或完全支气管阻塞。临床表现为同侧肺部反复发作的感染、支气管扩张、肺内单侧哮鸣音、肺不张、阻塞性肺炎及代偿性肺过度通气，偶有咯血。胸片及 CT 往往不能发现肿瘤本身。支气管镜下活检可获得确诊，而灌洗和刷检常常无阳性发现。有时可通过支气管镜将肿物钳出，但多数情况需手术切除。

　　肺实质良性肿瘤多数无症状，常在体检时发现。绝大多数肺良性肿瘤表现为肺内孤立球形病灶。文献报告在肺内孤立病灶中多数是肉芽肿，良性肿瘤占 8%～15%。1980 年国内一组综合 12 个单位报告的肺部直径 3cm 以下孤立病灶的病例共 766 例，良性肿瘤占 17%。有些良性肿瘤胸片有特征性改变，CT 有时可区分肺内病变的性质，如 50% 的肺错构瘤可通过高分辨 CT 获得诊断。MRI 对肺内结节的鉴别帮助不大，PET 对恶性肿瘤有一定的诊断价值，经皮肺穿刺活检对肺部恶性肿瘤敏感性高。应注意 50% 以上的肺内孤立结节为恶性肿瘤，因此当一系列检查结果仍不能明确诊断又不能与恶性肿瘤鉴别时，应及早手术探查。

【分类】

　　良性肿瘤可来源于上皮、间皮组织及其他异常组织，主要根据其病理类型进行分类。主要良性肿瘤见表 7-3-1。

表 7-3-1　良性肿瘤

表皮来源肿瘤	软组织来源肿瘤	其　他
克拉细胞腺瘤	血管瘤	肺泡腺瘤
唾液腺腺瘤	软骨瘤	血管神经肌瘤
嗜酸性粒细胞腺瘤	纤维瘤	多形腺瘤
鳞状细胞乳头状瘤	纤维黏液瘤	肺脑（脊）膜瘤
	颗粒细胞肌母细胞瘤	肺副神经节瘤
	错构瘤	硬化性血管瘤
	平滑肌瘤	畸胎瘤
	脂肪瘤	
	肺内纤维瘤	
	神经鞘瘤	
	纤维神经瘤	
	肺透明变	
	肉芽肿	

第二节　低度恶性肿瘤

一、支气管类癌

支气管类癌为一种低度恶性的原发性肺-支气管肿瘤。国外文献报道较多，其发病率在 3 种低度恶性肿瘤中占 80%~90%，国内迄今报道尚不多。

【病理】

支气管类癌的好发部位多见于主支气管及其远端支气管和肺实质内。国外文献报道肺实质内（周围型）占 10%~15%，而国内报道则占 40%~50%。肿瘤直径 1.2~4cm，呈圆形，边界清楚，切面为棕褐、白色或黄色，质地韧。肿瘤为实性，主要为结缔组织，内有显著的淋巴、浆细胞浸润，超微结构的研究证实类癌的瘤细胞内含有"神经分泌"颗粒，其来源可能为支气管黏膜上皮及腺体的嗜银细胞。嗜银细胞内的"神经分泌"颗粒具有某些内分泌功能，能分泌 5-羟色胺、组胺和促肾上腺皮质激素等 20 余种肽类激素，因此少数类癌临床上伴有类癌综合征及库欣综合征。

1972 年 Arrigoni 通过对 201 例支气管类癌的电镜观察研究，将类癌分为典型和不典型二大类。不典型类癌约占 10%。镜下检查具有下列一项或几项特征者为不典型类癌：①肿瘤细胞有丝分裂增多；②瘤细胞核呈不规则多形状，核大，胞质和胞核的比例失常；③部分区域肿瘤细胞数量增多，排列不规则；④肿瘤内见到坏死区。

【临床表现】

本病发病年龄一般较高，平均 56 岁，性别无差异。临床表现与肿瘤发生的部位有关。周围型类癌多无症状，常在查体胸部摄片时发现，位于主支气管的肿瘤临床表现为反复肺部感染、咳血丝痰或咯血，少数为大咯血。少数类癌伴有类癌综合征及库欣综合征，前者主要临床表现是皮肤潮红、腹泻、哮喘、心动过速、心瓣膜病和糙皮病。

【X线表现】

周围型病变胸部平片表现为肺内孤立结节，直径多在1.5～2.0cm。位于支气管腔内的肿瘤，其远端肺组织可有炎性改变。气管正侧位体层、气管分叉体层或支气管斜位体层有的可以清晰显示肿瘤的轮廓。

【诊断】

类癌的诊断主要依靠X线检查和内镜检查。支气管镜检查能判断肿瘤的部位，并可直接观察肿瘤外形及有无黏膜覆盖，还可以通过活检提供病理学诊断，但活检确诊率仅为50%左右。具有类癌综合征的患者可检测5-羟色胺、24小时尿5-H1AA（5-羟吲哚乙酸）、尿5-羟色胺（5-HT）、血小板5-HT和嗜铬粒蛋白A，对诊断或术后的复发有一定意义。约84%的类癌患者5-羟色胺含量升高，但仅18%患者有典型的类癌综合征表现，可能与活性胺在肿瘤和肝脏中被迅速降解有关。

【治疗】

随着对本病恶性程度认识的提高以及气管、支气管成型手术的进展，支气管类癌手术的原则是保守性切除，即切除肿瘤而又尽可能保存正常肺组织。对位于主支气管、中间及叶支气管的肿瘤，如远端肺组织无明显不可逆性改变则争取作袖状切除、支气管成形术，肺门如有淋巴结转移则同时作淋巴结清扫术。如远端肺组织因反复感染已有明显不可逆性改变，则需作肺叶或全肺切除术。手术后5年生存率为90%，不典型类癌预后较差，中位生存期为27个月，患者往往死于远处转移。

肿瘤对放疗有一定敏感性，术后可辅以放射治疗。

化疗在类癌治疗中的作用仍有争议。有报道链唑霉素/阿霉素方案可使肿瘤缩小69%，但其神经毒性严重影响患者的生活质量。

对于类癌综合征患者，如何改善患者生活质量、延长生存时间一直受到关注。Bajetta报道，联合应用5-FU、氮烯米胺及表阿霉素对神经内分泌瘤有一定作用。研究证实类癌的原发肿瘤及转移灶普遍存在生长抑素受体，生长抑素类似物奥曲肽能抑制激素分泌，150～300μg/d皮下注射，70%的患者有主观症状改善，如每日剂量达1500μg时，似乎能抑制肿瘤生长。Ⅱ期临床研究已证实奥曲肽对转移性类癌有抑制作用，且耐受性较好。Oberg报道，当奥曲肽控制类癌失败时，加用干扰素对症状控制有帮助。

二、黏液表皮样癌

黏液表皮样癌较少见，在肺部肿瘤中占0.2%，在支气管肿瘤中占5%。

【病理】

黏液表皮样癌多发生在主支气管、中间及叶支气管。10%局限于正气道，15%位于主支气管，约75%位于叶、段支气管。肿瘤呈灰色或粉红色，表面有黏膜覆盖，有的肿瘤带蒂。镜下主要由鳞状细胞、未分化（中间型）细胞聚集而成，内包含有腺腔，腔内有黏液，基质有白细胞浸润及玻璃样变。根据它们的生物学特性可分为两类，即低度恶性和高度恶性。前者很少有丝分裂，不沿黏膜下浸润生长；后者有丝分裂活跃，坏死明显，细胞核呈多形性。

【临床表现】

黏液表皮样癌发病倾向于年轻人，平均年龄35岁。小于16岁发病者，96%为低度恶性，小于30岁发病者51%为低度恶性。大于50岁发病者，也以低度恶性为主。

约20%患者无症状，临床表现与发生在相同部位的类癌相似。在确诊时，部分患者的病灶呈弥漫性，约27%患者已有转移。

【诊断】

本病诊断常被延误。有气道阻塞症状的患者应行支气管镜检查，明确肿瘤部位及获得活检病理。

【治疗】

这类肿瘤的特点是肿瘤具有浸润性，并可转移至区域淋巴结。治疗原则是手术切除，可行肺叶或全肺切除，肺门淋巴结清扫。手术后可辅以放射治疗。手术后预后较类癌差。国内报道1年生存率为83%，文献报道切除术后5年生存率为60%左右。完全切除的低度恶性肿瘤，术后能存活5~9年以上，一般无复发。断端阳性的低度恶性肿瘤，部分2~9年后才局部复发。完全切除的高度恶性肿瘤约25%复发，术后生存时间短，远处转移部位主要为肝、肺、骨骼和肾上腺。与一般恶性肿瘤不同，这类肿瘤发生远处转移后尚可生存相当长的时间。

第三节　良性肿瘤

一、肺错构瘤

肺错构瘤是肺正常组织的不正常组合所构成的瘤样畸形，其构成成分可以是量的异常、排列异常、分化程度的异常，或三者均存在。错构瘤是最常见的良性肿瘤，Steel报道887例肺良性肿瘤中，错构瘤占7.3%，国内报道约占肺内球形病灶的8%。

【病因】

多数学者认为错构瘤并非真性肿瘤，为先天性畸形。在胚胎时期气管和肺的始基定向发育阶段，由于某些因素导致部分始基细胞脱离了正常发育过程，脱落、倒转、生长错乱进而被正常组织包绕形成肿瘤样畸形。20世纪80年代有些学者通过电镜及组织化学检查，认为错构瘤起源于支气管壁的结缔组织，是由其中未分化的多潜能组织细胞分化发展而成的真性肿瘤。

【病理】

肺错构瘤主要发生于肺实质，约占90%，另外10%生长在气管、支气管腔内。半数肿瘤直径小于3cm，巨大者可达30cm。腔内型呈息肉或分叶状肿块，有黏膜覆盖。肺实质内的错构瘤多位于胸膜下表浅处，呈球形或椭圆形肿块，有完整的包膜，易与周围肺组织分开。肿瘤呈灰白色，质硬，有黏液和囊腔。肿瘤主要成分有软骨、平滑肌、腺体、脂肪、纤维组织以及上皮组织。镜下可见肿瘤覆以假复层纤毛柱状上皮，中心有胆固醇结晶、淋巴细胞浸润。病理可分二种类型：一类以软骨为主上被覆纤毛柱状上皮的裂隙。另一类以结缔组织为主上被覆立方上皮的间隙和囊腔。肿瘤可发生钙化，发生率报道不一，为3%~84%。钙化多位于中心，分布均匀，钙化结构类似爆米花样或核桃肉样。

【临床表现】

本病男性多于女性，男女之比为 2～3：1，以成年人为主，平均年龄为 40 岁。肺错构瘤生长缓慢，病程长。一般无症状，多在体检时胸片发现病灶。位于叶或主支气管的肿瘤，临床表现多为反复肺部感染。少数患者因病灶位于支气管内而刺激局部黏膜或阻塞支气管引起感染，可有咳嗽、咳痰、咯血、胸痛、发热等症状。患者可因肺部化脓症而就诊。气管内肿瘤可有喘鸣，当瘤体占气管腔 2/3 面积以上时，临床上可有严重呼吸困难和发绀，这类肿瘤根部多有一细蒂与气管壁相连，呼吸困难症状可因体位变化而加重。

【X 线表现】

本病病变位于肺周边胸膜下，圆形或椭圆形，有分叶，密度均匀，边界清楚、光滑，周围无肺组织。少数肿瘤内脂肪组织成分较多者，肿块内可见低密度区；部分肿块有分叶，边缘可见多发小结节，有的可见片状钙化，典型者呈"爆米花"状。CT 显示肿块有浅分叶，边界清，无毛刺。约 50% 病例可显示脂肪，且无钙化。

【诊断】

肺错构瘤诊断主要依据 X 线检查，肿块直径 0.5～12cm，多在 4cm 以下。边缘光滑，病变中心有钙化。薄层平扫或高分辨 CT 扫描诊断率可达 50%。其生长缓慢。位于支气管、气管内的错构瘤经纤支镜检查可直接看到，肿瘤质地硬，钳夹组织较困难，但应尽力取得病理学证据，以利鉴别诊断。有报道对周边型的错构瘤经皮肺活检可得到病理诊断。

【治疗】

肺错构瘤很少恶变，文献上仅见少数恶性错构瘤的个案报道，但由于肺错构瘤有时与肺癌在鉴别诊断上存在困难，因此原则上发现肿块后应及时进行手术治疗，特别是对年龄超过 40 岁者，手术更应持积极态度。由于肿瘤与周围正常肺组织有明确界限，很易摘除，可行单纯肿瘤摘除术。如术中发现诊断有疑点，可行楔形切除作病理冷冻切片，有病理诊断后再扩大手术切除范围。手术切除后预后良好，无复发和转移的报道。

对气管、支气管腔内的肿瘤，可切开气管、支气管摘除肿瘤，如远端肺组织因反复感染已发生不可逆性改变者应作肺叶或全肺切除。

二、炎性假瘤

肺炎性假瘤是一种由某些非特异性炎症所致的肺内肿瘤样病变，并非真正肿瘤。世界卫生组织（WHO），肿瘤国际组织分类方法将这类肿瘤归在肺良性肿瘤中，称为类肿瘤样病变。炎性假瘤的发病率在肺良性肿瘤中仅次于肺错构瘤。1980 年丁嘉安等报告 62 例肺良性肿瘤，错构瘤占 27.4%，炎性假瘤为 25.8%，两者无明显差别。

【病因】

本病的病因为各种非特异性肺部炎症的慢性化而形成机化性肺炎，进而局限化形成瘤样肿块。特别是大量抗生素的应用，削弱了人体对病原菌的炎症反应，降低了机体纤维蛋白溶解酶的作用，使结缔组织增生，从而形成瘤样肿块。另外，某些肺部病毒感染亦可形成炎性假瘤。究竟哪些原因使肺炎转化为炎性假瘤，至今仍不甚清楚。有的学者认为假瘤形成可能与机体的免疫功能有关，亦有人认为可能系一种过敏反应。

【病理】

本病常为单个孤立性病灶，呈球形或椭圆形，直径 3cm 左右。肿块中等硬度，有包膜，与周围正常组织分界清楚。切面呈灰白或灰黄色，细胞成分为多种细胞组成的肉芽样结构。其病理组织学表现复杂，含多种炎性细胞和间质细胞，包括浆细胞、淋巴细胞、黄色瘤细胞、肥大细胞、组织细胞、成纤维细胞及结缔组织等，并有许多血管成分，不同病例或同一病例的不同部位，组织结构和细胞成分有很大差异。一般可分为四种类型：①以肺泡上皮增生为主的乳头状增生型；②组织细胞和成纤维细胞增生为主型；②以血管和上皮乳头状增生为主的血管瘤样型；④以浆细胞增生为主的淋巴瘤样型。据主要的细胞类型对炎性假瘤曾有多种命名，如浆细胞瘤，组织细胞瘤，肥大细胞肉芽肿，硬化性血管瘤等。

【临床表现】

本病可发生于任何年龄，男女性别无明显差异。50% 以上患者无症状，仅在 X 线检查时发现病变。部分病例有呼吸道感染病史，患者可有呼吸道感染症状，如咳嗽、咳痰、痰中带血等，病程可数日至数年。

【X 线表现】

X 线检查常表现为密度较低而均匀、边缘清楚、轮廓完整的球形阴影。可发生在任何肺叶，多位于肺外周，常累及胸膜。

【诊断】

本病临床症状和影像等缺乏特征，如病史上有明显肺部感染史，有时可能在术前做出初步诊断。对病变较大的外周病灶，可经胸壁针吸活检辅助诊断，炎性假瘤可缓慢生长增大，多数与肺癌及其他肺部肿瘤鉴别有困难，最后确诊有待术后病理检查证实。

【治疗】

由于肺炎性假瘤在临床上很难与肺癌相鉴别，药物治疗无效，故发现后宜及时开胸探查。手术原则是在尽可能保留正常肺组织的前提下切除病灶，位于肺表浅部位且病灶较小者可作楔形切除，切除后应作冷冻病理切片检查以肯定诊断。如位置较深则应作肺叶切除术。手术切除后预后良好，很少有复发现象。

三、支气管乳头状瘤

支气管乳头状瘤为支气管单发或多发的良性肿瘤，儿童多于成年，可恶变，临床上少见，慢性炎症可能为其病因。肿瘤可发生于咽喉部、气管和支气管近端，突出于支气管腔，呈息肉状，有短蒂附着于支气管壁。肿瘤亦可发生于细支气管，蔓延到邻近的肺泡腔。病理镜检肿瘤含结缔组织，有淋巴细胞浸润，表面有纤毛柱状上皮细胞或间变的鳞状上皮细胞覆盖，肿瘤附着的支气管壁有僵性炎症变化。

常见症状有咳嗽、咯血、哮喘样症状，反复肺炎和肺不张。X 线表现可有大气道阻塞现象及其引起的肺不张、阻塞性肺炎、支气管扩张、肺脓疡等。纤支镜和活检对诊断有帮助。

单个病灶可行手术摘除或相应的肺段、肺叶切除，亦可通过支气管镜进行切除、电灼和激光治疗。无论何种治疗，均需注意术后复发的问题。

四、支气管平滑肌瘤

支气管平滑肌瘤是起源于支气管平滑肌的良性肿瘤，临床少见，多发生在女性。肿瘤多位于肺外周，从支气管黏膜下的肌层组织开始生长，向支气管管腔突出，肿瘤呈圆形结节，有包膜，表面覆盖正常的黏膜上皮，底部有蒂与支气管壁相连。肿瘤分化好，细胞呈椭圆形或长梭形，大小一致，细胞核亦呈卵圆形或长梭形，核膜明显，无核分裂。肿瘤表面覆盖复层柱状上皮或鳞状上皮细胞，肿瘤周围的支气管组织正常。

肿瘤位于肺外周者常无症状，如位于主支气管或肺叶支气管，早期可出现咳嗽。肿瘤增大可造成支气管管腔狭窄，可闻及局限性哮鸣音。肺部继发感染时，可有发热、咳嗽和咯血。有时可出现呼吸困难或哮喘样症状。

X线检查可见到外周单个结节，分层摄片可见到肿瘤向支气管腔内突出，并可见到管腔阻塞引起的肺不张和阻塞性肺炎。支气管镜检查可看到肿瘤，可作活体组织检查。痰细胞学检查对诊断无帮助。

支气管平滑肌瘤往往与肺癌和其他肺部肿瘤不易鉴别，故多主张手术治疗，术后预后良好。多发性支气管平滑肌瘤常可导致进行性呼吸困难和呼吸衰竭，预后不佳。

五、支气管软骨瘤

支气管软骨瘤来源于气管、支气管和细支气管的软骨。临床罕见。软骨瘤呈椭圆形，可有分叶，质地硬，包膜透明。肿瘤切面呈灰白色，为软骨并有钙化点，切开时有摩擦感。镜下可见肿瘤含有玻璃样软骨和纤维软骨组织，有上皮覆盖，其间有钙化，但无腺体及其他组织。软骨瘤与肺错构瘤的主要区别在于后者除软骨外，还含有脂肪组织、淋巴组织、上皮或腺体样组织。

肿瘤生长缓慢，症状多不明显。当肿瘤增大可影响支气管分泌物引流造成阻塞，远端继发炎症。极少数软骨瘤患者具有 Carney 三联征：即胃平滑肌瘤、肺软骨瘤和肾上腺嗜铬细胞瘤，某些病例只有其中两种瘤组织。X线胸片示单个或多个圆形结节，边界清。软骨瘤与错构瘤病灶内均有钙化点，较难鉴别，但后者还含有脂肪、淋巴、上皮或腺体样组织。

鉴于肺内、气管及支气管内软骨瘤与恶性肿瘤不易区分，多主张积极手术切除治疗。

六、肺纤维瘤

肺纤维瘤是肺内极少见的一种良性肿瘤，可发生在外周肺组织或气管、支气管壁。病理学检查可见肿块边缘整齐，无包膜，由不规则排列的胶原束和纺锤状纤维细胞构成，镜下细胞内有分布不匀的染色质，肿瘤中央可有玻璃样变。

临床上患者多无症状，而在 X 线检查时偶然发现。胸部 X 线表现为边缘整齐的圆形致密阴影，支气管管腔内的纤维瘤可引起阻塞性肺不张或肺炎。CT上肿物密度均匀，无分叶及毛刺。少数纤维瘤可见沙粒状钙化。支气管镜可显示管腔内肿物，活检病理可确诊。肺内肿物可经皮活检，也能明确诊断。

肺纤维瘤偶可恶变，手术切除为根治方法。

七、肺脂肪瘤

肺脂肪瘤是肺部脂肪组织形成的良性肿瘤，极少见，占所有肺肿瘤的0.1%，可发生于肺实质、气管、支气管以及胸膜。本病多见于男性，男女比例为 5∶1。支气管内的脂肪瘤约占80%，多发生在较大的支气管如左右主支气管和肺段支气管。肿瘤部分在支气管黏膜下组织，部分向着管腔内部生长，形成哑铃状，表面覆盖完整的包膜。肿块由成熟的脂肪细胞组成，有少量纤维组织，可伴有黏液变性。

多数脂肪瘤无症状。肿瘤位于较大支气管时，常引起咳嗽、咯血、肺不张和反复发生的肺部感染。肺实质脂肪瘤X线表现为边界清楚、密度均匀的结节状阴影，阴影较淡，内可见肺纹理，为肺脂肪瘤的特征性表现。CT可清楚显示肿物的部位及性质。CT值一般在50HU以上，瘤壁有纤维组织环绕，中间可见有纤维索条分割。支气管镜下可见息肉状的肿物，表面光滑，活检病理可帮助诊断。胸腔表面或胸膜下的脂肪瘤可用人工气胸方法经X线摄片查见，亦可通过经皮肤肿块活检来帮助诊断。

脂肪瘤一旦确诊，应尽早手术，以免日久造成对肺及支气管的永久性损害。支气管内脂肪瘤可通过支气管镜切除，肺内肿瘤可经胸腔镜摘除，反复感染造成肺不张者应作肺切除。

八、肺硬化性血管瘤

肺硬化性血管瘤是肺部少见的良性肿瘤，可能来源于Ⅱ型肺泡细胞。瘤体多数小于3.5cm，少数为多发。病灶呈球形或椭圆形，外有很薄的纤维素样假包膜。表面光滑，质软或韧。切面色黄或灰，有时可见坏死和钙化。镜下瘤细胞形态可为单一或多形态。有4种主要病理表现，即实性区、乳头状区、出血区和硬化区。各种形态比例不等，一般均具备实性区。

本病多发生在女性，40岁左右，症状和体征少，部分患者可有轻微的呼吸系统症状，如咳嗽，胸部不适，血痰等，多在体检胸透或拍胸片时偶然发现。X胸片显示孤立性圆形肿块，密度较均匀，边缘光滑，CT可见肿物内有钙化斑。支气管动脉造影见瘤周边有瓜皮样网状血管影或见与肿瘤有一致性的血管扩张。

根据肿瘤的大小、部位可选择肺段、肺叶或全肺切除手术，术后一般无复发或转移。

九、肺内畸胎瘤

肺内畸胎瘤是罕见的肺良性肿瘤。可能是迷走的胚性组织沿支气管下行，为肺胚基包绕形成的肿瘤。肺内畸胎瘤位于肺实质或是支气管管腔之内，多为圆形实质性或囊性的肿块，其大小不等。支气管腔内的畸胎瘤，其体积小，有蒂与管壁相连接，肿瘤有包膜，其表面光滑，可有分叶。囊性畸胎瘤的腔内充满皮脂、胶冻样物，浅黄或棕色，腔壁厚薄不一，可与支气管相通。组织学检查可见含有三个胚层发生的组织：来自外胚层的皮肤及附件、毛发、牙齿、神经细胞；来自中胚层的横纹肌、平滑肌、血管、软骨和生血组织；来自内胚层的支气管上皮、肠上皮、甲状腺等。

患者年龄多在30岁以上，男女比例相近。无咯血、乏力、消瘦、胸痛等症状。可因感染而就诊。X线检查可显示团块状阴影，肿物边缘清晰，可有分叶，密度不均，内有蜂窝状及索条状透亮区。约15%病例肿物内可见钙化或牙齿，对确诊有帮助。CT显示为厚壁囊肿，囊肿内钙化出现率为30%~60%，脂肪出现率为50%~60%。

畸胎瘤药物治疗无效，因此当全身条件许可时可采取手术治疗。良性畸胎瘤经手术切除者预后良好。恶性肺畸胎瘤如无血行转移，手术后仍可治愈。

十、肺良性透明细胞瘤

肺良性透明细胞瘤是肺部罕见的良性肿瘤。肿瘤呈球形，色暗红或灰褐色。瘤体与周围肺组织分界清楚，光滑，质韧，有或无包膜。位于实质内的瘤体不与支气管、大的肺血管相连，无坏死或出血。光镜下瘤细胞为一致性大透明细胞，胞质含有丰富的糖原，PAS染色阳性。免疫组化 HMB-45 阳性。

本病多发生于 30～70 岁，男女无性别差异。无明显症状，或仅有支气管阻塞征。X 线胸片可见肺内孤立性结节，多位于肺的周边部，直径多小于 3cm，边界清楚，密度较高。

本病在症状、体征、X 线上与肺癌难以区别，因此主张手术切除，多无复发，预后良好。

十一、肺化学感受器瘤

肺化学感受器瘤又称非嗜铬副神经节细胞瘤，为肺内罕见良性肿瘤。肿瘤体积小，直径大多 <2mm，常呈多发性。肿瘤常发生于慢性心血管或肺疾病，尤其是肺内有瘢痕组织形成的基础上。病变位于胸膜下或肺实质，肿瘤无包膜，多分布于肺静脉周围，由形态一致的细胞构成同心巢形成肿瘤。可浸润间质并向肺泡隔扩展。电镜检查肿瘤无神经分泌颗粒，细胞周围基膜明显，这些是化学感受器瘤的特征。

本病主要见于女性，男女比为 2:9，患者平均年龄为 56 岁。临床常见症状为咯血、呼吸困难和声音嘶哑。X 线可见大小不等的结节状阴影，质地均匀、致密，少数呈粟粒样浸润。

本病可发生远处转移，对放疗、化疗不敏感，以手术切除治疗为主。

（张晓彤）

参 考 文 献

[1] Murray JF, Nadel JA eds. Textbook of Respiratory Mdicine. 3rd. Philadephia：WB Saunders Company, 2000, 1477

[2] 李龙芸. 支气管-肺良性肿瘤. 见：朱元珏等主编. 呼吸病学. 北京：人民卫生出版社, 2003, 1047

[3] 孙成孚. 肺良性肿瘤. 见：罗慰慈主编. 现代呼吸病学. 北京：人民军医出版社, 1997, 831

[4] Kiser AC, Detterbeck FC. Carcinoid and mucoepidermoid tumors. In：Frake et al (eds). Diagnosis and treatment of lung cancer an evidence-based guide for the practicing clinician. Philadelphia：Saunders, Copany, 2001, 379

[5] Khouri NF, Mezhouni EA, Fishman EK, et al. The solitary pulmonary nodule: assessment, diagnosis and management. Chest, 1987, 91：128

第四章　肺 转 移 瘤

【前言】

　　肺转移瘤（metastatic neoplasm of lung）是指人体任何部位的恶性肿瘤经血循环、淋巴系统和直接浸润转移到肺部的肿瘤，它是恶性肿瘤的晚期表现。肺脏是恶性肿瘤常见的转移部位，30%~40%的恶性肿瘤发生肺转移，转移发生的频率和数目与患者的病变进展、特定肿瘤的自然病程有关。表7-4-1总结了常见肿瘤肺转移发生率和相关的临床重要程度。

表7-4-1　不同原发部位的肿瘤发生肺转移的频率

原发部位	尸检发生率（%）	肺作为惟一转移部位（%）	作为死亡原因的相关因素
肺	20~40	>10	++
结/直肠癌	20~40	9	+
乳腺癌	60	21	+++
前列腺癌	15~50	18	++
胰腺癌	25~40	3	+
胃癌	20~30	7	+
肝/胆管癌	20	*	+
食管癌	20~35	17	++
黑色素瘤	60~80	NA	+++
霍奇金淋巴瘤	50~70	*	++
非霍奇金淋巴瘤	30~40	<10	++
甲状腺癌	65	N/A	+++
头颈部癌	20~40	N/A	+
妇科肿瘤			
卵巢	10	0	+
子宫	30~42	9	++
宫颈	20~30	14	+
胎盘，绒癌	70~100	†	++++
肾癌	50~75	27	+++
膀胱癌	25~30	9	++
睾丸癌	70~80	27	+++
原发部位	尸检发生率（%）	肺作为惟一转移部位（%）	作为死亡原因的相关因素
软组织肉瘤（成年人）	40~60	N/A	+++

续　表

原发部位	尸检发生率（%）	肺作为惟一转移部位（%）	作为死亡原因的相关因素
儿童肿瘤			
Ewing' 肉瘤	80～85	†	++++
Wilms' 瘤	75～80	†	++++
神经胚细胞瘤	50～60	*	+
横纹肌肉瘤	55～60	‡	+++
骨肉瘤	80～100	75	++++

＊罕见，小于2%；†非常常见，但缺乏连续性资料；‡依原发部位不同，从少见（头颈部）到常见（躯干部）；＋非常低，++低，+++中等，++++高

【肺转移发生的机制】

肿瘤转移是一个多步骤高选择性过程，器官特异性在转移过程中发挥主要作用。"种子和土壤"学说认为：肿瘤细胞可转移到全身各脏器，但只在适宜的微环境下繁殖；另外的学说认为：肺部的解剖结构适宜肿瘤转移生长。肺脏有丰富的血管，当原发肿瘤血管内的循环肿瘤细胞随血液流出静脉时，首先经过肺部毛细血管网，肺脏如同一个滤器捕获转移的肿瘤细胞，这一学说能解释头颈部癌、肉瘤、黑色素瘤、乳腺癌和肾癌的转移方式，但不能说明其他富含毛细血管的组织如皮肤和骨骼肌很少发生转移的现象，更有可能的是，器官特异性和解剖学特征在肺转移的过程中共同发挥作用。

肿瘤最常见的转移途径是血道转移，从原发肿瘤中脱落的瘤栓侵入血管并随血流运行，这种情况常见于肉瘤和血管瘤；其次是肿瘤通过淋巴管间接转移到肺；瘤栓也可以侵入淋巴系统并通过胸导管或淋巴结内的静脉进入血管；还有一种少见的情况是瘤栓以逆行方式从肺门或纵隔淋巴结转移到肺；罕见的情况下，肿瘤通过气管、气管内或恶性胸腔积液转移到肺。

转移过程的每一步均能被限制，其结果是转移的终止。当转移发生时，肿瘤细胞必须对生长信号发生反应。肿瘤在增大过程中，必须建立自身的血液供应，这有赖于肿瘤细胞和宿主细胞对大量血管生长因子产生反应，从而导致血管内皮细胞出现形态改建。血管生长因子包括有内皮生长因子、成纤维细胞生长因子、转移生长因子（TGF-α 和 TGF-β）、表皮生长因子、肿瘤坏死因子（TNF-α）、血小板起源的内皮细胞生长因子、血管生成素、多效素、肝细胞生长因子、干扰素（INF-α 和 IFN-γ）、舒血管素、血栓粘合素、血小板因子-4、白介素-1、6 和 8 等。肿瘤细胞进入细胞外基质然后侵入血管和淋巴管是通过复杂的步骤而完成的，包括：细胞动能增加、黏附减少、降解酶的分泌如Ⅳ型胶原、半胱氨酸蛋白酶和丝氨酸蛋白酶（组织和尿激酶-血浆酶原激活物）。

进入循环后，肿瘤细胞能与毛细血管内的白细胞和（或）血小板聚合在一起成为瘤栓并附着在血管内皮诱导内皮退缩，然后与基底膜上的有特异性细胞表面受体（整联蛋白、粘连蛋白和 CD44 抗原）的糖蛋白结合；黏附后，肿瘤细胞以外渗方式进入脏器实质；在脏器内的增殖是通过生长刺激和生长抑制因子共同作用而调控；表达局部生长刺激因子受体的肿瘤细胞增长繁殖。据推测：仅有极少量的肿瘤细胞（小于 0.01%）有转移潜能，这就解释了在肿瘤切除后血液中发现了肿瘤细胞，但患者并未发生肿瘤复发的现象。

肿瘤转移的器官特异性其实质是复杂的分子间相互作用，黏附分子发挥关键作用。肿瘤细胞进入特异器官血管床并与血管腔内皮相连接时，器官特异性生长因子即开始表达。肺组织细胞外基质富含胶原蛋白、弹性蛋白和层黏蛋白，肿瘤细胞分泌的酶能使上述物质降解，这一过程在肿瘤特异性转移中发挥重要作用；肺转移的发展与肿瘤产生的弹性蛋白酶和胶原蛋白酶有密切相关；另外，经酶降解后的弹性蛋白片段能增强肿瘤细胞的活动能力；与特定器官相关的生长因子刺激肿瘤细胞定向转移。同样，生长抑制因子在肿瘤的转移中也发挥重要作用，但它们必须被激活才能表达抑制效果。

【转移途径】

原发于胸内外的恶性肿瘤可通过 4 条途径转移至肺部：血行转移、淋巴转移、直接侵犯和气管内转移。

（一）血行转移　肿瘤有诱导新生血管形成的能力，这一复杂过程的后果是肿瘤以单细胞或细胞团聚集并侵入血管间隙。一旦进入静脉，癌细胞可在肺毛细血管中以微癌栓形式被动停止活动，或者主动黏附并侵入肺毛细血管内皮细胞。进入肺循环中的肿瘤细胞的结局，取决于肿瘤起源的血管生成因素和抗血管生成因素之间的平衡，肿瘤相关因素和肺内皮相关因素共同决定了肿瘤是否产生肺转移的趋势。有较高频率通过血源性转移到肺的肿瘤有：软组织和骨起源的肉瘤，以及某些肿瘤如肾癌、妊娠期滋养层肿瘤、甲状腺癌、乳腺癌和肺癌。

（二）淋巴道转移　恶性细胞可通过 2 个常见的淋巴道途径发生转移。广泛的淋巴结转移是癌细胞进入较大淋巴道然后到胸导管、上腔静脉和肺血管床。胚细胞肿瘤，尤其是睾丸肿瘤通过这条路径有特异性较高的肺转移率。

另外，进入肺淋巴管的恶性细胞还可逆行至纵隔和肺门淋巴结，产生癌性淋巴管炎的临床综合征，这种状况常见于淋巴瘤、肺癌和乳腺癌。

（三）直接侵犯　起源于胸壁（主要是软组织肉瘤）、纵隔（主要是食管癌或原发性纵隔肿瘤如胸腺瘤、淋巴瘤和胚细胞瘤）、腹腔内脏肿瘤（尤其是贲门癌和肝癌）、后腹膜肉瘤等可直接侵犯肺部。

（四）气管内转移　长期以来人们认为：起源于上气道-消化道（头、颈、喉、食管上部和气管）的肿瘤能够从气道一处直接种植到另一处，但对这种说法现存在争论。

【临床表现】

（一）症状　肺转移癌可产生多种症状。转移至气道黏膜可出现咳嗽、咯血；阻塞气道发生喘鸣、阻塞性肺炎、叶或段肺不张及呼吸困难。气道转移最常见于乳腺癌、黑色素瘤和其他通过血源性播散的肿瘤，单纯气道转移而无肺实质的转移十分罕见。通过血道或淋巴道转移到肺实质的肿瘤往往无症状，只有当病变严重时才出现呼吸困难、胸部紧束感、咳嗽，侵及胸膜时有胸痛和胸腔积液。原发于纵隔的肺转移癌经常出现纵隔肿瘤的症状，如胸部受压或紧束感，喉返神经受侵引起声嘶，上腔静脉受压产生颈面部和上肢充血水肿，气道和食管被压出现吞咽困难、喘憋，心脏压塞产生胸痛及胸闷等。

（二）体征　对怀疑有肿瘤肺转移者进行详尽的物理检查十分重要，它可以判断肿瘤的原发部位，获取组织标本，对潜在性转移灶如淋巴结和其他部位的转移作出诊断。胸腔积液、心包积液、部分或整个气道阻塞的表现对临床大有帮助；上腔静脉梗阻综合征往往是在物理检查基础上的临床诊断；直接或间接喉镜检查能显示或证实声带麻痹，声音嘶哑的患者说明有原发肿瘤肺转移。对肿瘤肺转移者的检查还应包括直肠指检、骨盆和乳房的详细检查。

【胸部 X 线评价】

临床表现各异的肺转移瘤在胸片上可出现多种异常，如胸腔积液、肺实质肿块、阻塞性肺炎，叶、段肺不张，肺门和纵隔肿块等。淋巴管转移出现特征性从肺门和纵隔肿大淋巴结向外周放射的线条状肺间质纹理，淋巴瘤样转移最常出现小结节改变、淋巴管转移改变，或者二者都出现。肺实质转移表现为边缘光滑境界清楚的结节或肿块、含空洞肿块、偶见有钙化肿块。气胸是肺转移罕见征象，应与肺内良性肿块和嗜酸性肉芽肿鉴别。

按转移灶的数目、大小和形态，其常见影像学特征见表 7-4-2。

表 7-4-2　肺转移瘤常见影像学表现

X 线分型	X 线特征	常见的原发肿瘤
粟粒微小结节型	两肺野弥漫分布数不清的 2~9mm 病灶，中下肺野较多，肺尖较少，晚期增大呈小结节状	甲状腺癌、肾癌、肺癌、前列腺癌、骨肉瘤、绒毛膜癌
多发结节团块型	单或双侧肺野几个或数十个 1~5cm 的结节状阴影，或大于 6cm 的团块状密度影，中下肺野为著，多数密度均匀，边缘光滑，部分可见分叶	乳腺癌、甲状腺癌、胃肠道肿瘤、鼻咽癌、肝癌、肺癌、肾癌
单发结节型	圆形或类圆性，下肺多见，密度均匀边缘光滑，部分有轻度分叶	结、直肠癌、肝癌、肉瘤、乳腺癌、头颈部癌
炎症型	一侧或双侧肺野可见多个小片状或较大片状模糊阴影，密度不均，边缘不清楚	乳腺癌、甲状腺癌、鼻咽癌
肺门纵隔型	除肺内多个结节状转移灶外，同时有单侧或双侧肺门阴影增大，边缘光滑隆凸或呈波浪状改变	乳腺癌、肺癌、胃肠道肿瘤、头颈部癌
肺-胸膜转移型	多个肺内结节伴有胸腔积液和胸膜肥厚，胸膜增厚呈波浪状，或伴有散在结节状突起，以两中下侧后胸壁多见	乳腺癌、肺癌、子宫及卵巢癌
癌性淋巴管炎型	肺门至肺外带细小条索影，呈放射状分布，沿条索有细小结节影，中下肺明显，常伴肺门、纵隔淋巴结肿大	乳腺癌、肺癌、胃肠道肿瘤

另外，表 7-4-3 还总结了不典型影像学特点。

以影像学表现为基础，判断肺内单发结节的性质，还应考虑原发肿瘤的来源。如果原发肿瘤是头颈部癌、膀胱癌、乳腺癌、宫颈癌、胆管癌、食管癌、卵巢癌、前列腺癌和胃癌，肺内出现单发结节，其性质是原发性支气管肺癌的可能性大（原发性支气管肺癌:肺转移癌≈3:1）；原发肿瘤是唾液腺癌、肾上腺癌、结肠癌、腮腺癌、肾细胞癌、甲状腺癌、胸腺癌和子宫癌时，其性质是肺转移癌和原发性支气管肺癌的比例相当；原发肿瘤是黑色素瘤、肉瘤和睾丸瘤时，肺转移癌的可能性大。

表 7-4-3　肺转移瘤不典型影像学表现及鉴别

影像表现	发生机制	常见原发肿瘤	鉴别诊断
肿块内空洞	肿瘤侵犯支气管形成坏死腔	头颈部鳞癌 胃肠道和乳房腺癌 肉瘤	脓肿栓塞 血管炎和肉芽肿 肺脓肿 结核
肿块内钙化	骨形成	成骨肉瘤、软骨肉瘤	炎性肉芽肿 错构瘤
	营养不良性钙化	甲状腺乳头状瘤 骨巨细胞瘤、滑膜肉瘤 经过治疗的转移性肿瘤	
	黏液样钙化	胃肠道和乳房黏液腺癌	
自发性气胸	肿瘤坏死产生支气管胸膜瘘	成骨肉瘤、血管肉瘤	肺大疱伴气胸
肿块周边磨玻璃影	脆弱的新生血管破裂	绒毛膜癌、血管肉瘤	侵袭性曲菌病 念珠菌病 Wegener 肉芽肿 嗜酸性粒细胞性肺炎 化脓性肺炎 支气管肺泡细胞癌
	肿瘤细胞沿完整肺泡壁胚层样生长	消化道腺癌	
伴或不伴磨玻璃样实变	肿瘤细胞沿完整肺泡壁胚层样生长	消化道腺癌	肺炎、BOOP 支气管肺泡细胞癌
	瘤栓导致的肺梗死	肝癌、乳腺癌、肾癌、胃癌、前列腺癌、绒毛膜癌	
肺动脉内肿块	肿瘤栓塞	肝癌、乳癌、肾癌、胃癌前列腺癌、绒毛膜癌	肺栓塞、肺动脉瘤
肺不张、气管内肿块	发生在气管壁的转移、淋巴结或肺实质的肿瘤细胞侵及支气管腔	肾癌、乳癌、结直肠癌	支气管起源肿瘤支气管内膜结核

　　对大多数患者而言，肺内新出现多发性结节或淋巴管转移时，原发肿瘤诊断已明，在这种情况下，肺内新出现病灶70%~80%可能是肺转移，但原发肿瘤的患者因为存在免疫抑制状况，在确定诊断时应考虑其他情况，如淋巴管转移应与充血性心衰和肺间质炎症鉴别，尤其是化疗药物和放疗引起的间质病变，肺内单发或多发结节应与结核、脓栓和其他肺部感染鉴别，具体见表7-4-4。

表 7-4-4　肿瘤患者肺内多发结节鉴别

恶性

　原发部位已知肿瘤的肺内转移

　原发于肺内的实体瘤

　原发于肺内的淋巴瘤或淋巴增生性疾病

良性

　炎症性肉芽肿——组织胞质菌病、球孢子菌病、结核

　脓肿——栓子、非栓子

　寄生虫——肺吸虫病、包虫、丝虫病、动-静脉畸形

　Wegener 肉芽肿

　类风湿结节

　结节病

　良性肿瘤——错构瘤、乳头状瘤病

　机会感染——曲菌病、奴卡菌病、隐球菌病

【胸部 CT】

肺转移癌在 CT 图像上能有多种表现，大部分没有特异性，最常见的是大小不等的球形病灶。尸检发现，82%~92% 的肺转移瘤位于肺的周边。肺转移瘤往往被认为是边缘光滑、与周围组织分界清楚的结节，但实际上它也能侵入周围间质和肺泡腔导致肺实质破坏；尸检结果证明，仅有 40% 的肺转移瘤在高分辨 CT 下有边界清楚影像；原发瘤的组织学类型与 CT 表现存在某种相关。例如，肝癌肺转移表现为分界清楚、周围光滑的结节影；鳞癌和腺癌及化疗后肺转移瘤表现为边界不清的不规则结节。肺出血能产生毛玻璃样或模糊的边缘，影响肺转移结节的形状，但这种改变并非特异性的，在免疫抑制患者出现肺部感染时也有这种现象。转移性血管肉瘤和绒癌由于微血管的破裂，出现绒毛状边缘和周围毛玻璃样的改变。结节内钙化一般出现在肉芽肿和错构瘤等良性病变中；然而，偏心性高密度和多中心钙化最常见于转移性骨肉瘤和软骨肉瘤；腺癌肺转移罕见钙化。肺转移结节中 4% 出现空洞，其中 70% 与鳞癌有关；转移性肉瘤也能引起空洞；气胸是相对常见的并发症。转移性腺癌易引起癌性淋巴管浸润，使呼吸功能障碍产生呼吸困难。癌性淋巴管浸润在胸片上表现为非特异性索条状或结节状病变，同时伴有肺门或纵隔淋巴结肿大和胸腔积液，CT 对判断癌性淋巴管浸润的准确性高于胸片，特征性的改变是肺叶间隔和胸膜下间质增厚。胸膜转移大多与血源性转移有关，但胸壁的直接浸润也能引起，CT 最常见的表现是不规则的胸膜增厚和胸膜结节，伴或不伴胸腔积液。

当影像学有肺部肿块的表现时，CT 对查明胸外原发灶或判断胸内病灶起源及范围发挥重要作用。CT 还有助于放疗计划的制定，在胸部转移瘤的评价方面，CT 明显优于 MRI。CT 可用于判断是否存在肺实质转移、肺内单发病灶的性质、估测外科手术后肺内转移的情况。CT 广泛用于胚胎肿瘤、肉瘤、黑色素瘤等易于发生肺转移肿瘤的诊断，并提供治疗选择以改善预后。螺旋 CT 能诊断 6mm 以上肿块，敏感性几乎达到 100%，术后证实这些肿块 50% 属于恶性。

肺内出现单发结节，在既往无恶性肿瘤者，其恶性的可能性是 0.4%~9%；既往有恶性肿瘤病史者，其恶性的可能性增加为 25%；在此之前首先要除外原发性肺癌。另外，还要详

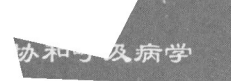

问病史、了解吸烟史，准确判断症状，仔细体检。不到 25% 的肺转移瘤患者出现呼吸系统症状，咯血、咳嗽、胸痛更有可能与原发肿瘤有关；因为这些症状在肺转移后期出现，故对肺转移早期诊断价值不大。

国际肺转移瘤登记协会（IRLM）比较了 2 988 例肺转移瘤患者的手术前 CT 和手术后病理切除测量结果，CT 判断病灶的准确率达到 61%，25% 患者切除病灶大于 CT 测量病灶，14% 患者切除病灶小于 CT 测量病灶。但 CT 对双侧病灶估测的准确性下降。尽管螺旋 CT 对肺内结节病灶估测的敏感性是 61%，但如果病灶直径大于或等于 6mm，敏感性增加到 95%；病灶直径大于 10mm，敏感性增加到 100%。另外，螺旋 CT 对所有转移性结节病灶估测的敏感性是 77%，病灶直径大于或等于 6mm，敏感性增加到 94%；病灶直径大于 10mm，敏感性增加到 100%。该研究对胸壁结节和直径小于 6mm 结节的判定有失准确。

【正电子发射断层显像】

正电子发射断层显像（positron emission tomography，PET）是一种新出现的技术，可显示用正电子发射的放射性核素标记药物在体内的生理和生化分布，以及随时间的变化。常用的药物为 ^{18}F-去氧葡萄糖（FDG），FDG 进入人体后，能像葡萄糖一样被摄取，但不被进一步降解而存留于细胞内，肿瘤细胞代谢旺盛，放射性活性增高，通过 PET 扫描易被探测到。现在的 PET 显像空间分辨率可达到 4mm。对大多数肿瘤来说，胸部平片和 CT 是一线扫描选择，但对胸外肿瘤肺转移者，扫描的重要性正在增加。PET 可用于以下情况：对 CT 显示有结节但性质未定者进行评估，尤其是既往肺内无病灶者；对纵隔淋巴结转移的判断；出现肺内转移后，胸外恶性隐匿性原发灶的确定；对体内复发病灶和其他部位转移的估测。1994 年，PET 临床协会发表了一项多中心回顾性分析，在对 237 例不同分化的良恶性肺内结节研究中，PET 扫描的敏感性是 96%，特异性是 90%。另一研究比较了 35 例患者针吸活检与 PET 结果，PET 能正确判断大部分恶性病变，假阳性率极低；而针吸活检在近半数患者中发生气胸；所以，对肺内结节病灶，PET 与针吸活检相比，是一种非侵入性的检查方法。但 PET 也有不足点，它对直径小于 1cm 病灶和炎性病灶的判断失之准确。尽管 PET 是定性而非解剖学诊断，不能决定患者能否手术，但它可以探测到胸外转移或原发部位的复发，防止不必要的肺切除术。

【MRI】

MRI 具有高对比度、无放射性和能判断血流的优点，但与螺旋 CT 比较，对肺转移的常规评价 MRI 不占优势。由于肺脏多个气腔-肺实质的存在，影响了核磁对肺野均质的判断，造成病变信号丢失；呼吸运动进一步影响了高质量胸部图像的获得；MRI 在判断肺内良恶性病变上也不占优势，它比 CT 应用范围窄，昂贵。但 MRI 对估计大血管和纵隔是否受侵有一定的价值，矢状位和冠状位图像对了解血管、胸壁和臂丛神经有独到之处。

【组织学诊断】

肺转移癌的诊断有赖于严谨的临床思考。如果患者无肿瘤病史，寻找原发灶主要通过病史和物理检查；实验室检查出现异常时需要进一步判断并开展器官相关的生化检查，如与胚胎肿瘤、消化道肿瘤、卵巢肿瘤和前列腺癌有关的肿瘤标志物；当病史、物理检查、实验室检查有大致方向后，再开展影像学检查。如果没有确定原发灶就进行广泛的影像学检查有碍于查明病情。如果胸部是最易于得到组织诊断的部位，可采用多种方法确诊。

（一）痰脱落细胞检查　该方法阳性率远不如原发性肺癌，对空腔、支气管内和癌性淋巴管转移常采用痰脱落细胞检查。

（二）纤维支气管镜检查　对上述病变还可用通过支气管镜活检、刷检、支气管肺泡灌洗等方法，其敏感性优于脱落细胞检查。

（三）经皮肺活检　对肺内单发的较大肿块，可采用经皮肺活检，其阳性率在95%左右。

（四）开胸手术　虽然不是常规，但随着外科手术的进展，开胸手术的危险性已极大地降低，必要的手术有益于诊断和治疗。

在确定未知的原发性肿瘤如前列腺癌、黑色素瘤、胚胎细胞瘤、乳腺癌和甲状腺癌上，对获取的标本做免疫组化检查十分重要。

若患者已存在原发肿瘤，肺转移癌的诊断需要更个体化的原则。进展期患者出现与肿瘤病史相符合的临床及影像学表现时，肺部病灶往往由转移引起；如癌性淋巴管炎常见于进展期乳腺癌患者，但罕见于多发性骨髓瘤，这是因为多发性骨髓瘤患者有明显的免疫抑制。如果肺内病变及临床表现与原发肿瘤相去甚远，或肺部是惟一出现新病灶的部位，则需要进一步组织学证实。同理，临床表现提示肺内病变是第二肿瘤也需要组织学证据。

【治疗】

（一）外科治疗　肺转移癌开展外科切除在欧美已有100多年的历史并颇具吸引力，尽管外科切除的适应证在不断扩大，但至今仍没有肿瘤患者手术和非手术前瞻性研究，大多数手术切除患者仍死于恶性肿瘤。

随着外科技术的进步、麻醉和支持治疗手段的改善以及对肿瘤研究的进展，手术切除肺转移癌的适应证在不断扩展。由于手术的并发症和肺实质损失所限制，手术较适用于孤立肺转移灶；但应用现在的技术，单次手术可切除50%肺转移灶，多次手术切除肺转移灶也常有报道，肺转移手术的适应证是：

1. 原发灶可获得控制。

2. 患者可耐受手术。

3. 其他部位无转移病变。

4. 影像学未显示肺部广泛病灶。

5. 其他治疗方法疗效欠佳。

另外，在下述情况下，也可酌情考虑全部或部分手术切除：

6. 提供组织学诊断。

7. 了解化疗对残余病灶的治疗效果。

8. 缓解症状。

9. 减少瘤负荷。

10. 获取肿瘤组织进行标志物、免疫组化和瘤苗研究。

总之，外科适应证应从两个方面考虑：确诊原发肿瘤后与出现肺转移癌时间间隔长者；能耐受手术者。这类患者包括有：肾细胞癌、结肠癌、甲状腺癌和软组织肉瘤，偶尔还有乳腺癌、黑色素瘤和妇科肿瘤。表7-4-5显示了不同类型手术切除后的5年生存率。

表7-4-5　不同肿瘤肺转移手术切除后5年生存率

原发部位	5年生存率（%）
软组织肿瘤	20~35
骨肉瘤	25~50
黑色素瘤	5~33
结/直肠癌	13~40
睾丸癌（胚胎细胞）	50~80
肾癌	15~20
乳腺癌	25~50

　　肺转移瘤手术的并发症不多,手术通过胸骨正中或侧胸壁逐层切开进行,有些医师更喜欢后者,因为它有利于肺尖后段的检查。大部分的肺转移位于胸膜下并可用切割器、激光、电灼或手缝切除,切割器需切除大部分肺组织,新激光技术不断发展并有许多优点,手术中不但要定位并切除 CT 下可见的肿块,而且要探察 CT 未显示的肿块,单次手术可切除 50% 的肺转移灶。尽管还没有成为常规,电视引导下胸腔镜已用于肺转移癌的切除。肺转移癌手术的病死率小于 2% ,有 10% 患者出现手术并发症,最常见的并发症是气胸和感染,近期化疗者感染发生率增高。以前接受大剂量放化疗者手术后可出现呼吸衰竭,尤其是接受高浓度氧疗者。关于肺转移瘤手术方式的优劣见表 7-4-6。

表 7-4-6　肺转移瘤外科切除方式比较

手术方式	优　点	缺　点
胸骨正中	可进行双肺探查患者痛苦少	不利于对肺门和后部病灶的切除 肥胖、慢阻肺和充血性心衰者暴露左下叶困难
后外侧切除	标准手术方式清晰显示一侧肺	患者痛苦大 一次仅能探查一侧肺 双肺转移需 2 次手术
电视辅助下 胸腔镜外科	患者痛苦小 手术死亡率低 良好的可视范围 脏层胸膜病变易于暴露 可以确定不能切除转移	手术费用增加 不能明确评价肺实质转移 手术过程延长

　　手术切除后复发　根据国际肺转移瘤登记同盟的 5206 例资料,肺转移瘤完全切除后约有一半的患者出现复发,中位复发时间是 10 个月,其中,肉瘤和黑色素瘤比上皮瘤和生殖细胞肿瘤的复发率高,表 7-4-7 列出了 4 种不同类型肿瘤复发的特点。

表 7-4-7　常见肿瘤手术后复发特点

	上皮肿瘤		肉瘤		生殖细胞肿瘤		黑色素瘤	
	n	%	n	%	n	%	n	%
复发例数	917		1218		84		180	
单纯胸内复发	111	12	191	16	18	21	14	8
多发胸内复发	291	32	607	50	30	36	34	19
胸外复发	515	56	420	34	36	43	132	73
二次手术例数	260	28	642	53	34	40	28	16

　　对手术后复发患者,如有条件可进行第二次手术,二次手术的患者,5 年和 10 年生存率可达到 44% 和 29% ;相对于仅单次手术的 34% 和 25% 的 5、10 年生存率,二次手术大有益处。

（二）化学治疗　可治愈肿瘤发生肺内转移应采用积极方案治疗。这类肿瘤包括睾丸和卵巢胚胎细胞瘤、神经母细胞瘤、妊期绒毛膜肿瘤、霍奇金淋巴瘤和非霍奇金淋巴瘤、骨肉瘤。对这种患者争论点是：当应用根治性方法治疗原发病时，肺内残余肿块如何处理。有两个策略可供选择：在一定时间内经根治治疗后不消失的肺内病灶，可用外科手术切除；在影响人体功能之前还可采取密切观察的方法。进展期睾丸肿瘤和肿瘤血清标志物阴性者在治疗结束后，约40%患者存在肺内残余肿块。外科手术发现：这些肿块包括坏死组织（约50%）、残余肿瘤（25%）或可继续生长的成熟畸胎瘤（25%），长期随访表明：90%成熟畸胎瘤和约50%残余肿瘤能被外科切除；对淋巴瘤而言，外科治疗的指征需进一步完善，淋巴瘤治疗选择较多，系统性治疗十分必要。

（三）放射治疗　放疗虽然不能明显改善生存率，但对某些发生在肺内特殊部位的肿瘤而言，是一种有效的局部治疗方法。另外，放射治疗对缓解出血、阻塞等症状有效。

放射治疗敏感的肿瘤包括精原细胞瘤、恶性淋巴瘤、未分化胚胎细胞癌、Ewing瘤、未分化癌（包括鳞癌和腺癌）等。放射敏感的肿瘤，其放疗敏感性与瘤体的大小关系不密切；放射中度敏感的肿瘤为鳞癌和腺癌，其瘤体愈小对放射敏感度愈高。

进行放疗时，照射野以局部射野为好，一般$50cm^2$左右，根据肿瘤退缩的变化随时调整；照射剂量不宜过高，推荐$30 \sim 40Gy/3 \sim 6w$，照射肺野大于$100cm^2$，剂量超过$60Gy$者，易发生放射性肺炎。

（四）激素治疗　与内分泌有关的肿瘤如乳腺癌、前列腺癌、肾癌对激素有效。用于乳腺癌雌激素受体阳性者有效率达62%，若联合三苯氧胺，有效率可达81%；前列腺癌用雌激素和抗雄性激素类药物有效。

（五）免疫治疗　免疫治疗对恶性皮肤黑色素瘤和肾细胞癌有较好的治疗效果。

（六）缓解症状治疗

1. 咯血　咯血是肺转移癌患者常见的症状，它使患者焦虑并可导致死亡。根据出血原因的不同，使用支气管镜是控制出血的第一步。当出血部位在近端支气管且出血量不大时，激光切除或者内镜下切除有暂时止血的作用；对放疗敏感的肿瘤也可采用放疗的方式缓解出血，内照射和外照射均有效；通过硬质气管镜永久性植入放射活性碘也有效，但现在很少使用。当出血量较大时，应在影像引导下行支气管动脉栓塞术；偶尔也可采用肺叶或肺切除术，但单独用于控制出血而行切除术临床较少见。

2. 喘鸣　喘鸣是由于叶或主支气管被肿瘤堵塞而产生，并往往伴有阻塞性肺炎或肺脓肿。抗生素有助于改善症状，如阻塞限于主支气管，可采用的方法有：内镜下切除肿块使气道变通畅，或者在气道内放入支架；如阻塞是外周肺实质或段支气管的肿瘤持续生长所致，支架或内镜切除的方法无效，在大多数情况下，可用外照射的方法缓解喘鸣。在非常罕见的情况下，如果上述方法无效且患者能耐受手术，也有人行肺切除术来缓解症状。

3. 呼吸困难　大多数患者的呼吸困难是大量胸腔积液和弥漫性淋巴管播散所致，对胸腔积液，可采用胸腔闭式引流的方法缓症状。

【预后评估】

随外科手术的广泛应用，对肺转移癌预后因素的评价日趋完善。明确影响预后的因素是：肺转移灶必须完全切除；肺转移灶的数量和无瘤间期（DFI）是重要的预后指标；肿瘤缓慢生长特性也是影响预后因素。如对乳腺癌患者，首次诊断与肺转移出现时间间隔少于1

年，手术切除后很难长期存活。非肺部转移瘤与只发生肺部转移的肿瘤如肉瘤相比，其预后明显要差；也有人认为：倍增时间短的肿瘤，尤其是少于20天者，预后不佳；但并不是所有人都支持这种结论，尤其是对骨肉瘤。对化疗敏感的肿瘤如骨肉瘤和软组织肿瘤有较好的预后。

根据一组肺转移瘤术后15年随访资料，肺转移瘤完全切除后5、10、15年的生存率分别是36%、26%和22%，中位生存时间是35个月；肺转移瘤不完全切除后5、10、15年的生存率分别是13%、7%和7%，中位生存时间是15个月；无瘤间期（DFI）是0~11个月时，5、10年生存率是33%和27%，中位生存时间是29个月；DFI是12~35个月时，5、10年生存率是31%和22%，中位生存时间是30个月；DFI是36个月或更长时，5、10年生存率上升至45%和29%，中位生存时间是49个月。

按术后证实转移灶的数目分析，肺内有单个转移灶时，5、10年生存率是43%和31%，中位生存时间是43个月；有2~3个转移灶时，5、10年生存率是34%和24%，中位生存时间是31个月；肺内有4个或以上转移灶时，5、10年生存率降低到27%和19%，中位生存时间是27个月。

四种主要原发肿瘤组织学类型显示：生殖细胞肿瘤肺转移切除后预后最好，5、10年生存率是68%和63%；而黑色素瘤预后最差，5、10年生存率仅为21%和14%，中位生存时间是19个月；上皮细胞肿瘤肺转移手术后5、10年生存率是37%和21%，中位生存时间是40个月；肉瘤肺转移手术后5、10年生存率是31%和26%，中位生存时间是29个月。

国际肺转移癌登记联盟（IRLM）根据一项多中心研究，制定了一个预后分级系统，见表7-4-8。该系统的研究显示：分级Ⅰ期者中位生存期是61个月，Ⅱ期者中位生存期是34个月，Ⅲ期者中位生存期是24个月，Ⅳ期者中位生存期是14个月（$P < 0.00001$）。

7-4-8　IRLM 预后分级系统

分级	特　征
Ⅰ	可切除病灶，无危险因素：DFI≥36个月和单病灶
Ⅱ	可切除病灶，1个危险因素：DFI<36个月或多发病灶
Ⅲ	可切除病灶，2个危险因素：DFI<36个月和多发病灶
Ⅳ	不可切除病灶

【特殊肿瘤的治疗】

（一）肉瘤　成骨肉瘤和软组织肉瘤几乎毫无例外转移到肺，在无有效化疗的30年前，对肉瘤肺转移的主要治疗是手术，其5年生存率是30%。现在，手术前化疗正在广泛应用，然而，化疗与生存率改善无关，外科切除对改善生存率起到了积极的作用（图7-4-1）。

软组织肉瘤可与肺转移同时或先后发生，与成骨肉瘤不同，对大多数软组织肉瘤来说没有有效的化疗药物，所以外科切除发挥关键作用。国际肺转移癌登记联盟（IRLM）的资料显示：软组织肉瘤肺转移手术切除后5年生存率可达30%，未经治疗者在2年内死亡。

（二）生殖细胞肿瘤　生殖细胞肿瘤对化疗非常敏感，Vugrin等报道化疗能使单发结节的86%和多发结节的68%完全消失，对残余病灶，可进一步行外科切除（图7-4-2）。

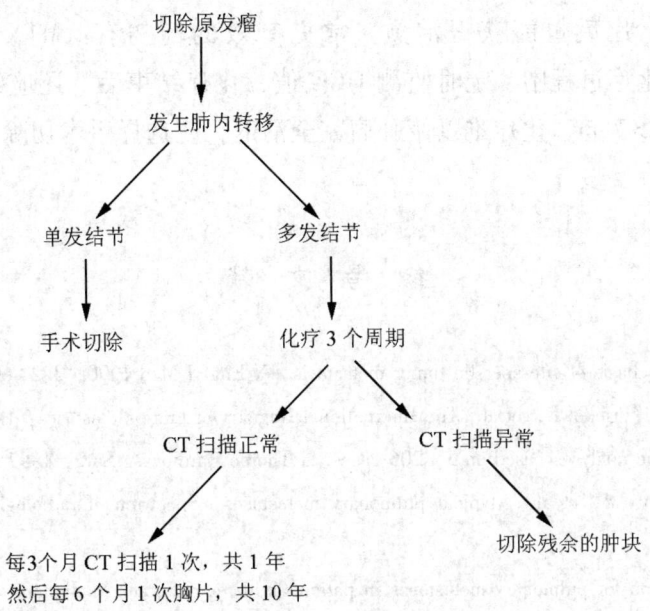

图 7-4-1 骨肉瘤肺转移治疗方案

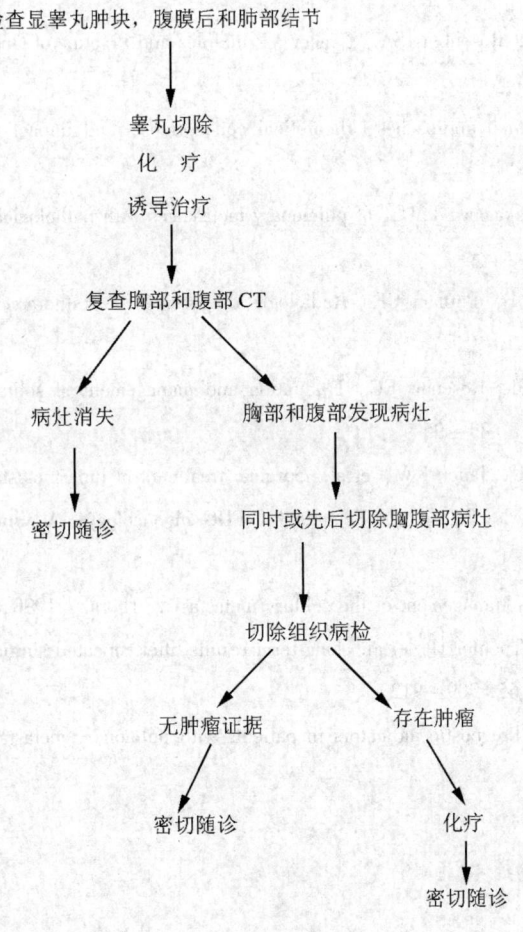

图 7-4-2 睾丸肿瘤肺转移治疗方案

（三）绒癌肺转移 在未应用化疗前，发生转移的绒癌几乎全部死亡。自化疗应用于绒癌的治疗后，其生存率有了惊人的改善。现认为，绒癌肺转移的首选治疗是化疗，即使晚期肺内广泛转移，经化疗后也能获得治愈。常见有效的药物有：MTX、VLB、DDP、CTX、DACT、BLM 等，在化疗过程中，定时监测 HCG 值，化疗结束后，还应继续随访，以判断是否复发。如瘤体长径 >7cm，化疗难以使肿瘤完全消退，应选择手术切除。

（于海建）

参 考 文 献

[1] Zeter BR. The cellular basis of site-specific tumor metastasis. N Engl J Med 1990; 322:605-612

[2] Pastorino U, Buyse M, Friedel G, et al. The International Registry of Lung Metastases: Long-term results of lung metastasectomy: prognostic analyses based on 5, 206 cases. J Thorac Cardiovasc Surg, 1997, 113:37

[3] Seo FB, Im F-G, Goo FM, et al. Atypical pulmonary metastases: Spectrum of radiologic findings. Radiographics, 2001, 21:403-417

[4] Davis SD. CT evaluation for pulmonary metastases in patients with extrathoracic malignancy. Radiology, 1991, 180: 1-12

[5] Quint LE, Park CH, Iannettoni MD. Solitary pulmonary nodules in patients with extrapulmonary neoplasms. Radiology, 2000, 217:257-261

[6] Murray JF, Nadel JA, Mason RJ, et al. Textbook of Respiratory Medicine. 3rd ed, Philadelphia: WB Sauders Company, 2000

[7] De Vita VT Jr, Hellman S, Rosenberg SA. Cancer: Principles and Practice of Oncology 6th ed, Philadelphia: Lippincott, 2000

[8] Schirrmacher V. Experimental approaches, theoretical conceptions, and impact for treatment strategies. Adv Cancer Res, 1985, 43:1-73

[9] Hirakata K, Nakata H, Nakagawa T. CT of pulmonary metastases with pathological correlation. Semin Ultra CT MRI, 1995, 16:379-394

[10] Woodard PK, Dehdashti F, Putnam CE. Radiologic diagnosis of extrathoracic metastases to the lung. Oncology, 1998, 12:431-444

[11] Viggiano RW, Swensen SJ, Rosenow EC. Evaluation and management of solitary and multiple pulmonary nodules. Clin Chest Med, 1992, 13:83-95

[12] Van Geel AN, Pastorino U, Jauch KW, et al. Surgical treatment of lung metastases. Cancer, 1996, 77:657-782

[13] Conti PS, Lilien DL, Hawley K, et al. Pet and ^{18}F-FDG in oncology: A clinical update. Nucl Med Biol, 1996, 108:441-446

[14] Mcintosh R, Thatcher N. Management of the solitary metastasis. Thorax, 1990, 45:909-911

[15] Kandioler D, kromer E, Tuchler H, et al. long-term results after repeated surgical removal of pulmonary metastases. Ann Thorac Surg, 1998, 65:909-912

[16] Putnam JB Jr, Roth JA. Prognostic indicators in patients with pulmonary metastases. Semin Surg Oncol, 1990, 6: 291-296

第五章　肺癌内科治疗进展

肺癌已成为发病率和死亡率增长最快，严重危害人类健康和生命的恶性肿瘤。2006 年报道，每年全世界新增肺癌病例达 130 万，每年死亡病例为 120 万。我国肺癌病死率在城市已居肿瘤死亡首位，达 60 万。尤其青年和女性人群发病率和死亡率迅速增长。预计 2025 年肺癌每年死亡数将达 100 万。非小细胞肺癌占肺癌的 80% 以上，多数患者确诊时已属晚期，一般生存期仅 8~10 个月，5 年存活率仅 10%~15%。以铂为基础的联合化疗失败后，再次治疗的一般生存期仅 5~7 个月。为提高疗效，肺癌多学科综合治疗模式将是 21 世纪肺癌治疗的方向。为提高治愈率，延长生存期，保障患者生存质量，必须根据肺癌的组织学类型、分期、个体生活状态、分子生物学特性等制定最佳治疗方案。

【非小细胞肺癌的治疗】

（一）目前 NSCLC 治疗模式　应严格地按临床分期正确地选择治疗方案，并可参考 2007 年 NCCN 肿瘤学临床实践指南（中国版）及 2007 年中国肺癌临床指南。

1. Ⅰ 期（Ⅰ A、Ⅰ B）和 Ⅱ 期（Ⅱ A、Ⅱ B）NSCLC　主要选择手术治疗达到根治目的。完全切除术后，5 年生存率 Ⅰ A 期为 67%、Ⅰ B 期 57%、Ⅱ A 期 55%、Ⅱ B 期 39%。

Ⅰ A 期 NSCLC 经完全性切除术后可不进行任何辅助化疗及辅助放疗。但 Ⅰ A 期患者伴有高危因子，如肿瘤分化差、脉管内有瘤栓、楔形切除术后、切缘接近肿瘤边缘等，应推荐术后辅助化疗。

完全切除术后的 Ⅰ B 期患者若肿瘤 >4cm，术后辅助化疗是非常必要，可提高术后的 5 年生存率。

Ⅱ 期 NSCLC 具 N_1，虽能达完全切除者，术后辅助化疗已得到国际多中心临床试验共识，可延长患者的 5 年生存，5 年生存率达 41%。Ⅱ 期 N_1 者，术后是否再作辅助放疗，目前仍在研究中。

Ⅱ 期 T_3（$T3N_0M_0$）者的特点是没有淋巴结转移，但原发病灶有外侵，如侵犯胸壁，包括肺上沟瘤（Pancoast 瘤），或侵犯纵隔，侵及距隆突不足 2cm 的支气管，术前评估为可完全手术切除时，仍应以手术为主，若能达完全切除，术后需进行辅助化疗。仅侵犯胸壁者，不需辅助放疗。

2. 可切除的 Ⅲ A 期局部晚期肺癌　此类患者多数已有纵隔淋巴结转移（属 N_2），如同侧纵隔和（或）隆突下淋巴结，经评估为可切除的 N_2，可先行新辅助化疗后手术切除，或手术切除后再辅助化疗。本组患者手术完全切除率可达 60%，5 年生存率为 20%~25%。Ⅲ A 期患者除 Ⅲ A 期可切除者，还应包括 Ⅰ、Ⅱ 期患者在手术后病理才发现有纵隔淋巴结转移者。

部分 Ⅲ B 期患者（T_4N_{0-1}），如 T_4 呈原发肿瘤同一肺叶内出现单个或多个卫星结节，可选择手术治疗及术后辅助化疗或术前新辅助化疗再手术。

3. Ⅲ 期不可切除的局部晚期 NSCLC　影像学上显示有纵隔团块状阴影；全部 N_3（对侧纵隔、肺门淋巴结转移，同侧或对侧斜角肌或锁骨上淋巴结转移）；多数 T_4；因患者的意愿或有关脏器功能不佳而不接受手术者；手术不能完全切除的 NSCLC，如术后仍有肿瘤存在、淋巴结残留、镜下切缘阳性及最高组纵隔淋巴结阳性。以上均可根据患者的 PS 等进行化疗及放疗联合治疗。对未手术者可行同步化放疗。

4. Ⅳ期 NSCLC 的治疗　Ⅳ期肺癌已有远处转移，应以姑息性化疗为主，治疗目的主要是延长生存，提高生活质量。该期中有一亚型，即有肺内或肺外有一孤立性转移灶，本病灶可行切除或立体定向放射治疗，如孤立性脑、肾上腺、对侧肺或同侧肺叶的孤立性转移结节。而胸部原发病灶按分期原则进行，为Ⅰ、Ⅱ期肺癌，仍应考虑行手术切除。

综上所述，综合治疗中已涉及不同的各种化疗方式，如术前辅助化疗、手术后的辅助化疗、同步放化疗及姑息性化疗。有关 NSCLC 的化学治疗也已涉及与多种学科的联合。

（二）新辅助化疗——术前化疗（primary chemotherapy）　术前化疗也称新辅助化疗（neo-adjuvant chemotherapy、诱导化疗 inductive chemotherapy），通过化疗使肿瘤负荷降低，达到可手术的目的。已证明术前辅助化疗（含铂方案）的模式有利于ⅢA（N₂）患者的长期生存。2006 年 Burddet 的 Meta 分析显示。患者 5 年生存率由 14% 提高到 20%。临床试验也显示术前新辅助化疗是安全的，可增加Ⅲ期 NSCLC 患者肿瘤切除率，降低肿瘤分期，消除微小转移灶，并可改善长期生存率，不增加手术合并症。Depierre 报告术前接受新辅助化疗对Ⅰ、Ⅱ、ⅢA 的 NSCLC 患者均有显著生存益处。但由于研究例数偏少，可信度仍不足，术前化疗最佳方案及周期数尚待进一步研究。

（三）辅助化疗　NSCLC 完全性切除术后所行化疗称辅助化疗（adjvant chemotherapy），以减少微转移，提高生存，特别是无病生存率。

Ⅰ～ⅢA 期 NSCLC 手术是目前最重要的治疗手段，但完全切除的 NSCLC 仍有 50% 患者发生复发及转移。因此完全切除的 NSCLC 患者是否在术后进行辅助化疗，一直为大家关注及争议。手术后辅助化疗的益处评定，应由术后 5～10 年内存活率是否增高、患者的生活质量、与化疗有关的死亡事件及不良反应来权衡。20 世纪 90 年代 ECOG3590、意大利（ALPI）及 BLT 的多数报告，手术后辅助化疗无益处，因不能延长患者的生存期。但意大利国际肺癌（IALT）手术后辅助治疗研究项目显示：若能接受足够剂量的顺铂（DDP），生存优势增加。日本大阪市总医院 Tada 报告，手术后口服 UFT 400mg/d×2 年，疗后第 8 年 UFT 化疗组 74% 的患者存活，而单纯手术组仅 57% 患者存活，两组有显著差异。但Ⅰ期的肺腺癌患者两组治疗无显著差异，故建议ⅠB、Ⅱ期、ⅢA 期患者可考虑手术后行辅助化疗。

2004 年 JBR. 10 方案研究结果在 ASCO 报告，术后辅助化疗（长春瑞滨 + DDP）与单手术组比较，5 年无病存活率分别为 61% 及 48%（$P = 0.0002$，HR 0.61），5 年总存活率 69% 及 54%，中位生存期 94 个月及 73 个月（$P = 0.012$，HR 0.7），提示了术后化疗能增加无病存活期及总生存期。5 年存活率增加了 15%，也即增加了 3 万人的存活，化疗组因药物毒性致死仅 0.8%，3/4 度粒细胞减少为 2%，因此认为术后辅助化疗可作为 NSCLC 的新的标准治疗。

2005 年 Douillard 报告 ANITA Ⅲ期临床试验，显示术后辅助化疗与单纯手术组比较：中位生存期分别为 65.8 个月及 43.7 个月（P 0.0131）；2 年、5 年、及 7 年生存率分别为 68%、51%、45% 及 63%、43%、37%；Ⅰ、Ⅱ、ⅢA 5 年存活率分别为 62%、52%、42% 及 63%、39%、26%。Pignon 等报告了 4584 例 NSCLC 患者手术后参加了随机临床试验，即辅助化疗与观察组，经 5 年随诊，显示Ⅱ期及Ⅲ期患者获益大，生存上获益增加了 4.2%。但ⅠA、ⅠB 期未见生存的差异。

应注意术后辅助化疗必须权衡治疗的利弊，凡ⅠA期、细支气管肺泡癌、年迈、全肺切除者（尤右全肺切除）或术后康复缓慢，PS≥2或脏器功能不适宜使用铂类的患者，建议不行术后辅助化疗。辅助化疗方案见表7-5-1，均来自国际多中心已发表的随机对照试验，均为含铂方案。其他含铂方案（顺铂/吉西他滨、顺铂/紫杉醇、顺铂/多西他赛）也可考虑。对不能耐受顺铂毒性的患者可用含卡铂方案或不含铂方案。一般术后辅助化疗以4个周期为宜。

表7-5-1　辅助化疗方案

化疗方案	给药计划
顺铂75mg/m², d1（或总量分3天给予） 长春瑞滨25mg/m², d1、8	每28天重复，共化疗4周期
顺铂75~80mg/m², d1 长春瑞滨25~30mg/m², d1、8	每21天重复，共化疗4周期
顺铂100mg/m², d1 依托泊苷100mg/m², d1~3	每28天重复，共化疗4周期
顺铂80mg/m², d1、22、43、64 长春花碱4mg/m², d1、8、15、22，d43以后每2周1次	每21天重复，共化疗4周期

（四）同步放化疗的开展　对于不可切除的局部晚期NSCLC（包括ⅢA、无胸腔积液ⅢB）；可切除的局部晚期肺癌，因疾病原因或患者不愿接受手术者；及Ⅱ期T₃不宜切除及切缘阳性者，目前标准的治疗为含铂方案的化疗和放射治疗联合的模式，可使2年死亡危险减少13%~30%，优于单纯放疗。

近年的研究已显示同步化放疗模式优于序贯化放疗模式。同步放化疗与序贯疗法对NSCLC的治疗中位生存期分别为17个月及13个月，5年生存率分别为16%及9%。

国内"中国肺癌高峰论坛"共识仍推荐应以化放疗序贯疗法为主。同步化放疗可作为临床的研究项目。尤其目前国内已广泛开展三维适形、立体定向、加速超分割等放疗技术，更有利于同步化放疗的开展。

PS=2的不可切除的局部晚期NSCLC可以化放疗联合治疗。PS>2，体重减轻≥5%的患者及疾病范围大，放化疗联合治疗预后较差。同步化放疗方案见表7-5-2。在国际多中心研究中显示含顺铂的方案优于含卡铂方案，顺铂应给予全量。

表7-5-2　同步化放疗方案

顺铂50mg/m², d1、8、29、36
依托泊苷50mg/m², d1~5、29~33
同期胸部放疗（总量61Gy）
顺铂100mg/m², d1、29
长春花碱5mg/m², 每周1次×5
同期胸部放疗60Gy
紫杉醇45~50mg/m², 输注1小时，每周1次
卡铂AUC=2mg/mL·min, 输注半小时
同期胸部放疗63Gy/7周/分34次

Morere 已报告局限性晚期 NSCLC 患者在同步放疗后，再行巩固化疗，可显著延长无病生存期，已证明ⅢA 和ⅢB 患者可从紫杉醇/卡铂联合放化疗中获益，但巩固化疗不适用很晚期的患者。有关同步放化疗及随后巩固治疗的方案见表 7-5-3。序贯化放疗方案见表 7-5-4。

表 7-5-3　同步放化疗，随后巩固治疗

顺铂 50mg/m²，d1、8、29、36
依托泊苷 50mg/m²，d1~5、29~33
同期胸部放疗（总量 61Gy）
巩固治疗：化放疗完成 4~6 周后给予多西他赛治疗，起始剂量为 75mg/m²
紫杉醇 45~50mg/m²，输注 1 小时，每周 1 次
卡铂 AUC = 2mg/(ml·min)
同期胸部放疗 63Gy，每周 1 次
序贯 2 个周期的紫杉醇 200mg/m² 和卡铂 AUC = 6mg/(ml·min)

表 7-5-4　序贯化放疗方案

顺铂 100mg/m²，d1、29
长春花碱 5mg/m²，每周 1 次×5，即 d1、8、15、22、29
序贯放疗 60Gy，自 d50 开始，分 30 次给予
紫杉醇 200mg/m²，输注 3 小时，每 3 周 1 次，2 个周期
卡铂 AUC = 6mg/(ml·min)，每 3 周 1 次，2 个周期
序贯胸部放疗 63Gy，自 d42 开始

（五）晚期 NSCLC 的姑息性治疗（palliative chemotherapy）　对于晚期，不可治愈的 NSCLC 的治疗以化疗、放疗、靶向治疗和最佳支持治疗（BSC）为主，从而可延长生存期、改善症状。姑息性化学治疗，自从 DDP 治疗的介入，使 NSCLC 的生存期有明显延长，已有 52 个国家参加临床试验并得到证实。姑息性化疗必须以 1~2 年内的存活率、临床获益包括 QOL 评估、化疗中体重丢失率（体重丢失 <10%）、疼痛控制 Karnofsky 或 PS 提高及药物不良反应来权衡。通过循证医学已确认化疗是晚期或转移性 NSCLC 首选的治疗方法。

1. NSCLC 化疗以铂类药物为基础的联合化疗方案　国际多中心随机单药及以铂类为基础的联合方案研究显示，以铂类为基础的联合化疗，无论中位生存期还是 1 年存活率均高于单药组。单药的化疗有效率（RR）仅 5%~20%，对患者的存活没有益处。联合化疗有效率 20%~40%，对一般情况好的患者在生存方面可得到较好的益处。可使中位生存期延长 1.5 个月，1 年生存率增加 10%。

2. 第三代细胞毒药物与铂类联合化疗　其疗效和毒性反应优于第二代（如丝裂霉素＋异环磷酰胺＋顺铂）方案，前者总有效率（ORR）≥25~35%，无疾病进展时间（TTP）为 4~6 个月，中位生存期（MST）8~10 个月，1 年生存率 30%~40%，2 年生存率 10%~15%。PS = 0~1 的患者应尽早开始联合化疗。但 PS = 2 化疗毒性大，获益可能更小，只能选择单药治疗。PS = 3 或 4 的患者不可能从细胞毒的化学治疗中获益，以支持治疗为主。

目前常用第三代细胞毒药加含铂两药联合方案为标准治疗方案，第三代细胞毒药物如多西他赛（TXT）、吉西他滨（GEM）、紫杉醇（PTX）及长春瑞滨（NVB）等，第二代非铂药物如异环磷酰胺（IFO）、丝裂霉素（MMC）、长春花碱（VLB）、长春花碱酰胺（VDS）、依托泊苷（VP-16）等在临床上也有应用。一般不推荐三药联合方案，因药物毒性大，可降低1年存活率。卡铂（CBP）及顺铂（DDP）的疗效基本相似。2007年临床荟萃分析报告，顺铂缓解率高于卡铂，分别为30%及24%（$P<0.001$）。应注意铂的用量不宜太高，DDP以每3周$75\sim80mg/m^2$为宜。CBP剂量一般应采用按曲线下面积（AUC）计算为宜，可得到更好的依从性，使近期有效率（48.2%）及白细胞下降发生率（37.0%）能明显优于按体表面积的计算。由于CBP的神经系统、耳、肾及消化道毒性较小，不需水化，使用方便，故更易被临床医师接受，但其血液学毒性大。第三代非铂两药联合化疗疗效可能低于标准含铂联合方案，但毒性反应较低，可被不能耐受含铂方案的NSCLC者选择使用。

一线化疗一般持续应用$4\sim6$周期，因化疗中肿物显示缩小常发生于化疗第$1\sim2$周期，延长周期数，并不能增加肿瘤缓解率，反之毒性增加。每化疗2个周期应进行肿瘤的反应性评定。如疗效能获缓解或稳定可继续化疗至$4\sim6$周期。也有研究者提出应每周期即进行疗效评定，以避免发生无效的下一周期治疗。更重要的是化疗周期应根据患者的耐受性、器官功能、疗效及毒性反应来确定。目前常用的一线治疗方案见表7-5-5。

表7-5-5 NSCLC一线化疗治疗

化疗方案	剂量（mg/m²）	用药时间	时间及周期
EP			
依托泊苷	$100\sim125$	d1~3	
顺铂	75	d1	q21d×4
NP			
长春瑞滨	25	d1，d8	
顺铂	80	d1	q21d×4
PT/PC			
紫杉醇	$135\sim175$（3h）	d1	
顺铂	75	d2	
或卡铂	AUC=5~6	d1	q21d×4
GP			
吉西他滨	1250	d1，d8	
顺铂	75	d2	
或卡铂	AUC=5~6	d1	q21d×4
DP			
多西他赛	75	d1	
顺铂	75	d1	
或卡铂	AUC=5~6	d1	q21d×4
CPT-11/DDP			
伊立替康	60	d1，d8，d15	q28d×4
顺铂	60	d1	
GV			
吉西他滨	1000	d1，d8	
长春瑞滨	$20\sim25$	d1，d8	q21d×4
GD			
吉西他滨	$800\sim1000$	d1，d8	
多西他赛	$35\sim40$	d1，d8	q21d×4

　　铂与第三代新药的联合，作为一线方案治疗晚期 NSCLC，有效率相似。但疾病进展率显示含多西他赛或吉西他滨方案分别减少了7%和12%，而含紫杉醇方案疾病进展率增加22%，因此吉西他滨或多西他赛与铂联合为晚期 NSCLC 的标准方案更好。

表 7-5-6　NSCLC 二线化疗方案

化疗方案	剂量（mg/m^2）	用药时间	时间及周期
多西他赛	75	d1	q21×4
培美曲塞	500	d1	q21×4
厄洛替尼	150mg/d（至疾病进展或不能耐受）		
吉非替尼	250mg/d（至疾病进展或不能耐受）		

　　3. NSCLC 二线治疗　当一线治疗期间或之后，相当多的患者疾病进展，当 PS 评分 0～2 者可进行二线化学治疗，应选用与一线作用机制不同的化疗药物（表 7-5-6）。使患者得到更长生存期，更好生活质量，更多的人群受益。

　　在二线治疗中，铂类为主的方案对生存率有很大的限制，非铂类的化学治疗对进展期的患者有一定的治疗反应，且耐受性较好。多西他赛 75mg/m^2 Ⅳ，第 1 天，每 3 周重复 1 次，该方案是晚期 NSCLC 首个二线化疗的标准方案，有效率 5.5%～5.7%，中位生存时间 5.7～7.5 个月，无疾病进展时间为 8.3～12.3 周，1 年生存率 37%，Ⅲ、Ⅳ度血液学毒性较常见。但最佳支持治疗中位生存时间为 4.6 个月，1 年生存率仅 12%。Camps 报告多西他赛 36mg/m^2，每周 1 次×3 次的二线治疗与 75mg/m^2，每 3 周 1 次相比，缓解率和总生存率相似，每周方案 3～4 度血液不良反应更低，耐受性更好，生活质量有显著改善，优于长春瑞滨及异环磷酰胺，也是有效的 NSCLC 的二线方案。

　　培美曲塞（pemetrexed disodium、Alimta^{TM}，力比泰、LY231514）是一个新的多靶点叶酸拮抗剂，可抑制胸苷酸合成酶（TS）、二氢叶酸还原酶（DHFR）和甘氨酸核糖核苷酸甲酰基转移酶（GARFT），从而阻断肿瘤 DNA 复制、细胞分裂所需的酶，抑制了肿瘤的生长。在Ⅱ期临床试验中显示对复发性 NSCLC 有较好疗效。Hanna 等报告，多中心、随机的Ⅲ期临床试验中，571 例患者随机分组接受培美曲塞 500mg/m^2，静脉输注，第 1 天，每三周重复 1 次，为减少不良反应，输注培美曲塞前 1～2 周肌内注射维生素 B$_{12}$ 1000μg，以后每 9 周肌内注射 1 次，直至最后一次化疗结束后第 3 周。同时口服叶酸 350～1000μg，起始时间同上，为减少皮疹的发生，于用药前一天，当天及后一天，口服地塞米松 4mg，每日 2 次；与多西他赛组（75mg/m^2，静脉输注，第一天，每 21 天为一周期）比较，两者有效率相似。分别为 9.1% 及 8.8%，中位生存期达 8.3 个月及 7.9 个月，1 年生存率均为 29.7%，Ⅲ、Ⅳ度血液毒性分别为 5% 及 40%，白细胞减少所致的发热分别为 2% 及 13%。培美曲塞组肝功能显示可能有迅速的转氨酶升高，约 19%，明显高于多西他赛组，但数天后就能降到正常范围，没有 1 例有转氨酶升高的临床症状。培美曲塞虽有一定的不良反应，但临床耐受性好，已被美国 FDA 批准为第二个晚期 NSCLC 的二线治疗药物，故有可能替代多西他赛方案。

　　Ramlau 报告口服托泊替康（topotecan）单药或联合其他药物的化疗，对晚期复发的 NSCLC 均有一定疗效，两组中位生存期、1 年存活率、TTP 及近期疗效均相似。

　　二线治疗也包括异环磷酰胺、吉西他滨、长春瑞滨等，但 RR 均较低。

酪氨酸激酶抑制剂厄洛替尼和吉非替尼已批准作为 NSCLC 患者的二线治疗药物。并可延长东方人和不吸烟患者的 TTP 和中位生存时间。并可作为三线治疗。图 7-5-1 可作为一线治疗患者失败后的继续治疗选择参考。

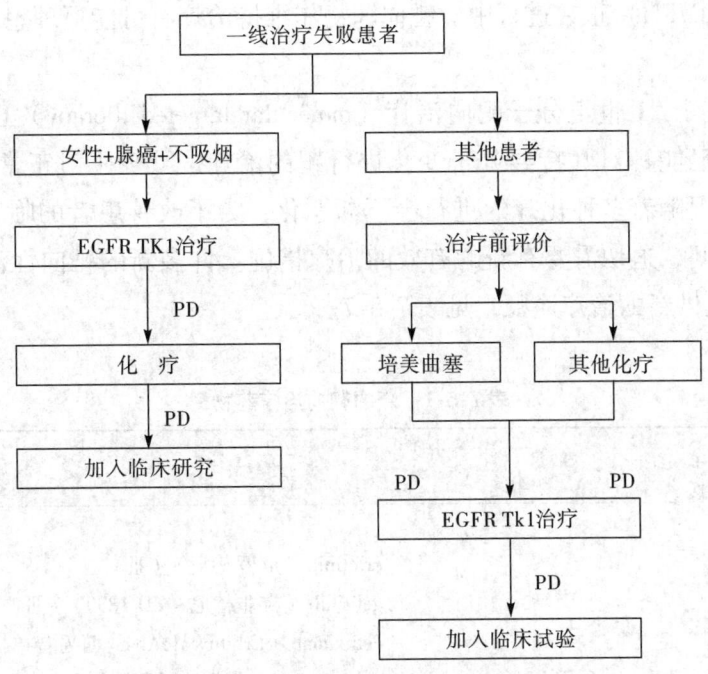

图表 7-5-1　一线治疗失败后患者治疗的选择

4. 目前化学治疗中有以下热点

（1）靶向药物与一线治疗的联合可进一步提高疗效，延长生存期　2007 年 NCCN 指南中，PS 0~2 的晚期或复发 NSCLC 患者、既往未接受过化疗、无咯血史、非鳞癌、无脑转移及未行抗癌治疗等，可选用贝伐单抗联合化疗。

（2）Gronberg 报告培美曲塞 + 卡铂与吉西他滨 + 卡铂方案的对比研究，主要终点为生活质量改善（QOL），结果无显著差异，疗效及总生存期也无差异，但培美曲塞 + 卡铂组毒性更低，耐受性更好。吉西他滨 + 卡铂组有更多的患者需输血或输血小板。Scagliotti 报告 1725 例晚期 NSCLC 进入培美曲塞 + 顺铂和吉西他滨 + 顺铂组的随机对照研究。结果两组疗效也相似，但培美曲塞 + 顺铂的无毒性生存时间优于吉西他滨 + 顺铂（分别为 9 个月及 7.3 个月），因此培美曲塞有可能成为晚期 NSCLC 一线治疗方案。由于培美曲塞作用机制为抑制肿瘤细胞代谢中的胸苷酸合成酶（TS），由于鳞癌人 TS 基因表达高于腺癌，因此腺癌应用培美曲塞效果可能更好。

（3）一线对二线治疗的影响　一线方案的选择有可能影响二线治疗的生存期，Paul 报告一线方案选择吉西他滨 + 铂类比其他方案（紫杉醇加铂类等）能更显著延长二线治疗（多西他赛或培美曲塞）的中位生存时间。

（4）对维持治疗长期以来一直有争论　维持治疗的定义：一线化疗 4~6 个周期完成后，达到疾病控制（CR + PR + SD）的患者，再继续应用毒性低、安全性好、使用方便、疗效佳的药物以巩固疗效，延长无疾病进展时间。曾报告紫杉醇 + 卡铂治疗受益后，可行单药紫杉醇（70mg/m^2，d1，8，15 q4w）维持治疗，但主要维持治疗的指标未达到统计学显著性差异，血液学毒性明显，因此不适于维持治疗。Brodowicc 报告吉西他滨 + 顺铂一线治疗结束后，再单药吉西他滨维持治疗，结果均显示维持治疗组 TTP 与对照组有显著性差异，中位生存期有延长趋势。因此一线联合化疗后，受益的患者可继续用低毒性的单药维持治疗，有可能得到更长的治疗时间和症状改善时间。一线化疗后，能否用低毒性的培美曲塞作长期维持治疗？临床试验（JMEN）正在进行中。靶向药物作维持治疗有可能更理想，目前即将开展进一步研究。

（六）靶向治疗　21 世纪分子靶向治疗（molecular targeted therapy）已取得了飞跃的进展，对癌症的治疗已能针对其特异分子变化进行靶的治疗，减少了对正常细胞的毒副作用。复发期患者一般状况随着多种化疗的进行会不断恶化，为了改善患者的临床症状，提高生活质量，延长生存时间，迫切需要有新的有效的治疗措施。许多新的靶向性治疗的研究将为晚期 NSCLC 的治疗提供新的治疗途径，见表 7-5-7。

表 7-5-7　新的靶向治疗药物

靶　点	药　物
EGFR 抑制剂	
EGFR	erlotinib（厄罗替尼）（Ⅲ）
	gefitinib（吉非替尼、ZD 1839）（Ⅲ）
	cetuximab（Erbitux MoAbs，西妥昔单抗）
Her-2	trastuzumab（曲妥珠单抗）（Ⅱ）
EGFR + Her-2	BIBW 2992（Tovor）（即将上市）
angiogenesis 抑制剂	
VEGF	bevacizumab（贝伐单抗）（Ⅲ）
	thalidomide（沙利度胺）（Ⅲ）
	vandetanib（ZD6474、ZACTIMA）（Ⅲ）
	cediranib（Recentin，AZD2171）（Ⅲ）
	Axitinib（Ⅲ）
	endostatin（血管内皮抑制素）（Ⅲ）
MMP（基质性金属蛋白酶抑制剂）	prinomastat（司立马司他）（Ⅲ）
Unclear	endostatin（血管内皮抑制素）（Ⅲ）
诱导细胞凋亡	
Bc1-2	oblimerser（G3139、奥利默森纳）（Ⅰ）
XIAP	AEG35156（Ⅰ）
survivin	ISIS23722（Ⅰ）
其他	
farnesyltransferase	lonafarnib（Ⅲ）
proteosome	bortezomib（Ⅲ）
B-raf	sorafenib（索拉非尼、BAY43-9006）（Ⅱ）
	sunitinib（SU11248、SUTENT）（Ⅱ）
m-TOR	everolimus（CCI-779）（Ⅱ）
RXR	bexarotene（Ⅲ）
vaccine	L-BLP25（Ⅲ）
MoAb-toxin fusion	
TLK 286（谷胱甘肽类似物）	（Ⅲ）
retinoids（视黄类似物）	bexarotene（Ⅱ、Ⅲ）

1. 表皮生长因子受体酪氨酸激酶抑制剂吉非替尼（gefitinib、ZD1839、Iressa） 目前已成为复发性晚期 NSCLC 治疗中的热点。因 NSCLC 中 EGFR 表达率高达 30%~80%。EGFR 是一种糖蛋白受体，为原癌基因 c-erbB-1（HER-1）的表达产物，定位于细胞膜上，配体与受体的胞外部分结合后，受体胞内部分的酪氨酸残基即磷酸化，使 EGFR 激活，进一步活化 ras，可将表面细胞信号转至细胞核内，介导 DNA 合成及细胞增殖，导致肿瘤细胞增殖和血管生成，细胞周期 $G_1 \rightarrow S$ 期失控。其他大量信息也可通过本通路转导，使肿瘤发生转移，化疗疗效不佳，复发率高，存活期短。因此 EGFR 酪氨酸激酶（EGFR-TK）是肿瘤治疗的重要靶分子。吉非替尼为苯胺喹唑啉化合物，可选择性抑制酪氨酸激酶活化，从而抑制 EGFR 激活，抑制细胞周期进程的失控，加速细胞凋亡，抑制血管生成、肿瘤侵袭及转移等。FDA 批准吉非替尼作为 NSCLC 新型靶向治疗药物。参加临床试验中的患者均为晚期 NSCLC 患者，并对标准化、放疗和激素治疗无效，预后甚差。IDEAL-1，IDEAL-2 的试验结果证实，吉非替尼 250mg 1 次／日，口服，对晚期 NSCLC 的有效率为 12%~18.4%。中位生存期 6.5~6.56 个月。患者症状有明显改善。在 CR + PR 患者中症状改善为 69.2%，SD 患者中为 70%，PD 中为 11.8%。女性疗效优于男性，分别为 19% 及 3%。腺癌的有效率为 13%，其中肺泡癌有效率为 25%~35%。非吸烟者疗效也较好。副作用主要为皮疹和腹泻。3~4 度不良反应占 7%，因药物相关副作用停药者 <2%。

吉非替尼在中国临床注册临床试验显示，对曾接受化学治疗失败者接受吉非替尼治疗有效率 27%，中位生存期 11.1 个月，安全性良好。国际多中心 INTEREST Ⅲ期临床研究比较了吉非替尼与多西他赛治疗既往接受过含铂化疗的局部晚期或复发、转移 NSCLC 的疗效，参加研究患者达 1466 例，其中 21% 为亚裔人群，主要终点总生存期两组相似，分别为 7.6 月及 8 个月，1 年存活率 32% 及 34%，药物安全性和生活质量改善，吉非替尼显著优于多西他赛，再次确定了吉非替尼是晚期 NSCLC 二线标准治疗方案，并可适用于各种类型 NSCLC 患者，包括男性患者、吸烟和鳞癌者。

吉非替尼能否作为 NSCLC 特选人群（不吸烟或少吸烟、腺癌及晚期 NSCLC）的一线治疗？目前还不能回答，等待 IPASS 的研究结果。

目前研究已显示吉非替尼的有效率与 EGFR 的表达水平无关。EGFR-TK 结构域突变、HER2（+）、磷酸化表皮生长因子受体（P-EGFR）可能有关。Haber 等对 119 例 NSCLC 进行了 EGFR18、19、21 外显子突变检测，显示突变率为 13%，其中日本人突变率 26%、美国人 2%、腺癌突变率 21%、非腺癌 2%、男性突变率 9%、女性 20%、日本女性腺癌突变率 57%，有效人群突变率 93%，无效人群为 0。北京协和医院对 76 例肺癌患者的手术石蜡标本进行了测序，EGFR 点突变为 33.3%，其中腺癌 48.6%，鳞癌 5.3%；行基因点突变检测的 22 例应用吉非替尼治疗，7 例 PR 均有点突变，8 例 PD 均无点突变，7 例 SD 中有 3 例点突变。P-EGFR 阳性率为 29.3%，其中腺癌阳性率 36.7%，鳞癌为 9.1%，10 例临床有效患者中 7 例 P-EGFR 阳性，12 例无效患者中，仅 1 例阳性，因此值得探讨基因突变及有关酶的改变，为靶向治疗提出一个有效的治疗指南。Gumerlak 报道 SWOG 进行的 SO 126 Ⅱ期临床试验，显示吸烟的肺泡癌患者，肿瘤组织常有 K-RAS 突变，致使吉非替尼疗效差。当由 EGFR 点突变或缺失，无 K-RAS 突变，患者能得到好的疗效。

2. 厄罗替尼（erlotinib、OSI-774、Tarceva™） 厄罗替尼为喹唑啉胺，口服后约 60% 吸收，与食物同服生物利用度达 100%，半衰期为 36 小时，主要通过 CYP3A4 代谢清除。它是另一种口服小分子酪氨酸激酶抑制，对 HER1/EGFR 有高度的选择性抑制作用，对其他相关受体或细胞质中的酪氨酸激酶的抑制作用很小。在共表达 HER2/HER3 的细胞株，也可以抑制 HER2/HER3 信号通路介导的细胞生长。临床前研究显示，厄罗替尼对包括 NSCLC 在内的多种实体肿瘤有较强的抑制作用。BR21 研究显示厄罗替尼用于既往已化学治疗失败的 NSCLC 患者，中位生存期 6.7 个月，安慰剂中位期 4.7 个月，$P < 0.001$。一年生存率分别为 31.2% 及 21.5%。无疾病进展生存期分别中位期为 9.9 周，及 7.9 周（$P < 0.001$），肿瘤缓解率 8.9% 及 <2%，疾病稳定率分别为 35% 及 27%。此外，肿瘤细胞在治疗过程中，EGFR 表达上调诱导的耐药可以增强肿瘤细胞对厄罗替尼的敏感性。和吉非替尼相似，副作用较轻，均为 1～2 度，主要为皮疹和腹泻。皮疹程度可能与药物疗效相关和生存期有关。有可能根据皮疹轻重调整药物剂量，从而获得较好的抗肿瘤效果。约 19% 患者需调整剂量，5% 患者停止治疗。已被 FDA 批准为 NSCLC 二线药物。厄罗替尼的Ⅲ期临床试验显示，一线标准化疗 + 厄罗替尼并不能增加生存的益处，仅对从不吸烟的患者可能存在益处。2005 年 Tsao 等报告应用免疫组化及 FISH 等方法发现 NSCLC 患者肿瘤组织伴有 EGFR 蛋白表达者，在生存方面有很大的益处，若 EGFR 有扩增，疗效将好于 EGFR 突变或缺失者。TRUST 为全球开放性临床试验至 2007 年 6 月已有 6181 例 NSCLS 参加试验，其中亚裔人占 19%，据目前报告中位总生存期达到了 7.5 个月。中国组入选病例达 520 例，总体疾病控制率 81%，CR + PR 24%，SD 58%，安全性及耐受性良好。

3. 西妥昔单抗（爱必妥、erbitux、cetuximab、C225）　西妥昔单抗是 EGFR 的单克隆抗体，其与细胞表面的 EGFR 结合后，可阻止肿瘤细胞生长。西妥昔单抗为抗 EGFR 的单克隆抗体，能特异性地与 EGFR 高亲和力结合，从而阻止表皮生长因子（EGFR）、转移生长因子-α（TGF-α）与 EGFR 结合，抑制肿瘤细胞增殖。Paul 报告Ⅱ期临床试验：①西妥昔单抗 + DDP + NVB，有效率 53.3%；②西妥昔单抗 + 吉西他滨 + CBP，PR 28.6%，SD 60%，疾病控制率（DC）包括（CR、PR 和 SD），为 88.6%；③西妥昔单抗 + 紫杉醇 + CBP，PR 29%，SD 35.5%，DC 64.5%，中位生存期 472 天。上述患者均为ⅢB/Ⅳ期的一线治疗者，且 EGFR 为阳性者。复发或耐药的 NSCLC 应用西妥昔单抗（首次 400mg/m²），以后维持剂量为 250mg/m²，每周 1 次 + 多西他赛（75mg/m²，每周 1 次），CR 1.9%，PR 20.4%，SD 33.3%，DC 55.6%。毒性反应主要为痤疮、感染及疲劳，少数患者发生过敏反应，甚至停止治疗，总的患者对此药的耐受性较好。因此，含铂类的一线方案 + 西妥昔单抗是具有一定优势。西妥昔单抗 + 多西他赛有可能作为二线治疗方案。目前正在进行的Ⅱ期临床，试用单药西妥昔单抗治疗复发的 NSCLC 患者（EGFR 均阳性），29 例患者中 2 例得到 PR，5 例 SD。

4. 曲妥珠单抗（trastuzumab、herceptin）　曲妥珠单抗是 HER-2/neu 受体阻断剂，在腺、鳞癌中均有表达，在Ⅱ期临床试验中显示，若 FISH 检测 HER-2 呈 +++，应用曲妥珠单抗将有一定的疗效。

5. 血管生成抑制剂　新的毛细血管网的形成对于肿瘤生长和转移起到非常重要的作用。血管生成是多步骤的过程，被多数的血管生成因子的刺激，其中最主要的是血管内皮生长因子（vascular endothelial growth factor，VEGF），VEGF 联接血管内皮细胞上的两种独特的受体，即 Fet-1（fms-like tyrosine kinase）受体及 KDR（kinase insert domain containing receptoer 磷酸酶插入区受体），目前抑制血管增生靶向药物主要为抑制血管生成的刺激因子或阻断内皮细胞增殖的药物。抗血管生成治疗已经成为治疗肿瘤侵袭和转移的一个重要研究领域，抗血管生成药物与化疗联合可提高联合化疗的疗效，使生存获益。

（1）贝伐单抗（bevacizumab、avastin）　为重组的人类单克隆 IgGI 抗体，通过与 Fit-1J

及 KDR 结合，VEGF-A 的信号传导受到抑制，从而抑制人类血管内皮生长因子的活性，是目前主要的抑制血管生成因子。2004 年报告 FDA 已批准贝伐单抗 + 5-FU 可作为转移性结肠癌的第一线治疗方案。同年对 NSCLC 的治疗也作了评估。目前已进行了 I/II 贝伐单抗联合厄罗替尼治疗复发的 NSCLC，显示有显著抗肿瘤作用。贝伐单抗 15mg/kg，21 天为一周期 + 厄罗替尼 150mg/d，有效率 20%，中位生存期 12.6 个月，一年生存率 57%，毒副作用不大，为 I/II 度皮疹及腹泻，患者耐受性好。有可能作为 NSCLC 的二线治疗方案。临床试验进一步显示贝伐单抗 + 化疗有令人鼓舞的结果。多数患者接受治疗后存活已 1 年以上。停用后，如疾病有进展，可再用贝伐单抗，仍可得到疗效。不良反应有浅静脉血栓形成、剥脱性皮炎、高血压、胃肠道出血、蛋白尿。化疗药联合贝伐单抗后，出血及高血压发生率增加，出血为 4.4%，高血压 7%，因此选择该方案必须谨慎，必须排除鳞癌、脑转移、有出血倾向者、严重心脑血管疾病、有血栓形成的高危人群、>70 岁老年人等。在一项临床试验中，6 例患者发生严重出血，其中 4 例死亡，均为鳞癌。单药的疗效还没有在 NSCLC 的治疗中得到证明。2005 年 ECOG4599 研究报告，紫杉醇 + 卡铂 + 贝伐单抗与紫杉醇 + 卡铂对照，治疗晚期转移性、非鳞癌的非小细胞肺癌，入组可评价病例达 878 例，结果显示贝伐单抗联合化疗，可使晚期肺癌中位生存时间从 10.3 个月延长到 12.5 个月（HR 0.77，$P < 0.007$）。因此紫杉醇 + 卡铂 + 贝伐单抗已被 FDA 批准为 NSCLC 的第一线治疗方案。2007 年 AVAIL 研究报告吉西他滨 + 顺铂 + 贝伐单抗与吉西他滨 + 顺铂作为非鳞癌的非小细胞肺癌一线治疗，并设贝伐单抗两个剂量组，分别为 7.5mg/kg 及 15mg/kg，入组者达 1043 例，结果贝伐单抗组中位无疾病进展时间优于单纯化疗组，分别为 6.7 个月及 6.1 个月，统计学有显著性差异。贝伐单抗组的有效率也明显高于单纯化疗组，而贝伐单抗的不同剂量组疗效相似。低剂量组还能减少出血及高血压发生率。血管靶向药物与化疗的联合确可提高疗效及延长患者生存时间，甚至包括无 EGFR 突变的某些肿瘤患者也能受益。当实体肿瘤患者具有较高水平的 VEGF，疗效预后也较差。

抗血管靶向药物联合化疗药物或 EGFR-TK1 药物，除上述已描述的抗血管药物作用外，化疗药物杀伤肿瘤细胞后，可减少血管生成因子、VEGF、PDGF 等，使肿瘤受到双重阻断，故抗肿瘤疗效更好。

（2）ZD6474（vandetanib、ZACTIMA） 是口服的有效药物，剂量为 50～600mg/d，维持治疗可减为 200～300mg/d。主要选择性使用于 VEGF-R2（KDR）酪氨酸酶、EGFR 酪胺酸酶及 RET，因此直击促使肿瘤细胞生长的两个关键的靶点。在一个多中心，随机及双盲的研究中，比较 ZD6474 与吉非替尼单药治疗 NSCLC，患者均已为 2 线或 3 线治疗，结果显示 ZD6474 及吉非替尼组的中位 PFS 分别为 11 周及 8.1 周。紧接 ZD6474 加多西他赛的 II 期临床试验也进行了，显示 ZD6474 100mg/d（口服）和多西他赛联合治疗中位 PFS 为 19 周，因此 ZD6474 有可能以单药或联合多西他赛作为 NSCLC 的二线治疗。常见的不良反应为蛋白尿、高压血、皮疹、腹泻、无症状性 QTc 延长及血小板减少。

（3）Cediranib（Recentin™，AZD2171） 为作用肿瘤多靶点药物，包括 VEGFR-2、1.3、c-kit、Flt-3、EGFR、ErbB2、CDK2、MEK 等。I 期临床研究方案为 cediranib 联合吉西他滨 + 顺铂，应用于晚期 NSCLC，有效率 40～50%。II 期临床试验用于 NSCLC 的一线治疗研究，方案为每日 cediranib 30mg～45mg 口服，联合紫杉醇 + 卡铂，显示 RR 达 50%（95% CI 27.2～72.8%）。III 度不良反应主要为乏力及腹泻等。

（4）其他抗血管生成剂

1）索拉非尼（sorafenib、BAY43-9006、多吉美）　是一种新的口服多激酶抑制剂，即是Raf-1、野生型 b-Raf 和 V599E b-raf 激酶及上游区血管内皮生长因子受体（VEGFR-2、VEGFR-3）和血小板衍生生长因子受体（PDGFR-β）酪氨酸激酶的抑制剂。也可抑制 FLT3、Ret、c-Kit 及 P38α（MAPK 家族的一员）的磷酸化作用。Raf 激酶是 EGFR 信号下游效应的主要靶点，与肿瘤发生密切相关，当阻断 Raf-1 或 c-Raf-1 可抑制肿瘤细胞增生和 VEGF 介导的新生血管生成，当肿瘤组织中有 VEGFR、PDGFR-β 及 EGFR 过表达、扩增或突变激活即过导致 Ras 和 Raf 介导的信号传导异常，通过 Raf/MEK/ERK 途径将细胞因子和生长因子信号由细胞表面传递至细胞核，促进肿瘤细胞增殖等。由于索拉非尼是多靶点的作用，有可能使实体瘤不易逃脱分子的阻断作用。在动物实验中已证明，索拉非尼能抑制具有 q-raf 或 k-ras 突变的人结肠、胰腺及 NSCLC 肿瘤的生长，并对新生血管生成具有显著的抑制作用。Ⅱ、Ⅲ期研究已证实，可延长肝癌患者生存期。晚期肾癌患者均从索拉非尼一线及二线治疗中获益。索拉非尼 400mg bid 确定为 Ⅱ/Ⅲ期药物临床试验的推荐剂量（即安全剂量）。在 Ⅰ、Ⅱ期 NSCLC 的临床试验中已获得满意结果，单药试验组 52 例患者中，SD 59%，肿瘤缩小 29%。索拉非尼联合化疗（卡铂 AUC6 + 紫杉醇 225mg/m²），PR 29%、SD 50%。在安全性评估中，最常见的治疗相关性不良事件为疲乏 51%、食欲减退 43%、腹泻 41%、恶心 36%、手足皮肤反应（HFS）25%，多数不良事件严重度为轻度至中度，3 级毒性反应为 HFS（8%）和腹泻 6%。具有良好的安全性和耐受性。多数毒性反应可能出现在开始治疗最初 2 周内。

2）Sunitinib（SU-11248，SUTENT）　它是多靶点酪氨酸酶抑制剂，有抑制血管生成及抗肿瘤活性，特别可抑制 VEGFR2、PDGFR、FLT3 及 c-kit。临床研究对神经内分泌癌（NETS）有效。Ⅱ期临床试验中也显示治疗肺癌有一定疗效。单药 sunitinib 50mg/d，口服 ×4 周，PR9.5%，SD19%。

3）Axitinib（AG-013736）　它是抑制 VEGF 的活性酪氨酸酶及血小板衍生生长因子（PDGF）受体及 c-Kit，Ⅰ期临床试验已显示对肺癌治疗有效。

4）重组人血管内皮抑制素（edostatin、YH-16）　它是内源性糖蛋白，能特异性地作用于新生血管的内皮细胞，抑制内皮细胞迁移，并诱导凋亡，从而发生抗血管生成，导致肿瘤细胞休眠或退缩。已在国内完成了Ⅰ、Ⅱ、Ⅲ期临床试验，486 例 NSCLC 患者行随机、双盲、对照、多中心试验，方案为长春瑞滨 + DDP + YH-16（7.5 mg/m² 静脉滴注 3~4 小时，d1~14）；对照组长春瑞滨 + DDP。结果临床有效率分别为 35.4% 和 19.5%（$P < 0.001$）、总临床受益率分别为 73.3% 和 64.2%（$P < 0.05$），TTP（无疾病进展时间）分别为 6.3 个月和 3.6 个月（$P < 0.001$）。作二线治疗时，有效率分别为 23.9% 和 8.5%（$P < 0.05$），显示了 YH16 + 长春瑞滨 + 顺铂方案是 NSCLC 的有效方案。且具有很好安全性。

6. 其他

（1）Fusion protein VEGF Trap（VEGF 阈的融合蛋白）　它包括细胞外 Flt-1 区蛋白，KDR 与 Ig IFC 蛋白的融合，一般组织及体循环中无活性的 VEGF 抗体。

（2）脉管系统靶向因子（vasculature-targeting agents）　它可损伤肿瘤的脉管。

（3）ZD6126（N-acetylocolchinol）　它是微管聚合抑制剂的磷酸盐前体，选择性破坏未成熟的增生内皮细胞的微管蛋白，促使肿瘤组织内广泛的肿瘤细胞坏死。

（4）Combretastatin A4 磷酸盐（OxiGENE）　它是合成的天然微管蛋白的结合因子，可诱导血管介导的肿瘤坏死，目前正在临床试验中。

（5）TLK286（telcyta，telik）　谷胱甘肽-S 转移酶（GST）P1-1 在许多肿瘤中过度表达，

其升高水平与化疗药物耐药直接相关。谷胱甘肽类似物 TLK286，可被肿瘤细胞GSTP1-1 激活，产生程序性细胞凋亡。TLK286 在二线治疗中占有重要地位，可治疗耐药性 NSCLC，Seguist 报告 TLK1-11 临床显示：TLK286 + CBP + 紫杉醇一线治疗 NSCLC，有效率 63%。患者耐受性较好，目前临床Ⅱ期仍在进行中。也已报告 TLKD286 （750 ~ 1000mg/m²） 联合 DDP （75 ~ 100mg/m²） q3w，直至疾病进展，有效率25%~44%，DS67%~100%，是目前关注的研究。

（6）视黄类似物　视黄醛与视黄酸受体和视黄醛 x 受体（RxRs）结合后，可介导肿瘤细胞增殖，生长和分化。Bexarotene （Targretin，LGD1069 Ligand） Ⅰ/Ⅱ期四个临床试验已显示每天 bexarotene 400mg/m² 与化疗 CBP + 紫杉醇联合，作为一线治疗，可使疾病得到稳定，延长生存时间，为重要的维持治疗药物。但Ⅲ期临床试验，未得到生存的获益。

（7）p53 基因治疗　约50% 恶性肿瘤患者 p53 基因发生突变，使肿瘤细胞凋亡障碍，促使恶性肿瘤细胞的增殖。目前已进行将编码的 p53 基因的腺病毒表面载体（AD-p53）直接注入肿瘤组织，以恢复 p53 基因功能。

（8）Oblimersen （genasense，G-3139；Aventis/Genta）　它是 BCL-2 反义寡聚脱氧核苷酸。BCL-2 可在 SCLC 及 NSCLC 细胞表面表达，易发生化疗治疗耐药。Oblimersen 可与 bcl-2 的特异性 mRNAs 结合，抑制 bcl-2，当与 NVB 合并应用时，可增强其化疗敏感性。

（七）如何选择 NSCLC 患者的个体化化疗方案是目前关注的研究　个体化治疗的选择非常重要，什么样的 NSCLC 是靶向获益人群、化疗获益人群、化疗 + 靶向获益人群或应多靶点联合治疗？正确的选择，是目前临床医师的难题，也是目前急需研究的。一般亚洲人群对化疗的疗效优于欧美人群，女性疗效高于男性。肿瘤组织学的特性、分子生物学特性（MADel T）及药理基因组学对化疗的影响非常密切。

BAG-1 为一多功能蛋白，可拮抗 PDGF 和 HGF 介导的凋亡、增殖、信息转录及转移等。BAG-1 的表达在人类肿瘤中是多变的，在 NSCLC 中常是过度表达（2/3），Tang 报告 NSCLC 中75% 有 BAG-1 表达，细胞质内 BAG-1 表达可显著降低患者的死亡率，高表达时对 DDP、紫杉醇有耐药性，当低表达对 DDP 敏感。其他的肿瘤分子学如 BCL-2、BAX、p53、EGFR、KRAS、VEGF、Src、MYC 等也值得进一步研究。

Cler 报告 HER1、HER2 对 NSCLC 患者的预后有一定的影响，低 HER2 及低 EGFR 预后最好，高 HER2 及 EGFR 预后最差（P = 0.003）。因此，进一步对肿瘤靶向治疗的组织研究是非常重要的。Bcl-2 抑制剂、COX-2 抑制剂及 PKC-α 抑制剂等已在临床试验中，并进一步探讨与化疗联合治疗 NSCLC 疗效。Rosell 2005 年报告肿瘤标本中 ERCC1 mRNA 低水平，对多西他赛 + DDP 或 + 吉西他滨治疗较好，因高水平的 ERCC1 中 NER 可修复 DDP 造成的损伤，疗效差。另肿瘤组织中 RRM1 也可预测吉西他滨/卡铂对 NSCLC 的疗效，RRM1 为核糖核苷酸还原酶的调节剂，参与 DNA 的合成修复，过度表达可降低肿瘤 DNA 合成和修复功能，并降低肿瘤细胞的侵袭和转移功能，RRM1 表达和卡铂/吉西他滨方案的疗效成反比，因此个体化治疗必须进行更多的研究，目前据 ERCC1 和 RRM1 mRNA 水平制定化疗方案，见图7-5-2，有可能使疗效及生存期进一步提高。

（八）老年患者的化疗　老年人肺癌发病率在迅速上升，已报告在新诊的晚期 NSCLC 中，≥65 岁老年人占50% 以上，≥70 岁为30%~40%。因此，老年肺癌的治疗是目前临床医师极为关注的热点，即如何使老年肺癌步入肺癌的慢性阶段，使老年患者能在晚年治疗中得到较好的生活质量。据报告，在美国 65 岁以上的肺癌患者约 2/3 最终死于化疗的合并症及脏器衰竭，多数老年患者重要脏器的储备功能已差，因此对肺癌治疗的耐受性也较差。当然，手术

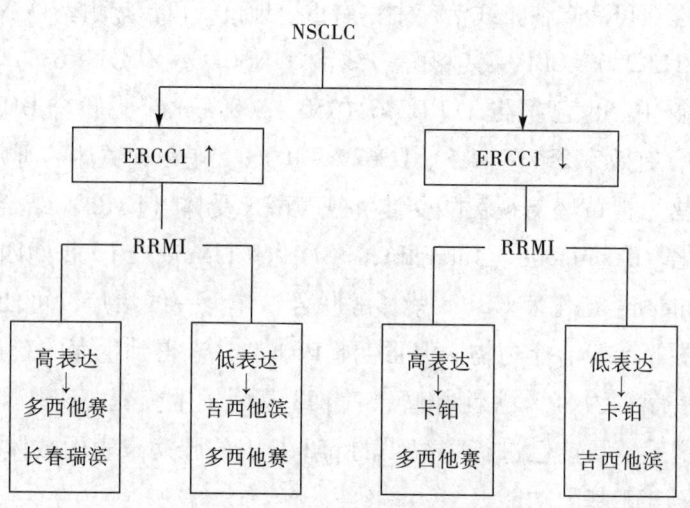

图 7-5-2 按 MADel T 选择化疗方案

及放疗还是一种不可放弃的治疗方法,当老年人的 PS 评分、重要脏器功能良好者, Ⅰ/Ⅱ 期的 NSCLC 的患者可从上述治疗获益。联合放化疗及同步放化疗治疗老年局部晚期 NSCLC 毒性会更大,因此对 70 岁以上患者不予推荐。多数老年患者接受常规治疗的风险度毕竟太大,过去众多的临床试验中,老年人或非老年 PS≥2 分者很少纳入临床试验。专门针对老年的临床试验研究甚少,致使我们对上述人群以何种模式进行治疗获益仍较模糊。缺乏标准治疗方案及老年患者治疗的循证证据。意大利的 ELCVIS 试验 (Elderly lung Cancer Vinorelbine Italian Study) 已证明老年 NSCLC 用单药长春瑞滨治疗优于最佳支持治疗。中位生存时间分别为 6.5 个月及 4.8 个月,显示提高了 35%。MILES 的 Ⅲ 期临床研究入组者均为≥70 岁老年人,结果显示无铂的联合化疗 (吉西他滨 + 长春瑞滨) 与单药长春瑞滨或单药吉西他滨没有显示联合化疗的优越性,故目前 ASCO 指南中仍推荐老年人及 PS = 2 的患者的标准治疗方案以单药化疗为主,尤第三代细胞毒药物 (吉西他滨、长春瑞滨、紫杉类等) 可以使患者受益。

Shinzoh 报告了多西他赛 ($60mg/m^2$, q3w) 与长春瑞滨 ($25mg/m^2$ d1, 8 q3w) 比较,一般均可应用至 4 个周期。多西他赛组 RR、中位无疾病进展时间分别为 22.7% 和 5.5 个月而长春瑞滨组分别为 9.9% 及 3.1 个月。Qol 的改善多西他赛组优于长春瑞滨,但前者 Ⅳ 度粒细胞减少发生率高。

在二线治疗中培美曲塞与多西他赛比较,显示 >70 岁老年患者培美曲塞的疗效优于多西他赛 (中位生存时间分别为 9.5 个月及 7.7 个月),培美曲塞的耐受性更好,毒副作用更低。有可能使 70 岁以上的老年人受益。另一方面研究 ECOG5592 亚组资料分析报告, >70 岁患者 86 例,有效率、无疾病进展时间、中位生存期、1 年存活率、2 年存活率分别为 23.3%、4.3 个月、8.5 个月、28% 及 12%, <70 岁患者分别为 21.5%、4.4 个月、9.1 个月、38% 及 12%。Frasci 报告 >70 岁的 Ⅲ 及 Ⅳ 期患者接受方案 1:吉西他滨 $1200mg/m^2$ + 长春瑞滨 $30mg/m^2$d1、d8;方案 2:长春瑞滨 $30mg/m^2$d1、d8,两组均 21 天为一周期。结果 RR 分别为 22%、15%,中位生存期为 29 周及 18 周,1 年存活率为 30% 及 18%。Mazzantl 报告,老年 NSCLC 患者应用方案 1:吉西他滨 $1200mg/m^2$d1、d8 及 DDP80mg/m^2d2;方案 2:吉西他滨 $1000mg/m^2$d1、d8 及 CBP AUC = 5 d2,均 21 天为一周期。两组对照 RR 为 41% 及 26%;中位生存期

11 月及 10 月；中位无疾病进展时间为 7 个月及 5 个月。Feliu 报告显示 70 岁以上 NSCLC 老年患者给予 DDP 50mg/m²d1 + 吉西他滨 1000mg/m²d1、d8，每 21 天为一周期，接受治疗的中位疗程数为 4.1 次，患者的耐受性较好，没有Ⅳ度毒性反应发生。46 例可分析患者中 PR35%，SD 37%，1 年存活率 35%。以上研究显示，老年人接受联合化疗与年轻患者同样可以获益。但方案的制定必须个体化，应根据患者的 PS 评分和脏器的功能制定，治疗必须立足提高患者的生活质量。日本报告随机Ⅲ临床试验 ≥70 岁老年人应用 CE 方案 [卡铂（AUC5）d1，VP16 80mg/m²（iv）d1 ~ 3] 显示：粒细胞低下、贫血及血小板减少稍轻微。日本报告随机Ⅲ临床入组的 182 例老年 NSCLC 患者，中位年龄 76 岁（70 ~ 80 岁）应用单药多西他赛 60mg/m²d1 或长春瑞滨 25mg/m²d1、8，每 21 天重复 1 次，一般可超过 4 个周期，对疾病症状改善多西他赛组优于 NVB。PS > 2 不宜行化疗。骨髓功能、心、肝、肾等脏器功能不全者通常是化疗的禁忌证。PS2 患者化疗的存活率确低于 PS1 的患者，化疗的毒性也较高。但 Crino 等认为 PS2 患者接受联合化疗时有可能受到与 PS1 患者相似的益处。Hainsworth 报告多西他赛治疗老年 PS 较差的晚期 NSCLC 时，PS 0 ~ 1 的患者中缓解率为 26%，1 年生存率为 32%，而 PS2 为 6% 及 24%。当患者 PS 较好也能选择多西他赛联合铂类治疗，1 年生存率达 52%。因此，老年患者 PS2 及存在协同致死因素时，标准治疗以单药化疗为好。

【小细胞肺癌的化学治疗】

（一）SCLC 治疗发展 Elsinore-Denmark 曾对 SCLC 治疗的历史回顾：1520 年 Bergsucht 首先描述了本病，1879 年 Hartung 和 Hesse 称本病为肺肉瘤或 sarcoma，1862 年 Kreyberg 称其为小细胞肺癌，并分为燕麦型及梭细胞型。目前认为 SCLC 主要属于上皮源性恶性肿瘤，也有黏液腺癌伴支气管源性，或可原发于肺。David 于 1948 年报告用氮芥进行治疗。1969 年 Green 等报告以环磷酰胺（CTX）治疗，中位生存期仅 16 周，1 年存活率 8%，1972 年 Selowry 报告经治疗，5 年存活率仅 0.6% ~ 11%。

2003 年 Laskin 报告 British Columbia Canada 从 1990 ~ 1995 年共 628 例 SCLC 患者中，局限期（LD）及广泛期（ED）疗后中位生存期分别为 15.1 个月及 8.4 个月，2 年存活率为 32% 及 7.3%，5 年存活率为 12% 及 2.3%。因此，从 SCLC 的治疗进展得到了很大的提高，主要是由于综合治疗的参与。化疗、手术、各种放疗方式及预防性颅内放疗（PCI）如何综合进行是非常重要的。SCLC 治疗发展见表 7-5-8。

表 7-5-8 SCLC 患者的生存期

时间	治疗	中位生存期（月）	2 年存活率（%）	反应率（%）
1969	未治疗	2 ~ 3	0	0
1969	单药治疗	4	0 ~ 2	30
1970 ~ 1980	联合化疗	9 ~ 12	2 ~ 15	70
1980 ~ 1990	联合化疗	10 ~ 15	5 ~ 20	80
1990 ~ 2000	DDP + VP16 + 胸部放疗 + PC	10 ~ 24	8 ~ 45	85

2004 年美国新诊肺癌病例为 174 000 例，其中 SCLC 占 20%~25%，Page 报告，近年 SCLC 发病有所下降，约不超 15%，其原因不明。

（二）分期　SCLC 决定治疗方案前必须进行正确分期，绝大部分 SCLC 确诊时，已是晚期，因此美国退伍军人医院的 VALG 分期较为实用，分局限期（limited、LD）和广泛期（extensive disease、ED）。局限期即是病变局限于一侧胸腔，可被单个可耐受的放射野包括在内。广泛期为超过局限期的病变范围。NCCN 指南将同侧恶性胸腔积液及心包积液归属于广泛期。国内肺癌常用的局限期定义为病变局限于一侧胸腔、纵隔，前斜角肌及锁骨上淋巴结，但不能有明显上腔静脉压迫、声带麻痹和胸腔积液。对局限期 SCLC 应进一步按 TNM 分期，以决定能否有手术指征。

为了准确分期，必须进行胸、肾上腺、腹 CT、支气管镜、脑 MRI 增强、骨扫描、胸腔或心包积液的细胞学检查、纵隔镜、骨髓活检或骨穿、肺上沟瘤者应增加脊椎和胸腔入口处 MRI 等检查，有条件者可行 PET-CT 扫描。

（三）目前 SCLC 的综合治疗方案　SCLC 中仅 30% 的患者为 LD，70% 以上是 ED，因此化疗是最基础的治疗方法。治疗 SCLC 有效率 >30% 的一线有效药物包括环磷酰胺（CTX）、异环磷酰胺（IFO）、氮芥（HN$_2$）、阿霉素（ADM）、表柔比星（EPI）、甲氨蝶呤（MTX）、长春新碱（VCR）、依托泊苷（VP-16）、替尼泊苷（VM-26）、卡铂（CBP）、六甲密胺（HMM）、拓泊替康（TPT）、伊立替康（CPT-11）、紫杉醇（PTX）、氨柔比星（amrubicin）。单药二线有效药物，如顺铂（DDP）、洛莫司汀（CCNU）、卡莫司汀（BCNU）、司莫司汀（Me-CCNU）、丙卡巴肼（PCB）、长春花碱酰胺（VDS）、长春瑞滨（NVB）、多西他赛和吉西他滨（GEM）。Laurie 等于 2003 年报告 SCLC 化疗方案主要为 CAV、CAVE、CAE、EP、EC，中位缓解期为 7~11 个月，2 年生存率 5%~7%。也曾试验过交替方案、增加剂量强度、EP 方案中加 IFO 或紫杉醇、增加剂量密度、增加剂量强度加生长因子，或干细胞移植，但随机临床研究并没有增加生存益处。

1. LD-SCLC 患者　目前化疗方案为 EP：DDP + VP-16 × 4 周期，为 LD 的金标准治疗方案，并在化疗第一或第二周期时开始放疗。联合治疗达到完全缓解后，可考虑行预防性脑放疗，见图 7-5-3。

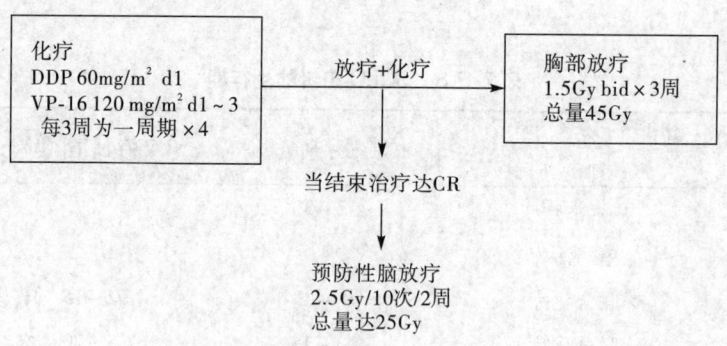

图 7-5-3　LD-SCLC 标准治疗

SCLC 标准第一线 EP（DDP 60~75mg/m^2，d1 + VP-16 100~120mg/m^2，d1，2，3，每 21 天为一周期 ×4 次）治疗方案联合胸部放疗（TRT）时，显示比老方案 CAV（CTX + ADM + VCR）+TRT 毒性低，患者易接受。EP + TRT 有效率 70%~90%，CR 接近 50%。中位生存

期14~20个月，2年生存率40%。很多研究者以 CBP 替代 DDP，使副作用更小。但对于 LD-SCLC 患者仍推荐以与 DDP 联合为好。

同步放化疗两个 Meta 分析，对年轻及 PS 低的 LD-SCLC 肯定有益处，2年生存增加5%，3年生存同样增加5%。Murray 报告 TRT 早期进行，PFS 存活时间优于晚进行者。日本也报告同步放化疗疗效，好于序贯放化疗，中位生存期分别为27.2个月及19.7个月。一个大数量临床试验显示，LD-SCLC 患者同步放化疗中每日2次放疗（45Gy/30/2次/日/3周）及每日一次放疗（45Gy/25F/1次/日/5周）相比较，5年存活率分别为26%及16%（$P=0.04$），局部治疗失败率分别为36%及52%（$P=0.06$），因此每日两次的同步放化疗是已被接受的标准方案。DDP + CPT-11 与同步放疗的研究也在进行中。建议同步放化疗中不吸烟，因停吸烟者中位生存期、2年存活率及5年存活率分别为18个月、28%及9%，而继续吸烟者为13.6个月、16%及4%。为达到较好的疗效，同步放化疗时以超分割放疗较好。

SCLC 患者在2年内约50%患者发生颅内转移。行 PCI 后的 Meta 分析显示，经治疗后达 CR 的患者，无病存活时间及生存期有增加，3年存活率获益达5.4%，脑转移率降低25.3%。已证实 PCI 未显示明显的神经毒性，没有发现有明确的认知功能减退。高龄、PS 差、有神经功能损害者不推荐 PCI。

在 LD-SCLC 患者中手术治疗不作为常规推荐，仅具有孤立结节病灶，临床分期为 $T_{1~2}N_0M_0$ 者可完全切除，并先行术前新辅助化疗后才手术。手术后再辅助化疗4~6周期。有淋巴结转移，应进行放化联合。

手术对某些 SCLC 患者有益处，并能得到长期存活可能。但临床医师应慎重考虑手术，术前应该仔细全面评估疾病进展的程度，包括肿瘤病灶本身、淋巴结、转移病灶、患者的一般情况等。要准确地进行小细胞肺癌的 TNM 分期非常困难。尤其纵隔淋巴结转移的判断，CT 扫描判断纵隔淋巴结有无转移是极不准确的。纵隔镜检查假阴性率高达19%~33%。PET（正电子发射体层扫描）用于小细胞肺癌准确分期非常有价值。PET + CT 检查可以进一步提高小细胞肺癌分期的准确度。但目前仍需增加 PET 评估病例样本数量，进一步确认 PET 应用于小细胞肺癌 TNM 分期的价值和推广前景。

Dusment 和 Goldstraw 具体地列出了 SCLC 病例选择手术治疗的适应证：①病变局限单个或单侧肺叶；②一般情况较好；③无系统脏器功能受损表现；④PET/CT——代谢/影像未显示有转移灶。属真正 SCLC 早期（TNM ⅠA 和 ⅠB）的患者，手术应该是最佳的治愈方法。

2. ED-SCLC 的一线治疗 约2/3患者在诊断 SCLC 时，已是 ED-SCLC，姑息性化学治疗为主要手段，一线及二线化疗见表7-5-9。

ED-SCLC 患者最被常用方案为 DDP 或 CBP + VP16 两个方案，研究显示两个方案疗效及生存期相似，CBP 组患者的耐受性好。因此 ED-SCLC 患者一线治疗可用 CBP + VP16。

Eckardt 2005 年报告国际多中心研究784例 ED-SCLC 患者进入了随机的研究。TC 组（拓泊替康 $1.7mg/m^2$ d1~5 + DDP $60mg/m^2$ d1）与 EP 组（DDP 80 mg/m^2 d1 + VP-16 100mg/m^2 d1~3）其中位生存期，1年存活率，有效率两组相似，而 TC 组耐受性更好。

已有587例 ED-SCLC 患者随机接受 EP 或 EP + 紫杉醇（PET），两组中位生存期相似（9.8个月 vs 10.3个月）而 PET 组毒性反应明显增高，更多患者应用 GCSF 治疗周围血粒细胞数低下，两组有效率分别为10%和25%。因化疗引起的病死率为2.7%和6.4%，因此不推荐 PET 及其他三药联合治疗 ED-SCLC。

表7-5-9　ED-SCLC化疗方案

研究者	方　案	
一线化疗		
Schiller，等	DDP 60mg/m² d1	每3周重复
	VP-16 120mg/m² d1～3	
Noda，等	DDP 60mg/m² d1	每4周重复
	CPT-11 60mg/m² d1～3	
Lassen，等	CBP AUC=5 d1	
	VP-16 100～120mg/m² d1～5	每4周重复
二线化疗		
Von Pawel，等	topotecan 1.25～1.5mg/（m²·d1）iv＞30分钟	每3周重复
Greco，等	topotecan 4 mg/m² iv. d1	每周1次12小时连续

在ED期患者中放疗不是常规治疗方法，仅当患者有局部并发症时才考虑姑息放疗，如有严重的疼痛、气道阻塞及咯血等。

3. 小细胞肺癌复发患者的二线治疗　70%～80%的LD-SCLC和几乎所有的ED-SCLC患者都会出现病情的进展甚至复发，因此迫切需要有效的"挽救性"化疗方案。复发患者的预后很大程度上取决于一线化疗结束到复发的时间间隔，间隔超过3个月的，称为"敏感复发"，短于3个月的，称为"难治复发"，敏感复发患者的预后要显著优于难治复发或化疗无效（化疗过程中病情进展）的那些患者。临床上应依据复发类型指导化疗方案的选择，敏感复发可以再次应用既往的一线治疗方案，难治复发则需要考虑用二线化疗方案及其他治疗手段。希望有更多有效新药涌现。

目前主要新药有紫杉醇类（紫杉醇、多西他赛）、拓扑异构酶Ⅰ抑制剂（CPT-11）、拓扑异构酶Ⅱ抑制剂（氨柔比星）、吉西他滨和长春瑞滨等，为增加SCLC的疗效及生存率带来希望。上述某些单药有效率为30%，联合化疗有效率约50%，中位生存期8～12个月，有可能作为ED-SCLC的一线或二线方案，见表7-5-10。

表7-5-10　单药治疗复发小细胞癌的Ⅱ期临床试验结果

应用药物	主要研究者姓名	治疗有效率		中位生存时间
		敏感复发病例（%）	难治复发病例（%）	（周）
吉西他滨	Masters，等	4/26（15.4%）	1/20（5%）	31.2
	Van der Lee，等		1/9（11%）	未报道
多西他赛	Nakamura，等	3/10（30%）		52
长春瑞滨	Furuse，等		3/24（12。5%）	20.6
	Lake，等	5/34（14.7%）		21.7
伊立替康	Sandler	6/17（35.3%）	1/27（3.7%）	20.8
紫杉醇	Smit，等		7/24（29.2%）	14.3

Noda等报告了Ⅲ期CPT-11/DDP与EP方案的随机对照临床研究结果，154例广泛期SCLC，经DDP+CPT-11治疗，有效率84%，中位生存期12.8个月，1年存活率13.7%，与

DDP + VP-16（分别为 64%，9.4 个月及 9.4%）比较有明显差异。CPT-11/DDP 方案在日本已成为 ED-SCLC 新的标准化疗方案。美国 Hanna 也在 ED-SCLC 进行了 IP 及 EP 方案治疗的对照，研究结果，两个方案的疗效一致，未得到 Noda 等的结果。分析原因可能试验方案不一致有关。Noda 研究中 IP 方案为顺铂 $60mg/m^2$ d1，CPT-11 $60mg/m^2$ d1，d8，d15 每 4 周为一周期 ×4。Hanna 研究中 IP 方案为顺铂 $30mg/m^2$ 及 CPT-11 $65mg/m^2$ 均 d1，d8，21 天为 1 周期，后者有效率为 52%，中位生存期 9.3 个月。

2007 年 ASCO 会议德国 Hermes 报告 ED-SCLC 研究的结果，方案为 CPT-11/卡铂与卡铂 + VP-16 中位生存期分别为 255 天及 214 天，1 年存活率 35% 及 25%，提示 CPT-11 铂类方案有望取代 EP 方案，成为 ED-SCLC 的一线治疗方案。SCLC 治疗中 4 药联合 VP-16 + DDP + CTX + 表阿霉素（E-ADM）虽有效率达 55%，1 年存活率 40%，较二药联合(E + P)有提高，但与药物毒性的有关死亡率由 5.5% 增加至 9%，血液毒性由 8% 增加至 22%。Marinis 报告 DDP（$70mg/m^2$ d2）+ 吉西他滨（$1200mg/m^2$ d1、d8）与 DDP + VP-16（$50mg/m^2$ d1、d2、d3）+ GEM（$1000mg/m^2$ d1、d8）治疗 SCLC 患者，ED 者治疗 8 周期。LD 者治疗 4 周期，后序贯胸部放疗。两方案的有效率（65%）、1 年生存率（38%）和 2 年生存率（7%）相同，CR 分别为 19% 及 4.5%，但三药联合毒性较高。

氨柔比星（amrubicin、Catsed®、凯德®）是第三代蒽环类药物，具有全人工合成化合物特征，为拓扑异构酶Ⅱ抑制剂。在体内可转化成 13 位还原代谢物的活性，即氨柔比星醇，它具有很高活性。该药在肿瘤组织中的分布多于正常组织，因此缺少一般蒽环类药物相关的不良反应，日本进行了有关心脏毒性研究，500 例患者接受氨柔比星，经 6~12 个月随诊，未发现蓄积性心脏毒性。在二线治疗中氨柔比星（$40mg/m^2$ d1，2，3，21 天为一疗程）与单药托泊替康（$1.5mg/m^2$ d1~5，21 天为一疗程）对照，氨柔比星有效率及无病生存时期分别为 40%，6 个月，而后者为 0 及 4.1 个月。目前也进行了 SCLC 的一线治疗，氨柔比星单药缓解率，1 年生存率，2 年生存率及中位生存期分别为 75.8%、48.5% 及 11.7 个月；氨柔比星 + 顺铂联合方案结果分别为 87.7%、56.1% 及 13.6 个月；VP-16 + 顺铂联合方案结果分别为 67.5%，37.7% 及 9.4 个月，因此氨柔比星 + 顺铂可能用于 SCLC 的一线治疗。

Vop Pawel 于 1999 年报告拓泊替康与 CAV 治疗敏感性复发的 SCLC，拓泊替康组有效率为 24.3%，CAV 为 18.3%，中位生存期没有增加，分别为 25 周和 24 周，一年存活率均为 14%。因此单药拓泊替康可作为二线治疗方案。

拓泊替康与铂类、依托泊苷类和紫杉醇类有不同的作用机制，因此 SCLC 对铂类和依托泊苷类耐药的患者中，已被证实拓泊替康治疗仍有效，并能改善与疾病有关的肺部症状，如呼吸困难、胸痛和声音嘶哑等，症状改善达 22%~40%。拓泊替康血液副作用是非累积性的，因此它可以作为长期治疗或改为每周给药方案，已被美国 FDA 批准唯一用于 SCLC 复发者的二线化疗药物。

4. 小细胞肺癌的靶向治疗　近年的生物靶向治疗有可能为提高小细胞肺癌的疗效提供更广阔的空间。目前已有多项临床试验致力于研究那些干扰小细胞肺癌生物信号传导通路的小分子物质，以期改变本疾病的进程，包括蛋白酶抑制剂（PI）硼替唑咪、抗血管生成药沙利度胺、贝伐单抗和多种酪氨酸激酶抑制剂（TKI）。

2005 年报告，temsirolimus（CCI-779）为（esterofsirolimus）m-TOR 的抑制剂，可抑制肿瘤细胞的增殖。ED-SCLC 接受标准治疗后，中位生存期为 9 个月。87 例患者在完成诱导化疗（CCI-779 + CBP + VP16）后随机入 CCI-779 25mg 及 250mg 两个剂量组，均静滴 30 分钟，每周1次，直至病情进展，中位存活19.8个月，不同剂量组分别为16.5个月及19.8个月，PFS中位4.7个月及6.3个月~8.9个月。上述显示了CCI-779对SCLC的治疗有一定的效果，值得进一步研究。

酪氨酸激酶受体小分子抑制剂imatinib（gleevec，ST1571）正在临床试验中。SCLC与髓细胞瘤在基因表达和信号通路上具有很多相似之处，尤其两者在Hh信号传导道路的表达水平类似，因此Hh也已成为SCLC的研究热点。肿瘤疫苗治疗也已开展。

（李龙芸）

参 考 文 献

[1] Govindan R, Page N, Morgensztern D, et al. Changing epidemiology of small-cell lung cancer in the United states over the last 30 years: Analysis of the surveillance, epidemiologic, and end-results database, J Chin Onco, 2006, 24:4539

[2] 中国抗癌协会肺癌专业委员会. 中国肺癌临床指南. 北京：人民卫生出版社，2007，41-100

[3] Manegold C, Systemic therapy Manegoed C, Allgayer H, et al. Non-small cell lung cancer treatment. Bremen: UNI-MED, 2007, 106-112

[4] Danson S, Targeted therapy Manegold C, Allgayer H, et al. Non-small cell lung cancer treatment. Bremen: UNI-MED, 2007, 120-125

[5] 廖美琳. 非小细胞肺癌的非手术多学科治疗. 见：孙燕. 赵平主编. 临床肿瘤学进展. 北京：中国协和医科大学出版社，2005，183-192.

[6] Betticher DC, Hsu Schmitz SF, Totch M, et al. Prognostic factors affecting long -term outcomes in patients with resected Stage lllAp N$_2$ non -small-cell. Lung Cancer: 5 years follow-up of a phase ll study. Br J cancer, 2006, 94：1099-1106

[7] Olaussen KA, Dunant A, Fouret P, et al. DNA repair by ERCCI in non -small-cell lung cancer and cisplatin-based adjuvant chemotherapy. N Engl J Med, 2006, 355:983-991

[8] Pignon JP, Tribodet H, Scagliotti GV, et al, Lung adjuvant cisplatin evaluation (LACE): A pooled analysis of five randomized trials including 4' 584 paticnts. J Clin Oncol, 2006, 24:366 A, 7008

[9] Zatloudal P, Petruzelka L, Zemanova M, et al. Concurrent versus sequential chemoradiotherapy with cisplatin and vinorelbine in locally advaced non-small cell lung cancer: A randomized study. Lung Cancer, 2004, 46 (1):87-98

[10] Schiller JH, Flaherty KT, Redlinger M, et al. Sorafenib combined with Carboplatin/ Paclitaxel for advanced non -small cell lung cancer A phase l subset analysis. JCO, 2006, 24 (18S):412 (Abstr 7194)

[11] Sandler A, Gray R, Perry MC, et al. Paclitaxel-carboplatin alone or with bevacizumab for non-small-cell lung cancer. N Engl J Med, 2006, 355 (24):2542-2550

[12] De Ruysscher D, Pijls-Johannesma M, Bentzen SM, et al. Time between the first day of chemotherapy and the last day of chest radiation is the most important predictor of survival in limited -disease small cell lung cancer. J Clin Oncol, 2006, 24:1057

[13] Ardizzoi A and Tiseom. Small cell lung cancer and lack of treatment progress Govindan R. ASCO Educational Book. Alexandria, VA 2007, 423-427.

[14] Hanna N H, Bunn P A Jr, Langer C, et al. Randomized phase Ⅲ trial comparing irinotecan/cisplatin with etoposide/cisplatin in patients with previously untreated extensive-stage disease small-cell lung cancer. J Clin Oncol, 2006, 24:2038

[15] O' Brien M E, Ciuleanu T E, Tsekov H, et al. Phase Ⅲ trial comparing supportive care alone with supportive care with oral topotecan in patients with relapsed small-cell lung cancer, J Clin Oncol, 2006, 24:5441